Kirschnersche allgemeine und spezielle Operationslehre
Begründet von Martin Kirschner
Herausgegeben von G. Heberer und R. Pichlmayr

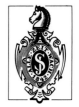

# Augenärztliche Operationen 2

Herausgegeben von
G. Mackensen und H. Neubauer

Bearbeitet von
R.L. Anderson, F.C. Blodi, W. Böke, N. Bornfeld, F. Fankhauser
M.H. Foerster, E. Gerke, H. Harms, K. Heimann, K.W. Jacobi
H. Kilp, R. Klöti, G. Mackensen, K.B. Mellin
G. Meyer-Schwickerath, H. Neubauer, D.T. Tse, Th.N. Waubke
A. Wessing

Mit 478 Abbildungen in 1068 Einzeldarstellungen

Springer-Verlag
Berlin Heidelberg New York
London Paris Tokyo

Kirschnersche allgemeine und spezielle Operationslehre
Band IV, dritte, völlig neubearbeitete Auflage, Teil 2

ISBN 3-540-18268-3 Springer-Verlag Berlin Heidelberg New York
ISBN 0-387-18268-3 Springer-Verlag New York Berlin Heidelberg

CIP-Titelaufnahme der Deutschen Bibliothek

Kirschnersche allgemeine und spezielle Operationslehre / begr. von Martin Kirschner. Hrsg. von G. Heberer
u. R. Pichlmayr. – Berlin; Heidelberg; New York; London; Paris; Tokyo: Springer
   Früher u.d.T.: Allgemeine und spezielle Operationslehre
NE: Kirschner, Martin [Begr.]; Heberer, Georg [Hrsg.]; Allgemeine und spezielle Operationslehre
Bd. 4. Augenärztliche Operationen.
2.–3., völlig neubearb. Aufl. – 1989
Augenärztliche Operationen / hrsg. von G. Mackensen u. H. Neubauer. – Berlin; Heidelberg; New York;
London; Paris; Tokyo: Springer
   (Kirschnersche allgemeine und spezielle Operationslehre; Bd. 4)
NE: Mackensen, Günter [Hrsg.]
2. Bearb. von R.L. Anderson ... – 3., völlig neubearb. Aufl. – 1989
   ISBN 3-540-18268-3 (Berlin ...) Gb.
   ISBN 0-387-18268-3 (New York ...) Gb.
NE: Anderson, R.L. [Mitverf.]

Dieses Werk ist urheberrechtlich geschützt. Die dadurch begründeten Rechte, insbesondere die der Übersetzung, des Nachdrucks, des Vortrags, der Entnahme von Abbildungen und Tabellen, der Funksendung, der Mikroverfilmung oder der Vervielfältigung auf anderen Wegen und der Speicherung in Datenverarbeitungsanlagen, bleiben, auch bei nur auszugsweiser Verwertung, vorbehalten. Eine Vervielfältigung dieses Werkes oder von Teilen dieses Werkes ist auch im Einzelfall nur in den Grenzen der gesetzlichen Bestimmungen des Urheberrechtsgesetzes der Bundesrepublik Deutschland vom 9. September 1965 in der Fassung vom 24. Juni 1985 zulässig. Sie ist grundsätzlich vergütungspflichtig. Zuwiderhandlungen unterliegen den Strafbestimmungen des Urheberrechtsgesetzes.

© Springer-Verlag Berlin Heidelberg 1989
Printed in Germany

Die Wiedergabe von Gebrauchsnamen, Handelsnamen, Warenbezeichnungen usw. in diesem Werk berechtigt auch ohne besondere Kennzeichnung nicht zu der Annahme, daß solche Namen im Sinne der Warenzeichen- und Markenschutz-Gesetzgebung als frei zu betrachten wären und daher von jedermann benutzt werden dürften.

Produkthaftung: Für Angaben über Dosierungsanweisungen und Applikationsformen können Autoren, Herausgeber und Verlag keine Gewähr übernehmen. Derartige Angaben müssen vom jeweiligen Anwender im Einzelfall anhand anderer Literaturstellen und anhand der Beipackzettel der verwendeten Präparate in eigener Verantwortung auf ihre Richtigkeit überprüft werden.

Zeichnungen: Albert R. Gattung, Edingen; Reinhold Henkel, Heidelberg; Jörg Kühn, Heidelberg;
G. Kukula, Freiburg

Reproduktion der Abbildungen: Gustav Dreher GmbH, Stuttgart

Satz, Druck und Bindearbeiten: Universitätsdruckerei H. Stürtz AG, Würzburg
2122/3130-543210

# Mitarbeiterverzeichnis

HERAUSGEBER

G. MACKENSEN, Prof. (em.) Dr. Dr. sc.h.c., Universitäts-Augenklinik, Killianstraße 5, D-7800 Freiburg

H. NEUBAUER, Prof. (em.) Dr., Universitäts-Augenklinik, Josef-Stelzmann-Straße 9, D-5000 Köln 41

AUTOREN

R.L. ANDERSON, Dr., The University of Iowa Hospitals and Clinics, Department of Ophthalmology, Iowa City, Iowa 52242, USA

F.C. BLODI, Prof. (em.) Dr., The University of Iowa Hospitals and Clinics, Department of Ophthalmology, Iowa City, Iowa 52242, USA

W. BÖKE, Prof. Dr., Universitäts-Augenklinik, Hegewischstraße 2, D-2300 Kiel 1

N. BORNFELD, Priv.-Doz. Dr., Universitäts-Augenklinik, Hufelandstraße 55, D-4300 Essen 1

F. FANKHAUSER, Prof. Dr., Inselspital, Universitäts-Augenklinik, CH-3010 Bern

M.H. FOERSTER, Priv.-Doz. Dr., Universitäts-Augenklinik, Hufelandstraße 55, D-4300 Essen 1

E. GERKE, Prof. Dr., Klinikum Barmen, Augenklinik, Heusnerstraße 40, D-5600 Wuppertal-Barmen

H. HARMS, Prof. (em.) Dr., Universitäts-Augenklinik, Schleichstraße 12, D-7400 Tübingen

K. HEIMANN, Prof. Dr., Universitäts-Augenklinik, Josef-Stelzmann-Straße 9, D-5000 Köln 41

K.W. JACOBI, Prof. Dr., Universitäts-Augenklinik, Friedrichstraße 18, D-6300 Gießen

H. KILP, Prof. Dr., Universitäts-Augenklinik, Josef-Stelzmann-Straße 9, D-5000 Köln 41

R. KLÖTI, Prof. Dr., Universitätsspital, Augenklinik, Rämistrasse 100, CH-8091 Zürich

G. MACKENSEN, Prof. (em.) Dr. Dr. sc.h.c., Universitäts-Augenklinik, Killianstraße 5, D-7800 Freiburg

K.B. MELLIN, Frau Prof. Dr., Universitäts-Augenklinik, Hufelandstraße 55, D-4300 Essen 1

G. MEYER-SCHWICKERATH, Prof. (em.) Dr. Dr. h.c. (mult.), Universitäts-Augenklinik, Hufelandstraße 55, D-4300 Essen 1

H. NEUBAUER, Prof. (em.) Dr., Universitäts-Augenklinik, Josef-Stelzmann-Straße 9, D-5000 Köln 41

D.T. TSE, Dr., The University of Iowa Hospitals and Clinics, Department of Ophthalmology, Iowa City, Iowa 52242, USA

TH.N. WAUBKE, Prof. Dr., Universitäts-Augenklinik, Hufelandstraße 55, D-4300 Essen 1

A. WESSING, Prof. Dr., Universitäts-Augenklinik, Hufelandstraße 55, D-4300 Essen 1

# Inhaltsverzeichnis Teil 2

X. Chirurgie der Linse
W. Böke
Mit 41 Abbildungen . . . . . . . . . . . . . . . . . . 1

X.A. Kunstlinsenimplantation
K.W. Jacobi
Mit 16 Abbildungen . . . . . . . . . . . . . . . . . . 131

XI. Chirurgie der Glaukome
G. Mackensen und H. Harms. Unter Mitarbeit von H.H. Unger
Mit 57 Abbildungen . . . . . . . . . . . . . . . . . . 157

XII. Laser-Chirurgie an den vorderen Augenabschnitten und am Glaskörper
F. Fankhauser. Unter Mitarbeit von S. Kwasniewska, E. van der Zypen und F. Grehn
Mit 33 Abbildungen . . . . . . . . . . . . . . . . . . 281

XIII. Chirurgie der retinochorioidalen Erkrankungen

XIII.A. Chirurgie und Prophylaxe der Netzhautablösung
G. Meyer-Schwickerath und E. Gerke
Mit 94 Abbildungen . . . . . . . . . . . . . . . . . . 337

XIII.B. Behandlung der retinalen Gefäßerkrankungen
E. Gerke, A. Wessing und G. Meyer-Schwickerath
Mit 18 Abbildungen . . . . . . . . . . . . . . . . . . 429

XIII.C. Chirurgie retinochorioidaler Tumoren
M.H. Foerster, N. Bornfeld, A. Wessing und G. Meyer-Schwickerath
Mit 12 Abbildungen . . . . . . . . . . . . . . . . . . 463

XIV. Chirurgie des Glaskörpers
R. Klöti
Mit 95 Abbildungen . . . . . . . . . . . . . . . . . . 477

XV. Chirurgie bei Verletzungen des Augapfels
H. Neubauer. Unter Mitarbeit von H. Paulmann und B. Kirchhof
Mit 2 Abbildungen . . . . . . . . . . . . . . . . . . 553

XV.A. Chirurgie bei Kontusionen und Perforationen
Th.N. Waubke und K.B. Mellin
Mit 30 Abbildungen . . . . . . . . . . . . . . . . . 567

XV.B. Chirurgie der Fremdkörperverletzungen
K. Heimann, H. Kilp und H. Neubauer
Mit 39 Abbildungen . . . . . . . . . . . . . . . . . 615

XV.C. Vitrektomie bei Augapfelverletzungen
K. Heimann
Mit 8 Abbildungen . . . . . . . . . . . . . . . . . 675

XVI. Chirurgie der Orbita
F.C. Blodi, D.T. Tse und R.L. Anderson
Mit 24 Abbildungen . . . . . . . . . . . . . . . . . 709

XVI.A. Enukleation und Eviszeration des Augapfels, Höhlenplastik
H. Neubauer
Mit 9 Abbildungen . . . . . . . . . . . . . . . . . 735

Sachverzeichnis Teil 1 und 2 . . . . . . . . . . . . . . 775

# Inhaltsverzeichnis Teil 1

I. Technische Ausstattung und Organisation einer ophthalmologischen Operationseinheit
J. DRAEGER und M. KIRCHNER. Unter Mitarbeit von R. WINTER
Mit 50 Abbildungen . . . . . . . . . . . . . . . . . . . . 1

II. Grundregeln, Vorbereitung, Lokalanästhesie, Nachbehandlung
K. ULLERICH. Unter Mitarbeit von M. SEVERIN
Mit 12 Abbildungen . . . . . . . . . . . . . . . . . . . . 43

III. Allgemeinanästhesie bei Augenoperationen
W.F. HENSCHEL, K. MATTHES und J. VOSSEN
Mit 1 Abbildung . . . . . . . . . . . . . . . . . . . . . . 83

Zur Darstellung der Operationen . . . . . . . . . . . . . 99

IV. Chirurgie der Lider
H. NEUBAUER
Mit 95 Abbildungen . . . . . . . . . . . . . . . . . . . . 101

V. Chirurgie der Tränenorgane
H. HOFMANN und H. HANSELMAYER
Mit 51 Abbildungen . . . . . . . . . . . . . . . . . . . . 271

VI. Chirurgie der Konjunktiva und der Sklera
R. SUNDMACHER und G. MACKENSEN
Mit 16 Abbildungen . . . . . . . . . . . . . . . . . . . . 333

VII. Chirurgie der äußeren Augenmuskeln

VII.A. Mechanik der Schieloperationen
G. KOMMERELL
Mit 11 Abbildungen . . . . . . . . . . . . . . . . . . . . 383

VII.B. Operative Schielbehandlung
W. RÜSSMANN
Mit 117 Abbildungen . . . . . . . . . . . . . . . . . . . 399

VIII. Chirurgie der Kornea
G.O.H. NAUMANN und H. SAUTTER
Mit einem Beitrag von F. BIGAR: Spender-Material
Mit 60 Abbildungen . . . . . . . . . . . . . . . . . . . . 491

VIII.A. Keratoprothetik
O.-E. Lund
Mit 11 Abbildungen . . . . . . . . . . . . . . . . . 567

VIII.B. Refraktive Chirurgie der Kornea
F. Hoffmann
Mit 24 Abbildungen . . . . . . . . . . . . . . . . . 581

IX. Chirurgie der Iris und des Ziliarkörpers
G. Mackensen
Mit 27 Abbildungen . . . . . . . . . . . . . . . . . 603

Sachverzeichnis . . . . . . . . . . . . . . . . . . . . 651

# X. Chirurgie der Linse

W. BÖKE

## INHALT

| | | |
|---|---|---|
| Geschichte der Staroperation | | 2 |
| Literatur | | 3 |
| Anatomische Daten für die Linsenchirurgie | | 3 |
| Literatur | | 4 |
| Indikation zur Staroperation | | 4 |
| Literatur | | 8 |
| Vorbereitung der Operation | | 9 |
| Literatur | | 10 |
| Operationen | | 10 |
| 1 | Einleitung der Operation | 10 |
| 1.1 | Blepharostase, Bulbusstabilisierung, Kanthotomie | 13 |
| | Literatur | 14 |
| 2 | Operationsverfahren | 14 |
| 2.1 | Intrakapsuläre Techniken | 15 |
| 2.1.1 | Eröffnen der Vorderkammer | 15 |
| 2.1.2 | Sicherungsnaht | 23 |
| 2.1.3 | Iridektomie, Iridotomie | 23 |
| 2.1.4 | Fermentative Zonulolyse | 24 |
| 2.1.5 | Entfernung der Linse | 25 |
| 2.1.5.1 | Kryoextraktion | 25 |
| 2.1.5.2 | Extraktion mit dem Erysophaken | 27 |
| 2.1.5.3 | Extraktion mit der Kapselpinzette | 29 |
| 2.1.5.4 | Linsenexpression | 31 |
| 2.1.6 | Wiederherstellen der Vorderkammer | 31 |
| 2.1.7 | Wundverschluß | 32 |
| 2.1.8 | Abschluß der Operation und Nachsorge | 39 |
| | Literatur | 40 |
| 2.2 | Extrakapsuläre Techniken | 41 |
| 2.2.1 | Eröffnen der Vorderkammer | 41 |
| 2.2.2 | Kapsulektomie | 43 |
| 2.2.3 | Iridektomie, Iridotomie | 48 |
| 2.2.4 | Entfernung der Linse | 48 |
| 2.2.4.1 | Großer Schnitt, Kernexpression und Absaugen der Rinde | 48 |
| 2.2.4.2 | Absaugen der Linse durch kleinen Schnitt | 55 |
| | Literatur | 56 |
| 2.2.4.3 | Phakoemulsifikation und Aspiration | 57 |
| 2.2.4.4 | Phakofragmentation | 67 |
| | Literatur | 68 |
| 2.2.5 | Wundverschluß nach extrakapsulärer Operation | 68 |
| 2.2.6 | Abschluß der Operation und Nachsorge | 68 |
| 2.2.7 | Phakektomie mit Saug-Schneide-Verfahren | 68 |
| | Literatur | 71 |
| 3 | Maßnahmen bei Komplikationen | 71 |
| 3.1 | Komplikationen bei der Operationseinleitung | 71 |
| 3.2 | Komplikationen während des Eingriffs | 72 |
| 3.2.1 | Komplikationen bei der Schnittführung | 72 |
| 3.2.2 | Iriskomplikationen | 74 |
| | Literatur | 74 |
| 3.2.3 | Komplikationen bei intrakapsulärer Extraktion | 75 |
| 3.2.4 | Komplikationen bei extrakapsulärer Extraktion | 83 |
| | Literatur | 86 |
| 3.2.5 | Ultraschallbedingte Komplikationen | 86 |
| | Literatur | 87 |
| 3.2.6 | Komplikationen bei Phakektomie | 87 |
| 3.2.7 | Komplikationen beim Wundverschluß | 88 |
| 3.3 | Maßnahmen bei Komplikationen in der frühen postoperativen Phase | 88 |
| 3.3.1 | Blutungen | 88 |
| 3.3.2 | Nahtinfiltrate | 89 |
| 3.3.3 | Nahtruptur, Wunddehiszenz, Wundsprengung | 89 |
| | Literatur | 90 |
| 3.3.4 | Hornhautödem | 90 |
| | Literatur | 92 |
| 3.3.5 | Aufgehobene Vorderkammer | 92 |
| | Literatur | 95 |
| 3.3.6 | Verbliebenes Linsenmaterial | 95 |
| | Literatur | 101 |
| 3.3.7 | Mikrobeninduzierte Endophthalmitis | 101 |
| | Literatur | 105 |
| 3.3.8 | Chronische Uveitis | 106 |
| 3.3.9 | Postoperativer Druckanstieg | 106 |
| | Literatur | 107 |
| 3.4 | Spätkomplikationen | 107 |
| 3.4.1 | Zystoides Makulaödem | 107 |
| | Literatur | 109 |
| 3.4.2 | Amotio retinae | 110 |
| | Literatur | 110 |
| 3.4.3 | Sympathische Ophthalmie | 111 |
| | Literatur | 111 |
| 3.4.4 | Andere Uveitisformen | 112 |
| 3.4.5 | Aphakieglaukom | 112 |
| | Literatur | 112 |
| 3.4.6 | Epithelinvasion in die Vorderkammer | 112 |
| | Literatur | 114 |
| 3.4.7 | Bindegewebsinvasion | 114 |
| 3.4.8 | Proliferation von Endothel | 115 |
| 3.4.9 | Sonstige Komplikationen | 115 |
| | Literatur | 115 |
| 4 | Besondere Situationen | 116 |
| 4.1 | Dislozierte Linsen | 116 |
| 4.1.1 | In die Vorderkammer luxierte Linsen | 117 |

| | | |
|---|---|---|
| 4.1.2 | In den peripupillaren Bereich subluxierte Linsen | 117 |
| 4.1.3 | In den Glaskörper luxierte Linsen | 120 |
| | Literatur | 121 |
| 4.2 | Kataraktoperationen bei Glaukom | 122 |
| 4.2.1 | Linsenentfernung allein | 122 |
| 4.2.2 | Zweizeitige Katarakt-Glaukom-Operation | 122 |
| 4.2.3 | Einzeitige Katarakt-Glaukom-Operation | 122 |
| 4.2.3.1 | Goniotrepanation oder Trabekulektomie und Kataraktoperation durch korneale Inzision | 123 |
| 4.2.3.2 | Trabekulotomie und Kataraktextraktion | 123 |
| 4.2.3.3 | Zyklodialyse und Kataraktextraktion | 123 |
| 4.2.4 | Extrakapsuläre Kataraktoperation bei Glaukom | 123 |
| 4.2.5 | Phakoemulsifikation bei Glaukom | 124 |
| 4.2.6 | Kataraktextraktion nach fistelbildender Glaukomoperation | 125 |
| | Literatur | 126 |
| 4.3 | Kataraktoperation und perforierende Keratoplastik | 126 |
| | Literatur | 128 |
| 4.4 | Angeborene Katarakt | 128 |
| | Literatur | 130 |

> Die Darstellung der Operationsschritte in diesem Kapitel entspricht der Sicht eines hinter dem Patientenkopf sitzenden Operateurs. Der Assistent sitzt auf der Seite des operierten Auges.

# Geschichte der Staroperation

Die Geschichte der Staroperation geht weit zurück. Die präantike Hindumedizin (500 v. Chr. oder früher) lehrte die *Reklination;* sie wurde wahrscheinlich von den Alexandrinischen Schulen (300–200 v. Chr.) überliefert, von CELSUS (25 v. bis 50 n. Chr.) sowie von GALEN (131–201 n. Chr.) erwähnt und später von arabischen Ärzten (900–1000 n. Chr.) praktiziert. Obwohl diese bereits die *Diszission und Aspiration* der Linse gekannt haben sollen, bleibt die Reklination bis in die Mitte des 17. Jahrhunderts die vorherrschende Methode. Als mit Beginn des 18. Jahrhunderts deutlich wurde, daß die „Katarakt" – diese Bezeichnung wurde offenbar erst um 1000 n. Ch. oder noch später geprägt – nicht durch eine zwischen Pupille und Linse geronnene Flüssigkeit ($\kappa\alpha\tau\alpha\varrho\varrho\varepsilon\omega$ = herabfließen), sondern durch die Trübung der Linse selbst bedingt ist (BRISSEAU 1705), lag deren operative Entfernung nahe; sie wurde als gezielter *extrakapsulärer Eingriff* 1748 erstmalig von JACQUES DAVIEL in Paris ausgeführt, der einen breiten unteren Limbusschnitt vornahm, die Vorderkapsel diszidierte und den Kapselinhalt exprimierte. Zahlreiche Modifikationen wurden nachher praktiziert [5, 7, 13, 14].

Die erste *intrakapsuläre Entfernung* wird auf SAMUEL SHARP (London, 1753) zurückgeführt, der die Expression vornahm. Auch diese wurde vielfach modifiziert und zu Beginn des 20. Jahrhunderts von HENRY SMITH popularisiert. Um den dabei erforderlichen, aber komplikationsträchtigen Druck auf den Bulbus zu vermeiden, gaben andere Operateure der Pinzettenextraktion den Vorzug; sie wurde zunächst von TERSON (1870) praktiziert, später in verfeinerter Form von KALT (1894), KNAPP (1914) und ELSCHNIG (1922). Die nicht seltene Kapselruptur führte zur „Erysophakie", der Extraktion durch Vakuumsog (STOEWER 1902; I. BARRAQUER 1917). Als weiterer Schritt zur optimalen intrakapsulären Operation sind die fermentative Zonulolyse (J. BARRAQUER 1958) und die Kryoextraktion (KRWAWICZ 1961) zu nennen.

Wichtige Fortschritte für jede Technik der Linsenextraktion sind der Lokalanästhesie (KOLLER 1884; VAN LINT 1914; WRIGHT 1921; ELSCHNIG 1928; O'BRIEN 1929) zu verdanken, ferner dem zunächst nicht üblichen Verschluß der Inzision durch Nähte (WILLIAMS 1867; SUAREZ DE MENDOZA 1889), der Einführung der Mikrochirurgie mit Verwendung feinster Instrumente und Nähte (HARMS und MACKENSEN 1966) sowie der breiten Anwendung der Allgemeinanästhesie.

Um 1970 galt die derart *perfektionierte intrakapsuläre Extraktion* als eine überaus sichere und kaum mehr verbesserungsfähige Operationsmethode.

Etwa zur gleichen Zeit wurde jedoch das *extrakapsuläre Vorgehen,* über 50 Jahre fast ausschließlich den angeborenen, jugendlichen und traumatischen Katarakten vorbehalten, zur Behandlung des Altersstars wieder aufgenommen und propagiert (BINKHORST 1972). Obschon von einzelnen Operateuren [9] niemals verlassen, hat die geplante extrakapsuläre Staroperation, gestützt auf wesentlich verbesserte Techniken, seither eine zuvor ungeahnte Renaissance erlebt und die intrakapsuläre Extraktion in Frage gestellt. Die von KELMAN (1967) eingeführte *Phakoemulsifikation* hat diese Entwicklung erheblich, wenn nicht entscheidend gefördert. Im Gefolge der modernen intravitrealen Chirurgie werden extrakapsuläre Operationen als Phakektomie auch über den transziliaren Zugang vorgenommen.

Die 1948 von RIDLEY inaugurierte, zunächst vielenorts übernommene, dann wegen schwerwiegender Komplikationen weitgehend verlassene *Implantation künstlicher Linsen* in das Auge erhielt nach Verbesserung des Materials und der Methoden neue Impulse (s. Kap. X. A). Somit ist die um 1970 anscheinend zu einem Abschluß gekommene Linsenchirurgie in vieler Hinsicht wieder in Bewegung geraten. Neue Aspekte wurden aufgezeigt und haben sich durchgesetzt. Nach wie vor nimmt die älteste Operation der Augenheilkunde in neuen Formen und Modifikationen eine überragende Stellung ein. Die Anzahl der Eingriffe gegen den grauen Star hat ständig zugenommen und steigt offenbar weiter an [2, 4, 11]. Diese Entwicklung erklärt sich nicht nur aus den eindrucksvollen Fortschritten der Kataraktchirurgie und der Medizin, sondern auch aus der zunehmenden Lebenserwartung des Menschen und aus seinen höheren visuellen Ansprüchen. So wird die optimale Staroperation eine wichtige Aufgabe der Ophthalmochirurgie bleiben.

## LITERATUR

1. Barraquer J (1958) Totale Linsenextraktion nach Auflösung der Zonula durch Alpha-Chymotrypsin: enzymatische Zonulolyse. Klin Monatsbl Augenheilkd 133:609–615
2. Bernth-Petersen P, Bach E (1983) Epidemiologic aspects of cataract surgery. Acta Ophthalmol 61:220–228
3. Binkhorst CD, Kats A, Leonhard PAM (1972) Extracapsular pseudophakia. Results in loo two-loop iridocapsular implants. Am J Ophthalmol 73:625–636
4. Braendstrup P (1977) Senile cataract. Account of cataract extractions performed in an urbanized population during the third quarter of the present century. Acta Ophthalmol 55:337–346
5. Duke-Elder St (1969) Cataract. Surgical treatment. History. In: Duke-Elder St (ed) System of ophthalmology, vol XI. Kimpton, London, S 248–264
6. Harms H, Mackensen G (1966) Augenoperationen unter dem Mikroskop. Thieme, Stuttgart
7. Hirschberg J (1899) Geschichte der Augenheilkunde im Altertum. In: Graefe-Saemisch (Hrsg) Handbuch der gesamten Augenheilkunde, Bd XII/2. Engelmann, Leipzig
8. Kelman ChD (1967) Phacoemulsification and aspiration: A new technique of cataract extraction. Am J Ophthalmol 64:23–35
9. Kreibig W (1972) Ist die extrakapsuläre Methode der Starausziehung wirklich als veraltet abzulehnen? Klin Monatsbl Augenheilkd 160:35–40
10. Krwawicz T (1961) Intracapsular extraction of intumescent cataract by application of low temperature. Br J Ophthalmol 45:279–283
11. Nadler DJ, Schwartz B (1980) Cataracta surgery in the United States 1968–1976. A descriptive epidemiologic study. Ophthalmology 87:10–18
12. Ridley H (1951) Intraocular acrylic lenses. Trans Ophthalmol Soc UK 71:617–621
13. Rintelen F (1977) Sprachgeschichtliches zu dem Begriff Glaukom und Katarakt. Klin Monatsbl Augenheilkd 170:344–349
14. Trevor-Roper P (1980) The noysome cataract. Trans Ophthalmol Soc UK 100:299–308

Übrige Literaturangaben zitiert nach Duke-Elder 1969; [5]

# Anatomische Daten für die Linsenchirurgie

Der korneosklerale *Limbus,* eine 1,5–2,0 mm breite Übergangszone zwischen Kornea und Sklera, ist korneawärts durch das Ende der Bowman-Membran und Descemet-Membran begrenzt; sie wird sklerawärts durch die Höhe des Skleralsporns markiert. Korneale und sklerale Gewebsanteile gehen allmählich derart ineinander über, daß die Kornea in den tiefen Schichten weiter nach hinten, die Sklera in den oberflächlichen Schichten weiter nach vorn reicht. Die überwiegend kornealen Anteile des Limbus bilden eine bläuliche Zone, die sich an die vordere Limbusbegrenzung anschließt, etwa 1,0 mm nach hinten reicht und hier in eine mehr weißliche Limbuszone übergeht; diese besteht überwiegend aus Sklera. Die Blauweißgrenze („chirurgischer Limbus") markiert die Schwalbe-Linie, also das Ende der Descemet-Membran. Hornhautwärts davon befindet man sich über der Kornea, sklerawärts über dem Trabekelwerk, dem Schlemm-Kanal, dem Sklerasporn und dem Ziliarkörper.

Die Blauweißgrenze, die durch das quantitative Verhältnis der kornealen Limbusanteile zu den skleralen bestimmt wird, kann breite individuelle Schwankungen zeigen. Generell ist sie wie die Limbuszone überhaupt am deutlichsten nach oben, etwas weniger nach unten und kaum im horizontalen Bereich ausgeprägt. Konjunktiva, Episklera und Ausläufer der Tenon-Kapsel bedecken den korneoskleralen Limbus; sie reichen bis an die vordere Limbusgrenze, mit der sie fest verwachsen sind. Das Epithel der Bindehaut geht hier in das der Hornhaut über. Konjunktivale und episklerale Blutgefäße, überwiegend Äste der vorderen Ziliararterien, bilden den Plexus superficialis marginalis, aus dem die perilimbalen und Hornhautrandgefäße hervorgehen. Weitere Gefäße dringen in die skleralen Limbusteile vor; sie sind in der Umgebung des Schlemm-Kanal reichlich vertreten.

Die *vordere Augenkammer* weist eine Tiefe von 2,9 (Hyperopie) bis 3,8 (Myopie) mm auf. Mit zunehmen-

**Tabelle X. 1. Linsenmaße**

| Lebensalter | 0 | 10 | 20–50 | 60–70 | 80–90 | |
|---|---|---|---|---|---|---|
| Sagittaler Durchmesser | 3,5 | 3,9 | 4,0–4,14 | 4,77 | 5,0 | mm |
| Äquatorialer Durchmesser | 6,5 | – | 9,0 | 9,0 | 9,0 | mm |
| Gewicht | 65 | – | 174–204 | – | 250 | mg |
| Volumen | – | – | 0,163 | – | 0,244 | ml |
| *Kapseldicke* | | | | | | |
| Mittelwerte | | | | | | |
| Vorderer Pol | 8 | – | 14 | 12 | – | µm |
| Äquator | 7 | – | 17 | 13 | – | µm |
| Hinterer Pol | 2 | – | 4 | – | – | µm |
| Maximalwerte | | | | | | |
| Vorderer Pol | 12 | – | 21 | 23 | – | µm |
| Hinterer Pol | 18 | – | 23 | – | – | µm |

dem Lebensalter wird sie etwas flacher. Ihre vordere Begrenzung, das Hornhautendothel, kann mit dem Spekulum-Mikroskop in vivo untersucht werden. Dichte und Zustand der Zellen ändern sich mit dem Lebensalter und unter dem Einfluß von intraokularen Eingriffen.

Die *Linse* ist bikonvex geformt, vorne deutlich flacher als hinten. Sagittaler und äquatorialer Durchmesser, Gewicht und Volumen variieren in den verschiedenen Lebensabschnitten (Tabelle X. 1). Vorn liegt die Linse der Irishinterfläche an, nach hinten grenzt sie an den Glaskörper; seitlich ist sie durch die hintere Augenkammer begrenzt und hier durch den etwa 0,5 mm breiten „zirkumlentalen Raum" vom Ziliarkörper getrennt.

Die Linsensubstanz wird allseitig von der elastischen *Linsenkapsel* umgeben; ihre maximale Dicke liegt zwischen den Polen und dem Äquator. Die Dicke der Kapsel nimmt im Laufe des Lebens zu, im höheren Lebensalter anscheinend wieder ab. Wird die Kapsel verletzt, rollt sie sich ihrer Elastizität folgend nach außen auf; Kammerwasser dringt ein und läßt die Linsensubstanz quellen. In seltenen Fällen, am ehesten wenn die Verletzungsstelle hinter der Iris liegt, kann ein Kapseldefekt fibrinös verkleben; die vollständige Eintrübung wird verhindert. Unter der Vorderkapsel liegt das einschichtige Linsenepithel, aus dem lebenslang Linsenfasern hervorgehen.

Unter chirurgischen Aspekten ist der Aufbau der Linse in *Rinden- und Kernzonen* von Bedeutung. Während die bis etwa zum 30. Lebensjahr weichen Kernanteile mit zunehmendem Alter sklerosieren und „steinhart" (Cataracta nigra) werden können, bleibt die Rinde auch in Adoleszenz und Senium weich.

Die *Zonula zinii* hält die Linse in ihrer Lage, indem sie diese auf 360° an den Ziliarkörper fixiert. Das lichte Geflecht der Haltefasern geht überwiegend aus der Pars plana des Ziliarkörpers hervor, nimmt weitere Fasern aus der Pars plicata auf und zieht, ohne die Kammerwasserzirkulation zu behindern, durch die hintere Augenkammer zur vorderen und hinteren Linsenkapsel, in deren periphere Anteile („Zonulalamelle", „perikapsuläre Membran") es übergeht. Mit zunehmendem Lebensalter läßt die Festigkeit der Zonula nach. Bei intrakapsulärer Extraktion löst sich die Zonula von der Linsenkapsel, nicht vom Ziliarkörper.

*Die Beziehung der Linse zum Glaskörper* ist durch die Fossa patellaris, das Ligamentum hyalocapsulare (WIEGER) und durch den Cloquet-Kanal bestimmt. Die als Fossa patellaris bezeichnete Zone, in der die Linse dem Glaskörper aufliegt, ist biomikroskopisch normalerweise nicht zu erkennen, wird aber bei Ablösung der vorderen Grenzmembran deutlich. Das ringförmige Ligamentum hyalocapsulare, eine Schicht regelmäßig angeordneter radialer Fasern verbindet bei jungen Menschen die Linsenhinterfläche fest mit dem Glaskörper. Mit zunehmendem Alter wird diese Verbindung lockerer und löst sich auf. Weitere Linsen-Glaskörper-Adhärenzen können entstehen, etwa solche entzündlicher, traumatischer oder entwicklungsgeschichtlicher Genese. Dazu gehören Reste der Tunica vasculosa lentis, des primären Glaskörpers und der Arteria hyaloidea persistens.

Als Cloquet-Kanal werden die zurückentwickelten Strukturen der embryonalen Arteria hyaloidea bezeichnet; sie verbinden die Hinterkapsel der Linse mit der Papille [1–3].

## LITERATUR

1. Duke-Elder St, Wybar KC (1961) The anatomy of the visual system. In: Duke-Elder St (ed) System of ophthalmology, vol II. Kimpton, London, pp 309–338
2. Eisner G (1982) Clinical anatomy of the vitreous. In: Jakobiec FA (ed) Ocular anatomy, embryology and teratology. Harper & Row, Philadelphia, pp 391–440
3. Hogan MJ, Alvarado JA, Wedell JE (1971) Histology of the human eye. Saunders, Philadelphia

# Indikationen zur Staroperation

Obgleich eine sichere Operation in fast jedem Stadium der Kataraktentwicklung möglich ist, die „Reife" des grauen Stars also nicht abgewartet werden muß, sollte die Linse nur dann entfernt werden, wenn sie den Patienten *wesentlich* behindert.

Bei weit *fortgeschrittener Katarakt* ist die Entscheidung leicht. Veränderungen des Glaskörpers, der Netzhaut oder des Sehnerven müssen ausgeschlossen werden. Lichtprojektion, Pupillenverhalten, entoptische Phänomene, Retinometer, Elektroretinographie und Echographie geben wichtige Informationen, doch kann die Operation auch unabhängig von den Ergebnissen solcher Untersuchungen sinnvoll und erfolgreich sein [5, 6, 9, 13, 17, 19, 23, 25].

Schwieriger ist die Situation bei nur *mäßig ausgeprägter Katarakt*. Sehschärfe und Spaltlampenbefunde müssen kritisch bewertet werden. Periphere und vereinzelte Trübungen dürfen nicht überschätzt, multiple oder unregelmäßige nicht unterschätzt werden (Blendungseffekte!). Da axiale Trübungen den Visus erheblich reduzieren, wenn die Pupille eng ist (Konvergenzmiose, Helligkeit), entspricht die im Sprechzimmer unter günstigen Bedingungen (dunkler Raum, weite Pupille, kontrastreiche Optotypen) ermittelte Sehschärfe keineswegs immer der praktisch brauchbaren. Oft deckt die Untersuchung im Gegenlicht schlechtere Werte auf [15]. Diskrepanzen zwischen Fern- und Nahvisus sollten beachtet werden. Reine Kerntrübungen lassen eine relativ gute Sehschärfe zu, wenn die dadurch entstandene Myopisierung des Auges korrigiert oder für das Nahsehen genutzt wird.

Auch die *Sehschärfe* ist nur ein relativer Parameter. Anspruchsvolle Patienten mögen sich durch einen nur wenig reduzierten Visus, etwa 0,5 beiderseits, behindert oder arbeitsunfähig fühlen, während andere mit 0,3 zufrieden sind; d.h. die Indikation zur Operation partiell getrübter Linsen wird von der individuellen Situation des Patienten, seiner Lebensweise, seinem Beruf und seinen Ansprüchen bestimmt. Dabei ist der Nahvisus zu berücksichtigen.

Sprechen Befund, Sehschärfe und die Situation des Patienten für die Operation, so ist auch hier zu prüfen, ob *pathologische Veränderungen des Glaskörpers, der Netzhaut oder des Sehnerven* vorliegen.

Dies gilt besonders, wenn der Linsenbefund den Visus nicht ausreichend erklärt. Die Untersuchung im regredienten Licht, der skiaskopische Nachweis von Zonen ungleicher Brechkraft, ein Sehtest mit Sieb- oder Lochblende und die Fundusuntersuchung mit Kontaktglas sind geeignet, linsen- und fundusbedingte Sehstörungen zu differenzieren. Die Perimetrie kann hilfreich sein [12, 23].

Stellen Retina- oder Optikusdefekte, Nystagmus oder Amblyopie den Erfolg des Eingriffs infrage, ist die Indikation besonders kritisch abzuwägen. Zwar sind Patienten mit *Makulopathie* nicht selten zufrieden, wenn sie trotz einer postoperativ kaum gebesserten Sehschärfe vom störenden Grauschleier befreit sind; dennoch muß derjenige, der die Operation empfiehlt oder durchführt, gewissenhaft prüfen, wie weit diese dem Patienten wirklich helfen kann. Dabei sind auch die Möglichkeiten der postoperativen Aphakiekorrektur zu bedenken. Ein phaker Patient mit einem Visus von 0,3 mag glücklicher sein als ein aphaker, der postoperativ 0,5 erreicht, aber unter der Starbrille leidet.

Ein unter Abwägung aller Faktoren indizierter Eingriff kann infrage gestellt sein, wenn schwerwiegende *körperliche oder geistige Gebrechen* des Patienten vorliegen, oder wenn die Operation aus anderen Gründen nicht zumutbar ist. Obwohl auch in dieser Hinsicht die Indikationsgrenze heute weit gezogen werden kann, gibt es Situationen, in denen der Verzicht auf den Eingriff die bessere Entscheidung ist. Auch hier gilt, daß nicht alles was medikotechnisch möglich erscheint, ärztlich gerechtfertigt ist.

Entschließt man sich zur Operation, so kann die Auffassung, daß *ein* operiertes Auge ausreicht, ebenso vertreten werden wie die, daß aus Gründen der Symmetrie und der möglichen späteren Erblindung eines Auges besser beide operiert werden sollten. Im zweiten Fall bleibt zu entscheiden, ob beide Augen in einer Sitzung oder getrennt behandelt werden sollen. Man wird nach Lage des Falles entscheiden müssen. Einerseits ist daran festzuhalten, daß auch die statistisch überaus sichere Kataraktoperation ein potentielles Risiko hat, und daß deshalb beide Augen möglichst nicht an einem Tag operiert werden sollten.

Andererseits hat die Erfahrung gezeigt, daß bei Anwendung zuverlässiger Operationstechniken der doppelseitige Eingriff in gleicher Sitzung fast risikofrei und für hinfällige oder behinderte Patienten das schonendste Verfahren ist [2, 8, 10, 26].

Ein *hohes Lebensalter* an sich ist keine Kontraindikation. Die älteste eigene Patientin war 103 Jahre alt; sie hat sich trotz beidseitiger Makuladegeneration noch 5 Jahre eines guten Aphakiezustandes erfreut. Gleichwohl ist zu beachten, daß mit zunehmendem Lebensalter auch die allgemein-medizinischen Probleme bei Katarakt-Patienten zunehmen [11, 14, 23].

In einigen Situationen muß die Indikation besonders kritisch überdacht werden.

*Beim Diabetes mellitus* ist um so mehr Vorsicht geboten, je länger die Erkrankung besteht. Die Kataraktextraktion kann bei insulinabhängigen Patienten Neovaskularisation der Netzhaut, Glaskörperblutungen, Rubeosis iridis und Sekundärglaukom fördern. Komplikationen dieser Art sollen in etwa 8% aller Fälle und in etwa 40% der Patienten mit proliferativer Retinopathie auftreten. Ist eine Operation unumgänglich, auch um eine diabetische Retinopathie mit Fotokoagulation behandeln zu können, sind extrakapsuläre Verfahren vorzuziehen [1, 16].

*Bei hoher Myopie* ist das Ausmaß der Trübungen gegen das der Fundusveränderungen abzuwägen. Auch wenn in der Mehrzahl der Fälle ein gebrauchsfähiger Visus erreicht wird, sind die Auswirkungen auf Netzhaut und Glaskörper, auch auf die Nahsehschärfe, zu bedenken. Bei allen myopen Augen ist die extrakapsuläre Operation zu empfehlen [23, 24].

*Bei chronischer Uveitis* bietet sich die Operation an, wenn die Katarakt den Entzündungsprozeß unterhält (phakogene Uveitis, Phakolyse), oder wenn bei gleichzeitigen Glaskörpertrübungen eine kombinierte Phakektomie-Vitrektomie indiziert ist.

*Die einseitige senile oder präsenile Katarakt* sollte nur dann operiert werden, wenn der Patient eine Kontaktlinse tragen kann oder eine intraokulare Linse wünscht und wenn diese nicht kontraindiziert ist. Die einseitige hypermature und intumeszente Trübung stellt wegen der drohenden Phakolyse eine dringende Indikation dar.

*Die einseitige traumatische Katarakt* erfordert besondere Überlegungen. Liegt eine totale weitgehende Eintrübung vor, ist die Entfernung schon bei der Primärversorgung indiziert; sie schafft klare Verhältnisse, verhindert anhaltende posttraumatische Reizzustände im vorderen Augenabschnitt und erspart dem Patienten weitere Operationen. Ist das Ausmaß des Wundstars zunächst nicht zu übersehen, oder liegt nur eine partielle Trübung vor, sollte der weitere Verlauf abgewartet werden [7].

Traumatische *Linsentrübungen im Kindesalter,* die die Entwicklung einer Amblyopie befürchten lassen, müssen so bald wie möglich entfernt werden.

*Trübungen, die stationär oder prinzipiell rückbildungsfähig sind* (frühe Galaktosämiekatarakt, Perforationsrosette, frühe Kortikosteroidkatarakt, diabetische Katarakt) sollten beobachtet werden, so lange dies sinnvoll erscheint.

*Bei Katarakt am einzig sehfähigen Auge* ist Zurückhaltung geboten, besonders wenn das andere Auge in oder nach einer Staroperation verlorengegangen ist. Solange der Patient angibt, mit dem vorhandenen Sehvermögen auszukommen, und sofern nicht sonstige Gründe (linsenbedingtes Glaukom, intumeszente Katarakt, phakogene Uveitis) zum Eingriff zwingen, sollte der Arzt nicht zur Operation drängen, sondern die Entscheidung, ob und wann operiert wird, dem Patienten überlassen. Dies gilt auch dann, wenn das Operationsrisiko gering ist.

*Indikationen zur Operation der angeborenen Katarakt und der dislozierten Linse* s. Abschnitte X.4.1 und X.4.4.

*Intrakapsulär? Extrakapsulär?* Noch vor wenigen Jahren galt allgemein, daß nahezu jede Katarakt intrakapsulär entfernt werden solle, und daß eine geplante extrakapsuläre Operation nur bei jugendlichen Patienten und bei traumatischer Katarakt mit perforierter Linsenkapsel indiziert sei. Die Ansichten haben sich tiefgreifend geändert. Der bisher als Vorteil geltenden vollständigen Entfernung der Linse „in der Kapsel" werden Nachteile gegenüber gestellt (Tabellen X.2 und X.3).

Postoperative Befunde und Komplikationen nach intrakapsulärer Extraktion werden auf den Verlust der natürlichen Grenze zwischen vorderem und hinterem Augenabschnitt zurückgeführt, vor

**Tabelle X. 2. Intrakapsuläre Extraktion**

| Vorteile | Nachteile |
| --- | --- |
| Relativ leicht zu erlernen | Totale Entfernung der Barriere zwischen vorderem Augenabschnitt und Glaskörper |
| Auch bei begrenzter Operationserfahrung gute Ergebnisse | Vorwärtsbewegung des Glaskörpers, evtl. mit Ruptur der vorderen Grenzmembran |
| Kein Nachstar, keine Nachoperation | Iridodonesis, Vitreodonesis |
| Postoperative Uveitis, Synechien, Glaukom o. ä. selten | Als Folge davon vermehrte Komplikationsmöglichkeiten i.S. der Keratohyalopathie, des zystoiden Makulaödems und der Amotio retinae |

**Tabelle X. 3. Extrakapsuläre Extraktion (mit intakter Kapsel)**

| Vorteile | Nachteile |
| --- | --- |
| Barriere zwischen vorderem Augenabschnitt und Glaskörper bleibt erhalten | Operationstechnisch schwieriger |
| Keine Iridodonesis, keine Vitreodonesis | Möglichkeit der Nachstarbildung oder Kapselfibrose |
| Kein Glaskörper in der Vorderkammer oder an der Hornhauthinterwand | Dementsprechend häufig Nachoperation erforderlich |
| Weniger Keratohyalopathie, zystoides Makulaödem und Netzhautablösung (?) | Bei nicht vollständiger Entfernung von Kern und Rinde postoperative Uveitis mit Synechienbildung, evtl. Sekundärglaukom |

**Tabelle X. 4. Mögliche Folgen der intrakapsulären Extraktion**
"aphakic barrier deprivation syndrome", in Anlehnung an BINKHORST (1980)

Vorwärtsbewegung des Glaskörpers, evtl. mit Hernie in die Vorderkammer
Iridodonesis
Ruptur der vorderen Glaskörpergrenzmembran
Degeneration (Kondensation, Verflüssigung) des Glaskörpers mit vermehrter Vitreodonesis
Hintere Glaskörperabhebung
Opaleszenz der Vorderkammer
Pigmentdispersion
Aphakieglaukom
Irisatrophie
Makulopathie (subklinisches Makulaödem, zystoides Makulaödem, Makulaloch)
Periphere Netzhautdegeneration
Netzhautablösung

allem das zystoide Ödem der Makula, die Aphakieamotio und die Hornhautendotheldystrophie.

BINKHORST (1980) der von einem "aphakic barrier deprivation syndrome" spricht (Tabelle X. 4), hat die Rückkehr zur extrakapsulären Operation postuliert; sie wird in zunehmendem Maße praktiziert. Phakoemulsifikation und günstige Erfahrungen mit den Hinterkammerlinsen haben viele Operateure zur extrakapsulären Technik zurückgeführt. Für andere ist die Frage geblieben, welchen Sinn es habe, die hintere Kapsel zunächst mühsam zu erhalten, um sie dann früher oder später wieder zu durchtrennen.

Welche rationalen Gründe sprechen nun abseits von persönlicher Präferenz und dem Trend der Zeit für die extrakapsuläre Operation? BINKHORST und mit ihm die Anhänger des extrakapsulären Vorgehens halten dafür, daß die „Endophthalmodonesis" des intrakapsulär aphaken Auges die oben genannten Komplikationen begünstigt, wenn nicht provoziert, und daß die, wenn auch nur teilweise erhaltene Hinterkapsel geeignet sei, solchen Komplikationen entgegenzuwirken.

Zahlreiche klinische Untersuchungen wurden durchgeführt, um diese Hypothese zu stützen; es ist jedoch schwer, ein klares Bild zu gewinnen. Die Vergleichsgruppen sind heterogen, die Ergebnisse wenig vergleichbar und nicht selten widerspruchsvoll. Unterschiedliche Ausgangssituationen, verschiedene Operationstechniken und oft zu kleine Fallzahlen lassen statistisch signifikante Aussagen kaum zu. Die Mehrzahl aller extrakapsulär operierten Augen sind gleichzeitig Träger verschiedener künstlicher Linsen. Vergleichsstatistiken, die genügend viele „rein" intrakapsulär versus „rein" extrakapsulär operierte Augen über lange Beobachtungszeiten umfassen, stehen praktisch nicht zur Verfügung.

Gleichwohl lassen sich einige Fakten nennen, die zur Objektivierung des Problems beitragen mögen. Die *Amotiofrequenz* ist zumindest in myopen Augen nach extrakapsulärer Operation geringer als nach intrakapsulärer (s. Abschn. X. 3.4.2).

*Zystoides Makulaödem (s. Abschn. X. 3.4.1 und korneale Endotheldekompensation* (s. Abschn. X. 3.2.3), beide besonders häufig nach intrakapsulärer Extraktion und nach Implantation einer irisgestützten Linse, wurden nach extrakapsulärem Vorgehen weniger beobachtet; sie treten in pseudophaken Augen seltener auf, wenn statt einer irisgestützten Linse eine Vorderkammer- oder Hinterkammerlinse implantiert wurde (s. Kap. X.A).

Dem Operateur, der versucht, sich vor diesem Hintergrund zu orientieren und eine *Grundlage für seine Entscheidung* zu finden, wird man heute folgende Hinweise geben dürfen.

1. Die bei entsprechender Indikation technisch einwandfrei durchgeführte *intrakapsuläre Extraktion ohne Implantation einer künstlichen Linse* ist ein bewährter Eingriff; er erlaubt in etwa 95% der Fälle zufriedenstellende Dauerergebnisse [18, 20]. Sie ist technisch einfacher als die extrakapsuläre Operation und daher besonders für den Anfänger und für den Operateur mit begrenzter Operationserfahrung geeignet. Sie entfernt allerdings jede Barriere zwischen dem vorderen Augenabschnitt und dem Glaskörperraum; sie führt damit einen Zustand herbei, der heute als potentiell komplikationsträchtig angesehen wird (s. Tabelle X. 4).

2. Die sorgfältig durchgeführte *extrakapsuläre Extraktion* mit Entfernung der vorderen Kapsel sowie aller Kern- und Rindenanteile ist technisch schwieriger, hinterläßt bei optimaler Ausführung und komplikationslosem Verlauf die klare hintere Kapsel als morphologische Grenze zwischen vorderem und hinterem Augenabschnitt; sie trägt damit zur Stabilisierung des Glaskörpers bei und scheint geeignet, Hornhaut- und Netzhautkomplikationen zu reduzieren oder ganz zu vermeiden. Liegt eine „weiche" Katarakt vor, die einer Infusions-Aspirationstechnik zugängig ist, oder wird die Phakoemulsifikation eingesetzt, so kommen die Vorteile des kleinen Schnitts hinzu, der sich weiter komplikationsmindernd auswirkt: die breite Eröffnung des vorderen Augenabschnitts entfällt, die Gefahr einer retrochorioidalen Blutung ist reduziert, Astigmatismus und postoperativer Reizzustand sind in aller Regel geringer als beim großen Schnitt. Allerdings muß auch nach sorgfältig ausgeführter extrakapsulärer Operation mit der Möglichkeit einer *Nachstarbildung* gerechnet werden, die weitere Eingriffe notwendig macht. Obwohl die jeweils optimal durchgeführte intrakapsuläre oder extrakapsuläre Operationstechnik für die Mehrzahl der Fälle als äquivalent gelten kann, sind Differenzierungen in der Indikation möglich und erforderlich [22].

Die *intrakapsuläre Extraktion* wird vornehmlich einzusetzen sein bei:

*Katarakt bei Uveitis* mit synechierter Pupille, besonders bei Seclusio und Occlusio;

*Katarakt bei Glaukom mit sehr enger Pupille,* wenn diese durch Iridektomie und Iridotomie nicht genügend erweitert werden kann;

*Katarakt bei sehr engem vorderen Augenabschnitt* oder bei aufgehobener Vorderkammer;

*Cataracta brunescens, Cataracta rubra, Cataracta nigra,* besonders bei Patienten über 75 (brüchige Zonula), sofern keine Myopie vorliegt.

Die *intrakapsuläre Extraktion* ist zwingend bei:
*subluxierter Linse* (Marfan, Homozystinurie, Trauma); *Ziliarblockglaukom.*

Die *extrakapsuläre Operation* wird vorzuziehen sein bei:
Patienten unter 50 Jahren;
Myopie von −3,0 und mehr;
hypermaturer und intumeszenter Katarakt;
bei *Gefahr der Aphakieamotio* (Amotioanamnese oder Disposition, atopische Dermatitis);
*Diabetes,* vor allem bei Insulinpflicht und bei proliferativer Retinopathie;
*Endotheldystrophie der Hornhaut;*
*kombinierter Keratoplastik-Katarakt-Operation;*
wenn *relevante Komplikationen* (Glaskörpervorfall, Glaskörperblutung, Hyalokeratopathie, retrochorioidale Blutung, zystoides Ödem der Makula) besonders zu befürchten oder *am ersten Auge* eingetreten sind;
wenn die *Implantation einer intraokularen Linse* vorgesehen ist oder eine Sekundärimplantation erwogen wird;
wenn bei gleichzeitigem Glaukom eine *spätere Fisteloperation* erwogen wird.

Das *extrakapsuläre Vorgehen* ist zwingend bei:
*Patienten unter 35 Jahren,* insbesondere bei angeborener und juvenil erworbener Katarakt; *traumatischer Katarakt mit verletzter Vorderkapsel;* wenn eine *Hinterkammerlinse* implantiert werden soll.

Die hier aufgezeigten Indikationen mögen als allgemeine Empfehlungen gelten; diese schließen nicht aus, daß ein erfahrener und in den verschiedenen Operationstechniken geübter Operateur nach Lage des Einzelfalls davon abweicht. So kann die extrakapsuläre Operation mit einer geeigneten operativen Technik auch bei Katarakt mit Glaukom und enger Pupille, aufgehobener Vorderkammer und bei engem vorderen Augenabschnitt durchgeführt werden (s. Abschn. X. 4.2).

## LITERATUR

1. Aiello LM, Wand M, Liang G (1983) Neovascular glaucoma and vitreous hemorrhage following cataract surgery in patients with diabetes mellitus. Ophthalmology 90:814–820
2. Benezra D, Chirambo MC (1978) Bilateral versus unilateral cataract extraction: advantages and complications. Br J Ophthalmol 62:770–773
3. Bernth-Petersen P, Ehlers N (1983) Cataract extraction in the nineties. Acta Ophthalmol 61:392–396
4. Binkhorst CD (1980) Corneal and retinal complications after cataract extraction. The mechanical aspect of endophthalmodonesis. Ophthalmology 87:609–617
5. Bischoff P, Spirig R, Speiser P (1982) Erlaubt die Untersuchung mit dem Blaulichtentoptoskop eine Prognose über den postoperativen Visus bei Kataraktpatienten? Klin Monatsbl Augenheilkd 180:420–422
6. Bloom ThD, Fishman GA, Trauber BS (1983) Laser interferometric visual acuity in senile macular degeneration. Arch Ophthalmol 101:925–926
7. Böke W, Gronemeyer U (1984) Probleme der Linsenverletzungen. Fortschr Ophthalmol 81:29–31
8. Doden W, Schnaudigel O-E (1977) Beidseitige intraokulare Eingriffe in einer Sitzung. Klin Monatsbl Augenheilkd 171:907–909
9. Faulkner W (1983) Laser interferometric prediction of postoperative visual acuity in patients with cataract. Am J Ophthalmol 95:626–636
10. Fenton PJ, Gardner ID (1982) Simultaneous bilateral intraocular surgery. Trans Ophthalmol Soc UK 102:298–301
11. Gilvary A, Eustace P (1982) The medical profile of cataracta patients. Trans Ophthalmol Soc UK 102:502–504
12. Gloor B (1982) Indikation zur Staroperation. Klin Monatsbl Augenheilkd 181:157–163
13. Halliday BL, Ross JE (1983) Comparison of 2 interferometers for predicting visual acuity in patients with cataract. Br J Ophthalmol 67:273–277
14. Hirsch RP, Schwartz B (1983) Increased mortality among elderly patients undergoing cataract extraction. Arch Ophthalmol 101:1034–1037
15. Junker Ch (1976) Der „Gegenlichtvisus" als Hilfsmittel bei der Indikation für eine Staroperation. Klin Monatsbl Augenheilkd 169:348–351
16. Klemen UM, Freyler H, Prskavec FH, Scheimbauer I (1980) Indikationen zur Kataraktoperation beim Diabetiker. Klin Monatsbl Augenheilkd 176:321–325
17. Kolling G (1978) Die Bedeutung des „Interferenzvisus" bei der Indikation zur Katarakt-Operation. Klin Monatsbl Augenheilkd 173:663–670
18. Kriegelstein GK, Duzanec Z, Leydhecker W (1980) Cataract surgery. Types and frequencies of complications. Graefes Arch Clin Exp Ophthalmol 214:9–13
19. Makabe R (1980) Retinometeruntersuchungen bei Katarakt. Klin Monatsbl Augenheilkd 176:806–807
20. Manthey KF, Thiel H-J, Böke W (1979) Kataraktextraktion mit kornealer Schnittführung – Resultate von 989 Operationen, Kurz- und Langzeitergebnisse. Ber Dtsch Ophthalmol Ges 76:587–591
21. Rassow B, Rätzke R (1977) Der prognostische Wert der Bestimmung der retinalen Sehschärfe bei Patienten mit Katarakt. Klin Monatsbl Augenheilkd 171:643–650
22. Rich W (1982) Advantages and disadvantages of different methods of senile cataracta surgery. Trans Ophthalmol Soc UK 102:407–409

23. Sautter H (1982) Die Indikation für Kataraktextraktion im Erwachsenenalter. In: Meyer-Schwickerath G, Ullerich K (Hrsg) Grenzen der konservativen Therapie. Indikationen zu operativen Eingriffen in der Augenheilkunde. Bücherei des Augenarztes, Bd 89. Enke, Stuttgart, S 27–37
24. Schmidt B (1973) Kataraktextraktion bei hoher Myopie. Klin Monatsbl Augenheilkd 163:262–267
25. Schmöger E, Bastian A (1978) Ergebnisse von Linsenextraktionen bei defekter Lichtprojektion. Klin Monatsbl Augenheilkd 172:657–665
26. Süchting P (1973) Zur Problematik einer Katarakt-Extraktion beider Augen in einer Sitzung. Klin Monatsbl Augenheilkd 163:92–96

# Vorbereitung der Operation

## Voruntersuchungen

Präoperativ, spätestens am Tage der Aufnahme in die Klinik, werden *Visusbestimmung, Tonometrie, Spaltlampenmikroskopie* und *Funduskopie* erneut durchgeführt und dokumentiert. Dabei sind Limbus und Hornhautendothel, Tiefe der Vorderkammer und des Kammerwinkels sowie Farbe (Rubeosis?) und Struktur der Iris besonders zu beachten. Die Erweiterungsfähigkeit der Pupille sollte getestet werden. Papille und Makula werden sorgfältig inspiziert, sehr gründlich auch die Netzhautperipherie, um Netzhautrisse und deren Vorstufen präoperativ zu erkennen und, falls angezeigt, zu behandeln. Bei Verdacht auf sonstige Fundusveränderungen sollte eine Perimetrie, bei Glaukom eine Gonioskopie durchgeführt werden. Ist der Fundus nicht oder nur begrenzt einzusehen, sind Glaskörperblutung, Amotio retinae, Neoplasma, tapetoretinale Degenerationen durch *Echographie* und *Elektroretinographie* auszuschließen; diese sind auch dann indiziert, wenn Lichtprojektion und Pupillenreaktion bei maturer Katarakt unsicher sind.

Außer dem okulären Befund ist der *Allgemeinzustand des Patienten* zu beachten. Blutdruckmessung, Urinstatus mit Glukosetest sind obligat. Eingehende Befragung nach Diabetes, Herz- und Kreislaufsituation, Lungen- oder Bronchialerkrankungen und nach Harnleiden, bei Männern nach Prostatahypertrophie. Der Operateur sollte wissen, welche Medikamente sein Patient regelmäßig einnimmt und entscheiden, welche am Operationstage unerläßlich sind. Obwohl spezielle Untersuchungen (Internist, Pädiater, Urologe) in aller Regel nicht erforderlich sind, ist es nützlich, wenn der Patient seinen Hausarzt von der vorgesehenen Operation unterrichtet und dessen Befunde oder Empfehlungen beibringt [6].

*Ausschluß potentieller Infektionsquellen im Operationsbereich:* Pathogene Keime werden durch Ausstrich und Gram-Färbung, sicherer jedoch in der Mikrobenkultur nachgewiesen: 20–24 Stunden vor dem Eingriff Bindehautsekret mit einer Platinöse entnehmen und auf Kulturmedium auftragen. Ablesen der Ergebnisse in der Frühe des Operationstages. Sind pathogene Keime gewachsen, Absetzen der Operation und Wiederholung des Tests mit Antibiogramm.

## Vorbehandlung

Es ist nicht bewiesen, daß präoperativ gegebene *Antibiotika* postoperative Infektionen verhindern; gleichwohl dürften sie, als Tropfen appliziert, die Anzahl der Keime in der Bindehaut signifikant herabsetzen [2, 3, 5].

Wir empfehlen dem Patienten, 4–5 Tage vor der Operation eine Kombination von Bacitracin und Neomycin (Nebacetin), von Erythromycin und Colistin (Ecolicin) oder eines Cephalosporins mit Gentamicin anzuwenden.

Bei *Katarakt und Glaukom* sollten Miotika mehrere Tage vor dem Eingriff durch andere drucksenkende Maßnahmen (Karboanhydrasehemmer, Betablocker) ersetzt werden, um die Pupille erweitern zu können.

Muß die Operation an einem Auge mit *chronisch intraokularer Entzündung* vorgenommen werden, ist eine systemische oder lokale Vorbehandlung mit Glukokortikosteroiden zu erwägen.

Befindet sich der Patient vor der Aufnahme in einem *schlechten Allgemeinzustand,* muß dieser in Absprache mit Haus- oder Facharzt so weit wie möglich gebessert werden.

Ist eine *Allgemeinnarkose* vorgesehen, liegt die Vorbereitung des Patienten dazu in der Hand des Anästhesisten.

In jedem Fall ist es ratsam, den Patienten am Vorabend zu sedieren und für einen spannungsfreien Schlaf zu sorgen.

## Aufklärungsgespräch

Nicht nur unter *forensischen Aspekten,* mehr noch, um eine *Atmosphäre des Vertrauens* zu schaffen, sollte der Operateur spätestens am Vortage des Eingriffs in ruhiger Umgebung mit dem Patienten ein Gespräch führen. Dabei werden nicht nur *Notwendigkeit, Ziel, Bedeutung* und *Tragweite des Eingriffs* anzusprechen sein; es müssen auch *Erfolgschancen* und mögliche *Komplikationen* aufgezeigt werden. Eine verständliche *Darstellung der Aphakiekorrektur durch Brille, Kontaktlinse oder intra-*

*okulare Linse* ist unerläßlich, um gemeinsam mit dem Patienten eine Entscheidung herbeizuführen.

Das Gespräch, das die Situation weder zu einfach noch zu schwierig darstellen sollte, und den Patienten nicht entmutigen darf, wird am besten in Gegenwart eines Angehörigen geführt, dies besonders bei älteren Personen und selbstverständlich bei Minderjährigen oder Entmündigten (Vormund!). Mit verständigen Patienten können auch Einzelheiten des Operationsverfahrens, etwa die Frage des intra- oder extrakapsulären Vorgehens diskutiert und entschieden werden. Das Gespräch sollte in einer Erklärung protokolliert werden, aus der hervorgeht, daß der Betroffene eine ausreichende Vorstellung über den geplanten Eingriff, über Erfolgsaussichten und Komplikationsmöglichkeiten gewonnen hat, ferner daß er mit der Operation wie mit dem vereinbarten Anästhesieverfahren einverstanden ist. Diese Erklärung muß als „informierte Zustimmung" vom Patienten selbst, einem seiner Angehörigen oder vom Vormund und vom Operateur unterzeichnet werden. Ein vertrauenschaffendes Aufklärungsgespräch ist die beste Voraussetzung für eine optimale intra- und postoperative Kooperation [1, 4].

### Vorbereitung des Operationsfelds

Am Vortage erneute Inspektion der Umgebung des zu operierenden Auges, um jede mögliche Entzündungsquelle (Hordeolum, Blepharitis, Konjunktivitis) auszuschließen.

*Abschneiden der Zilien* mit einer salbenbeschichteten Schere. Danach *Reinigung der periorbitalen Gesichtshaut* mit einer Seifenlösung und mit einem milden Desinfektionsmittel, z.B. Phenylmercuroborat (=Merfen-Tinktur). Wiederholung dieser Maßnahme 2 Stunden vor der Operation.

### LITERATUR

1. Böke W (1985) Patientenaufklärung aus der Sicht des operativ tätigen Augenarztes. In: Gramberg-Danielsen B (Hrsg) Rechtsophthalmologie. Bücherei des Augenarztes. Enke, Stuttgart, S 7–15
2. Fahmy JA, Möller S, Weis-Bentzon M (1975) Bacterial flora in relation to cataract extraction II. preoperative flora. Acta Ophthalmol 53:476–494
3. Jaffe NS (1981) Cataract surgery and its complications. Mosby, St. Louis Toronto London
4. Leydhecker W, Gramer E, Kriegelstein GK (1980) Patient information before cataract surgery. Ophthalmologica 180:241–246
5. Romen M, Isakow I (1977) Prophylactic antibiotics in cataract surgery. Ophthalmologica 174:52–54
6. Werner W (1978) Allgemeinerkrankungen bei Katarakt-operierten Patienten. Klin Monatsbl Augenheilkd 173:850–853

# Operationen

## 1 Einleitung der Operation

### Sedierung des Patienten

Dem *Eingriff in Lokalanästhesie* geht eine adäquate *Sedierung des Patienten* voraus. Lebensalter, Körpergewicht, psychische Verfassung sowie Blutdruck, Kreislauf und Atemverhalten sind dabei ebenso zu berücksichtigen, wie das geplante Operationsvorhaben.

Unter den verschiedenen Möglichkeiten hat sich bei uns die Kombination von 25–50 mg Pethidin mit 25 mg Promethazin intramuskulär 60 Minuten vor dem Eingriff am ehesten bewährt. Alternativ geben wir 10–15 mg Diazepam oder Triflupromazin.

### Pupillenerweiterung

Entsprechende Medikamente werden in aller Regel 60–90 Minuten vor Beginn der Operation gegeben. Das *Ausmaß der Mydriasis* wird von der Art der Katarakt und von der vorgesehenen Operationstechnik bestimmt.

Mit Kryosonde oder Erysophak kann die Linse eher durch eine mittelweite Pupille extrahiert werden als mit der Kapselpinzette. Soll der Extraktion bei Glaukom eine fistulierende Operation mit peripherer Iridektomie vorausgehen, darf die Pupille nicht zu weit sein. Bei extrakapsulärem Vorgehen ist maximale Mydriasis erforderlich, um die vordere Kapsel kontrolliert zu inzidieren. Bei Zugang durch die Pars plana erlaubt nur die weite Pupille eine gute Übersicht über das Operationsfeld. Die Mydriasis wird durch Retrobulbäranästhesie gefördert, durch Intubationsanästhesie gehemmt. Indometacin, präoperativ gegeben, soll eine Miosis während der Operation verhindern können [7].

Bei Anwendung von Scopolamin ist die zentraldämpfende Wirkung, bei Epinephrinderivaten der vasokonstriktorische Effekt zu bedenken. 10%ige Phenylephrin-Augentropfen (Neosynephrin), obschon wirkungsvoll, können zu ernsten Komplikationen führen, besonders bei Hypertonus und bei Säuglingen oder Kleinkindern [2].

## Anästhesie

Die Mehrzahl der Patienten mit seniler Katarakt kann in *Lokalanästhesie* operiert werden.

Optimale *Analgesie* und *vollständige Immobilität der Lid- und Augenmuskeln* sind jedoch unerläßliche Voraussetzungen. 30–40 Minuten vor Beginn mehrfache *Tropfanästhesie der Bindehaut* mit Proxymetacain 0,5%. Als *retrobulbäre Injektion* geben wir 7–10 Minuten vorher 0,5% Bupivacain und 2% Lidocain ohne Epinephrin (Zentralarterie!) 1:3, etwa 3,0–4,0 ml. Bupivacain und Lidocain dürfen erst unmittelbar vor der Injektion aufgezogen werden, da sich andernfalls ihre Wirkung verlieren kann. Zur *Lidakinesie* kombinieren wir die Verfahren von VAN LINT (1,0 ml) und von O'BRIEN (2,0 ml), jeweils Lidocain 2% mit Epinephrin.

Bei Bedarf kann zu Beginn der Operation 1,0 ml Lidocain 2%ig bei 12 Uhr subkonjunktival injiziert werden, um den M. rectus superior ganz auszuschalten.

Die *Allgemeinnarkose* ist anzuraten bei Patienten unter 50 Jahren und bei solchen, die wegen Angst- und Spannungszuständen, Verständigungsschwierigkeiten, Blepharospasmus, Debilität oder Psychose, Kopf- (M. Parkinson) oder Augenunruhe (Nystagmus) eine ausreichende Kooperation während des Eingriff nicht erwarten lassen.

Sofern genügend erfahrene Anästhesisten zur Verfügung stehen, kann die Indikation noch weiter gestellt werden, um möglichen Komplikationen vorzubeugen, etwa der Bulbusperforation durch Retrobulbärinjektion bei hoher Myopie oder einem retrobulbären Hämatom. Zeigt sich zu Beginn eines Eingriffs in Lokalanästhesie, daß diese nicht ausreicht und Gefahren birgt, sollte man nicht zögern, am gleichen oder am nächsten Tag die Allgemeinnarkose einem unkalkulierbaren Risiko vorzuziehen.

Vor Beginn der Anästhesie, aber auch während der Operation sollte sowohl bei örtlicher wie bei allgemeiner Narkose der *Blutdruck* gemessen werden. Plötzliches Ansteigen, etwa unter dem Einfluß von psychischen Faktoren oder von epinephrinhaltigen Lokalanästhetika potenzieren das Risiko einer intraokularen Blutung nach Bulbuseröffnung. In entsprechenden Fällen ist eine kontrollierte Blutdrucksenkung mit Nitroprussidnatrium durch den Anästhesisten anzuraten.

## Hypotonie des Bulbus

Um die Gefahr schwerwiegender Komplikationen (Irisprolaps, Glaskörperverlust, retrochorioidale Blutung) zu reduzieren, muß vor jeder Operation, besonders bei intrakapsulärem Vorgehen, eine Hypotonie des Bulbus erzielt werden. Die optimale Akinesie der Lid- und Augenmuskeln mit vollständiger Immobilität des Bulbus sind wichtige Voraussetzungen. Folgende weitere Maßnahmen sind möglich:

*Hyperosmotisch wirksame Substanzen* sollten dem Auge intra- und retrovitreale Flüssigkeit entziehen und damit das Glaskörpervolumen reduzieren. Entsprechende Lösungen werden 60–90 Minuten vor der Operation per os (Glyzerin, 50%ige Lösung, 1,5 g/kg/KG; Natriumascorbinat 20%, 0,5 g/kg/KG) oder intravenös (10% Manitol=Osmofundin, 2 g/kg/KG) gegeben. Die möglichen Nachteile der Hyperosmose sind Übelkeit und Erbrechen nach oraler Applikation, Diurese, Harnverhalten, kardiovaskuläre und zerebrale Störungen nach intravenöser Infusion [1, 11, 12].

Die *präoperative Okulopression* ist weniger eingreifend. Dabei wird – vermutlich über einen erhöhten Gewebsdruck im retrobulbären Raum – vermehrt Flüssigkeit aus Glaskörper und Vorderkammer in die Kammerwasserabflußwege gedrückt. Gleichzeitig dürfte die Okulopression nach retrobulbärer Injektion zur Ausbreitung des Anästhetikums beitragen [6, 8, 15].

Die Okulopression wirkt vornehmlich bei Erwachsenen und bei älteren Patienten. Der Druck kann manuell mit 2–4 Fingern oder mit einem entsprechenden Gerät ausgeführt werden. Der Fingerdruck sollte über mindestens 5 Minuten andauern, je nach geschätzter oder gemessener Intensität auch 10 Minuten. Da der manuell

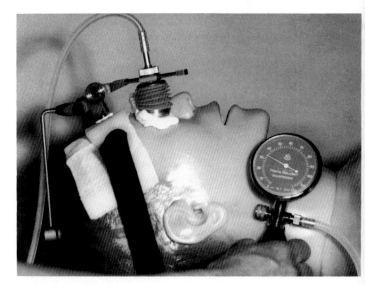

**Abb. X. 1. Okulopression.** Hier dargestellt an einem Phantom.

provozierte Anstieg des intraokularen Drucks weder gleichmäßig ist, noch gemessen wird, eine Kompression der A. centralis retinae also durchaus möglich ist, sollte das manuelle Verfahren intermittierend (30 Sek. drücken, 30 Sek. nachlassen) ausgeübt werden.

Zuverlässiger ist die *Anwendung eines Okulopressors* (**Abb. X. 1**), der 20–30 Minuten vor Beginn der Operation so aufgesetzt wird, daß er mit etwa 35 mmHg auf den Orbitainhalt (nicht auf den Orbitarand!) drückt. Ist eine Allgemeinnarkose vorgesehen, sollte dennoch die Okulopression zur Hypotonisierung des Bulbus herangezogen werden. Messungen des intraokularen Drucks während der Okulopression sind geeignet, den Effekt auf das Notwendigste zu beschränken; er gilt als ausreichend, wenn ein Druck von weniger als 10 mmHg erreicht ist [6].

*Punktion des Glaskörpers:* Obwohl problematisch, kann sie bei ungenügender Drucksenkung zu Beginn der Operation in Betracht kommen und durch eine hintere Sklerotomie ausgeführt werden. Sie sollte Ausnahmesituationen vorbehalten bleiben, etwa wenn ein Glaukom mit hohem Augendruck besteht, oder wenn aufgrund entsprechender Erfahrungen mit dem ersten Auge ein Vorfall von Augeninhalt oder eine expulsive Blutung befürchtet werden muß. Da die Entfernung von geformtem Glaskörper weder vorgesehen noch erwünscht ist, eignet sich dieses Vorgehen nur für solche Augen, bei denen eine hintere Glaskörperabhebung besteht; sie ist nicht indiziert bei jugendlichen Patienten [13].

### Operationstechnik einer präoperativen Glaskörperpunktion

Nach Freilegen der Sklera im temporal oberen Quadranten, lamelläre Inzision 3,5–4 mm vom Limbus entfernt. Perforation mit einer lanzenförmigen Kanüle, die in den flüssigkeitsgefüllten retrovitrealen Raum vorgeschoben wird. Aspiration von 0,2–0,5 ml. Wundverschluß durch Einzel- oder Kreuzstichnaht.

### Lagerung des Patienten und präoperative Kontrollen

Wo möglich, sollte der Operationstisch mit einer Neigung von 10–20° nach unten eingestellt werden, derart, daß der Kopf des Patienten höher liegt als die Füße („Anti-Trendelenburg-Haltung").

Glaskörperdruck und die Gefahr von Glaskörpervorfall lassen sich damit reduzieren (s. Abschn. X. 3.2.3). Darüber hinaus ist die richtige Lagerung des Patienten für dessen körperliche und psychische Entspannung von großer Bedeutung. Kleinigkeiten, wie eine leichte Beugung der Knie und die Entlastung der Halswirbelsäule durch untergelegte Kissen, sollten nicht unterschätzt werden. Sehr wichtig ist die optimale Lage des Kopfes: die Stirn-Nasen-Linie sollte horizontal verlaufen. Eine zu weite Beugung nach vorn erschwert den Zugang zum Auge. Eine starke Überstreckung nach hinten kann zur Blutstauung in den Jugularisvenen, in der Orbita und in der Aderhaut führen; ein gefährlicher Glaskörperdruck ist die Folge. Dies gilt besonders für untersetzte, übergewichtige Personen mit kurzem Hals oder auch für solche mit vergrößerter Schilddrüse. Auch nach Intubation zur Vollnarkose ist der Kopf oft zu stark retroflektiert; er muß zur Operation reponiert werden. Der Hals des Patienten sollte von allen beengenden Kleidungsstücken befreit sein. Zufuhr von Sauerstoff unter der Abdeckung während der Operation wird von vielen Patienten als angenehm und beruhigend empfunden. Regelmäßiges Anlegen einer Blutdruckmanschette hilft, den Kreislauf zu überwachen und kritische Situationen schnell zu erkennen. Bei Patienten, die zu Hypotonie und Kreislaufkollaps neigen, ist die vorbeugende Einführung einer Venenkanüle von Vorteil.

### Kontrolle der Akinesie

Bei Eingriff in Lokalanästhesie prüft der Operateur vor dem Abdecken des Operationsfelds, *ob Lider und Bulbus aktiv bewegt werden können*. Ist das in erheblichem Maße der Fall, muß die Injektion wiederholt oder die Operation zurückgestellt werden. Es ist wenig ratsam, zu hoffen, daß es „schon irgendwie gut gehen wird". Lidkneifreflex und Bulbusbewegungen erhöhen bei intrakapsulärer Extraktion das Risiko von Komplikationen deutlich. Bei extrakapsulärem Vorgehen erschweren sie zumindest die Präzision des Eingriffs.

### Messen des intraokularen Drucks

Unmittelbar vor Beginn der Operation sollte der *intraokulare Druck* mit der geschlossenen Pinzette oder mit dem Muskelhaken palpiert werden.

Genauer, aber keineswegs allgemein üblich, ist eine weitere Tonometrie, die in diesem Stadium unter keimfreien Bedingungen erfolgen muß und am ehesten vom Operateur mit einem sterilen Schiötz-Tonometer vorgenommen wird. Optimal sind Werte von 5.5/15 Skalaanteilen und mehr. Bei solchen von 5.5/10 und weniger sind Maßnahmen zur weiteren Drucksenkung (Korrektur der Lidretraktion, Digitalkompression, Kanthotomie, Osmotherapie, Intubationsnarkose, Punktion des Glaskörpers) zu erwägen. Gegebenenfalls sollte auch eine Verschiebung der Operation nicht gescheut werden [6].

## 1.1 Blepharostase, Bulbusstabilisierung, Kanthotomie

Nach Desinfektion und Abdecken der Umgebung des Operationsfelds wird das Auge durch Zurückhalten der Lider soweit wie möglich dargestellt, jeder Druck auf den Bulbus jedoch vermieden. Dies gilt besonders, wenn ein großer Schnitt vorgesehen ist. Die Spreizung beider Lider durch einen einteiligen Lidsperrer mit 2 Branchen, auch wenn er sehr leicht ist, übt meist mehr Druck aus als ein getrennter Zug an Ober- und Unterlid. Dieser kann durch je eine Lidnaht erreicht werden, die mit einer Klemme beschwert leicht angespannt wird. Da nicht auszuschließen ist, daß durch Zug an beiden Fäden der intraokulare Druck steigt, oder daß der Tarsus sich aufrichtet und seinerseits auf den Bulbus drückt, wurde empfohlen, jedes Lid mit einem leichten Einzelretraktor zurückzuhalten und diesen mit einem Faden nach oben oder unten zu fixieren. Dabei kann die Retraktion jedes Lides für sich eingestellt und den gegebenen Verhältnissen angepaßt werden. Druckfreie Sperrer wurden ebenso empfohlen wie Einmallidhaken, die auf die Stirn- oder Wangenhaut aufgeklebt werden [6, 10].

Eine *Zügelnaht durch den M. rectus superior* (**Abb. X. 2**) unterstützt den Abwärtsblick des Bulbus, die Beweglichkeit nach oben wird behindert, der Schnittbereich besser dargestellt. Starker Zug ist zu vermeiden; er kann Druck auf den Bulbus ausüben und bei großem Schnitt die Wunde zum Klaffen bringen.

Einem Teil der Fälle von unerwartetem Glaskörperverlust bei intrakapsulärer Extraktion liegt ein Kollaps der Sklera während des Eingriffs zugrunde. Dieser tritt auch oder gerade ein, wenn der Bulbus sehr hypoton ist.

Droht eine solche Komplikation, etwa bei verflüssigtem Glaskörper (Kernkatarakt!), dünner Sklera, Glaskörperverlust am Partnerauge oder

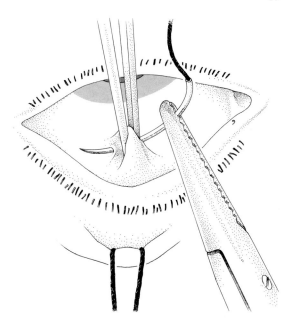

**Abb. X. 2. Anlegen einer Zügelnaht.** Das Oberlid wird durch Lidhaltenaht (hier) oder Lidhaken nach oben gezogen, der Bulbus wird mit einem in die untere Übergangsfalte eingelegten Muskelhaken nach unten geführt (hier nicht dargestellt). Der Ansatz des M. rectus superior wird durch die Bindehaut hindurch mit der chirurgischen Pinzette gefaßt und leicht angehoben. Transkonjunktivales Unterfahren des Muskels mit Nadel und Seidenfaden (4-0). Cave: Perforation der Sklera! Die zusätzliche Injektion eines Lokalanästhetikums unterstützt den Effekt der Zügelnaht. Auch hier, cave: Perforation der Sklera.

Subluxation der Linse, ist das *Aufnähen eines Stabilisierungsrings* indiziert. Auch bei drohender oder vorausgegangener Netzhautablösung sollte ein Ring aufgenäht werden, um Glaskörperverlust zu vermeiden. FLIERINGA (1953) empfahl einen einfachen Ring. Modifikationen geben zwar mehr Stabilisierung, sind aber mühsamer zu applizieren [4, 5, 9].

### Operationstechnik

Zur Fixierung des einfachen Ringes genügt eine Einzelknopfnaht in jedem Quadranten. Diese kann durch Konjunktiva und Episklera hindurch in den äußeren Skleralamellen verankert werden. Aus Gründen der Sicherheit (Perforationsgefahr!) ist es besser, die Sklera durch kleine Inzisionen freizulegen und den Faden in der Sklera kontrolliert zu fixieren (s. **Abb. IX. 24** und **IX. 25**).

Das Aufnähen von Ringen mit seitlicher Schiene setzt in jedem Fall das Freilegen eines oder mehrerer Skleraquadranten, die Darstellung der Muskelansätze und eine exakte intrasklerale Nahtführung voraus. Die Naht bei 12 und bei 6 Uhr kann lang belassen werden, um den Bulbus im Fall eines Sklerakollaps durch leichten Zug zu tonisieren.

Ist die Lidspalte enger als normal, kann das Operationsfeld nicht genügend dargestellt werden, oder übt die Retraktion der Lider einen Druck auf den Bulbus aus, so ist eine *laterale Kanthotomie* (**Abb. X. 3**) indiziert. Das ist besonders der Fall bei partiellem oder totalem Ankyloblepharon, tief zurückgesunkenem Auge, aber auch bei Protusio bulbi und bei hoher Myopie.

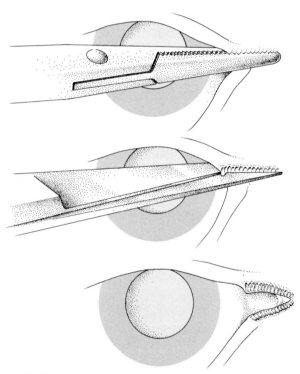

**Abb. X. 3. Laterale Kanthotomie.** Der anästhesierte Lidwinkel wird mit stumpfer Klemme anämisiert. Es resultiert ein praktisch blutleerer Bereich. Inzision mit gerader, kräftiger Schere.

## LITERATUR

1. Bietti GB (1968) Anwendungsmöglichkeiten des Vitamin C als augendrucksenkendes Mittel mit Untersuchungen über seine Wirkungsweise. Ber Dtsch Ophthalmol Ges 68:190–206
2. Duffin RM, Pettit ThH, Straatsma BR (1983) 2.5% v. 10% Phenylephrine in maintaining mydriasis during cataract surgery. Arch Ophthalmol 101:1903–1906
3. Flieringa HJ (1953) Procedure to prevent vitreous loss. Am J Ophthalmol 36:1618–1619
4. Girard LJ (1974) Use of the scleral expander in intraocular surgery. In: Emery JM, Paton D (eds) Current concepts in cataract surgery. Mosby, St. Louis Toronto London, pp 231–237
5. Hallermann W (1976) Eine weitere Modifikation des Flieringa-Ringes. Klin Monatsbl Augenheilkd 168:263–264
6. Jaffe NS (1981) Cataract surgery and its complications. Mosby, St. Louis Toronto London
7. Keulen-De Vos HCJ, Rij G van, Renardel de Lavalette JCG, Jansen JTG (1983) Effect of indometacin in preventing surgically induced miosis. Br J Ophthalmol 67:94–96
8. Krey J, Jacobi KW, Wizemann A (1982) Intraokulare Linsenimplantation am hypotonen Bulbus. Klin Monatsbl Augenheilkd 180:239–241
9. Neubauer H (1965) Der intraokulare Fremdkörper. Ber Dtsch Ophthalmol Ges 67:297–310
10. Schott K (1981) A new lid speculum. Dev Ophthalmol 5:31–32
11. Seeger FL, Meriwether LP (1964) Ophthalmological use of mannitol. Arch Ophthalmol 72:219–224
12. Thiel HJ (1966) Ergebnisse von 675 Kataraktextraktionen nach Glycerin-Prämedikation. Klin Monatsbl Augenheilkd 149:528–534
13. Villasenor RA, Barron GJ, Krasnow M, Sierra W (1982) The role of pars plana aspiration in routine cataract and intraocular lens surgery. Am Intraocular Implant Soc J 8:30–32
14. Virno M, Cantore GP, Bietti GB, Bruci MG (1963) Oral glycerol in ophthalmology. A valuable method for the reduction of intraocular pressure. Am J Ophthalmol 55:1133–1142
15. Vörösmarthy D (1967) Okulopressor, ein Instrument zur Erzeugung intraokularer Hypotonie. Klin Monatsbl Augenheilkd 151:376–382

## 2 Operationsverfahren

Kataraktoperationen sollten mit mikrochirurgischen Instrumenten unter dem Operationsmikroskop durchgeführt werden. Die Linse wird in aller Regel durch die Vorderkammer entfernt, bei besonderer Indikation auch auf retroziliarem Wege. Sie wird entweder „in der Kapsel" extrahiert oder nach Eröffnung der Kapsel „extrakapsulär" in Teilen aus dem Auge herausgenommen.

## 2.1 Intrakapsuläre Techniken

### 2.1.1 Eröffnen der Vorderkammer

Richtung, Lokalisation, Führung und Ausdehnung des Schnitts sind vor der Operation zu planen. Präzise Angaben im schriftlichen Operationsprogramm erleichtern Vorbereitung und Ablauf des Eingriffs.

Richtung des Schnittes

Der Schnitt kann von innen oder von außen geführt werden. Die klassische „ab interno" Inzision, der „Graefe-Schnitt", dessen Ausführung große Erfahrung und Präzision erforderte, ist heute weitgehend verdrängt von solchen Verfahren, bei denen die Vorderkammer von außen eröffnet wird. Eine kleine „ab interno" Inzision (**Abb. X. 4**) stellt eine risikoarme Alternative dar. Die *„ab externo" Techniken* können in kontrollierten Schritten durchgeführt werden; sie bieten nicht nur dem Anfänger, sondern auch dem Erfahrenen ein Höchstmaß an Sicherheit.

Lage des Schnittes

Die Inzision liegt im Limbusbereich. Folgende Möglichkeiten der Schnittführung sind gegeben (**Abb. X. 5**):

*skleraler Einschnitt* = hinter dem Limbus, über dem Ziliarkörper beginnend;
*sklerokornealer Einschnitt* =
a) hinterer – über dem Sklerasporn,
b) mittlerer – über der Schwalbe-Linie,
c) vorderer – über dem Ende der Bowman-Membran beginnend;
*kornealer Schnitt* = vor dem Ansatz der Bindehaut beginnend.

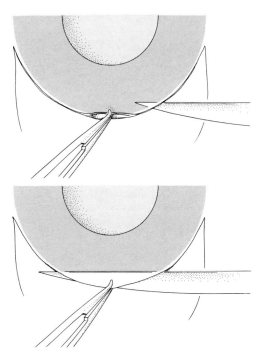

**Abb. X. 4. Kleine „ab interno" Inzision korneoskleral.** Nach Präparation eines Bindehautlappens, hier fornixständig, und einer lamellären Inzision „ab externo" Einstich des Graefe-Messers. Schnitt von innen nach außen durch die vorbereitete lamelläre Inzision so, daß die Vorderkammer auf 90°–100° eröffnet wird. Danach Erweitern der Inzision mit einer Mikroschere nach beiden Seiten.

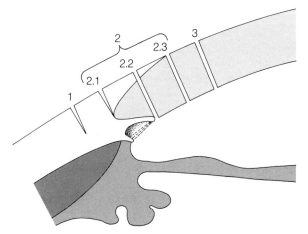

**Abb. X. 5. Schnittlagen zur Eröffnung der Vorderkammer**

| | |
|---|---|
| 1   Skleraler Schnitt | = über dem Ziliarkörper |
| 2   Korneosklerale Schnitte | |
| 2.1 Hinterer Schnitt | = über Skleralsporn u. Trabekelwerk |
| 2.2 Mittlerer Schnitt | = über Schwalbe-Linie |
| 2.3 Vorderer Schnitt | = über Ende der Bowman-Membran |
| 3   Kornealer Schnitt | = vor Bindehautansatz |

Tabelle X. 5. Fornixständiger oder limbusständiger Bindehautlappen

|  | Fornixständig | Limbusständig |
|---|---|---|
| Indikation | Bei Atrophie oder Narben der Bindehaut, enger Lidspalte, Xerosis conjunctivae, Blutungsneigung | Wenn schnell glatte Limbusverhältnisse wieder hergestellt werden sollen, z. B. bei Kontaktlinsenwunsch |
| Operationstechnik | Etwas leichter, zeitsparend, Naht einfacher | Zeitaufwendiger, etwas schwieriger, Naht schwieriger |
| Zugang zum Limbus | Optimal | Manchmal schwierig, besonders in 10 Uhr und 2 Uhr Position |
| Übersicht über das Operationsfeld | Optimal | Evtl. behindert |
| Adaptation der Bindehautwunde | Unterschiedlich | Optimal |
| Operative Deckung der Inzision und der Nähte | Unterschiedlich, nicht immer gleichmäßig, evtl. durch Schrumpfung des Lappens gefährdet | Optimal |

Tabelle X. 6. Korneale oder sklerokorneale Inzision

| Schnittführung | Indikation a | Vorteil b | Nachteil c | Kontraindikation d | Komplikationen e |
|---|---|---|---|---|---|
| Korneal | Nach fistulierenden Glaukomoperationen, bei Kammerwinkelsynechien und bei erheblichen Bindehautnarben im Limbusbereich; auch bei normalen Limbusverhältnissen geeignet | Unblutig, Schonung des Trabekelwerks, postoperative tiefe Vorderkammer mit geringem Reizzustand, wasserdichter Wundverschluß durch Stromaquellung, nur zarte Narbe in der Hornhaut | Innere Wundöffnung relativ schmal, mehr Hornhautödem, relativ langsame Vernarbung, daher längere Abheilungszeit, anfällig gegen Wundruptur, periphere Iridektomie erschwert, Gefahr der Descemet-Ablösung, Hornhautnarben | Mikrokornea, Hornhautdystrophie, Endothelläsionen, alte Hornhautnarben, Hornhautranddegenerationen, ausgeprägter Arcus senilis, Zustand nach Keratoplastik | Ungünstige Situation bei Fadenruptur und Wundsprengung Fadeninfiltrate, Naht muß nach 3 Monaten entfernt werden |
| Korneoskleral | Wie Spalte d bei „Korneal"; auch für normale Limbusverhältnisse geeignet | Deckung durch Bindehaut, Hornhaut bleibt unberührt, Heilungsprozeß schneller? | „Blutig", Schädigung des Trabekelwerks möglich, größerer Zeitaufwand | Wie Spalte bei a „korneal" | |

Die *sklerale Inzision* sollte niemals perforierend bis auf den Ziliarkörper geführt werden, sondern, wenn indiziert, lamellär begonnen und sklerokorneal oder korneal perforierend beendet werden (**Abb. X. 8**). Sie ist für große Schnitte kaum zu empfehlen (Blutungen aus intraskleralen Gefäßen), kann aber bei fortgeschrittener Cornea guttata und Endotheldystrophie in Betracht kommen, um die Hornhaut zu schonen.

Die *sklerokorneale Inzision* setzt wie die sklerale eine Eröffnung der Bindehaut voraus. Der Bindehautlappen kann limbus- oder fornixständig präpariert werden (**Abb. X. 6** und **X. 7** sowie Tabelle X. 5). Vor- und Nachteile des sklerokornealen Schnittes s. Tabelle X. 6. Von den möglichen Schnittlinien (**Abb. X. 10**) sollte die hintere wegen des darunterliegenden Trabekelwerks nicht perforierend, sondern wie die sklerale lamellär gelegt werden. Die Perforation in die Vorderkammer wird hornhautwärts davon ausgeführt. Am ehesten zu empfehlen ist eine im mittleren sklerokornealen Bereich begonnene und als kombinierter Stufenschnitt weitergeführte Inzision (**Abb. X. 8 und X. 10** [11, 32, 33, 46]).

Eine *korneale Inzision* ist – beabsichtigt oder unfreiwillig – gelegentlich Folge des klassischen Graefe-Schnittes „ab interno". Als „ab externo" Verfahren wird sie erstmalig von ATKINSON (1946),

X. Chirurgie der Linse

**Abb. X. 6a–c. Limbusständiger Bindehautlappen bei sklerokornealer Inzision**

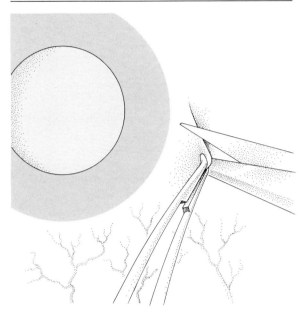

a Eröffnung mit der Schere bei 9 Uhr, etwa 5 mm vom Limbus entfernt.

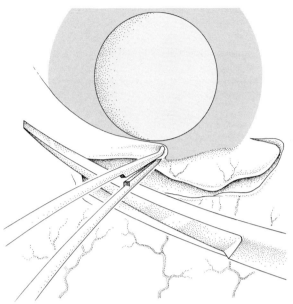

b Weiterführen des Schnitts in gleichem Abstand bis 3 Uhr.

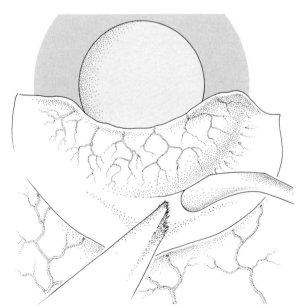

c Darstellen des Limbus mit Hockeymesser.

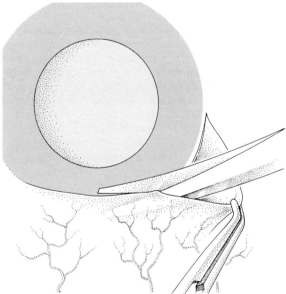

**Abb. X. 7. Fornixständiger Bindehautlappen bei korneoskleraler Inzision.** Anheben einer kleinen Bindehautfalte am Limbus bei 9 Uhr und Einschnitt. Danach Einlegen eines Scherenblatts unter die Konjunktiva fast parallel zur Bulbusoberfläche, und zügiges Schneiden, wobei die Schere in Richtung nach 12 Uhr und 3 Uhr vorgeschoben wird.

**Abb. X. 8 a–g. Sklerokorneale Inzision und Sicherungsnaht**

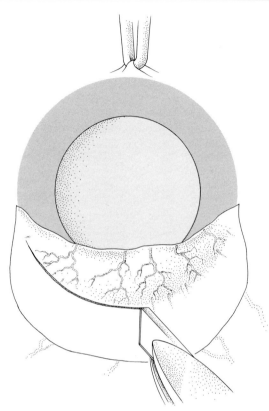

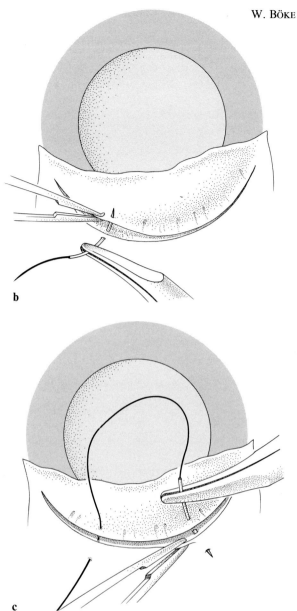

**a** Präparation eines Bindehautlappens, hier limbusständig. Um einer Verrollung des Bulbus beim Schnitt entgegenzuwirken, faßt der rechtshändige Operateur mit einer linkshändig gehaltenen Fixationspinzette den Limbus bei 6 Uhr und hebt diesen leicht an. Die rechte Hand führt mit einem geeigneten Instrument eine nicht perforierende limbusparallele Inzision aus.

**b, c** Vorlegen einer U-förmigen Sicherungsnaht. Dazu peripheren Wundrand mit feiner Pinzette („Kolibri") bei 2 Uhr fassen, Nadel korneawärts in die sklerale Wundlefze einstechen und so führen, daß der Faden nicht unter dem Einschnitt liegt, sondern hervorgezogen werden kann. Vor dem Weiterführen der Nadel korneale Wundlefze mit Pinzette fassen (**b**) und festhalten, bis die Nadel hindurchgeführt ist. Zurückführen der Nadel etwa 5–6 mm rechts vom ersten Einstich bei 11 Uhr von der Hornhaut her, getrennt durch beide Wundlefzen in Richtung auf die Sklera (**c**).

## X. Chirurgie der Linse

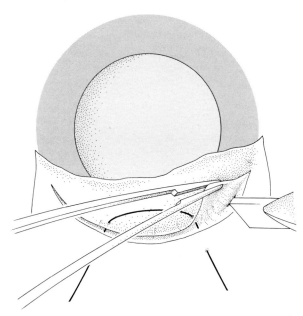

**d** Perforierende Inzision zwischen 9 und 12 Uhr mit Klinge oder Keratom.

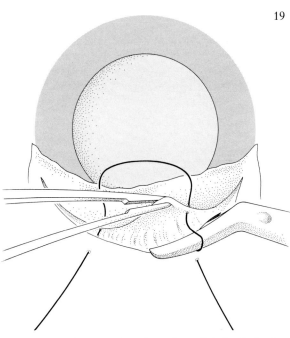

**e** Schnitterweiterung mit Mikroschere, linksläufig beginnend. Die Schere wird flach in die Vorderkammer eingelegt (Iris nicht verletzen!) und mit gleichmäßigen Schnitten, ohne abzusetzen, weitergeführt. Die Schlinge der vorgelegten Naht wird unterfahren.

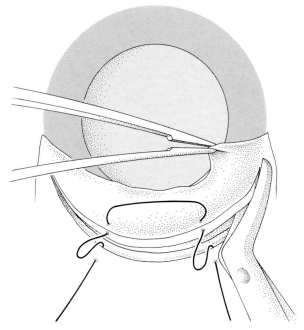

**f** Erweiterung des Schnitts nach rechts.

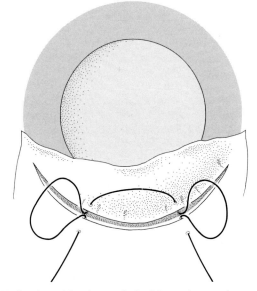

**g** Vollendete sklerokorneale Inzision mit vorgelegter Sicherungsnaht.
**Alternative:** Die Fixation des Bulbus bei 6 Uhr kann vom Assistenten übernommen werden, während der Operateur den Bulbus am Ansatz des M. rectus superior faßt. Ferner kann auf den lamellären Vorbereitungsschnitt verzichtet und stattdessen initial eine Perforation bei 9–10 Uhr durchgeführt werden. Der Schnitt wird dann von dort durch die volle Dicke des sklerokornealen Limbus mit der Schere weitergeführt. Danach Sicherungsnaht.

**Abb. X. 9a–d. Korneale Inzision**

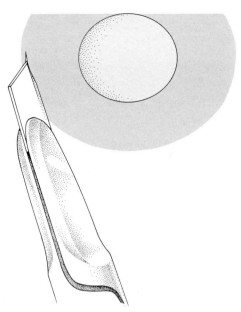

a Der rechtshändige Operateur faßt mit der linksgeführten Pinzette durch die Bindehaut hindurch den Ansatz des M. rectus superior, während der Assistent den Limbus bei 6 Uhr leicht hebend fixiert (nicht drücken!), um einer Verrollung des Bulbus entgegenzuwirken. Die rechtsgeführte Klinge wird bei $^1/_2$ 3 Uhr 0,5–1 mm hornhautwärts des Limbus angesetzt.

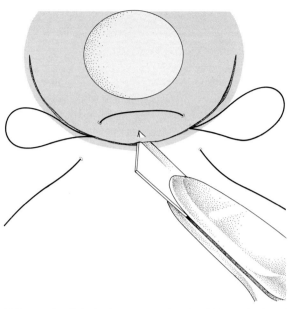

b Kornealer Schnitt in etwa zwei Drittel bis drei Viertel der Dicke in Richtung auf 9 Uhr; gleichbleibender Abstand vom Limbus. Vorlegen einer Sicherungsnaht (s. **Abb. X. 8**) und Perforation der lamellären Inzision bei 12 Uhr.

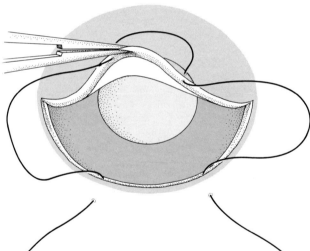

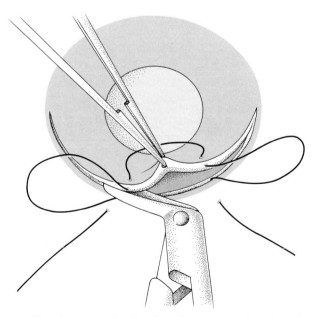

c Durchtrennen der Restlamelle nach nasal und nach temporal. Leichte Schrägstellung der Scherenblätter hinterläßt den gewünschten kornealen Stufenschnitt.

d Es resultiert ein 180° Stufenschnitt mit Sicherungsnaht
**Alternativen:** Die linke Hand des Operateurs kann den Limbus bei 6 Uhr mit einer breiten Fixationspinzette fassen. Die Perforation kann auch bei 9–10 Uhr erfolgen, entweder nach Abschluß der lamellären Inzision oder derart, daß die letzte Strecke des Schnitts nicht mehr lamellär vorgezeichnet, sondern in einem Zug perforiert wird. In diesem Fall Durchtrennen der Restlamelle mit linksläufiger Mikroschere von 9 Uhr nach 3 Uhr. Sicherheitsfaden vor dem Schnitt mit der Mikroschere (bessere Adaptation der Wundränder) oder danach. Im ersten Fall muß die Schere zweimal unter dem liegenden Faden durchgeführt werden.

X. Chirurgie der Linse

später von GORMAZ (1958) erwähnt, die einen Stufenschnitt durchführten. Die regelmäßige Anwendung unter mikrochirurgischen Bedingungen wurde 1966 von HARMS und MACKENSEN empfohlen. Vor- und Nachteile des kornealen Schnittes s. Tabelle X. 6. Nach gleichmäßiger Schnittführung und unkompliziertem Verlauf ist die Narbe einige Jahre später auch an der Spaltlampe kaum mehr zu sehen. Eine grobe Schnitt- und Nahttechnik oder Komplikationen der Wundheilung hinterlassen dagegen deutliche Narben, die funktionell zwar unwesentlich sind, aber doch ästhetisch stören. Indikation und Kontraindikation des kornealen Schnittes sind aus Tabelle X. 6, Einzelheiten der Operationstechnik aus **Abb. X. 9** zu ersehen.

Führung des Schnittes

Die in einer der genannten Schnittlagen begonnene „ab externo" Inzision kann in verschiedener Weise fortgesetzt werden, nämlich senkrecht, schräg, kombiniert oder als Stufenschnitt (**Abb. X. 10**).

Bei *senkrechter Inzision* (**Abb. X. 10a**) ist die durchschnittene Gewebsstrecke kurz, die Traumatisierung des Gewebes gering. Der Schnitt wird mit einem Zug in voller Ausdehnung möglichst tief, jedoch nicht perforierend vorgezeichnet und danach unter Kontrolle mit dem Mikroskop an umschriebener Stelle senkrecht bis zur Perforation fortgeführt. Bei Durchtrennung der Restlamellen mit der Mikroschere müssen deren Branchen senkrecht zur Schnittebene stehen. Jede Schrägstellung hinterläßt einen schrägen Anschnitt.

Die senkrecht perforierende Inzision verbietet sich im skleralen und hinteren sklerokornealen Bereich wegen der darunterliegenden Strukturen (Ziliarkörper, Trabekelwerk). Bei bestimmter Indikation (Cornea guttata, Endotheldystrophie) oder zur Vermeidung eines starken Astigmatismus kann es jedoch zweckmäßig sein, die Inzision skleral oder sklerokorneal hinten senkrecht zu beginnen, sie muß dann aber schräg oder als Stufenschnitt so fortgesetzt werden, daß die Vorderkammer erst hornhautwärts des Trabeculum corneosclerale eröffnet wird.

Auch im übrigen ist der senkrechte Schnitt, obwohl vereinzelt nachdrücklich empfohlen [38], nicht ratsam. Mangelhafte Adaptation der tiefen Inzisionsränder ist oft die Folge. Eine adäquate Nahttechnik, die diesen Nachteil ausgleicht, ist schwierig (**Abb. X. 10a**). Schräge Schnitte und Stufenschnitte gewährleisten eher, daß auch bei nicht gleichmäßig tiefer Nahtführung ein guter Wundverschluß erreicht wird (**Abb. X. 10b–e**).

**Abb. X. 10a–e. Schnittführungen**

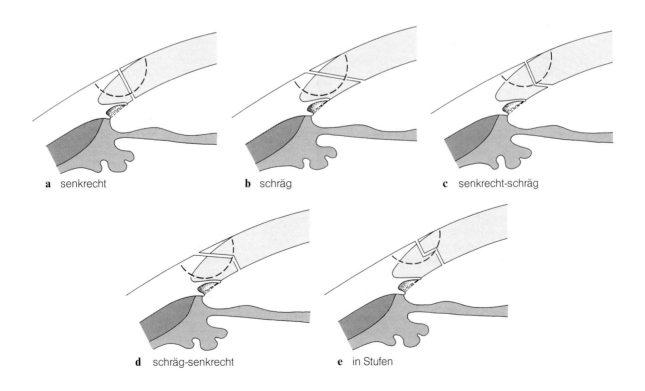

a senkrecht
b schräg
c senkrecht-schräg
d schräg-senkrecht
e in Stufen

Die *schräge Inzision* (**Abb. X. 10b**) wird so angelegt, daß sie mit der Hornhautoberfläche einen Winkel von 135–150° limbuswärts und von 45–30° kornealwärts bildet.

Die Inzision kann mit schräg angesetzter Klinge in voller Ausdehnung begonnen und mit weiteren Schnitten gleichmäßig bis zur Perforation fortgeführt werden. Einfacher ist es, zunächst eine lamelläre Schräginzision im gewünschten Winkel und in der vorgesehenen Ausdehnung des Schnitts anzulegen, danach eine Stelle zu perforieren und den Schnitt von dort aus mit der Schere zu vollenden. Dabei ist die Schere so zu halten, daß der einmal gewählte Winkel auch in der Tiefe des Gewebes gleichmäßig erhalten bleibt. Zur Perforation wird der rechtshändige Operator das seiner rechten Hand entsprechende Wundende wählen.

Obwohl die Wundränder nach Schrägschnitt durch mitteltiefe Nähte besser adaptiert werden können als nach senkrechter Inzision, bleibt auch hier der Wundverschluß in der Tiefe des Gewebes problematisch (**Abb. X. 10b**).

Die *kombinierte Inzision* verbindet die senkrechte und die schräge Schnittführung miteinander. Dabei kann der Schnitt senkrecht-schräg (**Abb. X. 10c**) oder schräg-senkrecht (**Abb. X. 10d**) angelegt werden. Beide Kombinationen ermöglichen eine sehr gute Wundadaptation, wenn die Naht in die Übergangsstelle plaziert wird.

Die senkrecht-schräge Inzision ist technisch einfacher, sie wird beim großen „ab externo" Schnitt vermutlich am häufigsten angewandt (s. **Abb. X. 8** und **X. 9**). Die schräg-senkrechte Schnittführung wird entsprechend durchgeführt. Der Übergang von der zunächst schrägen Inzision auf die senkrechte ist technisch schwieriger. Nahtführung in beiden Fällen durch die Übergangsstelle.

Der *ausgeprägte Stufenschnitt* (**Abb. X. 10e**) beginnt mit einer senkrechten Inzision in Sklera, Limbus oder Kornea und setzt diese erst horizontal und dann wieder senkrecht fort.

Der rechtshändige Operateur beginnt links und endet am rechten Wundrand. Der Schnitt wird dann mit einem geeigneten Instrument über 1–2 mm in horizontaler Richtung fortgesetzt und danach senkrecht bis zur Perforation in die Vorderkammer weitergeführt. Die Perforation erfolgt an umschriebener Stelle. Sie wird mit einem senkrecht gestellten Mikroscherchen auf die gewünschte Ausdehnung erweitert.

Es ist ersichtlich, daß bei korrekter Schnittführung ein nahezu selbständiger Wundschluß resultiert. Die Operationstechnik ist nicht einfach, eine erhebliche Traumatisierung des Gewebes kann die Folge sein.

Die schräge, die kombinierte und die Stufenschnittführung erlauben es, die Vorteile der sklerokornealen und der kornealen Inzision (s. Tabelle X. 6) miteinander zu verbinden und deren Nachteile dadurch zu vermeiden, daß der Schnitt im skleralen oder sklerokornealen Bereich beginnt, aber erst in den tiefen gefäßlosen Hornhautschichten vor dem Trabekelwerk in die Vorderkammer eindringt. Die äußeren Hornhautschichten bleiben unberührt. Dennoch gelingt es nicht immer, Blutungen aus dem sklerokornealen Anteil zu vermeiden; sie treten vorwiegend am temporalen oder nasalen Schnittende auf, wo der korneale Teil des Limbus deutlich schmaler ist und wo intrasklerale Gefäße leicht verletzt werden können. Unter den Aspekten eines optimalen Wundschlusses sind kombinierte oder Stufeninzisionen den schrägen und senkrechten Schnitten vorzuziehen [3, 8, 9, 21, 31, 32, 46].

Ausmaß des Schnittes

Zur intrakapsulären Extraktion ist eine große Inzision etwa von 160° erforderlich. Bei voluminösen oder intumeszenten Linsen, gestürzter Extraktionstechnik oder bei Anwendung der Kapselpinzette sollte die Inzision länger sein als bei rechtläufiger Erysophak- oder Kryoextraktion.

Die korneale Inzision muß länger angelegt werden als die sklerokorneale und bei dieser sollte die vordere länger sein als die hintere. Allgemein gilt, daß bei der intrakapsulären Extraktion wie bei der extrakapsulären Kernexpression kleine Schnitte große Komplikationen nach sich ziehen können.

Inzision bei besonderen Limbussituationen

Bei diffusen Bindehautnarben im oberen Limbusbereich nach Netzhautoperation, chronischer Entzündung oder Verletzung erspart der korneale Schnitt dem Operateur die mühsame, blutreiche und traumatisierende Freilegung des Limbus. Funktionierende Sickerkissen nach Glaukomoperation schließen die sklerale oder sklerokorneale Inzision aus. Überlappt das Sickerkissen die Kornea nicht, bietet sich die korneale Inzision an. Wenn ein luxurierendes Sickerkissen oben vorliegt, ist die seitliche oder untere Inzision in Betracht zu ziehen; sie kann korneal oder sklerokorneal geführt werden. Der seitliche Schnitt bietet sich an, wenn das Sickerkissen mehr nasal liegt.

Wird kurze Zeit nach einer peripheren Iridektomie eine Katarakt-Extraktion notwendig, sollte, um multiple oder unregelmäßige Inzisionen zu vermeiden (Gefahr der Wunddehiszenz und Fistelbildung), die Eröffnung der Vorderkammer von der bestehenden Iridektomie-Inzision ausgehen oder diese in die Kataraktinzision einbeziehen.

## Instrumente zur Eröffnung der Vorderkammer

Die zur Inzision benutzten Instrumente sind vielfältig. Für den „ab interno" Starschnitt ist das Graefe-Messer unerläßlich. Für die „ab externo"-Eröffnung der Vorderkammer werden verschiedene Instrumente verwendet. Die senkrechte Schnittführung kann mit geradem Keratom, Einmalklinge, dem Diamantmesser oder einem mechanisiertem Schneideinstrument vorgenommen werden (**Abb. X. 11a**). Die meisten dieser Instrumente lassen sich bei entsprechender Winkelstellung auch zur schrägen Schnittführung verwenden. Besonders geeignet dafür ist das schräge Keratom (**Abb. X. 11b**). Zur Erweiterung der primären Perforationsstelle wird meist eine Mikroschere genommen. Bei ausgeprägtem Stufenschnitt wird die horizontale Inzision am besten mit einem 60° abgewinkeltem Keratom ausgeführt. Die Wahl des Instrumentes richtet sich nach der Präferenz des Operateurs. Wesentlich ist, daß der Schnitt gleichmäßig und glatt ist, und daß ein Verschneiden oder Quetschen der Wundränder vermieden wird.

### 2.1.2 Sicherungsnaht

Ist eine Eröffnung der Vorderkammer über 90° vorgesehen, muß die Wunde so gesichert werden, daß sie bei unerwartetem Iris- oder Glaskörpervorfall schnell und zuverlässig geschlossen werden kann. Eine U-Naht ist dazu am besten geeignet. Um auch einem stärkeren Druck aus dem Bulbusinneren widerstehen zu können, muß die Sicherungsnaht belastungsfähig sein, also aus deutlich stärkerem Material (z.B. Seide oder Polyglykol) bestehen als die mikrochirurgischen Nähte zum endgültigen Wundverschluß. Um die optimale Wundadaptation nach Linsenentfernung vorzubereiten, ist es zweckmäßig, die Naht vor Eröffnung der Vorderkammer zu legen (**Abb. X. 8**). Sobald die Linse entfernt ist, wird die U-Naht in der Mitte durchgetrennt; die resultierenden zwei Einzelfäden werden geknüpft, später jedoch durch feinere Nähte ersetzt.

### 2.1.3 Iridektomie, Iridotomie

Obwohl klinische Versuche, nach intrakapsulärer Extraktion ohne periphere Iridektomie auszukommen, nicht erfolglos waren [15], sollte man darauf nur dann verzichten, wenn ein extrem verflüssigter Glaskörper oder Verlust des vorderen Glaskörpers durch Vitrektomie einen postoperativen Pupillarblock unwahrscheinlich machen.

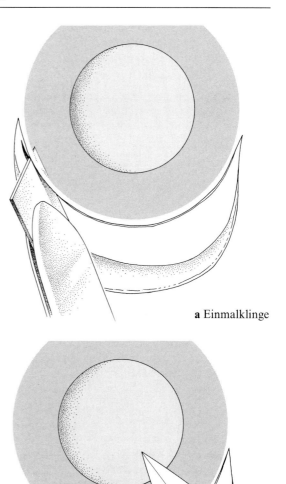

**Abb. X. 11. Eröffnung der Vorderkammer „ab externo" mit**

**a** Einmalklinge

**b** Keratom

Die Entscheidung, ob man besser vor oder nach der Extraktion iridektomiert, ist von der Situation (Pupillenweite, Zugänglichkeit der Irisbasis bei Schräg- oder Stufenschnitt) abhängig zu machen. Wenn Schwierigkeiten nach der Linsenentfernung zu erwarten sind (tiefe Vorderkammer, verflüssigter Glaskörper, vermehrter Iris-Glaskörperdruck), sollte die Iridektomie vorher durchgeführt werden.

Bei nicht genügend erweiterungsfähiger Pupille (Synechien, Glaukom) wird die periphere Iridektomie durch eine Iridotomie (Sphinkterotomie) ergänzt. Diese ist um so eher indiziert, je mehr die intrakapsuläre Entfernung der Linse bei enger Pupille gefährdet erscheint. Eine Irisnaht schließt sich an.

Alternativ kommen eine oder mehrere radiäre Sphinkterotomien von der Pupille aus in Betracht. Die bleibende Sektoriridektomie mag erwogen werden, wenn nach Iridotomie und Irisnaht eine zu enge Pupille, Pupillenokklusion (Uveitis, Glaukom, Diabetes) oder ein mangelnder Einblick auf den Fundus (Amotiodisposition) zu befürchten sind. Die Techniken sind im Kapitel IX dargestellt.

Stumpfe Eingriffe an der Iris, z.B. das Einsetzen eines runden Häkchens, erlauben zuweilen, Iridotomie und Irisnaht zu umgehen und trotzdem die intrakapsuläre Extraktion komplikationslos durchzuführen; es resultiert meist eine entrundete, nach mehreren Seiten eingerissene Pupille.

Bei allen Maßnahmen an der Iris ist sorgfältig darauf zu achten, daß die intrakapsuläre Extraktion nicht an einer unbeabsichtigten Verletzung der Linsenkapsel scheitert. Gleichermaßen muß eine Läsion des Hornhautendothels und die Provokation einer Vorderkammerblutung vermieden werden.

### 2.1.4 Fermentative Zonulolyse

Das von JOAQUÍN BARRAQUER (1958) eingeführte Verfahren kann die intrakapsuläre Extraktion der Linse erleichtern. Nach Eröffnung der Vorderkammer wird das proteolytische Ferment Alpha-Chymotrypsin durch Pupille oder Iridektomie injiziert (**Abb. X. 12**). Während Linsenkapsel und Glaskörpergrenzmembran praktisch unverändert bleiben, dehnen sich die Zonulafasern und zerfallen innerhalb weniger Minuten in Fragmente.

Die Fermentlösung, die an jedem Operationstag frisch zuzubereiten ist, wird in einer Konzentration von 1:5000 (0,5–1,0 ml) bis 1:10000 (1,5–2,0 ml) eingesetzt. Stärkere Lösungen gefährden Linsenkapsel und Glaskörpergrenzmembran, schwächere sind unwirksam. Die Präferenz sollte bei 1:10000 liegen; sie ist in den meisten Fällen ausreichend wirksam. In besonderen Situationen kann auch eine Lösung von 1:7500 verwendet werden.

Trotz der Ausbreitung extrakapsulärer Verfahren bleibt die fermentative Zonulolyse für die intrakapsuläre Extraktion nützlich; sie ist dringend

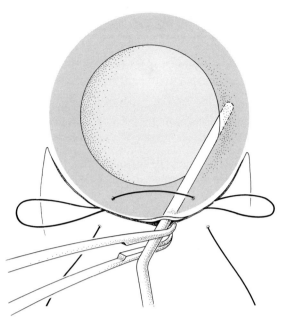

**Abb. X. 12. Fermentative Zonulolyse.** Injektion mit stumpfer „Fermentkanüle" durch Pupille oder durch bestehende Iridektomie in die Hinterkammer. Kanülenspitze vorher unter dem Mikroskop auf Schäden prüfen. Die rechte Hand des Operateurs hält die Injektionsspritze, die linke dirigiert mit Hilfe einer geeigneten Pinzette die Kanüle hinter die Iris. Um das Pigmentblatt der Iris zu schonen, Linse leicht nach unten drücken, aber nicht subluxieren. Die Kanüle wird schrittweise gegen alle vier Quadranten der Hinterkammer gerichtet. Nach 3 Minuten Spülen der Vorderkammer und der Schnittzonen mit Ringerlösung.

*zu empfehlen* für Patienten unter 60 Jahren, die nicht extrakapsulär operiert werden können (z.B. subluxierte Linse). Kontraindiziert sind fermentative Zonulolyse und intrakapsuläre Extraktion bei Patienten unter 30 Jahren. Zurückhaltung ist geboten bei chronischem Glaukom, insbesondere Pigmentglaukom, bei diffuser Irisatrophie und pathologischen Kammerwinkelveränderungen, ferner bei ausgeprägter Cornea guttata und Fuchs-Hornhautdystrophie, sofern nicht Kataraktextraktion und Keratoplastik gleichzeitig durchgeführt werden.

Als mögliche *Komplikationen der Zonulolyse* sind zu nennen: „Fermentglaukom", Iritis, Depigmentation der Iris, verzögerte Wundheilung, in seltenen Fällen auch Endotheldystrophien und Hornhauttrübung. Sie sind bei sorgfältiger Injektionstechnik und bei Konzentrationen von 1:10000 kaum zu erwarten. Mit einem temporären Anstieg des intraokularen Drucks nach der fermentativen

Zonulolyse und daraus folgenden Störungen der Wundheilung ist zu rechnen. Vorbeugungsmaßnahmen sind ratsam: mäßige Fermentkonzentrationen, vermehrte Nahtsicherung der Wunde. Postoperative Druckkontrollen und Gabe von Karboanhydrasehemmern, Betablockern oder Miotika.

### 2.1.5 Entfernung der Linse

Die Extraktion der Linse wird heute überwiegend mit Kryosonde oder Erysophak, seltener mit der Kapselpinzette vorgenommen. Ziel des Eingriffs ist es, die Zonulafasern vorsichtig zu lösen, die Linse mit unverletzter Kapsel im ganzen zu entfernen, aber die vordere Grenzmembran unversehrt zu erhalten.

#### 2.1.5.1 Kryoextraktion

Dieses Verfahren, von KRWAWICZ (1961) eingeführt, ist heute weltweit anerkannt und wahrscheinlich die am häufigsten geübte Methode der intrakapsulären Extraktion.

**Operationstechnik**

Verschiedene Kryoextraktionsgeräte stehen zur Verfügung; die meisten werden mit Kohlendioxydgas betrieben. Um unerwünschte Gewebsadhärenzen schnell lösen zu können, sind solche Geräte zu bevorzugen, die ein momentanes Auftauen der Kältesonde erlauben. Vor dem Eingriff muß der Operator sich davon überzeugen, daß der Kryostab eine genügend tiefe Temperatur ($-25°$ C) entwickelt und für die Dauer der Extraktion aufrechterhält. Exzessiv tiefe Temperaturen sind zu vermeiden.

Die Linse wird im allgemeinen rechtläufig entbunden, dabei tritt der obere Linsenäquator zuerst durch Pupille und Inzisionswunde nach außen (**Abb. X. 13**). Die gestürzte Kryoextraktion, bei der zuerst der untere Linsenäquator hervorgezogen wird, ist schwieriger, risikoreich und kaum je indiziert. Vor- und Nachteile der rechtläufigen und der gestürzten Extraktion s. Tabelle X. 7.

Beim Aufsetzen des Kryostabs auf die Linse wie im weiteren Verlauf der Extraktion muß jeder Kontakt mit der Iris und der Hornhaut vermieden werden. Dies gelingt nahezu immer, wenn die Pupille genügend weit gehalten wird, wenn die Sonde

**Tabelle X. 7. Intrakapsuläre Extraktion. Gestürzt oder rechtläufig?** (Nach JAFFE 1981)

| Extraktion | Vorteile | Nachteile |
|---|---|---|
| Gestürzt | Leichtere Passage der Linse durch die Pupille, besonders wenn diese nur mäßig erweitert ist<br>Leichtere Lösung der Linsenhinterfläche von der Glaskörpergrenzmembran<br>Linse wirkt fast bis zum Ende der Extraktion als Barriere gegen Glaskörpervorfall | Nicht geeignet bei flacher Vorderkammer und harter Linse oder drängendem Glaskörper<br>Kapselfixierung kann weniger gut optisch kontrolliert werden<br>Erfordert größere Inzision<br>Korneatrauma ist größer |
| Rechtläufig | Bessere optische Kontrolle, Kapsel eher leichter zu fassen<br>Zonula kann zusätzlich direkt gelöst werden<br>Weniger Hornhauttrauma<br>Besser geeignet bei Glaskörperdruck gegen die Wunde | Maximal weite Pupille unerläßlich<br>Obere Glaskörpergrenzmembran von Anfang an exponiert |

im nichtunterkühlten („warmen") Zustand aufgesetzt wird, und wenn die Linse relativ trocken ist. Sammelt sich auf ihrer Oberfläche Flüssigkeit an, so besteht die Gefahr einer sich schnell ausbreitenden Vereisungszone, in die die Iris und, bei hoch am Linsenäquator angesetzter Sonde, sogar der Ziliarkörper einbezogen werden können. Ist die Oberfläche zu trocken, so kann eine sichere Vereisung ausbleiben; die Linse kann sich während des Extraktionsvorgangs von der Kryosonde lösen. Die Kontaktstelle zwischen Linse und Sonde sollte daher weder zu feucht noch zu trocken sein. Je weicher die Linse ist (z. B. bei Intumeszenz), um so länger sollte sie angefroren werden, jedoch ohne Iriskontakt zu provozieren.

Sobald der Operateur unter mikroskopischer Beobachtung eine genügend sichere Vereisung feststellt, meist innerhalb von 2–3 Sekunden, beginnt er die Lösungsbewegungen; diese dürfen nicht zu hastig sein. Ein plötzliches, gewaltsames Herausziehen („wie einen Korken aus der Flasche") ist unbedingt zu vermeiden. Eine unterstützende Massage des Bulbus von außen ist im allgemeinen nicht erforderlich. Bei nicht maximal erweiterter Pupille muß die Kryospitze mit der eben angefrorenen Linse rasch über das Pupillarniveau angehoben werden, um eine Irisadhärenz zu ver-

**Abb. X. 13a–f. Kryoextraktion der Linse**

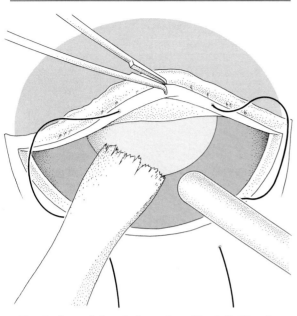

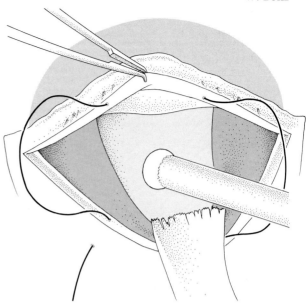

**a** Der Assistent hebt mit der rechten Hand die Hornhaut so an, daß die Vorderkammer gut geöffnet ist; mit der linken faßt er die Sicherungsnaht. Die linke Hand des Operateurs trocknet mit einem Saugtupfer die Linsenoberfläche und hält mit diesem oder einem weiteren Tupfer die Iris bei 12 Uhr zurück.

**b** Die rechte Hand des Operateurs setzt den Kryoansatz im oberen Drittel der Linse auf, jedoch nicht zu nah an den Äquator. Einschalten der Kältezufuhr.

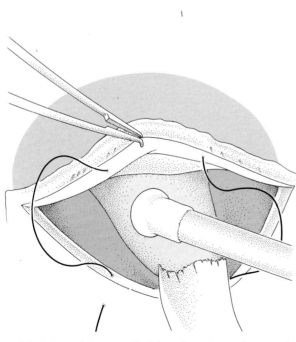

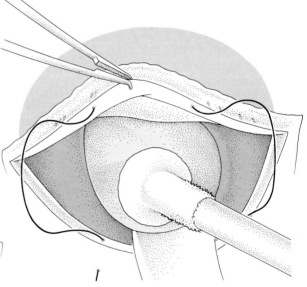

**c** Nachdem nicht nur die Linsenkapsel, sondern auch Teile des Kerns angefroren sind (1–2 Sekunden), zunächst leichtes Hin- und Herbewegen des oberen Linsenpols.

**d** Danach leichtes Anheben des Kryoansatzes und weiterer Horizontalbewegungen, alternierend nach temporal und nasal mit Übergang in das Hervorziehen des oberen Äquators.

**Hinweis:** Bei nicht genügend erweiterter Pupille (Glaukom!) kann statt des Saugtupfers ein stumpfer Irisretraktor benutzt werden. Dieser kann mit dem Fortschreiten der Extraktion nach außen gedreht, d.h. von der Iris „weggerollt" werden. Wenn eben möglich, ist zur Schonung des Pigmentblatts der Iris ein Tupfer vorzuziehen.

X. Chirurgie der Linse

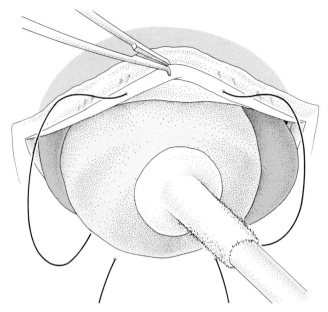

e Vollständige Extraktion der Linse durch die Wunde nach oben, temporal oben oder nasal oben.

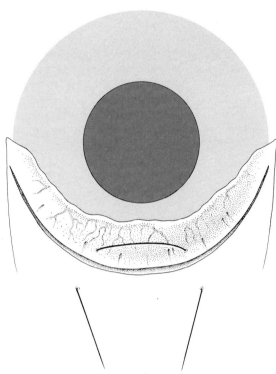

f Anziehen des Sicherungsfadens durch den Assistenten.

meiden. Die weitere Vereisung kann dann für 1–2 Sekunden relativ sicher abgewartet werden. Sobald die Linse fest haftet, darf die Lösungsbewegung begonnen werden. Bei sehr enger Pupille sollte besser ein stumpfer Irisretraktor benutzt oder eine Sphinkterotomie durchgeführt werden.

Als kryospezifische *Komplikationen* sind zu nennen: Anfrieren von Iris und Hornhaut, schlimmstenfalls Iridodialyse oder Irisabriß, Endothelläsionen, Stromaödem und Hornhautdystrophie. Derartige Komplikationen sind bei sorgfältiger Extraktionstechnik selten. Da der entstehende Eisball nicht nur die Kapsel, sondern auch Teile der Rinde und sogar des Kerns fest an den Extraktor bindet, treten Kapselrupturen kaum auf.

### 2.1.5.2 Extraktion mit dem Erysophaken

Die Linse wird durch Vakuumsog an das Extraktionsinstrument, den Erysophaken, fixiert und mit diesem extrahiert. Da gleichzeitig Teile der Linse in die Kuppel des Erysophaken eingesogen werden, vermindert sich deren äquatorialer Durchmesser so, daß selbst große Linsen relativ leicht und sicher extrahiert werden können [3].

Ein geeigneter Saugansatz ist unerläßliche Voraussetzung. Dieser sollte einen Durchmesser von 5,5 mm haben, eine genügend hohe Kuppel sowie einen stumpf umgebogenen, etwas breiten Rand, der die Linsenkapsel nicht verletzt.

*Erysophaken* mit manuell ausgelöstem Unterdruck (**Abb. X. 14a**) erreichen nur eine begrenzte Saugleistung. Diese kann durch unkontrollierte Bewegungen der Finger oder durch ein unerwartetes Abgleiten des Saugers von der Linse während der Extraktion abfallen. Die Operation muß unterbrochen und der Sauger neu aufgesetzt werden. Diese Störung kann mehrfach eintreten und die Saug-Extraktion unmöglich machen.

Erysophaken mit maschinell erzeugtem Unterdruck sind daher vorzuziehen. Der eingestellte Sog bleibt konstant, kann aber an die vorliegende Situation (Trübungsform der Linse, Alter des Patienten, Resistenz der Zonula) angepaßt und, wenn erforderlich, während der Operation variiert werden.

#### Operationstechnik

Die Extraktion wird gestürzt (**Abb. X. 14**) oder rechtläufig (**Abb. X. 15**; s. Tabelle X. 7) vorgenommen.

**Abb. X. 14 a–d. Gestürzte Erysophakextraktion**

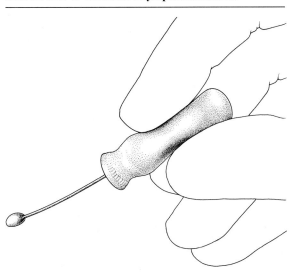

**a** Der Erysophak (hier mit manuell ausgelöstem Unterdruck) wird zwischen Daumen und Zeigefinger gehalten.

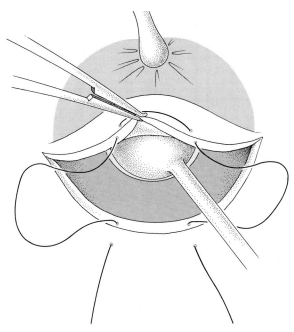

**b** Aufsetzen des Erysophakkopfes etwas unterhalb der Linsenmitte. Vakuumsog herstellen und auf die Linse einwirken lassen. Innerhalb von 5–10 Sekunden saugt sich die Linse fest, ihr Durchmesser wird kleiner. Danach vorsichtige Lockerung der Linse durch Hin- und Herbewegen des Erysophaken.

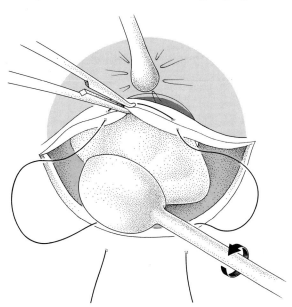

**c** Zum Sturzmanöver Erysophaken zwischen Daumen und Zeigefinger nach außen rotieren und den unteren Linsenrand über den Pupillarsaum bei 6 Uhr anheben. Gleichzeitig leichte Zugbewegung in Richtung 12 Uhr.

**Hinweis:** Der Extraktionsvorgang kann durch tangentiale Massage (Pinzette, Muskelhaken) auf die Hornhaut von außen unterstützt werden. Dabei folgt das Massageinstrument der Bewegung der Linse. Je mehr diese gestürzt und hervorgezogen wird, um so mehr wandert das Instrument über die Hornhaut in Richtung 12 Uhr. Zuviel Druck auf den Bulbus vermeiden, cave: Glaskörperprolaps.

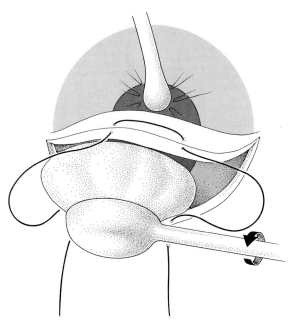

**d** Weiteres Rotieren und Anheben des Erysophaken zur Extraktion der Linse in Richtung 12 Uhr. Der obere Linsenrand verläßt die Vorderkammer zuletzt. Dabei sollte der obere Pupillarsaum nicht verzogen werden.

# X. Chirurgie der Linse

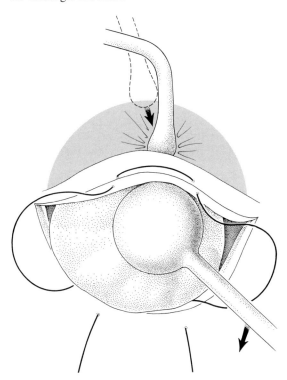

**Abb. X. 15. Rechtläufige Erysophakextraktion.** Bei maximaler Mydriasis Aufsetzen des Erysophaken etwas oberhalb der Linsenmitte; Linse zunächst etwas anheben, dann nach unten bewegen, um den oberen Linsenäquator vor die Pupille zu bringen. Danach Zugbewegung nach oben derart, daß der obere Äquator die Wundöffnung zuerst verläßt, der untere zuletzt. Anschließend vorsichtige Zickzackbewegungen, evtl. unter Gegendruck mit dem Muskelhaken. Vollständige Extraktion in Richtung 12 Uhr.

Bei unvollständiger Mydriasis (Pupillenweite 5–6 mm) kann der Sauglöffel durch die Pupille wie ein Knopf durch ein Knopfloch hindurch bewegt werden, doch sollte der weniger Geübte im Interesse einer sicheren intrakapsulären Extraktion eher eine forcierte Pupillenerweiterung (Spülen der Vorderkammer mit einem Adrenergikum, Sphinkterotomie) versuchen.

In jedem Fall wird der Erysophak zunächst ohne Sog auf die Linse aufgesetzt. Bei Verwendung eines maschinell erzeugten Unterdrucks sollte dieser zunächst gering sein und erst nach sicherem Sitz des Erysophaken auf der Linse zu etwa 30–50 mmHg oder 2–3 m Wassersäule gesteigert werden. Ein zu hoher Saugeffekt zu Beginn der Extraktion kann ruckartigen Zug an der Linse, vorzeitige Zonularuptur und Glaskörpervorfall zur Folge haben.

Beim Extraktionsvorgang sind Iris und Hornhaut so wenig wie möglich zu berühren. Ein Kontakt des Sauglöffels mit dem Hornhautendothel läßt sich nur dann sicher vermeiden, wenn die Inzision so groß angelegt wurde, daß die Hornhaut weit über das Niveau von Iris und Linse angehoben werden kann. Diese "open sky" Technik, die zum „Umknicken" der Hornhaut verführt, mag ihrerseits das Endothel belasten und Stromaödem mit Descemet-Falten ("Keratitis striata") nach sich ziehen.

### 2.1.5.3 Extraktion mit der Kapselpinzette

Obwohl von den drei Extraktionsmethoden die schwierigste und durch Kryo- oder Erysophakverfahren weitgehend verdrängt, ist sie wichtig und wertvoll geblieben. Wer sie beherrscht, ist in Notsituationen, etwa bei einem momentan nicht lösbaren technischen Defekt im Kryo- oder Erysophakgerät, nicht hilflos.

Die anatomische Grundlage der Pinzettenextraktion ist die Tatsache, daß die Linsenvorderkapsel im ganzen elastisch sowie zwischen vorderem Linsenpol und Äquator dicker ist als in den Randzonen (s. S. 4).

In diesem Bereich kann die Kapsel mit einer geeigneten Pinzette gefaßt werden; es wird eine kleine Falte gebildet, mit der sich die Linse mobilisieren und schließlich extrahieren läßt. Die Belastung der Kapsel ist wesentlich höher als bei der Kryo- oder Erysophak-Extraktion. Kapselrupturen während des Extraktionsvorgangs sind deutlich häufiger. Aus diesem Grund wurde die fermentative Zonulolyse (**Abb. X. 12**; s. Abschn. 2.1.4) für jede Pinzettenextraktion empfohlen [21].

Bei älteren Patienten läßt sich die Pinzettenextraktion meist auch ohne Zonulolyse durchführen; die Möglichkeit, daß das Ferment die Linsenkapsel schwächt und damit eine Kapselruptur begünstigt, muß bedacht werden. Die Pinzettenextraktion kommt nicht in Betracht für Linsen mit stark gespannter (hypermaturer, intumeszenter oder geschrumpfter) Kapsel.

Nicht jede stumpfe Pinzette kann verwendet werden. Die *typische Kapselpinzette* ist vorne leicht abgebogen und hat etwas breitere stumpfe Ansätze; diese sind mit einer kleinen Aushöhlung versehen, in die die Kapselfalte eingezogen werden kann. Die bekanntesten sind die nach ARRUGA, CASTROVIEJO, ELSCHNIG und KALT.

**Abb. X. 16 a–d. Gestürzte Extraktion mit Kapselpinzette**

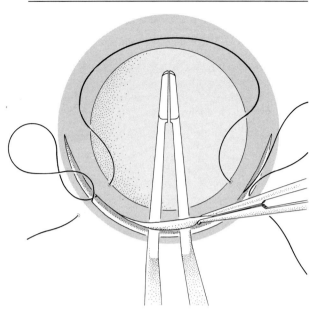

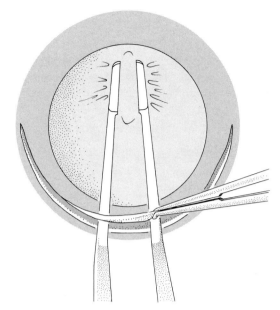

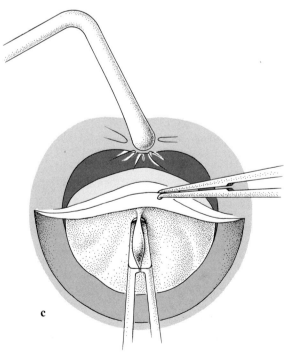

**a** Der Assistent faßt die korneale Wundlefze und hebt die Hornhaut an. Bei optimaler Mydriasis oder nach Zurückstreifen der Iris mit einem in der linken Hand gehaltenen Instrument oder Tupfer führt der Operateur mit der rechten die geschlossene Pinzette in die Vorderkammer so ein, daß sie bei 6 Uhr vor der Linse liegt, etwa in der Mitte zwischen vorderem Linsenpol und Kapseläquator.

**b** Die Branchen der Pinzette werden geöffnet, leicht nach unten gedrückt, (cave: Subluxation) und unter Fassen von 3 mm der Vorderkapsel wieder geschlossen.

**c** Wenn die Kapsel richtig gefaßt ist (zeltförmige Kapselfalte! Nicht die Iris fassen!), Linse leicht nach vorn und dann nach oben ziehen. Sobald der untere Linsenäquator durch den unteren Pupillarsaum getreten ist, leichte tangentiale Massage der Hornhaut bei 6 Uhr mit Muskelhaken, beginnend am unteren Hornhautrand (nicht auf Ziliarregion oder Sklera drücken!) und mit zunehmender Entbindung der Linse an der Hornhaut höher steigen. Gleichzeitig vorsichtige Horizontal- oder Rotationsbewegungen mit der Pinzette.

**Alternative:** *Rechtläufige Pinzettenextraktion:* Dazu faßt der Operateur die Kapsel bei 12 Uhr etwa 3 mm vor dem Linsenäquator. Danach leichter Zug mit der Pinzette nach vorn und oben bis die oberen Zonulafasern gelöst sind. Anschließend vorsichtige Rotationsbewegungen nach temporal und nasal, um weitere Zonulafasern zu lösen. Gleichzeitig zunehmender Zug nach oben. Der obere Linsenäquator tritt zuerst durch die Wunde. Das Fassen der Vorderkapsel bei 12 Uhr kann dadurch erleichtert werden, daß der Operateur mit dem Muskelhaken, der in der linken Hand gehalten wird, vorsichtigen Druck gegen die Hornhaut bei 6 Uhr ausübt und den oberen Linsenäquator dadurch etwas vorwölbt (cave: Glaskörperexpression!). Dabei muß der Assistent mit der linken Hand die obere Iris etwas zurückstreifen.
**Hinweis:** Für beide Verfahren wird das Vorlegen einer Sicherungsnaht empfohlen (hier nur in **a** dargestellt).

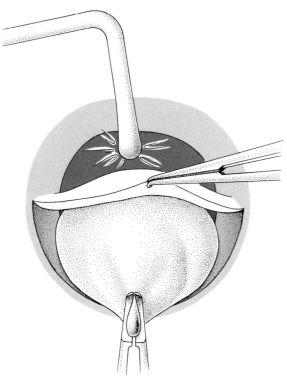

**d** Vollständige Entbindung der Linse durch Zug nach oben und gleichzeitige tangentiale Massage der oberen Hornhauthälfte. Der untere Linsenäquator tritt zuerst durch die Inzisionsöffnung.

### Operationstechnik

Auch die Pinzettenextraktion kann gestürzt (**Abb. X. 16**) oder rechtläufig durchgeführt werden. *Vor- und Nachteile* dieser beiden Verfahren gehen aus Tabelle X. 7 hervor. Für beide gilt, daß die Kapsel weder zu breit noch zu schmal gefaßt werden sollte. Im ersten Fall erhöht sich die Gefahr der Kapselruptur, im zweiten die, daß die Kapsel während des Extraktionsvorgangs aus der Pinzette gleitet.

#### 2.1.5.4 Linsenexpression

Schließlich sei noch die intrakapsuläre Entfernung der Linse durch Druck- und Gegendruckmanöver erwähnt.

Dieses von H. Smith im ersten Quartal dieses Jahrhunderts an zahllosen Patienten praktizierte und nach Einführung der enzymatischen Zonulolyse von einzelnen Autoren [12] wieder aufgenommene Verfahren ist heute wegen der damit verbundenen Glaskörperkomplikationen als Routinemethode kaum mehr indiziert, kann aber in Notsituationen hilfreich sein.

### Operationstechnik

Maximale Mydriasis und Einwirkung von Alpha-Chymotrypsin sind unerläßliche Voraussetzungen.

Die *rechtläufige Expression* beginnt mit leichtem Druck eines stumpfen Instruments (Muskelhaken, Pinzette) gegen den Limbus bei 6 Uhr. Dadurch, daß der untere Linsenäquator etwas glaskörperwärts (!) geschoben wird, neigt sich der obere nach vorn. Sobald dieser bei 12 Uhr durch die Pupille tritt und in der Vorderkammer erscheint, wird mit einem zweiten stumpfen Instrument ein leichter Gegendruck auf den skleralen Wundrand bei 12 Uhr ausgeübt. Danach wird das untere Instrument unter weiterem leichten Druck allmählich auf die Hornhaut und an dieser tangential empor gegen die Inzision geführt. Der obere Linsenäquator tritt zuerst durch den Wundrand nach außen, der untere wird nachgeschoben.

Bei der schwierigeren *gestürzten Expression* wird versucht, durch alternierenden Druck von oben auf den skleralen Wundrand und von unten auf die Sklera, etwa 2–3 mm hinter dem Limbus bei 6 Uhr, den unteren Linsenäquator zuerst durch die Pupille zu bewegen und, während der Druck von oben geringer wird, diesen zuerst aus der Wunde zu schieben, indem das untere Instrument tangential an der Hornhaut emporgeführt wird.

#### 2.1.6 Wiederherstellen der Vorderkammer

Je ausgeprägter die Hypotonie des Bulbus während und nach der Entfernung der Linse ist, um so mehr sinkt das Irisdiaphragma zurück. Füllt sich dabei die Vorderkammer spontan mit Luft, so trägt diese Situation dazu bei, die Iris zu reponieren, die Pupille zu zentrieren, eine Iriseinklemmung in die Wunde zu verhindern und einem zu starken Druckabfall im Bulbus entgegenzuwirken. Der Wundverschluß beginnt dann damit, daß die Sicherungsnaht geknüpft wird (**Abb. X. 17**).

Bleibt die Vorderkammer flach, und ist die Iris zur Wunde hin verzogen, ohne eingeklemmt zu sein, genügt oft die Injektion von Luft, Ringerlösung oder Acetylcholinlösung in die Vorderkammer, um die Situation zu normalisieren. Wurde der obere Pupillarsaum mit der Extraktion der Linse in die Wunde gestreift – was am ehesten nach rechtläufiger Extraktion vorkommt – und bleibt eine spontane Retraktion in die Vorderkammer aus, etwa bei mäßig drängendem Iris-Glaskörperdiaphragma, so ist zunächst die Sicherungsnaht

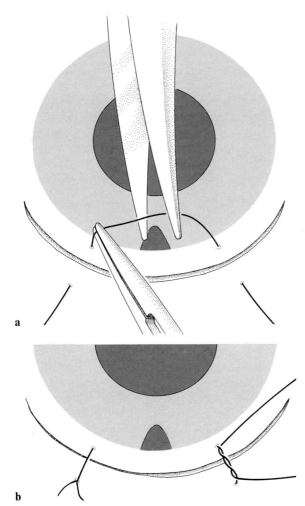

**Abb. X. 17. Wundverschluß. Knüpfen der Sicherungsnaht.**
**a** Vorziehen der auf dem kornealen Wundrand liegenden Schlinge und Durchschneiden mit der Schere. **b** Knüpfen der damit entstandenen 2 Einzelknopfnähte.

vorsichtig, aber nicht vollständig anzuziehen. Die Iris kann dann meist mit Ringerlösung oder Acetylcholinlösung in die Vorderkammer zurückgespült werden. Meist genügt dazu der Flüssigkeitsstrahl, ohne daß die Iris mit dem Instrument berührt wird. Falls nicht, wird die Iris mit der Spitze der (stumpfen!) Spülkanüle etwas angestoßen und mit dieser unter gleichzeitiger Spülung in die Vorderkammer zurückgebracht. Dieses Manöver wird bei 12 Uhr begonnen und, falls erforderlich, temporal und nasal davon mehrfach wiederholt.

Drängt das Iris-Glaskörperdiaphragma sehr stark, klafft die Inzisionswunde, und droht der Augeninhalt nach außen vorzufallen, so muß die Sicherungsnaht sofort fest angezogen und einige Minuten so gehalten werden. Läßt der Druck dann nach, vorsichtige Reposition wie beschrieben. Drängt die Iris weiter, muß versucht werden, sie schrittweise mit einem Spatel zu reponieren und jeweils dort, wo sie reponiert ist, die Inzision durch eine Naht – am besten über dem die Iris zurückhaltenden Spatel – zu verschließen. Bei starkem Glaskörperdruck sollten Luft und Flüssigkeit nicht in die Vorderkammer injiziert werden, solange die Wunde nicht genügend sicher geschlossen ist. Derartige Injektionen können den Druck in der Vorderkammer verstärken und die Iris weiter in die Wunde einklemmen oder zum Prolaps bringen. Erst wenn die Inzision durch genügend viele Einzelknopfnähte verschlossen ist, kann versucht werden, die Vorderkammer zu stellen und dadurch die Iris weiter aus dem Kammerwinkel zurückzudrängen.

### 2.1.7 Wundverschluß

Nach Entfernung der Linse muß die Wunde dicht verschlossen werden, um Kammerwasserabfluß, Irisvorfall, Glaskörpereinklemmung und alle daraus folgenden Komplikationen zu verhindern.

Diese Erkenntnis ist keineswegs so alt wie die Kataraktchirurgie selbst. Zur Zeit Albrecht von Graefe's und noch lange darüber hinaus wurde der Starschnitt lediglich mit Bindehaut gedeckt. Selbst nachdem SUAREZ DE MENDOZA (1888) und KALT (1894) begonnen hatten, die Kataraktinzision durch *eine* (!) Naht zu sichern, dauerte es noch lange bis sich diese Neuerung allgemein durchsetzte. Noch vor 40 Jahren haben selbst fortschrittliche Augenchirurgen selten mehr als eine Naht gelegt. Mit der Verfeinerung des chirurgischen Nahtmaterials wurden später 3 oder 4 und schließlich bis zu 7 und 8 Einzelnähte aus Seide gelegt, mit dem erstaunlichen Ergebnis, daß sekundäre Fistelbildungen, aufgehobene Vorderkammer und postoperative Aderhautabhebung anscheinend um so häufiger auftraten, je mehr solcher Nähte gelegt wurden. Histologische Studien sprachen dafür, daß Seidenfäden umschriebene Nekrosen im Wundbereich auslösen und eine Wunddehiszenz um so eher fördern, je mehr Fäden appliziert werden und je länger sie liegen bleiben. 1960 haben HARMS und MACKENSEN feinste Nylonnähte in die Mikrochirurgie des Auges eingeführt. Diese haben sich als ebenso wirksam wie verträglich erwiesen.

Heute ist ein zuverlässiger Nahtverschluß der Kataraktwunde obligat; er sollte selbst bei kleinen Inzisionen nicht unterlassen werden. Die Nähte werden dem gewählten Schnitt entsprechend in die Kornea (korneokorneal) oder in den Limbusbereich (sklerokorneal) und nur selten, wenn überhaupt, in die Sklera (skleral) gelegt.

Sklerokorneale Nähte können subkonjunktival oder transkonjunktival plaziert werden. Mikrochirurgische Nähte aus feinstem Material, die längere Zeit liegen müssen und später nicht entfernt zu werden brauchen, sollten subkonjunktival appliziert werden. Sind sie von der Bindehaut bedeckt, so machen sie kaum Beschwerden. Bei dünnem fornixständigen Bindehautlappen mögen auch mikrochirurgisch angelegte transkonjunktivale Korneoskleralnähte aus 10×0 Nylon in Betracht kommen, also solche, die durch den limbusständigen Bindehautsaum, durch die beiden Wundränder und danach durch die fornixständige Bindehautkante geführt und anschließend geknotet werden. Diese Nähte lösen jedoch, zumindest bis sie vom Epithel überwachsen sind, mehr Fremdkörperreiz und Irritation aus. Bei ungenügendem Wundverschluß, etwa wenn der Abstand zwischen den einzelnen Nähten zu groß ist, kann sich die Bindehaut in die Wunde drängen und schlimmstenfalls eine Epithelimplantation induzieren. Eine Infektion des Fadenkanals von außen oder ein Einwachsen von Epithel auf diesem Wege ist prinzipiell möglich, wenn auch bei Verwendung von 10×0 Nylon wenig wahrscheinlich.

Im allgemeinen sind *subkonjunktivale Nähte* vorzuziehen.

Keinesfalls dürfen Seiden- oder Catgutnähte zum Transkonjunktivalverschluß einer sklerokornealen Inzision verwendet werden; sie führen eher zu Nekrose, Infektion und Epithelproliferation im Wundkanal.

### Allgemeine Regeln der Nahttechnik

Die *optimale Naht nach Kataraktoperation* sollte die Wundränder glatt adaptieren, das Gewebe nicht quetschen oder zerren, keinen Astigmatismus hervorrufen, aber doch so fest sein, daß die Inzision wasserdicht verschlossen ist und einem etwaigen Druck auf das Auge widersteht.

Um dieses Ziel zu erreichen gelten für jede Naht folgende *Empfehlungen:* Der vordere Wundrand, durch den die Nadel geführt wird, muß mit einer gezähnten feinen *mikrochirurgischen Pinzette fest fixiert* werden. Die *Nadel* selbst wird dicht neben der Pinzette senkrecht zur Gewebsoberfläche eingestochen und dann gleichmäßig in der vorgesehenen Richtung weitergeführt (**Abb. X. 18**). Die Nadel darf nicht durch Berührung der Pinzette beschädigt werden. Jedes horizontale oder vertikale Abweichen der Stichführung von der vorgesehenen Richtung führt zu einer unregelmäßigen Lage des Fadens, zur Gewebsverziehung und zu einer ungenügenden

**Abb. X. 18a, b. Einzelknopfnähte und allgemeine Nahttechnik**

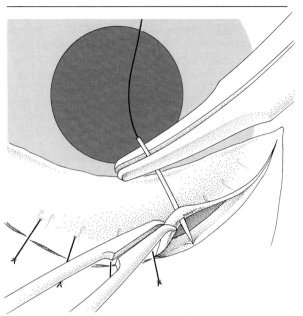

**a** Zentralen Wundrand mit gezähnter mikrochirurgischer Pinzette („Kolibri") fixieren. Nadelspitze dicht daneben senkrecht auf das Gewebe aufsetzen, etwa 1,0 mm vom Wundrand entfernt; Nadel zunächst senkrecht tief einstechen, erst dicht vor der Descemet-Membran oder in Höhe der zu verschließenden „Stufe" horizontal stellen und aus dem Gewebe herausführen. Dabei keine Richtungsänderung der Nadel.

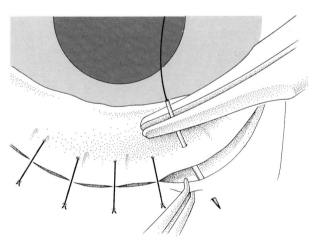

**b** Peripheren Wundrand mit gleicher Pinzette fassen. Nadel dicht vor der Descemet-Membran oder in Höhe der „Stufe" in das Gewebe einführen und dem Nadelbogen entsprechend weiterführen, so daß sie etwa 1,0 mm peripher wieder an die Oberfläche tritt. Beim Knüpfen des Fadens jede Gewebespannung vermeiden. Fadenenden dicht am Knoten abschneiden. Knoten nach peripher ziehen oder versenken. Gleichmäßiger Wundverschluß durch regelmäßige Nahtführung.

**Tabelle X. 8. Die wichtigsten Fehler bei der Naht einer Inzision zur Kataraktoperation** (In Anlehnung an BARRAQUER et al. [3])

| Fehler | Folge |
|---|---|
| Zu oberflächlich | Wunde klafft in der Tiefe |
| Zu tief | Perforation, Endothelschäden |
| Unterschiedlich tief | Stufe im inneren und äußeren Wundrand, falsche Adaptation der Wundränder |
| Nicht radiär | Seitliche Verschiebung der Wundränder, Hornhautfalten |
| Zu kurz gefaßt (<0,5 mm) | Naht kann ausreißen |
| Zu weit gefaßt (>0,5 mm) | Gewebekompression, Astigmatismus |
| Knoten zu lose | Ungenügender Wundverschluß, Kammerwasserabfluß, Astigmatismus inversus |
| Knoten zu fest | Gewebekompression, Astigmatismus rectus |
| Ungleiche Spannung von Einzelnähten oder innerhalb der fortlaufenden Naht | Verziehung der Hornhaut, Rotation, evtl. auch Wunddehiszenz |
| Wundrand wird korneal zu weit zentral, skleral zu oberflächlich gefaßt | Horizontalverschiebung, Überlappung |
| Wundrand wird korneal zu oberflächlich, skleral zu tief gefaßt | Horizontalverschiebung, Unterlappung |

Wundadaptation. Ähnliche Mängel ergeben sich, wenn die aus dem vorderen Schnittrand herausgeführte Nadel nicht an einer exakt korrespondierenden Stelle des hinteren Schnittrandes wieder eingeführt, sondern seitlich oder in der Höhe versetzt sind.

*Ein- und Ausstiche* sollten gleichen Abstand von der Schnittlinie haben, etwa 0,75–1,0 mm. Ungleiche Abstände oder breiter gefaßte Nähte verursachen Verziehung der Wunde, Faltenbildung in der Hornhaut und ausgeprägten Astigmatismus.

Jede Nadel muß so geführt werden, daß die Wundränder nicht oberflächlich, sondern in der Tiefe erfaßt werden. Bei senkrechtem Schnitt sollte die Nadel mindestens das innere Drittel der Inzisionswunde, besser noch die Region unmittelbar vor der Descemet-Membran erfassen. Tabelle X. 8 stellt die wichtigsten Fehler bei der Naht nach Kataraktoperation zusammen.

Nahtmaterial

Für derartig tiefe Nähte darf nur völlig inertes Kunststoffmaterial verwendet werden, am besten 10 × 0 Nylon.

Seide und resorbierbares Material können zur Nekrose und in der Folge zu Wunddehiszenz, Kammerwasserabfluß und aufgehobener Vorderkammer und sogar zu einer exogenen Infektion oder Epithelinvasion führen (s. Abschn. X. 3.3.7 und X. 3.4.6). Seidennähte können aufgrund ihrer „Dochtwirkung" solche Komplikationen

**Tabelle X. 9. Fortlaufende Naht oder Einzelknopfnaht**

| Schnittführung | Indikation | Vorteil | Nachteil | Kontraindikation | Komplikation |
|---|---|---|---|---|---|
| Fortlaufend | Kornealer Schnitt, sklerokornealer Schnitt | Fortlaufende Wundadaptation, guter Wundverschluß, ein oder zwei Knoten, geringer postoperativer Reizzustand, Zeitgewinn während der Operation | Eine einzige Ruptur des Fadens führt zur Wunddehiszenz, evtl. Wundruptur. Faden wird nach 3 Monaten entfernt | Nicht bekannt | Nahtinfiltrate, vermehrte Neigung zur Nahtruptur mit Wunddehiszenz |
| Einzelknopfnähte | Sklerokornealer Schnitt | Ruptur des Einzelfadens meist bedeutungslos, Fadenentfernung meist nicht notwendig | Vermehrter Zeitaufwand | Kornealer Schnitt | Durchtreten mehrerer Fadenenden, Fremdkörpergefühl, umschriebene Reizung |
| Kreuzstichnähte | Kleine korneale oder sklerokorneale Inzision | Gute Wundadaptation, versenkter Knoten, geringer postoperativer Reizzustand | Naht wird leicht zu locker geknüpft, dann Wunddehiszenz | Vorsicht beim großen Schnitt, mehrere Kreuzstichnähte zum Verschluß sind zwar möglich, aber zeitraubend und nicht immer vorteilhaft | Bei großen Schnitten evtl. ungenügender Wundverschluß, Wunddehiszenz |

fördern. Perforierende Nähte durch alle Schichten ("through and through"), die ebenfalls empfohlen wurden, haben sich nicht durchsetzen können.

Auch bei schrägem Schnitt ist eher eine tiefe als eine oberflächliche Wundadaptation anzustreben. Bei kombinierten oder Stufenschnitten ist die Tiefe der Naht durch die Übergangsstelle („Stufe") vorgegeben. Wird sie exakt an dieser Stelle plaziert, so wird in aller Regel eine gute und gleichmäßige Wundadaptation ohne starke Spannung des Fadens erreicht.

Knüpfen der Naht

Mikrochirurgische Nähte müssen sorgfältig geknotet werden. Der überwiegend verwendete 10 × 0 Nylonfaden wird zunächst 3mal geschlungen und zur optimalen Wundadaptation langsam angezogen. Danach wird der Faden 2mal geschlungen, gegenläufig angezogen und mit einer weiteren, wiederum gegenläufigen Schlinge endgültig geknotet. Alternativ zur 3-2-1 Technik kann auch eine 3-1-1-1 Technik verwendet werden. In beiden Fällen sollten die Fadenenden unter mikroskopischer Kontrolle am Knoten abgeschnitten werden, damit sie nicht unnötig reizen. Der Knoten sollte nicht direkt auf der Inzision oder auf der kornealen Seite, sondern sklerawärts liegen; er kann mit der Pinzette entsprechend gezogen, oft auch in den Stichkanal versenkt werden.

Jede Naht ist so fest zu knoten, daß eine optimale Adaptation der Wundränder erreicht wird. Eine zu starke Anspannung des Fadens ist zu vermeiden. Quetschung des Gewebes, Faltenbildung und Verziehung der Hornhaut sowie ein starker postoperativer Astigmatismus, auch eine Gewebsnekrose können die Folge sein. Ein zu lockeres Knüpfen führt dagegen zu Wunddehiszenz und Kammerwasserabfluß. Um das richtige Maß beim Knüpfen zu finden, sollte ein nach der Linsenentfernung stark hypotoner Bulbus so weit tonisiert werden, daß etwa normale Druck- und Wundverhältnisse bestehen. Das geschieht am besten durch Injektion von Luft in die Vorderkammer. In jedem Fall ist während des Knüpfvorgangs die Reaktion der Wundränder (Adaptation, Fältelung der Hornhaut) sorgfältig unter dem Operationsmikroskop zu beobachten.

**Abb. X. 19a, b. Naht mit stark gekrümmter Nadel.** (Nach McIntyre 1980)

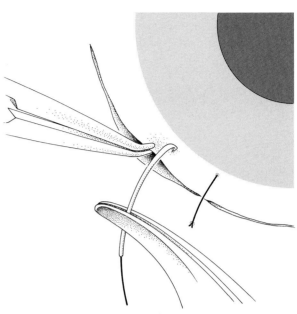

**a** Bei senkrechtem Aufsetzen der Nadelspitze 1,0 mm vor dem kornealen Wundrand liegt das Nadelende fast auf dem Bulbus. Die Nadel bildet somit einen Bogen über der Inzision.

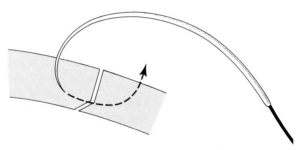

**b** Beim Weiterführen der Nadel werden beide Wundränder im inneren Drittel erfaßt. Die Nadel tritt 1,0 mm hinter dem skleralen Wundrand wieder nach außen.

Wundverschluß durch Einzelknopfnähte

*Indikationen, Vorteile und Nachteile* Tabelle X. 9

Jeder Faden wird streng radiär zum Limbus geführt und geknotet. Der Knoten liegt der peripheren Wundlefze auf oder wird in den Stichkanal versenkt. Die Anzahl der Nähte wird durch die Qualität des Schnitts bestimmt. Unregelmäßige Schnittränder erfordern mehr Einzelnähte als solche, die sich schon mit wenigen Nähten glatt aneinander legen lassen. Für einen Schnitt von 180°

werden jedoch mindestens 6 Einzelnähte benötigt (**Abb. X. 18a, b**), je nach Situation, etwa bei unruhigen Patienten, auch mehr. Dabei ist eine optimale Wundadaptation anzustreben. Eine von MCINTYRE (1980) angegebene, besonders gekrümmte Nadel findet, wenn sie korrekt eingesetzt wird, Richtung und Tiefe nahezu von selbst (**Abb. X. 19**). Einzelnähte, die nicht zufriedenstellen, sollten entfernt und neu gelegt werden.

Wundverschluß durch Kreuzstichnaht

*Indikationen, Vorteile und Nachteile* Tabelle X. 9

Der erste Stich wird limbuswärts in den hinteren Wundrand geführt, danach ein zweiter Einstich durch beide Wundränder und ein rückläufiger Stich in den vorderen Wundrand. Nach Anziehen und Knüpfen des Fadens verschwindet der Knoten zwischen den Wundrändern. Der Abstand der Einstiche und damit der Bereich, den die Naht verschließt, kann verschieden gewählt werden; er sollte 3 mm nicht überschreiten, da sonst der Wundverschluß nicht genügend sicher ist und Ab-

**Abb. X. 20a–e. Fortlaufende Naht, einfache Diagonalnaht**

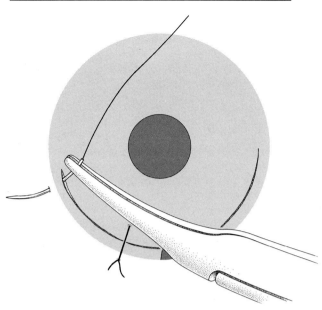

**a** Nach dem Knüpfen der beiden Sicherungsfäden Nadel der fortlaufenden Naht am Ende der Wunde bei 3 Uhr durch den peripheren Wundrand führen.

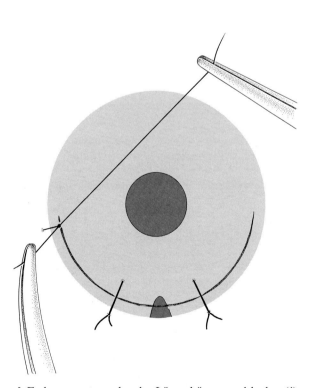

**b** Faden zu entsprechender Länge kürzen und locker (!) knoten. Kurzes Fadenende am Knoten abschneiden.

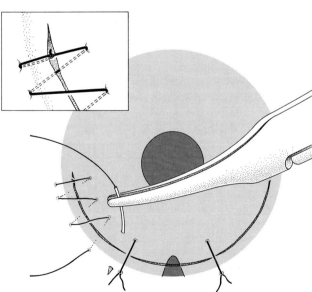

**c** Weiterführen der Nadel durch beide Wundlefzen. Nur wenn die erste Schlinge nicht zu straff geknüpft worden ist, zieht der Faden die Wundlefzen mühelos zusammen. Bei jedem Durchtritt weist die Spitze der Nadel etwas nach rechts, liegt nicht radiär und wird keineswegs zurück nach links geführt. Auf gleichmäßige Tiefe des Stiches achten; er sollte beim kombinierten oder Stufenschnitt möglichst in der Stufe liegen, um die Wunde optimal zu verschließen.

X. Chirurgie der Linse

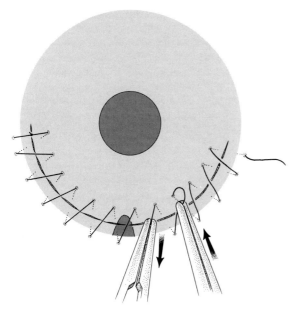

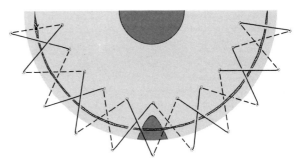

**Abb. X. 21. Fortlaufende Naht, doppelte Diagonalnaht.**
Die Stiche werden von 3 bis 9 Uhr in einem größeren Winkel als bei der einfachen Diagonalnaht angelegt. Die Naht läuft danach zurück und wird so eingeführt, daß sie jeweils den Winkel des schon liegenden Fadens halbiert. Der Knoten wird im linksseitigen Wundende gebildet und versenkt.

**d** Vor dem abschließenden Knüpfen der Naht Fadenschlingen mit zwei stumpfkantigen (!) Fadenpinzetten so nachziehen, daß ein wasserdichter Verschluß resultiert.

Wundverschluß durch fortlaufende Naht

*Indikationen, Vorteile und Nachteile* gehen aus Tabelle X. 9 hervor. Verschiedene Nahttechniken sind möglich [14, 18, 36, 42].

*Die einfache Diagonalnaht* (**Abb. X. 20**) beginnt mit einer Knotengesicherten Schlinge und endet mit einer zweiten. Beide Knoten liegen dem peripheren Wundrand außen auf. Die einzelnen Stiche sollten nicht zu weit auseinander liegen; für einen Schnitt von 180° sind etwa 9–12 Einstiche vorzusehen.

Die Naht kann entweder an einer Seite begonnen, zur anderen Seite fortgeführt und dann geknüpft werden oder sie beginnt mit einem doppeltarmierten Faden bei 12 Uhr, wird mit je einem Faden zu jeder Seite weitergeführt und schließlich jeweils am Ende geknüpft.

*Die doppelte Diagonalnaht* („Schuhband"-Naht, **Abb. X. 21**), die zum rechten Wundrand hin und zum linken zurückläuft oder umgekehrt, endet mit nur einem Knoten, der in die Inzision versenkt wird.

*Die unterschlungene fortlaufende Naht* hat eine mehr radiäre Stichrichtung. Nachdem sie gelegt ist, wird sie von dem gleichen Faden unterschlungen, und zwar von der Seite, die dem Beginn der Naht entspricht. Durch Anziehen der Naht entsteht nicht nur ein Zug auf die Wunde in radiärer Richtung, sondern auch ein limbusparalleler Druck auf der skleralen Seite.

Bei jedem Stich einer fortlaufenden Naht muß besonders sorgfältig auf ein gleichmäßiges Ein- und Ausstechen der Nadel, sowie auf eine exakte

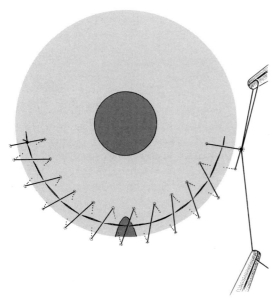

**e** Sicherer Schlußknoten (3×, 2×, 1×) bei 9 Uhr, geformt aus dem freien Fadenende und der letzten Nahtschlinge.

fluß von Kammerwasser droht. Ein Schnitt von 180° würde demnach etwa 6 Kreuzstichnähte erfordern.

**Tabelle X. 10.** Faktoren, die einen postoperativen Astigmatismus begünstigen

Große Inzision
Limbusnahe Inzision
Schlechte Wundapposition
Viele Einzelnähte
Schräge Einzelnähte
Breit gefaßte Einzelnähte
Fortlaufende Nähte
Nähte zu fest oder zu lose

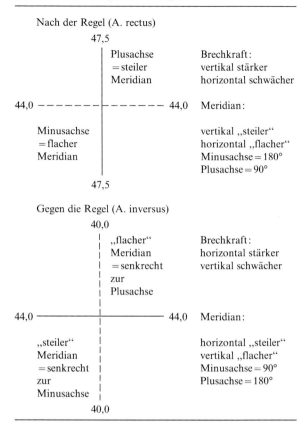

**Tabelle X. 11.** Postoperative Astigmatismus

Stichrichtung geachtet werden, da Korrekturmaßnahmen nur am Anfang der Naht oder unter Verzicht auf die atraumatische Nadel möglich sind. Im Zweifelsfall ist es jedoch besser, die Nadel vom Faden zu trennen, die fehlerhaft liegende Naht zurückzuziehen, in eine freie Nadel einzufädeln und die fortlaufende Naht korrekt weiterzuführen.

Kontrolle des Astigmatismus

Inzision und Wundverschluß beeinflussen den postoperativen Astigmatismus.

Dieser ist unmittelbar nach kornealer Inzision und fortlaufender Naht besonders hoch, geht aber mit der Zeit zurück und liegt nach Entfernen der Naht nur wenig über dem präoperativen Ausgangswert. Ein Jahr nach dem Eingriff weisen 85% der Patienten nicht mehr als 1,5 Dioptrien Astigmatismus auf. Ein seitlich gelegter kornealer Schnitt hinterläßt weniger Astigmatismus als der übliche Schnitt oben. Nach sklerokornealer Inzision und Einzelnähten ist der postoperative Astigmatismus zunächst geringer als nach fortlaufender Naht eines kornealen Schnitts. Später nähern sich die Werte einander und lassen nach 6 Monaten kaum mehr eine Differenz erkennen [5, 6, 16, 25, 27, 40, 44].

Genauere Analysen haben mehrere Faktoren aufgedeckt, die die Entstehung des postoperativen Astigmatismus begünstigen (Tabelle X. 10). Generell kann man sagen, daß große, limbusnahe Schnitte und schräge Wundflächen mehr Astigmatismus induzieren als kleine Schnitte und senkrechte oder gestufte Wundflächen. Gleichmäßige Nahtverteilung, radiäre Orientierung der Naht ohne Spannung oder Verschiebung der Wunde, sowie gleichmäßige Entfernung der Einstichstellen vom Inzisionsrand und gleichmäßige Tiefe des Fadens im Gewebe sind geeignet, den postoperativen Astigmatismus in Grenzen zu halten. Kompression des Gewebes (stark angezogene Naht) verstärkt die Brechkraft in dem betroffenen Meridian, Dekompression (lockere Naht, Wunddehiszenz) vermindert sie. Entsprechend zeigen steiler Meridian und Plusachse zu viel Spannung, flacher Meridian und Minusachse zu wenig an (Tabelle X. 11). Nicht ganz klar ist es, ob tiefe Nähte eine astigmatische Verzerrung fördern [21, 22], oder verhindern [29]. Wichtig ist es, daß sie nicht zu breit gefaßt werden. Die Achsenlage, keineswegs mehr wie früher zu 80% gegen die Regel [10], kann sogar bei anscheinend gleicher Nahttechnik erheblich variieren. Entsprechenden Untersuchungen zufolge hinterlassen fortlaufende Nähte, die in der Horizontallinie geknüpft werden (z. B. unterschlungene fortlaufende Naht), eher einen Astigmatismus gegen die Regel, solche, die bei 12 Uhr geknüpft werden einen Astigmatismus nach der Regel.

Nach einfacher Diagonalnaht resultiert häufig ein Astigmatismus obliquus. Einzelnähte hinterlassen eher einen Astigmatismus rectus, wenn sie tief liegen und sich nicht auflösen; dagegen einen Astigmatismus inversus, wenn sie aus resorbierbarem Material bestehen oder früh entfernt werden. Hinzu kommt, daß die Tendenz zum Astigmatismus rectus um so mehr zunimmt, je mehr sich die Inzision der Kornea nähert und abnimmt, wenn diese mehr skleral liegt [10, 15, 21, 22, 28, 34].

Um eine astigmatische Verziehung der Hornhaut während des Eingriffs erkennen und vermeiden zu können, wurden *Keratometer* als Zusatz zum Operationsmikroskop und adjustierbare Nahttechniken entwickelt. Gute Erfahrungen wurden berichtet. Gleichwohl ist es möglich, daß eine am Ende der Operation befriedigende Situation in den folgenden Wochen und Monaten durch Nahtlockerung und Nahtentfernung sich wieder ändert. Auch einfache Hilfsmittel zur Erkennung eines hohen Astigmatismus in der Operation wurden empfohlen [7, 19, 21, 37, 43, 44].

Der Operateur sollte jedenfalls alles tun, um die Faktoren zu meiden, die einen Astigmatismus begünstigen (s. Tabelle X. 10). Ist ein hoher Astigmatismus entstanden, sollte die im stärker brechenden Meridian (Plusachse) liegende Einzelnaht 4–6 Wochen postoperativ entfernt werden, eine fortlaufende Naht aber erst nach 3 Monaten durchtrennt werden. Meist läßt sich damit der Astigmatismus deutlich reduzieren. Da das Keratometer nur das Hornhautzentrum mißt, kann aber eine Fehlbeurteilung der Situation resultieren, die durch Korneoskop oder Placido-Scheibe vermieden werden kann [35].

### 2.1.8 Abschluß der Operation und Nachsorge

Ist die Pupille zentriert, die Vorderkammer tief und die Wunde wasserdicht geschlossen, injizieren wir prophylaktisch 0,5 ml eines breit wirkenden Antibiotikums subkonjunktival und geben eine antibiotische Salbe. Je nach Zustand der Pupille wird auch ein Miotikum gegeben, danach das Auge mit steriler Kompresse und mit einer Schutzkappe verbunden.

Das nicht operierte Partnerauge bleibt frei. Der Patient wird angewiesen, nach der Operation ruhig zu liegen und beide Augen geschlossen zu halten, um den Heilungsprozeß zu fördern und um postoperative Schmerzen zu vermindern. Bei Bedarf Analgetika und Sedativa.

Am Abend des Operationstages sollte der Verband kurz gelöst und das operierte Auge inspiziert werden, um etwa gestaute Tränen abfließen zu lassen und noch einmal Salbe zu geben. Bei Schmerzen auch an die Möglichkeit eines frühen postoperativen Druckanstiegs denken (vgl. Abschn. X. 3.3.9). Der Patient kann zur Toilette aufstehen.

Am 1. postoperativen Tag Untersuchung an der Spaltlampe und orientierende Visusprüfung (Lichtschein? Projektion? Sehvermögen mit vorgehaltener Lupe?), um etwaige postoperative Komplikationen (intraokulare Blutungen, Zentralarterienverschluß, Optikusläsion) nicht zu übersehen. Weiterhin erhöhten Augendruck ausschließen (vgl. Abschn. X. 3.3.9), besonders nach Anwendung von Alpha-Chymotrypsin. Abschließend Verbandwechsel. Dazu steriles Material verwenden, möglichst eine entkeimte Einmalpackung, die Tupfer, Gaze und Augenkompresse enthält. Augentropfen und -salbe werden aus Einmalpackung oder aus einer individuell verwendeten Packung verabreicht.

Je nach Situation Mydriatika oder Miotika geben. Lokale antibiotische Therapie fortsetzen. Analgetika sind kaum mehr erforderlich, Sedativa nur bei besonders unruhigen oder ängstlichen Patienten.

Bei normalem Verlauf sind Kortikosteroidtropfen nicht erforderlich; sie sind nur bei vermehrter Zell- und Fibrinexsudation indiziert.

Ist der postoperative Verlauf unkompliziert, darf der Patient aufstehen und sitzen, tut aber gut daran, beide Augen überwiegend geschlossen zu halten und dem operierten Auge so viel Ruhe wie möglich zu geben. Frühe visuelle Aktivitäten des Partnerauges (Fernsehen, Lesen) führen oft zu Schmerzen im operierten Auge. Weiterhin Verband und Schutzkapsel. Auch alte und behinderte Patienten frühzeitig mobilisieren, jedoch nur mit Hilfe einer Pflegeperson, um Unglücksfälle zu vermeiden.

An den folgenden Tagen gleiches Vorgehen. Am 2. oder 3. postoperativen Tag sollte der Verband fortgelassen, das Auge aber weiter mit einer Schutzkapsel abgedeckt werden. Entlassung aus stationärer Behandlung je nach postoperativem Zustand des Auges, persönlichen Verhältnisses des Patienten und regionalen Bedingungen, gegebenenfalls schon am Abend des Operationstages [4, 20].

Spätestens am 7. postoperativen Tag Visusbestimmung und Augenhintergrund kontrollieren. Wo nötig und sinnvoll sollte ein provisorisches Brillenglas verordnet werden. Der Patient oder einer seiner Angehörigen erhalten genaue Anweisungen zur postoperativen Behandlung und über die weitere fachärztliche Betreuung. Frühzeitig entlassene und unruhige Patienten oder solche mit ungenügender Selbstkontrolle sollten das operierte Auge für einige Zeit weiterhin mit einer Kapsel schützen.

Bindehaut- und Kanthotomiefäden werden am 4.–7. Tag entfernt. Gedeckte korneosklerale Einzelfäden werden belassen. Falls diese im postoperativen Verlauf durch die Konjunktiva stoßen und

Fremdkörperreiz verursachen oder wenn sie eine anhaltende astigmatische Verziehung der Hornhaut bedingen, sollten sie ebenfalls im weiteren postoperativen Verlauf entfernt werden, jedoch nicht vor Ablauf von 8 Wochen. Fortlaufende korneale Fäden, insbesondere nach kornealem Schnitt dürfen frühestens nach 3 Monaten entfernt werden. Jede frühere Fadenentfernung birgt die Gefahr einer spontanen Wundruptur mit allen denkbaren Folgen.

Im Zweifelsfall sollte die fortlaufende korneale Naht lieber zu spät als zu früh entfernt werden.

**Operationstechnik**

Der kleine Eingriff wird ambulant an der Spaltlampe vorgenommen. Nach Tropfanästhesie werden die Schlingen des Fadens nacheinander mit Sato- oder Graefe-Messer unterfahren und mit einer Bewegung nach außen durchschnitten und mit feiner Pinzette entfernt.

LITERATUR

1. Atkinson WS (1946) Corneal section with long bevel and conjunctival flap for cataract extraction. Arch Ophthalmol 35:335–345
2. Barraquer J (1958) Totale Linsenextraktion nach Auflösung der Zonula durch Alpha-Chymotrypsin: enzymatische Zonulolyse. Klin Monatsbl Augenheilkd 133:609–615
3. Barraquer J, Troutman RC, Rutllan J (1965) Die Chirurgie des vorderen Augenabschnittes. Enke, Stuttgart
4. Bettman JW Jr, Bettman JW Sr (1974) One day hospitalization for intracapsular cataract surgery. Am J Ophthalmol 78:967–971
5. Böke W, Thiel HJ, Hübner H, Lamcke B (1972) Weitere Erfahrungen mit cornealem Schnitt und fortlaufender Naht bei Kataraktoperationen. Ber Dtsch Ophthalmol Ges 71:712–717
6. Borgmann H, Hennig J, Namini M (1971) Der Einfluß der cornealen Schnittlage auf den postoperativen Astigmatismus. Ber Dtsch Ophthalmol Ges 74:626–628
7. Colvard DM, Kratz RP, Mazzocco TR, Davidson B (1981) The Terry surgical keratometer: a 12 month follow up. Am Intraocular Implant Soc J 7:348–350
8. Conrads H (1977) Der ausgeprägte Stufenschnitt bei der Operation des grauen Stars. Klin Monatsbl Augenheilkd 170:684–690
9. Dobree JH (1959) Scalpel and sciccors. A flanged incision for cataract extraction. Br J Ophthalmol 43:513–520
10. Duke-Elder St, Abrams D (1970) Ophthalmic optics and refraction. System of Ophthalmology, vol V. Kimpton, London, pp 365–366
11. Eisner G (1981) Kataraktchirurgie (konventionell). Klin Monatsbl Augenheilkd 178:275–277
12. Ellis RA (1961) Cataract extraction with the modified SMITH-technique. Am J Ophthalmol 51:26–32
13. Francois J, Verbraeken H (1978) Polyglycolic acid sutures in cataract and extraocular muscle surgery. Ophthalmologica 176:102–104
14. Funder W (1972) Fortlaufende Naht für den Starschnitt. Klin Monatsbl Augenheilkd 160:119–122
15. Funder W, Stierschneider H (1973) Staroperationen ohne Iridektomie. Klin Monatsbl Augenheilkd 163:427–434
16. Funder W, Havelec L, Stierschneider H (1974) Der postoperative Astigmatismus, ein Problem der Staroperation. Klin Monatsbl Augenheilkd 165:244–258
17. Gormaz AB (1958) Corneal "flap" incision for cataract operation. Br J Ophthalmol 42:486–493
18. Harms H, Mackensen G (1966) Augenoperationen unter dem Mikroskop. Thieme, Stuttgart
19. Herman WK, Harris WS, Kogan I (1982) Intraoperative air bubble keratometrie to control postoperative astigmatism. Am Intraocular Implant Soc J 8:373–375
20. Ingram RM, Banerjee D, Traynar MJ, Thompson RK (1983) Day-case cataract surgery. Br J Ophthalmol 67:278–281
21. Jaffe NS (1981) Cataract surgery and its complications. Mosby, St. Louis Toronto London
22. Jaffe NS, Clayman HM (1975) The pathophysiology of corneal astigmatism after cataract extraction. Ophthalmology 79:615–630
23. Kalt E (1894) La suture cornéenne aprés l'extraction de la cataracte. Arch Ophthalmol 14:639–645
24. Krwawicz T (1961) Intracapsular extraction of intumescent cataract by application of low temperature. Br J Ophthalmol 45:279–283
25. Lamcke B, Ehmsen H, Thiel HJ (1972) Zum Hornhautastigmatismus nach Kataraktextraktion mit cornealem Schnitt und fortlaufender Naht. Ber Dtsch Ophthalmol Ges 71:242–245
26. Lisch W (1974) Fortlaufender Nahtverschluß bei Kataraktoperation. Klin Monatsbl Augenheilkd 164:393–398
27. Manthey KF, Thiel HJ, Böke W (1979) Kataraktextraktion mit kornealer Schnittführung. Resultate von 989 Operationen. Kurz- und Langzeitergebnisse. Ber Dtsch Ophthalmol Ges 76:587–592
28. McIntyre DJ (1980) The fishook – needle. Am Intraocular Implant Soc J 6:282–284
29. McIntyre DJ (1983) Surgical management of astigmatism. In: Emery IM, McIntyre DJ (eds) Extracapsular cataract surgery. Mosby, St. Louis Toronto London, pp 68–70
30. McPherson SD (1981) Nylon sutures for wound closure in cataract operation. Dev Ophthalmol 5:13–16
31. Neuhann TH, Schmitt E-J (1981) Ein modifizierter Starschnitt: limbärer Stufenschnitt mit partieller Bindehautdeckung der Naht. Klin Monatsbl Augenheilkd 178:133–135
32. Pape R (1967) Vergleichende Messungen zu Schnitt- und Nahtverfahren bei der Katarakt-Extraktion. Graefes Arch Klin Exp Ophthalmol 173:199–216
33. Pohjanpelto PEJ (1975) Cataract incision. Knife incision versus stepped incision. Acta Ophthalmol 53:83–88
34. Reading VM (1984) Astigmatism following cataract surgery. Br J Ophthalmol 68:97–104
35. Rowsey JJ, Reynolds AE, Brown RD (1981) Corneal fotography. Corneoscope. Arch Ophthalmol 99:1093–1100
36. Ryan SJ, Maumenee AE (1971) The running interlocking suture in cataract surgery. Arch Ophthalmol 85:302–303
37. Samples JR, Binder PS (1984) The value of the Terry-Keratometer in predicting postoperative astigmatism. Ophthalmology 91:280–284

38. Scheie HG (1959) Incision and closure in cataract extraktion. Arch Ophthalmol 61:431–452
39. Smith H (1926) A new technique for the expression of the cataractous lens in its capsule. Arch Ophthalmol 55:213–224
40. Steinbach P-D, Gerhardt G (1978) Postoperativer Astigmatismus und Visus nach Kataraktextraktion bei unterschiedlichem operativen Vorgehen. Klin Monatsbl Augenheilkd 172:305–312
41. Suarez de Mendoza F (1889) La suture de la corneé dans l'opération de la cataracte. Bull Soc Franc Ophtal 7:30
42. Tenner A, Immich H, Paulsen M (1980) Doppelte fortlaufende Naht zum Wundverschluß nach Kataraktextraktion. Ber Dtsch Ophthalmol Ges 77:919–920
43. Terry C (1980) Surgical keratometry and optics of cornea alteration. (zitiert nach Colvard und Mitarb, S 7)
44. Thygeson J, Eersted P, Fledelius H, Corydon L (1979) Corneal astigmatism after cataract extraction. A comparison of corneal and corneoskleral incisions. Acta Opthalmol 57:243–251
45. Troutman RC, Kelly ST, Kaye D, Clahane AC (1977) The use and preliminary results of the Troutman surgical keratometer in cataract and corneal surgery. Trans Amer Acad Ophthal 83:232–238
46. Witmer R, Kreienbühl R (1971) Der Starschnitt. Stufenschnitt ab externo gegen Schmalmesserschnitt. Klin Monatsbl Augenheilkd 158:465–470

## 2.2 Extrakapsuläre Techniken

Das Operationsziel, Vorderkapsel, Kern und Rinde vollständig zu entfernen, den Kapseläquator und eine optisch klare hintere Kapsel unversehrt zu erhalten, kann heute mit modernen Operationstechniken in einer einzigen Sitzung erreicht werden. Voraussetzung sind ein Operationsmikroskop mit koaxialem Strahlengang, eine zuverlässige vordere Kapsulektomie und ein geeignetes transpupillares Spül-Saug-Verfahren.

Das früher geübte zweizeitige Vorgehen mit primärer Kapseldiszission und „Linearextraktion" der gequollenen Linse einige Tage später ist nicht mehr notwendig. Abgesehen davon, daß der Patient bei einem solchen Vorgehen zweimal operiert, Kinder und Jugendliche also auch zweimal narkotisiert werden müssen, löst das zweizeitige Vorgehen meist entzündliche Reaktionen gegen das quellende Linseneiweiß (phakogene Uveitis, Synechien) aus und hinterläßt nicht selten erhebliche zirkuläre Linsenreste („Soemmering-Kristallwulst").

*Einzeitige Irrigation-Aspiration-Verfahren* sind vorzuziehen; sie erlauben, praktisch alle Linsenanteile bis auf die hintere Kapsel zu entfernen und hinterlassen kaum einen intraokularen Reizzustand. Meist ist das Auge innerhalb weniger Tage reizfrei.

Derzeit sind folgende Verfahren einer extrakapsulären Extraktion zu unterscheiden: die Absaugung weicher Rindenanteile nach Expression eines harten Kerns durch einen großen Schnitt und die Absaugung weicher oder phakoemulsifizierter Linsen durch einen kleinen Schnitt. Obwohl die einfache Aspiration der Linse in manchen Fällen möglich sein mag, ist es besser, diese mit einem Irrigationsverfahren zu kombinieren und die *Absaugung nur bei stehender Vorderkammer* vorzunehmen.

### 2.2.1 Eröffnen der Vorderkammer

Obwohl die korneale Inzision prinzipiell möglich ist, wird der sklerokorneale Zugang im allgemeinen vorgezogen. Die jeweilige Technik der extrakapsulären Operation bestimmt das Vorgehen im einzelnen.

*Kleine Inzision:* Soll die weiche Linse allein durch Spülen und Saugen entfernt werden oder ist eine Phakoemulsifikation vorgesehen, so wird an entsprechender Stelle, für den rechtshändigen Operateur meist bei 12 Uhr oder etwas rechts davon, ein dreieckiger, 2 × 4 mm großer Bindehautlappen mit Basis am Limbus präpariert.

Alternativ sind Bindehautinzision am Limbus und vollständiger Lappen prinzipiell möglich aber nicht unbedingt vorzuziehen.

3 mm breite lamelläre Inzision, die im mittleren sklerokornealen Bereich geführt wird und etwa zwei Drittel bis drei Viertel des Gewebes senkrecht durchtrennt. Danach Perforation der Restlamelle mit 1,2 mm breitem Keratom oder gleichwertig scharfem Instrument, das parallel zur Irisebene geführt wird. Nach Kapsulektomie Inzision der Restlamelle auf 3,0 mm mit entsprechend breiter Lanze oder Klinge.

Statt dieses Zugangs zur Vorderkammer in zwei Schritten kann die 1,5 mm breite Parazentese auch mit einem Stich durch die ganze Dicke des Limbus geführt werden und nach Kapsulektomie mit Keratom, Klinge oder Mikroschere erweitert werden. Der Schnitt am hypotonen Bulbus ist etwas schwieriger und weniger regelmäßig als nach lamellärer Vorbereitung [9].

Werden *Irrigation und Aspiration mit zwei verschiedenen Instrumenten* getätigt, sind zwei entsprechende Inzisionen erforderlich, von denen eine temporal oben, die andere nasal oben liegt. Um einen Rückfluß von Spülflüssigkeit durch die Inzisionsöffnung zu verhindern, wird der schräge, kombinierte oder abgestufte Schnitt (**Abb. X. 10**) gewählt; er kann skleral oder an der Limbusgrenze begonnen und zur vorderen sklerokornealen oder kornealen Perforation vor dem Trabekelwerk weitergeführt werden.

Die perforierende Inzision sollte nicht breiter sein als die in die Vorderkammer einzuführende Spitze des Saug-Spül-Instruments oder des Phakoemulsifikationsansatzes. Die Verwendung einer Inzisionslanze von entsprechender Breite ist zweckmäßig.

*Großer Schnitt:* Ist eine Kernexpression vorgesehen, Bindehaut auf etwa 12 mm eröffnen. Obgleich der fornixständige Lappen eine bessere optische Kontrolle der weiteren Maßnahmen erlaubt, kann auch ein 2–3 mm breiter limbusständiger Lappen gewählt werden. Vorbereitung der Parazentese wie oben beschrieben. Alternativ kann ein Diamantmesser benutzt werden; es wird ebenfalls im mittleren Limbus aufgesetzt. Nach vorbereitender lamellärer Inzision, die der Breite der späteren Vorderkammereröffnung entspricht, 1,5 mm breite Perforation bei 11 Uhr zur Kapsulektomie (**Abb. X. 22**). Cave: vorzeitige Perforation! Nach Kapsulektomie erweitern der Parazentesestelle nach beiden Seiten mit Mikroschere oder Diamantmesser im vorbereiteten Schnitt. Die Länge dieses Schnitts hängt von der Größe des Kerns ab. 105–120° (9,5–10,8 „weiß zu weiß" Sehnenlänge) sind meist ausreichend. Erfordern beson-

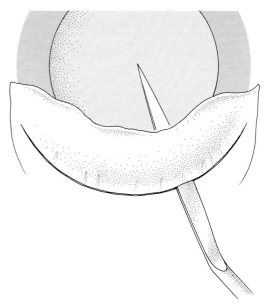

**Abb. X. 22. Parazentese der Vorderkammer mit Schmallanze.** Nach Präparation eines fornix- oder limbusständigen (hier) Bindehautlappens Ansetzen der Parazenteselanze in der hinteren oder mittleren sklerokornealen Schnittlinie (s. **Abb. X. 5**). Vorschieben des Instruments derart, daß es das sklerokorneale Gewebe schräg durchläuft und in der mittleren oder vorderen Schnittlinie die Vorderkammer erreicht.

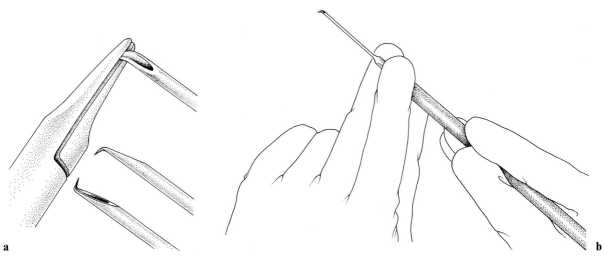

**Abb. X. 23a, b. Umformung einer Injektionskanüle zum Zystotom.**
**a** Die Spitze der Kanüle wird mit dem Nadelhalter erfaßt und so gebogen, daß sie mit dem Kanülenschaft einen Winkel von 45°–90° bildet.
**b** Bimanuelle Führung des Infusionsansatzes mit dem Zystotom erleichtert die exakte Kapsulektomie.
**Hinweis:** Die Kanülenspitze kann von der Kanülenöffnung weg- oder zu ihr hingebogen werden. Im ersten Fall ist die Kapselinzision leichter, der Flüssigkeitsstrom wird allerdings gegen das Endothel gerichtet. Im zweiten Fall wird das Endothel weniger belastet, doch überragt die Kanülenspitze den Kanülenschaft nur wenig; die Inzision ist schwieriger, da der Kanülenschaft durch die vordere Wölbung der Linse zurückgehalten wird, und die Kanülenspitze die Kapsel weniger leicht erreicht. Eine besonders lang angebogene Kanülenspitze erschwert das Einführen in die Vorderkammer.

dere Situationen (enge Pupille, hintere Synechien, derbe Kapsel) die Kapsulektomie im offenen System, kann der Schnitt verbreitert werden. Sicherungsnaht nach Belieben des Operateurs [9].

### 2.2.2 Kapsulektomie

Die sorgfältige Ausschneidung der vorderen Kapsel ist eine wichtige Voraussetzung für die optimale extrakapsuläre Extraktion.

Eine einfache Kapsulotomie in T-, X-, Y- oder H-Form ist unzureichend. Bleiben größere Kapselanteile zurück, so kann die zwischen Vorder- und Hinterkapsel liegende Rinde nur schwer entfernt werden. Ringförmige Trübungszonen und Nachstarmembranen sind die Folge. Reste der Vorderkapsel, die mit der Hinterkapsel verkleben, führen oft zur Fibrose der Hinterkapsel mit narbiger Verziehung, auch dann, wenn die Rinde ganz entfernt ist.

Die Vorderkapsel darf nicht so peripher exzidiert werden, daß Kapseläquator oder Hinterkapsel einreißen können. Eine genügend große und doch sichere Kapselexzision läßt sich besser bei einem kleinen Schnitt und bei stehender Vorderkammer erreichen als nach breiter Eröffnung.

*Kapsulektomie mit Zystotom durch kleine Inzision bei stehender Vorderkammer:* Zystotome gehören zu einem bestimmten Saug-Spül-Gerät, werden besonders hergestellt oder während der Operation aus einer an der Spitze abgebogenen Injektionskanüle präpariert (**Abb. X. 23a**). Das Rubinzystotom erlaubt, nach vier Seiten zu schneiden. Um 60° abgewinkelte Zystotome erleichtern die Kapsulektomie in tiefliegenden Augen.

Das Zystotom wird an ein Infusionssystem angeschlossen. Eine über dem Operationstisch aufgehängte Flasche mit balancierter Ringer-Lösung dürfte die gleichmäßige Zufuhr eher gewähren als eine vom Assistenten bediente Injektionsspritze. Nachdem das Zystotom luftfrei gespült ist, wird es unter Irrigation durch die Parazenteseöffnung ohne Verletzung von Endothel und Descemet-Membran in die Vorderkammer eingeführt. Diese sollte sich sogleich stellen und durch Regulierung des Zuflusses gleichmäßig tief gehalten werden [9, 10, 19, 21].

Die Kapsulektomie unter einer Luftblase soll eine gute optische Kontrolle zulassen, das Aufrollen der Kapsel verhindern und die gleichzeitige Irrigation der Vorderkammer überflüssig machen [9]. Wir finden die Kapsulektomie unter Luft schwieriger als unter Irrigation.

Als weitere Möglichkeit ist die präoperative Laserkapsulektomie zu nennen, bietet aber wohl keine entscheidenden Vorteile. Das gleiche gilt für Verfahren der Kapsulektomie mit automatisierten oder sonstigen Hilfsmitteln [1, 3, 5, 22, 24, 39].

### Operationstechnik

Für jede der verschiedenen Techniken gilt, daß alle Schritte sorgfältig im koaxialen Licht des Operationsmikroskops kontrolliert werden müssen, und daß bei drohender Ausweitung der Inzision in den Kapseläquator, besonders in Richtung nach 3 und 9 Uhr, der Schnitt abzubrechen und auf andere Weise zu Ende zu führen ist.

Der V-Schnitt („Christbaumschnitt") ist wenig steuerbar und komplikationsträchtig, läßt ziemlich große Anteile der Vorderkapsel zurück, die anschließend durch multiple Nachinzisionen zerkleinert werden müssen. Die quadrantenweise durchgeführte „Zirkumzision" setzt ein sehr scharfes Instrument (z.B. Rubinmesser) voraus [9, 19].

Überwiegend befriedigende Ergebnisse bringt die *Kombination von multiplen kleinen Inzisions- und Rotationsbewegungen des Zystotoms* („Dosenöffnertechnik"). Die radiären Inzisionen werden durch zentrifugale oder zentripetale Bewegungen der Zystotomspitze, die Rotationsbewegungen durch eine Drehung des Instruments zwischen Daumen und Zeigefinger ausgeführt. Mit dem Zeigefinger der anderen Hand sollte das Zystotom stabilisiert werden; der Kapsulektomievorgang läßt sich damit präzisieren (**Abb. X. 23b**). Die Kapsulektomie wird mit einem scharfen Zystotom bei 12 Uhr (**Abb. X. 24a**) oder bei 6 Uhr begonnen. Das erste Verfahren erlaubt die Kapsel auf 360° zu lösen (**Abb. X. 24b–d**), das andere läßt einen Rest bei 12 Uhr stehen, zieht die zentrale Kapselscheibe nach außen vor und schneidet sie außerhalb des Bulbus vom peripheren Kapselrest ab (**Abb. X. 25a–c**).

Alternativ kann auch die *Kapsulorhexis nach* NEUHANN (1987 [29a]) durchgeführt werden; sie gibt bei gelungener Ausführung einen runden glatten Wundrand und bietet damit gute Voraussetzungen für die weiteren Schritte der Operation. NEUHANN biegt dazu die Spitze einer Einmal-Kanüle Nr. 16 um etwa 45° von der Öffnung weg nach unten ab und perforiert damit die Vorderkapsel senkrecht bei 11 Uhr, etwa 3 mm vom Linsenzentrum entfernt. Danach werden mit der Ka-

**Abb. X. 24 a–d. Vordere Kapsulektomie „Dosenöffner"-Technik.** (Nach LITTLE 1979)

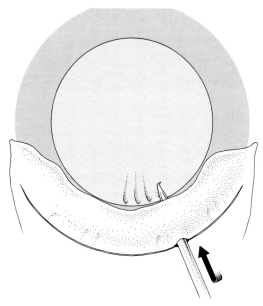

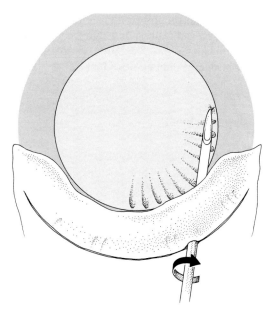

**a** Drei bis vier Miniinzisionen mit scharfem Instrument bei 12 Uhr, nicht zu nahe am Äquator. Cave: Ausbreitung des Schnitts in den Kapseläquator und in die Hinterkapsel.

**b** Fortsetzung in Richtung nach 9 Uhr mit multiplen zentripitalen Rotationsperforationen. Zu viel Druck auf die Linse vermeiden.

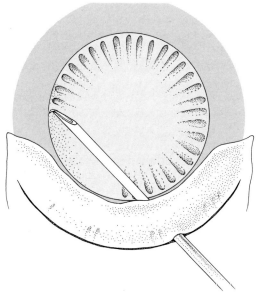

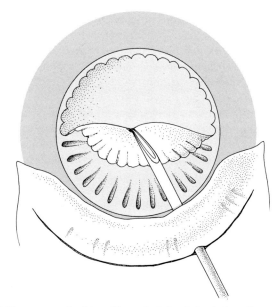

**c** Mit weiteren Rotationsperforationen über 6 und 3 Uhr Anschluß nach 12 Uhr herstellen.

nülenspitze die Schnittkanten nach rechts und links in der gewünschten Richtung (kreisförmige Bahn) erweitert, bis etwa ein Drittel bis die Hälfte

**d** Das so umschnittene Kapselstück wird mit dem Zystotom zur Inzisionsstelle gezogen und dann mit der Kapselpinzette extrahiert. Falls die Kapsel in der oberen Peripherie noch nicht vollständig gelöst ist, kein weiterer Zug (Zonularuptur!), sondern abschneiden mit der Mikroschere (s. **Abb. X. 25 a–c**).

**Alternative:** Die Kapselinzision kann auch bei 6 Uhr begonnen und über 9 Uhr–12.30 Uhr fortgesetzt, dann nach 6 Uhr zurückkehrend, über 9 Uhr nach 12 Uhr vollendet werden (EMERY 1979).

X. Chirurgie der Linse

**Abb. X. 24e–h. Kapsulorhexis.** (Nach NEUHANN 1987 modifiziert)

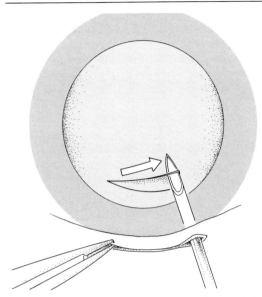

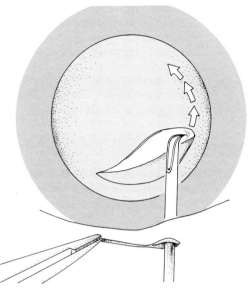

**e** Stichinzision mit gerader Kanüle in die Vorderkapsel bei 1 Uhr und Aufschlitzen der Kapsel in Richtung 11 Uhr.

**f** Sobald ein genügend großes Kapselfragment präpariert ist, Vorschieben desselben mit der Spitze der abgewinkelten Kanüle in Richtung 9 Uhr, wozu die Kapsel auf der Innenseite gefaßt wird.

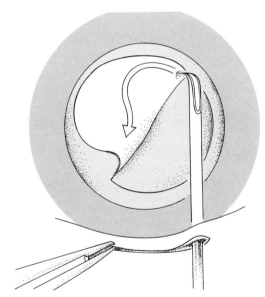

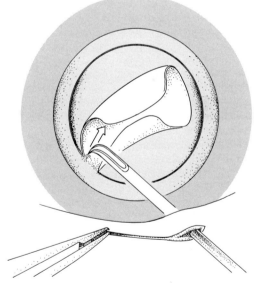

**g** Weiterführen der Kapsel nach 6 Uhr und von hier in leichtem Bogen zurück in Richtung nach 1 Uhr.

**h** Von dort nach 12 Uhr zum endgültigen Lösen der Kapsel.

der vorgesehenen Zirkumferenz eingerissen ist und die bereits gelöste Vorderkapsel sich umklappen läßt. Sie wird dann mit der Spitze der Kanüle auf ihrer hornhautwärts liegenden Innenseite angehakt und mit leichtem Druck in der gewünschten Kreisrichtung so weitergeführt, daß der Rißrand auf den bereits gelösten Teil der Kapsel trifft. Nach der Einführung des Verfahren haben sich auch davon abweichende Techniken der Kapsulorhexis entwickelt (**Abb. X. 24e–h**).

Wird die „endokapsuläre" Entfernung von Kern und Rinde angestrebt, muß die Vorderkapsel durch horizontalen Schnitt im oberen Drittel („Briefkastenschlitz") eröffnet und später nach unten ausgeschnitten werden.

Sehr derbe, fibröse Kapseln, wie sie bei traumatischer Katarakt gefunden werden, mögen den beschriebenen Methoden widerstehen. In einem solchen Fall sollte man die Vorderkapsel mit einem scharfen schmalen Messer punktieren und mit einem von rechts nach links zirkulär geführten Flachschnitt so eröffnen, daß eine Basis der Kapsel bei 12 Uhr stehenbleibt; diese wird mit einer durchspülbaren Pinzette gefaßt und nach außen vorgezogen. Gelingt das nicht, ist eine Kapsulektomie nach breiter Eröffnung der Vorderkammer angezeigt [9].

Nicht selten bleiben trotz aller Sorgfalt Reste der Vorderkapsel zurück, werden aber erst deutlich, wenn Kern und Rinde entfernt sind. Sie zeichnen sich dann im koaxialen Strahlengang vor dem reflektierten Funduslicht ab.

Langgestreckte Kapselzungen werden, besonders wenn sie in der oberen Hälfte der Vorderkammer liegen, mit einer (wenn möglich durchspülbaren) feinen glatten Pinzette gefaßt. Falls Sie sich nicht leicht oder durch kurze Ruckbewegung lösen lassen, werden sie vorsichtig in die Wunde vorgezogen und mit einer Mikroschere abgeschnitten. Vor der Extraktion von Kapselresten sollte der Operateur den Widerstand abschätzen, die diese dem Zug entgegensetzen. Breitbasige Kapselreste übertragen den Pinzettenzug eher auf Kapseläquator und Zonula als schmalbasige. Kapselreste in der unteren Hälfte sind wegen des langen Weges durch die Vorderkammer nur schwer zu erreichen; sie werden, wenn nicht zu groß, sich selbst überlassen. Große Kapselreste in der unteren Hälfte können, wenn sie schmalbasig sind, manchmal mit dem Saug-Spül-Gerät fixiert und durch vorsichtige Zugbewegung gelöst werden. Sind sie breitbasig, kommt die Exzision mit einem Saug-Schneide-Gerät in Betracht. Einfacher ist es, die Vorderkammer mit dem Irrigationsansatz kontinuierlich tief zu stellen, die Hinterkapsel dadurch gleichmäßig zurückzudrängen und den Vorderkapselrest mit einer Mikroschere soweit wie möglich einzuschneiden, um danach kleinere Kapselfragmente mit Pinzette oder Sauger zu extrahieren.

Da jedes derartige Manöver zum Einreißen von Zonula und Kapsel, ja zur Extraktion der ganzen Hinterkapsel führen kann, sollten Kapselreste erst dann entfernt werden, wenn alle Rindenreste abgesaugt sind. Andererseits können im oberen Kapseläquator verbliebene Rindenreste oft nur dann entfernt werden, wenn zuvor noch darüberliegende Kapselanteile herausgeschnitten wurden [9, 25].

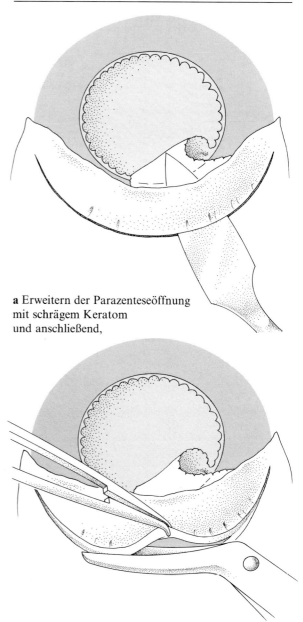

**Abb. X. 25a–f. Kernexpression.** Nach Parazentese der Vorderkammer (s. **Abb. X. 22**) und Kapsulektomie (s. **Abb. X. 24**), Auflockern der vorderen Linsenrinde mit dem Zystotom und Mobilisieren des Kerns nach 6 Uhr, so daß der obere Kernäquator möglichst vor die Iris tritt. Vorfall des unteren Kernäquators vor die Iris vermeiden, da diese Situation, insbesondere bei nicht erweiterter Pupille, fast immer die gestürzte Kernexpression zur Folge hat

**a** Erweitern der Parazenteseöffnung mit schrägem Keratom und anschließend,

**b** mit Mikroschere zu einem 120°-Schnitt. Durch Schräghalten der Scherenblätter wird ein sklerokornealer Stufenschnitt erreicht. Wenn erforderlich oder erwünscht, kann danach eine Sicherungsnaht vorgelegt werden (s. **Abb. X. 8**).

X. Chirurgie der Linse

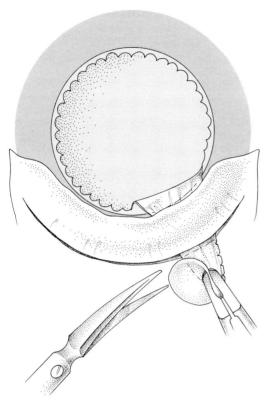

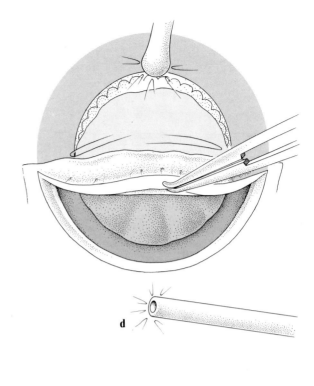

**c** Falls die ektomierte Vorderkapsel nicht entfernt worden ist (s. Legende zu **Abb. X. 24d**), wird diese mit feiner Pinzette gefaßt, vorgezogen und, wenn erforderlich mit der Mikroschere abgeschnitten.

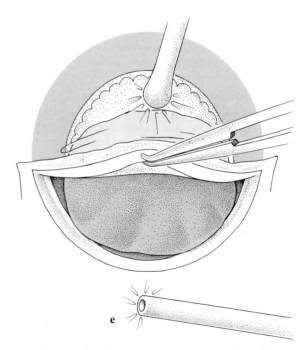

**Hinweis:** In vielen Fällen kann der sklerokorneale Schnitt direkt von der Parazenteseöffnung, d.h. ohne Verwendung eines Keratoms ausgeführt werden. – Das Herausrotieren des weitgehend exprimierten Kerns kann alternativ auch mit dem Zystotom durchgeführt werden, das dann den eingangs erforderlichen Druck auf die Sklera bei 12 Uhr und die anschließende Irrigation der Kernhinterfläche vornimmt. Ein Eingehen zwischen Kern und Hinterkapsel, das mit der Kanüle prinzipiell möglich ist, kann bei Verwendung des Zystotoms nicht empfohlen werden. Risiko einer Verletzung der Hinterkapsel!

**d, e** Rechtläufige Kernexpression durch leichten Druck mit der Spülkanüle auf den skleralen Wundrand bei 12 Uhr, um oberen Kernäquator vor die Iris zu luxieren. Gleichzeitig vorsichtiger Druck mit dem Muskelhaken auf die Hornhaut bei 6 Uhr. Nicht auf die Sklera drücken.

**Abb. X. 25 Forts.**

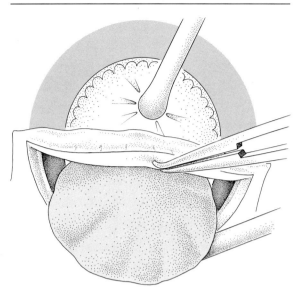

**f** Spülkanüle hinter den hervortretenden oberen Kernäquator führen und Kern durch Irrigation weiter lösen. Mit dem Muskelhaken weiter Druck in Richtung 12 Uhr ausüben. Sobald der Kern etwa zur Hälfte hervorgetreten ist, Druck mit dem Muskelhaken nur soweit aufrechterhalten, daß der Kern nicht zurücksinkt. Kern dann mit der Spülkanüle von der Seite her stützen und nach außen rotieren. Muskelhaken so früh wie möglich von der Hornhaut zurückziehen.

### 2.2.3 Iridektomie, Iridotomie

Bleibt die Hinterkapsel intakt und verläuft die Operation bei unkomplizierter Ausgangssituation ohne Schwierigkeiten, so ist eine periphere Iridektomie nicht unbedingt erforderlich. Ein Pupillarblock ist unwahrscheinlich [9, 32].

Ist dagegen nach Hinterkapselruptur Glaskörper vorgefallen oder sind hintere Synechien (Iritis, Glaukom) zu befürchten, sollte eine periphere Iridektomie durchgeführt werden. Sie ist auch von Vorteil, wenn die Notwendigkeit einer späteren Diszission der Hinterkapsel abzusehen ist. Die Iridektomie wird erst dann vorgenommen, wenn alle Rindenanteile entfernt sind und die Pupille mit Azetylcholinlösung wieder enggestellt worden ist.

Ist bei nicht genügend erweiterungsfähiger Pupille eine extrakapsuläre Operation vorgesehen (Iritis, Glaukom), kann eine primäre Iridektomie mit nachfolgender Iridotomie bis in den Pupillarbereich erforderlich sein. Damit gelingt es oft, eine genügend große Fläche der Vorderkapsel freizulegen und zu entfernen.

### 2.2.4 Entfernung der Linse

#### 2.2.4.1 Großer Schnitt, Kernexpression und Absaugen der Rinde

Ist der Kern für die Spül-Saug-Verfahren zu hart, und kommt eine Phakoemulsifikation nicht in Frage, wird nach Kapsulektomie und sklerokornealer Inzision der Kern im ganzen entfernt (**Abb. X. 25**).

Verschiedene Verfahren wurden empfohlen; sie praktizieren die Expression des Kerns oder dessen Extraktion mit der Schlinge. Beide können durch die Lösung des Kerns von Rinde und Hinterkapsel ergänzt werden. Eine Luxation des Kerns in die Vorderkammer ist nicht unbedingt erforderlich. Die Subluxation des unteren Kernäquators vor die Iris ist eher ungünstig; sie erschwert die rechtläufige Expression oder Extraktion [9, 18, 23, 32, 38, 44].

**Operationstechniken**

Kernexpression durch Druck und Gegendruck

Druck auf den Bulbus bei 12 Uhr, etwa 2–6 mm hinter der Inzision, ist die entscheidende Maßnahme. Ist der Kern nicht zu groß oder zu hart, der Bulbus nicht zu hypoton und die Pupille genügend weit, so gelingt es häufig, den Kern allein durch Druck bei 12 Uhr zu entbinden. Die Wunde öffnet sich meist spontan, die Linse tritt bis zur Hälfte hervor. Wenn nicht, wird die Wunde etwas geöffnet und ein leichter Gegendruck bei 6 Uhr auf die Hornhaut ausgeübt.

Der Druck erfolgt mit Spülkanüle, Linsenschlinge oder Kolibripinzette, der Gegendruck muß auf die Hornhaut bei 6 Uhr, zentral vom Limbus angesetzt werden. Druck auf den Limbus oder auf die retroziliare Region fördert die gestürzte Kernentbindung.

Modifikationen der Kernentbindung

Hydraulische Mobilisation und Expression nach McIntyre (1983)

Injektion von Natriumhyaluronat in die Vorderkammer, um das Endothel zu schonen. Spülkanüle bei 10 Uhr unter den Kapsulektomierand führen und von da aus unter den Kern legen. Mit der Irrigation beginnen. Gleichzeitig Kanüle zunächst leicht nach dorsal drücken und dann in Richtung 3 Uhr weiterführen. Der obere Kernrand tritt vor Kapselrest und Iris. Kanüle zurückziehen. Episklera bei 12 Uhr mit Kolibripinzette fassen und Gegendruckbewegung bei 6 Uhr unter alternierenden Druck- und Gegendruckbewegungen oberen Kernäquator allmählich in die Wunde eintreten lassen und nach außen entbinden [9].

### Hydraulische Mobilisation und Extraktion mit der Linsenschlinge nach KNOLLE-PEARCE (1979)

Nach Anheben der Kornea und leichtem Vorziehen der Iris bei 12 Uhr wird die durchspülbare Linsenschlinge hinter den Kern geschoben. Die Spülflüssigkeit trennt diesen von Rinde und Hinterkapsel; sie soll auch die Hornhaut (Endothel!) von der Kernoberfläche trennen. Unter anhaltender Irrigation werden Schlinge und Kern nach außen gezogen. Ist die Hälfte des Kerns zu sehen, vollständige Entfernung durch Rotation mit der Pinzette oder Zystotom. Wurde der Kern in die Vorderkammer luxiert, kann er dort mit der Schlinge unterfahren und extrahiert werden [23, 32].

### Externe Expression durch Anwendung der Schlingenkanüle nach SHEETS und FRIEDBERG (1980)

Die durchspülbare Schlinge wird bei 12 Uhr 1 mm vom Limbus unter Druck tangential auf die Sklera aufgesetzt. Gegendruck nicht erforderlich. Kern gleitet langsam durch die Wunde nach außen [38].

### Hydraulische Mobilisation durch abgewinkelte Kanüle mit oder ohne Expression nach THURMOND (1981)

Eine an der Spitze um 90° abgewinkelte stumpfe Irrigationskanüle hält Iris und Kapsel bei 12 Uhr zurück; der Kern wird unterspült. Sobald sich der obere Kernäquator dargestellt hat, Kanüle etwas nach dorsal neigen, so daß der Flüssigkeitsstrom noch mehr unter den Kern dringt und diesen spontan nach außen spült. Gelingt das nicht, oberen Wundrand mit der Kanüle herabdrücken (weitere Neigung nach dorsal) und vorsichtiger Gegendruck mit Muskelhaken bei 6 Uhr [44].

### Mobilisation mit Natriumhyaluronat und Extraktion mit Schlinge nach HOOPES (1982)

Entspricht dem Verfahren von PEARCE und KNOLLE. Nach Irisretraktion wird statt balancierter Ringer-Lösung Natriumhyaluronat hinter den Kern injiziert. Der Kern „steigt" nach oben und läßt sich mit der Schlinge unterfahren. Extraktion nach außen [18].

### Hinweise für alle Verfahren

Jedes Eingehen mit Instrumenten hinter den Kern erhöht das Risiko einer Zonula- oder Kapselruptur mit Glaskörpervorfall. Die Schlingenextraktion des Kerns ohne Irrigation oder Natriumhyaluronat ist in dieser Hinsicht besonders riskant. Sofern eine einfache Extraktion nicht möglich oder schwierig ist (großer, harter, brauner bis rotbrauner Kern, ältere Patienten, hypotones Auge), kann die hydraulische Lösung schonender sein als die forcierte Expression, die nicht nur Zonula und Kapsel gefährdet, sondern auch das Hornhautepithel und Pigmentblatt der Iris lädieren kann. Der Gegendruck bei 6 Uhr wird auf die untere Kornea ausgeübt. Gegendruck auf den Limbus oder die Sklera führt oft zur gestürzten Kernexpression, die Zonula, Hinterkapsel und Hornhautendothel mehr belastet.

Wird der Kern bei nicht genügend erweiterter Pupille gegen die Iris angedrückt, fällt zuerst der untere Pol nach oben vor (gestürzte Expression). In einem solchen Fall sollten Iris und Kapsel primär bei 12 Uhr mit der durchspülbaren Knopfkanüle zurückgehalten werden, um den oberen Kernäquator frei zu legen. Eventuell auch Iridotomie und spätere Irisnaht. Erweist sich die Inzision als zu klein für den Durchtritt des Kerns, muß dies auf 160° erweitert werden.

Natriumhyaluronat ist geeignet, die Lösung des Kerns von Rinde und Hinterkapsel zu unterstützen, und das Endothel bei der Expression zu schützen. Der Kern sollte nur so weit wie unbedingt notwendig exprimiert werden. Ist er zu einem Drittel oder zur Hälfte durch die Wunde getreten, kann er mit Pinzette, Schlinge oder einem sonstigen Instrument vollends herausrotiert werden. Ist der Kern entfernt und die Hinterkapsel intakt, Spülen der Vorderkammer, um frei bewegliche Linsenbestandteile zu beseitigen. Sorgfältige Inspektion der Wunde, um eine Inkarzeration von Kapselresten, Rindenfasern und Iris zu verhindern.

### Irrigation und Aspiration mit einem koaxialen Saug-Spül-System

Verschiedene Instrumente wurden entwickelt, die Irrigation und Aspiration in einem Ansatz vereinen. Die älteren sind so konstruiert, daß Irrigationsstrom und die Absaugrichtung nebeneinander liegen, sich also gegenseitig dadurch behindern, daß der Infusionsstrom dem Sog entgegenwirkt [2, 4, 11, 12, 14, 15, 20, 26, 35, 45].

Günstiger ist eine Versetzung von Spül- und Saugrichtung um 90°, wie sie neuere Ansätze aufweisen [9, 10, 27, 30, 32, 41, 42]. Die zur Seite gerichtete Irrigationsflüssigkeit wirkt der Aspiration nicht entgegen, sondern spült die Linsenpartikel der Saugöffnung zu. Dabei sollten Irrigation und Aspiration aufeinander abgestimmt sein, um die Vorderkammer konstant tief zu halten und das Endothel so weit wie möglich zu schonen. Der Irrigations-Aspirations-Ansatz muß frei bewegt werden können, um auch periphere Linsenanteile zu erreichen. Entsprechende koaxiale Saug-Spül-Kanülen, die nahezu alle Forderungen an die extrakapsuläre Extraktion weicher Stare erfüllen, stehen heute zur Verfügung. Sie erlauben, weiche Linsenanteile im geschlossenen System, d. h. bei kaum eröffnetem Bulbus und bei stehender Vorderkammer nahezu vollständig zu entfernen. Auch die periphere Rinde, zum Teil hinter der Iris gelegen, kann durch die Infusionsströmung aufgelockert, durch Vakuumsog mobilisiert und durch die Saugkanüle abtransportiert werden. Derartige koaxiale Saug-Spül-Kanülen sind so konstruiert, daß eine innere Saugkanüle mit einem Saugloch von 0,2–0,7 mm Durchmesser von einer äußeren Manschette umgeben ist, durch die Spülflüssigkeit in die Vorderkammer infundiert wird.

Infusionsstrom und Saugloch müssen um 90° gegeneinander versetzt sein. Die äußere Manschette besteht aus Metall oder Kunststoff. Der Vorteil einer weichen, flexiblen Kunststoffmanschette ist darin zu sehen, daß sie, von Spülflüssigkeit gefüllt, sich etwas ausdehnt und die Inzision gegen Rückfluß aus der Vorderkammer abdichtet, den Kollaps der Vorderkammer während des Spül-Saug-Vorgangs also erschwert oder verhindert. Ist die Inzisionsöffnung zu eng, kann es allerdings zur Kompression der Kunststoffmanschette und zu einer Blockade des Zuflusses kommen: Die Vorderkammer stellt sich nicht mehr. Infusionskanülen aus Metall haben diesen Nachteil nicht, lassen aber eher Rückfluß und Kollaps der Vorderkammer zu. Die praktische Erfahrung hat indessen gezeigt, daß koaxiale Spül-Saug-Kanülen aus Metall in ihrer Funktion denen mit Kunststoffmanschette nahezu gleichwertig sind.

Die Möglichkeit, auch relativ festes Linsenprotein durch eine 0,2–0,3 mm große Öffnung abzusaugen, beruht im wesentlichen darauf, daß ein genügend hoher Unterdruck in der Absaugkanüle aufgebaut wird. Die Saugkraft muß die Kohärenzkräfte in der Linse und ihre Adhärenz an der Kapsel übersteigen. Dieser Effekt tritt ein, sobald das Saugloch von aspirierter Linsensubstanz fest verschlossen wird. Der sich mehr und mehr aufbauende Vakuumsog führt nach einigen Sekunden zu einem überraschenden, oft überstürzten Abtransport der noch vor dem Saugloch liegenden Linsenmassen. Größere Sauglöcher (0,5–0,7 mm) sind weniger geeignet, da sie nur schwer durch Linsenmaterial blockiert werden und somit den Aufbau eines Vakuums erschweren. Gleichzeitig führen sie leichter zum Verlust der Vorderkammer und zur Inkarzeration der Hinterkapsel [9, 10].

### Operationstechnik

In aller Regel wird ein Ansatz mit 0,2 oder 0,3 mm breiter Aspirationsöffnung benutzt. Dieser wird unter Anheben der vorderen und leichtem Herabdrücken des hinteren Wundrands (cave: Descemet-Lösung) so in die Vorderkammer eingeführt, daß die Aspirationsöffnung gegen die Kornea weist, während die Irrigationsöffnung in 90° dazu steht, die Irrigationsflüssigkeit also in seitlicher Richtung ausströmt.

Aspiration mit minimaler Saugkraft beginnen und diese erst dann steigern, wenn Linsenmaterial die Aspirationsöffnung blockiert hat. Während des maximalen Saugeffekts Aspirationsöffnung nicht gegen Kapseläquator oder Hinterkapsel richten. Ansaugen der Kapsel und deren Einriß können die Folge sein. Saugöffnung stets nach vorn oder leicht seitlich stellen, nicht nach hinten.

Bei Ansätzen mit größeren Aspirationsöffnungen (0,7–0,5 mm) nur minimale Saugkraft verwenden. Gefahr der Kapselaspiration und -ruptur ist größer. Da solche Ansätze keine wesentlichen Vorteile bieten, die für den Vakuumsog erforderliche Blockierung des Sauglochs durch Linsenmaterial aber erschweren und gleichzeitig in erhöhtem Maße zum Kollaps der Vorderkammer wie zum Ansaugen der Hinterkapsel führen, sollte besser ganz darauf verzichtet werden.

Die Aspiration der Rinde oder eines weichen Kerns ist im allgemeinen einfach; sie beginnt unten. Die nahe der Inzisionsstelle liegenden Anteile werden zuletzt abgesaugt (**Abb. X. 26**). Die Entfernung der äquatorialen wie auch der hinteren Rinde kann schwierig sein, wiederum Beginn bei 6 Uhr.

Um eine Kapselruptur zu vermeiden, zunächst versuchen, die periphere Rinde von der Mitte der Vorderkammer her anzusaugen. Wenn dies nicht möglich ist, nähert man den Ansatz dem Kapseläquator, hält jedoch einen Sicherheitsabstand zur Kapsel ein. Periphere Linsenanteile können oft mit minimalem Sog mobilisiert und in die Mitte der

# X. Chirurgie der Linse

**Abb. X. 26 a–f. Irrigation und Aspiration der Linsenrinde mit koaxialem Saug-Spül-System**

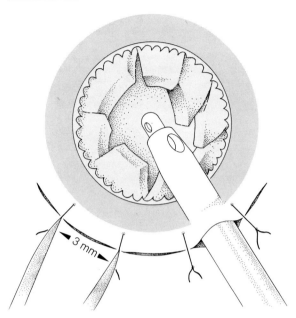

**a** Nach vorläufigem Wundschluß durch vier Nähte mit etwa 3 mm Abstand Einführen des Saug-Spül-Geräts mit seitwärts gerichteter Aspirationsöffnung.

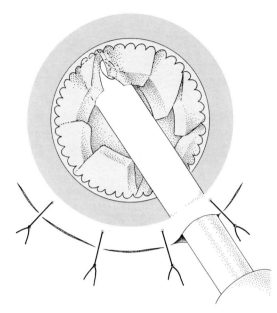

**b** Einführen des Saugkopfes in den unteren Kapselsack. Ansaugen der peripheren Rinde, zunächst mit geringer Saugkraft.

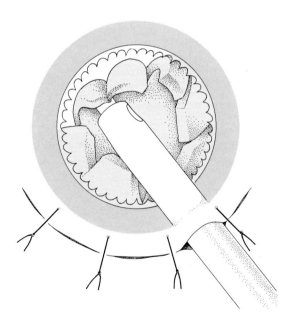

**c** Sobald genügend Rindensubstanz fest angesaugt ist, Zurückziehen des Ansatzes bis die Aspirationsöffnung optisch kontrolliert werden kann (Ansaugen von Vorderkapselresten ausschließen!), dann Saugkraft intensivieren.

Vorderkammer vorgezogen werden. Danach mit starkem Sog entfernen.

Während des ganzen Aspirationsvorgangs, besonders aber bei der Aspiration der Rindenreste achtet der Operateur nicht nur auf die Lage der Aspirationsöffnung, sondern auch auf das Verhalten der Hinterkapsel. Radiäre Falten vor der Ansatzspitze, gegen den roten Fundusreflex im koaxialen Strahlengang deutlich zu sehen, zeigen Aspiration der Hinterkapsel und damit die höchste Gefahr einer Kapselruptur mit Glaskörpervorfall an. In diesem Fall Ansatz nicht mehr bewegen, Aspiration unterbrechen, Irrigation weiter betätigen. Den noch bestehenden Sog neutralisieren und die inkarzerierte Kapsel befreien. Ansatz erst nach dem Auflösen der Sternfaltenbildung vorsichtig zurückziehen.

Besondere Schwierigkeiten kann die Entfernung von Rindenresten aus dem oberen Kapseläquator bereiten. Um diese hervorzuziehen, werden verschiedene Manöver empfohlen (**Abb. X. 26 c–d**). Bei kleiner Inzision Spül-Saug-Ansatz so einführen, daß das Saugloch seitlich gegen die Rindenreste gerichtet ist, die Kapsel also möglichst nicht ansaugt. Gelingt es nicht, die Rinde gefahrlos zu entfernen, wird versucht, sie mit der Irrigationskanüle („KRATZ-Kanüle") zu mobilisieren. Nur im

**Abb. X. 26 Forts.**

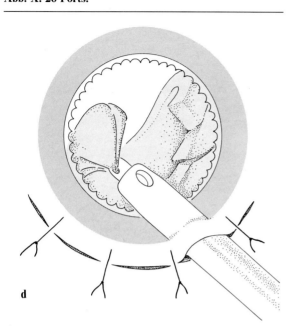

d

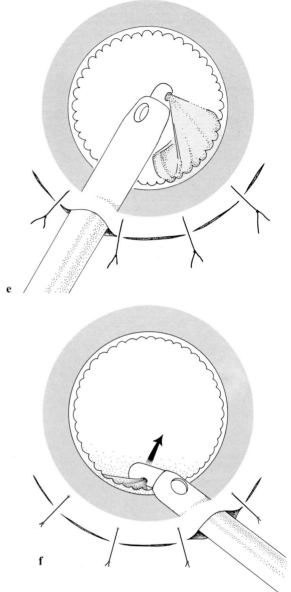

e

f

**d, e** In gleicher Weise werden auch die seitlichen und zuletzt die oberen Rindenanteile entfernt. Dazu ist ein Eingehen mit dem Saugansatz von der gegenüberliegenden Seite oder die Verwendung eines abgewinkelten Ansatzes **f** vorteilhaft. Aspiriert werden stets die vorderen (kapselfernen) Rindenmassen.

Ausnahmefall sollte versucht werden, das Saugloch gegen die Hinterkapsel zu richten und die Rindenreste mit geringem Sog abzuziehen. Dabei kann man entweder zentrifugal oder zentripetal vorgehen. Liegen größere Rindenreste hinter der Iris, sollte diese mit einem stumpfen Häkchen zurückgezogen werden. Abgebogene Saug-Spül-Kanülen, die hinter die Iris fassen, sind von Vorteil.

Besteht eine breite Inzision nach Kernexpression, so kann die koaxiale Saug-Spül-Kanüle sowohl von temporal wie von nasal her tangential eingeführt werden. Die Entfernung von Rindenresten bei 12 Uhr wie auch in der temporalen und der nasalen Peripherie wird dadurch erleichtert. Auch hier können abgebogene Kanülen nützlich sein (**Abb. X. 26f**).

Zurückgebliebene Trübungen der Hinterkapsel sollten möglichst entfernt werden. Lockere Linsenreste lassen sich mit einer an der Spitze leicht gebogenen und aufgerauhten Kanüle (Kapselpolierer nach KRATZ, JENSEN oder SIMCOE, Polierschlinge nach DREWS) durch reibende Hin- und Herbewegungen gut mobilisieren („Hinterkapselpolitur").

Diese Manipulation führt kaum zur Hinterkapsel-Ruptur, sofern der Kontakt des Instruments mit der Kapsel erkannt (**Abb. X. 27**) und respektiert wird [7].

Etwas festere Restmembranen können zuweilen mit einem knopfartigen Kanülenende am Rande etwas angehoben und in geduldiger Arbeit allmählich von der Hinterkapsel gelöst werden (**Abb. X. 28**). Die Gefahr der Kapselruptur ist aber größer.

In manchen Fällen liegt die Trübung in der Hinterkapsel selbst, kann also nicht von ihr abgezogen werden. Der Operateur muß dann entschei-

# X. Chirurgie der Linse

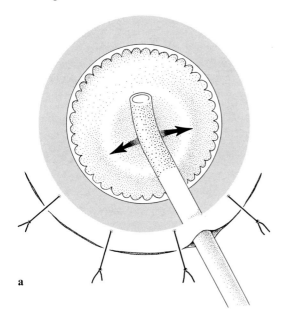
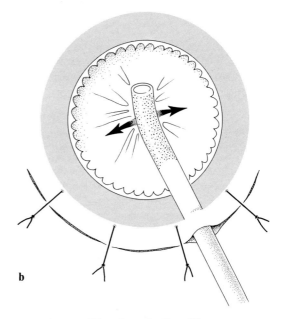

den, ob er sofort eine Hinterkapseldiszission vornehmen oder diese auf später verschieben will. Da umschriebene Kapseltrübungen häufig einen ausreichend guten Visus zulassen, ist ein Abwarten meist vorzuziehen.

Noch weniger ist eine primäre Diszission der Hinterkapsel am Ende jeder extrakapsulären Extraktion zu empfehlen. Nach optimaler Entfernung der Rinde und bei klarer Hinterkapsel ist ein späterer Nachstar um so weniger wahrscheinlich, je älter der Patient ist. Die Häufigkeit wird bei 30–40jährigen mit etwa 25%, bei 50–80jährigen mit etwa 10 bis 18% angegeben [9]. Die Hinterkapsel sollte insbesondere bei Patienten mit hoher Myopie, Diabetes, Amotioanamnese oder erheblichen Glaskörperdestruktionen solange wie möglich erhalten werden. Findet man jedoch am Ende der Operation eine stark fibrosierte Kapsel, die keine Aussicht auf eine brauchbare Sehschärfe zuläßt, sollte eine primäre Diszission am Ende des Eingriffs erwogen werden.

**Abb. X. 27a, b. Hinterkapselpolitur.** Voraussetzung: anhaltende Irrigation durch die Polierkanüle, stehende Vorderkammer. Da eine taktile Kontrolle fehlt, sorgfältige mikroskopische Beobachtung des Verhaltens der Hinterkapsel im koaxialen Licht.

**a** Halobildung bei Berührung der Hinterkapsel durch leichten Druck nach unten.

**b** Radiäre Falten in der Hinterkapsel bei zu starkem Druck. Gefahr der Kapselruptur!

**Abb. X. 28a–c. Entfernen fester Bestandteile von der Hinterkapsel mit Knopfkanüle.**

**a, b** Die der Hinterkapsel aufliegende festere Membran wird mit der stumpfen runden Kante der Knopfkanüle vorsichtig erfaßt und durch wiederholte Bewegungen allmählich gelöst.

**c** Situation kurz vor der vollständigen Lösung der Membran von der Hinterkapsel.

**Hinweis:** Unabläßige Voraussetzung ist eine stehende Vorderkammer, die durch Infusion durch die Knopfkanüle gewährleistet wird. Sorgfältige Beobachtung der Hinterkapsel durch Operationsmikroskop bei koaxialer Beleuchtung, um unbeabsichtigte Perforation zu vermeiden.

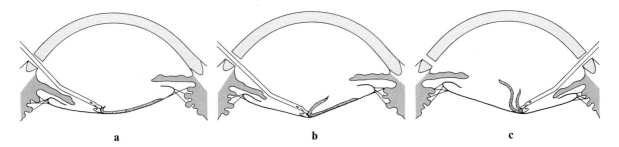

## Maschinelle oder manuelle Absaugung?

Für die extrakapsuläre Extraktion mit koaxialem Saug-Spül-Verfahren stehen komplizierte Maschinen, aber auch einfache manuelle Systeme zur Verfügung.

Bei den Maschinen wird der Unterdruck durch eine Peristaltik-Rollenpumpe hergestellt; der entstehende Vakuumsog kann stufenweise variiert oder auch stufenlos gesteigert und gesenkt werden. Zufluß und Absaugung werden elektromechanisch kontrolliert und vom Operateur mit dem Fußschalter ausgelöst; er kann sich damit auf den Operationsablauf konzentrieren. Nachteile solcher Geräte sind der hohe Anschaffungspreis, die Kosten der Unterhaltung, die zeitraubende Vorbereitung zum Einsatz und der oft hohe Verbrauch an Spülflüssigkeit. Obwohl sie im allgemeinen wenig störanfällig sind, können automatisierte Saug-Spül-Geräte während des Eingriffs technisch defekt werden und den Operateur in eine unerfreuliche, schwer zu beherrschende Situation führen.

Manuelle Systeme sind weniger kostspielig, schnell bereitzustellen, pflegeleicht und kaum störanfällig. Der Vakuumsog, da von der Hand des Chirurgen gesteuert, ist weniger hoch und weniger gleichmäßig.

Das Absaugen von festen Rindenanteilen dauert länger und kann so schwierig sein, daß der Operateur glücklich ist, wenn er den Eingriff maschinell fortsetzen kann. Gleichwohl ist es erstaunlich, was die einfachen manuellen Systeme zu leisten vermögen. Da weniger Spülflüssigkeit gebraucht wird, dürfte die Belastung des Endothels geringer sein. Andererseits stellt sich die Vorderkammer bei manuellen Systemen weniger tief als bei maschinellen, so daß das Endothel von dieser Seite her mehr exponiert zu sein scheint.

Als *manuelle Spül-Saug-Verfahren* sind die folgenden beachtenswert:

### FRIEDBURG-Technik

Die koaxiale Saug-Spül-Kanüle entspricht der von PEARCE und von MC INTYRE. Der Sog wird durch eine mit Federspannung versehene Rekordspritze hergestellt. Ein Fingergriff erlaubt, die Federspannung stufenweise zu lösen, um damit den Stempel der Spritze allmählich zurückgleiten zu lassen und einen anhaltenden Sog zu bewirken [13].

### Mc INTYRE-Technik

Eine 5,0 ml große, mit etwa 1 ml BSS gefüllte, nicht luftziehende Spritze wird von allen Luftpartikeln befreit und mit einer Absaugkanüle (Saugloch 0,2 mm) versehen. Ein Nylonverbindungsstück, das an die Infusion angeschlossen wird, und eine äußere Spülkanüle werden über die Saugkanüle geschoben. Das System, das dann einsatzbereit ist, wird vom Operateur mit beiden Händen gehalten. Die dominierende Hand stellt durch allmähliches Zurückziehen des Spritzenstempels mit Daumen und Zeigefinger einen Unterdruck her. Die andere Hand führt den Ansatz im Auge. Zunächst zentrale, danach periphere Rindenanteile ansaugen. Etwaige Luftblasen in der Vorderkammer beseitigen und nach Zurückziehen der Kanüle aus der Spritze entfernen. Geringes Vakuum (Zug an der Spritze) zum Greifen der Rinde in der Peripherie ansetzen. Sobald die damit aspirierten Rindenanteile deutlich sichtbar sind, stärkeren Zug ausüben. Saugloch stets nach oben halten. Reste bei 12 Uhr mit abgebogener Saugkanüle fassen [9].

### PEARCE-Technik

Eine Zwei-Wege-Irrigations-Aspirations-Kanüle wird in die Vorderkammer eingeführt. Die Irrigation erfolgt durch einen seitlichen Zugang zum System. Die Aspiration wird mit einer leeren 5 ml Einmalspritze getätigt. Die Aspirationsnadel ist mit einem 0,3 mm großen seitlichen Loch versehen; sie ist innerhalb des Systems drehbar [32].

### SIMCOE-Technik

Zwei-Spritzen-System: Aspiration mit einer 12,0 ml Spritze, die mit einer speziellen Saugkanüle (seitliches Saugloch 0,3 mm) versehen ist und mit einem 15 mm langen Teflonschlauch überzogen wird. In diesen wird eine seitliche Öffnung eingeschnitten (Spülöffnung). Die so präparierte Absaugkanüle wird durch ein seitliches Loch in einen Silastikschlauch eingeschoben. Dieser wird mit einer Irrigationsspritze (20,0 ml) verbunden.

Ein noch einfacheres Verfahren, die Rinde zu mobilisieren, besteht darin, eine Aspirationskanüle, die auf einen mit Ringer-Lösung gefüllten Ballon montiert ist, in die Vorderkammer einzuführen, einen Unterdruck in dem Ballon zu erzeugen (vorher ausgeübter Druck der Hand wird nachgelassen) und damit die Rinde anzusaugen. Mit dieser Technik soll Rindensubstanz auch dann noch sicher entfernt werden können, wenn die Hinterkapsel rupturiert und der Glaskörper vorgefallen ist [41, 43].

Ein Urteil über die Vorzüge und Nachteile maschineller und manueller Verfahren ist schwierig.

Jeder Operateur wird die Technik bevorzugen, an die er zuerst herangeführt wurde, und an die er am meisten gewöhnt ist. Verfechter der maschinellen Absaugung schätzen die Zuverlässigkeit, Sicherheit und relative Schnelligkeit der Rindenentfernung. Wer die manuelle Technik bevorzugt, beruft sich auf Kostenvorteile und größere Schonung des vorderen Augenabschnitts. Jeder

# X. Chirurgie der Linse

Operateur wird seine Wahl treffen und seine Entscheidung finden müssen.

Nicht umstritten ist dagegen die Tatsache, daß die Einführung der koaxialen Saug-Spül-Kanüle mit versetzten Saug-Spül-Öffnungen oder entsprechende Ansätze wie auch die Chirurgie der Linse bei koaxialer Beleuchtung unter dem Operationsmikroskop die moderne extrakapsuläre Kataraktchirurgie wesentlich geprägt und entscheidend dazu beigetragen haben, diese Technik der Staroperation in kurzer Zeit voll zu rehabilitieren und weit zu verbreiten.

## 2.2.4.2 Absaugen der Linse durch kleinen Schnitt

Das Verfahren kommt für angeborene, jugendliche, verletzte und phakoemulsifizierte Linsen in Betracht, d.h. immer dann, wenn man davon ausgehen kann, daß der Linsenkern weich, gequollen oder zerkleinert ist, und daß Kern- wie Rindenanteile leicht und vollständig abgesaugt werden können. Dazu verwendet man derzeit wohl am ehesten die

### Irrigation und Aspiration durch eine Inzision

Die Operationstechnik zur Eröffnung der Vorderkammer wird auf Seite 41 beschrieben. Danach Irrigation und Aspiration der Linse mit einem geeigneten koaxialen Saug-Spül-System (s.S. 50). Alternativen, die aber wohl eher historische Bedeutung haben, sind möglich.

### Aspiration durch eine Inzision

Sehr weiche und stark gequollene Linsen können mit einem oder mehreren Aspirationsmanövern auch ohne gleichzeitige Spülung der Vorderkammer entfernt werden; meist bleibt nicht wenig Linsensubstanz zurück. Hornhaut und Iris werden eher belastet, als bei kombinierten Spül-Saug-Methoden [16, 29, 36].

### Irrigation und Aspiration durch zwei Inzisionen

Verschiedene Varianten sind denkbar. Injektions- und Saugkanüle werden an entsprechende Spritzen angeschlossen und von Hand bedient, wobei der Operateur die Aspiration, der Assistent die Irrigation ausführt. Die Irrigationskanüle kann auch aus einer Infusionsflasche beschickt, die Aspiration über einen Vakuumsog betätigt werden (**Abb. X. 29**).

**Abb. X. 29 a, b. Irrigation und Aspiration durch zwei Inzisionen.**
**a** Rechtes Auge: nach Bildung eines kleinen (2–3 mm breiten) limbusständigen Bindehautlappens Parazentese der Vorderkammer bei 11 Uhr. Einführen eines Zystotoms und Eröffnen der Vorderkapsel auf 360° durch multiple radiäre Inzisionen. Mobilisation der inzidierten Vorderkapsel und Entfernung aus der Vorderkammer. Stellen der Vorderkammer.
**b** Anlegen eines zweiten Bindehautlappens bei etwa 8 Uhr. Parazentese der Vorderkammer und Einführen einer Spülkanüle. Anschließend Eingehen mit der Saugkanüle bei 11 Uhr. Unter gleichzeitigem Spülen Absaugen der weichen Linse. Am linken Auge entsprechende Inzisionen bei 11 und 3 Uhr.

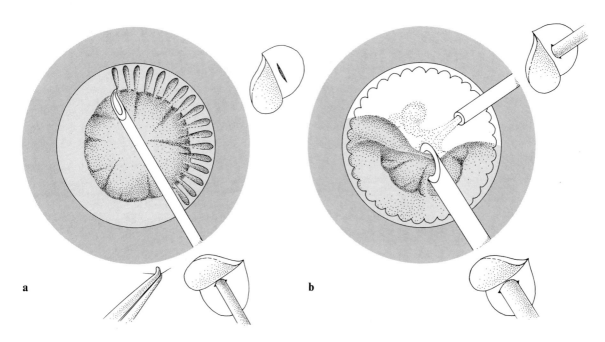

Kombinationen (Irrigation per Hand, Aspiration maschinell und umgekehrt) sind möglich. Solche Verfahren haben den Nachteil, daß Irrigation und Aspiration nicht ausreichend koordiniert sind. Es kommt leicht zum Kollaps der Vorderkammer. Bimanuell geführte Kanülen, die alternierendes Spülen und Saugen zulassen, erlauben von temporal und nasal in die Vorderkammer einzugehen und mit jedem der beiden Ansätze zwischen Saug- und Spülvorgang zu wechseln [6, 17, 31, 33, 34, 37].

## LITERATUR

1. Aron-Rosa D (1981) Use of pulsed neodymium -YAG-Laser for anterior capsulotomy before extracapsular cataract extraction. Am Intraocular Implant Soc J 7:332–333
2. Atchoo ID (1968) Double barrel anterior chamber irrigating needle. Arch Ophthalmol 79:580–581
3. Berger G (1984) Vordere Kapsulotomie mit Diathermieschneider (2). Klin Monatsbl Augenheilkd 185:107–112
4. Bruun-Jensen N (1969) Cataract aspiration-irrigation with twin needle. Acta Ophthalmol 47:498–501
5. Clayman HM, Parel JM (1984) The capsule coupeur for automated anterior capsulectomy. Am Intraocular Implant Soc J 10:480–482
6. Dardenne MU, Setiawan HD, Engels Th (1972) Technik der bimanuellen Linsenabsaugung. Klin Monatsbl Augenheilkd 160:164–167
7. Drews RC (1981) A new capsule polisher. Am Intraocular Implant Soc J 7:379–380
8. Douvas NG (1979) Roto-Extractor lensectomy. In: Symposium on cataracts. Trans New Orleans, Acad Ophthalmol. Mosby, St Louis Toronto London, pp 263–290
9. Emery JM, Mc Intyre DJ (1983) Extracapsular cataract surgery. Mosby, St Louis Toronto London
10. Emery JM, Little JH (1979) Phacoemulsification and aspiration of cataracts. Mosby, St Louis Toronto New York
11. Ferguson EC (1964) Modified instrument for aspiration and irrigation of congenital and soft cataracts. Am J Ophthalmol 57:596–600
12. Fink AI, Weinstein GW (1964) A modification of the Fuchs-syringe. Am J Ophthalmol 58:129–130
13. Friedburg D, Kramp H, Schmelzer L (1984) Ein manuell betriebenes Mikroabsaug-System für extracapsuläre Cataract-Extraktion. Fortschr Ophthalmol 81:250–251
14. Fuchs J (1954) Die Zweigespritze, ein neuartiges Instrument zur Absaugung weicher Stare. Klin Monatsbl Augenheilkd 121:592–595
15. Fuchs J (1965) Eine Modifikation der Zweigespritze (Bivia). Klin Monatsbl Augenheilkd 146:713–714
16. Gass JDM (1969) Lens aspiration using a side opening needle. Arch Ophthalmol 82:87–90
17. Girard LJ (1967) Aspiration – irrigation of congenital and traumatic cataracts. Arch Ophthalmol 77:387–391
18. Hoopes PhC (1982) Sodium hyalorunate (Healon®) in anterior segment surgery. A review and a new use in extracapsular surgery. Am Intraocular Implant Soc J 8:148–154
19. Huber C, Duboid R (1982) Das Rubinzystotom. Klin Monatsbl Augenheilkd 180:436–437
20. Illig KM (1974) Eine Tripelkanüle mit einer Zweigespritze zur operativen Behandlung angeborener und weicher Stare. Klin Monatsbl Augenheilkd 164:786–788
21. Johnson StH, Kratz RP (1982) A short, angled, irrigating cystitome. Am Intraocular Implant Soc J 8:372
22. Klöti R (1985) Bipolar – Nassfeld – Diathermie in der Mikrochirurgie. Klin Monatsbl Augenheilkd 184:442–444
23. Knolle G (1979) The Knolle-Pearce irrigating loop. Am Intraocular Implant Soc J 5:353–355
24. Krasnow MM (1975) Laser-phakopuncture in the treatment of soft cataracts. Br J Ophthalmol 59:96–98
25. Lieppmann ME (1982) The capsule amputator spatula. Am Intraocular Implant Soc J 8:266–269
26. Lyne AJ (1978) A disposable cannula for the aspiration of soft lens matter. Br J Ophthalmol 62:790–791
27. Maltzman BA, Cinotti AA (1979) A new irrigation-aspiration needle. Am Intraocular Implant Soc J 5:238
28. Mendez A (1984) Anterior capsulotomy with ultrasound cystotome. Am Intraocular Implant Soc J 10:363–364
29. Meyer HJ (1969) Erfahrungen mit einer modifizierten Absaugmethode nach Scheie zur Behandlung congenitaler und jugendlicher Katarakte. Ber Dtsch Ophthalmol Ges 69:298–305
29a. Neuhann Th (1987) Theorie und Operationstechnik der Kapsulorhexis. Klin Monatsbl Augenheilkd 190:542–545
30. O'Gawa GM (1967) Double-bore cataracta aspiration needle. Am J Ophthalmol 64:970–972
31. Palimeris G, Chimonidou E, Velissarapoulos P (1978) On the management of congenital cataract with Dardenne's equipment. Ophthalmologica 177:317–322
32. Pearce JL (1979) Modern simple extracapsular surgery. Trans Ophthalmol Soc UK 99:176–182
33. Phillips CI, Wang MK (1971) Cataracta aspiration-irrigation. Br J Ophthalmol 55:361–367
34. Rice NSC (1977) Lens aspiration. A decade in retrospect. Trans Ophthalmol Soc UK 97:48–51
35. Salehi AN (1972) Eine neue Modifikation der Zweiwegekanüle für eine altbekannte Operationstechnik in der Behandlung der kongenitalen und weichen Katarakte: Die Saug- und Spülmethode. Klin Monatsbl Augenheilkd 161:695–699
36. Scheie HG (1960) Aspiration of congenital or soft cataracts. Am J Opthalmol 50:1048–1056
37. Setiawanong HD, Dardenne MU, Lippert U (1972) Über eine neue Apparatur zur dosierten bimanuellen Irrigations-Aspirations-Technik für weiche und mittelweiche Katarakte. Klin Monatsbl Augenheilkd 160:490–496
38. Sheets JH, Friedberg JG (1980) External application of an irrigating loop for extracapsular cataract extraction. Am Intraocular Implant Soc J 6:168–170
39. Shepard DD (1984) What has been your experience with the Nd:YAG laser anterior capsulotomy? Am Intraocular Implant Soc J 10:239–241
40. Simcoe CW (1977) Simplified extracapsular extraction. Am Intraocular Implant Soc J 3:194–196
41. Simcoe CW (1979) Simplified extracapsular extraction. Am Intraocular Implant Soc J 5:154–155
42. Simcoe W (1981) Irrigating spatula for nucleus separation. Am Intraocular Implant Soc J 7:172
43. Simcoe CW (1981) Double barreled irrigation – aspiration unit. Am Intraocular Implant Soc J 7:380
44. Thurmond JA (1981) A simple method of nucleus removal during extracapsular surgery. Am Intraocular Implant Soc J 7:376–377
45. Wolfe OR, Wolfe RM (1941) Removal of soft cataract by suction: a new double-barreled aspirating needle. Arch Ophthalmol 26:127–128

X. Chirurgie der Linse

## 2.2.4.3 Phakoemulsifikation und Aspiration

Die 1967 von KELMAN vorgestellte und seitdem technisch weitgehend perfektionierte Ultraschallzertrümmerung des Linsenkerns (Phakoemulsifikation) mit anschließender Absaugung der Rinde kann als weitere extrakapsuläre Operationstechnik praktiziert werden [11–13]. Ihr Wert liegt darin, daß in geeigneten Fällen auch Linsen mit einem primär nicht absaugfähigen Kern durch einen 3 mm breiten Schnitt bis auf die klare Hinterkapsel entfernt werden können. Die Methode ist indessen technisch aufwendiger und kostenintensiver als alle anderen extrakapsulären Operationsverfahren; sie ist schwerer zu erlernen und fordert von dem, der damit beginnt oder sie nicht täglich verwendet, mehr Operationszeit als andere Methoden.

Für den Operateur, der die Phakoemulsifikations-Aspirations-Technik in angemessener Zeit ohne Schädigung der Hornhaut, Iris oder Hinterkapsel beherrscht, dürfte sie jedoch die schonendste Methode der extrakapsulären Operation, wenn nicht der Staroperation überhaupt sein.

*Voraussetzungen*

Nicht alle Augen, für die eine extrakapsuläre Operation indiziert ist, eignen sich gleichermaßen zur Phakoemulsifikation. Diese sollte nur dann in Betracht gezogen werden, wenn folgende Bedingungen erfüllt sind: Die Hornhaut sollte so klar sein, daß der Eingriff jederzeit visuell kontrolliert werden kann. Das Hornhautendothel sollte intakt sein. Die Vorderkammer muß genügend tief sein, um bei der Phakoemulsifikation Kontakt mit Endothel oder Hinterkapsel soweit wie möglich zu vermeiden. Die Pupille sollte ausreichend erweiterungsfähig sein und bleiben. Zonula und Hinterkapsel müssen intakt sein. Besondere Bedeutung kommt der Härte des Linsenkerns zu, die sich nach dessen Farbe in Graden abschätzen läßt (Tabelle X. 12). Als zusätzliches Kriterium muß auch das Lebensalter des Patienten berücksichtigt werden; je höher dieses ist, um so härter ist der Kern und um so schwieriger ist die Phakoemulsifikation. Der Trübungsgrad der Linsenrinde ist dagegen von geringerem Interesse, wenn man von einigen Ausnahmen (verflüssigte Linse mit hart braunem Kern, z.B. bei Cataracta MORGAGNI) absieht.

Folgende Bedingungen erschweren die Phakoemulsifikation: Steinharter Kern (hohes Lebensalter), Zonula- oder Kapselruptur, dislozierte Linse, Cataracta MORGAGNI, verkalkte Linse, Cataracta complicata mit hinteren Synechien und nicht erweiterungsfähiger Pupille, flache Vorderkammer, Endotheldystrophie, Hornhauttrübungen. Gleichwohl wird ein Operateur mit großer Routine die Phakoemulsifikation auch in vielen der eben genannten Situationen durchführen können.

**Tabelle X. 12. Härte des Linsenkerns und Phakoemulsifikation.** (In Anlehnung an EMERY und LITTLE [4])

| Grad | Ultraschall Zeit (Min) | Kernqualität | Kriterien |
| --- | --- | --- | --- |
| 1 | – | Weich | Transparenter Kern bei hinterer Schalentrübung, milchigweiße Trübung bei traumatischer oder metabolischer Katarakt, die sich schnell entwickelt hat. Konnatale Kerntrübungen, die nicht abgesaugt werden können |
| 2 | 0,2–1,5 | Halbweich | Frühe senile Katarakt mit weißem, weißgelblichem oder gelbgrünlichem Kern. Subkapsuläre Trübungen mit klarem Kern bei Patienten zwischen 45 und 60 Jahren |
| 3 | 1,6–2,5 | Mittel | Gelber Kern bei seniler Katarakt. Subkapsuläre Trübung mit relativ klarem Kern bei 60- bis 90jährigen |
| 4 | 2,5–6,6 | Hart | Gelbbräunlicher Kern bei mäßiger bis fortgeschrittener seniler Katarakt |
| 5 | 6,5–18 | Steinhart | Brauner bis schwarzer Kern bei fortgeschrittener seniler Katarakt |

*Allgemeine Grundsätze*

Jeder Operateur, der die Phakoemulsifikation anwendet, muß zuvor die einschlägige Literatur studieren und die folgenden *Richtlinien* beachten [4, 5]:

*Bevor er das Gerät benutzt*, muß er sich mit dessen Mechanik und Funktionen vertraut machen, mögliche Fehlerquellen kennen und wissen, wie diese während des Eingriffs zu beheben sind. Er muß sich darüberhinaus über die physikalischen und biologischen Wirkungen der Phakoemulsifikation im Auge informieren.

*Bevor er die Ultraschallenergie auslöst*, sind zu beachten:

1. Der Ultraschallansatz mit Irrigations- und Aspirationsöffnung darf nicht zu nahe an der Inzision liegen; er muß in der Vorderkammer zu sehen sein.
2. Der Ansatz sollte im oder nahe dem Zentrum einer tiefen Vorderkammer liegen, gleichweit vom Hornhautendothel wie von der Hinterkapsel entfernt.
3. Der Ansatz sollte parallel zur Irisebene liegen und weder gegen die Kornea noch gegen die Hinterkapsel weisen.
4. Gleichmäßiger Zufluß von Irrigationsflüssigkeit muß im Interesse der Vorderkammertiefe und der Schonung des intraokularen Gewebes gewährleistet sein. Der Ansatz muß daher so gehalten werden, daß er die Inzisionswunde nicht anhebt, herabdrückt oder schräg verzieht. Unzureichender Zufluß oder vermehrter Abfluß von Irrigationsflüssigkeit sind zu vermeiden.

*Während des Ultraschalleinsatzes* sind weiter zu beachten:

5. Die Vorderkammer sollte gleichmäßig tief sein. Aspiration und Irrigation sind aufeinander abzustimmen.
6. Bimanuelles Vorgehen mit einem seitlich eingeführten Spatel („Kernrotator") ist von Vorteil.
7. Die Ultraschallenergie ist auf das unbedingt notwendige Maß und auf die kürzeste Zeit zu beschränken. Der Kern sollte nicht durch anhaltende, sondern eher durch kurze intermittierende Schallstöße von 0,5–2,0, maximal 3,0–5,0 Sek. zerkleinert werden.
8. Die Ultraschallenergie sollte nur eingesetzt werden, wenn der Ansatz Kontakt mit der Linsensubstanz hat. Der Kern sollte aber nicht vom Ultraschallansatz „aufgespießt" werden.
9. Ist der Kern oder ein Teil davon „aufgespießt", darf die Trennung nicht durch Zug am Ansatz oder durch Abstreifen des Kerns an der Hornhaut versucht werden. Beides gefährdet das Endothel. In einem solchen Falle sollte der Kern mit dem Spatel vom Ansatz gelöst werden, wobei der Ansatz selbst während des Schallens nicht berührt werden darf.
10. Jeder Kontakt des Kerns oder seiner Partikel mit dem Endothel oder mit der Hinterkapsel muß vermieden werden.
11. Um Kernpartikel möglichst in der Mitte der Vorderkammer zu fassen und Läsionen von Hornhaut und Hinterkammer zu vermeiden, wird ein „Saugen-Zentrieren-Schallen-Trennen"-Zyklus empfohlen, d.h. der Kern oder seine Partikel werden vom Ansatz aufgesucht und angesogen, mit dem Ansatz in das Zentrum der Vorderkammer geführt, hier unter Einsatz der Ultraschallenergie zerkleinert und wieder losgelassen.
12. Die Ultraschallenergie ist der jeweiligen Situation anzupassen; harte Kerne verlangen mehr als weiche. Zu hohe Energie bei weichem Kern schafft ein „Bohrloch", das zu einer unbeabsichtigten Perforation der Hinterkapsel führen kann. Gegen Ende der Emulsifikation, sobald der Kern zerkleinert ist oder nur noch Restpartikel vorhanden sind, muß die Energie reduziert werden.
13. Wo immer zerkleinerte Kernsubstanz ohne Ultraschall aspiriert und entfernt werden kann, sollte davon Gebrauch gemacht werden. Bei bimanuellem Vorgehen wird der Spatel zur Führung und Rotation von Kernresten herangezogen; er darf während des Ultraschallvorgangs nicht mit dem Ansatz in Berührung kommen. Schäden an der Titaniumnadel wären die Folge.
14. Die Temperatur des Ansatzes muß durch Kühlung (Luft oder Kühlflüssigkeit) im Normbereich gehalten werden. Zunehmende Erwärmung des Ansatzes zeigt Überhitzung und Gefahr der Gewebsverkochung an.
15. Bei Schwierigkeiten während der Emulsifikation des Kernes lieber diese frühzeitig aufgeben als Hinterkapselruptur und Glaskörpervorfall riskieren. Eingriff dann mit großer Inzision und Kernexpression fortsetzen.

*Technik der Phakoemulsifikation*

Der Eingriff entspricht in den ersten Stadien der konventionellen extrakapsulären Operation. Noch mehr als bei dieser sollte darauf geachtet werden, daß die sklerokorneale Inzision weder zu klein (Gefahr der Descemet-Läsion durch den Ultraschallansatz, Abdrücken eines weichen Irrigationsmantels) noch zu groß (Gefahr des Kollapses der Vorderkammer durch zu starken Rückfluß der Spülflüssigkeit, zu hohe Strömungsgeschwindigkeit) ist. Gleichermaßen wichtig ist die exakte Kapsulektomie; sie sollte groß genug sein, um die Phakoemulsifikation ohne Schwierigkeiten zu er-

# X. Chirurgie der Linse

möglichen, darf jedoch nicht zu einer unbemerkten Ruptur des Kapseläquators, der Hinterkapsel oder der Zonula führen.

Nach der Kapsulektomie muß der Operateur entscheiden, ob er die Phakoemulsifikation in der Vorderkammer, in der Hinterkammer oder in der Iris- bzw. Pupillarebene durchführen will.

Diese Klassifikation ist aus der Entwicklung der Phakoemulsifikation hervorgegangen. Dabei entspricht der Begriff „Technik in der Iris- bzw. Pupillarebene" praktisch dem der „Hinterkammertechnik ohne Lösen des Kerns" und der „kombinierten Vorderkammer-Hinterkammer-Technik", die bimanuell durch eine Inzision oder durch zwei Inzisionen durchgeführt werden kann [4, 5, 16].

Die heute als Phakoemulsifikation in der Iris- bzw. Pupillarebene bezeichnete Technik ist das Produkt der Erfahrungen, die mit der Vorderkammertechnik wie mit den Emulsifikationen in der Hinterkammer gewonnen wurden. Vor- und Nachteile jedes dieser Verfahren gehen aus Tabelle X. 13 hervor [2–5, 9, 14, 16, 17].

Obgleich der Eingriff heute überwiegend in der Iris- bzw. Pupillarebene durchgeführt wird, soll auch die Phakoemulsifikation in der Vorderkammer erwähnt werden.

Dies nicht nur, weil die Vorderkammertechnik die originäre Methode KELMAN's ist, sondern auch, weil KELMAN (1979) diese Technik nach wie vor für die einfachste hält und sie besonders Anfängern empfiehlt. Die Kenntnis der Vorderkammertechnik ist außerdem von Vorteil, wenn der Kern bei einem anderen Verfahren unvorhergesehen in die Vorderkammer luxiert und aus dieser entfernt werden muß [13]. Die Luxation des Kerns in die Vorderkammer erleichtert die Kernexpression, falls diese notwendig werden sollte.

Dennoch ist die Phakoemulsifikation im Pupillarbereich vorzuziehen. Die Vorderkammertechnik hat mehr Komplikationen zur Folge, vor allem Endothelschäden und Kapselrupturen [9, 16, 17, 20].

## Phakoemulsifikation in der Vorderkammer

Die Vorderkammertechnik beginnt mit der Mobilisation des Kerns und dessen Luxation in die Vorderkammer.

Von den verschiedenen Verfahren seien hier das vertikale und das horizontale Manöver, ferner das kombinierte horizontale Rotationsmanöver genannt. Sie setzen sämtlich eine entsprechend große Kapsulektomie, eine genügend weite Pupille und eine ausreichende Sklerose des Linsenkerns voraus.

**Tabelle X. 13. Vorteile und Nachteile verschiedener Emulsifikationstechniken**

| Vorteile | Nachteile |
|---|---|
| *Vorderkammertechnik* | |
| Jede Phase der Operation unter direkter optischer Kontrolle | Erfordert Luxation des Kerns in die Vorderkammer |
| Relativ geringe Gefahr der Irisschädigung | Schwierig bei enger Pupille oder bei rigider Iris |
| Relativ geringe Gefahr der Hinterkapselruptur | Pupille wird bei Kernluxation schnell eng |
| Bei Pupillenverengung kann der Eingriff fortgesetzt werden, wenn Kern in die Vorderkammer luxiert ist | Hornhautendothel mehr exponiert |
| Für Anfänger technisch leichter | |
| *Hinterkammertechnik* | |
| Kaum oder weniger Endothelkontakt | Technisch schwieriger |
| Kann auch bei nicht maximal erweiterter Pupille ausgeführt werden | Hinterkapsel mehr gefährdet |
| *Emulsifikation in der Iris- (Pupillar)-ebene* | |
| Jede Phase der Operation unter direkter optischer Kontrolle | Bimanuelle Manipulation unerläßlich |
| Luxation des Kerns in die Vorderkammer nicht erforderlich | Bei Pupillenverengung während der Operation schwieriger als Vorderkammertechnik |
| Größtmögliche Endothelschonung | |
| Auch bei nicht maximaler Erweiterung der Papille möglich | |
| Weniger Hinterkapselgefährdung als bei Hinterkammertechnik | |

### Kernmobilisation durch vertikales Manöver (Abb. X. 30)

### Kernmobilisation durch horizontales Manöver (Abb. X. 31)

Wird die Technik beherrscht, eignet sich das horizontale Manöver für weiche Kerne und mäßig erweiterungsfähige Pupillen besser als das vertikale.

Ist der Kern so weich, daß er auch mit diesem Verfahren nicht in die Vorderkammer luxiert werden kann, so läßt er sich meist ohne Emulsifikation absaugen.

**Abb. X. 30 a–d. Kernmobilisation durch vertikales Manöver**

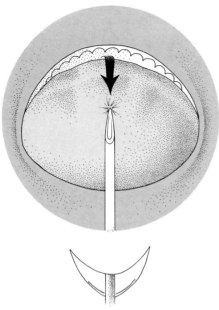

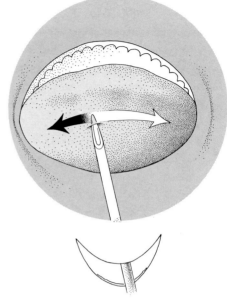

**a** Bei stehender Vorderkammer faßt die Spitze des Zystotoms den Linsenkern bei 6 Uhr zwischen Linsenmittelpunkt und Äquator und zieht ihn nach 12 Uhr bis der untere Kernäquator in der Pupille erscheint. Dabei sollte das Zystotom den Kern nicht nach hinten gegen den Glaskörperraum drücken, sondern ihn eher anheben.

**b** Gleichzeitig wird der Kern leicht nach beiden Seiten bewegt, um ihn aus der Rinde herauszulösen und in die Vorderkammer zu verlagern.

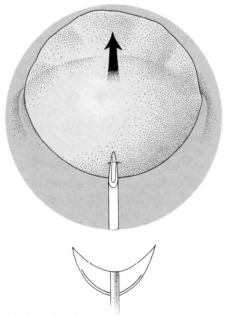

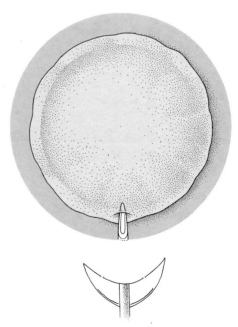

**c** Anschließend wird das Zystotom aus dem Kern zur Inzisionswunde hin zurückgezogen, um den oberen Rand des Kerns nach unten zu schieben, diesen leicht anzuheben und vor den oberen Pupillarrand zu bringen.

**d** Der Kern kann, falls erforderlich, vorher etwas retrahiert werden. Abschließend leichte Rotationsbewegungen des Kerns mit dem Zystotom, um sicher zu sein, daß dieser vor der Iris in der Vorderkammer liegt.

# X. Chirurgie der Linse

**Abb. X. 31 a–c. Kernmobilisation durch horizontales Manöver**

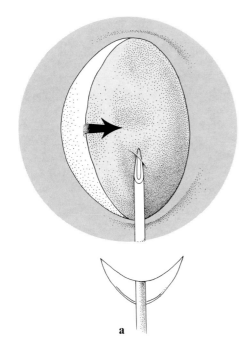

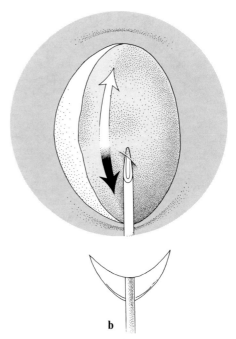

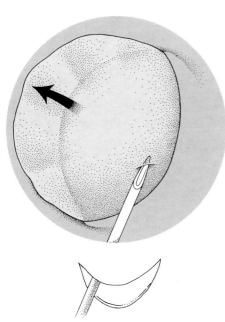

**a, b** Das Zystotom wird bei 12 Uhr in die Vorderkammer eingebracht und bei 3 Uhr vor den Kernäquator geführt. Dort Spitze so rotieren, daß sie den Kern erfaßt. Dieser wird dann in horizontaler und, sobald der Kernäquator in der Pupille erscheint, in vertikaler Richtung bewegt.

## Kernmobilisation durch kombinierte Horizontalrotationsmanöver

Die Technik beginnt mit dem horizontalen Manöver wie beschrieben. Sobald die linke Kernhälfte durch horizontale und abschließend vertikale Bewegungen vor die Iris gebracht ist, wird das Zystotom aus der Linse entfernt, in der Vorderkammer nach rechts geführt, um etwa bei 10–11 Uhr die Iris leicht zurückzuschieben, den Kernäquator erneut zu fassen und diesen in Richtung nach 1–2 Uhr durch die Pupille und vor die Iris zu rotieren. Dieser Vorgang wird so oft wiederholt, bis der Kern ganz in der Vorderkammer liegt. Abschließend wie beim horizontalen und vertikalen Manöver leicht seitliche Bewegungen, um den Kern so weit wie möglich zu lösen und die Pupille zu runden.

**c** Sobald der Kernrand die Pupille passiert hat und vor der Iris liegt, das Zystotom aus dem Kern lösen und nach 9 Uhr führen, wo es den Kernäquator erfaßt und diesen in die Vorderkammer luxiert. Abschließend seitliche Rotation des Kerns, um restliche Bindung mit der Linse zu lösen.

## Weitere Verfahren zur Luxation des Kerns in die Vorderkammer

Für solche Fälle, in denen die vorgenannten Techniken nicht anwendbar sind (z.B. enge Pupille) oder erfolglos bleiben, werden kompliziertere Verfahren angegeben. Sie haben erhöhte Risiken (Hinterkapselruptur!) und sollten besonders erfahrenen Operateuren vorbehalten bleiben. Einzelheiten dieser Operationstechniken sind in der speziellen Literatur nachzulesen [4, 5].

Bei der Mobilisation des Kerns in die Vorderkammer sind folgende Grundsätze zu beachten: Um den Kern genügend bewegen zu können, sollte er stets am Rande, nicht im Zentrum erfaßt werden. Beim Fassen des Kernäquators mit dem Zystotom sicherstellen, daß dieses nicht Reste der vorderen Kapsel erfaßt. In einem solchen Fall könnte die Bewegung des Kerns zum Zentrum hin zur Zonula- oder Hinterkapselruptur führen. Niemals darf das Zystotom während der Kernmobilisation nach hinten oder unten gedrückt werden. Bei den Bewegungen ist ferner darauf zu achten, daß Sklera und Kornea nicht verzogen werden. Behinderung der optischen Kontrolle des Manövers und eine Abflachung der Vorderkammer wären die möglichen Folgen.

Sobald der Kern in die Vorderkammer luxiert ist, Inzisionsstelle auf 3 mm erweitern. Der Ultraschallansatz wird erneut auf seine Funktionsfähigkeit geprüft und, wenn diese einwandfrei gegeben ist, unter gleichzeitiger Irrigation, jedoch ohne Aspiration oder Ultraschallfunktion in die Vorderkammer eingeführt. Dabei ist gleichermaßen dar-

**Tabelle X. 14. Verschiedene Techniken der Phakoemulsifikation in der Vorderkammer**

| Vorteil | Nachteil |
|---|---|
| Croissant | |
| Relativ sicher | Ansatz kann bei 6 Uhr die Iris schädigen |
| Sektor | |
| Vermeidet 6 Uhr-Exposition der Iris, günstig bei tiefliegenden Augen | Rotationsbewegungen, auch wenn diese gering sind, können das Endothel schädigen |
| Karussell | |
| Schnelle Verkleinerung des Linsendurchmessers | Sehr gefährlich, denn: Schräglage des Ansatzes kann zu vermindertem Zufluß oder vermehrtem Abfluß von Infusionsflüssigkeit und damit zur Überhitzung des Ansatzes führen Ansatz bleibt lange im peripheren Bereich der Vorderkammer. Gefahr einer Schädigung von Kornea und Hinterkapsel ist größer Karussellbewegungen der Linse können Endothel „abradieren" |

**Abb. X. 32a–d. Phakoemulsifikation in der Vorderkammer nach der „Croissant-Technik"**

auf zu achten, daß die Descemet-Membran nicht lädiert wird, und daß die Irrigations-Aspirations-Öffnung im Winkel von 90° zueinander steht.

Verschiedene Techniken können zur Phakoemulsifikation in der Vorderkammer angewandt werden (Tabelle X. 14); sie sind im Prinzip auch für die Phakoemulsifikation des Kernes in der Iris-(Pupillar)-ebene geeignet.

*„Croissant-Technik"*

Sie gilt als sicherste der Vorderkammertechniken (**Abb. X. 32**).

*„Sektor-Technik"*

Der Kern wird sektorweise emulsifiziert. Zunächst wird der nach 2 Uhr liegende Sektor angegangen, wiederum zuerst in mittlerer Tiefe, dann im vorderen und danach im hinteren Bereich. Sobald ein genügend großer Sektor entfernt ist, Zurückziehen des Ansatzes aus der Vorderkammer, Rotation des Kerns um 180° mit Spatel oder Zystotom. Wiedereingehen mit dem Ultraschallansatz und Emulsifikation des nun bei 12 Uhr liegenden Sektors bis der Kern in zwei restliche Sektoren zerfällt, die einzeln emulsifiziert und aspiriert werden. Statt dieser „Einhandtechnik" kann alternativ bimanuell vorgegangen werden. Dabei wird ein Spatel zu Hilfe genommen, um den Kern vom Ultraschallansatz zu lösen und die Linse zu rotieren.

*„Karussel-Technik"*

Der Ultraschallansatz wird schräg in die Vorderkammer geführt, so daß er die Peripherie des Linsenkerns tangential trifft. Intermittierende Ultraschallstöße im Wechsel mit der Aspiration bewirken karussellartige Rotationsbewegungen der Linse, deren Peripherie damit zirkulär abgebaut wird. Der zentrale Kernrest wird in der Mitte der Vorderkammer emulsifiziert und aspiriert.

Phakoemulsifikation in der Hinterkammer

Der Kern wird nicht in die Vorderkammer luxiert, sondern praktisch hinter der Iris emulsifiziert.

X. Chirurgie der Linse

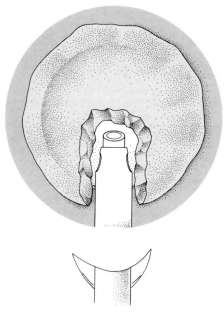

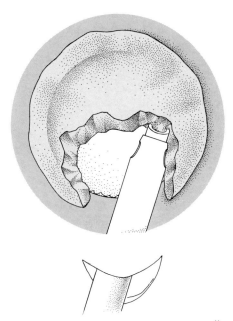

**a** Der Ansatz wird in die Vorderkammer eingeführt, drückt den oberen Äquator des Kerns vorsichtig in Richtung auf den unteren Kammerwinkel, saugt den Kern an und beginnt, während Ansatzspitze und Irrigationsöffnung gut zu sehen sind, mit der Emulsifikation im oberen Kernäquator. Dabei wird der Ansatz möglichst weit gegen die Mitte der Vorderkammer vorgeschoben, aber von der Hornhauthinterwand entfernt gehalten.

**b** Tunnelartige Emulsifikationen der Mitte des Äquatorbereichs zunächst in mittlerer Tiefe, dann der vorderen und danach der hinteren Anteile. Dabei wird das Kernzentrum eher entfernt als die Ränder, so daß der emulsifizierte Kern ein halbmondförmiges, „Croissant"-ähnliches Aussehen annimmt.

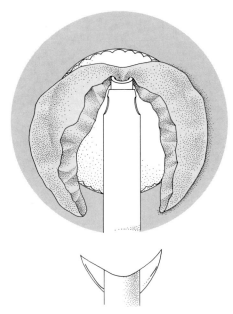

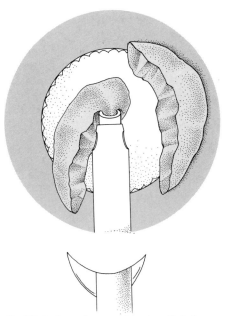

**c** Bei weiterer Emulsifikation im zentralen Kernbereich, die wiederum nach dem Schema „Mitte, vorderer, hinterer Anteil" erfolgt, entsteht schließlich ein C-artiger Rest, der durch wechselndes Ansaugen, Zentrieren, Schneiden und Lösen in einzelne Partikel aufgelöst und schließlich ganz entfernt wird.

**d** Um die Hinterkapsel so wenig wie möglich zu gefährden, können alternativ zunächst die mittleren und vorderen Kernanteile abgetragen und danach die hinteren entfernt werden. Die hintere Schicht wird erst dann angegangen, wenn sie im Zentrum der Vorderkammer emulsifiziert werden kann.

Diese Technik ist indiziert bei nicht genügend erweiterungsfähiger Pupille, bei Endothelschäden (Cornea guttata) und bei sehr weichem Kern, der nicht – wie bei Emulsifikation in der Irisebene – mit dem Spatel geführt werden kann.

Die reine Hinterkammertechnik ist somit nur indiziert, wenn eine andere – insbesondere die Emulsifikation in der Irisebene – nicht möglich ist. Sie gilt als besonders schwierig [5].

**Operationstechnik**

Nach Kapsulektomie wird der Kern mit dem Zystotom bei 9 Uhr gefaßt und horizontal in Richtung 3 Uhr bewegt. Danach Kern bei 3 Uhr fassen und nach 9 Uhr mobilisieren, anschließend Rotation des Kerns in der Hinterkammer, der auf diese Weise von Rinde und Hinterkapsel gelöst wird. Danach Emulsifikation von zwei Dritteln bis drei Vierteln der Kernsubstanz durch wiederholtes Vorschieben des Ultraschallansatzes von 12 nach 6 Uhr. Nachdem der im Pupillarbereich sichtbare Kernanteile ausgehöhlt ist, Ansatz ohne Ultraschallemission unter den Pupillarsaum an den noch in voller Dicke erhaltenen Äquator bei 6 Uhr heranführen, diesen mit kurzem Ultraschallstoß fixieren und unter der Iris in Richtung 12 Uhr hervorziehen, bis der untere Kernäquator vor der Iris zu sehen ist. Emulsifikation dieses Kernbereichs, dabei Kern mit zusätzlich eingeführtem Spatel stabilisieren. Nachdem der untere Kernäquator entfernt und der Kern wieder in die Hinterkammer zurückgesunken ist, zurückziehen des Ansatzes, danebenliegende Kernanteile fixieren, in die Pupille ziehen und emulsifizieren. Dieser Vorgang wird mehrfach wiederholt, bis der Kern aufgelöst ist. Der obere Kernäquator wird mit dem Ansatz, dem Zystotom oder mit einem zusätzlich eingeführten Spatel bei stehender Vorderkammer nach unten gedreht, entsprechend fixiert, hervorgezogen und emulsifiziert. Dabei Ansatz und Kernfragmente von der Hinterkapsel leicht anheben, so daß Kontakt mit eventueller Ruptur der Hinterkapsel vermieden wird. Der letzte Rest des Kernes kann in die Vorderkammer vorgezogen und dort emulsifiziert werden. Wiederum Kontakt mit dem Endothel vermeiden.

Phakoemulsifikation in der Iris-(Pupillar)ebene

Dieses gilt heute als das sicherste und am wenigsten traumatisierende Emulsifikationsverfahren; es wird überwiegend mit bimanueller Technik über zwei Inzisionen praktiziert [3, 5, 9, 17].

**Operationstechnik**

Der Kern wird nicht wie bei der Hinterkammertechnik mit dem Zystotom gelockert, sondern sofort mit dem Ultraschallansatz in wiederholten Emulsifikationsbahnen, die von 12 nach 6 Uhr geführt werden, an seiner Vorderseite ausgehöhlt (**Abb. X. 33**).

Nachdem der vordere Anteil des Kerns (vordere Hälfte oder zwei Drittel) entfernt ist, wird der Ultraschallansatz zurückgezogen. Mit einem 0,5 mm breiten und genügend langen Spatel wird die im unteren Kernbereich entstandene Kante zwischen zentral ausgehöhlten und peripher erhaltenen Anteilen nach unten und etwas nach hinten gedrückt. Die Irrigation wird abgeschaltet; die Vorderkammer kollabiert. Wenn der Ultraschallansatz bis zum Pupillarrand zurückgezogen ist, fällt der obere Kernäquator etwas vor. Einschalten der Irrigation, um die Hinterkapsel nach dorsal zu drücken. Vorschieben des Ultraschallansatzes bis an den oberen Kernäquator. Ansaugen und weitere Emulsifikation bei 12 Uhr. Danach werden

**Abb. X. 33 a–f. Phakoemulsifikation in der Iris- (Pupillar)ebene**

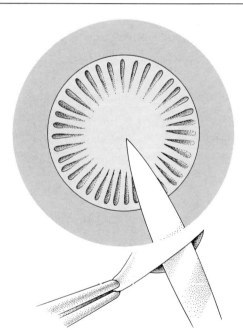

**a** Nach Kapsulektomie in typischer Weise (s. Abschn. X. 2.2.2 und **Abb. X. 24**) Erweitern der Parazenteseöffnung mit dem 3 mm breiten Keratom bei 11 Uhr.

geführt werden kann. Dies ist der Fall bei angeborener Membrankatarakt, bei indurierter oder verkalkter Sekundärkatarakt oder beim Vorliegen eines Glaskörperlinsengemisches nach perforierender Verletzung. Das Verfahren ist ferner angezeigt bei jungen Patienten mit chronischer Uveitis, die zu Occlusio pupillae, Cataracta complicata und zyklitischen Membranen im Glaskörper geführt hat.

Der Einsatz von Saug-Schneide-Geräten bei unkomplizierter angeborener Katarakt und bei subluxierter Linse sollte im Einzelfall kritisch geprüft werden.

Die Phakektomie der senilen Katarakt bleibt problematisch, obwohl sie in Kombination mit Ultraschallfragmentation wenig Komplikationen und gute Ergebnisse haben soll. Eine entsprechende Technik wird zur Entfernung der Linse während der Vitrektomie empfohlen [5, 11, 15].

Zur Phakektomie eignen sich alle in der intravitrealen Chirurgie bewährten Saug-Schneide-Geräte. Der Eingriff kann auf transpupillarem oder transziliarem Weg, aber auch kombiniert durchgeführt werden. Jeder dieser Zugänge bietet Vorteile, hat aber auch Nachteile [7]. Die *transpupillare Operation* ist relativ einfach.

Retina und Glaskörperbasis werden nicht tangiert; der Saug-Schneide-Vorgang läßt sich unter optischer Kontrolle durchführen. Die Gefahr von Endothelkontakt, Hornhautödem, Iris- und Glaskörpereinklemmung in die Limbuswunde, einer dauernden Pupillenverziehung und des Sekundärglaukoms ist allerdings größer.

Ein transpupillarer Eingriff kann mit einem einzigen Saug-Spül-Schneideinstrument oder mit einer Kombination von Instrumenten durchgeführt werden, von denen eines der Aufrechterhaltung der Vorderkammer dient, während das andere schneidet und saugt. Ein in die Vorderkammer eingeführter Infusionsstutzen („Chamber maintainer", **Abb. X. 34**) kann bei kleinem Auge und flacher Vorderkammer von Vorteil sein. Eine freie Infusionskanüle (**Abb. X. 41**) bietet die Möglichkeit, feste Linsenpartikel in der Vorderkammer zu lockern, zu zerkleinern und dem Saug-Schneide-Gerät zuzuführen [3, 7, 8].

### Operationstechnik

Parazentese durch Kornea oder Limbus, Einführen eines entsprechenden Saug-Schneide-Geräts. Falls dieses eine gleichzeitige Infusion nicht zuläßt, Gegenparazentese und Einführen einer Infusionskanüle. Ein Kanülenmesser nach SATO hat sich als zweites Schneideinstrument bewährt. Die Parazenteseöffnungen dürfen nicht größer sein als die jeweils einzuführenden Saug-Schneide-Instrumente oder die Spülkanüle. Unter Saugen und Schneiden sowie unter gleichzeitiger Spülung der Vorderkammer wird die Linse entfernt.

Bei *transziliarem Zugang*, der durch die Pars plana, aber auch durch die Pars plicata gewählt werden kann, bleibt der vordere Augenabschnitt praktisch unberührt [12, 14].

Das Endothel wird weitgehend geschont. Iris und Glaskörper können nicht durch die Vorderkammer nach außen vorfallen und in die Wunde eingeklemmt werden.

Der Zugang über die Pars plicata wird damit begründet, daß die Pars plana bei jungen Kindern kleiner ist als bei Erwachsenen, und daß damit die Gefahr einer Verletzung des Glaskörperbasis oder eines Orarisses durch das eingeführte Saug-Schneide-Instrument größer ist. Der Eingang über die Pars plicata soll einen sicheren Abstand von diesen Strukturen erlauben. We-

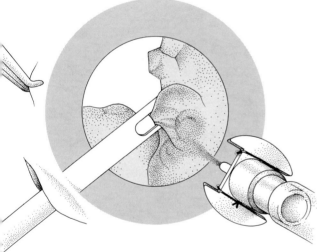

**Abb. X. 34. Transpupillare Phakektomie mit Instrumentenkombination.** Angeborene Membrankatarakt bei engem vorderen Augenabschnitt. Um bei dem wenige Wochen alten Kind die Traumatisierung der sklerokornealen Grenzzone und des Kammerwinkels so gering wie möglich zu halten, wurde hier ein feiner Infusionsstutzen durch eine periphere korneale Inzision in die Vorderkammer geführt und korneal fixiert. Danach 0,8 mm sklerokorneale Inzision und Entfernen der Linse mit kleinem Saug-Schneid-Gerät bei gleichmäßig tiefer Vorderkammer.
**Hinweis:** Bei Erwachsenen mit normal großem Auge und tiefer Vorderkammer ist bimanuelles Verfahren (s. **Abb. X. 41**) vorzuziehen.

der in der unmittelbaren postoperativen Phase noch später wurden wesentliche Komplikationen gesehen [12, 14].

Die transziliaren Techniken sind schwieriger und im Hinblick auf die möglichen, wenn auch seltenen Folgen (Glaskörperblutung, Netzhautablösung, zystoides Ödem der Makula), risikoreicher. Bei vorzeitiger Ruptur der Hinterkapsel droht ein Absinken von Kern- und Rindenanteilen in den Glaskörperraum.

Das *transziliare Vorgehen ist indiziert*, wenn gleichzeitig Linsen- und Glaskörperveränderungen vorliegen, und wenn eine intrakapsuläre Extraktion kontraindiziert ist, z.B. bei Cataracta complicata jugendlicher Patienten mit chronischer vorderer Uveitis und mit dichten Glaskörpertrübungen.

Tendenzen, die transziliare Phakektomie als Routineverfahren bei angeborener, traumatischer oder gar präseniler und seniler Katarakt einzusetzen, um den vorderen Augenabschnitt zu schonen, müssen sorgfältig abgewogen werden gegen die Überlegung, daß der Verbleib der hinteren Kapsel sich auf den hinteren Augenabschnitt schützend auswirkt, und daß Glaskörperverlust bei Aphakie in besonderem Maß zu zystoidem Ödem und zur Amotio retinae disponiert. Bei angeborener Katarakt ergeben sich hinsichtlich der Amblyopiegefahr besondere Überlegungen (s. Abschn. X. 4.4).

Die transziliare Phakektomie mit Vitrektomie sollte nur bei überzeugender *Indikation* durchgeführt werden. Dazu rechnen wir die traumatischen Katarakte mit Ruptur der hinteren Kapsel und mit Vorfall eines Linsen-Glaskörpergemisches in die vordere Augenkammer sowie die Operation der subluxierten Linse bei jungen Patienten (s.S. 118).

## Operationstechnik

Maximale Mydriasis. Das Vorgehen entspricht der ersten Phase der Pars-plana-Vitrektomie; es wird von dem gewählten Saug-Schneide-Gerät bestimmt. Geräte die eine separate Führung von Infusionsstutzen, Saug-Schneide-Ansatz und intraokularer Beleuchtung vorsehen, erfordern entsprechend viele Inzisionen.

### Pars-plana-Zugang

3,5–4,0 mm hinter dem Limbus Freilegen der Sklera. 3,0 mm lange limbusparallele Inzision. Ist die Einführung eines Infusionsstutzens oder einer Infusionskanüle vorgesehen, so werden diese durch die erste Stichinzision 3,0 mm hinter dem Limbus eingeführt, damit die weiteren Inzisionen nicht am hypotonen Bulbus erfolgen müssen. Ist die Linse vollständig vorhanden und die Linsenkapsel intakt (angeborene Katarakt, Cataracta complicata), wird schon die Inzision, der das Saug-Schneide-Gerät folgen soll, mit scharfem Instrument steil durch den Linsenäquator bis in die Lin-

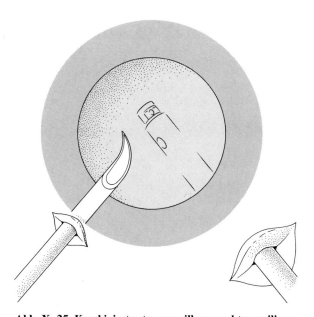

**Abb. X. 35. Kombinierter transpupillarer and transziliarer Zugang.** Präparation eines 2–3 mm breiten limbusständigen Bindehautlappens bei 2 Uhr und eines gleichgroßen Lappens bei 11 Uhr. Bei maximal weiter Pupille perforierende Inzision der Sklera und der Glaskörperbasis mit scharfem Instrument 3 mm hinter dem Limbus bei 11 Uhr. Gleichzeitige Perforation der Linse im Äquatorbereich. Die Breite dieses Schnitts entspricht der Breite des später einzuführenden Saug-Schneide-Instruments. Parazentese der Vorderkammer bei 2 Uhr und Einführen einer schneidenden Infusionskanüle. Stellen der Vorderkammer mit Flüssigkeit. Einführen eines Saug-Schneide-Geräts bei 11 Uhr durch Sklera und Glaskörperbasis in die Linse hinein. Inzision der Vorderkapsel mit der Infusionskanüle. Ausschneiden und Absaugen der Linse. Saug- und Schneidefrequenz der Situation anpassen. Feste Linsenanteile können mit der Infusionskanüle aufgelockert, durchtrennt und dem Saug-Schneide-Ansatz zugeführt werden. Die Vorderkapsel wird schrittweise entfernt, die Hinterkapsel erst dann, wenn alle Kern- und Rindenanteile abgesaugt sind. Danach Inspektion des Glaskörpers durch die Kontaktlinse. Abgesunkene Linsenanteile mit Saug-Schneide-Gerät entfernen. Am Ende des Eingriffs wird zuerst der Saug-Schneide-Ansatz zurückgezogen, danach die Infusionskanüle. Skleranaht bei 11 Uhr. Tonisieren des Bulbus über Parazentese bei 2 Uhr. Sklerokorneale Naht bei 2 Uhr, Bindehautnähte.

senmitte geführt. Der Saug-Schneide-Ansatz wird danach in gleicher Richtung vorgeschoben und in Funktion gebracht, sobald die Spitze in der Linse zu erkennen ist. Unter visueller Kontrolle mit dem Operationsmikroskop wird die getrübte Linse mit unterschiedlicher Saug-Schneide-Kraft entfernt. Hinter der Iris liegende Anteile der Linse werden in den Pupillarbereich gesaugt und dann herausgeschnitten. Anschließend flache vordere Vitrektomie, Auffüllen des Bulbus mit Ringer-Lösung und Wundnähte.

Pars-plicata-Zugang

Freilegen der Sklera 2,5 mm hinter dem Limbus sonst wie bei Pars-plana-Zugang.

**Kombinierte Operationstechnik**

In bestimmten Fällen, etwa wenn sehr feste Linsensubstanz im Bereich der Pupillarebene entfernt werden muß, ist ein kombiniertes Vorgehen hilfreich. Die schneidende Infusionskanüle (Kanülenmesser nach SATO) wird über den Limbus eingeführt, der Saug-Schneide-Ansatz über die Pars plana oder die Pars plicata (**Abb. X. 35**).

Gelingt es nicht, die pathologischen Strukturen mit dem Saug-Schneide-Ansatz zu fassen, so können sie mit der Infusionskanüle stabilisiert und von vorn so gegen das Schneideinstrument gedrückt werden, daß dieses als Widerlager dient [7, 10].

Ein solches Vorgehen kommt am ehesten bei Membran-Katarakt, aber auch bei festen Nachstarmembranen in Betracht (s. Abschn. X. 3.3.6 und **Abb. X. 41**).

LITERATUR

1. Benson WE, Blankenship GW, Machemer R (1977) Pars plana lens removal with vitrectomy. Am J Ophthalmol 84:150–152
2. Cleasby GW (1977) Combined vitrectomy and lensectomy in the management of ectopia lentis. In: Mc Pherson A (ed) New and controversal aspects of vitreoretinal surgery. Mosby, St Louis Toronto London, pp 292–294
3. Diddie KR, Wallace DA, Ober R, Smith RE (1982) Results of anterior segment surgery with vitrectomy instruments. Am J Ophthalmol 93:172–184
4. Douvas NG (1979) Roto-Extractor-Lensectomy. Trans New Orleans Academy of Ophthalmology. Mosby, St Louis Toronto London, pp 263–290
5. Girard L (1981) Pars plana lensectomy by ultrasonic fragmentation. Results of a retrospective study. Ophthalmology 88:434–436
6. Gnad HD, Klemen UM (1979) Verwendung des Vitreophagen zur Kataraktoperation. Kindliche und traumatische Katarakte, Nachstarmembranen. Klin Monatsbl Augenheilkd 174:485–488
7. Gronemeyer U, Böke W, Duncker G (1983) Einsatz von Vitrektomiegeräten bei Operationen im vorderen Augenabschnitt. Klin Monatsbl Augenheilkd 82:23–29
8. Kanski JJ, Crick MDP (1977) Lensectomy. Trans Ophthalmol Soc UK 97:52–57
9. Machemer R (1980) Cataract extraction in cases of cataract with vitreous abnormality. Ophthalmology 87:618–621
10. Michels RG (1981) Vitreous surgery. Mosby, St Louis Toronto London
11. Peyman GA, Huamonte F, Goldberg MF (1975) Management of cataract in patients undergoing vitrectomy. Am J Ophthalmol 80:30–36
12. Peyman GA, Raichand M, Goldberg MF (1978) Surgery of congenital and juvenile cataracts: a pars plicata approach with the vitrophage. Br J Ophthalmol 62:780–782
13. Peyman GA, Raichmand M, Goldberg MF, Ritacca D (1979) Management of subluxated and dislocated lenses. Br J Ophthalmol 63:771–778
14. Peyman GA, Raichmand M, Oesterle C, Goldberg MF (1981) Pars plicata lensectomy and vitrectomy in the management of congenital cataracts. Ophthalmology 88:437–439
15. Treister G, Machemer R (1979) Pars plana surgical approach for various anterior segment problems. Arch Ophthalmol 97:909–911
16. Urrets-Zavala A (1977) Phakofragmentation und -absaugung durch die Pars plana ciliaris. Klin Monatsbl Augenheilkd 170:405–410
17. Witschel H (1982) Lentektomie durch die Pars plana. Fortschr Ophthalmol 79:325–326

# 3 Maßnahmen bei Komplikationen

## 3.1 Komplikationen bei der Operationseinleitung

Kreislaufkomplikationen

Bei alten kreislauflabilen Patienten, aber auch bei jüngeren Personen kann während der Operation in Allgemein- oder Lokalanästhesie plötzlich ein bedrohlicher Blutdruckabfall als Folge präoperativ gegebener Medikamente oder durch emotionale Faktoren eintreten. Patienten mit Bluthochdruck können auf epinephrinhaltige Lokalanästhetika mit einem erheblichen Anstieg reagieren, insbesondere wenn Angst- und Spannungszustände hinzukommen. Eine Überwachung des Blutdrucks vor und während der Operation bei disponierten Patienten ist zu empfehlen. Auf das erhöhte Risiko einer expulsiven Blutung bei Blutdruckanstieg und gleichzeitiger Hypotonie des Bulbus nach Eröffnen der Vorderkammer oder nach Extraktion der Linse sei hingewiesen (s. Abschn. X. 3.2.3).

*Gegenmaßnahmen:* Bei Blutdruckabfall Kreislaufstabilisierung durch Infusion. Bei plötzlichem Blutdruckanstieg kontrollierte Hypotonie mit Nitroprussidnatrium. In beiden Fällen Anästhesisten hinzuziehen!

*Prophylaxe:* Präoperative Herz- und Kreislaufuntersuchungen, falls erforderlich präoperative Therapie. Blutdruckmessung. Präoperativ Venenweg anlegen und EKG-Kontrolle vor Beginn und während der Operation.

### Retrobulbäres Hämatom

Kurz nach der Injektion drängt der Bulbus nach vorne; er kann nicht oder nur schwer zurückgedrückt werden. Aktive und passive Motilität sind behindert, Lider und Konjunktiva verfärben sich bläulichrötlich und lassen Hämatome erkennen. In ausgeprägten Fällen wird die Arteria ophthalmica komprimiert: die Arteria centralis retinae ist ischämisch oder pulsiert mühsam. Viel heimtückischer ist das weniger deutliche retrobulbäre Hämatom, das eventuell zunächst noch durch die Okulopression unterdrückt wird und erst nach der Kernexpression deutlich hervortritt.

*Gegenmaßnahmen:* Okulopression, um die Blutung zum Stehen zu bringen. Wenn möglich, Kontrolle der Zentralarterie. Eventuell Punktion des Retrobulbärraums, um Druck auf N. opticus und A. ophthalmica zu entlasten. Operation absetzen. Patient nicht unbeobachtet lassen, solange die Zentralarterie nicht wieder ganz durchblutet ist.

*Prophylaxe:* Präoperativ nach Antikoagulantien oder besonderer Blutungsbereitschaft fragen. Hypertonie, Diabetes und andere Dispositionsfaktoren vorbehandeln. Falls vermehrte Blutungsneigung bekannt ist oder retrobulbäres Hämatom bei vorhergehendem Operationsversuch aufgetreten ist, Intubationsnarkose veranlassen. Alternativ periokulare Lokalanästhesie in Betracht ziehen.

### Perforation des Bulbus

In seltenen Fällen, besonders bei hoher Achsenmyopie, kann die *retrobulbäre Injektion* zur Perforation des Bulbus führen [6].

*Gegenmaßnahmen:* Lokalanästhetikum nicht injizieren. Injektionskanüle vorsichtig zurückziehen. Ophthalmoskopie, Operation absetzen, Retinopexie im Perforationsbereich, Lochbrille, Bettruhe, Hämostyptika.

*Prophylaxe:* Bei jeder retrobulbären Injektion an diese Möglichkeit denken, besonders bei hochgradig Myopen. Sorgfältige Ausführung der Injektion. Nadel nicht zu tief in die Orbitaspitze führen. Vor Beginn der Injektion durch vorsichtige Bewegungen der Injektionskanüle prüfen, ob Bulbus sich mitbewegt. Bei enger Orbita und abnormer Bulbuslänge Allgemeinanästhesie bevorzugen.

Auch beim *Legen der Zügelnaht* kann der Bulbus perforiert werden, wenn das Auge weich und die Sklera extrem dünn ist. Glaskörperblutung und Netzhautablösung sind die möglichen Folgen [6].

*Gegenmaßnahmen:* Bei Verdacht auf Perforation Nadel vorsichtig zurückziehen. Falls Faden schon liegt, diesen kurz über dem Bulbus abschneiden und erst dann entfernen. Keineswegs langen Faden durch die Perforationsstelle nach außen ziehen! Dieser könnte, insbesonders wenn er gezwirnt ist, Teile der Aderhaut erfassen, fixieren, zerreißen und im ungünstigsten Falle eine bis dahin noch nicht eingetretene intraokulare Blutung provozieren.

## 3.2 Komplikationen während des Eingriffs

### 3.2.1 Komplikationen bei der Schnittführung

Einriß des Bindehautlappens

Während ein fornixständiger Konjunktivallappen meist problemlos zu präparieren ist, kann der limbusständige bei sehr atrophischer oder stark vernarbter Bindehaut leicht einreißen.

*Gegenmaßnahmen:* Kleine Perforationen, sofern sie nicht unmittelbar über der Inzisionslinie liegen, der Selbstheilung überlassen. Einrisse sollten nach sorgfältiger Rekonstruktion der anatomischen Verhältnisse mit feinem Nahtmaterial fortlaufend oder mit Einzelnähten verschlossen werden. Große Defekte sind durch Verschiebeplastik zu decken. Dabei kann der limbusständige Lappen durch einen fornixständigen Anteil ergänzt oder durch die von oben mobilisierte Bindehaut ganz ersetzt werden. Horizontale Entlastungsschnitte mögen notwendig sein; diese werden in der oberen Übergangsfalte oder am Limbus bei 9 und 3 Uhr durchgeführt.

*Prophylaxe:* Sorgfältige Ausführung der Bindehautinzision. Bei sehr atrophischer oder stark vernarbter Konjunktiva eher fornixständigen Lappen oder korneale Inzision wählen.

# X. Chirurgie der Linse

## Komplikationen bei Eröffnung der Vorderkammer

Sklerale, sklerokorneale und korneale Inzision haben potentielle Risiken.

Wird der *klassische Graefe-Schnitt*, die große ab-interno-Inzision, nicht genau durch die Kornea oder durch die sklerokorneale Grenzzone, sondern tiefer geführt, oder fällt der Augeninhalt während dieses Schnitts vor, so resultieren Blutungen aus Sklera, Iris oder Ziliarkörper. Auch eine Verletzung der Linse und Glaskörpervorfall können die Folge sein. Es kann eine Situation entstehen, die die Operation von vornherein erheblich erschwert und sich nicht leicht beherrschen läßt. Der klein angelegte ab interno-Schnitt enthält prinzipiell die gleichen Gefahren, das Risiko ist aber deutlich geringer. Obwohl die Inzision *ab externo* eine bessere Kontrolle der Schnittführung erlaubt, kann auch dabei ein scharfes Instrument, eine sehr dünne Sklera oder ein zu starker Druck der Hand zu den gleichen Komplikationen führen. Bei der Fortsetzung des ab-externo-Schnitts mit der Mikroschere ist darauf zu achten, daß diese vor der Irisebene liegt, die Iris also nicht angeschnitten werden kann. Die Gefahr, eine breite Iridektomie, eine Iridodialyse oder Sektoriridektomie zu provozieren, ist besonders groß, wenn der Bulbus nicht genügend hypoton ist, die Iris vorfällt und in den Schnitt drängt. Wird die Inzision bis in den Bereich von 9 und 3 Uhr geführt, kann die Verletzung tiefer Sklerägefäße zu störenden Blutungen während der Operation führen.

*Ein Prolaps der Iris* zu Beginn der Inzision ist meist durch Druck des Kammerwassers bedingt, das die Iris nach außen drängt, kann aber auch das erste Symptom einer beginnenden retrochorioidalen Blutung oder einer Aderhauteffusion sein.

Schwerer wiegend ist das *Auftreten von Glaskörper* während oder unmittelbar nach der Inzision. Bei subluxierter oder luxierter Linse ist stets damit zu rechnen. Gelegentlich, am ehesten bei hoher Myopie und bei Kernkatarakt, dringt unmittelbar nach sonst unkomplizierter Eröffnung der Vorderkammer verflüssigter Glaskörper nach außen vor, erkennbar als zähes, fadenziehendes „Kammerwasser"; die Vorderkammer bleibt tief. Anscheinend „spontaner" Glaskörpervorfall in diesem Stadium der Operation kann nur durch eine präoperativ nicht erkannte oder durch den Schnitt provozierte Zonularuptur erklärt werden.

*Ablösung der Descemet-Membran:* Beim Schnitt, besonders in der Kornea, können Descemet-Membran und Endothel vom Stroma abgelöst oder mit der Mikroschere abgetrennt werden. Die Ablösung der Membran kann flach (weniger als 1 mm zwischen Hornhaut und abgelöster Membran) oder hoch (mehr als 1 mm) sein. Während im ersten Fall eine spontane Wiederanlegung zu erwarten ist, droht im zweiten eine bullöse Keratopathie. Gelegentlich drängt sich Blut zwischen abgehobener Descemet-Membran und Stroma; es entsteht eine deutliche Begrenzungslinie, die den tiefsten Punkt der Ablösung anzeigt. Die Läsion der Descemet-Membran kann nicht nur durch den Schnitt, sondern auch durch Irrigationskanülen, Irisspatel und bei der Implantation einer intraokularen Linse entstehen [1, 2, 5, 8, 9].

*Gegenmaßnahmen:* Bei *unbeabsichtigt früher Perforation* schneidendes Instrument zurückziehen, Situation analysieren. Falls möglich, Schnitt vorsichtig mit der Schere weiterführen. Bei unvorhergesehener Perforation eines skleralen Schnitts diesen am besten ganz vernähen, Operation zurückstellen oder, wenn vertretbar, Schnitt im kornealen oder vorderen sklerokornealen Bereich neu legen. Völlig mißlungene Inzisionen sollten so gut wie möglich vernäht werden. Stets überlegen, ob es besser ist, die Operation abzubrechen und sie später unter günstigeren Bedingungen wiederaufzunehmen oder ob die Situation die Fortsetzung des Eingriffs erfordert.

*Blutungsquellen* im skleralen oder sklerokornealen Schnittbereich durch Spülung mit Ringer-Lösung identifizieren und durch Kauter verschließen; dabei übermäßige Schrumpfungseffekte vermeiden, die die spätere Wundadaptation stören. Bei Iris- oder Ziliarkörperverletzung spülen, Ende der Blutung abwarten, Gewebe inspizieren. Iris so gut wie möglich reponieren, eventuell nähen. Entscheiden, ob Operation fortgesetzt werden kann.

Bei *Linsenverletzung* Operation mit extrakapsulärer Technik fortsetzen. Bei gleichzeitigem *Glaskörpervorfall* partielle Vitrektomie ausführen.

Bei *Irisvorfall* vorsichtiges Ablassen von Kammerwasser, gegebenenfalls durch Punktion der prolabierten Iris mit der Nadel oder kleine periphere Iridektomie. Vorsichtige Erweiterung des Schnittes, ohne die Iris zu verletzen. Sinkt nach diesen Maßnahmen die Iris in die Vorderkammer zurück, kann die Operation fortgesetzt werden. Drängt sie weiter vor, Inzision nicht vergrößern, sonder Ursache des Druckes ermitteln, *vor allem beginnende retrochorioidale Blutung oder Aderhauteffusion ausschließen.*

Bei *retrochorioidaler Blutung* als Ursache eines Iris-, Linsen- und Glaskörpervorfalls in den eben eröffneten Wundspalt ist der sofortige Wundverschluß obligat. Befindet sich der Patient in Allgemeinanästhesie, sollte die Narkose vertieft und der Blutdruck systemisch gesenkt werden (Anästhesist!). Im Zweifelsfall ist es besser, die Wunde wieder zu verschließen und die Operation zurückzustellen, als bei anhaltendem Vordringen des Iris-Linsen-Diaphragmas die Fortsetzung zu riskieren. Drängt der Augeninhalt vor, weil der Patient unruhig ist und preßt, intraokularen Druck durch

Infusion einer hyperosmotischen Flüssigkeit zu senken versuchen.

*Descemet-Ablösung*, sofern in der Operation erkennbar, mit Spatel reponieren und mit Luftinjektion in die Vorderkammer gegen die Hornhaut drücken. Natriumhyaluronat kann nützlich sein, um eine weit abgelöste und aufgerollte Descemet-Membran wieder zu entfalten und zu reponieren, kann sich aber auch zwischen Descemet und Stroma drängen und dann die Membran noch weiter ablösen. Bei sehr ausgedehnter Ablösung Membran mit feinsten Einzelnähten (Nylon 10-0) an der Hornhautperipherie fixieren. Wird die Descemet-Ablösung erst postoperativ festgestellt oder vermutet, zunächst entquellen der Kornea, Analyse der Situation und entsprechende Maßnahmen ergreifen. Umschriebene Abhebungen bedürfen keiner Therapie, meist Spontanheilung [1–3, 5, 7–10].

*Prophylaxe:* Schnitt unter mikroskopischer Kontrolle. Sorgfältige Führung des schneidenden Instruments, gleich welches benutzt wird. Dessen Schärfe und Wirkung auf das Gewebe sind abzuschätzen, um zu tiefen Einschnitt und damit eine Verletzung von Iris, Ziliarkörper und Linse zu vermeiden.

Der große Graefe-Schnitt sollte wegen seiner Risiken nicht mehr oder nur von dem ausgeführt werden, der ihn sicher beherrscht. Bei Einsatz der Mikroschere nicht nur auf gleichmäßigen Schnitt, sondern auch darauf achten, daß das innere Blatt der Schere weder intrakorneal liegt (Descemet-Ablösung) noch Irisgewebe erfaßt (Iridodialyse!). Die optische Kontrolle dieses Schrittes der Operation ist leicht, wenn der perforierenden Inzision eine lamelläre vorangegangen ist und wenn der Schnitt mit der Schere ausschließlich im transparenten kornealen Gewebe durchgeführt wird. Im übrigen für ausreichende präoperative Hypotonie des Bulbus sorgen.

### 3.2.2 Iriskomplikationen

*Bei der Iridektomie:* Am ehesten ist eine *Blutung* aus dem Circulus arteriosus majus oder aus den großen radiären Irisgefäßen zu befürchten.

Zur *Verletzung der Linsenkapsel* kann es kommen, wenn die Iridektomie vor der Linsenextraktion durchgeführt wird, und wenn die Irispinzette zu tief gefaßt hat. Diese Komplikation ist selten; eher kommt es vor, daß zu wenig Irissubstanz gefaßt und das *Pigmentblatt nicht ausgeschnitten* wird; ein späterer Pupillarblock kann die Folge sein. Wird die Iridektomie bei erheblicher Mydriasis vorgenommen, resultiert leicht ein *zu großes oder gar ein sektorenförmiges Kolobom*. Bei Verwendung von gezähnten Irispinzetten kann eine unkontrollierte Bewegung des Patienten oder der Hand des Operators zur *Iridodialyse* führen.

*Gegenmaßnahmen:* Bei Blutung Spülen mit Ringer- oder balancierter Lösung. Falls wirkungslos, Anziehen der Sicherungsnaht und Injektion von steriler Luft in die Vorderkammer mit leichtem Überdruck. Große Iriskolobome und unbeabsichtigte Iridotomie mit dauerhaften Einzelnähten reparieren. Iridodialyse sofort mit Einzelnähten oder später nach Mc Cannel versorgen [4].

*Prophylaxe:* Irischirurgie nur unter dem Mikroskop! Irisbasis wegen des großen Gefäßrings und der Gefahr einer Iridodialyse meiden. Eine feine Pinzette benutzen. Iris vor jedem Einschnitt anheben, so daß Linsenkapsel nicht mitgefaßt wird. Bei Erweitern einer peripheren Iridektomie zur radiären Iridotomie, insbesondere, wenn hintere Synechien und Seclusio pupillae bestehen, Iris von der peripheren Iridektomie her mit Spatel unterfahren und Scherenschnitt über dem Spatel ausführen. Iridektomie möglichst nicht bei weiter Pupille vornehmen.

## LITERATUR

1. Dowlut SM, Brunet M (1980) Detachment of descemet's membrane in cataract surgery. Can J Ophthalmol 15:122–124
2. Mackool RJ, Holtz SJ (1977) Descemet's membrane detachment. Arch Ophthalmol 95:459–463
3. Mc Auliffe KM (1982) Sodium hyaluronate in the treatment of descemet's membrane detachment. Ocular Ther Surg IA:58–59
4. Mc Cannel MA (1976) A retrievable suture idea for anterior uvea problems. Ophthalmic Surg 7:98–103
5. Scheie HG (1965) Stripping of descemet's membrane in cataract extraction. Arch Ophthalmol 73:311–314
6. Seelenfreund MH, Freilich DB (1980) Retinal injuries associated with cataract surgery. Am J Ophthalmol 89:654–658
7. Sparks GM (1967) Descemetopexy. Surgical detachment of descemet's membrane in cataract extraction. Arch Ophthalmol 78:31–34
8. Sugar HS (1967) Prognosis stripping of descemet's membrane. Am J Ophthalmol 63:140–143
9. Teichmann KD, Moog PW (1975) Umschriebene Descemetabhebung nach Staroperation. Klin Monatsbl Augenheilkd 167:872–873
10. Wyatt H, Ghosh J (1969) Reposition of descemet's membrane after cataract extraction: A case report. Br J Ophthalmol 53:267–269

# X. Chirurgie der Linse

## 3.2.3 Komplikationen bei intrakapsulärer Extraktion

Kapselruptur, Linsensubluxation oder -luxation, Irisabriß, Endothelläsion, Glaskörpervorfall, chorioidale Effusion und expulsive Blutung sind die wichtigsten Komplikationen.

Kapselruptur

Sie kann gleichermaßen bei Extraktion mit Pinzette, Erysophak oder Kryostab eintreten; sie ereignet sich am häufigsten bei Anwendung der Pinzette, seltener bei der Extraktion mit dem Erysophaken und am wenigsten bei der Kryoextraktion. Hypermature, intumeszente und traumatisierte sowie mit der Iris synechierte Linsen sind in dieser Hinsicht besonders gefährdet.

In manchen Fällen sind auch jenseits des 50. Lebensjahres die Zonula und die hyaloideokapsularen Verbindungen so stark, daß sie dem Extraktionszug unerwarteten Widerstand bieten; die Kapsel reißt, bevor die Linse sich löst. Als weitere Ursachen der Kapselruptur sind zu nennen: zu kleine Inzision, nicht genügend erweiterte Pupille, inadäquate Fixierung der Kapsel durch Pinzette (am vorderen Linsenpol statt zwischen diesem und dem Äquator, oder wenn zuviel Kapselsubstanz erfaßt wird), Erysophak (zu hoher Vakuumsog) oder Kryostab (ungenügendes Anfrieren, zu frühe Lösungsbewegungen), defekte Extraktionsinstrumente und eine zu abrupte Extraktion. Vitrektomierte Augen sollen vermehrt zur Kapselruptur und zum Absinken von Linsenpartikeln in den Glaskörper neigen [17].

*Gegenmaßnahmen:* Sie werden weitgehend dadurch bestimmt, in welcher Phase der Extraktion diese Komplikation eintritt.

Reißt die Kapsel, bevor die Zonula auch nur partiell gelöst ist, sollte – wie bei geplantem extrakapsulärem Vorgehen – die Vorderkapsel weitgehend exzidiert, der Kern exprimiert und die Rinde ausgespült oder abgesaugt werden. Ist die Kapselruptur klein und gut sichtbar, läßt sie sich manchmal mit dem Kryostab versiegeln; die Extraktion kann dann intrakapsulär weitergeführt werden. Wo möglich sollte diese Maßnahme durch enzymatische Zonulolyse wenn nicht schon vorher angewendet, unterstützt werden.

Ist ein Teil der Zonulafasern bereits gelöst, so ist die Fortsetzung des Verfahrens mit Kernexpression und Spül-Saug-Techniken risikoreich. Beim Versuch der Kernexpression droht Glaskörpervorfall; die Spül-Saug-Technik kann zum Absinken fester Linsenteile, einschließlich des Kerns, in den Glaskörperraum führen. Es erscheint daher besser, in solchen Fällen die Extraktion so gut wie möglich fortzusetzen, den Kern mit Kryostab oder Erysophak zu entfernen, die rupturierte Kapsel mit Kapselpinzetten zu fassen und im „Hand über Hand-Manöver" allmählich zu extrahieren. Gelingt dies, lassen sich die im Kapselsack liegenden Rindenanteile meist vollständig entfernen; es resultiert ein Zustand wie nach intrakapsulärer Extraktion. Freie Rindenanteile lassen sich bei intakter vorderer Glaskörpergrenzmembran durch vorsichtiges Spülen entfernen, zu intensive Irrigation kann aber die Ruptur der Grenzmembran und Glaskörpervorfall nach sich ziehen.

Können Kapsel- und Rindenreste auch unter dem Mikroskop (koaxiale Beleuchtung) nicht genügend identifiziert und entfernt werden, sollten zur Vermeidung von Glaskörperkomplikationen keine weiteren Versuche unternommen werden, sondern einem zweiten Eingriff vorbehalten bleiben; meist ist die Situation dann besser zu übersehen. Wichtig ist, daß keine Kapselreste in die Wunde inkarzeriert werden. Pupillenhochstand, Wunddehiszenzen, Kammerwasserabfluß und Epithelinvasion sind die möglichen Folgen.

Zurückbleibende Rindenreste (ohne Kapsel) werden bei genügender Mydriasis meist nach einigen Tagen in die Vorderkammer abgestoßen, wo sie frei flottieren und dann leicht entfernt oder der allmählichen Resorption überlassen werden können. Alle Manipulationen nach Kapselruptur lassen sich um so leichter und problemloser durchführen, je mehr der Bulbus hypoton ist. Stets auf die Schonung des Endothels achten.

*Prophylaxe:* Indikation zur intrakapsulären Extraktion kritisch überdenken und Möglichkeit des extrakapsulären Vorgehens berücksichtigen. Im übrigen genügende Erweiterung der Pupille. Falls diese nicht möglich (Glaukomaugen, Seklusion oder Okklusion), passive Erweiterung der Pupille mit stumpfem Irishaken, radiäre Sphinkterotomie, Erweitern der peripheren Iridektomie zur Iridotomie und Irisnaht oder Sektoriridektomie. Sorgfältige Pflege der Extraktionsinstrumente, Inspektion und Funktionskontrolle vor der Extraktion. Genügend große Inzision zur Eröffnung der Vorderkammer. In schwierigen Fällen Kryoextraktion vorziehen. In allen Fällen, die zur Kapselruptur disponieren (Patienten unter 60 Jahren, Kernkatarakt, hypermature und intumeszente Linsen): enzymatische Zonulolyse. Sorgfältige Lösung von hinteren Synechien vor der Extraktion.

Linsensubluxation oder -luxation

In seltenen Fällen, etwa bei verflüssigtem Glaskörper, stark hypotonem Bulbus oder vorgeschädigter Zonula kann schon die erste Berührung der Linse mit dem Extraktionsinstrument eine unerwartete Zonularuptur und eine partielle Verlagerung der Linse auslösen, sogar die Linse in die Tiefe des Glaskörperraums abgleiten lassen. Diese Gefahr droht auch, wenn die zunächst sicher fixierte Linse sich vom Extraktor löst und erneut gefaßt werden muß.

*Gegenmaßnahmen:* Subluxierte und in den Glaskörper absinkende Linse sofort mit Kryostab fixieren und vorsichtig vorziehen. Anfrieren von Glaskörper vermeiden. Angefrorene Glaskörperanteile von der Kryosonde scharf trennen. Anschließend transpupillare Vitrektomie. Bei relativ stabiler Lage der subluxierten Linse kann auch versucht werden, eine Schlinge vorsichtig unter die Linse zu führen (optische Kontrolle!), diese damit anzuheben und zu extrahieren.

Um bei diesem schwierigen Manöver die Linse nicht noch tiefer in den Glaskörperraum zu stoßen, muß die Schlinge steil angesetzt und weit genug hinter die Linse geführt werden. Kann die Linse nicht mehr gefaßt werden, oder ist sie bereits in den Glaskörper abgesunken, sind alle weiteren Schritte gefährlich. Eingehen mit der Schlinge in die Tiefe das Glaskörperraums ist sehr problematisch; selbst wenn die Linse noch gesehen werden kann, läßt sie sich im allgemeinen nicht sicher fassen. Unkontrollierte oder mehrfache Versuche, sie hervorzuholen führen oft zur Netzhautablösung. Sofern eine optische Kontrolle möglich ist (Beobachtung im koaxialen Strahlengang), empfiehlt sich das Eingehen mit einem bis zur Spitze isolierten Kryoansatz, Anfrieren der Linse und vorsichtige Extraktion. Wird dabei solider Glaskörper angefroren, was sehr leicht der Fall ist, löst die weitere Extraktion Zug am Glaskörper aus, dem wiederum Netzhautabriß und -ablösung folgen können. Angefrorenen Glaskörper daher so bald wie möglich von Kryostab oder Linse mit der Mikroschere abtrennen. Ist die Situation nicht ausreichend zu übersehen, sollte auf die sofortige Extraktion verzichtet und nach transpupillarer Ausschneidung des vorderen Glaskörpers die Wunde verschlossen werden. Günstigenfalls kann die Linse in der Folgezeit durch Kopfsenkung oder Bauchlage in die Vorderkammer manövriert, durch maximale Pupillenverengung dort festgehalten und durch eine korneale oder sklerokorneale Inzision entfernt werden. Diese Entfernung muß in Allgemeinanästhesie erfolgen, da eine retrobulbäre Injektion zu Pupillenerweiterung und damit zum erneuten Verlust der Linse in den Glaskörper führen kann. Stellt die Linse sich nicht in die Vorderkammer ein, kann eine in zweiter Sitzung durchgeführte, optisch gut kontrollierte intraokulare Phakofragmentation und Linsenabsaugung über die Pars plana weniger traumatisch sein, als die unkontrollierte Primärentfernung.

*Prophylaxe:* Jeden unverhältnismäßigen Druck auf die Linse während der Extraktion vermeiden.

Irisläsionen

Sphinkterrisse bei rigidem Pupillarsaum (Glaukomaugen!) sind harmlos. Breite Einrisse oder Abrisse der Iris (Iridodialyse) können eintreten, wenn das Extraktionsinstrument nicht nur die Kapsel, sondern auch die Iris erfaßt hat. Obwohl bei jeder Methode der intrakapsulären Operation grundsätzlich möglich, tritt diese Komplikation am ehesten bei der Kryoextraktion auf. Entgeht dem Operateur ein partielles Anfrieren der Iris und setzt er gleichwohl die Extraktion der Linse fort, so muß die Iris abreißen. Schlimmstenfalls kann eine totale Aniridie resultieren.

*Gegenmaßnahmen:* Hat die Kapselpinzette die Iris erfaßt, muß sie sofort wieder geöffnet und danach nur auf die Kapsel aufgesetzt werden. Beim Erysophaken Sog unterbrechen und neu aufsetzen. Kryosonde ausschalten oder mit gewärmter Ringer-Lösung abtauen. Blutungen nach Irisabriß durch Spülen mit Ringer-Lösung oder durch Injektion von Luft in die Vorderkammer zum Stillstand bringen. Irisdefekt so gut wie möglich reparieren. Liegt dieser in den unteren Quadranten, Iris zurückstreifen, Vorderkammer mit Luft füllen und Synechierung mit der Glaskörpergrenzmembran abwarten. Tritt diese nicht ein, spätere McCannel-Naht. In den oberen Quadranten direkte Naht an periphere Irisreste oder Kammerwinkel. Bei grober Zerreißung Irissituation durch Sektoriridektomie bereinigen.

*Prophylaxe:* Weite Pupille, sorgfältige Beobachtung der Iris und des Instruments (Kapselpinzette, Erysophak, Kryosonde), sobald dieses die Linse berührt und erfaßt. Bei Kryoextraktion Entwicklung des Eisballs verfolgen. Wenn die erste Adhäsion zu erkennen ist, Linsenvorderfläche etwas über das Irisniveau anheben und erst dann, wenn der Pupillarsaum zurückgeblieben ist, horizontale und vertikale Lockerungsbewegungen ausführen. Jede

## X. Chirurgie der Linse

Berührung des Pupillarsaums während der Kryoextraktion vermeiden.

### Endothelläsion

Schon eine mäßige Berührung der Hornhauthinterwand mit Injektionskanüle, Spitze der Kapselpinzette, der konvexen Seite des Erysophaken oder Anfrieren mit der Kryosonde führt zu Endothelläsionen und postoperativer Stromaquellung. Im ungünstigsten Falle ist eine bleibende Endotheldekompensation (persistierendes Hornhautödem, s. Abschn. X. 3.3.4) die Folge.

Eine Endothelschädigung während des Extraktionsvorgangs wird auch durch zu starke Knickung der Hornhaut nach ventral und unten ausgelöst.

*Gegenmaßnahmen:* Bei Kontakt mit dem Endothel Instrument von der Hornhaut wegführen. Kryogerät bei Adhärenz ausschalten und Ansatz mit warmer Ringer-Lösung abtauen.

*Prophylaxe:* Optimale Bulbushypotonie anstreben. Endothel nicht mit Extraktionsinstrument berühren. Die Hornhaut ist vom Assistenten so zu halten, daß die Wunde ausreichend geöffnet ist, die Kornea aber nicht geknickt wird. In besonders gefährdeten Fällen (C. guttata, enge Vorderkammer, große Linse) Natriumhyaluronat einsetzen [4, 20].

### Glaskörpervorfall

Nach der expulsiven Blutung das folgenschwerste Ereignis, kann eine Reihe von weiteren Komplikationen nach sich ziehen (Tabelle X. 17). Obwohl einige Komplikationen durch die sofortige transpupillare Vitrektomie vermieden oder durch eine spätere Pars plana Vitrektomie reduziert werden können, bedeutet Glaskörpervorfall immer noch ein schwerwiegendes Ereignis, das unter allen Umständen soweit wie möglich vermieden werden muß. Das Risiko einer Aphakieamotio ist nach Glaskörperverlust etwa 20mal höher als nach unkomplizierter intrakapsulärer Extraktion (s. Abschn. X. 3.4.2).

*Gegenmaßnahmen:* Sobald geformter (nicht verflüssigter) Glaskörper vorfällt, Situation analysieren. Ist die vordere Grenzmembran noch intakt, sollte versucht werden, diese zu erhalten und den Glaskörper zu reponieren. Dies gelingt nur selten, am ehesten wenn Glaskörpervorfall durch Sklerakollaps bedingt ist. Liegt ein Stabilisierungsring, sollte die Sklera damit ohne Druck angehoben und versucht werden, das Zurücksinken des Glaskörpers durch Auftropfen von Ringer-Lösung oder Acetycholinlösung zu fördern. Sicherungsnaht

**Tabelle X. 17. Komplikationen nach Glaskörperverlust.** (Nach JAFFE 1981)

Exzessiver Astigmatismus
Bullöse Keratopathie
Epithelinvasion in die Vorderkammer
Einwachsen von Bindehaut in die Vorderkammer
Wundinfektion und Endophthalmitis
Irisvorfall
Pupillenhochstand
Traktionsstränge zwischen Wunde, Ziliarkörper und Retina
Sekundärglaukom
Zystoides Ödem der Makula, Papillenödem
Glaskörpertrübung
Glaskörperblutung
Expulsive Blutung
Netzhautablösung
Chronische extra- und intraokulare Reizzustände

erst dann anziehen, wenn sie nicht mehr in die intakte Grenzmembran einschneiden kann. Danach Naht nicht sofort knüpfen, sondern senkrecht zur Inzisionswunde nach oben ziehen, um Kornea und Sklera anzuheben und damit dem Bulbuskollaps entgegenzuwirken. Sinken Iris und Glaskörper zurück, vorsichtige Injektion von Natriumhyaluronat oder, falls nicht vorhanden, von Luft in die Vorderkammer, zentrieren der Pupille und Injektion von Acetylcholin. Liegt kein Stabilisierungsring, sollte versucht werden, den Sklerakollaps durch vorsichtigen Zug an beiden Rändern der Inzisionswunde zu vermindern.

Ist die vordere Glaskörpergrenzmembran rupturiert, Sicherungsnaht sofort anziehen, nicht knüpfen! Entwicklung in den folgenden Minuten sorgfältig beobachten. Drängen Glaskörper und Iris weiter nach außen, steigt der intraokulare Druck dabei deutlich an, liegt wahrscheinlich eine subchorioidale Blutung oder Effusion vor; sie sollten, sofern die Situation nicht höchstalarmierend wird, durch Ophthalmoskopie bestätigt oder ausgeschlossen werden. Drängt der Augeninhalt noch weiter vor und droht eine Expulsion von Iris, Glaskörper und Netzhaut, Sicherungsnaht unverzüglich knoten und mit höchster Eile vollständigen Wundverschluß durch weitere Nähte anstreben.

Drängt der Augeninhalt nicht weiter nach und bleibt der eröffnete Bulbus hypoton, ist eine retrochorioidale Blutung oder Effusion wenig wahrscheinlich. Der Operateur muß dann entscheiden, ob eine transpupillare[1] Vitrektomie notwendig ist.

---
[1] Dieser Ausdruck wurde gewählt, um den Gegensatz zur Parsplana-Vitrektomie herauszustellen und um mißverständliche Ausdrücke wie „partielle vordere Vitrektomie" oder „open sky vitrectomy" zu vermeiden.

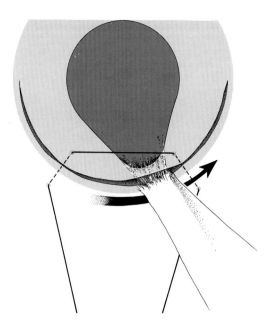

**Abb. X. 36. Tupfertest.** Nach Anziehen der Sicherungsnaht wird ein Saugtupfer außen über die vorläufig geschlossene Inzision geführt. Bei Kontakt des Tupfers mit vorgefallenem Glaskörper verzieht sich die Iris entsprechend den Bewegungen des Tupfers nach oben und seitlich.

Die Indikation dazu ist gegeben, wenn der prolabierte Glaskörper sich über das Irisdiaphragma hinaus breit vorgedrängt hat und die Pupille nach oben verzieht; sie ist nicht gegeben, wenn die vordere Grenzmembran zwar rupturiert und der Glaskörper vor die Pupillarebene getreten, aber nicht in die Wunde vorgefallen ist und nicht die Iris nach oben verzogen hat. In Zweifelsfällen, auch bei anscheinend runder Pupille, kann der „Tupfertest" (**Abb. X. 36**) hilfreich sein. Bleibt das Ergebnis unsicher, sollte die Wunde vorsichtig geöffnet und der Test noch einmal über der Iriswurzel ausgeführt werden.

Transpupillare Vitrektomie

Sie wird mit Saugtupfer und Wecker-Schere oder mit einem Vitrektor ausgeführt (**Abb. X. 37**). Wo möglich sollte die Applikation eines Stabilisierungsrings dem Eingriff vorausgehen. Sofern nicht vor Beginn der Staroperation bereits aufgenäht, empfehlen sich vorläufiger Wundverschluß durch Sicherungsnaht und weitere Einzelknopfnähte. Danach Aufnähen des Ringes, partielles Wiedereröffnen der Sicherungsnaht und der Wunde.

Transpupillare Vitrektomie. Wichtig ist, daß der präpupillare Bereich von allen Glaskörperanteilen befreit wird, daß dabei jeder Zug auf die tieferen Strukturen (Netzhaut!) vermieden wird, und daß keine feinen Glaskörperstränge auf der Iris, im Kammerwinkel oder in der Wunde zurückbleiben.

Um dieses zu erreichen, nicht nur die Vorderkammer säubern, sondern unter mikroskopischer Kontrolle den vorderen Glaskörper auch im Pupillarbereich und etwas dahinter soweit entfernen, daß das Irisdiaphragma deutlich zurücksinkt. Danach Iris, Kammerwinkel und Wundränder vorsichtig mit einem Keiltupfer bestreichen, um feinste Glaskörperfäden aufzufinden und diese zu durchtrennen. Vitrektomie erst beenden, wenn die Pupille nicht mehr verzogen ist und eng gestellt werden kann. Auf die in dieser Situation oft schwierige periphere Iridektomie (Blutungsgefahr!) kann verzichtet werden. Da der vordere Glaskörper fehlt, ist ein postoperativer Pupillarblock unwahrscheinlich.

Bei allen Manipulationen Endothel der Hornhaut soweit wie möglich schonen. Nachdem die Vorderkammer gesäubert, die Iris weit zurückgefallen und die Pupille eng ist, Knüpfen der Sicherungsnähte, Stellen der Vorderkammer mit Luft (nur bei enger Pupille, Gefahr des Ausweichens hinter die Iris!) oder Ringerlösung und sorgfältiger Wundverschluß, der bei stark hypertonem Bulbus schwierig sein kann [1, 5, 11, 12].

*Prophylaxe:* Glaskörperverlust in der Operation kann weitgehend vermieden werden, wenn die disponierenden Faktoren bekannt sind und ausgeschaltet werden (Tabelle X. 18). Sieht man von den Fällen ab, in denen die Verbindung zwischen Glaskörper und Linse zu fest ist, ist allen disponierenden Faktoren gemeinsam, daß sie einer optimalen Hypotonie des Bulbus bei der Extraktion entgegenwirken. Die prophylaktischen Maßnahmen müssen daher in erster Linie auf die Herabsetzung des intraokularen Drucks gerichtet sein.

Dazu gibt es zahlreiche Ansätze (Tabelle X. 18); sie sollten, wenn Glaskörperkomplikationen zu erwarten sind, genutzt werden. Hyperosmotische Agentien, Okulopression [14] und Stabilisierung stehen zur Verfügung. Bei Zweifel an ausreichender Immobilisierung der Lid- und Bulbusmuskeln durch Lokalanästhesie von vornherein Allgemeinnarkose vorsehen. Diese ist vor allem indiziert, wenn die Konstitution des Patienten (untersetzt, adipös, kurzer Hals, Struma) oder retrobulbäre Veränderungen (Orbitopathie) vermehrten Druck auf den Bulbus erwarten lassen. Da die Allgemeinanästhesie lediglich eine vollständige Muskelrelaxation gewährleisten, aber nicht die anatomische Situation in Kopf- und Halsbereich verändern kann, in entsprechenden Fällen

X. Chirurgie der Linse

**Abb. X. 37 a–d. Transpupillare Vitrektomie mit Saugtupfer oder Saug-Schneide-Gerät**

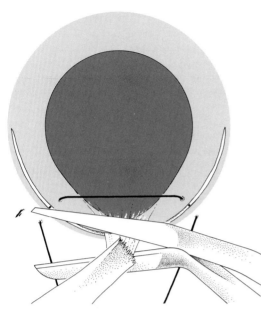

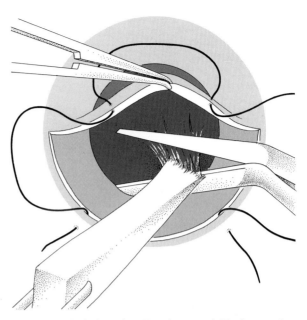

a Bei angezogenem Sicherungsfaden wird der in die Inzision vorgefallene Glaskörper mit dem Saugtupfer weiter vorgezogen und mit der Wecker-Schere abgeschnitten. Dieser Vorgang wird so oft wiederholt, bis alle Glaskörperanteile außerhalb der Inzision entfernt sind (s. Tupfertest **Abb. X. 36**). Pupille mit Acetylcholin eng stellen.

b Danach Anheben der Hornhaut und Entfernen des Glaskörpers aus der Vorderkammer in gleicher Weise bis der restliche Glaskörper hinter die Irisebene zurückgesunken und das Irisdiaphragma konkav geworden ist. Erneut Acetylcholin in die Vorderkammer injizieren.

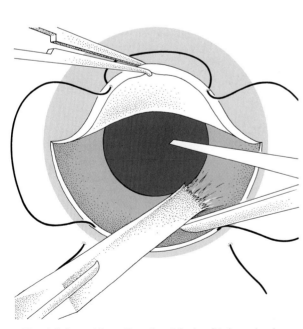

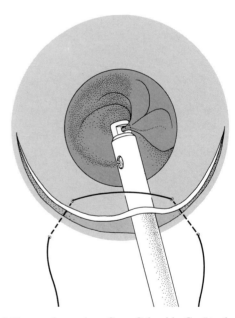

c Vorsichtiges Abstreifen der Irisoberfläche mit einem Saugtupfer, um darauf verbliebene Glaskörperanteile und -stränge zu fassen. Nach Anheben des Tupfers diese mit der Wecker-Schere entfernen.

d Bei Verwendung eines Saug-Schneide-Geräts den angezogenen Sicherungsfaden etwas lockern, Hornhaut leicht anheben. Ansatz unter Sicht in die Vorderkammer einführen und Vitrektomie beginnen. Cave: Kontakt mit der Iris (Irisverletzung!) und mit dem Endothel. Glaskörper im Niveau der Pupille ausschneiden bis Irisdiaphragma zurücksinkt. Danach Pupille engstellen und feine Glaskörperstränge von der Iris entfernen (wie in **c**).

**Tabelle X. 18. Glaskörperverlust bei intrakapsulärer Kataraktextraktion**
AAn = Allgemeinanästhesie, LAn = Lokalanästhesie

| Disponierende Faktoren | Prophylaxe |
| --- | --- |
| *Ausgangssituation beim Patienten* | |
| Angst, Unruhe vor und während der Operation | Ausreichende Sedierung, evtl. Übergang auf AAn |
| Korpulenz, insbesondere kurzer dicker Hals | AAn, Okulopression, Hyperosmose |
| Protrusio bulbi durch Anomalien oder Tumoren der Orbita, endokrine Orbitopathie, Retrobulbärhämatom | Wie oben |
| Kurzbau des Auges, enger Kammerwinkel | Wie oben, dazu evtl. Karboanhydrasehemmer i.v. |
| Langbau des Auges, Neigung zum Sklerakollaps | Stabilisierungsring |
| Enge Lidspalte | Kanthotomie, Okulopression |
| Akuter Blutdruckanstieg kurz vor oder während der Operation | Keine epinephrinhaltigen Lokalanästhetika, Blutdruckkontrollen vor und während der Operation, kontrollierte Hypotonie während der Operation |
| Relativ jugendliches Alter | Enzymatische Zonulolyse |
| *Vorbereitung und Operation* | |
| Falsche Lagerung des Patienten auf Operationstisch | Kopftieflagerung und -überstreckung vermeiden |
| Ungenügende Lid- und Bulbusakinesie | LAn wiederholen, evtl. Übergang auf AAn |
| Druck des Lidsperrers auf den Bulbus | Druckfreie Lidsperrer oder Lidhaltenähte benutzen |
| Unzureichende Operationsausrüstung | Operationsmikroskop und mikrochirurgisches Instrumentarium |
| Inadäquate Technik | Jeden Druck auf Bulbus vermeiden. Assistenten entsprechend instruieren |

Okulopression und Hyperosmose als unterstützende Faktoren heranziehen. Noch einmal sei betont, daß es besser ist, in Zweifelsfällen die Operation in Allgemeinnarkose durchzuführen als mit der Lokalanästhesie unkalkulierbare Risiken auf sich nehmen, auch dann, wenn der Eingriff um einige Tage aufgeschoben werden muß.

Richtige *Lagerung des Patienten* beachten. Liegt der Kopf zu tief oder ist dieser, wie meist nach Einleitung der Intubationsnarkose, dorsal überstreckt, muß es zur Blutstauung im Kopfbereich und zu einem vermehrten Venendruck im Auge kommen, der seinerseits den intraokularen Druck erhöht.

Der Operateur muß, bevor er das Operationsfeld mit dem Schutztuch abdeckt die Lagerung des Patientenkopfes kontrollieren und korrigieren [26, 28].

*Glaukomaugen* neigen bei intrakapsulärer Kataraktextraktion vermehrt zu Glaskörperkomplikationen; daher zu Beginn der Operation intraokularen Druck messen und wo erforderlich, mit weiteren Maßnahmen senken. Bei hoch Myopen und Jugendlichen, sofern intrakapsuläre Extraktion überhaupt indiziert ist, unbedingt Stabilisierungsring aufnähen.

Bei engen Lidverhältnissen großzügig von der *Kanthotomie* Gebrauch machen. Dabei nicht nur die Haut des äußeren Lidwinkels, sondern auch das laterale Lidband sicher durchtrennen. Bedeutung des Lidsperrers für den intraokularen Druck der Operation beachten.

Treten während der Operation Zeichen von Iris-Glaskörperdruck auf, Effekt des Lidsperrers überprüfen und anderes Verfahren der Blepharostase wählen.

Akuter *Blutdruckanstieg* kurz vor oder während der Operation kann auf den intraokularen Druck einwirken: der Patient wird unruhig, die Pulsfrequenz steigt, das introkulare Blutvolumen nimmt zu. Gefäßruptur und retrochorioidales Hämatom können die Folge sein. Ist eine arterielle Hypertonie präoperativ bekannt, epinephrinhaltige Medikamente (Lokalanästhetika!) ganz vermeiden. Allgemeinanästhesie oder ein epinephrinfreies Lokalanästhetikum vorziehen. Angst und Spannung des Patienten können einen Hochdruck potenzieren. In solchen Fällen, auch zur Verhütung einer retrochorioidalen und expulsiven Blutung, vom Anästhesisten kontrollierte Hypotension mit Nitroprussidnatrium (NPN) durchführen lassen; sie kann so terminiert werden, daß der Blutdruck zwischen Eröffnung und Verschluß der Vorderkammer, also während der besonderen Exposition des Auges niedrig gehalten und doch relativ schnell wieder auf die für den Patienten erforderlichen Werte gebracht wird.

Schließlich ist zur Verhütung des Glaskörpervorfalls zu fordern, daß die Instrumente mit leichter Hand geführt werden. Jeder ungeschickte oder ungewollte Druck auf den Bulbus durch Operateur oder Assistenten muß vermieden werden.

## Erkennen des drohenden Glaskörpervorfalls

Auch der erfahrene und sorgfältige Operateur wird immer wieder erleben, daß trotz aller vorbeugenden Maßnahmen Glaskörper vorfällt. Diese Komplikation kann oft frühzeitig erkannt und verhindert werden. Drängt nach Eröffnung der Vorderkammer die Iris durch die noch kleine Inzision nach außen und geht dieser Druck auch nach vorsichtigem Ablassen von Kammerwasser und nach Reposition der Iris nicht zurück, sollte die Vorderkammer nicht weiter eröffnet werden. Breiter Prolaps der Iris, vorzeitige Selbstentbindung der Linse und Glaskörperverlust sind als mögliche Folgen zu befürchten. Skepsis ist auch geboten, wenn nach zunächst unauffälliger großer Inzision die Iris vorfällt und nicht mehr reponiert werden kann. Sofort Sicherungsnaht legen oder, sofern diese vorhanden ist, sofortiges Anziehen der Naht. Danach Ursache der Drucksituation feststellen. Sitz des Lidsperrers, Zug der Lidhaltenaht, und die Position des Tarsus sind zu prüfen; darüber hinaus der Einfluß des äußeren Lidwinkels auf den Bulbus, die Qualität der Akinesie von Lid- und Augenmuskeln. Ein bis dahin unbemerktes retrobulbäres Hämatom ist auszuschließen. Auch die Hand des Operateurs und Assistenten sollten kontrolliert werden.

Läßt sich die Ursache des vermehrten Drucks nicht definieren oder beseitigen und drängt die Iris die Wundränder ungewöhnlich auseinander, Eingriff nicht fortsetzen. Retrochorioidale Blutung oder chorioidale Effusion könnten folgen, zumindest ist die Gefahr des Glaskörperverlustes sehr hoch. Versuche, die Wunde durch zwei bis drei weitere Nähte vorläufig zu sichern, Luft in die Vorderkammer zu injizieren und eine Beruhigung der Situation abzuwarten sind meist erfolglos. Selbst wenn die Vorderkammer auf diese Weise wieder hergestellt werden kann, drängt das Irisdiaphragma weiter, sobald man versucht, den Eingriff fortzusetzen.

In dieser Situation ist es besser, auf die Linsenextraktion zu verzichten, die Iris zu reponieren und die Wunde durch multiple Einzelnähte fest zu verschließen, um die Operation zu einem späteren Zeitpunkt nach optimaler Vorbereitung des Patienten oder mit einem anderen Operationsverfahren erneut zu versuchen. Alternativ kann – je nach Dringlichkeit des Eingriffs und nach den Aussichten einer zweiten Operation – die *Punktion des Glaskörperraums* zur Aspiration von retrovitrealer Flüssigkeit in Betracht kommen.

Sie wird am phaken Auge durch eine 4 mm hinter dem Limbus angelegte Sklerotomie durch die Pars plana im äußeren oberen Quadranten vorgenommen; eine Kanüle wird in Richtung auf den oberhalb der Glaskörpermitte zu vermutenden retrovitrealen Flüssigkeitsraum geführt. Gelingt es, durch Unterdrucksog mit der angeschlossenen Injektionsspritze Flüssigkeit zu gewinnen, mag der Glaskörperdruck nachlassen und das Irisdiaphragma zurücksinken. Dieses Vorgehen ist nicht immer erfolgreich und keineswegs ohne Risiko. Eine Destruktion des Glaskörpers im Stichkanal ist die mindeste Folge. Die Möglichkeit der Entwicklung fibrotischer Stränge mit ihren Folgen ist zu bedenken.

## Expulsion von Augeninhalt

Eine *retrochorioidale Blutung* ist die ernsteste Komplikation, die während der Operation vorkommen kann! Sie kündigt sich dadurch an, daß der vor der Operation und nach Eröffnung der Vorderkammer zunächst hypotone Bulbus Spannung gewinnt und härter wird. Der Patient klagt über Schmerzen. Die Inzisionswunde beginnt zu klaffen, die Iris und nach der Extraktion das Iris-Glaskörper-Diaphragma drängen vor. Hält der Druck an, so kann die Inzisionswunde auch durch Anziehen der Sicherungsnaht nicht oder nur mühsam geschlossen werden. Wenn dies noch möglich ist, drängt die Iris seitlich der Sicherungsnähte weiter vor. Sobald der Pupillarsaum in der Wunde erscheint, folgt im bereits aphaken Auge der Glaskörper, der nach Ruptur der vorderen Grenzmembran breit vorfällt. Im schlimmsten Fall drängen danach auch Netzhaut und Aderhaut nach außen vor. Tritt hellrotes frisches Blut aus der Wunde, ist das zunächst retrochorioidale Hämatom in den Glaskörperraum durchgebrochen. Die Sehkraft des Auges ist verloren.

Dieser Prozeß vollzieht sich meist so schnell, daß die Katastrophe in wenigen Minuten eintritt. Verläuft er langsam, sind die Symptome im Prinzip die gleichen, lassen aber eilige Gegenmaßnahmen und gelegentlich die Rettung des Auges zu. In der Tiefe des Glaskörpers kann dann oft mit freiem Auge oder durch das Operationsmikroskop eine massive bräunliche Prominenz der Aderhaut erkannt werden.

Die retrochorioidale Blutung beruht auf der plötzlichen Ruptur einer langen hinteren Ziliararterie oder eines Chorioidalgefäßes. Wahrscheinlich geht eine Gefäßwandnekrose voraus. Die unmittelbare Ursache des Geschehens bleibt unklar. Tritt sie in der Operation auf, ist anzunehmen, daß der plötzliche Abfall des intraokularen Drucks nach Eröffnung der Vorderkammer zu einem vermehrten arteriellen Zufluß bei vermindertem venösen Abfluß führt. Der Venendruck steigt an. Der daraus und aus dem Fehlen des intraokularen Drucks resultierende intravasale Überdruck bringt das Gefäß zum Einreißen [16, 21, 25, 27].

**Tabelle X. 19. Faktoren, die zur retrochorioidalen Blutung disponieren**

*Vaskulogen*

Arterielle Hypertension, besonders plötzlicher Anstieg des systolischen Blutdrucks während der Operation, etwa durch epinephrinhaltige Lokalanästhetika oder durch starke Erregung des Patienten
Systemische Gefäßveränderungen wie Arteriosklerosen, Diabetes, nekrotisierende Arteriitis, Vaskulitis
Erhöhte Blutviskosität, z. B. Dysproteinämien, Polyzytämien
Hohes Lebensalter
Allgemeinanästhesie? Erhöhter arterieller Durchfluß? Ungenügende Narkosetiefe?

*Okulogen*

Erhöhter intraokularer Druck, besonders bei akutem Winkelblock-Glaukom oder bei einem Zustand unmittelbar danach
Kongestion der Aderhautgefäße durch Kopftiefhaltung, obere Einflußstauung, Struma, Intubationsnarkose?
Plötzlicher Druckabfall im Auge, z. B. durch abrupte Vorderkammereröffnung oder durch Glaskörperverlust
Hohe Myopie (?)

---

Mehrere Faktoren scheinen diese Entwicklung zu begünstigen (Tabelle X. 19). Die retrochorioidale Blutung tritt überwiegend im höheren Lebensalter auf, wurde allerdings auch bei jungen Patienten beobachtet. Wurde ein Auge davon betroffen, muß mit einer entsprechenden Disposition des Partnerauges gerechnet werden. Glücklicherweise ist die Komplikation selten; man rechnet mit einer Frequenz von 0,05% bis 0,4% [6, 7, 10, 13, 18, 19, 23].

Möglicherweise ist die Häufigkeit einer „expulsiven Blutung" mit der Einführung mikrochirurgischer Techniken weiter gesunken. Sorgfältige Beachtung der disponierenden Faktoren und extrakapsuläre Operation bei gefährdeten Patienten dürften geeignet sein, sie weiter zu reduzieren.

*Gegenmaßnahmen:* Bei jedem Verdacht auf Anstieg des intraokularen Drucks nach Eröffnen der Vorderkammer und vor der Extraktion der Linse Operation unterbrechen und die Möglichkeit einer beginnenden retrochorioidalen Blutung sorgfältig prüfen (Palpieren des Bulbus, falls möglich Ophthalmoskopie). Im Zweifelsfall Reposition der Iris und zuverlässiger Nahtverschluß. Die Operation sollte später unter günstigeren Bedingungen durchgeführt werden.

Ist die Linse bereits entfernt oder durch den Druck spontan nach außen entbunden, sofortiges Anziehen der Sicherungsnaht. Jede weitere Senkung des intraokularen Drucks, etwa durch Abtragen des Iris-Glaskörper-Prolaps oder transpupillare Vitrektomie unterlassen; sie fördert eine weitere Ausbreitung der Blutung. Verschiedene Maßnahmen wurden empfohlen, um den weiteren Vorfall von Augeninhalt aufzuhalten.

Sofortiger Wundverschluß

In höchster Gefahr kann der Assistent die Wunde mit einem oder zwei Zeigefingern temporär zuhalten und diese dann millimeterweise freigeben, damit der Operateur Nähte anbringen kann. Dabei müssen, wenn unvermeidbar, die Fäden ohne Rücksicht auf das vorgefallene Gewebe, auch durch Iris und Glaskörper hindurch gelegt und geknüpft werden, um den Bulbus zu retten [8, 24].

Die endgültige Wundversorgung mit transpupillarer Vitrektomie bleibt einem weiteren Eingriff vorbehalten, der erst Tage oder Wochen später ausgeführt wird, nachdem die retrochorioidale Blutung zur Ruhe gekommen ist [10].

Endgültigen Wundverschluß bereits am Ende der Operation nur dann in Betracht ziehen, wenn bei begrenztem oder nachlassendem Prolaps die Iris schrittweise reponiert, die Wunde durch Einzelknopfnähte verschlossen und der Glaskörper durch eine kleine Wundöffnung im geschlossenen System aus der Vorderkammer entfernt werden kann.

Hintere Sklerotomie

Punktion und Ablassung des retrochorioidalen Hämatoms durch hintere Sklerotomie sind mögliche Maßnahmen, dürfen aber nur dann ausgeführt werden, wenn die Kataraktwunde ausreichend verschlossen ist.

**Operationstechnik**

Freilegen der Sklera über dem retrochorioidalen Hämatom und perforieren mit Klinge oder Graefe-Messer. Nach Spreizen der Inzisionsstelle sollte Blut abfließen. Gleichzeitig Injektion von Ringer-Lösung, Luft oder Natriumhyaluronat in die Vorderkammer, am besten über einen neuen Limbuszugang (Parazentese temporal unten), um das retrochorioidale Hämatom zu evakuieren, Netzhaut und Aderhaut zurückzudrängen und einer erneuten Hypotonie des Bulbus (Gefahr der Nachblutung) entgegenzuwirken [2, 3, 15].

X. Chirurgie der Linse

*Prophylaxe:* Sie entspricht weitgehend der des Glaskörperverlustes. Dispositionsfaktoren (s. Tabelle X. 18) beachten und ausschalten. Patienten mit Hypertonie, Diabetes, Vaskulitis und Dysproteinämie sollten genügend früh vor der Operation internistisch beraten und behandelt werden. Hohe systolische Blutdruckwerte während der Operation, insbesondere, wenn sie plötzlich auftreten, reduzieren. Kongestion der intraokularen Gefäße während der Operation vermeiden (Kopflagerung! 15–20° über der Abdominallinie). Kataraktextraktion nicht durchführen, wenn kurz vor dem Eingriff ein hoher Augendruck bestanden hat. Antiglaukomatöse Linsenextraktion nicht im akuten Winkelblockglaukom oder kurz danach durchführen; der intraokulare Druck sollte zunächst durch eine Glaukomoperation (Iridektomie, Trepanation) reduziert oder normalisiert werden. Bei hoher Myopie extrakapsulär operieren, falls nicht möglich, Bulbusstabilisierung. Bei disponierten, vor allem bei hochbetagten Patienten, plötzliches Öffnen der Vorderkammer mit abruptem Druckabfall im Auge durch großen Starschnitt vermeiden. Besser kleine Inzision zu Beginn ausführen. Langsames Ablassen von Kammerwasser, schrittweise Erweiterung des Schnitts. Stets alles tun, um Glaskörperverlust zu vermeiden.

Chorioidale Effusion

Die Expulsion von Augeninhalt kann auch Folge einer serösen Abhebung der Aderhaut sein.

Dem Prozeß soll eine plötzliche Transsudation von Flüssigkeit durch die Endothelzellen der Aderhautgefäße („erhöhter transmuraler Venendruck") zugrundeliegen. Als Kausalfaktoren werden die gleichen wie bei der Retrochorioidalblutung angenommen. Gegenmaßnahmen und Prophylaxe sind ebenfalls die gleichen, allerdings scheint bei der chorioidalen Effusion eine hintere Sklerotomie nur selten erforderlich zu sein. Die Prognose ist günstiger als die der expulsiven Blutung [9, 22].

Die Frage, ob der benigne verlaufenden Form ohne massive Expulsion von Augeninhalt eine chorioidale Effusion, den Fällen mit Verlust der Sehkraft eine massive retrochorioidale Blutung zugrunde liegt, bleibt ebenso offen, wie die Vermutung, daß viele Fälle von anscheinend spontanem Glaskörperverlust durch eine begrenzte Chorioidaleffusion bedingt sind. Regelmäßige Funduskontrollen nach der Staroperation lassen öfter als erwartet eine umschriebene Aderhautprominenz im Sinne der retrochorioidalen Blutung oder Effusion erkennen.

### 3.2.4 Komplikationen bei extrakapsulärer Extraktion

Pupillenverengung

Eine ungenügende Pupillenerweiterung und noch mehr eine während des Eingriffs eintretende Miose stellen an sich keine Komplikationen des Eingriffs dar, erschweren aber die Entfernung der Linse erheblich und können Komplikationen einleiten. Wahrscheinlich sind es Prostaglandine und Neuropeptide, die bei mechanischer Irisirritation freigesetzt werden und intraoperativ zur Pupillenverengung führen (s. Kap. IX, Pharmakologische Hinweise).

*Gegenmaßnahmen:* Obwohl Adrenalinderivate das Endothel der Hornhaut ungünstig beeinflussen, müssen diese eingesetzt werden, wenn eine zunehmende Pupillenverengung den Fortgang der Operation gefährdet. Eine kurze Irrigation der Vorderkammer mit einer Lösung von 0,1 ml Suprarenin 1:1000 auf 5,0 ml Ringer-Lösung, obwohl durchaus problematisch, scheint in einer Notsituation vertretbar zu sein; sie führt fast immer zu einer ausreichenden Mydriasis. Alternativ periphere Iridektomie, mehrere kleine Sphinkterotomien oder radiäre Iridotomie bei 12 Uhr und später Irisnaht durchführen.

*Prophylaxe:* Effektive Mydriasis vor Beginn der Operation. Aufrechterhalten der Pupillenerweiterung während der Spül-Saug-Phase durch Zusatz von 0,3 Suprarenin 1:1000 auf 500 ml Spülflüssigkeit. Die präoperative Applikation von Indometacin (am Tag vor dem Eingriff und unmittelbar vorher) wirkt einer intraoperativen Prostaglandinsynthese und damit einer Miosis entgegen (3a). Bei primär nicht erweiterungsfähiger Pupille (Glaukom) auch hier irischirurgische Maßnahmen durchführen.

Ungenügende vordere Kapsulektomie

Ebenfalls keine Komplikationen an sich, führt aber zu Schwierigkeiten bei der Kernexpression und bei der Aspiration weicher Linsenanteile.

*Gegenmaßnahmen:* Siehe Abschnitt X. 2.2.2.

*Prophylaxe:* Sorgfältige vordere Kapsulektomie mit einem Verfahren, das die Ausschneidung auf 360° mit großer Sicherheit gewährleistet und den Verbleib von Kapselresten weitgehend vermeidet.

### Irisläsionen

Die Irrigations- und Aspirationsinstrumente können die Iris berühren. Pigmentdispersion, Druckatrophie des Stromablattes oder Zerreißen der Iris sind mögliche Folgen. Diese entstehen auch, wenn ein zu hoher Irrigationsdruck einen Irisprolaps auslöst. Schließlich kann die Iris in den Aspirationsansatz gesaugt und auf diese Weise geschädigt werden.

*Gegenmaßnahmen:* Iris von Kontakt mit Irrigations- und Aspirationsansatz lösen, prolabierte und in die Inzisionswunde inkarzerierte Anteile reponieren.

*Prophylaxe:* Irrigations- und Aspirationsansatz nur bei stehender Vorderkammer einführen. Aspirationsöffnung von der Iris entfernt halten. Irisprolaps nach außen vermeiden durch Anpassung der Inzision an die Größe der in die Vorderkammer einzuführenden Instrumente. Hohen Irrigationsdruck vermeiden.

### Endothelläsionen

Auch bei extrakapsulärer Operation ist das Endothel exponiert. Das wiederholte Eingehen in die Vorderkammer mit Parazenteselanze, Zystotom, Spül-Saug-Ansätzen, Politurkanülen, Pinzetten und Spatel kann besonders bei kleiner Inzision zur Schädigung des Endothels führen. Die anhaltende Irrigation der Vorderkammer mit unphysiologischen Lösungen und Epinephrinzusätzen schädigt das Endothel, ein anhaltendes Hornhautödem kann die Folge sein (s. Abschn. X. 3.3.4).

*Gegenmaßnahmen:* Praktisch nicht möglich. Bei Descemet-Ablösung s. Abschnitt X. 3.2.1.

*Prophylaxe:* Vorsicht bei Einführen der verschiedenen Instrumente in die Vorderkammer. Endothel nicht berühren. Spülflüssigkeit in der Menge begrenzen, möglichst körperwarm benutzen und nicht gegen die Endothelschicht richten. Unnötig hohen Verbrauch dadurch vermeiden, daß die Inzision nicht wesentlich größer ist als die Weite des Spül-Saug-Ansatzes oder entsprechender Kanülen. In allen schwierigen Situationen, besonders bei enger Vorderkammer, Natriumhyaluronat zum Endothelschutz in Betracht ziehen.

### Ruptur der Zonula und/oder der Hinterkapsel

Diese können ausgelöst werden durch Vorschädigung (Kontusion, Perforation), aber auch durch Verletzung während der Kapsulektomie oder während des Spül-Saug-Verfahrens. Das Einreißen von Zonula oder Hinterkapsel zu einem Zeitpunkt, zu dem Kern und Rinde noch nicht entfernt sind, erschwert die weitere Operation erheblich: mit jedem Schritt wird der Glaskörper provoziert. Fast immer folgt ein Glaskörpervorfall, wenn auch kaum massiver Glaskörperverlust. Selbst wenn danach der Kern noch vorsichtig exprimiert werden kann, läßt sich das verbleibende Glaskörper-Linsen-Gemisch nicht mehr ohne Übergang zur Vitrektomie mit Saug-Schneide-Instrument beseitigen. Weniger bedrohlich ist die Situation, wenn die Ruptur nach Entfernung des Kerns und der Rinde, etwa beim Polieren der Hinterkapsel, eintritt, und wenn nur etwas Glaskörper durch eine kleine Lücke bei sonst anhaltender Hinterkapsel vordrängt.

*Gegenmaßnahmen:* Bulbus sofort von jedem möglichen Druck entlasten (Lidnähte? Lidsperrer?). Weitere Bulbushypotonie durch intravenöse Infusion hyperosmotischer Agentien anstreben.

Kern- und Rindenanteile ohne Glaskörperprovokation zu entfernen versuchen. Übergang auf manuelles Saugsystem ohne Spüldruck, durch den Rindenanteile in den Glaskörper gedrängt werden. Bei Glaskörper-Linsen-Gemisch Einsatz eines Saug-Schneide-Geräts, mit dem Linsen- und Glaskörpermaterial gleichzeitig ausgeschnitten und abgesaugt werden kann. Dabei muß die hintere Kapsel meist geopfert werden. Reißen Zonula oder Kapsel erst, wenn der Kern ganz und die Rinde weitgehend entfernt sind oder bei der Politur der hinteren Kapsel, Instrumente aus der Vorderkammer entfernen. Der Operateur muß entscheiden, ob die Situation so belassen werden kann. Geringe Rindenreste, sofern nicht von solidem Glaskörper umschlossen, werden im Laufe der Zeit resorbiert, hinterlassen allerdings eine periphere Rindenfibrose („Kristallwulst").

*Prophylaxe:* Präoperativ bestehende Zonula-Kapsel-Läsionen (Trauma?) durch Anamnese und Befund ausschließen. Falls anzunehmen, intrakapsuläre Extraktion oder Pars-plana-Zugang als Alternative in Betracht ziehen. Intraoperative Rupturen vermeiden durch sehr sorgfältige Ausführung der vorderen Kapsulektomie. Vorsicht bei der Kernentfernung. Ist der Bulbus zu weich, eher Schlingenentbindung mit Hilfe von retronukleärer Spülung (s. Abschn. X. 2.2.4.1) versuchen, dies besonders wenn der Kern sehr hart ist. Keine massive Expression. Gelingt die Kernentfernung nicht, weil die Pupille zu eng ist, Manöver abbrechen, Pupille bei 12 Uhr mit Irishaken vorziehen oder periphere Iridektomie und Iridotomie ausführen. Später Irisnaht. Ist die Inzision zu klein, diese der Größe des Kerns anpassen.

Vorsicht auch bei der Absaugung von Rindenmaterial. Aspirationsöffnung nicht zu nahe an den Kapseläquator oder an die unverletzte Hinterkapsel heranfüh-

X. Chirurgie der Linse

ren. Vakuumabsaugung von Rindenresten über der Kapsel nur mit kleiner Saugöffnung (0,2–0,3 mm) und minimalen Sog. Sternfaltenbildung in der Hinterkapsel zeigt Ansaugen der Kapsel an. Drohende Kapselruptur! In diesem Fall Aspiration sofort unterbrechen! Reste der Vorderkapsel nicht mit maximalem Sog entfernen wollen; dieser kann sich auf Kapseläquator, Zonula und Hinterkapsel fortsetzen und zum Einriß führen.

Vorsicht auch bei abschließender Politur der Hinterkapsel. Nur bei gleichmäßiger Halobildung um den Kanülenansatz, die eine leichte Eindellung der Hinterkapsel anzeigt, ist die Politur relativ ungefährlich (**Abb. X. 27**).

Glaskörpervorfall

Folge von Zonula- oder Hinterkapselruptur. Bedeutung und Auswirkungen (s. Tabelle X. 18) prinzipiell wie bei intrakapsulärer Extraktion. Glaskörperverlust bei extrakapsulärer Technik aber seltener und, solange die Hinterkapsel wenigstens teilweise erhalten ist, quantitativ geringer. Gleichwohl auch hier eine schwerwiegende Komplikation, die so weit wie möglich vermieden werden muß.

*Gegenmaßnahmen:* Sie werden auch hier bestimmt vom Stadium der Operation. Tritt Glaskörper schon *vor der Kapsulektomie* in die Vorderkammer (unerkannte oder durch Massage provozierte Subluxation?), extrakapsuläres Vorgehen aufgeben und Linse intrakapsulär extrahieren. Glaskörpervorfall *während oder gleich nach der Kapsulektomie* erfordert Übergang auf großen Schnitt und Kernentfernung mit Kryosonde oder Schlinge. Expression vermeiden. Danach, wenn möglich, Rinde mit minimalem Sog (manuelles System) und ohne Spülung aspirieren. Drängt sich der Glaskörper vor die Rinde und wird die Aspiration unmöglich, Saug-Schneide-Gerät einsetzen. Cave: Linsenpartikel nicht in die Tiefe des Glaskörpers spülen. Gleiches Vorgehen, wenn Glaskörper nach Entfernung des Kerns vorfällt, die Rinde aber noch nicht vollständig abgesaugt ist. Reißen Zonula und Kapsel nach *Entfernung von Kern und Rinde*, weitere Maßnahmen (transpupillare Vitrektomie, **Abb. X. 37**) nur dann durchführen, wenn der Glaskörper in die Wunde nach außen vorgefallen ist.

*Prophylaxe:* Zonula- oder Kapselruptur vermeiden. Disponierende Faktoren (s. Tabelle X. 18) erkennen und ausschalten.

Luxation von Linsenanteilen in den Glaskörper

Reißen Zonula oder Hinterkapsel vor der Entfernung des Kerns ein, besteht die Gefahr, daß dieser spontan in den Glaskörperraum zurückfällt oder in diesen hinein gespült wird. Ist der Kern bereits entfernt, können Rindenanteile entsprechend in den Glaskörperraum gelangen. Phakogene Uveitis, Glaskörpertrübungen, Sekundärglaukom sind die möglichen Folgen.

*Gegenmaßnahmen:* Sobald Glaskörpervorfall die Ruptur von Zonula oder Hinterkapsel anzeigt, Spül-Saug-Verfahren (Phakoemulsifikation) unterbrechen. Falls erforderlich, Schnitt erweitern und versuchen, den Kern mit der Schlinge zu extrahieren, sofern das möglich ist, ohne die Schlinge tief in den Glaskörper führen zu müssen. Ist der Kern zu tief abgesunken, zunächst keine weiteren Maßnahmen, vielmehr versuchen, so viele Rindenanteile wie möglich zu entfernen, ohne diese in den Glaskörper zu spülen. Dazu automatische Irrigation einstellen und in wiederholten Ansätzen manuelle Absaugung ohne Spülung versuchen. Hat Glaskörper den Zugang zur Linsenrinde blockiert, muß ein Saug-Schneide-Gerät eingesetzt werden. Zunächst wird versucht, die vor der Hinterkapsel liegenden Anteile zu entfernen, ohne diese in den Glaskörper zu spülen. Minimaler Irrigationsdruck! Danach bei maximal weiter Pupille die in den Glaskörper luxierten Linsenpartikel ausmachen. Diese werden, soweit sie unter optischer Kontrolle im koaxialen Strahlengang erreichbar sind, mit dem Saug-Schneide-Gerät entfernt. Weiteres Linsenmaterial mag nach Aufsetzen einer Kontaktlinse sichtbar werden und kontrolliert erreichbar sein. Ein tieferes Eingehen in den Glaskörperraum über den Limbus ist wegen der begrenzten optischen Kontrolle nicht ratsam. Ein in die Tiefe des Glaskörperraums abgesunkener Kern kann auf diesem Wege kaum entfernt werden. Weitere Maßnahmen müssen einer späteren Pars plana-Vitrektomie vorbehalten bleiben, wenn diese indiziert ist.

*Prophylaxe:* Zonula und Hinterkapselruptur vermeiden, jeden Druck auf Kapsel bei Kernentfernung ausschließen.

Expulsion von Augeninhalt

Nach kleiner Inzision praktisch unmöglich. Kann jedoch nach großer Inzision auch bei extrakapsulärem Vorgehen eintreten, wenn die Hinterkapsel rupturiert und der

Glaskörper vorgefallen ist. Retrochorioidale Blutung und chorioidale Effusion sind gleichwohl möglich.

*Gegenmaßnahmen:* Entsprechen denen nach intrakapsulärer Extraktion (s. Abschn. X. 3.2.3).

*Prophylaxe:* Wie bei intrakapsulärer Extraktion. Wichtigste Vorbeugung besteht darin, die Hinterkapsel nicht zu lädieren.

## LITERATUR

1. Böke W, Dannenberg K (1977) Ergebnisse der transpupillaren Vitrektomie. Klin Monatsbl Augenheilkd 171:238–251
2. Bordeianu CD (1982) L'hémorrhagie expulsive: accident insurmontable? Discussion d'une possibilité de traitment. J Fr Ophthalmol 5/4:257–261
3. Dellaporta A (1983) Scleral trepanation for subchorioidal effusion. Arch Ophthalmol 101:1917–1919
3a. Denffer H v, Fabian E (1985) Die Wirkung von Indometacin-Augentropfen auf die Pupillenweite bei extrakapsulärer Kataraktextraktion. In: Bronner A, Hollwich F (Hrsg) Prostaglandin-Synthesehemmung am Auge. Symposium 17.11.84 Strasbourg. Zuckschwerdt, München Bern Wien
4. Eisner G (1982) Erfahrung mit Healon in der intraokularen Chirurgie. Klin Monatsbl Augenheilkd 180:451–453
5. Fanta H, Bruha H (1977) Vitrektomie nach intrakapsulärer Kataraktextraktion. Klin Monatsbl Augenheilkd 170:863–867
6. Francois P, Wannebrueq C, Guilbert-Legrand P (1966) Les hémorrhagies expulsives. A propos de 6 cas. Bull Soc Ophthalmol Fr 66:579–585
7. Holland G (1966) Zur Klinik der expulsiven Blutung. Klin Monatsbl Augenheilkd 149:859–864
8. Hyams SW, Keroub C (1977) Expulsive Hemorrhage: Management without sclerotomy. Ophthalmologica 175:140–142
9. Kampik A, Krochmalnik J (1979) Expulsive Blutung der chorioidalen Effusion? Eine retrospektive Untersuchung. Ber Dtsch Ophthalmol Ges 76:583–586
10. Kleinschmidt G, Hübner H (1980) Zur Behandlung der expulsiven Blutung. Ber Dtsch Ophthalmol Ges 77:601–603
11. Klöti R (1982) Glaskörperverlust – weniger gefährlich mit dem Mikrostripper. Klin Monatsbl Augenheilkd 120:447–450
12. Kroll P, Busse H (1980) Kaufman-II-Vitrektomie-Gerät zur open-sky-Vitrektomie. Klin Monatsbl Augenheilkd 177:109–110
13. Küchle HJ (1978) Zur expulsiven Blutung nach Kataraktoperation. Klin Monatsbl Augenheilkd 173:889–890
14. Kutschera F, Sauermann-Ruge I (1975) Spätergebnisse der Kataraktoperation nach Okulopression. Klin Monatsbl Augenheilkd 167:550–554
15. Mackensen G (1966) Zur Behandlungsmöglichkeit der expulsiven Blutung. Klin Monatsbl Augenheilk 149:205–210
16. Manschot WA (1955) The pathology of expulsive hemorrhage. Am J Ophthalmol 40:15–24
17. Meyers SM, Klein R, Chanora S, Myers FL (1978) Unplanned extracapsular cataract extraction in postvitrectomy eyes. Am J Ophthalmol 86:624–626
18. Müller H, Papastylianos G (1968) Katarakt-Extraktion: Komplikationen und Ergebnisse. Klin Monatsbl Augenheilkd 152:476–487
19. Palimeris G, Chimonidou E, Velissaropoulos P (1977) Some observations concerning expulsive hemorrhage. Ophthalmologica 174:100–105
20. Pape G, Balazas EA (1980) The use of sodium hyaluronate (Healon) in human anterior segment surgery. Ophthalmology 87:699–705
21. Roveda JM, Roveda CE (1979) Pression veineuse dans les hémorragies expulsives et les pertes de vitré. J Fr Ophthalmol 25:343–348
22. Ruiz RS, Salmonsen PC (1976) Expulsive choroidal effusion. A complication of intraocular surgery. Arch Ophthalmol 94:69–70
23. Taylor DM (1974) Expulsive hemorrhage. Am J Ophthalmol 78:961–966
24. Teichmann KD, Gronemeyer U (1977) Digitalkompression als Sofortmaßnahme bei intraoperativer expulsiver Blutung. Klin Monatsbl Augenheilkd 170:731–735
25. Völker HE (1983) Expulsive Blutung – extreme Folge der akuten Bulbus-Hypotonie. Fortschr Ophthalmol 79:417–419
26. Weinreb RN, Cook J, Friberg ThR (1984) Effect of inverted body position on intraocular pressure. Am J Ophthalmol 98:784–787
27. Wolter RJ (1982) Expulsive hemorrhage: a study of histopathological details. Graefes Arch Clin Exp Ophthalmol 219:155–158
28. Yanko L (1974) Prevention of vitreous loss in cataract extraction. Acta Ophthalmol 52:724–728

### 3.2.5 Ultraschallbedingte Komplikationen

Alle Komplikationen, die bei geplanter extrakapsulärer Extraktion und insbesondere bei kombinierten Spül-Saug-Techniken während und nach dem Eingriff eintreten können, drohen auch bei der Phakoemulsifikation.

Darüber hinaus gibt es bei diesem Verfahren *typische Ultraschallschäden* an Endothel, Iris und Kammerwinkel, ferner die ultraschallinduzierte Ruptur der Hinterkapsel mit Glaskörpervorfall und Absinken von Linsenanteilen in den Glaskörperraum. Statistische Angaben darüber bewegen sich für das persistierende Hornhautödem zwischen 0,1–20% (Durchschnitt 4,85%) und für die unbeabsichtigte Kapselruptur zwischen 3% und 22% (Durchschnitt 10%) der Fälle. Die entsprechenden Zahlen für nachfolgenden Glaskörperverlust liegen zwischen 1% und 20% (Durchschnitt 6,7%), für Absinken von Linsenmaterial in den Glaskörper bei 0–18% (Durchschnitt 3,5% [1–4].

Die Häufigkeit solcher Komplikationen ist in der Lernphase des Operateurs – also in den ersten 50–100 Fällen – besonders hoch, nimmt jedoch mit zunehmender Erfahrung in der Phakoemulsifikation ab; sie dürfte für den geübten Operateur kaum höher, wahrscheinlich niedriger liegen, als bei intrakapsulärer Extraktion. Der in der Emulsifikationstechnik weniger Erfahrene, der eine extrakapsuläre Operation durchführen will, sollte als risikoarme Alternative die Kernexpression durch großen Schnitt vorziehen oder die Phakoemulsifikation bei den geringsten Schwierigkeiten abbrechen, um den Eingriff mit Kernexpression durch großen Schnitt fortzusetzen.

Die Häufigkeit der *Netzhautablösung* nach Phakoemulsifikation wird mit 0,0%–4,0% (Durchschnitt 1,6%), die des *zystoiden Makulaödems* mit 1,0%–6,0% (Durchschnitt 2,6%) angegeben; sie liegt damit im Bereich der entsprechenden Komplikationen nach konventioneller extrakapsulärer Operation [5–7].

*Gegenmaßnahmen:* Prinzipiell gelten auch hier die im Abschnitt X. 3.2.4 gegebenen Empfehlungen und darüber hinaus noch einmal folgende:
Bereitet die Phakoemulsifikation Schwierigkeiten, etwa wenn die Pupille eng oder die Kammer häufig flach ist, der Kern zu hart ist und die Schallzeit zu lang wird, sollte der Operateur nicht zögern, die Emulsifikation aufzugeben und zu einer Kernexpression durch großen Schnitt überzugehen; dies um so eher, je weniger er mit dem Verfahren vertraut ist.

*Prophylaxe:* Auch hier gelten die im Abschnitt X. 3.2.4 genannten Empfehlungen.

Darüber hinaus sind die *Grundregeln für den Einsatz des Ultraschalls* zu beachten (s. Abschn. X. 2.2.4.3). Die wichtigsten Punkte seien noch einmal genannt: Vorderkammer stets tief halten, Ansatz gleich weit weg von Endothel und Hinterkapsel, Ultraschallenergie der jeweiligen Situation anpassen. Hitzeentwicklung im Handstück vermeiden. Die wichtigste Maßnahme zur Verhütung von Komplikationen bei der Phakoemulsifikation ist zweifellos die kritische Beobachtung des Operationsverlaufs. Sollten Probleme auftreten, die den normalen Fortgang der Emulsifikation in Frage stellen, ist es besser, diese abzubrechen und den Eingriff als normale extrakapsuläre Operation fortzuführen. Dies sollte geschehen, bevor das Endothel lädiert oder die Hinterkapsel rupturiert ist.

## LITERATUR

1. Cleasby GW, Fung WE, Webster RG (1974) The lens fragmentation and aspiration procedure (phacoemulsification). Am J Ophthalmol 77:384–387
2. Emery JM, Little JH (1979) Phacoemulsification and aspiration of cataract. Mosby, St Louis Toronto New York
3. Emery JM, Mc Intyre DJ (1983) Extracapsular cataract surgery. Mosby, St Louis Toronto London
4. Fung WE (1978) Phacoemulsification. Ophthalmology 85:46–51
5. Heslin KB, Guerriero PN (1983) Phacoemulsification with the Heslin-Mackool ocusystem. Results of a retrospective study. Am Intraocular Implant Soc J 9:445–449
6. Hurtie FG, Sorr EM, Everett WG (1979) The incidence of retinal detachment following phacoemulsification. Ophthalmology 86:2004–2006
7. Wilkinson CP, Anderson LS, Little JH (1978) Retinal detachment following phacoemulsification. Ophthalmology 85:151–156

### 3.2.6 Komplikationen bei Phakektomie

Bei transziliarer Inzision kann es zur *Blutung aus der Uvea*, zur Abscherung der Glaskörperbasis und als Folge davon zum *Orariß* kommen. Diese Komplikationen sind besonders zu fürchten nach perforierender Verletzung und nach Glaskörperblutung. Wird eine transziliare Infusionskanüle benutzt, besteht prinzipiell die Gefahr einer Uveainfusion, d.h. die Infusionskanüle hat zwar die Sklera, nicht aber die Aderhaut perforiert; sie schiebt diese vielmehr vor sich her. Die Infusionsflüssigkeit gelangt nicht in den Glaskörper, sondern breitet sich subchorioidal aus. Es entsteht das klinische Bild einer *Aderhautabhebung*.

*Gegenmaßnahmen:* Bei *Uveainfusion* ist der Abbruch der Operation ratsam. Eine nochmalige Inzision an der gleichen oder an anderer Stelle ist problematisch, insbesondere wenn der Bulbus hypoton und die Ausdehnung der Uveainfusion fortgeschritten ist.

Bei *Glaskörperblutung* Fortführung des Eingriffs und Erweiterung zur subtotalen Vitrektomie unter optischer Kontrolle mit Kontaktlinse und intraokularer Beleuchtung. Gleiches Vorgehen bei *Verlust von Linsenanteilen* in den Glaskörper, sofern diese nicht durch Aspiration gewonnen werden können. Wird die Entfernung von Linsenpartikeln, insbesondere eines tief abgesunkenen Linsenkerns problematisch, kann es besser sein, diese zu belassen und die allmähliche Resorption abzuwarten.

Intraoperativ entstandene *Netzhautrisse und Netzhautablösungen* werden – wo möglich in gleicher Sitzung – mit gezieltem Lochverschluß und/oder zirkulärer Eindellung versorgt.

*Prophylaxe:* Transziliare Inzisionen nur am tonisierten Bulbus und nur mit scharfen Instrumenten ausführen.

Falls Infusion über eine besondere Kanüle vorgenommen wird, diese durch die erste Inzisionsöffnung einführen, um den Bulbus für die folgenden Inzisionen tonisieren zu können. Hintere Linsenkapsel nicht zu breit eröffnen. Ideal ist das Einführen des Saug-Schneide-Instruments durch eine kleine Kapselinzision. Danach Ausschneiden und Absaugung des Linsenproteins. Phakektomie nicht geeignet für Linsen mit hartem Kern. Sorgfältige optische Kontrolle des ganzen Operationsvorgangs, um Verletzungen der Iris und der Netzhaut zu vermeiden. Kein unkontrolliertes Vordringen in die Tiefe des Glaskörpers.

### 3.2.7 Komplikationen beim Wundverschluß

Ruptur der vorderen Glaskörpergrenzmembran und *Glaskörpervorfall* bei intrakapsulärer Technik, Kapselruptur und Glaskörperprolaps bei extrakapsulärem Vorgehen sowie Irisvorfall und retrochorioidale Blutung bei beiden Verfahren können noch während des Wundverschlusses auftreten, sind aber in dieser Phase der Operation selten.

Eher sind *Schwierigkeiten während der Nahtführung* zu erwarten, etwa eine in die Vorderkammer sich ausbreitende Blutung, nachdem die Nadel ein intrasklerales Gefäß verletzt hat.

Sehr scharfe Nadeln („Spatelnadel"), die oberflächlich oder schräg geführt werden, können „durchschneiden", zum *Ausreißen von Gewebe* und damit zu unregelmäßiger Wundadaptation führen.

In der *Bindehaut* kann es zur Lochbildung durch unsachgemäße Nadelführung, zum Einreißen durch ruckartige Bewegungen von Nadel oder Pinzette und zum unbemerkten Einnähen von Bindehaut in die Inzisionswunde (besonders bei transkonjunktivalen sklerokornealen Nähten) kommen.

An die Möglichkeit, daß zu tief gelegte Nähte die *Iriswurzel fixieren* und diese in die Wunde einklemmen, muß gedacht werden. Diese Komplikation droht besonders, wenn die Iris nach außen drängt.

*Gegenmaßnahmen:* Bei Glaskörpervorfall (s. Abschn. X. 3.2.3), Irisprolaps (s. Abschn. X. 3.2.1), Kapselruptur (s. Abschn. X. 3.2.3) oder retrochorioidaler Blutung (s. Abschn. X. 3.2.3) entsprechende Maßnahmen ergreifen.

Bei *Blutung* durch Nadelstich, Nadel weiterführen und Naht anziehen, Kauterisation, ohne Naht zu schädigen. Bei Ausbreitung der Blutung in die Vorderkammer: Luftinjektion.

Größere *Löcher* sowie Ein- und Abrisse *in der Konjunktiva* werden, falls erforderlich oder zweckmäßig, mit einem feinen Faden repariert, können aber häufig auch sorgfältig reponiert und der weiteren Heilung überlassen werden.

Hat die Naht Teile der *Iriswurzel* erfaßt, muß sie gelöst und neu gelegt werden (Ausnahme: drohende Expulsion von Augeninhalt).

*Prophylaxe:* Auch während des Wundverschlusses jeden unnötigen Druck auf den Bulbus vermeiden. Wundränder vor Ansetzen der Nadel mit der fixierenden Pinzette leicht anheben, keinesfalls glaskörperwärts drücken. Vor der Sklerokornealnaht sorgfältige Blutstillung im Limbusgebiet. Beim Durchstich der Nadel auf intrasklerale Gefäße achten und diese zu vermeiden suchen. Die Möglichkeit, solche Gefäße zu verletzen steigt, je weiter die Nadel von der Inzisionswunde skleralwärts ausgestochen wird. Im übrigen geeignete Nadeln wählen, diese nicht verkanten, sondern gleichmäßig und behutsam durch das Gewebe führen, nicht „durchreißen". Bindehautlappen um so mehr schonen, je dünner dieser ist. Vorsicht beim Fixieren mit gezähnter Pinzette. Atrophische Bindehaut eher mit ungezähnter („atraumatischer") Pinzette fassen. Lage der Bindehaut während der sklerokornealen Naht unter dem Mikroskop prüfen. Inkarzeration in die Wunde vermeiden und, wo bereits eingetreten, lösen. Bei drängender Iris diese vor der Naht mit dem Spaten zurückhalten, durch mikroskopische Kontrolle sicherstellen, daß die Nadel nur die Wundränder, nicht die Iris gefaßt hat.

## 3.3 Maßnahmen bei Komplikationen in der frühen postoperativen Phase

### 3.3.1 Blutungen

Nach skleraler, sklerokornealer und transziliarer, kaum nach kornealer Inzision, kann noch am Operationstag oder später eine Gefäßruptur im Schnittbereich zur Einblutung der Vorderkammer oder des Glaskörpers führen. Auch eine periphere Iridektomie kommt als Blutungsquelle in Betracht. Rezidivierende Blutungen sind möglich.

Postoperative *Vorderkammerblutungen* hinterlassen nur selten schwerwiegende Folgen, am ehesten, wenn koaguliertes Blut die Vorderkammer ganz ausfüllt, Druck gegen das Hornhautendothel ausübt und wenn Blutbestandteile in die Hornhaut eindringen (Haemosiderosis corneae); eine bleibende Hornhauttrübung ist die Folge.

Ernster ist eine *Glaskörperblutung*; die möglichen Folgen sind: Visusminderung, Schädigung der Fotorezeptoren durch Hämosiderin und proliferative Vitreoretinopathie mit nachfolgender Netzhautablösung.

Auch eine *retrochorioidale Blutung* kann postoverativ eintreten [1, 2].

*Gegenmaßnahmen:* Nach *Vorderkammerblutung*, insbesondere bei rezidivierendem Auftreten, Hämostyptika. Lokale (Heparin AT oder -AS) oder systemische (Streptokinase) Fibrinolyse problematisch, Gefahr der Nachblutung. Bei vollständiger Einblutung Parazentese der Vorderkammer. Gelingt es nicht, koaguliertes Blut aufzulösen und abzulassen, breite Wiedereröffnung der Wunde und mechanische Entfernung des Koagulums, um Hämosiderose der Kornea zu vermeiden.

Nach *Glaskörperblutung* Resorptionstendenz abwarten. Falls ungenügend oder verzögert, Vitrektomie in Betracht ziehen.

Nach *retrochorioidaler Blutung* keine Maßnahmen, sofern diese begrenzt bleibt. Bei akutem Druckanstieg, drohender Wundsprengung oder Ausbreitung der Blutung auf die Makula, hintere Sklerotomie (*Technik* s. Abschn. X. 3.2.3).

### 3.3.2 Nahtinfiltrate

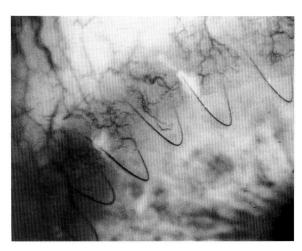

Abb. X. 38. Nahtinfiltrate

Nach kornealer Inzision können Nahtinfiltrate auftreten, bevorzugt dort, wo die Naht in die Bindehaut übergeht. Sie entstehen durch mikrobielle Infektion, „aseptische" Nekrose oder durch beide Faktoren. Der Nahtverlauf ist umgeben von feinen gelblichweißen Infiltraten; das umgebende Gewebe ist leicht ödematös (**Abb. X. 38**). Nicht selten ist die Vorderkammer opaleszent. Das Auge ist im Schnittbereich stärker gerötet als dem postoperativen Zustand entspricht. Oberflächlich geführte Nähte können frühzeitig nach außen durchschneiden. Nur selten haben Nahtinfiltrate schwerwiegende Folgen.

*Gegenmaßnahmen:* Abstrich von dem infiltrierten Gewebe, Anlegen einer Kultur zum Nachweis von Mikroben. Antibiogramm. Meist gute Erfolge nach kombinierter lokaler Anwendung von entsprechenden Antibiotika und Kortikosteroiden.

*Prophylaxe:* Zur Vermeidung von Infiltraten sollten die kornealen Nähte möglichst tief liegen und von Epithel bedeckt sein. Bei fortlaufender kornealer Naht kommt es nach unserem Eindruck um so eher zur Nahtinfiltration, je mehr die Naht peripher durch die Bindehaut geführt wird.

### 3.3.3 Nahtruptur, Wunddehiszenz, Wundsprengung

Diese Komplikationen können Tage, Wochen und Monate nach der Operation eintreten.

Als *Ursache einer „spontanen" Nahtruptur* sind am ehesten falsche Nahttechnik, ungeeignetes Nahtmaterial (Seide, resorbierbare Fäden), zu frühe Fadenentfernung oder eine unsachgemäße Behandlung des Fadens durch den Operateur in Betracht zu ziehen. Wird der Faden zu oberflächlich oder zu nahe am Wundrand durch das Gewebe gelegt, kann er ausreißen. Wird er unvollständig geknotet oder zu kurz am Knoten abgeschnitten, kann der Knoten sich lösen. Auch der gut geführte und fest geknotete Faden kann reißen, wenn er während der Nahtführung mit einem scharfen Instrument (Kanten von Pinzette oder Nadelhalter, bei fortlaufender Naht auch durch die Nadel selbst) beschädigt wird.

Die *Folgen einer Nahtruptur* sind besonders schwerwiegend bei großem Schnitt und bei fortlaufender Naht. In diesem Fall kann schon die Ruptur einer einzigen Fadenschlinge zu ausgedehnter Wunddehiszenz, zum Verlust der Vorderkammer und zu Irisvorfall führen. Hat sich eine Einzelnaht gelöst, so sind die Folgen weniger bedrohlich. Die Wunddehiszenz bleibt umschrieben, sofern es überhaupt dazu kommt; aufgehobene Vorderkammer und Irisprolaps sind selten, doch kann eine umschriebene subkonjunktivale Kammerwasserfistel entstehen.

Einfache Nahtruptur und Wunddehiszenz führen auch nach fortlaufender Naht einer großen Inzision nur relativ selten zur Wundsprengung, d.h. zum breiten Klaffen der Wundränder mit Iris- und Glaskörpervorfall. Diese schwerwiegende Komplikation wird am ehesten nach Gewalteinwirkung (Druck, Stoß, Schlag) auf die Wunde gesehen; sie kann noch Jahre nach der Operation eintreten [1, 4, 5].

*Gegenmaßnahmen: Zerreißt eine fortlaufende Naht* oder löst sich deren Knoten, bevor die Inzisionswunde ausreichend vernarbt ist, muß der Faden erneut fixiert werden. Oft genügt es, das Ende des längeren Fadenanteils wieder anzuziehen, dieses dann mit einem nahe der Rißstelle neu gelegten Faden zu knüpfen, den nachgelegten Faden fortlaufend bis zum Ende des Schnitts weiterzuführen und diesen dann zu knoten. Danach wird der kürzere Teil des rupturierten Fadens entfernt. Jede

Wunddehiszenz muß durch schrittweises Anziehen beider Fadenenden sorgfältig verschlossen werden. Dabei ist eine Inkarzeration von Iris in die Wunde zu vermeiden oder, wo bereits vorhanden, mit dem Spatel schrittweise zu lösen. Bei hypotonem Bulbus durch Injektion von Luft in die Vorderkammer Iris und Inzision voneinander trennen. Ist die *Iris vorgefallen*, sorgfältige Reposition versuchen oder partielle Iridektomie vornehmen. Bei länger bestehendem und schon vernarbtem Prolaps Kryoapplikation erwägen. Nach Glaskörpervorfall transpupillare Vitrektomie, Irisreposition und erneute Naht wie die Situation es erfordert [2, 6].

Hat sich eine *Einzelnaht* gelöst, so ist nach der Situation zu entscheiden ob die Revision erforderlich ist. Sie muß vorgenommen werden, wenn Iris oder Glaskörper vorgefallen und eingeklemmt sind.

Besteht ein *ungedeckter Kammerwasserabfluß nach außen*, muß die Wunde sofort sekundär vernäht werden.

Bei *gedeckter Kammerwasserfistel* ist die Sekundärnaht indiziert, wenn sich ein breites subkonjunktivales Sickerkissen entwickelt hat und wenn die Vorderkammer flach und der Bulbus hypoton sind. Bindehautmaßnahmen oder skleraplastische Maßnahmen können angezeigt sein. Nach Revisionsoperation nicht heilende Wunddehiszenzen mit Sickerkissen müssen an eine Epithelimplantation denken lassen. Kleine gedeckte Fistelkissen bei stehender Vorderkammer können im Laufe der Zeit spontan oder nach Kryoapplikation vernarben [3, 6].

Je schwerwiegender die Folgen einer Nahtruptur sind und je unruhiger der Patient ist, um so eher sollten Wundrevision und erneute Wundnaht in tiefer Allgemeinanästhesie durchgeführt werden.

*Prophylaxe:* Optimale Nahttechniken (s. Abschn. X. 2.1.7), zuverlässiges Nahtmaterial. Seidennähte wegen ihrer potentiell nekrotisierenden Wirkung auf das Gewebe vermeiden. Keine resorbierbaren Fäden! Kunststoffäden während der Naht nicht mit scharfkantigem Nadelhalter fassen und nicht mit der Nadel verletzen. Kunststoffnähte nicht vor Ablauf von 3 Monaten entfernen. Patient darauf hinweisen, daß der Bulbus nach der Operation gegen Druck empfindlich bleibt und vor jeder Belastung geschützt werden muß. Wo immer möglich und sinnvoll kleine Inzisionen bevorzugen.

## LITERATUR

1. Bleckmann H (1977) Beobachtungen bei Starschnittrupturen. Klin Monatsbl Augenheilkd 170:690–696
2. Freyler H, Kutschera E (1975) Kryoapplikation bei gedecktem Irisprolaps nach Staroperation. Klin Monatsbl Augenheilkd 167:719–722
3. Mc Pherson SD (1978) Zur Korrektur von Filterkissen nach Kataraktextraktionen. Klin Monatsbl Augenheilkd 173:549–551
4. Swan KC, Jones D (1975) Unintentional filtration after cataract surgery. Am J Ophthalmol 80:472–477
5. Swan KC, Meyer SL, Squires E (1978) Late wound separation after cataract extraction. Ophthalmology 85:991–1003
6. Yanuzzi LA, Theodore FH (1973) Cryotherapy of post-cataract blebs. Am J Ophthalmol 76:217–222

### 3.3.4 Hornhautödem

Die 1968 von MAURICE beschriebene und seit 1975 klinisch genutzte Spekulumfotomikroskopie hat gezeigt, daß jede Kataraktoperation, gleich welcher Art, das *Hornhautendothel* quantitativ und qualitativ verändert [4, 17, 24].

Zahlreiche Publikationen, deren Methodik und Ergebnisse im einzelnen durchaus kritisch gesehen werden sollten, stimmen darin überein, daß bereits *nach komplizierter intrakapsulärer Extraktion* die Zelldichte durchschnittlich um 10% sinkt. Auch junge Patienten werden davon betroffen [1, 7, 9, 10, 12, 16, 20, 21].

Statistisch signifikant wurde gezeigt, daß nach zunächst geringer Verlustrate (5,8% nach 2–4 Wochen) diese zwischen dem 3. und 6. Monat ansteigt (10%) und sich dann in annähernd gleicher Höhe stabilisiert. Eine Rückkehr zu den Ausgangswerten wird auch nach mehreren Jahren nicht erreicht. Im nicht operierten Partnerauge bleibt die Zellzahl konstant [21].

Vergleichbare Werte *nach extrakapsulärem Vorgehen* ohne Linsenimplantation liegen meines Wissens nicht vor. Nach Phakoemulsifikation des Linsenkerns in der Vorderkammer ist der Endothelverlust mit 24–35% höher als nach intrakapsulärer Extraktion und auch höher als nach Phakoemulsifikation in der Hinterkammer oder in der Pupillarebene; er liegt mit 9–15% etwa gleich hoch wie nach intrakapsulärer Extraktion [1, 6, 14, 16].

Wesentlich mehr Zellen, nämlich 25–30%, sogar bis zu 50% nach 2–3 Jahren, gehen verloren, wenn nach intrakapsulärer Extraktion eine irisgestützte Linse implantiert wird; der Zellverlust übersteigt deutlich den nach sonst gleichem extrakapsulärem Vorgehen [3, 10, 21, 23]. Andere Autoren fanden allerdings keine signifikanten Unterschiede zwischen intra- und extrakapsulär operierten pseudophaken Augen [5].

Da das funktionsfähige Endothel eine 78%ige Wasserbindung im Stroma, eine Hornhautdicke von 0,52 mm und damit die Transparenz der Kornea gewährleistet, müssen Endotheldysfunktionen Stroma-

X. Chirurgie der Linse

ödem, Dickenzunahme und Transparenzverlust auslösen.

Wenn nach Kataraktoperationen ein Epithelödem auftritt (zuweilen mit Stromaverdickung), so zeigt dies eine Schädigung des Endothels durch den Eingriff an. In der Regel geht das Ödem bald zurück; die Hornhaut erreicht wieder normale Dicke und Transparenz. Das Endothel hat seine Funktion zurückgewonnen, auch wenn es Zellen verlor. In anderen, relativ seltenen Fällen bleiben Ödem und Transparenzverlust über Wochen, Monate oder auf Dauer bestehen. Die Anzahl der funktionsfähigen Endothelzellen ist zu gering. Das Endothel erholt sich nicht; es dekompensiert [19, 24].

Die Ursachen der intraoperativen Endothelschädigung und damit des postoperativen Hornhautödems sind vielfältig. „Knicken" der Hornhaut, Massage des Endothels mit Instrumenten (z.B. Erysophak) oder bei der Kernexpression, Phakoemulsifikation, anhaltende Spülung der Vorderkammer mit nicht balanzierten, kalten Flüssigkeiten oder aggressiven Substanzen (Epinephrin!) und Luftfüllung der Vorderkammer sind in Betracht zu ziehen. Je aufwendiger der Eingriff ist, je länger er dauert und je mehr Instrumente in die Vorderkammer eingeführt werden, um so mehr wird das Endothel belastet. Die obere Hornhaut verliert etwa 30% mehr Zellen als die untere. Präoperative Endothelschäden durch hohes Lebensalter, Dystrophie, Glaukom oder Trauma kommen hinzu. Postoperative Faktoren wie Glaskörperkontakt oder erhöhter Augendruck, vor allem aber eine irisgestützte Linse, potenzieren die Endothelbelastung. Auch die indirekte Endothelläsion durch eine abgelöste Descemet-Membran sei erwähnt. Im Prinzip wirken alle diese Faktoren gleich: Je mehr Endothelzellen geschädigt werden, um so ausgeprägter und anhaltender ist das postoperative Hornhautödem [2, 8, 13, 15, 24].

Dieses kann unter verschiedenen klinischen Bildern auftreten.

*Feinblasiges Epithelödem mit geringgradiger Stromaquellung:* Dieser Befund weist am ehesten auf einen erhöhten Augendruck hin, kann aber auch nur Ausdruck einer Endothelstörung sein.

*„Keratopathia striata":* Die Hornhaut ist verdickt, diffus grauweiß getrübt und von unregelmäßig verlaufenden Streifen durchzogen. Die Spaltlampe zeigt, daß die Trübung durch eine Stromaquellung, nicht durch eine zelluläre Infiltration bedingt ist, und daß die strichförmigen Gebilde Falten in der Descemet-Membran sind. Quellung und Trübung befallen überwiegend das Zentrum, weniger die Randzonen der Hornhaut. Es liegt bereits eine erhebliche Endothelschädigung vor.

*„Keratopathia bullosa":* Das Stroma ist stark verdickt und gequollen, das Epithel stellenweise in mehr oder minder großen Blasen abgehoben; es liegt eine der Fuchs-Dystrophie vergleichbare Endothelschädigung vor.

*Persistierendes Hornhautödem:* Anhaltende, auch über Wochen nicht erholungsfähige Hornhautstromaquellung, die klinisch der Keratitis striata und Keratitis bullosa weitgehend entspricht. Häufige Folge von Glaskörperverlust in der Operation oder einer späten Ruptur der vorderen Grenzmembran mit breitem Kontakt von Glaskörper und Endothel ( = „Keratohyalopathie"). Auch Adhärenz anderer Gewebe an der Hornhauthinterwand ist denkbar: Iris, Linsenreste, Epithelimplantation (s. Abschn. X.3.4.6), Endothelproliferation (s. Abschn. 3.4.8), ferner eine Ablösung der Descemet-Membran (s. Abschn. X.3.2.1).

*Gegenmaßnahmen:* Bei allen Formen Augendruck medikamentös (Karboanhydrasehemmer, Betablocker) senken, auch wenn dieser im Normbereich liegt.

Falls keine Kontraindikation besteht, Hornhaut lokal entquellen mit Dexamethasontropfen, hyperosmotischen Salben (Glukose) oder Tropfen (Glyzerin). Vorderkammer sorgfältig untersuchen. Bei Kontakt des Endothels mit Iris oder Glaskörper durch aufgehobene Vorderkammer oder Wunddehiszenz, Vorderkammer wiederherstellen. Bei Keratohyalopathie mit tiefer Vorderkammer sind abwartende Maßnahmen (Rückenlage, Hyperosmoseinfusionen, Karboanhydrasehemmer, Kortikosteroide, Mydriatika, Miotika) meist zwecklos. Die frühzeitige Vitrektomie über Limbus oder Pars plana ist die Therapie der Wahl.

Ablösung der Descemet-Membran ausschließen. Bleiben bei persistierendem Ödem alle Maßnahmen erfolglos, perforierende Keratoplastik durchführen.

*Prophylaxe:* Descemet-Membran und Endothel präoperativ sorgfältig untersuchen, wo möglich mit Endothelmikroskopie. Operationsplan auf Endothelsituation abstimmen. Extrakapsuläre Operation vorziehen. Bei Kernexpression oder Phakoemulsifikation Endothel schonen. Skleral begonnener, im mittleren sklerokornealen Bereich perforierender Schnitt soll das Endothel weniger belasten als die korneale Inzision. Bei intrakapsulärem Vorgehen Schnitt nicht zu klein anlegen, um übermäßiges Knicken der Hornhaut bei der Extraktion zu vermeiden. Während der Extraktion Endothel nicht mit Instrumenten oder mit der Linse berühren. Dazu zu Beginn des Eingriffs möglichst tiefe Hypotonie des Bulbus anstreben. Jeder Glaskörperkomplikation soweit wie möglich vorbeugen. Bei jeder Technik Vorderkammer und Endothel so wenig wie möglich spülen. Epinephrinzusatz mindestens 5fach verdünnen. Am Ende der Operation absolut sicheren Wundverschluß und tiefe Vorderkammer gewährleisten. In allen kritischen Situationen zum Endothelschutz Natriumhyaluronat einsetzen [11].

## LITERATUR

1. Abott RL, Forster RK (1979) Clinical specular microscopy and intraocular surgery. Arch Ophthalmol 97:1476–1479
2. Bigar F (1982) Specular microscopy of the corneal endothelium. Optical solutions and clinical results. Dev Ophthalmol 6:1–94
3. Binkhorst CD, Nygaard P, Loones CH (1978) Specular microscopy of the corneal endothelium and lens implant surgery. Am J Ophthalmol 85:597–605
4. Bourne WM, Kaufman HE (1976) Specular microscopy of human corneal endothelium in vivo. Am J Ophthalmol 81:319–323
5. Bourne WM, Waller RR, Liesegang ThJ, Brubaker RF (1981) Corneal trauma in intracapsular and extracapsular cataract extraction with lens implantation. Arch Ophthalmol 99:1375–1376
6. Colvard DM, Kratz RP, Mazocco ThR, Davidson B (1981) Endothelial cell loss following phacoemulsification in the pupillary plane. Am Intraocular Implant Soc J 7:334–336
7. Drews RC, Waltman SR (1978) Endothelial cell loss in intraocular lens placement. Am Intraocular Implant Soc J 4:14–16
8. Eiferman RA, Wilkins EL (1981) The effect of air on human corneal endothelium. Am J Ophthalmol 92:328–331
9. Forstot SL, Blackwell WL, Jaffe NS, Kaufman HE (1977) The effect of intraocular lens implantation on the corneal endothelium. Trans Am Acad Ophthalmol 83:195–203
10. Galin MA, Lin LL, Fetherof E, Obstbaum StA, Sugar A (1979) Time analysis of corneal endothelial cell density after cataract extraction. Am J Ophthalmol 88:93–96
11. Graue EL, Polack FM, Balazas EA (1980) The protective effect of Na-Hyaluronate to corneal endothelium. Exp Eye Res 31:119–127
12. Hirst LW, Snip RC, Stark WJ, Maumenee AE (1977) Quantitative corneal endothelium evaluation in intraocular lens implantation and cataract surgery. Am J Ophthalmol 84:775–780
13. Hoffer KJ (1979) Vertical endothelial cell disparity. Am J Ophthalmol 87:344–349
14. Hoffer KJ (1982) Effects of extracapsular implant techniques on endothelial density. Arch Ophthalmol 100:791–792
15. Hyams SW, Bialik M, Keroub C (1976) Bullous keratopathy following lens extraction in eyes with acute glaucoma due to intumescent cataract. Ophthalmologica 173:23–27
16. Kraff MC, Sanders DR, Lieberman HL (1982) Monitoring for continuing endothelial cell loss with cataract extraction and intraocular lens implantation. Ophthalmology 89:30–34
17. Laing RA, Sandstrom MM, Leibowitz HM (1975) In vivo photomicrography of corneal endothelium. Arch Ophthalmol 93:143–145
18. Maurice DM (1968) Cellular membrane activity in the corneal endothelium of the intact eye. Experientia 24:1094–1095
19. Olsen Th (1980) Corneal thickness and endothelial damage after intracapsular cataract extraction. Acta Ophthalmol 59:424–433
20. Olsen Th (1981) The endothelial cell density after cataract surgery in young patients. Acta Ophthalmol 59:242–246
21. Rao GN, Stevens RE, Harris JK (1981) Long term changes in corneal endothelium following intraocular lens implantation. Ophthalmology 88:386–397
22. Sugar J, Mitchelson J, Kraff M (1978) Endothelial trauma and cell loss from intraocular lens insertion. Arch Ophthalmol 96:446–448
23. Sugar A, Fetherolf EC, Lin LL, Obstbaum StA, Galin MA (1978) Endothelial cell loss from intraocular lens insertion. Ophthalmology 85:394–399
24. Waring GO, Bourne WM, Edelhauser HF, Keyon KR (1982) The corneal endothelium. Normal and pathologic structure and function. Ophthalmology 89:531–590

### 3.3.5 Aufgehobene Vorderkammer

Die Vorderkammer sollte am Ende des Eingriffs so tief sein, daß Iris und Glaskörpergrenzmembran oder Hinterkapsel weder zentral noch peripher der Hornhaut anliegen. Ist das nicht der Fall oder kommt es zum Verlust der Vorderkammer, müssen folgende Ursachen ausgeschlossen werden: primärer Kammerwassermangel, Wunddehiszenz mit Abfisteln von Kammerwasser, eine als Folge davon oder auch später auftretende Aderhautabhebung und der Pupillarblock. In seltenen Fällen kann ein postoperativer Ziliarblock bestehen.

*Primärer Kammerwassermangel:* Die Diagnose sollte nur gestellt werden, wenn andere Ursachen sicher ausgeschlossen werden können. Die Natur dieser Störung ist unklar; ein „Operationsschock" des Ziliarepithels wird postuliert. Das kaum geklärte Krankheitsbild ist abzugrenzen gegen die postoperative Aderhautabhebung, die ebenfalls mit Hyposekretion von Kammerwasser einhergehen soll.

*Gegenmaßnahmen:* Absetzen von Karboanhydrasehemmern und Betablockern, reichlich Flüssigkeitszufuhr.

*Wunddehiszenz:* Fließt Kammerwasser in größerer Menge nach außen oder unter die Bindehaut ab, so muß die Vorderkammer flacher oder aufgehoben sein. Die Diagnose ergibt sich aus der Hypotonie des Bulbus, dem Nachweis von Kammerwasserabfluß nach außen mit Fluoreszeintest oder aus dem Vorhandensein eines Sikkerkissens bei subkonjunktivaler Kammerwasserfistel. Ursachen, Gegenmaßnahmen und Prophylaxe siehe Abschnitt X.3.3.3.

*Aderhautabhebung:* „Chorioidale Effusion", „Ziliochorioidale Ablösung": sie ist häufig Folge einer Wunddehiszenz mit Abfluß von Kammerwasser nach außen oder unter die Bindehaut, kann aber auch ohne solche Zeichen („spontan") auftreten.

Die Vorderkammer ist flach oder aufgehoben. Die Ophthalmoskopie zeigt eine kugelförmige, manchmal auch zirkuläre graubraune Prominenz der Aderhaut, die einem malignen Melanom ähnlich, von diesem aber durch Diaphanoskopie und Echographie leicht zu unterscheiden ist. Überwiegend ist die Fundusperipherie be-

# X. Chirurgie der Linse

troffen, eine Ausbreitung über den Bulbusäquator hinaus bis an den hinteren Pol ist aber möglich. Dabei keine Ablösung der Netzhaut. Die Prominenz ist scharf begrenzt, nicht beweglich, in der Farbe dunkler als bei Netzhautablösung und praktisch immer von einer Bulbushypotonie begleitet.

Die Pathophysiologie der postoperativen Aderhautabhebung ist noch wenig geklärt. Plötzliche Senkung des intraokularen Drucks während des Eingriffs, der individuelle Perfusionsdruck in den Aderhautgefäßen, ein erhöhter episkleraler Venendruck und der onkotische Gewebsdruck dürften eine Rolle spielen. In einigen Fällen gehen Kammerwasserabfluß nach außen und Bulbushypotonie voraus, in anderen tritt diese Komplikation auch bei absolut festem Wundverschluß auf. Die Möglichkeit einer inneren Fistel (Zyklodialyseeffekt des Eingriffs?) wird diskutiert. Nach Sklerotomie fließt eine klare oder xanthochrome Flüssigkeit nach außen ab; sie wird überwiegend als Transsudat angesehen. Retrochorioidale Blutungen als Folge einer intra- oder postoperativen Gefäßruptur in Aderhaut oder Suprachorioidalraum sind von der eigentlichen postoperativen Aderhautabhebung, auch von der hämorrhagischen Form abzugrenzen. Histologische Untersuchungen ließen eine ödematöse Verdickung der Chorioidea mit hydropischer Erweiterung der Gefäße („Spongiosis chorioidae"), echographische Befunde flüssigkeitsgefüllte Hohlräume erkennen [2, 5, 7].

*Gegenmaßnahmen:* Bei nachgewiesener Kammerwasserfistel, *Wundrevision* und vollständiger Wundverschluß mit Kunststoffäden. – Liegt keine Wunddehiszenz vor, intensive lokale Kortikosteroidapplikation. – *Zykloplegische Mydriatika* zur Entspannung des Ziliarmuskels und damit zur Vertiefung der Vorderkammer. Ob diese und weitere Maßnahmen (vermehrte Flüssigkeitszufuhr, Diuretika, Hyperosmotika, Karboanhydrasehemmer, systemische Kortikosteroidgaben) wirklich hilfreich sind, bleibt fraglich.

Stellt sich die Vorderkammer darunter wieder her, oder war sie primär nicht aufgehoben, kann allmählicher Rückgang erwartet werden. Bleibt die Vorderkammer aufgehoben, der Kammerwinkel weitgehend verschlossen und bessert sich die Situation nicht innerhalb weniger Tage oder berühren sich zwei einander gegenüberliegende Abhebungen („Kissing") über mehr als 48 Stunden, muß eine *Sklerotomie mit Parazentese und Auffüllung der Vorderkammer* durchgeführt werden (Tabelle X. 20).

## Operationstechnik

Lokalanästhesie. Eröffnen der Bindehaut über der Stelle der höchsten Aderhautabhebung. Schrittweise Inzision der Sklera mit scharfer Klinge, senkrecht zum Limbus und etwa 5–7 mm vom Limbus entfernt. Nach Perforation der tiefsten Skleralamelle fließt klare oder xanthochrome retro- oder intrachorioidale Flüssigkeit ab. Danach Parazentese der Vorderkammer, die am stark hypotonen Bulbus durch senkrechten Zug an einer Limbusnaht über der Parazentesestelle erleichtert werden kann. Injektion von Ringer-Lösung, steriler Luft oder Natriumhyaluronat in die Vorderkammer in dem Maße, in dem retrochorioidale Flüssigkeit abgelassen wird. Durch alternierendes Vorgehen (ablassen – injizieren) wird eine extreme Hypotonie des Bulbus vermieden und die Wiederauffüllung der Aderhaut (Nachblutung, erneute Transsudation) begrenzt. Die retro- oder intrachorioidale Flüssigkeit wird schrittweise entfernt. Dazu vorsichtiger Druck auf den Bulbus mit der einen Hand (Muskelhaken) und leichter Zug an einem der Sklerotomieränder mit der anderen (Pinzette). Alternativ können beide Wundränder gefaßt und mit wechselndem Druck und Zug gegeneinander bewegt werden. Luft oder Natriumhyaluronat in der Vorderkammer, auch am Ende der Operation sind eher geeignet als Ringer-Lösung, die Kammer zu vertiefen und Kammerwinkelsynechien zu lösen. Ist dies nicht möglich, kann versucht werden, unter dem Schutz von Luft oder Natriumhyaluronat die periphere Iris mit schmaler Luftkanüle vorsichtig zurückzudrängen und die peripheren vorderen Synechien zu lösen. Dies gelingt im allgemeinen erst dann, wenn die retro- oder intrachorioidale Flüssigkeit soweit abgelassen ist, daß Iris und Ziliarkörper nach hinten ausweichen können.

Cave: Eindringen von Luft durch die Pupille in die Hinterkammer mit erneutem Verlust der Vorderkammer! Vor Luftinjektion Acetylcholin

**Tabelle X. 20.** Indikationen für Punktion des Subchorioidalraums bei Aderhautabhebung nach Kataraktoperation

Linsen-Hornhautkontakt über mehr als 12 Stunden bei aufgehobener Vorderkammer
Zunehmendes Hornhautödem bei aufgehobener oder flacher Vorderkammer
Pupillarblock bei aufgehobener Vorderkammer
Intraokulare Entzündungszeichen bei Verdacht auf hämorrhagische Aderhautabhebung
Kontakt zweier großer Aderhautblasen über mehr als 48 Stunden ("kissing chorioidal detachment")
Kontakt großer Aderhautblasen mit der Linsenhinterfläche

in die Vorderkammer injizieren und Pupille eng stellen. Ist trotzdem Luft hinter die Iris gedrungen, diese am Ende der Operation absaugen und durch Ringer-Lösung ersetzen. Natriumhyaluronat am Ende der Operation aus der Vorderkammer mit Saug-Spül-Gerät entfernen, danach wasserdichter Wundverschluß.

*Prophylaxe:* Möglichst geringe Traumatisierung von Iris und Ziliarkörper während der Operation. Wasserdichter Verschluß der Inzisionswunde. Dazu nur gut verträgliche Kunststoffäden (Nylon 10/0) nehmen. Keine Seidenfäden als Dauernaht, sie können zu Nekrosen und Wunddehiszenz führen. Vorsicht mit resorbierbarem Nahtmaterial (s. Abschn. X.2.1.7). Gestörte Wundheilung durch inkarzeriertes Gewebe (Iris, Glaskörper, Rinden- oder Kapselreste) vermeiden.

Pupillarblock

Störung des Kammerwasserabflusses durch die Pupille; es resultiert ein pathologischer Stau von Kammerwasser in der Hinterkammer, der meist – jedoch nicht immer – zur Abflachung oder zum Verlust der Vorderkammer führt. Im Gegensatz zu den vorgenannten Situationen geht diese mit *erhöhtem Augendruck* einher. Der Patient klagt über Schmerzen, die Pupille ist eng und läßt sich kaum erweitern. Die Untersuchung an der Spaltlampe zeigt, daß der vorgefallene Glaskörper eingeklemmt oder mit Linsenresten, seltener mit der Hinterkapsel synechiert ist. Die Iris kann dabei „Napfkuchenform" (Iris bombata) annehmen: Sie ist peripher mehr vorgewölbt als zentral, die Vorderkammer ist dementsprechend zentral tiefer als peripher. Die Iris kann aber auch gleichmäßig konvex nach vorne drängen, die Vorderkammer aufgehoben sein. Bei stark erhöhtem Augendruck besteht ein Hornhautödem.

Die *Ursachen* des postoperativen Pupillarblocks sind vielfältig. Tritt diese Komplikation bei vollständigem Wundverschluß und tiefer Vorderkammer nach intrakapsulärer Extraktion auf, liegt meist eine Glaskörpereinklemmung bei fehlender oder ungenügender Iridektomie vor. In diesem Fall kann die Vorderkammer durch den prolabierten Glaskörper sogar tief sein.

Nach geplantem extrakapsulärem Vorgehen ist ein Pupillarblock selten, selbst wenn keine periphere Iridektomie ausgeführt wurde. Unabhängig von der Operationstechnik können Vorderkammerblutungen oder die in die Vorderkammer injizierte Luft (Luftglaukom) die Pupille blockieren. Diese Ursachen führen früh im postoperativen Verlauf zu Symptomen.

Tritt der Pupillarblock in der zweiten bis dritten postoperativen Woche oder später auf, liegt eher eine sekundäre Pupillarmembran zugrunde, die als Folge einer zu lange aufgehobenen Vorderkammer (Wunddehiszenz, Aderhautabhebung) iritischer Reizungen, Uveitis, Glaukom mit Synechienbildung, Vorderkammerblutung oder Operationstrauma entstanden ist. Es kommt allerdings nur dann zu Symptomen, wenn eine periphere Iridektomie fehlt oder nicht durchgängig ist.

Obwohl die *Pathogenese des Pupillarblocks* durch ungenügenden Kammerwasserabfluß von der Hinterkammer in die Vorderkammer ausreichend definiert ist, bleibt die Frage offen, wo das hinter der Iris sich stauende Kammerwasser verbleibt. Möglicherweise durchdringt es, wie für den Ziliarblock angenommen wird, den Glaskörper von vorne nach hinten und gelangt in den retrovitrealen Flüssigkeitsraum, der dann das Glaskörperirisdiaphragma nach vorne drängt und den Druck erhöht. Diese Situation tritt auch ein, wenn eine durchgängig-periphere Iridektomie besteht, aber – wie die Pupille – durch Glaskörper blockiert wird; es liegt dann ein „iridovitrealer Block" oder ein „ziliovitrealer Block" vor [1, 9].

*Gegenmaßnahmen:* In jedem Fall zunächst Lösung des Blocks durch *maximale Pupillenerweiterung* versuchen; eventuell unterstützt durch Hyperosmosetherapie. Falls erfolglos, Kommunikation zwischen Hinter- und Vorderkammer operativ herstellen. Kann die in der Operation angelegte periphere Iridektomie mit einem Kontaktglas eingesehen werden und zeigt sich daß diese bei erhaltenem Pigmentblatt nicht durchgängig ist, Laserkoagulation einsetzen. Ist die primäre Iridektomie der Lasertherapie nicht zugängig oder ist gar keine Iridektomie angelegt worden, so ist eine *(weitere) periphere Ausschneidung* angezeigt. Sie wird außerhalb der primären Inzision, am besten bei 6 Uhr durchgeführt.

Alternativ kann die Möglichkeit einer primären oder zusätzlichen Laseriridotomie erwogen werden, vorausgesetzt, daß die Vorderkammer über der mittleren Peripherie der Iris genügend tief steht [1, 6].

Bleiben Eingriffe an der Iris erfolglos, obwohl eine periphere Öffnung besteht, so ist eine membranartige Verwachsung zwischen Irishinterfläche und Glaskörpergrenzmembran anzunehmen, derart, daß eine Hinterkammer nicht mehr besteht: Es liegt ein iridovitrealer oder ziliovitrealer Block vor, die Situation entspricht der bei Ziliarblockglaukom. In diesem Fall muß die *vordere Glaskörpergrenzmembran* durchtrennt werden, um eine Verbindung zwischen retrovitreal eingeschlossenem Kammerwasser und Vorderkammer herzustellen. Da bei flacher oder aufgehobener Kammer der transpupillare Zugang zum Glaskörperraum Hornhaut- und Kammerwinkel erheblich schädigen kann, bietet sich die Pars-plana-Vitrektomie des vorderen und mittleren Glaskörpers als das schonendere Verfahren an (s. **Abb. XI. 12**). Zuvor sollte eine ausgedehnte Abhebung von Ziliarkörper und Aderhaut als Ursache des Pupillarblocks klinisch und echographisch ausgeschlossen oder, falls vorhanden, entsprechend behandelt werden [3, 4, 8].

*Prophylaxe:* Bei intrakapsulärer Extraktion durchgreifende periphere *Iridektomie*. Durch optische Kontrolle mit dem Mikroskop (koaxiales Licht!) sicherstellen, daß das Pigmentblatt ausgeschnitten ist. Nach unbeabsichtigter Kapselruptur Kern- und Rindenreste soweit wie möglich entfernen. Vorsicht mit Luftinjektion in die Vorderkammer. Bei extrakapsulärer Operation keine Linsenreste zurücklassen. Falls Kapselruptur und Glaskörpervorfall, unbedingt periphere Iridektomie vornehmen. Absolut wasserdichter Wundverschluß. Mit sorgfältiger Operationstechnik, insbesondere bei Iridektomie und Wundverschluß, läßt sich der Pupillarblock bei Aphakie nahezu vollständig vermeiden.

## LITERATUR

1. Anderson DR, Forster RK, Lewis ML (1975) Laser iridotomy for aphakic pupillary block. Arch Ophthalmol 93:343–346
2. Bellows AR, Chylack LT, Hutchinson BT (1981) Chorioidal detachment. Clinical manifestation, therapy and mechanism of formation. Ophthalmology 88:1095–1101
3. Cotlier E (1972) Anterior vitriotomy for aphakic flat anterior chamber. Br J Ophthalmol 56:347–352
4. Koerner F (1980) Pars plana Vitrektomie bei sogenanntem Pupillarblock. Ber Dtsch Ophthalmol Ges 77:593–598
5. Küchle HJ, Richard G (1982) Athalmie nach Kataraktextraktion. Klin Monatsbl Augenheilkd 181:14–16
6. Patti JC, Cinotti AA (1975) Iris photocoagulation therapy of aphakic pupillary block. Arch Opthalmol 93:347–348
7. Pau H (1957) Über die Amotio chorioideae (Spongiosis chorioideae). Klin Monatsbl Augenheilkd 130:347–371
8. Peyman GA, Sanders DR, Minatoya H (1978) Pars plana vitrectomy in the management of pupillary block glaucoma following irrigation and aspiration. Br J Ophthalmol 62:336–339
9. Shaffer RN (1973) A suggested anatomic classification to define pupillary block glaucoma. Invest Ophthalmol Vis Sci 12:540–544

### 3.3.6 Verbliebenes Linsenmaterial

Freie Linsenreste in der Vorderkammer

Sie sind harmlos, solange Hinterkapsel oder Glaskörpergrenzmembran intakt sind und das Eindringen in den Glaskörperraum verhindern. Die Rindenreste liegen im unteren Teil der Vorderkammer, quellen unter dem Einfluß des Kammerwassers auf, zerfallen und werden allmählich resorbiert. Der Bulbus bleibt meist reizfrei. Das Kammerwasser ist zwar vermehrt opaleszent und läßt Zellen erkennen, doch entwickelt sich daraus nur selten eine anhaltende vordere Uveitis. Sekundäre Drucksteigerungen sind möglich.

*Gegenmaßnahmen:* Kleine, in der Vorderkammer flottierende Partikel der spontanen Resorption überlassen. Größere, besonders wenn sie bis hinter die Iris reichen, durch einfaches Aspirationsverfahren entfernen. Dabei Glaskörpergrenzmembran und hintere Kapsel nicht verletzen. Sind sie bereits rupturiert, darauf achten, daß nur Linsenmaterial und nicht Glaskörper aspiriert wird. Haben sich Linsenreste und Glaskörper vermischt, Entfernung durch Saug-Schneide-Verfahren.

Nachstar

Nachstar wird nach extrakapsulärer Operation beobachtet. Wochen oder Monate nach dem Eingriff können feine *Nachstarperlen* („Elschnig-Perlen") die zunächst klare hintere Linsenkapsel überziehen; sie gehen aus Linsenepithelien im Kapseläquator hervor, die an Resten der Kapsel verblieben sind, nehmen an Zahl und Dichte zu und bedecken schließlich die ganze Hinterkapsel. Dieser auch als *„Froschlaich"* bezeichnete *regeneratorische Nachstar* setzt den Visus erheblich herab. Statt eines „froschlaichartigen" Bildes sieht man gelegentlich nach extrakapsulärer Operation trotz sorgfältiger Aspiration und Kapselpolitur eine flächenhafte, fein glitzernde Schicht, die den Visus nur geringgradig reduziert.

Nachstar kann sich auch als *Kapselfibrose* präsentieren. Die intakte Hinterkapsel, die im typischen Fall weder Rindenreste noch Nachstarperlen zeigt, läßt grauweiße vertikal oder schräg verlaufende Streifen erkennen, die allmählich an Dichte zunehmen und die Kapsel in eine feste Membran umwandeln. Nicht selten finden sich Reste der Vorderkapsel, die bei vollständig entfernter Rinde mit der Hinterkapsel verkleben und zu weiterer Verdickung, Faltenbildung oder narbiger Verziehung in der Membran führen. Die Kapselfibrose wird vermutlich durch fibroblastische Aktivitäten (Linsenepithelien?, Iriszellen?) verursacht.

*Derbe Nachstarplatten* entstehen dann, wenn erhebliche Rindenanteile zwischen Resten der vorderen und der Hinterkapsel zurückgeblieben sind. Verklebung der beiden Kapselblätter miteinander verhindert den Kontakt mit Kammerwasser und damit die allmähliche Resorption der Rindenreste. Proliferation von Fibroblasten aus der Iris verfestigen die Platte, nicht selten kommt es zu breiter Verwachsung mit der Iris.

Der *Nachstarring* (Soemmering-Kristallwulst) ist eine besondere Form des Nachstars dieser Art; er wird heute nur noch selten in typischer Ausprägung gesehen, am ehesten bei älteren Leuten, die vor etwa 40–50 Jahren am angeborenen Star operiert wurden, ferner nach ungenügender Primärversorgung traumatischer Katarakte, nach mißlungener intrakapsulärer Extraktion, aber auch nach extrakapsulärer Operation moderner Art, wenn die Rinde nur unvollständig entfernt worden ist. Ringförmige Linsenreste können über Jahre und Jahrzehnte unverändert bleiben. Meist hinter der Iris gelegen, werden sie oft erst in Mydriasis sichtbar, während bei normaler Pupillenweite eine klare hintere Kapsel oder die Glaskörpergrenzmembran zu erkennen ist. Der Visus kann daher selbst bei ausgeprägtem Ringstar durchaus befriedigend sein. Die Situation wird problematisch, wenn der Ring durch Trauma partiell oder ganz luxiert wird, entzündliche Reaktionen und im Zusammenhang damit sekundäre Drucksteigerungen auslöst, oder wenn eine Amotio hinzukommt.

Nach überaus kompliziertem Operationsverlauf mit Kapselruptur, Glaskörperverlust, Iriseinklemmung und Verbleib von Linsenresten im Auge kann sich ein sehr *komplexes Narbengewebe im Pupillarbereich* entwickeln, an dem Linsenreste, Glaskörper, Iris und von der Inzisionswunde einwachsendes Bindegewebe beteiligt sind.

*Gegenmaßnahmen:* Bei *feinen epikapsulären Trübungen* und beim regeneratorischen Nachstar zunächst versuchen, die Hinterkapsel durch *Kapselpolitur* mit einem kanülierten Kapselpolierer oder durch Vakuumsog zu säubern und die Diszission zu vermeiden.

Die *Operationstechnik* ist in **Abb. X. 39** und in den Legenden dargestellt.

Auch wenn später eine zweite Kapselpolitur notwendig werden kann, ist diese im Interesse der Netzhaut-Glaskörpersituation einer endgültigen Diszission der Hinterkapsel vorzuziehen. Die Ergebnisse hinsichtlich des Visus sind gut [11].

Eine scharfe Durchtrennung ist dann indiziert, wenn die *Nachstarmembran* so *fest oder dicht* ist, daß Polieren der Hinterkapsel nicht möglich ist, oder nicht ausreicht. Da Hinterkapseltrübungen bei der Spaltlampenuntersuchung dichter erscheinen als vor dem roten Fundusreflex, sollte die Indikation zur Diszission nur nach Untersuchung im koaxialen Licht und unter Berücksichtigung des bestkorrigierten Visus gestellt werden. Jede Hinterkapseldiszission unter stehender Vorderkammer mit kanüliertem Diszissionsinstrument so ausführen, daß die vordere Glaskörpergrenzmembran unverletzt bleibt.

Die *Operationstechnik* wird in **Abb. X. 40** beschrieben.

**Abb. X. 39 a–e. Abrasio eines regeneratorischen Nachstars von der intakten Hinterkapsel**

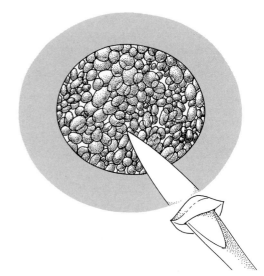

**a** Dichter Nachstar im ganzen Pupillarbereich, Bildung eines limbusständigen Bindehautlappens, Parazentese.

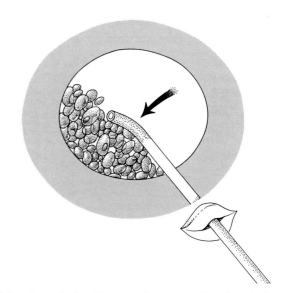

**b** Eingehen mit dem Kapselpolierer, Abreiben der Nachstarperlen von der Hinterkapsel durch wiederholte Hin- und Her- sowie Rotationsbewegungen.

X. Chirurgie der Linse

**Abb. X. 40 a–d. Diszission einer Nachstarmembran**

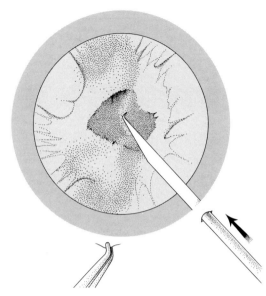

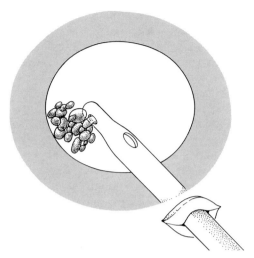

**c** Absaugen der gelockerten Nachstarperlen mit dem Saug-Spül-Gerät im peripheren Bereich, wo möglich, auch zwischen den Kapselblättern.

**a** Die Spitze einer Injektionskanüle (Nr. 12) wird unter dem Operationsmikroskop zu einem kurzen Haken mit einem Winkel von 60–90° zum Schaft abgebogen (s. **Abb. X. 23**), an ein Irrigationssystem angeschlossen und durch eine 1,5 mm sklerokorneale Inzision in die Vorderkammer so eingeführt, daß der Haken parallel zur Kapsel liegt.

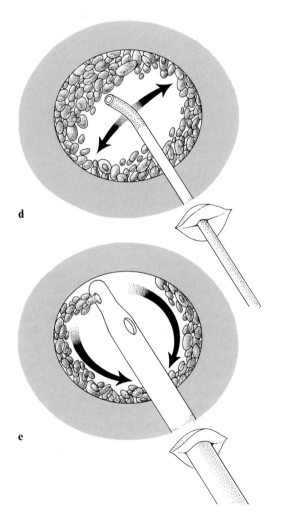

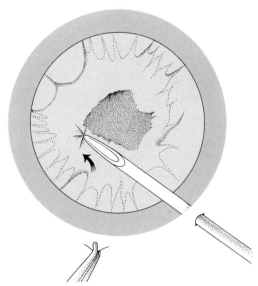

**d, e** Bei partiellem Nachstar entsprechendes Vorgehen.

**b** Irrigation kurz aussetzen. Bei stehender Vorderkammer wird die entspannte Kapsel etwa 2 mm links der Kapselmitte mit der abgebogenen Spitze der Kanüle erfaßt, schonend perforiert und durch leichten Druck nach rechts festgehalten. Im gleichen Augenblick Irrigation auslösen. Die einströmende Flüssigkeit dringt hinter die Kapsel; die vordere Glaskörpergrenzmembran wird von der Hinterkapsel abgedrängt.

**Abb. X. 40 Forts.**

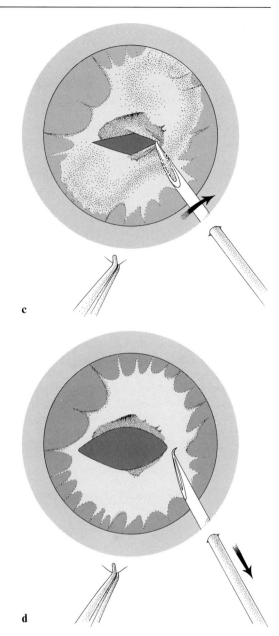

**c, d** Nach 2–3 Sek. wird die Kanüle, deren abgebogene Spitze die Kapsel noch festhält, nach rechts geführt, bis eine genügend große Lücke entstanden ist. Die Glaskörpergrenzmembran sollte dabei unverletzt bleiben.

Bei *festen Nachstarmembranen* ist bimanuelles Vorgehen unter Verwendung von zwei scharfen Instrumenten, davon mindestens eines kanüliert, geeignet, eine zu starke Zugwirkung an Zonula oder Netzhautperipherie zu vermeiden und die Membran schonend zu durchtrennen. Bei sehr derben Nachstarplatten reichen die oben genannten Maßnahmen nicht aus. Die früher geübte Nachstardurchtrennung mit kräftiger Schere oder die Nachstarausschneidung nach breiter Eröffnung der vorderen Kammer sind wegen der damit verbundenen Traumatisierung des Bulbus und der möglichen Zugwirkung an Glaskörper und Netzhaut obsolet. Meist lassen sich derbe Nachstarplatten unter gleichzeitiger Irrigation besser und sicherer durch Phakektomie mit einem geeigneten und genügend scharfem Saug-Schneide-Gerät entfernen. Ein zusätzlich eingeführtes Diszissionsmesser kann dabei wertvolle Hilfe leisten.

Die *Operationstechnik* wird in **Abb. X. 41** erläutert.

Auch harte, z.T. verkalkte *Nachstarplatten* können auf diese Weise mit sachgemäßer Operationstechnik und Geduld beseitigt werden. Je nach Situation ist der Zugang durch die Vorderkammer (**Abb. X. 41**) oder durch die Pars plana oder auch kombiniert (**Abb. X. 35**) zu wählen. In beiden Fällen wird der Eingriff relativ schonend durch eine oder zwei kleine Inzisionen ausgeführt.

Als Vorteil der Pars-plana-Technik ist zu werten, daß Endothel und Kammerwinkel geschont werden, und daß die Möglichkeit einer transpupillaren Glaskörperinkarzeration ausscheidet. Das gleiche Vorgehen ist bei ausgeprägtem Nachstarring zu empfehlen, wenn dessen Entfernung notwendig wird, etwa bei Amotio retinae oder bei Luxation des Rings. Da in solchen Fällen der Nachstarring sehr fest mit Irisrückfläche, Ziliarkörper und Glaskörperbasis verwachsen sein kann, ist eine äußerst schonende Operationstechnik erforderlich. Grobe Zugkräfte können über die Glaskörperbasis zu Abriß und Ablösung der Netzhaut führen.

*Nachstardisruption mit dem Neodymium-YAG-Laser:* 1980 erstmalig empfohlen und seitdem zunehmend verbreitet, wird dieses Verfahren als vorteilhaft propagiert und einem bulbuseröffnenden Eingriff meist vorgezogen. Auch wenn die Laseranwendung für Patienten und Arzt angenehmer sein mag als eine Operation, ist es keineswegs sicher, daß sie für das Auge schonender ist. Physikalisch werden, wenn auch extrem kurzzeitig, sehr hohe Energien freigesetzt, die das Gewebe zerreißen, dabei aber auch Druckwellen auf benachbarte

# X. Chirurgie der Linse

**Abb. X. 41 a–d. Exzision einer Nachstarmembran mit Saug-Schneide-Gerät. Bimanuelle Technik**

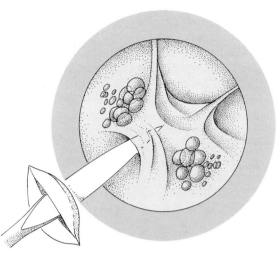

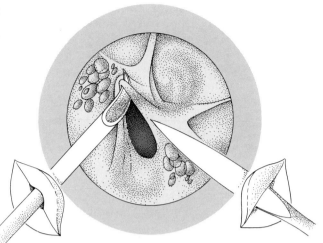

**a** Nach Präparation eines kleinen, limbusständigen Bindehautlappens Parazentese der Vorderkammer und gleichzeitig Einstich in die Nachstarmembran.

**b** Eingehen mit dem kanülierten Diszissionsinstrument (Kanülenmesser nach SATO) und zweite Parazentese unter einem limbusständigen Bindehautlappen.

Strukturen (Endothel, Glaskörper) emittieren. Das herausgerissene Gewebe setzt sich im Kammerwinkel oder im Glaskörper ab.

Die Laserdisruption des Nachstars hat also nicht nur Vorteile. In etwa 50–60% kommt es nach einigen Stunden zum Druckanstieg im Auge, gelegentlich so erheblich, daß Hornhautödem, Kompression der Zentralarterie und Gesichtsfeldausfälle folgen können. Darüber hinaus wurden Iritis, Endothelschäden, Glaskörperveränderungen und Netzhautablösungen beobachtet [1, 2, 4–8, 10].

Die Laserdisruption des Nachstars muß daher sehr kritisch gehandhabt werden. Die Kenntnis der physikalischen Grundvorgänge ist ebenso zu verlangen wie eine kritische Indikation zu seiner Anwendung. Nicht jede Nachstarsituation sollte unterschiedslos mit dem YAG-Laser behandelt werden.

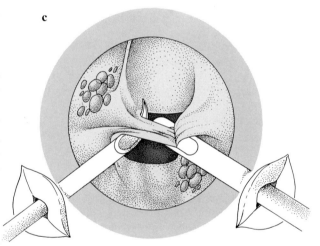

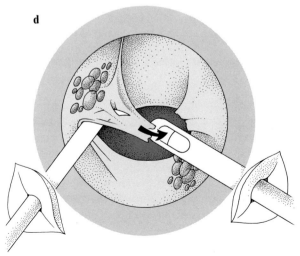

**c, d** Einführen eines Saug-Schneide-Geräts. Unter gleichmäßigem Einsatz beider Instrumente wird die Membran ohne Zug an Zonula und Netzhaut ausgeschnitten. Nicht schneidefähige, harte Nachstaranteile in der Peripherie werden belassen.

Der *regeneratorische Nachstar* läßt sich besser operativ von der Hinterkapsel entfernen und absaugen, die Kapsel bleibt intakt. Die Laserdisruption würde nur eine zentrale Lücke schaffen können, dabei die Hinterkapsel zerstören und den größten Teil des Nachstars belassen müssen. Das explosionsartig herausgesprengte Gewebe sinkt in die Vorderkammer (Kammerwinkel!) oder in den Glaskörper ab. Die *Kapselfibrose*, obwohl in aller Regel chirurgisch leicht zu durchtrennen, mag die relativ beste Indikation für den YAG-Laser sein, sofern mit wenigen Applikationen eine gute Lücke erzielt wird. Eine solche in einer *derben Nachstarplatte* zu erzielen, dürfte sehr viel Laserenergien erfordern, die vermehrt Druck- und Glaskörperkomplikationen nach sich ziehen.

*Prophylaxe:* Bei geplanter *intrakapsulärer Extraktion* Kapselruptur durch adäquate Operationstechnik vermeiden. Falls Kapsel einreißt, diese und Rindenreste ohne Provokation des Glaskörpers mit Kapselpinzette extrahieren. Bei geplanter *extrakapsulärer Operation*: optimale vordere Kapsulektomie, sorgfältiges Ausspülen und Absaugen aller Rindenanteile. Vorzeitige Ruptur der Hinterkapsel vermeiden. Hinterkapsel durch Politur von Rindenresten befreien. Bei traumatischer Katarakt sollte die eindeutig (!) verletzte Linse früh und vollständig, möglichst bei der Erstversorgung entfernt werden, um die Ausbildung dichter Nachstarplatten zu verhüten.

## Linsenmaterial im Glaskörper

Die im Abschnitt X.3.2.4 beschriebene intraoperative Komplikation kann in der frühen und späten postoperativen Phase Folgen zeigen: Glaskörpertrübungen, Uveitis, zystoides Makulaödem, Sekundärglaukom, periretinale Proliferationen und Netzhautablösung. In jedem Fall wird zu entscheiden sein, ob die intravitreal verbliebenen Linsenreste entfernt werden müssen. Operative Maßnahmen sind um so eher indiziert je mehr Linsenanteile im Glaskörper liegen und je stärker die Reaktion darauf ist. In aller Regel wird man davon ausgehen müssen, daß nur relativ kleine Linsenpartikel symptomlos resorbiert werden.

*Gegenmaßnahmen:* Der Eingriff ist nicht allzu schwierig, wenn die Hornhaut klar, die Pupille erweiterungsfähig und das intravitreale Linsenmaterial absaugfähig ist; große Schwierigkeiten bereiten dagegen harte Kerne oder Kernpartikel.

Zugang über die Pars plana mit Saug-Schneide-Gerät, Infusion und intraokularer Leuchtsonde, Beobachtung des Fundus mit Kontaktglas und Operationsmikroskop sind praktisch immer notwendig. Einzelheiten der Operationstechnik siehe Kapitel XIV. Wenn die verfügbaren Vitrektomiegeräte das Material nicht genügend zerkleinern können, bleibt der Versuch, diese intravitreal mit zwei Instrumenten zu zerquetschen und zu zerreiben, um dann kleine Partikel schneiden oder absaugen zu können. Harte Kerne sollten nach Entfernung des Glaskörpergels mit zwei intravitrealen Instrumenten in die Vorderkammer reluxiert und nach Engstellen der Pupille durch konventionelle Techniken entfernt werden. Alternativ oder additiv intravitreale Fragmentation des Kerns durch Ultraschall (s. Abschn. X.2.2.4.4) [9].

Es wird jedoch von der jeweiligen apparativen Ausstattung und Situation abhängen, ob entsprechende Verfahren ohne Risiko für die Netzhaut praktiziert werden können. Alle intravitrealen Eingriffe zur Entfernung verbliebenen Linsenmaterials sollten nur von solchen Operateuren ausgeführt werden, die die Technik der Pars-plana-Vitrektomie beherrschen.

## Phakogene Uveitis

Anhaltende intraokulare Entzündungen durch im Auge verbliebenes Linsenmaterial. – Histologische Untersuchungen zeigen zelluläre Infiltration und Phagozytose im Bereich der Linsenreste; sie sind von polymorphkernigen Leukozyten, Lymphozyten, Plasmazellen und Eosinophilen, Makrophagen und dichtem Granulationsgewebe umgeben. Es besteht kaum Zweifel, daß in typischen Fällen das Linseneiweiß den Prozeß auslöst. Da aber unklar bleibt, ob eine „phakotoxische", „phakoanaphylaktische" oder überhaupt eine „phakoantigene" Reaktion vorliegt, ist eine weniger prätentiöse Bezeichnung wie „phakogene Uveitis" vorzuziehen [3].

Die klinische Symptome beginnen 2–4 Wochen nach extrakapsulärer Operation, bei der Linsenreste im Auge verblieben sind. Der Bulbus zeigt eine gemischte Injektion. Die Vorderkammer ist opaleszent; sie enthält zahlreiche Entzündungszellen, manchmal freie Linsenpartikel und gelegentlich hypopyonartige Ablagerungen. An der Hornhauthinterwand findet man Präzipitate, die wie „Speckpräzipitate" aussehen können. Hintere Synechien sind häufig. Im Pupillarbereich und hinter der Iris liegen Linsenreste. Der vordere Glaskörper ist getrübt. Blokkierung des Trabekelwerks mit Entzündungsmaterial und Kammerwinkelsynechien führen zum Sekundärglaukom. Nachstar- und/oder Pupillarmembranen mögen sich entwickeln.

*Gegenmaßnahmen:* In leichten Fällen Mydriatika und lokal Glukokortikosteroide als Tropfen oder periokulare Injektion. Ist viel Linsenmaterial erkennbar, operative Entfernung. Bei wenig erweiterungsfähiger Pupille und dichten Linsenmassen hinter der Iris, die von vorne nicht erreicht werden können, Phakektomie über Pars-plana-Zugang.

*Prophylaxe.* Bei geplanter intrakapsulärer Extraktion jede Vorsorge treffen, um Kapselruptur zu vermeiden. Tritt sie dennoch ein, Kern- und Rindenreste soweit und so sicher wie möglich entfernen. Bei geplantem extrakapsulärem Vorgehen alle Linsenanteile aus dem Kapselsack ausspülen und absaugen. Kapselruptur und Absinken von Linsenmaterial in den Glaskörper vermeiden.

## LITERATUR

1. Aron-Rosa D, Aron JJ, Griesemann M, Thyzel R (1980) Use of neodymium-YAG laser to open the posterior capsule after lens implant surgery. Am Intraocular Implant Soc J 6:352–354
2. Blackwell C, Hirst LW, Kinnas SJ (1984) Neodymium-YAG-capsulotomy and potential blindness. Am J Ophthalmol 98:521–522
3. Böke W, Manthey KF (1979) Ocular immunology: cornea and lens. Acta XXIII Concilium Ophthalmologicum KYOTO, I/126–145, 1978. Excerpta Medica, Amsterdam Oxford
4. Chanell MM, Beckman H (1984) Intraocular pressure changes after neodymium-YAG posterior capsulotomy. Arch Ophthalmol 102:1024–1026
5. Fastenberg DM, Schwarzt PL (1984) Retinal detachment following neodymium-YAG laser capsulotomy. Am J Ophthalmol 97:288–291
6. Khodadoust AA, Arkfeld DF, Caprioli J, Sears ML (1984) Ocular effect of neodymium YAG laser. Am J Ophthalmol 98:144–152
7. Kurata F, Krupin Th, Sinclair St, Karp L (1984) Progressive glaucomatous visual field loss after neodymium YAG laser capsulotomy. Am J Ophthalmol 98:632–634
8. Lerman S, Thrasher B, Moran M (1984) Vitreous changes after neodymium YAG laser irradiation of posterior lens capsule or mid – vitreous. Am J Ophthalmol 97:470–475
9. Michiels RG, Shacklett DE (1977) Vitrectomy technique for removal of retained lens material. Arch Ophthalmol 95:1767–1773
10. Terry AC, Stark WJ, Maumenee AE, Fagadu W (1983) Neodymium YAG-laser for posterior capsulotomy. Am J Ophthalmol 96:716–720
11. Welt R, Doden W (1982) Nachstaroperation mit der Saug-Spül-Technik. Klin Monatsbl Augenheilkd 181:212–214

### 3.3.7 Mikrobeninduzierte Endophthalmitis

Obwohl selten geworden, weiterhin eine gefürchtete Komplikation, mit der gerechnet werden muß; sie kann sich früher oder später akut oder schleichend entwickeln.

### Akute Frühinfektion

Aggressive Mikroben, die während der Operation in das Auge eindringen, führen innerhalb von 24–48 Stunden nach dem Eingriff zu einer schweren intraokularen Entzündung. Lichtscheu, Schmerzen, Lidödem, Bindehauthyperämie und -chemose und eine mehr oder minder starke Fibrinexsudation in die Vorderkammer kennzeichnen das Bild. Die Iris ist schmutzig verfärbt, ihre Struktur verwaschen. Der von Exsudat, Zellen und Fibrin durchsetzte Glaskörper erschwert den Einblick auf den Fundus, oft ist nicht einmal mehr ein roter Reflex zu erkennen. Die Lichtscheinwahrnehmung kann schon defekt sein. Eitrige Infiltration im Inzisionsbereich oder ein Hypopyon lassen keinen Zweifel an der Infektion. Ohne gezielte Gegenmaßnahmen kommt es zur eitrigen Einschmelzung, zu Glaskörperabszeß und zur praktischen Erblindung.

### Schleichende Frühinfektion

Sind weniger aggressive oder durch Antibiotika in ihrer Virulenz gebrochene Mikroben in den Bulbus eingedrungen, ist der Beginn um einige Tage verzögert, der Verlauf weniger stürmisch. Die Symptome sind jedoch prinzipiell die gleichen: Lidödem, Rötung und Schwellung der Konjunktiva, ungewöhnliche Opaleszenz, Zellzunahme und Fibrinexsudation im Kammerwasser, entzündliche Glaskörpertrübungen, die den Einblick auf den Fundus erschweren.

### Spätinfektion

Wochen oder Monate nach zunächst unauffälligem Verlauf zeigt das Auge die Symptome einer akuten oder schleichenden Entzündung, die durch eine primäre oder sekundäre Kontamination des Bulbus bedingt ist.

Die zweite Möglichkeit ist gegeben, wenn Wunddehiszenz, subkonjunktivale Kammerwasserfistel, Iris- und Glaskörpereinklemmung oder tiefe Nähte (auch nach Nahtentfernung) zum Infektionsweg werden [19].

Spät manifestierte Primärinfektionen können ausgelöst werden durch zunächst abgekapselte oder antibiotisch gehemmte Mikroben, die während der Operation in das Auge gelangen und zu einem späteren Zeitpunkt virulent werden.

## Pilzinfektion

Wochen oder Monate nach zunächst komplikationslosem Verlauf allmählicher Beginn mit Rötung, Sehstörungen und Schmerzen im Auge. Das Kammerwasser ist opaleszent und zellreich; es zeigt nicht selten schon frühzeitig ein Hypopyon. Auffallend sind grauweiße Infiltrate im vorderen Glaskörper oder an der Pupillargrenze, von denen sich allmählich Fibrinexsudate in Glaskörper und Vorderkammer ausbreiten; sie gehen nicht selten trotz konventioneller Therapie in dichte fibrinös-purulente Massen über. Im Glaskörper zeigen sich Baumwollflocken ähnliche Exsudate mit ausgefransten Rändern, allmählich entwickelt sich ein Glaskörperabszeß. Ablagerungen an der Hornhauthinterwand können zur Keratomykose und zur Hornhauteinschmelzung führen. Der Krankheitsprozeß verläuft auffallend langsam [34].

## Häufigkeit der mikrobeninduzierten Endophthalmitis

Von 1898 bis 1949 lag sie bei etwa 11%, zwischen 1950 und 1977 bei 0,087%; sie dürfte jetzt noch niedriger und nur bei ungünstigen Operationsbedingungen höher liegen. Auch wenn die mikrobeninduzierte Ophthalmitis nicht immer sicher von postoperativen Entzündungen anderer Ursache differenziert werden kann, ist ein erheblicher Rückgang deutlich; er ist verbesserten Desinfektionsmaßnahmen, verfeinerten Operationstechniken und der Einführung von antibiotischen Substanzen zu verdanken. Postoperative Infektionen sind selten, wenn unter optimalen Bedingungen operiert werden kann [2, 3, 6, 8].

## Ursachen

Praktisch jeder Erreger kommt in Betracht. Am häufigsten nachgewiesen wurden in neuerer Zeit grampositive Kokken, vor allem Staphylococcus epidermidis und Staphylococcus aureus, ferner Streptokokken, Pseudomonas aeruginosa, Proteus-Bazillen, Haemophilus- und Klebsiella-Arten, auch Seratia marcescens [14, 29, 32] sowie in jüngster Zeit Propionibacterium acnes [25a, 27a, 31a].

Als Infektionsquelle kommen Lider, Bindehaut oder Respirationstrakt des Patienten, Haut und Respirationstrakt des Operationspersonals sowie ungenügend sterilisierte Instrumente und Implantate, aber auch kontaminierte Lösungen in Betracht.

Die nicht vorbehandelte Bindehautflora des Patienten weist präoperativ Staphylococcus epidermidis (95%), Korynebakterien (44%), Staphylococcus aureus (15%), Pneumokokken und Streptokokken (4%) sowie gramnegative Erreger (8%) auf. Obwohl lokale antibiotische Vorbehandlung die Bakterienflora der Konjunktiva deutlich reduziert, fand man während und am Ende der Operation in 61% der Fälle die Wundränder bereits wieder kontaminiert [9, 10].

*Gegenmaßnahmen:* Bei Verdacht unverzüglich Erregernachweis anstreben.

*Ausstrich:* Sekret aus der Lidspalte, von Eiterherden im Bereich der Inzision, des Sickerkissens oder von Fäden mit ausgeglühter Platinöse entnehmen. Ausstreichen des Sekrets auf Objektträger. Anfärben nach Gram, mikroskopische Sofortdiagnose.

*Abstrich:* Gleiches Vorgehen mit sterilem Wattestäbchen, das in ein mit Konservierungsflüssigkeit gefülltes Röhrchen eingebracht, fest verschlossen und zur mikrobiologischen Untersuchung verschickt wird.

*Vorderkammerpunktion:* Unter Operationsraumbedingungen Tropfanästhesie, Einführen einer scharf geschliffenen Einmalkanüle und Absaugen von 0,1–0,2 ml Kammerwasser, das auf geeignete Nährböden aufgebracht wird.

*Glaskörperpunktion:* Eingehen mit einer zweiten Kanüle, die einer anderen Spritze aufgesetzt ist, durch die gleiche Öffnung in die Vorderkammer und von da unter mikroskopischer Kontrolle transpupillar in den Glaskörperraum. Absaugen von mindestens 0,2–0,3 ml und Aufbringen auf entsprechende Nährböden. Um mehr Untersuchungsmaterial zu bekommen, besonders bei zähem Glaskörper, mit Saug-Schneide-Gerät durch die Vorderkammer in den Glaskörper eingehen und etwa 1,0–2,0 ml entnehmen. Ist eine subtotale Vitrektomie indiziert, Eingehen durch die Pars plana und Gewinnen des zu untersuchenden Glaskörpermaterials auf diesem Wege. Bei fortgeschrittener Panophthalmie und bei Verdacht auf Pilzinfektion subtotale Vitrektomie über Pars plana erwägen.

*Die Punktion des Glaskörpers bietet die größte Wahrscheinlichkeit, den verantwortlichen Erreger zu finden; sie ist wichtiger als die Vorderkammerpunktion und darf nicht unterlassen werden. Vorderkammerpunktion allein ist unzureichend [14, 17].*

*Weiteres Vorgehen:* Ausstrichmaterial und einen Tropfen der Punktate auf je 2–3 Objektträger aufbringen, ausstreichen und anfärben. Voluminöse Glaskörperproben, die erhebliche wässrige Anteile enthalten (z. B. Irrigationsflüssigkeit) zuvor kondensieren, am besten über ein steriles Vakuummembranfiltersystem. Weitere Abstriche sowie den größten Teil der Punktate danach unter sterilen Bedingungen auf die entsprechenden Nährböden übertragen. Ablesen nach 24–48 Stunden. Nachgewiesene Keime sind nur dann als kausale Erreger anzusehen, wenn sie in mehreren Proben (Abstrich, Vorderkammer- Glaskörperpunktat) gefunden wurden. Negative Kulturen schließen eine mikrobielle Infektion nicht aus. Alle Tests vor Beginn jeder antibiotischen Therapie anlegen [14].

*Therapie:* So wichtig es ist, die diagnostischen Maßnahmen (Erregernachweis) vor Beginn der Therapie in Gang zu setzen, so wenig darf diese verzögert werden. Sprechen die Befunde für eine bakterielle Infektion und gegen eine Pilzinfektion, muß unverzüglich nach Entnahme von Kammerwasser und Glaskörperproben, möglichst innerhalb der ersten 24 Stunden nach Beginn der Infektion, ein Antibiotikum oder eine Antibiotikakombination mit breiter Wirkung auf grampositive und gramnegative Keime gegeben werden.

Als Einzelantibiotika kommen Piperacillin, Mezlocillin-Oxacillin, Cefotiam, Cefmenoxim oder Lamoxactam in Betracht. Sicherer ist die Kombination eines breit wirkenden Penicillins (Piperacillin, Mezlocillin-Oxacillin) oder eines Cephalosporins (Cefotiam, Cefmenoxim) mit einem Aminoglykosid (Gentamicin, Tobramycin). Diese Medikamente werden intraokular, periokular (subkonjunktival oder parabulbär), systemisch und als Augentropfen verabreicht [4, 7, 15, 17, 26–29, 32].

Im Vordergrund steht, obwohl nicht generell anerkannt, die einmalige oder wiederholte intraokulare Injektion. Allerdings sind bisher nur wenige Antibiotika soweit getestet, daß ihre intraokulare Applikation als für die Netzhaut unschädlich gilt, nämlich Cefaloridin, Cefazolin und Gentamicin. An Bedeutung folgt die subkonjunktivale oder parabulbäre Injektion. Auch systemische Applikation geeigneter Antibiotika wird wegen der außerordentlichen Bedrohung des Auges überwiegend empfohlen, obgleich die damit erreichten Konzentrationen im Auge wahrscheinlich unter denen nach subkonjunktivaler oder parabulbärer Injektion liegen und die minimale Hemmkonzentration nicht sicher erreichen [5, 20, 33]. Von einer intensiven lokalen Tropfenapplikation können genügend hohe intraokulare Konzentrationen nicht erwartet werden; gleichwohl sollte auch diese Behandlungsmöglichkeit so gut wie möglich genutzt werden.

## Behandlungsschema

Derzeit (Frühjahr 1988) ist folgendes Vorgehen zu empfehlen: Im Anschluß an die diagnostische Glaskörperpunktion oder Vitrektomie *intravitreale Injektion* von

0,25 mg Cefaloridin oder  
2,25 mg Cefazolin und  
0,1 mg Gentamicin  

jeweils gelöst in 0,1 ml aqua dest.

Ist die Kultur positiv, Injektion eventuell am 2. und 4. Tag wiederholen, jedoch mögliche retinotoxische Wirkung bedenken. Das Gentamicin soll auch in einmaliger Dosis von 0,2–0,4 mg intravitreal vertragen werden [17, 28].

Andere Antibiotika die breiter wirken mögen (Penicilline, neue Cephalosporine), sind hinsichtlich ihrer möglichen retinotoxischen Wirkung bisher klinisch nicht getestet worden. In einem Fall wurden 0,5 mg Ampicillin ohne Schäden vertragen [22a]. Tierexperimentellen Untersuchungen zufolge sollen in sonst hoffnungslosen Fällen Lamoxactam (1,25 mg), Vancomycin (bis zu 5 mg/0,5 ml) und Cefmenoxim (1,0 mg/ml) auch beim Menschen in Betracht gezogen werden können [7a, 13, 23, 33a].

*Außerdem subkonjunktivale oder parabulbäre Injektion* von

100 mg/ml Piperacillin oder  
90–100 mg/ml Mezlocillin + Oxacillin oder  
100–150 mg/ml Cefaloridin oder bei resistenten Keimen auch  
25 mg/ml Vancomycin [22b]

jeweils in Kombination mit  
10 mg Tobramycin [20]  
20–40 mg Gentamicin.

Täglich werden eine oder zwei Injektionen über 5 Tage, falls erforderlich und möglich auch länger gegeben. Prinzipiell kommen auch hier andere Cephalosporine (Cefazolin, Cefotiam, Lamoxactam) in Betracht, doch sind die subkonjunktival wirksamen und verträglichen Dosen noch nicht genügend untersucht worden. Cefsulodin erreicht nach subkonjunktivaler Injektion von 100 mg therapeutisch wirksame Konzentrationen im Kammerwasser, ist aber praktisch ausschließlich gegen Pseudomonas aeruginosa wirksam [33].

Ferner *systemische Gabe* von

100–300 mg/kg KG Piperacillin  
9,0–18,0 g/Tag Mezlocillin + Oxacillin  
2,0–4,0 g/Tag Cefotiam  
2,0–4,0 g/Tag Cefmenoxim  
1,0–2,0 g/Tag Lamoxactam

jeweils verteilt auf 2–3 oder 4 Einzeldosen (Kurzinfusionen), bei Kindern entsprechend weniger. Dosierung nach Lage des Falles individualisieren. Im einzelnen Wirkungsspektrum, Besonderheiten und Kontraindikationen beachten. Die systemische Therapie sollte mindestens 5 Tage, falls erforderlich auch länger, durchgeführt werden. Therapeutisch relevante Konzentrationen von Cefmenoxim und Lamoxactam im Kammerwasser wurden nach einmaliger intravenöser Gabe von 25 mg/kg KG gefunden [24, 25, 36].

Darüber hinaus *antibiotisch wirksame Augentropfen* geben. Sofern keine fertigen Präparate erhältlich sind, werden die für die subkonjunktivalen Injektionen vorgeschlagenen Lösungen verwendet.

Sobald positive Kulturergebnisse und Antibiogramme vorliegen, ist die Wahl des Antibiotikums zu überprüfen und, falls erforderlich, zu korrigieren.

*Zusätzliche Gaben von Kortikosteroiden* werden empfohlen. Sie sind indiziert, wenn man davon ausgehen kann, daß keine Pilzinfektion vorliegt, und daß die vermuteten Erreger mit den gegebenen Antibiotika ausgeschaltet werden. Kortikosteroide werden in entsprechender Dosierung systemisch (60–100 mg Prednisolon), periorbital (4 mg Dexamethason) oder auch intraokular (0,3–0,4 mg Dexamethason) appliziert. Kortikosteroide sind kontraindiziert bei Verdacht auf Mykose [4, 7, 17, 26, 28, 29, 32].

*Vitrektomie:* Die Punktion des Glaskörpers, dessen partielle Ausschneidung zu diagnostischen Zwecken und die intravitreale Injektion von Antibiotika sind heute weitgehend anerkannt. Der Wert der therapeutischen Vitrektomie wird diskutiert. Einige Autoren empfehlen sie, sobald die Netzhaut nicht mehr klar zu sehen ist. Andere stellten fest, daß mit der intraokularen Injektion von Antibiotika ohne Vitrektomie etwa gleichgute Funktionsergebnisse erzielt werden können. Generell gilt wohl, daß die frühzeitige therapeutische (subtotale) Vitrektomie umso eher indiziert ist, je aggressiver der Keim ist. Infektionen mit relativ gutartigen Mikroben wie Staphylococcus epidermidis mögen auch ohne Vitrektomie eine günstige Prognose haben, wenn geeignete Antibiotika intravitreal injiziert werden oder sogar, wenn darauf verzichtet wird [17, 26–29, 30].

**Verdacht oder Nachweis einer intraokularen Mykose**

*Diagnostische Maßnahmen* wie beschrieben. Ausstriche werden mit einer Silberfärbung oder PAS behandelt, Kulturen auf entsprechende Nährböden aufgebracht [16].

Die *Therapie* ist problematisch. Außer den Polyenantimykotika (Amphotericin B, Nystatin, Pimaricin), die in vieler Hinsicht unbefriedigend sind, können Imidazolderivate (Clotrimazol, Miconazol, Econazol, Thiabendazol) und Flucystosin eingesetzt werden.

Es ist aber bisher nur in wenigen Fällen gelungen, postoperative Pilzinfektionen zu beherrschen [18, 31].

Folgende Maßnahmen sollten getroffen werden:

– Intravitreale Injektion von 0,005 mg (5 Mikrogramm!) Amphotericin B, falls erforderlich auch mehrfach wiederholt bis zu 0,03 mg (30 Mikrogramm!). In verzweifelten Fällen eventuell auch Miconazol [17, 27, 32, 33b, 35].
– Epibulbäre Applikation von Nystatinsuspension (5% oder 50000–100000 E/ml) in stündlichem Wechsel mit Amphotericin B (=1–10 mg/ml aqua dest oder in 5%iger Glukoselösung). Diese Tropfengabe kann mit Salbenapplikation (Nystatin=3,3%, Amphotericin B=0,5%) ergänzt werden.

Subkonjunktivale Applikation von Amphotericin B ist sehr schmerzhaft, mehr als 300 mg werden kaum vertragen. Bindehautnekrosen und -ulzeration sind zu befürchten [21].

*Systemische Gaben* von Flucytosin (=150–200 mg/kg KG pro Tag oral) und Amphotericin B (initiale Tagesdosis=0,25 mg/kg KG intravenös mit allmählicher Steigerung auf 0,7–1,0 mg/Tag, je nach Verträglichkeit) sind möglich, erfordern jedoch äußerste Vorsicht und sorgfältige Überwachung des Patienten. Toxische Effekte von Flucytosin und Amphotericin B beachten. Je nach Verträglichkeit dieser Therapie, nach Krankheitsverlauf und Ergebnis der Pilzkulturen sind Änderungen des Behandlungsschemas (Übergang auf Clotrimazol, Ketoconazol oder Miconazol, auch Kombinationen) in Betracht zu ziehen [21, 22, 33b].

Bei jedem Verdacht auf intraokulare Mykose Kortikosteroide vermeiden. Wegen der schlechten Prognose frühzeitige Vitrektomie indiziert.

*Prophylaxe:* Systemische (grippaler Infekt) und lokale (Hordeolum, Impetigo, Akne, Dakryozystitis, Rhinitis, Sinusitis) Infektionen des Patienten ausschließen. Liegen solche vor, Operation zurückstellen! Patienten in schlechtem Gesundheits- (Diabetes!), Ernährungs- (Kachexie) oder Allgemeinzustand (Alkoholismus!) und mit ungenügender Eigenhygiene sind besonders infektionsgefährdet.

Bindehautabstrich und/oder Kultur vor der Operation sind ratsam. Präoperative Gaben von Antibiotika senken den Keimgehalt der Konjunktiva signifikant.

Nicht behandelte Augen sind aber anscheinend nicht mehr infektionsgefährdet als behandelte [30].

Am Ende der Operation subkonjunktivale Injektion eines Antibiotikums. Obwohl nicht geeignet, eine postoperative Infektion mit Sicherheit zu vermeiden, bietet sie einen zusätzlichen Schutz. In besonderen Situationen (Immundefektsyndrome, langfristige Immunsuppression durch Kortikosteroide oder Zytostatika, Diabetes, Alkoholismus) Dosis verdoppeln. Die subkonjunktivale Injektion sollte sich vornehmlich gegen grampositive, aber auch gramnegative Bakterien richten. Geeignet sind die oben genannten Antibiotika. Systemische Applikation im allgemeinen nicht erforderlich.

In den ersten Tagen nach der Operation sind antibiotisch wirksame Augentropfen zu empfehlen. Gleichwohl kommt es schon sehr bald, besonders deutlich am vierten postoperativen Tag, wieder zur Keimbesiedlung der Wundränder und der Konjunktiva, jedoch ohne daß solche Befunde mit Symptomen einer vermehrten extra- oder intraokularen Reizung einhergehen. Fäden nicht zu früh entfernen; Wunddehiszenz kann postoperative Infektion nach sich ziehen [1, 3, 11, 12, 19].

## LITERATUR

1. Abelson MB, Allansmith MR (1973) Normal conjunctival wound edge flora of patients undergoing uncomplicated cataract extraction. Am J Ophthalmol 76: 561–565
2. Allen HF (1978) Postoperative endophthalmitis: incidence and etiology. Ophthalmology 85: 317–319
3. Allen HF, Mangiaracine AB (1964) Bacterial endophthalmitis after cataract extraction: a study of 22 infections in 20000 operations. Arch Ophthalmol 72: 454–462
4. Baum JL (1978) The treatment of bacterial endophthalmitis. Ophthalmology 85: 350–356
5. Behrens-Baumann W, Ansorg R (1983) Azlocillin concentrations in human aqueous humor after intravenous and subconjunctival administration. Graefes Arch Clin Exp Ophthalmol 220: 292–293
6. Christy NE, Lall P (1973) Postoperative endophthalmitis following cataract surgery. Arch Ophthalmol 90: 361–371
7. Diamond JD (1981) Intraocular management of endophthalmitis: A systemic approach. Arch Opthalmol 99: 96–99
7a. Duncker G, Hansmann ML, Papst N, Schumacher C (1989) Retinotoxizität von intravitreal infiziertem Cefmenoxim. Fortschr Ophthalmol (im Druck)
8. Fahmy JA (1975) Endophthalmitis following cataract extraction, III. Acta Ophthalmol 53: 522–536
9. Fahmy JA, Möller S, Weis-Bentzon M (1975) Bacterial flora in relation to cataract extraction. Acta Ophthalmol 53: 458–475
10. Fahmy JA, Möller S, Weis-Bentzon M (1975) Bacterial flora in relation to cataract extraction, I. Acta Ophthalmol 53: 476–494
11. Fahmy JA, Möller S, Weis-Bentzon M (1975) Bacterial flora in relation to cataract extraction, II. Acta Ophthalmol 53: 765–780
12. Fahmy JA, Möller S, Weis-Bentzon M (1976) Bacterial flora in relation to cataract extraction. Acta Ophthalmol 54: 271–280
13. Fett DR, Silverman CA, Yoshizumi MO (1984) Moxalactam retinal toxicity. Arch Ophthalmol 102: 435–438
14. Forster RD (1978) Etiology and diagnosis of bacterial postoperative endophthalmitis. Ophthalmology 85: 320–326
15. Forster RK, Zachary IG, Cottingham AJ, Norton ED (1976) Further observations on diagnosis, cause and treatment of endophthalmitis. Am J Ophthalmol 81: 52–56
16. Forster RK, Wirta MG, Volis M, Rebell G (1976) Methenamine-silver stained corneal scraping in keratomycosis. Am J Ophthalmol 82: 261–265
17. Forster RK, Abott RL, Gelender H (1980) Management of infectious endophthalmitis. Ophthalmology 87: 313–319
18. Glassman MI, Henkind P, Alture-Werber E (1973) Monosporium apiospermum endophthalmitis. Am J Ophthalmol 76: 821–824
19. Gelender H (1982) Bacterial endophthalmitis following cutting of sutures after cataract surgery. Am J Ophthalmol 94: 528–533
20. Gordon TB, Cunningham RD (1982) Tobramycin levels in aqueous humor after subconjunctival injection in humans. Am J Ophthalmol 93: 107–110
21. Jones BR (1975) Principles in the management of oculomycosis. Am J Ophthalmol 79: 719–751
22. Jones DB (1978) Therapy of postsurgical fungal endophthalmitis. Ophthalmology 85: 357–373
22a. Kleiner RC, Brucker AJ, Schweitzer JG, Eagle RC (1985) Intraocular ampicillin in the treatment of endophthalmitis. Am J Ophthalmol 100: 487–488
22b. Lambert SR, Stern WH (1985) Methicillin – and gentamicin – resistent staphylococcus epidermidis endophthalmitis after intraocular surgery. Am J Ophthalmol 99: 725–726
23. Leeds NH, Peyman GA, House B (1982) Moxalactam in the treatment of experimental staphylococcal endophthalmitis. Ophthalmic Surg 13: 653
24. Manthey KF, Ullmann U (1983) Studies on lamoxactam penetration into the aqueous humor of the human eye. Infection 11: 210–211
25. Manthey KF, Ullmann U, Duncker G (1983) Studies of Cefmenoxim penetration into the aqueous humor of the human eye. Proc 13. Intern Congress Chemotherapy, Vienna 1983, Tom 4, Cephalosporins, 99/54
25a. Meisler DM, Zakow ZN, Bruner WE, Hall GS, McMahon JT, Zachary AA, Barna BP (1987) Endophthalmitis associated with sequestered intraocular propionibacterium acnes. Am J Ophthalmol 104: 428–429
26. O'Day DM, Jones DB, Patrinely J, Elliot JH (1982) Staphylococcus epidermidis endophthalmitis. Visual outcome following noninvasive therapy. Ophthalmology 89: 354–360
27. Olson JC, Flynn HW, Forster RK, Culbertson WW (1983) Results in the treatment of postoperative endophthalmitis. Ophthalmology 90: 692–699
27a. Ormerod LD, Paton BG, Haat J, Topping TM, Baker AS (1987) Anaerobic bacterial endophthalmitis. Ophthalmology 94: 799–808
28. Peyman GA (1977) Antibiotic administration in the treatment of bacterial endophthalmitis. II: intravitreal injections. Surv Ophthalmol 21: 339–346
29. Puliafito C, Bauer AS, Haaf J, Foster CSt (1982) Infectious endophthalmitis, review of 36 cases. Ophthalmology 89: 921–929
30. Romen M, Isakow I (1977) Prophylactic antibiotics in cataract surgery. Ophthalmologica 174: 52–54
31. Rosen R, Friedman AH (1973) Successfully treated postoperative candida parakrusei endophthalmitis. Am J Ophthalmol 76: 574–577

31a. Roussel TJ, Culbertson WW, Jaffe NS (1987) Chronic postoperative endophthalmitis associate with propionibacterium acnes. Arch Ophthalmol 105:1199–1201
32. Rowsey JJ, Newsom DL, Sexton DJ, Harms WK (1982) Endophthalmitis. Current approaches. Ophthalmology 89:1055–1066
33. Rubinstein E, Avni I, Tuizer H, Treister G, Blumenthal M (1985) Cefsulodin levels in the human aqueous humor. Arch Ophthalmol 103:426–427
33a. Smith MA, Sorensen JA, Lowy FD, Shakin JL, Harrison W, Jacobiec FA (1986) Treatment of experimental methicillin – resistent staphylococcus epidermidis endophthalmitis with intravitreal vancomycin. Ophthalmology 93:1328–1335
33b. Stern WH, Tamura E, Jacobs RA, Pons YG, Stone RD, O'Day DM, Irvine AR (1985) Epidemic postsurgical candida parapsilosis endophthalmitis. Ophthalmology 92:1701–1709
34. Theodore FH (1978) Etiology and diagnosis of fungal postoperative endophthalmitis. Ophthalmology 85:327–340
35. Tolentino II, Foster St, Lahav M, Lin LHS, Rabin AR (1982) Toxicity of intravitreous miconazol. Arch Ophthalmol 100:1504–1509
36. Uwaydah MM, Jabbour N, Fahd S, Jaafar M, Favis BM (1982) Penetration of intravenous moxalactam into human aqueous humor. Arch Ophthalmol 100:329–330

### 3.3.8 Chronische Uveitis

Sie kann unabhängig von Infektionen oder nach Kontamination mit wenig virulenten Erregern ("low grade infection") auftreten.

*Klinisches Bild:* Nach der Operation persistierende oder sogar zunehmende Opaleszenz des Kammerwassers mit diffusen Glaskörpertrübungen. Hornhauthinterwandpräzipitate und hintere Synechien sind selten. Fundus, mehr oder minder gut einsehbar, zunächst ohne Veränderungen.

*Ursachen:* Die plötzliche Senkung des intraokularen Drucks, Verlust und Neubildung von Kammerwasser, Manipulation an der Iris, die Reizung des Ziliarkörpers durch Zerreißen der Zonula bei intrakapsulärer Technik, aber auch anhaltende Spülungen und Phakoemulsifikation bei extrakapsulärem Vorgehen ziehen die vordere Uvea in Mitleidenschaft. Die daraus resultierenden uveitischen Symptome gehen jedoch in aller Regel nach 1–2 Wochen völlig zurück.

Darüber hinaus anhaltende Reizzustände haben andere Gründe. Systemische (Kollagenosen, Diabetes) und okulare (Uveitis, Heterochromiezyklitis, Neovaskularisation der Iris, Trauma) Erkrankungen, aber auch intraoperative Komplikationen (Blutungen, restliches Linsenmaterial, Glaskörperverlust, Irisläsion, Gewebsinkarzeration, Epithelinvasion) kommen in Betracht. Darüber hinaus kann nicht infektiöses Fremdmaterial während des Eingriffs in den Bulbus eingedrungen sein, etwa bei der Anwendung von Spüllösungen, die Mikropartikel von Glas, Metall, Gummi oder Kunststoff enthalten können. Baumwollfaser, Zellulose oder Puder können sich von Operationswäsche, Tupfern oder Handschuhen lösen und über Instrumente oder Flüssigkeiten in das Auge gelangen. In Einzelfällen wurden auch Zilien und Reste resorbierbarer Fäden in der Vorderkammer gefunden. Schließlich können Desinfektionsmittel während der Operation in das Auge eingedrungen sein. Die Abgrenzung einer derart entstandenen chronischen postoperativen Uveitis von einer mikrobiellen Infektion geringer Intensität ist kaum möglich.

*Gegenmaßnahmen:* Kann eine Infektion geringen Grades nicht sicher ausgeschlossen werden, zeitlich begrenzte, aber intensive und breitbasige antibiotische Therapie. Ist sie erfolglos, Kortikosteroide lokal und falls erforderlich, systemisch einsetzen. Wo intraokulares Fremdmaterial erkennbar oder als Ursache wahrscheinlich ist, operative Entfernung über transpupillaren oder Parsplana-Zugang. Bei Therapieresistenz und dichter werdenden Glaskörpertrübungen Vitrektomie in Betracht ziehen.

*Prophylaxe:* Alle zur Vermeidung von intraoperativen Infektionen empfohlenen Maßnahmen beachten. Besondere Aufmerksamkeit den Lösungen, die injiziert oder getropft werden, widmen, sowie allen Gegenständen, die in das Auge eingeführt werden. Daran haftende Fremdpartikel rechtzeitig beseitigen. Intraokulare Injektionen oder Infusionen nur über Milliporfilter, um feinste Korpuskel wie Salze, Metall, Glas oder Gummi zurückzuhalten.

### 3.3.9 Postoperativer Druckanstieg

Flüchtige Druckanstiege unmittelbar oder in den ersten Tagen nach unkomplizierter Operation wurden beobachtet. Sie treten „spontan", d. h. ohne sonst erkennbare Ursache auf. Da sie nach sklerokornealem Schnitt häufiger als nach kornealem Schnitt beobachtet wurden, sind sie möglicherweise Folge einer Traumatisierung des Trabekelwerks; sie gehen meist innerhalb von 6 bis 8 Tagen folgenlos zurück [7, 8, 11, 12].

Kommt es nach Anwendung von *Alpha-Chymotrypsin* zum Druckanstieg, ist ein „Enzymglaukom" anzunehmen; es wird als Blockade des Trabekelwerks durch Zonulafragmente gedeutet und soll vornehmlich dann auftreten, wenn zu hohe Fermentkonzentrationen zu lange einwirken und nicht ausgespült wurden [1, 2, 6, 9].

Frühe akute postoperative Druckanstiege können ferner bei *Pupillarblock* (s. Abschn. X.3.3.5) oder *Fibrinexsudation* in die Vorderkammer, sowie nach Katarakt-Extraktion bei *retinaler Pigmentdegeneration* vorkommen [14].

Nach erheblicher Vorderkammer- und Glaskörperblutung muß mit einem *hämolytischen Glaukom* gerechnet werden; es tritt in der 4.–5. Woche nach der Blutung auf und ist durch degenerierte Erythrozyten („Geister-

X. Chirurgie der Linse

zellen"), hämoglobinhaltige Makrophagen oder Erythrozytentrümmer bedingt, die das Trabekelwerk verlegen. Solche Fälle sollten nicht als Uveitis oder Endophthalmitis angesehen und behandelt werden [4, 5, 10].

*Gegenmaßnahmen:* Karboanhydrasehemmer, obwohl der Effekt nicht überzeugend ist, oder Betablocker. Bei hämolytischem Glaukom gleiche Maßnahmen, dazu frühzeitige und wiederholte Punktion der Vorderkammer, auch Vitrektomie über Limbus oder Pars plana [3, 8, 13].

*Prophylaxe:* Routinemäßige Anwendung von Karboanhydrasehemmern und Betablockern direkt nach der Operation, besonders nach Alpha-Chymotrypsinanwendung. Vorderkammer- und Glaskörperblutungen vermeiden.

LITERATUR

1. Anderson DR (1971) Experimental alpha chymotrypsin glaucoma studied by scanning electron microscopy. Am J Ophthalmol 71:470–476
2. Barraquer J, Rutllan J (1967) Enzymatic zonulolysis and postoperative hypertension. Am J Ophthalmol 63:159
3. Beidner B, Rothkoff L, Blumenthal M (1977) The effect of acetazolamide on early increased intraocular pressure after cataract extraction. Am J Ophthalmol 83:565–568
4. Campbell DC, Essigmann EM (1979) Hemolytic ghost cell glaucoma. Further studies. Arch Ophthalmol 97:2141–2146
5. Campbell DC, Simmons RJ, Grant M (1976) Ghost cells as a cause of glaucoma. Am J Ophthalmol 81:441–450
6. Chee P, Hamasaki DI (1971) The basis for chymotrypsin induced glaucoma. Arch Ophthalmol 85:103–106
7. Galin MA, Long-Kuang-Lin L, Obstbaum SA (1978) Cataracta extraction and intraocular pressure. Trans Ophthalmol Soc UK 98:124–127
8. Hanselmayer H (1972) Postoperative intraokulare Drucksteigerungen nach Kataraktoperation. Klin Monatsbl Augenheilkd 160:330–334
9. Menezo JL, Marco M, Mascarell VE (1978) Hypertension enzymatique. Etude statistique. J Fr Ophthalmol 1:289–296
10. Phelps ChD, Watzke RC (1975) Hemolytic glaucoma. Am J Ophthalmol 80:690–695
11. Rich WJ, Radtke ND, Cohan BE (1974) Early ocular hypertension after cataract extraction. Br J Ophthalmol 58:725–731
12. Rothkoff L, Biedner B, Blumenthal M (1978) The effect of corneal section on early increased intraocular pressure after cataract extraction. Am J Ophthalmol 85:337–338
13. Tilen A, Leuenberger AE (1980) Die Wirkung von Timolol und Acetazolamid auf die intraokulare Druckerhöhung nach Extractio lentis mit Alpha-Chymotrypsin. Klin Monatsbl Augenheilkd 176:558–560
14. Walser E (1975) Glaukomanfall nach Kataraktoperation bei Pigmentdegeneration der Netzhaut. Klin Monatsbl Augenheilkd 167:874–876

## 3.4 Spätkomplikationen

### 3.4.1 Zystoides Makulaödem

Das zystoide Makulaödem, 1950 von HRUBY nach Kataraktextraktion erwähnt, später von IRVINE (1953) sowie von GASS und NORTON (1966) als Aphakiekomplikation herausgestellt, wird unter dem Aspekt der intra- versus extrakapsulären Operation und der Implantation künstlicher Linsen erneut diskutiert.

Klinisches Bild

Die indirekte Ophthalmoskopie läßt kaum Veränderungen erkennen, erst das Funduskontaktglas zeigt deutlich die wabenförmige zystenähnliche Strukturauflockerung und die ödematöse Prominenz der Makula. Im Spaltlicht stellt sich diese konvex und stärker lichtreflektierend dar; sie läßt rundliche oder dichotomisch verzweigte Figuren erkennen. Die darunter liegenden Hohlräume („Zysten") sind optisch leer. Gelegentlich geht das Ödem über die Makula hinaus und imponiert als zentrale Netzhautabhebung. Papillenödem und perifoveale oder peripapilläre Blutungen werden beobachtet. Die Fluoreszenzangiographie zeigt in der Spätphase eine sternförmige Hyperfluoreszenz mit „gefiederten" Rändern.

Manifestation und Häufigkeit

Ein genaues Bild zu gewinnen ist schwierig. Die in der Literatur mitgeteilten Daten gehen von sehr verschiedenen Situationen aus.

Zunächst seien solche genannt, die sich auf *prospektive angiographische Untersuchungen* stützen.

Nach *intrakapsulärer Extraktion* wird Fluoreszeinaustritt in der frühen postoperativen Periode (2 Wochen bis 2 Monate) in 50–70% nachweisbar, während der mittleren Periode (etwa 3–12 Monate) in 14–20% und während der Spätperiode (über 12 Monate) in 9–11%. Während der ersten Woche wurde in 83% ein normales Angiogramm gefunden, danach scheint das zystoide Ödem deutlich zuzunehmen, geht aber in 60–70% der Fälle innerhalb von 3–9 Monaten oder später allmählich zurück und hinterläßt meist einen guten oder brauchbaren Visus [8, 9, 14, 19, 24, 25, 27, 31].

Nach *extrakapsulärer Operation* tritt das zystoide Makulaödem seltener auf als nach intrakapsulärer Extraktion, jeweils komplikationsloser Verlauf vorausgesetzt. Diese jetzt weitgehend anerkannte Meinung stützt sich auf zahlreiche Befunde, denen allerdings heterogene Daten zugrundeliegen und die überwiegend an pseudophaken Augen gewonnen wurden. Prospektive angiographische Studien des extrakapsulär aphaken Auges zu bestimmten postoperativen Zeiten liegen nicht vor [1, 15, 16, 22, 25, 28].

**Tabelle X. 21.** Zystoides Makulaödem nach Kataraktoperation: Daten errechnet aus Angaben der Literatur[a]

*Ohne intraokulare Linse*
Intrakapsulär                  = etwa 8–9%
Extrakapsulär
  Kapsel intakt                = 0      %
  Kapsel offen                 = 3,5    %
Phakoemulsifikation
  Kapsel intakt                = 0,0–  0,9%
  Kapsel offen                 = 1,4–  7,3%

*Mit intraokularer Linse*
Intrakapsulär                  = 8,3–10,0%
Extrakapsulär
  Kapsel intakt                = 0,0–  4,5%
  Kapsel offen                 = 2,8–  3,0%
Phakoemulsifikation
  Kapsel intakt                = 2,1–11,0%
  Kapsel offen                 = 0,6–  4,6%

[a] [2, 16, 22, 25, 28, 35]

An *pseudophaken Augen*, mit unterschiedlichen Methoden operiert und mit verschiedenen Implantaten versehen, fand man ein zystoides Ödem während der frühen postoperativen Phase in 23–44%, während der mittleren in 6–29% und während der Spätphase in 3–20%. Die Prozentzahlen der frühen postoperativen Periode liegen deutlich, die übrigen nur teilweise unter denen nach intrakapsulärer Extraktion [15, 25, 31, 35].

Eine vergleichende Studie an extra- und intrakapsulär operierten Augen, sämtlich mit einer irisgestützten intraokularen Linse versehen, zeigte nach 4 Monaten 8% und 17% zystoides Makulaödem, nach 16–24 Monaten 4% und 15% [25].

Auch weitere, z.T. nur retrospektiv untersuchte und selektiv angiographierte Serien vermitteln den Eindruck, daß das zystoide Ödem nach extrakapsulärer Operation, einschließlich der Phakoemulsifikation mit intakter Hinterkapsel und ohne intraokulare Linse, seltener (bis 0,9%) auftritt als nach intrakapsulärer Extraktion ohne intraokulare Linse (8–9%; Tabelle X. 21).

Mit intraokularer Linse soll das zystoide Ödem nach intrakapsulärer Extraktion ebenfalls in 8,3–10% auftreten, während es nach extrakapsulärer Operation mit intakter Hinterkapsel in bis zu 4,5%, nach Phakoemulsifikation in 2,1–11% beobachtet wurde [16, 25, 35].

Auch wenn die Signifikanz vieler der in der Literatur mitgeteilten, z.T. erheblich divergierenden Daten fraglich bleibt, wird man davon ausgehen können, daß das zystoide Makulaödem nach unkomplizierter extrakapsulärer Operation seltener auftritt als nach intrakapsulärer Extraktion.

Die Rolle der Hinterkapsel bleibt umstritten. Mehrere Autoren fanden das zystoide Ödem häufiger, wenn die Kapsel während oder nach der Operation eröffnet wurde, andere sahen keine Unterschiede, ja nicht einmal einen Nachteil der Kapseldiszission, wenn gleichzeitig eine Hinterkammerlinse implantiert wurde [2, 16, 20, 28, 31, 35].

Die starken Schwankungen in den Angaben zur Häufigkeit des zystoiden Makulaödems sind Ausdruck verschiedener Untersuchungsverfahren. Die Fluoreszenzangiographie läßt das perifoveale Ödem früher und deutlicher erkennen als Ophthalmoskop und Kontaktglas. *Es ist daher sinnvoll, das subklinische (asymptomatische), nur angiographisch nachweisbare zystoide Makulaödem vom klinischen, ophthalmoskopisch sichtbaren (symptomatischen) zu trennen.* Die subklinische Form, oft nur an diskreter perifovealer Hyperfluoreszenz zu erkennen, macht praktisch keine Sehstörungen, während die klinische den Visus deutlich herabsetzt. In der frühen postoperativen Periode ist an ein zystoides Makulaödem zu denken, wenn 2–3 Wochen nach der Operation kein befriedigender Visus erzielt wird. In der späten und mittleren Periode weist ein Verfall des zunächst guten postoperativen Visus darauf hin. Eine sehr späte Manifestation, nach 6,5 und 13 Jahren wurde zwar beschrieben, ein Kausalzusammenhang bleibt aber fraglich [3, 23].

Beide Formen erreichen etwa um die 6. Woche ihren Höhepunkt, gehen in der Mehrzahl der Fälle aber wieder zurück (*transitorisches zystoides Makulaödem*). Das klinische zystoide Makulaödem kann langfristig bestehen bleiben (*persistierendes zystoides Makulaödem*) und den Erfolg der Operation in Frage stellen. Damit ist in 25–30% der Fälle von klinischem zystoiden Makulaödem zu rechnen. Das persistierende zystoide Makulaödem kann in Makulaloch oder epiretinale Gliose übergehen [2].

*Ätiologie und Pathogenese* sind unklar. Histologisch ist vornehmlich die äußere plexiforme Schicht (Henle-Faserschicht) betroffen, die offenbar in besonderem Maße Flüssigkeit aufnehmen kann. Auch im Bereich der inneren Körnerschicht wurden Zysten gefunden. Man nimmt an, daß dem zystoiden Makulaödem eine veränderte Blut-Retina-Schranke zugrunde liegt, und daß die Ödemflüssigkeit aus pathologisch veränderten perifovealen Kapillaren, aber auch aus dem Pigmentepithel stammt. Die Photorezeptoren in diesem Bereich sind verändert. Anscheinend beginnt der Prozeß mit vaskulären Veränderungen (Endothelanomalien), die zu Schwellung und Nekrose der Müller-Zellen führen [6, 32].

Die Ursache der primären Gefäßveränderungen und der vermehrten Kapillarpermeabilität ist nicht bekannt. Folgende Faktoren werden diskutiert: Glaskörperzug, Gefäßveränderungen (insbesondere bei kardiovaskulären Erkrankungen, Hypertonie und Diabetes), ferner intraokulare Entzündungsprozesse, Hypotonie des Bulbus und Prostaglandineffekte [36].

Keiner dieser Faktoren ist überzeugend nachgewiesen worden. Praktisch alle aphaken Augen zeigen eine Glaskörperdestruktion; eindeutiger Glaskörperzug an der Makula ist nur bei wenigen zu erkennen. Gleichwohl spielt der Glaskörper eine wichtige Rolle. Nach Ruptur der Grenzmembran, Glaskörperverlust, Glaskörperinkarzeration und Vitrektomie wurde ein zystoides Makulaödem besonders häufig beobachtet. Manchmal entwickelt sich das Ödem in aphaken Glaukomaugen, die lokal mit Adrenergika behandelt werden. Im kindlichen Auge ist das zystoide Makulaödem selten, auch wenn die Hinterkapsel defekt ist [10, 13, 16, 26, 29, 31, 34, 35].

*Gegenmaßnahmen:* Bei der subklinischen Form nicht erforderlich. Ist ein klinisches zystoides Ödem von Entzündungszeichen begleitet, sollten Kortikosteroide lokal als hintere Subtoninjektion von 4–8 mg Dexamethason und systemisch per os, beginnend mit 100 mg Prednisolon, appliziert werden. Neuerdings wurden Erfolge mit Indometacin als Prostaglandinhemmer mitgeteilt. Dieses wird als 1%ige wäßrige oder als 0,5%ige ölige Suspension für Monate lokal appliziert. Diese Therapie kann durch systemische Gaben von Indometacin ergänzt werden [5, 11, 17, 21, 33, 37].

Ist ein eindeutiger Glaskörperzug an der Makula, besonders durch inkarzerierte Stränge nachweisbar, sollte dieser durch Vitrektomie oder durch YAG-Laserbehandlung aufgehoben werden, allerdings erst dann, wenn ein spontaner oder medikamentös bewirkter Rückgang unwahrscheinlich ist [4, 7, 18, 30].

*Prophylaxe:* Bei extrakapsulärer Operation Diszission der Hinterkapsel vermeiden, Glaskörperverlust verhindern. Falls dieser eintritt, Inkarzeration in die Wunde ausschließen. Patienten, bei denen ein zystoides Makulaödem nach intrakapsulärer Extraktion an einem Auge aufgetreten ist, sollten wegen der häufigen Beidseitigkeit am zweiten Auge extrakapsulär operiert werden. Prophylaktische Gabe von Indometacinsuspension lokal, beginnend am Tag vor der Operation und Fortsetzen über mehrere Monate. Bei disponierten Patienten (zystoides Makulaödem am erstoperierten Auge) auch systemisch.

## LITERATUR

1. Benjamin StN, Sherman OR (1977) Comparison of intracapsular and extracapsular cataract extraction with and without intraocular lens implantation. Am Intraocular Implant Soc J 3:202–203
2. Chambless WSt (1979) Phacoemulsification and the retina: cystoid macular edema. Ophthalmology 86:2019–2022
3. Epstein D (1977) Cystoid macular edema occuring 13 years after cataract extraction. Am J Ophthalmol 83:501–503
4. Federman JL, Annesley WH, Sarin LK, Remer P (1980) Vitrectomy and cystoid macular edema. Opthalmology 87:622–628
5. Fechner PU (1982) Die Prophylaxe des zystoiden Makulaödems mit Indometacin-Augentropfen. Klin Monatsbl Augenheilkd 180:169–172
6. Fine BS, Brucker A (1981) Macular edema and cystoid macular edema. Am J Ophthalmol 92:466–481
7. Fung WE (1980) Anterior vitrectomy for chronic aphakic cystoid macular edema. Ophthalmology 87:189–193
8. Gass JDM, Norton EWD (1966) Cystoid macular edema and papilledema following cataract extraction. Arch Ophthalmol 76:646–661
9. Hitchins RA, Chisholm IH (1975) Incidence of aphakic macular edema. Br J Ophthalmol 59:444–450
10. Ho PC, Tolentino FI (1982) The role of vitreous in aphakic cystoid macular edema: a review. Am Intraocular Implant Soc UK 8:258–264
11. Hollwich F, Jacobi K, Küchle H-J, Lerche W, Reim M, Straub W (1983) Zur Prophylaxe des zystoiden Makulaödems mit Indometacin-Augentropfen. Klin Monatsbl Augenheilkd 183:477–478
12. Hruby K (1950) Spaltlampen-Mikroskopie. Urban & Schwarzenberg, Wien Innsbruck
13. Irvine SR (1953) A newly defined vitreous syndrome following cataract surgery, interpreted according to recent concepts of the structure of the vitreous. Am J Ophthalmol 36:599–619
14. Jacobson DR, Dellaporta A (1974) Natural history of cystoid edema after cataract extraction. Am J Ophthalmol 77:445–447
15. Jaffe NS, Luscombe SM, Clayman HM, Gass JD (1981) A fluorescein angiographic study of cystoid macular edema. Am J Ophthalmol 92:775–777
16. Jaffe NS, Clayman HM, Jaffe MS (1982) Cystoid macular edema after intracapsular and extracapsular cataract extraction with and without an intraocular lens. Ophthalmology 89:25–29
17. Jampol LM (1982) Pharmacologic therapy of aphakic cystoid macular edema. Ophthalmology 89:891–897
18. Katzen LE, Fleischman JA (1983) YAG-Laser treatment of cystoid macular edema. Am J Ophthalmol 95:589–592
19. Klein RM, Yanuzzi L (1976) Cystoid macular edema in the first week after cataract extraction. Am J Ophthalmol 81:614–615
20. Kratz RP, Mazocco ThR, Davidson B, Colvard DM (1981) The Shearing intraocular lens: a report of 1000 cases. Am Intraocular Implant Soc J 7:55–57
21. Krogh E, Henning V, Gluud B (1984) Local application of indometacin in healthy eyes and in post-operative cataract patients. Acta Ophthalmol 62:96–103
22. Kunz E, Kern R, Oppong MC, Schipper J (1980) Zum Makulaödem nach Implantation von Binkhorst-Linsen. Klin Monatsbl Augenheilkd 176:690–693
23. Lüllwitz W (1975) Zur Klinik des Irvine-Gass-Syndroms. Ber Dtsch Ophthalmol Ges 73:561–565
24. Meredith TA, Kenyon KR, Singerman LJ, Fine StL (1976) Perifoveal vascular leakage and macular oedema after intracapsular cataract extraction. Br J Ophthalmol 60:765–769
25. Miami Study Group (1979) Cystoid macular edema in aphakic and pseudophakic eyes. Am J Ophthalmol 88:45–48
26. Michels RG, Maumenee AE (1975) Cystoid macular edema associated with topically applied epinephrine in aphakic eyes. Am J Ophthalmol 80:379–388
27. Miyake K, Sakamura S, Miura H (1980) Long-term follow-up study on prevention of aphakic cystoid macular oedema by topical indometacin. Br J Ophthalmol 64:324–328
28. Moses L (1979) Cystoid macular edema and retinal detachment following cataract surgery. Am Intraocular Implant Soc J 5:326–329

29. Poer DV, Helveston EM, Ellis FD (1981) Aphakic cystoid macular edema in children. Arch Ophthalmol 99:249–252
30. Robinson D, Landers MB, Hahn DK (1983) An anterior surgical approach to aphakic cystoid macular edema. Am J Ophthalmol 85:811–817
31. Sorr EM, Everett WG, Hurite FG (1979) Incidence of fluorescein angiographic subclinical macular edema following phacoemulsification of senile cataracts. Ophthalmology 86:2013–2018
32. Tso MOM (1982) Pathology of cystoid macular edema. Ophthalmology 89:902–915
33. Urner-Bloch U (1983) Prävention des zystoiden Makulaödems nach Kataraktextraktion durch lokale Indomethacin Applikation. Klin Monatsbl Augenheilkd 183:479–484
34. Wilkinson CP (1981) A long-term follow-up study of cystoid macular edema in aphakic and pseudophakic eyes. Trans Am Ophthalmol Soc 79:810
35. Winslow RL, Taylor BC, Harris WS (1978) A one-year follow-up of cystoid macular edema following intraocular lens implantation. Ophthalmology 85:190–196
36. Wolter R (1981) The histopathology of cystoid macular edema. Graefes Arch Clin Exp Ophthalmol 216:85–101
37. Yanuzzi LA, Landau AN, Turtz AI (1981) Incidence of aphakic cystoid macular edema with the use of topical indomethacin. Ophthalmology 88:947–954

### 3.4.2 Amotio retinae

Besonders disponiert sind aphake Augen mit axialer Myopie, präseniler und hinterer Rindenkatarakt, Patienten mit Marfan-Syndrom und atopischer Dermatitis, ferner solche, deren Partnerauge eine Aphakieamotio erlitten hat und aphake Augen nach Glaskörperverlust oder -blutung.

*Häufigkeit:* Die Statistiken stimmen darin überein, daß 1–3% der Aphaken früher oder später eine Netzhautablösung bekommen, und daß 25–40% aller Amotiopatienten aphak sind. Bei Erwachsenen manifestiert sich dieses Ereignis zu etwa 30% innerhalb der ersten 6 Monate und zu etwa 50% innerhalb des ersten Jahres postoperativ. Die Aphakieamotio nach angeborener Katarakt hat mit 5–35 Jahren eine deutlich längere Latenz. In myopen Augen, besonders bei hoher Achsenmyopie, zieht die Linsenextraktion häufiger und früher eine Amotio nach sich. Ist eine einseitige Aphakieamotio eingetreten, steigt das Risiko der gleichen Komplikation am Partnerauge nach Kataraktextraktion um das 4fache an. Wird die Linse aus einem zuvor an Netzhautablösung erkrankten phaken Auge extrahiert, ist das Risiko eines Amotiorezidivs deutlich höher. Nach Glaskörperverlust in der Staroperation steigt die Gefahr der Amotio um das 20fache an [1, 2, 4, 5, 9, 11, 16, 18, 19, 24].

Die genannten Daten sind überwiegend an intrakapsulär operierten Augen gewonnen worden. Mit der Renaissance der extrakapsulären Verfahren erhebt sich die Frage, ob diese das Risiko der Aphakieamotio reduzieren können.

Die in der Literatur publizierten Daten stützen sich überwiegend auf Untersuchungen nach Phakoemulsifikation, der in einem Teil der Fälle eine Linsenimplantation folgte. Die Amotiofrequenz lag dabei zwischen 0,9 und 3,6%, im Durchschnitt bei 1,56% und nach Abzug des höchsten und des niedrigsten Wertes bei 1,28%, d.h. etwas, aber doch nicht deutlich niedriger als durchschnittlich nach intrakapsulärer Extraktion; sie liegt jedoch mit 5,7–6,5% deutlich höher bei Myopen.

Kommt es nach Phakoemulsifikation zum Glaskörperverlust, kann die Amotiofrequenz beachtlich zunehmen. Die Frage, ob eine intakte Hinterkapsel diese senkt, ist schwer zu beantworten. Die vorliegenden Daten lassen keinen eindeutigen Einfluß der offenen Hinterkapsel auf die Häufigkeit der Aphakieamotio erkennen. In einem nicht geringen Teil der Fälle wurde nach Kapsulotomie eine Hinterkammerlinse eingesetzt; sie soll eine stabilisierende Wirkung auf das Innere des Auges haben [6, 7, 12, 15, 17, 20–22].

Insgesamt geht aus der Literatur aber doch hervor, daß das Risiko einer Aphakieamotio nach extrakapsulärer Operation geringer ist als nach intrakapsulärer Extraktion. Auch wenn nur Augen ohne Glaskörpervorfall berücksichtigt werden, bleibt doch eine höhere Neigung der intrakapsulär operierten Augen zur Amotio. Dies gilt besonders für hochmyope Augen. Die Gründe dafür mögen viele sein. Da die Integrität der Hinterkapsel sich bisher nicht als entscheidender Faktor erwiesen hat, ist wohl eher an einen amotiofördernden Einfluß des Extraktionszugs an der Linse und der später eintretenden Vitreodonesis zu denken [3, 9, 10, 15, 16].

*Gegenmaßnahmen:* Operative Behandlung siehe Kapitel XIII. A.

*Prophylaxe:* Gründliche Fundusuntersuchung vor jeder Kataraktoperation, insbesondere bei Myopie, Aphakieamotio am ersten Auge, familiärer oder individueller Amotiodisposition. Vorbeugende Behandlung nachweisbarer äquatorialer Degenerationen, vitreoretinaler Adhärenzen, Riß- oder Lochbildungen vor der Operation. Die 360° Kryopexie und die prophylaktische Eindellung vor der Kataraktoperation sind umstritten. Bei erkennbaren Dispositionsfaktoren, auch bei Glaskörperverlust am ersten Auge, unbedingt extrakapsulär operieren. Gründliche Funduskontrolle vor Entlassung des Patienten und in den ersten Monaten danach. Bei entsprechenden Befunden gezielte Foto- oder Kryoprophylaxe [2, 8, 13, 14, 24].

### LITERATUR

1. Ashrafzadeh MT, Schepens CL, Elzeniny H, Moura R, Morse P, Kraushar MF (1973) Aphakic and phakic retinal detachment. Arch Ophthalmol 89:476–483
2. Benson WE, Grand MG, Okun E (1975) Aphakic retinal detachment. Arch Ophthalmol 93:245–249
3. Binkhorst CD (1977) Five hundred planned extracapsular extractions with iris-capsular and iris clip lens implantation in senile cataract. Ophthalmic Surg 8:37–44

4. Edmund J, Seedorf HH (1974) Retinal detachment in the aphakic eye. Acta Ophthalmol 52:323–333
5. Engels T, Wollensak J (1977) Aphakieamotio in Abhängigkeit von Technik und Verlauf der Kataraktoperation. Mod Probl Ophthalmol 18:452–456
6. Everett WG, Hurite FG, Sorr EM (1977) Retinal detachment following cataract extraction by phacoemulsification. Mod Probl Ophthalmol 18:503–507
7. Hurite FG, Sorr EM, Everett WG (1979) The incidence of retinal detachment following phakoemulsification. Ophthalmology 86:2004–2006
8. Hudson JR, Kanski JJ (1977) Prevention of aphakic retinal detachment by circumferential cryotherapy. Mod Probl Ophthalmol 18:530–537
9. Hyams SW, Bialik M, Neumann E (1975) Myopia-aphakia. I. Prevalence of retinal detachment. Br J Ophthalmol 59:480–482
10. Jaffe NS, Clayman HM, Jaffe MS (1984) Retinal detachment in myopic eyes after intracapsular and extracapsular cataract extraction. Am J Ophthalmol 97:48–52
11. Kanski JJ, Elkington AR, Daniel R (1974) Retinal detachment after congenital cataract surgery. Br J Ophthalmol 58:92–95
12. Kratz RP, Mazocco ThR, Davidson B, Colvard DM (1981) The Shearing intraocular lens. A report of 1000 cases. Am Intraocular Implant Soc J 7:55–57
13. Martin B (1977) Cataract surgery in eyes predisposed to retinal detachment. Mod Probl Ophthalmol 18:485–488
14. Mesurier RL, Chignell AH (1982) Prophylaxis of aphakic retinal detachment. Trans Ophthalmol Soc UK 101:212–213
15. Moses L (1979) Cystoid macular edema and retinal detachment following cataract surgery. Am Intraocular Implant Soc J 5:326–329
16. Percival SPB, Anand V, Das SK (1983) Prevalence of aphakic retinal detachment. Br J Ophthalmol 67:43–45
17. Praeger DL (1979) Five years follow up in the surgical management of cataracts in high myopia treated with the Kelman phacoemulsification technique. Ophthalmology 86:2024–2033
18. Ruben M, Rajpurohit P (1976) Distribution of myopia in aphakic retinal detachments. Br J Ophthalmol 60:517–521
19. Scheie HG (1973) Incidence of retinal detachment following cataract extraction. Arch Ophthalmol 89:293–295
20. Shafer DM (1974) Retinal detachment after phacoemulsification. Trans Am Acad Ophthalmol 78:28–30
21. Troutman RC, Clahans AC, Emery JM et al. (1975) Cataract survey of the cataract phacoemulsification commitee. Trans Am Acad Ophthalmol 79:178–185
22. Wilkinson CP, Anderson LS, Little JH (1978) Retinal detachment following phacoemulsification. Ophthalmology 85:151–156
23. Wise JB (1979) Retinal detachment after phacoemulsification. Ophthalmology 86:2007–2010
24. Witmer R (1977) Cataract operation and retinal detachment. Mod Probl Ophthalmol 18:477–479

### 3.4.3 Sympathische Ophthalmie

Obwohl nach Kataraktextraktion heute selten, ist sie dennoch in Betracht zu ziehen, wenn postoperativ eine chronische Uveitis auftritt.

*Klinisches Bild:* wenig charakteristisch; das Auge kommt nicht zur Ruhe; über Wochen und Monate entwickeln sich mehr und mehr Opaleszenz des Kammerwassers, „speckige" Präzipitate, knötchenartige (granulomatöse) Verdickungen der Iris, Aufquellung des Irisstromas und Synechien mit dem Glaskörper. Der Fundus, sofern zu beurteilen, mag periphere chorioiditische Herde, Makulaödem und Papillenunschärfe zeigen. Alle Symptome können auch sehr diskret sein. Die Diagnose läßt sich klinisch meist nur vermuten, selten sicher stellen; sie gewinnt an Wahrscheinlichkeit, wenn das bis dahin unberührte Partnerauge ebenfalls eine Uveitis entwickelt. Die endgültige Diagnose kann nur histologisch gestellt werden. Abgrenzung gegen phakogene Uveitis erforderlich.

*Gegenmaßnahmen:* Bei Inkarzeration von Iris-, Glaskörper- oder Linsenanteilen operative Revision. Alle nach außen vorgefallenen Gewebe abtragen, Iris nicht reponieren. Im übrigen frühzeitige intensive Kortikosteroidtherapie. Diese systemisch mit hohen Dosen (100–200 mg Prednisolon oder Äquivalent) und subkonjunktival (2 × tgl. 4 mg voll lösliches Dexamethason) beginnen, nur allmählich reduzieren. Dann mit einer vertretbaren Tagesdosis (15 mg Prednisolon jeden zweiten Morgen oral) über längere Zeit aufrechterhalten [1, 3].

Zusätzliche Gabe von zytostatischen Immunsuppressiva, auch langfristig, kann indiziert sein. Hat das zuerst erkrankte Auge alle brauchbare Funktion verloren, frühzeitige Enukleation angezeigt. Ist die Funktion noch brauchbar, sollte nicht enukleiert werden, um auf beiden Augen das bestmögliche Sehvermögen zu erhalten [1, 2, 4].

*Prophylaxe:* Komplikationen wie Glaskörpervorfall, Iriseinklemmung, grobe Kontamination der vorderen Uvea vermeiden. Sicheren Wundschluß gewährleisten. Kontamination des Augeninneren durch Mikroben oder durch nicht mikrobielles Fremdmaterial können die Entstehung der sympathischen Ophthalmie begünstigen.

### LITERATUR

1. Kraus-Mackiw E (1983) Exogenous uveitis. Sympathetic uveitis. In: Kraus E, O'Connor GR (eds) Uveitis. Pathophysiology and therapy. Thieme, New York, p 151
2. Martenet AC (1981) Immunsuppression. Ber Dtsch Ophthalmol Ges 78:223–228
3. Reynard M, Riffenburgh RS, Maes EF (1983) Effect of corticosteroid treatment and enucleation on the visual prognosis of sympathetic ophthalmia. Am J Ophthalmol 96:290–294
4. Witmer R (1981) Sympathische Ophthalmie. Ber Dtsch Ophthalmol Ges 78:43–46

### 3.4.4 Andere Uveitisformen

Die im Abschnitt X.3.3.8 beschriebenen postoperativen Entzündungszustände können prinzipiell nach zunächst unkompliziertem Verlauf auch in der späten postoperativen Phase auftreten. Pilzinfektion, späte bakterielle Infektion oder Infektionen mit Bakterien geringen Virulenzgrades ("low grade infection") sind wahrscheinlicher als nicht infektiöses Fremdkörpermaterial, das im allgemeinen früher zu Symptomen führt.

Klinisches Bild, Gegenmaßnahmen und Prophylaxe: wie in Abschnitt X.3.3.8 beschrieben.

### 3.4.5 Aphakieglaukom

Sechs Wochen nach dem Eingriff oder danach auftretende Drucksteigerungen gelten als späte Aphakieglaukome. Sieht man von zuvor bekannten Primärglaukomen ab, auch solchen, die erst nach der Operation manifest werden, sind Aphakieglaukome *Folgen einer intra- oder postoperativen Komplikation*. Verletzung des Trabekelwerks durch unsachgemäße Schnittführung, Irisvorfall, Glaskörperverlust, Iris- und Glaskörperinkarzeration in die Wunde, Glaskörperblutung, Pupillarblock, sekundärer Winkelblock durch aufgehobene Vorderkammer oder Epithelinvasion können zu einem dauernden Verschluß des Kammerwinkels oder des Trabekelwerks führen und Drucksteigerungen auslösen.

Eine *präoperativ partielle Schädigung des Kammerwinkels* durch angeborene Anomalien, Endothelproliferation oder Trauma kann durch den Eingriff, insbesondere bei hinterem sklerokornealem Schnitt, zunehmen, so daß die vorher noch ausgeglichene Drucksituation dekompensiert und in ein chronisches Sekundärglaukom übergeht.

Gefährdet sind auch Patienten mit *Diabetes*. Selbst bei präoperativ unauffälligem Kammerwinkel kann es nach unkomplizierter extrakapsulärer Operation zur Neovaskularisation und zu einem unaufhaltsamen sekundären Winkelblock durch Kammerwinkelsynechien kommen. Auch eine Trabekelobstruktion durch degenerierte Erythrozyten oder Makrophagen nach Glaskörperblutung müssen zu langfristigem oder permanentem Sekundärglaukom führen [1–6].

*Gegenmaßnahmen:* Versuch der konservativen Druckkontrolle durch Betablocker, Miotika und/oder Karboanhydrasehemmer. Operative Eingriffe nur dann, wenn indiziert und relativ risikofrei. In Betracht kommen Lasertrabekuloplastik, Trabekulektomie oder Goniotrepanation, je nach Lage des Falles auch Revision der Inzisionswunde und Reposition einer eingeklemmten Iris, Lösen von vorderen und Kammerwinkelsynechien, bei Glaskörperinkarzeration auch transpupillare Vitrektomie. Ferner Vitrektomie bei hämolytischem Glaukom nach Glaskörperblutung.

*Prophylaxe:* Bei präoperativ erkennbaren Kammerwinkelveränderungen vordere sklerokorneale Inzision oder korneale Inzision bevorzugen. Intraoperative Komplikationen durch sorgfältige Operationstechnik vermeiden. Iris-Glaskörper-Vorfall bereinigen.

### LITERATUR

1. Aiello LM, Wand M, Liang G (1983) Neovascular glaucoma and vitreous hemorrhage following cataract surgery in patients with diabetes mellitus. Ophthalmology 90:814–820
2. Bencsik R, Opauszki A (1974) Die Häufigkeit des sekundären Glaukoms nach Linsenextraktion. Klin Monatsbl Augenheilkd 164:549–553
3. Binder S, Funder W (1980) Das Sekundärglaukom nach kornealem und korneoskleralem Schnitt. In: Naumann GOH, Gloor B (Hrsg) Wundheilung des Auges und ihre Komplikationen. Bergmann, München, S 287–289
4. Hitchings RA (1978) Aphakic glaucoma. Prophylaxis and management. Trans Ophthalmol Soc UK 80:118–123
5. Kessing SV, Rasmussen KE (1977) Aphakic glaucoma. Acta Ophthalmol 55:717–725
6. Scheie HG, Ewing MQ (1978) Aphakic glaucoma. Trans Ophthalmol Soc UK 98:111–117

### 3.4.6 Epithelinvasion in die Vorderkammer

Epithel der Konjunktiva oder der Kornea kann durch die Wunde in die Vorderkammer einwachsen und sich über Hornhauthinterwand, Kammerwinkel und Irisvorderfläche oder auf den Glaskörper ausbreiten. Endothelverlust, Hornhautstromaquellung und Sekundärglaukom sind die Folgen.

#### Klinisches Bild

Zwei Formen sind zu unterscheiden: Die *Epithelzyste* ist ein ballonförmiges, transparentes oder leicht graues, durch ein vorderes und ein hinteres Blatt begrenztes Gebilde; sie geht breit- oder schmalbasig von der Inzision aus, ist gelegentlich gestielt und kann im Kammerwasser flottieren. Die Iris wird verdrängt, die Pupille verzogen.

Die *flächenhafte Epithelausbreitung* zeigt sich als feine graue, unregelmäßig gewellte, jedoch scharf begrenzte Linie an der Hornhauthinterwand. Peripher davon sieht man eine zart grauweiße Membran, die sich umschrieben oder breitflächig in den Kammerwinkel erstreckt. Im betroffenen Bereich ist das Hornhautstroma ödematös, manchmal vaskularisiert. Die Irisstruktur ist undeutlich, die Pupille verzogen. Der Pupillarsaum ist ek- oder entropioniert.

Folgende frühe postoperative Symptome sollten auch nach unkomplizierter Kataraktoperation an eine beginnende Epithelinvasion denken lassen: Hypotonie des Bulbus, verzögerter Wundverschluß, sichtbare subkonjunktivale Fistel, anhaltender Reizzustand des Bulbus

X. Chirurgie der Linse

mit Photopsie, Tränen, Schmerzen, Vorderkammeropaleszenz und Zellen.

Differentialdiagnostisch sind abzugrenzen: eingewachsenes Bindegewebe, Glaskörperadhärenz an Hornhauthinterwand und Kammerwinkel, Narbenbildung nach tiefer lamellärer Inzision, Ablösung der Descemet-Membran und peripheres Stromaödem der Kornea. Die von Epithel überzogene Iris reagiert auf Fotokoagulation mit weißen baumwollartigen Herden; sie zeigt nicht nur an, daß eine Epithelinvasion vorliegt, sondern auch wie weit diese die Iris überzogen hat [7].

Zur Sicherung der Diagnose wurden Abrasio der Hornhauthinterwand, mikroskopische Untersuchung des Abradats, eine Biopsie und die nicht invasive Endothelmikroskopie empfohlen [4, 8].

*Häufigkeit:* Diese Komplikation ist selten; sie lag früheren Statistiken zufolge zwischen 0,1–1,1%, dürfte aber heute darunter liegen. Auf 790 Katarakt-Extraktionen mit kornealem Schnitt, unter mikrochirurgischen Bedingungen durchgeführt, wurde nach einem Jahr keine einzige Epithelinvasion beobachtet [4, 6].

*Ursache:* In aller Regel liegt eine *unsachgemäße Operationstechnik* zugrunde. Inkarzeration von Iris, Linsenresten oder Glaskörperanteilen begünstigen die Epithelinvasion. Teile des angeschnittenen Hornhaut-, Limbusoder Bindehautepithels dringen über eine Wundfistel oder über nicht verschlossene Schnittränder in die Inzisionswunde und in die Vorderkammer ein. Das Epithel kann auch mit einem Instrument (Zystotom, Pinzette, Spatel) in die Vorderkammer eingebracht werden. Meist gehen Komplikationen wie Irisvorfall, Kapselruptur, Glaskörperverlust und fast immer eine Bulbushypotonie mit oder ohne aufgehobener Vorderkammer voraus.

*Histopathologisch* stellen sich die Epithelzysten als dünnwandige, meist aus einer Epithelschicht bestehende Hohlräume dar, deren Hinterwand der Iris aufliegt und mit dieser durch stark pigmentiertes Gewebe verbunden ist. Bei flächenhafter Ausbreitung findet man einschichtiges oder wenig mehrschichtiges Epithel an der Hornhauthinterwand, dessen progressiver Rand verdickt ist und der klinisch sichtbaren grauweißen Grenzlinie entsprechen dürfte. Flächenhaft wachsendes Epithel auf der Irisvorderfläche und dem Kammerwinkel ist meist vielschichtig. In seltenen Fällen wächst das Epithel durch Iridektomie oder Pupille hinter der Iris auf Ziliarkörper und auf die vordere Glaskörpergrenzmembran. Ektropium und Entropium des Pupillarsaums sind die Folge [4, 11].

*Gegenmaßnahmen:* Solange die Diagnose unsicher und eine Progredienz nicht erkennbar ist, sorgfältige Beobachtung des weiteren Verlaufs. In einzelnen Fällen, vornehmlich bei Epithelzysten, aber auch bei der flächenhaften Ausbreitung, kann der Befund über lange Zeit stationär bleiben.

Nimmt der Prozeß zu und werden Kammerwinkel, Iris und Hornhaut bedroht, ist eine operative Therapie angezeigt.

Epithelzysten

Einfache Punktion und Aspiration des Inhalts sind ohne bleibenden Effekt, Injektion von „sklerosierenden" Agentien (50% Glukose, Trichloressigsäure, jodhaltige Lösungen) oder Elektrolysepunktion haben kaum eine dauernde Wirkung. Kryo- oder Laserkoagulation mögen versucht werden, bleiben aber oft enttäuschend. Kombinierte Verfahren wurden empfohlen [2, 4, 5, 10].

**Operationstechniken**

Bei *kleinen Zysten* Punktion durch die Hornhaut, Aspiration des Inhalts. Falls erforderlich, Vitrektomie über Limbus oder Pars plana. Kompression der Zyste durch Luftinjektion in die Vorderkammer und in den vorderen Glaskörperraum. Kryokoagulation ($-60°$) der kollabierten Zystenwand von außen.

Auch bei *größeren Zysten* zunächst Zysteninhalt aspirieren und Vorderkammer mit Luft oder Natriumhyaluronat füllen. Limbusständiger Bindehautlappen und sklerokorneale Inzision über der kollabierten Zyste. Diese wird gefaßt, vorgezogen und entfernt, wenn nötig mit Sektoriridektomie. Bei Adhärenz an der Hornhauthinterwand vorsichtige Lösung mit Spatel versuchen. Dabei kann Injektion von Natriumhyaluronat hilfreich sein. Nach Exzision Wundverschluß und Luftinjektion in die Vorderkammer, transkorneale und transsklerale Kryoapplikation im Bereich der Exzision.

*Gestielte Zysten* können nach dem Verfahren von HALLERMANN [3] an der Basis abgetragen und in Verbindung mit einer umschriebenen Keratoplastik vollständig entfernt werden. Ausführliche Darstellung siehe Kapitel IX. 2.3.2.

Flächenhafte Epithelausbreitung

Die Indikation zu operativen Eingriffen sollte durch vorherige diagnostische Hinterwandkürettage oder Probeexzision aus der Iris abgesichert werden. Hat das Epithel Iris und Kammerwinkel befallen, sind radikale Maßnahmen unerläßlich. Die Prognose ist ungünstig. Verlauf praktisch immer von Sekundärglaukom begleitet.

**Operationstechniken**

Vor jedem Eingriff maximale Hypotonie des Bulbus anstreben, Stabilisierungsring aufnähen. Limbus- oder fornixständigen Bindehautlappen anlegen. Retrokorneale Ausbreitung der Epithelinvasion auf der Hornhautvorderseite markieren. Sklerokorneale Inzision auf Fistel untersuchen. Dazu sterile 2%ige Fluoreszeinnatriumlösung auftropfen. Leichter Druck auf den Bulbus zeigt Fistelstelle an. Falls vorhanden, Fistelränder ausschneiden und Fistelverschluß vorbereiten entweder durch einfache Nähte oder durch Skleralamelle, die zum Fistelverschluß nach vorne gewendet und mit Einzelfäden fixiert wird.

*Blockexzision* – ausführliche Darstellung siehe Kapitel IX. 2.3.3.

*Iridektomie und Kryodestruktion:* Fotokoagulation der Iris, um das vom Epithel befallene Gewebe zu markieren. Aufnähen eines Stabilisierungsrings. Nach Freilegen des Limbus Fistelexzision. Vorderkammer soweit eröffnen, daß Kammerwinkel frei liegt. Dazu Schnitt im skleralen Bereich etwas nach hinten führen, so daß in einem zweiten Schnitt die Iriswurzel mit den vorderen Ziliarkörperanteilen exzidiert werden kann. Iris, wo erforderlich auch Ziliarkörper, sektorförmig ausschneiden. Vitrektomie. Epithelschicht auf der Hornhauthinterwand mit Kryosonde vereisen. Cave: Abziehen der Descemet-Membran. Alternativ Abrasio der Epithelmembran mit Kürette, Spatel oder durch hintere lamelläre Keratektomie. Hornhaut danach reponieren und in üblicher Weise mit Einzelnähten fixieren. Später evtl. perforierende Keratoplastik [1, 7].

*Irido-Vitrektomie über Pars plana und Kryodestruktion:* Nach Markierung der Epithelinvasion Fistelsuche und Fistelausschneidung. Einführen eines Saug-Schneide-Geräts über die Pars plana, Ausschneiden der befallenen Iris und der vorderen Glaskörperhälfte. Entfernen von Flüssigkeit aus der Vorderkammer und aus dem vorderen Glaskörperraum. Injektion von Luft, so daß diese den vorderen Augenabschnitt ganz ausfüllt. Transkonjunktivale und/oder transsklerale Kryoapplikation, wobei das Luftkissen eine längere Kälteeinwirkung erlaubt. Mehrfaches Frieren und Tauen der betroffenen Hornhaut, der Iriswurzel und des Ziliarkörpers [9, 10].

Die genannten Verfahren haben zum Ziel, das Epithel im vorderen Augenabschnitt zu zerstören ohne Rücksicht auf die Transparenz der Kornea. Narben und völlige Endotheldekompensation folgen umso eher, je radikaler die Hornhautrückwand behandelt werden muß.

Die korneouveale Blockexzision wird kaum anzuwenden sein, wenn mehr als 25–30% der Hornhaut befallen sind und wenn mehr als 30–40% der Uvea exzidiert werden müssen. Sind mehr als 50% befallen, wird die gleichzeitige Exzision von Kornea und Uvea problematisch; es scheint in solchen Fällen besser zu sein, nach Anlegen eines 220° großen Schnitts das Epithel an der Hinterwand so gut wie möglich durch Kälte zu destruieren und später eine sekundäre Keratoplastik durchzuführen. Diese ist immer dann indiziert, wenn die operative Behandlung zu permanenter Endotheldekompensation und zur Hornhautvernarbung geführt hat, und wenn ein brauchbarer Visus nicht mehr erwartet werden kann.

LITERATUR

1. Brown StI (1979) Results of excision of advanced epithelial downgrowth. Ophthalmology 86:321–328
2. Ferry AP, Naghdi MR (1969) Cryosurgical removal of epithelial cyst of iris and anterior chamber. Arch Ophthalmol 77:86–87
3. Hallermann W (1969) Über traumatische Vorderkammerzysten und ihre Behandlung. Klin Monatsbl Augenheilkd 154:342–352
4. Jaffe NS (1981) Cataract surgery and its complications. 3. edn. Mosby, St. Louis Toronto London
5. L'Esperance FA (1983) Ophthalmic lasers. Mosby, St. Louis Toronto London, pp 462–466
6. Manthey KF, Thiel HJ, Böke W (1979) Kataraktextraktion mit kornealer Schnittführung. Resultate von 989 Operationen. Kurz- und Langzeitergebnisse. Ber Dtsch Ophthalmol Ges 76:587–592
7. Maumenee AE, Paton D, Morse DH, Butner R (1970) Review of 40 histologically proven cases of epithelial downgrowth following cataract extraction and suggested surgical management. Am J Ophthalmol 69:598–603
8. Smith RE, Parett C (1978) Specular microscopy of endothelial downgrowth. Arch Ophthalmol 96:1222–1224
9. Stark W, Michiels RG, Maumenee AE (1978) Surgical management of epithelial ingrowth. Am J Ophthalmol 85:772–780
10. Stern WH, Diddie KR, Smith RE (1983) Vitrectomy techniques for the anterior segment surgeon. Current Ophthalmol, Monographs. Grune & Stratton, New York
11. Zavala EY, Binder PS (1980) The pathologic findings of epithelial ingrowth. Arch Ophthalmol 98:2007–2014

### 3.4.7 Bindegewebsinvasion

Von der Epithelinvasion streng zu trennen; sie entsteht durch überschießende Fibroblastenbildung, die von der Schnittwunde ausgeht, in das Innere eindringt und fibröse Membranen bildet. Fast immer liegt ein unvollständiger Wundverschluß zugrunde, bedingt durch unregelmäßige Schnittführung, mangelnde Apposition der Wundränder oder durch Inkarzeration von Iris, Glaskörper und Linsenresten. Die Fibroblasten gehen von der in die Wunde eingeklemmten Subkonjunktiva aus, vom Hornhautstroma (Keratozyten!) oder vom Endothel, das fibroblastische Aktivitäten entwickelt hat. Besonders bedroht sind Augen mit Pupillenhochstand, Glaskörpereinklemmung und unregelmäßigen Wundverhältnissen.

### Klinisches Bild

Die Heilung ist verzögert, das Auge bleibt gereizt. An der Spaltlampe läßt sich ein grauweißes Gewebe erkennen, das von der Inzisionswunde in die Vorderkammer eindringt und sich überwiegend retrokorneal, seltener primär im Kammerwinkel oder auf der Irisoberfläche ausbreitet. Abgrenzung gegen Epithelinvasion zunächst schwierig; die Bindegewebsinvasion ist dicker und unregelmäßiger begrenzt als die des Epithels. Übergang auf den Kammerwinkel, die vordere Uvea und den Glaskörper führt zu bullöser Keratopathie, zum Sekundärglaukom oder, bei Befall des Ziliarkörpers, zur Phthisis bulbi.

*Gegenmaßnahmen:* Kausaltherapie kaum möglich, wenn nicht in die Wunde inkarzeriertes Gewebe (Episklera, Iris- oder Glaskörperstränge) deutlich erkannt und in Verbindung mit perforierender Keratoplastik sowie breitflächiger Iridektomie entfernt werden kann. Bei schlechter Wundadaptation operative Revision. Ist die Proliferation auf den Pupillarbereich beschränkt und der Bulbus im übrigen wenig betroffen, Membranektomie auf transpupillarem Wege oder über die Pars plana in Betracht ziehen.

*Prophylaxe:* Gute Schnittführung, Vermeidung von Glaskörperverlust und Gewebseinklemmung, sorgfältige Nahttechnik. Nach kornealer Inzision, besonders bei engem vorderen Augenabschnitt (Glaukomaugen!) jeden Kontakt der Iris mit der hinteren Wundlefze verhindern. Dazu Vorderkammer während des Nahtvorgangs mit Luft so stellen, daß Iriseinklemmung in die Wunde vermieden wird. Bei Kindern und jugendlichen Patienten, die auf große sklerokorneale Inzisionen bevorzugt mit überschießender Fibroplasie reagieren, Vorderkammer durch 3 mm Schnitt eröffnen.

### 3.4.8 Proliferation von Endothel

Diese sehr seltene, potentiell schwerwiegende Komplikation ist dadurch möglich, daß das Hornhautendothel („Mesothel") im Gegensatz zu seiner üblichen Vulnerabilität, ausnahmsweise die Fähigkeit hat, zu proliferieren und nach Metaplasie fibroblastische Aktivitäten zu entwickeln. Endothelogene Fibroblasten können freie Oberflächen membranartig überwachsen. Kommt es zur Ausbreitung solcher „Glasmembranen" in den Kammerwinkel, auf die Irisvorderfläche oder durch die Pupille auf das Pigmentblatt der Iris und in den Glaskörper, können

**Tabelle X. 22. Seltene Komplikationen nach Kataraktoperation**

Periphere Bindehaut- Hornhautgeschwüre, Skleraulzeration [1, 7, 8]
Ischämischer Infarkt der äußeren Netzhaut [4]
Exazerbation einer senilen Makulopathie [2]
Dystrophie der vorderen Hornhautmembranen [3]
Retrokorneale Pigmentproliferation [9]
Desinsertion der Levator-Aponeurose [5]

periphere vordere Synechien, sekundärer Winkelblock, Glaukom und Pupillenverziehung resultieren. Wenn das Endothel Iris- oder Linsenkapselreste, Descemet-Rollen und inkarzerierte Glaskörperstränge überwächst, entstehen Formationen, die als „Glasröhrchen" imponieren. Einwachsen solcher Strukturen in den Glaskörper können Traktion an der Netzhaut und Amotio retinae auslösen.

*Gegenmaßnahmen:* Strangartig wachsende Proliferationen chirurgisch entfernen, besonders wenn Zug am Glaskörper oder an der Netzhaut erkennbar ist. Bei Sekundärglaukom durch flächenhafte Ausbreitung im Kammerwinkel Perforation der Membran mit Laserstrahl versuchen.

*Prophylaxe:* Während der Operation jede Läsion des Endothels vermeiden. Strangförmige Inkarzeration von Iris-, Kapsel- oder Glaskörperanteilen in die Wunde frühzeitig erkennen und entfernen.

### 3.4.9 Sonstige Komplikationen

Weitere, aber sehr seltene Komplikationen gehen aus Tabelle X. 22 hervor. Wenn sie beobachtet werden, ist im Einzelfall zu prüfen, ob sie wirklich direkte Folge der Kataraktoperation, zufällige Ereignisse oder Ausdruck einer systemischen Erkrankung sind.

### LITERATUR

1. Arentsen JJ, Christiansen JM, Maumenee AE (1976) Marginal ulceration after intracapsular cataract extraction. Am J Ophthalmol 81:194–197
2. Blair ChJ, Ferguson J (1979) Exacerbation of senile macular degeneration following cataract extraction. Am J Ophthalmol 87:77–83
3. Broderick D (1979) Anterior membrane dystrophy following cataract extraction. Br J Ophthalmol 63:331–335
4. Gass DJM, Parrish R (1982) Outer retinal ischemic infarction. A newly recognized complication of cataract extraction and closed vitrectomy. Ophthalmology 89:1467–1471
5. Paris GL, Quickert MH (1976) Disinsertion of the aponeurosis of the levator palpebrae superioris muscle after cataract extraction. Am J Ophthalmol 81:337–340
6. Parrish R, Gass DJM, Anderson DR (1982) Outer retina ischemic infarction. A newly recognized complication of cataract extraction and closed vitrectomy. Ophthalmology 89:1472–1477

7. Salamon SM, Mondino BJ, Zaidman GW (1982) Peripheral corneal ulcers, conjunctival ulcers and scleritis after cataract surgery. Am J Ophthalmol 93:334–337
8. Schulz E, Domarus D (1979) Bindehaut-Sklera-Hornhautulzeration nach Kataraktextraktion. Klin Monatsbl Augenheilkd 174:694–699
9. Swan MC, Meyer SL, Lyman J (1979) Retrocorneal pigment proliferation after cataract extraction. Ophthalmology 86:732–740

# 4 Besondere Situationen

## 4.1 Dislozierte Linsen

### Definitionen

*Dislokation:* Jede Abweichung von der normalen Lage der Linse.
*Subluxation:* Ein Teil der Zonulafasern ist gerissen; die übrigen halten die Linse im peripupillaren Bereich fest.
*Luxation:* Alle Zonulafasern gerissen, Linse liegt in der Vorderkammer oder im Glaskörper.

Die Linsendislokation hat verschiedene *Ursachen* (Tabelle X. 23); sie kann schwerwiegende Folgen haben (Tabelle X. 24).

Die zu wählende Operationstechnik ist davon unabhängig; sie richtet sich nach Lage und Konsistenz der Linse. In die Vorderkammer luxierte Linsen können relativ leicht über den Limbus entfernt werden; in die Pupillarebene subluxierte und in den Glaskörper luxierte Linsen erfordern einen Zugang über den Limbus oder über die Pars plana. Weiche Linsen, überwiegend bei Patienten unter 25 Jahren, lassen sich fast immer absaugen; Linsen mit hartem Kern, meist bei Patienten über 35 Jahren, müssen im Ganzen extrahiert oder fragmentiert werden.

### Indikationen

Obgleich mit neuen Techniken sicherer geworden, muß die operative Entfernung der dislozierten Linse wegen des besonderen Risikos sorgfältig überlegt werden.

Eine in die *Vorderkammer* luxierte Linse erfordert praktisch immer die sofortige Operation.
*Peripupillar* subluxierte Linsen sollten entfernt werden, wenn sie die Brechkraft des Auges so verändern,

**Tabelle X. 23. Mögliche Ursachen einer Linsendislokation**

*Angeboren*
Mit Systemerkrankung
Marfan-Syndrom
Homozystinurie
Mikrosphärophakie (WEILL-MARCHESANI 1939)

Mit anderen okulären Anomalien
Ektopia lentis et pupillae
Aniridie

Ohne sonstige Symptome

*Erworben*

Nach Trauma
Bulbuskontusion
Bulbusperforation
Augenoperation

In Verbindung mit anderen Augenerkrankungen
Myopie
Hydrophthalmus
Intraokularer Tumor

**Tabelle X. 24. Folgen und Komplikationen einer Linsendislokation.** (Nach JAFFE [9])

Sehstörung durch Refraktionsänderung
Augendrucksteigerung
Netzhautablösung
Uveitis
Hornhautödem
Strabismus und Amblyopie

daß eine wirksame Korrektion mit Gläsern oder Kontaktlinse nicht möglich ist, etwa wenn die Linse eine hohe Brechungsmyopie, unregelmäßigen Astigmatismus, monokulare Doppelbilder oder zwischen Aphakie und Myopie wechselnde Zustände auslöst. Weitere Indikationen sind: allmähliche Zunahme der Dislokation mit *Gefahr des Absinkens* in den Glaskörper, behinderter Einblick auf den Fundus bei *Netzhautablösung, Endothelkontakt* mit Hornhautödem, *Strabismus-* und *Amblyopiegefahr.*

Die *in den Glaskörper luxierte Linse* muß nicht immer sofort extrahiert werden; sie kann über lange Zeit symptomlos bleiben. Auflösungserscheinungen, dadurch bedingte intraokulare Entzündungen, negative Auswirkungen auf die Netzhaut gebieten dagegen den Eingriff.

Intermittierende oder anhaltende *Drucksteigerungen* zwingen nicht ohne weiteres zur Operation. Vielmehr ist kritisch zu prüfen, ob das Glaukom Folge der Linsendislokation ist, d. h. ob ein linsenbedingter Winkelblock, Pupillarblock oder ein phakolytisches Glaukom vorliegen. Bei traumatogener Dislokation ist das Glaukom eher durch Kontusion des Kammerwinkels bedingt [10].

X. Chirurgie der Linse

**Allgemeine Vorbereitung**

Vor der Entfernung dislozierter Linsen muß der Bulbus genügend hypoton sein und ausreichend stabilisiert werden. Dazu sind Allgemeinnarkose mit vollständiger Muskelrelaxation, präoperative Okulopression, Infusion von hyperosmotischen Lösungen und das Aufnähen eines Stabilisierungsrings zu empfehlen.

### 4.1.1 In die Vorderkammer luxierte Linsen

**Operationstechniken**

Pupille eng stellen, vorgefallenen Glaskörper durch Natriumhyaluronat, das hinter die Linse injiziert wird, zu reponieren versuchen.

*Bei jugendlichen Patienten* Absaugung der Linse durch kleinen Schnitt. Dazu Parazentese der Vorderkammer mit der Schmallanze, Perforation der Linsenkapsel, Eingehen mit Saug-Spül-Gerät in die Linse und Absaugen unter gleichzeitiger Irrigation des Kapselsackes von innen. Nach Entfernung von Kern und Rinde leeren Kapselsack mit der Kapselpinzette extrahieren.

*Alternativ:* Linse unter gleichzeitiger Irrigation der Vorderkammer primär mit Saug-Schneide-Gerät entfernen. Bei nicht absaugfähigem Kern, vornehmlich bei Patienten mittleren Lebensalters, Phakoemulsifikation durch kleinen Limbusschnitt einsetzen.

Die besondere Gefährdung des Hornhautendothels ist dabei ebenso zu bedenken wie die Möglichkeit, daß die hintere Kapsel durch Ultraschallenergie zerstört wird, und daß, falls die Pupille nicht ganz eng ist, Linsenanteile in den Glaskörper gespült werden können.

*Bei älteren Erwachsenen* korneale oder sklerokorneale Inzision und primäre intrakapsuläre Kryoextraktion. In allen Fällen nach der Linsenentfernung den in Vorderkammer oder Schnittwunde vorgefallenen Glaskörper durch transpupillare Vitrektomie entfernen.

### 4.1.2 In den peripupillaren Bereich subluxierte Linsen

Die Linse ist nur teilweise von der Zonula gelöst; sie befindet sich weit überwiegend hinter der Iris, nur selten partiell davor, am ehesten nach Trauma. Bei den angeborenen Ektopien einschließlich des Marfan-Syndroms und der Homozystinurie ist sie vorwiegend nach temporal oder nasal oben verlagert, nach Bulbuskontusion eher nach unten.

Die operative Entfernung ist risikoreich, vor allem drohen Glaskörperkomplikationen und als Folge davon Glaskörpereinklemmung, Pupillenverziehung, Kammerwinkelsynechien, Glaukom, Uveitis und Netzhautablösung.

Ist die Indikation zwingend, sollte das operative Vorgehen so geplant werden, daß vorderer Augenabschnitt (Hornhautendothel, Kammerwinkel, Iris, Pupille) und Glaskörper so wenig wie möglich lädiert werden. Dies wird eher im „geschlossenen System", also bei punktuellem Eingehen in den Bulbus, möglich sein, als nach breiter Eröffnung der Vorderkammer. Diszission und Aspiration der Linse, auch Phakoemulsifikation oder Fragmentation sind, wo möglich, der intrakapsulären Extraktion vorzuziehen. Diese bietet zwar jenseits des 35. Lebensjahres, insbesondere bei hartem Linsenkern, Vorteile hinsichtlich der Linsenentfernung, jedoch Nachteile hinsichtlich des Glaskörperverlustes. Dieser muß auf das unvermeidbare Minimum reduziert werden.

**Operationstechniken**

*Diszission und Aspiration auf transpupillarem Wege*

Kommt nur für weiche Linsen bei Kindern und Jugendlichen mit intakter Glaskörpergrenzmembran in Betracht. Verschiedene Verfahren wurden angegeben. Die einfache Punktion der Linse in der Absicht, diese zur Schrumpfung zu bringen [18] ist praktisch wirkungslos und sollte nicht praktiziert werden.

Das ideale Ergebnis, die Linse in der optischen Achse vollständig zu entfernen und die Pupille rund zu erhalten, ist bei alleiniger Diszission und Aspiration wohl eher die Ausnahme. Da ohne gleichzeitige Irrigation innerhalb des Kapselsacks der Saugeffekt sich schnell erschöpft, bleibt oft nicht wenig Linsensubstanz zurück. Zusätzliche Irrigation ist daher von Vorteil. Sie darf aber nicht die Linse weiter dislozieren oder Linsenpartikel in den Glaskörper drängen [9, 16]. Gelingt es nicht, den entleerten Kapselsack zu extrahieren, was bei Kindern und Jugendlichen kaum ohne Glaskörperprovokation möglich ist, sind wiederholte Operationen erforderlich [4, 14].

*Diszission, Irrigation und Aspiration auf transpupillarem Wege*

Für Fälle, in denen die subluxierte Linse wenig fixiert ist, wurde ein bimanuelles Vorgehen empfohlen [9].

**Operationstechnik**

Limbusnahe Inzision mit je einer Diszissionsnadel temporal unten und bei 12 Uhr. Ein Instrument fixiert die Linse, während das andere die Vorderkapsel einschneidet und den Kapselinhalt lockert. Hinterkapsel bleibt intakt. Entfernen des temporal eingeführten Instruments. Erweitern der Inzision bei 12 Uhr auf 3 mm. Einführen einer Infusionskanüle durch die temporale Inzision und Aufrechterhalten der Vorderkammer mit Ringer-Lösung. Einführen einer Saugkanüle bei 12 Uhr und Aspiration des Kapselinhaltes [9].

*Alternativ* kann eine kombinierte Irrigations- und Aspirationskanüle oder auch der Irrigations- und Aspirationsansatz eines entsprechenden Geräts eingeführt werden. Zu große Ansätze sind zu vermeiden. Ob Geräte mit zwei Ansätzen, von denen jeder rasch von Aspiration auf Irrigation und umgekehrt geschaltet werden kann, mehr Vorteile bieten, sei dahingestellt [17].

*Diszission und Absaugung mit kombiniertem Irrigations- und Aspirationssystem auf transpupillarem Wege*

Alternativ zu den oben genannten Verfahren kann eine kombinierte Irrigations- und Aspirationskanüle oder auch der Irrigations- und Aspirationsansatz eines entsprechenden Geräts eingeführt werden. Eine einzige Inzision genügt, zu große Ansätze sollten vermieden werden.

**Operationstechnik**

Bindehauteröffnung, 3 mm Limbusinzision möglichst direkt über der subluxierten Linse und über der Stelle, an der weder Zonulafasern noch Glaskörperanteile exponiert sind. 3 mm breite Diszission der vorderen Linsenkapsel nahe dem proximalen Rand der erweiterten Pupille. Einführung des Irrigations-Aspirationsansatzes in die Linse. Absaugen der weichen Linsensubstanz unter gleichzeitiger vorsichtiger Irrigation. Kontakt des Ansatzes mit der Kapsel vermeiden. Abschließend eine periphere Iridektomie [7].

*Transpupillare Phakektomie mit Spül-Saug-Schneide-Gerät*

Der Spül-Saug-Vorgang wird durch einen Schneidevorgang ergänzt. Diese Möglichkeit ist wesentlich, wenn Kapsel, Kern oder Rinde der Diszission und Absaugung widerstehen oder wenn Glaskörperkomplikationen eintreten. Ein etwa entstehendes Glaskörper-Linsengemisch kann nur durch ein Spül-Saug-Schneide-Verfahren entfernt werden. Wie bei der angeborenen Katarakt gilt, daß der Zugang über einen oder zwei Limbusinzisionen umso größere Schäden im vorderen Augenabschnitt hinterlassen wird, je enger dieser und je jünger der Patient ist. Endothelläsionen, Kammerwinkelsynechien, Vorfall von Glaskörper in die Inzisionswunde und Verziehung der Pupille sowie ausgeprägte Narben in der Hornhautperipherie sind nicht selten die Folge; sie haben nicht nur kosmetische Bedeutung, sondern können langdauernde Komplikationen wie Glaukom, Uveitis, Glaskörperzug an der Netzhaut und Netzhautablösung nach sich ziehen.

*Operationstechnik* (siehe Abschnitt X.2.2.7)

*Transziliare Phakektomie*

Sie bleibt den weichen Linsen vorbehalten, kann also jenseits des 30. Lebensjahres nicht oder nur unter Verwendung eines Phakofragmentors durchgeführt werden. Dieses Verfahren nimmt die partielle Entfernung des Glaskörpers in relativ frühem Lebensalter in Kauf, läßt aber Hornhautendothel, Iris, Pupille und Kammerwinkel unberührt [13].

Obschon die Spätfolgen einer partiellen Vitrektomie im kindlichen und jugendlichen Alter noch nicht ausreichend beurteilt werden können, sind die bisher bekannt gewordenen Frühergebnisse ermutigend (s. Abschn. X.4.4).

*Operationstechnik* (siehe Abschnitt X.2.2.7)

Ist die subluxierte Linse sehr beweglich, sollte diese mit einem zweiten, durch die Pars plana eingeführten Instrument fixiert werden.

Die bisher genannten Methoden finden ihre beste Anwendung bei Kindern und Jugendlichen, bei denen die subluxierte Linse einer intakten Glaskörpergrenzmembran aufliegt. Je älter der Patient ist, um so weniger sind sie von Vorteil: Mit zunehmendem Lebensalter wird der Linsenkern härter, der Glaskörper mehr und mehr destruiert. Die subluxierte Linse fällt leichter in den Glaskörper zurück, selbst wenn sie noch von Teilen der Zonula

## X. Chirurgie der Linse

gehalten wird. Ist gleichzeitig, besonders nach Kontusionstrauma, die vordere Glaskörpergrenzmembran rupturiert und der Glaskörper in die Vorderkammer vorgefallen, so drängt dieser die Linse noch weiter zurück. Sie ist dann weder der Diszission und Aspiration noch einer sicheren Phakoemulsifikation oder Fragmentation zugängig. Die Phakektomie mit Saug-Schneide-Gerät ist schwierig und risikoreich. In entsprechenden Fällen wird die intrakapsuläre Extraktion vorzuziehen sein.

### Die intrakapsuläre Extraktion

Die intrakapsuläre Extraktion einer subluxierten Linse ist keineswegs problemlos. Die größte Gefahr liegt darin, daß schon mit Beginn der unvermeidlich großen kornealen oder sklerokornealen Inzision der Glaskörper vorfällt und die Linse noch weiter zurückdrängt. Zwar sind mit Einführung der Kryoextraktion und des Operationsmikroskops Fixierung und Extraktion der in den Glaskörper subluxierten Linse sicherer geworden, das Glaskörperproblem ist aber geblieben, auch wenn Vorderkammer und peripupillarer Bereich durch die anschließende transpupillare Vitrektomie von Glaskörperanteilen und -strängen gesäubert und die anatomischen Verhältnisse im vorderen Augenabschnitt weitgehend wieder hergestellt werden können.

Da stets damit zu rechnen ist, daß Glaskörperverlust und Zug am Glaskörper während des Extraktionsvorgangs sich ungünstig auf die Netzhaut auswirken, besonders in traumatisierten Augen [5, 11], muß der unvermeidbare Glaskörperverlust so gering wie möglich gehalten werden; jede Glaskörperinkarzeration in die Wunde, die Zug auf die Netzhaut ausüben könnte, muß behoben werden. Obwohl ausreichende Erfahrungen mit Natriumhyaluronat in entsprechenden Fällen noch nicht vorliegen, sollte jeweils die Möglichkeit geprüft werden, damit den Glaskörper zurückzudrängen und den Glaskörperverlust zu reduzieren.

### Operationstechnik der intrakapsulären Extraktion einer subluxierten Linse

Stabilisierungsring. Die korneale Inzision ist vorzuziehen; sie vermeidet Blutungen aus den Limbusgefäßen in das Augeninnere. Meist ist ein 180°-Schnitt erforderlich. Ist die Glaskörpergrenzmembran intakt und besteht kein breiter Glaskörpervorfall in die Vorderkammer, sollte die Inzision dort angesetzt werden, wo der Raum zwischen Hornhauthinterwand und Linse frei von Glaskörper ist. Übrigen Glaskörper (aber nicht die Linse!) wo möglich mit Natriumhyaluronat zurückdrängen. Nach der Inzision Kryoansatz auf die vom Glaskörper freie Linsenoberfläche aufsetzen und Linse extrahieren. Je nach Alter des Patienten zuvor Alphachymotrypsin in den Bereich der noch intakten Zonula injizieren. Läßt sich die Linse dennoch nur schwer extrahieren und zieht sie den Glaskörper deutlich vor, Extraktionsbewegung unterbrechen und die festen Linsen-Glaskörperverbindungen (Ligamentum hyalocapsulare) mit aufgetropftem Chymotrypsin lösen oder mit der Mikroschere scharf durchtrennen; danach endgültige Extraktion. Fällt anschließend Glaskörper vor, transpupillare Vitrektomie mit Saugtupfer oder Saug-Schneide-Gerät durchführen.

Der Eingriff wird schwieriger, wenn der Glaskörper breit vor der Linse liegt, die Linsenoberfläche also von Glaskörper blockiert wird. Da die Vorderkammer zur intrakapsulären Extraktion weit eröffnet werden muß, kann trotz aller Vorsichtsmaßnahmen (Bulbusstabilisierung, Bulbushypotonie) ein breiter Vorfall von Glaskörper nach außen kaum verhindert werden.

Obschon die Operationsergebnisse bei entsprechenden Fällen nicht generell enttäuschend sind, ja gegenüber früheren Verfahren (Schlingenextraktion ohne Mikroskop) besser geworden sein dürften [3–5, 11, 15], sind Operationstechniken vorzuziehen, die es erlauben, den Glaskörperverlust auch dann auf ein Minimum zu reduzieren, wenn Glaskörper sich in der Vorderkammer ausgebreitet hat, und wenn die Linse am liegenden Patienten weit in den Glaskörperraum zurückgesunken ist. Da in dieser Situation der lange Weg der Kryosonde zur Linse durch die mit Glaskörper gefüllte Vorderkammer die Hauptursache des Glaskörperverlustes und einer Glaskörpertraktion an der Netzhaut sein dürfte, müssen verbesserte Techniken darauf abzielen, den Glaskörper aus der Vorderkammer so weit zu entfernen, daß während und nach der Inzision nicht zuerst der Glaskörper, sondern die Linse selbst nach außen drängt.

Verschiedene Maßnahmen sind denkbar. Um den Vorfall von Glaskörper während der Inzision zu verhindern oder zu reduzieren, kann versucht werden, diesen vor dem Schnitt zurückzudrängen. Die Injektion von Luft in die Vorderkammer ist ungeeignet; sie wird nach der Inzision entweichen und dem nachdrängenden Glaskörper Raum geben. Gelangt die Luft hinter die Iris, kann sie den Glaskörper weiter vordrängen, und die Linse zurückdrängen. Vorteilhafter dürfte die Injektion von Natriumhyaluronat sein; es stabilisiert das vordere Segment mehr als Luft. Im günstigsten Fall mag es gelingen, den Glaskörper hinter die

Linse zu reponieren, die Linse nach vorn zu bewegen, und einen glaskörperfreien Zugang zur Linsenoberfläche herzustellen.

Alternativ ist die Möglichkeit zu prüfen, zunächst eine kleine Inzision anzulegen und den in die Vorderkammer prolabierten Glaskörper mit einem Saug-Schneide-Gerät auszuschneiden, die Situation mit Natriumhyaluronat zu stabilisieren und erst danach die Linse durch einen größeren Schnitt zu extrahieren. Allerdings ist zu bedenken, daß die subluxierte Linse nach partieller Glaskörperausschneidung noch mehr in den Glaskörper zurückfallen und dann im offenen System noch schwerer nach vorn gebracht werden kann.

Ein anderes Operationsprinzip liegt darin, ein oder zwei Instrumente über die Pars plana in den Glaskörperraum einzuführen, die zurückgesunkene und von Glaskörper bedeckte Linse von dorsal her zu stützen, sie in die Vorderkammer zu bewegen, danach die Pupille eng zu stellen und die Linse über eine Limbusinzision zu entfernen. Entsprechende Techniken, bereits vor einem Jahrhundert versucht, wurden empfohlen. Diese Verfahren, die zum Teil am nach unten hängenden Kopf des in Bauchlage befindlichen Patienten ausgeführt wurden, sind jedoch umständlich und in Anbetracht moderner Modifikationen weitgehend entbehrlich [1, 2, 6, 8].

Als weitere Alternative bietet sich der im koaxialen Licht des Operationsmikroskops kontrollierte Zugang über die Pars plana an, derart, daß der Operateur mit zwei Instrumenten transziliar eingeht [12, 13]. Zunächst Entfernung des in die Vorderkammer prolabierten Glaskörpers und partielle Vitrektomie. Danach wird die subluxierte Linse mit beiden Instrumenten von hinten erfaßt und nach vorn in die Vorderkammer gehoben. Injektion von Acetylcholin in die Vorderkammer durch eine schmale Parazentese. Entfernung der Vitrektomiegeräte, vorübergehender Verschluß der Inzisionsstellen. Eröffnung der Vorderkammer und Extraktion der Linse. Wundverschluß. Falls erforderlich, Wiedereingehen mit den Vitrektomieinstrumenten und Ausschneiden von Glaskörpersträngen, die zur Extraktionswunde ziehen.

### 4.1.3 In den Glaskörper luxierte Linsen

Die operative Entfernung der von der Zonula vollständig gelösten und in den Glaskörperraum abgesunkenen Linse gehört zu den schwierigsten Eingriffen. Obschon die jüngste Entwicklung der intravitrealen Chirurgie neue Operationsmöglichkeiten mit sich gebracht hat, sollte wegen der potentiellen Risiken die Indikation streng gestellt werden. Die vor Einführung der Mikro- und Kryochirurgie ohne ausreichende optische Kontrolle übliche Schlingenextraktion der in den Glaskörper luxierten Linse ist obsolet. Sie führt nicht selten schon während der Operation zu Glaskörperblutungen, zu Riesenrissen, Netzhautablösungen oder zu postoperativen periretinalen Proliferationen mit Traktionsamotio. Bessere Ergebnisse wurden mit der *Nadelfixation* der durch Bauch- und Kopftieflage des Patienten in die Vorderkammer reluxierten Linse erreicht; das Verfahren ist aber mühsam und umständlich [1, 2, 6, 8].

Mikroskope mit koaxialer Beleuchtung, isolierte Kryosonden und die Technik der transpupillaren Vitrektomie ermöglichen heute eine *kontrollierte Technik der Linsenentfernung im offenen System;* sie erlaubt, die deletären Folgen des Glaskörpervorfalls und der Glaskörpereinklemmung wenigstens zum Teil zu vermeiden, nimmt aber einen nicht unerheblichen Glaskörperverlust in Kauf [3–5].

### Operationstechnik

Stabilisierungsring. Korneale Inzision über 180°, Sicherungsnaht. Ausschneiden des in die Vorderkammer vorgefallenen Glaskörpers bis Irisdiaphragma zurücksinkt.

Lokalisation der luxierten Linse im koaxialen Strahlengang des Operationsmikroskops. Einführen eines bis auf die 0,5 mm freie Spitze isolierten Kryoansatzes, der zunächst nicht unterkühlt ist. Nach sicherem Kontakt mit der Linse Anfrieren und Extraktion. An der Linse oder am Kryoextraktor adhärente Glaskörperteile mit der Mikroschere abtrennen. Jeden Zug an festen Glaskörperstrukturen vermeiden. Nach Extraktion der Linse Vitrektomie in der Vorderkammer. Aufsuchen und Durchtrennen aller aus dem Glaskörperraum und über die Pupille zur Inzision ziehenden Stränge. Engstellen der Pupille mit Acetylcholin zeigt verbliebene Stränge an (Pupillenverziehung!). Stellen der Vorderkammer mit Luft. Wundverschluß. Ersetzen der Luft durch Ringer-Lösung.

*Alternativ:* primäre transpupillare Vitrektomie mit Saug-Schneide-Gerät durch kleine Inzision, die nach Entfernen des Glaskörpers aus der Vorderkammer erweitert wird.

Die Nachteile der Operation im offenen System sind ersichtlich: Erheblicher Glaskörperverlust ist unvermeidbar, Atonie des Bulbus, intraokulare Blutungen, uveitische Reizungen, manchmal mit heftiger Fibrinreaktion sind möglich. Eine postoperative Netzhautablösung läßt sich auch bei sorgfältigem Vorgehen nicht immer vermeiden. Diese Komplikationen scheinen nach einer Operation im geschlossenen System seltener aufzutreten.

Als Alternative zur Kryoextraktion im offenen System ist daher die *Fragmentation und Aspiration der luxierten Linse über die Pars plana* oder ihre Reposition in die Vorderkammer in Betracht zu ziehen [10, 12, 13].

## Operationstechnik

Vorgehen wie zur Pars-plana-Vitrektomie. Es wird ein Saug-Schneide-Gerät, eine Leuchtsonde und, wo erforderlich, eine Infusionskanüle eingeführt. Ausschneiden des festen Glaskörpers bis die Linse angesogen und dadurch von der Netzhaut entfernt werden kann. Danach versuchen beide Instrumente, die Linse anzuheben und durch die erweiterte Pupille in die Vorderkammer zu bewegen. Sobald dies zum Teil oder ganz gelungen ist, Injektion von Acetylcholin durch eine zuvor temporal angelegte Parazentese. Dabei unnötigen Anstieg des intraokularen Drucks vermeiden. Sobald die Linse durch die verengte Pupille genügend fixiert ist oder diese sich hinter der Linse geschlossen hat, Entfernen der intravitrealen Instrumente.

Vorübergehender Verschluß der Pars-plana-Inzision (Infusion bleibt). Eröffnen der Vorderkammer durch genügend große korneale Inzision. Kryoextraktion der Linse und Luftinjektion in die Vorderkammer. Wundverschluß. Ersetzen der Luft durch Ringer-Lösung. Anschließend weitere Vitrektomie zur Entfernung von Glaskörperanteilen aus dem Pupillarbereich und aus der Vorderkammer. Dazu kann das Saug-Schneide-Gerät durch eine kleine Lücke in der kornealen Wunde oder über die Pars plana eingeführt werden. Bei Pars-plana-Zugang bleiben Kammerwinkel, Hornhautendothel und Iris praktisch unberührt, gleichwohl können Glaskörperanteile und -stränge aus der Vorderkammer ausgeschnitten werden.

## LITERATUR

1. Barraquer JI (1958) Surgical treatment of lens displacements. Arch Soc Amer Oftal Optom 1:30–38
2. Barraquer JI (1962) Surgical technique for extraction of luxated and subluxated lenses in Marfan's syndrome. Arch Soc Amer Oftal Optom 4:9–22
3. Barraquer J (1972) Surgery of the dislocated lens. Trans Amer Acad Ophthal Otolaryng 76:44–59
4. Barraquer J (1974) Chirurgische Behandlung der luxierten und der subluxierten Linse. Ber Dtsch Ophthalmol Ges 72:311–326
5. Böke W, Dannenberg K (1977) Ergebnisse der transpupillaren Vitrektomie. Klin Monatsbl Augenheilkd 171:238–251
6. Calhoune FP, Hagler WS (1960) Experience with the José Barraquer method of extracting a dislocated lens. Am J Ophthalmol 50:701–715
7. Emery JM (1983) Subluxated lenses. In: Emery JM, McIntyre DJ (eds) Extracapsular cataract surgery. Mosby, St. Louis Toronto London, pp 271–273
8. Giessmann H-G, Pambor R (1974) Die Extraktion der luxierten Linse mit Doppelkanüle. Klin Monatsbl Augenheilkd 164:784–785
9. Jaffe NS (1981) Cataract surgery and its complications. Mosby, St. Louis Toronto London
10. Leuenberger PM (1980) Cataracte subluxée, indications et techniques opératoires. Klin Monatsbl Augenheilkd 176:681–685
11. Matthäus W, Krantz H (1976) Erfahrungen mit der Kryoextraktion der Linse aus dem Glaskörper in 123 Fällen. Ophthalmologica 173:111–118
12. Michels RG (1981) Vitreous surgery. Mosby, St. Louis Toronto London
13. Peyman GA, Raichmand M, Goldberg M, Ritacca D (1979) Management of subluxated and dislocated lenses. Br J Ophthalmol 63:771–778
14. Sautter H, Schroeder W, Naumann G (1974) Ergebnisse der operativen Behandlung subluxierter Linsen I. Absaugung subluxierter Linsen bei Kindern und Jugendlichen. Klin Monatsbl Augenheilkd 165:386–394
15. Sautter H, Schroeder W, Naumann G (1975) Ergebnisse der operativen Behandlung subluxierter Linsen II. Intrakapsuläre Extraktion bei Erwachsenen. Klin Monatsbl Augenheilkd 166:752–758
16. Seetner A, Crawford JS (1981) Surgical correction of lens dislocation in children. Am J Ophthalmol 91:106–110
17. Setiawan-Ong HD, Alkaysi A, Dardenne MU (1974) Die Vorteile einer gesteuerten bimanuellen Linsenabsaugung für die Operation der kongenitalen Linsenluxation. Ber Dtsch Ophthalmol Ges 72:329–333
18. Sobanska M (1967) Linsenkapselpunktion als Therapiemethode der kongenitalen Linsensubluxation bei Kindern und Jugendlichen. Ophthalmologica 154:564–572

## 4.2 Kataraktoperationen bei Glaukom

Muß die Linse bei gleichzeitig bestehendem Glaukom entfernt werden, ist zu entscheiden,

- ob nur die Linse operiert werden soll,
- ob vor oder nach der Linsenoperation ein drucksenkender Eingriff durchgeführt werden soll oder
- ob beide Operationen in einer Sitzung vorgenommen werden können.

### 4.2.1 Linsenentfernung allein

Bei akutem oder chronischem *Winkelblock* durch große, intumeszente Linse genügt die Kataraktoperation mit peripherer Iridektomie, um den intraokularen Druck dauerhaft zu normalisieren („antiglaukomatöse" Kataraktextraktion).

Sind Kammerwinkel *("sekundärer Winkelblock"* durch periphere vordere Synechien) oder Trabekelsystem bereits verändert, wird die Entfernung der Linse allein den intraokularen Druck nicht normalisieren können.

Liegt ein *Ziliarblock* mit großer, nach vorne in den Ziliarring eingepreßter Linse vor, und versagen konservative Maßnahmen, so muß die Linse sofort extrahiert und gleichzeitig eine Vitrektomie über die Pars plana oder transpupillar durchgeführt werden.

Liegt ein *Trabekelblock* (Glaucoma chronicum simplex) mit weitem Kammerwinkel vor, und läßt sich der intraokulare Druck durch eine sinnvolle, zumutbare und zuverlässig durchgeführte konservative Therapie normalisieren, werden Entfernung der Linse und Fortsetzung der konservativen Glaukombehandlung meist genügen.

Bei *Sekundärglaukomen* ist die Entscheidung nach Lage des Falles zu treffen. Die Entfernung einer in die Vorderkammer luxierten Linse dürfte den erhöhten Druck schnell regulieren. Bei chronischer Uveitis, bei „Pseudoexfoliation" und bei traumatischer Kammerwinkel-Rezession ist wie bei anderen sekundären Drucksteigerungen damit nicht ohne weiteres zu rechnen.

Ist nicht zu erwarten, daß die Linsenentfernung allein oder mit zusätzlichen konservativen Mitteln den Druck normalisiert, sind operative Maßnahmen gegen das Glaukom in Betracht zu ziehen. Die Frage ob Katarakt und Glaukom zu verschiedenen Zeiten oder in einer Sitzung operiert werden sollen, ist sorgfältig zu erwägen. Im ersten Fall ist zu entscheiden, ob erst das Glaukom und dann die Katarakt oder ob umgekehrt operiert werden soll.

### 4.2.2 Zweizeitige Katarakt-Glaukom-Operation

Bei einem durch periphere Iridektomie und konservative Maßnahmen nicht kompensiertem Winkelblockglaukom mit anhaltend hohem Druck ist die Kataraktoperation risikoreich. Irisvorfall, Glaskörperverlust und expulsive Blutung sind besonders zu fürchten. Um sie zu vermeiden, ist es besser, erst den Druck zu senken (Trabekulektomie, Goniotrepanation) und die Linse später unter günstigeren Bedingungen zu entfernen. Ist die Vorderkammer allerdings so flach, daß eine fistulierende Operation technisch schwierig ist oder wenig Erfolg verspricht, kann die primäre Linsenextraktion notwendig werden. In diesem Fall sind alle Maßnahmen zur prä- und intraoperativen Drucksenkung zu ergreifen, nämlich tiefe Allgemeinnarkose, kontrollierte Blutdrucksenkung, Hyperosmose, Stabilisierungsring, auch eine Punktion des Glaskörpers durch die Pars plana mit Absaugen von retrovitrealer Flüssigkeit vor Eröffnung der Vorderkammer. Eine drucksenkende Operation, falls erforderlich, würde später vorzunehmen sein.

Ein zweizeitiges Vorgehen ist im übrigen immer dann angezeigt, wenn ein Glaukom vorliegt, das einer Lasertrabekuloplastik zugängig ist. Gelingt es, damit den intraokularen Druck vor der Kataraktoperation zu normalisieren, kann die kombinierte Operation umgangen werden.

Ist ein zweizeitiges Vorgehen indiziert, wird in aller Regel der drucksenkende Eingriff zuerst auszuführen sein. Eine Glaukomoperation am aphaken Auge, obgleich prinzipiell möglich, sollte nicht primär geplant, sondern auf jene Fälle beschränkt bleiben, bei denen der Druck entgegen der Erwartung postoperativ dekompensiert und weder konservativ noch mit der Lasertrabekuloplastik normalisiert werden kann.

### 4.2.3 Einzeitige Katarakt-Glaukom-Operation

Der in einer Sitzung durchgeführte kombinierte Eingriff wird, wenn möglich, von vielen Augenchirurgen vorgezogen.

**Tabelle X. 25. Empfohlene Kombinationen von Kataraktoperation und Glaukomoperation**

Goniotrepanation [20]
Trabekulektomie [2, 6, 13, 14, 16, 28]
Sklerektomie ("guarded") [27, 28]
Sklerale Kauterisation [22]
Trabekulotomie [3, 4, 12, 17, 25, 28]
Trabekulotomie – Iridenkleisis [21]
Zyklodialyse [9, 11, 28]
Zyklodialyse und Trabekulotomie [9]

X. Chirurgie der Linse

Zahlreiche Verfahren wurden angegeben (Tabelle X. 25). Kombinationen der Kataraktoperation mit einem fistelbildenden Eingriff setzen einen Bindehautlappen voraus. Je größer dieser ist, um so größer sind Traumatisierung und spätere Vernarbung der epibulbären Gewebe. Kombinierte Operationen, bei denen die Kataraktinzision von der zuvor angelegten Fistelöffnung aus durchgeführt wird, sind unter diesem Aspekt weniger günstig, als solche, bei denen Starschnitt und Fistelöffnung voneinander getrennt angelegt werden. Dies ist der Fall, wenn zunächst eine Trepanation mit kleinem Bindehautlappen und danach eine korneale Inzision durchgeführt wird.

### 4.2.3.1 Goniotrepanation oder Trabekulektomie und Kataraktoperation durch korneale Inzision

Je nach Präferenz des Operateurs kann die Goniotrepanation oder die Trabekulektomie jeweils mit Skleradeckel durchgeführt werden.

**Operationstechnik**

Der Eingriff beginnt mit einer lamellären kornealen Inzision von 2 über 12 nach 9 Uhr, mindestens 1 mm korneawärts des Limbus, so daß am Ende des Eingriffs die fortlaufende Naht ausschließlich im kornealen Gewebe liegt und nicht durch das zu schaffende Sickerkissen geführt werden muß.

Diese Inzision darf die Hornhaut nicht perforieren. Anschließend Bildung des Bindehautlappens und Goniotrepanation oder Trabekulektomie in typischer Weise, jeweils mit Skleradeckel. Nachdem die abschließende Bindehautnaht gelegt ist, Perforation der lamellär vorbereiteten kornealen Inzision bei 9 Uhr. Danach Kataraktoperation.

Jede Kombination einer Kataraktoperation mit einem fistulierenden Eingriff gegen das Glaukom hat den Nachteil, daß die wesentlichen Prinzipien der beiden Operationen nicht miteinander vereinbar sind: die Kataraktoperation strebt einen wasserdichten Wundverschluß an, die Fisteloperation zielt auf einen ausreichenden Abfluß von Kammerwasser unter die Bindehaut. Aufgehobene Vorderkammer und postoperative Aderhautabhebung mit nachfolgenden Kammerwinkelsynechien drohen daher nach kombinierter Operation mehr als nach einfacher Kataraktextraktion. Obgleich dieser Nachteil nicht unterschätzt werden darf, läßt er sich doch in den meisten Fällen durch eine sorgfältige Operationstechnik vermeiden oder in den Folgen gering halten. Schwerwiegende Vorderkammerkomplikationen nach kombiniertem Eingriff sind jedenfalls seltener nach kornealem als nach sklerokornealem Schnitt. Die sorgfältige Naht der quellfähigen Hornhaut beschränkt den Kammerwasserabfluß auf die Trepanationsöffnung. Gleichwohl sind unter solchen Aspekten Methoden beachtenswert, die versuchen, den Kammerwasserabfluß schon in den ersten Tagen nach der Operation zu regulieren [20].

### 4.2.3.2 Trabekulotomie und Kataraktextraktion

Um jeden Kammerwasserabfluß nach außen zu vermeiden, bietet sich diese Kombination an [10].

*Operationstechnik* (siehe Kapitel XI. 1.2.2)

### 4.2.3.3 Zyklodialyse und Kataraktextraktion

Diese Kombination bietet ebenso wie die mit Trabekulotomie die Möglichkeit, einen sicheren Wundverschluß zu gewährleisten und gleichzeitig einen antiglaukomatösen Eingriff durchzuführen.

Entsprechende Techniken wurden beschrieben. Die prozentual erzielte Drucksenkung scheint jedoch unter der zu liegen, die mit modernen mikrochirurgischen Verfahren, insbesondere mit Goniotrepanation, Trabekulektomie oder Trabekulotomie erreicht wird [8, 9, 11].

### 4.2.4 Extrakapsuläre Kataraktoperation bei Glaukom

Die Literatur zur Kataraktoperation bei Glaukom und die allgemeinen klinischen Erfahrungen dazu stützen sich weit überwiegend auf die intrakapsuläre Extraktion der Linse. Gleichwohl sind auch extrakapsuläre Techniken möglich; sie wurden nicht nur durch die Entwicklung der Phakoemulsifikation gefördert, sondern mehr noch durch den Wunsch, auch (oder wegen der häufig hyperopen Augen gerade) bei Patienten mit Katarakt und Glaukom eine künstliche Linse retropupillar zu implantieren. Die extrakapsuläre Operation kommt für solche Patienten durchaus in Betracht, allerdings verlangt die Situation meist eine besondere Technik. Enge Pupille, hintere Synechien und Okklusionsmembranen erfordern entsprechende Maßnahmen. Kapsulektomie, Kernexpression und das Absaugen der Rinde sind häufig erschwert, können aber sicher durchgeführt werden, sobald die Vorderkapsel genügend freigelegt und die *Vorderkammer ausreichend tief* ist.

*Operationstechnik bei ausreichend tiefer Vorderkammer*

Im wesentlichen wie in Abschnitt X.2.2 beschrieben. Bei enger, synechierter Pupille gehen Iridektomie, Iridotomie und Synechienlösung, ausgeführt durch eine kleine Inzision bei stehender Vorderkammer der Kapsulektomie und den weiteren Schritten voraus. Irisnaht und Wundverschluß beenden den Eingriff.

Schwieriger ist die Situation in *Glaukomaugen mit flacher Vorderkammer,* engem vorderen Segment und nicht erweiterungsfähiger Pupille, doch ist auch in solchen Fällen ein extrakapsuläres Vorgehen möglich.

*Operationstechnik bei flacher Vorderkammer*

Optimale Bulbushypotonie herbeiführen. Sklerokorneale oder (falls spätere Fisteloperation zu erwarten ist) korneale perforierende Inzision über 160°. Sicherungsnaht (s. **Abb. X. 8** und **X. 9**). Iridektomie bei 12 Uhr, Iridotomie. Falls erforderlich, Ausschneiden oder stumpfes Abziehen einer präpupillaren Okklusionsmembran.

Freilegen der Linsenvorderkapsel im oberen Bereich. Punktion der Vorderkapsel mit schmalem Keratom oder Graefe-Messer bei 12 Uhr im oberen Drittel. Von dort aus horizontale Kapsulotomie nach rechts und links mit feiner gerader Kapselschere, so daß eine etwa 8–9 mm breite Kapselinzision entsteht („Briefkastenschlitz"). Lösen des Kerns mit einem unter die Vorderkapsel eingeführten schmalen Spatel. Kernexpression (s. **Abb. X. 25**). Danach wird die Vorderkammer meist deutlich tiefer. Absaugen der Rinde aus dem Kapselsack mit Saug-Spül-Gerät. Hinterkapselpolitur. Darstellen der Vorderkapsel mit Infusionsflüssigkeit, Luft oder Natriumhyaluronat. Ausschneiden des zentralen Kapselanteils mit feiner Kapselschere. Entfernung dieses Kapselstückchens aus der Vorderkammer. Irisnaht (s. **Abb. IX. 12**). Wundnaht (s. **Abb. X. 18–20**).

Dieser komplizierte extrakapsuläre Eingriff ist in aller Regel nur indiziert, wenn eine künstliche Linse retropupillar implantiert werden soll. Ist das nicht erforderlich oder gewünscht, sollte in einer derartigen Situation die intrakapsuläre Kryoextraktion (s. **Abb. X. 13**) vorgezogen werden.

Eine besondere Situation ergibt sich bei *kombinierter extrakapsulärer Katarakt-Glaukom-Operation.* Ist eine subkonjunktivale Fistel vorgesehen, sollte diese besser nach Kapsulektomie, Kern- und Rindenentfernung vorgenommen werden; denn diese Manipulationen sind in hohem Maße auf eine gleichmäßig tiefe Vorderkammer angewiesen. Eine zuerst durchgeführte Trepanation oder Trabekulektomie könnte dazu führen, daß Spülflüssigkeit unter den eben gebildeten Bindehautlappen drängt und diesen erheblich aufbläht oder sogar sprengt. Bei ungleichmäßiger Tiefe der Vorderkammer würden eine korrekte Kapsulektomie, Kern- und Rindenentfernung erschwert sein. Folgende Operationstechnik ist vorzuziehen.

*Operationstechnik einer Kombination von extrakapsulärer Kataraktoperation und fistulierender Glaukomoperation*

Maximale Erweiterung der Pupille, Bildung eines großen limbusständigen Bindehautlappens mit einer Basis von etwa 120°. Präparieren eines lamellären Skleralappens bei 12 Uhr, keine Perforation! Parazentese der Vorderkammer bei 10 oder 12 Uhr und Kapsulektomie in typischer Weise. Erweitern der Parazentese zur sklerokornealen Inzision von etwa 120° Ausdehnung. Der Schnitt wird so geführt, daß das korneawärts gelegene Ende der verbliebenen Sklerarestlamelle unmittelbar hinter dem Scharnier des lamellären Skleralappens durchtrennt wird, ohne diesen abzuschneiden. Kernexpression und partieller Wundverschluß mit sklerokornealen Einzelnähten. Absaugen der Rinde, Kapselpolitur, Wiederherstellen des annähernd normalen Augendrucks durch Luftinjektion in die Vorderkammer. Ausschneiden der tiefen Sklerallamelle zur Trabekulektomie, eine periphere Iridektomie. Fixieren der äußeren Sklerallamelle mit Einzelknopfnähten 10 × 0 Nylon. Weitere sklerokorneale Nähte bis zum wasserdichten Verschluß der Inzisionswunde. Bindehautnaht. Alternativ kann auch ein fornixständiger Bindehautlappen präpariert und am Ende des Eingriffs entsprechend vernäht werden.

### 4.2.5 Phakoemulsifikation bei Glaukom

Sie kommt als weitere Möglichkeit für den mit diesem Verfahren vertrauten Operateur durchaus in Betracht, sofern die Vorderkammer nicht zu flach, die Pupille genügend weit und die Kapsulektomie sicher durchzuführen ist. Die Phakoemulsifikation kann auch zur kombinierten Katarakt-Glaukom-Operation herangezogen werden. Sie bietet den Vorteil des kleinen Schnitts [5].

*Operationstechnik
Phakoemulsifikation-Trabekulektomie*

Bildung eines limbusständigen Konjunktivallappens durch Inzision 7–8 mm oberhalb des Limbus zwischen 11 und 2 Uhr. Freipräparieren bis zum Limbus. Sorgfältige Blutstillung. Präparation eines 5 × 5 mm großen lamellären Skleralappens mit Basis am Limbus. Parazentese der Vorderkammer an der Basis des lamellären Skleralappens. Kapsulektomie mit dem Zystotom in typischer Weise. Erweitern der Parazentese zu einer 3 mm breiten Inzision. Phakoemulsifikation in der Pupillarebene und Absaugen von Kern und Rinde in typischer Weise. Ausschneiden eines Teils (3 × 1 mm) der tiefen Sklerallamelle i. S. der Trabekulektomie, ausgehend von der bestehenden Inzision am Limbus. Periphere Iridektomie, Naht der äußeren Sklerallamelle mit Einzelknopfnähten 10 × 0 Nylon. Fortlaufende Bindehautnaht.

### 4.2.6 Kataraktextraktion nach fistelbildender Glaukomoperation

Eine Schnittführung durch den Bereich des Sickerkissens, obschon von einigen Autoren nach Bildung eines limbusständigen oder fornixständigen Bindehautlappens empfohlen, ist wenig sinnvoll. Eine funktionierende Fistel wird gefährdet, ein vernarbtes Sickerkissen erschwert den Zugang erheblich.

In beiden Situationen bietet sich *der vor Sickerkissen oder Narbe geführte obere korneale Schnitt* als bessere Lösung an. Er läßt das Sickerkissen unberührt und erlaubt, alle weiteren Maßnahmen (Irischirurgie, Extraktion der Linse, Beherrschung von Komplikationen, Nahtführung) in der gewohnten Weise unter Benutzung des Mikroskops durchzuführen [10, 19, 26].

Obgleich derzeit die Mehrzahl der Operateure nach einer fistelbildenden Glaukomoperation die intrakapsuläre Extraktion der Linse vorziehen dürften [15], ist auch ein extrakapsuläres Vorgehen möglich.

*Operationstechnik
mit intrakapsulärer Linsenextraktion*

Zunächst lamelläre korneale Inzision in üblicher Weise (s. Abschn. X.2.1.1 und **Abb. X. 9**), jedoch mindestens 1,0–1,5 mm vor dem vorderen Rand des Sickerkissens. Beginn und Ende des Schnitts, können, wo erforderlich, näher an den Limbus gelegt werden [7]. Perforation bei 9 Uhr und gegenläufige Inzision mit der Mikroschere. Sicherungsnaht. Falls erforderlich, Präparation der Iris (Synechienlösung, Iridotomie, Irisnaht), Kryoextraktion der Linse, Knüpfen der Sicherungsnaht und fortlaufende Naht der kornealen Inzision. Diese Naht muß intrakorneal geführt werden; sie darf das Sickerkissen nicht perforieren.

*Operationstechnik
mit extrakapsulärer Linsenoperation*

Lamelläre korneale Inzision wie zur intrakapsulären Extraktion (s. Abschn. X.2.1.1 und **Abb. X. 9**). Bei genügend *weiter Pupille* Parazentese der Vorderkammer im Schnittbereich bei 11 Uhr und Fortsetzung des extrakapsulären Eingriffs in typischer Weise (s. Abschn. X.2.2 und **Abb. X. 24–X. 27**).

Bei *enger Pupille* nach der lamellären kornealen Inzision zunächst umschriebene perforierende Inzision bei 12 Uhr. Periphere Iridektomie und Iridotomie. Wo erforderlich Lösen der hinteren Synechien. Vorläufiger Wundverschluß und Fortsetzung des typischen extrakapsulären Vorgehens mit Kapsulektomie (s. Abschn. X.2.2 und **Abb. X. 24–X. 27**). Vor der kornealen Naht wird eine Irisnaht ausgeführt. Ist die *Vorderkammer zu flach* für dieses Vorgehen, kann auch wie im Abschnitt X.4.2.4 beschrieben vorgegangen werden.

Der obere korneale Schnitt ist nicht indiziert, wenn das Sickerkissen über den Limbus auf die Hornhaut ausgebreitet ist, der Hornhautdurchmesser besonders klein ist, oder eine fortgeschrittene Endotheldystrophie (Cornea guttata) besteht. Alternativ kommt dann eine *seitliche oder untere Inzision* in Betracht; sie kann je nach gegebener Situation korneal oder sklerokorneal durchgeführt werden. Diese Schnittführung ist, da ungewohnt, technisch schwieriger. Seitliche Schnittführung und intrakapsuläre Extraktion der Linse nach temporal sind vorzuziehen. Extrakapsuläre Entfernung nach temporal ist kompliziert, aber prinzipiell möglich, nach unten hin nicht zu empfehlen. Alle Manipulationen im unteren Limbusbereich sind unter dem Operationsmikroskop umständlich.

*Operationstechnik bei seitlicher oder
unterer Inzision*

Der Operateur sitzt auf der temporalen Seite des zu operierenden Auges. Entsprechende Einstellung des Mikroskops. Je nach Hornhautverhältnissen korneale oder sklerokorneale Inzision, die am temporalen Ende des Sickerkissens beginnt und von dort über 160°–180° nach temporal und unten geführt wird. Der korneale Schnitt wird lamellär vorbereitet, die Perforation erfolgt am besten dort, von wo der Operateur die weitere Schnittführung mit der Mikroschere wünscht, d.h. für den rechtshändigen Operateur am rechten Auge vornehmlich bei 6–7 Uhr, am linken Auge bei 2 Uhr. Nach Bedarf Erweiterung der Inzision in der Gegenrichtung mit gegenläufiger Mikroschere, jedoch ohne das Sickerkissen zu verletzen. Sicherungsnaht, Irispräparation und intrakapsuläre Extraktion oder extrakapsuläre Entfernung der Linse wie beschrieben. Fortlaufende korneale Naht. Bei sklerokornealer Schnittführung wird ein limbusständiger oder besser ein fornixständiger Bindehautlappen temporal präpariert, ohne dem Sickerkissen zu nahe zu kommen. Weitere Schritte wie oben beschrieben.

## LITERATUR

1. Baloglou P, Matta C, Asdourian K (1972) Cataract extraction after filtering operations. Arch Ophthalmol 88:12–15
2. Bregat P (1975) Trabekulektomie und intrakapsuläre Kataraktextraktion in einer Sitzung. Klin Monatsbl Augenheilkd 167:505–515
3. Bregat P (1977) Kombinierte Operation der Katarakt und des chronischen Glaukoms beim Erwachsenen in besonderen Fällen. Klin Monatsbl Augenheilkd 171:836–841
4. Dannheim R, Hetzinger A (1978) Trabekulotomie und Kataraktextraktion – simultan oder sukzessiv? Klin Monatsbl Augenheilkd 173:542–549
5. Emery JM (1980) Glaucoma phacoemulsification procedure. In: Emery JM, McIntyre DJ (eds) Extracapsular cataract surgery. Mosby, St. Louis Toronto Lond, p 273
6. Edwards RS (1980) Trabeculectomy combined with cataract extraction: a follow-up study. Br J Ophthalmol 64:720–724
7. Fanta H (1977) Die Kataraktextraktion nach fistelbildender Operation. Klin Monatsbl Augenheilkd 171:331–337
8. Galin MA, Baras J, Samburski J (1969) Glaucoma and Cataract: a study of cyclodialysis – lens extraction. Am J Ophthalmol 67:522–526
9. Galin MA, Hung PT, Obstbaum StA (1979) Cataract extraction in Glaucoma. Am J Ophthalmol 87:124–129
10. Harms H, Mackensen G (1966) Augenoperationen unter dem Mikroskop. Thieme, Stuttgart
11. Harrington DO (1966) Cataract and glaucoma: management of the coexistent conditions and a description of a new operation combining lens extraction with reverse cyclodialysis. Am J Ophthalmol 61:1134–1140
12. Hilsdorf C (1974) Trabekulotomie und Linsenextraktion, eine kombinierte Glaukom-Katarakt-Operation. Klin Monatsbl Augenheilkd 164:298–303
13. Jerndal T, Lundström M (1976) Trabeculectomy combined with cataract extraction. Am J Ophthalmol 81:227–231
14. Johns GE, Layden WE (1979) Combined trabeculectomy and cataract extraction. Am J Ophthalmol 88:973–981
15. Kass M (1982) Cataract extraction in an eye with a filtering bleb. Ophthalmology 89:871–874
16. Luntz MH, Berlin MS (1980) Combined trabeculectomy and cataract extraction. Advantages of a modified technique and review of current literature. Trans Ophthalmol Soc UK 100:533–541
17. Mackensen G, Orsoni GJ (1978) Mit Trabekulotomie kombinierte Kataraktextraktion. Klin Monatsbl Augenheilkd 173:756–760
18. Maumenee AE, Wilkinson CP (1970) A combined operation for glaucoma and cataract. Am J Ophthalmol 69:360–367
19. Oyakawa RT, Maumenee AE (1982) Clear cornea cataract extraction in eyes with functioning filtering blebs. Am J Ophthalmol 93:294–298
20. Papst W (1977) Zur kombinierten Trepanation mit Skleradeckel (Elliot-Fronimopoulos) und intrakapsulären Kataraktextraktionen. Klin Monatsbl Augenheilkd 171:343–351
21. Payer H (1978) Trabekulotomie-Iridenkleisis kombiniert mit Kataraktextraktion. Klin Monatsbl Augenheilkd 172:549–555
22. Polychronakos DJ, Chryssafis B (1974) Kataraktextraktion nach peripherer Iridektomie mit skleraler Kauterisation (Scheiesche Operation). Klin Monatsbl Augenheilkd 165:234–244
23. Prskavec FH, Freyler H (1980) Kataraktoperation nach Goniotrepanation. Klin Monatsbl Augenheilkd 176:109–112
24. Regan EF, Day RM (1971) Cataract extraction and filtering procedures. Am J Ophthalmol 71:331–334
25. Sautter H, Demeler U, Naumann G (1974) Zur simultanen Trabekulotomie und intrakapsulären Kataraktextraktion. Klin Monatsbl Augenheilkd 164:65–71
26. Scheie HG (1956) A method of cataract extraction following filtering operations for glaucoma. Arch Ophthalmol 55:818–829
27. Shields B (1982) Combined cataract extraction and glaucoma surgery. Ophthalmology 89:231–237
28. Spaeth GL (1980) The management of cataract in patients with glaucoma. A comparative study. Trans Ophthalmol Soc UK 100:195–204
29. Yasuna E (1978) Cataract extraction through the site of filtering bleb. Follow-up on seventy cases. In: Emery JM, Paton D (eds) Current concepts in cataract surgery, 5th edn. Mosby, St. Louis Toronto London, pp 278–279

## 4.3 Kataraktoperation und perforierende Keratoplastik

Bestehen am selben Auge Linsen- und Hornhauttrübungen und ist die Indikation sowohl zur Kataraktoperation wie zur Keratoplastik gegeben, so ist auch hier zu entscheiden, ob die erforderlichen Eingriffe zeitlich getrennt oder in einer Operation durchgeführt werden sollen. Die einschlägige Literatur läßt derzeit keine eindeutige Überlegenheit des einen oder des anderen Verfahrens erkennen. Die kombinierte Operation, die für Patienten und Operateur weniger belastend ist als zwei Einzeloperationen, gilt heute überwiegend als Methode der Wahl; sie

X. Chirurgie der Linse

**Tabelle X. 26. Zweizeitige Operation bei Katarakt und Hornhauttrübungen**

| | Erste Operation | Zweite Operation | Vorteil | Nachteil |
|---|---|---|---|---|
| a) | Perforierende Keratoplastik | i.c. Katarakt-Extraktion | Bessere Beurteilung der Linse durch klares Transplantat, wenn Zweifel an der Indikation zur Kataraktoperation besteht. – Bessere Übersicht bei der Kataraktoperation | Mindestens 6 Monate Wartezeit bis zur Kataraktoperation. – Belastung des Transplantat-Endothels während der Kataraktoperation. – Ungünstige Situation, wenn in der Operation oder später die Glaskörpergrenzmembran rupturiert, Endothelkontakt. Keratohyalopathie und Transplantatreaktion werden begünstigt |
| b) | i.c. Katarakt-Operation | Perforierende Keratoplastik | Bei Zweifel, ob Keratoplastik nötig ist, kann Visus nach der Katarakt-Operation abgewartet werden. – Bei späterer Keratoplastik entfällt mögliche Endothelbelastung durch die Kataraktextraktion | Mindestens 3 Monate Wartezeit bis zur Keratoplastik. – Falls Glaskörpergrenzmembran rupturiert, Vitrektomie bei Keratoplastik erforderlich |
| c) | Perforierende Keratoplastik | e.c. Katarakt-Operation | Wie bei a), insbesondere bessere Übersicht bei Ausführung der Kapsulektomie | Wie bei a), hier noch mehr Endothelbelastung durch Kernexpression oder Phakoemulsifikation und durch die Spül-Saug-Vorgänge. – Transplantatreaktion kann begünstigt werden (?) |
| d) | e.c. Katarakt-Operation | Perforierende Keratoplastik | Wie b), dazu keine Glaskörperprobleme bei der Keratoplastik | Die Hornhauttrübungen erschweren die Operation, besonders die sorgfältige Kapsulektomie |

**Tabelle X. 27. Kombinierte Operation bei Katarakt und Hornhauttrübungen**

| | Operation | Vorteile | Nachteile |
|---|---|---|---|
| a) | Perforierende Keratoplastik und intrakapsuläre Kataraktextraktion | Eine einzige Operation ist für Patienten angenehmer, macht weniger Kosten, kürzere Hospitalisierung. – Belastung des Transplantats (Endothel) durch zweiten Eingriff entfällt. – Intrakapsuläre Extraktion durch 7,5 oder 8,0 mm Trepanation ist zeitsparend und sicher. Linsenreste bleiben nicht zurück, spätere Nachstaroperation entfällt | Zur sicheren intrakapsulären Extraktion Trepanation von 7,5–8,0 mm wünschenswert oder erforderlich. Das größere Transplantat bringt eine größere Gefahr der Vaskularisation und Immunabstoßung mit sich. Möglichkeit der intra- oder postoperativen Ruptur der Glaskörpergrenzmembran, dadurch Endothelkontakt und spätere Keratohyalopathie |
| b) | Perforierende Keratoplastik und extrakapsuläre Kataraktextraktion | Wie a), dazu: Hinterkapsel bleibt erhalten, Kontakt zwischen Glaskörper und Hornhautendothel nicht möglich. – Extrakapsuläre Extraktion durch 7,0 mm große Trepanation möglich. Kleines Transplantat = weniger Vaskularisation und Abstoßungsgefahr | Übliche Kapsulektomie im geschlossenen System, d. h. vor der Trepanation, durch Hornhauttrübungen erschwert. Kapsulektomie am offenen Auge nach der Trepanation evtl. durch Bulbushypotonie erschwert. Evtl. schwierige Entfernung der Rindenanteile beim Saug-Spül-Vorgang |

hat zumindest keine schlechteren Ergebnisse als das zweizeitige Vorgehen [1, 3–7].

Vor- und Nachteile des kombinierten Eingriffs wie der Einzeloperationen sind für jeden Fall sorgfältig abzuwägen (Tabelle X. 26 und Tabelle X. 27). Hinsichtlich der Kataraktoperation ist zu entscheiden, ob die Linse in der Kapsel oder extrakapsulär entfernt werden soll.

## Kombinierte Kataraktoperation und perforierende Keratoplastik

Allgemeine Vorbereitung der Keratoplastik und Präparation des Spenderlappens siehe Kapitel VIII. Aufnähen eines Stabilisierungsrings ist zu empfehlen. Trepanation der Empfängerhornhaut je nach Größe der zu extrahierenden Linse und der vorgesehenen Operationstechnik 7,0 oder 8,0 mm Durchmesser. Zwei periphere Iridektomien.

Ist eine *intrakapsuläre* Operation vorgesehen, Injektion von Alphachymotrypsin. Fixieren des

Spenderlappens mit einer vorgelegten Naht bei 6 Uhr und einer nicht geknüpften Sicherungsnaht bei 12 Uhr. Spülen der Vorderkammer. Eher rechtläufige als gestürzte Extraktion der Linse. Anziehen des Sicherungsfadens bei 12 Uhr. Stellen der Vorderkammer mit Luft. Weitere Einzelknopfnähte zur Fixierung des Transplantats. Fortlaufende Naht in typischer Weise.

Zur *extrakapsulären* Operation Pupille maximal weitstellen. Nach Trepanation des Empfängerbulbus Kapsel unter Sicht auf 360° einschneiden und entfernen. Kernexpression und Absaugen der Rindenanteile bei optimaler Bulbushypotonie im offenen System. Kapselpolitur. Falls erwünscht und indiziert kann jetzt eine Hinterkammerlinse implantiert werden.

Einzelheiten der Operationstechniken siehe Kapitel VIII. 2.2.2.5. Vergleichende Untersuchungen nach intra- versus extrakapsularer Kataraktoperation und gleichzeitiger Keratoplastik zeigten eine etwas bessere Transplantattransparenz, einen besseren Visus, jedoch in jedem 10. Fall Glaskörperkontakt und Endotheldekompensation nach intrakapsulärer Extraktion und mehr Nachoperationen nach extrakapsulärer Operation. In beiden Gruppen kam es häufig zum postoperativen Druckanstieg [2].

## LITERATUR

1. Arentzen JJ, Laibson PR (1978) Penetrating keratoplasty and cataract extraction. Combined as nonsimultaneous surgery. Arch Ophthalmol 96:75–76
2. Brightbill FS, Stainer GA, Hunkeler JD (1983) A comparison of intracapsular and extracapsular lens extraction combined with keratoplasty. Ophthalmology 90:34–37
3. Katzin HM, Meltzer JF (1966) Combined surgery for corneal transplantation and cataract surgery. Am J Ophthalmol 62:556–590
4. Kaufman HE (1974) Combined keratoplasty and cataract extraction. Am J Ophthalmol 77:824–829
5. Olson RJ, Waltman SR, Mattingly TP, Kaufman HE (1979) Visual results after penetrating keratoplasty for aphakic bullous keratopathy and Fuchs' dystrophy. Am J Ophthalmol 88:1000–1004
6. Sautter H, Naumann G, Demeler B (1973) Über Erfahrungen mit gleichzeitiger perforierender Keratoplastik und Kataraktextraktion. Klin Monatsbl Augenheilkd 163:290–298
7. Stark WJ, Maumenee AE (1973) Cataract extraction after successful penetrating keratoplasty. Am J Ophthalmol 75:751–754

## 4.4 Angeborene Katarakt

Tierexperimentellen Untersuchungen zufolge führt frühzeitiger Ausfall eines Auges zur Deprivationsamblyopie [13, 14, 26]. Klinische Erfahrungen sprechen dafür, daß die angeborene Katarakt des Menschen sich entsprechend auswirkt. Der kritische Zeitpunkt, zu dem eine ausgeprägte Linsentrübung, besonders die einseitige, eine irreversible Amblyopie hinterläßt, dürfte in der 8. Lebenswoche liegen [1, 5, 6, 11, 18]; d.h. wenn ein operativer Eingriff gegen den angeborenen grauen Star erforderlich ist, sollte dieser so früh wie möglich, spätestens vor Ablauf der 8. Lebenswoche durchgeführt werden, zumindest jedoch vor Ablauf des 3.–4. Lebensmonats [19, 24].

**Operationsindikation**

60% aller Kinder mit angeborener Katarakt weisen weitere Anomalien des Auges auf. 40% haben systemische Fehlbildungen. Eine gründliche ophthalmologische Narkoseuntersuchung (Spaltlampe, Ophthalmoskopie, Tonometrie, Gonioskopie, Kontaktglas, Funduskopie, Echographie, Elektroretinographie) und ein Konsil mit dem Pädiater müssen der Operation vorausgehen. Liegen weitere Fehlbildungen des Auges, sonstige körperliche oder geistige Schäden vor, ist die Indikation davon abhängig zu machen, ob der jeweilige Linsen- und Augenbefund wie auch die zu erwartende Kooperation des Patienten und seiner Eltern während der langjährigen Nachbehandlung (Kontaktlinse, Amblyopietherapie) eine wesentliche Besserung der Sehschärfe erwarten läßt [21, 25].

Die Operation der *einseitigen angeborenen Katarakt* galt lange Zeit als aussichtslos; sie wurde überwiegend abgelehnt. Frühoperation, verbesserte Operationsverfahren und Frühkorrektur der Aphakie mit Langzeitkontaktlinse haben die Situation geändert [22, 23]. Lassen sich weitere okuläre oder systemische Anomalien ausschließen, sollte ein operativer Eingriff in Betracht gezogen werden. Er ist geboten bei einseitigem Totalstar, bei einseitigen dichten Membrantrübungen und beim einseitigen Lenticonus. Auch eine einseitig deutlich ausgeprägte Partialkatarakt bei klarer Linse des Partnerauges sollte operiert werden. Derartige Augen können aber nur dann eine brauchbare Funktion gewinnen, wenn sie so früh wie möglich von der Linsentrübung befreit und in konsequenter Nachbehandlung zum Sehen herangezogen werden [1, 4, 5, 18].

Für *beidseitig angeborene Katarakt* gilt prinzipiell das gleiche, sofern totale oder sehr ausgeprägte Partialtrübungen vorliegen.

Bei allen anderen beidseitigen Formen ist kritische Vorsicht geboten. Stets sind das Ausmaß der Trübung, die dadurch bedingte Sehminderung und die von einer Operation erwartete Besserung des Visus sorgfältig abzuwägen gegen die Nachteile des Eingriffs, die vor allem in dem frühzeitigen Verlust der Akkommodationsfähigkeit zu sehen sind und in der Notwendigkeit, ständig Kontaktlinsen oder sogar eine Starbrille zu tragen. Angeborene Nahttrübungen, die Cataracta nuclearis pulverulenta und die Cataracta zonularis erfordern keine Frühoperation. Wenn überhaupt, ist ein Eingriff erst bei Fortschreiten der Trübungen zu einem späteren Zeitpunkt angezeigt. Im Zweifel sollte man bei beidseitiger Partialkatarakt eher abwarten.

Entschließt man sich allerdings zur Operation eines beidseitigen angeborenen Stars, sollte niemals nur ein Auge, sondern beide Augen in relativ kurzem Zeitabstand operiert werden. Andernfalls droht einem von beiden Augen die vielleicht bis dahin noch ausgebliebene Amblyopie [6, 15, 25].

Tabelle X. 28. Chirurgie der angeborenen Katarakt. Irrigation-Aspiration vs. Phakektomie/Vitrektomie

| Irrigation-Aspiration | Phakektomie/Vitrektomie |
| --- | --- |
| Vorteile | |
| Hinterkapsel bleibt erhalten | Entfernen aller Linsenanteile aus der optischen Achse |
| Weniger zystoides Ödem der Makula [7, 10]? | Kein Nachstar, keine Nachoperationen |
| | Refraktionskontrolle und -korrektion in der kritischen Phase der Visusentwicklung sicherer [15, 16, 20] |
| Nachteile | |
| Hinterkapsel und Nachstar stören in der optischen Achse | Barriere zwischen vorderem und hinterem Abschnitt zerstört |
| Amblyopiegefahr höher [15, 16, 20] | Traumatisierung des kindlichen Glaskörpers |
| Nachstaroperationen in etwa 50–85% der Fälle erforderlich [3, 12, 20] | Vermehrt zystoides Makulaödem [7, 10] |
| | Spätschäden der Netzhaut? |

## Operationstechnik

Die Linsendiszission als einzige Maßnahme oder in Kombination mit einer „Linearextraktion" einige Tage später ist heute abzulehnen. Zurückbleibende Linsenreste, phakogene Entzündungen, Synechien, Nachstarplatten, multiple Nachoperationen, häufig durch Glaskörpervorfall und Netzhautablösung kompliziert, sind die Folge.

Die getrübte Linse sollte in einer Sitzung entfernt werden. Die intrakapsuläre Extraktion ist indiskutabel. Sie kommt auch für die progrediente angeborene Katarakt des jungen Erwachsenen nicht mehr in Betracht.

Von den heutigen extrakapsulären Methoden sind die Irrigations-Aspirations-Technik mit Belassen der Hinterkapsel [9, 10] und die Phakektomie mit vorderer Vitrektomie [3, 8, 15–17, 20] geeignet, die operativen Probleme der angeborenen Katarakt zu lösen. Das Irrigations-Aspirations-Verfahren kann durch Phakoemulsifikation ergänzt werden [2].

Die Phakektomie läßt sich über den Limbus [3, 8, 15, 16] oder über den retroziliaren Zugang [7, 17] durchführen.

Obschon vergleichende Untersuchungen vorliegen [10, 20] sind Vorteile und Nachteile der verschiedenen Verfahren (Tabelle X. 28) noch schwer zu übersehen; Langzeiterfahrungen fehlen.

Der Operateur, der sich entscheiden muß, steht vor der Frage, ob er die angestrebte Visusverbesserung eher durch die verbleibenden Hinterkapselreste und durch die damit erschwerte Überwachung von Refraktion und Korrektion (Amblyopiegefahr höher!) gefährdet sieht [15, 16, 20] oder durch ein zystoides Ödem der Makula nach partieller Vitrektomie, deren Häufigkeit allerdings umstritten ist [7, 10]. Er muß bedenken, daß in etwa 50–85% der Augen mit zunächst intakter Hinterkapsel eine Nachstaroperation früher oder später notwendig wird, besonders bei Säuglingen und Kleinkindern [3, 12, 20], daß dagegen die Phakektomie mit Entfernung der Hinterkapsel und des vorderen Glaskörpers die Notwendigkeit von Nachoperationen praktisch eliminiert hat [15, 16, 20]. Dabei scheint die Frequenz der Netzhautablösung, verglichen mit früheren Methoden, nicht angestiegen zu sein [3]. Hier ist jedoch zu bedenken, daß die Aphakieamotio nach Operation der angeborenen Katarakt oft erst viele Jahre später eintritt. Die neuerdings entwickelte kontrollierte Exzision der Hinterkapsel auf transpupillarem Wege unter gleichzeitiger Schonung der vorderen Glaskörpergrenzmembran [23a] dürfte dagegen die derzeit optimale Operationstechnik bei angeborener Katarakt darstellen.

## Nachbehandlung

Alle Bemühungen, die angeborene Katarakt frühzeitig zu entfernen, sind vergebens, wenn nicht eine kenntnisreiche und sorgfältige Nachbehandlung unmittelbar folgt.

Wenige Tage nach dem Eingriff muß das operierte Auge mit geeigneten Methoden refraktioniert und mit einer Dauerkontaktlinse versorgt werden. Das Partnerauge wird okkludiert. Kurzfristige Kontrollen des Befundes, des Sitzes der Kontaktline und der Refraktion des Auges sind ebenso unerläßlich wie die ständige Anpassung der Kontaktline (häufige Neuverordnung) an die sich ändernde Refraktion [15, 21, 23]. Werden solche Maßnahmen sorgfältig durchgeführt und jeder sich ändernden Situation immer wieder angepaßt, so können – früheste Behandlung und Kooperation der Eltern des Kindes vorausgesetzt – in einem Teil der Fälle günstige Ergebnisse auch bei einseitiger Katarakt erzielt werden [1, 6, 15, 16, 18, 23]. Diese beziehen sich allerdings vorwiegend auf die Sehschärfe des Einzelauges, weniger auf das Binokularsehen.

## LITERATUR

1. Beller R, Hoyt CS, Marg E, Odom JV (1981) Good visual function after neonatal surgery for congenital monocular cataract. Am J Ophthalmol 91:559–565
2. Callahan MA (1979) Technique of congenital cataract surgery with the Kelman cavitron phacoemulsifier. Ophthalmology 86:1994–1998
3. Douvas NG (1981) Phakectomy with shallow anterior vitrectomy in congenital and juvenile cataract. Dev Ophthalmol 2:163–174
4. Enoch HM, Rabinowicz MI, Chir B (1976) Early surgery and visual correction of an infant born with unilateral eye lens opacity. Doc Ophthalmol 41:371–382
5. Frey Th, Friendly D, Wyatt D (1973) Re-evaluation of monocular cataracts in children. Am J Ophthalmol 76:381–388
6. Gelbart SS, Hoyt CS, Jastrebski G, Marg E (1982) Longterm visual results in bilateral congenital cataracts. Am J Ophthalmol 93:615–621
7. Gilbard StM, Peyman GA, Goldberg MF (1983) Evaluation for cystoid maculopathy after pars plicata lensectomy-vitrectomy for congenital cataracts. Ophthalmology 90:1201–1206
8. Godde-Jolly D, Ruellan YM, Rozenbaum JP (1982) Cataractes congénitales. J Fr Ophthalmol 5:761–770
9. Harcourt B (1980) Cataract surgery in childhood. Trans Ophthalmol Soc UK 100:212–215
10. Hoyt CS, Nickel B (1982) Aphakic cystoid macular edema. Arch Ophthalmol 100:746–749
11. Jacobson SG, Mohindra I, Held R (1981) Development of visual acuity in infants with congenital cataracts. Br J Ophthalmol 65:727–735
12. Meyner EM (1980) Nachstar bei aphaken Kindern. Klin Monatsbl Augenheilkd 176:922–932
13. Noorden GK von (1978) Klinische Aspekte der Deprivationsamblyopie. Klin Monatsbl Augenheilkd 173:464–469
14. Noorden GK von, Dowling JE, Ferguson DC (1970) Experimental amblyopia im monkeys. Arch Ophthalmol 84:206–214
15. Parks MM (1982) Visual results in aphakic children. Am J Ophthalmol 94:441–449
16. Parks MM (1983) Posterior lens capsulectomy during primary cataract surgery in children. Ophthalmology 90:344–344
17. Peyman GA, Raichand M, Oesterle C, Goldberg MF (1981) Pars plicata lensectomy and vitrectomy in the management of congenital cataracts. Ophthalmology 88:437–439
18. Rogers GL, Tishler CL, Tson BH, Hertle RW, Fellows RR (1981) Visual acuities in infants with congenital cataracts operated on prior to 6 months of age. Arch Ophthalmol 99:999–1003
19. Taylor D (1979) Amblyopia in bilateral infantile and juvenile cataract. Trans Ophthalmol Soc UK 99:170–175
20. Taylor D (1981) Choice of surgical technique in the management of congenital cataract. Trans Ophthalmol Soc UK 101:114–117
21. Taylor D (1982) Risks and difficulties of the treatment of aphakia in infancy. Trans Ophthalmol Soc UK 102:403–406
22. Treumer H (1983) Silikon-Permanent-Kontaktlinsen zur optischen Korrektion der Aphakie. Contactologica Bücherei, Band 1. Enke, Stuttgart
23. Treumer H (1983) Funktionelle Resultate nach Frühoperation der angeborenen Katarakt. Fortschr Ophthalmol 80:261–264
23a. Treumer H (1989) Kontrollierte Hinterkapselexzision. Ein Beitrag zur Chirurgie der angeborenen Katarakt. Klin Mbl Augenheilk (im Druck)
24. Vaegan, Taylor D (1979) Critical period for deprivation amblyopia in children. Trans Ophthalmol Soc UK 99:432–439
25. Waubke ThN (1982) Operationsindikationen bei kongenitaler und früherworbener Katarakt. In: Meyer-Schwickerath G, Ullerich K (Hrsg) Grenzen der konservativen Therapie. Indikationen zu operativen Eingriffen in der Augenheilkunde Bücherei des Augenarztes, Bd 89. Enke, Stuttgart, S 38–4
26. Wiesel TN, Hubel DH (1970) The period of susceptibility to the physiologic effect of unilateral eye closure in kittens. J Physiol 206:419–436

# X. A Kunstlinsenimplantation

K.W. Jacobi

INHALT

Historische Einführung . . . . . . . . . . . . . . . 131
Typen intraokularer Linsen . . . . . . . . . . . . . 132
    Kammerwinkelgetragene Linsen . . . . . . . . 132
    Irisgetragene Linsen . . . . . . . . . . . . . . . . 134
    In der Hinterkammer fixierte Linsen . . . . . . 134
Indikationen zur Linsenimplantation . . . . . . . 135
    Primäre Linsenimplantation . . . . . . . . . . . 135
    Sekundärimplantation . . . . . . . . . . . . . . 136
Spezielle präoperative Diagnostik . . . . . . . . . 137
    Okulometrie und Bestimmung der Brechkraft
    der zu implantierenden Linse . . . . . . . . . . 137
    Hornhautendothelspiegelmikroskopie . . . . . 139
Operationsvorbereitung . . . . . . . . . . . . . . . 139
    Vorbereitung des Patienten . . . . . . . . . . . 139
    Überlegungen zur Anästhesie . . . . . . . . . . 139

Operationen . . . . . . . . . . . . . . . . . . . . . 140
1    Operationstechniken . . . . . . . . . . . . . 140
1.1    Implantation nach intrakapsulärer Kataraktoperation . . . . . . . . . . . . . . . . . . . 140
1.1.1    Implantation kammerwinkelgetragener Linsen . 140
1.1.1.1    Starre kammerwinkelgetragene Linsen . . . . 140
1.1.1.2    Kammerwinkelgetragene Linsen mit flexibler Haptik . . . . . . . . . . . . . . . . . . . . . 142
1.1.2    Implantation irisgetragener Linsen . . . . . . 144
1.2    Implantation nach extrakapsulärer Kataraktoperation . . . . . . . . . . . . . . . . . . . 145
1.2.1    Implantation von Hinterkammerlinsen . . . 145
2    Komplikationen – Vermeidung und Behandlung 150
2.1    Intraoperative Komplikationen . . . . . . . . 150
2.2    Frühe Komplikationen . . . . . . . . . . . . . 151
2.3    Frühe bis späte Komplikationen . . . . . . . 151
Literatur . . . . . . . . . . . . . . . . . . . . . . . 155

---

Die Darstellung der Operationsschritte in diesem Kapitel entspricht der Sicht des hinter dem Kopf des Patienten sitzenden Operateurs

---

## Historische Einführung

Schon im 18. Jahrhundert waren Versuche unternommen worden, die getrübte menschliche Linse durch Kunstlinsen zu ersetzen [25, 26]. Die Geschichte der Kunstlinsenimplantation in der modernen Ophthalmochirurgie begann 1949, als in London Ridley einer 45 Jahre alten Patientin eine Kunststofflinse nach vorangegangener extrakapsulärer Kataraktoperation implantierte. Die Kunstlinse wurde hinter die Iris vor die hintere Kapsel gelegt. Das Material dieser Linse bestand aus Polymethylmetacrylat (PMMA). Der Eingriff war technisch erfolgreich, wegen eines Fehlers in der Berechnung der Linsenstärke ergab sich jedoch eine hohe Myopie [38, 54–57].

Es wurden zunächst gute Ergebnisse erzielt; später traten jedoch postoperative Komplikationen, vor allem Dislokation der Kunstlinse, Glaukom und Uveitis auf. 1964 gab Ridley die Implantation dieser ursprünglichen Hinterkammerlinse wegen der hohen Komplikationsrate auf [19].

Die Idee Ridleys wurde von anderen Ophthalmologen begeistert verfolgt. Sie entwickelten verschiedene Linsentypen und Fixationstechniken und benutzten andere Operationsverfahren. Strampelli (1954) implantierte eine kammerwinkelgetragene Linse mit fester Haptik [67, 68]. Nach anfänglichen Erfolgen traten jedoch im längerfristigen postoperativen Verlauf wiederum schwere Komplikationen auf, wie Hornhautdekompensation, Glaukom und Uveitis. Joaquin Barraquer implantierte zwischen 1954 und 1960 493 Kunstlinsen, von denen nahezu 50% wieder entfernt werden mußten [1, 2].

Die Implantation künstlicher Linsen verlor an Vertrauen und wurde nahezu vollständig aufgegeben. Binkhorst (1959) in Holland, Choyce (1964) in England und Epstein (1959) in Südafrika verfolgten jedoch trotz vieler Rückschläge unermüdlich weiter das Ziel, durch Neukonstruktion und Modifikation vieler unterschiedlicher Linsentypen, durch verbesserte Herstellungsverfahren und Linsenbearbeitung und durch verschiedene Fixationsmodalitäten an der Iris (Binkhorst und Epstein 1959), an der Linsenkapsel (Binkhorst 1972) oder im Kammerwinkel (Choyce 1959) die Vorteile einer Kunstlinse zu nutzen und die Komplikationen zu vermeiden.

Mitte der 70er Jahre griff PEARCE in England das Prinzip der Hinterkammerlinsenimplantation von RIDLEY wieder auf. Er implantierte eine völlig aus PMMA bestehende Linse mit 3 Füßchen nach extrakapsulärer Kataraktextraktion in den Kapselsack [50, 51]. SHEARING benutzte eine Modifikation der Barraquer-Linse, die er 1977 erstmalig nach extrakapsulärer Kataraktextraktion als Hinterkammerlinse implantierte [60]. Es handelte sich um eine PMMA-Kunststofflinse mit flexibler Haptik, die hinter die Iris gebracht wurde und dort im Sulcus ciliaris, also im Winkel zwischen Ziliarkörper und Iriswurzel fixiert wurde. Mit der Shearing-Linse begann der Durchbruch zur Implantation von Hinterkammerlinsen nach extrakapsulärer Kataraktoperation.

Seit Anfang der 70er Jahre hat die Linsenimplantation, vor allem in den USA, eine rasche Verbreitung gefunden. Es wurden in den USA und Europa nationale "Intraocular Implant Societies" gegründet. 1981 konstituierte sich unter der ersten Präsidentschaft von CORNELIUS BINKHORST der "European Intraocular Implant Lens Council (EIIC)".

## Typen intraokularer Linsen

Eine Klassifizierung intraokularer Linsen ist möglich nach der *Lage der Optik* und der *Lage der Haptik* bzw. der Art der Fixation.

Einige Linsentypen sind zur Implantation sowohl nach intrakapsulärer (ic) als auch nach extrakapsulärer (ec) Staroperation geeignet, andere ausschließlich nach extrakapsulärer Kataraktoperation.

Eine dritte Gruppe ist besonders geeignet zur Sekundärimplantation, d.h. der Linseneinpflanzung in einer zweiten Sitzung nach bereits vorausgegangener intrakapsulärer oder extrakapsulärer Staroperation (Tabelle X. A. 1).

Wir unterscheiden kammerwinkelgetragene IOL (Vorderkammerlinsen-VKL), irisgetragene IOL und in der Hinterkammer fixierte IOL (Hinterkammerlinsen-HKL).

**Tabelle X. A. 1. Intraokularlinsen nach verschiedenen Operationstechniken**

| | |
|---|---|
| Nach ic Extraktion | Kammerwinkel- oder Irisgetragene IOL |
| Nach ec Operation | Kammerwinkel- oder Irisgetragene IOL  Hinterkammerlinse |
| Sekundärimplantation – nach ic Operation – nach ec Operation | Kammerwinkelgetragene IOL  Hinterkammerlinse |

Eine Beschreibung aller zur Zeit verfügbaren Linsentypen – wahrscheinlich sind es über 300 – kann nicht Aufgabe einer Operationslehre sein. Hier sollen nur einige bevorzugte Linsen genannt und dargestellt werden.

## Kammerwinkelgetragene Linsen

Bei den kammerwinkelgetragenen intraokularen Linsen (KW-IOL) sind 3 Typen zu unterscheiden (Tabelle X. A. 2; [71, 72]).

**Tabelle X. A. 2. Übersicht kammerwinkelgetragener Linsen**

| | | Literatur |
|---|---|---|
| 1. Mit fester Haptik | CHOYCE Mark VIII  CHOYCE Mark IX | [17, 18]  [19] |
| 2. Mit semiflexibler Haptik | TENNANT-Anchor  KELMAN | [71]  [40] |
| 3. Mit flexibler Haptik | LEISKE  TENNANT-Anchorflex  KELMAN-Omnifit  KELMAN-Multiflex I/II  SIMCOE | [45]  [71, 72]  [40]    [61–63] |

### Feste Haptik

Die Linsen mit fester Haptik (**Abb. X. A. 1**) werden auch als Diaphragmalinsen bezeichnet [71, 72]. Sie bilden neben ihrer optischen Korrektur der Aphakie ein Diaphragma zur Stabilisierung des vorderen Augenabschnittes, so nach Glaskörperverlust oder bei Sekundärimplantation, wenn Glaskörper in der Vorderkammer ansteht.

Iridodonesis und Pseudophakodonesis sind minimal. Das Problem liegt darin, daß die Länge der tragenden Stege exakt den individuellen Maßen des Auges angepaßt werden muß, was nur innerhalb gewisser Grenzen möglich ist. Ist der haptische Teil der Linse zu groß, so führt dies zu ovaler Pupillenverziehung durch Iriseinklemmung, möglicherweise auch zu Schmerzgefühl bei Berührung, evtl. auch bei Belichtung des Auges. Bei zu kleinem haptischen Teil kann es zur Rotation der Linse kommen (Propellerphänomen).

### Semiflexible Haptik

Um die Nachteile starrer Tragesysteme von Vorderkammerlinsen zu vermeiden, wurden die semiflexiblen kammerwinkelgetragenen Linsen konstruiert (**Abb. X. A. 2**

# X. A Kunstlinsenimplantation

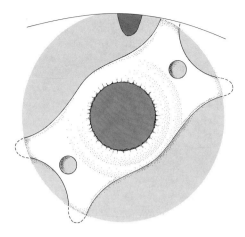

**Abb. X. A. 1. Kammerwinkelgetragene Linse mit fester Haptik (Choyce Mark IX).** (Zur Orientierung deutet die Bogenlinie in dieser und in den **Abb. X. A. 2–8** das Oberlid an).

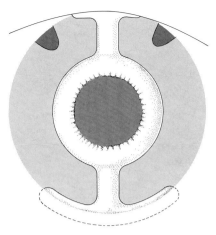

**Abb. X. A. 2. Kammerwinkelgetragene Linse mit semiflexibler Haptik (Tennant)**

und **X. A. 3**). Es handelt sich prinzipiell um ähnliche Linsen mit dem Unterschied, daß die Haptik leicht biegbar gestaltet wurde. Dabei entstanden andere Nachteile: z.B. Linseneinklemmung in die Pupille (iris capture), vermehrte Rotation der Linsen sowie Dislokation der Haptik und deren Einlagerung in das Kolobom nach Iridektomie.

## Flexible Haptik

Durch die flexible Haptik der Vorderkammerlinsen sollte erreicht werden, daß die verformbaren Träger der Linse sich dem Auge anpassen (**Abb. X. A. 4**). Die Linsenauswahl nach der Länge sollte lediglich abgeschätzt werden müssen oder durch eine grobe Messung bestimmt werden. Das Sortiment des Linsenvorrats könnte sich, falls nur eine Länge für alle Augen geeignet sein sollte, auf die unterschiedlichen Brechkräfte der IOL beschränken.

Die Nachteile der Vorderkammerlinsen mit flexibler Haptik, insbesondere solcher mit geschlossener Haptikschlinge, bestehen darin, daß sich die Linse, also der optisch wirksame Teil, bei Druck nach vorne und hinten bewegt, und daß durch diese Mikrobewegungen Hornhautendothelschädigungen und vordere Synechien entstehen könnten.

Vorderkammerlinsen mit offenen Schlingen führen nicht zu ausgeprägten Vor- und Rückwärtsbewegungen. Sie sind jedoch nicht vollständig ausgeschlossen, wie die Aufzeichnung von Bewegungsabläufen im Modell gezeigt haben [21].

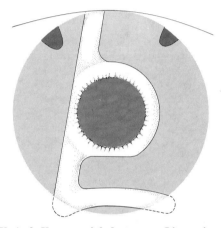

**Abb. X. A. 3. Kammerwinkelgetragene Linse mit semiflexibler Haptik (Kelman)**

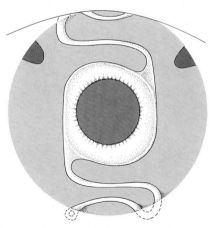

**Abb. X. A. 4. Kammerwinkelgetragene Linse mit flexibler Haptik (Kelman)**

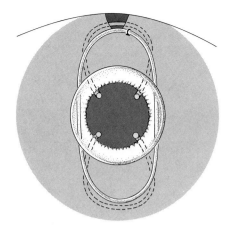

**Abb. X. A. 5. Irisgetragene Linse** (BINKHORST)

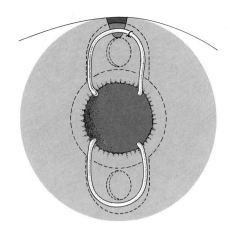

**Abb. X. A. 6. Irisgetragene Linse** (BOBERG-ANS)

## Irisgetragene Linsen

Die Linsen unterscheiden sich in der Lage des optischen Teils. Zu den älteren und besonders häufig benutzten Linsentypen dieser Art gehören: BINKHORST-4-Schlingenlinse (=Iris-Clip-Linse; **Abb. X. A. 5**; [4–6]), FYODOROV-Linse und WORST-Medallion-Linse [43]. Der optische Teil liegt bei diesen Linsen vor der Irisebene.

Eine prinzipiell gleichartige Einfügung, jedoch mit optischem Teil hinter der Iris, findet sich bei den Linsen nach BOBERG-ANS (**Abb. X. A. 6**; [14, 15]), LITTLE-ARNOTT und SEVERIN (**Abb. X. A. 7**).

Alle irisgetragenen Linsen haben sowohl vor als auch hinter der Iris gelegene haptische Teile, bestehend aus Nylon, Prolene oder PMMA. Die Sicherung des Linsensitzes erfolgt zum Teil mit einem Haltesteg durch das periphere Iriskolobom, durch Transpupillarnaht oder durch Nahtfixation am Irisstroma.

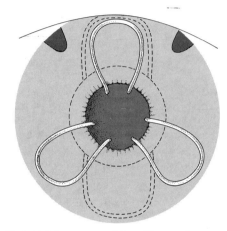

**Abb. X. A. 7. Irisgetragene Linse** (SEVERIN)

## In der Hinterkammer fixierte Linsen

Bei den Hinterkammerlinsen (HKL) liegen sowohl Haptik als auch Optik hinter der Iris. BINKHORST bevorzugt deshalb die Bezeichnung „retropupillare Linsen".

Bei diesen Linsentypen werden unterschieden: solche mit *fester Haptik*; z.B. PEARCE-Tripoid-Linsen. Optik und Haptik sind bei diesem Typ ähnlich wie bei der CHOYCE kammerwinkelgetragenen Linse fest verbunden und aus einem Stück gefertigt. Die Haptik ist nicht flexibel. Sie wird nach geplanter extrakapsulärer Kataraktoperation in den Kapselsack gebracht.

Weite Verbreitung haben die Hinterkammerlinsen mit *flexibler Haptik* gefunden, die aus Prolene oder PMMA bestehen. Die bekanntesten Typen sind die Linsen nach SHEARING, KRATZ, SINSKEY (**Abb. X. A. 8**) und SIMCOE.

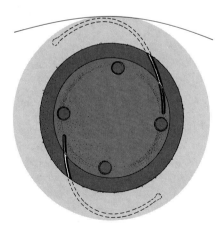

**Abb. X. A. 8. In der Hinterkammer fixierte Linse.** (Darstellung in Mydriasis)

In den letzten Jahren sind von zahlreichen nach Lage der Optik und Art der Fixation gekennzeichneten Linsentypen viele Modifikationen angegeben worden. Die unterschiedliche Gestaltung der Optik hatte teils optische, teils klinisch physiologische Gründe. So wurden etwa die Linsen mit der Planfläche nach vorn, also hornhautwärts, und der Konvexität nach hinten, also netzhautwärts, gestaltet und umgekehrt [35, 76]. Bikonvexe Linsen mit unterschiedlichen Krümmungsradien der Vorder- und Hinterfläche im Verhältnis von 1:3,16 – bei Vorderkammertiefe von 3,5 mm und Brechungsindex von 1,491 – haben, wenn die stärker brechende Fläche netzhautwärts gerichtet ist, eine geringere sphärische Aberration als konvex-plane und plankonvexe Linsen [74]. Um ein Eindringen germinativer Epithelzellen auf die hintere Kapsel zu vermeiden, wurde eine Linse mit einer wallartigen Barriere konstruiert, die eine sekundäre Kapseleintrübung verhindern sollte [32]. Die Linse mit sogenanntem „Laserspace" findet heute vor allen Dingen deshalb verbreitet Anwendung, da zwischen Linsenrückfläche und hinterer Kapsel ein 0,2–0,3 mm tiefer Abstand vorhanden ist, der bei einer späteren Kapseldurchtrennung mit dem Neodym-YAG-Laser als vorteilhaft angesehen wird. Durch diesen Laserwall soll eine Läsion der Linse durch YAG-Laserbeschuß vermieden werden.

Durch Einbringen kurzwelliges Licht (unter 400 nm) absorbierender chemischer Substanzen in das PMMA soll eine Schädigung der Netzhaut durch ultraviolettes Licht verhindert werden.

Die Haltebügel an Hinterkammerlinsen liegen entweder in einer Ebene mit dem Linsenkörper (wie bei der ursprünglichen SHEARING-Linse), oder sie werden unter einer Abwinklung von 8°–12° angebracht, um hiermit eine tiefere Hinterkammer zu formen. Komplikationen, wie Einklemmung des Linsenkörpers in die Pupille (iris capture) werden hierdurch verhindert.

# Indikationen zur Linsenimplantation

## Primäre Linsenimplantation

Die Ansichten über die *Indikationen* zur primären Linsenimplantation, also der Implantation einer künstlichen Linse in Verbindung mit der Staroperation, haben sich in den letzten Jahren gewandelt. Das gleiche gilt zwangsläufig für die *Kontraindikationen*.

## Indikationsempfehlungen von JAFFE
## Stand von 1976 [36]

Die Implantation von Intraokularlinsen sollte auf *ältere Patienten* beschränkt werden, die voraussichtlich Kontaktlinsen nicht tragen können. Weiterhin empfahl JAFFE, Intraokularlinsen nur in ein Auge zu implantieren.

Spezielle Indikationen könnten bei Patienten gegeben sein, die aus *beruflichen Gründen* (Landwirte, Bergarbeiter, Taucher) mit einer eingepflanzten Linse besser versorgt wären. Bei Patienten mit Cataracta traumatica im Kindesalter sah JAFFE in der Implantation einer Intraokularlinse die Möglichkeit, eine Amblyopie zu vermeiden.

Spezifische Indikationen lägen in den folgenden Beispielen vor: ein Patient mit fortgeschrittener Katarakt eines Auges und einer Sehschärfenherabsetzung auf wenigstens 0,5 am anderen Auge mit erhöhter Blendungsempfindlichkeit, dem deshalb die Erlaubnis zum Führen eines Kraftfahrzeuges entzogen werden müßte.

Bei jüngeren Patienten mit Rheumatismus, Parkinsonismus, Hemiplegie oder geistiger Retardierung sah JAFFE ebenfalls die Indikation zur Linsenimplantation gegeben.

Bei älteren Patienten mit beidäugiger Katarakt und Visusherabsetzung auf etwa 0,2, bei Makuladegeneration beider Augen und fortgeschrittener Katarakt oder bei mit Kontaktlinse korrigiertem, zuerst operierten Auge und nun fortgeschrittener Katarakt des zweiten Auges wurde ebenfalls eine Indikation zur Implantation einer intraokularen Linse gesehen.

Als Kontraindikationen galten:

1. Der Patient wünscht keine Implantation einer intraokularen Linse;
2. Achsenmyopie von mehr als 7 Dioptrien;
3. schlechtes Ergebnis einer Linsenimplantation am ersten Auge;
4. einäugige Patienten;
5. Patienten unter dem 70. Lebensjahr;
6. Patienten, bei denen postoperative Kontrollen nicht gewährleistet wären;
7. senile Makuladegeneration ohne ausgeprägte Katarakt;
8. Hornhautdystrophie;
9. proliferative diabetische Retinopathie;
10. nicht adäquat eingestelltes Glaukom;
11. vorausgegangene Amotio retinae;
12. kongenitale Katarakte, insbesondere Katarakt bei Rötelnembryopathie;
13. Katarakte, die mit anderen Erkrankungen wie rezidivierenden Iritiden, essentieller Irisatrophie oder anderen schwerwiegenden Augenerkrankungen verbunden sind.

Mit zunehmender Erfahrung und insbesondere mit dem Wandel der Operationstechnik zur extrakapsulären Kataraktoperation hat sich eine *Erweiterung der Indikation* ergeben. Gefördert wurde diese Entwicklung durch die *Herstellung besserer Hinterkammerlinsen und kammerwinkelgetragener Linsen*.

Die Fertigung der Haptik aus Polypropylen oder feinem biegbaren PMMA und die Abwinkelung der Halteschlingen der Hinterkammerlinsen um 8–12° hornhautwärts führte zu einem größeren Abstand des Linsenkörpers vom Hornhautendothel, zu einer Vertiefung der Hinterkammer und damit zur Vermeidung von Kontakt mit dem Pigmentepithel der Iris. Die offenen Haltebügel von kammerwinkelgetragenen Linsen bewirken einen geringeren Druck auf das umgebende Gewebe und wohl auch eine geringere Gefahr des Endothelkontakts.

Zur Erweiterung der Indikation zur Linsenimplantation trugen weiterhin *Verbesserungen der mikrochirurgischen Operationstechniken* bei, wie der Nahttechnik (7–9 Einzelknopfnähte oder fortlaufende Kreuznaht), der schonenderen Entbindung des Linsenkerns und der besseren Säuberung der hinteren Linsenkapsel. Eine postoperativ aufgehobene oder flache Vorderkammer kommt praktisch nicht mehr vor.

Durch *Anwendung viskoelastischer und visköser Substanzen* (Natriumhyaluronat: HEALON, Methylcellulose [24], Chondroitinsulfat u. a.) kann das Endothel der Hornhaut bei der Implantation besser geschont werden. Auf Einzelheiten dieser Techniken wird bei der Beschreibung der Operationen eingegangen.

**Richtlinien zur Indikation von Kunstlinsenimplantationen**

1979 und 1983 gab JAFFE folgende Empfehlungen: Intraokulare Linsen sind nicht mehr auf seltene Situationen beschränkt. Insgesamt sollte die stets *individuelle Indikation* dem Urteil des Ophthalmochirurgen und dem von ihm aufgeklärten Patienten überlassen werden.

Vorsicht ist bei Kindern und Jugendlichen geboten.

Die Operationstechnik der Wahl, insbesondere für Patienten unterhalb des 55. Lebensjahres, ist die *extrakapsuläre Kataraktoperation.*

Die Forderung nach Linsenimplantation in nur ein Auge wird aufgegeben. Es sollte jedoch eine ausreichend lange Zeit zwischen der Implantation in das erste Auge und der Implantation in das zweite Auge vergehen, um den postoperativen Verlauf des ersten Auges sicher beurteilen zu können.

Die Frage zur Linsenimplantation bei einäugigen Patienten wird ebenfalls revidiert. Bei guten operationstechnischen Voraussetzungen ist die Implantation möglich.

Als *Kontraindikationen* werden weiterhin die *proliferative Retinopathia diabetica* und ein *nicht ausreichend reguliertes Glaukom* angesehen.

JAFFE betont, daß diese Richtlinien nicht für alle Chirurgen gleichermaßen bestimmend sein können. Eigenes Urteil und Erfahrung des Operateurs sind von besonderer Bedeutung.

**Sekundärimplantation**

Als Sekundärimplantation bezeichnet man eine Linseneinpflanzung in Augen, bei denen bereits vorher eine Staroperation vorausgegangen war.

Grundsätzlich ist eine Sekundärimplantation sowohl nach vorausgegangener intrakapsulärer als auch nach extrakapsulärer Kataraktoperation möglich.

War als Ersteingriff eine intrakapsuläre Kataraktoperation vorausgegangen, so besteht grundsätzlich die Möglichkeit, eine kammerwinkelgetragene oder eine irisgetragene Linse zu implantieren. War eine extrakapsuläre Kataraktoperation vorgenommen worden oder die Operation einer Cataracta traumatica mit intakt belassener hinterer Kapsel, so sind die Möglichkeiten der Implantation von kammerwinkel- oder irisgetragener Linse oder Hinterkammerlinse gegeben.

Die Wahl des Linsentyps wird weitgehend von den persönlichen Erfahrungen des Operateurs bestimmt werden. Es sind jedoch einige ophthalmologisch-morphologische Befunde am bereits voroperierten Auge zu berücksichtigen. Finden sich z.B. bei der präoperativen Gonioskopie ausgedehnte vordere Synechien oder sind größere Gefäße im Kammerwinkel sichtbar, so ist die Implantation von kammerwinkelgetragenen Linsen zumindest im Bereich der vorderen Synechien oder der Gefäßneubildungen problematisch. Sie könnte – vor allem bei Verwendung einer Linse mit starrer Haptik – im Bereich der Synechien zur Iridodialyse oder zur Ruptur von Gefäßen und zu Blutungen führen.

Liegt eine flache Vorderkammer vor, so ist durch Endothelkontakt bei kammerwinkel- oder bei irisgetragenen Linsen eine Endothelschädigung und nachfolgende Hornhautdystrophie zu befürchten.

War eine extrakapsuläre Kataraktoperation vorausgegangen und finden sich keine oder nur lockere hintere Synechien mit den Resten des Kapselsacks, so ist grundsätzlich die Implantation der Hinterkammerlinse möglich. Sind jedoch beide Kapselblätter – hintere Kapsel und Reste der vorderen Kapsel – miteinander narbig verklebt, so ist eine Öffnung kaum möglich, d.h. eine Implantation in den Kapselsack ist nicht durchführbar. Ein Einführen der Haptik in den Sulcus ciliaris ist jedoch in den meisten Fällen möglich. Durch mangelnde Fibrosierung kann die Fixation jedoch unvollständig bleiben. Bestehen derbe hintere Synechien nur in umschriebenen

Bezirken, so läßt sich die Hinterkammerlinse entweder nur nach scharfer hinterer Synechiolyse oder in den Bereichen einbringen, in denen keine hintere Synechien bestehen.

Als *Indikationen zur Sekundärimplantation* sind anzusehen:

1. Einseitige Aphakie, die nicht durch Kontaktlinsen korrigiert werden kann bei klarer Linse des Partnerauges;
2. rezidivierende Keratopathien nach Kontaktlinsentragen;
3. durch Alter, Parkinsonismus oder andere Erkrankungen bedingte Unmöglichkeit (oder Erschwerung) einer Kontaktlinsenkorrektur;
4. berufliche Gründe (dringende Notwendigkeit des Autofahrens, bei Eisenbahn- oder Flugpersonal, bei Arbeiten in staubiger Umgebung, bei Bergarbeitern, Bergsteigern, Berufssportlern und anderen);
5. ein- oder beidseitige Aphakie bei Makuladegeneration oder Retinopathia pigmentosa;
6. ein- oder beidseitige Aphakie mit Starbrillenunverträglichkeit, die zu erheblicher Übelkeit wie Brechreiz und Erbrechen oder zu Unfällen mit anderweitigen Verletzungen (Frakturen) führen können;
7. ein- oder beidseitige Aphakie, Kontaktlinsen- oder Starbrillenunverträglichkeit mit erheblichen psychischen Problemen, wobei auch kosmetische Gründe mitberücksichtigt werden sollten.

Voraussetzung für die sekundäre Implantation ist stets ein ausreichend belastbares *Hornhautendothel*. Eine präoperative Endotheluntersuchung mit Zellzählung und Beurteilung auf Isomorphie ist Voraussetzung. Liegt die Zellzahl um 500 Zellen pro Quadratmillimeter oder darunter, so führen wir eine Sekundärimplantation in der Regel nicht durch. Besteht die Möglichkeit, eine *Hinterkammerlinse* zu implantieren, so wird diese bevorzugt.

# Spezielle präoperative Diagnostik

## Okulometrie und Bestimmung der Brechkraft der zu implantierenden Linse

Um nach der Staroperation mit Linsenimplantation die gewünschte Refraktion zu erreichen, ist die vorherige *Bestimmung der Brechkraft der zu implantierenden Linse* notwendig.

Es ist weiterhin der postoperative *Abstand von Hornhautscheitel zur Hauptebene der künstlichen Linse* zu kalkulieren.

Gemessen werden könnte sie erst postoperativ. Sie ist unterschiedlich für kammerwinkelgetragene, irisgetragene Linsen mit prä- oder retropupillarer Optik und Hinterkammerlinsen verschiedener Konfiguration.

Wir legen unseren Berechnungen folgende *Erfahrungswerte* für die einzelnen Linsentypen zugrunde (Tabelle X. A. 3).

**Tabelle X. A. 3. Postoperativer Abstand der Hornhautvorderfläche von der Hauptebene der intraokularen Linse.** (Aus der Literatur übernommene Erfahrungswerte nach STROBEL [69])

| Linsentyp | |
|---|---|
| Kammerwinkelgetragene IOL | 2,9 mm |
| BINKHORST-4-Schlingen IOL | 3,6 mm |
| SHEARING HKL | 4,0 mm |
| SINSKEY HKL | 4,9 mm |
| JACOBI HKL [70] | 5,7 mm |

Die *Brechkraft einer emmetropisierenden Intraokularlinse* berechnen wir nach einer 1976 von R.D. BINKHORST angegebenen Formel:

$$P = 1000 \, N \, (NR/0{,}333 - L) / ((L-C)(NR/0{,}333 - c))$$

P emmetropisierende IOL-Brechkraft in dpt
N Brechungsindex Glaskörper (1,3378)
L Bulbuslänge in mm (Abstand Hornhautscheitel-Retina)
R Hornhautkrümmung in mm
C Abstand Hornhautscheitel-IOL, Hauptebene in mm

Andere Formeln mit geringen Modifikationen wurden angegeben von C.D. BINKHORST (1972, 1973, 1975), COLENBRANDER (1973), GERNET (1973, 1978, 1982), R.D. BINKHORST (1975) und FYODOROV (1975).

Häufig wird auch die 1982 angegebene „Regressions-" oder „SRK-Formel" (von SANDERS, RETZLAFF, KRAFF [42, 53] angewandt:

$$P = A - 2{,}5\,L - 0{,}9\,K$$

P  emmetropisierende IOL-Brechkraft in dpt
A  linsentypenabhängige Konstante
L  Bulbuslänge in mm (Abstand Hornhautscheitel-Retina)
K  Hornhautbrechkraft in dpt

Die *linsentypenabhängige Konstante (A)* ist jeweils vom Linsenhersteller zu erfragen.

Einige A-Konstanten von gebräuchlichen Linsen sind in der Tabelle X. A. 4 aufgeführt, modifiziert nach JAFFE [38].

Ungenau werden die Angaben der Regressionsformel besonders bei kurzen Augen, bei stärkeren Abweichungen der Hornhautkrümmung vom Mittelwert und bei Intraokularlinsen mit "reversed optic".

Mit der Bestimmung der Brechkraft der Linse ist noch nicht die Frage beantwortet, *ob postoperative Emmetropie, Myopie oder Hypermetropie ge*wünscht werden. Es ist weiterhin die Frage der *Aniseikonie* zu klären.

Folgende Überlegungen zur geplanten postoperativen Brechkraft sind vor Implantation einer intraokularen Linse zu diskutieren:

*Emmetropie* wird in folgenden Situationen angestrebt:
– bei Emmetropie des Partnerauges;
– bei Hypermetropie des Partnerauges von nicht mehr als 2 dpt ohne Katarakt;
– wenn nur ein Auge operiert werden soll oder kann, zum Beispiel bei Amblyopie des Partnerauges;
– wenn das Partnerauge eine klare Linse hat oder aphakisch ist und mit KL auf Emmetropie auskorrigiert ist;
– wenn der Patient aus beruflichen Gründen (z.B. als Schauspieler oder wegen spezieller Fahrerlaubnis), oder aus Gründen seiner privaten Freizeitbeschäftigung (Golf, Tennis, Bergsteigen) Emmetropie wünscht.

*Myopie* kann aus folgenden Gründen angestrebt werden: Sehr häufig ist der myope Presbyope mit einer postoperativen leichten Myopie sehr zufrieden, weil er dann ohne zusätzliche Nahkorrektur lesen kann: eine ähnlich starke Myopie wie vor der Linsenimplantation wird geplant.

Bei höhergradig Myopen hängt die Planung der postoperativen Refraktion auch vom Zustand des noch nicht zur Operation anstehenden Partnerauges ab. Besteht bei guter Sehschärfe des Partnerauges z.B. eine Myopie von ca. $-10$ dpt oder mehr, so empfiehlt sich eine postoperative Refraktionsdifferenz von nicht mehr als 3 dpt. Sollen jedoch beide Augen bald nacheinander operiert werden, so wird eine schwächere Myopie von ca. $-1{,}0$ bis $-2{,}5$ dpt angestrebt. Bei älteren Patienten, die ihren Lebensraum nahezu ausschließlich in häuslicher Umgebung haben, kann bei früher bestehender Emmetropie ebenfalls eine leichte Myopie erwünscht sein. Der Patient ist dann mit ca. $-1{,}0$ bis $-1{,}5$ dpt in der Lage, seine häuslichen Arbeiten ohne zusätzliche Brille zu erledigen.

Eine *Hypermetropie* wird außerordentlich selten das Ziel der Linsenimplantation sein. Hat das Partnerauge eines stark hypermetropen Patienten eine klare Linse und wird Binokularsehen gewünscht, so sollte die Differenz von 3,0 dpt nicht überschritten werden.

**Tabelle X. A. 4. Beispiele der linsentypeneigenen Konstanten (A)**

*Hinterkammerlinsen*

Plankonvexe Linsen mit 0° J-loop und modifizierten J-loop

| | |
|---|---|
| SHEARING (Cilco PCII) | 116,2 |
| SHEARING (Intermedics 019 BCEF) | 116,5 |
| SHEARING (IOLAB 101) | 115,9 |
| Sweet Loop (Intermedics 034B, 037B) | 116,7 |
| SINSKEY (IOLAB 103 B, J) | 116,2 |

Plankonvexe Linsen mit um 8–10° abgewinkelten J-loop und modifizierten J-loop

| | |
|---|---|
| SHEARING (Intermedics 019 K, J) | 116,7 |
| SHEARING (IOLAB 101 K) | 116,5 |
| SHEARING (Medicornea) | 115,7 |
| KRATZ (Intermedics 037 D, Y) | 116,9 |
| SINSKEY (IOLAB 103 L) | 116,8 |
| KRATZ (Precision Cosmet) | 116,7 |
| Reversed optic lens nach JACOBI (IOLAB 107 W) | 120,0 |

*Irisgetragene und iridokapsuläre Linsen*

| | |
|---|---|
| Platina (IOLAB 75, 71) | 114,7 |
| Platina (Cilco 6 P) | 115,6 |
| Medallion Suture (Medical Workshop of Holland) | 115,6 |
| Medallion Suture (Intermedics 012, 012 B) | 114,7 |

*Vorderkammerlinsen*

| | |
|---|---|
| Optiflex (Cilco L1-5) | 115,3 |
| Anterior Chamber 6 mm (Cilco AC1-5) | 115,3 |
| CHOYCE Mark III (Coburn) | 115,8 |
| Classic (Intermedics 018) | 115,3 |
| Vaulted (IOLAB 9150) | 114,1 |
| TENNANT, TENNANT Anchor (Precision Cosmet) | 114,2 |
| LEISKE (Surgidev) | 114,3 |
| KELMAN (Cilco Kel1-5) | 115,3 |
| KELMAN (Precision Cosmet) | 115,0 |

## Hornhautendothelspiegelmikroskopie

Die Funktion des Hornhautendothels ist für eine klare Hornhaut entscheidend. Endothelschäden können zur Hornhauttrübung führen.

Ein brauchbares Kriterium für die mechanische und chemische Belastbarkeit des Hornhautendothels ist die präoperative Bestimmung der Hornhautendothelzellzahl pro Quadratmillimeter. Sie wird mit dem Hornhautendothelspiegelmikroskop durchgeführt. Prinzipiell stehen zwei Methoden zur Verfügung, die Kontakt- und Non-Kontakt-Spiegelmikroskopie.

Die Endothelzellzahl hängt vom Lebensalter ab [3, 16]. So finden wir am gesunden Auge eines 20jährigen etwa 3300 Zellen pro $mm^2$ und bei einem 80jährigen etwa 2300 Zellen pro $mm^2$.

Bei einer Zellzahl von ca. 500 bis 700 Zellen pro $mm^2$ liegt eine kritische Grenze vor. Weniger Zellen bedeuten ein erhöhtes Risiko, bei dem eine Implantation nur in Ausnahmefällen gerechtfertigt werden kann.

# Operationsvorbereitung

Die mikrochirurgischen Operationstechniken intrakapsulärer und extrakapsulärer Kataraktoperationen, einschließlich der Vorbereitung des Patienten und der Anästhesie, sind in den Kapiteln II und X dargestellt. Hier soll nur auf besondere Maßnahmen hingewiesen werden, die sich speziell aus der Linsenimplantation ergeben.

## Vorbereitung des Patienten

Am Tage vor der Operation verabreichen wir lokal in den Bindehautsack 3mal Kanamytrex-Augentropfen und verschließen das Auge durch eine Lochklappe, um zu verhindern, daß der Patient mit dem Finger oder einem Taschentuch am Auge manipuliert.

Die *Prämedikation* erfolgt eine Stunde vor dem geplanten Eingriff.

Intramuskulär werden injiziert:
Dolantin 1 mg/kg-Körpergewicht
Atosil 0,25 mg/kg-Körpergewicht
Atropin 0,01 mg/kg-Körpergewicht

Hierdurch wird eine ausreichende Sedierung des Patienten über den gesamten Operationsablauf gewährleistet. Eine zu intensiv narkotisierende Wirkung, die zu störenden Atembewegungen führen könnte, ist damit nicht verbunden.

Vor geplanter intrakapsulärer Kataraktextraktion wird 30 min präoperativ eine mäßige *Mydriasis* mit Mydriatikum-Roche herbeigeführt, so daß eine Pupillenweite mit ca. 4–5 mm Durchmesser entsteht.

Vor einer geplanten extrakapsulären Kataraktoperation wird eine stärkere Mydriasis angestrebt. Wir beginnen eine Stunde vor dem geplanten Eingriff mit dem Einträufeln von Mydriatikum-Roche, das in etwa 5minütigem Abstand 4–5mal gegeben wird. Falls eine ausreichende Mydriasis von ca. 7 mm Pupillendurchmesser nicht erreicht wird, tropfen wir Neosynephrine-Augentropfen 10% wäßrig 2–3mal im Abstand von 5 min.

## Überlegungen zur Anästhesie

Die überwiegende Anzahl der Kataraktoperationen mit Linsenimplantation wird in örtlicher Betäubung durchgeführt (s. Kap. X).

Der Vorteil einer Lokalanästhesie liegt darin, daß der Patient noch am gleichen Tag das Bett verlassen kann. Dies ist besonders für ältere Patienten erwünscht.

Bestehen Risikofaktoren, so operieren wir in Lokalanästhesie mit Überwachung durch einen Anästhesiologen "stand by Anaesthesie".

Die *Lokalanästhesie* selbst beginnt mit Einträufeln von lokalanästhetischen Tropfen, z.B. Chibro-Kerakain 30 min vor der Operation. In der Regel genügen 5 × 1–2 Tropfen im 2 Minutenabstand. 20–30 min vor Beginn der Operation führen wir die *Retrobulbärinjektion* und die *Blockade des Nervus facialis* [48] durch (s. Kap. II).

Zur Retrobulbärinjektion benutzen wir die folgende Mischung von Lokalanästhetika: 2 ml Xylocain 2%; 2 ml Xylocain 2% mit Epinephrine; 1 ml Carbostesin 0,75%; 1 Ampulle Kinetin 150 i.E. (= Trockensubstanz) in einer 5 ml Spritze zusammen aufgezogen.

## Hypotonisierung des Augapfels

Eine Bulbushypotonisierung wird erreicht durch:

1. Okulopression nach VÖRÖSMARTHY [73];
2. Infusion hyperosmotischer Lösungen (Osmofundin 20%);
3. Lidsperrer mit Lidentlastung nach SCHOTT (**Abb. X. A. 9**).

Nach Retrobulbärinjektion und Fazialisblockade wird der *Okulopressor* nach VÖRÖSMARTHY für 15 min angelegt. Eine Okulopression mit 30–35 mmHg bewirkt in der Regel eine für die Dauer des Eingriffs ausreichende Bulbushypotonie (s. Abschn. X. 1 u. Abb. X. 1).

Ist trotz Okulopression zu Beginn der Operation noch „Glaskörperdruck" vorhanden – oder liegt mit hoher Wahrscheinlichkeit flüssiger Glaskörper vor, so infundieren wir 10 min vor der Bulbuseröffnung 100–200 ml *Osmofundin 20%*. Gleiches Vorgehen wählen wir vor geplanter Sekundärimplantation bei ic Aphakie (s. auch Kap. X).

Eine *Vollnarkose* wird nur auf den dringenden Wunsch des Patienten vorgenommen. Andere Indikationen zur Operation in Vollnarkose können allgemeine Unruhe, besondere Angst oder Parkinsonismus sein. Kinder werden stets in Narkose operiert.

Die Prämedikation erfolgt auf Verordnung des Anästhesisten. Die Vollnarkose selbst wird ebenso wie die postoperative Überwachung ausschließlich vom Anästhesisten ausgeführt.

Nach der Intubation führen wir zusätzlich zur Vollnarkose eine *Retrobulbärinjektion* mit der oben beschriebenen Mischung durch und legen anschließend für 15 min den Okulopressor an. Wir haben die Erfahrung gemacht, daß durch diese zusätzlichen Maßnahmen eine bessere Hypotonie des Augapfels zu erzielen ist. Auch in der Aufwachphase, in der nach der Extubation häufig Hustenattacken auftreten, ist der direkte postoperative Verlauf nicht gefährdet. Die Lokalanästhesie wirkt über 6–8 h, so daß der Patient auch nach Aufwachen und Abklingen der Narkose keine Schmerzen verspürt.

Zur *Infektionsprophylaxe* geben wir als intravenöse Infusion unmittelbar vor dem Eingriff Claforan 2 g.

# Operationen

## 1 Operationstechniken

### 1.1 Implantation nach intrakapsulärer Kataraktoperation

Im Abschnitt über die Klassifizierung der intraokularen Linsen wurde bereits dargestellt, welche zur Implantation nach intrakapsulärer Staroperation geeignet sind. Es handelt sich um kammerwinkelgetragene und irisgetragene Linsen.

#### 1.1.1 Implantation kammerwinkelgetragener Linsen

Die kammerwinkelgetragenen Linsen – nach vielfältigen Enttäuschungen vor Jahren verlassen – wurden in neuer Gestaltung und aus neuen Materialien gefertigt von CHOYCE zunächst zur Sekundärimplantation wieder eingeführt. Sie werden inzwischen jedoch auch für die primäre Implantation und zwar in Verbindung mit einer intrakapsulären oder einer extrakapsulären Kataraktoperation benutzt.

Bezüglich der Techniken intrakapsulärer und extrakapsulärer Kataraktoperationen wird auf die Abschnitte X. 2.1 und X. 2.2 verwiesen.

1.1.1.1 Starre kammerwinkelgetragene Linsen

Die Operationstechnik wird am Beispiel der Sekundärimplantation einer Linse vom Typ CHOYCE Mark IX in den **Abbildungen X. A. 10 a–e** und deren Legenden dargestellt.

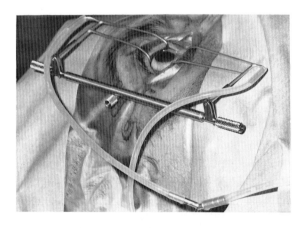

**Abb. X. A. 9. Der Lidsperrer** nach SCHOTT läßt sich leicht einlegen. Sobald sich beide Halteschlingen unter dem Lid befinden, kann der Lidsperrer gespreizt werden, durch Schrauben am oberen und unteren Ende können die hinter dem Ober- und Unterlid liegenden Bügel angehoben werden, so daß durch Lider und Lidsperrer kein Druck auf den Augapfel ausgeübt wird. Über die Schläuche wird Spülflüssigkeit abgesaugt. Die Lidsperrbügel sind feine Röhren, die unter den Lidern Öffnungen enthalten.

## X. A Kunstlinsenimplantation

**Abb. X. A. 10 a–e. Implantation einer kammerwinkelgetragenen Linse mit starrer Haptik (CHOYCE Mark IX)**

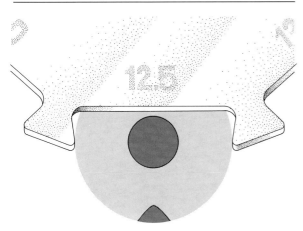

**a Messung des horizontalen Hornhautdurchmessers** zur Bestimmung der erforderlichen Größe der zu implantierenden Linse. An der Meßlehre (Stahl-Caliper) wird in der Horizontalen der Abstand der individuellen Limbusgrenzen in Millimetern gemessen. Zu diesem Wert wird ein Millimeter addiert, um die notwendige Länge des haptischen Teils der Linse zu ermitteln (bei horizontalem Hornhautdurchmesser von 12,5 mm wird eine Linse mit 13,5 mm langem haptischen Teil gewählt).

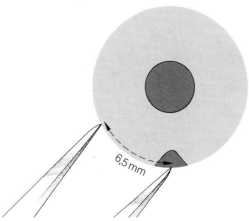

**b Korneosklerale Inzision** temporal oben auf einer Länge von 6,5 mm (mit Meßzirkel bestimmt) direkt am Limbus. Leicht schräger Einschnitt mit Diamantmesser bis in 2/3 der Wanddicke, Punktion der Vorderkammer und Ablassen von Kammerwasser, Injektion von Acetylcholin. Liegt nach vorausgegangener intrakapsulärer Extraktion ungeformter Glaskörper in der Vorderkammer: Vitrektomie (mit Geräten nach KLOETI oder SITE). Danach Auffüllen der Vorderkammer mit Healon. Vorbereitung der Kunstlinse: Abspülen mit „BSS" und Beschichten mit Healon.

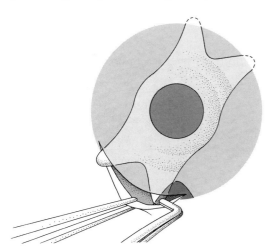

**c Einführen der Linse** bis in den gegenüberliegenden Kammerwinkel mit Clayman-Pinzette.

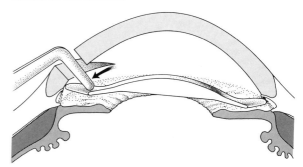

**d Die sklerale Wundlefze** wird mit der Kolibri-Pinzette erfaßt; die beiden, sich noch außerhalb der Vorderkammer befindenden proximalen Haltefüßchen werden mit der Clayman-Pinzette in die Vorderkammer hinabgedrückt, wobei eine Verschiebung des Implants in Längsrichtung vermieden werden muß, um Läsionen (auch Blutungen) der gegenüberliegenden Kammerbucht zu vermeiden.

**e** Nach Irrigation/Aspiration von Healon-Resten erneut Injektion von Acetylcholin mit Sautter-Spülkanüle hinter die Kunstlinse direkt gegen die Iris; Auffüllen und Vertiefen der Vorderkammer mit Luft; Austausch der Luft gegen „BSS"; **dichter korneoskleraler Wundverschluß** mit fortlaufender 10-0 Nylonkreuznaht. Danach Injektion eines Gemischs aus Gentamycin-Fortecortin subkonjunktival parabulbär in den temporal und nasal unteren Fornix; Isopto-Max-Augentropfen, Branolind, Verband mit Augenklappe.

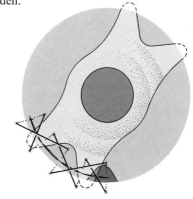

## 1.1.1.2 Kammerwinkelgetragene Linsen mit flexibler Haptik

**Operationstechnik**

Als Beispiel wird die Implantation einer kammerwinkelgetragenen Linse dargestellt, deren haptische Teile aus sehr feinem biegsamen PMMA bestehen: KELMAN-Multiflex II-Linse (**Abb. X. A. 11 a–h**).

**Abb. X. A. 11 a–h. Implantation einer kammerwinkelgetragenen Linse mit flexibler Haptik** (KELMAN-Multiflex II)

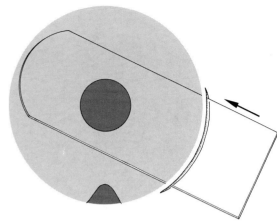

**a** Da die Linse infolge ihrer Biegsamkeit nur eine geringe Eigenstabilität hat, wird zur Implantation eine **Führungsschiene** („Sheets-Glide") aus einem ca. 6 mm breiten, 0,2 mm dicken Polyäthylenfolienstreifen benutzt. Er kann nach gewünschter Länge zugeschnitten werden, ist aber auch vorgefertigt erhältlich. Nach Vorbereitung und ggf. Vitrektomie wird der Sheets-Glide mit „BSS" gespült, mit Healon beschichtet und in die Vorderkammer eingeführt.

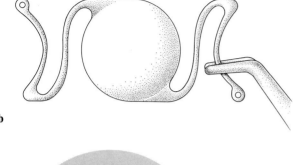

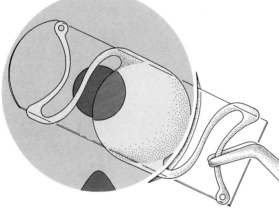

**b, c** Auf der Führungsschiene gleitet die mit der Pinzette erfaßte und geführte Linse in den gegenüberliegenden Kammerwinkel.

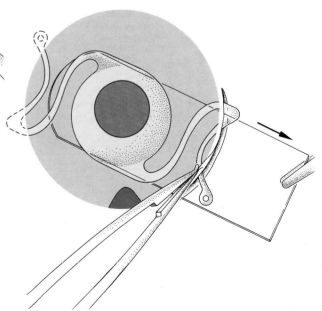

**d Zurückziehen der Führungsschiene,** dabei wird die proximale Haptik mit einer Kolibri-Pinzette gehalten. So bleibt die Linse in ihrer bisherigen Lage.

# X. A Kunstlinsenimplantation

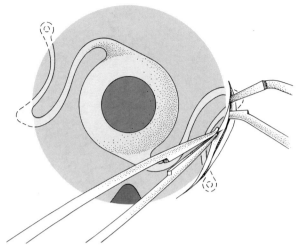

**e Einbringen der proximalen Haptik in den Kammerwinkel** durch leichten Druck mit der Clayman-Pinzette oder einer Graether-Kanüle. Zunächst wird das Knie der Haptik und dann das freie Ende mit leichtem Druck in Richtung auf den Linsenkörper und nach unten gebracht.

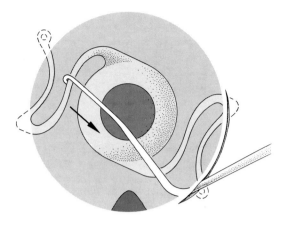

**f** Zur **Überprüfung des richtigen Sitzes der distalen Haptik** wird ein langes Irishäkchen durch die Vorderkammer geführt. Mit leichtem Zug an der ersten Haptikschleife wird die distale Haptik in richtige Position gebracht. Vor allem ist eine Aufstauchung der peripheren Iris zu vermeiden.

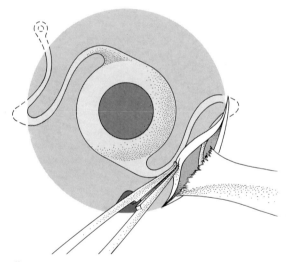

**g Überprüfung der proximalen Haptik** auf korrekte Lage im Kammerwinkel; Instillation von Acetylcholin hinter die Kunstlinse vor die Iris.

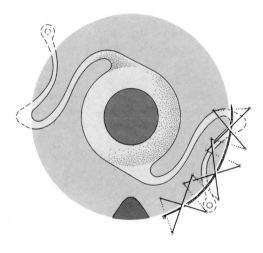

**h** Dichter **korneoskleraler Wundverschluß** mit 10-0 Nylonkreuznaht nach Injektion von Luft in die Vorderkammer. Nach Wundschluß Aspiration von Luft unter gleichzeitiger Injektion von „BSS" in die Vorderkammer mit einer doppelläufigen Kanüle; Injektion von Gentamycin-Fortecortin-Gemisch in den temporal und nasal unteren Fornix parabulbär; Isopto-Max-Augentropfen, Branolind, Verband, Augenklappe.

## 1.1.2 Implantation irisgetragener Linsen

Am Beispiel der wohl am häufigsten und längsten implantierten intraokularen Linse, der Vierschlingenlinse oder Iris-Clip-Linse von BINKHORST sei die *Implantation einer irisgetragenen* Linse geschildert (**Abb. X. A. 12 a–e**).

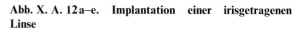

Abb. X. A. 12a–e. Implantation einer irisgetragenen Linse

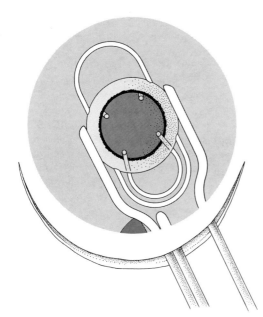

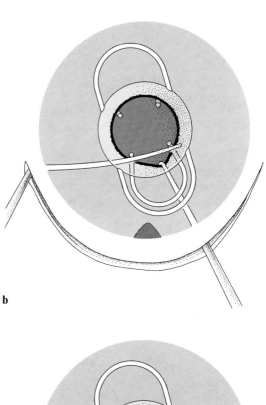

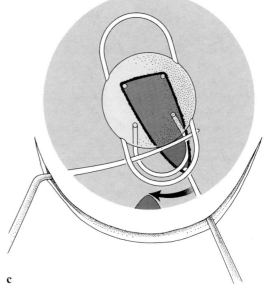

**a** Nach intra- oder extrakapsulärer Kataraktoperation wird die Linse mit der **Binkhorst-Irrigationspinzette** gefaßt. Das Spülsystem der Pinzette wird zur Reinigung der IOL mit gefilterter „BSS"-Lösung benutzt. Falls eine ausreichende Bulbushypotonie nicht erreicht werden konnte und „Glaskörperdruck" besteht, kann die Vorderkammer durch Injektion von Healon oder „BSS" vertieft und die Linse schonender eingeführt werden. Ist die Bulbushypotonie ausreichend, wird auf die Injektion verzichtet. Die Linse wird so eingeführt, daß eine haptische Schlinge hinter und die andere vor der Iris liegt. Sobald der optische Teil der Linse vor der Pupille liegt, wird die Pinzette gelöst und zurückgezogen. Die Linse liegt nun auf der Iris und auf der Glaskörpergrenzmembran bzw. der hinteren Linsenkapsel.

**b, c** Zur **Positionierung der oberen Haptikschlingen**, die noch vor der Iris liegen, wird eine feine gebogene und abgekröpfte Positionskanüle, über die bei Bedarf „BSS" oder Luft in die Vorderkammer gefüllt werden kann, zwischen die beiden oberen Schlingen gebracht. Sie hält die IOL in ihrer Position. Mit einem Irishäkchen wird die Iris oben zwischen die beiden Haptikschlingen gelegt.

# X. A Kunstlinsenimplantation

## 1.2 Implantation nach extrakapsulärer Kataraktoperation

Nach extrakapsulärer Kataraktoperation sind auch die nach intrakapsulärer Extraktion zu implantierenden Linsen verwendbar. Sie werden nach der extrakapsulären Technik in gleicher Weise implantiert wie nach der intrakapsulären.

Linsen, deren Fixationsmechanismus auf Verankerung im Kapselsack oder im Sulcus ciliaris abgestellt ist, werden ausschließlich nach extrakapsulärer Operation verwendet. Sie werden als *Hinterkammerlinsen* (*HKL*) bezeichnet.

### 1.2.1 Implantation von Hinterkammerlinsen

Die Technik einer extrakapsulären Kataraktoperation mit nachfolgender Implantation einer Hinterkammerlinse ist in **Abb. X. A. 13a–m** dargestellt.

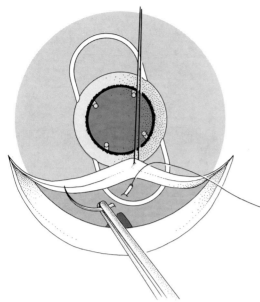

**d Fixation der oberen vorderen Schlinge** mit einem 10-0 Prolenefaden am Irisstroma, um eine Verlagerung der Linse zu verhindern.

**Abb. X. A. 13a–m. Extrakapsuläre Kataraktoperation mit Implantation einer Hinterkammerlinse**

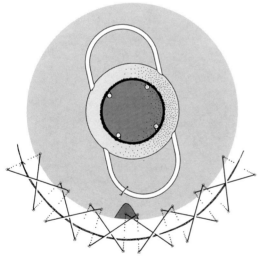

**e** Nach erneuter Injektion von Luft in die Vorderkammer und basaler Iridektomie **Wundverschluß** mit fortlaufender Kreuznaht oder Einzelnähten (10-0 Nylon). Fortlaufende Bindehautnaht mit einem resorbierbaren Material (z.B. Vicryl 7-0), Injektion von Gentamycin-Fortecortin-Gemisch in den temporal und nasal unteren Fornix parabulbär, Isopto-Max-Augentropfen, Branolind, Verband, Augenklappe.

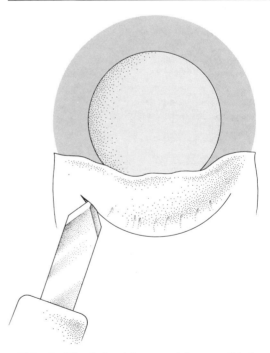

**a Skleraler Einschnitt**, 1,5 mm peripher vom Limbus mit doppelseitig schneidendem Diamantmesser senkrecht bis in etwa 2/3 Wanddicke geführt. Vorher Exposition des Operationsgebietes mit limbusständigem Bindehautlappen.

**Abb. X. A. 13 Forts.**

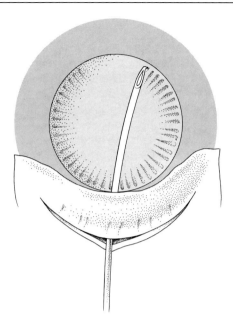

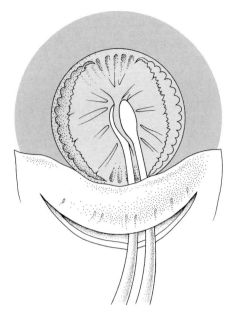

**d Entfernung des umschnittenen zentralen Kapselstückes** mit einer Kapselpinzette.

b Nach Punktion der Vorderkammer mit Diamantmesser bei 12 Uhr (ca. 2 mm Breite) Injektion von Healon und Eingehen mit Irrigationszystotom zur **Punktion der vorderen Linsenkapsel**. Bei 6–7 mm weiter Pupille wird mit der Kapselpunktion bei 12 Uhr begonnen. Wird eine Implantation in den Sulcus ciliaris angestrebt, so wird ein großes Fenster in der vorderen Kapsel punktiert. Die Punktion selbst wird so durchgeführt, daß die Zonulafasern durch Druck und Zug auf die Linse so wenig wie möglich belastet werden. Hierzu wird das Zystotom so geführt, daß es entweder nur punktierend oder radiär einschneidend auf die Kapsel wirkt. Die Zystotomspitze wird bei den Punktionen von innen nach außen oder zirkulär geführt.

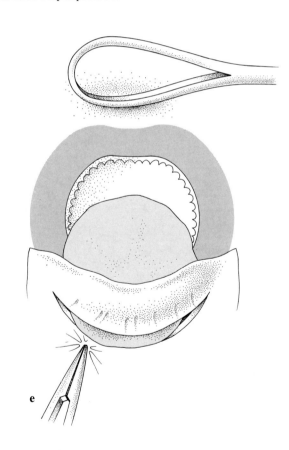

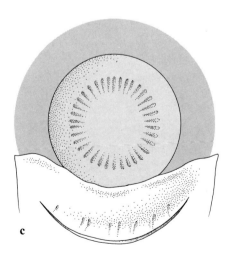

**c Zur Implantation der Kunstlinse in den Kapselsack** sollte der Durchmesser des vorderen Kapselfensters etwa 5 mm betragen.

X. A Kunstlinsenimplantation

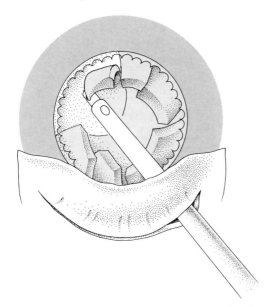

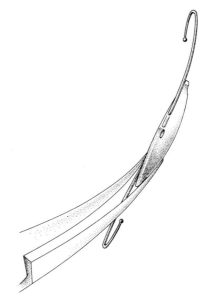

**f Irrigation und Aspiration** mit Saugspülgerät in der Technik nach PEARCE oder MCINTYRE zur Entfernung der Linsenreste und Säuberung des Kapselsacks. Einzelheiten der Technik sind im Kapitel X Abschnitt 2.2 ausführlich dargestellt.

◁ **e Kernexpression.** Vorher Erweiterung des Korneoskleralschnittes mit einer Schere nach TROUTMAN, wobei eine schräge Schnittführung angestrebt wird, so daß ein korneoskleraler Stufenschnitt (11 mm Sekantenlänge) entsteht. Vor Expression des Kerns und der Rindenmassen wird erneut Healon in die Vorderkammer injiziert. Bei 1 Uhr wird die Sklera mit einer Kolibri-Pinzette nahe dem Wundrand erfaßt. Sie übt einen leichten Druck aus und zieht den Wundrand gleichzeitig nach kranial. Bei 6 Uhr am Limbus erfolgt ein Gegendruck mit einem geeigneten Instrument (hier Weber-Schlinge, auch ein Muskelhaken ist geeignet). Eine Bewegung dieses Instruments in Richtung auf 12 Uhr erfolgt nicht. Der Kern wird lediglich durch Druck und Gegendruck entbunden. In den meisten Fällen gleitet er sehr leicht durch die Korneoskleralwunde, wo er auch mit der Kolibri-Pinzette gefaßt und herausgezogen werden kann.

**g** Nachdem die Linse mit einer Knüpfpinzette an der Haptik gefaßt und aus dem sterilen Behälter entnommen wurde, Spülen mit gefilterter steriler „BSS"-Lösung. Der obere Teil der Optik wird mit einer Pinzette (nach SHEPARD oder CLAYMAN) gefaßt, **Inspektion der intraokularen Linse auf exakte Fertigung und Staubfreiheit** unter dem Mikroskop. Dargestellt ist eine IOL mit inverser Optik – „reversed optic lens" [35].

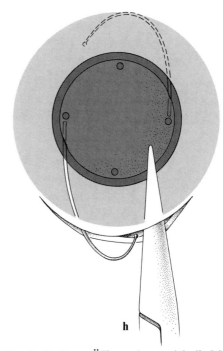

**h** Nach Beschichten des Linsenkörpers mit Healon, Einführen des unteren haptischen Bügels (ohne die Vorderkammer besonders zu öffnen) in den Kapselsack oder vor der Kapsel in den Sulcus ciliaris. Die Manipulation kann bei guter Bulbushypotonie und reduziertem Glaskörpervolumen bei flüssigkeitsgefüllter Kammer erfolgen oder unter einem Luftpolster. Entweichen Flüssigkeit oder Luft bei diesem wichtigen Schritt, werden erneut Healon eingefüllt oder Nähte vorgelegt, so daß nur eine etwa 7 mm große Öffnung bleibt. Die Vorderkammer wird danach erneut mit Healon, BSS oder Luft gefüllt. Durch die 7 mm Öffnung lassen sich die Maßnahmen zur Positionierung der Linse durchführen. Ein Kontakt des Linsenkörpers oder der Haptik mit dem Hornhautendothel muß vermieden werden.

**Abb. X. A. 13 Forts.**

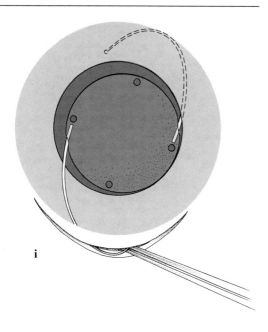

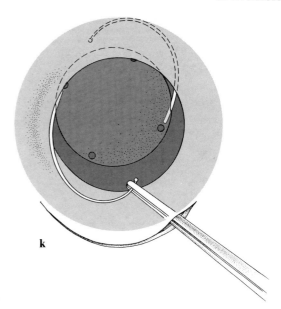

i–l Nachdem die untere Halteschlinge in die gewünschte Position gebracht wurde, wird die **obere Haptikschlinge** mit der Kelman-McPherson-Pinzette an der Spitze gefaßt und mit einer rotierenden und abwärts gerichteten Bewegung hinter die Iris bzw. in den Kapselsack gebracht.

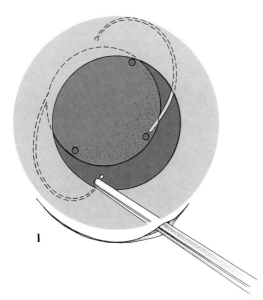

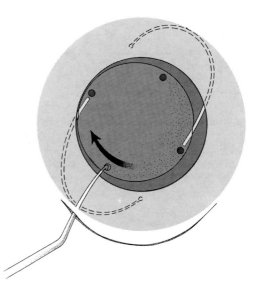

m Mit dem Linsenpositionshäkchen nach SINSKEY wird die Linse so rotiert, daß die Haptik in horizontale Lage gebracht wird. Danach Injektion von Acetylcholin in die Vorderkammer, Überprüfung der Zentrierung der Linse, Injektion von Luft. Wundschluß mit 10-0 Nylonkreuznaht und versenktem Knoten. Naht der Bindehaut. Injektion von Gentamycin-Fortecortin-Gemisch in den temporal und nasal unteren Fornix parabulbär, Isopto-Max-Augentropfen, Branolind, Verband, Augenklappe.

X. A Kunstlinsenimplantation

Die **Abb. X. A. 14a** zeigt die Linse mit Abstützung der Haptik im Sulcus ciliaris, dem „Hinterkammerwinkel", **Abb. X. A. 14b** hingegen eine in den Kapselsack eingefügte Hinterkammerlinse. Dieses Verfahren gewinnt zunehmend Anhänger, da ein Kontakt von Kunststoffmaterial mit gefäßhaltiger Uvea und damit eine mögliche Irritation des Ziliarkörpers mit Beeinträchtigung der Blut-Kammerwasser-Schranke vermieden wird. Es wird weiterhin ein direkter Kontakt von Haptikbügeln mit dem Pigmentepithel der Iris verhindert, der zu Pigmentblattdefekten der Iris führen kann [34, 44]. Eine Technik intrakapsulärer Implantation wird in den **Abb X. A.15a–d** und den Legenden erläutert.

**Abb. X. A. 15a–d. Implantation einer Hinterkammerlinse (Typ SIMCOE) in den Kapselsack**
(Zeichnung nach einer Operationsserie der Univ.-Augenklinik Freiburg, PD Dr. F. GREHN)

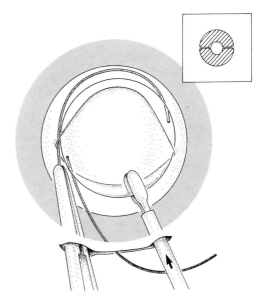

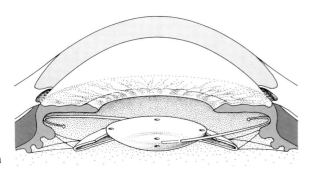

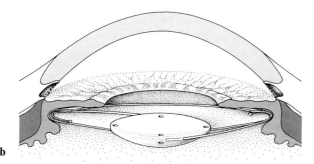

**a** Nach einer extrakapsulären Operationstechnik (auch Phakoemulsifikation des Linsenkerns) Absaugen der Kortexreste und Entfaltung des Kapselsacks mit einer viskoelastischen Substanz wird der Körper der Hinterkammerlinse (Typ Simcoe, lochlos) mit dem Implantationsinstrument (hier: Modell Mainz) gefaßt und der untere Bügel mit der gerillten Fadenpinzette (Querschnitt siehe Kasten) an den Kunstlinsenkörper herangezogen. So kann der untere Bügel zusammen mit dem Unterrand des Linsenkörpers gezielt in den Kapselsack geschoben werden.

**Abb. X. A. 14a, b. Verankerung von Hinterkammerlinsen.**
**a** Abstützung der tragenden Bügel im Sulcus ciliaris, **b** im Linsenkapselsack.

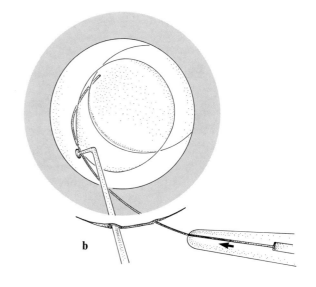

**b** Das äußerste Ende des oberen Bügels wird dann mit der gerillten Fadenpinzette gefaßt. Mit einer Knopfsonde wird die Biegung des Bügels in den Kapselsack gelenkt, während die gerillte Fadenpinzette das Bügelende nachschiebt. Auf diese Weise gelingt es unter Sichtkontrolle, die gesamte Länge des oberen Bügels kontrolliert in den Kapselsack zu leiten.

**Abb. X. A. 15 Forts.**

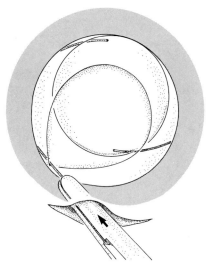

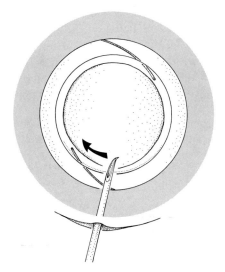

**c** Das Eintreten des Bügel*endes* in den Kapselsack läßt sich sicherstellen, indem man den Bügel mit der gerillten Fadenpinzette nur am äußersten Ende und die Pinzette erst direkt im Kapselsack öffnet.

**d** Zentrierung oder Rotation der lochlosen Linse kann durch Aufsetzen einer abgebogenen Kanüle auf den Linsenkörper ausgeführt werden oder erfolgt durch Einhängen einer Knopfsonde in die „Achsel" zwischen Bügel und Linsenkörper.

## 2 Komplikationen – Vermeidung und Behandlung

### 2.1 Intraoperative Komplikationen

Während der Kataraktoperation mit Linsenimplantation können *Schwierigkeiten und Komplikationen,* vor allem wegen folgender Fehler auftreten:
1. falsche Indikation;
2. ungenügende Vorbereitung des Patienten;
3. Fehler in der Operationstechnik;
4. Benutzung ungeeigneten Instrumentariums.

Komplikationen im Zusammenhang mit den Staroperationen (intra- bzw. extrakapsuläre Operation) sind ausführlich im Kapitel X dargestellt. Hier soll nur auf die Komplikationen, ihre Vermeidung und Behandlung eingegangen werden, die spezifisch im Zusammenhang mit der Linsenimplantation auftreten.

Die *Vorbereitung des Patienten* wurde bereits im Abschnitt Operationsvorbereitung (s.S. 139) dargestellt. Hier sollen noch einmal wichtige Hinweise unter dem Aspekt der Komplikationsverhütung gegeben werden.

Vor Beginn der Operation muß sich der Operateur davon überzeugen, daß das *Allgemeinbefinden* des Patienten unbeeinträchtigt ist. Der Operateur vergewissert sich auch, daß nach *Lokalanästhesie* Schmerzfreiheit sowie Akinesie der Lider und des Bulbus bestehen. Sind Schmerzfreiheit und Bewegungslosigkeit nicht vollständig erreicht, so wird notfalls eine zusätzliche Injektion durchgeführt.

Durch Palpation überzeugt sich der Operateur davon, daß eine ausreichende *Bulbushypotonie* erreicht ist.

Eine *unzulängliche Schnittgröße* kann zu Schwierigkeiten beim Einführen der Kunstlinse führen. Dann besteht die Gefahr der Endothelschädigung durch das Instrumentarium oder die Linse. Insbesondere können Schwierigkeiten bei der Implantation von irisgetragenen Linsen nach intrakapsulärer Staroperation auftreten, bei denen eine Haptikschlinge durch Naht am Irisstroma fixiert werden soll. Die Injektion hochvisköser Substanzen (Healon) in die Vorderkammer kann den Eingriff erleichtern und das Endothel schützen.

Eine *Blutung* in die Vorderkammer kann von Skleralgefäßen oder der peripheren Iris ausgehen. Nicht entfernte Blutkoagel können zur Entrundung der Pupille und zu ungünstiger Lage der Linsenoptik zur Pupille führen.

Bei *extremer Mydriasis* besteht die Gefahr, daß während der Punktion der vorderen Linsenkapsel zur extrakapsulären Kataraktoperation die Zonula lädiert wird. Hierdurch kann ein Glaskörpervorfall provoziert oder die Kapselfixation im Bereich der rupturierten Zonula ungenügend werden.

Besteht *Glaskörperdruck*, so kann die Einführung der Linse in die Hinterkammer erschwert sein.

Bei *nicht ausreichender Pupillenweite* kann es schwierig sein, eine irisgetragene Linse mit prä- oder retropupillarer Optik in ihre Position zu bringen. Das gleiche gilt für die Hinterkammerlinse. Hierbei ist es nicht möglich, untere und obere Haptik gezielt in den Sulcus ciliaris oder in den Kapselsack zu führen.

Wenn während der Operation eine *Dezentrierung* der eingeführten Linse auftritt, was insbesondere nach extrakapsulärer Technik und Hinterkammerlinsenimplantation der Fall sein kann, so muß an die Läsion von Zonulafasern gedacht werden. Dann ist eine Rotation der Linse in Bereiche, in denen die Zonula intakt ist, angezeigt. Es besteht weiterhin die Möglichkeit, daß eine Haptikschlinge im Sulcus ciliaris fixiert ist und die andere im Kapselsack. Bei ungenügender Vorbereitung des Kapselsacks ist nur die Fixation beider Haptikschlingen im Sulcus ciliaris möglich. Nur bei ausreichend großer Restlamelle der vorderen Kapsel kann die Linse mit Haptik in den Kapselsack rotiert werden.

Eine *Ruptur der hinteren Kapsel* kann während der extrakapsulären Operation eintreten. Bei guter Bulbushypotonie bleibt in vielen Fällen der Glaskörper intakt; wenn genügend Kapsel vorhanden ist, um die Hinterkammerlinse zu stützen, kann diese ohne weiteres implantiert werden.

Bei *Glaskörpervorfall* ist zunächst eine gründliche vordere Vitrektomie angezeigt. Auch hiernach kann die Hinterkammerlinsenimplantation noch erfolgen. Lediglich bei sehr ausgedehnten Rupturen der hinteren Kapsel ist eine Abstützung der HKL nicht mehr möglich. Nach gründlicher Vitrektomie bis hinter die Irisebene kann eine kammerwinkelgetragene oder irisgetragene Linse implantiert werden. Auf die unterschiedliche Brechkraft gegenüber der HKL ist dann zu achten.

Wurde früher bei Ruptur der hinteren Kapsel oder Glaskörperverlust eher auf die Implantation einer IOL verzichtet, so zeigt heute die Erfahrung, daß in solchen Fällen die Linsenimplantation nicht nur möglich, sondern eher erwünscht ist. Dies gilt besonders für die kammerwinkelgetragene Linse, die für ein relativ stabiles Iris-Kunstlinsendiaphragma und damit für geringe Iridodonesis und Endophthalmodonesis sorgt.

Möglicherweise treten weitere Komplikationen wie Hornhautdystrophie und Ablatio retinae seltener auf.

## 2.2 Frühe Komplikationen

Wie bei der herkömmlichen Kataraktoperation ohne Linsenimplantation kann als Folge eines *ungenügenden Wundverschlusses* eine *flache oder aufgehobene Vorderkammer* auftreten (s. Abschnitte X. 3.3.3 u. X. 3.3.5). Insbesondere bei kammerwinkelgetragenen und irisgetragenen Linsen mit Optik und Haptik in der Vorderkammer ist dies eine bedrohliche Notsituation, da schon kurzzeitiger Kontakt des Kunststoffmaterials mit dem Endothel zur Keratopathie führen kann. Sofortiger dichter Wundschluß und Vertiefung der Vorderkammer durch Injektion mit Healon sind angezeigt.

Nach intrakapsulärer Kataraktextraktion mit anschließender Implantation einer kammerwinkelgetragenen Linse – insbesondere einer breitflächigen Diaphragmalinse – kann es zum *Pupillarblock* und als dessen Folge zur Abflachung der Vorderkammer kommen (Abschnitt X. 3.3.9). Durch Mydriatika kann in vielen Fällen die Blockade durchbrochen werden. Auch eine periphere Iridektomie (konventionell oder mit dem Laser) ist angezeigt.

Bei sorgfältiger Beachtung der Asepsis tritt eine erregerbedingte *Endophthalmitis* offenbar nicht häufiger auf als bei der Kataraktoperation ohne Linsenimplantation (Abschnitt X. 3.3.7).

## 2.3 Frühe bis späte Komplikationen

Von der offensichtlich durch Erreger hervorgerufenen Endophthalmitis ist nach Linsenimplantation eine postoperative, wahrscheinlich aseptische Uveitis abzugrenzen. Unser bisheriger Kenntnisstand erlaubt noch nicht, die in Betracht kommenden Ursachen konkret anzusprechen. So wurde der Begriff „toxic lens syndrome" eingeführt. Man spricht von einem *frühen Typ*, der sich einige Tage nach der Operation entwickelt und durch ein Fibrinnetz sowie durch Auflagerungen auf die Linsenoberfläche charakterisiert ist. Die Gabe von Kortikosteroiden führt in der Regel rasch zum Abklingen. Die *späte Form* des „toxic lens syndrome" ist ernsthafterer Natur. Sie kann nach einigen Monaten bis zu 2 Jahren auftreten. Nicht selten kommt es unter Schmerzen zu einem mittelgradigen Reizzustand der Vorderkammer und des Glaskörpers. Als Folgen können Hornhautdekompensation und zystoide Makulopathie auftreten [38]. Auch die Spätform des „toxic lens syndrome" spricht in der Regel gut auf die lokale und systemische Gabe von Kortikosteroiden an. Nicht selten kommt es jedoch nach kurzzeitiger Besserung zu einem Rezidiv. In solchen Fällen muß die intraokulare Linse entfernt werden. In den meisten Fällen kommt es danach sehr rasch zu einem Abklingen des Entzündungszustandes.

Die Abgrenzung einer intraokularen Infektion von einer postoperativen aseptischen Uveitis kann schwierig sein [47]. In den Abschnitten X. 3.3.6 und X. 3.3.7 wird die diagnostische und therapeutische Problematik ausführlich diskutiert.

Eine *Endophthalmitis phakoanaphylactica,* die etwa 2–4 Wochen nach einer extrakapsulären Operation auftreten kann, wenn Kortexreste im Auge zurückblieben, kann ebenfalls einer bakteriellen oder aseptischen Uveitis ähnlich sein. Baumwollartige und bröcklige Linsenreste sowie große Hornhautpräzipitate lassen jedoch eher auf dieses Krankheitsbild schließen. Die Bildung von hinteren Synechien und Druckerhöhung sind häufig damit verbunden. Die Therapie besteht in der Irrigation und Aspiration von verbliebenen Linsenresten sowie einer lokalen Applikation von Kortikosteroiden und Mydriasis.

Einige der folgenden Komplikationen können sowohl in einer frühen als auch in der späten postoperativen Phase auftreten.

Bei irisgetragenen Linsen nach intrakapsulärer Extraktion kann es (vor allem in Mydriasis) zur *Verlagerung der Linse* kommen, wobei die Haptik vollständig in die Vorder- oder Hinterkammer gelangen kann (**Abb. X. A. 16**). Bei Hinterkammerlinsen – insbesondere bei den älteren Modellen ohne Abwinkelung der Haptik – ist eine Linseneinklemmung („iris-capture-syndrome") typisch. Nach einer Reposition durch Lagerung und pupillenwirksame Medikamente oder einer operativen Korrektur ist eine Nahtfixation nach McCannel angezeigt.

Zur Luxation der Linse in die Vorderkammer oder in den Glaskörper kann es nicht nur kommen, wenn eine ausreichende Nahtfixation der vorderen oberen Haptikschlinge unterblieb, sondern auch, wenn zur Fixation Nylon verwendet wurde, das mit der Zeit bis zur Auflösung des Fadens hydrolysiert wird. Kann die Linse unter Healon-Schutz wieder in ihre richtige Lage

**Abb. X. A. 16a, b. Subluxation der unteren Haptik** einer Binkhorst-Vierschlingenlinse nach intrakapsulärer Kataraktextraktion. Der obere vor der Iris gelegene Bügel ist in beiden Beispielen mit einem 10 × 0 Prolenefaden fixiert.

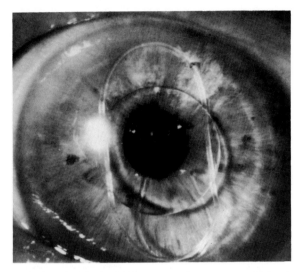

**a** Nach Mydriasis Verlagerung des unteren hinteren Haptikbügels in die Vorderkammer. Hierdurch entsteht die Gefahr eines ständigen oder intermittierenden Hornhautendothelkontaktes.

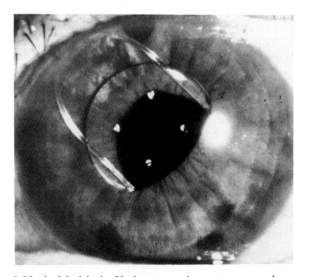

**b** Nach Mydriasis Verlagerung des unteren vorderen Haptikbügels hinter die Iris. Hierdurch kann es zur Pigmentepitheldispersion der Iris im Bereich des Kontakts der subluxierten vorderen Haptik mit dem Pigmentepithel kommen. Es besteht weiterhin die Möglichkeit einer Glaskörpergrenzmembranruptur.

gebracht werden, so ist eine Nahtfixation mit Prolene notwendig.

Eine *Dezentrierung* tritt bei Hinterkammerlinsen besonders dann auf, wenn eine asymmetrische Einfügung schon während der Operation zu erkennen war. Meist befindet sich ein Bügel – am häufigsten der nach 6 Uhr gerichtete – im Kapselsack, während der nach 12 Uhr weisende Haptikbügel im Sulcus ciliaris liegt. Durch narbige Schrumpfung des Kapselsacks kann es dann zum Aufsteigen des Linsenkörpers („sun-rise-syndrome") kommen.

Wurde während der Operation die Zonula bei 6 Uhr rupturiert, so kann es zu einem langsamen Absinken der Linse in den Glaskörper kommen, dem „sun-set-syndrome". Bei ungenügender Fixation, meist durch zu kurze Haptikschlingen, kann das „Scheibenwischerphänomen" („wind-shield-wiper-syndrome") entstehen. Charakteristisch ist dann die Verlagerung der Linse zur rechten und linken Seite je nach Kopfneigung.

Zu den *Spätkomplikationen,* die zwischen 1–4 Monaten postoperativ aber auch noch nach 5 und mehr Jahren auftreten können, gehören die Hornhautdystrophie, die zystoide Makulopathie und die Netzhautablösung.

Die sekundäre Kapselverdichtung – Cataracta secundaria, Nachstar – ist eher eine Begleiterscheinung, eine Implikation der extrakapsulären Kataraktoperation als eine Komplikation. Sie steht nicht in direktem Zusammenhang mit der Linsenimplantation. Ihre auch für implantierte Linsen geltende Behandlung wird ausführlich im Abschnitt X. 3.3.6 dargestellt.

## Hornhautdystrophie

Persistierende Quellung der Hornhaut mit Epithelödem wird auch nach Kataraktoperationen ohne Implantation einer Kunstlinse beobachtet und zwar besonders häufig, wenn schon präoperativ eine Endotheldystrophie (Cornea guttata) zu erkennen war [55]. Es kommt in solchen Situationen besonders darauf an, das Operationstrauma gering zu halten (s. auch Abschnitt X. 3.3.4). Die Dekompensation des Hornhautendothels liegt in unserem Krankengut unter 0,5%.

Kataraktoperationen mit Implantation einer Kunststofflinse erfordern mit der Einfügung der Linse und ihrer Justierung entsprechend mehr Manipulationen in der Vorderkammer und dementsprechend auch zusätzliche Vorsichtsmaßnahmen, um Schädigungen des Hornhautendothels zu verhüten, die bisher mit Häufigkeiten zwischen 0,3 und 7% beobachtet wurden [15, 26, 46, 49, 60, 77]. Verbesserungen der Operationstechnik, die Verwendung endothelschonender Spülflüssigkeiten und viskoelastischer Substanzen, die sich schützend dem Endothel anschmiegen, haben die Häufigkeit definitiver postoperativer Hornhautquellungen (Fuchs-Dystrophie) deutlich herabgesetzt.

Folgende *Ursachen* können *für ein persistierendes Hornhautödem* entscheidend sein:

*Trauma während der Operation*

Eine Verletzung des Hornhautendothels ist durch jedes in die Vorderkammer eingeführte Instrument möglich. Von besonderer Bedeutung ist jedoch ein auch nur kurzfristiger Kontakt zwischen dem Polymethylmetakrylat (PMMA) der Intraokularlinse und dem Hornhautendothel, denn im Kontaktbereich kommt es regional sehr rasch zum Verlust der Endothelzellen.

Zum Schutz des Endothels werden viskoelastische Substanzen wie Natriumhyaluronat (Healon) oder ähnliche Präparate in die Vorderkammer injiziert.

Die Spülung der Vorderkammer mit Lösungen einer nicht vollständig physiologischen Komposition führt ebenfalls zu einem Endothelschaden.

**Tabelle X. A. 5. In der Implantationschirurgie bewährte Spülflüssigkeiten**

| | | |
|---|---|---|
| Balanced Salt Solution (BSS) 500 ml, Herst. Alcon (apothekenpflichtig) | | |
| 100 ml enthalten: | Natriumchlorid | 490 mg |
| | Kaliumchlorid | 75 mg |
| | Calciumchlorid | 48 mg |
| | Magnesiumchlorid | 30 mg |
| | Natriumazetat | 390 mg |
| | Natriumzitrat | 170 mg |
| Balanced Salt Solution plus (BSS-plus) 500 ml, Herst. Alcon (apothekenpflichtig) | | |
| 100 ml enthalten: | Natriumchlorid | 714 mg |
| | Kaliumchlorid | 38 mg |
| | Calciumchloriddihydrat | 15,4 mg |
| | Magnesiumchloridhexahydrat | 20 mg |
| | Getrocknetes Natriumphosphat | 42 mg |
| | Natriumhydrogenkarbonat | 210 mg |
| | Traubenzucker | 92 mg |
| | Glutathiondisulfat | 18,4 mg |
| Salzsäure und/oder Natriumhydroxid zum Einstellen des pH-Werts im Wasser für Injektionszwecke | | |

Anstelle von physiologischer Kochsalzlösung (0,9% NaCl-Lösung) wird BSS plus (Alcon) empfohlen. Die Zusammensetzung geht aus Tabelle X. A. 5 hervor. Hier werden zum Vergleich auch andere als physiologisch bewertete Lösungen angeführt.

*Fremdkörper*

Fremdkörper, die während der Operation in die Vorderkammer hineingerieten, wie Staubpartikel, Tupfermaterial u. dgl. können sich im Kammerwinkel ansiedeln oder der Hornhautrückfläche anlagern und ebenfalls zur Endothelschädigung beitragen.

**Zystoide Makulopathie**

Nach intrakapsulärer Kataraktextraktion kann in einem unterschiedlich hoch angegebenem Prozentsatz (bis zu 50%) postoperativ fluoreszenzangiographisch ein Austritt von Farbstoff in der perifovealen Netzhaut nachgewiesen werden.

Dieses fluoreszenzangiographisch nachweisbare zystoide Makulaödem ist von dem klinischen zystoiden Makulaödem zu trennen, das durch Verschlechterung der zunächst guten Sehschärfe nach Kataraktoperation charakterisiert ist.

Bei extrakapsulärer Kataraktoperation und Implantation einer Kunstlinse, bei intakter hinterer Kapsel, tritt es seltener auf. Glaskörperverlust und Ruptur der hinteren Kapsel bzw. intraoperative oder postoperative hintere Kapsulotomie fördern die zystoide Makulopathie (Tabelle X. A. 6), s. auch Abschnitt X. 3.4.1.

Wie weit eine prophylaktische Anwendung von Kortikosteroiden, Indometacin oder Aspirin diese Entwicklung verhindern könnte, ist noch nicht ausreichend belegt.

**Netzhautablösung**

Eine Netzhautablösung ist nach intrakapsulärer Kataraktextraktion mit Linsenimplantation in etwa 1–2% zu erwarten [10, 12]. Dazu s. auch Kap. X. 3.4.2.

Die Angaben über Häufigkeiten von Netzhautablösung nach verschiedenen Methoden der Kataraktextraktion mit und ohne Linsenimplantation sind jedoch nur schwer vergleichbar, da bei Myopie oder nach Netzhautablösung des zu operierenden oder des Partnerauges (auch bei sonstigen Netzhautveränderungen) häufig nur eine extrakapsuläre Kataraktoperation ohne Linsenimplantation durchgeführt wird (Tabelle X. A. 7).

**Tabelle X. A. 6. Häufigkeit zystoider Makulopathie**

| Autoren | ICCE | ICCE+IOL | ECCE+IOL (ohne Kapsulotomie oder Kapselruptur) | ECCE+IOL (mit Kapsulotomie oder Kapselruptur) |
|---|---|---|---|---|
| | % operierter Augen | | | |
| Winslow et al. 1978 [75] | | 9 | 11 (Phakoemulsifikation) | 57 |
| Jaffe und Clayman 1978 [39] | | | | |
| 4 Monate postoperativ | 15,0 | 16,6 | 6,7 | 6,7 |
| 8 Monate ,, | 14,8 | 12,4 | 4,4 | 4,4 |
| 16–24 Monate ,, | 9,6 | 15,6 | 3,4 | 3,4 |

**Tabelle X. A. 7. Häufigkeit der Netzhautablösung**

| Autoren | ICCE | ICCE+IOL | ECCE+IOL (ohne Kapsulotomie) | ECCE+IOL (mit Kapsulotomie) |
|---|---|---|---|---|
| | % operierter Augen | | | |
| Duffner [22] | | 0,96 | | |
| Jaffe und Clayman [39] | 0,8 | 0,6 | | |
| Worst [77] | | 2,0 (hauptsächlich ICCE) | 2,0 | |
| Snider und McReynolds [66] | | | 0,55 | 1,65 |
| Binkhorst [13] | | 2,4 | 1,0 | 1,0 |

Insgesamt ergeben sich jedoch Hinweise darauf, daß die Implantation einer Hinterkammerlinse nach extrakapsulärer Operation eine bessere Stabilisierung des Iriskunstlinsendiaphragmas und damit eine geringere Pseudophakodonesis bzw. Endophthalmodonesis ergibt. Das könnte zur Verhinderung einer Netzhautablösung beitragen. Eine endgültige kritische Klärung dieser wichtigen Frage steht noch aus.

## LITERATUR

1. Barraquer J (1956) The use of plastic lenses in the anterior chamber: indications, technique, personal results. Trans Ophthalmol Soc UK 76:537–552
2. Barraquer J (1959) Anterior chamber plastic lenses. Results of and conclusions from five years experience. Trans Ophthalmol Soc UK 79:393–424
3. Bigar F (1982) Specular microscopy of the corneal endothelium, optical solutions and clinical results. In: Developments in Ophthalmology, vol 6. Karger, Basel, pp 1–94
4. Binkhorst CD (1959) Iris-supported artificial pseudophakia: a new development in artificial intraocular lens surgery (Iris-Clip Lens). Trans Ophthalmol Soc UK 79:569–584
5. Binkhorst CD (1972) Praxis und Theorie der Iris-Klipp-Linse und der Irido-Kapsular-Linse, Sitzungsber 125. Vers der Rhein-Westfäl Augenärzte Bonn. Zimmermann, Balve
6. Binkhorst CD (1972) Perspektiven der Iris-Klipp-Linse und der Irido-Kapsular-Linse. Klin Monatsbl Augenheilkd 161:477–481
7. Binkhorst CD (1972) Power of the prepupillary pseudophakos. Br J Ophthalmol 56:332–337
8. Binkhorst CD (1973) Dioptrienzahl künstlicher Augenlinsen. Klin Monatsbl Augenheilkd 162:354–361
9. Binkhorst CD (1975) Dioptric power of the lens implant. Ophthalmologica 171:278–280
10. Binkhorst CD, Loones LH (1976) Intraocular lens power. Trans Am Acad Ophthalmol Otolaryngol 81:70–79
11. Binkhorst RD (1975) The optical design of intraocular lens implants. Ophthalmic Surg 6:17–31
12. Binkhorst CD, Kats A, Tjan TT, Loones LH (1976) Retinal accidents in pseudophakia: intracapsular versus extracapsular surgery. Trans Am Acad Ophthalmol Otolaryngol 81:120–127
13. Binkhorst CD (1977) Five hundred planned extracapsular extractions with iridocapsular and iris-clip lens implantation in senile cataract. Ophthalmol Surg 8:54–56
14. Boberg-Ans J (1977) Twenty-two years experience with intraocular lenses. Klin Monatsbl Augenheilkd 171:303–316
15. Boberg-Ans J (1984) The Boberg-Ans (Rayner) posterior chamber lens – three years experience using intracapsular cataract-extraction. In: Rosen ES, Haining WM, Arnott EJ (eds) Intraocular lens implantation. Mosby, St. Louis Toronto, pp 356–365
16. Bourne WM, Kaufmann HE (1976) Specular microscopy of human corneal endothelium in vivo. Am J Ophthalmol 81:319–323
17. Choyce DP (1964) Intraocular lenses and implants. Lewis, London
18. Choyce DP (1965) The Mark VI, Mark VII & Mark VIII Choyce anterior chamber implants. Proc Roy Soc Med 58:729
19. Choyce DP (1979) The evolution of the anterior chamber implant up to and including the Choyce Mark IX. Am Acad Ophthal 86:197–209
20. Colenbrander MC (1973) Calculation of the power of an iris clip lens for distant vision. Br J Ophthalmol 57:735–740
21. Dardenne U (1983) Film über intraoculare Linsen. Am Intra-Ocular Implant Society Meeting, Los Angeles
22. Duffner LR, Wallace WK, Stiles WR (1976) The Miami Co-operation community study on the Copeland intraocular lens (pseudophakos). Am J Ophthalmol 82:590–593
23. Epstein E (1959) Modified Ridley lenses. Br J Ophthalmol 43:29–33
24. Fechner PU (1979) Methylzellulose als Gleitsubstanz für die Implantation künstlicher Augenlinsen. Klin Monatsbl Augenheilkd 174:136–138
25. Fechner PU, Fechner MU, Reis H (1980) Der Okulist Tadini. Zur Geschichte der künstlichen Augenlinse. Klin Monatsbl Augenheilkd 176:1003–1011
26. Fechner PU (1984) Intraocularlinsen – Grundlagen der Operationslehre. Enke, Stuttgart (2. Aufl, völlig neu bearbeitet von Alpar JJ, Fechner PU)
27. Fyodorov SN, Galin MA, Linksz A (1975) Calculation of the optical power of intraocular lenses. Invest Ophthalmol Vis Sci 14:625
28. Gernet H, Ostholt H (1973) Augenseitige Optik, ein neues Gebiet der klinischen Okulometrie. Ophthalmologica 166:120–143
29. Gernet H, Ostholt H, Werner H (1978) Intraoculare Optik in Klinik und Praxis. Rothacker, Berlin
30. Gernet H, Zörkendörfer S (1982) Zur Brechkraft von menschlichen Augenlinsen und Kunstlinsen. Fortschr Ophthalmol 79:184–186
31. Hitchings RA, Chrisholm IH, Bird AC (1975) Aphakic macular oedema – incidence and pathogeneses. Invest Ophthalmol 14:68–72
32. Hoffer K (1980) Am Intra-Ocular Implant Society Meeting, Los Angeles
33. Jacobi KW, Jagger WS (1981) Physical Forces Involved in Pseudophacodonesis and Iridodonesis. Graefes Arch Clin Exp Ophthalmol 216:49–53
34. Jacobi KW, Strobel J (1979) Irisveränderungen bei Aphaken und Pseudophaken. Ber Dtsch Ophthalmol Ges 76:805–806
35. Jacobi KW, Wizemann A (1983) YAG-laser capsulotomy in patients with reversed optics IOL's. 2nd Congress of the European Intraocular Implant Lens Council, Gießen
36. Jaffe NS (1976) Suggested guidelines for intraocular lens implant surgery. Arch Ophthalmol 94:214–216
37. Jaffe NS (1979) The changing scene of intraocular implant lens surgery. Am J Ophthalmol 88:819–829
38. Jaffe NS (1984) Cataract surgery and its complications, 4th edn. Mosby, Los Angeles
39. Jaffe NS, Clayman HM (1978) Intraocular lenses secondary membranes and cystoid macular oedema. Ophthalmology (Rochester) 85:157–163
40. Kelman CD (1984) Anterior chamber lens design concepts. In: Rosen ES, Haining WM, Arnott EJ (eds) Intraocular lens implantation. Mosby, St. Louis Toronto, pp 239–245
41. Klein RM, Yannuzzi L (1976) Cystoid macular oedema in the first week after cataract-extraction. Am J Ophthalmol 81:614–615

42. Kraff MC, Sanders RD, Liebermann HL (1978) Determination of intraocular lens power: A comparison with and without ultrasound. Ophthal Surg 9:81
43. Kraff MC, Sanders RD, Liebermann HL (1979) The medallion suture lens: management of complications. Ophthalmology (Rochester) 86/4:643–654
44. Kratz RP, Johnson SH, Olson PF (1984) Iris transillumination defect and microhyphema syndrome. Am Intraocular Implant Soc J 10:425–428
45. Leiske LG (1984) Anterior chamber implants. In: Rosen ES, Haining WM, Arnott EJ (eds) Intraocular lens implantation. Mosby, St. Louis Toronto, pp 286–305
46. Leonard R, Rommel J (1982) Lens Implantation. Junk, The Hague
47. Mills KB (1984) Complications of intraocular lens implantations. In: Rosen ES, Haining WM, Arnott EJ (eds) Intraocular lens implantation. Mosby, St. Louis Toronto, pp 550–562
48. Nadbath RP, Rehman I (1963) Facial nerve block. Am J Ophthalmol 55:143–146
49. Pearce JL (1984) The Pearce tripod posterior chamber lenses. In: Rosen ES, Haining WM, Arnott EJ (eds) Intraocular lens implantation. Mosby, St. Louis Toronto, pp 376–382
50. Pearce JL (1977) Sixteen month experience with 140 posterior chamber intraocular lens implants. Br J Ophthalmol 61:310–315
51. Pearce JL (1976) New lightweight sutured posterior chamber lens implant. Trans Ophthalmol Soc UK 96:6–10
52. Pearce JL, Gosh T (1977) Surgical and postoperative problems with Binkhorst 2 and 4-loop lenses. Trans Ophthalmol Soc UK 97:84–90
53. Retzlaff J, Sanders D, Kraff M (1982) A manual of implant power calculation, 3rd edn. Publ Sonometrics Systems Inc, New York
54. Ridley H (1984) The cure of aphakia 1949. In: Rosen ES, Haining WM, Arnott EJ (eds) Intraocular lens implantation. Mosby, St. Louis Toronto, pp 37–42
55. Ridley H (1964) Zitiert nach Choyce. Trans Ophthalmol Soc UK 84:14
56. Ridley H (1951) Intraocular acrylic lenses. Trans Ophthalmol Soc UK 71:617–621
57. Ridley H (1951) Artificial intraocular lenses after cataract extraction. St. Thomas Report 7:12–14
58. Severin SL (1984) The Severin posterior chamber lens. In: Rosen ES, Haining WM, Arnott EJ (eds) Intraocular lens implantation. Mosby, St. Louis Toronto, pp 327–334
59. Shearing SP (1978) A practical posterior chamber lens. Contact and Intraocular Lens Medical Journal, St. Louis 4:114–118
60. Shearing SP (1984) The Shearing posterior chamber lens and extracapsular surgery. In: Rosen ES, Haining WM, Arnott EJ (eds) Intraocular lens implantation. Mosby, St. Louis Toronto, pp 366–375
61. Simcoe CW (1984) Posterior chamber lens implantation in extracapsular surgery. In: Rosen ES, Haining WM, Arnott EJ (eds) Intraocular lens implantation. Mosby, St. Louis Toronto, pp 403–408
62. Simcoe CW (1981) Simcoe posterior chamber lens. Theory techniques and results. Am Intraocular Implant Soc J 7:154–157
63. Simcoe CW (1978) Anounce of prevention (safeguards in intraocular lens surgery). Am Intraocular Implant Soc J 4:39–44
64. Sinskey RM (1984) Posterior chamber lens implantation in extracapsular surgery. In: Rosen ES, Haining WM, Arnott EJ (eds) Intraocular lens implantation. Mosby, St. Louis Toronto, pp 383–388
65. Sinskey RM (1981) Posterior chamber lens modification. Am Intraocular Implant Soc J 7:260–261
66. Snider NL, McReynolds WU (1977) Results and complications of our first 500 implantations. Am Intraocular Implant Soc J 3:10–13
67. Strampelli B (1955) Due anni di esperienza con le lenti camerulari. Atti Soc Oftal Ital 15:427–433
68. Strampelli B (1954) Sopportabilità di lenti acriliche in camera anteriore nella afachia e nei vizi di refrazione. Ann Ophthalmol 80:75–82
69. Strobel J (1985) Zu speziellen computerisierten klinischen Untersuchungen vor der Implantation von Intraocularlinsen. Berechnung der Brechkraft der zu implantierenden Intraocularlinse und morphometrische Zellanalyse des Hornhautendothels. Habilitationsschrift, Universität Gießen (1985)
70. Strobel J, Jacobi KW (1985) Posterior chamber lenses with convex side posteriorly – the calculation of dioptric power and results. Trans Ophthalmol Soc UK 104:580–581
71. Tennant JL (1984) Anterior chamber lenses. In: Rosen ES, Haining WM, Arnott EJ (eds) Intraocular lens implantation. Mosby, St. Louis Toronto, pp 272–285
72. Tennant JL (1981) A primer of cataract and IOL-surgery. (Eigenverlag)
73. Vörösmarthy D (1966) Oculopression. Adv Ophthal 17:42–99
74. Wang GJ, Pommerantzeff O (1982) Obtaining a high quality retinal image with a biconvex intraocular lens. Am J Ophthalmol 94:87–90
75. Winslow RL, Taylor BC, Harris WS (1978) One year follow-up of cystoid macular oedema following intraocular lens implantation. Ophthalmology (Rochester) 85:190–196
76. Wizemann A, Jacobi KW (1984) Nd-YAG-Laserkapsulotomie bei Intraokularlinsen mit inverser Optik. Klin Monatsbl Augenheilkd 184:175–179
77. Worst JGF, Mosselman CD, Ludwig HHH (1977) The artificial lens – experience with 2000 lens implantations. Am Intraocular Implant Soc J 3:14–19

# XI. Chirurgie der Glaukome

G. Mackensen und H. Harms*

Unter Mitarbeit von H.H. Unger

INHALT

| | | |
|---|---|---|
| Einführung | | 158 |
| Vorbemerkungen zur Morphologie, Physiologie und Pathophysiologie der Glaukome (Unter Mitarbeit von H.H. Unger) | | 159 |
| Kammerwasserproduktion | | 159 |
| Literatur | | 159 |
| Biologische Eigenschaften des Kammerwassers | | 159 |
| Literatur | | 160 |
| Kammerwasserabfluß | | 161 |
| Literatur | | 165 |
| Pathogenese der Glaukomformen | | 167 |
| Primäre Kammerwasserabflußbehinderungen | | 167 |
| Glaucoma simplex | | 167 |
| Angeborene Glaukome | | 168 |
| Literatur | | 169 |
| Behinderungen der Kammerwasserpassage im Augapfel | | 171 |
| Literatur | | 177 |
| Sekundäre Kammerwasserabflußbehinderungen (Sekundärglaukome) | | 179 |
| Literatur | | 181 |
| Anatomische Daten für die Glaukomchirurgie (Unter Mitarbeit von H.H. Unger) | | 183 |
| Literatur | | 185 |
| Basiswissen und Operationstechniken | | 185 |
| Zur Beurteilung von Operationsergebnissen | | 186 |
| Prinzipielle Fragen zur Operationstechnik | | 186 |
| Indikationsempfehlungen | | 187 |
| Literatur | | 187 |
| Operationen | | 188 |
| 1 | Eingriffe am Trabekelwerk | 189 |
| | Operationen bei kongenitalem Glaukom | 189 |
| | Diagnostische Maßnahmen zur Operationsvorbereitung | 189 |
| | Literatur | 190 |
| 1.1 | Goniotomie (Barkan) | 191 |
| 1.2 | Trabekulotomie (Smith, Allen und Burian, Harms) | 194 |
| | Operation am Trabekelwerk bei Glaukomen des Erwachsenen | 201 |
| 1.2.1 | Trabekulotomie bei Glaucoma chronicum simplex | 201 |
| 1.2.2 | Trabekulotomie in Verbindung mit Linsenoperationen bei Katarakt und Glaucoma chronicum simplex | 202 |
| | Literatur | 203 |
| 1.3 | Eingriffe zur Änderung der Spannungsverhältnisse im Trabekelwerk | 206 |
| | Literatur | 207 |
| 2 | Iridektomie | 207 |
| | Historischer Rückblick | 207 |
| | Iridektomie-Indikationen | 208 |
| | Behandlung des akuten Winkelblockglaukoms und Prophylaxe | 209 |
| | Operationsvorbereitung | 209 |
| 2.1 | Periphere Iridektomie mit sklerokornealem Zugang | 209 |
| 2.2 | Periphere Iridektomie mit kornealem Zugang | 212 |
| | Behandlung des verschleppten akuten Glaukoms | 214 |
| 2.3 | Iridektomie und Trabekulotomie | 215 |
| 2.4 | Periphere Iridektomie in Verbindung mit Linsenextraktion oder Keratoplastik | 215 |
| 2.5 | Iridektomie bei Seclusio pupillae („Napfkucheniris") | 215 |
| 2.6 | Iridektomie bei vitreopupillarem Block | 216 |
| | Literatur | 216 |
| 3 | Eingriffe zur Ableitung des Kammerwassers unter die Bindehaut (Fistulierende Operationen) | 218 |
| | Zur Geschichte und Wirkungsweise der fistulierenden Operationen | 218 |
| | Allgemeine Bemerkungen zur Indikation fistulierender Operationen | 221 |
| | Literatur | 222 |
| | Allgemeine Empfehlungen für fistulierende Eingriffe | 223 |
| | Operationsschritte an der Bindehaut | 223 |
| | Sonstige Empfehlungen für alle fistulierenden Eingriffe | 229 |
| | Literatur | 230 |
| 3.1 | Eingriffe mit freier Fistulation unter die Bindehaut | 231 |
| 3.1.1 | Sklerokorneale Trepanation (Elliot) | 231 |
| 3.1.2 | Sklerektomie (Lagrange) | 233 |
| 3.1.3 | Iridenkleisis (Holth) | 234 |

> Die Operationsschritte sind in diesem Kapitel so dargestellt, daß kranial stets oben abgebildet wird.

---

* Für redaktionelle Hilfe danken wir Frau H. Renné

| | | | | | |
|---|---|---|---|---|---|
| 3.1.3.1 | Zweizipflige Iriseinklemmung | 234 | 5.3 | Ziliarkörperexzision (SAUTTER) | 275 |
| 3.1.3.2 | Einklemmung eines basalen Irislappens | 235 | 5.4 | Eingriffe zur Reduzierung der Blutversorgung des Ziliarkörpers | 275 |
| 3.1.4 | Externalisation des Schlemm-Kanals, Sinusotomie | 236 | | Literatur | 276 |
| 3.1.4.1 | Operationstechnik nach KRASNOV | 237 | 6 | Eingriffe mit mittelbarer Auswirkung auf die Drucklage | 278 |
| 3.1.4.2 | Operationstechnik nach WALKER und KANAGASUNDARAM | 237 | 6.1 | Panretinale Foto- oder Laserkoagulation | 278 |
| 3.1.5 | Fisteloperationen mit Kauterisation (PREZIOSI, SCHEIE, MALBRAN) | 238 | 6.2 | Kryoapplikation auf die periphere Retina | 278 |
| | Literatur | 240 | | Literatur | 279 |

3.2 Skleragedeckte Fisteloperationen . . . . . . 241
3.2.1 Trabekulektomie (CAIRNS, LINNÉR) . . . . . 241
3.2.2 Goniotrepanation (FRONIMOPOULOS) . . . . 242
Goniotrepanation im Vergleich mit Lasertrabekuloplastik . . . . . . . . . . . . . . . . 246
3.2.3 Weitere Operationen mit Skleralappen . . . . 246
3.2.3.1 Skleragedeckte Fisteloperation über der Pars plana corporis ciliaris (Transziliare Trepanation) 246
3.2.4 Skleragedeckte Fisteloperationen als Bestandteil kombinierter Eingriffe . . . . . . . . . . 247
Literatur . . . . . . . . . . . . . . . . 247
3.3 Einpflanzung von Fremdmaterial zur Ableitung von Kammerwasser . . . . . . . . . . 250
Literatur . . . . . . . . . . . . . . . . 252
3.4 Behandlung von unmittelbar postoperativen und von späten Komplikationen nach fistulierenden Eingriffen . . . . . . . . . . . . . . . 253
3.4.1 Maßnahmen bei flacher Vorderkammer ohne Drucksteigerung . . . . . . . . . . . . 253
3.4.2 Maßnahmen bei flacher Vorderkammer mit Drucksteigerung („Malignes Glaukom") . . . 254
3.4.3 Korrektur skleraler Verklebungen und narbig begrenzter Sickerkissen . . . . . . . . . . 256
3.4.4 Verschluß einer Filterkissenruptur . . . . . . 257
3.4.4.1 Filterkissendeckung . . . . . . . . . . . 257
3.4.4.2 Filterkissenunterfütterung . . . . . . . . . 259
Überschießende Drucksenkung ohne äußere Fistel . . . . . . . . . . . . . . . . . 259
3.4.5 Behandlung „luxurierender" Filterkissen . . . 262
Postoperative Katarakt . . . . . . . . . . 262
3.4.6 Kataraktextraktion bei vorhandenem Filterkissen 262
3.4.7 Behandlung von Spätinfektionen . . . . . . 262
Literatur . . . . . . . . . . . . . . . . 263
4 Ablösung der Ziliarmuskelsehne . . . . . . 265
4.1 Zyklodialyse nach HEINE . . . . . . . . . 266
4.2 Zyklodialyse nach v. BLASKOVICS . . . . . 266
4.3 Umschriebene, optisch kontrollierte Verbindungen der Vorderkammer mit dem perichorioidalen Spalt . . . . . . . . . . . . . . . . . 267
4.3.1 Trabekulektomie mit Ziliarkörperfreilegung (WATSON) . . . . . . . . . . . . . . 267
4.3.2 Iridozykloretraktion (KRASNOV) . . . . . . 268
Literatur . . . . . . . . . . . . . . . . 268
5 Eingriffe zur Minderung der Kammerwasserproduktion . . . . . . . . . . . . . . . 270
5.1 Hitzekoagulation des Ziliarkörpers . . . . . 271
5.1.1 Penetrierende Diathermiekoagulation mit der Kugelelektrode (WEVE) . . . . . . . . . . 271
5.1.2 Perforierende Diathermiekoagulation mit der Nadelelektrode (VOGT) . . . . . . . . . . 271
5.1.3 Direkte Ziliarkörperkauterisation (HARMS) . . 272
5.2 Kälteapplikation am Ziliarkörper (BIETTI) . . . 273

# Einführung

Glaukomchirurgie soll erhöhten intraokularen Druck normalisieren. Da Drucksteigerungen unterschiedliche Ursachen haben, kann auch Drucksenkung nur auf verschiedenen Wegen erreicht werden. Am häufigsten geht es darum, den Kammerwasserabstrom aus dem Augapfel zu erleichtern. Oft müssen Hindernisse beseitigt werden, die den Durchfluß des Kammerwassers im Augapfel ventilartig hemmen. Wenn dementsprechende, prinzipiell unterschiedliche Eingriffe zur Verbesserung der Kammerwasserzirkulation den Augendruck nicht senken können, bleibt nur die Möglichkeit, die Kammerwasserproduktion zu drosseln. Nicht immer ist leicht zu erkennen, welche dieser Aufgaben vorliegt, und nicht selten müssen Maßnahmen kombiniert werden, da verschiedene Pathomechanismen gemeinsam einwirken können. Ferner soll nicht wie gewöhnlich in der Augenchirurgie herabgesetztes Sehvermögen verbessert, sondern mögliche Sehverschlechterung verhütet werden. Das gibt den antiglaukomatösen Eingriffen ihre besondere Stellung und macht sie – abgesehen von den absoluten Indikationen – prophylaktischen Maßnahmen vergleichbar.

Eine absolute Operationsindikation liegt vor, wenn konservative Behandlung erfahrungsgemäß als unzulänglich angesehen werden und wenn dementsprechend für gefährlicher gelten muß, den Eingriff zu unterlassen als das Risiko von Operationskomplikationen einzugehen. Beispiele dafür sind das kongenitale Glaukom, der primäre und sekundäre Winkelblock oder das („maligne") Ziliarblockglaukom.

Bei der häufigsten Form der Glaukome, dem Glaucoma chronicum simplex, steht die operative Therapie in Konkurrenz zu einer sich ständig verbessernden medikamentösen Behandlung. Nebenwirkungen von Medikamenten, aber auch Unzuverlässigkeit der Patienten in der Durchführung der Therapie und in der Einhaltung von Kontrollterminen, können die Entscheidungen für oder gegen einen Eingriff genau so erschweren wie etwa die mit einer Tag für Tag geforderten Medikamentenanwendung verbundene psychische Belastung des Glaukomkranken.

So gewinnt die Risikoabwägung bei diesen relativen Indikationen einen besonderen Rang und trägt ebenfalls zur Sonderstellung der Glaukomoperationen bei.

Indikationsüberlegungen sowie die Auswahl der Operationstechnik bedürfen sachkundigen und sorgfältigen Abwägens. Für eine Darstellung der Glaukomchirurgie ergibt sich daraus die Notwendigkeit, nicht nur Operationsmethoden aufzuzählen, sondern auch Morphologie, Physiologie und Pathophysiologie der Glaukome zu schildern, denn allein aus deren Kenntnis lassen sich Einsichten ableiten und Entscheidungen begründen.

## Vorbemerkungen zur Morphologie, Physiologie und Pathophysiologie der Glaukome

Unter Mitarbeit von H.H. UNGER

### Kammerwasserproduktion

Das Kammerwasser wird in den Processus ciliares – im wesentlichen als Sekretionsleistung des unpigmentierten Ziliarepithels (75%) und in geringerer Menge durch Ultrafiltration – erzeugt (*Minutenvolumen* normalerweise etwa 2,2 µl; im Alter und bei Glaucoma chronicum simplex etwas weniger). Die Kammerwasserproduktion hängt von den Durchblutungsverhältnissen im Stroma der Ziliarfortsätze und von den biologischen Leistungen des Ziliarepithels ab [1, 2, 3, 4, 5, 6, 9].

Eine *operative Drosselung der Kammerwasserbildung* ist dadurch möglich, daß die Durchblutung des Ziliarkörpers reduziert und die sezernierenden Epithelien geschädigt werden (s. Abschn. XI. 5). Wegen hoher regenerativer Potenz des Ziliarepithels sind solche sekretionshemmenden Eingriffe (falls nicht Teile der Pars plicata entfernt werden s. Abschn. XI. 5.3), oft nur zeitlich begrenzt wirksam und dann – gegebenenfalls mehrfach – zu wiederholen [7, 8].

## LITERATUR

1. Cole DF (1977) Secretion of the aqueous humour. Exp Eye Res [Suppl] 25:161–176
2. Goldmann H (1949) Der Übertritt von Fluorescein aus dem Blut ins Kammerwasser des normalen Menschen. Experientia 5:295–296
3. Goldmann H (1951) Abflußdruck, Minutenvolumen und Widerstand der Kammerwasserströmung des Menschen. Doc Ophthalmol 5/6:652–671
4. Kinsey EV (1971) Ion movement in ciliary processes. In: Bittar EE (eds) Membranes and ion transport. Wiley, London, p 185–209
5. Moses RA (1972) A graphic analysis of aqueous humor dynamics. Am J Ophthalmol 73:665–669
6. Rohen JW (1977) Morphologie und Embryologie des Sehorgans. Flüssigkeitssystem und Kammerwasserzirkulation, pp 1.27–1.30. In: François J, Hollwich F (Hrsg) Augenheilkunde in Klinik und Praxis, Bd 1. Thieme, Stuttgart
7. Worthen DM, Wickham MG, Cleveland PH (1981) Anatomic studies in glaucoma. In: Cairns JE a others (eds) Symposium on glaucoma. Mosby, St Louis Toronto London, pp 1–18
8. Zimmerman TJ, Worthen DM, Wickham MG (1973) Argon laser photocoagulation of ciliary processes in man. Invest Ophthalmol Vis Sci 12:622–623
9. Zypen E van der, Rentsch FJ (1971) Altersbedingte Veränderungen am Ziliarepithel des menschlichen Auges. In: Bredt H, Rohen JW (Hrsg) Altern und Entwicklung. Schattauer, Stuttgart New York, S 37–69

### Biologische Eigenschaften des Kammerwassers

Das unpigmentierte Ziliarepithel ist – wie auch das Endothel der Irisgefäße – als *Blut-Kammerwasser-Schranke* anzusehen.

Das Kammerwasser unterscheidet sich vor allem in der hinteren Augenkammer unmittelbar nach seiner Sekretion deutlich von der Zusammensetzung des Blutplasmas. Es ist weitgehend zell- und proteinfrei (Proteingehalt $\sim 1/150$ des Blutes). Jedoch schon mit der pulsierend erfolgenden Passage in die vordere Kammer, also durch den Kontakt mit der gefäßreichen Iris, wird es dem Plasma ähnlicher. Während normales Kammerwasser offensichtlich Zellwachstum hemmt, weist proteinreiches Kammerwasser, besonders das entzündeter Augen, diese Eigenschaft nicht auf. Es liegen auch erste Hinweise darauf vor, daß vom Kammerwasser glaukomatöser Augen Fibroblastenproliferation weniger gehemmt wird [4, 11, 13, 18, 24].

Eröffnen wir einen Augapfel, so führt die plötzliche Drucksenkung zu einem Zusammenbruch der Blut-Kammerwasser-Schranke und zu Veränderungen der Kammerwasserbeschaffenheit, die als *„Parazenteseeffekt"* bezeichnet werden. Das Kammerwasser wird um das 50–100fache proteinreicher, also „plasmoid", was bereits GREEFF 1894 durch den Nachweis proteingefüllter Vesikel in den Ziliarfortsätzen plausibel machte, WESSELY 1923 als Folgen einer Gefäßerweiterung deutete, eine Auffassung, die später bestätigt wurde. Auch ein Rückfluß aus dem Schlemm-Kanal spielt wohl bei der Proteinanreicherung eine Rolle. Insgesamt ist der Parazenteseeffekt einer intraokularen Entzündung ähnlich. Die Zusammensetzung des Kammerwassers normalisiert sich nach einem Eingriff innerhalb von Stunden, aber zuweilen auch erst nach Tagen [5, 6, 8, 10, 12, 14, 15, 16, 17, 20, 21, 22, 23, 25, 26, 27, 30].

Medikamente können ebenfalls die Durchlässigkeit der Blut-Kammerwasser-Schranke steigern, wie Pilocarpin (in höheren Dosen) oder Cholinesterasehemmstoffe [1, 2, 3, 29].

Diese Umstände tragen bei, zu verstehen, warum fistulierende Operationen – besonders an Augen mit Reizzuständen – durch Narbenformation schnell wieder wirkungslos werden können, und wieso sich nicht selten Pupillarsaum- und Kammerwinkelsynechien ausbilden. Das verpflichtet uns, das *Operationstrauma so gering wie möglich zu halten* [6]. Auch der postoperative Einsatz von Kortikosteroiden ist so begründet.

Bei chronisch persistierender postoperativer Hypotonie sind nicht nur die avaskulären Organanteile (Hornhaut, Linse, Glaskörper, deren Stoffwechsel in besonderem Maße von einer regelrechten Zusammensetzung des Kammerwassers abhängt) betroffen, sondern alle Gewebe des Augapfels. So können die als *„Hypotoniesyndrom"* zusammengefaßten Veränderungen in Atrophie und schließlich in Phthisis bulbi übergehen [7, 9, 19, 20, 28].

Den Augendruck permanent stark senkende Maßnahmen, die exzessiven Kammerwasserabstrom oder extreme Hemmung der Kammerwasserproduktion bewirken, können demnach eine Grenze überschreiten, von der ab der Bestand des Augapfels gefährdet ist.

## LITERATUR

1. Abraham SV (1959) Miotic iridocyclitis: its role in the surgical treatment of glaucoma. Am J Ophthalmol 48:634–643
2. Alm A, Bill A, Young FA (1973) The effects of pilocarpine and neostigmine on the blood flow through the anterior uvea in monkeys. Exp Eye Res 15:31–36
3. Amsler M, Verry F, Huber A (1955) L'humeur aqueuse et ses fonctions. Masson, Paris
4. Benezra D, Sachs U (1974) Growth factor in aqueous humor of normal and inflamed eyes of rabbits. Invest Ophthalmol Vis Sci 13:868–869
5. Bill A (1980) The physiology of the paracentesis effects and its recovery. In: Naumann GOH, Gloor B (Hrsg) Wundheilung des Auges und ihre Komplikationen. Bergmann, München
6. Bito LZ (1977) The physiology and pathophysiology of intraocular fluids. Exp Eye Res [Suppl] 25:273–289
7. Boniuk V, Boniuk M (1972) The incidence of phthisis bulbi as a complication of cataract surgery in the congenital rubella syndrome. Int Ophthalmol Clin 12/2:77–87
8. Davson H (1955) Physiology of the ocular and cerebrospinal fluids. Churchill, London
9. Fanta H (1949) Hypotonie durch Einlagerung von Glaskörper in den Kammerwinkel nach Cyclodialyse bedingt. Ophthalmologica 118:205–214
10. Greeff R (1894) Befunde am Corpus ciliare nach Punktion der vorderen Kammer. Arch Augenheilkd 28:178–192
11. Herschler J, Claflin J, Fiorentino G (1980) The effects of aqueous humor on the growth of subconjunctival fibroblastics in tissue culture and its implications for glaucoma surgery. Am J Ophthalmol 89:245–249
12. Hirsch M, Montcourrier P, Renard G (1977) Ultrastructure of the blood aqueous barrier in normal condition and after paracentesis. Graefes Arch Clin Exp Ophthalmol 203:169–179
13. Kornblueth W, Tenenbaum E (1956) The inhibitory effect of aqueous humor on growth of cells in tissue culture of aqueous humor. Am J Ophthalmol 42:70–74
14. Kronfeld PC (1949) Further gonioscopic studies on the canal of Schlemm. Arch Ophthalmol 41:393–405
15. Kronfeld PC, Freeman HM (1960) Effect of acetazolamide on the response to an anterior chamber puncture in man. Am J Ophthalmol 50:1141–1147
16. Kronfeld PC, Lin CK, Luo TH (1941) The protein content of the re-formed aqueous humour in man. Am J Ophthalmol 24:264–276
17. Kronfeld PC, Mc Garry HL, Smith HE (1942) Gonioscopic studies on the canal of Schlemm. Am J Ophthalmol 25:1163–1173
18. Linnér E (1952) Ascorbic acid as a test substance for measuring relative changes in the rate of plasma flow through the ciliary processes. Acta Physiol Scand 26:70–78
19. Mackensen G, Corydon L (1974) Verbesserter Eingriff gegen das Hypotoniesyndrom mit Kammerwinkelspalt nach drucksenkender Operation. Klin Monatsbl Augenheilkd 165:697–704
20. Naumann GOH (1980) Pathologie des Auges. In: Doerr W, Seifert G (ed) Spezielle pathologische Anatomie; Bd 12. Springer, Berlin Heidelberg New York
21. Okisaka S (1976) Effects of paracentesis on the blood-aqueous barrier: a light and electron microscopic study in cynomolgus monkey. Invest Ophthalmol Vis Sci 15:824–834
22. Phelps CHD, Asseff CF, Weisman RL, Podos SM, Becker B (1972) Blood reflux into Schlemms canal. Arch Ophthalmol 88:625–631
23. Poos F (1931) Über die histologischen und klinischen Erscheinungen bei akuten lokalen Capillarkreislaufstörungen am Auge. Graefes Arch Clin Exp Ophthalmol 127:489–574
24. Radius RL, Herschler J, Claflin A, Fiorentino G (1980) Aqueous humor changes after experimental filtering surgery. Am J Ophthalmol 89:250–254
25. Raviola G (1974) Effects of paracentesis on the blood-aqueous barrier: an electron microscopic study on Macaca mulatta using horseradish peroxidase as a tracer. Invest Ophthalmol 13:828–858
26. Rohen J (1953) Die Gestalt der Blutkammerwasserschranke beim Kaninchen in Ruhe und nach funktioneller Belastung. Ber Dtsch Ophthalmol Ges 58:65–70
27. Seidel E (1918) Experimentelle Untersuchungen über die Quelle und den Verlauf der intraokulären Saftströmung. Graefes Arch Clin Exp Ophthalmol 95:1–72

28. Völcker HE, Naumann GOH (1978) Histopathologie persistierender okulärer Hypotonie-Syndrome. Ber Dtsch Ophthalmol Ges 75:591–595
29. Weigelin E (1977) Uvea. In: Hockwin O, Koch HR (Hrsg) Arzneimittelnebenwirkungen am Auge. Fischer, Stuttgart New York
30. Wessely K (1923) Die Methodik der Kammerwasseruntersuchung und der Kammerwasserersatz bei Mensch und Versuchstier. Arch Augenheilkd 93:184–203

## Kammerwasserabfluß

Die *größte Menge des Kammerwassers* (mindestens 85%) *fließt über den Kammerwinkel* (die „Kammerbucht") *ab*, indem es das Trabekelwerk passiert und dem Schlemm-Kanal zugeführt wird. Der übrige Anteil folgt *Nebenabflußwegen* in den perichorioidalen Raum und in das uveale Venensystem (**Abb. XI. 1, 2**). Damit ein bestimmter, physiologischer intraokularer Druck aufrecht erhalten werden kann, gehört eine *Abflußdrosselung* zu den normalen Funktionen. Diese Aufgabe wird wahrscheinlich im wesentlichen vom Trabekelwerk erfüllt. Das geht aus Perfusionsversuchen hervor, die bereits in der LEBER-Schule (1895) begonnen und seitdem mehrfach bestätigt und konkretisiert wurden, aber ebenso aus tonometrischen und tonographischen Messungen, die während Trabekulotomien vorgenommen wurden [6, 11, 19, 30, 33, 34, 35, 51, 66].

Der Augendruck wird nach heutigen Kenntnissen durch ein *intraokulares Regelsystem* konstant gehalten, wobei sich der Abflußwiderstand den Druckverhältnissen anpassen kann. Der physiologische Widerstand in den Abflußwegen bewirkt, daß der intraokulare Druck etwa 15 mm Hg beträgt, während der episklerale Venendruck bei 5–8 mm Hg liegt. Ein *übergeordnetes regelndes Zentrum* konnte bisher nicht nachgewiesen werden, jedoch muß man allein aus der Tatsache, daß der Augendruck einem Tagesrhythmus folgt, auch auf extraokulare Einflüsse schließen. Eine reiche nervale Versorgung des Trabekelwerks deutet ebenfalls auf regulierende Impulse hin. Erste konkrete Hinweise auf ein entsprechendes hypothalamisches Zentrum und nervale Verbindungen zum Augapfel ergeben sich aus Sehnervendurchschneidungsversuchen [10, 32, 33, 42, 43, 44, 49, 50, 60, 61, 65, 67, 68, 86, 100].

Das netzähnliche *Gewebe des Trabekelwerks*, spannt sich zwischen der Iriswurzel bzw. dem Ziliarkörper (uvealer Anteil) sowie dem Skleralsporn (skleraler Anteil) und Schwalbe-Ring, dem Ende des Septum sclerae, aus. Als biopolymere Struktur hat sich das Trabekelwerk histogenetisch den statischen Belastungen angepaßt, denen es im ausgereiften Zustand ausgesetzt ist. In **Abb. XI. 3** sind die anatomischen und von der Aktion des Ziliarmuskels abhängigen funktionellen Verhältnisse schematisch dargestellt. Im Trabekelwerk werden auch die Sehnen des meridionalen Anteils des Ziliarmuskels (Brücke-Muskel) wirksam. Diese setzen zwar in der Masse am Skleralsporn an, durchziehen ihn aber auch, um sich im Trabekelwerk und teilweise im kornealen Stroma zu verankern. Derjenige Teil des Trabekelwerks, der dem Schlemm-Kanal unmittelbar anliegt und dessen Endothel trägt, wird als *Trabeculum cribriforme* bezeichnet. Die Ziliarmuskelsehnen haben bis in diese Schicht und damit zur Wand des Schlemm-Kanals direkte Verbindungen (ROHEN, UNGER; [5, 24, 26, 27, 61, 69, 70, 71, 72, 78, 80, 81, 82, 85, 91, 93, 96]).

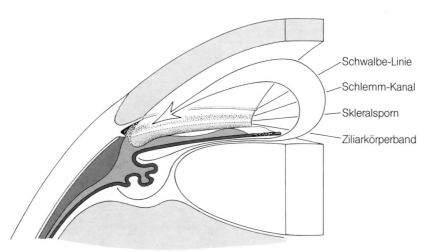

**Abb. XI. 1. Fluß des Kammerwassers unter physiologischen Bedingungen.** Nach Produktion in der Pars plicata des Ziliarkörpers passiert das Kammerwasser den engen iridolentikulären Durchgang und von der Vorderkammer das den Abfluß regelnde Trabekelwerk in der Kammerbucht. In der Abbildung sind die bei gonioskopischen Befundbeschreibungen gebräuchlichen Orientierungszonen benannt. Der Bereich zwischen der Schwalbe-Linie und dem Skleralsporn wird als „Trabekelband" bezeichnet. Das benachbarte „Ziliarkörperband" ist bei Myopie und bei Akkommodationslähmung breiter – bei Hypermetropie und bei Ziliarmuskelkontraktion schmäler.

Durch die *Verbindung des Ziliarmuskels mit dem Trabekelwerk* und mit dem Skleralsporn wird verständlich, in welcher Weise Medikamente, die den Ziliarmuskel anspannen, den Augendruck senken: der zurückgezogene Ring des Skleralsporns spreizt und entfaltet den Lamellenfächer des Trabekelwerks, öffnet seine Maschen, vergrößert die Filtrationsfläche und weitet den Schlemm-Kanal (UNGER, 1957). Die damit bewirkte „Stabilisierung" des Kanallumens erschwert einen etwa vom intraokularen Druck induzierten Kollaps. In diesem Sinn kann auch die miotische Straffung des Irisdiaphragmas drucksenkend wirken. Daß die Vergrößerung der „Irisresorptionsfläche" in erster Linie den Augendruck herabsetzte, wie man früher glaubte, ist weniger wahrscheinlich [8, 39, 48, 62, 64, 92, 93, 97, 101].

Den geschilderten *Effekt der Miotika* nutzen wir nach einer Trabekulotomie (s. Abschn. XI. 1.2), um die geschaffenen Trabekellücken und den Abflußweg in den Schlemm-Kanal über die Zeit der Wundheilung offen zu halten.

Die Fasern des Trabekelwerks sind von einem *Endothel mit besonderen biologischen Eigenschaften* umkleidet. Es ist zur Phagozytose befähigt und wirkt fibrinolytisch, kann Partikel verschiedener Herkunft (Blut, Linsenreste, entzündliche Produkte) auflösen, aufnehmen und eliminieren, arbeitet also zusammen mit dem trabekularen Maschenwerk wie ein sich selbst reinigender Filter (s. **Abb. XI. 2**). Zunehmende Hyalinisierung und Verdikkung der Trabekellamellen sowie Plaquebildungen in sei-

**Abb. XI. 2. Kammerwasserabflußwege und Leistungen der Endothelien** (UNGER). Den transtrabekulären Abfluß nehmen 85% des Kammerwassers. Nach Passage des Trabekelwerks gelangt es mittels Pinozytose durch das Endothel der Kanalinnenwand in den Schlemm-Kanal, aber wohl auch durch interzellulare Lücken. Von dort fließt es über „direkte" Abflußkanälchen in Kammerwasservenen oder über „indirekte" in den intraskleralen Venenplexus. 15% des Kammerwassers folgen Nebenabflußwegen, vorwiegend entlang den Ziliarmuskelbündeln und in den perichorioidalen Raum. – Das Endothel des Trabekelwerks ist auch zur Phagozytose fähig.

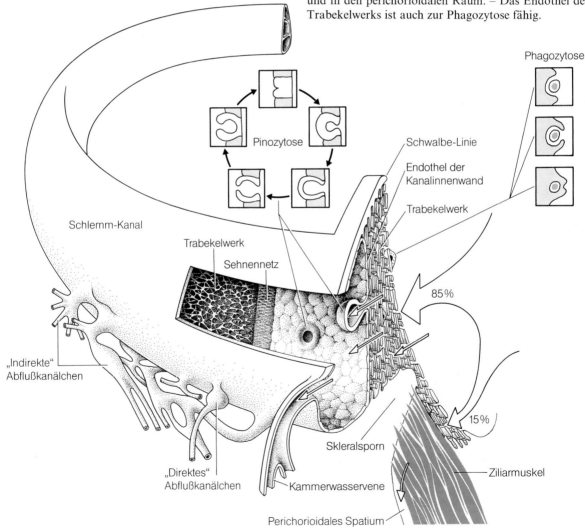

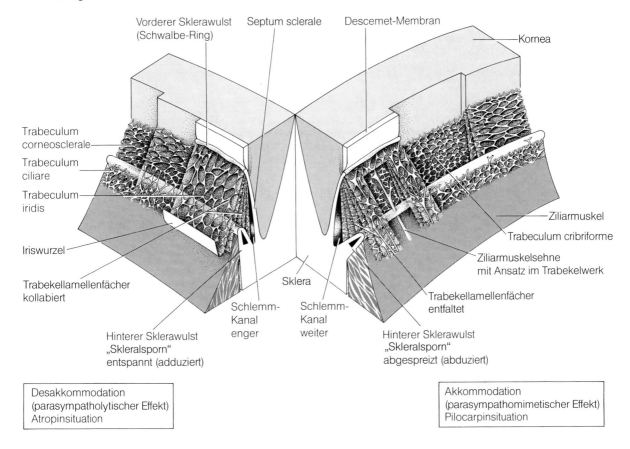

**Abb. XI. 3. Gliederung und Funktion des Trabekelwerks** (UNGER). Die Faserbündel des Filterwerks sind einem der Akkommodation dienenden (elastisch-muskulären) System angeschlossen. Von dessen Wechselspiel werden sie mitbewegt wie Fasernetze an kontraktilen, rhythmisch arbeitenden Organen.

nem kribriformen Anteil im höheren Alter bewirken eine Verdichtung und erhöhen damit den Abflußwiderstand, phagozytierte Partikel tragen dazu bei. Die Abflußerschwerung wird in der Regel durch die bereits erwähnte, mit dem Alter verbundene Minderung der Kammerwasserproduktion soweit ausgeglichen, daß der mittlere Augendruck nur geringfügig steigt. Die meisten Formen eines chronischen Glaukoms mit offenem Kammerwinkel haben offenbar ihre Ursache darin, daß diese Kompensation nicht ausreicht, denn sie zeigen über die Altersveränderungen hinausgehende Veränderungen im Trabekelwerk [9, 21, 28, 52, 54, 59, 70, 76, 77, 79, 80, 83, 84, 85, 94, 95, 98, 99].

Die *Passage des Kammerwassers durch das Trabekelwerk* ist nicht einfach ein passiver, druckabhängiger Filtrationsprozeß, wofür die direkte Beziehung zwischen Druck und Abflußrate sprechen könnte. Offenbar kann das dem Schlemm-Kanal unmittelbar angelagerte Trabeculum cribriforme durch Weitenänderungen der Strömungskanälchen den Abflußwiderstand modifizieren. Möglicherweise geschieht dies in der Weise, daß sich von den Trabekelzellen produzierte extrazelluläre Substanzen dem „Filter" einlagern, vom ausströmenden Kammerwasser jedoch, den Druckanforderungen entsprechend, wieder herausgewaschen werden können. Lytische Faktoren des Kammerwassers würden dafür die notwendigen Voraussetzungen bilden. Das Endothel, das den Schlemm-Kanal auskleidet, wird durch *Pinozytose* passiert, indem sich – druckabhängig – Vakuolen bilden, die sich zu Poren öffnen und das Kammerwasser – wie auch zelluläre Elemente, etwa Erythrozyten – hindurchtreten lassen (s. **Abb. XI. 2**). Daneben ist wohl auch ein interzellulärer Abfluß möglich [7, 12, 13, 14, 16, 18, 25, 26, 29, 35, 37, 38, 45, 55, 58, 69, 73, 74, 77, 88, 89, 90, 102].

Insgesamt erweitert sich nach heutigen Erkenntnissen die Vorstellung von einem passiven Filter mit vorgegebenem Abflußwiderstand und nur vom Druck abhängiger Abflußleistung zu der von einem Gewebe, das sich aktiv wechselnden Anforderungen anpaßt.

Wird ein Augapfel eröffnet, so faltet sich das Trabekelwerk infolge der starken Drucksenkung zusammen (während der Schlemm-Kanal weiter wird). Das wirkt zwar einem Rückfluß in die Kammer entgegen, aber die kollabierten transzellulären Abflußwege und das Trabekelwerk verlieren an Durchgängigkeit. In Primatenver-

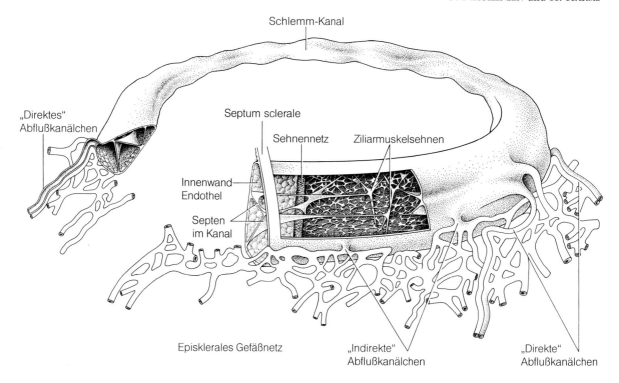

Abb. XI. 4. **Binnenstrukturen im Schlemm-Kanal sowie Abflußwege in das intra- und episklerale Gefäßsystem** (UNGER).

suchen wurde gefunden, daß bereits eine mangelnde Durchflutung für 1 Stunde zu Veränderungen der Zellen des uvealen Trabekelwerks führt. Die als „Parazenteseeffekt" beschriebenen Veränderungen des Kammerwassers mit reduzierter Fähigkeit, das Maschenwerk offen zu halten, spielen dabei eine große Rolle [14, 36, 47, 53].

Für den Operateur sind diese Erkenntnisse und Überlegungen wichtig, denn sie erklären manche postoperativen Probleme. Wenn die Funktionsfähigkeit des als „aktiv" zu kennzeichnenden Trabekelfiltersystems davon abhängt, daß es auch durchströmt wird, kann seine Leistung schon nach jedem fistulierenden Eingriff beeinträchtigt sein [56, 57]. Strömt das Kammerwasser zumindest in den ersten Tagen ausschließlich oder vorwiegend über die Fistel ab, dann ist es nicht verwunderlich, wenn ein ihr nachfolgender Narbenverschluß sogar zu einer schlechteren als der präoperativen Drucklage führen kann (GOLDMANN, 1953). Daraus ergibt sich eine für die gesamte Glaukomchirurgie wichtige Frage: soll überhaupt ein Eingriff mit „guter" oder gar ungehemmter Kammerwasserableitung durch eine Fistel angestrebt werden, wenn dies dazu führt, daß noch funktionsfähige Trabekelanteile nicht genutzt werden und schließlich veröden? Sind nicht vielmehr nur begrenzte Abflußhilfen anzustreben, damit die Funktion des Trabekels soweit wie möglich bewahrt wird? So ist auch zu überlegen, ob es richtig ist, sogleich mit Medikamenten, die die Kammerwasserproduktion hemmen, einzugreifen, wenn nicht unmittelbar postoperativ die gewünschte Drucksenkung vorliegt?

Die Einbettung des Schlemm-Kanals in eine Skleranische sowie Verbindungen seiner Wandstrukturen zur Schwalbe-Linie und zum Skleralsporn tragen zu seiner Stabilisierung bei (s. **Abb. XI. 2, 3** und **7**). Dennoch ist es offensichtlich möglich, daß der Kanal kollabiert oder komprimiert wird.

Es ist sicher unzutreffend, sich den Schlemm-Kanal als eine ringförmige Röhre vorzustellen, in der das Kammerwasser stets frei zirkuliert. Dazu verleiten die durch hineingepreßtes Neopren erzielten Ausgußpräparate ASHTONS, obwohl sie auch Buchten und sogar Aufzweigungen erkennen lassen. Aber auch die Tatsache, daß sich Trabekulotomiesonden gewöhnlich ohne nennenswerten Widerstand einführen lassen, fördert diese Vorstellung. Unter physiologischen Bedingungen bildet der Kanal wohl eine funktionelle Einheit. Aus histologischen Befunden wissen wir jedoch, daß im Kanallumen Strukturen vorhanden sind (**Abb. XI. 4**), die einerseits als stabilisierende Innenverspannung wirken können, denn sie sind im Septum sclerale verankert und mit den Ziliarmuskelsehnen verbunden, die andererseits auch Unterteilungen des Lumens und damit funktionelle Kompartimente abgrenzen könnten. Denkbar wäre auch, daß Derartiges bei partiellem Kollaps des Kanals oder bei seiner Eröffnung nach innen oder nach außen eine Rolle spielte [3, 4, 34, 41, 63, 96].

Die Erfahrungstatsache, daß nicht selten an mehreren Stellen eine Goniotomie oder eine Trabekulotomie vorgenommen werden muß, bis der Druck ausreichend gesenkt ist, könnte durch Kompartimentbildung im Kanal erklärt werden.

Aus dem Schlemm-Kanal fließt das Kammerwasser über „direkte" Abflußkanälchen in *Kammerwasservenen* (ASCHER, 1942) oder über „indirekte" Abflußkanälchen in den intraskleralen Venenplexus (s. **Abb. XI. 4**) [1, 2, 3, 4, 22, 23, 30, 78].

Unter operationstechnischen Gesichtspunkten wenig bedeutsam sind *Nebenabflußwege* des Kammerwassers. Solche folgen z.T. den Ziliarmuskelbündeln, die sich mit ihren Fibroblastenhüllen bis in das Trabekelwerk hinein fortsetzen und Kammerwasser in den perichorioidalen Raum ableiten können. So übernimmt das Kammerwasser auf diesen Wegen die Aufgabe des im Augapfel fehlenden Lymphsystems. Auch das uveale Venensystem – einschließlich des der Iris – nimmt Kammerwasser auf und führt es dem Abfluß über die Vortexvenen zu. Unter Atropineinwirkung steigt der Anteil des über uveosklerale Wege abgeführten Kammerwassers, unter Pilocarpinwirkung ist er geringer. Über Nebenabflüsse werden zwar nur etwa 15% des Kammerwassers abgeführt; da die Spalträume zwischen den Ziliarmuskelbündeln mit zunehmendem Lebensalter fortschreitend von Bindegewebe blockiert werden, ist aber auch darin eine der möglichen Ursachen für die wachsende Glaukombereitschaft zu sehen [5, 15, 17, 20, 26, 27, 40, 46, 61, 78, 87, 103, 104, 105].

## LITERATUR

1. Ascher KW (1942) Aqueous veins. Am J Ophthalmol 25:31–38
2. Ascher KW (1961) The aqueous veins. Thomas, Springfield/Ill
3. Ashton N (1951) Anatomical study of Schlemms canal and aqueous veins. Br J Ophthalmol 35:291–303
4. Ashton N (1952) Anatomical study of Schlemms canal and aqueous veins by means of neoprene casts. Br J Ophthalmol 36:265–267
5. Ashton N (1959) The role of the trabecular structure in the genesis of simple glaucoma particularly with regard to the significance of mucopoly-saccharides. In: Newell FW (ed) Trans Fourth Conference on Glaucoma. Macy Foundation New York
6. Bárány EH (1955) Physiologic and pharmacologic factors influencing the resistance to aqueous outflow. In: Newell FW (ed): Glaucoma I. Macy Foundation New York
7. Bárány EH (1964) Simultaneous measurement of changing intraocular pressure and outflow facility in the vervet monkey by constant pressure infusion. Invest Ophthalmol Vis Sci 3:135–143
8. Bárány EH (1967) The immediate effect on outflow resistance of intravenous pilocarpine in the vervet monkey. Invest Ophthalmol 6:373–380
9. Becker B (1958) The decline in aqueous secretion and outflow with age. Am J Ophthalmol 46:731–736
10. Becker B, Krupin T, Podos SM (1970) Phenobarbitol and aqueous humor dynamics. Effect in rabbits with intact and transected optic nerves. Am J Ophthalmol 70:686–690
11. Bentzen ChF, Leber Th (1895) Über die Filtration aus der vorderen Kammer bei normalen und glaukomatösen Augen. Graefes Arch Clin Exp Ophthalmol 41/III:208–257
12. Bill A (1970) Scanning electron microscopic studies of the canal of Schlemm. Exp Eye Res 10:214–218
13. Bill A (1975) Blood circulation and fluid dynamics in the eye. Physiol Rev 55:383–417
14. Bill A (1977) Basic physiology of the drainage of aqueous humor. Exp Eye Res [Suppl] 25:291–304
15. Bill A, Phillips CF (1971) Uveo-sklerale Drainage des Kammerwassers in Menschenaugen. Exp Eye Res 12:275–281
16. Bill A, Svedbergh B (1972) Scanning electron microscopic studies of the trabecular meshwork and the canal of Schlemm – an attempt to localize the main resistance to outflow of aqueous humor in man. Acta Ophthalmol 50:295–320
17. Bill A, Walinder PE (1966) The effects of pilocarpine on the dynamics of aqueous humor in a primate (Macaca irus). Invest Ophthalmol Vis Sci 5:170–175
18. Cole DF, Tripathi RC (1971) Theoretical considerations on the mechanism of the aqueous outflow. Exp Eye Res 12:25–32
19. Dannheim R (1976) Tonometrie und Tonographie bei geöffnetem Schlemmschen Kanal. Klin Monatsbl Augenheilkd 169:488–491
20. Dieterich CE, Witmer R (1971) Iris und Kammerwasserzirkulation. Graefes Arch Clin Exp Ophthalmol 182:321–340
21. Draeger J (1959) Die altersabhängige Änderung des normalen Augeninnendruckes. Ber Dtsch Ophthalmol Ges 62:169–174
22. Dvorak-Theobald G (1934) Schlemm's canal: Its anastomoses and anatomic relations. Trans Am Ophthalmol Soc 32:574–595
23. Dvorak-Theobald G (1955) Further studies on the canal of Schlemm, its anastomoses and anatomic relations. Am J Ophthalmol 39/II:65–89
24. Etienne R (1969) Les Glaucomes. Diffusion generale de librairie Marseille
25. Feeney L, Wissig S (1966) Outflow studies using an electron dense tracer. Trans Am Acad Ophthalmol Otolaryngol 70:791–798
26. Fine BS (1964) Observations on the drainage angle in man and rhesus monkey: a concept of the pathogenesis of chronic simple glaucoma. Invest Ophthalmol Vis Sci 3:609
27. Gaasterland DE, Jocson VL, Sears ML (1970) Channels of aqueous outflow and related blood vessels. Arch Ophthalmol 84:770–775
28. Gärtner J (1971) Ageing changes of the ciliary epithelium border layers and their significance for intraocular pressure. Am J Ophthalmol 72:1079–1093
29. Garron LK, Feeney ML, Hogan MJ, McEwen WK (1958) Electron microscopic studies of the human eye. Preliminary investigations of trabeculum. Am J Ophthalmol 46/II:27–35

30. Goldmann H (1947) Studien über den Abflußdruck des Kammerwassers beim Menschen. Schweiz Med Wochenschr, p 857
31. Goldmann H (1953) Klinische Studien zum Glaucomproblem. I. Schicksal des Schlemmschen Abfluß-Systems nach Schaffung neuer Abflußwege. Ophthalmologica 125:16–21
32. Goldmann H (1970) Factors influencing intraocular pressure. Adv Ophthalmol 22:97–105
33. Grant WM (1951) Clinical measurements of aqueous outflow. Arch Ophthalmol 46:113–131
34. Grant WM (1958) Further studies on facility of flow through the trabecular meshwork. Arch Ophthalmol 60:523–533
35. Grant WM (1963) Experimental aqueous perfusion in enucleated human eyes. Arch Ophthalmol 69:783–801
36. Grierson I, Lee WR (1974) Changes in the monkey outflow apparatus at graded levels of intraocular pressure: a qualitative analysis by light microscopy and scanning electron microscopy. Exp Eye Res 19:21–33
37. Grierson I, Lee WR (1975) Pressure-induced changes in the ultrastructure of the endothelium lining Schlemms canal. Am J Ophthalmol 80:863–884
38. Grierson I, Lee WR (1977) Pressure effects on the distribution of extracellular materials in the rhesus monkey outflow apparatus. Graefes Arch Klin Exp Ophthalmol 203:155–168
39. Grierson I, Lee WR, Abraham S (1978) Effects of pilocarpine on the morphology of the human outflow apparatus. Br J Ophthalmol 62:302–313
40. Hayreh SS (1966) Posterior drainage of the intraocular fluid from the vitreous. Exp Eye Res 5:123–144
41. Hoffmann F, Dumitrescu L (1971) Schlemms canal under the scanning electron microscope. Ophthalmol Res 2:37–45
42. Hogan MJ, Alvarado J (1969) Ultrastructure of the deep corneolimbal region. Doc Ophthalmol 26:9–30
43. Holland MG, Sallmann L v, Collins EM (1956) A study of the innervation of the chamber angle. Am J Ophthalmol 42/II:148–161
44. Holland MG, Sallmann L v, Collins EM (1957) A study of the innervation of the chamber angle. Part II: The origin of trabecular axons revealed by degeneration experiments. Am J Ophthalmol 44/II:206–221
45. Holmberg A (1959) The fine structure of the inner wall of Schlemms canal. Arch Ophthalmol 62:956–958
46. Inomata H, Bill A, Smelser GK (1972) Unconventional routes of aqueous humor outflow in cynomolgus monkey. Am J Ophthalmol 73:893–907
47. Johnstone MA, Grant WM (1973) Pressure-dependent changes in structure of the aqueous outflow system of human and monkey eyes. Am J Ophthalmol 75:365–383
48. Kaufman PL, Bárány EH (1977) Recent observations concerning the effect of cholinergic drugs on outflow facility in monkeys. Exp Eye Res [Suppl] 25:415–418
49. Krupin T, Podos SM, Becker B (1970) Effect of optic nerve transection on osmotic alteration of intraocular pressure. Am J Ophthalmol 70:214–220
50. Krupin T, Podos SM, Lehmann RAW, Becker B (1970) Effect of optic nerve transection on intraocular pressure in monkeys. Arch Ophthalmol 84:668–671
51. Leber Th (1903) Die Zirkulations- und Ernährungsverhältnisse des Auges. Graefe-Saemisch Handb d ges Augenheilkd, Bd II, 1. Teil, Kap XI, 2. Aufl. Engelmann, Leipzig
52. Lee WR (1971) The study of the passage of particles through the endothelium of the outflow apparatus of the monkey eye by scanning and transmission electron microscopy. Trans Ophthalmol Soc UK 91:687–705
53. Lee WR, Grierson J (1980) The effects of hypotonia and blood overload on the outflow system. In: Naumann GOH, Gloor B (Hrsg) Wundheilung des Auges und ihre Komplikationen. Bergmann, München
54. Lütjen E, Rohen JW (1968) Histometrische Untersuchungen über die Kammerwinkelregion des menschlichen Auges bei verschiedenen Altersstufen und Glaukomformen. Graefes Arch Clin Exp Ophthalmol 176:1–12
55. Lütjen-Drecoll E (1973) Structural factors influencing outflow facility and its changeability under drugs. Invest Ophthalmol Vis Sci 12:280–294
56. Lütjen-Drecoll E (1976) Morphologische Veränderungen der Kammerwinkelgewebe nach Glaukomoperationen. In: Leydhecker W (Hrsg) Glaukom-Symposium Würzburg 1974. Enke, Stuttgart, S 39–44
57. Lütjen-Drecoll E, Bárány EH (1974) Functional and electron microscopic changes in the trabecular meshwork remaining after trabeculectomy in cynomolgus monkeys. Invest Ophthalmol Vis Sci 13:511–524
58. Lütjen-Drecoll E, Rohen JW (1981) Besonderheiten bindegewebiger Strukturen im Bereich des vorderen Augensegmentes. Verh Anat Ges 75:147–155
59. Lütjen-Drecoll E, Futa R, Rohen JW (1981) Ultrahistochemical studies on tangential sections of the trabecular meshwork in normal and glaucomatous eyes. Invest Ophthalmol Vis Sci 21:563–573
60. Macri FJ, Cevario SJ (1975) Ciliary ganglion stimulation. I. Effects on aqueous humor inflow and outflow. Invest Ophthalmol 14:28–33
61. Moses RA (1972) A graphic analysis of aqueous humor dynamics. Am J Ophthalmol 73:665–669
62. Moses RA (1977) The effect of intraocular pressure on resistance to outflow. Surv Ophthalmol 22:88–100
63. Moses RA, Hoover GS, Oostwouder PH (1979) Blood reflux in Schlemms canal I. Normal findings. Arch Ophthalmol 97:1307–1310
64. Nesterov AP (1970) Role of the blockade of Schlemms canal in pathogenesis of primary open-angle glaucoma. Am J Ophthalmol 70:691–696
65. Nomura T, Smelser GK (1974) The identification of adrenergic and cholinergic nerve endings in the trabecular meshwork. Invest Ophthalmol 13:525–532
66. Petersen WS, Jocson VC, Sears ML (1971) Resistance to aqueous outflow in the rhesus monkey. Am J Ophthalmol 72:445–451
67. Podos SM, Krupin T, Becker B (1970) Optic nerve transection and intraocular pressure response to various drugs. Invest Ophthalmol 9:492–495
68. Podos SM, Krupin T, Becker B (1971) Effect of small dose hyperosmotic injections on intraocular pressure of small animals and man, when optic nerves are transected. Am J Ophthalmol 71:898–903
69. Rohen JW (1969) New studies on the functional morphology of the trabecular meshwork and the outflow channels. Trans Ophthalmol Soc UK 89:431–447
70. Rohen JW (1970) The morphologic organisation of the chamber angle in normal and glaucomatous eyes. In: Makkensen G (ed) Microsurgery in Glaucoma. Adv in Ophthalmol, Vol 22. Karger, Basel München New York, pp 80–96
71. Rohen JW (1977) Functional morphology of the trabecular meshwork in normal and glaucomatous eyes. In: Rehák S, Krasnov MM, Paterson GD (eds) Recent advances in glaucoma. Springer, Berlin Heidelberg New York

72. Rohen JW (1977) Morphologie und Embryologie des Sehorgans. In: François J, Hollwich F (Hrsg) Augenheilkunde in Klinik und Praxis, Bd 1: 1.1–1.55, Thieme, Stuttgart
73. Rohen JW (1978) Chamber angle in glaucoma. In: Heilmann, Richardson (Hrsg). Thieme, Stuttgart
74. Rohen JW (1979) Morphologische Aspekte zur Kammerwasserzirkulation des Auges. Nova Acta Leopoldina 50:97–103
75. Rohen JW, Lütjen E (1968) Über die Altersveränderungen des Trabekelwerkes im menschlichen Auge. Graefes Arch Clin Exp Ophthalmol 175:285–307
76. Rohen JW, Lütjen-Drecoll E (1977) The fine structure of the trabecular meshwork in various forms of glaucoma. Invest Ophthalmol Vis Sci [ARVO Suppl] 16:129
77. Rohen JW, Lütjen-Drecoll E (1981) Ageing- and non-ageing processes within the connective tissues of the anterior segment of the eye. In: Müller WEG, Rohen JW (eds) Biochemical and morphological aspects of ageing. Akad Wiss u Literatur. Steiner, Mainz Wiesbaden
78. Rohen JW, Rentsch FJ (1968) Über den Bau des Schlemmschen Kanals und seine Abflußwege beim Menschen. Graefes Arch Clin Exp Ophthalmol 176:309–329
79. Rohen JW, Straub W (1967) Elektronenmikroskopische Untersuchungen über die Hyalinisierung des Trabeculum corneosclerale beim Sekundärglaukom. Graefes Arch Clin Exp Ophthalmol 173:21–41
80. Rohen J, Unger HH (1957) Feinbau und Reaktionsmöglichkeiten des Trabekelwerkes im menschlichen Auge. Anat Anz 104:287–297
81. Rohen JW, Unger HH (1958) Studies on the morphology and pathology of the trabecular meshwork in the human eye. Am J Ophthalmol 46:802–813
82. Rohen JW, Unger HH (1959) Zur Morphologie und Pathologie der Kammerbucht des Auges. Abh Mainzer Akad Wiss math-nat Kl Nr 3. Steiner, Wiesbaden
83. Rohen JW, Van der Zypen E (1968) The phagocytic activity of the trabecular meshwork endothelium. Graefes Arch Clin Exp Ophthalmol 175:143–160
84. Rohen JW, Witmer R (1972) Electron microscopic studies on the trabecular meshwork in glaucoma simplex. Graefes Arch Clin Exp Ophthalmol 183:251–266
85. Rohen JW, Futa R, Lütjen-Drecoll E (1981) The fine structure of the cribriform meshwork in normal and glaucomatous eyes as seen in tangential sections. Invest Ophthalmol Vis Sci 21:574–585
86. Ruskell GL (1976) The source of nerve fibres of the trabecular and adjacent structures in monkey eyes. Exp Eye Res 23:449–459
87. Sherman SH, Green K, Laties AM (1978) The fate of anterior chamber fluorescein in the monkey eye. 1. The anterior chamber outflow pathways. Exp Eye Res 27:159–173
88. Teng CC, Chi HH, Katzin HM (1960) Aqueous degenerative effect and the protective role of endothelium in eye pathology. Am J Ophthalmol 50:365–379
89. Tripathi RC (1971) Mechanism of the aqueous outflow across the trabecular wall of Schlemms canal. Exp Eye Res 11:116–121
90. Tripathi RC (1977) The functional morphology of the outflow systems of ocular and cerebrospinal fluids. Exp Eye Res [Suppl] 25:65–116
91. Unger HH (1957) Zur Gestalt des Filterwerkes der Kammerbucht. Graefes Arch Clin Exp Ophthalmol 158:509–523
92. Unger HH (1957) Akkommodative Veränderungen des Ziliarkörperbandes. Klin Monatsbl Augenheilkd 131:385–395
93. Unger HH (1959) Zur Kammerwinkel-Anatomie. Klin Monatsbl Augenheilkd 135:161–183
94. Unger HH (1963) Bioptische Befunde bei Glaucoma chronicum simplex. In: Sautter H (Hrsg) Entwicklung und Fortschritt in der Augenheilkunde. Enke, Stuttgart, S 398–405
95. Unger HH (1963) Kollagen- und Zellveränderungen im Trabekelwerk glaukomatöser Augen. Klin Monatsbl Augenheilkd 142:251–259
96. Unger HH, Jankovsky F (1966) Sehnen und Stützelemente im Trabeculum corneosclerale. Graefes Arch Clin Exp Ophthalmol 170:355–364
97. Unger HH, Rohen J (1958) Kammerbucht und Akkommodation. Anat Anz 105:93–99
98. Unger HH, Rohen J (1959) Biopsie bei Glaucoma chronicum simplex. Ber Dtsch Ophthalmol Ges 62:187–190
99. Unger HH, Rohen J (1960) Biopsy of the trabecular meshwork in 50 cases of chronic primary glaucoma. Am J Ophthalmol 50:37–44
100. Weinstein GW, Langham ME (1969) Horner syndrome and glaucoma. Arch Ophthalmol 82:483–486
101. Worthen DM, Wickham MG, Cleveland PH (1981) Anatomic studies on glaucoma. Symposium on glaucoma. Mosby, St Louis Toronto London, pp 1–18
102. Zypen E van der (1969) Vergleichende funktionell-morphologische Studien über die Liquor- und Kammerwasserzirkulation. Med Welt 20:964–966
103. Zypen E van der (1972) Über die Bedeutung des Ziliarmuskels für den Kammerwasserabfluß. Eine elektronenmikroskopische Studie. Anat Anz 130:245–252
104. Zypen E van der (1975) Die Bedeutung der Altersveränderungen am Corpus ciliare des menschlichen Auges für die Presbyopie und die Kammerwasserzirkulation. Verh Anat Ges 69:665–671
105. Zypen E van der (1980) Die Bedeutung des M. ciliaris für die Steuerung des Kammerwasserabflusses in der Kammerwinkelregion des menschlichen Auges. Klin Monatsbl Augenheilkd 176:509–513

# Pathogenese der Glaukomformen

## Primäre Kammerwasserabflußbehinderungen

### Glaucoma simplex

Glaucoma simplex nennen wir jene wichtigste und häufigste Form des Glaukoms mit offenem Kammerwinkel, die sich in 1–2% der über 40jährigen Erwachsenen findet [29]. Das Leiden ist durch einen schleichend beginnenden, langsam (diskontinuierlich) fortschreitenden Untergang von Sehnervenfaserbündeln mit charakteristischer Papillenexkavation und sich dementsprechend ausdehnenden typischen Gesichtsfeldausfällen bei gewöhnlich über der statistischen Norm liegenden Augendruckwerten gekennzeichnet. Den myopischen Augen muß dabei unsere besondere diagnostische Aufmerksamkeit gelten, da die Druckwerte des „Myopieglaukoms" nicht immer auffällig erhöht sind [36].

Als Ursache der Drucksteigerung bei dieser beidäugigen – wenn auch häufig seitendifferent ausgeprägten – Erkrankung wird von den meisten Autoren eine *Kammerwasserabflußbehinderung im Trabekelwerk* angesehen und zwar insbesondere im Trabeculum cribriforme, also in jener Schicht, die auch unter physiologischen Bedingungen den Abflußwiderstand entscheidend bestimmt. Die Veränderungen des Trabekelwerks bei Glaukom wurden histologisch, neuerdings auch rasterelektronenoptisch, studiert. Sie ähneln den senilen Umwandlungen (Sklerosierung und Verdickung der Trabekelstrukturen durch extrazelluläre Ablagerungen und Plaquebildungen sowie Einschlüsse als Folge der Phagozytoseaktivität). – Degenerative Veränderungen des Endothels der Kanalinnenwand mit reduzierter Pinozytoseleistung spielen wohl auch eine Rolle [2, 4, 5, 9, 10, 12, 22, 32, 35, 41, 43, 44, 45, 46, 47, 56, 57, 58, 59, 61, 66]. Daß drucksenkende Medikamente, insbesondere sogenannte „starkwirkende" Miotika zu Trabekelschäden führen könnten, ist immer wieder vermutet, aber bisher nur im Tierversuch für Phospholinjodid belegt worden [31].

Daneben kommen auch *Abflußbehinderungen vom Schlemm-Kanal in das episklerale Venensystem* als Glaukomursache in Frage [23, 24, 25]. Klinische Zeichen, nach denen man dies sicher erkennen könnte, gibt es nicht. Möglicherweise kann man diese wichtige Frage intraoperativ entscheiden, sobald der Schlemm-Kanal eröffnet ist. Erscheint er „trocken", so könnte dies auf erhöhten Abflußwiderstand im Trabekel hinweisen (diese Auffassung setzt jedoch voraus, daß der Kanal eine funktionelle Einheit darstellte), fließt Kammerwasser jedoch frei aus dem eröffneten Kanal, so könnte dies als Hinweis auf ein gut funktionierendes Trabekelwerk und Abflußhindernisse im episkleralen System gelten [25]. Beweise für diese bündig erscheinenden Überlegungen wurden jedoch noch nicht erbracht.

Für das Glaucoma simplex kommen, falls operiert werden muß, Eingriffe in Betracht, die das Kammerwasser unter die Bindehaut oder in den perichorioidalen Raum ableiten (s. Abschn. XI. 3 und XI. 4) sowie solche, die den Einfluß in den Schlemm-Kanal erleichtern sollen (s. Abschn. XI. 1).

Auf die Tatsache, daß es sich bei den Glaukomschäden am Fasciculus opticus nicht ausschließlich um ein Problem des Augendrucks handeln kann, daß hier vielmehr auch *Zirkulations- und Stoffwechselprobleme im Sehnervenkopf* von Bedeutung sein müssen, wird später einzugehen sein. Operationen können diese wichtige Komponente der Entstehung von Sehnervenfaserbündelausfällen nur mittelbar beeinflussen und – wie klinische Erfahrung lehrt – selbst, wenn sie den Druck senken, keinesfalls immer verhindern, daß ein „Glaukomschaden" fortschreitet [26, 37].

## Angeborene Glaukome

Angeborene Glaukome, die sich genetisch bedingt (primäre Formen) oder infolge einer Embryopathie (sekundäre Formen) bereits zum Zeitpunkt der Geburt, oder bald danach, präsentieren, haben ihre Ursache in Differenzierungsstörungen der Kammerbucht und des Trabekelsystems. Die Kammerbucht entspricht einem Entwicklungsstand des 7.–8. Embryonalmonats. Die wichtigsten und häufigsten Zeichen sind in **Abb. XI. 5** zusammengefaßt [27, 33, 34, 50, 51, 54, 68, 69].

Das „primär angeborene Offenwinkelglaukom", die *Hydrophthalmie*, die klinisch wichtigste Form dieser Gruppe, ist häufig seitendifferent ausgeprägt und in etwa 25–30% sogar einseitig. Am anderen Auge finden sich dann nicht selten Zeichen einer „forme fruste" [16, 17, 21, 38, 62, 65]. Kombinationen mit anderen kongenitalen Fehlbildungen der Kammerbucht „Dysgenesis mesodermalis iridis et corneae" (Axenfelds „Embryotoxon", Riegers-, Peters-Anomalie) werden beobachtet [1, 11, 13, 18, 39].

Durch Entwicklungsstörungen bedingte Abflußbehinderungen können auch erst während der Kindheit, der Jugendzeit oder später durch Addition von anlagebedingten und altersabhängigen Veränderungen zu Drucksteigerungen führen [18]. Andererseits macht die Tatsache einer Entwicklungsverzögerung auch verständlich, wenn in seltenen Fällen spontane Drucknormalisierung offensichtlich durch Nachreifung vorkommt [7, 13, 14, 15, 18, 20, 21, 28, 30, 40, 52].

Entwicklungsfehler der Kammerbucht sind ein wichtiges Indikationsgebiet jener Eingriffe, die einen direkten Anschluß der Vorderkammer an den Schlemm-Kanal erstreben und eine subkonjunktivale Fistel vermeiden wollen, also der Goniotomie und der Trabekulotomie (s. Abschn. XI. 1). Sie haben beim kongenitalen Glaukom eine hohe Erfolgsquote. Dazu könnte in bestimmten Fällen eine Nachreifungspotenz der Kammerwinkelstrukturen beitragen [13, 49]. Wir müssen jedoch in der operativen Druckentlastung zumindest die notwendige Einleitung eines solchen Prozesses sehen und dürfen keinesfalls nur auf eine spontane Entwicklung spekulieren.

Sind Entwicklungsfehler der Kammerbucht mit Zeichen einer progredienten Irisatrophie (Korektopie, Ektropium uveae, Polykorie) verbunden, so müssen wir daraus ableiten, daß korneales Endothel (einschließlich von ihm gebildeter descemetähnlicher Basalmembran) die Kammerwinkelstrukturen wie die Iris überzieht. Dann sind Eingriffe am Trabekelwerk unwirksam und Kunststoffimplantate (MOLTENO s. Abschn. XI, 3.3) sowie die Kammerwasserproduktion hemmende Eingriffe kommen in Frage. Ähnliches gilt auch für die anderen Formen des *iridokorneo-endothelialen Syndroms*, das

# XI. Chirurgie der Glaukome

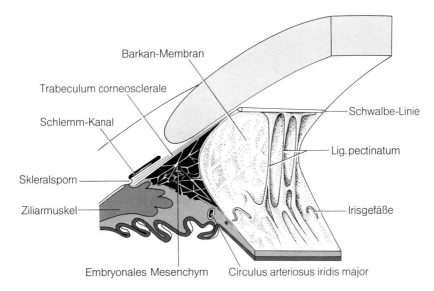

**Abb. XI. 5. Kammerwinkel beim kongenitalen Glaukom** (UNGER). Versuch einer Zusammenfassung der häufigsten und für operative Eingriffe wichtigsten Besonderheiten in *einer* Zeichnung (dabei wurden Darstellungen in der Literatur: SAMPAOLESI, WORST u.a. berücksichtigt).

Die Vorderkammer ist tief. Eine typische Kammerbucht ist nicht ausgebildet, die Iris setzt sich vielmehr aus flacher Ebene mit einem Vorwärtsbogen ins trabekulare Maschenwerk oder bis gegen die Schwalbe-Linie fort. So erscheint der Kammerwinkel weit (bis oder über 45°) geöffnet. Präsentiert sich dabei von der Iris bis gegen die Schwalbe-Linie eine abgrenzende Fläche, so erscheint die Bezeichnung „Barkan-Membran" plausibel. Sie wird oft durch arkadenartige Formationen eines *Lig. pectinatum iridis* überbrückt. Unter der Barkan-Membran findet sich *persistierendes embryonales Gewebe*. Die radiären *Irisgefäße* können an der Basis charakteristische, nach peripher gerichtete Bögen bilden, die dem Circulus arteriosus iridis major im vorderen Ziliarkörper zustreben. Das *Trabeculum corneosclerale* ist gedehnt und nicht entfaltet. Der *rudimentäre Skleralsporn* sowie der *Schlemm-Kanal* haben einen größeren Abstand von der äußeren vorderen Limbusgrenze als bei regelrechten topographischen Verhältnissen. Das kann erschweren, den Kanal für die Ausführung einer Trabekulotomie zu finden!

Chandler-Syndrom und das Cogan-Reese-Syndrom [3, 5, 6, 8, 42, 53, 63, 64].

Schon die Patienten mit der Kombination von trabekulären und iridalen Entwicklungsfehlern reagieren schlecht auf drucksenkende Eingriffe. Für das *iridokorneale-endotheliale Syndrom* gilt dies in besonderer Weise. Dann müssen wir damit rechnen, das Sehvermögen nicht auf die Dauer bewahren zu können und zwar unabhängig vom operationstechnischen Können und der ärztlichen Sorgfalt sowie von der Mitarbeit der Eltern und der jungen Patienten. Wir sollten uns dennoch bemühen, einem Kind das Sehen solange wie möglich zu erhalten, da die gewonnenen Seheindrücke auch im Fall später unabweisbar eintretender Blindheit von großer Bedeutung sind [19, 60].

## LITERATUR

1. Alkemade PPH (1969) Dysgenesis mesodermalis of the iris and the cornea. Van Gorcum, Assen
2. Bechetoille A, Deroche B, Jallet G, Cleirens S (1979) Traitement chirurgical des glaucomes secondaires avec goniosynéchies étendues. J Fr Ophtalmol 2:405–414
3. Chandler PA, Grant WM (1979) Glaucoma. Lea & Febiger, Philadelphia
4. Chaudhry HA, Dueker DK, Simmons RJ, Bellows AR, Grant WM (1979) Scanning electron microscopy of trabulectomy specimens in open-angle glaucoma. Am J Ophthalmol 88:78–92
5. Cross HE, Maumenee AE (1973) Progressive spontaneous dissolution of the iris. Surv Ophthalmol 18:186–199
6. Daicker B, Sturrock G, Guggenheim R (1982) Zur Kenntnis des Cogan-Reese-Syndroms. Klin Monatsbl Augenheilkd 180:531–538
7. Dannheim R (1969) Buphthalmus. Ber Dtsch Ophthalmol Ges 69:248–255
8. Eagle RC, Font RL, Yanoff M, Fine BS (1979) Proliferative endotheliopathy with iris abnormalities. Arch Ophthalmol 97:2104–2111
9. Fine BS, Yanoff M, Stone RA (1981) A clinicopathologic study of four cases of primary open-angle glaucoma compared to normal eyes. Am J Ophthalmol 91:88–105

10. Flocks M (1959) The pathology of the trabecular meshwork in primary open-angle glaucoma. Am J Ophthalmol 47:519–536
11. Goder G, Velhagen KH (1972) Histologische und ätiologische Aspekte bei Dysgenesis mesodermalis corneae mit sekundärer Dysgenesis mesodermalis iridis. Ophthalmologica 164:182–198
12. Grant WM (1972) Microsurgery of outflow channels: laboratory research. In: Contemporary Ophthalmology. Mosby, St Louis, pp 142–147
13. Grehn F, Mackensen G (1982) Riegersche Anomalie mit Hydrophthalmiezeichen und spontaner Druckregulierung. Klin Monatsbl Augenheilkd 181:197–201
14. Gundzik JD, Kennedy RJ, Mayer JH (1962) Cataract extraction in a case of buphthalmus. Am J Ophthalmol 54:848–851
15. Harcourt B (1981) Intrafamilial variation of anterior segment features in dominantly inherited glaucoma. Meeting Europ Pediatr Ophthalmol Group Ghent, pers. Mitteilung
16. Helm FHG van der (1963) Hydrophthalmia and its treatment. Bibl Ophthalmol, Bd 61. Karger, Basel New York
17. Hetherington J (1979) Congenital glaucoma. In: Duane ThD (ed) Clinical ophthalmology. vol 3, chap 51. Harper & Row, Philadelphia
18. Hoskins HD, Shaffer RN (1972) Riegers syndrome: A form of iridocorneal mesodermal dysgenesis. J Pediatr Ophthalmol 9:26–30
19. Hoskins HD, Hetherington J, Shaffer RN, Welling AM (1981) Developmental glaucomas diagnosis and classification in Symposium on glaucoma. Transact New Orleans Acad Ophthalmol. Mosby, St Louis Toronto London
20. Kindt P (1937) Ein Fall von spontan geheiltem Hydrophthalmus. Acta Ophthalmol 15:333–336
21. Kolker AE, Hetherington J (1970) Becker-Shaffers diagnosis and therapy of the glaucomas 3rd. edn. Mosby, St Louis
22. Kornzweig AL, Feldstein M, Schneider J (1958) Pathology of the angle of the anterior chamber in primary glaucoma. Am J Ophthalmol 46:311–327
23. Krasnov MM (1968) Externalization of Schlemms canal (Sinusotomy) in glaucoma. Br J Ophthalmol 52:157–161
24. Krasnov MM (1970) New ways in glaucoma microsurgery. Adv Ophthalmol 22:108–120
25. Krasnov MM (1979) Microsurgery of the glaucomas. Mosby, St Louis Toronto London
26. Kronfeld PC (1963) Angle-closure glaucoma. Trans Am Acad Ophthalmol Otolaryngol 67:476–482
27. Kupfer C, Kuwabara T, Kaiser-Kupfer M (1975) The histopathology of pigmentary dispersion syndrome with glaucoma. Am J Ophthalmol 80:857–862
28. Leib ML, Saheb NN, Little JM (1979) Riegers anomaly with congenital glaucoma. A case presentation of postnatal anterior segment maturation. Can J Ophthalmol 14:137–141
29. Leydhecker W (1973) Glaukom, 4. Aufl. Springer, Berlin Heidelberg New York
30. Lister A (1966) The prognosis of congenital glaucoma. Trans Ophthalmol Soc UK 86:5 18
31. Lütjen-Drecoll E, Kaufman PL (1979) Echothiophate-induced structural alterations in the anterior chamber angle of the cynomolgus monkey. Invest Ophthalmol Vis Sci 18:918–929
32. Lütjen-Drecoll E, Futa R, Rohen JW (1981) Ultrahistochemical studies on tangential sections of the trabecular meshwork in normal and glaucomatous eyes. Invest Ophthalmol Vis Sci 21:563–573
33. Maumenee ED (1959) Pathogenesis of congenital glaucoma. Am J Ophthalmol 47:827–859
34. Maumenee ED (1963) Further observations on the pathogenesis of congenital glaucoma. Am J Ophthalmol 55:1163–1176
35. Moses RA, Grodzki WJ, Etheridge EL et al (1981) Schlemms canal: the effect of intraocular pressure. Invest Ophthalmol Vis Sci 20:61–68
36. Perkins ES, Phelps ChD (1982) Open angle glaucoma, ocular hypertension, lowtension glaucoma, and refraction. Arch Ophthalmol 100:1464–1467
37. Podos STM (1979) Present Trends in glaucoma research. In: Krieglstein GK, Leydhecker W (eds) Glaucoma update. Springer, Berlin Heidelberg New York, pp 141–146
38. Promesberger H, Busse H, Mewe L (1980) Befunde und operative Therapie beim Buphthalmus. Klin Monatsbl Augenheilkd 176:186–190
39. Reese AB, Ellworth RM (1966) The anterior chamber cleavage syndrome. Arch Ophthalmol 75:307–318
40. Reny A, Raspiller A, Galoisy C, Haaz B, Aflalo G (1974) Un cas de glaucome congénital par dysgénésie mésodermique de la cornée et le l'iris. Bull Soc Ophtal Fr 74:1051–1054
41. Rodriguez MM, Spaeth GL, Sivalingam E, Weinreb S (1976) Histopathology of 150 trabeculectomy specimens in glaucoma. Trans Ophthalmol Soc UK 96:245–255
42. Rodriguez MM, Streeten BW, Spaeth GL (1978) Chandlers syndrome as a variant of essential iris atrophy. Arch Ophthalmol 96:643–652
43. Rohen JW (1977) Functional morphology of the trabecular meshwork in normal and glaucomatous eyes. In: Rehák S, Krasnov MM, Paterson GD (ed) Recent advances in glaucoma. Springer, Berlin Heidelberg New York
44. Rohen JW (1978) Chamber angle in glaucoma. In: Heilmann K, Richardson KT (eds) Glaucoma, conceptions of a disease. Thieme, Stuttgart
45. Rohen JW, Lütjen-Drecoll E (1977) The fine structure of the trabecular meshwork in various forms of glaucoma. Invest Ophthalmol Vis Sci [ARVO Suppl] 16:129
46. Rohen JW, Witmer R (1972) Electron microscopic studies on the trabecular meshwork in glaucoma simplex. Graefes Arch Clin Exp Ophthalmol 183:251–266
47. Rohen JW, Futa R, Lütjen-Drecoll E (1981) The fine structure of the cribriform meshwork in normal and glaucomatous eyes as seen in tangential sections. Invest Ophthalmol Vis Sci 21:574–585
48. Sampaolesi R (1972) Die Trabekulotomie als erste Operation für das kongenitale Glaukom bei Kindern bis zum 1. Lebensjahr. Ber Dtsch Ophthalmol Ges 71:645–647
49. Sampaolesi R (1974) Editorial: Glaucoma. Medica Pan Americana, Buenos Aires
50. Seefelder R (1906) Klinische und anatomische Untersuchungen zur Pathologie und Therapie des Hydrophthalmus congenitus. Graefes Arch Clin Exp Ophthalmol 63:205–280, 63:481–556
51. Shaffer RN (1955) Pathogenesis of congenital glaucoma. Trans Am Acad Ophthalmol Otolaryngol 59:297–308
52. Shaffer RN, Weiss DI (1970) Congenital and pedriatic glaucomas. Mosby, St Louis
53. Shields MB (1979) Progressive essential iris atrophy, Chandlers syndrome, and the iris nevus syndrome (Cogan-Reese): A spectrum of disease. Surv Ophthalmol 24:3–20
54. Tawara A, Inomata H (1980) Developmental immaturity of the trabecular meshwork in congenital glaucoma of early

onset. Acta Soc Ophthalmol Jap 84:1319–1333 (ref Zentralbl ges Ophthalmol 122:37)
55. Tripathi RC (1970) Ultrastructure of the trabecular wall of Schlemms canal: a study of normotensive and chronic simple glaucomatous eyes. Trans Ophthalmol Soc UK 89:449–465
56. Tripathi RC (1972) Aqueous outflow pathway in normal and glaucomatous eyes. Br J Ophthalmol 56:157–174
57. Tripathi RC (1977) Pathologic anatomy of the outflow pathway of aqueous humor in chronic simple glaucoma. Exp Eye Res [Suppl] 25:403–407
58. Unger HH (1963) Bioptische Befunde bei Glaucoma chronicum simplex. In: Sautter H (Hrsg) Entwicklung und Fortschritt in der Augenheilkunde. Enke, Stuttgart, S 398–405
59. Unger HH (1963) Kollagen- und Zellveränderungen im Trabekelwerk glaukomatöser Augen. Klin Monatsbl Augenheilkd 142:251–259
60. Valvo A (1968) Behavior patterns and visual rehabilitation after early and long-lasting blindness. Am J Ophthalmol 65:19–24
61. Vrabec F (1957) The amorphous substance in the trabecular meshwork. Br J Ophthalmol 41:20–24
62. Walton DS (1979) Diagnosis and treatment of glaucoma in childhood. In: Chandler PA, Grant WM (eds) Glaucoma. 2nd edn. Lea & Febiger, Philadelphia
63. Waring GO, Rodriguez MM, Laibson PR (1975) Anterior chamber cleavage syndrome. A stepladder classification. Surv Ophthalmol 20:3–27
64. Waring GO, Rodriguez MM, Laibson PR (1978) Corneal dystrophies. II. Endothelial dystrophies. Surv Ophthalmol 23:147–168
65. Weiss DI (1978) Congenital Glaucomas. In: Heilmann K, Richardson KT (eds) Glaucoma, Conceptions of a disease. Thieme, Stuttgart
66. Wollensak J, Mildner I (1974) Pressure in Schlemms canal and the anterior chamber of the normal as well as the glaucomatous eye of man. Trans Am Acad Ophthalmol Otolaryngol 79:340–341
67. Worst JFG (1966) The pathogenesis of congenital glaucoma. Thomas, Springfield
68. Wulle KG (1968) Electron microscopic observations of the development of Schlemms canal in the human eye. Trans Am Acad Ophthalmol Otolaryngol 72:765–773
69. Wulle KG (1972) The development of the productive and draining system of the aqueous humor in the human eye. Fortschr Augenheilkd 26:296–355

## Behinderungen der Kammerwasserpassage im Augapfel

Die topographischen Beziehungen zwischen den Strukturen der vorderen Augenabschnitte werden durch die Akkommodation beeinflußt und besonders ausgiebig durch parasympathomimetische sowie parasympatholytische Medikamente. Dies erläutern die **Abbildungen XI. 3, XI. 6 und XI. 7** für den normal gebauten Augapfel.

Ist die vordere Augenkammer anlagebedingt flach und das Linsen-Iris-Diaphragma stärker vorgewölbt (dickere Linse mit steilerer Kurvatur ihrer Vorderfläche), so ist der Widerstand für den Durchfluß von der hinteren in die vordere Augenkammer höher, und er

**Abb. XI. 6. Veränderungen der vorderen Augenabschnitte unter dem Einfluß parasympatholytisch und parasympathomimetisch wirkender Medikamente.** Die Abbildung stellt die Wirkungsprinzipien etwas übertreibend dar (UNGER).

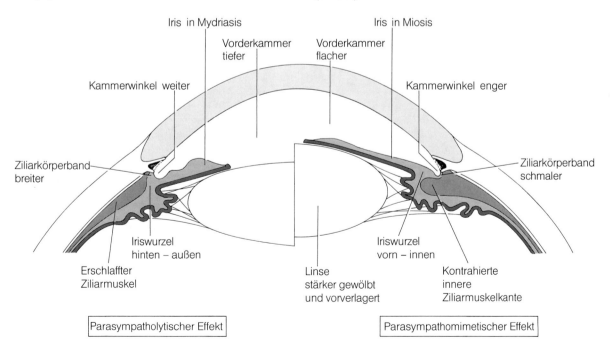

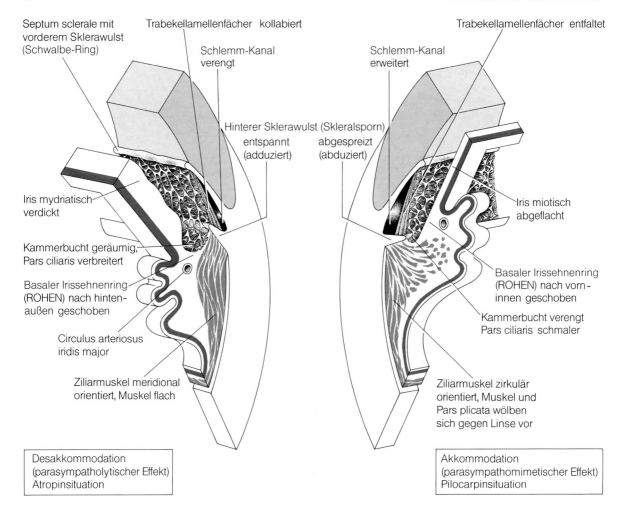

**Abb. XI. 7. Parasympatholytischer und parasympathomimetischer Effekt** am Ziliarkörper, Kammerwinkel, Skleralsporn und an der Iris (UNGER). Trabeculum uveale und Trab. sclerale werden durch Ziliarmuskelaktionen abwechselnd und gegenläufig mobilisiert. Das Scherengitter des Trab. sclerale *verkürzt* sich in zirkulärer Richtung, sobald Ziliarmuskelkontraktion es in meridionaler Richtung verlängert. Das entlastet einen von Kollaps bedrohten Schlemm-Kanal.

steigt weiter mit der altersabhängigen Volumenzunahme der Linse. (Die vordere Augenkammer wird auch unter physiologischen Bedingungen im Laufe des Lebens flacher – in 50 Jahren im Mittel um 0,35 mm). Damit erhöht sich die Druckdifferenz zwischen der hinteren und der vorderen Kammer. Die dünne und nicht vom Sphinkter gestraffte Irisperipherie kann sich dann vorwölben, gegen das Trabekel legen und den Ausstrom des Kammerwassers verhindern. Über einen „*Pupillarblock*" kommt es zur iridoangulären Blockade, zum „*Winkelblock*" [15, 17a, 20, 31, 37, 41, 59, 70, 71, 72, 73, 74]. Dies ist zweifellos die häufigste Ursache für einen *Glaukomanfall* (CZERMAK und ELSCHNIG, 1908; CURRAN, 1920; BAENZIGER, 1922; BARKAN, 1938). Das geht auch daraus hervor, daß einem fixierten Anfall nicht selten eine Periode spontan wieder abklingender akuter Augendrucksteigerungen vorausgeht (früher als „chronisch kongestives Glaukom" bezeichnet): erreicht der Druck Werte, bei denen sich die Pupille infolge beginnender Sphinkterparese erweitert, so reduziert sich die Kontaktfläche zwischen Iris und Linse, die Druckdifferenz zwischen hinterer und vorderer Kammer wird geringer, die periphere Iriswurzel sinkt zurück und gibt den Zufluß zum Trabekel frei. Der Anfall ist dann spontan beendet. In dem heiklen Gefüge der zum Anfall führenden morphologischen und funktionellen Bedingungen kann andererseits eine Minderung des Sphinktertonus infolge abnehmender Helligkeit bei großer Kontaktfläche zwischen Iris und Linse dazu führen, daß nun die weniger gestraffte periphere Iris gegen das Trabekelwerk gepreßt wird. Deshalb treten Glaukomanfälle häufig in der Dämmerung auf. Aus dem selben Grund kommt es nach diagnostischer Pupillenerweiterung bei gegebener Disposition gewöhnlich erst zum Anfall, wenn die Pupille beginnt, sich wieder zu verengen [66a].

# XI. Chirurgie der Glaukome

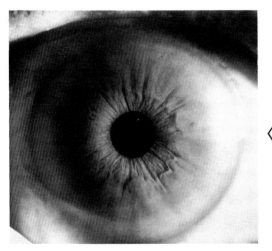

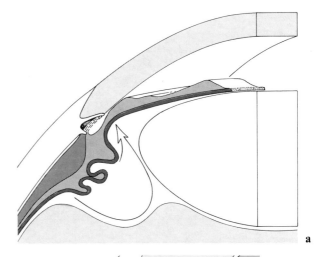

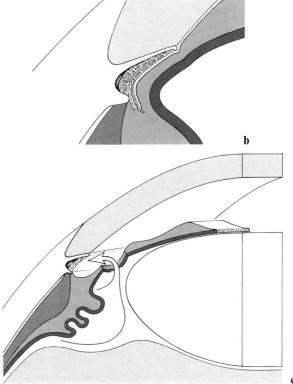

**Abb. XI. 8. Vorgewölbtes Linsen-Iris-Diaphragma** und dementsprechend enge Kammerbucht sind bei tangentialer Beleuchtung (der *Pfeil* zeigt die Beleuchtungsrichtung an) leicht zu erkennen.

Der Pathomechanismus eines Pupillarblocks ist auch im Modell bestätigt. Die zum Anfall *disponierende anatomische Bedingung* (bei etwa 2–5% aller Menschen, in bedrohlicher Ausprägung jedoch nur bei 0,64%) ist am optischen Schnittprofil des Spaltlampenbildes zu erkennen, aber auch orientierend bei tangentialer Beleuchtung des Irisdiaphragmas an der Spaltlampe oder mit einer Taschenlampe (**Abb. XI. 8**). Derartige Augen sind oft etwas kürzer als gesunde, ihr mittlerer Hornhautdurchmesser etwas geringer, die vordere Linsenfläche der Hornhaut im Mittel um 1 mm näher und die Linse um 0,6 mm dicker. Gewöhnlich ist auch der Übergang von der dünnen unmittelbaren Wurzel auf den basisnahen Anteil der Iris stufenähnlich (in ausgeprägter Form als „Fuchs-Rolle" bezeichnet) und offensichtlich ist dies auch der Bereich, der zuerst mit den Winkelstrukturen in Kontakt tritt (**Abb. XI. 9a**). Ergänzend zum Pupillarblockmechanismus mit Druckwirkung auf die Iriswurzel von hinten, wird auch eine erhöhte Abflußleichtigkeit mit „Saugwirkung" auf die Iris zur Erklärung des Winkelverschlusses diskutiert (**Abb. XI. 9b**).

Das durchschnittliche Manifestationsalter eines *akuten Winkelblockglaukoms* liegt anfangs des 7. Lebensjahrzehnts. Das Verhältnis weiblicher zu männlicher Patienten beträgt etwa 2,5:1–3:1 [3, 15, 20, 23, 31, 32, 36, 37, 39, 41, 42, 43, 56, 59, 69, 70, 71, 72, 73, 74, 78].

Der Ventilmechanismus eines Pupillar-Winkelblocks kann leicht und dauerhaft wirksam durch ein kleines Loch in der peripheren Iris (bypass zwischen den Augenkammern) ausgeschaltet werden (**Abb. XI. 9c**). Die *Iridektomie*, die nicht unmittelbar an der Iriswurzel ausgeführt werden muß, ist

**Abb. XI. 9a–c. Winkelblock als Folge eines Pupillarblocks und Wirkung der Iridektomie.**
**a** Im Fall einer wulstigen peripheren Iriswurzel legt sich diese zuerst gegen die periphere Kornea.
**b** Infolge regelrechter (oder sogar erhöhter Abflußleichtigkeit) kommt es dann zum völligen Winkelverschluß mit Kompression des Trabekelwerks gegen den Schlemm-Kanal.
**c** Selbst ein nur kleines basisnahes Kolobom bewirkt den Druckausgleich zwischen den Augenkammern und läßt die periphere Iriswurzel zurücksinken, so daß der Kammerwasserzufluß zu den Strukturen des Kammerwinkels wieder frei ist.

die nach einem Glaukomanfall erforderliche Maßnahme, selbst wenn es – wie beim frischen Anfall gewöhnlich – zunächst gelingt, den Druck medikamentös zu normalisieren. Präsentiert das Partnerauge die gleichen anatomischen Verhältnisse, so ist hier ein akutes Winkelblockglaukom mit hoher Wahrscheinlichkeit in den kommenden 5 Jahren zu erwarten (in etwa 60–90%) und deshalb eine prophylaktische Iridektomie angezeigt.

Aus den skizzierten anatomischen und hydrodynamischen Bedingungen ist auch abzuleiten, daß Miotika einen Anfall nicht immer kupieren, nämlich dann nicht, wenn infolge der Pupillenverengung der iridolentikuläre Block verstärkt wird. Dabei spielt auch die Tonisierung des Ziliarmuskels eine Rolle, da sie bewirkt, daß die Linse nach vorn bewegt wird oder sich – bei jüngeren Patienten – stärker wölbt (s. **Abb. XI. 6**). So ist es nicht verwunderlich, daß *Glaukomanfälle sogar durch Miotika ausgelöst werden können* [9, 25, 29, 30, 34, 38, 40, 54].

*Das akute Glaukom gehört zu den Notfallsituationen.* Seine Symptome und Zeichen müssen vor allem auch den Ärzten für Allgemeinmedizin, den Neurologen und den Internisten bekannt sein. Bei sofortiger zielstrebiger Behandlung (s. Abschn. XI. 2) ist es fast immer zu beherrschen. Die Gefahren eines verschleppten Anfalls hingegen ergeben sich einmal aus dem Zusammenbruch der Blutkammerwasserschranke, die den Übertritt von Proteinen und zellulären Elementen ins Kammerwasser zur Folge hat. Zum anderen werden die Irisgefäße bis zum irreversiblen Verschluß geschädigt. Gewebezerfall in den Infarktbereichen ist die Folge. Das veränderte Kammerwasser und die Gewebezerfallsprodukte bewirken sehr schnell eine Verklebung zwischen der vorgewölbten Iriswurzel und den Kammerwinkelstrukturen. So entsteht ein *sekundäres Winkelblockglaukom*. Die durch Druck und Durchblutungsmangel verursachte Parese (Paralyse) des M. sphincter pupillae unterstützt diese Entwicklung, weil dann medikamentös keine Straffung des Irisdiaphragmas zu erreichen ist. Letztlich kommt es zu Kammerwinkelverlötungen, die nicht mehr reversibel sind [2, 68].

Ein akutes Winkelblockglaukom kann bei entsprechender Druckhöhe auch bleibende *Sehnervenfaserbündelausfälle durch ischämische Papillennekrose* sowie *Linsentrübungen* durch Nekrose des Linsenepithels und Schäden am kornealen Endothel verursachen [4, 13, 14, 16, 17, 44, 45, 48, 60, 61, 67, 77].

Auch ein *direkter Winkelverschluß ohne Mitwirkung eines pupillaren Blocks* ist möglich, wenn bei den zuvor beschriebenen morphologischen Verhältnissen (flache Vorderkammer, vorgewölbtes Iris-Linsen-Diaphragma, enger Kammerwinkel) die Pupille erweitert wird. Wulstige periphere Iris oder weiter vorn gelegener Ansatz der Iriswurzel – *„Plateau-Iris"* – können die Anfallneigung verstärken. Bei der letzteren Situation ist oft zweifelhaft, ob eine Iridektomie oder ein fistulierender Eingriff anzeigt ist. Iridektomie kann jedoch wirksam sein [7, 8, 64, 73].

Die Vorwölbung der peripheren Iris infolge einer konstitutionell flachen Vorderkammer und einer iridolentikulären Durchflußbehinderung kann auch zu einer langsam fortschreitenden Verlegung und Verwachsung des Kammerwinkels und damit zu einem *chronischen Winkelverschlußglaukom* führen. Für die Beurteilung einer solchen Situation ist die gonioskopische Inspektion wichtig. Ob dann nur die vorgewölbte Iriswurzel den Einblick in die Kammerbucht verwehrt, oder ob es bereits zu Goniosynechien gekommen ist, kann mit dem von FORBES beschriebenen Test (**Abb. XI. 10**) entschie-

**Abb. XI. 10a, b. Untersuchung mit der Eindell-Gonioskopie** (FORBES). Bei gewöhnlicher gonioskopischer Untersuchung (**a**) ist nicht zu entscheiden, ob nur ein *funktioneller Winkelblock* (flache Vorderkammer bei vorgewölbtem Linsen-Iris-Diaphragma + relativer Pupillarblock) vorliegt, oder bereits ein *organischer Winkelblock*. Wird das Gonioskop kräftig in Richtung des Pfeils gegen den Augapfel gedrückt (**b**), so entfaltet sich der Winkel im Bereich des funktionellen Blocks (links), er bleibt jedoch verschlossen, wo es bereits zu Winkelverwachsungen gekommen ist (rechts).

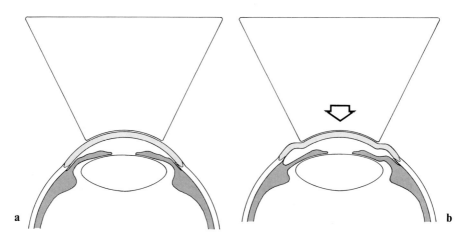

den werden: wird ein Kontaktglas mit relativ kleiner Kontaktfläche (4-Spiegel-Gonioskop von ZEISS, das Modell nach IWATA oder das Goldmann-Gonioskop für Kinder) kräftig gegen die Hornhaut gedrückt, so entfalten sich die noch freien Winkelbereiche, während die bereits verwachsenen verschlossen bleiben [7, 18, 19, 27, 28].

Wird die Entwicklung eines chronischen Winkelverschlußglaukoms rechtzeitig erkannt, so kann eine Iridektomie, auch eine Laseriridotomie, die Kammerwinkelverlegung günstig beeinflussen. Ist sie bereits vorangeschritten, so wird zur Drucksenkung zusätzlich eine medikamentöse Therapie, *Lasertrabekuloplastik* – oder eine mit Iridektomie verbundene fistulierende Operation – notwendig sein. Wichtig zu bedenken ist, daß Pilocarpin durch Winkelverengung und Erhöhung der Gefäßpermeabilität die Neigung zu Winkelsynechien steigern kann [25, 35, 52, 55].

Kommt es zu einer Behinderung des Kammerwasserflusses, weil die Iris besonders breitflächig einer großen Linse aufliegt, so sprechen wir vom *„iridolentikulären Block"*, um graduelle Unterschiede herauszuheben. Auch dann werden wir gewöhnlich ein akutes Winkelblockglaukom erfolgreich mit einer Iridektomie behandeln. Wenn jedoch bei der geschilderten Konfiguration der Vorderkammer eine Iridektomie oder eine fistulierende Operation wirkungslos bleiben und gar zu einer Aufhebung der Vorderkammer mit permanent hohem und sogar steigendem Druck führen, haben wir einen jener Zustände vor uns, die man als *„malignes Glaukom"* bezeichnet und deren klinische Verläufe erstmalig von A.v. GRAEFE 1869 beschrieben worden sind. Inzwischen sind die pathogenetischen Zusammenhänge weitgehend aufgeklärt (beginnend mit CHANDLER 1952 und SHAFFER 1954) und wir sehen auch Möglichkeiten der Behandlung.

Ist es ausschließlich die zu große Linse, die in Verbindung mit der Iris den Kammerwasserfluß blockiert oder dadurch, daß sie sich in den Ring des Ziliarkörpers einklemmt (*„ziliolentikulärer Block"*) – was auch durch Miotika ausgelöst oder verstärkt werden kann [58] – so ist es konsequent, sie zu entfernen (zur Drucksenkung erstmals 1877 von PAGENSTECHER und 1887 von RHEINDORF empfohlen). Zuvor wird man jedoch durch Zykloplegie überprüfen, ob die diagnostischen Überlegungen zutreffen, was bestätigt würde, wenn der Druck dann sinkt. Der Entschluß, die Linse zu extrahieren, fällt leicht, wenn sie bereits getrübt ist.

Führt die Blockade jedoch dazu, daß sich Kammerwasser in den subvitrealen Raum oder in Lakunen des Glaskörpers ergießt, so wird dies die Linse stark nach

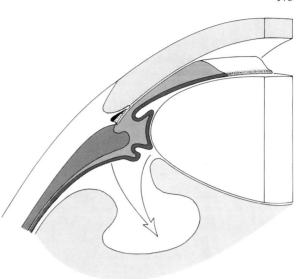

**Abb. XI. 11. Ziliarkörperblockglaukom** (ziliolentikulärer Block, „malignes Glaukom") – Die voluminöse Linse ist in den Ring der Pars plicata corporis ciliaris eingeklemmt, während Kammerwasser das retrolentale Volumen vermehrt. Parasympathomimetika verstärken die Blockade, Parasympatholytika können sie lösen.

vorn treiben (**Abb. XI. 11**), aber dann werden wir den verhängnisvollen Ablauf des malignen Glaukoms mit einer Linsenentfernung allein nicht entscheidend beeinflussen, falls weiterhin wesentliche Anteile des Kammerwassers in den vitrealen Raum hinein sezerniert werden (**Abb. XI. 12**) und eine besonders dichte vordere Glaskörpergrenzfläche die Bedingungen für einen *„iridovitrealen"* – oder einen *„ziliovitrealen – Block"* schafft. In solchen Fällen müssen Verbindungen zwischen den retro- oder intravitrealen Kammerwasserdepots und der Vorderkammer durch eine Vitrektomie hergestellt werden [12, 62, 66].

Eingriffe über einen skleralen Zugang durch die Pars plana, insbesondere eine neuzeitliche Vitrektomie, können dazu dienen, intravitreale Kammerwasserkompartimente wieder an die Durch- und Abflußwege anzuschließen (s. Abschn. XI. 3.4.2) sowie auch eine klare Linse zu erhalten. Sklerotomien waren die Vorläuferoperationen. Voraussetzung für die Wirksamkeit solcher Maßnahmen ist jedoch, daß noch kein organischer Winkelverschluß eingetreten ist.

Im Laufe der Zeit ist belegt worden, daß Kammerwasserstau im Glaskörperraum mit Vorwärtsbewegung des Linsenirisdiaphragmas nicht nur nach fistulierenden Operationen oder nach Kataraktextraktionen (selbst nach extrakapsulären Operationen mit Implantation einer Hinterkammerlinse, wie nach intrakapsulärer Ex-

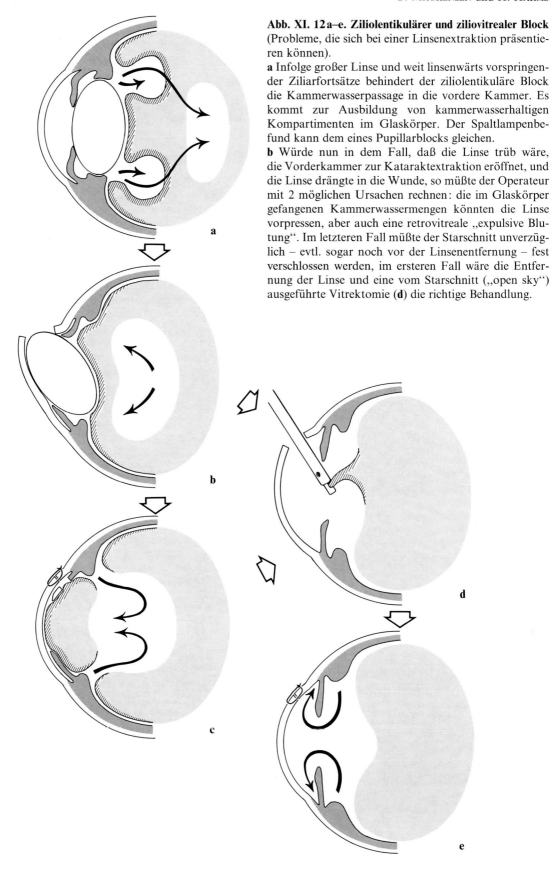

**Abb. XI. 12 a–e. Ziliolentikulärer und ziliovitrealer Block** (Probleme, die sich bei einer Linsenextraktion präsentieren können).

**a** Infolge großer Linse und weit linsenwärts vorspringender Ziliarfortsätze behindert der ziliolentikuläre Block die Kammerwasserpassage in die vordere Kammer. Es kommt zur Ausbildung von kammerwasserhaltigen Kompartimenten im Glaskörper. Der Spaltlampenbefund kann dem eines Pupillarblocks gleichen.

**b** Würde nun in dem Fall, daß die Linse trüb wäre, die Vorderkammer zur Kataraktextraktion eröffnet, und die Linse drängte in die Wunde, so müßte der Operateur mit 2 möglichen Ursachen rechnen: die im Glaskörper gefangenen Kammerwassermengen könnten die Linse vorpressen, aber auch eine retrovitreale „expulsive Blutung". Im letzteren Fall müßte der Starschnitt unverzüglich – evtl. sogar noch vor der Linsenentfernung – fest verschlossen werden, im ersteren Fall wäre die Entfernung der Linse und eine vom Starschnitt („open sky") ausgeführte Vitrektomie (**d**) die richtige Behandlung.

Wer solche Situationen mehrfach erlebt hat, weiß, wie extrem schwierig die Entscheidung immer wieder ist, es sei denn, man könnte die von der retroretinalen (oder retrochorioidalen) Blutung vorgetriebene Netzhautblase erkennen. Dann wäre eine gezielte sklerale Trepanation die Maßnahme, die den Augapfel retten könnte. – Auch am vorher operierten Partnerauge gewonnene Erfahrungen können wegweisend sein. Wurde die Linse durch im Glaskörper gefangene Kammerwasserkompartimente vorgetrieben, so würde eine vordere Vitrektomie (**d**) zu dem in (**e**) skizzierten guten Ergebnis führen.

**c** Stellt die Situation dar, die sich nach sofortigem Wundschluß für den Fall ergeben könnte: Glaskörper wurde von gefangenen Kammerwassermengen in die Vorderkammer getrieben und führte – vor allem bei fester vorderer Glaskörpergrenzfläche zu einem vitreoziliaren Block. Auch eine Iridektomie könnte dann wirkungslos bleiben. In dieser Situation könnte ebenfalls nur eine vordere Vitrektomie, die zugleich auch die vordere Augenkammer von Glaskörper säubern müßte, zu dem in (**e**) dargestellten Zustand mit freier Kammerwasserpassage führen.

---

traktion mit Vorderkammerlinse [41a]) vorkommt, sondern zuweilen auch bei Miotikatherapie, nach Entzündungen und Traumen. Das hat dazu geführt, daß man den Begriff „malignes Glaukom" auch definitionsmäßig von einer vorangegangenen Fisteloperation gelöst hat. Neuerdings wird die Benennung *„Ziliarkörperblockglaukom"* befürwortet [33, 57, 63, 65, 76].

Zunehmende Beachtung erfährt die von NESTEROV hervorgehobene Möglichkeit eines *Kollaps des Schlemm-Kanals* oder bestimmter seiner Bereiche. Wird die Innenwand gegen die Außenwand gepreßt, so werden auch die Einflüsse in die Kollektorvenen verschlossen [22, 26, 46, 47, 49, 50, 51]. Daß der Kanal beim kongenitalen Glaukom kollabieren kann, wissen wir von der Trabekulotomie. Er ist oft erst zu finden, wenn der intraokulare Druck durch Parazentese gesenkt wurde. Wieweit der Kollaps bei anderen Glaukomformen eine Rolle spielt, ist in der Diskussion. Er könnte das akute Winkelblockglaukom begleiten und bei verschleppten Zuständen könnten persistierende Adhärenzen innerhalb des Kanals zu den Dauerschäden gehören. Ein Kollaps könnte ferner erklären, wieso sehr hohe Druckwerte auch bei offenem Kammerwinkel vorkommen können.

Eine *Anspannung der Irisbasis mit Zug am Skleralsporn* wirkt dem Kollaps entgegen wie der Zug des meridionalen Ziliarmuskels und möglicherweise liegt hier eine der Wirkungskomponenten der Iridenkleisis. Auch Hoffnungen auf neue Wirkungsmechanismen leiten sich von der Vorstellung des Kanalkollaps ab, so die Straffung der peripheren Iriswurzel durch *Laserkoagulationen* oder die von CAIRNS angegebene *Goniospasis* [10, 11]. Schließlich ergeben sich von der Möglichkeit des Kanalkollaps auch Argumente für eine das Irisdiaphragma straffende Naht, etwa bei einer kontusionsbedingten Sphinkterparalyse oder nach einem verschleppten Glaukomanfall.

## LITERATUR

1. Alper MG, Schwartz AL (1983) Glaucoma surgery. In: Duane ThD (ed) Clinical ophthalmology. vol 5, chap 12. Harper & Row, Philadelphia
2. Anderson DR, Davis EB (1975) Sensitivities of ocular tissues to acute pressure-induced ischemia. Arch Ophthalmol 93:267–274
3. Armaly MF (1972) Glaucoma. Annual review. Arch Ophthalmol 88:439–460
4. Armaly MF (1973) Glaucoma. Annual review. Arch Ophthalmol 90:485–501
5. Baenziger T (1922) Die Mechanik des akuten Glaucoms und die Deutung der Iridektomie-Wirkung bei demselben. Ber Dtsch Ophthalmol Ges 43:43–48
6. Barkan O (1938) Glaucoma: classification, causes and surgical control: results of microgonioscopic research. Am J Ophthalmol 21:1099–1117
7. Barkan O (1954) Iridectomy in narrow angle glaucoma. Am J Ophthalmol 37:504–519
8. Becker B, Shaffer RN (1961) Diagnosis and therapy of the glaucomas. Mosby, St Louis
9. Bucci MG, Quaranta CA, Lischetti P, Pescosolido N (1978) Ipertensione oculare acuta da instillazione di miotici. Ann Ottal 104:699–706
10. Cairns JE (1974) Goniospasis, eine Methode, die zur Entlastung der Kanalblockade bei primärem Weitwinkelglaukom entwickelt wurde. Klin Monatsbl Augenheilkd 165:549–554
11. Cairns JE (1981) The future in open angle glaucoma surgery. Symposium on glaucoma: 253–265. Trans New Orleans Acad Ophthalmol. Mosby, St Louis Toronto London
12. Chandler PA (1951) Malignant glaucoma. Trans Am Ophthalmol Soc 48:128–143
13. Chandler PA (1952) Narrow-angle glaucoma. Arch Ophthalmol 47:695–716
14. Christensen L, Irvine AR (1966) Pathogenesis of primary shallow chamber angle closure glaucoma. Arch Ophthalmol 75:490–495
15. Curran EJ (1920) Operation for glaucoma. Involving new principles. Southwest Journ Med Surg 27:54–57
15a. Czermak W, Elschnig A (1908) Die augenärztlichen Operationen, 2. Aufl. Urban & Schwarzenberg, München
16. Douglas GR, Drance StM, Schulzer M (1974) The visual field and nerve head following acute angle closure glaucoma. Can J Ophthalmol 9:404–407
17. Draeger J (1965) Principle and clinical application of a portable applanation tonometer. Invest Ophthalmol Vis Sci 6:132–134
18. Forbes M (1966) Gonioscopy with corneal indentation. Arch Ophthalmol 76:488–492
19. Forbes M (1974) Indentation gonioscopy and efficacy of iridectomy in angle closure glaucoma. Trans Am Ophthalmol Soc 72:488–515
20. Gorin G (1977) Clinical glaucoma. Decker, New York Basel
21. Graefe A von (1869) Beiträge zur Pathologie und Therapie des Glaucoms. Graefes Arch Clin Exp Ophthalmol 15/3:108–252

22. Grant WM (1958) Further studies on facility of flow through the trabecular meshwork. Arch Ophthalmol 60:523–533
23. Herrick W van, Shaffer RN, Schwartz AE (1969) Estimation of width of angle of anterior chamber. Am J Ophthalmol 68:626–629
24. Hitchings RA, Lloyd-Jones D (1979) Peripheral iridectomy for chronic simple glaucoma with narrow angles. Trans Ophthalmol Soc UK 99:84–88
25. Hitchings RA, Powell DJ (1981) Pilocarpine and narrow-angle glaucoma. Trans Ophthalmol Soc UK 101:214–217
26. Hoffmann F (1977) Trabekulo-Elektropunktur. Habilitationsschrift Berlin
27. Imre G, Bögi J, Vargha M (1975) Zur Prognose des akuten Winkelblockglaukoms. Szemészet 112:94–103 (ref Zentralbl ges Ophthalmol 114:515)
28. Iwata K (1980) A new indentation gonioscope and evaluation of peripheral iridectomy in angle-closure glaucoma. Glaucoma 2:546–553
29. Kerman BM, Christensen RE, Foos RY (1973) Angle closure glaucoma: a clinicopathologic correlation. Am J Ophthalmol 76:887–895
30. Kéroub C, Hyams SW (1976) Glaucome à angle fermant provoqué par la phospholine iodide et l'épinéphrine dans un cas de glaucome à angle ouvert. Arch Ophthalmol 36:575–578
31. Kessler J (1956) The resistance to deformation of the tissue of the peripheral iris and the space of the angle of the anterior chamber. Am J Ophthalmol 42:734–736
32. Leighton DA (1974) Der modifizierende Einfluß der Augapfelgröße bei Glaukomen. Klin Monatsbl Augenheilkd 164:475–478
33. Levene R (1972) A new concept of malignant glaucoma. Arch Ophthalmol 87:497–506
34. Leydhecker W (1954) Gonioskopische Beobachtungen über Tensionsanstiege nach Mioticis und nach Lesen. Graefes Arch Clin Exp Ophthalmol 155:255–265
35. Lowe RF (1964) Primary creeping angle-closure glaucoma. Br J Ophthalmol 48:544–550
36. Lowe RF (1969) Causes of shallow anterior chamber in primary angle-closure glaucoma. Ultrasonic biometry of normal and angle-closure glaucoma eyes. Am J Ophthalmol 67:87–93
37. Lowe RF (1970) Anterior lens displacement with age. Br J Ophthalmol 54:117–121
38. Lowe RF (1972) Primary angle-closure glaucoma; Inheritance and environment. Br J Ophthalmol 56:13–20
39. Lowe RF (1972) Anterior lens curvature comparisons between normal eyes an those of primary angle-closure glaucoma. Br J Ophthalmol 56:409–413
40. Lowe RF (1973) Primary angle-closure glaucoma. A review 5 years after bilateral surgery. Br J Ophthalmol 57:457–463
41. Lowe RF (1973) Acute angle closure glaucoma and the crystalline lens. Aust J Ophthalmol 1:89–94
41a. Lynch MG, Brown RH, Michels RG, Pollack IP, Stark WJ (1986) Surgical vitrectomy for pseudophacic malignant glaucoma. Am J Ophthalmol 102:149–153
42. Mapstone R (1976) The syndrome of closed-angle glaucoma. Br J Ophthalmol 60:120–123
43. Mapstone R (1980) The mechanism and clinical significance of angle closure. Glaucoma 2:249–254
44. Mc Naught EI, Rennie A, Mc Clure E, Chisholm IA (1974) Pattern of visual damage after angle-closure glaucoma. Trans Ophthalmol Soc UK 94:406–415
45. Miles DR, Boniuk M (1966) Pathogenesis of unilateral glaucoma. A review of 100 cases. Am J Ophthalmol 62:493–499
46. Moses RA (1977) The effect of intraocular pressure on resistance to outflow. Surv Ophthalmol 22:88–100
47. Moses RA (1981) The conventional outflow resistance. Am J Ophthalmol 92:804–810
48. Naumann GOH (1980) Pathologie des Auges. In: Doerr W, Seifert G (ed) Spezielle pathologische Anatomie, Bd 12. Springer, Berlin Heidelberg New York
49. Nesterov AP (1970) Role of the blockade of Schlemms canal in pathogenesis of primary open-angle glaucoma. Am J Ophthalmol 70:691–696
50. Nesterov AP, Batmanov YE (1974) Trabecular wall of Schlemms canal in the early stages of primary open-angle glaucoma. Am J Ophthalmol 78:639–647
51. Nesterov AP, Batmanov YE, Brikman VG (1978) The state of Schlemms canal at different levels of the intraocular pressure. Vestn Oftalmol 6:6–8 (zit. Zentralbl ges Ophthalmol 117:149)
52. Nose H (1972) Choice of surgery in primary angle closure glaucoma. Jap J Clin Ophthalmol 26:173–181
53. Pagenstecher H (1877) Ueber Glaukom. Ber Dtsch Ophthalmol Ges 10:7–27
54. Poinoosawmy D, Nagasubramanian S, Brown NAP (1976) Effect of pilocarpine on visual acuity and on the dimensions of the cornea and anterior chamber. Br J Ophthalmol 60:676–679
55. Pollack JP (1971) Chronic angle-closure glaucoma. Arch Ophthalmol 85:676–689
56. Posner A (1953) Suction anterior to the iris as a factor in narrow-angle glaucoma. Am J Ophthalmol 36:185–192
57. Rheindorf O (1887) Ueber Glaukom. Klin Monatsbl Augenheilkd 25:148–172
58. Rieser JC, Schwartz B (1972) Miotic induced malignant glaucoma. Arch Ophthalmol 87:706–712
59. Rosengren B (1953) Etiology of acute glaucoma. Am J Ophthalmol 36:488–492
60. Sautter H (1971) Zur klinischen Morphologie des Kammerwinkels, Glaukom-Probleme. Bücherei des Augenarztes 56:55–74. Enke, Stuttgart
61. Setälä K (1979) Corneal endothelial cell density after an attack of acute glaucoma. Acta Ophthalmol 57:1004–1013
62. Shaffer RN (1954) Role of vitreous detachment in aphakic and malignant glaucoma. Trans Am Acad Ophthalmol Otolaryngol 58:217–231
63. Shaffer RN (1973) A suggested anatomic classification to define the pupillary block glaucomas. Invest Ophthalmol Vis Sci 12:540–542
64. Shaffer RN, Chandler PA (1955) Glaucoma. In: Newell FW (ed) Transactions of the first conference on glaucoma. Josiah Macy Found, New York, pp 26–27
65. Shaffer RN, Hoskins HD (1978) Ciliary block (malignant) glaucoma. Ophthalmology 65:215–221
66. Simmons RJ (1972) Malignant glaucoma. Br J Ophthalmol 56:263–272
66a. Simmons RJ, Belcher III CD, Dallow RL (1985) Primary angle closure glaucoma. In Duane ThD (ed) Clinical Ophthalmology vol 3, ch 53,1. Harper u Row, Philadelphia
67. Slezak H (1974) Zur Konfiguration der Hinterkammer glaukomanfälliger Augen. Klin Monatsbl Augenheilkd 164:313–316
68. Smith ME, Ott FTH (1971) Rubeosis iridis and primary angle closure glaucoma. Int Ophthalmol Clin 11:161–170
69. Sugar HS (1941) Gonioscopy and glaucoma. Arch Ophthalmol 25:674–717

70. Törnquist R (1953) Shallow anterior chamber in acute glaucoma. A clinical and genetical study. Acta Ophthalmol [Suppl] 39:1–74
71. Törnquist R (1956) Chamber depth in primary acute glaucoma. Br J Ophthalmol 40:421–429
72. Törnquist R (1959) Peripheral chamber depth in shallow anterior chamber. Br J Ophthalmol 43:169–176
73. Tomlinson A, Leighton DA (1973) Ocular dimensions in the heredity of angle-closure glaucoma. Br J Ophthalmol 57:475–486
74. Vargas E, Drance SM (1973) Anterior chamber depth in angle-closure glaucoma. Arch Ophthalmol 90:438–439
75. Wand M, Grant WM, Simmons RJ, Hutchinson BT (1977) Plateau iris syndrome. Trans Am Acad Ophthalmol Otaryngol 83:122–130
76. Weiss DI, Shaffer RN (1972) Ciliary block (malignant) glaucoma. Trans Am Acad Ophthalmol Otolaryngol 76:450–460
77. Wollensak J, Ehrhorn J (1975) Winkelblockglaukom und prophylaktische Iridektomie am symptomfreien Auge. Klin Monatsbl Augenheilkd 167:791–795
78. Wyatt H, Ghosh J (1970) Behavior of an iris model and the pupil block hypothesis. Br J Ophthalmol 54:177–185

## Sekundäre Kammerwasserabflußbehinderungen (Sekundärglaukome)

Eine pathogenetisch sehr heterogene Gruppe bilden die *Sekundärglaukome*, also jene, die sich in der Folge unterschiedlicher Augenerkrankungen entwickeln. Dementsprechend müssen die Behandlungsmaßnahmen verschiedenartig sein.

### Trabekelwerkverlegung bei offener Kammerbucht

Beträchtliche *Blutungen* in die Vorderkammer führen zur Drucksteigerung, zum *„hämorrhagischen Glaukom"*, wenn die Transportmechanismen des Trabekelwerks überfordert sind[1]. Während bei geringeren Blutungen spontane Resorption oft überraschend schnell erfolgt und dementsprechend abgewartet werden kann, ist von großen Blutmengen zu befürchten, daß sie die physiologischen Selbstreinigungsmechanismen des Trabekelwerks überfordern und zerstören. Sie schädigen dann auch das Hornhautendothel (Blutimbibition, Hämatokornea).

Die Fähigkeit, eine bestimmte Blutmenge auf den üblichen Transportwegen zu eliminieren, hängt vom Zustand des Trabekelwerks ab. War es schon vorgeschädigt, so können selbst mäßige postoperative Blutungen in die Vorderkammer nur zögernd abgeführt werden, das Trabekelwerk zusätzlich belasten und seine Funktionsfähigkeit herabsetzen.

*Die Kammer füllende Blutkoagula* nach Operationen oder Verletzungen – besonders häufig nach Kontusionen – müssen um den 5. Tag nach der Einblutung über einen ausreichend großen kornealen Schnitt (um keine Trabekelstrukturen zu zerstören) mechanisch (mit feinen stumpfen Häkchen), über einen leitenden und drückenden Spatel, oder mit Saugung und Spülung entfernt werden (s. Abschn. XV. A. 2.4) [56, 57, 66, 68].

Entsteht das Glaukom durch Überfrachtung des Trabekelwerks mit Makrophagen, die mit Blutzelltrümmern beladen sind, so sprechen wir vom *hämolytischen Glaukom* [17, 22, 34, 40, 58, 72]. Ausgelaugte rote Blutzellen („ghost-cells") können ebenfalls diese Form des Glaukoms verursachen [13, 14, 54], wie auch ein Sichelzellhyphäma bei Sichelzellanämie [26, 78]. Als *„hämosiderotisches"* wird ein Sekundärglaukom bezeichnet, bei dem das Trabekelwerk durch Bluteiseneinwirkung – vor allem nach Glaskörperblutungen – geschädigt wurde [79].

In diesen Situationen wird man das Blut entfernen müssen, und zwar mit *Vitrektomie*, wenn es sich im Glaskörperraum befindet [10].

Ähnlich ist die Problematik beim *phakolytischen Glaukom*, bei dem das Trabekelwerk durch Linsenpartikel und Makrophagen verlegt wird [19, 20, 23].

Die sofortige *Extraktion der kataraktösen* (evtl. in den Glaskörper luxierten) *Linse* ist dann erforderlich. Auch bei der *phakoanaphylaktischen Endophthalmitis* geht es darum, Linsenmaterial (-reste) alsbald gründlich zu entfernen (s. Kap. X, Abschn. 3.3.6 u. 4.1) [35, 36, 55].

Bei *chronischer Uveitis* oder bei *Heterochromiezyklitis* kann es ebenfalls infolge von Verlegungen des trabekularen Maschenwerks zum Sekundärglaukom kommen [32, 33, 48, 49]. Die *Zoster-Iridozyklitis* zeichnet sich infolge ausgedehnter Nekrosen im Ziliarkörper und der Iris durch besondere Tendenz zur Verlegung des Trabekelwerks aus. Beim Posner-Schlossman-Syndrom, der „glaukomatozyklitischen" Krise handelt es sich wahrscheinlich um eine virale korneale Endotheliitis und Trabekulitis [27, 46, 59, 75].

Bei jeder Drucksteigerung in Verbindung mit einem Entzündungsprozeß muß die Frage entschieden werden, ob nicht zur Behandlung eingesetzte Kortikosteroide ein *Kortisonglaukom* verursacht haben. Es ist gekennzeichnet durch eine Verdickung der kribriformen Region des Trabekelwerks mit Einlagerungen granulären oder fibrillären Materials (Mukopolysaccharide) in die intertrabekulären Spalten sowie durch Phagozytosehemmung.

---
[1] Wir meinen, die bisher uneinheitlich verwendete Bezeichnung „hämorrhagisches Glaukom" [51] sei für jene Formen sachgerecht, die unmittelbar und akut durch eine intraokulare Blutung ausgelöst werden, also insbesondere durch eine solche in die Vorderkammer. Das durch Gefäßneubildungen auf der Iris und im Kammerwinkel (Rubeosis iridis) gekennzeichnete Glaukom ist trotz der oft mit Fundusblutungen einhergehenden Grunderkrankungen, zutreffender mit *„Neovaskularisationsglaukom"* beschrieben.

Erst 4–6 Wochen nach Absetzen von Kortisonpräparaten wird man entscheiden können, ob sie als Ursache (Teilursache) eines Glaukoms in Frage kamen [9, 24, 65, 71].

In der *Behandlung nach Glaukomoperationen* spielen Kortikosteroide ihrer Entzündungen und Proliferationen hemmenden Wirkung wegen eine wichtige Rolle. Auch wenn sie wahrscheinlich nur bei vorhandener Disposition zur Augendrucksteigerung führen, wird man ihre Anwendungszeit aus den genannten Gründen begrenzen [3, 4, 5, 7, 39, 67].

Nach *Alphachymotrypsin* (zur Erleichterung der intrakapsulären Kataraktextraktion angewandt) auftretende Drucksteigerungen sind auf Einlagerungen von Zonulafragmenten in das trabekulare Maschenwerk zurückzuführen (Abschn. X. 3.3.9). Sie klingen gewöhnlich spontan wieder ab (Diamox kann zwar hilfreich sein, indem es den Druck senken kann; bedacht werden muß jedoch auch, daß der Kammerwasserfluß hilft, das Trabekel zu reinigen). In Verbindung mit anderen Schäden des Trabekelwerks (z.B. chronischer Uveitis) kann Alphachymotrypsin wahrscheinlich als Additionsschaden wirken und zur Manifestation eines persistierenden Sekundärglaukoms führen [1, 2, 6, 38, 41, 43, 50, 60, 61]. In vergleichbarer Weise können nach *extrakapsulärer Staroperation mit Kunstlinsenimplantation* Reste der Linsenrinde das Trabekelwerk überfrachten, vor allem, wenn es nicht voll funktionstüchtig war (s. Abschn. X). 3.3.6)

Bei den zuletzt besprochenen Sekundärglaukomen kommen in der Regel (mit Ausnahme größerer Linsenreste) keine chirurgischen Interventionen in Betracht. Spontane Druckregulation (auch wenn für eine gewisse Zeit das Trabekelwerk spannende Medikamente erforderlich sind) ist in den meisten Fällen zu erwarten.

Beim *Pigmentglaukom* und beim *Pigmentdispersionssyndrom* sind ebenfalls Verlegungen des Trabekelwerks anzunehmen. Für das Pigmentdispersionssyndrom wird auch diskutiert, ob nicht das Glaukom dem gewöhnlichen Offenwinkeltyp entspricht und ohne kausale Verknüpfung von der Anomalie des Irispigmentepithels begleitet wird [8, 12, 18, 42, 45, 72, 74].

Augen mit *„Pseudoexfoliationssyndrom"* sind zu 30–50% auch an Glaukom erkrankt. Den Linsenauflagerungen entsprechendes amorphes Material wurde auch im Trabekel nachgewiesen, so daß auch diese Glaukomform – selbst wenn noch nicht alle Fragen geklärt sind – eher zu den Sekundärglaukomen zu rechnen ist [15, 16, 29, 47, 63, 64, 65, 76].

Pigmentglaukom, Pigmentdispersionssyndrom und Pseudoexfoliationssyndrom sind medikamentös gewöhnlich schwer in ihrer Drucklage zu regulieren. Dann kommen fistulierende Eingriffe, eine Trabekulotomie oder eine Lasertrabekuloplastik in Betracht, deren Wirksamkeit oft jedoch zeitlich begrenzt bleiben.

## Sekundärglaukome mit organischem Kammerwinkelverschluß

Als Folge längerdauernder *Aufhebung der Vorderkammer* nach fistulierenden Operationen ohne Zeichen eines malignen Glaukoms oder bei einer *Iridozyklitis* bei enger Kammerbucht kann es zu zirkulären Goniosynechien und nachfolgender Drucksteigerung, also zum *sekundären Winkelverschlußglaukom* kommen.

Zur vorbeugenden Behandlung sind die im Abschnitt XI. 3.4.1 beschriebenen Maßnahmen, beim Verdacht auf eine Pupillarblockkomponente, auch eine periphere Iridektomie erforderlich.

Besonders schwerwiegende und direkt chirurgisch kaum zu korrigierende Kammerwinkelverschlüsse entstehen beim „*Neovaskularisationsglaukom*" (früher als „hämorrhagisches Glaukom" bezeichnet). Die Ausbreitung fibrovaskulärer Membranen über die Strukturen des Kammerwinkels und über die Iris (Rubeosis iridis) sind die sichtbaren Zeichen, und in Verbindung mit nachfolgender Schrumpfung dieser Membranen kommt es einerseits zum Winkelverschluß sowie andererseits zum Ectropium uveae. Diabetische Retinopathie, retinale Gefäßprozesse, die zur Netzhautischämie führen, in erster Linie Zentralvenenverschlüsse, aber auch Durchblutungsdrosselung nach einer umschnürenden Amotiooperation („Stringsyndrom") können die Ursache sein. Karotisverschlüsse oder eine Karotis-Sinus-cavernosus-Fistel müssen ebenfalls als mögliche Ursache angesehen werden. Wahrscheinlich setzt die ischämische Netzhaut bioaktive Substanzen frei, von denen die Gefäßproliferation ausgelöst wird [21, 44, 73, 77].

Fistulierende Eingriffe, auch solche, die mit Hilfe von Koagulationseffekten unmittelbare Blutungen aus den Schnitten des operativen Zugangs verhindern, können nur als unvollkommene Maßnahmen gewertet werden. Gewisse Hoffnungen, präventiv oder therapeutisch einzugreifen, können mit einer *Ausschaltung peripherer Netzhautbereiche* durch Laserkoagulation, Fotokoagulation, Diathermie- oder Kryoapplikation verbunden werden (s. Abschn. XI. 6 und Kap. XIII. B. Abschn. 1.1 u. 2.1). Auch eine entsprechende Hemmung der Kammerwasserproduktion durch Schädigung des Ziliarkörpers kommt in Frage (Abschn. XI. 5 u. XII. 2.7). Sie reduziert jedoch auch die säubernde Wirkung des Kammerwassers in etwa noch funktionstüchtigen Bereichen des Trabekelwerks.

## Sekundärer Pupillarblock

Ist es im Verlaufe einer Iritis durch eine Verlötung des Pupillarsaums mit der Linse zu einer *Seclusio oder Occlusio pupillae* und zu einer *„Napfkuchen-iris"* („Iris bombé") gekommen, so muß sobald wie möglich eine *Iridektomie* ausgeführt werden, damit nicht konsekutiv eine Kammerwinkelverklebung entstehen kann. Eine hinzutretende Rubeosis iridis ist von schlechter prognostischer Bedeutung [57, 69].

## Ortsverlagerungen der Linse

Traumatische oder spontane *Einklemmungen einer Linse in die Pupille* oder gar die *Verlagerung der Linse in die Vorderkammer* führen zur Blockade des Kammerwasserabflusses und zu beträchtlichen Drucksteigerungen. Spontane Linsenverlagerungen sind beim Marfan-Syndrom, beim Marchesani-Syndrom und bei der Homozystinurie nicht selten [11, 25, 28, 30, 37, 52, 53].

Die *Linsenentfernung* – bei jungen Menschen eventuell unter Einsatz eines Saug-Schneide-Gerätes – ist in der Regel die notwendige Maßnahme (s. Kap. X Abschn. 4.1.1 u. 4.1.2).

Bei *traumatischen Ortsverlagerungen der Linse* muß man auch mit anderen glaukomatogenen Komponenten (Einrisse im Kammerwinkel, Trabekelzerreißungen, Blutungsfolgen, Phakolyse) rechnen [62, 70].

## LITERATUR

1. Anderson DR (1971) Experimental alpha chymotrypsin glaucoma studied by scanning electron microscopy. Am J Ophthalmol 71:470–476
2. Anderson DR (1971) Scanning electron microscopy of zonulysis by alpha chymotrypsin. Am J Ophthalmol 71:619–625
3. Armaly MF (1963) Effect of corticosteroids on intraocular pressure and fluid dynamics. I. The effect of dexamethasone in the normal eye. Arch Ophthalmol 70:482–491
4. Armaly MF (1963) Effect of corticosteroids on intraocular pressure and fluid dynamics. II. The effect of dexamethasone on the glaucomatous eye. Arch Ophthalmol 70:492–499
5. Armaly MF (1973) Glaucoma. Annual review. Arch Ophthalmol 90:485–501
6. Barraquer J, Rutllàn J (1967) Enzymatic zonulolysis and postoperative ocular hypertension. Am J Ophthalmol 63:159
7. Becker B, Hahn KA (1964) Topical corticosteroids and heredity in primary open-angle glaucoma. Am J Ophthalmol 57:543–551
8. Becker B, Shin DH, Cooper DG, Kass MA (1977) The pigment dispersion syndrome. Am J Ophthalmol 83:161–166
9. Bill A (1975) The drainage of aqueous humor. Invest Ophthalmol 14:1–3
10. Brucker AJ, Michels RG, Green WR (1978) Pars plana vitrectomy in the management of blood-induced glaucoma with vitreous hemorrhage. Ann Ophthalmol 10:1427–1437
11. Buxton R (1939) Congenital dislocation of lens causing acute glaucoma. Proc roy Soc Med 32:1619 (ref Zentralbl ges Ophthalmol 46:22)
12. Campbell DG (1979) Pigmentary dispersion and glaucoma. Arch Ophthalmol 97:1667–1672
13. Campbell DG, Essigmann EM (1979) Hemolytic ghost cell glaucoma. Arch Ophthalmol 97:2141–2146
14. Campbell DG, Simmons RJ, Grant WM (1976) Ghost cells as a cause of glaucoma. Am J Ophthalmol 81:441–450
15. Cebon L, Smith RJH (1976) Pseudoexfoliation of lens capsule and glaucoma. Br J Ophthalmol 60:279–282
16. Chandler PA, Grant WM (1979) Glaucoma. Lea & Febiger, Philadelphia
17. Cohen JS, Layden WE, Torczynski E, Ramseur HM (1979) Hemolytic glaucoma. Glaucoma 1:80–83
18. Demailly P, Plane C, Limon S, Luton JP (1979) Glaucome pigmentaire. Bull Soc Ophtalmol Fr 79:7–225
19. Epstein DL, Jedziniak JA, Grant WM (1978) Obstruction of aqueous outflow by lens particles and by heavy-molecular-weight soluble lens proteins. Invest Ophthalmol Vis Sci 17:272–277
20. Epstein DL, Jedziniak JA, Grant WM (1978) Identication of heavy-molecular-weight soluble protein in aqueous humor in human phacolytic glaucoma. Invest Ophthalmol Vis Sci 17:398–402
21. Etienne R, Barut Ch, Ravault M (1965) Le glaucome néovasculaire secondaire à la thrombose de l'artère carotide interne. Ann Oculist 198:991–1000
22. Fenton RH, Zimmerman LE (1963) Hemolytic glaucoma. An unusual cause of acute open-angle secondary glaucoma. Arch Ophthalmol 70:236–239
23. Flocks M, Littwin CS, Zimmerman LE (1955) Phacolytic glaucoma. Arch Ophthalmol 54:37–45
24. François J (1978) Discussion of paper by GL Spaeth et al. Trans Am Ophthalmol Soc 75:380
25. Friedenwald JS, Pierce HF (1932) The circulation of the aqueous. I. Rate of flow. Arch Ophthalmol 7:538–557
26. Goldberg MF (1979) The diagnosis and treatment of secondary glaucoma after hyphema in sickle cell patients. Am J Ophthalmol 87:43–49
27. Grehn F, Sundmacher R (1982) Zur Pathogenese und Therapie des Posner-Schlossman-Syndroms. In Krieglstein GK, Leydhecker W (Hrsg) Medikamentöse Glaukomtherapie. Bergmann, München, S 95–99
28. Gutzeit R (1950) Eine seltene Form traumatischer Linsenluxation in die Vorderkammer. Klin Monatsbl Augenheilkd 116:213–214
29. Hansen E, Sellevold OJ (1968) Pseudoexfoliation of the lens capsule. I. Clinical evaluation with special regard to the presence of glaucoma. Acta Ophthalmol 46:1095–1104
30. Hilding AC (1957) Pupillary blockade by a subluxated lens causing glaucoma. Arch Ophthalmol 57:33–36
31. Hoffmann F, Dumitrescu L, Hager H (1975) Pigmentglaukom (Raster-elektronenmikroskopische Befunde). Klin Monatsbl Augenheilkd 166:609–613
32. Huber A (1961) Das Glaukom bei komplizierter Heterochromie Fuchs. Ophthalmologica 141:122–135
33. Huber A (1961) Das Glaukom bei komplizierter Heterochromie Fuchs. Ophthalmologica 142:66–115
34. Hunter WS (1969) Hemolytic glaucoma. Trans Am Acad Ophthalmol Otolaryngol 73:95–98

35. Irvine SR (1952) Lens-induced uveitis and glaucoma. Part II The "phacotoxic" reaction. Am J Ophthalmol 35:370–375
36. Irvine SR, Irvine AR (1952) Lens-induced uveitis and glaucoma. Part I Endophthalmitis phaco-anaphylactica. Am J Ophthalmol 35:177–186
37. Johnston SS (1968) Pupil-block glaucoma in homocystinuria. Br J Ophthalmol 52:251–256
38. Kalvin NH, Hamasaki DI, Gass JDM (1966) Experimental glaucoma in monkeys. Arch Ophthalmol 76:82–93, 76:94–103
39. Kaufman PL, Kolker AE (1975) Ocular findings and corticosteroid responsiveness in parents of children with primary infantile glaucoma. Invest Ophthalmol Vis Sci 14:46–49
40. Kiess JD, Burnes KC, Cohen MM, Wolter JR (1969) Hemolytic glaucoma: a difficult clinical diagnosis. Eye Ear Nose Thr Monthly 48:573–576
41. Kirsch RE (1964) Glaucoma following cataract extraction associated with use of alpha-chymotrypsin. Arch Ophthalmol 72:612–620
42. Koeppe L (1916) Klinische Beobachtungen mit der Nernstspaltlampe und dem Hornhautmikroskop. 3. Mitteilung: Über die Bedeutung des Pigmentes für die Entstehung des primären Glaukoms und über die Glaukomfrühdiagnose mit der Gullstrandschen Nernstspaltlampe. Grafese Arch Clin Exp Ophthalmol 92:341–417
43. Mackensen G, Loeffler K (1983) Kataraktextraktion bei chronischer Iridozyklitis. Langzeitbeobachtungen. Klin Monatsbl Augenheilkd 183:7–9
44. Küchle HJ (1960) Zum Krankheitsbild des Netzhautarterienverschlusses und seiner Prognose. Ber Dtsch Ophthalmol Ges 62:145–149
45. Kupfer C, Kuwabara T, Kaiser-Kupfer M (1975) The histopathology of pigmentary dispersion syndrome with glaucoma. Am J Ophthalmol 80:857–862
46. Laage de P (1979) Complications hypertoniques des kératouvéites virales et leur traitement. Bull Soc Ophtalmol Fr 79:577–579
47. Layden WE, Shaffer RN (1974) Exfoliation syndrome. Am J Ophthalmol 78:835–841
48. Lemke L (1965) Das Glaukom bei Heterochromia complicata Fuchs. Klin Monatsbl Augenheilkd 146:127
49. Lemke L (1966) Das Glaukom bei Heterochromiecyclitis. Ophthalmologica 151:457–464
50. Lessel S, Kuwabara T (1969) Experimental alpha-chymotrypsin glaucoma. Arch Ophthalmol 81:853–864
51. Leydhecker W (1973) Glaukom, 2. Aufl. Springer, Berlin Heidelberg New York
52. Lieberman TW, Podos SM, Hartstein J (1966) Acute glaucoma, ectopia lentis and homocystinuria. Am J Ophthalmol 61:252–255
53. Marchesani O (1939) Brachydaktylie und angeborene Kugellinse als Systemerkrankung. Klin Monatsbl Augenheilkd 103:392–406
54. Masi RJ, Bloomfield SE, Gottfried EL (1979) Histochemical analysis of ghost cell glaucoma. Glaucoma 1:109–113
55. Müller H (1952) Tierexperimentelle Untersuchungen zur Ophthalmia phakogenetica. Graefes Arch Clin Exp Ophthalmol 153:1–35
56. Naumann GOH (1974) Sekundäre Glaukome bei entzündlichen Augenveränderungen. Bücherei d Augenarztes 64:75–93. Enke, Stuttgart
57. Naumann GOH (1980) Pathologie des Auges. In: Doerr W, Seifert G (ed) Spezielle pathologische Anatomie, Bd 12. Springer, Berlin Heidelberg New York
58. Phelps ChD, Watzke RC (1975) Hemolytic glaucoma. Am J Ophthalmol 80:690–695
59. Posner A, Schlossman A (1948) Syndrome of unilateral recurrent attacks of glaucoma with cyclitic symptoms. Arch Ophthalmol 39:517–535
60. Rauhut D, Rohen JW (1972) Electronmicroscopic study on the trabecular meshwork in alphachymotrypsin glaucoma. Graefes Arch Clin Exp Ophthalmol 184:29–41
61. Rich WJ, Radtke ND, Cohan BE (1974) Early ocular hypertension after cataractextraction. Br J Ophthalmol 58:725–731
62. Rodman HI (1963) Chronic open-angle glaucoma associated with traumatic dislocation of the lens. A new pathogenetic concept. Arch Ophthalmol 69:445–454
63. Rodrigues MM, Spaeth GL, Sivalingam E, Weinreb S (1976) Histopathology of 150 trabeculectomy specimens in glaucoma. Trans Ophthalmol Soc UK 96:245–255
64. Rohen JW (1977) Functional morphology of the trabecular meshwork in normal and glaucomatous eyes. In: Řehák S, Krasnov MM, Paterson GD (eds) Recent advances in glaucoma. Springer, Berlin Heidelberg New York
65. Roth M, Epstein DL (1980) Exfoliation syndrome. Am J Ophthalmol 89:477–481
66. Ruprecht KW, Naumann GOH (1979) Zur Therapie der totalen Vorderkammereinblutung. Klin Monatsbl Augenheilkd 175:866–868
67. Schwartz JT, Reuling FH, Feinleib M, Garrison RJ, Collie DJ (1973) Twin heritability study of the corticosteroid response. Trans Am Acad Ophthalmol Otolaryngol 77:126–136
68. Sears ML (1970) Surgical management of black-ball hyphema. Trans Am Acad Ophthalmol Otolaryngol 74:820–827
69. Shaffer RN (1973) A suggested anatomic classification to define the pupillary block glaucomas. Invest Ophthalmol Vis Sci 12:540–542
70. Smith ME, Zimmerman LE (1965) Contusive angle recession in phacolytic glaucoma. Arch Ophthalmol 74:799–804
71. Spaeth GL, Rodrigues MM, Weinreb S (1978) Steroid induced glaucoma: a persistant elevation of intraocular pressure. Trans Am Ophthalmol Soc 75:353–381
72. Sugar HS (1966) Pigmentary glaucoma. A 25 year review. Am J Ophthalmol 62:499–507
73. Sugar HS (1979) Neovascular glaucoma after carotid-cavernous fistula formation. Ann Ophthalmol 11:1667–1669
74. Sugar HS, Barbour FA (1949) Pigmentary glaucoma: a rare clinical entity. Am J Ophthalmol 32:90–92
75. Sundmacher R, Neumann-Haefelin D (1979) Herpes-simplex-Virus-Isolierung aus dem Kammerwasser bei fokaler Iritis, Endotheliitis und langdauernder Keratitis disciformis mit Sekundärglaukom. Klin Monatsbl Augenheilkd 175:488–501
76. Toriyama K, Maezawa N (1976) Electron microscopic study on the trabecular tissues in glaucoma capsulare. Acta Soc Ophthalmol Jpn 80:780–789
77. Vannas S (1961) Glaucoma due to thrombosis of the centralvein of the retina. Ophthalmologica 142:266–282
78. Wilensky J (1979) Blood induced secondary glaucomas. Ann Ophthalmol 11:1659–1662
79. Wollensak J (1976) Phakolytisches und hämolytisches Glaukom. Klin Monatsbl Augenheilkd 168:447–452

# Anatomische Daten für die Glaukomchirurgie

Unter Mitarbeit von H.H. UNGER

Die meisten antiglaukomatösen Eingriffe erfordern eine Eröffnung des Augapfels in der Limbusregion, um in die Kammerbucht zu gelangen, oder über dem Ziliarkörper, um das perichorioidale Spatium zu erreichen. Die topographisch-anatomischen Verhältnisse dieser Zone sind in **Abbildung XI. 13a** u. **b** dargestellt.

*Bindehaut*, subkonjunktivales Gewebe und die *Tenon-Kapsel* werden vom Fornix zum Limbus fortschreitend dünner. Bei Kindern und Jugendlichen sind die Gewebe insgesamt dicker und fester als bei Erwachsenen. Nahe dem Limbus wird die Bindehaut alter Menschen besonders dünn. Sie reißt sehr leicht ein in den Gebieten, die in der Lidspalte freiliegen, also nasal und temporal, ist jedoch in den für antiglaukomatöse Eingriffe in Betracht kommenden, vom Oberlid bedeckten Arealen weniger verletzlich.

Bei der Präparation eines Bindehaut und Tenon-Kapsel einschließenden Lappens (s. Abschn. XI. 3) zeigt sich eine Zone etwas strafferer Verbindung von der Tenon-Kapsel zur Sklera in etwa 5 mm Entfernung vom Hornhautrand. Hier muß sie gewöhnlich scharf durchtrennt werden. Sonst lassen sich Bindehaut sowie subkonjunktivales Gewebe und die Tenon-Kapsel – die in Limbusnähe nicht mehr zu differenzieren sind – in stumpfer Präparation bis in die Nähe des Limbus ablösen. Hier findet sich – individuell unterschiedlich deutlich ausgeprägt – erneut eine feste Verbindung des subkonjunktivalen Gewebes zur Sklera, nach deren Überwindung wir den Übergang konjunktivalen in korneales Epithel und damit auch die Grenze der Bowman-Schicht erreichen (s. Kap. VI und **Abb. VI. 1** sowie **Abb. XI. 28** und **32**). SUGAR beschrieb diese anatomische Besonderheit des chirurgischen Limbus als „potentiellen" Spalt über dem Limbusareal [9]. Bei fortschreitender Präparation, die von der Skleraoberfläche in die vorderen Lamellen der Hornhaut hineinführen soll (fistulierende Eingriffe, Trabekulotomie), erschwert diese plötzliche Bereitschaft der Gewebe, sich zu trennen, zuweilen einen schichtengerechten Übergang von der Sklera ins vordere Hornhautparenchym.

*Blutgefäße* schaffen bei den Eingriffen am Limbus in der Regel keine nennenswerten Probleme. Die feinen episkleralen Gefäße bluten gewöhnlich nur kurze Zeit. Mit einer Diathermienadel sind sie leicht zu verschließen. Die größeren vorderen Ziliargefäße verlaufen in den geraden Augenmuskeln und passieren die Sklera zum Eintritt in den Ziliarkörper etwa 1–3 mm vor den Sehnenansätzen, also peripher vom eigentlichen Limbusareal. Die

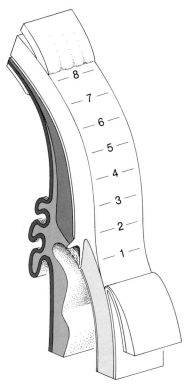

**Abb. XI. 13a. Topographische Beziehungen von Limbus corneae, Kammerbucht und Ziliarkörper** eines regelrecht gebauten Auges in der 12-Uhr-Position. Die Maßangaben in mm beginnen an der vorderen äußeren Limbusgrenze, dem Übergang des korneales in das konjunktivale Epithel („korneolimbaler Übergang" nach SUGAR).

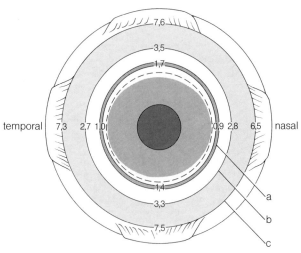

**b Projektion von Schlemm-Kanal und Ziliarkörper auf die Bulbusaußenwand.** Die Meßwerte (mm) vom korneolimbalen Übergang (der äußeren vorderen Limbusgrenze) gerechnet, ergeben die Abstände zur hinteren Begrenzung des Schlemm-Kanals (*a*), zum Übergang der Pars plicata in die Pars plana des Ziliarkörpers (*b*) sowie zur Ora serrata (*c*) an (Streuung der Werte s. Tabelle XI. 1). Die gestrichelte Linie kennzeichnet die innere vordere Limbusgrenze, die Schwalbe-Linie.

**Tabelle XI. 1. Abstände wichtiger Strukturen von der vorderen äußeren Limbusgrenze [6]**

| | Mittlere Werte (Streubereich) in mm | | | |
|---|---|---|---|---|
| | oben | unten | nasal | temporal |
| Abstand der hinteren Begrenzung des Schlemm-Kanals von der vorderen Limbusgrenze | 1,7 (1,3–2,0) | 1,4 (1,3–1,7) | 0,9 (0,8–1,1) | 1,0 (0,8–1,2) |
| Durchmesser des Schlemm-Kanals | 0,37 (0,28–0,5) kein Unterschied in den einzelnen Quadranten | | | |
| Breite der Pars plicata | 1,8 (1,4–2,4) | 1,9 (1,4–2,4) | 1,8 (1,4–2,4) | 1,8 (1,4–2,4) |
| Abstand der Grenze zwischen Pars plicata und Pars plana von der vorderen Limbusgrenze | 3,5 (2,9–4,2) | 3,3 (2,6–3,9) | 2,8 (2,2–3,4) | 2,7 (2,5–3,4) |
| Breite der Pars plana | 4,0 (3,1–4,4) | 4,1 (3,0–5,0) | 3,7 (3,2–4,0) | 4,6 (3,4–5,2) |
| Abstand der Ora serrata von der vorderen Limbusgrenze | 7,6 (6,3–8,0) | 7,5 (6,0–8,0) | 6,5 (5,2–7,8) | 7,3 (5,7–8,1) |

nasal und temporal im perichorioidalen Raum heranziehenden langen hinteren Ziliararterien treten etwa 8 mm hinter dem Limbus in den Ziliarkörper ein [3]. Hier sind Kollisionen bei einer Zyklodialyse denkbar, wenn der Spatel bis in diese Bereiche geführt wird.

Um über den *Limbus* berichten zu können, ist zunächst eine Definition erforderlich. In Übereinstimmung mit SUGAR [9] bezeichnen wir damit die Übergangszone von klarer Hornhaut in undurchsichtige Sklera, die vom außen und innen unterschiedlich weit greifenden Sklerafalz gebildet wird. Die Breite dieses Gebiets (im Mittel 1,5 mm und bis zu 2 mm) ist individuell verschieden. Die Größe des Augapfels und die Refraktion spielen ebenso eine Rolle wie diejenigen Umstände, von denen auch die Kammerwinkelkonfiguration abhängt. So ist die Limbuszone bei offenem Kammerwinkel breiter als bei engem. Sie ist stets oben am stärksten ausgedehnt, unten etwas und seitlich deutlich schmaler. Als vordere und gleichzeitig äußere Begrenzung dieser Zone muß der Übergang des konjunktivalen Epithels in das korneale angesehen werden. Das ist mit dem Ende der Bowman-Schicht identisch. Diese „*vordere äußere Limbusgrenze*" wird von SUGAR als „*korneolimbaler Übergang*" bezeichnet. Bis hierher kann die Konjunktiva – von der Sklera kommend – gegen die Hornhaut hin „stumpf" präpariert werden. Die unterschiedliche Breite der Limbuszone und die äußere querovale Form der Hornhaut sind durch die verschiedene Lage des Übergangs vom konjunktivalen in das korneale Epithel bedingt. Die *innere vordere Limbusbegrenzung* wird von der Schwalbe-Linie gebildet, also vom vorderen Rand des kürzeren inneren Anteils des Sklerafalzes, der gleichzeitig das vordere Ende des Trabekels und das periphere Ende von der Descemet-Membran und vom Hornhautendothel markiert. Diese Grenze verläuft fast ideal kreisförmig (**Abb. XI. 13b**). Die hintere (sklerale) Begrenzung der Limbuszone (SUGARS „*sklerolimbaler Übergang*") ergibt sich aus dem peripheren Ende des korneoskleralen Falzes. Im Aufblick auf die freigelegte Sklera ist sie nicht exakt auszumachen.

**Tabelle XI. 2. Dicken- und Durchmesserwerte**, die für die Glaukomchirurgie wichtig sind [6, 8]

Hornhaut-Dicke zentral 0,5 mm
  peripher 0,7 mm
    davon entfallen 10% auf das Epithel
Bowman-Schicht
  15 μ (zum Rand an Stärke abnehmend)
Descemet-Membran
  10–12 μ
Sklera- Dicke am Limbus
  0,8 mm
  am Äquator
  0,4–0,6 mm
  vorn unter den geraden Augenmuskeln
  0,3 mm
  im Einstrahlungsgebiet der Muskelsehnen
  0,6 mm
  (s. auch Kap. VI)
Iris- Dicke im Bereich der Wurzel
  0,2–0,4 mm
  im Bereich der Krause
  0,5 mm
Schlemm-Kanaldurchmesser
  0,37 mm (0,28–0,5 mm)
Ziliarmuskelansatz am Skleralsporn
  0,24 mm (0,2–0,34 mm)

So schließt die Limbuszone außen den Sulcus corneoscleralis (Übergang der kornealen in die sklerale Wölbung) und innen die vorderen Anteile des Trabekels und des Schlemm-Kanals ein, wenn ein regelrechter Augapfelbau mit offenem Kammerwinkel vorliegt. Schlemm-Kanal, der Skleralsporn sowie die Bänder der Pars plicata und der Pars plana des Ziliarkörpers ordnen sich weitgehend konzentrisch zur inneren Begrenzung der Limbuszone (**Abb. XI. 13b**).

Von diesen Fakten ausgehend, können wir kalkulieren, in welcher Weise Einschnitte die Vorderkammer eröffnen. Ein Schnitt, der senkrecht zur Oberfläche unmittelbar hinter dem korneokonjunktivalen Übergang geführt wird, ist praktisch ein rein kornealer. Er kann bis zu 1 mm vor der Schwalbe-Linie in die Kammer eintreten. Führen wir den Schnitt in Richtung auf die Augapfelmitte, so erreichen wir etwa die Schwalbe-Linie, treten also unmittelbar vor dem Schlemm-Kanal in die Vorderkammer ein.

Die *Projektion des Schlemm-Kanals und der verschiedenen Abschnitte des Ziliarkörpers auf die Bulbusaußenwand* ist mit den Meßwerten aus **Abb. XI. 13b** und Tabelle XI. 1 zu entnehmen. In welcher Weise die anatomischen Orientierungspunkte helfen, den Schlemm-Kanal zur Trabekulotomie aufzusuchen, wird im Abschnitt XI. 1.2 erläutert.

Die *Weite des Schlemm-Kanals*, präziser gesagt, sein größter, zur Augapfelwand etwa parallel liegender Durchmesser, beträgt im Mittel 0,37 mm (mit einer Streuung zwischen 0,28 und 0,50 mm in regelrecht gebauten Augen). In diesem Bereich liegen offenbar die für gesunde wie auch für glaukomkranke Augen gültigen Werte. Diesen am anatomischen Schnitt fixierter Augen gewonnenen Meßwerten stehen solche gegenüber, die während Trabekulotomien gewonnen wurden sowie an nicht fixierten Leichenaugen. Hier werden Mittelwerte von 0,54 mm bzw. 0,47 mm angegeben mit Streuungen zwischen 0,42 und 0,63 mm. Auch über eine Weitenzunahme mit der Druckhöhe bei experimenteller Drucksteigerung am Leichenauge wurde berichtet. Nennenswerte Unterschiede in den verschiedenen Meridianen liegen offensichtlich nicht vor, eventuell ein etwas größerer Durchmesser im oberen Segment [1, 2, 4, 5, 6, 7].

Die *pharmakologische Beeinflußbarkeit der Pupille* spielt in der Glaukomchirurgie wie auch in der der Iris (und der Linse) eine wichtige Rolle. Auf entsprechende Ausführungen im Kapitel IX unter den Vorbemerkungen zur Morphologie und Funktion der Iris wird verwiesen.

LITERATUR

1. Grote P (1976) In-vivo-Messungen der Breite des Schlemmschen Kanals bei Glaucoma chronicum simplex. Ophthalmologica 172:52–56
2. Grote P (1976) Die Abhängigkeit der Breite des Schlemmschen Kanals vom Augendruck. Ophthalmologica 172:57–61
3. Kolker AE, Hetherington J (1970) Becker-Shaffers Diagnosis and therapy of the glaucomas, 3rd edn. Mosby, St Louis
4. Lütjen E, Rohen JW (1968) Histometrische Untersuchungen über die Kammerwinkelregion des menschlichen Auges bei verschiedenen Altersstufen und Glaukomformen. Graefes Arch Clin Exp Ophthalmol 176:1–12
5. Nesterov AP, Batmanov YE (1972) Study on morphology and function of the drainage area of the eye of man. Acta Ophthalmol 50:337–350
6. Prost M, Witschel H, Mackensen G (1982) Untersuchungen zur chirurgischen Anatomie des Limbus corneae und seiner topographischen Beziehungen zum Ziliarkörper. Klin Monatsbl Augenheilkd 181:490–492
7. Rohen JW (1970) The morphologic organization of the chamber angle in normal and glaucomatous eyes. In: Mackensen G (Hrsg) Microsurgery in glaucoma. Adv in Ophthalmol, vol 22. Karger, Basel München New York, pp 80–96
8. Rohen JW (1977) Morphologie und Embryologie des Sehorgans. In: François J, Hollwich F (Hrsg) Augenheilkunde in Klinik und Praxis, Bd 1:1.1–1.55. Thieme, Stuttgart
9. Sugar HS (1968) Surgical anatomy of glaucoma. Surv Ophthalmol 13:143–154

# Basiswissen und Operationstechniken

Über das Basiswissen konnte hier nur ein Überblick gegeben werden. Vor allem wurden *die* Erkenntnisse dargestellt, deren Bedeutung für Operationstechniken schon heute erwiesen ist. Viele wirksame Operationsprinzipien, die auch weiterhin zum Fundus der Glaukomchirurgie gehören werden, wurden empirisch entwickelt, als das Grundlagenwissen noch geringer war. Oft genug war jedoch offensichtlich hydrodynamisches Wunschdenken im Spiel, wenn neue Operationen (oder Varianten) vorgestellt wurden. Fast immer wurden zunächst gute drucksenkende Resultate mitgeteilt. Schwand später die Wertschätzung mancher Eingriffe, so ließ sich das gewöhnlich nur an der Tatsache erkennen, daß man nach neuen Techniken suchte. Eine abschließende Bilanz auf der Basis von Langzeitbeobachtungen findet sich nicht häufig. Auch die von neuen Empfehlungen ausgehende Faszination ist bei einem Literaturrückblick zu verspüren. So wurden zuweilen selbst wertvolle Methoden verlassen – zuweilen auch wiederentdeckt und befürwortet. Deshalb bleibt es schwierig, aus der Literatur abzuleiten, welche neuere oder ältere Operation für eine gegebene Situation die günstigste sein müßte.

Hinzukommt, daß die Benennung einer Operationsmethode nicht präzise erkennen läßt, was an den Augapfelstrukturen verändert und welche postoperativen Entwicklungen damit eingeleitet wurden. Die Auffassungen von den therapeutischen Zielen und den Wirkungsweisen der Eingriffe unterscheiden sich von einer Schule zur anderen oft beträchtlich. Davon werden Einzelheiten des technischen Vorgehens geprägt. Jeder engagierte Operateur beginnt auch seine Operationsschritte zu modifizieren. Das ist schon innerhalb einer „Schule" und dementsprechend auch innerhalb einer verabredeten prospektiven „Multi-Center-Studie" nicht zu vermeiden. Schließlich mischen sich in den Übersichten die Resultate erfahrener und weniger geübter Operateure. So sagen die Literaturmitteilungen nicht nur etwas über eine benannte Operationsmethode aus, sondern stets auch viel über diejenigen, die sie ausführten. Die Vergleichbarkeit der mitgeteilten Operationsergebnisse und Komplikationshäufigkeiten bleibt deshalb begrenzt.

In der Empfehlung, die praktisch-chirurgische Tätigkeit fortlaufend an den wachsenden Erkenntnissen der Grundlagenforschung zu messen, sehen wir einen Weg, der zu objektiven Vergleichsmaßstäben führen könnte. Deshalb wurden auch die Basiskenntnisse dargestellt.

## Zur Beurteilung von Operationsergebnissen

Ein grundsätzlicher Mangel haftet den *Ergebnismitteilungen* drucksenkender Operationen insofern an, als keine Einigkeit bezüglich der Bewertungsmaßstäbe besteht.

Will man den Effekt einer drucksenkenden Operation (natürlich auch eines Medikaments) unter dem Aspekt beurteilen, ob die Behandlung „erfolgreich" war, so kann man sich an 2 Kriterien orientieren (GREHN):

1. Das *Prozentkriterium* beantwortet die Frage, um wieviel der Augendruck gegenüber der Ausgangslage prozentual gesenkt werden konnte.
2. Das *Grenzwertkriterium* stellt fest, ob es gelang, den Augendruck (von welcher Höhe auch immer) auf ein Niveau unter einer vermutlichen Schädigungsgrenze zu senken.

Das Diagramm der **Abb. XI. 14** mag dies erläutern. Die Skala des präoperativen Drucks ist die Abszisse, die des postoperativen Drucks die Ordinate. Wurde Augendrucksenkung erreicht, so liegen die Werte nach dem Eingriff unterhalb der Diagonalen. Unterhalb einer weiteren mit 40° Steigung verlaufenden Linie liegen dann alle Werte, die eine Drucksenkung um mindestens 20% anzeigen.

Eine dem postoperativen Druckwert von 25 mm Hg entsprechende Horizontale begrenzt mit der 20% Linie eine Fläche, die sowohl nach dem Prozent- als auch nach dem Grenzwertkriterium definiert ist. Nur wenn die postoperativen Werte in diesem Feld liegen, kann von einer ausreichenden Drucksenkung gesprochen werden. Diese Betrachtung berücksichtigt auch, daß bei relativ niedriger Druckausgangslage das Grenzwertkriterium *nicht* ausreicht. Man sollte mindestens eine Drucksenkung um 20% gegenüber der schädigenden präoperativen Drucklage erreichen. Bei hohen Ausgangsdrucken hingegen ist das Prozentkriterium nicht ausreichend. Man will vielmehr bewirken, daß ein bestimmter oberer Grenzdruck nicht überschritten wird.

Diese Definition eines Bereichs therapeutischen Erfolgs orientiert sich nur an kollektiven Erfahrungswerten. Für die individuelle Behandlung müssen die Leitlinien darüber hinaus den Funktionskontrollen, vor allem der Gesichtsfeldüberwachung, entnommen werden, wissen wir doch, daß bei einer Gruppe unserer Glaukomkranken die Sehnervenschädigung selbst bei Drucken unter den hier charakterisierten Grenzen fortschreitet, während andere Personen sehr wohl höhere Drucklagen tolerieren, ohne den typischen Glaukomschaden zu entwickeln [3].

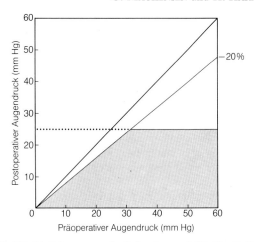

**Abb. XI. 14. Diagramm als Orientierungshilfe für die Bewertung operativ erzielter Drucksenkung** (GREHN). Nur wenn sich die postoperative Drucklage im Feld unter der Horizontalen und unter der 20% Linie bewegt, kann in der Regel von einem Operationserfolg gesprochen werden. Ein relativer Erfolg liegt natürlich auch dann vor, wenn dies durch Operation und zusätzliche Medikamente erreicht wird.

## Prinzipielle Fragen zur Operationstechnik

Ein entscheidender Schritt zur Verbesserung der Glaukomchirurgie war die *Einführung des Operationsmikroskops*. Die bis dahin gebräuchlichen Eingriffe konnten nun präziser und gewebeschonender ausgeführt werden, neue wurden mit Hilfe des Mikroskops entwickelt. In dieser Zeit – den letzten 30 Jahren – ist auch das Grundlagenwissen enorm gewachsen und eilt jetzt der praktischen Chirurgie voran. So ist ein weiterer Gedanke der, daß sich selbst unsere neuzeitlichen mikrochirurgischen Eingriffe den feinen Strukturen der Kammerbucht und vor allem deren komplizierten Funktionen gegenüber noch recht grob ausnehmen. Es muß den Operateur heute unsicher machen, wenn Erkenntnisse vorliegen, von denen ohne weiteres einzusehen ist, daß sie bei den Operationen berücksichtigt werden müßten, während bisher unklar bleibt, wie dies realisiert werden könnte. Es gilt, noch genauer zu bedenken, daß wir in ein empfindliches Funktionsgefüge eingreifen, dessen Komponenten nach Art von Rückkopplungen miteinander verknüpft sind.

Zu den konventionellen, Gewebe zertrennenden und Gewebe entfernenden Instrumenten, dem Messer, der Schere und der Pinzette, also mechanischen Verfahren, tritt nun die *Laserchirurgie* hinzu. Für die Glaukombehandlung werden ihre Möglichkeiten, Gewebe zu koagulieren, es auf engstem Raum zu zertrümmern (und damit zu schneiden) oder Gewebespannungen zu verändern, mit zunehmendem Interesse eingesetzt. Faszinierend wirkt die Möglichkeit, den Kammerwasserfluß regulierende, also drucksenkende Wirkungen im geschlossenen Augapfel erzielen zu können. Damit würden selbst neue mikrochirurgische Eingriffe einer zwar „klassischen", aber überholten Chirurgie zugeordnet. Ungewiß bleibt jedoch bisher noch, auf welche Weise die von neuzeitlichen Hochleistungslasern erzeugten Gewebetrümmer ihrerseits die Kammerwasserzirkulation beeinflussen könnten. So muß als fraglich erscheinen, ob bereits geäußerte Ansichten, mechanisch-chirurgische Maßnahmen seien erst dann angezeigt, wenn Lasereingriffe unwirksam bleiben, Bestand haben werden [1].

Welche Schlüsse sollen die Autoren dieses Kapitels aus der gegenwärtigen Situation ableiten? Sie müssen referieren, was sie in der Literatur gefunden haben sowie ihre persönlichen Auffassungen und Erfahrungen vortragen. Sie müssen den Leser aber auch auf eine kritische Aufnahme einstimmen, in die sie sich mit ihren eigenen Beiträgen zur Glaukomchirurgie eingeschlossen sehen möchten. Es kann sich nur darum handeln, eine „Momentaufnahme" aus einer hoch interessanten, wichtigen und hinsichtlich des weiteren Weges schwer zu überblickenden Entwicklung herzustellen und dem Leser zu empfehlen, diese in seine Entscheidungen einzubeziehen.

## Indikationsempfehlungen

Eine Übersicht der zur Behandlung der pathogenetisch unterschiedlichen Glaukomformen als tauglich bewerteten Operationen gibt Tabelle XI. 3.

### LITERATUR

1. Alper MG, Schwartz AL (1983) Glaucoma surgery. In: Duane ThD (ed) Clinical ophthalmology, vol 5, chap 12. Harper & Row, Philadelphia
2. Grehn F, Schildwächter A (1987) Laser-Trabekuloplastik oder Goniotrepanation. Eine prospektive vergleichende Studie. Klin Monatsbl Augenheilkd 190:92–98
3. Spaeth GL (1983) Control of glaucoma: A new definition editorial. Ophthalmic Surg 14/4:303–304

**Tabelle XI. 3. Indikationsempfehlungen**

| | |
|---|---|
| **Primäre Glaukome im Erwachsenenalter** | |
| *Offenwinkelglaukome* | |
| *Chronisches Offenwinkelglaukom* | Fistulierende Operation |
| | – Goniotrepanation |
| | – Trabekulektomie |
| | Trabekulotomie |
| | Lasertrabekuloplastik |
| – bei Hinweisen auf Kammerwinkeldifferenzierungsstörung | Trabekulotomie |
| – bei Jugendlichen | Fistulierende Operation |
| – bei hoher Myopie | Lasertrabekuloplastik (?) |
| *Glaukom + Katarakt* | |
| – wenn vorher Drucknormalisierung gelang (medikamentös, operativ oder durch Lasertrabekuloplastik) | e.c. Linsenoperation + Implantation einer Hinterkammerlinse |
| – wenn Drucknormalisierung nicht (oder nur unzulänglich) gelang | e.c. Linsenoperation kombiniert mit |
| | – Trabekulotomie |
| | – Fistulierender Operation |
| | + Implantation einer Hinterkammerlinse |
| – falls i.c. Extraktion vorgesehen | i.c. Linsenextraktion kombiniert mit |
| | – Trabekulotomie |
| | – Fistulierender Operation |
| | – (postop.) Lasertrabekuloplastik |
| Sehr große getrübte Linse als offensichtliche Ursache des Glaukoms | Linsenoperation ohne antiglaukomatösen Eingriff |

**Tabelle XI. 3. Forts.**

| | |
|---|---|
| Glaukom bei *Aphakie* | Trabekulotomie |
| | Lasertrabekuloplastik |
| | Zyklodialyse |

### Winkelblockglaukome

| | |
|---|---|
| *Akutes Winkelblockglaukom* (Winkelverschluß durch Pupillarblock: Glaukomanfall) | Periphere Iridektomie (evtl. mit Hochleistungslaser) |
| Winkelverschluß bei Plateauiris | Periphere Iridektomie + Engstellung der Pupille (Thymoxamin) |
| | Lasergonioplastik (?) |
| Intermittierendes Winkelblockglaukom | Periphere Iridektomie |
| *Chronisches Winkelblockglaukom* – primär mit fortschreitenden Goniosynechien – sekundär nach verschlepptem Glaukomanfall | Periphere Iridektomie + Medikamente Fistulierende Operationen Zyklodialyse + Iridektomie |
| *Ziliarkörperblockglaukom* (ziliolentikulärer Block: „malignes Glaukom") | Periphere Iridektomie + medikamentöse Zykloplegie Vitrektomie Linsenextraktion |

### Glaukome im Kindesalter

| | |
|---|---|
| *Primäres kongenitales Glaukom* (Hydrophthalmie) | Trabekulotomie Goniotomie |
| Dysgenesis mesodermalis corneae et iridis (AXENFELD, RIEGER, PETERS) | Trabekulotomie Fistulierende Operation Kunststoffimplantat (MOLTENO) |
| Iridokorneoendotheliales Syndrom (essentielle Irisatrophie, CHANDLER, COGAN-REESE) | Trabekulektomie Kunststoffimplantat Ziliarkörperverödung |
| Aniridie | Trabekulotomie Kunststoffimplantat |

### Sekundärglaukome

*Verlegung des Trabekelwerks bei offener Kammerbucht*

| | |
|---|---|
| Pseudoexfoliationsglaukom | Lasertrabekuloplastik Fistulierende Operation Trabekulotomie |
| Pigmentglaukom | Lasertrabekuloplastik-Versuch Trabekulotomie Fistulierende Operation |
| Hämorrhagisches Glaukom (Blut in der Vorderkammer) | Ausräumen der Vorderkammer |
| Hämolytisches und hämosiderotisches Glaukom (Blut im Augapfel, vor allem im Glaskörper) | Vitrektomie |
| Phakolytisches Glaukom | Linsenextraktion (i.c.) |
| Glaukom bei chronischer Uveitis Heterochromiezyklitis Zoster-Iridozyklitis Posner-Schlossman-Syndrom nach Kortikosteroidapplikation nach Alphachymotrypsinanwendung | In der Regel keine Operation nur bei Additionsschaden (Sekundärglaukom + Disposition zu chronischem Glaukom) Trabekulotomie Lasertrabekuloplastik Fistulierende Operation |

*Kammerwinkelverschluß*

*Sekundärer Pupillarblock*

| | |
|---|---|
| Seclusio, Occlusio mit „Napfkucheniris" | Periphere Iridektomie (Iridotomie, Transfixion) |
| Linsenektopie (in Pupille oder Vorderkammer) | Linsenentfernung (bei Jugendlichen mit Saug-Schneide-Gerät) |

*Sekundäres chronisches Winkelblockglaukom*

| | |
|---|---|
| Neovaskularisationsglaukom | Periphere Netzhautkryoapplikation (frühzeitig!) Ziliarkörperverödung Ziliarkörperexzision Kunststoffimplantat |
| Sekundäres chronisches Winkelblockglaukom nach Glaukomanfall | Periphere Iridektomie + medikamentöse Therapie Notfalls fistulierende Operation (cave malignes Glaukom!) |

# Operationen

## 1 Eingriffe am Trabekelwerk

Diese Operationen sollen den Einfluß des Kammerwassers in den Schlemm-Kanal erleichtern, erstreben also den Abstrom über die physiologischen Wege. Sie sollen nicht zu einer subkonjunktivalen Fistel oder zu einer Verbindung der Vorderkammer mit dem perichorioidalen Spatium führen.

Eingriffe am Trabekelwerk sind bei jenen Formen von Glaukomen besonders erfolgreich, denen Entwicklungsstörungen der Kammerbucht zugrunde liegen, also beim angeborenen Glaukom und bei solchen, die in der Kindheit oder in der Jugend manifest werden. Aber auch beim Glaucoma chronicum simplex des Erwachsenen sind sie wirksam.

### Operationen bei kongenitalem Glaukom

Da Medikamente beim kongenitalen Glaukom in der Regel nicht oder nur unzulänglich wirksam sind, höchstens in vorübergehender Anwendung (präoperativ) nützlich sein können, ist eine Operation notwendig.

*Goniotomie* und *Trabekulotomie* sind die heute bevorzugten Eingriffe beim primären angeborenen Offenwinkelglaukom (Hydrophthalmie).

### Diagnostische Maßnahmen zur Operationsvorbereitung

Nach orientierender Inspektion sollten die gründliche Feststellung und Dokumentation der Veränderungen mit dem operativen Eingriff in derselben Narkose verbunden werden, wenn sich die Notwendigkeit einer Operation bestätigt.

*Hornhaut-(Augapfel-)vergrößerung* wird durch den horizontalen Hornhautdurchmesser charakterisiert und mit dem Meßzirkel bestimmt. Bei gesunden Augen beträgt er im 1. Lebensjahr bis 9,5 oder 10 mm, vom 1. bis 2. Lebensjahr 11,5–12 mm und mit 3 Jahren höchstens 12,5 mm [41, 43]. Hornhautdurchmesser über 12 mm im 1. Lebensjahr beweisen dann eine präsente oder abgelaufene Drucksteigerung und grenzen sie von einer Makrokornea ab, wenn sie mit Hornhautödem und/oder Rupturen der Descemet-Membran verbunden sind, und wenn die Limbusfurche (korneoskleraler Sulkus) verstrichen ist, vor allem aber, wenn sich glaukomatöse Veränderungen der Papille zeigen. *Hornhautödem* verursacht Lichtscheu, Blepharospasmus und Tränenfluß, neben der Augapfelvergrößerung die wichtigsten und auffallendsten Hinweiszeichen auf Hydrophthalmie. Je später sie nach der Geburt erscheinen, um so günstiger ist die Prognose. Während es sich bei mäßiger Drucksteigerung nur um ein (eventuell wechselndes) Epithelödem handelt, tritt bei hohen Druckwerten ein Ödem des Stromas hinzu. Das optische Hindernis eines Epithelödems kann für die Gonioskopie und Ophthalmoskopie sowie für eine optisch kontrollierte Goniotomie durch Abrasio beseitigt werden. Liegt jedoch eine Stromaquellung vor, so ist diese gewöhnlich auch durch osmotische Entquellung (Glyzerin) nicht ausreichend rückgängig zu machen. Dann sollte – abgesehen von anderen Erwägungen in der Auswahl des Operationsverfahrens – statt der Goniotomie eine Trabekulotomie vorgenommen werden. Besonders intensive Trübungen der Hornhaut bereits bei der Geburt sind auf Kombination mit einer kornealen Entwicklungsstörung oder auf ein entzündliches Sekundärglaukom infolge virusbedingter Endotheliitis und Trabekulitis (Röteln-, Zytomegalieembryopathie) verdächtig und erfordern entsprechende Diagnostik, gegebenenfalls auch antiphlogistische und antivirale Therapie [5, 12, 39, 44].

*Risse der Descemet-Membran* (Haab-Bänder oder -Linien) in Bogen- und Schlangenlinien entstehen zunächst limbusnah (und -parallel). Frisch auftretende Risse im zentralen Hornhautbereich sind – dem Defekt im Endothelbelag entsprechend – gewöhnlich von regionaler Intensivierung der Trübung begleitet. Die Risse werden später vom Endothel überdeckt, das auch eine neue, Descemet-ähnliche Basalmembran produziert. Dann wird auch das entsprechende Hornhautgebiet wieder klar.

*Die Gonioskopie* gehört zur vollständigen Untersuchung bei angeborenem Glaukom, selbst wenn von ihrem Ergebnis weder die Operationsindikation noch die Auswahl des Operationsverfahrens abhängen. Sie ist jedoch für die Bestimmung des Ortes, an dem eingegriffen werden soll, wichtig. Die gonioskopischen (wie auch histologischen) Befunde geben uns darüber hinaus gewisse Erklärungen für die Wirksamkeit der Kammerwinkeleingriffe (**Abb. XI. 5**). In der Interpretation der gonioskopischen Bilder wird von einer „Membran" (BARKAN) gesprochen. Daß es sich um eine Membran (im Sinne histopathologischer Bewertungen) handle, wurde auch bezweifelt und bestritten. Offensichtlich ist vor allem der uveale Anteil des Trabekelwerks nicht ausgereift und nicht funktionstüchtig, so daß hier von einer „funktionellen Membran" im Sinne BARKANS gesprochen werden kann. Allein aus der Tatsache, daß eine Einschneidung oder Zerreißung dieses der Kammer zugewandten Gewebes den Druck senkt, muß geschlossen werden, daß hier das entscheidende Abflußhindernis liegt [2, 3, 20, 22, 31, 33, 34, 35, 41, 45, 46, 47, 48].

Der *Schlemm-Kanal* ist – wo histologische Untersuchung erfolgte – fast immer vorhanden gewesen. Das bestätigen auch die Operateure, die in der Technik der Trabekulotomie erfahren sind. Er wird oft relativ weit peripher gefunden (**Abb. XI. 5**). Man muß aber für möglich halten, daß er in Spätstadien obliteriert. Dabei könnte eine druckbedingte Kompression des Kanals und die dadurch verursachte Irritation der Gewebe eine Rolle spielen, ein gewichtiges Argument dafür, den operativen Eingriff nicht hinauszuzögern [2, 15, 17, 23, 35].

Eine *Papillenexkavation*, die unter hoher Drucklage beobachtet wird, kann sich nach Drucknormalisierung wieder zurückbilden. Das wurde bei Erwachsenen nur selten beobachtet (zuerst 1910 von AXENFELD), ist bei diesen in Einzelfällen auch photographisch belegt. Demnach muß das Gewebe der kindlichen Papille leichter verformbar sein. Kam es nach einem Eingriff zu einer Rückbildung der Exkavation, so ist dies ein wichtiger Hinweis auf die Wirksamkeit der Operation und eine Hilfe für postoperative Kontrollen. Über die Häufigkeit einer Papillenexkavation bei Hydrophthalmie sind die Auffassungen unterschiedlich. Im Gegensatz zu der von manchen Autoren vertretenen Ansicht, die Papille sei im Kleinkindalter weniger druckempfindlich, wird von anderen darauf hingewiesen, daß die kindliche Papille bezüglich der Entwicklung eines Nervenfaserschadens vulnerabler sei als die von Erwachsenen. Möglicherweise spielt auch hier unreifes Kollagen eine Rolle [1a, 4, 6, 18, 21, 25, 28, 30, 36, 37, 38, 42].

Der *intraokulare Druck* sollte mit dem Handapplanationstonometer (DRAEGER, PERKINS) oder als Differentialtonometrie (FRIEDENWALD) mit dem Impressionstonometer gemessen werden. Bei normalen Neugeborenen beträgt er (Messungen mit dem Perkins-Applanationstonometer ohne Narkose) 11,4 ($\pm$2,4) mm Hg. Bei Hydrophthalmie liegt der intraokulare Druck gewöhnlich um 30–40 mm Hg, zuweilen höher, bis um 60 mm Hg [7, 9, 11, 27, 29, 32, 41].

Allgemeinnarkose beeinflußt die Druckwerte. Sie werden für gesunde Kinder im Exzitationsstadium mit 8–26 mm Hg und im Toleranzstadium mit 7–22 mm Hg angegeben, nach anderen Messungen mit 16,68$\pm$6,0 mm Hg. In tiefer Fluothan-(Halothan-)narkose wird für die Hydrophthalmie eine mögliche Drucksenkung um 5–15 mm Hg angenommen. Da der Druck mit der Narkosedauer sinkt, sollte er gemessen werden, sobald das Kind ruhig ist. Für Untersuchungen (ohne nachfolgende Operation) ausreichend wirksame Ketanesnarkosen senken den intraokularen Druck nicht; sie steigern ihn oft sogar etwas. Geht es um Operationsindikationen, so müssen auch Kalkulationen der Wirkung der Narkotika eingeschlossen werden [10, 13, 14, 24, 26].

Ist die Hornhautdicke verändert oder liegt ein Ödem vor, so sind der Meßgenauigkeit Grenzen gesetzt. Parenchymverdickung ergibt zu hohe Druckwerte, bei ödematöser Quellung klaffen die Resultate von Applanations- und Impressionstonometrie auseinander. Die Applanationstonometrie gibt wahrscheinlich zu niedrige Werte an [8, 16, 19].

Um *Verläufe der Hydrophthalmie* (insbesondere postoperativ) beurteilen zu können, darf deshalb nicht allein der Druckwert beurteilt werden. Mögliche Zunahme des Hornhautdurchmessers, der Hornhauttrübung und der Papillenexkavation müssen entscheidend beachtet werden [14].

## LITERATUR

1. Axenfeld Th (1910) Über Rückbildung der glaukomatösen Exkavation. Ber Dtsch Ophthalmol Ges 36:49–54
1a. Barkan O (1948) Operation for congenital glaucoma. Am J Ophthalmol 25:552–568
2. Barkan O (1955) Pathogenesis of congenital glaucoma. Am J Ophthalmol 40:1–11
3. Busacca A (1968) Gonioscopy in infantile glaucoma. Mod Probl Ophthalmol 6:94–105
4. Chandler PA, Grant WM (1965) Lectures on glaucoma. Lea & Febiger, Philadelphia
5. Coopere LZ, Krugman S (1967) Clinical manifestations of postnatal and congenital rubella. Arch Ophthalmol 77:434–439
6. Dannheim R (1969) Buphthalmus. Ber Dtsch Ophthalmol Ges 69:248–255
7. Draeger J (1965) Ein neues Handapplanationstonometer zur Anwendung am liegenden oder sitzenden Patienten. Ber Dtsch Ophthalmol Ges 67:391–393
8. Ehlers N, Bramsen Th, Sperling ST (1975) Applanationstonometry and central corneal thickness. Acta Ophthalmol 53:34–43
9. Friedenwald JS (1937) Contribution to the theory and practice of tonometry. Am J Ophthalmol 20:985–1024
10. Grote P (1975) Augeninnendruckmessungen bei Kleinkindern ohne Glaukom in Halothannarkose. Ophthalmologica 171:202–206
11. Haas J (1968) Principles and problems of therapy in congenital glaucoma. Invest Ophthalmol Vis Sci 7:140–146
12. Hetherington J (1979) Congenital glaucoma. In: Duane ThD (ed) Clinical ophthalmology, vol 3, chap 51. Harper & Row, Philadelphia
13. Hetherington J, Shaffer RN (1968) Tonometry and tonography in congenital glaucoma. Invest Ophthalmol Vis Sci 7:134–137
14. Hoskins HD, Hetherington J, Shaffer RN, Welling AM (1981) Developmental glaucomas: diagnosis and classification, pp 172–190. In: Cairns a others (eds) Symposium on glaucoma. Transact New Orleans Acad Ophthalmol. Mosby, St Louis Toronto London
15. Hoskins HD, Hetherington J, Shaffer RN, Welling AM (1981) Developmental glaucomas: therapy, pp 191–202. In: Cairns a others (eds) Symposium on glaucoma. Transact New Orleans Acad Ophthalmol. Mosby, St Louis Toronto London

16. Johnson M, Kass MA, Moses RA, Grodzki WJ (1978) Increased corneal thickness simulating elevated intraocular pressure. Arch Ophthalmol 96:664–665
17. Johnstone MA, Grant WM (1973) Pressure-dependent changes in structure of the aqueous outflow system of human and monkey eye. Am J Ophthalmol 75:365–383
18. Kolker AE, Hetherington J (1970) Becker-Shaffers. Diagnosis and therapy of the glaucomas, 3rd edn. Mosby, St Louis
19. Kulnig W (1982) Untersuchung über das Mißverhältnis zwischen Applanations- und Impressionstonometrie bei Hornhautödem. Klin Monatsbl Augenheilkd 181:370–372
20. Lalive D'Epinay S (1980) Kongenitales Glaukom. Adv Ophthalmol 41:1–89
21. Lister A (1966) The prognosis of congenital glaucoma. Trans Ophthalmol Soc UK 86:5–18
22. Maumenee ED (1959) Pathogenesis of congenital glaucoma. Am J Ophthalmol 47:827–859
23. Maumenee ED (1963) Further observations on the pathogenesis of congenital glaucoma. Am J Ophthalmol 55:1163–1176
24. Müller-Jensen K (1964) Einfluß der Allgemeinnarkose auf den Augeninnendruck. Klin Monatsbl Augenheilkd 145:526–534
25. Neumann E, Hyams SW (1973) Intermittent glaucomatous excavation. Arch Ophthalmol 90:64–66
26. Niżankowska H, Inwal A (1969) The behaviour of the intraocular tension during general halothane anaesthesia. Klin Oczna 39:869–872 (ref Zentralbl ges Ophthalmol 103:518)
27. Perkins ES (1965) Hand-held applanation tonometer. Br J Ophthalmol 49:591–593
28. Quigley H (1977) The pathogenesis of reversible cupping in congenital glaucoma. Am J Ophthalmol 84:358–370
29. Radtke ND, Cotthan BE (1974) Intraocular pressure measurement in the newborn. Am J Ophthalmol 78:501–504
30. Richardson KT, Shaffer RN (1966) Optic-nerve cupping in congenital glaucoma. Am J Ophthalmol 62:507–509
31. Sakuragawa M, Iwata K, Kuwabara T (1980) Electron microscopy of the trabecular meshwork in primary congenital glaucoma. Acta Soc Ophthalmol Jap 84:1334–1351 (ref Zentralbl ges Ophthalmol 122:37)
32. Sampaolesi R (1974) Editorial: Glaucoma. Medica Pan Americana, Buenos Aires
33. Sampaolesi R, Zarate JO, Caruso R (1979) Congenital glaucoma: Light and scanning electron microscopy of trabeculectomy specimens. In: Krieglstein GK, Leydhecker W (eds) Glaucoma update. Springer, Berlin Heidelberg New York
34. Saraux H (1980) Le glaucome congénital. J Fr Ophtalmol 3:695–700
35. Shaffer RN (1955) Pathogenesis of congenital glaucoma. Trans Am Acad Ophthalmol Otolaryngol 59:297–308
36. Shaffer RN (1967) New concepts in infantile glaucoma. Can J Ophthalmol 2:243
37. Shaffer RN (1979) Otto Barkan and the pathophysiology of primary congenital (infantile) glaucoma. In: Krieglstein GK, Leydhecker W (eds) Glaucoma update. Springer, Berlin Heidelberg New York
38. Shaffer R, Hetherington J (1969) The glaucomatous disk in infants. Trans Am Acad Ophthalmol Otolaryngol 73:929–935
39. Sundmacher R, Neumann-Haefelin D, Mattes A, Cantell K (1981) Connatal monosymptomatic corneal endotheliitis by cytomegalovirus. In: Sundmacher R (Hrsg) Herpetische Augenerkrankungen. Bergmann, München, S 501–504
40. Walker OF (1946) A case of hydrophthalmus. Trans Ophthalmol Soc UK 65:369–370
41. Walton DS (1979) Diagnosis and treatment of glaucoma in childhood. In: Chandler PA, Grant WM (eds) Glaucoma, 2nd. edn. Lea & Febiger, Philadelphia
42. Weiss DI (1978) Congenital glaucomas. In: Heilmann K, Richardson KT (eds) Glaucoma, conceptions of a disease. Thieme, Stuttgart
43. Wilmer HA, Scammon RE (1950) Growth of the components of the human eyeball. Arch Ophthalmol 43:599–619
44. Witschel H, Sundmacher R (1980) Virusendotheliitis als Ursache konnataler Hornhauttrübungen. Ber Dtsch Ophthalmol Ges 77:503–507
45. Worst JFG (1966) The pathogenesis of congenital glaucoma. Thomas, Springfield
46. Worst JFG (1968) Congenital glaucoma. Invest Ophthalmol Vis Sci 7:127–134
47. Wulle KG (1968) Electron microscopic observations of the development of Schlemms canal in the human eye. Trans Am Acad Ophthalmol Otolaryngol 72:765–773
48. Wulle KG (1972) The development of the productive and draining system of the aqueous humor in the human eye. Fortschr Augenheilkd 26:296–355

## 1.1 Goniotomie (Barkan)

Nach einigen Vorgängern [119, 122] hat Barkan die Trabekeleinschneidung von der Vorderkammer her in den Jahren 1936–1956 entwickelt und sie vor allem durch die direkte Beobachtung des Operationsvorgangs über ein Kontaktglas zu einer sicheren Methode ausgearbeitet [7, 9, 10, 12]. Bemerkenswert ist, daß er bereits 1938 die Goniotomie als mikrochirurgischen Eingriff bei 20facher Vergrößerung ausführte, indem er durch ein Hornhautmikroskop beobachtete, das mittels einer helmähnlichen Vorrichtung getragen wurde [8]. Zu den Indikationen zählte er damals auch das Glaucoma simplex. Andere Autoren haben die Goniotomie ebenfalls bei verschiedenen Glaukomformen des Erwachsenen als wirksam beschrieben [15].

### Indikationen

– Angeborenes Offenwinkelglaukom („Hydrophthalmie"),
– juvenile Glaukome infolge von Kammerwinkeldifferenzierungsstörungen.

Ungehinderter Blick in die Kammerbucht ist eine unabdingbare Voraussetzung für eine technisch einwandfreie Goniotomie. Sie bei trüber Hornhaut – „quasi blind" – auszuführen, kann heute nicht mehr vertreten werden, nachdem in der *Trabekulotomie* ein – von der Hornhautqualität unabhängiges – weiteres erprobtes Verfahren zur Verfügung steht. Erstrebt man unter dem Operationsmikroskop eine starke Vergrößerung, so sind dafür auch hohe Beleuchtungsintensitäten erforderlich. Durch Streulicht stören dann bereits mäßige Grade einer Hornhauttrübung.

Über das *Operationsziel* einer Goniotomie besteht soweit Einigkeit, daß die verdichtete Grenzfläche des uvealen Trabekelwerks („Barkan-Membran") in 1/3 bis zu mindestens 1/4 der Zirkumferenz eingeschnitten werden muß, wenn der Eingriff wirksam sein soll. Da die Auffassungen von den pathomorphologischen Bedingungen eines angeborenen Glaukoms jedoch differieren, ist verständlich, wenn operationstechnische Details unterschiedlich hervorgehoben werden. So reichen die Empfehlungen bezüglich der Einschnittiefe von der Durchtrennung des Gewebes zwischen Vorderkammer und Trabekel über die Einschneidung des Trabekels bis zum Schnitt durch Trabekel und Schlemm-Kanal in dessen äußere Wand, ja sogar, regional die Augapfelwand durchsetzend, in den subkonjunktivalen Raum hinein [9, 11, 37, 67, 68, 103, 129]. Nach histologischen Untersuchungen ist bei Verletzung der Kanalaußenwand und der angrenzenden Sklera eher mit der Bildung von Granulationsgewebe zu rechnen, während ein isoliert das Trabekel betreffender Schnitt, vor allem wenn er von Kammerwasser umflutet wird, nur geringe Regenerationsprozesse auslöst [5, 71, 72, 73, 97, 98]. Ob das Trabekel mehr im vorderen oder im hinteren Anteil eingeschnitten wird, ist offensichtlich für das Ergebnis bedeutungslos.

Aus den Resultaten der Goniotomie läßt sich – unabhängig von theoretischen Erwägungen und Erkenntnissen – ableiten, daß Drucksenkung bewirkt wird, wenn die Gewebe vor oder bis in den Schlemm-Kanal eingeschnitten oder durchtrennt werden [57, 109].

Die *Technik der Goniotomie* ist in den **Abb. XI. 15a–c** und den Legenden erläutert.

Ein *Operationsmikroskop* zu benutzen, ist unabdingbar. Es muß für die Goniotomie so zu neigen sein, daß es bei einer angenähert koaxialen Beleuchtung optimale Beobachtungsmöglichkeiten am Ort des Eingriffs schafft [35, 36, 55]. Von den Autoren werden verschiedene Typen von *Kontaktgläsern* bevorzugt. Dabei spielt eine Rolle, ob sie nur mit oder auch ohne Kontaktflüssigkeit anwendbar sind. Sie wurden mit Stäben versehen, um sie leichter halten und führen zu können (**Abb. XI. 15c**) und diese werden genutzt, um über ein Lichtleitsystem den Kammerwinkel auszuleuchten [38, 64, 118].

Als *Goniotomiemesser* werden entweder BARKANS nur einseitig schneidendes oder doppelseitig schneidende Messer verwendet. Sind sie mit einer Kanüle verbunden, so kann die Vorderkammer während des Eingriffs tief gehalten und manche der Komplikationen vermieden werden. Wichtig

**Abb. XI. 15a–c. Goniotomie**

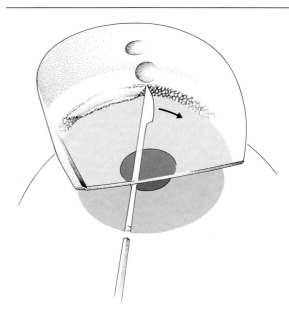

**a** Prinzip des Eingriffs mit BARKANS Kontaktglas und Goniotomiemesser. Die beiden Noppen auf dem Glas ermöglichen dem Operateur, es mit einem Finger zu halten und zu führen. Das Messer durchtrennt die – sich in diesem Fall bis zur Schwalbe-Linie erstreckenden – das Trabekelwerk überziehenden (und einschließenden) Strukturen oberflächlich und dicht hinter der Schwalbe-Linie. Das Gewebe sinkt zurück und eröffnet den Zugang zu den Trabekelstrukturen oder direkt in den Schlemm-Kanal hinein.

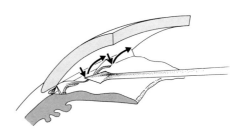

**b** Empfehlung CHARLEUXS, die Goniotomie zur Schonung von Gefäßschlingen im Kammerwinkel in kurzen Schritten zwischen den Gefäßbögen auszuführen.

ist auch der Messerschaft, denn während des Schnitts muß das Messer nicht nur um die Einstichwunde radial geführt, sondern auch gleichzeitig vor- und zurückbewegt werden. Ist der Messerschaft konisch gestaltet, so kann Kammerwasser während des Schnitts vor allem beim Zurückziehen des Messers abfließen. Allein deshalb verdient ein „Kanülenmesser" bevorzugt zu werden [16, 64].

XI. Chirurgie der Glaukome

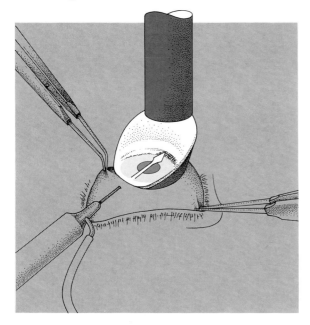

c LEYDHECKERS Technik der Goniotomie: das Kontaktglas ist mit einem Lichtleitersystem verbunden, über das der Operateur gleichzeitig das Kontaktglas führen und den Kammerwinkel ausleuchten kann; mit der anderen Hand führt er ein kanuliertes Goniotomiemesser, über dessen Schlauchzuleitung ein Helfer die Vorderkammer, mittels einer mit Ringer-Lösung gefüllten Spritze in der erforderlichen Tiefe hält; die Öffnung für die Flüssigkeitszuleitung ist der Iris zugewandt, damit der Spülstrom keine Hornhautendothelschädigung auslösen kann; ein weiterer Assistent lenkt den Augapfel mit zwei Pinzetten, die am Sehnenansatz der Mm. rectus superior und inferior zugreifen, in die gewünschte Position. Dargestellt ist die Goniotomie im nasalen Bereich des Kammerwinkels. Die Ablösung des pathologischen Gewebes von der Schwalbe-Linie schreitet von links nach rechts fort. Links ist die Iriswurzel bereits zurückgesunken.

Der Eingriff muß im Fall ungenügender Wirkung in den noch nicht goniotomierten Bereichen des Kammerwinkels wiederholt werden. Das erfordert von vornherein eine gewisse *Operationsstrategie*. Der Zugang von temporal ist besonders übersichtlich und hantierungsgerecht. Durch Führung des Bulbus nach nasal und gleichzeitige Rotation kann dann zunächst der nasal-obere und obere Bereich und, falls die postoperative Drucklage dies erfordert, in einem 2. Eingriff der nasal-untere und untere Bereich zugänglich gemacht werden. Ein 3. Eingriff müßte dann von einem nasalen Zugang in den temporalen Bereichen des Kammerwinkels erfolgen. Die dafür erforderlichen Wendungen des Bulbus sind ebenso wie seine Stabilisierung zuverlässiger mit Hilfe von 2 Pinzetten zu erzielen, die von einem geübten Assistenten geführt werden, als durch unter die Muskeln gezogene Zügelfäden (**Abb. XI. 15c**). Spezielle Pinzetten wurden entwickelt, um an den Muskelansätzen angreifen zu können. Der Bulbus läßt sich jedoch auch mit Pinzetten fixieren und führen, die nahe dem Limbus fassen [41, 64].

Vor der Goniotomie sollte ein *Parasympathomimetikum* gegeben werden, um das Irisdiaphragma zu strecken und mit Hilfe des tonisierten Ziliarkörpers die Strukturen des Kammerwinkels im Schnittbereich zu straffen.

### Nachbehandlung

Parasympathomimetika für 4–5 Tage zur Entfaltung des Goniotomiespalts, Kortikosteroide für 10–14 Tage zur Proliferationshemmung.

### Komplikationen

*Blutungen* können während des Eingriffs entstehen, wenn Irisgefäße durch den Schnitt verletzt wurden. Möglichkeiten, dies zu vermeiden, sind in **Abb. XI. 15b** dargestellt [26]. Es kann sich aber auch um Blut handeln, das aus den episkleralen Venen über den Schlemm-Kanal zurückfließt, sobald der intraokulare Druck unter den episkleralen Venendruck sinkt.

Kommt es während des Eingriffs zu einer *Abflachung der Vorderkammer*, so entsteht die Gefahr, Hornhautendothel, Iris oder Linse zu verletzen. Letztere vor allem, wenn der Eingriff bei Aniridie vorgenommen werden muß. *Vordere Synechien* im Bereich der Goniotomie oder Irisadhärenzen – eventuell sogar mit nachfolgender *Pupillenverziehung* – am Eintrittsort des Goniotomiemessers können die Folgen einer postoperativen Abflachung der Vorderkammer sein. Deshalb muß die Kammer während des Eingriffs tief gehalten (kanüliertes Messer) und die Wunde nach der Operation wasserdicht verschlossen werden. Eine Luftblase kann nützlich sein.

Eine *Verletzung des Septum sclerae* muß ebenfalls zu den Komplikationen gerechnet werden, nachdem bekannt ist, daß gerade vom verletzten Skleragewebe Proliferationen ausgehen [32].

Entwickelt sich nach dem Eingriff ein *Hypotoniesyndrom*, so ist damit eine fehlerhafte Schnittlage bewiesen: es muß zu einer Abtrennung der

Ziliarmuskelsehne vom Skleralsporn gekommen sein. Behandlungsmöglichkeiten werden im Kapitel IX. Abschn. 2.1 beschrieben.

**Resultate der Goniotomie**

Eine Drucknormalisierung wird von verschiedenen Autoren in 60–90% angegeben [24, 34, 37, 47, 53, 57, 65, 67, 68, 92, 94, 95, 101]. Die günstigen Resultate werden oft erst mit mehrfacher Wiederholung des Eingriffs erzielt. Die Auffassung, die Ergebnisse seien schlechter, falls der Hornhautdurchmesser mehr als 14–15 mm beträgt, wird zwar nicht allgemein bestätigt, ist aber durch Beobachtungen gestützt [57]. Liegen die Zeichen einer Hydrophthalmie bereits bei der Geburt vor, so sind die Resultate ungünstiger [47].

*Langzeitbeobachtungen* (durchschnittlich 11 Jahre) ergaben bei etwa 44% der allein mit Goniotomie behandelten Augen Druckregulation. Von den druckregulierten Augen haben dann nur etwa 30–40% eine Sehschärfe, die besser ist als 0,4. Ursachen schlechteren Sehens sind Sehnervenschäden, aber auch irregulärer Astigmatismus sowie Amblyopie durch Anisometropie [47, 70, 85, 86, 95, 104, 107].

Als Vorläufer der Goniotomie kann in gewisser Weise die von de WECKER 1871 beschriebene „vordere Sklerotomie" angesehen werden (s. **Abb. XI. 24**). Sie wurde bei Hydrophthalmie so ausgeführt, daß man beim Zurückziehen des Messers mit der Spitze gegen den oberen Kammerwinkel einschnitt.

**1.2 Trabekulotomie** (SMITH, ALLEN und BURIAN, HARMS)

Die Trabekulotomie erstrebt den gleichen Effekt wie die Goniotomie: das Trabekelwerk soll zwischen dem Schlemm-Kanal und der Vorderkammer auf eine gewisse Strecke zertrennt werden, so daß der Kanal in diesem Bereich direkt an die Vorderkammer angeschlossen wird.

Da bereits BARKAN bei seiner Einschneidung der Trabekelstrukturen, die aus der Kammer heraus bis in den Kanal führen sollte, von einer „Trabekulotomie" sprach, könnte man diesem Eingriff „ab interno" die Ausführung vom freigelegten Kanal her als „ab externo" gegenüberstellen. Jedoch besteht heute Einigkeit darüber, was als Goniotomie und was als Trabekulotomie bezeichnet werden soll.

Auch die Trabekulotomie, die jetzt gewöhnlich in der Technik von HARMS [48] ausgeführt wird, hat Vorläufer [23, 112, 115]. Allen Verfahren ist gemeinsam, daß der Schlemm-Kanal von außen aufgesucht werden muß. SMITH eröffnete ihn an 2 Stellen mit beträchtlichem Abstand voneinander durch radiäre Schnitte, schob einen Faden vom einen zum anderen Schnitt hindurch und zerriß das dazwischenliegende Trabekel durch Anspannung des Fadens; in seiner späteren Technik holte er das eine Fadenende mit einem geeigneten Instrument durch die Vorderkammer bis zur Einfädelungsstelle zurück und riß durch Zug an beiden Fadenenden das Trabekel mit der Schlinge auf [112, 113, 115]. BURIAN [23] hingegen zertrennte das Trabekelwerk durch eine in den Kanal eingeführte Sonde. Das blieb auch das Prinzip der heute gebräuchlichen Trabekulotomietechniken.

**Indikationen**

- Angeborenes Offenwinkelglaukom (Hydrophthalmie),
- juvenile Glaukomformen,
- Myopieglaukom,
- primäres Offenwinkelglaukom des Erwachsenen,
- Aphakieglaukom,
- Pigmentglaukom,
- Pseudoexfoliationsglaukom

Die operationstechnisch schwierigste und für das Gelingen des Eingriffs wichtigste Aufgabe ist, den Schlemm-Kanal aufzufinden, ihn auf eine gewisse Strecke freizulegen und *eindeutig zu identifizieren*. Das ist nicht ausreichend genau in der Beachtung von Maßangaben zu erreichen (Anhaltswerte für das regelrecht gebaute Auge finden sich in **Abb. XI. 13b** und Tabelle XI. 1), da der Kanal unterschiedlich liegt, wenn die Limbus- und Kammerwinkelstrukturen gestreckt sind (wie bei der Hydrophthalmie), oder wenn sie (wie beim hypermetropischen Auge) zusammengedrängt sind. Insbesondere variiert die Position von Schlemm-Kanal zur Kammerbucht [87]. Er kann mit seiner Mitte über dem Winkel liegen (41%), aber auch insgesamt davor (40,5%) oder mit seinem größeren Anteil dahinter (18,5%). Transillumination kann ein Hilfsmittel sein, ihn aufzufinden. Das wichtigste Orientierungszeichen ergibt sich jedoch aus den Beziehungen des Kanals zum tiefen korneoskleralen Übergang, die in **Abb. XI. 16** erläutert werden.

Einzelheiten der *Operationstechnik* werden unterschiedlich ausgeführt. Beispiele sind in **Abb. XI. 17 a–n** und **o** dargestellt und beschrieben. Für eine kunstgerechte Trabekulotomie ist entscheidend, daß die Sonde behutsam, weder das Trabekelwerk durchstoßend noch die sklerale Außenwand verletzend in den Kanal hineingeleitet und nicht „geschoben" wird. Die Führung muß den Kanalbegrenzungen überlassen werden. In der 2. Phase des Eingriffs muß jedoch der Operateur den Weg des Trabekulotoms bestimmen, damit es beim Hineindrehen in die Vorderkammer keine falsche Richtung einschlägt (s. Komplikationen). Wir bieten in den Abbildungen 2 Lösungsmöglichkeiten für diese Aufgabe an.

Den Kanal von der Skleraoberfläche nur mit einem radiären Einschnitt zu eröffnen – wie dies BURIAN und SMITH taten – ist nicht zu empfehlen, da das Kanallumen dann schwerer zu identifizieren ist, und da es dann schwieriger ist, die Sonde so einzuführen, daß sie nicht bei ihrem Schritt hinunter in die Ebene des Kanals das Trabekelwerk vorzeitig verletzt.

Modifikationen betreffen vor allem das Instrumentarium. Die „Trabekulotome" wurden mit kreisrundem oder spatelähnlichem Querschnitt gestaltet. Die meisten sind an einem Handgriff angebracht, aber auch komplizierte Ringsysteme wurden mit dem Trabekulotom verbunden, die es ermöglichen sollen, die richtige Position der Sonde im Kanal von außen zu kontrollieren [33, 76, 83, 90]. Eine als Röhre ausgeführte Harms-Sonde wurde empfohlen, in der ein feiner Wolframdraht liegt, der nach Einführung der Sonde in den Kanal vorgeschoben wird und bei seinem Austritt aus dem Röhrchen ein Häkchen formiert, das beim Zurückziehen der Sonde das Trabekelwerk aufreißt, so daß unnötige Krafteinwirkungen auf umgebende Strukturen vermieden werden [45, 46].

**Abb. XI. 17 a–o. Trabekulotomie**

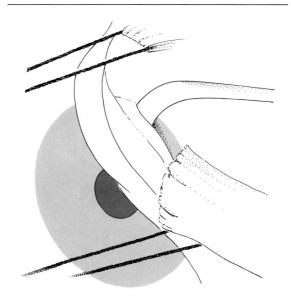

**a** Nach Eröffnung der Bindehaut (bei einem ersten Eingriff im temporal oberen Quadranten) Zügelnähte unter die Sehnenansätze der Mm. rectus superior et lateralis; Freilegung des Limbus und Blutstillung entspr. **Abb. XI. 28 a–f** und **Abb. XI. 29**; den Limbus überschreitend lamelläre Präparation bis in vordere Hornhautschichten mit Skarifikateur oder Hockeymesser; Bindehaut und subkonjunktivales Gewebe im Schnittbereich mit Zellstofftupfer straff auf die Hornhaut gezogen.

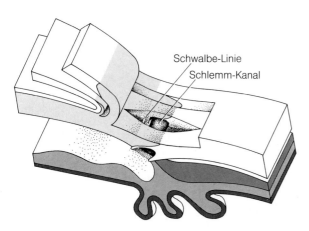

**Abb. XI. 16. Wie ist der Schlemm-Kanal zu finden?** Nach Präparation eines sklerokornealen Türflügellappens sieht man auf den tiefen korneoskleralen Übergang. Unabhängig von allen möglichen Varianten der Kammerwinkeltopographie bleibt eine Beziehung stets gewahrt: vor dem Kanal liegt ein deutlich erkennbarer skleraler Streifen, der von der Schwalbe-Linie und dem vorderen Anteil des Septum sclerae gebildet wird. Diese Strukturen grenzen den Schlemm-Kanal von der klaren Hornhaut ab. Unter einem Flüssigkeitsfilm ist dies deutlicher zu erkennen, als wenn das Gewebe trocken getupft wurde. Bei regelrechtem Augapfelbau ist dieser Sklerastreifen sehr schmal, beim vergrößerten hydrophthalmischen Auge kann er relativ breit sein. Mit einem schrittweise vertieften radiären Einschnitt tasten wir uns an den Kanal heran. Hohe Mikroskopvergrößerung und intensive Beleuchtung sind erforderlich, um diese Details zuverlässig erkennbar zu machen und die Präparationen präzise ausführen zu können. Die Außenwand des Schlemm-Kanals, dem Septum sclerae zugehörig, wird von einem dichteren Gewebe gebildet als die übrige Sklera [94]. Es zeigt, wenn es nur noch in einer dünnen Schicht über dem Kanal liegt, eine deutliche Netzstruktur. Die Innenwand des eröffneten Kanals (Blick auf das vom Endothel bedeckte Trabeculum cribriforme) ist durch seidigen Glanz und einen limbusparallelen Reflexstreifen charakterisiert (s. **Abb. XI. 17g**), falls der Kanal nicht kollabiert und wenn nicht viel Pigment eingelagert ist.

**Abb. XI. 17. Forts.**

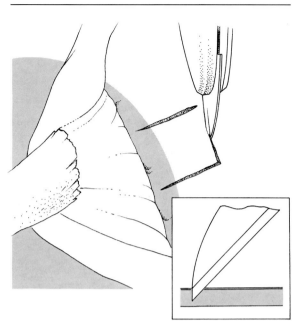

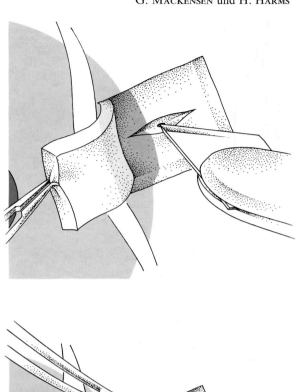

**b** Umschneidung eines, den Limbus überschreitenden Türflügellappens (etwa 3:4 mm); Einschnittiefe etwa 0,5–0,6 mm (gleichbleibende Schnittiefe läßt sich nach der im Kasten dargestellten Art kontrollieren: ist das Klingenfragment unter einem Winkel von 30–45° gebrochen und tritt die Schneide unter einem Winkel von etwa 45° in das Gewebe ein, so beträgt die Schnittiefe normalerweise etwa $1/2$ bis $2/3$ der Wanddicke, wenn die Sklera- bzw. Korneaoberfläche mit dem Übergang der Bruchkante in den schneidenden Teil bündig ist).

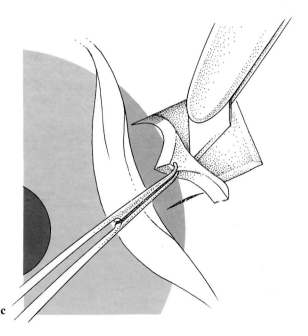

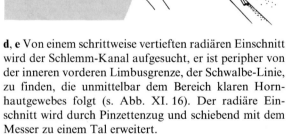

**d, e** Von einem schrittweise vertieften radiären Einschnitt wird der Schlemm-Kanal aufgesucht, er ist peripher von der inneren vorderen Limbusgrenze, der Schwalbe-Linie, zu finden, die unmittelbar dem Bereich klaren Hornhautgewebes folgt (s. Abb. XI. 16). Der radiäre Einschnitt wird durch Pinzettenzug und schiebend mit dem Messer zu einem Tal erweitert.

**c** Lamelläre Präparation des sklerokornealen Türflügellappens (während in **b** ein freigebrochenes Rasierklingenstück gezeigt wurde, wird in **c–e** ein Klingenfragment benutzt, wie es von der Instrumentenindustrie geliefert wird).

# XI. Chirurgie der Glaukome

**h–l Trabekulotomietechnik** nach HARMS

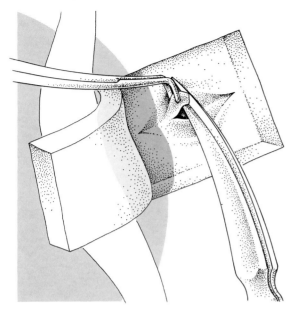

**f** Mit gebogener feiner Vannas-Schere wird der Kanal nach beiden Seiten auf eine Strecke von etwa 1 mm eröffnet.

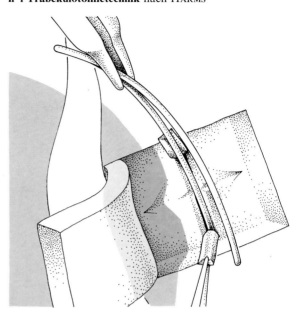

**h** Die haarnadelähnliche, dem Kanal entsprechend gekrümmte Sonde wird mit einem Nadelhalter eingeführt und nun mit einem Löffel vorangeschoben.

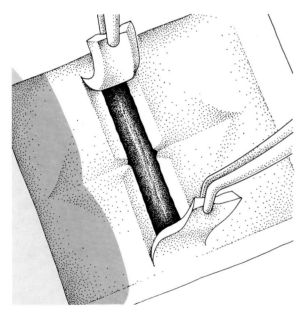

**g** Eröffneter Schlemm-Kanal mit typischem Seidenglanz und entsprechendem Reflexstreifen auf seiner Innenwand.

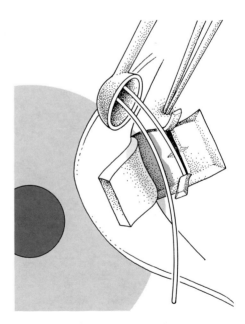

**i** Die Sonde soll von den Wandstrukturen des Kanals geleitet ihren Weg finden. Verletzungen der Kanalwände sollen so vermieden werden. Eine Pinzette unterstützt das Manöver, indem sie bei der Einführung der Sonde des Kanallumen öffnet (**h**) und beim Vorschieben die Augapfelwand regional so eindellt, daß die Sonde in der Kanalebene bleibt (**i**).

**Abb. XI.17. Forts.**

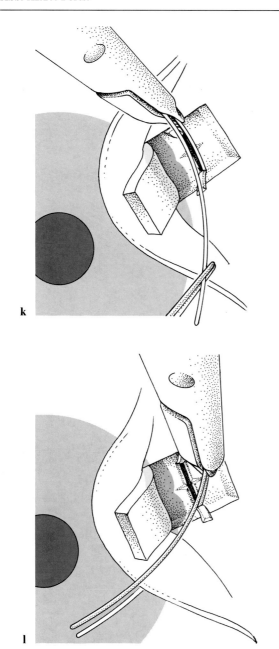

**k, l** Das Trabekelwerk wird zerrissen: ein Nadelhalter erfaßt die Sonde am Knie (**k**) und dreht sie in die Kammer, eine Pinzette gibt ihr über den äußeren Schenkel Führung.

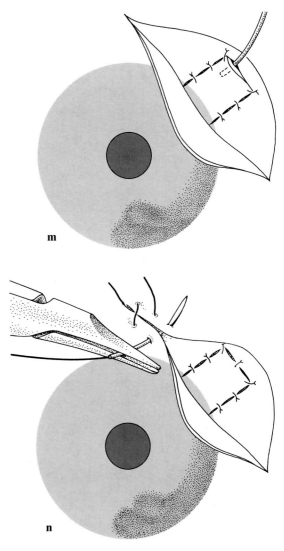

**m, n** Die Sklerawunde ist mit feinen Nylonnähten verschlossen, Auffüllen der Vorderkammer (und Druckerhöhung) mit Ringer-Lösung; Blutung üblichen Ausmaßes; Schluß der Bindehaut mit fortlaufender Seidennaht.

## Komplikationen

Sollte es *nicht gelingen, den Schlemm-Kanal zu finden*, so kann der Eingriff bei Glaucoma simplex leicht in eine fistulierende Operation, der Trabekulektomie entsprechend (s. Abschn. XI. 3.2.1), umgewandelt werden. Selbst ein erfahrener Operateur wird den Kanal in etwa 2–4% der Eingriffe nicht finden und in weiteren 3% bezüglich der Identifikation des Kanals unsicher sein [28, 51]. Bei hohem intraokularen Druck (Kollaps, bzw. Kompression des Kanals) ist der Kanal nach einer

# XI. Chirurgie der Glaukome

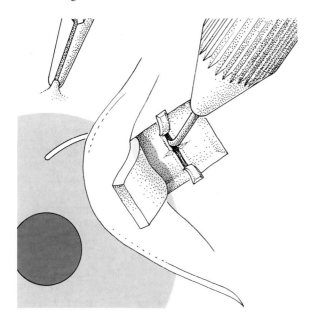

**o Trabekulotomietechnik** nach MACKENSEN. Die an einem Handgriff befestigte und über ihn geführte Sonde (hier die rechtsläufige), ist in den Kanal hineingeschoben und in die Vorderkammer hineingedreht. Dabei erfaßt und trägt eine Kolibripinzette das Limbusareal dort, wo die Sonde mit ihrer Spitze zuerst das Trabekel zerreißt; leichter Druck oder leichtes Anheben kann erforderlich sein, um die Trabekulotomie wirksam und atraumatisch auszuführen. Danach wird mit einer linksläufigen Sonde gleichartig verfahren.

Parazentese mit Ablassung einer Portion von Kammerwasser leichter zu eröffnen und zu identifizieren.

Sollte es bei der Präparation des Kanals zu einer *Verletzung des Trabekels mit Prolaps der Iriswurzel* kommen, so raten wir zu einer peripheren Iridektomie. Sie verhütet eine Irisinkarzeration und erlaubt es in der Regel dennoch, die Trabekulotomie auszuführen. Diese Empfehlung muß bei Hydrophthalmie eingeschränkt werden, denn bei starker Augapfelvergrößerung ist das Mißverhältnis zwischen regelrecht großer Linse und erweitertem Ring des Ziliarmuskels zu bedenken. Die Iridektomie könnte dazu führen, daß eine Glaskörperhernie örtlich die gespannten Zonulafasern sprengt, durch das Kolobom vordringt, sich in den Trabekulotomiespalt hineinlegt und – abgesehen von anderen unerwünschten Folgen eines solchen Ereignisses – den erstrebten Abfluß blockiert [13].

Gerät man bei der Suche nach dem Kanal in den *perichorioidalen Raum*, also auf die Ziliarkörperoberfläche, so muß die Präparation weiter kor-

nealwärts neu beginnen. Dabei ist es gewöhnlich nicht notwendig, den Schnitt über dem Ziliarkörper durch eine Naht zu verschließen. Wichtig ist jedoch, diesen Irrtum zu erkennen, denn ohne weiteres könnte man die Sonde auch zwischen Sklera und Ziliarkörper limbusparallel einführen. Würde man sie nun in die Kammer hineindrehen, so müßte das zu einer *Ablösung der Ziliarmuskelsehne vom Skleralsporn* führen. Das Ergebnis entspräche dann einer Zyklodialyse. Entsteht ein *Hypotoniesyndrom* nach einer „Trabekulotomie", so ist dieser Irrtum die häufigste Ursache einer solchen Komplikation [60]. Immerhin ist bei sehr straffen Trabekelstrukturen auch denkbar, daß selbst die regelrecht geführte Sonde Iriswurzel und Ziliarmuskelsehne vom Skleralsporn abreißt. Deshalb empfiehlt es sich, die Sonde bei starkem Widerstand etwas zurückzuziehen und die Trabekulotomie nicht auf zu langer Strecke zu erzwingen. Kam es zu einem Hypotoniesyndrom, so wird eine Korrekturoperation erforderlich, wie sie im Abschnitt IX. 2.1 beschrieben ist.

Wird die Sonde zum Zerreißen des Trabekelwerks zu weit gegen die Augapfelwand gedrängt, so kann sie, die Schwalbe-Linie überschreitend, zwischen Descemet-Membran und Hornhautstroma geraten. Das führt dann zu einer lokalen *Descemetolyse*; (von manchen Autoren häufig, bis zu 10, ja 18%, angegeben; [49c, 52]), die aber – besonders deutlich bei Blutaustritt zwischen Descemet-Membran und Hornhautstroma – zu erkennen ist, wenn die Bewegung der Sonde unter genauer Sichtkontrolle erfolgt (Bindehautlappen zurückstreifen!). Dreht man die Sonde sofort zurück und führt man sie nun stärker der Iris zugewandt erneut in die Kammer ein, so bleibt eine derartige umschriebene Descemet-Ablösung gewöhnlich bedeutungslos.

Einer falschen Führung der Sonde beim Eintritt in die Vorderkammer kann dadurch entgegengewirkt werden, daß der Limbus dort, wo sich die Spitze der Sonde befindet, mit einer Pinzette erfaßt und gegen die vordringende Sonde stabilisiert wird (s. **Abb. XI. 17o**).

Als nicht offensichtliche und dennoch schwerwiegende Komplikation muß gelten, wenn die Kanalwand beim Einführen der Sonde schwer lädiert wird, da dies die narbige Abgrenzung des Trabekulotomiebereichs und damit die Kompartimentierung gegen den übrigen Kanal fördert [54]. Die Sonde behutsam in den Kanal gleiten zu lassen, ist deshalb unsere Empfehlung. Aber allein die Binnenstrukturen des Kanals mit ihren Fortsätzen in die Kanalwand hinein, können die Kräfte der Sonde unvermeidbar in die Wandstrukturen übertragen (**Abb. XI. 4**).

*Eine Blutung in die Vorderkammer* gehört zu den gewöhnlichen Begleiterscheinungen einer Trabekulotomie. Sie ist in der Regel dadurch bedingt, daß Blut aus den episkleralen Venen über den Kanal in die Kammer fließt, wenn der intraokulare Druck unter den Venendruck sinkt (**Abb. XI. 17m u. n**). Derartige Blutungen sind gewöhnlich bedeutungslos. Sie zeigen sogar an, daß der Trabekulotomieeffekt erreicht wurde. Dennoch wird man bemüht sein, den Bluteinstrom so gering wie möglich zu halten, denn Bluteinlagerungen in den Trabekulotomiespalt gehören zu jenen Umständen, die dessen narbigen Verschluß fördern. So sind während des Eingriffs alle Einwirkungen, die zum starken Abfluß von Kammerwasser führen können, zu vermeiden, vor allem Druck auf die Kornea. Außerdem sollte die Kammer nach vollendeter Trabekulotomie alsbald wieder mit Ringer-Lösung gefüllt werden. Um Blutungen aus besonders exponierten Gefäßschlingen im Kammerwinkel zu verhindern (dann könnte es sich auch um eine arterielle Blutung handeln!) wird man das für die Trabekulotomie vorgesehene Gebiet vorher genau gonioskopisch untersuchen. Starke Blutungen werden in etwa 4–6% beobachtet, nur selten wird man mit der Notwendigkeit einer nachträglichen Vorderkammerspülung rechnen müssen [28, 49c].

Daß der *intraokulare Druck in den ersten postoperativen Tagen nicht reguliert* ist, gehört zu den häufigen Verläufen. Er kann bis zur Resorption in den Trabekulotomiespalt eingelagerten Blutes mäßig erhöht sein, ohne daß dies als ungünstiges prognostisches Zeichen bezüglich des endgültigen Operationsresultats anzusehen wäre. Die bald nach der Operation erzielte Drucksenkung reduziert sich im Laufe der folgenden Monate im Mittelwert um 2 mm Hg. Erst nach 3 Monaten wird man beim Kleinkind (beim Erwachsenen nach 6 Monaten) über den endgültigen Operationseffekt informiert sein, da dann die Vernarbungsprozesse im Trabekelwerk abgeschlossen sind [29].

Die Operation erstrebt kein *konjunktivales Sikkerkissen*. Dennoch entsteht es in etwa 4% der Fälle [28] nach anderen Angaben sogar noch häufiger [50]. Für die definitive Drucksenkung bedeutet ein solches Kissen keine günstigere Situation [49c, 50]. Es ist andererseits aber auch nicht sicher zu vermeiden, wenn man von einem skleralen Lappen ausgeht, da Kammerwasser auch die sklerokornealen Gewebe des Limbus (in Abhängigkeit von ihrer Dicke) durchdringt [18, 110, 111]. Mit dem Versuch, einen „wasserdichten" Verschluß durch eine große Anzahl von Nähten zu erzielen (viele Stichkanäle, viele unter Spannung stehende Fadenschlingen), könnte die Durchlässigkeit des Skleradeckels für Kammerwasser sogar gefördert werden. Die Trabekulotomie deshalb zu den fistulierenden Operationen zu rechnen, wäre jedoch unzutreffend. Auch bei den Eingriffen, die Kammerwasser unter die Bindehaut ableiten wollen, können im Operationsbereich Formationen entstehen, die wie ein Sickerkissen aussehen, ohne daß der Druck gesenkt ist. Man kann an ihnen also nicht ohne weiteres eine Kammerwasserableitung erkennen. Vor allem aber spricht die von HARMS erprobte *Modifikation des Eingriffs mit kornealem Zugang* dagegen, denn deren Erfolge belegen, daß der drucksenkende Effekt der Trabekulotomie nicht von einer (evtl. okkulten) subkonjunktivalen Fistulation abhängt [49].

## Nachbehandlung

Um den Trabekulotomiespalt offenzuhalten: pupillenverengende und den Ziliarmuskel tonisierende, also den Skleralsporn zurückziehende, Miotika (Pilocarpin) für etwa 1 Woche; dies jedoch nicht, falls die Vorderkammer deutlich flacher werden sollte.

## Operationserfolge

In einer *Verlaufsstudie über 3 Jahre* fand sich bei Hydrophthalmie in 84% Druckregulation ohne Medikamente (bei von vornherein prognostisch günstigen Augen in 93%). Die Ergebnisse waren um so besser, je früher operiert wurde. Wahrscheinlich sind die Resultate schlechter, wenn bereits bei der Geburt das Vollbild der Hydrophthalmie besteht. Eine Abhängigkeit der Ergebnisse bezüglich der Drucksenkung vom Hornhautdurchmesser konnte nicht nachgewiesen werden. Nur bei 44% der Kinder fand sich später eine postoperative Sehschärfe von mehr als 0,4 [30].

Viele andere Publikationen belegen ebenfalls, daß bei der unkomplizierten, d.h. auch nicht mit anderen Methoden voroperierten, Hydrophthalmie Drucknormalisierungen in 60 bis 100% erreicht werden. Dabei sind auch jene Behandlungsfälle mitgerechnet, bei denen der Eingriff in anderen Kammerwinkelbereichen (auch mehrfach) wiederholt werden mußte [3, 22, 24, 28, 39, 40, 44, 50, 56, 57a, 63, 74, 75, 79, 83, 84, 88, 92, 93, 100, 105, 106, 114, 119].

Daß man von vornherein damit zu rechnen hat, den Eingriff wiederholen zu müssen (wie auch die Goniotomie), geht aus den eingangs besprochenen pathomorphologischen Bedingungen hervor. Kollabiert der Kanal infolge mangelhafter Ausbildung seiner Stützmechanismen oder relativ zu hohen Drucks, so ist zirkulärer Kammerwasserfluß im Kanal unmöglich. Dann muß zur Drucknormalisierung an mehreren Stellen ein direkter Zufluß zu vielen Sammelkanälchen geschaffen werden.

Vergleichende Studien kommen zu dem Resultat, daß die *Ergebnisse der Trabekulotomie und die der Goniotomie praktisch gleich* sind [3, 24]. Entscheidungen zugunsten eines der beiden Verfahren und kritische Anmerkungen zum anderen werden offensichtlich in erster Linie davon bestimmt, mit welcher Methode der Operateur vertraut ist.

Wegen der Ungewißheit, ob das Glaukom verursachende Abflußhindernis beim *Sturge-Weber-Syndrom* eher in den Kammerwinkelstrukturen oder im episkleralen Venensystem (oder in beiden) liegt, wurde die Trabekulotomie in solchen Fällen durch eine Trabekulektomie (s. Abschn. XI. 3.2.1) ergänzt [19].

## Operation am Trabekelwerk bei Glaukomen des Erwachsenen

Bemerkungen zur *Anästhesie für Glaukomoperationen bei Erwachsenen*

Während die bisher besprochenen Eingriffe gegen das Glaukom im Kindesalter nur in Allgemeinanästhesie ausführbar sind, werden in der Frage, welche Anästhesie beim Erwachsenen zu bevorzugen sei, erstaunlich differente Auffassungen vertreten. Neben verschieden begründeten Präferenzen des Operateurs spielt offensichtlich auch die regional unterschiedliche Patientenmentalität eine Rolle. Nach der Erfahrung der Verfasser können Glaukomoperationen beim Erwachsenen – mit wenigen Ausnahmen – nach einer sedierenden Prämedikation in Lokalanästhesie, sogar in subkonjunktivaler Applikation des Anästhetikums ausgeführt werden. Das ist an einem Auge mit sehr fortgeschrittenem glaukomatösen Sehnervenschaden bedenkenswert.

Während die Goniotomie bei diesen Glaukomformen wohl kaum noch angewandt wird, hat die Trabekulotomie eine Reihe von Befürwortern.

### 1.2.1 Trabekulotomie bei Glaucoma chronicum simplex

Die *Operationstechnik* unterscheidet sich nicht von der beim kongenitalen Glaukom. Der Eingriff ist in mancher Hinsicht einfacher. Da die mittlere Skleradicke des Erwachsenen am Limbus konstanter ist, als die des gedehnten hydrophthalmischen kindlichen Bulbus, nämlich etwa 0,8 mm (s. **Abb. VI. 2**), sollte der Einschnitt zur Bildung des Skleradeckels etwa 0,5 mm tief sein. Auch die Lage des Kanals in Bezug auf die Limbusstrukturen variiert weniger. Dementsprechend ist er leichter zu finden (s. Legende zu **Abb. XI. 16**).

Intra- und postoperative Komplikationen

Aus den Erfahrungen einer Gruppe von Operateuren ergeben sich die in Tabelle XI. 4 zusammengestellten Schwierigkeiten [52]:

**Tabelle XI. 4. Probleme und Komplikationen bei Trabekulotomie an Augen mit Glaucoma simplex**

| | |
|---|---|
| Mäßige bis starke Blutung in die Vorderkammer | 33% |
| Verletzung des Trabekelwerks im Skleralfenster | 22% |
| Abflachung der Vorderkammer | 13% |
| Descemetolyse | 12% |
| Nachblutung | 8% |
| Hoher Widerstand bei Zerreißung des Trabekels (auf „via falsa" verdächtig) | 7% |
| Unsicherheit ob Kanal gefunden wurde | 6% |
| Aderhaut- und Ziliarkörperabhebung | 0% |

Dem mit der Trabekulotomie vertrauten Operateur werden manche der hier genannten Komplikationen als vermeidbar erscheinen.

Ergebnisse der Trabekulotomie beim Glaucoma simplex des Erwachsenen

Beim primär chronischen Glaukom reduziert die Trabekulotomie den Abflußwiderstand um etwa 60% [27]. Die drucksenkende Wirkung dieser Operation wird zwar im Vergleich mit fistulierenden Eingriffen als ingesamt schwächer, aber dennoch von einer Reihe von Autoren positiv beurteilt [1, 4, 20, 22, 49a, 49b, 56, 59, 62, 91, 93, 120, 121, 127].

Kontrollen in einer heterogenen Gruppe verschiedener Operateure ergaben 1 Jahr nach dem

Eingriff, daß 71% der Augen Druckwerte im Normbereich aufwiesen. Druckwerte über 24 mm Hg waren nur in 9% der Fälle vorhanden. In keinem Fall lag der Druck unter 10 mm Hg [49c, 52]. *Langzeitbeobachtungen* der Trabekulotomien geübter Operateure über mindestens 3 Jahre ergaben, daß in 78% der operierten Augen der Druck allein durch den Trabekulotomieeffekt reguliert war (Tagesdruckkurve) und daß sich die Mehrzahl der übrigen Augen medikamentös regulieren ließ [29].

Spätkomplikationen

Zunahme von *Linsentrübungen* wurde nach 1 Jahr in 22%, Verschlechterung der Sehschärfe in 21 bis 29% beobachtet [30a, 49c, 52].

### 1.2.2 Trabekulotomie in Verbindung mit Linsenoperationen bei Katarakt und Glaucoma chronicum simplex

Daß gleichzeitig ein Glaukom und eine der Operation bedürftige Katarakt vorliegen, ist häufig. Ob man dann allein von der Entferung der trüben Linse eine Druckregulierung erwarten könne, ob zeitlich getrenntes operatives Vorgehen gegen die beiden Leiden zu empfehlen, oder ob eine kombinierte Katarakt-Glaukom-Operation vorzuziehen sei, wurde zur Zeit der *intrakapsulären Kataraktextraktion* in der Literatur nicht einheitlich beurteilt [17, 25, 31, 42, 43, 58, 61, 69, 77, 78, 89, 96, 99, 102, 117, 123, 125].

Ohne weiteres plausibel ist eine Drucksenkung nach Entfernung der kataraktösen Linse, wenn diese mit ihrem Volumen Ursache (oder wenigstens Teilursache) der Drucksteigerung war. Eine flache Vorderkammer mit großer trüber Linse (echographischer Nachweis) sowie Drucksteigerung erst seit Fortschreiten der Katarakt wären die Bedingungen, die den pathogenetischen Zusammenhang verständlich machten. Welche differentialdiagnostischen Überlegungen dabei eine Rolle spielen, ist im Abschnitt „Behinderungen der Kammerwasserpassage im Augapfel" (S. 171) dargestellt. In allen anderen Fällen eines Glaucoma simplex mit offener Kammerbucht und nicht vorgewölbtem Irisdiaphragma haben wir früher die Kombination einer intrakapsulären Linsenextraktion mit einer Trabekulotomie empfohlen [78]. Druckregulation wurde danach ohne Medikamente in 58–75%, mit Medikamenten in weiteren 19–34% erreicht [31, 78, 101], lag demnach in der gleichen Größenordnung wie nach einer Kombination von Kataraktextraktion und fistulierendem Eingriff [6, 14, 21, 66, 82, 89]. Der Vorteil der Trabekulotomie wurde vor allem darin gesehen, daß die Risiken eines fistulierenden Eingriffes vermieden werden.

Mit dem Übergang auf *extrakapsuläre Techniken der Kataraktchirurgie und die Implantation von Hinterkammerlinsen* vollzieht sich ein Wandel. Nicht nur in jenen Fällen, in denen die Linse die Drucksteigerung verursacht, wird der intraokulare Druck durch die neuen Operationsverfahren (abgesehen von einer kurzzeitigen Steigerung unmittelbar nach dem Eingriff) in der Regel günstig beeinflußt [18a, 59a, 62a, 70a, 76a, 82a, 84a, 88a, 102a].

So ergibt sich die Frage, in welchen Situationen des Zusammentreffens von Glaukom und Katarakt darauf vertraut werden kann, daß allein die extrakapsuläre Kataraktoperation mit Einfügung einer Hinterkammerlinse den Druck normalisieren oder die Drucklage zumindest nicht verschlechtern wird (dann müßte eine medikamentöse Therapie fortgesetzt werden!). Das ist nach bisherigen Erkenntnissen zunächst zu erwarten bei medikamentös einstellbaren Glaukomen, nach wirksamer Lasertrabekuloplastik und in der Regel nach erfolgreichen fistulierenden Operationen, obwohl auch beobachtet wurde, daß der Druck nach letzteren zuweilen wieder ansteigt [2a, 22a, 26a]. Über die Jahre besteht offensichtlich wieder die Tendenz zu höheren Druckwerten [116a].

Die Vorteile der optischen Korrektur durch eine implantierte Linse sind vor allem bei eingeschränktem Gesichtsfeld offensichtlich, denn es wird für die Orientierung besser genutzt, wenn die Bildvergrößerung eines Starbrillenglases wegfällt [17a, 82a].

*Indikation* für Trabekulotomie mit e.c. Kataraktoperation und Implantation einer Hinterkammerlinse
– Katarakt in Verbindung mit Glaukom, wenn der Druck medikamentös oder durch Lasertrabekuloplastik nicht zu regulieren ist, und wenn er nicht vorher durch einen antiglaukomatösen Eingriff normalisiert wurde.

### Operationstechnik

Die Technik der Trabekulotomie bei einem kombinierten Eingriff unterscheidet sich nicht von der im Abschnitt XI. 1.2 geschilderten. Linsenoperation und Trabekulotomie müssen jedoch zweckmäßig miteinander verflochten werden (das galt auch für die intrakapsuläre Extraktion mit Trabekulotomie).

Die Operation beginnt mit einer Parazentese.
– Vom kornealen Stufenschnitt zur Eröffnung der Vorderkammer wird zunächst nur der zur Oberfläche rechtwinklige Einschnitt angelegt. Er wird – vor allem im Bereich der Trabekulotomie, die in der Regel temporal oben vorgenommen wird – et-

was weiter als gewöhnlich in das korneale Gewebe verlegt. Danach erfolgt die Trabekulotomie. – Vom kornealen Einschnitt aus wird die Vorderkammer zur Kapsulotomie eröffnet. Eine Blutung aus dem Trabekulotomiespalt steht gewöhnlich nach kurzer Zeit. Blutwolken werden durch den Spülstrom weggewaschen, wenn eine abgekröpfte Kanüle zur Kapselperforation benutzt wird. Der weitere Eingriff verläuft dann in üblicher Weise.

Langzeitbeobachtungen der postoperativen Drucklage liegen noch nicht vor.

Auch einzeitige Kombination von *Trabekulektomie* (geeignet ist auch die Technik der Goniotrepanation) mit extrakapsulärer Kataraktoperation und Implantation einer Hinterkammerlinse wird mit günstigen Ergebnissen empfohlen [58a, 90a].

Die Operationsschritte sind in Kapitel X. 5.2 beschrieben.

## LITERATUR

1. Aasved H (1973) Trabeculotomy, trabeculectomy and sinusotomy – some clinical results. Acta Ophthalmol [Suppl] 120:33–44
2. Allen L, Burian HM (1962) Trabeculotomy ab externo. Am J Ophthalmol 53:19–26
2a. Alpar JJ (1985) Cataract extraction in glaucomatous eyes: choice of operative technique. Glaucoma 7:165–169
3. Asseman R, Corbel M, Leser Ch (1972) Résultats comparés de la trabéculotomie et de la goniotomie chez le buphthalme. Bull Soc Ophtalmol Fr 72:241–244
4. Asseman R, Razemon P, Corbel M, Leser C (1973) La trabéculotomie dans le glaucome de l'adulte. Quelques résultats. Bull Soc Ophtalmol Fr 73:461–464
5. Bagolini B, Giarelli L, Campos E (1972) Observations histologiques sur on oeil atteint de glaucome opéré par trabéculotomie ab externo. Arch Ophtalmol 32:721–728
6. Bangerter A (1963) Kombinierte Katarakt-Glaukomoperation. Ber Dtsch Ophthalmol Ges 65:84–92
7. Barkan O (1937) Recent advances in the surgery of chronic glaucoma. Am J Ophthalmol 20:1237–1245
8. Barkan O (1938) Microsurgery in chronic simple glaucoma. Am J Ophthalmol 21:403–405
9. Barkan O (1942) Operation for congenital glaucoma. Am J Ophthalmol 25:552–568
10. Barkan O (1950) Goniotomy knife and surgical contact glass. Arch Ophthalmol 44:431–433
11. Barkan O (1955) Pathogenesis of congenital glaucoma. Am J Ophthalmol 40:1–11
12. Barkan O (1955) Symposium: The infantile form of congenital glaucoma. Trans Am Acad Ophthalmol Otolaryngol 59:322–332
13. Beauchamp GR, Parks MM (1979) Filtering surgery in children: Barriers to success. Ophthalmology 86:170–180
14. Benedikt O (1969) Einseitige, kombinierte Glaukom-Katarakt-Operation. Klin Monatsbl Augenheilkd 154:72–77
15. Bietti GB, Quaranta CA (1969) Klinische Beurteilung der Indikation, Ergebnisse und Komplikationen von Kammerwinkeleinschneidungen nach Tailor und de Vincentiis sowie nach Barkan. Klin Monatsbl Augenheilkd 154:281–304
16. Bietti GB, Quaranta CA (1971/72) Possibilita e risultati della chirurgia dell angolo camerulare nel glaucoma. An Inst Barraquer 10:753–801
17. Bigger JF, Becker B (1971) The effect of incomplicated glaucoma control. Trans Amer Acad Ophthalmol Otolaryngol 75:260–272
18. Bill A (1965) Movement of albumin and dextran through the sclera. Arch Ophthalmol 74:248–252
18a. Bleckmann H (1985) Hinterkammerlinsen und Glaukom. Klin Monatsbl Augenheilkd 187:173–177
19. Boards MRJ, Shields MB (1981) Combined trabeculotomy-trabeculectomy for the Management of glaucoma associated with Sturge-Weber-Syndrome. Ophthalmic Surg 12:813–817
19a. Böke W, Krüger H (1987) Zur Linsenimplantation bei Glaukom. Klin Mbl Augenheilkd 191:89–94
20. Brachet A, Singer B, Dubois-Poulsen A (1972) Complications de la trabéculotomie. Ann Oculist (Paris) 205:1203–1213
21. Brancato R, Campana G (1967) L'intervento combinato nell'associazione glaucoma-cataratta. Ann Ottal 43:1326
22. Brandt HP, Heinichen V (1974) Trabekulotomie – ein klinischer Erfahrungsbericht. Klin Monatsbl Augenheilkd 165:403–409
22a. Brown StVL, Thomas JV, Budenz DL, Bellows AR, Simmons RJ (1985) Effect of cataract surgery on intraocular pressure reduction obtained with laser trabeculoplasty. Am J Ophthalmol 100:373–376
23. Burian HM (1960) A case of Marfan's syndrome with bilateral glaucoma. With description of a new type of operation for developmental glaucoma (Trabeculotomy ab externo). Am J Ophthalmol 50:1187–1192
24. Carvalho CA, Betinjane AJ, Camargo ML (1979) Results of goniotomy and trabeculotomy as the initial surgical procedure in the treatment of congenital glaucoma. In: Krieglstein GK, Leydhecker W (eds) Glaucoma up date. Springer, Berlin Heidelberg New York
25. Chandler PA, Grant WM (1965) Glaucoma in aphakia in Lectures on glaucoma. Lea & Febiger, Philadelphia
26. Charleux J (1968) Goniotomy under the microscope for congenital glaucoma. In: Mackensen G (ed) Microsurgery in glaucoma. Adv in ophthalmology, vol 22. Karger, Basel München New York
26a. Clop H, Dublineau P, Larbi G (1984) Implants et tonus oculaire. Bull Soc Ophtalmol Fr 84:1263–1266
27. Dannheim R (1976) Tonographie bei Trabekulotomie. Klin Monatsbl Augenheilkd 168:323–329
28. Dannheim R (1978) Trabeculotomy ab externo. In: Heilmann K, Richardson KT (eds) Glaucoma, conceptions of a disease. Thieme, Stuttgart
29. Dannheim R (1978) Der Einfluß der Vernarbung auf den Langzeiteffekt der Trabekulotomie bei Glaucoma chronicum simplex. Klin Monatsbl Augenheilkd 172:27–38
30. Dannheim R, Haas H (1980) Sehschärfe und Druckverhalten nach Operation wegen kongenitalen Glaukoms. Klin Monatsbl Augenheilkd 177:296–303
30a. Dannheim R, Harms H (1979) Sehschärfe und Linsentrübung nach verschiedenen Glaukomoperationen. Ber Dtsch Ophthal Ges 76:641–645
31. Dannheim R, Hetzinger A (1978) Trabekulotomie und Kataraktextraktion – simultan oder suksessiv. Klin Monatsbl Augenheilkd 173:542–549

32. Dannheim R, Zypen E van der (1972) Klinische, funktionelle und elektronenmikroskopische Untersuchungen über die Regenerationsfähigkeit der Kammerwinkelregion des Primatenauges nach Trabekulotomie. Graefes Arch Clin Exp Ophthalmol 184:222–247
33. Dobree JH (1969) Spatula for trabeculotomy. Br J Ophthalmol 53:861
34. Douglas DH (1970) Reflections on buphthalmos and goniotomy. Trans Ophthalmol Soc UK 90:931–937
35. Draeger J (1968) The technique of goniotomy. In: Mackensen G (ed) Microsurgery in glaucoma. Adv in Ophthalmology, vol 22. Karger, Basel München New York
36. Draeger J (1975) Operative Behandlung des kindlichen und juvenilen Glaukoms. Ophthalmologica 170:139–145
37. Draeger J, Wirt H, v. Domarus D (1982) Langzeitergebnisse nach Goniotomie. Klin Monatsbl Augenheilkd 180:264–270
38. Ellis OH (1944) A new goniotomy lens. Am J Ophthalmol 27:1258–1265
39. D'Ermo F, Bonomi L (1970) Indicazioni tecuica e risultati della trabeculotomia ab externo nel glaucoma. Minerva Oftal 12:109–115 (ref Zentralbl ges Ophthalmol 105:520)
40. D'Ermo F, Bonomi L (1971) Our results with the operation of ab externo trabeculotomy. Ophthalmologica 163:347–355
41. Etienne R (1969) Les glaucomes. Diffusion generale de librairie, Marseille
42. Galin M (1969) Cyclodialysis and lens extraction. In: Welsh RC (ed) The new report on cataract surgery. Miami Educational Press, Miami
43. Goto Y, Fujiwara R, Nakamura Y, Momose T (1971) Tonography before and after cataract surgery. Jap J Clin Ophthalmol 25:1163–1170
44. Gregersen E, Kessing SV (1977) Congenital glaucoma before and after the introduction of microsurgery. Acta Ophthalmol 55:422–430
45. Grote P (1978) Versuche zur Verminderung des Operationstraumas bei der Trabekulotomie. Ophthalmologica 177:329–334
46. Grote P (1978) Ein neuer Sondentyp zur Trabekulotomie ab externo. Graefes Arch Clin Exp Ophthalmol 207:41–50
47. Haas J (1968) Principles and problems of therapy in congenital glaucoma. Invest Ophthalmol Vis Sci 7:140–146
48. Harms H (1966) Glaucom-Operationen am Schlemm'schen Kanal. Ber 114, Vers Ver Rhein-Westf Augenärzte. Zimmermann, Balve
49. Harms H (1977) Transcornealer Zugang zum Kammerwinkel. Ber Dtsch Ophthalmol Ges 74:647–650
49a. Harms H (1979) Principles and selection of surgical methods in primary glaucoma. In: Krieglstein GK, Leydhekker W (ed) Glaucoma update. Springer, Heidelberg
49b. Harms H (1980) Indications for and results of surgical therapy in primary open angle glaucoma. Doc Ophthalmol 22:351–357
49c. Harms H (im Druck) Drucksenkende Wirkung und Risiken der Trabekulotomie. ab externo
50. Harms H, Dannheim R (1969) Erfahrungen mit der Trabekulotomie ab externo beim angeborenen Glaukom. Ber Dtsch Ophthalmol Ges 69:272–276
51. Harms H, Dannheim R (1970) Epicritical consideration of 300 cases of trabeculotomy ab externo. Trans Ophthalmol Soc UK 89:491–499
52. Harms H, Dannheim R (Hrsg) (1987) Glaukomoperationen bei offenem Kammerwinkel. Vergleichende Studie einer Forschungsgruppe der Deutschen Ophthalmologischen Gesellschaft. Teil I. Fortschr Ophthalmol 84, Supplementheft
53. Hetherington J, Shaffer RN (1968) Tonometry and tonography in congenital glaucoma. Invest Ophthalmol Vis Sci 7:134–137
54. Hoffmann F, Harnisch J-P (1977) Schlemms canal after Trabeculo-Electropuncture. Graefes Arch Clin Exp Ophthalmol 203:191–199
55. Hollwich F, Jünemann G, Busse H (1973) Ein Beitrag zur Technik der Goniotomie. Klin Monatsbl Augenheilkd 162:557–559
56. Hoppenbrouwers RWJN (1972) Trabeculotomy. Ophthalmologica 165:509–512
57. Hoskins HD, Hetherington J, Shaffer RN, Welling AM (1981) Developmental glaucomas: Therapy. In: Symposium on glaucoma. Transact New Orleans Acta Ophthalmol. Mosby, St Louis Toronto London
57a. Hunold W, Krippendorf U, Wenzel M, Teping C (1987) Funktionelle und morphologische Ergebnisse nach Trabekulotomie bei Buphthalmus. Fortschr Ophthalmol (im Druck).
58. Jaffe NS (1972) Cataract surgery and its complications. Mosby, St Louis
58a. Jay JL (1985) Extracapsular lens extraction and posterior chamber intraocular lens insertion combined with trabeculectomy. Br J Opthalmol 69:487–490
59. Kageyama M, Yasuda N, Shinriki S (1982) Results of long-term observations after trabeculotomy. Acta Soc Ophthalmol Jap 36:10–19
59a. Kammann J, Nückel A, Wetzel W (1985) Hinterkammerlinsen-Implantation bei Glaukom. Fortschr Ophthalmol 82:183–185
60. Köhler U, Müller W (1975) Ein Beitrag zur Behandlung des Hypotoniesyndroms nach Trabekulotomie. Klin Monatsbl Augenheilkd 167:366–371
61. Laatikainen L (1971) Late results of surgery on eyes with primary glaucoma and cataract. Acta Ophthalmol 49:281–292
62. Lamers WPMA (1972) Trabeculotomy ab externo as operative treatment of glaucoma simplex. Ophthalmologica 165:509–512
62a. Lebuisson D, Delbecque P, Leroy P, Montin J-F, Bamba M (1984) L'opération combinée: cataracte et glaucome avec implantation. J Fr Ophtalmol 7:781–787
63. Lerche W, Neckel J (1974) Untersuchungen über die Operationserfolge der Trabekulotomie ab externo beim Buphthalmus. Ophthalmologica 168:206–220
64. Leydhecker W (1969) Zwei Instrumente zur Goniotomie und Angulozision. Klin Monatsbl Augenheilkd 154:111–113
65. Leydhecker W (1973) Glaukom, 2. Aufl. Springer, Berlin Heidelberg New York
66. Leydhecker W, Knapp E (1969) Gleichzeitige Operationen von Katarakt und Glaukom. Klin Monatsbl Augenheilkd 155:328–333
67. Leydhecker W, Dardenne U, Willome J (1968) Goniotomie bei 200 Augen mit Hydrophthalmie. Ber Dtsch Ophthalmol Ges 69:255–259
68. Leydhecker W, Dardenne U, Willome J (1969) Goniotomie bei 200 Hydrophthalmieaugen. Angulozision, eine neue Operationstechnik. Klin Monatsbl Augenheilkd 154:12–19
69. Linn JG (1971) Surgery for cataract complicated by glaucoma. Trans Amer Acad Ophthalmol Otolaryngol 75:273–280

70. Lister A (1966) The prognosis of congenital glaucoma. Trans Ophthalmol Soc UK 86:5–18
70a. Lucas B, Krüger H, Böke W (1986) Retropupillare Linsen bei Glaukom: Vorderkammertiefe, Druckverhalten, Medikation prä- und postoperativ. Fortschr Ophthalmol 83:214–216
71. Lütjen-Drecoll E (1972) Electron microscopic studies on reactive changes of the trabecular meshwork in human eyes after microsurgery. Graefes Arch Clin Exp Ophthalmol 183:267–285
72. Lütjen-Drecoll E (1973) Langzeituntersuchungen über die strukturellen Veränderungen im Trabeculum corneosclerale bei Cynomolgus-Affen nach Trabekulotomie. Graefes Arch Clin Exp Ophthalmol 188:151–174
73. Lütjen-Drecoll E, Draeger J, Rohen JW (1972) Histologische Untersuchungen über die strukturellen Veränderungen in der Kammerwinkelregion nach mikrochirurgischen Glaukomoperationen. Klin Monatsbl Augenheilkd 160:281–292
74. Luntz MH (1974) Primärbuphthalmus (kindliches Glaukom) – behandelt durch Trabekulotomie ab externo. Klin Monatsbl Augenheilkd 165:554–564
75. Luntz MH, Livingston DG (1977) Trabeculotomy ab externo and trabeculectomy in congenital and adult-onset glaucoma. Am J Ophthalmol 83:174–179
76. Lynn JR, Berry PB (1969) A new trabeculotome. Am J Ophthalmol 68:430–435
76a. Lynn B, Monica ML, Zimmerman TJ (1986) Posterior chamber pseudophakes in glaucoma patients. Ophthalmic Surg 17:146–150
77. Mackensen G, Orsoni GJ (1975) Surgical management in cases of cataract and glaucoma. An Inst Barraquer 12:499–509
78. Mackensen G, Orsoni GJ (1978) Mit Trabekulotomie kombinierte Kataraktextraktion. Klin Monatsbl Augenheilkd 173:756–760
79. Martenet AC (1981) Trabéculotomie, trabéculectomie. Klin Monatsbl Augenheilkd 178:292–295
80. Maumenee ED (1959) Pathogenesis of congenital glaucoma. Am J Ophthalmol 47:827–859
81. Maumenee ED (1963) Further observations on the pathogenesis of congenital glaucoma. Am J Ophthalmol 55:1163–1176
82. Maumenee AE, Wilkinson CP (1970) A combined operation for glaucoma and cataract. Am J Ophthalmol 69:360–367
82a. McGuigan LJB, Gottsch J, Stark WJ, Maumenee AE, Quigley HA (1986) Extracapsular cataract extraction and posterior chamber lens implantation in eyes with preexisting glaucoma. Arch Ophthalmol 104:1301–1308
83. Mc Pherson SD (1973) Results of external trabeculotomy. Am J Ophthalmol 76:918–920
84. Mc Pherson SD, Mc Farland D (1980) External trabeculotomy for developmental glaucoma. Ophthalmology 87:302–305
84a. Monica ML, Zimmerman TJ, McMahan LB (1985) Implantation of posterior chamber lenses in glaucoma patients. Ann Ophthalmol 17:9–10
85. Morin JD, Bryars JH (1980) Causes of loss of vision in congenital glaucoma. Arch Ophthalmol 98:1575–1576
86. Nathrath PD (1967) Das angeborene Glaukom. Inaugural Dissertation, Universität Bonn
87. Nesterov AP, Batmanov YE (1972) Study on morphology and function of the drainage area of the eye of man. Acta Ophthalmol 50:337–350
88. Neubauer H (1971) Erfahrungen mit der Trabekulotomie bei Hydrophthalmus. Klin Monatsbl Augenheilkd 159:284
88a. Obstbaum SA (1986) Glaucoma and intraocular lens implantation. J Cataract Refract Surg 12:257–261
89. Papst W (1977) Zur kombinierten Trepanation mit Skleraldeckel (Elliot-Fronimopoulos) und intrakapsulären Kataraktextraktion. Klin Monatsbl Augenheilkd 171:343–351
90. Paufique L, Sourdille P, Ortiz-Olmedo A (1970) Technique et résultats de la trabéculotomie ab externo dans le traitement du glaucome congénital. Bull Soc Fr Ophtalmol 82:54–65
90a. Percival SPB (1985) Glaucoma triple procedure of extracapsular cataract extraction, posterior chamber lens implantation, and trabeculectomy. Br J Ophthalmol 69:99–102
91. Playfair TJ, Watson PG (1979) Management of chronic or intermittent primary angle-closure glaucoma: a long-term follow-up of the results of peripheral iridectomy used as an initial procedure. Br J Ophthalmol 63:23–28
92. Promesberger H, Busse H, Mewe L (1980) Befunde und operative Therapie beim Buphthalmus. Klin Monatsbl Augenheilkd 176:186–190
93. Razemon Ph, Asseman R (1977) Que reste-t-il de la trabéculotomie? (A propos de 269 interventions). Bull Soc Ophtalmol Fr 77:521–524
94. Rice NSC (1977) The surgical management of the congenital glaucomas. Aust J Ophthalmol 5:174–179
95. Richardson KT, Ferguson WJ, Shaffer RN (1967) Long-term functional results in infantile glaucoma. Trans Am Acad Ophthalmol Otolaryngol 71:833–837
96. Roberts W (1969) The effect of the cataract operation on the course of glaucoma. In: Welsh RC (ed) The new report on cataract surgery. Miami Educational Press, Miami
97. Rohen JW (1970) The morphologic organization of the chamber angle in normal and glaucomatous eyes. In: Makkensen G (ed) Microsurgery in Glaucoma. Adv in Ophthalmol, vol 22. Karger, Basel München New York
98. Rohen JW, Lütjen-Drecoll E (1980) Wundheilung und reaktive Veränderungen der Gewebe im Kammerwinkelbereich. In: Naumann GOH, Gloor B (Hrsg) Wundheilung des Auges und ihre Komplikationen. Bergmann, München
99. Roeth, A de (1974) Cataract surgery in glaucomatous eyes. In: Emery JM, Paton D (eds) Current concepts in cataract surgery. Mosby, St Louis
100. Sampaolesi R (1972) Die Trabekulotomie als erste Operation für das kongenitale Glaukom bei Kindern bis zum 1. Lebensjahr. Ber Dtsch Ophthalmol Ges 71:645–647
101. Sautter H, Lerche W (1969) Beitrag zur operativen Behandlung des kongenitalen Glaukoms. Ber Dtsch Ophthalmol Ges 69:262–268
102. Sautter H, Demeler U, Naumann G (1974) Zur simultanen Trabekulotomie und intrakapsulären Kataraktextraktion. Klin Monatsbl Augenheilkd 164:65–71
102a. Savage JA, Thomas JU, Belcher III CD, Simmons RJ (1985) Extracapsular cataract extraction and posterior chamber intraocular lens implantation in glaucomatous eyes. Ophthalmology 92:1506–1516
103. Scheie H (1950) Goniopuncture. A new filtering operation for glaucoma. Arch Ophthalmol 45:220–229
104. Schlieter F, Nathrath P, Nicolai R (1974) Langzeituntersuchungen nach operativer Behandlung angeborener Glaukome. Klin Monatsbl Augenheilkd 164:317–320
105. Schnell D, Krail K (1974) Elektrotonographische Untersuchungen vor und nach Trabekulotomie. Ber Dtsch Ophthalmol Ges 72:376–388

106. Schwartz AL, Anderson DR (1974) Trabecular surgery. Arch Ophthalmol 92:134–138
107. Shaffer RN (1965) Genetics and the congenital glaucomas. Am J Ophthalmol 60:981–994
108. Shaffer RN (1979) Otto Barkan and the pathophysiology of primary congenital (infantile) glaucoma. In: Krieglstein GK, Leydhecker W (eds) Glaucoma update. Springer, Berlin Heidelberg New York
109. Shaffer RN, Hoskins HD (1976) The congenital glaucomas. Am Acad Ophthalmol Otolaryngol CETV Tape
110. Shields MB, Bradbury MJ, Shelburne JD, Bell SW (1977) The permeability of the outer layers of limbus and anterior sclera. Invest Ophthalmol Vis Sci 16:866–869
111. Shields MB, Shelburne JD, Bell SW (1977) The ultrastructure of human limbal collagen. Invest Ophthalmol Vis Sci 16:864–866
112. Smith R (1960) A new technique for opening the canal of Schlemm. Br J Ophthalmol 44:370–373
113. Smith R (1962) Nylon filament trabeculotomy in glaucoma. Trans Ophthalmol Soc UK 82:439–454
114. Smith R (1970) The comparison between a group of drainage operations and trabeculotomy; after a follow-up of five years. Trans Ophthalmol Soc UK 89:511–518
115. Smith R (1973) Microsurgical methods in glaucoma. Trans Ophthalmol Soc UK 92:759–769
116. Sourdille Ph, Franck JP (1972) Les incertitudes de la trabéculotomie ab externo. Ann Oculist 205:813–820
116a. Sponagel LD, Gloor B (1986) Ist die Implantation einer Hinterkammerlinse ein drucksenkender Eingriff? Klin Mbl Augenheilkd 188:495–499
117. Stelzer R (1974) Die Indikation zur kombinierten Glaukom-Katarakt-Operation. Klin Monatsbl Augenheilkd 165:475–477
118. Swan KC (1965) Goniotomy – a modified lens and technique. Arch Ophthalmol 74:231–234
119. Tailor V (1891) Sulla incisione dell' angolo irideo. Contribuzione alla cura del glaucoma. Ann Ottal 20:117–127
120. Takáts J, Pintér E (1976) Erfahrungen mit der Trabeculotomie ab externo. Szemészet 113:129–132 (ref Zentralbl ges Ophthalmol 114:156)
121. Urrets-Zavalia A (1972) Indications et résultats de la trabéculotomie. Ann Oculist 205:647–666
122. Vincentiis, C de (1893) Incisione d'ell angolo irideo nel glaucoma. Ann Ottal 22:540–542
123. Vörösmarthy D, Ballschuh G (1968) Linsenextraktion an glaukomatösen Augen. Klin Monatsbl Augenheilkd 153:382–386
124. Walker WM, Kanagasundaram CR (1964) Surgery of the canal of Schlemm. Trans Ophthalmol Soc UK 84:427–442
125. Waubke ThN, Dross E, Lattke F (1971) Kataraktoperationen und Glaukom. Klin Monatsbl Augenheilkd 171:337–343
126. Wecker, L de (1871) Die Sklerotomie als Glaukomoperation. Klin Monatsbl Augenheilkd 9:305–310
127. Wollensak J, Mildner J (1971) Indikation und Ergebnisse der Trabeculotomia ab externo. Klin Monatsbl Augenheilkd 159:304–313
128. Worst J (1964) The cause and treatment of congenital glaucoma. Trans Am Acad Ophthalmol Otolaryngol 68:766
129. Worst JGF (1966) The pathogenesis of congenital glaucoma. Thomas, Springfield

## 1.3 Eingriffe zur Änderung der Spannungsverhältnisse im Trabekelwerk

Noch nicht ausreichend in ihrer Wirksamkeit und in ihren Indikationsbereichen zu beurteilen sind Eingriffe, die durch Zug der peripheren Iris den Skleralsporn anspannen, den Lamellenfächer des Trabekelwerks entfalten, einem Kollaps des Schlemm-Kanals [3] entgegenwirken und so den Abfluß des Kammerwassers erleichtern sollen.

CAIRNS hat einen Eingriff angegeben, der den Zug auf den Kammerwinkel mit einem segmental gespannten Faden zu erreichen versucht: *Goniospasis* (**Abb. XI. 18**), ein Verfahren, das mehr ein mögliches Wirkungsprinzip symbolisiert, als daß es – wegen der Gefahr von Linsenverletzungen – schon ohne Erfolgsbelege empfohlen werden könnte [1, 2].

Auch zur Behandlung eines verschleppten Glaukomanfalls (s. Abschn. XI. 2) empfehlen wir eine Straffung des Irisdiaphragmas mit einer Sphinkternaht, wenn der

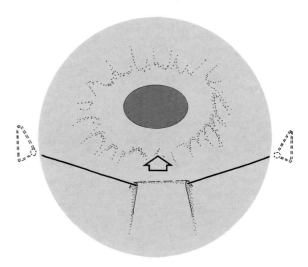

**Abb. XI. 18. Goniospasis** nach CAIRNS. Maßnahme zur Spannung eines Irisanteils, hier des unteren. Damit soll der Skleralsporn in Richtung der Iris gezogen und einem Kollaps des Schlemm-Kanals entgegengewirkt werden. Der beidseits des Limbus subkonjunktival an der Sklera verankerte Faden wird durch die Vorderkammer und durch die Iris entweder mit einem Schmalmesser geführt, das nahe seiner Spitze mit einem Loch versehen ist, in das der Faden eingefädelt wird und bei der Rückführung des Messers seinen gewünschten Verlauf erhält, oder es wird als Führungsinstrument eine Kanüle benutzt. Die letztere Technik ist in Kapitel **IX** in **Abb. 15** beschrieben. Der Faden darf nicht aus einem Material bestehen, das durch Gewebsfermente abgebaut wird (also kein Nylon!). Wahrscheinlich ist Supramid geeignet. Auch an die Verwendung von Edelmetallen ist gedacht.

Schließmuskel durch den Anfall geschädigt wurde (s. **Abb. IX. 14**). Dadurch soll nicht nur eine optisch günstigere kleinere Pupille erzeugt, sondern auch Zug auf den Skleralsporn ausgeübt werden. Beweise für eine drucksenkende Wirkung können wir noch nicht vorlegen.

Bei der Besprechung der *Iridenkleisis* (s. Abschn. XI. 3.1.3) wird zu erwähnen sein, daß eine ihrer Wirkungskomponenten in der Zugwirkung auf den Skleralsporn liegen könnte.

Möglicherweise beruht auch die Wirksamkeit von Lasereingriffen im Kammerwinkel teilweise auf Spannungsveränderungen (s. Kap. XII).

LITERATUR

1. Cairns JE (1974) Goniospasis eine Methode zur Entlastung der Kanalblockade. Klin Monatsbl Augenheilkd 165:549–554
2. Cairns JE (1981) The future in open angle glaucoma surgery. Symposium on glaucoma: 253–265. Trans New Orleans Acad Ophthalmol. Mosby, St Louis Toronto London
3. Nesterov AP (1970) Role of the blockade of Schlemm's canal in Pathogenesis of primary open-angle glaucoma. Am J Ophthalmol 70:691–696

## 2 Iridektomie

### Historischer Rückblick

Albrecht v. GRAEFE erkannte 1856/57 als erster die Wirksamkeit einer sektoriellen oder peripheren Iridektomie beim Glaukomanfall. Für ihn galt das akute Glaukom als ein entzündlicher Prozeß („inflammatorisches Glaukom"), eine Vorstellung, von der aus keine befriedigende Erklärung des Iridektomieeffekts zu finden war. Nachdem LEBER 1903 die Kammerwasserzirkulation im Auge in den Grundzügen geklärt hatte, wußte man, daß eine akute Drucksteigerung mit der Verlegung des Kammerwinkels zusammenhängen mußte. Die verständliche Konsequenz war, sich zu bemühen, den Winkel auf eine möglichst große Strecke freizulegen. Dementsprechend wurden ausgedehnte Sektoriridektomien ausgeführt, wobei das Irisstück zwischen 2 radiären Schnitten von der Basis abgerissen wurde (**Abb. XI. 19a**). Inzwischen ist die bereits 1908 von CZERMAK und ELSCHNIG, 1920 von CURRAN sowie 1922 von BAENZIGER vorgetragene und 1938 von BARKAN bestätigte Erklärung der Pathogenese eines „Glaukomanfalls" (s. pathophysiologische Vorbemerkungen) akzeptiert, und man weiß, daß der „bypass" zur Verbindung der vorderen mit der hinteren Augenkammer nur sehr klein sein muß (**Abb. XI. 19b**). In der

**Abb. XI. 19a, b. Kolobome nach Iridektomie zur Behandlung eines Glaukomanfalls**, um den Druck zwischen hinterer und vorderer Augenkammer auszugleichen. **a** Früher üblich: nach *breiter Sektoriridektomie*, **b** heute gebräuchlich: nach kleiner, der Basis nahen *peripheren Iridektomie*.

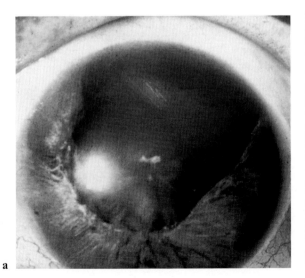
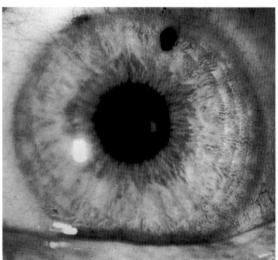

Forderung, jede Iridektomie müsse strikt basal ausgeführt werden, die noch heute von einigen Operateuren erhoben wird, steckt weiterhin die Vorstellung von der Notwendigkeit, den Kammerwinkel – wenigstens auf eine begrenzte Strecke – freizulegen [58, 88]. Die Wirksamkeit einer Laseriridektomie, deren Kolobom so gut wie nie basal liegt, hat die älteren Auffassungen auch empirisch widerlegt.

Da die Geschichte der Iridektomie auch gleichzeitig die der Behandlung des Glaukomanfalls ist, muß hier erwähnt werden, daß die erste wirksame gegen das akute Glaukom gerichtete Operation bereits 1835 von MAKKENZIE angegeben wurde: der Lederhautstich, die *hintere Sklerotomie*. Ein Schmalmesser wurde im temporal unteren Quadranten bis in die Mitte des Augapfels vorgestoßen und um 90° gedreht, so daß Flüssigkeit aus dem Glaskörper absickern konnte. Dadurch reduzierte sich die Druckdifferenz zwischen der hinteren und der vorderen Augenkammer und der Ventilmechanismus des Pupillarblocks konnte auch auf diese Weise aufgehoben werden.

## Iridektomie-Indikationen

- Akutes Glaukom (Glaukomanfall) als Folge eines Pupillarblocks;
- gleichartige morphologische Situation am Partnerauge zur Anfallsprophylaxe;
- relativer Pupillarblock bei flacher Vorderkammer, um Einsatz von Parasympathomimetika oder eine Lasertrabekuloplastik zu ermöglichen;
- chronisches Winkelblockglaukom, bei dem aus den anatomischen Verhältnissen abgeleitet werden kann, daß eine Pupillarblockkomponente wahrscheinlich (möglicherweise) den fortschreitenden Winkelverschluß fördert;
- Sekundärglaukom bei Seclusio oder Occlusio pupillae;
- in Verbindung mit Keratoplastik und Kataraktextraktion, da Möglichkeit eines postoperativen iridolentikulären Blocks oder eines iridovitrealen bzw. iridokapsulären Blocks stets gegeben ist.

Angesichts des geringen Operationsrisikos kann eine Iridektomie auch sehr wohl bei chronischem Glaukom ausgeführt werden, wenn sich aus dem Kammerwinkelbefund oder aus der Drucksituation ableiten läßt, daß eine Vorwölbung der peripheren Iris als Teilkomponente der Drucksteigerung in Betracht kommt (eine Auffassung, die bereits 1920 von CURRAN vertreten und von BARKAN [8] nachdrücklich unterstrichen wurde). Man wird dann eine Druckregulierung durch die Iridektomie – neuerdings tritt die „Laseriridektomie" als Möglichkeit hinzu [74] – oft nur in Verbindung mit Medikamentenwirkung erwarten können [69]. Die bereits in den Vorbemerkungen erwähnte „Eindell-Gonioskopie" (s. **Abb. XI. 10**) kann dazu beitragen, einen funktionellen Winkelblock vom organischen Winkelverschluß zu unterscheiden [27, 28, 47].

Daß beim *akuten Winkelblockglaukom* eine absolute Operationsindikation gegeben ist, wird in der Literatur einhellig vertreten. Auffassungsunterschiede zeigen sich jedoch darin, daß einige Autoren die periphere Iridektomie in der Regel (oder stets) als einen besonders risikoarmen Eingriff ausführen [6, 12, 16, 29, 30, 48, 49, 59, 69, 94], während andere im Hinblick auf mögliche Sekundärschäden im Kammerwinkel als Folge verschleppter Anfälle die Iridektomie nur bei einem ersten, früh erkannten und alsbald durch Miotika zu kupierenden Anfall als indiziert ansehen [9, 34, 35, 42, 62, 64, 68, 70, 73, 89, 93, 96]. Sind diese Kriterien nicht erfüllt, so wird von letzteren Autoren ein fistulierender Eingriff (insbesondere eine Iridenkleisis oder eine Trabekulektomie [72] vorgezogen. Nur wenige Stimmen plädieren – mit dem Hinweis auf gewisse Unsicherheiten, die genannten Kriterien auch zweifelsfrei belegen zu können und auf mögliche Kombinationen eines chronischen Glaukoms mit einer Anfallskomponente – grundsätzlich für eine fistulierende Operation [20, 44, 58, 91].

Wir vertreten die Auffassung, die auch von CHANDLER 1967 formuliert wurde: es ist eher zu vertreten, im Zweifel eine Iridektomie auszuführen als einen fistulierenden Eingriff, denn unzureichende Iridektomien schaffen weniger Probleme als mögliche Komplikationen fistulierender Operationen [48, 90].

Die Empfehlung, am *Partnerauge* prophylaktisch eine Iridektomie vorzunehmen, findet in der Literatur eine einhellige Stütze, denn am 2. Auge ist innerhalb der nächsten 5 Jahre mit einer hohen Wahrscheinlichkeit ebenfalls ein Anfall zu erwarten. Angegeben werden 60 bis fast 90% [48, 50, 81, 95]. Miotika bieten keinen ausreichenden Schutz, denn in 50% der Augen kommt es im gleichen Zeitraum trotz der Therapie zum Anfall [5, 11, 24, 48, 58, 60, 75, 76].

Deshalb sollte am Partnerauge iridektomiert werden, sobald der Verlauf am ersterkrankten Auge zu übersehen ist [5, 21, 22, 24, 25, 29, 46, 48, 49, 54, 59, 61, 63, 71, 75, 78, 79, 80, 85, 97]. Nur wenige Zweifel an dieser Empfehlung wurden geäußert [26, 33, 67].

Auch auf die Möglichkeit der *Entwicklung eines chronischen Winkelblockglaukoms* am Partnerauge, die durch ein Miotikum nicht verhindert, eher noch gefördert wird, muß hingewiesen und damit die Notwendigkeit einer prophylaktischen Iridektomie begründet werden [43, 45].

# Behandlung des akuten Winkelblockglaukoms und Prophylaxe

## Operationsvorbereitung

Damit im anfallsfreien Intervall operiert werden kann, wird folgende *medikamentöse Therapie* empfohlen:

a) 250–500 mg *Acetazolamid* (Diamox) intravenös (je nach Körpergewicht).

Hyperosmolare Infusionen (z.B. Osmofundin), die hilfreich sein könnten, führen oft zu einer raschen Volumenbelastung des Herzens und gefährden den Kreislauf der gewöhnlich älteren Menschen, der zudem durch die starke Vagusreizung an die Kompensationsgrenze gekommen sein kann. Eine orale Osmotherapie (Glyzerin) kann – ebenfalls wegen der Vagusirritation – die Übelkeit und somit die Beschwerden des Patienten verstärken. Diese Maßnahmen sind deshalb problematisch und in der Regel entbehrlich.

b) 2mal *Pilocarpintropfen* 2% in einigen Minuten Abstand.

Zeigt die Pupille keine Tendenz zur Verengung (Hinweis auf ischämische Sphinkterparese), dann ist es sinnlos, zu „stärker wirksamen" Miotika zu greifen. Sie können durch Ziliarmuskelanspannung und damit verbundener Vorwärtsverlagerung der Linse sogar den Pupillarblock intensivieren und den Anfall „vermauern". Nur bei beginnender, aber noch unzulänglicher Pilocarpinwirkung sollte mehrfach getropft werden, denn die Hyperämie des Anfallauges schwemmt auch Anteile des Medikaments fort, die dann örtlich nicht wirksam werden können. Das früher übliche „Pilocarpinbad" sollte wegen dieser örtlich negativen Wirkungsmöglichkeiten und wegen der Intoxikationsgefahr nicht mehr angewendet werden.

Es ist wichtig, zu bedenken, daß Glaukomanfälle sogar durch Miotika ausgelöst werden können [10, 13, 23, 55, 56, 57, 83]. Insbesondere bei Kugellinse (Sphärophakie) können Miotika durch diese Mechanismen Drucksteigerungen bewirken [48, 58].

c) *Retrobulbäre Injektion eines Gemisches von einem üblichen und einem langwirkenden Lokalanästhetikum* (bis zu insgesamt 5 ml) falls der Druck nicht durch Karboanhydrasehemmer und das Miotikum in 1–2 Stunden gesenkt werden konnte. Die Injektion befreit den Patienten von seinen Beschwerden, senkt gewöhnlich den Druck und kann sogleich für die dann notwendige Iridektomie genutzt werden.

Es wird auch angegeben, der Kammerwinkel lasse sich durch kräftige Hornhautindentation entfalten, evtl. mit einem kleinflächigen Kontaktglas wie zum Forbes-Test, aber auch mit einem anderen geeigneten Instrument, und das Kammerwasser könne dann in das Trabekelwerk einfließen [2]. Über positive Erfahrungen mit diesem Vorgehen können wir nicht berichten.

Erfolgt die Drucksenkung durch die Maßnahmen (a) und (b) prompt, so kann mit der Iridektomie einige Tage gewartet werden, bis der Anfallsreiz abgeklungen ist. Eine medikamentöse Dauertherapie sollte sich dann nicht anschließen, da die Disposition zum Anfall mit zunehmendem Lebensalter steigt! Trotz zunächst wirksamer Miotikumanwendung ist in 50% der Augen in den folgenden 5 Jahren mit weiteren Glaukomanfällen zu rechnen, und zwar am häufigsten im ersten Jahr [41].

## Operationsplanung

Im Prinzip könnte die Iridektomie an jeder Stelle der peripheren Regenbogenhaut ausgeführt werden. In der oberen Zirkumferenz stört ein vom Oberlid bedecktes Kolobom optisch und kosmetisch weniger als in anderen Bereichen. Die Positionen nasal oder temporal oben werden von den meisten Operateuren bevorzugt, da dann ein – etwa doch (oder später) notwendiger – fistulierender Eingriff nicht behindert wird. Hat der Anfall zu regionalen Irisschäden (Irisinfarkten) geführt, so sollte die Iridektomie tunlichst nicht in diesem Gebiet erfolgen, weil sich der Eingriff im Narbengebiet nicht so präzise ausführen läßt, und weil dort nicht selten Verklebungen der Iris mit der Linse bestehen.

## 2.1 Periphere Iridektomie mit sklerokornealem Zugang

Dieser Eingriff, dessen Schnittechnik von GAYET (1884) stammt, ist in **Abb. XI. 20 a–e** dargestellt. Als *Vorzug dieses Verfahrens* wird angesehen, daß die Iris leicht in den Schnitt vorfällt. Der Prolaps schließt dann auch das Pigmentepithel ein, so daß mit der Iridektomie zuverlässig erwartet werden kann, daß selbst ein kleines Kolobom durchgängig ist.

Man muß sich jedoch entscheiden, ob das Trabekelwerk im Iridektomiebereich unangetastet bleiben soll. Dann kann man 1–1,5 mm sklerawärts von der vorderen Limbusgrenze nicht senkrecht zur Augapfeloberfläche eingehen, sondern muß unter einem Winkel von etwa

**Abb. XI. 20 a–e. Periphere Iridektomie mit sklerokornealem Zugang**

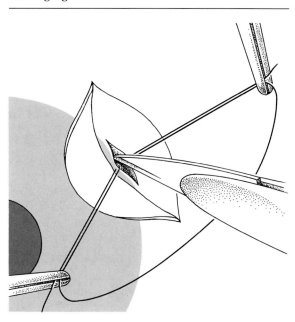

**a** Bindehaut (gewöhnlich im äußeren oberen Quadranten) einige Millimeter vom Limbus entfernt eröffnen und bis zum korneolimbalen Übergang stumpf präparieren. Mit auf die Gegend der Schwalbe-Linie zielendem schrittweise vertieften Rasierklingenschnitt (s. **Abb. XI. 21a**) Vorderkammer auf kurzer Strecke eröffnen. Nach dem Anschnitt war eine Naht (Mendoza-Naht) vorgelegt, mit der die Wunde während der Präparation entfaltet und danach geschlossen werden kann.

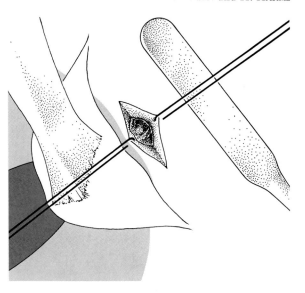

**b** Nach Eröffnung der Kammer Irisprolaps provozieren, indem mit einem Spatel peripher und mit einem Zellstofftupfer korneal gedrückt wird. Sollte kein Irisgewebe prolabieren, muß ein Zipfelchen mit der Irispinzette hervorgezogen werden.

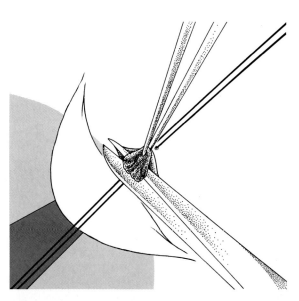

**c** Iridektomie mit de-Wecker-Schere und Irispinzette. Die Iris zieht sich danach gewöhnlich spontan in ihre Position zurück, sonst Spülung (evtl. mit Acetylcholin).

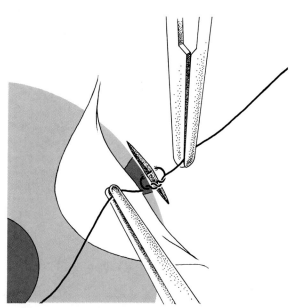

**d** Wundschluß mit der vorgelegten Naht, falls ein relativ feiner monofiler Kunststoffaden verwendet wurde. Seide, die als Haltefaden geeignet wäre, nicht zum Wundschluß nutzen: sie ist praktisch unelastisch, kann dadurch Gewebsnekrose verursachen und wirkt als Docht! Man kann auch den Haltefaden entfernen und 2 feine Nylonnähte zum Wundschluß legen.

# XI. Chirurgie der Glaukome

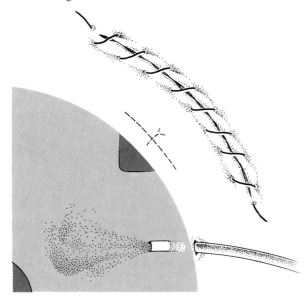

**e** Fortlaufende Bindehautnaht. Die Vorderkammer wurde entweder von der sklerokornealen Wunde oder von einer zuvor durch Parazentese geschaffenen Öffnung aufgefüllt.

60° nach vorn geneigt einschneiden (**Abb. XI. 21a**), um vor der Schwalbe-Linie die Kammer zu erreichen [86]. So ist der Einschnitt praktisch genau so weit von der Iriswurzel entfernt wie bei einem rein kornealen Zugang (**Abb. XI. 21b**).

## Komplikationen

*Linsenverletzungen* sollten bei vorsichtiger Schnittführung unter dem Mikroskop vermeidbar sein. Die früher gebräuchlichen Keratome („Lanzen") sind zur Eröffnung der Vorderkammer nicht zu empfehlen, und die neuzeitlichen schärferen Messer (Rasierklingenstücke, Diamantmesser u. dgl.) sollten auch nur schneidend und nicht stechend eingesetzt werden, da dann die Schnittrichtung präziser bestimmt werden kann. *Blutungen* durch Zug an der Iriswurzel werden um so eher zu erwarten sein, je näher die Iridektomie der Basis liegt. Sie bieten gewöhnlich keine Probleme (s. Kap. IX. Abschn. 1.1). Mit Blutungen nach der Iridektomie muß insbesondere gerechnet werden – wenn eine sogenannte Corona serrata (**Abb. XI. 22**) anzeigt,

**Abb. XI. 22. Corona serrata** als Hinweis darauf, daß Ziliarfortsätze weiter als gewöhnlich auf die Irisrückfläche reichen.

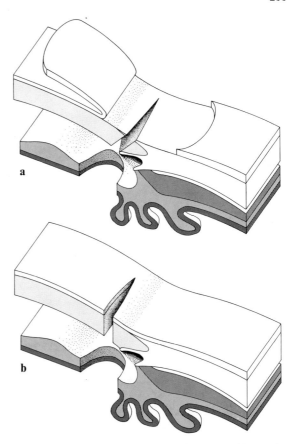

**Abb. XI. 21a, b. Zugänge für periphere Iridektomie.**
**a** Subkonjunktivaler *sklerokornealer Schnitt* mit Schonung des Trabekelwerks; **b** direkter *kornealer Schnitt* mit leichter Neigung zum Kammerwinkel. Beide Schnitte zielen auf das gleiche Irisgebiet.

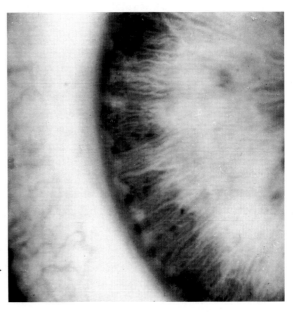

daß Ziliarfortsätze relativ weit zentral an der Irisrückfläche ansetzen [84]. Der Irisausschnitt sollte dann bewußt etwas weiter zentral angelegt werden.

Als *schwerwiegende Komplikation* muß angesehen werden, wenn es infolge unzulänglichen Wundschlusses zu einer weiteren *Abflachung* oder *Aufhebung der Vorderkammer* mit der Gefahr von Winkelverklebungen und gar eines Übergangs in ein malignes Glaukom (s. Abschn. XI. 3.4.2) kommt [14, 15, 21]. Dieser Fehler ist leichter intraoperativ durch geeignete Nahttechnik zu vermeiden als nachträglich zu korrigieren. Bleiben *Irisstrukturen in die Wunde eingeklemmt* und bildet sich ein Sickerkissen, was bei früheren Operationstechniken offenbar nicht selten war, so mag das vom Standpunkt der Drucksenkung als zuweilen günstiger Zufall aufzufassen sein [3, 58, 66, 77], es ist aber – wie jedes unbeabsichtigte Operationsresultat – eine Komplikation. Die Entwicklung von Kammerwinkelverlegungen könnte so gefördert werden.

Als *Spätkomplikationen* wurde auch auf die Ausbildung von *hinteren Synechien* und von *Linsentrübungen* hingewiesen [26, 33].

*Nachbehandlung* s. Abschnitt 2.2

## 2.2 Periphere Iridektomie mit kornealem Zugang

Die *Operationstechnik* erläutern die **Abb. XI. 23 a–f.**

Als *Vorzüge einer kornealen Inzision* sind anzusehen: der Einschnitt ist mit keiner Blutung verbunden, die Bindehaut bleibt für etwa später notwendige fistulierende Eingriffe unangetastet, die korneale Wunde ist leicht und zuverlässig wasserdicht zu verschließen[2], die Vorderkammer läßt sich unmittelbar nach dem Eingriff vollständig und dauerhaft mit Ringer-Lösung wieder herstellen, das Auge ist gewöhnlich bereits am Tag nach der Operation reizfrei. Der korneale Zugang wird von uns seit Jahren bevorzugt. Er wird auch von

---

[2] Auf den zuverlässigen Wundverschluß kornealer Wunden wies bereits v. GRAEFE hin [18].

**Abb. XI. 23 a–f. Periphere Iridektomie mit kornealem Zugang**

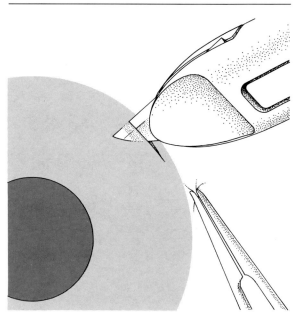

**a** Direkter, limbusparalleler, einige Millimeter langer kornealer Schnitt mit dem Rasierklingenmesser (Einschnittrichtung s. **Abb. XI. 21 b**). Der Schnitt sollte nicht in mehreren Schritten, sondern bei hoher Vergrößerung (16fach) in einem Zug in Länge und Tiefe fortschreitend bis direkt in die Vorderkammer hineingeführt werden. Danach wird das Messer neu angesetzt und schneidet mit der Spitze in der Vorderkammer in die Gegenrichtung bis zum Schnittanfang zurück. So entsteht ein klarer, innen wie außen gleichlanger Schnitt ohne Paralleleinschnitte, in denen sich die Pinzette verfangen könnte.

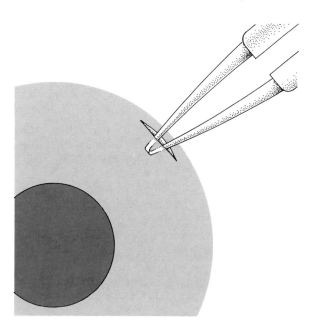

**b** Irispinzette geschlossen in die Vorderkammer einführen und zur Überprüfung ausreichender innerer Schnittöffnung in der Wunde einmal hin und her bewegen.

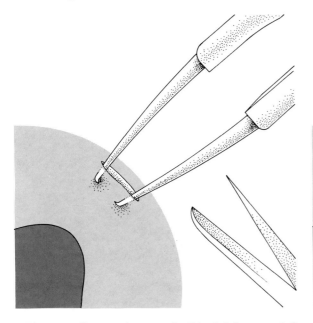

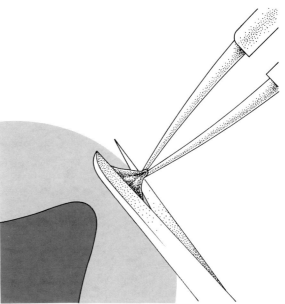

**c** Pinzette öffnen und gegen die Iris drücken, so daß sie sich zwischen den Pinzettenbranchen vorwölbt. De-Wecker-Schere in Schneidebereitschaft.

**d** Abtragen des hervorgezogenen Iriszipfelchens (Iridektomie); dabei drückt die zum Limbus parallel geführte Schere die Wundränder leicht herab.

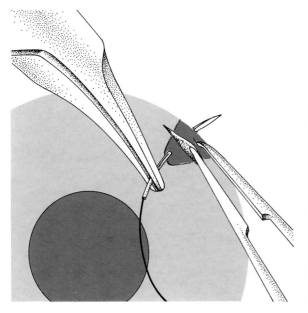

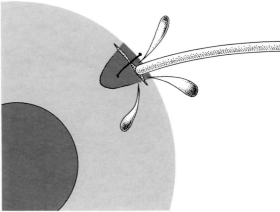

**e** Schluß der kornealen Wunde mit einer Nylonnaht (10-0); Knoten mit den kurz abgeschnittenen Fadenenden kann in den Stichkanal versenkt werden.

**f** Auffüllen der Vorderkammer mit Ringer-Lösung; Kanüle der Wunde nur aufsetzen: diese klafft unter dem Flüssigkeitsdruck ein wenig und schließt sich dann sofort wieder.

anderen Ophthalmochirurgen geschätzt [1, 17, 31, 49, 92].

Wenn das Kolobom nicht unmittelbar an der Irisbasis liegt, ist dies kein Mangel, denn der „bypass" muß dort entstehen, wo Linse und Iris einen deutlichen Abstand voneinander haben, damit er wirksam ist, aber nicht unbedingt dort, wo der Iris-Linsen-Abstand am größten ist.

Einen kornealen Schnitt mit dem Vorteil eines wasserdichten Wundschlusses kann man auch nach subkonjunktivaler Freilegung des Limbus anlegen [11, 87].

**Komplikationen**

*Verletzungen der Iris und Linse* sind unter dem Mikroskop und dank der guten Übersichtlichkeit des Schnitts zu vermeiden.

Mit *Blutungen* aus der Iris muß man in etwa 10% (schwerere) bzw. 25% (leichtere) rechnen [59]. Sie lassen sich jedoch mit dem Spülstrahl auswaschen, der ohnehin zur Reposition der Iris benutzt wird.

Etwas schwierig und in gewisser Weise nachteilig im Vergleich zum sklerokornealen Zugang mit provoziertem Vorfall der Iris ist, daß ein Regenbogenhautzipfel mit einer Pinzette hervorgezogen werden muß. Dann kommt es sehr wohl vor, daß das *Pigmentblatt im Kolobom stehen bleibt* [40]. Es läßt sich jedoch gewöhnlich durch den Spülstrom zerreißen oder dadurch, daß es in die Spülkanüle hineingesaugt wird. Sollte dieser Fehler bei der Operation übersehen worden sein (dichter Arcus senilis oder breiter Limbus), so läßt sich ein vorgewölbtes Pigmentepithel postoperativ mit dem Laser eröffnen.

Wird die Iridektomie unnötig weit zentral ausgeführt oder zum Zentrum hin ausgedehnt, so kann der Patient *störende Lichtstreifen* beobachten, vor allem, wenn die Lidspalte so weit ist, daß das Kolobom nicht vom Oberlid gedeckt wird. Brechungsunterschiede zwischen der peripheren und der zentralen Linse können diese Störung fördern. Dies bedenkend, kann es zweckmäßig sein, bei solcher Situation die Iridektomie bei 12 Uhr vorzunehmen (Limbus ist hier am breitesten) und mit dem Schnitt etwas mehr zur Peripherie zu zielen sowie nur einen sehr kleinen Ausschnitt zu machen. Der Effekt wird dann jedoch gewöhnlich nur gonioskopisch zu kontrollieren sein.

Herausgehoben wird in der Literatur, daß eine von einem kornealen Schnitt ausgehende Iridektomie seltener zur *Kataraktbildung* führt [18].

**Nachbehandlung**

Für wenige Tage kann es nützlich sein, das Irisdiaphragma durch *Pilocarpin* zu straffen (jedoch nur, wenn dies nicht die Vorderkammer abflacht!). Erfolgte der Eingriff nach einem Glaukomanfall, der mit einem Irisinfarkt verbunden war (an entrundeter Pupille, aber auch früh an regionalen Veränderungen des Stromas zu erkennen), werden lokal *Steroide* gegeben bis der durch Gewebezerfall bedingte intraokulare Reizzustand abgeklungen ist. Verband ist höchstens für den Operationstag zu empfehlen. Danach bleibt das Auge unverbunden.

**Ergebnisse**

Bei der Bewertung der Operationsresultate einer *therapeutischen Iridektomie* wird man über die Verhütung weiterer Anfälle hinaus nach einer postoperativen Druckregulierung fragen. Beides hängt natürlich davon ab, ob das akute Winkelblockglaukom mit einem chronischen Glaukom kombiniert war, ob es sich um eine Iridektomie an einem Auge mit morphologisch noch weitgehend intaktem Trabekelwerk handelte oder an einem Auge mit Sekundärschäden. Unter diesen Aspekten interessiert, ob es gelang, den Augendruck vor dem Eingriff zu normalisieren.

Gehen wir von einem Kollektiv aus, das alle diese Möglichkeiten einschließt, bei dem also nur der Anfall als Indikation zur Iridektomie galt, so lassen sich weitere Anfälle bei „nicht verschleppten Fällen" in 90%, bei „verschleppten Fällen" in etwa 80% verhüten. Eine Druckregulierung (ohne und mit Medikamenten) ist in etwa 60% des Gesamtkollektivs zu erwarten; bei relativ kurze Zeit zurückliegenden Anfällen in etwa 80% [8, 42, 59, 94]. Am Partnerauge ausgeführte *prophylaktische Iridektomien* können Anfälle praktisch stets verhüten [25, 75, 78, 79, 94, 97].

**Behandlung des verschleppten akuten Glaukoms**

Nicht ganz selten kommen akute Glaukome erst Tage nach dem Anfall zur Behandlung. Dann können bereits schwerwiegende und irreversible Veränderungen eingetreten sein: infarktbedingte ausgedehnte Irisnekrosen mit einer irreparablen Sphinkterlähmung. Auf beginnende Kammerwinkelverklebungen können wir Einfluß nehmen, wenn gleichzeitig eine große kataraktöse Linse vorliegt. Diese muß entfernt werden. Im Zusammenhang mit der Linsenextraktion (über einen kornealen Schnitt) sollten dann 2 Maßnahmen ausgeführt werden:

1. das Irisdiaphragma sollte nach der im Abschnitt IX. 1.3.1.3 geschilderten Methode mit einer Irisnaht gestrafft (und damit die Pupille verengt) werden (s. **Abb. IX. 14**);

2. der verklebte Kammerwinkel sollte mit einem Ringer-Lösung-Spülstrahl entfaltet werden.

Die Irisnaht wird in der Regel zu einer definitiven Gewebevereinigung führen, selbst wenn ausgedehnte, später in Atrophie übergehende, Irisveränderungen vorliegen. Problematischer ist, den Kammerwinkel frei zu halten, da die Gewebetrümmer der Iris die Transportfunktionen des Trabekelwerks überfordern und erneute Verklebungen provozieren können. Dennoch sollte ein solcher Versuch der Irisstraffung unternommen werden. Intensive Gaben von Kortikosteroiden (unmittelbar postoperativ als subkonjunktivale Injektion) sind wahrscheinlich hilfreich.

Neu ist die Empfehlung, Winkelverklebungen durch Healon zu sprengen, das anschließend jedoch weitgehend wieder aus der Vorderkammer herausgewaschen werden sollte [82].

## 2.3 Iridektomie und Trabekulotomie

Die Wirkungen einer peripheren Iridektomie mit denen einer Trabekulotomie zu verbinden, kann zweckmäßig sein, wenn sich aus dem Druckverhalten sowie aus dem Befund von Vorderkammer und Kammerwinkel die Wahrscheinlichkeit oder die Möglichkeit einer Kombination von Trabekelverlegung und Pupillarblock ableiten läßt. Dafür wurde ein kombinierter Eingriff, die transtrabekuläre Iridektomie, angegeben [38, 39].

Jedoch kann auch nach der in üblicher Weise ausgeführten Trabekulotomie der radiäre Einschnitt, von dem aus der Kanal aufgesucht wurde, durch das hier noch intakte Trabekelwerk bis in die Vorderkammer verlängert werden. Die Irispinzette spreizt zunächst diesen Schnitt durch das Trabekelwerk und zieht dann ein Iriszipfelchen hervor, das abgetragen wird. Der Skleralappen wird dicht eingenäht, denn ein Sickerkissen ist nicht angestrebt. Die Verbindung zwischen hinterer und vorderer Augenkammer gleicht jedoch das Druckgefälle aus, das nach der Steigerung der Abflußleichtigkeit infolge der Trabekulotomie dazu führen könnte, daß sich die Iriswurzel in den Trabekulotomiespalt preßt.

## 2.4 Periphere Iridektomie in Verbindung mit Linsenextraktion oder Keratoplastik

Die Iridektomie soll einen iridovitrealen bzw. einen iridolentikularen Block verhüten. Die speziellen Techniken sind in den entsprechenden Kapiteln VIII und X beschrieben. Auch auf die allgemeinen Hinweise zur Iridektomie in Kapitel IX. 1.1 wird verwiesen.

Vor einer *Linsenextraktion* muß das Kolobom auf vollständige Durchgängigkeit überprüft werden. Etwa notwendige Korrekturen sind im Abschnitt XI. 2.2 beschrieben. Bei der *Keratoplastik* können die Iridektomien – da keine basale Lage erforderlich ist – von der Trepanationsöffnung aus vorgenommen werden, nachdem das Transplantat mit Situationsnähten fixiert wurde, und bevor die fortlaufende Naht beginnt. Mit radiär geführtem Scherenschnitt lassen sich radial liegende schmale lanzettförmige Kolobome erzielen. Ihre Überprüfung auf Durchgängigkeit und eine etwa notwendige Zerreißung des Pigmentblatts erfolgen nach den in Abschnitt XI. 2.2 beschriebenen Techniken. Eine oder zwei Iridektomien können auch von limbusparallelen Schnitten in der Technik, die in Abschnitt XI. 2.2 beschrieben wurde, mit der Keratoplastik verbunden werden.

Zunehmend häufig stellt sich die Frage, ob eine Iridektomie auch in Verbindung mit einer *extrakapsulären Kataraktoperation und Implantation einer Kunststofflinse* erforderlich ist. Sowohl bei einer intrakapsulär implantierten als auch bei einer im Sulcus ciliaris verankerten Hinterkammerlinse wird ein stabiles, relativ dünnes Diaphragma hinter der Iris gebildet, von dem kaum zu befürchten ist, daß es zu einer Pupillenblockade führen könnte. Der Operateur, der sich dennoch zu einer Iridektomie entschließt, wird darauf warten, daß wir aus längerer Erfahrung eine empirisch gewonnene Antwort auf die Frage erhalten, ob nicht in gewissen Situationen dennoch ein Pupillarblock entstehen könnte (s. Kap. X). In ähnlicher Weise ist zu entscheiden, ob die Iridektomie erforderlich ist, wenn eine *Keratoplastik mit einer Linsenimplantation* hinter der Iris verbunden wird, also keine voluminöse Linse die Pupille blockieren kann (s. Kap. VIII Abschn. 2.2.2.5). Die Implantation einer *Vorderkammerlinse*, bei der sich der Glaskörper gegen die Iris vorwölbt, muß selbstverständlich mit einer peripheren Iridektomie verbunden werden.

## 2.5 Iridektomie bei Seclusio pupillae („Napfkucheniris")

Eine periphere Iridektomie beseitigt die Vorwölbung der Iris und kann – wenn sie rechtzeitig ausgeführt wird – den Druck normalisieren. Die noch von manchen Autoren empfohlene Sektoriridektomie ist nicht erforderlich (s. Kapitel IX. 1.1.1.1), jedoch sollten mehrere periphere Iridektomien angelegt werden, wenn aus einer mehrbuckligen Vorwölbung der Iris auf abgegrenzte Kompartimente hinter der Iris geschlossen werden muß.

Zur Behandlung der napfkuchenartig vorgewölbten „Iris bombé" wurde früher die *„Transfixion"* ausgeübt: ein Schmalmesser wurde temporal durch die Hornhaut ein-, dann durch die vorgewölbte Iris temporal und nasal hindurch und schließlich nasal wieder durch die Hornhaut ausgestochen.

## 2.6 Iridektomie bei vitreopupillarem Block

Hat ein längerdauernder Reizzustand nach einer Linsenextraktion (etwa bei einer Uveitiskatarakt) zu einer Verlegung der Pupillenpassage sowie zu einem Verschluß des Koloboms geführt, das bei der Linsenoperation angelegt wurde, oder bewirkt eine festgefügte vordere Glaskörpergrenze eine solche Blockade, so kann eine weitere periphere Iridektomie das Problem lösen, wenn die Umstände günstig sind. Ungleiche Vorderkammertiefe zeigt abgegrenzte Kompartimente mit Kammerwasseransammlung hinter der Iris an. Dort muß dann die zusätzliche Iridektomie ausgeführt werden. Mit kornealem Zugang ist zu erreichen, daß die Kammer nicht abfließt, und daß sich Glaskörper nicht in das neu geschaffene Kolobom hineinzwängt. Nicht selten ist die Kammerwasserzirkulation mit diesem Eingriff zu normalisieren. Ergeben sich dennoch Schwierigkeiten, so gelten die Regeln, die für das „maligne Glaukom" in Abschnitt XI. 3.4.2 beschrieben werden.

Mit der fortschreitenden Entwicklung der *Lasertechniken* präsentieren sich zunehmend Möglichkeiten, Irisöffnungen mit dem Laser zu schaffen. Sie sind dem heutigen Stand der Erfahrungen entsprechend im Kapitel VII beschrieben. Noch nicht abzusehen ist, bei welchen Situationen und Indikationen die Laseriridektomie die chirurgische ablösen kann [52]. Man wird abwägen müssen ob es günstiger ist, ein Stück Iris mechanisch zu entfernen, oder es mit dem Laser zu verbrennen bzw. explosionsartig zu zerstören, wobei den Trabekelstrukturen die Aufgabe erwächst, den „Gewebeschutt" abzutransportieren.

## LITERATUR

1. Ahmad N (1980) Transcorneal peripheral iridectomy. Ophthalmic surg 11/2:124–127
2. Anderson DR (1979) Corneal indentation to relieve acute angle-closure glaucoma. Am J Ophthalmol 88:1091–1093
3. Archangelskij P (1931) Über Spätkomplikationen nach Iridektomie. Russk Oftal Z 13:295–299 (ref Zentralbl ges Ophthalmol 26:194)
4. Baenziger T (1922) Die Mechanik des akuten Glaukoms und die Deutung der Iridektomie-Wirkung bei demselben. Ber Dtsch Ophthalmol Ges 43:43–48
5. Bain WES (1957) The fellow eye in acute closed-angle glaucoma. Br J Ophthalmol 41:193–199
6. Bangerter A, Goldmann H (1941) Kammerwinkelstudien bei primärem Glaukom. Operationswahl nach dem Winkelbefund. Ophthalmologica 102:321–350
7. Barkan O (1938) Glaucoma: classification, causes and surgical control: results of microgonioscopic research. Am J Ophthalmol 21:1099–1117
8. Barkan O (1954) Iridectomy in narrow angle glaucoma. Am J Ophthalmol 37:504–519
9. Becker B, Thompson HE (1958) Tonography and angle-closure glaucoma: Diagnosis and therapy. Am J Ophthalmol 46:305–310
10. Becker B, Pyle GC, Drews RC (1959) The tonographic effects of echothiophate (phospholine) iodide. Am J Ophthalmol 47:635–640
11. Benedikt O (1970) Prophylaktische Iridektomie nach Winkelblockglaukom am Partnerauge. Klin Monatsbl Augenheilkd 156:80–83
12. Benedikt O, Dirisamer F, Ritzinger J (1973) Ergebnisse einer peripheren Iridektomie nach primärem, akutem Winkelblockglaukom. Klin Monatsbl Augenheilkd 163:435–441
13. Butler WE (1952) Acute glaucoma precipitated by DFP. Am J Ophthalmol 35:1031–1033
14. Chandler PA (1967) In: Leydhecker W (Hrsg) Glaucoma-Tutzing Symposium. Karger, Basel New York, S 212–223
15. Chandler PA, Grant RR (1965) Lectures on glaucoma. Kimpton, London, S 174ff, S. 386ff
16. Chandler PA, Simmons RJ (1965) Anterior chamber deepening for gonioscopy at time of surgery. Arch Ophthalmol 74:177–190
17. Charleux J, Etienne R (1974) Iridectomie basale transcornéenne. Bull Soc Ophtalmol Fr 2/74:237–241
18. Collignon J (1977) Les complications tardives de la chirurgie du glaucome à angle fermé. Bull Soc Belge Ophtalmol 177:69–78
19. Curran EJ (1920) Operation for glaucoma. Involving new principles. Southwest Journ Med Surg 27:54–57
19a. Curran EJ (1920) A new operation for glaucoma involving a new principle in the aetiology and treatment of chronic glaucoma. Arch Ophthalmol 49:131
19b. Curran EJ (1920) A case of glaucoma showing unusual features after iridectomy. J Kansas M Soc 20:37
19c. Czermak W, Elschnig A (1908) Die augenärztlichen Operationen, 2. Aufl. Urban & Schwarzenberg, München
20. Doden W, Hosch W (1976) Trepanation mit Skleradeckel (Elliot-Fronimopoulos) bei akutem Engwinkelglaukom. Klin Monatsbl Augenheilkd 169:707–710
21. Douglas WHG, Strachan IM (1967) Surgical safety of prophylactic peripheral iridectomy. Br J Ophthalmol 51:459–462
22. Draeger J (1978) Surgical technics, Overview. In: Heilmann K, Richardson KT (eds) Glaucoma, conceptions of a disease. Thieme, Stuttgart
23. Drance SM (1960) Phospholine iodide (217MI) and demecarium bromide (BC48) in the managememt of glaucoma. Am J Ophthalmol 50:270–276
24. Edwards RS (1982) Behaviour of the fellow eye in acute angle-closure glaucoma. Br J Ophthalmol 66:576–579
25. Ehrhorn J (1975) Akutes Glaukom. Prophylaktische Iridektomie am symptomfreien Auge. Klin Monatsbl Augenheilkd 166:736

26. Floman N, Berson D, Landau L (1977) Peripheral iridectomy in closed angle glaucoma-late complications. Br J Ophthalmol 61:101–104
27. Forbes M (1966) Gonioscopy with corneal indentation. Arch Ophthalmol 76:488–492
28. Forbes M (1974) Indentation gonioscopy and efficacy of iridectomy in angle closure glaucoma. Trans Am Ophthalmol Soc 72:488–515
29. Forbes M, Becker B (1964) Iridectomy in advanced angle-closure glaucoma. Am J Ophthalmol 57:57–62
30. Foulds WS, Phillips CI (1957) Some observations on chronic closed-angle glaucoma. Br J Ophthalmol 41:208–213
31. Freeman LB, Ridgway AEA (1979) Peripheral iridectomy via a corneal section: A follow-up study. Ophthalmic Surg 10/5:53–57
32. Gayet A (1884) D'un procédé réglé de la chambre anterieure de l'oeil, lorsque celle-ci est effacée par suite del' accolement de l'iris à la surface posterieure de la cornée. Bull Soc Ophtalmol Fr 2:41–44
33. Godel V, Regenbogen L (1977) Cataractogenic factors in patients with primary angle-closure glaucoma after peripheral iridectomy. Am J Ophthalmol 83:180–184
34. Goldberg HK (1951) The results of various operative procedures in acute congestive glaucoma. Am J Ophthalmol 34:1376–1378
35. Goldmann H (1952) Die Wirkungsweise der Iridektomie beim chronisch-congestiven Glaukom. Ophthalmologica 123:202–206
36. Graefe A v (1857) Über die Iridectomie bei Glaucom und über den glaucomatösen Process. Graefes Arch Clin Exp Ophthalmol 3/II:456–560
37. Graefe A v (1862) Weitere Zusätze über Glaucom und die Heilwirkung der Iridectomie. Graefes Arch Clin Exp Ophthalmol 8/II:242–313
38. Grote P (1975) Transtrabekuläre Iridektomie. Eine neue Operationstechnik zur Behandlung des chronischen Engwinkelglaukoms. Klin Monatsbl Augenheilkd 166:602–608
39. Grote P (1978) Ergebnisse der transtrabekulären Iridektomie. Ophthalmologica 177:323–328
40. Gwathmey T (1956) Incomplete peripheral iridectomy. Am J Ophthalmol 41:1043–1048
41. Haas JS (1959) In: Symposium on glaucoma. Mosby, St Louis, pp 202–208
42. Haas JS, Scheie HG (1952) Peripheral iridectomy in narrow-angle glaucoma. Trans Amer Acad Ophthalmol Otolaryngol 56:589–593
43. Hitchings RA, Lloyd-Jones D (1979) Peripheral iridectomy for chronic simple glaucoma with narrow angles. Trans Ophthalmol Soc UK 99:84–88
44. Hollwich F (1957) Zur Behandlung des akuten Glaukomanfalles. Ber Dtsch Ophthalmol Ges 60:91–93
45. Imre G, Bögi J (1976) Das Schicksal des zweiten Auges nach akutem Winkelblockglaukom. Klin Monatsbl Augenheilkd 169:264–265
46. Imre G, Bögi J (1982) Ergebnisse der prophylaktischen Iridektomie. Klin Monatsbl Augenheilkd 181:409–410
47. Iwata K (1980) A new indentation gonioscope and evaluation of peripheral iridectomy in angle-closure glaucoma. Glaucoma 2:546–553
48. Kolker AE, Hetherington J (1970) Becker-Shaffers. Diagnosis and therapy of the glaucomas, 3rd. edn. Mosby, St Louis
49. Kommerell G (1971) Glaukomiridektomie unter dem Mikroskop. Klin Monatsbl Augenheilkd 159:285
50. Kronfeld PC (1949) Symposium: Primary glaucoma, II Diagnosis. Trans Amer Acad Ophthalmol Otolaryngol 53:175–185
51. Krupin Th, Podos StM (1978) In: Heilmann K, Richardson KT (eds) Glaucoma, Conceptions of a disease. Thieme, Stuttgart
52. Lalive D'Epinay S (1981) Iridektomie. Klin Monatsbl Augenheilkd 178:289–291
53. Leber Th (1903) Die Zirkulations- und Ernährungsverhältnisse des Auges. In: Graefe-Saemisch (Hrsg) Handb d ges Augenheilkd Bd II, 1. Teil, Kap XI, 2. Aufl. Engelmann, Leipzig
54. Lerche W, Kayser ON (1980) Ergebnisse der peripheren Iridektomie beim primären Winkelblockglaukom und der prophylaktischen Iridektomie. Klin Monatsbl Augenheilkd 177:180–187
55. Leydhecker W (1953) Gonioskopische Beobachtungen über Tensionsanstiege nach Mioticis und nach Lesen. Ber Dtsch Ophthalmol Ges 58:326–327
56. Leydhecker W (1954) Gonioskopische Beobachtungen über Tensionsanstiege nach Mioticis und nach Lesen. Graefes Arch Clin Exp Ophthalmol 155:255–265
57. Leydhecker W (1969) Auslösende Ursachen und gonioskopische Befunde bei 300 Fällen von akutem Glaukom. Doc Ophthalmol 26:539–547
58. Leydhecker W (1973) Glaukom, 2. Aufl. Springer, Berlin Heidelberg New York
59. Lorentz E (1976) Die Glaukom-Iridektomie unter dem Mikroskop. Inaug Dissertation, Universität Freiburg
60. Lowe RF (1962) Acute angle-closure glaucoma. The second eye: An analysis of 200 cases. Br J Ophthalmol 46:641–650
61. Lowe RF (1964) Primary angle-closure glaucoma. Br J Ophthalmol 48:191–195
62. Lowe RF (1968) Primary angle-closure glaucoma. Am J Ophthalmol 65:552–554
63. Lowe RF (1973) Primary angle-closure glaucoma. A review 5 years after bilateral surgery. Br J Ophthalmol 57:457–463
64. Lugossy G (1968) Therapeutische Ergebnisse beim akuten Glaukom. Klin Monatsbl Augenheilkd 153:314–318
65. Mackenzie W (1835) A practical treatise on the diseases of the eye, 2nd edn. Longman, Brown, Green, Longmans, London
66. Maklakoff AN (1886) La sclérotomie et l'iridectomie obliques. Bull Mem Soc Fr Ophtalmol 4:283–286
67. Mapstone R (1981) The fellow eye. Br J Ophthalmol 65:410–413
68. Morone G, Manfredini U (1973) La scelta dell' intervento chirurgico nei vari lipi di glaucoma. Atti Soc Oftal Merid 1971:235–255
69. Murphy MB, Spaeth GL (1974) Iridectomy in primary angle-closure glaucoma; classification and differential diagnosis of glaucoma associated with narrowness of the angle. Arch Ophthalmol 91:114–122
70. Ove R van, Verbraeken H, Sutter E de (1979) Acute angle closure glaucoma: trabeculectomy or iridectomy? Bull Soc Belge Ophtalmol 186:97–100
71. Playfair TJ, Watson PG (1979) Management of acute primary angle-closure glaucoma: a long-term follow-up of the results of peripheral iridectomy used as an initial procedure. Br J Ophthalmol 63:17–22
72. Playfair TJ, Watson PG (1979) Management of chronic or intermittent primary angle-closure glaucoma: a long-term follow-up of peripheral iridectomy used as an initial procedure. Br J Ophthalmol 63:23–28

73. Raheja DR (1963) Surgical treatment of acute congestive glaucoma. Br J Ophthalmol 47:300–303
74. Ritch R (1981) The treatment of chronic angle-closure glaucoma. Ann Ophthalmol 13:21–23
75. Ritzinger L, Benedikt O, Dirisamer F (1974) Operative oder konservative Prophylaxe des Partnerauges nach primärem, akutem Winkelblockglaukom. Klin Monatsbl Augenheilkd 164:645–649
76. Rokitskaya LV (1964) The fate of the second eye in an unilateral acute attack of primary glaucoma. Vestn Oftalmol 77:30–34 (ref Zentralbl ges Ophthalmol 93:117)
77. Salzmann M (1937) Die Iridectomia ab externo. Z Augenheilk 93:1–30
78. Saraux H, Offret H (1979) Long-term study of patients with iridectomy for angle-closure glaucoma. Glaucoma 1:149–151
79. Schmidt JGH, Hartmann O (1972) Zur medikamentösen und operativen Behandlung des akuten Glaukoms. Klin Monatsbl Augenheilkd 161:16–24
80. Shaffer RN (1963) Open-angle glaucoma. Symposium: indications for surgery in glaucoma. Trans Amer Acad Ophthalmol Otolaryngol 67:467–495
81. Snow JT (1977) Value of prophylactic peripheral iridectomy on the second eye in angle-closure glaucoma. Trans Ophthalmol Soc UK 97:189–191
82. Stegmann R, Miller D (1983) Peripheral iridectomy using Healon. In: Miller D, Stegmann R (eds) Healon, a guide to its use in ophthalmic surgery. Wiley, New York Chichester Brisbane Toronto Singapore, pp 141–148
83. Stone CW (1950) Use of di-isopropyl fluorophosphate (DFP) in treatment of glaucoma. Arch Ophthalmol 43:36–42
84. Sturrock G, Daicker B (1980) Corona serrata der Irisbasis. Klin Monatsbl Augenheilkd 176:655–657
85. Sugar HS (1975) Surgical decision, technique and complications of peripheral iridectomy for angle-closure glaucoma. Ann Ophthalmol 7:1237–1241
86. Swan KC (1966) Iridectomy for closed- (narrow) angle glaucoma: anatomic considerations. Am J Ophthalmol 61:601–619
87. Thiel HJ (1978) Iridectomies. In: Heilmann K, Richardson KT (eds) Glaucoma, conceptions of a disease. Thieme, Stuttgart
88. Tillmann W, Mirmontazeri M (1976) Totale oder periphere Iridektomie beim Glaukomanfall? Klin Monatsbl Augenheilkd 169:778–782
89. Tuovinen E (1962) Klinische und tonographische Untersuchungen über die Behandlungsresultate bei Primärglaukom mit engem Kammerwinkel. Klin Monatsbl Augenheilkd 140:443–444
90. Walker WM (1970) External fistulization of the canal of Schlemm. Trans Ophthalmol Soc UK 89:501–506
91. Weekers R (1968) Les traitements du glaucome à angle fermé. Ann Oculist 201:1049–1056
92. Weene LE (1978) Self-sealing incision for peripheral iridectomy. Ophthalmic Surg 9/6:64–66
93. Weinstein P (1947) Glaucoma treatment. Am J Ophthalmol 30:755–757
94. Williams DJ, Gills JP, Hall GA (1968) Results of 233 peripheral iridectomies for narrow-angle glaucoma. Am J Ophthalmol 65:548–552
95. Winter FC (1955) The second eye in acute, primary, shallow-chamber angle glaucoma. Am J Ophthalmol 40:557–558
96. Witmer R (1971) Indikation und Technik der Glaukomoperation. In: Straub W (Hrsg) Glaukom-Probleme. Büchereides Augenarztes 56:75–81. Enke, Stuttgart
97. Wollensak J (1979) Prophylaxis and treatment of narrow-angle glaucoma. Glaucoma 1:91–95

# 3 Eingriffe zur Ableitung des Kammerwassers unter die Bindehaut (Fistulierende Operationen)

## Zur Geschichte und zur Wirkungsweise der fistulierenden Operationen

Die Geschichte der fistulierenden Operationen beginnt mit der Beobachtung von zystoiden Narben, in die Irisgewebe eingeklemmt war, wie sie sich zuweilen unbeabsichtigt nach Iridektomien bildeten. Insofern muß hier Albrecht v. GRAEFE (1862) genannt werden. DE WECKER erkannte die drucksenkende Wirkung solcher Narben und stellte 1871 die „vordere Sklerotomie" zur Erzeugung fistulierender Areale als Glaukomoperation vor (**Abb. XI. 24**). Die zystoiden Narben weckten 1886 auch

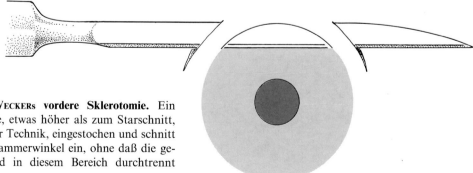

**Abb. XI. 24. De WECKERs vordere Sklerotomie.** Ein Schmalmesser wurde, etwas höher als zum Starschnitt, aber mit gleichartiger Technik, eingestochen und schnitt gegen den oberen Kammerwinkel ein, ohne daß die gesamte Augapfelwand in diesem Bereich durchtrennt wurde.

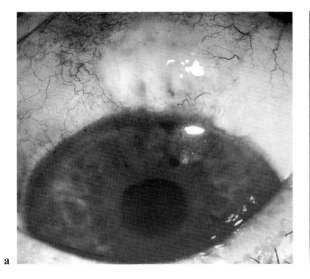
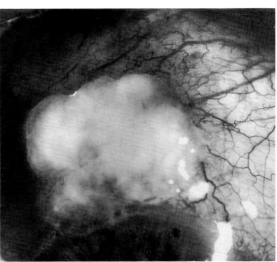

Abb. XI. 25a, b. **Dünnes, mehrkammrig-zystisches Sikkerkissen nach freier Fistulation unter die Bindehaut** (Scheie-Fisteloperation mit Kauterisation). **a** 1 Jahr, **b** 8 Jahre nach dem Eingriff. Das Kissen ist beträchtlich größer geworden. Die reaktive Vaskularisation um das Filterkissen ist besonders ausgeprägt.

MAKLAKOFFs Interesse, und als einen Beitrag zur Entwicklung fistulierender Operationen müssen von ihm in Verbindung mit Iridektomien vorgenommene „sklerale Ausschnitte" gesehen werden, die er 1892 erwähnte [23, 24].

HOLTH und LAGRANGE beschrieben 1906 mit der *Iridenkleisis* und der *Sklerektomie* Operationen, in denen wir das Prinzip einer Ableitung des Kammerwassers unter die Bindehaut nun klar erkennen. In den Jahren 1909–1914 erarbeitete ELLIOT seine *sklerokorneale Trepanation*, die bis in die mikrochirurgische Ära hinein als die „klassische" fistulierende Operation galt und ihre Fürsprecher behielt [19]. Zu diesen Eingriffen, die eine freie Fistulation unter die Bindehaut erstreben, kamen später solche hinzu, bei denen Hitzekoagulation zur Bulbuseröffnung am Limbus verwendet wurde (PREZIOSI 1924; SCHEIE 1957; MALBRAN 1958). Von den mit Gewebeverbrennung erzielten subkonjunktivalen skleralen Wunden erwartete man auch, daß sie zuverlässiger offen blieben.

Obwohl diese Verfahren in ihrer Originalausführung inzwischen der Geschichte angehören, sollten ihre Grundprinzipien aus didaktischen Gründen bekannt bleiben, und Einzelheiten der Techniken sind noch Bestandteile der heutigen skleragedeckten fistulierenden Operationen.

War ein Eingriff mit freier Fistulation unter die Bindehaut bezüglich der Drucksenkung erfolgreich, so bildete sich in der Regel ein mehrkammrig-zystisches *Sikkerkissen* mit dünner, gefäßloser Bindehautdecke (**Abb. XI. 25**). In einem großen Teil der Fälle vergrößerten sich diese Kissen im Laufe der Jahre. Nicht selten entstand schließlich eines, das sich sogar über die Hornhaut legte. Man sprach dann von einem „luxurierenden" Kissen (**Abb. XI. 26**). Führt man an solchen Sickerkissen die Seidel-Probe aus, so ist zu erkennen, daß der Druck – wenigstens teilweise – gesenkt wird, indem Kammerwasser durch die Bindehautdecke an vielen Stellen hindurchsickert. Drücken wir während der Probe mit einem Glasstab auf den Bulbus, so wird die Penetration deutlicher oder tritt erst dann in Erscheinung. – Der Austritt von Kammerwasser in den Bindehautsack läßt sich auch am erhöhten Askorbinsäuregehalt über dem Kissen nachweisen, denn die Askorbinsäurekonzentration ist im Kammerwasser 60× höher als im Blut. Bei starkem

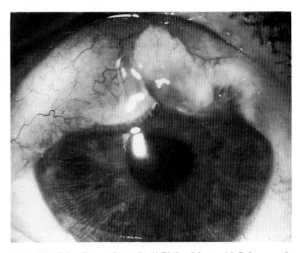

Abb. XI. 26. **„Luxurierendes" Sickerkissen** 10 Jahre nach Elliot-Trepanation.

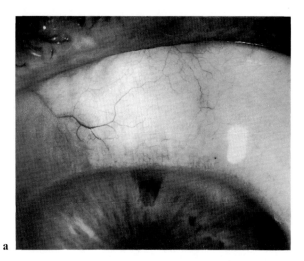 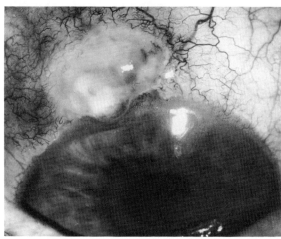

**Abb. XI. 27 a, b. Sickerkissentypen. a** *Nach skleragedeckter fistulierender Operation* (Goniotrepanation). Es ist gegen die Umgebung unscharf begrenzt und nicht von reaktiver Vaskularisation umgeben. Im Vergleich dazu ein in Legende zu **Abb. XI. 25** beschriebenes Sickerkissen *nach freier Fistulation unter die Bindehaut* (**b**). Beide Beispiele 1½ Jahre nach dem Eingriff.

Kammerwasserdurchtritt berichten die Patienten nicht selten, sie bemerkten seit der Operation vermehrten „Tränenfluß" (und zwar auch bei Nacht!). Soll geklärt werden, ob Kammerwasser auch über am Kissenrand beginnende Lymphgefäße abfließt, so muß Fluoreszein in die Vorderkammer injiziert und bei Ultraviolettbeleuchtung beobachtet werden [2, 3, 21, 25, 39, 42].

Derartig dünne Sickerkissen sind leicht verletzlich, so daß eine größere äußere Fistel, eine *Kissenruptur*, entstehen kann. Diese kann auch – im Fall einer Besiedlung des Bindehautsacks mit virulenten Erregern – zur Eintrittspforte für eine intraokulare Infektion werden, und zwar besonders weil der intraokulare Druck nach einem Einriß der Kissendecke niedrig ist. Der „infizierte Elliot" ist für den älteren Kliniker eine geläufige und gefürchtete postoperative Spätkomplikation. Nach anderen nur von Bindehaut gedeckten fistulierenden Eingriffen bilden sich gleichartige Filterkissen mit den gleichen Komplikationsmöglichkeiten aus.

Der entscheidende Schritt zur Reduzierung solcher Gefahren war, das ausfließende Kammerwasser nicht direkt unter die Bindehaut zu leiten, sondern einen lamellär präparierten sklerokornealen Lappen in den Abflußweg einzufügen. Das geschieht bei der 1968 von LINNÉR sowie von CAIRNS vorgestellten *Trabekulektomie* und auch bei der *Goniotrepanation* von FRONIMOPOULOS (1970). In der Regel entstehen dann flachere, weniger scharf begrenzte Kissen mit dickerer, gefäßführender Bindehautdecke (**Abb. XI. 27**). Die Gefahr, daß solche Kissen rupturieren oder zu Eintrittspforten für Erreger werden, ist wesentlich geringer. Studien des Kammerwasserabflusses mit der Fluoreszeinmethode zeigen, daß der Einstrom aus der Vorderkammer langsamer erfolgt und daß sich das Kammerwasser über einen größeren subkonjunktivalen Bereich verteilt. Dann wird es von konjunktivalen Venen, aber auch von Lymphgefäßen und atypischen Wasservenen aufgenommen. Es kann sogar sein, daß kein Filterkissen erkennbar und der Druck dennoch erfolgreich reguliert ist [1, 2, 3, 45].

Die Erklärung dafür, daß so *unterschiedliche Filterkissen* entstehen, ist nach bisherigen Erkenntnissen darin zu sehen, daß Kammerwasser die Entwicklung von Fibroblasten hemmt sowie die Bildung von Kollagen, ja sogar Kollagenstrukturen angreift [4, 45, 46]. Diese Eigenschaft hat das Kammerwasser, wenn es wenig Protein enthält. Vor allem die Elliot-Trepanation und die Preziosi-Scheie-Malbran-Operationen schaffen hydrodynamische Situationen, bei denen das Kammerwasser ungehindert – das bedeutet auch schnell und unverändert – stets in denselben umschriebenen subkonjunktivalen Raum einfluten kann. Im Fall der skleragedeckten fistulierenden Operationen ist der Abstrom von Kammerwasser reduziert. Es hat komplizierteren Wegen im Gewebe zu folgen, und dabei wird wahrscheinlich seine aggressive Wirkung auf das Bindegewebe gemindert. Die konjunktivalen und subkonjunktivalen Gefäße bleiben dementsprechend in der Regel erhalten, und die Kissendecke bleibt dicker. Ausnahmsweise entstehen jedoch auch nach skleragedeckten Fisteloperationen dünne avaskuläre Kissen.

Noch ein anderer wichtiger Aspekt ist mit der unterschiedlichen Hydrodynamik in den beiden Kissentypen verbunden. Strömt das Kammerwasser durch eine Fistel ungehemmt ab, so reduzieren die normalen Abflußwege in den übrigen Bereichen ihre Tätigkeit. Es kommt vor allem zu *Veränderungen im Trabekelwerk*, die offensichtlich nur voll reversibel sind, wenn es für kurze Zeit von der Durchströmung ausgeschlossen war [31]. Bei der Einfügung eines Skleradeckelchens hingegen ist der Abfluß durch die Fistel gedrosselt. Die Trabekelpassage bleibt dann wahrscheinlich eher erhalten und damit ein höheres Maß an physiologischen Verhältnissen.

Eine operationstechnisch sehr wichtige Frage ist, ob und wie man das *Ausmaß der Fistulation dosieren* könnte. Dazu muß bedacht werden, daß das Kammerwasser keinesfalls nur an den Rändern des Sklerallappens ausfließt, sondern auch durch vorhandene und neugebildete Gefäße im Läppchen, ja auch, indem es die Grundsubstanz durchdringt [1, 5, 40]. Dosierungsmöglichkeiten sind demnach nicht nur durch losere oder festere Nahtfixation des Sklerallappens zu suchen, sondern vor allem auch durch Modifikation der Lappendicke. Die Dichte der Kollagenstrukturen ist in den inneren und äußeren Lagen des Limbus gleich [41].

## Allgemeine Bemerkungen zur Indikation fistulierender Operationen

Während die Notwendigkeit der bisher besprochenen Eingriffe, vor allem bei der Hydrophthalmie und bei Behinderungen des Kammerwasserflusses durch den Augapfel, nicht strittig ist, geht es bei der Entscheidung für oder gegen einen fistulierenden Eingriff beim Glaucoma chronicum simplex um einen klassischen *Problemfall augenärztlicher Operationsindikationen*.

Auf den ersten Blick sieht es zwar so aus, als wäre das Entscheidungsprinzip leicht zu formulieren: man sollte operieren, wenn der intraokulare Druck nicht (nicht mehr) medikamentös reguliert werden kann. Welche Mittel in welcher Konzentration und Dosierung dafür in Frage kämen, wird noch keinesfalls einheitlich beantwortet. Einerseits gibt es gute Gründe, den Medikamenteneinsatz in der Regel so zu begrenzen, daß Beschwerden und Nebenwirkungen gering bleiben (Myopisierung, Bildverdunklung infolge starker Miosis, Beeinträchtigung der Kraftfahreignung − besonders bei Nacht −, Abbildungsverschlechterung bei beginnender Katarakt, Abflachung der Vorderkammer, mögliche Förderung von Linsentrübungen, Steigerung der Gefäßpermeabilität mit Auswirkungen auf Uvea und Trabekelwerk). Auch die psychische Belastung des Patienten ist zu bedenken, die ein Tag für Tag einzuhaltender strenger Behandlungsplan mit 3-4 stündiger Medikamentenapplikation und ständiger Erinnerung an das Glaukomleiden mit sich bringen muß. Aus dieser Sicht würde man sich eher entschließen, einen Eingriff zu empfehlen. Andererseits wurde von einem so hervorragenden „Glaukomkenner" wie CHANDLER − offensichtlich unter dem Eindruck gewichtiger Operationskomplikationen − noch in jüngster Zeit darauf bestanden, daß zunächst alle medikamentösen Möglichkeiten (bis zur „Maximaltherapie") ausgeschöpft werden müßten, bevor man eine Operation vornimmt [8]. Auch diesen Prinzipien wäre noch leicht zu folgen, wenn die Operationsindikation allein nach den Druckwerten gestellt werden dürfte.

Die Entscheidung für die Operation muß eine *Risikokalkulation* einschließen: die mit einem Eingriff verbundenen Gefahren müssen als geringer einzuschätzen sein als jene, die sich wahrscheinlich ergeben, wenn die Operation unterbleibt. Dabei ist die wahrscheinliche Lebenserwartung des Patienten zu berücksichtigen [26].

Wir haben zunehmend deutlich erkannt, daß uns die Grenzwerte statistisch regelrechten Drucks nicht darüber belehren können, ob die individuelle Drucklage − selbst wenn sie sich an der oberen Grenze statistischer Norm bewegt − beim zur Diskussion stehenden Patienten den Sehnerven schädigen wird. Es ist unbezweifelbar, daß eine Gruppe unserer Patienten Druckwerte verträgt, die über längere Zeit oder permanent die Grenze überschreiten, ohne einen Glaukomschaden der Papille zu entwickeln, während bei anderen der typische fortschreitende Schaden am Sehnerven und im Gesichtsfeld auftritt, obwohl sich ihr Druck innerhalb statistisch regelrechter Werte bewegt [8, 36].

Als Ausdruck dieser Schwierigkeit ist zu verstehen, wenn − besonders in der angloamerikanischen Literatur − der Begriff der *„okulären Hypertension"* neben der Diagnose eines Glaukoms Eingang fand. Das kann in gewissen Situationen insofern etwas Richtiges aussagen, als es vor übereilten Maßnahmen schützt; in anderen Fällen kann sich daraus auch die Gefahr ergeben, ein beginnendes Glaukom nicht ausreichend zielstrebig zu behandeln. Trotz aller damit verbundenen diagnostischen Schwierigkeiten und Unsicherheiten muß die Abkehr von einer ausschließlichen oder vorwiegenden Orientierung am Druckwert als Fortschritt gesehen werden. Das ist auch bei der Definition des Begriffs „Glaucoma simplex" zu berücksichtigen (s. pathophysiologische Vorbemerkungen). Nur so können auch die Formen eines Glaukoms mit nur mäßiger Druckerhöhung („low tension glaucoma") oder das „Glaukom ohne Hochdruck" in das Gesamtkonzept einer medikamentösen und chirurgischen Glaukombehandlung einbezogen werden. − Hier muß noch einmal darauf hingewiesen werden, daß eine von der Regel abweichende *Hornhautdicke* die applanatorisch gemessenen Druckwerte um ±5 bis 6 mm Hg verfälschen kann [12, 13, 27]. Wir sollten also sowohl beim „Glaukom ohne Hochdruck" wie bei der „okulären Hypertension" die Hornhautdicke messen.

Diagnostische Fortschritte in der Beurteilung und Dokumentation der Papillenkonfiguration, der Nervenfaserzeichnung und des Gesichtsfelds ermöglichen es uns, über die Druckwerte hinaus die Indikationen zu einem Eingriff besser zu begründen [8].

Der Eingriff wird notwendig, wenn trotz sorgfältiger, alle Möglichkeiten ausschöpfender konservativer Behandlung der Druck in statistisch eindeutig pathologischen Bereichen liegt, und vor allem, wenn ein Glaukomschaden auftritt oder zunimmt, dann auch bei Druckwerten innerhalb der statistischen Norm.

Bei bereits *fortgeschrittenen glaukomatösen Schäden* sollten wir zur Entscheidung nicht nur unsere Untersuchungsergebnisse, sondern auch das Urteil des Patienten über eingetretene Verschlechterung seines Sehvermögens heranziehen, denn wo für Fixation und Lesevermögen wichtige zentrumsnahe Areale angegriffen werden, wird auch die Präzision und damit die Zuverlässigkeit unserer Funktionsprüfungen, vor allem des Gesichtsfelds, geringer.

Eine immer wieder diskutierte Frage ist, ob ein drucksenkender Eingriff bei fortgeschrittenem Gesichtsfeldausfall als besonders risikohaft anzusehen ist, ob er nicht sogar den „Zusammenbruch" des Gesichtsfeldrests bewirken könnte. Dafür kämen in Betracht: Blutung in das Papillengewebe infolge plötzlicher Drucksenkung, aber auch Schädigung von Sehnervenfasern durch eine retrobulbäre Injektion [10, 11, 36, 38, 43]. Klinische Studien führen jedoch zu der Ansicht, daß dies seltene Ereignisse seien [7, 8, 9, 20, 29]. Deshalb ist bei fortgeschrittenem Gesichtsfeldausfall ein Eingriff nicht kontraindiziert, wenn die Drucksenkung nicht medikamentös zu erreichen ist [22]. Jedoch erscheint uns begründet, antiglaukomatöse Operationen bei schwerem Sehnervenschaden tunlichst mit lokaler subkonjunktivaler Injektion vorzunehmen und nicht ein Anästhetikum in hoher Konzentration in den Muskeltrichter und in die unmittelbare Nachbarschaft des Sehnerven zu applizieren. Die lokale Anästhesie ist auch dann perfekt. Auf die Akinesie kann bei kooperativen und im Aufklärungsgespräch gut vorbereiteten Patienten verzichtet werden. Anderenfalls wird eine Narkose erforderlich sein.

Wer sich mit den fistulierenden Operationen, ihren Entwicklungen in den letzten Jahrzehnten sowie mit ihren Bewertungen befaßt, muß davon irritiert sein, daß einerseits für fast jedes Verfahren außerordentlich gute Erfolgsmeldungen vorliegen (für die älteren Techniken noch günstigere als für die nachfolgenden), während andererseits die Suche nach Verbesserungen ständig weiterging.

Die Erklärungen dafür sehen wir in den folgenden Umständen: 1. die Kriterien der Glaukomdiagnose sind schärfer geworden; möglicherweise wurden früher zuweilen selbst gesunde Augen mit Glaukomverdacht operiert; 2. die medikamentöse Glaukombehandlung ist wesentlich verbessert worden. Das hat zu einer entscheidenden Verschiebung der Indikationsgrenze geführt, so daß die heute operativ behandelten Glaukomaugen eine schlechtere Prognose haben müssen. Es ist auch möglich, daß jahrelange Einwirkung von Medikamenten auf die Augengewebe deren Reaktionen auf den chirurgischen Eingriff ungünstig beeinflußt.

Aus allen diesen Umständen läßt sich ableiten, daß der *künftige Trend der Glaukomtherapie* noch nicht vorauszusagen ist. Verbesserungen der Diagnostik werden uns zwar präziser sagen, wann behandelt werden muß, ob uns jedoch bessere operative Techniken wieder mehr zur Frühoperation führen oder ob Fortschritte der medikamentösen Therapie die gegenwärtig unverkennbare Tendenz zur Spätoperation fördern werden, steht noch dahin.

## LITERATUR

1. Benedikt O (1975) Zur Wirkungsweise der Trabekulektomie. Klin Monatsbl Augenheilkd 167:679–685
2. Benedikt O (1976) Die Darstellung des Kammerwasserabflusses normaler und glaukomkranker menschlicher Augen durch Füllung der Vorderkammer mit Fluorescein. Graefes Arch Clin Exp Ophthalmol 199:45–67
3. Benedikt O (1977) Zur Wirkungsweise fistelbildender Operationen. Klin Monatsbl Augenheilkd 170:10–19
4. Benezra D, Sachs U (1974) Growth factor in aqueous humor of normal and inflamed eyes of rabbits. Invest Ophthalmol 13:868–869
5. Bill A (1965) Movement of albumin and dextran through the sclera. Arch Ophthalmol 74:248–252
6. Cairns JE (1970) Trabeculectomy. Preliminary report of a surgical method of reducing intraocular pressure in chronic simple glaucoma without sub-conjunctival drainage of aqueous humor. In: Mackensen G (ed) Microsurgery in glaucoma. Adv Ophthalmol 22:143–153
7. Chandler PA, Grant WM (1965) Lectures on glaucoma. Lea & Febiger, Philadelphia
8. Chandler PA, Grant WM (1979) Glaucoma. Lea & Febiger, Philadelphia
9. O'Conell EJ, Karseras AG (1976) Intraocular surgery in advanced glaucoma. Br J Ophthalmol 60:124–131
10. Doden W, Makabe R (1969) Transitorischer Visusverlust nach retrobulbärer Anästhesie. 3. Kongr Europ Ophthalmol Ges. Ophthalmologica Add 158:441–447
11. Doden W, Makabe R, Adachi-Usami E, Kellermann FJ (1974) Änderungen der visuell evozierten Antwort (VEP) bei retrobulbärer Anästhesie. 4th Congr Europ Soc Ophthalmol, part II. Karger, Basel, pp 235–242, 475–482
12. Ehlers N, Kruse-Hansen F (1974) Central corneal thickness in low-tension glaucoma. Acta Ophthalmol 52:740–746
13. Ehlers N, Bramsen TH, Sperling ST (1975) Applanation tonometry and central corneal thickness. Acta Ophthalmol 53:34–43
14. Elliot RH (1909) A preliminary note on a new operative procedure for the establishment of a filtering cicatrix in the treatment of glaucoma. Centralbl Prakt Augenheilkd 34:157–158
15. Elliot RH (1913) Sclero-corneal trephining in the operative treatment of glaucoma. Pulman, London
16. Elliot RH (1914) The technique of the operation of sclerocorneal trephining for glaucoma. Lancet 186:808–810
17. Fronimopoulos J, Lambrou N, Christakis Ch (1970) Elliotsche Trepanation mit Skleradeckel. Klin Monatsbl Augenheilkd 156:1–8
18. Graefe A v (1862) Weitere Zusätze über Glaukom und die Heilwirkung der Iridectomie. Graefes Arch Clin Exp Ophthalmol 8/II:242–313

19. Hollwich F (1969) Die Trepanation nach Elliot. Klin Monatsbl Augenheilkd 155:645–658
20. Holth S (1906) Ein neues Prinzip der operativen Behandlung des Glaukoms. Ber Zusammenkunft Dtsch Ophthalmol Ges 33:123–128
21. Holth S (1922) Anatomical examination of six new cases of subconjunctival fistula scars from five months to six years after successful iridencleisis or limbal sclerectomies in chronic glaucoma. Br J Ophthalmol 6:10–22
22. Kolker AE (1977) Visual prognosis in advanced glaucoma: a comparison of medical and surgical therapy for retention of vision in 101 eyes with advanced glaucoma. Trans Am Ophthalmol Soc 75:539–555
23. Krasnov MM (1979) Microsurgery of the glaucomas. Mosby, St Louis Toronto London
24. Krasnov MM (1981) Professor A.N. Maklakov and the Moscow school of ophthalmology. Hist Ophthalmol Intern 2:171–177
25. Kronfeld PC (1952) The chemical demonstration of transconjunctival passage of aqueous after antiglaucomatous operations. Am J Ophthalmol 35:38–45
26. Krupin Th, Podos StM (1978) Primary glaucoma. In: Heilmann K, Richardson KT (eds) Glaucoma, Conceptions of a disease. Thieme, Stuttgart
27. Kruse-Hansen F, Ehlers N (1971) Elevated tonometer readings caused by a thick cornea. Acta Ophthalmol 49:775–778
28. Lagrange F (1906) Iridectomie et sclérotomie combinées dans le traitement du glaucome chronique. Arch Ophtalmol 24:481
29. Lichter PR, Ravin JG (1974) Risks of sudden visual loss after glaucoma surgery. Am J Ophthalmol 78:1009–1013
30. Linnér E (1970) Some experiences of microsurgical trabeculotomy and trabeculectomy ab externo in chronic simple glaucoma. In: Mackensen G (ed) Microsurgery in glaucoma. Adv Ophthalmol 22:132–135
31. Lütjen-Drecoll E (1976) Morphologische Veränderungen der Kammerwinkelgewebe nach Glaukomoperationen. In: Leydhecker W (Hrsg) Glaukom-Symposium, Würzburg 1974:39–44. Enke, Stuttgart
32. Maklakoff AN (1886) La sclérotomie et l'iridectomie obliques. Bull Mem Soc Fr Ophtalmol 4:283–286
33. Maklakoff AN (1892) Contribution a l'ophtalmotonométrie. Arch Ophtalmol 12:321–349
34. Malbrán J, Malbrán ES (1958) Consideraciones sobre la orientación quirúrgica del glaucoma primario. Arch Soc Oftal Hisp-Am 18:427–450 (ref Zentralbl ges Ophthalmol 75:237)
35. Niesel P (1974) Zur Pathophysiologie der primären Glaukome. Ther Umsch 32:5–9
36. Okada K, Honda Y (1971) Electrophysiological study on the effects of xylocaine injected into the muscle cone and into vitreous body. Acta Soc Ophthalmol Jap 75:2081–2090
37. Preziosi CL (1924) The electro-cautery in the treatment of glaucoma. Br J Ophthalmol 8:414–417
38. Pruett RC (1967) The effects of local anesthetics upon nerve conduction in the cat. Arch Ophthalmol 77:119–123
39. Seidel E (1921) Weitere experimentelle Untersuchungen über die Quelle und den Verlauf der intraokularen Saftströmung. Graefes Arch Clin Exp Ophthalmol 104:158–161, 162–169
40. Shields MB, Bradbury MJ, Shelburne JD, Bell SW (1977) The permeability of the outer layers of limbus and anterior sclera. Invest Ophthalmol Vis Sci 16:866–869
41. Shields MB, Shelburne JD, Bell SW (1977) The ultrastructure of human limbal collagen. Invest Ophthalmol Vis Sci 16:864–866
42. Sugar HS (1971) Course of successfully filtering blebs; a follow-up study. Ann Ophthalmol 3:485–487
43. Sugita K (1969) The effects of retrobulbar anesthesia upon optic nerve conduction. Acta Soc Ophthalmol Jap 73:1830–1840
44. Scheie HG (1957) Retraction of scleral wound edges as a fistulizing procedure for glaucoma. Am J Ophthalmol 44:837
45. Teng CC, Chi HH, Katzin HM (1959) Histology and mechanism of filtering operations. Am J Ophthalmol 47:16–33
46. Teng CC, Chi HH, Katzin HM (1960) Aqueous degenerative effect and the protective role of endothelium in eye pathology. Am J Ophthalmol 50:365–379
47. Wecker L de (1871) Die Sklerotomie als Glaukomoperation. Klin Monatsbl Augenheilkd 9:305–310

## Allgemeine Empfehlungen für fistulierende Eingriffe

### Operationsschritte an der Bindehaut

Zur *Bildung des Bindehautlappens* werden unterschiedliche Schnittführungen vorgeschlagen. Einige Operateure bevorzugen es, das Gebiet, in dem das Sickerkissen entstehen soll, bogenförmig (Basis am Limbus) zu umschneiden, begrenzen es also regional schon mit dem Schnitt. Offenbar ist dabei die Absicht beteiligt, für etwa notwendig werdende weitere Eingriffe unberührte Bindehautgebiete zu bewahren. Andere Operateure – auch wir – bevorzugen einen zum Fornix parallelen Schnitt, der in beträchtlichem Abstand vom Limbus (10–12 mm) geführt wird, um das Filtrationsareal nicht schon durch den Schnitt und seine Narbe einzuengen.

Mehrfach ist die Frage diskutiert worden, ob eine flächenhafte, die Kammerwasseraufnahme behindernde Narbe, eine der hauptsächlichen Ursachen für ein Versagen des Eingriffs, nicht in erster Linie vom subkonjunktivalen Gewebe ausgehe und ob man dieses – zumindest bei jüngeren Patienten – deshalb exzidieren sollte. Systematische und vergleichende Überprüfungen dieser Frage geben bislang noch keine eindeutige Antwort [2, 3, 4, 5, 6, 8, 11, 12, 13, 14c, 15, 16].

Die bereits erwähnte, Fibroblasten hemmende Wirkung von Kammerwasser muß als nützlich für die Ausbildung neuer Abflußwege angesehen werden. Nach neueren Erkenntnissen weist das Kammerwasser glaukomkranker Augen diese Eigenschaften weniger auf [1, 8, 14]. Auch die Anreicherung des Kammerwassers mit Eiweiß, die von der Intensität des Operationstraumas abhängt, reduziert die Fibroblastenhemmung.

Konsequent muß eine gewebeschonende, weitgehend „atraumatische" gemeinsame Ablösung der Bindehaut und der subkonjunktivalen Gewebe als zweckdienlich angesehen werden, denn je mehr

**Abb. XI. 28 a–f. Exposition des sklerokornealen Operationsgebiets für fistulierende Eingriffe (limbusständiger Bindehautlappen)**

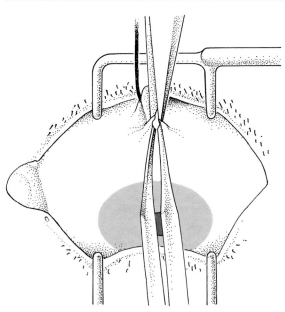

**a** Die zeltförmig über dem Ansatz des M. rectus superior von einem Zügelfaden und einer Pinzette angehobene Bindehaut einschneiden, ohne das Gefäßnetz am Muskelansatz zu verletzen (Schnitt 1).

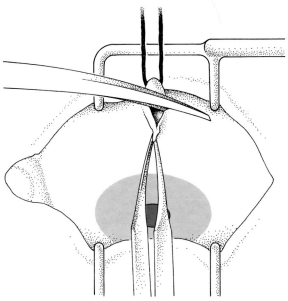

**b** Eine Scherenbranche unter Bindehaut und subkonjunktivales Gewebe nach temporal einführen: Schnitt 2.

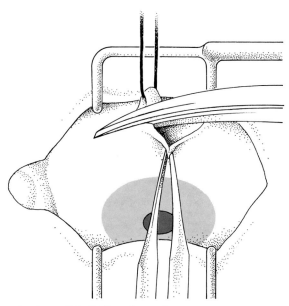

**c** Analoger Schnitt 3 nach nasal.

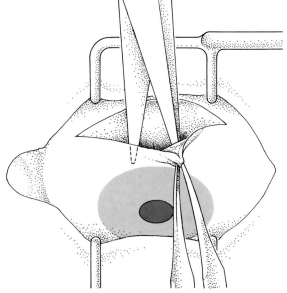

**d** Die Pinzette, die noch unverändert denselben Bindehautzipfel hält, hebt den zentralen Wundrand an, dabei werden Verbindungen des subkonjunktivalen Gewebes mit dem Augapfel sichtbar, die vor allem auf halbem Wege zwischen Muskelansatz und Limbus fest sind. Hier dringt die zunächst geschlossene Schere zwischen die Gewebezüge und zerreißt sie, während sie geöffnet wird.

XI. Chirurgie der Glaukome

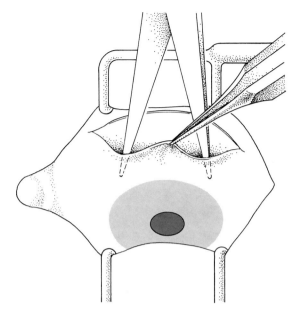

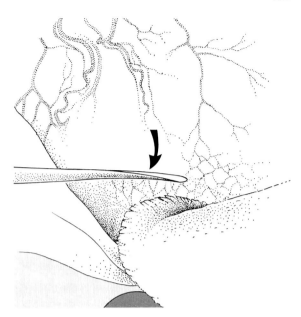

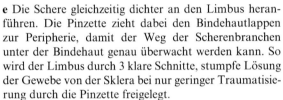

**e** Die Schere gleichzeitig dichter an den Limbus heranführen. Die Pinzette zieht dabei den Bindehautlappen zur Peripherie, damit der Weg der Scherenbranchen unter der Bindehaut genau überwacht werden kann. So wird der Limbus durch 3 klare Schnitte, stumpfe Lösung der Gewebe von der Sklera bei nur geringer Traumatisierung durch die Pinzette freigelegt.

**f** Zarte Bindegewebslagen auf der Sklera im engeren Operationsgebiet mit einem Skarifikateur stumpf gegen den Limbus schieben. Dabei wird auf die episkleralen Gefäße keine Rücksicht genommen, sie werden blutleer gestreift und füllen sich dann wieder. Einige werden mit dem Bindegewebe entfernt. Größere aus der Sklera heraustretende Venen werden geschont und auch bei den folgenden Operationsschritten tunlichst umgangen, da es schwierig ist, Blutungen aus ihnen zu stillen. Bindehautlappen bei diesen Manipulationen mit einem Zellstofftupfer auf die Hornhaut ziehen. Finden sich ausgeprägte straffe Verbindungen des subkonjunktivalen Gewebes mit der Sklera dicht vor dem Limbus (s. Anatomische Daten für die Glaukomchirurgie und **Abb. VI. 1**), so müssen sie scharf nach der in **Abb. XI. 34a** gezeigten Technik durchtrennt werden.

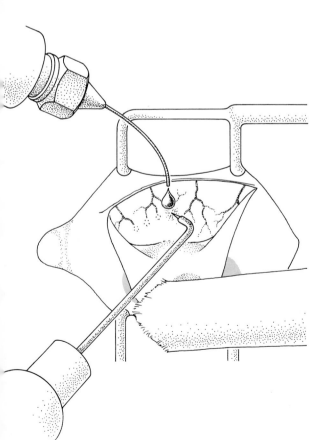

**Abb. XI. 29. Blutstillung** durch Koagulation mit feiner Diathermienadel, besonders gewebeschonend „unter Wasser", d.h. vor und während der Diathermieeinwirkung wird Ringer-Lösung auf die Koagulationsstelle geträufelt. Auch bei der Arbeit mit einem „Bipolator" in ähnlicher Weise die Koagulationseffekte auf die Gefäße begrenzen!

Gewebe und Gefäße wir mit Schnitten durchtrennen, um so stärker fördern wir die Proliferation. Auch gegen eine zu intensive Kauterisation haben wir mit den gleichen Argumenten Einwände.

Diese Überlegungen berücksichtigend wird die in **Abb. XI. 28a–f** dargestellte Technik zur Bildung des Bindehautlappens empfohlen. In der Kombination von wenigen Schnitten mit stumpfer Präparation wird die Bindehaut abgelöst und der Limbus freigelegt. Blutende Gefäße können besonders gewebeschonend mit der Diathermienadel „unter Wasser" verschlossen werden (**Abb. XI. 29**).

Sollte es versehentlich zu einer *Lochbildung im Bindehautlappen* (besonders leicht am Limbus) kommen, so muß dieser Einriß oder Einschnitt verschlossen werden und zwar nicht etwa mit einer von der Bindehautoberfläche geführten direkten Naht, sondern so, daß ein Lappen subkonjunktivalen Gewebes auf der Bindehautrückseite hinter das Loch gezogen und mit feinen Nylonnähten fixiert wird. Zweckmäßig wird die sklerokorneale Fistel dann an anderer Stelle geschaffen.

Beim *Schluß der Bindehautwunde* legen manche Operateure Wert darauf, daß er zweischichtig geschehen müsse. Dann soll zunächst das subkonjunktivale Gewebe (Tenon-Kapsel) mit resorbierbarem Nahtmaterial vereinigt werden, während für die Bindehautnaht in der Regel Seide (7-0 oder BARRAQUERS „virgin silk") empfohlen wird. Belege dafür, daß der zweischichtige Wundschluß vorteilhaft wäre, gibt es nicht. Es ist sogar zu befürchten, daß sich die vom versenkten Nahtmaterial provozierte resorptive Entzündung nachteilig auswirkt.

In der „Tübinger Studie" wurde diese Frage bei der Elliot-Trepanation untersucht: die Filterkissen waren deutlicher ausgeprägt, wenn nur einschichtig genäht wurde [7].

So scheint uns eine fortlaufende, gleichzeitig Bindehaut und subkonjunktivales Gewebe fassende Seidennaht die beste Technik zu sein.

Häufig bringen es die chirurgischen Manipulationen (von der Freilegung des Limbus bis zum Trockentupfen des Operationsfelds) mit sich, daß das leicht verschiebliche subkonjunktivale Gewebe gegen den Limbus gedrängt wird. Deshalb darf man sich nicht darauf beschränken, nur den Bindehautlappen vor dem Wundschluß wieder zu-

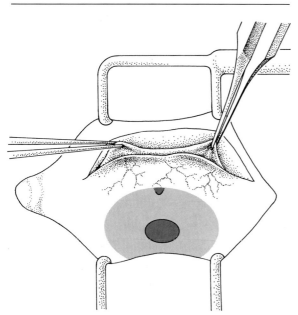
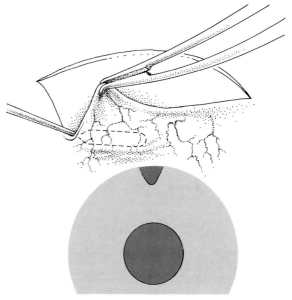

**Abb. XI. 30 a, b. Vorbereitung der Bindehaut und des subkonjunktivalen Gewebes für die gemeinsame Naht.** Beide Gewebelagen müssen ausgebreitet werden

**a** Ist das subkonjunktivale Gewebe gegen den Limbus zusammengeschoben, so ist es mit 2 Pinzetten zu erfassen, gegen die Wunde zu strecken und zu entfalten.

**b** Hat sich das subkonjunktivale Gewebe vom Limbus weg zum Wundrand oder in eine seitliche Position verschoben, so sollte es vor der Wundnaht mit einem Spatel oder einer Spülkanüle (und dem Spülstrom) gleichmäßig unter dem Bindehautlappen ausgebreitet werden. – Dies verhütet auch, daß die Enden der feinen skleralen Kunststoffnähte (nach Trabekulektomie oder Goniotrepanation) eine dünne Bindehaut perforieren und zu einer äußeren Fistel führen könnten.

rückzustreifen. Ist das subkonjunktivale Gewebe gegen den Limbus zusammengeschoben, so sollte es separat mit 2 Pinzetten gefaßt, gegen den Wundrand gestreckt und ausgebreitet werden (**Abb. XI. 30a**). Es kann aber auch – vor allem, wenn der Bindehautlappen bis in oberflächliche Hornhautschichten vordringend präpariert wurde – gegen die Peripherie des Lappens zusammengedrängt sein. Dann ist es mit einem Spatel oder mit einer Kanüle gleichmäßig unter dem Bindehautlappen zu verteilen (**Abb. XI. 30b**).

Gewöhnlich ist es nicht problematisch, die Bindehautwunde zu verschließen. Unter dem Mikroskop kann zuverlässig entschieden werden, ob man Konjunktiva oder etwa nur subkonjunktivales Gewebe erfaßt hat. Da die Wundränder der Bindehaut infolge ihrer elastischen Elemente die Tendenz haben, sich einzurollen, kann es jedoch vorkommen, daß man nicht Wundrand gegen Wundrand, sondern Bindehautoberfläche gegen Oberfläche zieht, und wer die Bindehautnarben postoperativ, etwa bei der Fadenentfernung, kritisch darauf ansieht, wird nicht selten Stellen finden, an denen dies deutlich an einer regionalen konjunktivalen Dehiszenz zu erkennen ist. Wurde bei der Naht zugleich das subkonjunktivale Gewebe mitgefaßt, so ist die Wunde dennoch zuverlässig geschlossen, denn ein Oberflächendefekt wird sekundär von Epithel überwachsen.

In der Regel wird eine einfache fortlaufende (die Wundränder spiralig durchsetzende) Naht empfohlen (**Abb. XI. 31a, b**), denn sie ist schneller auszuführen. In problematischeren Situationen, etwa bei seniler Atrophie oder bei narbiger Bindehaut, besonders bei Zweiteingriffen im selben Gebiet, kann es zweckmäßig sein, die Wundränder in mäanderförmiger Nahttechnik zu vereinigen (**Abb. XI. 31c**), denn diese Technik wirkt der Ein-

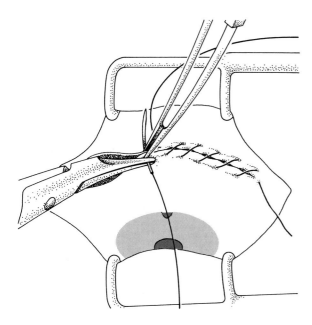

**a** Genäht wird stets vom leichter verschieblichen Wundrand zum stabileren hin, also hier vom Limbus zum Fornix. Die Pinzette erfaßt die Wundränder entweder einzeln nacheinander oder beide gut adaptierend gleichzeitig (wie in der Abbildung). Die Nadel wird exakt unter der Pinzette und unter den fixierten Wundrändern hindurchgeführt. Nach Beendigung der Naht wird der Bindehautlappen auf dem Augapfel ausgebreitet bevor der Lidsperrer entfernt wird; wenn Anfang und Ende des Fadens die Wunde um einige Millimeter überragen, sind Knoten unnötig.

**Abb. XI. 31a–c. Naht der Bindehaut und zugleich subkonjunktivalen Gewebes** in der Regel mit Seide (7-0), atraumatisch mit einer schlanken Rundnadel armiert. Bei sehr zarter Bindehaut kann auch BARRAQUERS „virgin silk" und bei Kindern ein resorbierbares Nahtmaterial genommen werden

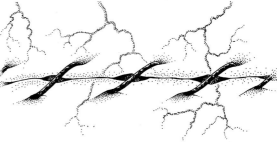

**b** Einfache, spiralig geführte kontinuierliche Bindehautnaht; sie ist gewöhnlich ausreichend sicher, wirkt jedoch einer Einrollung der Wundränder nicht entgegen.

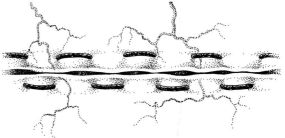

**c** Mäanderförmige kontinuierliche Bindehautnaht bei besonderer Tendenz der Wundränder zur Einrollung (im Bereich von Bindehautnarben).

**Abb. XI. 32 a–e. Präparation eines fornixständigen Bindehautlappens für fistulierende Eingriffe**

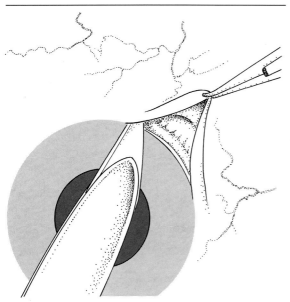

**a** Schnitt mit flach angesetzter Klinge (oder Diamantmesser) am Übergang des konjunktivalen in das korneale Epithel.

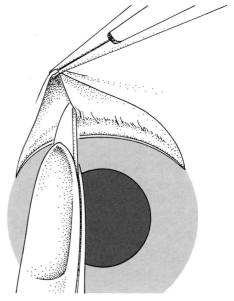

**b** Gleichartiger Schnitt zurück, den Ansatz der Tenon-Kapsel an der Sklera durchtrennend.

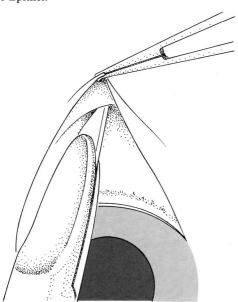

**c** Durchtrennung lockerer Bindegewebsbrücken in jenem Bereich, in dem das Sickerkissen entstehen soll (kann auch durch Spreizen einer Schere bewirkt werden).

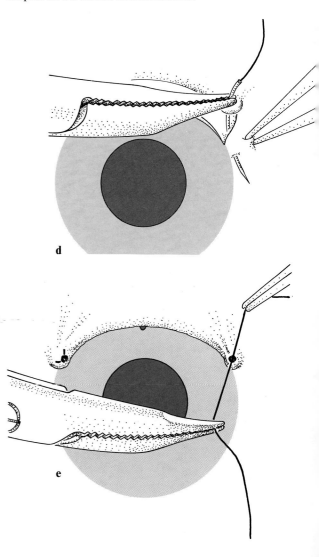

**d, e** Straffe Fixation des Bindehautlappens – hier mit 2 Einzelknopfnähten (7-0 Seide), die auch episkleral verankert werden. Ob dem nicht eine fortlaufende Naht (10-0 monofiler Kunststoff) vorzuziehen ist, steht noch in der Diskussion.

wärtsrollung der Wundränder entgegen. Die spätere Entfernung des Fadens (nach 5–7 Tagen) ist, nachdem er in mehrere Stücke zertrennt wurde, nach beiden Techniken sehr einfach.

Daß die Injektion von Healon in den episkleralen Raum, in dem das Filterkissen entstehen soll, hilfreich wäre, wurde erhofft, bisher jedoch nicht durch vergleichende Untersuchungen belegt [17].

Während bis vor wenigen Jahren unbestritten war, daß der Zugang für eine fistulierende Operation durch Präparation eines limbusständigen Bindehautlappens erfolgen müßte, ist seit einiger Zeit auch ein *fornixständiger Lappen* in der Diskussion [4a, 5a, 11a, 13a, 17b]. Diese Technik, deren Prinzip auch schon früher erwähnt wurde [18], ist in der **Abb. XI. 32** dargestellt. Daß dabei die konjunktivalen und subkonjunktivalen Strukturen in ihrem natürlichen Verbund bleiben, könnte einen entscheidenden Vorteil bieten und nährte die Hoffnung, daß narbig abgegrenzte und damit funktionslos gewordene Sickerkissen (s. Abschn. XI. 3.4.3) seltener vorkämen. Randomisierte Vergleiche mit limbusständigen Lappen konnten diese Erwartung jedoch nicht bestätigen [14a, 14b, 17a].

**Sonstige Empfehlungen für alle fistulierenden Eingriffe**

Nützlich ist, wenn vor der Präparation der Fistel eine *Parazentese* angelegt wird. Mancherlei hilfreiche Maßnahmen können von hier aus vorgenommen werden (Auffüllung der Kammer, medikamentöse Beeinflussung der Pupillenweite, Absaugung von Blut, Herausspülen eines Trepanationsdeckelchens, das in die Kammer zu gleiten droht und dergleichen). Die Parazentese wird zweckmäßig temporal unten in Limbusnähe, im Durchstich aber rein korneal, vorgenommen. Die Technik ist in **Abb. XI. 33** dargestellt.

Obwohl die fistulierenden Eingriffe gewöhnlich in der 12 Uhr-Position ausgeführt werden – das Sickerkissen ist dann besser vom Oberlid bedeckt – wird von manchem Augenchirurgen eine leicht seitlich verschobene Position bevorzugt, da dann noch eine etwa notwendige weitere Operation in der oberen Zirkumferenz vorgenommen werden kann.

*Blutungen* aus den sklerokornealen Wundrändern stehen unter Spülung mit Ringer-Lösung fast ausnahmslos nach kurzer Zeit spontan. Nur selten muß mit einer Diathermienadel (schonend „unter Wasser") koaguliert werden.

Bezüglich der Technik der *Iridektomie bei fistulierenden Eingriffen* wird auf die Empfehlungen im Kapitel IX verwiesen.

Gute Gründe sprechen dafür, daß man in der Glaukomchirurgie den intraokularen Druck nicht schlagartig abfallen lassen sollte. Das könnte die Mechanismen, die zu einer postoperativ aufgehobenen Vorderkammer und zum Erguß unter den Ziliarkörper sowie unter die Aderhaut führen, aktivieren. Deshalb empfehlen wir, prolabierende Iris nicht sogleich zu kappen, sondern zunächst mit einer Nadel zu punktieren. So kann der intraokulare Druck langsam gesenkt werden, bei sklerageeckten Fisteln besonders leicht, indem der Skleradeckel über den punktierten Irisprolaps gezogen wird. Erst wenn der Druck gesunken und die Ausschneidung der sklerokornealen Fistelöffnung einschließlich des dazugehörenden Trabekelwerks vollendet ist, wird die Iris zur Iridektomie hervorgezogen und abgetragen.

Kommt es nach der Iridektomie zu einem *Prolaps von Ziliarfortsätzen*, so kann man in der Regel darauf vertrauen, daß sie sich nach Applikation eines Parasympatholytikums zurückziehen. Man kann sie auch abtragen. Die dabei auftretende Blutung ist gewöhnlich geringer als erwartet. Um solche Komplikationen zu vermeiden, sollten unmittelbar präoperativ keine Parasympathomimetika,

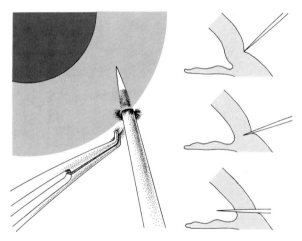

**Abb. XI. 33. Parazentese**, um einen zusätzlichen Zugang zur Vorderkammer zu schaffen. Die Schmallanze (Diszissionsnadel) zunächst senkrecht zur Oberfläche in die limbale Hornhaut einstechen und vordringend in irisparallele Richtung senken. Sicherheitshalber mit der Lanzenspitze nicht auf die Pupillenmitte zielen, sondern etwas schräg auf die mittlere Irisperipherie. Die Lanze ist mit Methylenblau beladen, um den Stichkanal anzufärben.

insbesondere keine Cholinesterasehemmer gegeben werden, denn sie lassen die Pars plicata corporis ciliaris vorrücken (s. **Abb. XI. 7**). Außerdem erhöhen sie die Blutungsbereitschaft, verstärken den postoperativen Reizzustand und begünstigen so die Ausbildung hinterer Synechien [10].

**Grundsätze der Nachbehandlung**

1. *Parasympatholytika* für etwa 1 Woche;
2. *Kortikosteroide* zur Hemmung einer unerwünscht schnellen Verklebung und Verwachsung zwischen Bindehaut und Sklera, eventuell schon postoperativ in subkonjunktivaler Injektion, dann als Augentropfen mehrfach täglich bis zum Abklingen des postoperativen Reizes;
3. *keine Hemmung der Kammerwasserproduktion.*

LITERATUR

1. Benezra D, Sachs U (1974) Growth factor in aqueous humor of normal and inflamed eyes of rabbits. Invest Ophthalmol 13:868–869
2. Berson D (1969) Filtering operations in Africans. Am J Ophthalmol 67:395–398
3. Fanta H (1961) Zur Bildung des Bindehautlappens bei fistelbildenden Operationen. Klin Monatsbl Augenheilkd 139:756–761
4. Fitzgerald JR, Mc Carthy JL (1962) Surgery of the filtering bleb. Arch Ophthalmol 68:453–467
4a. Girard P, Abenhaim A, Fayet B (1986) Trabeclectomie avec ouverture conjunctivale au limbe-à propos de 20 cas. Bull Soc Ophtalmol Fr 86:761–763
5. Gorin G (1971) Use of a thin conjunctival flap in limbosclerectomy. Ann Ophthalmol 3:258–263
5a. Grehn F, Mauthe S, Pfeiffer N (1989) Limbus-based versus fornix-based conjunctival flap in filtering surgery. A randomized prospective study. Intern Ophthalmol (im Druck)
6. Harms H (1967) Difficulties found in the evaluation of case sheets. In: Leydhecker W (ed) Tutzing Symposium on glaucoma. Karger, New York, p 243
7. Harms H, Dannheim R (1987) Glaukomoperationen bei offenem Kammerwinkel. Vergleichende Studie einer Forschungsgruppe der Deutschen Ophthalmologischen Gesellschaft. Teil I Fortschr Ophthalmol 84 Supplementheft
8. Harms H, Mackensen G (1966) Augenoperationen unter dem Mikroskop. Thieme, Stuttgart
9. Herschler J, Claflin J, Fiorentino G (1980) The effect of aqueous humor on the growth of subconjunctival fibroblastics in tissue culture and its implications for glaucoma surgery. Am J Ophthalmol 89:245–249
10. Hoffmann DH (1960) Nachuntersuchungen an 164 nach Elliot trepanierten Augen im Hinblick auf die präoperative Behandlung mit irreversiblen Cholinesterasehemmern. Klin Monatsbl Augenheilkd 136:215–218
11. Leydhecker W, Waller WK, Krieglstein GK (1980) Untersuchungen über die Tenonexzision bei der Trepanation nach Elliot mit lamellärer Skleradeckung. Vorläufige Ergebnisse. In: Naumann GOH, Gloor B (Hrsg) Wundheilung des Auges und ihre Komplikationen. Bergmann, München
11a. Luntz MH (1980) Trabeculectomy using a fornix-based conjunctival flap and tightly sutured scleral flap. Ophthalmology 87:985–989
12. Maumenee AE (1960) External filtering operations for glaucoma. The mechanism of function and failure. Trans Am Ophthalmol Soc 58:319–328
13. Maumenee AE (1981) Mechanism of filtration of fistulizing glaucoma procedures. Symposium on glaucoma. Trans New Orleans Acad Ophthalmol. Mosby, St Louis Toronto London, pp 280–288
13a. Neubauer H (1985) Die Indikation zum chirurgischen Eingriff bei den Glaukomen. Ber Rhein-Westf-Augenärzte 147:67–76
14. Radius RL, Herschler J, Claflin A, Fiorentino G (1980) Aqueous humor changes after experimental filtering surgery. Am J Ophthalmol 89:250–254
14a. Schuhmann G, Hesse W, Faschinger C, Pongratz E (1986) Limbus based flap versus fornix based flap bei Goniotrepanation. Klin Monatsbl Augenheilkd 189:407–408
14b. Shuster JN, Krupin T, Kolker AE, Becker B (1984) Limbus- v fornix-based conjunctival flaps in trabeculectomy; a long-term, randomized study. Arch Opthalmol 102:361–362
14c. Skuta GL, Parrish RK (1987) Wound healing in glaucoma filtering surgery. Surv Ophthalmol 32:149–170
15. Sourdille Ph, Franck J-P (1969) La cicatrice filtrante idéale. Bull Soc Ophtalmol Fr 69:826–830
16. Sugar HS (1969) Some problems in management of the adult primary glaucomas. Ann Ophthalmol 1/1:23–38
17. Stegmann R, Miller D (1983) Trabeculectomy using healon. In: Miller D, Stegmann R (eds) Healon a guide to its use in ophthalmic surgery. Wiley, New York Chichester Brisbane Toronto Singapore
17a. Teekhasaenee C, Rich R (1986) The use of PhEA 34c in trabeculectomy. Ophthalmology 93:487–491
17b. Traverso CE, Tomey KF, Antonios S (1987) Limbal vs. fornix-based conjunctival trabeculotomy flaps. Am J Ophthalmol 104:28–32
18. Verhoeff FH (1936) A new conjunctival flap for trephining operations. Am J Ophthalmol 19:46

# XI. Chirurgie der Glaukome

## 3.1 Eingriffe mit freier Fistulation unter die Bindehaut

### 3.1.1 Sklerokorneale Trepanation (ELLIOT)

Indikation

– Glaukome mit offenem Kammerwinkel

**Operationstechnik**

Das *Prinzip des Eingriffs* ist in **Abb. XI. 34a** und die Operationsschritte sind in **Abb. XI. 34b–g** dargestellt.

Vielfältige *Modifikationen*, Größe und Form des Bindehautlappens, Trepanationstechnik, Trepanart (auch motorgetriebene), Trepandurchmesser sowie die Gestaltung des Trepanationsloches betreffend, wurden angegeben, darunter auch solche, die man schon als Übergangsformen zu fistulierenden Eingriffen mit sklerokornealem Lappen ansehen kann, wie etwa die, daß mit entsprechend geneigtem Trepan nur der korneale Anteil eröffnet wird, während der Deckel sklerawärts im Verband mit der Augapfelwand bleibt; das Deckelchen wird dann nur um den vorderen Anteil ($1/3 - 1/2$) gekürzt – ähnlich war ELLIOTS Originaltechnik [5, 22, 34].

*Spezifische Komplikationen während des Eingriffs*

Daß ein exzidiertes *Scheibchen in die Vorderkammer fällt*, ist zu verhüten, wenn man Elliots Anweisung folgt, den Trepan so zu neigen, daß die Vorderkammer zunächst korneal eröffnet wird. Die restliche Ausschneidung wird dann mit der Vannas-Schere oder mit feiner Klinge vorgenommen [9]. Ein Elliot-Scheibchen in der Kammer galt jedoch nicht als eine gewichtige Komplikation.

**Tabelle XI. 5. Komplikationen nach Elliot-Trepanation.** (Häufigkeitsangaben nach [8] und [22])

Am häufigsten erwähnt werden *unmittelbar postoperativ*:
– Abflachung oder Aufhebung der Vorderkammer (bis 75%)
– Nachblutungen (35%)
– Aderhaut- und Ziliarkörperabhebung (21%)

und als *Spätkomplikationen*:
– Zunahme von Linsentrübungen (38%)
– Ausbildung hinterer Synechien (18%)

Seltener, aber besonders gewichtig sind:
– malignes Glaukom
– Spätinfektionen (2%)
– Filterkissenruptur
– überschießende Sickerkissenbildung

**Abb. XI. 34a–g. Sklerokorneale Trepanation** nach ELLIOT

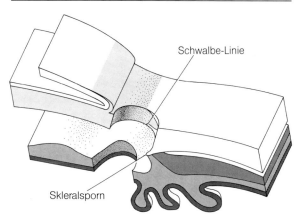

**a Topographie:** Die Trepanation soll über der Schwalbe-Linie erfolgen und das Trabekelwerk einschließen, dann sei die Druckregulation zuverlässiger zu erreichen, als wenn zu weit korneal trepaniert würde. Der Skleralsporn mit dem Ansatz der Ziliarmuskelsehne soll jedoch intakt bleiben. Der Lappen, der dann die Trepanationsöffnung decken soll, ist an seiner Basis ein kornealer.

**b–g. Operationsschritte der ELLIOT-Trepanation**

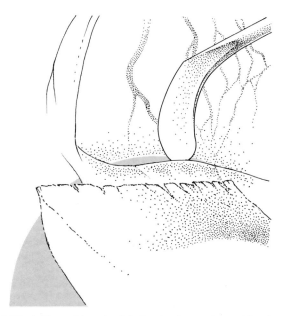

**b** Nach Exposition des Limbus im Operationsgebiet den im Abschnitt XI. 3 beschriebenen Grundsätzen entsprechend, wird mit einem Hockeymesser schrittweise lamellär in das vordere Hornhautstroma hineinpräpariert. Ein Zellstofftupfer zieht den Bindehautlappen straff auf die Hornhaut.

**Abb. XI. 34. Forts.**

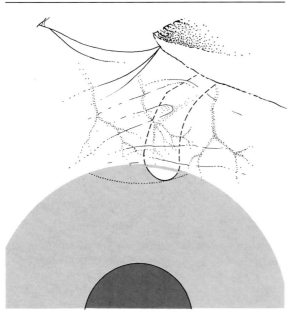

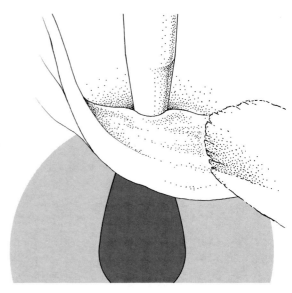

**c** Wird der Bindehautlappen zurückgeschlagen, so kann kontrolliert werden, ob genügend Raum für die korneosklerale Trepanation vorhanden und ob der Lappen intakt ist (wichtig bei senilatrophischer Bindehaut!).

**d** Trepanation (mit 1,5–1,8 mm Durchmesser) zur Hälfte im skleralen, zur Hälfte im kornealen Gewebe. Der Trepan wird etwas zur kornealen Seite geneigt, so daß er hier zunächst in die Vorderkammer eintritt. Nachlassen des Gewebewiderstands, Verziehung der Pupille sowie den Trepanbewegungen folgende Irisbewegungen zeigen an, daß sich Kammerwasser in den Trepan ergießt und Iris gegen die Trepanationsstelle prolabiert.

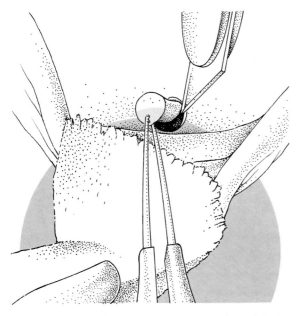

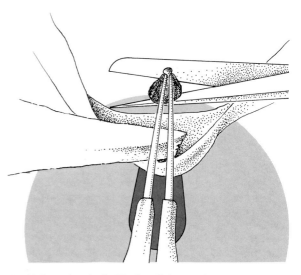

**e** Nachdem vordrängende Iris reponiert ist, wird das Deckelchen mit Rasierklingenmesser oder mit Vannas-Schere vollends exzidiert. Ein Assistent hält mit Zellstofftupfer die Bindehaut zurück.

**f** Iridektomie mit de Wecker-Schere.

XI. Chirurgie der Glaukome

### 3.1.2 Sklerektomie (Lagrange)

Die Originaltechnik Lagranges ist in **Abb. XI. 35a–d** dargestellt. Sie wurde bezüglich des Bindehautschnitts sowie der Exzision von Sklera in mannigfaltiger Weise modifiziert.

Die drucksenkende Wirkung entspricht nach der Literatur der einer Trepanation. Auch bezüglich der Komplikationen dürfte keine nennenswerte Differenz bestehen.

**Abb. XI. 35a–d.** Lagranges Sklerektomie

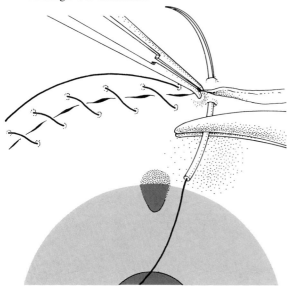

**g** Nach Behandlung des Bindehautlappens, den im Abschnitt XI. 3 erläuterten Grundsätzen entsprechend, fortlaufende Naht mit Seide.

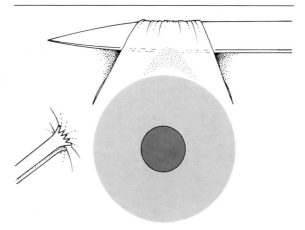

**a** Nachdem ein v. Graefe-Schmalmesser bei 2 und 10 Uhr am Limbus ein- und ausgestochen wurde, ist es zunächst – wie zum Starschnitt – einige Millimeter limbusparallel geführt worden, danach wurde die Schneide gegen den Aufapfel geneigt, so daß eine sklerale Zunge entstand. Unter Rückwendung der Schneide wurde nun der Bindehautlappen vollendet.

Eine *Linsenverletzung* wird zu vermeiden sein, wenn der Eingriff nicht bei flacher Vorderkammer, sondern nur bei offenem Kammerwinkel unter Beachtung der richtigen Lage der Trepanationsstelle und der in der Legende zu **Abb. XI. 34d** genannten Hinweiszeichen für den Eintritt des Trepans in die Vorderkammer ausgeführt wird.

*Postoperative und späte Komplikationen* sind nicht methodenspezifisch, sondern – wenn auch in unterschiedlicher Häufung – nach allen fistulierenden Eingriffen möglich. Ihre Behandlungsmaßnahmen werden deshalb gemeinsam im Abschnitt XI. 3.4 besprochen.

*Resultate der Elliot-Trepanation*

In der Tübinger Studie [8] zeigte sich eine Drucksenkung unter 21 mm Hg nach 1 Jahr bei 85% der operierten Augen; 22% lagen unterhalb des Normbereichs. Auch sonst wird in der Literatur eine Druckregulation in 60–90% der Fälle angegeben. Das definitive Ergebnis des Eingriffs kann erst nach 6 Monaten bewertet werden. Bei älteren Menschen (dünne Bindehaut) sollen die Resultate besser sein als bei jüngeren [21, 22, 35].

Die sklerokorneale Trepanation wird auch in Verbindung mit einer Linsenextraktion empfohlen [28].

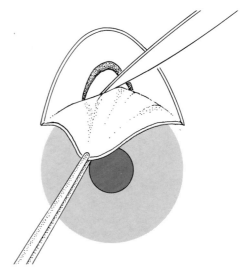

**b** Trennung der Bindehaut von der Sklerazunge bis zum Limbus.

**Abb. XI. 35. Forts.**

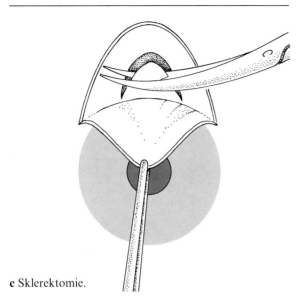

c Sklerektomie.

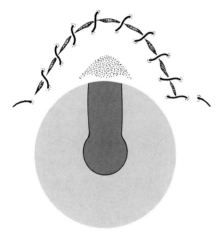

d Nach einer Sektoriridektomie wurde der Bindehautlappen mit fortlaufender Naht wieder in seine Position gebracht.

### 3.1.3 Iridenkleisis (HOLTH)

Die Entwicklung der Iridenkleisis ging von der Vorstellung aus, eine subkonjunktivale sklerokorneale Fistel müßte eher für den Kammerwasserabfluß offenbleiben, wenn *Irisgewebe als Docht* in sie eingeklemmt würde, und so erklärte man gewöhnlich die gute drucksenkende Wirkung des Eingriffs. Inzwischen muß jedoch auch daran gedacht werden, daß von der mit der Iriseinklemmung verbundenen Anspannung des Irisdiaphragmas eine Abflußerleichterung ausgehen könnte, indem sie zu einer Entfaltung des Trabekelfächers führt, also einer Kompression des Kanals entgegenwirkt (s. Abschn.

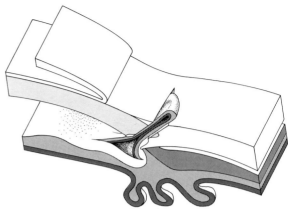

**Abb. XI. 36. Prinzip der Iridenkleisis**, erläutert am Beispiel der Einklemmung eines basalen Irislappens (s. Abschn. XI. 3.1.3.2). Die andere Hälfte des durchschnittenen Lappens ist in die Vorderkammer zurückgeglitten.

XI. 1.3). HOLTH hat zunächst (1906) empfohlen, die Vorderkammer nach Bildung eines Bindehautlappens mit einem Keratom auf 3–4 mm Länge zu eröffnen und hier einen mit der Pinzette hervorgezogenen Iriszipfel einzuklemmen. Da dieser jedoch nicht selten durch die Kraft des Sphinkters wieder befreit wurde, kam es zur Entwicklung anderer Verfahren, bei denen die Iris vorher durchtrennt oder eingeschnitten wurde.

Das *Funktionsprinzip* der Iridenkleisis ist in **Abb. XI. 36** dargestellt.

Als *Indikationen* wurden (werden) angesehen
– Glaucoma chronicum simplex
– Winkelblockglaukom
– Sekundärglaukom mit Winkelsynechien
– verschleppter oder wiederholter Glaukomanfall
Atrophische Iris gilt als Kontraindikation [17, 22].

#### 3.1.3.1 Zweizipflige Iriseinklemmung

Die Ausführung dieses Verfahrens in der Technik von HOLTH zeigt **Abb. XI. 37 a–c**.

Aus den vielen *Modifikationen*, die den Schnitt zur Eröffnung der Vorderkammer sowie die Technik der Irisdurchtrennung und Einklemmung betreffen, sei die von LEYDHECKER hervorgehoben. Er eröffnet die Vorderkammer mit einem 5–6 mm langen Schnitt, der mit der Rasierklinge 1 mm sklerawärts vom korneolimbalen Übergang ansetzend, zunächst etwa irisparallel bis zur Tiefe des Schlemm-Kanals geführt wird. Der 2. und perforierende Teil des Einschnitts zielt dann auf die Iriswurzel. So entsteht eine Schnittstufe. Die spontan vorfallende Iris wird mit 2 Pinzetten gefaßt, bis zum Sphinkter

**Abb. XI. 37 a–d. Zweischenklige Iridenkleisis.**
(Nach HOLTH)

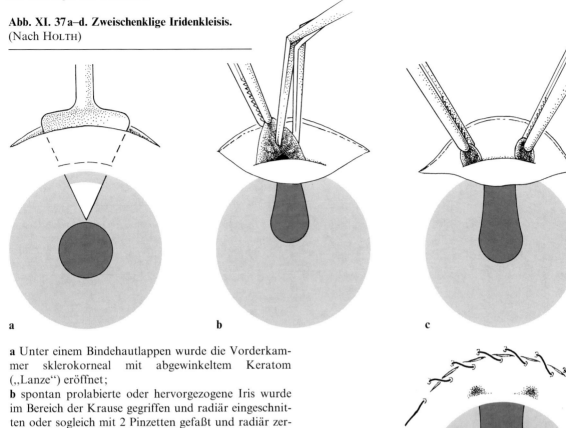

a Unter einem Bindehautlappen wurde die Vorderkammer sklerokorneal mit abgewinkeltem Keratom („Lanze") eröffnet;

b spontan prolabierte oder hervorgezogene Iris wurde im Bereich der Krause gegriffen und radiär eingeschnitten oder sogleich mit 2 Pinzetten gefaßt und radiär zerrissen;

c beide Schenkel der Iris wurden – nach Möglichkeit als Falten – in die Enden des sklerokornealen Schnitts eingeklemmt;

d Bindehautnaht.

durchrissen und so in die seitlichen Schnittenden eingeklemmt, daß sich je eine zur Schnittmitte offene U-förmige Falte bildet. Zur Förderung der Fistelwirkung wird die Schnittmitte zuvor mit dem Kauter erweitert [22].

Auch die Einklemmung nur eines der beiden Irisschenkel wurde empfohlen.

### 3.1.3.2 Einklemmung eines basalen Irislappens

LEYDHECKER bevorzugt ein Verfahren der basalen Iridenkleisis, zu dem er die Vorderkammer mit dem 2stufigen Schnitt eröffnet, der im Abschnitt 3.1.3.1 beschrieben wurde. Die dann gewöhnlich spontan in die Wunde vorfallende Irisbasis wird mit einer Pinzette erfaßt und mit einer Schere (nach de Wecker oder Vannas) unter einem Winkel von 45° eingeschnitten. Die Pinzette zieht sodann die gefaßte – möglichst dicke – Irisfalte gegen das entsprechende Schnittende, um es dort einzuklemmen. Als wichtig wird angesehen, daß die Iris nur einmal mit der Pinzette gegriffen und erst wieder von ihr freigegeben wird, wenn sie eingeklemmt ist. Der andere Teil des prolabierten Irisgewebes gleitet spontan in die Vorderkammer zurück oder kann mit einem feinen Spatel reponiert werden. Die Vorteile werden einmal darin gesehen, daß diese Manipulation möglich ist, ohne daß die Vorderkammer abfließt, zum anderen wird von einer eingeklemmten Irisfalte eine perfektere Dochtwirkung erwartet (s. **Abb. XI. 36**). Empfohlen wird auch, den Schnitt zur Eröffnung der Vorderkammer mit einer nach außen klaffenden keilförmigen Exzision zu verbinden [2].

*Komplikationen während des Eingriffs*

*Linsenverletzungen* sind bei Iridenkleisien selten, jedoch offensichtlich möglich [20]. *Vorderkammerblutungen* (10–20%) resorbieren sich gewöhnlich schnell [22].

Nachbehandlung

Parasympatholytische Mydriasis, Kortikosteroide.

*Postoperative- und Spätkomplikationen*

*Abflachung* oder *Aufhebung der Vorderkammer* und deren verzögerte Wiederherstellung (3–45%; [8, 19]) sowie *Aderhautabhebung* (7%; [8]) werden einschließlich der Behandlung in Abschnitt XI. 3.4 besprochen.

Iritische Reizzustände sind mit 22% relativ häufig. Die diesbezüglichen Literaturangaben sind schwer zu vergleichen, offensichtlich handelt es sich um eine „Ermessensdiagnose" [20].

Unerwünschte Folge einer zweischenkligen Iridenkleisis kann ein *Pupillenhochstand* sein, der sich zuweilen auch noch über Jahre verstärkt. Dann kann sogar eine operative Korrektur nach Art der Korepraxie Franceschettis (s. Abschn. IX. 1.1.2.1) oder mit einem Hochleistungs-Laser (s. Abschn. XII. 3) notwendig werden.

Ein Jahr nach dem Eingriff fanden sich *hintere Synechien* in 38% und eine *Zunahme von Linsentrübungen*, bzw. die Ausbildung neuer Trübungen in 28% und zwar bei zweischenkliger wie bei einschenkliger Iridenkleisis in gleicher Häufigkeit. Dementsprechend sank die Sehschärfe eines Drittels der Augen (oft beträchtlich!) ab. In etwa 7–8% der Fälle kommt es zu einer *narbigen Verödung* der Kissen [8, 19].

Bei den späteren Verfeinerungen der Technik, insbesondere auch bei den Einklemmungen basaler Lappen ist die Komplikationshäufigkeit offenbar geringer [2].

*Spätinfektionen* treten nach der Literatur mit einer mittleren Häufigkeit von 0,5% auf und über sympathische Ophthalmie wurde in 0,3% berichtet [22].

*Resultate der Iridenkleisis*

Das Operationsergebnis kann bezüglich der Drucksenkung frühestens nach 3 Wochen, zuverlässiger jedoch erst nach einigen Monaten, beurteilt werden.

Faßt man die Literaturmitteilungen zusammen, so ergibt sich eine Drucknormalisierung in 80–90% der Fälle. In der „Tübinger Studie" ergab sich eine Drucksenkung (ohne und mit Medikamentengabe) unter 21 mm Hg bei 87% der operierten Augen, davon bei 18% Senkungen unter 10 mm Hg [8, 22].

### 3.1.4 Externalisation des Schlemm-Kanals, Sinusotomie (KRASNOV, WALKER und KANAGASUNDARAM)

In der Begründung dieses Eingriffs ging KRASNOV zunächst von der Vorstellung aus, daß etwa 50% der Glaukome entweder ausschließlich – oder teilweise – ihre Ursache in Abflußstörungen haben, die in den, dem Schlemm-Kanal nachgeschalteten intraskleralen Kollektorwegen liegen [6, 15]. Eine Anhäufung von Pigment im Schlemm-Kanal sieht KRASNOV als Hinweis darauf an, daß dieses zwar das Trabekelwerk passieren, nicht aber von dort über die intraskleralen Kanäle weitertransportiert werden konnte, also als Zeichen für eine in der Sklera liegende Ursache der Abflußbehinderung. Da es mit mikrochirurgischen Methoden ohne weiteres möglich ist, den Schlemm-Kanal freizulegen, macht er seine Entscheidung bezüglich des einzuschlagenden Operationsverfahrens davon abhängig, ob er einen Abstrom von Kammerwasser aus dem eröffneten Kanal erkennen kann – was als Hinweis auf eine intrasklerale Behinderung zu deuten wäre –, oder ob der Kanal „trocken" erscheint – was für eine trabekuläre Ursache des Glaukoms spräche. Er präsentiert also eine *explorative Strategie* mikrochirurgischer Technik, nach der er sich während des Eingriffs entweder für eine Trabekulotomie (oder Trabekulektomie) entscheiden kann, für eine Externalisation des Schlemm-Kanals (Sinusotomie) oder für eine Kombination beider Eingriffe (Sinusotrabekulotomie). Die kombinierte Operation wird von ihm offensichtlich zunehmend häufiger angewandt [16]. Hat der gonioskopische Befund auch noch Hinweise auf eine anguläre Abflußbehinderung ergeben, so kann auch eine basale Iridektomie oder eine „Iridozykloretraktion" (s. Abschn. XI. 4.3.2) mit dem Eingriff verbunden werden.

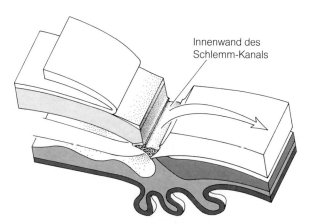

**Abb. XI. 38. Sinusotomie** nach KRASNOV. Schematische Darstellung des Operationsprinzips.

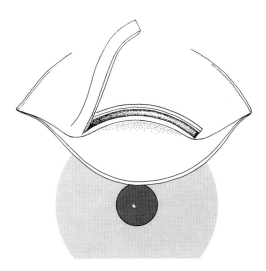

Abb. XI. 39. **Sinusotomie** nach KRASNOV. Nach großzügiger Freilegung der oberen Sklera (Bindehautschnitt mindestens 8 mm vom Limbus entfernt) soll der Kanal zwischen der $10^1/_2$- und der $1^1/_2$-Uhr Position externalisiert werden. Das kann nach Meßwerten mit je einem vor und hinter dem Kanal, zu diesem parallel verlaufenden Einschnitt (etwa $^2/_3$ der Skleradicke tief) beginnen. Danach wird der Kanal an einem Ende des umschnittenen, etwa 1 mm breiten Sklerastreifens eröffnet und von hier aus schrittweise auf der gesamten Länge des Streifens externalisiert (Identifikation des Kanals nach den bei **Abb. XI. 16** erläuterten Kriterien).

### 3.1.4.1 Operationstechnik nach KRASNOV

Das *Operationsprinzip der Sinusotomie* demonstriert **Abb. XI. 38** und die Technik **Abb. XI. 39**.

Als eine andere Technik wird empfohlen, den Kanal wie zur Trabekulotomie aufzusuchen (**Abb. XI. 16**), dann die Trabekulotomiesonde einzuführen und den Skleralstreifen mitsamt der Kanalaußenwand mit einem Rasierklingenmesser auf der Sonde zu exzidieren.

Bei einer Kombination der Sinusotomie mit einer Trabekulotomie („*Sinusotrabekulotomie*") sollten die Bereiche der inneren und der äußeren Kanaleröffnung nicht übereinander liegen, sondern etwa so angeordnet sein, wie die Skizze der **Abb. XI. 40** zeigt [7, 32].

*Komplikationen*

Als seltene spezifische Komplikationen werden *subkonjunktivale Irisprolapse* erwähnt [16].

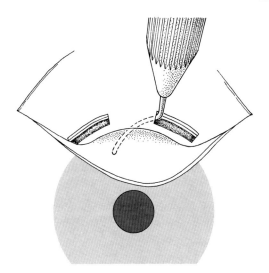

Abb. XI. 40. **Sinuso-Trabekulotomie** nach KRASNOV.

*Nachbehandlung*

Kortikosteroide für die ersten postoperativen Tage; bei Kombination mit Trabekulotomie Parasympathomimetika.

### 3.1.4.2 Operationstechnik nach WALKER und KANAGASUNDARAM

Nach Bindehauteröffnung wird der Schlemm-Kanal von einem radiären Einschnitt aufgesucht. Dann wird eine Pinzette mit ungleich langen Schenkeln – mit dem längeren in den Kanal – eingeführt, während der kürzere nur den Wundrand hält. Danach wird mit einem 1 mm Trepan neben dem Einschnitt auf den langen Pinzettenschenkel trepaniert. Diese kreisrunde, vom Kanal in den subkonjunktivalen Raum führende Öffnung kann präzise präpariert und mit einer Naht, die den radiären Einschnitt schließt, durch Spannung offengehalten werden [40]. Später wurde statt der Trepanation eine 4 mm lange Externalisation des Kanals mit entsprechenden Schnitten empfohlen [39].

Ob die Externalisation des Schlemm-Kanals als eine Bereicherung der Glaukomchirurgie gewertet werden kann, hängt einmal davon ab, wie häufig die entscheidende Abflußbehinderung peripher vom Kanal liegt und wie zuverlässig die Bedingung prä- oder intraoperativ zu erkennen ist. Darüber hinaus drängt sich die Frage auf, ob das Trabekelwerk in dem Bereich, in dem die Kanalaußenwand entfernt wurde, in dem es also nicht mehr vom Kanal begrenzt wird, seine Funktion behält. Nach dem bisherigen Stand der Literatur sind diese Fragen noch nicht zu beantworten [3, 15, 39, 40].

### 3.1.5 Fisteloperationen mit Kauterisation
(PREZIOSI, SCHEIE, MALBRAN)

PREZIOSI, der sein Verfahren 1924 vorstellte, eröffnete die Vorderkammer, indem er – nach Bildung eines Bindehautlappens – mit dem Kauter am Limbus bis in den Kammerwinkel vordrang. SCHEIE (1957) verwendete den Galvanokauter, um die Ränder eines Einschnitts am Limbus zum Schrumpfen zu bringen und danach mit einem Schnitt in die Vorderkammer einzutreten. Unabhängig und praktisch gleichzeitig veröffentlichte MALBRAN (1958) ein ganz ähnliches Verfahren.

Das *Prinzip des Eingriffs* nach SCHEIE oder MALBRAN ist in **Abb. XI. 41** dargestellt.

Indikation

– Primär chronisches Glaukom mit offenem Kammerwinkel (der Indikationsbereich unterscheidet sich nicht von anderen fistulierenden Eingriffen).

Daß Fisteloperationen mit Kauterisation beim *Neovaskularisationsglaukom* dauerhafte Erfolge haben könnten, wie verschiedentlich angegeben wurde [25, 27, 41], muß bezweifelt werden, nachdem wir die Hypoxie der Augengewebe als die Ursache einer fortschreitenden Gefäß- und Bindegewebeproliferation erkannt haben. Welche Möglichkeiten wir haben, die Neovaskularisation zu reduzieren, wird im Abschnitt XI. 6 dargestellt.

Auch bei Hydrophthalmie können solche Operationen in der Regel nicht empfohlen werden [37].

Die *Technik der SCHEIE-Operation* ist in **Abb. XI. 42 a–f** dargestellt.

**Abb. XI. 42 a–f. Technik der SCHEIE-Fisteloperation mit Kauterisation**

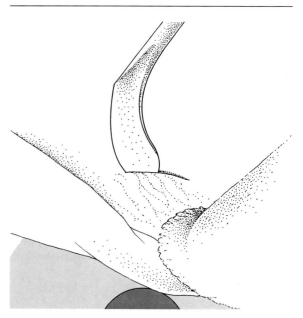

**a** Nach Eröffnung der Bindehaut und Exposition des Limbus wird dicht hinter dem korneolimbalen Übergang senkrecht zur Oberfläche (hier mit einem Hockeymesser) bis ins tiefe Drittel der Augapfelwand eingeschnitten.

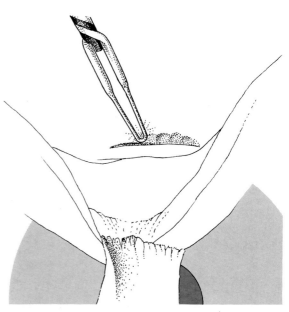

**b** Erweiterung des Einschnitts mit einem Thermokauter zu einem Graben (vorzugsweise zur Sklera hin). Einschnitt und Kauterisation können auch in mehreren Etappen schrittweise erfolgen. Die Bindehaut wird dabei mit einem Zellstofftupfer straff auf die Hornhaut gezogen.

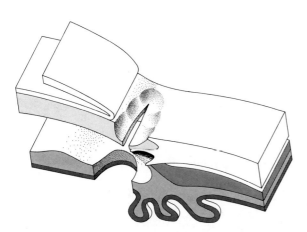

**Abb. XI. 41. Prinzip einer Fisteloperation mit Kauterisation** nach SCHEIE, MALBRAN.

XI. Chirurgie der Glaukome

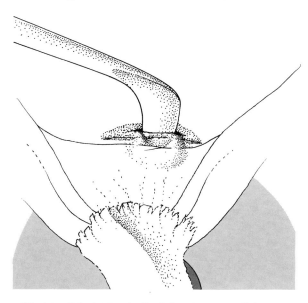

c Direkter Schnitt durch die tiefste, im wesentlichen von der Descemetmembran gebildeten Schicht, Kammerwasser fließt ab.

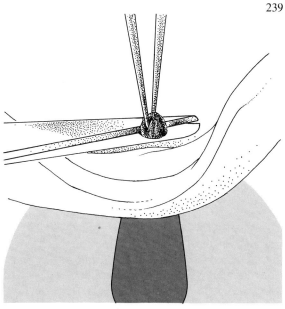

d Iridektomie mit de Wecker-Schere und Irispinzette.

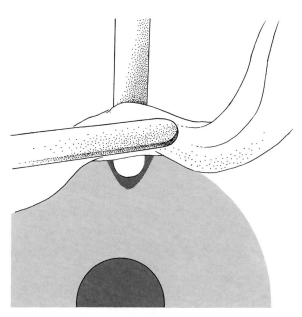

e Reposition der Iris, die sich gewöhnlich in die Schnittenden einklemmt und Entfaltung des Koloboms mit einem Spatel. Ein weiterer Spatel drückt dabei die Bindehaut auf die Fistel.

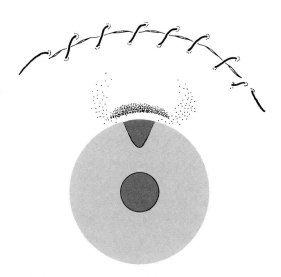

f Nach der Bindehautnaht beginnt sich das Filterkissen zu formieren.

Das SCHEIE-Verfahren wurde mehrfach modifiziert. So wurde zur Verschorfung des Wundrands Diathermie empfohlen oder der Eintritt in die Vorderkammer in korneales Gewebe verlegt. Auch die Verbindung mit einer flächenhaften lamellären Sklerektomie in einem Bereich, in dem später das Sickerkissen entstehen sollte, wurde vorgeschlagen [1, 4, 23].

*Komplikationen*

Unter den *intra- und unmittelbar postoperativen Komplikationen* werden *Hyphäma* in 25% und *verzögerte Herstellung der Vorderkammer* in 10–83%, *Hypotonie bzw. Aderhautabhebung* in 12–30% genannt. *Irisirritationen und Iritis* sind mit 58% besonders häufig und werden vor allem nach langer Miotikumgabe und nach verzögerter Herstellung der Vorderkammer beobachtet [8, 29, 30, 37, 38].

*Nachbehandlung*

Mydriasis und Kortikosteroide für 8–10 Tage.

Nach unmittelbar postoperativ gesetztem subkonjunktivalen Steroiddepot treten weniger iritische Reizzustände auf.

*Spätkomplikationen*

Besonders die *Zunahme von Linsentrübungen* wird häufig erwähnt: 21 bis fast 50% in 1–1$^1$/$_2$ Jahren. Dementsprechend sinkt die Sehschärfe innerhalb eines Jahres bei mindestens $^1$/$_3$ der Augen [8, 10, 12, 26, 33].

*Hintere Synechien* werden in 43% und *Hypotonie* (<10 mm Hg) in 19% beschrieben [8].

Über *Spätinfektionen* wird in 2% berichtet [30].

*Resultate der Fisteloperationen mit Kauterisation*

Nach der Zusammenstellung LEYDHECKERS liegen die Literaturmitteilungen über Druckregulation zwischen 80 und 90% [22], nach der „Tübinger Studie" war nach 1 Jahr bei 75% der Augen Drucksenkung in den Normbereich und bei weiteren 19% unter den Normbereich festzustellen [8].

LITERATUR

1. Anwar M (1970) Modification of Scheies operation. Br J Ophthalmol 54:269–272
2. Benedikt O (1973) Ergebnisse einer peripheren Iridenkleisis beim Glaucoma simplex. Klin Monatsbl Augenheilkd 162:590–595
3. Chernyavsky GY, Mogilevskaya FY, Suprun AU, Fedorova SM, Gurtovaya EE (1971) Efficacy of sinusotomy in open-angle glaucoma. Vestn Oftalmol 84:20–23 (ref Zentralbl ges Augenheilkd 107:236)
4. Dake CL (1969) Eine modifizierte Scheie-Operation mit lamellärer Sklerektomie. Klin Monatsbl Augenheilkd 155:638–645
5. Draeger J (1973) Technische Fortschritte der operativen Glaukombehandlung. Klin Monatsbl Augenheilkd 163:298–302
6. Ellingsen BA, Grant WM (1972) Trabeculotomy and sinusotomy in enucleated human eyes. Invest Ophthalmol Vis Sci 11:21–28
7. Gillies WE (1976) Trabeculotomy with fistulization. Aust J Ophthalmol 4:152–154
8. Harms H, Dannheim R (Ed) (1987) Glaukomoperationen bei offenem Kammerwinkel. Vergleichende Studie einer Forschungsgruppe der Deutschen Ophthalmologischen Gesellschaft. Teil I Fortschr Ophthalmol 84, Supplementheft
9. Harms H, Mackensen G (1966) Augenoperationen unter dem Mikroskop. Thieme, Stuttgart
10. Hilsdorf C (1966) Die Ergebnisse einer einfachen filtrierenden Glaukomoperation: Basisexzision mit Kauterisation. Klin Monatsbl Augenheilkd 148:375–381
11. Holth S (1906) Ein neues Prinzip der operativen Behandlung des Glaukoms. Ber Dtsch Ophthalmol Ges 33:123–128
12. Katsnelson LA, Mogilevskaya EY, Tsaritsina RI, Chernyavsky GY (1961) Zitat nach Krasnov. Scienfic Notes Helmholtz Ophthalmol Inst 6:311–315 (ref Ophthal Lit 15:523)
13. Krasnov MM (1968) Externalization of Schlemms canal (sinusotomy) in glaucoma. Br J Ophthalmol 52:157–161
14. Krasnov MM (1969) Microsurgery of glaucoma. Am J Ophthalmol 67:857–864
15. Krasnov MM (1970) New ways in glaucoma microsurgery. Adv Ophthalmol 22:108–120
16. Krasnov MM (1979) Microsurgery of the glaucomas. Mosby, St Louis Toronto London
17. Küchle HJ, Neuhaus K, Plagwitz I (1983) Hat die Iridenkleisis noch ihre Berechtigung? Vers Rhein-Westf Augenärzte 144:49–50
18. Lagrange F (1906) Iridectomie et sclérotomie combinées dans le traitment du glaucome chronique. Arch Ophtalmol 24:481
19. Leydhecker W (1964) Spätergebnisse nach Zyklodialyse. Klin Monatsbl Augenheilkd 144:28–46
20. Leydhecker W (1966) Spätergebnisse nach Iridenkleisis. Klin Monatsbl Augenheilkd 148:818–833
21. Leydhecker W (1967) Spätergebnisse der Trepanation nach Elliot. Klin Monatsbl Augenheilkd 150:376–388
22. Leydhecker W (1973) Glaukom, 2. Aufl. Springer, Berlin Heidelberg New York
23. Malbrán J, Malbrán ES (1959) Surgical management of primary glaucoma. Am J Ophthalmol 47:34–41
24. Malbrán J, Malbrán ES (1958) Consideraciones sobre la orientación quirúrgica del glaucoma primario. Arch Soc Oftal Hisp-Am 18:427–450 (ref Zentralbl ges Ophthalmol 75:237)

25. Merté H-J (1963) Operation nach Preziosi bei hämorrhagischen Glaukomen. Klin Monatsbl Augenheilkd 142:548–554
26. Møller PM (1963) Sclerotomy with cautery and iridectomy for glaucoma. Acta Ophthalmol 41:151–156
27. Müller-Jensen K (1965) Zur operativen Behandlung des „hämorrhagischen" Glaukoms. Klin Monatsbl Augenheilkd 146:718–722
28. Neetens A (1976) Combined glaucoma-cataract surgery. Trans Ophthalmol Soc UK 96:13–17
29. Polychronakos DJ (1970) Die periphere Iridektomie mit skleraler Kauterisation (Scheiesche Operation). II. Postoperative Infektionen. Klin Monatsbl Augenheilkd 156:17–29
30. Polychronakos DJ, Chryssafis B (1970) Die periphere Iridektomie mit skleraler Kauterisation (Scheiesche Operation). Klin Monatsbl Augenheilkd 157:463–475
31. Preziosi CL (1924) The electro-cautery in the treatment of glaucoma. Br J Ophthalmol 8:414–417
32. Řehák S, Hrochová J, Fajstaverova V (1974) Unsere Erfahrungen mit der Trabeculotomie ab externo. Csl Oftal 30:37–41 (ref Zentralbl ges Ophthalmol 109:331)
33. Řehák S, Hrochová J, Rozsival P (1982) Langfristige Erfahrungen mit der Sklerakauterisation bei antiglaukomatösen Operationen. Klin Monatsbl Augenheilkd 181:283–285
34. Sugar HS (1971) Limboscleral trepanation; eleven years experience. Arch Ophthalmol 85:703–708
35. Sugar HS, Zekman T (1958) Late infection of filtering conjunctival scars. Am J Ophthalmol 46:155–170
36. Scheie HG (1957) Retraction of scleral wound edges as a fistulizing procedure for glaucoma. Am J Ophthalmol 44:837
37. Scheie HG (1967) An evaluation of iridectomy with scleral cautery. Trans Ophthalmol Soc Aust 26:44–48
38. Tokuda H, Otsubo S (1967) Folia Ophthalmol Jap 18:896, Ophthal Lit 21:4402 (zit nach Krasnov)
39. Walker WM (1970) External fistulazion of the canal of Schlemm. Trans Ophthalmol Soc UK 89:501–506
40. Walker WM, Kanagasundaram CR (1964) Surgery of the canal of Schlemm. Trans Ophthalmol Soc UK 84:427–442
41. Wille-Jörgensen A (1966) Surgical treatment of haemorrhagic glaucoma. Acta Ophthalmol 44:261–263

## 3.2 Skleragedeckte Fisteloperationen

Indikationen

– Glaucoma simplex

Gegenwärtig bevorzugte Eingriffe bei medikamentös nicht ausreichend regulierbaren Fällen, insbesondere bei bereits nachweisbarem Glaukomschaden (Papille, Gesichtsfeld); einige Autoren sehen die Trabekulektomie oder die Goniotrepanation als eine bei vielen Glaukomformen – fast universell – verwendbare Methode an, also auch bei Aphakieglaukom, akutem und chronischem Winkelblockglaukom, Sekundärglaukom (mit Ausnahme des Neovaskularisationsglaukoms) und sogar beim kongenitalen Glaukom [48].

### 3.2.1 Trabekulektomie (CAIRNS, LINNÉR)

CAIRNS und LINNÉR stellten 1968 gleichzeitig und unabhängig voneinander eine antiglaukomatöse Operation vor, die sie Trabekulektomie nannten. Dabei hatten sie einige Vorgänger [14, 59, 101, 102]. Beide Autoren gingen von der weitgehend akzeptierten Erkenntnis aus, daß eine Erhöhung des Abflußwiderstands im Trabekelwerk die Hauptursache des Glaukoms bei offenem Kammerwinkel sei. Sie wollten ferner die Komplikationen vermeiden, die mit den „traditionellen" Fisteloperationen (direkte Fistulierung unter die Bindehaut) verbunden sind.

CAIRNS' initiale Leitidee war, einen Teil des schwer durchgängigen Trabekelwerks zu entfernen und damit gleichzeitig nach 2 Seiten hin den Einfluß in den Schlemm-Kanal zu ermöglichen [12]. Dabei sah er in seinen Bemühungen die Fortsetzung der Arbeit jener Autoren, die Pionierwerk für die Entwicklung der Trabekulotomie geleistet haben [2, 97, 98, 100, 105]. So präparierte er nach peripherer Eröffnung der Bindehaut einen lamellären korneoskleralen Lappen mit *skleraler* Basis über dem Limbus und exzidierte das darunter liegende Gewebe unter Einschluß des Trabekelwerks und des Schlemm-Kanals. Korneoskleraler Lappen und Bindehaut wurden wieder fest verschlossen, denn eine subkonjunktivale Fistulation war nicht erstrebt [12, 13]. Unter den erfolgreich operierten Patienten beobachtete er jedoch in $^1/_3$ der Fälle die Ausbildung eines konjunktivalen Sickerkissens. Die weiteren Erfahrungen zeigten dann, daß er auf dem Wege war, eine fistulierende Operation zu entwickeln. Dementsprechend wurde auch der türflügelähnliche korneosklerale Lappen später mit kornealer Basis angelegt [11, 12, 13, 14]. Durch Untersuchungen an Primaten und einer Beobachtung am menschlichen Auge konnte außerdem nachgewiesen werden, daß sich die Enden des Schlemm-Kanals sehr schnell verschließen [3, Diskussion zu 23, 67, 85]. Kauterisation der freigelegten Enden des Kanals verschlechtert die Drucksenkung nicht [6].

LINNÉR hingegen hatte von vornherein eine fistulierende Operation beabsichtigt, wobei er auch mit der Penetration von Kammerwasser durch das sklerale Gewebe des Deckels rechnete [65].

Das Verfahren, das jetzt als *„Trabekulektomie"* bezeichnet wird, ist eine fistulierende Operation mit einem zwischen der Öffnung in der Bulbuswand und der Bindehaut eingefügten lamellären Skleralappen. Es unterscheidet sich von der im Abschnitt XI. 3.2.2 beschriebenen *„Goniotrepanation"* lediglich durch die Form der Fistelöffnung und durch die Instrumente, mit denen diese hergestellt wird. Auch die Operationsergebnisse stimmen überein. Wahrscheinlich wäre es berechtigt, beide Eingriffe gemeinsam zu besprechen. In den Veröffentlichungen wird jedoch noch Wert auf Eigenständigkeit gelegt [37, 51, 58, 62].

*Watsons Modifikation der Trabekulektomie* ist nicht nur eine vom Skleralappen gedeckte Trabekelausschneidung, denn er dehnt den Ausschnitt über den Skleralsporn bis auf die Ziliarkörperoberfläche aus. Das schließt eine umschriebene „Zyklodialyse" ein. Der gleiche Eingriff wurde später unter der Bezeichnung „Ziliarkörperfreilegung" noch einmal beschrieben [4, 107, 108].

Diese Operation wird im Abschnitt XI. 4.3.1 besprochen.

Das operationstechnische *Konzept der Trabekulektomie* ist in **Abb. XI. 43** dargestellt.

Als *Modifikation* wird empfohlen, den Skleralappen trapezförmig mit Basis zur Peripherie zu gestalten und ihn dann nicht gestreckt, sondern aufgefaltet zu vernähen. Das soll die Bildung eines Sickerkissens sichern. Der tiefe Skleratrabekelwerkstreifen wurde auch an einer Seite mit dem Augapfel in Verbindung belassen und als „Docht" benutzt, indem er unter dem Skleradeckel hervorgeführt wurde. Durch unterschiedliche Lappendicke soll der Eingriff dosierbar gemacht werden [22, 46, 50, 60].

### 3.2.2 Goniotrepanation (Fronimopoulos)

**Operationstechnik**

Das *Prinzip des Eingriffs* ist in **Abb. XI. 44** und die *Technik* in **Abb. XI. 45 a–i** dargestellt.

In *Modifikationen* wurde das Skleraläppchen kreisbogenförmig, dreieckig oder spitzbogenförmig umschnitten. Auch zwei übereinanderliegende sklerale Lappen (ein großer und ein kleinerer) wurden beschrieben. Kauterisation wurde ebenfalls angewandt [17, 19, 23, 25, 37, 47, 88].

Um die Abflußwege zuverlässiger offen zu halten, wurde empfohlen, Nylonfäden über den Bereich der sklerokornealen Exzision zu spannen oder einen Teflonstreifen einzulegen, bevor der Skleralappen wieder fixiert wird [39].

Trabekulektomie und Goniotrepanation (auch „Trepanotrabekulektomie" genannt) können gemeinsam diskutiert und bezüglich der Nachbehandlung, der Komplikationen und der Resultate gemeinsam besprochen werden.

Nach dem, was einleitend über unsere bisherigen Kenntnisse und Vorstellungen von direkter und durch Skleralappen gedrosselter Kammerwasserdrainage unter die Bindehaut gesagt wurde, müssen die Präparation des Skleralappens, also

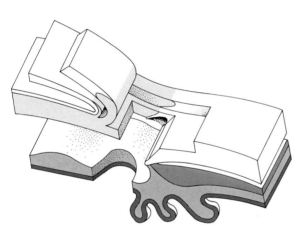

**Abb. XI. 43. Operationsprinzip der Trabekulektomie** nach Cairns, Linnér. Nach entsprechender Exposition des Operationsgebiets durch Präparation eines Bindehautlappens bis in die Kornea hinein und Umschneidung eines 3–4 mm großen sklerokornealen Lappens in etwa halber Stärke der Augapfelwand (Technik s. **Abb. XI. 45a** und **b**) werden die Kammerwinkelstrukturen in diesem Bereich so exzidiert, daß seitlich ein Auflagefalz für den sklerokornealen Deckel erhalten bleibt.

Wichtig ist, daß der periphere limbusparallele Schnitt vor dem Skleralsporn in die Vorderkammer eintritt, denn eine Verbindung zum perichorioidalen Raum wird nicht erstrebt. Das wird mit einem limbusparallelen Einschnitt (Rasierklingenmesser) erreicht, der dicht hinter dem tiefen sklerokornealen Übergang etwa auf die Augapfelmitte zielt und so die Vorderkammer eröffnet [61]. Danach werden korneal gerichtete seitliche Einschnitte mit der Vannas-Schere ausgeführt und die Trabekelausschneidung korneal limbusparallel vollendet. Nach einer peripheren Iridektomie wird der sklerokorneale Lappen den in Abbildung **XI. 45g–i** dargestellten Techniken entsprechend fixiert und mit Bindehaut gedeckt.

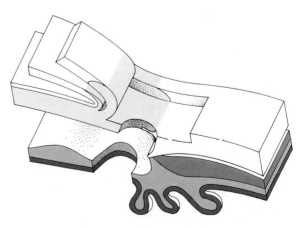

**Abb. XI. 44. Operationsprinzip der Goniotrepanation** (Fronimopoulos).

seine Lage, Größe und Dicke, seine topographischen Beziehungen zur inneren Fistel sowie seine Nahtbefestigung die entscheidenden Schritte des Eingriffs sein. Dazu gehen die Empfehlungen auch am weitesten auseinander. Wir haben unsere persönlichen Erfahrungen mit den häufigsten Ratschlägen der Literatur abgeglichen und den **Abb. XI. 43–45** zugrunde gelegt.

Problematisch ist vor allem die *Naht*, mit der das sklerokorneale Läppchen befestigt wird. Sie hat die Aufgabe, die rechte Mitte zwischen zu fester und zu lockerer Lappenspannung zu finden. Nach unserer Auffassung sollten zwei, die freien Wundecken zusammenfügende und nur bis zur Gewebsadaption angezogene, monofile Kunststoffnähte (Nylon oder Prolene) genügen. Zuviele Durchstiche zerfetzen das Gewebe. Seide erscheint uns wegen mangelnder Elastizität und wegen ihrer Dochtwirkung ungeeignet.

Nachbehandlung

Parasympatholytische Mydriasis und Kortikosteroide für 8–14 Tage.

*Intraoperative und Frühkomplikationen*

Diese werden – offenbar in Abhängigkeit von der Operationstechnik (Dicke und Nahtfixation des Skleradeckels) – unterschiedlich häufig beschrieben, müssen aber auch weitgehend davon abhängen, welche Glaukomform behandelt wird [16].

*Blutungen* bei der Präparation des Skleralappens sollten, um die Irritation so gering wie möglich zu halten, wie bei der Ablösung von Bindehaut und subkonjunktivalem Gewebe, mit der Diathermienadel „unter Wasser" gestillt werden (s. **Abb. XI. 29**).

*Drucksteigerungen* in den ersten postoperativen Tagen sind nicht selten, bei offenem Winkel bis zu 15%, bei Engwinkelglaukom bis zu 50%. Da sich der Druck oft spontan normalisiert, ist von voreiligen Korrekturoperationen abzuraten [18, 48, 79, 80, 111].

Moderate Kompression des Augapfels durch Fingerdruck auf das Unterlid (keine Massage!) kann den Kammerwasserausfluß fördern und so für die Entwicklung der erstrebten Fistel nützlich sein (s. Abschn. XI. 3.4.3).

In der Anwendung von Medikamenten zur Drosselung der Kammerwasserproduktion emp-

**Abb. XI. 45 a–i. Technik der Goniotrepanation** nach FRONIMOPOULOS

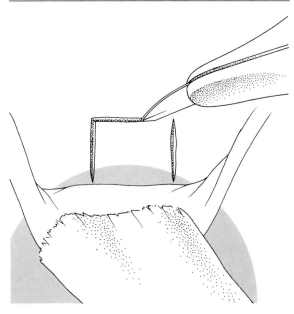

**a** Nach Exposition des Operationsgebiets Umschneidung eines etwa $3 \times 4$ mm großen und etwa $1/2$ Sklerastärke dicken sklerokornealen Lappens mit Rasierklingenmesser. Bindehautlappen mit Zellstofftupfer auf die Hornhaut gezogen.

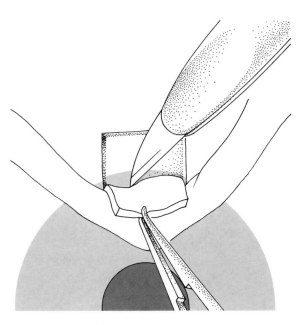

**b** Lamelläre Präparation des Skleralappens bis in korneales Gewebe hinein.

**Abb. XI. 45. Forts.**

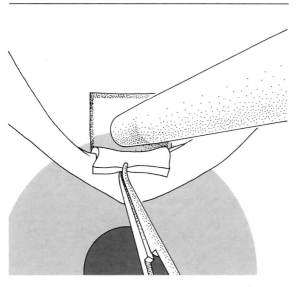

c Trepanation mit 1,5 mm Trepan so, daß die Öffnung vor dem Skleralsporn in die Kammer eintritt, Schlemm-Kanal und das Trabekelwerk einschließt.

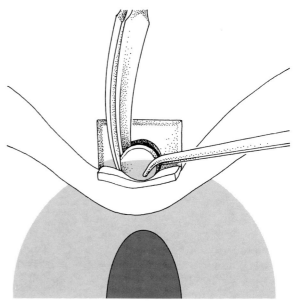

d Vollendung der Ausschneidung mit der Vannas-Schere.

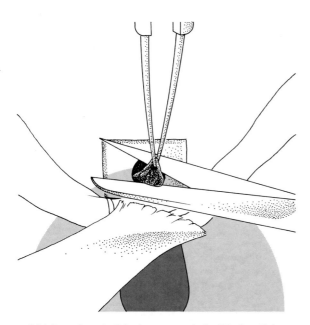

e Iridektomie mit Irispinzette und de Wecker-Schere. Mit Zellstofftupfer wird der Bindehautlappen auf die Hornhaut gezogen und gleichzeitig leichter Druck auf den Augapfel ausgeübt.

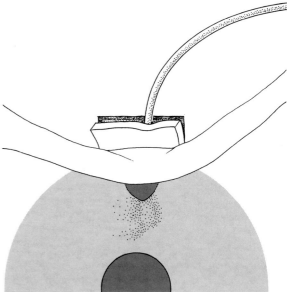

f Reposition der Iris durch Spülstrom (falls die Pupille weit ist, mit Acetylcholin).

XI. Chirurgie der Glaukome 245

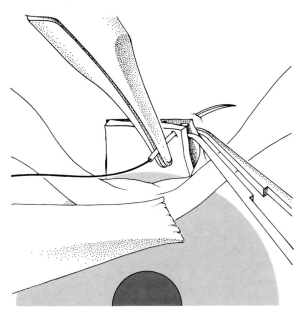

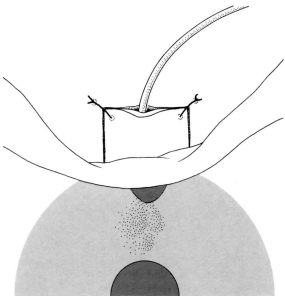

**g** Fixation des Skleraläppchens mit 2 lose geknüpften Nylonnähten.

**h** Auffüllen der Vorderkammer mit Ringer-Lösung.

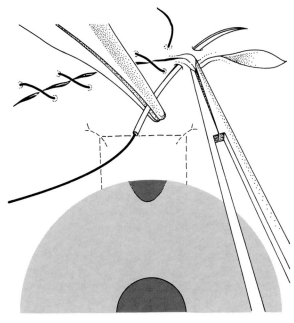

**i** Fortlaufende gemeinsame Naht der Bindehaut und des subkonjunktivalen Gewebes mit Seide. Danach erneute Auffüllung der Vorderkammer von einer mit Beginn der Operation geschaffenen Parazenteseöffnung.

fehlen wir, zurückhaltend zu sein, da Kammerwasserfluß für den definitiven Operationseffekt notwendig ist.

*Flache Vorderkammer ohne Drucksteigerung* wird in 11 bis 35% beobachtet, in einer vergleichenden prospektiven Studie jedoch signifikant seltener als nach nur mit Bindehaut gedeckter korneoskleraler Trepanation [18, 29, 48, 49, 106, 112]. Zur Behandlung s. Abschnitt XI. 3.4.1.

*Flache Vorderkammer mit Drucksteigerung* ist in 3% beschrieben worden [12].

Wird eine *Trabekulektomie* auch *bei chronischem Winkelblockglaukom* ausgeführt, so ist der Übergang in ein „malignes Glaukom" mit 13%, also relativ häufig, zu erwarten [21, 32]. Dessen Behandlung wird im Abschnitt XI. 3.4.2 besprochen.

Als *weitere Komplikationen* werden Vorderkammerblutungen in 17%, Nachblutungen in 6%, Abhebung von Ziliarkörper und Aderhaut in 8–11% und Prolaps von Ziliarfortsätzen ins Iriskolobom in 1% erwähnt [16, 29, 49].

*Spätkomplikationen*

Wie nach allen fistulierenden Eingriffen schreiten bereits präoperativ vorhandene *Katarakte* fort. Vorwiegend deshalb ist bei 21–35% der Patienten

– vor allem bei älteren – 12 Monate später das Sehvermögen deutlich schlechter. *Iris-Linsen-Synechien* können sich bis zu 41% ausbilden. Deshalb ist die Anwendung von Parasympatholytika und Steroiden notwendig. Auch über *Spätinfektionen* wird in einzelnen Fällen berichtet [10, 36, 48, 49, 112].

Untersuchungen, in denen die Trabekulektomie mit Scheie-Thermosklerotomie verglichen wird, zeigen, daß die Trabekelausschneidung mit weniger gewichtigen Komplikationen belastet ist [7].

*Resultate*

Die insgesamt gute *drucksenkende Wirkung der Trabekulektomie* wird von vielen Autoren bestätigt. Auch bei *Langzeitbeobachtungen* (1 bis zu 7 Jahren) wird von Drucknormalisierungen (ohne und mit Medikamenteneinsatz) in 57–92% berichtet [1, 8, 16, 18, 26, 27, 28, 34, 42, 48, 54, 55, 66, 69, 73, 74, 79, 83, 90, 91, 92, 99, 109, 111, 112].

Das Ausmaß der Drucksenkung ist insgesamt etwas schwächer als bei den direkt unter die Bindehaut fistulierenden Operationen. Jedoch kommen auch *Hypotonien* (unter 10 mm Hg) vor [48, 90].

Die postoperative *Druckregulation durch Goniotrepanation* wird um 90% angegeben. Dabei sind gewöhnlich die mit zusätzlicher Medikamentengabe regulierten Augen mitgerechnet. Nach einer Beobachtungszeit von 1 Jahr sind noch 92% der Augen – mit und ohne Medikation – im Normbereich, nach etwa 2 Jahren 89% und nach 7 Jahren 72% [5, 10, 20, 24, 29, 37, 38, 40, 41, 47, 49, 52, 53, 77, 84].

Das erstrebte diffuse, dickere und vaskularisierte *Sickerkissen* bildet sich in $^2/_3$ der Fälle nach Trabekulektomie und Goniotrepanation, in $^1/_3$ formieren sich jedoch zystische Kissen [48]. Aber auch ringsherum narbig begrenzte und wirkungslose Kissen kommen vor [81].

Immer wieder wird die Meinung geäußert, fistulierende Operationen seien bei der afrikanischen und bei der schwarzen amerikanischen Bevölkerung infolge intensiverer Narbenbildung weniger erfolgreich als bei weißen Patienten, aber auch auf die Schwierigkeit, dies zweifelsfrei zu klären, wird hingewiesen. Ältere Literatur dazu findet sich in [63], neuere in [72].

*Goniotrepanation im Vergleich mit Lasertrabekuloplastik*

Im Laufe der letzten Jahre ist die Argon-Laser-Behandlung des Trabekelwerks, die Lasertrabekuloplastik (LTP), zu einer anerkannten Behandlungsmethode fast aller Glaukomformen mit offenem Kammerwinkel geworden und steht damit in Konkurrenz zur Goniotrepanation (Trabekulektomie).

Indikationen, Technik, Komplikationen und Wirksamkeit der LTP werden in Abschn. XII. 2.2 geschildert. Dort finden sich auch die Literaturhinweise. Eine prospektive vergleichende Studie [48a] ergab, daß die Goniotrepanation in der Regel zuverlässiger und ausgiebiger den Druck senkt, während die LTP mit geringerem Komplikationsrisiko belastet ist. Nach dem gegenwärtigen Erfahrungsstand ergibt sich daraus die Empfehlung, in Fällen hoher, medikamentös nicht ausreichend zu senkender Drucklage oder bei bereits fortgeschrittenem Gesichtsfeldausfall die Goniotrepanation, also die kräftigere Drucksenkung zu bevorzugen, während am funktionell besseren oder gar an einem einzigen Auge der Risikoaspekt die Behandlungsstrategie bestimmen und eine Lasertrabekuloplastik vorgezogen werden sollte. Von hohem Interesse ist, welche Erkenntnisse Langzeitbeobachtungen bezüglich der Dauerwirkung einer LTP erbringen werden.

### 3.2.3 Weitere Operationen mit Skleralappen

Auch die Sklerektomie [96, 103], die Technik Scheies [44, 82, 104] bzw. Preziosis [56] sowie die Iridenkleisis [31, 45] wurden mit einem Skleralappen verbunden. Trabekulektomie und Trabekulotomie wurden ebenfalls kombiniert [71, 86, 87].

#### 3.2.3.1 Skleragedeckte Fisteloperation über der Pars plana corporis ciliaris (Transziliare Trepanation)

Als in der Entwicklung begriffen ist die Bemühung anzusehen, Kammerwasser nicht über Fistelverbindungen von der Vorderkammer in den subkonjunktivalen Raum zu leiten, sondern von einem prävitrealen oder intravitrealen Kammerwasserdepot mittels einer Fistel durch die Pars plana [93, 94, 95]. Anregung dazu gaben die sonst äußerst schwer beherrschbaren Zustände eines fortgeschrittenen Neovaskularisationsglaukoms, bei denen die deletäre Entwicklung nicht rechtzeitig durch eine panretinale Foto- oder Kryokoagulation (s. Abschnitte XI. 6.1 und XI. 6.2) abgewendet werden konnte.

Die *Prinzipien eines solchen Eingriffs* sind in **Abb. XI. 46** erläutert. Er entspricht einer konsequent mit heutigen technischen Mitteln ausgeführten hinteren Sklerotomie.

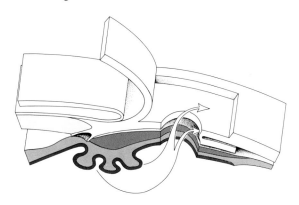

**Abb. XI. 46. Transziliare Trepanation** (SINGH et al.). Periphere Eröffnung der Bindehaut (etwa 10 mm vom Limbus); Präparation eines skleralen Türflügellappens im temporal oder nasal oberen Quadranten (Basis zum Limbus, etwa 3 mm vom Limbus beginnend, halbe Skleradicke); Trepanation mit 1,5 mm Trepan etwa 4 mm vom Limbus entfernt. Vollendung der Ausschneidung mit Rasierklingenmesser so, daß periphere Verbindung mit Sklera erhalten bleibt; Reklination des tiefen Skleradeckels mit feinem Spatel in den perichorioidalen Raum; Diathermiekoagulation des freiliegenden Teils der Pars plana und dessen Exzision der Trepanationsöffnung entsprechend mit Vannas-Schere; ausgiebige vordere Vitrektomie; Fixation des Skleralappens mit 2 Nylonnähten; Bindehautnaht. Der Eingriff soll 2 Abflußmöglichkeiten aus dem durch die Vitrektomie geschaffenen retroziliaren Kammerwasserdepot präsentieren: 1. in den subkonjunktivalen, 2. in den perichorioidalen Raum.

Als Voraussetzung für die Wirksamkeit ist eine *vordere Vitrektomie* evtl. auch die *Entfernung der Linse* anzusehen.

### 3.2.4 Skleragedeckte Fisteloperationen als Bestandteil kombinierter Eingriffe

Sowohl Trabekulektomie als auch Goniotrepanation wurden mit intrakapsulärer Kataraktextraktion verbunden. Die Resultate solcher Eingriffe wurden einheitlich als günstig bezeichnet (Drucknormalisierungen um oder über 80%) [8, 18, 30, 33, 35, 43, 57, 68, 70, 75, 76, 78, 89, 110].

Auch mit der heute gebräuchlichen extrakapsulären Kataraktoperation und Implantation einer Hinterkammerlinse wird eine skleragedeckte fistulierende Operation verbunden, wenn der intraokulare Druck präoperativ nicht medikamentös oder durch Lasertrabekuloplastik gesenkt werden konnte. Die bisherigen Ergebnisse sind positiv [53a, 78a].

Die Operationstechnik wird in Kapitel X. 4.2 beschrieben. – Da wir eine Kombination von Linsenoperation mit einer Trabekulotomie bevorzugen, ist die Problematik der Verbindung von Glaukom und Katarakt im Abschnitt XI. 1.2.2 dargestellt.

### LITERATUR

1. Abramov VG, Vakurin EA, Ilyin V, Shiryaeva NV (1979) Late results of trabeculectomy in open-angle glaucoma. Vestn Oftalmol 3:15–16
2. Allen L, Burian HM (1962) Trabeculotomy ab externo. Am J Ophthalmol 53:19–26
3. Bárány EH, Linnér E, Lütjen-Drecoll E, Rohen JW (1972) Structural and functional effects of trabeculectomy in cynomolgus monkeys. Graefes Arch Clin Exp Ophthalmol 184:1–28
4. Benedikt O, Hiti H (1976) Die Ziliarkörperfreilegung. Eine neue Operationsmethode zur Behandlung des irreversiblen Winkelblockglaukoms und des Aphakieglaukoms. Klin Monatsbl Augenheilkd 169:711–716
5. Benscsik R, Opauszki A, Hudomel J (1981) Effectiveness of trepano-trabeculectomy in glaucoma. Glaucoma 3:42–46
6. Bietti GB (1977) Subsklerale Kautersklerektomie. Gleichzeitig ein Beitrag zur Wirkungsweise der sog. Trabekulektomie (Cairns) mit Betrachtungen über ihren postoperativen Verlauf. Klin Monatsbl Augenheilkd 171:216–221
7. Blondeau P, Phelps CD (1981) Trabeculectomy vs thermosclerostomy. A randomized prospective clinical trial. Arch Ophthalmol 99:810–815
8. Bonnin P, Passot M (1978) A propos d'une série homogène de 67 trabéculectomies. Bull Soc Ophtalmol Fr 78:343–347
9. Brégeat P (1975) Trabekulektomie und intrakapsuläre Kataraktextraktion in einer Sitzung. Klin Monatsbl Augenheilkd 167:505–515
10. Busse H, Küchle HJ, Wähning A (1983) Langzeitbeobachtungen nach Goniotrepanation mit Skleraldeckel. Vers Rhein-Westf Augenärzte 144:51, Klin Monatsbl Augenheilkd 184:261–263
11. Cairns JE (1968) Trabeculectomy. Am J Ophthalmol 66:673–679
12. Cairns JE (1970) Trabeculectomy. Preliminary report of a surgical method of reducing intraocular pressure in chronic simple glaucoma without sub-conjunctival drainage of aqueous humor. In: Mackensen G (ed) Microsurgery in glaucoma. Adv Ophthalmol 22:143–153
13. Cairns JE (1970) Trabeculectomy for chronic simple open-angle glaucoma. Trans Ophthalmol Soc UK 89:481–490
14. Cairns JE (1973) Surgical treatment of primary open-angle glaucoma. Trans Ophthalmol Soc UK 92:745–756
15. Calvo JL, Martini MH, Romero F, Rutllan J, Barraquer J (1974) Operación filtrante protegida. Arch Soc Exp Oftal 34:73–80
16. Carenini BB, Musso M (1982) Intraoperative complications in trabeculectomy. Glaucoma 4:75–78

17. Castelli A (1965) Tecuica di "Fistolizzazione profunda" antiglaucomatosa. Atti Soc Oftalmol Lomb 20:21
18. Chauvaud D, Pouliquen Y, Clay C, Offret G (1976) Résultats de la trabéculectomie simple et combinée a l'extraction du cristallin dans le glaucome de l'adulte. Bull Soc Ophtalmol Fr 76:881–884
19. Clemente P (1980) Goniotrepanation mit dreieckigem Skleradeckel. Klin Monatsbl Augenheilkd 177:455–458
20. Cvetkovic D, Blago E, Vic D, Dodic M (1978) Effet de la trépano-trabéculectomie dans le glaucome simple et dans le glaucome angulaire chronique. Bull Soc Ophtalmol Fr 89:116–122
21. Dascotte JC, Razemon P, Castier P, Leser C (1978) Glaucome malin aprés trabéculectomie. Bull Soc Ophtalmol Fr 78:647–649
22. David R, Sachs U (1981) Quantitative trabeculectomy. Br J Ophthalmol 65:457–459
23. Dellaporta A (1975) Experiences with trepano-trabeculectomy. Trans Am Acad Ophthalmol Otolaryngol 79:362–371
24. Dellaporta A (1981) Surgical scars after trepano-trabeculectomy. Arch Ophthalmol 99:1963–1965
25. Dellaporta A, Fahrenbruch RC (1971) Trepano-trabeculectomy mit Diskussion Hetherington J. Trans Am Acad Ophthalmol Otolaryngol 75:283–295
26. D'Ermo F, Bonomi L (1973) Trabeculectomy. Results in the treatment of glaucoma. Ophthalmologica 166:311–320
27. D'Ermo F, Bonomi L, Doro D (1978) Analisi critica dei risultati a distanza della trabeculectomia. Boll Oculist 57:111–123
28. D'Ermo F, Bonomi F, Doro D (1979) A critical analysis of the long-term results of trabeculectomy. Am J Ophthalmol 88:829–835
29. Duzanec Z, Krieglstein GK (1981) Die Beziehung zwischen Druckregulierung und anatomischer Lokalisation sowie Trepangröße bei der Goniotrepanation. Klin Monatsbl Augenheilkd 178:431–435
30. Edwards RS (1980) Trabeculectomy combined with cataract extraction: a follow-up study. Br J Ophthalmol 64:720–724
31. El-Shewy TM (1974) Subscleral iridencleisis in open-angle glaucoma. Ophthalmologica 169:285–289
32. Eltz H, Gloor B (1980) Trabekulektomie beim Winkelblockglaukom-Erfolge und Mißerfolge. Klin Monatsbl Augenheilkd 177:556–561
33. Fanta H (1982) Combined cataract and glaucoma surgery. Glaucoma 4:86–87
34. Fechner PU (1975) Die Trabekulektomie, eine Fisteloperation mit fixiertem Skleradeckel. Klin Monatsbl Augenheilkd 167:795–805
35. Freedman J (1981) Combined cataract and glaucoma surgery. Glaucoma 3:51–55
36. Freedman J, Gupta M, Bunke A (1978) Endophthalmitis after trabeculectomy. Arch Ophthalmol 96:1017–1018
37. Fronimopoulos J (1981) Die Goniotrepanation mit Skleraldeckel in der heutigen Chirurgie des Glaukoms. Klin Monatsbl Augenheilkd 178:159–170
38. Fronimopoulos J, Christakis Ch (1975) Goniotrepanation and further observations in the operation for chronic glaucoma. Graefes Arch Clin Exp Ophthalmol 193:135–143
39. Fronimopoulos J, Lambrou N (1977) Modifizierte Technik der Goniotrepanation. Klin Monatsbl Augenheilkd 170:421–428
40. Fronimopoulos J, Hommer K, Papst W (1977) Goniotrepanation mit Skleradeckel. Klin Monatsbl Augenheilkd 171:71–73
41. Fronimopoulos J, Lambrou N, Christakis Ch (1971) Goniotrepanation mit Skleradeckel. Klin Monatsbl Augenheilkd 159:565–574
42. Fuziwara H, Shinji K, Mano T et al. (1981) Effectiveness of trabeculectomy in glaukoma. Acta Soc Ophthalmol Jap 85:67–72 (ref Zentralbl ges Ophthalmol 122:243)
43. Galand A, Prijot E (1976) Résultats et complications de l'intervention combinée trabéculectomie-cataracte. Bull Soc Ophtalmol Fr 76:871–875
44. Ganias F (1979) Combined thermotrabeculotomy cataract extraction. Ann Ophthalmol 11:674–676
45. Gissmann HG, Pambor R (1973) Iridenkleisis mit Skleradeckel. Klin Monatsbl Augenheilkd 163:486–488
46. Glavan II (1980) Autoscleral flap distal reinserted for protecting antiglaucomatous fistular operations. Glaucoma 2:554–556
47. Gliem H, Pedal W (1975) Erfahrungen mit der Trepanotrabekulektomie (Goniotrepanation). Klin Monatsbl Augenheilkd 166:598–601
48. Gloor B, Niederer W, Daicker B (1977) Trabekulektomie: Operationstechnik, Resultate, Indikationsstellung. Klin Monatsbl Augenheilkd 170:241–248
48a. Grehn F, Schildwächter A (1987) Laser-Trabekuloplastik oder Goniotrepanation. Eine prospektive Studie. Klin Monatsbl Augenheilkd 190:92–98
49. Harms H, Dannheim R (Ed) (1987) Glaukomoperationen bei offenem Kammerwinkel. Vergleichende Studie einer Forschungsgruppe der Deutschen Ophthalmologischen Gesellschaft. Teil I Fortschr Ophthalmol 84, Supplementheft
50. Heilig P, Strasser G (1981) Modifizierte Trabekulektomie mit Skleradocht. Klin Monatsbl Augenheilkd 179:271–273
51. Hiti H, Hanselmayer H, Bartl G (1978) Vergleichende Untersuchungen nach Goniotrepanation und Trabekulektomie. Klin Monatsbl Augenheilkd 172:243–248
52. Hollwich F, Fronimopoulos J, Jünemann G, Christakis Ch, Lambrou N (1973) Indikation, Technik und Ergebnisse der Goniotrepanation bei primärem Glaukom. Klin Monatsbl Augenheilkd 163:513–517
53. Hollwich F, Jünemann G, Kinne J (1977) Klinische Ergebnisse der Goniotrepanation mit Skleradeckel. Klin Monatsbl Augenheilkd 171:735–743
53a. Jay JL (1985) Extracapsular lens extraction and posterior chamber intraocular lens insertion combined with trabeculectomy. Br J Ophthalmol 69:487–490
54. Jay JL, Murray SB (1980) Characteristics of reduction of intraocular pressure after trabeculectomy. Br J Ophthalmol 64:432–435
55. Jerndal T, Lundström M (1980) 330 trabeculectomies. A longtime-study. Acta Ophthalmol 58:947–956
56. Käppeli F, Kern R, Oppong MC, Schipper J (1978) Frühergebnisse der fistulierenden gedeckten Glaukomoperation nach Preziosi. Klin Monatsbl Augenheilkd 172:572–577
57. Kashyap BP (1980) Avaluation of combined operation of glaucoma by filtering sinus trabeculectomy and lens extraction for cataract. Aust J Ophthalmol 8:161–163
58. Köhler U (1980) Goniotrepanation und Trabekulektomie: Verlaufsstudie und Komplikationen. Folia Ophthalmol 5:58–64
59. Koryllos K (1967) Trabeculectomy partial deep sclerectomy. A new glaucoma operation. Delt Hellen Ophthalmol Hetair 35:147

60. Kottow MH (1979) Trabeculectomy with scleral wick. Ophthalmologica 179:99–103
61. Lanier JD (1972) Surgical anatomy and technique of Trabeculectomy. Ophthalmic Surg 3:121–125
62. Leuenberger AE, Tilen A (1980) Trabekulektomie oder Goniotrepanation: ein Vergleich des postoperativen Verlaufes. Klin Monatsbl Augenheilkd 177:736–738
63. Leydhecker W (1973) Glaukom, 2. Aufl. Springer, Berlin Heidelberg New York
64. Linnér E (1970) Some experiences of microsurgical trabeculotomy and trabeculectomy ab externo in chronic simple glaucoma. In: Mackensen G (ed) Microsurgery in glaucoma. Adv Ophthalmol 22:132–135
65. Linnér E (1970) Microsurgical trabeculectomy „ab externo" in glaucoma. Trans Ophthalmol Soc UK 89:475–479
66. Loewenthal LM (1977) Trabeculectomy as treatment for glaucoma: a preliminary report. Ann Ophthalmol 9:1179–1186
67. Lütjen-Drecoll E (1973) Langzeituntersuchungen über die strukturellen Veränderungen im Trabeculum corneosclerale bei Cynomolgus-Affen nach Trabekulektomie. Graefes Arch Clin Exp Ophthalmol 188:151–174
68. Luntz MH, Berlin MS (1981) Combined trabeculectomy and cataract extraction. Trans Ophthalmol Soc UK 100:533–541
69. Martenet AC (1981) Trabéculotomie, trabéculectomie. Klin Monatsbl Augenheilkd 178:292–295
70. Mawas E, Parizot H (1976) Etude comparée des interventions combinées de phakoexérèse-iridencleisis et de phakoexérèse-trabeculectomie. Bull Soc Ophtalmol Fr 76:877–879
71. Mazza C, Ravalico G (1977) L'associazione tra trabeculotomie e trabeculectomia. Ann Ottal 103:561–568
72. Miller RD, Barber JC (1981) Trabeculectomy in black patients. Ophthalmic Surg 12,1:46–50
73. Mills KB (1981) Trabeculectomy a retrospective long-term follow-up of 444 cases. Br J Ophthalmol 65:790–795
74. Murray SB, Jay JL (1979) Trabeculectomy. Its role in the management of glaucoma. Trans Ophthalmol Soc UK 99:492–494
75. Neetens A (1981) Combined trabeculectomy-cataract surgery. Glaucoma 3:176–180
76. Papst W (1977) Zur kombinierten Trepanation mit Skleradeckel (Elliot-Fronimopoulos) und intrakapsulären Kataraktextraktion. Klin Monatsbl Augenheilkd 171:343–351
77. Papst W, Evers V, Kienast J (1973) Erfahrungen mit der Goniotrepanation. Ber Dtsch Ophthalmol Ges 73:337–342
78. Payer H (1978) Trabekulektomie – Iridenkleisis kombiniert mit Kataraktextraktion. Klin Monatsbl Augenheilkd 172:549–555
78a. Percival SPB (1985) Glaucoma triple procedure of extracapsular cataract extraction, posterior chamber lens implantation, and trabeculectomy. Br J Ophthalmol 69:99–102
79. Portney GL (1977) Trabeculectomy and postoperative ocular hypertension in secondary angle-closure glaucoma. Am J Ophthalmol 84:145–159
80. Prialnic M, Savir H (1979) Transient ocular hypertension following trabeculectomy. Br J Ophthalmol 63:233–235
81. Rahäuser H (1978) Über Erfahrungen mit der Goniotrepanation. Klin Monatsbl Augenheilkd 173:607–609
82. Rehák S, Hrochová J, Rozsival P (1982) Langfristige Erfahrungen mit der Skleralkauterisation bei antiglaukomatösen Operationen. Klin Monatsbl Augenheilkd 181:283–285
83. Ridgway AEA (1974) Trabeculectomy. A follow-up study. Br J Ophthalmol 58:680–686
84. Riss B, Binder S (1980) Retrospektive auf 402 Goniotrepanationen. Klin Monatsbl Augenheilkd 176:286–291
85. Rohen JW, Lütjen-Drecoll E (1980) Wundheilung und reaktive Veränderungen der Gewebe im Kammerwinkelbereich. In: Naumann GOH, Gloor B (Hrsg) Wundheilung des Auges und ihre Komplikationen. Bergmann, München
86. Salvi G, Frosini R, Boschi M, Galassi F (1977) Trabeculotomia; trabeculectomia nel trattamento del glaucoma congenito. Ann Ottal 103:575–580
87. Salvi G, Frosini R, Boschi MC (1981) Combined trabeculotomy-trabeculectomy as surgical treatment of congenital glaucoma. Glaucoma 3:21–24
88. Scuderi G, Balestrazzi E, Montrone F, Picardo V (1979) Modifiche tecniche originali all intervento di trabeculectomia. Minerva Oftal 21:65–70
89. Schnaudigel OE, Doden W, Hosch W (1978) Resultate bei kombinierter Glaukom- und Kataraktoperation. Klin Monatsbl Augenheilkd 173:610–612
90. Schwartz AL, Anderson DR (1974) Trabecular surgery. Arch Ophthalmol 92:134–138
91. Schwartz PL, Ackerman J, Beards J, Wesseley Z, Goodstein S, Ballen PH (1976) Further experience with trabeculectomy. Ann Ophthalmol 8:207–217
92. Shields MB (1980) Trabeculectomy as full-thickness filtering operation for control of glaucoma. Ophthalmic Surg 11/8:498–505
93. Shimizu K, Tanaka M, Takase M (1981) Pars plana filtration surgery for neovascular glaucoma. Jap J Clin Ophthalmol 35:1741–1744
94. Sinclair StH, Aaberg ThM, Meredith TA (1982) A pars plana filtering procedure combined with lensectomy and vitrectomy for neovascular glaucoma. Am J Ophthalmol 93:185–191
95. Singh D, Verma A, Singh M (1979) Transciliary filtration for intractable glaucoma. Trans Ophthalmol Soc UK 99:92–95
96. Smith BF, Schuster H, Seidenberg B (1971) Subscleral sclerectomy: A double-flap operation for glaucoma. Am J Ophthalmol 71:884–888
97. Smith R (1960) A new technique for opening the canal of Schlemm. Br J Ophthalmol 44:370–373
98. Smith R (1962) Nylon filament trabeculotomy in glaucoma. Trans Ophthalmol Soc UK 82:439–454
99. Stewart RH, Kimbrough RL, Bachh H, Allbright M (1979) Trabeculectomy and modifications of Trabeculectomy. Ophthalmic Surg 10/1:76–80
100. Strachan IM (1967) A method of trabeculotomy with some preliminary results. Br J Ophthalmol 51:539–546
101. Sugar HS (1961) Experimental trabeculectomy in glaucoma. Am J Ophthalmol 51:623–627
102. Vasco-Posada J (1967) Esclerectomia sous-sclerale. Arch Soc Am Ophthalmol Optom 6:237–252
103. Vasco-Posada J (1980) Glaucoma. Tratamiento quirurgico. Trabeculoencleisis intrascleral. Arch Chil Oftalmol 37:9–15
104. Vorkas AP (1978) Intrascleral thermocautery. Trans Ophthalmol Soc UK 98:20–21
105. Walker WH, Kanagasundaram CR (1964) Surgery of the canal of Schlemm. Trans Ophthalmol Soc UK 84:427–442

106. Watkins PH, Brubaker RF (1978) Comparison of partial-thickness and full-thickness filtration procedures in open-angle glaucoma. Am J Ophthalmol 86:756–761
107. Watson P (1970) Trabeculectomy: a modified ab externo technique. Ann Ophthalmol 2:199
108. Watson P (1972) Surgery of the glaucomas. Br J Ophthalmol 56:299–306
109. Watson PG, Grierson I (1981) The place of trabeculectomy in the treatment of glaucoma. Ophthalmology 88:175–196
110. Wechsler A, Robinson LP (1980) Simultaneous surgical management of cataract and glaucoma. Aust J Ophthalmol 8:151–160
111. Wilson P (1977) Trabeculectomy: Longterm follow-up. Br J Ophthalmol 61:535–538
112. Zaidi AA (1980) Trabeculectomy: a review and 4-year follow-up study. Br J Ophthalmol 64:436–439

### 3.3 Einpflanzung von Fremdmaterial zur Ableitung von Kammerwasser

Es gibt eine Fülle von Versuchen, den Effekt von unter die Bindehaut führenden Fisteln durch die Einlagerung von Fremdmaterial zu verbessern, insbesondere wollte man einer starken Vernarbungstendenz entgegenwirken. So wurden Fäden (vom Pferdehaar über Katgut und Seide bis zu Kunststoffen), Drähte aus Edelmetall, Röhren und Schläuche (Edelmetall und Kunststoffe) verwendet. Eine Übersicht geben ELLIS und LEYDHECKER. Die klinischen Erfahrungen waren gewöhnlich negativ, nur zuweilen weckten sie Hoffnungen [2, 3, 4, 5, 6, 7, 8, 9, 10, 14, 22, 23]. Alle diese Verfahren fördern auch eine Kondensation des subkonjunktivalen Gewebes und dessen Unvermögen, Kammerwasser aufzunehmen [15].

Neuerdings wurden Röhrchen mit Ventilwirkung entwickelt und es konnte über relativ gute Erfahrungen beim Neovaskularisationsglaukom berichtet werden [11, 12, 13].

MOLTENO präsentiert nach vorausgehenden Versuchen eine Lösung, bei der eine große, durch einen Polyacrylnapf vorgeformte Resorptionsfläche weit von etwa narbig veränderten Bindehautgebieten (den Folgen vorausgegangener Eingriffe) durch einen langen Silikonschlauch mit der Vorderkammer verbunden wird (**Abb. XI. 47**). Entscheidend ist, den Schlauch so in das Skleragewebe einzufügen, daß er nicht seine Lage verändern und sich vor allem nicht aus der Skleradecke herausschaffen kann. Dazu muß er spannungsarm eingebettet werden. Das Schlauchende muß so in die Kammer eingeführt werden, daß es nicht gegen die Hornhaut stößt und das Endothel schädigt [1, 4, 7a, 16, 17, 17a, 18, 18a, 19, 20, 21].

Ein ähnliches und prinzipiell gleichartig wirkendes Implantat wurde von v. DENFFER et al. entwickelt. Statt

**Abb. XI. 47a–h. Kunststoffimplantat zur Ableitung von Kammerwasser** (MOLTENO)

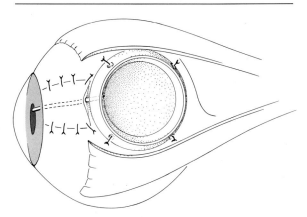

**a Konstruktionsmerkmale.** Über einen feinen, in die Sklera eingebetteten Silikonschlauch (0,3 mm Innendurchmesser) wird das Kammerwasser in einen flachen Napf aus Polyacryl (13 mm Durchmesser) abgeleitet, dessen Boden der Augapfelform angepaßt ist und der in einem der oberen Quadranten am Bulbus fixiert ist.

**b–h Operationstechnik.** Das Drainagesystem wird in 2 Schritten eingefügt.

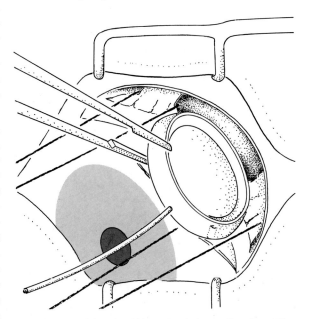

**b** Nach Exposition der Sklera durch bogenförmigen Bindehautschnitt dicht vor den Muskelansätzen und stumpfer Lösung subkonjunktivalen Gewebes zwischen den Muskeln Einbringen der napfförmigen Polyacrylplatte in ihre Position zwischen 2 Muskeln.

XI. Chirurgie der Glaukome

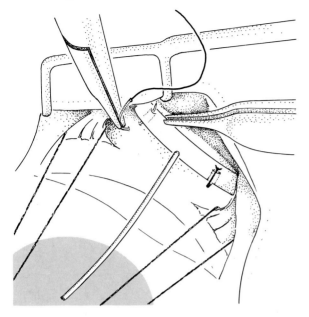

c Nahtbefestigung des Resorptionsnapfes, indem in der Sklera verankerte Nähte (Vicryl) durch die vorbereiteten Kanäle am Rande des Napfes geführt werden. Die beiden vorderen Nähte genügen.

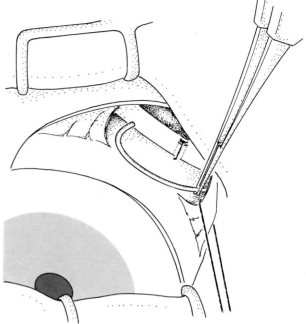

d Das Schlauchende wird nun unter einen Muskel gebettet. Nahtverschluß der Bindehautwunde.

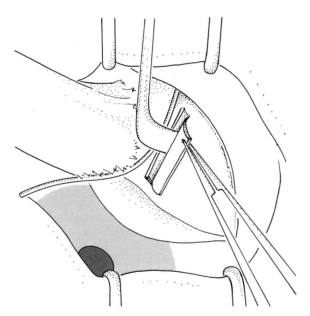

e Frühestens 8 Wochen später erneute Exposition der Sklera vor dem implantierten Resorptionsnapf, der inzwischen in das episklerale Gewebe eingebettet ist und eine relativ dichte Bindegewebedecke erhalten hat, durch identischen Bindehautschnitt. Präparieren eines intraskleralen Bettes für den Schlauch bis auf wenige mm an den Limbus heran. In dieser Abbildung wird eine andere technische Lösung dargestellt als in (a).

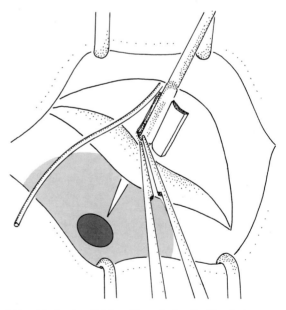

f Das Ende des Schlauchkanals in die Vorderkammer hinein mit einer schmalen Lanze stechen, wie sie auch zur Parazentese benutzt wird.

**Abb. XI. 47. Forts.**

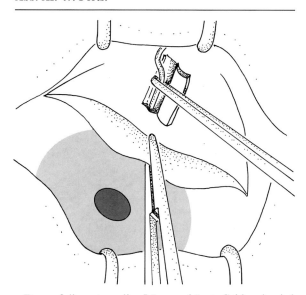 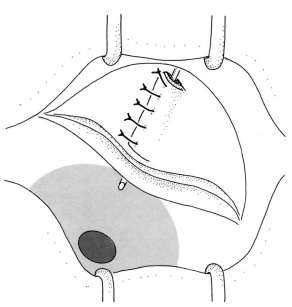

**g** Der auf die notwendige Länge gekürzte Schlauch wird in den Kanal hineingeschoben. Zweckmäßig ist es, den Schlauch schräg anzuschneiden, da er dann wesentlich leichter einzuführen ist.

**h** Sorgfältige Befestigung der Skleradecke mit einer Reihe von Einzelnähten (monofiler Kunststoffaden 8-0 oder 9-0). Deckung der Bindehaut über das Operationsgebiet, fortlaufende Seidennaht.

in einem napfähnlichen Gebilde endet der Drainageschlauch auf einer kontaktlinsenähnlichen Silikonscheibe [5a, 5b, 24].

## LITERATUR

1. Ancker E, Molteno ACB (1980) Die chirurgische Behandlung des chronischen Aphakieglaukoms mit dem Moltenokunststoffimplantat. Klin Monatsbl Augenheilkd 177:365–370
2. Bartholomew RS (1978) Glaucoma implants. Their use in difficult cases of glaucoma. Trans Ophthalmol Soc UK 98:482–485
3. Brouillette G (1979) Glaucome neo-vasculaire: une technique chirurgicale. Can J Ophthalmol 14:159–162
4. Brown RD, Cairns JE (1983) Experience with the Molteno long tube implant. Trans Ophthalmol Soc UK 193:297–312
5. Cairns JE (1979) Neovascular glaucoma. A rationale for therapy. Boll Oculist 58:243–247
5a. Denffer H v, Wertheimer R (1986) Siliconimplantat für die Operation therapierefraktärer Glaukome. Klin Monatsbl Augenheilkd 189:176–177
5b. Denffer H v, Wertheimer R, Fabian E (1986) Klinische Erfahrungen mit einem Silicon-Implantat bei Glaukom mit schwer verändertem Kammerwinkel. Fortschr Ophthalmol 83:664–666
6. Egerer I (1979) Klinische Erfahrungen bei fistulierenden Glaukomoperationen mit Silikonkathetern. Klin Monatsbl Augenheilkd 174:434–441
7. Ellis RA (1960) Reduction of intraocular pressure using plastics in surgery. Am J Ophthalmol 50:733–743
7a. Grehn F, Mackensen G (1986) Erfahrungen mit dem MOLTENO-Implant bei Sekundärglaukomen. Fortschr Ophthalmol 83:658–663
8. Honrubia FM, Grijalbo MP, Gomez ML, Lopez A (1979) Surgical treatment of neovascular glaucoma. Trans Ophthalmol Soc UK 99:89–91
9. Krejci L (1974) Microdrainage of anterior chamber of eye. Glaucoma operation using hydron capillary drain. Acta Univ Carol [Med] (Praha) 61:5–90 (ref Zentralbl ges Ophthalmol 113:401)
10. Krejci L (1980) Hydrogel capillary drain for glaucoma: Nine years' clinical experience. Glaucoma 2:259–263
11. Krupin T, Kaufman P, Mandell A, Ritch R, Asseff C, Podos SM, Becker B (1980) Filtering valve implant surgery for eyes with neovascular glaucoma. Am J Ophthalmol 89:338–343
12. Krupin T, Kaufman P, Mandell AI, Terry SA, Ritch R, Podos SM, Becker B (1983) Long-term results of valve implants in filtering surgery for eyes with neovascular glaucoma. Am J Ophthalmol 95:775–782
13. Kuljača Z, Ljubojećić V, Momirov D (1983) Draining implant for neovascular glaucoma. Am J Ophthalmol 96:372–376
14. Leydhecker W (1973) Glaukom, 2. Aufl. Springer, Berlin Heidelberg New York
15. Maumenée AE (1981) Mechanism of filtration of fistulizing glaucoma procedures. Symposium on glaucoma. Trans New Orleans Acad Ophthalmol. Mosby, St. Louis Toronto London, pp 280–288

16. Molteno ACB (1969) New implant for drainage in glaucoma. Br J Ophthalmol 53:606–615
17. Molteno ACB (1971) A new implant for glaucoma; effect of removing implants. Br J Ophthalmol 55:28–37
17a. Molteno ACB (1983) The use of draining implants in resistant cases of glaucoma. Late results of 110 operations. Trans Ophthalmol Soc NZ 35:94
18. Molteno ACB, Ancker E, Bartholomew RS (1980) Drainage operations of neovascular glaucoma. Trans Ophthalmol Soc NZ 32:101–105
18a. Molteno ACB, Ancker E, van Biljon G (1984) Surgical technique for advanced juvenile glaucoma. Arch Ophthalmol 102:51–57
19. Molteno ACB, Biljon G van, Ancker E (1979) Two stage insertion of glaucoma drainage implants. Trans Ophthalmol Soc NZ 31:17–26
20. Molteno ACB, van Rooyen MMB, Bartholomew RS (1977) Implants for draining neovascular glaucoma. Br J Ophthalmol 61:120–125
21. Molteno ACB, Straughan JL, Ancker E (1976) Long tube implants in the management of glaucoma. S Afr Med J 50:1062–1066 (ref Zentralbl ges Ophthalmol 113:149)
22. Sachsenweger R (1977) Die Golddrainage als Glaukomoperation. Klin Monatsbl Augenheilkd 171:260–265
23. Tanaka Y (1980) New implant for drainage in glaucoma. Jap J Clin Ophthalmol 34:641–648
24. Wertheimer R, Denffer H v, Fabian E (1986) Tierexperimentelle Untersuchungen über ein Implantat für die Glaukomchirurgie. Fortschr Ophthalmol 83:667–672

## 3.4 Behandlung von unmittelbar postoperativen und von späten Komplikationen nach fistulierenden Eingriffen

### 3.4.1 Maßnahmen bei flacher Vorderkammer ohne Drucksteigerung

Eine postoperativ flache Kammer findet man nach fistulierenden Eingriffen sehr häufig und vor allem bei denen mit direkter Fistulation unter die Bindehaut (Tabelle XI. 6).

Eine postoperativ flache Kammer ist oft mit einer *Abhebung des Ziliarkörpers*, eventuell auch verschieden großer Bereiche der *Aderhaut* und mit *Hypotonie* verbunden und zwar ebenfalls mit unterschiedlicher Häufigkeit bei den verschiedenen fistulierenden Eingriffen (Tabelle XI. 7).

Nicht immer ist die Ziliarkörperabhebung ophthalmoskopisch leicht zu erkennen. In der Literatur finden sich auffallende Differenzen, wobei gute Sachkenner empfehlen, Angaben über besonders seltenes Auftreten skeptisch aufzunehmen. Unter Berücksichtigung aller Ausprägungsgrade werden bis gegen 80% angegeben [61, 86].

Die *Pathogenese* der Kombination von postoperativ flacher Kammer mit Ziliarkörper- und Aderhautabhebung ist nicht in allen Einzelheiten klar. Daß die durch ungehinderten Kammerwasserabstrom bedingte Hypotonie den Prozeß auslöst, wird allgemein akzeptiert. Wenn sich dann ein wenig straff gefügtes Linsenirisdiaphragma etwas nach vorn verlagert, ist dies verständlich. Der Erguß unter den Ziliarkörper muß als Folge einer uvealen Hyperämie mit erhöhter Gefäßwanddurchlässigkeit angesehen werden. Auch die Wirkung vasoaktiver Substanzen, die von der irritierten Iris freigesetzt werden, wird als (Teil-) Ursache in Betracht gezogen. Wahrscheinlich sind Hypotonie und Ziliarkörperabhebung in Wechselwirkung insofern miteinander verknüpft, als der abgelöste Ziliarkörper weniger Kammerwasser produziert. Mit diesem Rückkopplungsprozeß hängt wohl auch zusammen, daß sich die Vorderkammer nicht selten erst einige Tage nach dem Eingriff abflacht. Die Komplikation einer flachen Vorderkammer und abgehobener Uvea wird offensichtlich mit dem Lebensalter häufiger [9, 43, 50, 60, 86, 102].

Bezüglich der *Indikation zum Eingreifen* besteht weitgehende Einigkeit darin, daß eine flache Kammer für die Dauer von etwa 1 Woche toleriert werden kann, solange diese wenigstens noch im Bereich der Linse und des kleinen Iriskreises erhalten ist, denn nicht selten stellt sich die Kammer in dieser Zeit spontan wieder her. Dennoch ist dies ein Zustand, den man so schnell wie möglich beenden möchte. Bedenklich sind schon die mangelnde Durchflutung des Trabekels, vor allem aber durch Anlagerung der Iriswurzel bedingte Irritationen im Bereich der Kammerbucht, die zu Verklebungen und permanenten Synechien führen können. Die sehr flache Kammer ist deshalb ein Zustand, dem der Operateur eher beunruhigt als gelassen gegenüberstehen sollte. Der sofortigen Behandlung bedarf eine völlig aufgehobene Vorderkammer (Linse und Iris flächig der Hornhaut angelagert), da dies schnell zu einer subkapsulären Linsentrübung und zu einer Endothelschädigung der Kornea führen kann [1, 2, 6, 58, 73].

Tabelle XI. 6. Häufigkeit postoperativer Aufhebung bzw. Abflachung der Vorderkammer [43]

| | |
|---|---|
| Fisteloperation mit Kauter (SCHEIE) | 81% |
| Sklerokorneale Trepanation (ELLIOT) | 73% |
| Iridenkleisis | 45% |
| Goniotrepanation (FRONIMOPOULOS) | 35% |

Tabelle XI. 7. Häufigkeit postoperativer Aderhautziliarkörperabhebung [43]

| | |
|---|---|
| Fisteloperation mit Kauter (SCHEIE) | 29% |
| Sklerokorneale Trepanation (ELLIOT) | 21% |
| Goniotrepanation (FRONIMOPOULOS) | 8% |
| Iridenkleisis | 7% |

Die Literaturmitteilungen über die *Erfolge der Behandlungsmaßnahmen* sind wegen der individuell so unterschiedlichen Spontanverläufe schwer zu beurteilen. Fast alle Operateure haben *ihr Rezept*, durch Einzelheiten der Lappenpräparation und der Nähte *vorsorglich* regulierend eingreifen zu können [73]. Plausibel sind alle Empfehlungen nicht.

### Medikamentöse Therapie

Die Vorschläge für eine Behandlung mit Medikamenten sind in der Literatur etwas widersprüchlich und lassen auf Differenzen in den pathogenetischen Vorstellungen schließen [53, 54, 56, 97].

Wir empfehlen eine energische parasympatholytische und sympathomimetische Mydriasis und Zykloplegie sowie lokal applizierte Kortikosteroide.

*Mechanische Maßnahmen* zielen auf eine Reduzierung des Kammerwasserabstroms, vor allem mit der Anwendung eines Druckverbands [36].

### Chirurgische Therapie

*Operationsindikationen*

- Weitgehende Aufhebung der Kammer mit Hypotonie über länger als 1 Woche bei wirkungsloser medikamentöser Therapie,
- Anlagerung der Linse an die Hornhaut,
- zunehmender Reizzustand,
- stark ausgeprägte Abhebung des Ziliarkörpers und der Aderhaut.

*Technik*

*Drainage des perichorioidalen Raums* durch Sklerotomie über dem Ziliarkörper und *Entfaltung der Vorderkammer* mit Luft, bzw. mit Ringer-Lösung und einer Luftblase. Der Patient soll nach dem Eingriff hochgelagert werden, nach Möglichkeit sogar sitzen, damit die Luftblase die Fistelöffnung blockiert.

Unter Umständen könnte allein eine Luftblase mit der Drosselung des Kammerwasserabstroms durch die Fistel eine Wende zur Normalisierung bringen [92]. Dennoch sehen wir die kombinierte Maßnahme in der Regel als indiziert an, schon um dem Patienten 2 Korrektureingriffe nacheinander zu ersparen. Da wir in einen komplizierten Mechanismus eingreifen, den wir nicht bis ins letzte verstehen, der wohl auch individuell unterschiedlich ist, können wir uns nicht wundern, wenn die Wirkung nicht immer dem gewünschten Ergebnis entspricht. In der Regel stellt sich dann schließlich doch die Kammer wieder her, aber nicht selten hat die Periode der „Athalamie" Schäden hinterlassen.

Neuerdings wird auch Natriumhyaluronat (Healon) zur Entfaltung der Vorderkammer verwandt [28].

Als *prophylaktische operative Maßnahme* (vor allem, wenn bereits am Partnerauge entsprechende Erfahrungen gemacht wurden; dann ist ein gleichartiger Verlauf in 75–80% zu erwarten [73]) oder zur Behandlung einer postoperativ flachen Kammer wird die Aufnähung einer speziell geformten *skleralen Kontaktlinse* empfohlen, die für einige Tage in ihrer Position verbleiben und den Kammerwasserabstrom über die sklerokorneale Fistel behindern soll („Shell-Tamponade" [18, 86]). In Verbindung mit einer frei unter die Bindehaut fistelnden Operation soll sich gleichzeitig eine besonders intensive Dauerdrucksenkung erzielen lassen (empfohlen für Glaukom mit nur mäßiger Drucksteigerung). Über eigene Erfahrungen mit dieser Methode können wir nicht berichten.

### 3.4.2 Maßnahmen bei flacher Vorderkammer mit Drucksteigerung („Malignes Glaukom")

Medikamentöse Therapie

Nach unseren bisherigen Kenntnissen über die möglichen Pathomechanismen (s. Vorbemerkungen), wird man in einer medikamentösen Mydriasis und Zykloplegie eher eine diagnostische als eine therapeutische Dauermaßnahme sehen müssen, wenn kein Erguß unter den Ziliarkörper und die Aderhaut vorliegt. Wirken sie drucksenkend, während Miotika den Druck steigern, so ist bewiesen, daß wir es mit einem der Blockmechanismen zu tun haben [20, 21].

Immerhin gibt es Situationen, in denen man aus mancherlei Gründen den *Versuch einer medikamentösen Behandlung* unternehmen wird. Folgende Schritte werden empfohlen [12, 21, 85]:

a) Parasympatholytische und sympathomimetische Mydriasis und Zykloplegie

   Atropin 1% (3–4mal tgl.)
   Phenylephrin 10% (3–4mal tgl.)

b) Reduzierung der Kammerwasserproduktion

   Acetazolamid (3–4mal tgl. 250 mg)

c) Hyperosmolare Infusion (2mal tgl.)

Falls sich diese Therapie über 5 Tage als wirksam erweist, können schrittweise zunächst die hyperosmolaren Infusionen, dann die Acetazolamidgaben und schließlich das Sympathomimetikum abgesetzt werden. Atropin muß über lange Zeit gegeben werden!

## XI. Chirurgie der Glaukome

Chirurgische Therapie

*Operationsindikation*

– Zunehmende Abflachung der Vorderkammer *mit* Drucksteigerung nach fistulierender Operation.

*Operationstechniken und Strategie des Vorgehens*

a) *Ein Pupillarblock ist wahrscheinlich oder möglich.*

Ist das mit der Fisteloperation angelegte basale Kolobom nach dem gonioskopischen Befund nicht durchgängig, das Pigmentblatt geschlossen und die periphere Iris vorgewölbt?
– Hineinsaugen des Pigmentepithels (falls dieses allein stehengeblieben ist) in Kanüle oder
– Entfernung von Restgewebe mit Pinzette (evtl. weitere Iridektomie)
– Laseriridektomie (s. Kap. XII).

Ist die periphere Iris in einem anderen als dem Iridektomiegebiet vorgewölbt?
– Ausführung einer 2. Iridektomie in diesem Bereich.

Falls die Annahme berechtigt war, daß ein Pupillarblock für den Zustand entscheidend ist, muß sich nach dem Druckausgleich zwischen den Kammern die Vorderkammer mit Ringer-Lösung herstellen lassen. Vorher sollte auch durch Echographie und Sklerotomien über dem unteren Ziliarkörper überprüft werden, ob subchorioidale Flüssigkeit vorhanden ist, und diese sollte zutreffendenfalls abgelassen werden. – Andernfalls kommen die Maßnahmen nach b. in Frage.

b) *Befunde sprechen für iridolentikulären oder iridovitrealen Block:*
Ist die Linse sehr groß (Echographie) und getrübt? War die Vorderkammer schon vor der fistulierenden Operation sehr flach?
– *Linsenextraktion.*

Auch die Entfernung einer noch klaren Linse ist mehrfach empfohlen worden [11, 19, 30, 42, 52, 55, 75, 76, 99].

Hat es sich um einen iridolentikulären Block gehandelt, so müßte das Irisdiaphragma nach der Linsenentfernung deutlich zurücksinken. Drängt jedoch geformter Glaskörper vor, so muß angenommen werden, daß Kammerwasser im – und hinter dem – Glaskörper gefangen ist [12]:
– *vordere Vitrektomie* bis in die Bereiche um die Pars plicata corporis ciliaris (s. **Abb. XI. 12b–e**).

Ist die Linse klar und von vornherein anzunehmen, daß vitreale Kompartimente bestehen?
– *Vitrektomie mit Zugang über die Pars plana* des Ziliarkörpers, bis der Raum um die Pars plicata freigelegt ist. Auffüllung der Vorderkammer [48, 51, 59, 72, 74, 81, 104].

Durch die Vitrektomie wird die früher empfohlene Glaskörperpunktion und Aspiration ersetzt [21, 85].

Ist bei Aphakie ein iridovitrealer Block anzunehmen?
– *Punktion der Glaskörpergrenzmembran* bis in die Tiefe des Glaskörperraumes
oder (als zweifellos bessere Maßnahme)
– Eröffnung der Glaskörpergrenzmembran und *vordere Vitrektomie*
– vordere *Vitrektomie durch die bereits bestehende Iridektomie*
(wenn sie ausgiebig vorgenommen wird, kann der Kammerwasserfluß von der Pars plicata des Ziliarkörpers in die Vorderkammer auch normalisiert werden [32]).

Alle hier empfohlenen chirurgischen Maßnahmen können nur wirksam sein, wenn es nicht vor der zur Drucksenkung vorgenommenen Operation zu einem sekundären Winkelverschluß gekommen war!

Besonders wichtig ist es, zu wissen, daß die Entwicklung eines malignen Glaukoms auch am *Partnerauge* zu erwarten ist. Hier müssen die am ersten Auge gewonnenen Erfahrungen von vornherein im Operationsplan berücksichtigt werden. Eine *prophylaktische Iridektomie* vor dem fistulierenden Eingriff ist die wichtigste vorbeugende Maßnahme, sie kann verhüten, daß sich ein Winkelverschluß ausbildet, daß Kammerwasser in den Glaskörper hineingepreßt wird sowie daß sich Wege zu Kammerwasserkompartimenten ausbilden. Vor allem sollten am Partnerauge *keine Miotika gegeben werden, denn sie verstärken die Bedingungen für ein malignes Glaukom.*

### 3.4.3 Korrektur skleraler Verklebungen und narbig begrenzter Sickerkissen

Ist schon sehr bald nach Trabekulektomie oder Goniotrepanation der Druck nicht mehr gesenkt und zeigt sich keine Kissenbildung, so muß der Skleradeckel verklebt oder ein Ziliarfortsatz in die Fistel prolabiert sein (Gonioskopie!).

Empfehlungen, eine beginnende Verklebung im Fistelgebiet durch mehrfach täglich ausgeführte *Massage* zu verhindern und so die kritische postoperative Phase zu überwinden, müssen wegen der Möglichkeit, dadurch die Linse zu schädigen, bedenklich erscheinen. Eher kann wohl einem mehrfach täglich ausgeführten digitalen (nicht intermittierenden!) *Druck auf den Bulbus* (über das Unterlid) zugestimmt werden. Durch vorher und hinterher vorgenommene Tensionskontrolle sowie durch Spaltlampenbeurteilung des Effekts (Füllung des Kissens?) können Häufigkeit und Intensität der Maßnahme der jeweiligen Situation angepaßt werden. Ein Ophthalmodynamometer anzuwenden, um die Druckwirkung dosieren zu können, wurde ebenfalls vorgeschlagen [10, 32, 46, 86].

Auch wenn mit einem fistulierenden Eingriff keine ausreichende Drucknormalisierung erreicht wurde, könnte dennoch eine Abflußverbesserung eingetreten sein. Deshalb ist zu überprüfen, ob nun nicht mit Medikamenten die erstrebte Drucksenkung möglich ist. Dabei kommen eher Parasympathomimetika in Frage, als die Kammerwasserproduktion hemmende Mittel, denn vorhandene Abflußwege sollen auch durchströmt werden. Steigt der Druck jedoch unmittelbar postoperativ oder innerhalb von 8 Wochen, so ist eine chirurgische Korrektur erforderlich.

Die Revision wird in der Regel mit einer Verkleinerung des Skleraläppchens zu verbinden sein. Ein prolabierter Ziliarfortsatz müßte abgetragen werden, falls er sich nicht auf Zykloplegie zurückzieht.

Zeigt sich die vom Augeninnern unter die Bindehaut führende Fistel bei der Revision durch Bindegewebe verlegt, so wird man bei diesen Patienten mit besonderer Proliferationstendenz rechnen müssen. Intensive Steroidapplikation kann erneute Narbenbildung hemmen. Über Versuche, solche Bindegewebelagen ab interno mit geeigneten Instrumenten (Goniotomienadel, Sato-Messer) zu zerreißen, wurde berichtet [98]. Auch Laser kommen zum Einsatz [15, 23a].

Zuweilen werden – gerade auch bei den fistulierenden Operationen mit Skleralappen – kräftig gewölbte Kissen beobachtet, ohne daß der Druck reguliert ist. Hier ist die sklerokorneale Fistel offensichtlich durchgängig, aber das Kissenlumen hat keinen Anschluß an ableitende Lymphbahnen und Venen gefunden, ist vielmehr durch eine dichte Narbenschicht begrenzt. Eine solche demarkierende Narbenbildung kann sich schon bald nach dem Eingriff abzeichnen. Man spricht auch von *Zysten der Tenon-Kapsel*. Eine solche Entwicklung wird bei jüngeren Patienten und an Augen, an denen bereits erfolglos eine fistulierende Operation vorgenommen wurde, bei Aphakie und bei chronischem Reizzustand häufiger beobachtet [51a]. Kortikosteroidinjektionen hemmen zwar die fibroblastischen Aktivitäten, daß sie jedoch nach erfolgter Narbenabgrenzung noch wirksam sein könnten, muß bezweifelt werden [5, 16]. Als operative Maßnahme wird die subkonjunktivale Durchtrennung der Narbenbarriere mittels geeigneter Messer empfohlen, die aber erfolgen muß, sobald diese Entwicklung erkannt ist [22, 64, 66, 90]. Ein solcher Eingriff wirkt nach eigenen Erfahrungen gewöhnlich nur kurzzeitig.

Man sollte die Bindehautwunde erneut öffnen, die *Narbenhülle herauspräparieren* (bei hoher Mikroskopvergrößerung), das Gebiet der skleralen Fistel jedoch nicht anrühren, wenn sich Kammerwasserabstrom bestätigt, und die Bindehautwunde (eventuell über einem Healonpolster) wieder schließen [16].

Dafür eignet sich die Technik, einen langen dünnen Schlauch zwischen Sklera und Bindehaut einzulegen und Healon erst einzufüllen, wenn die Naht der Konjunktiva vollendet ist. Nachdem der Schlauch herausgezogen ist, wird die fortlaufende (am besten mäanderförmig geführte) Naht noch einmal gestrafft. Sofort postoperativ erfolgt eine subkonjunktivale Injektion von Fortecortin. Auch während der folgenden Tage müssen Kortikosteroide in hohen Dosen lokal appliziert werden.

Eine antimetabolitische Verzögerung von Bindegewebebildung durch *5-Fluorouracil* könnte bei bekannter Neigung zu Narbenabgrenzung hilfreich sein. Es geht jedoch zunächst noch darum, zu erfahren, wie unerwünschte Einwirkungen auf Kornea und Konjunktiva (bei letzterer, Wundheilungsstörungen!) zu vermeiden sind [46a, 50a, 87a].

Zuweilen stellen Sickerkissen ihre Funktion ein, *nachdem sie über Jahre drucksenkend gewirkt haben*. Es mag sein, daß sie nie in der gewünschten Weise das Kammerwasser episkleralen Venen oder Lymphgefäßen zuleiteten, es vielmehr in den Bindehautsack penetrieren ließen. Dann muß eine zunehmende Verdichtung des Epithels als Ursache erneuter Drucksteigerung angesehen werden. Auch in solchen Situationen kann es erfolgreich und wenig risikoträchtig sein, wenn von einem Bindehautschnitt peripher von der Narbe des ersten Eingriffs ausgehend auf der Skleraoberfläche gewebeschonend bis an die sklerokorneale Fistel herangepräpariert, deren Durchgängigkeit geprüft, und notwendigenfalls wiederhergestellt wird. Die

XI. Chirurgie der Glaukome

Decke, aus Konjunktiva und subkonjunktivalem Gewebe bestehend, wird dann mit einer mäanderförmigen Naht (um Einrollung der Ränder zu verhüten) in ihre Position gebracht (s. **Abb. XI. 31c**).

### 3.4.4 Verschluß einer Filterkissenruptur

Diese, besonders bei den dünnen, avaskulären Kissen zu befürchtende Komplikation bedarf vor allem dann rascher operativer Korrektur, wenn sie zu einer Hypotonie führte, denn unterschiedlicher Liddruck könnte bewirken, daß Flüssigkeit und mit ihr Erreger aus dem Bindehautsack in den Augapfel gesaugt werden. Darüber hinaus ist die schädliche Einwirkung einer Hypotonie auf die Trabekelstrukturen zu bedenken.

Die Literaturempfehlungen bezüglich der Operationstechnik sind vielfältig. Sie reichen von der Anwendung von Gewebeklebern bis zu der, das Kissen zu exzidieren, die Fistel zu verschließen und eine neue Operation an anderer Stelle anzulegen. Zweifellos kann man jedoch die ursprüngliche Fistel mit einer festeren Decke versehen. So wird empfohlen, das Kissen zu exzidieren, mobilisierte Bindehaut von oben auf abradierte Hornhaut zu ziehen und dort mit Einzelnähten zu verankern [26, 38, 39, 47, 57, 62, 67, 71, 88, 89, 103].

Uns erscheinen diese Verfahren jedoch nicht sicher genug. Wir möchten 2 Methoden für unterschiedliche Situationen vorschlagen.

#### 3.4.4.1 Filterkissendeckung

*Indikation*

– Äußere Fistel (Ruptur) in einem *narbig begrenzten Filterkissen*.

*Operationstechnik*

Die einzelnen Schritte sind in **Abb. XI. 48 a–h** dargestellt. Das alte Filterkissen könnte ganz abgetragen werden. Operationstechnisch günstiger, weil dabei die Spannung des Augapfels nicht ganz abfällt, ist jedoch, wenn das Kissen in unmittelbarer Umgebung der Fistel erhalten bleiben und mit Bindehaut gedeckt werden kann. Aus Tierversuchen ist bekannt, daß das von Bindehaut überdeckte Epithel schwindet. Es vorher mit Jodtinktur zu betupfen, oder es diathermisch zu schädigen, kann den Schwund begünstigen [44, 96].

**Abb. XI. 48 a–h. Deckung eines rupturierten Filterkissens** nach HARMS und MACKENSEN

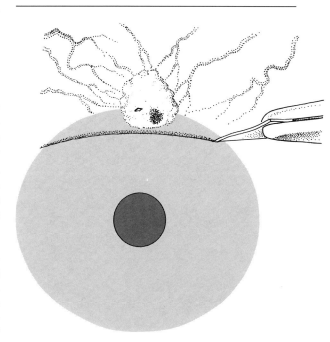

**a** Kornealer Einschnitt (bis zur halben Hornhautdicke) dicht unter dem Kissen, den Limbus nach beiden Seiten soeben überschreitend.

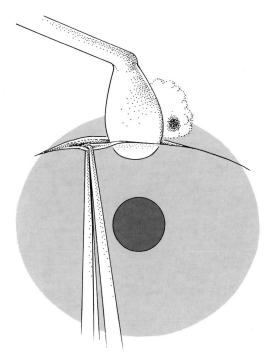

**b** Lamelläre Unterminierung gegen die zentrale Hornhaut mit abgewinkeltem birnförmigem Keratoplastikmesser.

**Abb. XI. 48. Forts.**

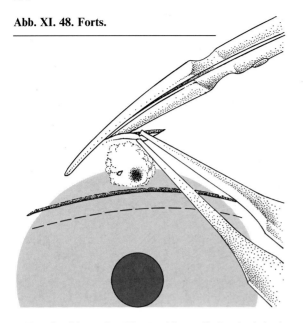

c Umschneidung des Kissengebiets; alle konjunktivalen Narben bleiben auf der Kissenseite.

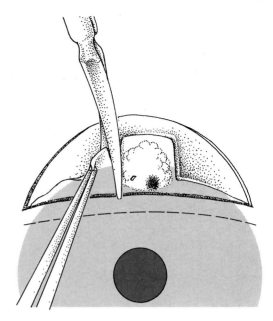

d Exzision von Bindehaut; während das Kissen seine Epitheldecke behält, wird sie auf dem kornealen Halbmond und auf der Insel um das Kissen herum mit einer kleinen Diathermiekugel entfernt (zumindest geschädigt).

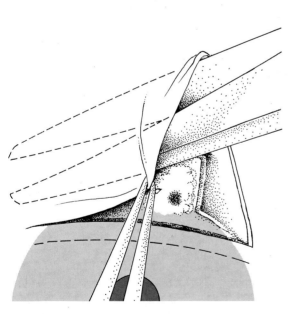

e Präparation einer großzügig bemessenen Schürze aus Konjunktiva und subkonjunktivalem Gewebe.

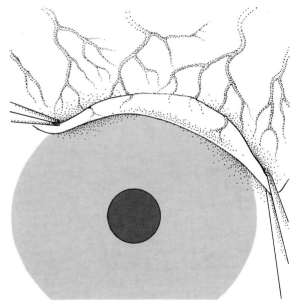

f Erprobung, ob spannungsfreie Deckung mit Bindehaut möglich ist, andernfalls wird die Bindehautschürze durch einen limbusparallelen Einschnitt (mindestens 15 mm vom Limbus entfernt) entlastet.

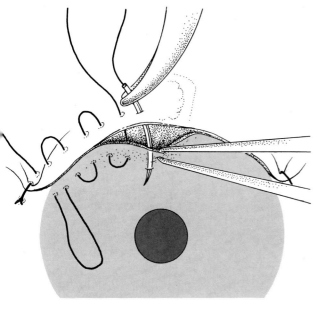

**g** Nachdem die Bindehautschürze seitlich am Limbus mit Seidennähten fixiert ist, wird sie durch mäanderförmige Nylonnaht (10-0, hier aus didaktischen Gründen dicker gezeichnet) mit der Hornhaut verbunden.

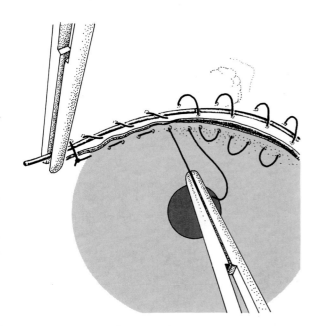

**h** Ein Stützfaden (Prolene 4-0) wird durch die Schlingen auf der konjunktivalen Seite geführt und trägt dazu bei, daß die Bindehaut durch die gespannte Naht im kornealen Falz flächenhaft mit dem Hornhautgewebe verbunden wird; Entfernung der Naht nach etwa 10–14 Tagen.

#### 3.4.4.2 Filterkissenunterfütterung

*Indikation*

– Äußere Fistel in einem nach Lage und Größe etwa regelrechten *Filterkissen ohne begrenzende Narbe*.

*Operationstechnik*

Der Eingriff ist in **Abb. XI. 49a–i** erläutert. Er hat in der Literatur Vorgänger [14, 32, 60, 93].

*Ergebnisse*

Über beide Techniken ist nach der Literatur und nach eigenen Erfahrungen günstig zu berichten. Für prozentuale Angaben ist die Zahl unserer Beobachtungen noch zu klein [17, 60].

*Komplikationen nach den in den Abschnitten 3.4.4.1 und 3.4.4.2 geschilderten Techniken*

Nach beiden Eingriffen kann es zu einer – gewöhnlich nur vorübergehenden – *Drucksteigerung* kommen, vor allem wenn die äußere Fistel über eine lange Zeit bestand. Dann sollte man mit einer Hemmung der Kammerwasserproduktion (β-Rezeptoren-blocker, Acetazolamid) nur gegensteuern, wenn der Druck beträchtliche Werte erreicht, denn eine mäßige Drucksteigerung kann der Ausbildung neuer Abflußwege dienen.

*Überschießende Drucksenkung ohne äußere Fistel*

Auch ohne Ruptur des Sickerkissens kann nach fistelbildenden Operationen die Drucksenkung über das gewünschte Maß hinausgehen. Das ist offensichtlich bei den freien Fistulationen unter die Bindehaut häufiger der Fall als bei den skleragedeckten Fisteln (Tabelle XI. 8).

**Tabelle XI. 8. Übermäßige Drucksenkung** (< 10 mm Hg) 1 Jahr nach der Operation [43]

| | |
|---|---|
| Sklerokorneale Trepanation (ELLIOT) | 22% |
| Fisteloperation mit Kauterisation (SCHEIE) | 19% |
| Iridenkleisis | 14% |
| Goniotrepanation (FRONIMOPOULOS) | 4% |

**Abb. XI. 49 a–i. Unterfütterung eines rupturierten Filterkissens** nach MACKENSEN und ATKINSON

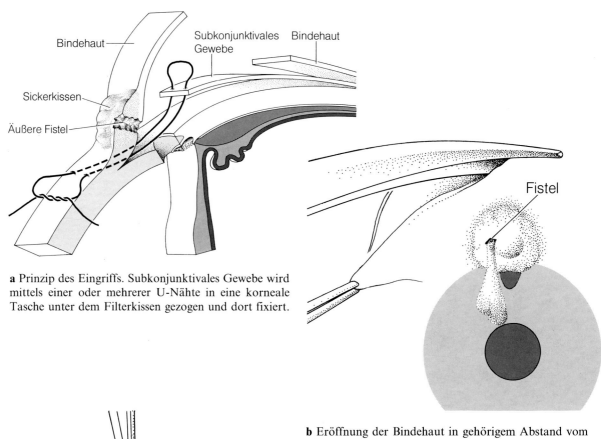

**a** Prinzip des Eingriffs. Subkonjunktivales Gewebe wird mittels einer oder mehrerer U-Nähte in eine korneale Tasche unter dem Filterkissen gezogen und dort fixiert.

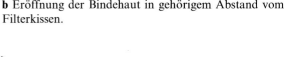

**b** Eröffnung der Bindehaut in gehörigem Abstand vom Filterkissen.

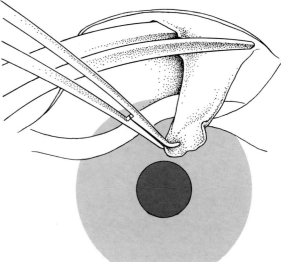

**c** Ablösung von Konjunktiva und subkonjunktivalem Gewebe einschließlich des Kissens von der Sklera mit einem Skarifikateur sowie Fortsetzung des Schnitts bis in korneales Gewebe hinein (mindestens $1/3$ der Hornhautdicke).

**d** Präparation eines gestielten Lappens von subkonjunktivalem Gewebe.

# XI. Chirurgie der Glaukome

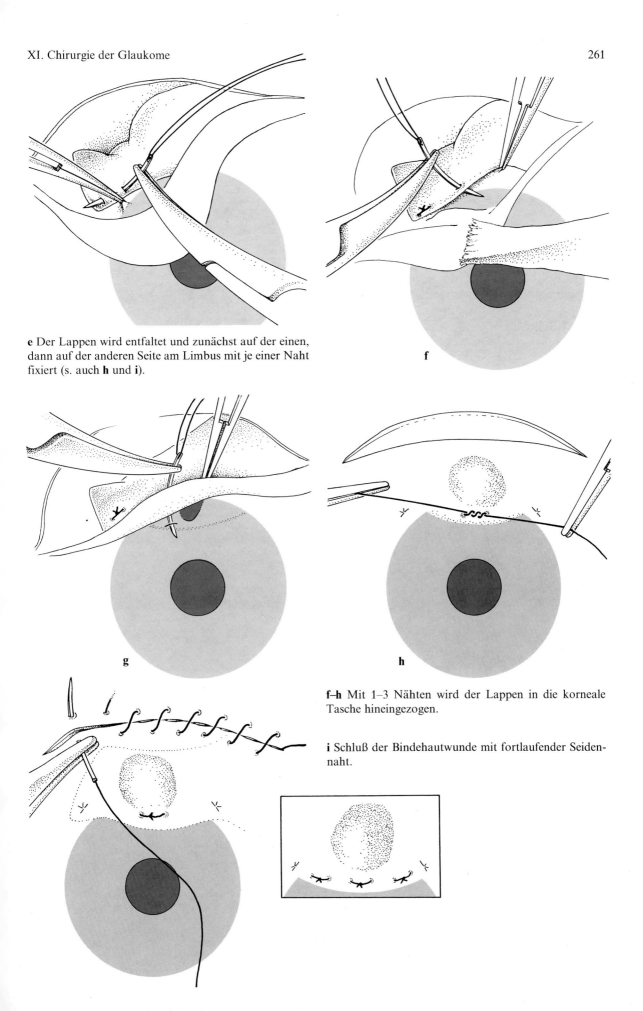

**e** Der Lappen wird entfaltet und zunächst auf der einen, dann auf der anderen Seite am Limbus mit je einer Naht fixiert (s. auch **h** und **i**).

**f–h** Mit 1–3 Nähten wird der Lappen in die korneale Tasche hineingezogen.

**i** Schluß der Bindehautwunde mit fortlaufender Seidennaht.

Diesen Effekt postoperativ zu regulieren, ist praktisch nicht möglich. Kommt es dann im Laufe der Jahre zu einer Drucksteigerung, weil die Abflußwege über die Fistel vernarbten, so wird ein Druckanstieg über die Grenze statistischer Norm zu erwarten sein, denn das Trabekelwerk hat in der Zeit der Hypotonie seine Funktion eingebüßt. Aus diesen Zusammenhängen kann nur abgeleitet werden, daß skleragedeckte Eingriffe denen mit freier Fistulation unter die Bindehaut vorzuziehen sind.

Bei einem solchen postoperativen „Rebound-Phänomen" kommt als drucksenkende Maßnahme eine Trabekulotomie im nasal- oder temporalunteren Quadranten in Betracht, falls der Druck nicht medikamentös zu senken ist.

### 3.4.5 Behandlung „luxurierender" Filterkissen

Über den Limbus herab, der Hornhaut aufgelagerte „luxurierende" Filterkissen schließen in der Regel nicht etwa das korneale Epithel in die Kissenbildung ein, sie sind lediglich herabmassiert, lassen sich dann stumpf von der Hornhaut lösen und sollten bei starker Ausprägung abgetragen werden, um Fremdkörpergefühl zu beseitigen und die Gefahr einer Spätinfektion zu mindern. Ein etwa 3 mm breites limbales Sickerkissen muß zur Bewahrung der Druckregulation zurückbleiben. Die Wundränder werden mit feinen Nähten adaptiert. Auch vollständige Abtragung des Kissens und Deckung mit Bindehaut ähnlich der im Abschnitt 3.4.4.1 beschriebenen Methode wird empfohlen [84, 91].

## Postoperative Katarakt

Über die Tatsache, daß Linsentrübungen nach antiglaukomatösen Eingriffen schneller fortschreiten, insbesondere nach fistulierenden Operationen, aber auch nach Trabekulotomien und Iridektomien, herrscht in der Literatur Einigkeit. Postoperative Linsentrübungen bilden sich bei älteren Patienten häufiger (bzw. schreiten schneller fort) als bei jüngeren [43]. In einer Studie mit 6- bis 22-jähriger Beobachtungszeit fand sich eine Katarakt in 30% nach funktionierenden fistulierenden Operationen, hingegen in 8% bei einer nur medikamentös behandelten Vergleichsgruppe [24, 94, 95].

### 3.4.6 Kataraktextraktion bei vorhandenem Filterkissen

Wir empfehlen einen rein kornealen Schnitt, der soweit in die Hornhaut hineinverlegt werden sollte, daß das Kissen bei der Naht nicht verletzt werden kann. Der Schnitt kann sehr wohl der vorliegenden Situation angepaßt werden und von der Kreisbogenform abweichen. Auch andere Schnittlagen als die obere, etwa temporal oder unten, sind empfohlen worden. Den unteren Zugang schätzen wir nicht, weil es dort wegen der anatomischen Bedingungen leichter zu vorderen Synechien kommt.

Während man sich bis vor einigen Jahren scheute, nach fistulierenden Operationen intraokulare Linsen zu implantieren, liegen inzwischen Berichte vor, nach denen auch extrakapsuläre Operationen mit Implantation einer Hinterkammerlinse – abgesehen von Drucksteigerungen in den ersten postoperativen Tagen – zu günstigen Druckergebnissen führen. Der optische Vorteil wird besonders geschätzt, da ein Filterkissen in der Regel keine Korrektur mit einer Kontaktlinse zuläßt [48a, 58a, 67a, 83a]. Die Operationstechniken werden im Kapitel X beschrieben.

Wieweit funktionstüchtige Sickerkissen stets erhalten bleiben, war bereits zu den Zeiten intrakapsulärer Extraktionen ungewiß. Da bei den extrakapsulären Operationen noch mehr die Eigenschaften des Kammerwassers verändernde Umstände gegeben sind, wird man die Ergebnisse von Langzeitstudien abwarten müssen.

### 3.4.7 Behandlung von Spätinfektionen

Auch in der neueren Literatur ist die Infektion über ein Sickerkissen nach der über eine perforierende Wunde die zweithäufigste Ursache einer bakteriellen Entzündung des inneren Auges [31, 34, 35]. Nur ausnahmsweise wird man derartige „Spätinfektionen" im Zustand einer lokal begrenzten bakteriellen Iritis oder Uveitis anterior zur Behandlung bekommen. Gewöhnlich muß man damit rechnen, daß bereits eine allgemeine Endophthalmitis beginnt. Deshalb sollte man eine „konservative" Therapie in der Regel nicht mehr für aussichtsreich ansehen.

In den seltenen Fällen einer sehr frühzeitigen Entdeckung einer beginnenden Infektion muß die Behandlung neben einer intensiven allgemeinen Applikation eines Breitspektrumantibiotikums (Infusion) und mehrfach täglich parabulbär injizierten Antibiotika die *intraokulare Anwendung* (Vorderkammer und Glaskörper) eines Antibiotikums mit breitem Wirkungsspektrum einschließen. Subkonjunktivale, para- oder retrobulbäre Injektionen allein führen nicht zu einem sicher wirksamen Antibiotikumspiegel im Glaskörperraum. Unter den gegenwärtig verfügbaren und intraokular erprobten Antibiotika ist Gernebcin besonders wirksam. Bei hoher Dosierung schädigt es die Rezeptoren. Es geht jedoch nicht nur darum, die Erreger zu bekämpfen, sondern auch die Entzündungsfolgen einzudämmen. Dazu ist es notwendig, Kortikosteroide beizugeben [3, 4, 7, 8, 13, 23, 25, 29, 31, 34, 35, 37, 40, 45, 49, 65, 68, 70, 77, 78, 83, 100]. Diese intraokularen Injektionen sollten zur Entnahme von Kammerwasser und Glaskörperflüssigkeit für eine bakteriologische Untersuchung und eine solche auf Pilze genutzt werden.

Ist bereits eine Glaskörperinfiltration sichtbar, so darf mit einer *Vitrektomie* nicht gezögert werden, und die muß ebenfalls mit einer intraokularen Applikation eines Gemischs aus Antibiotika und Steroiden verbunden werden, da die Rezeptoren der Netzhaut bereits innerhalb von 24 Stunden durch Bakterientoxine und proteolytische Enzyme irreversibel geschädigt werden können! Ist von vornherein mit einer Pilzinfektion zu rechnen, so muß jedoch zur Zurückhaltung mit Kortikosteroiden geraten werden. Derartige Eingriffe darf sich nur ein besonders erfahrener Ophthalmochirurg zumuten. Patienten mit solchen Komplikationen müssen *unverzüglich* größeren Augenkliniken zugewiesen werden [3, 13, 27, 34, 37, 40, 41, 49, 59, 65, 69, 79, 80, 82].

LITERATUR

1. Allen JC (1966) Gonioscopic findings after filtering surgery for glaucoma. Am J Ophthalmol 62:509–510
2. Allen JC (1966) Delayed anterior chamber formation after filtering operation. Am J Ophthalmol 62:640–643
3. Aronson SB, Sussman SJ, Moore TE, Silliams FC, Goodner EK (1971) Corticosteroid therapy in metastatic endophthalmitis. Arch Ophthalmol 85:61–70
4. Axelrod JL, Kochman RS (1982) Cefoperazone concentrations in human aqueous humor after intravitreous administration. Am J Ophthalmol 94:103–105
5. Baquis G, Meucci BP, Scarselli P (1975) L'azione meccanica e farmacologica del cortisone sottocongiuntivale in casi di incistamento di bozza ed ipertono postoperatorio dopo trabeculectomia. Ann Ottal 101:287–294
6. Barraquer J (1978) Complications after glaucoma surgery. In: Heilmann K, Richardson KT (eds) Glaucoma, conceptions of a disease. Thieme, Stuttgart
7. Barza M, Kane A, Baum J (1980) Oxacillin for bacterial endophthalmitis: subconjunctival, intravenous, both or neither? Invest Ophthalmol Vis Sci 19:1348–1354
8. Barza M, Kane A, Baum J (1982) Ocular penetration of subconjunctival oxacillin, methicillin and cefazolin in rabbits with staphylococcal endophthalmitis. J Infect Dis 145:899–903
9. Bill A (1980) The physiology of the paracentesis effect and its recovery. In: Naumann GOH, Gloor B (Hrsg) Wundheilung des Auges und ihre Komplikationen. Bergmann, München
10. Binder S, Riss B (1979) Bulbusmassage und Augeninnendruck nach Goniotrepanation. Klin Monatsbl Augenheilkd 174:448–451
11. Birge HL (1957) Malignant glaucoma. Am J Ophthalmol 43:388–399
12. Böke W, Teichmann K-D, Junge W (1980) Erfahrungen mit dem Ziliarblockglaukom „malignes Glaukom". Klin Monatsbl Augenheilkd 177:407–416
13. Breucker GM (1968) Zur Prednisonbehandlung bei der exogenen Endophthalmitis. Klin Monatsbl Augenheilkd 156:649–651
14. Burger M, Mackensen G (1982) Aniridie infolge kontusionsbedingter Ruptur eines Sickerkissens nach Elliotscher Trepanation. Klin Monatsbl Augenheilkd 181:123–124
15. Buskirk EM van (1982) Reopening filtration fistulas with the argon laser. Am J Ophthalmol 94:1–3
16. Buskirk EM van (1982) Cysts of Tenons capsule following filtration surgery. Am J Ophthalmol 94:522–527
17. Busse H, Jünemann G, Mewe G, Promesberger H (1978) Zur Bindehautdeckung nach Harms. Klin Monatsbl Augenheilkd 173:613–618
18. Cairns JE (1976) Goniospasis. A method designed to relieve canalicular blockade in primary open-angle glaucoma. Ann Ophthalmol 8:1417
19. Chandler PA (1951) Malignant glaucoma. Am J Ophthalmol 34:993–1000
20. Chandler PA, Grant WM (1962) Mydriatic-cycloplegic treatment in malignant glaucoma. Arch Ophthalmol 68:353–359
21. Chandler PA, Simmons RJ, Grant WM (1968) Malignant glaucoma. Am J Ophthalmol 66:495–502
22. Cohen JS, Shaffer RN, Hetherington J, Hoskins D (1977) Revision of filtering surgery. Arch Ophthalmol 95:1612–1615
23. Cottingham AJ, Forster RK (1976) Vitrectomy in endophthalmitis. Results of study using vitrectomy, intraocular antibiotics or a combination of both. Arch Ophthalmol 94:2078–2081
23a. Dailey RA, Samples JR, Buskirk EM van (1986) Reopening filtration fistulas with the neodymium-YAG laser. Am J Ophthalmol 102:491–495
24. Dannheim R, Harms H (1979) Sehschärfe und Linsentrübung nach verschiedenen Glaukomoperationen. Ber Dtsch Ophthal Ges 76:641–645
25. Diamond JG (1978) Intravitreal management of endophthalmitis. In: Shimizu K, Oosterhuis JA (eds) Proceedings of the XXIII International Congress of Ophthalmology, Kyoto. Excerpta Mebeica, Amsterdam Oxford, pp 1571–1574
26. Dunnington JH, Regan EF (1950) Late fistulization of operative wounds. Arch Ophthalmol 43:407–418
27. Eichenbaum DM, Jaffe NS, Clayman HM, Light DS (1978) Pars plana vitrectomy as a primary treatment for acute bacterial endophthalmitis. Am J Ophthalmol 86:167–171
28. Eisner G (1984) Raumtaktische Überlegungen für die Anwendung von Healon®. In: Meyer-Schwickerath G (Hrsg) Viskochirurgie des Auges. Enke, Stuttgart, S 23–42
29. Ellison AC (1979) Intravenous effects of pimaricin in mycotic endophthalmitis. Ann Ophthalmol 11:157–164

30. Erskovic IG (1956) Extraktion der Linse als eine der Methoden der Bekämpfung des sogenannten malignen Glaukoms. Oftalmol Zh 11:148–153 (ref Zentralbl ges Ophthalmol 69:312)
31. Faulborn J (1982) Zur Therapie der bakteriellen Endophthalmitis. In: Merté H-J (Hrsg) Augenärztliche Fortbildung 7:253–272
32. Fitzgerald JR, Mc Carthy JL (1962) Surgery of the filtering bleb. Arch Ophthalmol 68:453–467
33. Fleischhauer W, Keerl G (1983) Die vordere Vitrektomie zur Behandlung bestimmter Formen des Aphakie-Glaukoms. Verein Rhein-Westf Augenärzte 144:57–62
34. Forster RK, Abbott RL, Gelender H (1980) Management of infectious endophthalmitis. Ophthalmology 87:313–319
35. Forster RK, Zachary IG, Cottingham AJ, Norton EWD (1976) Further observations on the diagnosis, cause, and treatment of endophthalmitis. Am J Ophthalmol 81:52–56
36. Gering JR (1962) A new method for re-forming anterior chambers after glaucoma operations. Arch Ophthalmol 68:473–477
37. Giessmann HG (1964) Die Anwendung von Prednison in der exogenen Endophthalmie. Klin Monatsbl Augenheilkd 147:398–401
38. Ginsberg SP, Pollack FM (1972) Cyanoacrylate tissue adhesive in ocular disease. Ophthalmic Surg 3:126–132
39. Grady FJ, Forbes M (1969) Tissue adhesive for repair of conjunctival buttonhole in glaucoma surgery. Am J Ophthalmol 68:656–658
40. Graham RO, Peyman GA (1974) Intravitreal injection of dexamethasone. Arch Ophthalmol 92:149–154
41. Hanscom T, Maxwell A (1979) Coryne bacterium endophthalmitis. Laboratory studies and report of a case treated by vitrectomy. Arch Ophthalmol 97:500–502
42. Harms H (1955) Indikationen zur Linsenextraktion bei Glaukom. Klin Monatsbl Augenheilkd 126:410–421
43. Harms H, Dannheim R (Ed) (1987) Glaukomoperationen bei offenem Kammerwinkel. Vergleichende Studie einer Forschungsgruppe der Deutschen Ophthalmologischen Gesellschaft Teil I Fortschr Ophthalmol 84 Supplementheft
44. Harms H, Mackensen G (1964) Zur Technik der Deckung fistelnder Elliot-Kissen. Ber Dtsch Ophthalmol Ges 65:190–202
45. Hartwig H, Mester U, Krasemann CH, Stein HJ (1979) Untersuchungen zur Pharmakokinetik von Mezlocillin am Kaninchenauge. Klin Monatsbl Augenheilkd 175:791–794
46. Hawkins ME, Kanarek IE, Ackerman J (1979) Use of the ophthalmodynamometer in salvaging failing filtering blebs. Ann Ophthalmol 11:1090–1092
46a. Heuer DK, Parrish RK, Gressel MG, Hodapp E, Desjardins DC, Skuta GL, Palmberg PF, Nevarez JA, Rockwood EJ (1986) 5-Fluorouracil and glaucoma filtering surgery. III. Intermediate foolow-up of a pilot study. Ophthalmology 93:1537–1546
47. Iliff ChE (1964) Flap perforation in glaucoma surgery sealed by a tissue patch. Arch Ophthalmol 71:215–218
48. Irvine AR (1977) Pars plana vitrectomy for malignant anaphakic pupillary block glaucoma. Trans Pac Coast Otoophthalmol Soc 58:189–190
48a. Kammann J, Nückel A, Wetzel W (1985) Hinterkammerlinsen-Implantation bei Glaukom. Fortschr Ophthalmol 82:183–185
49. Kanski JJ (1974) The prevention and management of postoperative bacterial endophthalmitis. Trans Ophthalmol Soc UK 94:19–28
50. Kaufman PL, Bill A, Bárány EH (1977) Formation and drainage of aqueous humor following total iris removal and ciliary muscle desinsertion in the cynomolgus monkey. Invest Ophthalmol Vis Sci 16:226–229
50a. Knapp A, Heuer DK, Stern GA, Driebe WT (1987) Serious corneal complications of claucoma filtering surgery with postoperative 5-fluorouracil. Am J Ophthalmol 103:183–187
51. Koerner FH (1980) Anterior pars plana vitrectomy in ciliary and iris block glaucoma. Graefes Arch Clin Exp Ophthalmol 214:119–127
52. Kubik J (1937) Die Extraktion der klaren Linse als Glaukomoperation. Klin Monatsbl Augenheilkd 98:4014
53. Küchle HJ (1965) Zur aufgehobenen Vorderkammer nach fistelbildenden Glaukomoperationen. Klin Monatsbl Augenheilkd 146:554–558
54. Küchle HJ (1968) Bemerkungen zum Syndrom der aufgehobenen Vorderkammer nach Katarakt- und Glaukomoperationen. Ber Dtsch Ophthalmol Ges 68:206–209
55. Lauber J (1937) Über Glaukombehandlung. Klin Oczna 15:144–149 (ref Zbl Augenheilkd 39:373)
56. Leone ChR, Callahan A (1967) Restoration of the anterior chamber with glycerol 50% and mydriasis. Am J Ophthalmol 63:1686–1688
57. Leydhecker W (1973) Glaukom, 2. Aufl. Springer, Berlin Heidelberg New York
58. Lütjen-Drecoll E (1976) Morphologische Veränderungen der Kammerwinkelgewebe nach Glaukomoperationen. In: Leydhecker W (Hrsg) Glaukom-Symposium Würzburg 1974. Enke, Stuttgart, S 39–44
58a. Lucas R, Krüger H, Böke W (1986) Retropupillare Linsen bei Glaukom: Vorderkammertiefe, Druckverhalten, Medikation prä- und postoperativ. Fortschr Ophthalmol 83:214–216
59. Machemer R, Aaberg ThM (1981) Glaskörperchirurgie. Vitrektomie: Indikationen und Technik. Huber, Bern Stuttgart Wien
60. Mackensen G, Atkinson A (1976) Zur Technik des Verschlusses äußerer Fisteln an Sickerkissen nach Glaukomoperationen. Klin Monatsbl Augenheilkd 169:557–562
61. Massin M, Hudelo J (1963) Considérations sur les hypotonies post-iridencleisis. Bull Soc Ophtalmol Fr 63:741–745
62. Maumenee AE (1957) Postoperative cataract complications. Trans Am Acad Ophthalmol Otolaryngol 61:51
63. Maumenee E (1969) The mechanism of filtering blebs for glaucoma why they fail after cataract surgery. In: Welsh RC (ed) The new report on cataract surgery. Miami Educational Press, Miami, pp 326–328
64. Maumenee AE (1981) Mechanism of filtration of fistulizing glaucoma procedures Symposium on Glaucoma Trans New Orleans Acad Ophthalmol. Mosby, St Louis Toronto London, pp 280–288
65. Maylath FR, Leopold IH (1955) Study of experimental intraocular infection. Am J Ophthalmol 40:86–101
66. Mc Culloch C (1959) The incision of inadequate filtration blebs. Trans Can Ophthalmol Soc 10:45–50
67. Mc Culloch C (1969) Surgery of filtering blebs. Int Ophthalmol Clin 7:125–135
67a. McGuigan LJB, Gottsch J, Stark WJ, Maumenee AE, Quigley HA (1986) Extracapsular cataract extraction and posterior chamber lens implantation in eyes with preexisting glaucoma. Arch Ophthalmol 104:1301–1308
68. Mester V, Hartwig H (1978) Tierexperimentelle Untersuchungen zur Pharmakokinetik von Azlocillin und Mezlocil-

lin am Auge. Ber Intern Sympos Acycloveide-Penicillin München, S 199–205
69. Michels RG (1981) Vitreous surgery. Mosby, St Louis Toronto London
70. Mirate DJ, Hull DS, Bobo C (1981) Bacterial endophthalmitis: culture proven failure of combined systemic, periocular and topical antibiotics. Ann Ophthalmol 13:1341–1342
71. Möller DE (1969) Zur Sickerkissendeckung nach fistulierender Glaukomoperation. Klin Monatsbl Augenheilkd 155:94–96
72. Momoeda S, Hayashi H, Oshima K (1983) Anterior pars plana vitrectomy for phakic malignant glaucoma. Jap J Ophthalmol 27:73–79
73. Neubauer H (1982) Die postoperativ aufgehobene Vorderkammer. Bücherei d Augenarztes 94:110–119. Enke, Stuttgart
74. Offret H, Saraux H, Limon S, Langlois JL (1978) Prévention du glaucome malin: la vitrectomie postérieure? J Fr Ophtalmol 1:603–606
75. Ourgaud AG, Berard PV (1956) Le glaucome malin. Bull Soc Ophtalmol Fr 1:195–203
76. Pagenstecher H (1877) Über Glaukom. Ber Dtsch Ophthalmol Ges 10:7–27
77. Peyman GA (1977) Antibiotic administration in the treatment of bacterial endophthalmitis. II Intravitreal injections. Surv Ophthalmol 21:332–346
78. Peyman GA, Herbst R (1974) Treatment with intraocular injection of Gentamycin and dexamethasone. Arch Ophthalmol 91:416–418
79. Peyman GA, Orse M, Sanders D (1976) Intravitreal antibiotic injection and vitrectomy in acute bacterial endophthalmitis. Can J Ophthalmol 11:188–190
80. Peyman GA, Richard T, Bennett O (1980) Management of endophthalmitis with pars plana vitrectomy. Br J Ophthalmol 64:472–475
81. Peyman GH, Sanders DR, Minatoga H (1978) Pars plana vitrectomy in the management of pupillary block glaucoma following irrigation and aspiration. Br J Ophthalmol 62:336–339
82. Ritzinger I, Hanselmayer H (1975) Drainage des Glaskörperraumes bei intraokularen Infektionen. Klin Monatsbl Augenheilkd 167:600–604
83. Roeber-Schwietzer H, Roeber H, Klaas D, Sous H (1978) Ampicillin-Konzentration im Glaskörper nach Lichtkoagulation der Retina. Klin Monatsbl Augenheilkd 171:753–759
83a. Savage JA, Thomas JU, Belcher III CD, Simmons RJ (1985) Extracapsular cataract extraction and posterior chamber intraocular lens implantation in glaucomatous eyes. Ophthalmology 92:1506–1516
84. Scheie HG, Guehl JJ (1979) Surgical management of overhanging blebs after filtering procedures. Arch Ophthalmol 97:325–326
85. Simmons RJ (1972) Malignant glaucoma. Br J Ophthalmol 56:263–272
86. Simmons RJ (1979) Filtering operations. In: Chandler PA, Grant WM (eds) Glaucoma. Lea & Febiger, Philadelphia
87. Simmons RJ, Singh OS (1981) Shell tamponade technique in glaucoma surgery. Symposium on glaucoma Trans New Orleans Acad Ophthalmol. Mosby, St Louis Toronto London, pp 266–279
87a. Skuta GL, Parrish RK (1987) Wound healing in glaucoma filtering surgery. Surv Ophthalmol 32:149–170
88. Spaeth EB (1948) Principles and practise of ophthalmic surgery. 4th edn. Kimpton, London, p 858
89. Stallard HB (1958) Eye surgery. 3rd edn. Wright, Bristol, p 644
90. Stanworth A (1958) Conjunctival fibrosis after filtration operations. Trans Ophthalmol Soc UK 78:43–58
91. Stepanik J (1980) Bindehautersatz am Limbus nach Abtragen exzessiver Sickerkissen: neues Verfahren. Klin Monatsbl Augenheilkd 177:742–744
92. Steward RH, Kimbrough RL (1980) A method of managing flat anterior chamber following trabeculectomy. Ophthalmic Surg 11/6:382–383
93. Sugar HS (1967) Complications, repair and reoperation of antiglaucoma filtering blebs. Am J Ophthalmol 63:825–833
94. Sugar HS (1970) Postoperative cataract in successfully filtering glaucomatous eyes. Am J Ophthalmol 69:740–746
95. Sugar HS (1970) Cataract formation and refractive changes after surgery for angle-closure glaucoma. Am J Ophthalmol 69:747–749
96. Sugar HS (1971) Treatment of hypotony following filtering surgery for glaucoma. Am J Ophthalmol 71:1023–1036
97. Swan KC (1963) Relationship of basal iridectomy to shallow chamber following cataract extraction. Trans Am Ophthalmol Soc 60:213–235
98. Swan KC (1975) Reopening of nonfunctioning filters, simplified surgical techniques. Trans Amer Acad Ophthalmol Otolaryngol 79:342–348
99. Tamler E, Maumenee AE (1955) Lens extraction in the treatment of glaucoma. Arch Ophthalmol 54:816–830
100. Vastine DW, Peyman GA, Guth SB (1979) Visual prognosis in bacterial endophthalmitis treated with intravitreal antibiotics. Ophthalmic Surg 10/3:76–83
101. Völcker HE, Gieler J (1980) Morphologie von Uvea und Retina bei akuter und chronischer Hypotonie. In: Naumann GOH, Gloor B (Hrsg) Wundheilung des Auges und ihre Komplikationen. Bergmann, München
102. Völcker HE, Naumann GOH (1979) Morphology of uveal and retinal edemas in acute and persisting hypotony. Mod Probl Ophthalmol 20:34–41
103. Wagner F (1963) Behandlung von Bindehautfisteln nach Elliot-Trepanation. Klin Monatsbl Augenheilkd 142:1006–1011
104. Weiss H, Shin DH, Kollarits CR (1981) Vitrectomy for malignant (ciliary block) glaucomas. Int Ophthalmol Clin 21/1:113–119

## 4 Ablösung der Ziliarmuskelsehne

Operationen, die es durch die umschriebene Ablösung der Ziliarmuskelsehne vom Skleralsporn dem Kammerwasser ermöglichen, mit einem wesentlichen Anteil unmittelbar aus der Vorderkammer in den perichorioidalen Raum zu fließen, werden als *Zyklodialyse* bezeichnet. Sie senken den Augendruck offensichtlich vorwiegend dadurch, daß das Kammerwasser von der Uvea aufgenommen wird. Darüber hinaus wird wahrscheinlich auch in dem Bereich, in dem der Ziliarkörper abgehoben und von Kammerwasser unterspült ist, die Kammerwasserproduktion reduziert [17]. So erzeugen regionale Ablösungen der Ziliarmuskelsehnen – in einem weniger als bei den fistulierenden Eingriffen kalkulierbaren Ausmaß – Drucksenkungen, die zwischen unzulänglicher, erwünschter und überschießender Wirkung liegen können [15]. Diese Unberechenbarkeit ist wohl der wesentliche Grund dafür, daß die Zyklodialyse unter den gegenwärtig bevorzugten Eingriffen keine große Rolle spielt. Wahrscheinlich gibt es dennoch Situationen, in denen man sich dieses Wirkungsprinzips erinnern sollte. Ob mikrochirurgische Verfeinerungen des Eingriffs dazu beitragen könnten, seine Resultate berechenbar zu machen, steht noch dahin.

Bemerkenswert ist jedoch, daß in der neueren Literatur die Zyklodialyse wieder erwähnt wird und zwar im Zusammenhang mit Enttäuschungen nach Trabekulektomien, wobei eine besondere Proliferationsfreudigkeit subkonjunktivalen Gewebes bei schwarzen Patienten herausgestellt wird. Auch in Verbindung mit einer Kataraktoperation hat die Zyklodialyse Befürworter [19, 20, 33, 34, 35, 47].

Das *Prinzip der Zyklodialyse* geht auf HEINE zurück, der seine Methode 1905 vorstellte.

*Indikationen*

– Aphakieglaukom,
– primäres Glaukom mit offenem Kammerwinkel (vor allem als 2. Eingriff)

Als kontraindiziert wird die Zyklodialyse allgemein bei Hydrophthalmie, insbesondere aber bei Augen mit Anfallsdisposition, angesehen.

## 4.1 Zyklodialyse nach HEINE

Die *Technik* ist in **Abb. XI. 50 a** dargestellt und beschrieben. Vorwiegend wegen des operationstechnisch günstigen Zugangs werden Zyklodialysen im temporal oberen und temporal unteren Quadranten empfohlen. Für die obere Position spricht nur der Umstand, daß der Spalt durch etwa nachfolgende Blutungen weniger leicht verlegt werden kann [24].

## 4.2 Zyklodialyse nach v. BLASKOVICS

Diese, 1935 eingeführte *Technik* wird in **Abb. XI. 50 b** erläutert. Sie ist unter morphologischen und gewebemechanischen Gesichtspunkten besser geeignet, eine Verbindung zwischen der Vorderkammer und dem perichorioidalen Raum zu schaffen.

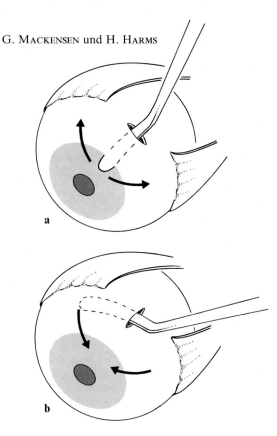

**Abb. XI. 50 a, b. Zyklodialyse**
**a** Methode nach HEINE. Nach Exposition der Sklera limbusparalleler, etwa 3 mm langer Schnitt durch die Sklera in den perichorioidalen Raum; Zyklodialysespatel wird leicht gegen die Sklera drängend radiär bis in die Vorderkammer geschoben; Ablösen der Iriswurzel und der Ziliarmuskelsehne vom Sklerasporn, indem Spatel seitlich geschwenkt wird; Zyklodialyse in diesen Bereichen *von der Kammer ausgehend*.
**b** Methode nach v. BLASKOVICS (auch „inverse Zyklodialyse" genannt). Radiärer Schnitt durch die Sklera, Einführen des Spatels limbusparallel in den perichorioidalen Raum, Abtrennung von Ziliarmuskelsehne, Zerreißung der Irisbasis durch Hineindrehen des Spatels in die Vorderkammer; Zyklodialyse geht also *vom perichorioidalen Spalt aus*.

*Modifikationen* der originalen Ausführungen wurden in vielfältiger Weise angegeben, um die Drucksenkung zuverlässiger zu erreichen und um Komplikationen abzuwehren. Bemerkenswert sind vor allem Techniken, die Blutungen in die Vorderkammer verhüten oder vermindern sollen. Dazu werden Spatel als tauglich erachtet, die gleichzeitig Bohrungen enthalten, über die Luft in die Vorderkammer eingeblasen werden kann. Neuerdings wurde ein Spatel mit Lichtleitsystem vorgestellt. Weitere Modifikationen erstreben Übergänge zu anderen Wirkungsprinzipien, insbesondere zum subkonjunktivalen Abfluß, wie v. SALLMANNS Trepanationszyklo-

XI. Chirurgie der Glaukome

dialyse oder ein Verfahren, bei dem ein Skleraläppchen nach Art der skleragedeckten Fisteloperationen über der Pars plana corporis ciliaris sowie eine Sklerektomie angelegt werden, von der aus der Zyklodialysespatel in die Vorderkammer eingeführt wird [1, 3, 14, 18, 22, 23, 25, 29, 30, 31, 38, 43, 44, 50].

*Nachbehandlung*

Um den Zyklodialysespalt offen zu halten, werden Medikamente empfohlen, die den Ziliarkörper tonisieren und die Pupille verengen. Einige Autoren plädieren dafür, nur für wenige Tage Miotika, dann jedoch Mydriatika zu geben. Auch eine postoperativ in die Vorderkammer eingebrachte Luftblase kann den Spalt spreizen. Danach soll der Patient so gelagert werden, daß die Blase vor dem Zyklodialysespalt liegt [3, 4, 22, 23, 25, 29, 30, 31, 32, 38, 40, 43, 50, 51].

*Intra- und postoperative Komplikationen*

*Blutungen* in die Vorderkammer sind mit 40–70% eine häufige Begleiterscheinung der Zyklodialyse. Während geringe Blutungen den Effekt der Operation nicht beeinträchtigen, sollten starke Blutungen tunlichst vor allem dadurch verhütet werden, daß die 3- und 9-Uhr Position (Eintritt der hinteren langen Ziliararterien!) gemieden wird. Die Auffüllung der Vorderkammer mit Luft, besonders, wenn sie schon vor dem Eingriff erfolgt, dient ebenfalls der Blutungsverminderung. Zu diesem Zweck wurde auch eine präventive Diathermiekoagulation im Operationsbereich empfohlen [10, 14, 31, 32, 36, 38, 48, 49].

Relativ häufig zeigen postoperative *Descemet-Rollen* an, daß der Spatel in dichter Führung an der inneren Augapfelwand bis über die Schwalbe-Linie hinausgelangte, ein gewöhnlich bedeutungsloses Ereignis [32]. Als gröbere Folgen einer falschen Spatelführung sind anzusehen, wenn er hinter der Iris erscheint oder eine Iridodialyse bewirkt [54].

Unter den postoperativen Komplikationen sind *iridozyklitische Reizzustände* in 2,7% bis 6% – oft in Kombination mit Hypotonie – bemerkenswert [8, 36, 45, 46].

*Refraktionsänderungen* sind auf Ortsverschiebungen oder – bei jüngeren Patienten – auf Wölbungszunahme der Linse zurückzuführen [2, 11, 21, 32, 43, 49, 51, 53].

Die klinisch bedeutsamste Spätkomplikation der Zyklodialyse ist die *Hypotonie*, die – offensichtlich von der Technik, in der Häufigkeitsangabe aber auch von der Zuverlässigkeit der Nachbeobachtung abhängig – in 1 bis 33% der Zyklodialysen beschrieben wurde [15, 16, 32]. Führt der Kammerwasserabstrom in den perichorioidalen Raum zu übermäßiger Drucksenkung mit Netzhautfältelung und „Stauungspapille e vacuo", so sprechen wir vom *Hypotoniesyndrom*. Herabsetzung der Sehschärfe, des Bildkontrasts und des Farbensehens sowie Metamorphopsie mit besonderer Beeinträchtigung der Lesefähigkeit, sind die Folge. Die nur operativ mögliche Behandlung derartiger Zustände ist im Kapitel IX Abschn. 2.1 beschrieben.

Auch *spontane Verschlüsse eines Zyklodialysespalts* nach einiger Zeit erfolgreicher Drucksenkung werden beobachtet. Dies ist gewöhnlich mit beträchtlicher Drucksteigerung verbunden. Stark wirkende Miotika (evtl. in Verbindung mit einer Stimulation des Dilatators) können dann unter Umständen den Spalt wieder öffnen [16].

*Linsentrübungen* oder die Zunahme einer ohnehin vorhandenen Katarakt sind sehr häufig, und zwar in Abhängigkeit vom Lebensalter des Patienten. Ein Jahr nach der Operation sind davon etwa 50%, 3 Jahre danach etwa 80% der operierten Augen betroffen. In der Literatur besteht Einigkeit darüber, daß die Zyklodialyse für die Linse eine größere Gefahr darstellt als andere drucksenkende Operationen [31, 32].

### Operationserfolge

Die Literaturangaben über eine Normalisierung des Augendrucks nach Zyklodialyse bewegen sich zwischen 41 und 90%, im Mittel um 66%.

In dieser globalen Übersicht sind verschiedene Techniken (HEINE, V. BLASKOVICS und Modifikationen), unterschiedliche Glaukomformen und Beobachtungszeiten sowie offensichtlich differente Bewertungsmaßstäbe enthalten. Soweit über längere Beobachtungszeiten berichtet wird, zeigt sich ein Rückgang des drucksenkenden Effekts [32].

### 4.3 Umschriebene, optisch kontrollierte Verbindungen der Vorderkammer mit dem perichorioidalen Spalt

Eine Zusammenstellung der vielfältigen Verfahren, die zur Ableitung von Kammerwasser in den perichorioidalen Spalt ersonnen wurden, verdanken wir STRAMPELLI [52].

#### 4.3.1 Trabekulektomie mit Ziliarkörperfreilegung (WATSON)

Der Eingriff entspricht der Linnér-Cairns-Trabekulektomie, jedoch wird in die Trabekelausschneidung die am Skleralsporn ansetzende Ziliarmuskelsehne eingeschlossen und ein Bereich der Ziliarkörperoberfläche wird frei-

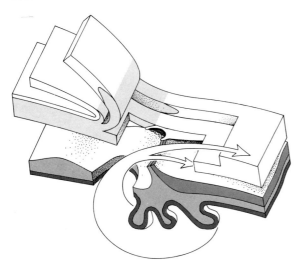

**Abb. XI. 51. Die Trabekulektomie** nach WATSON soll Kammerwasserabfluß sowohl unter die Bindehaut als auch in den perichorioidalen Raum ermöglichen.

gelegt (**Abb. XI. 51**). Es handelt sich also um eine Kombination von Trabekulektomie und begrenzter Zyklodialyse. Praktisch die gleiche Operation wurde auch als „umschriebene Ziliarkörperfreilegung" empfohlen [9]. Wird während des Eingriffs vordrängender Ziliarkörper durch Diathermiekoagulation gestrafft, so tritt eine regionale Schädigung der Pars plicata als drucksenkendes Moment hinzu [55].

*Indikation*

– Glaucoma simplex,
– sekundäres Winkelblockglaukom.

*Operationsresultate*

Über günstige Ergebnisse wird in $1/2$ bis zu $2/3$ der operierten Fälle berichtet. WATSON gibt an, daß er die Erfolgsquote seines Eingriffs mit der Verbesserung seiner persönlichen Technik bis auf 97% (davon 11% mit Medikamenten) steigern konnte. Aber auch über ungenügende Wirksamkeit, insbesondere beim Neovaskularisationsglaukom, wird berichtet sowie darüber, daß sich bei nachfolgender histologischer Untersuchung kein Abflußweg in den perichorioidalen Spalt nachweisen ließ. Dann wird vermutet, daß die drucksenkende Wirkung durch diathermische Schädigung der Pars plicata corporis ciliaris zustande kam [7, 11, 12, 39, 41, 42, 56, 57].

Nach eigenen Beobachtungen drängt sich der freigelegte Ziliarkörper in der Regel kissenartig in den Skleraausschnitt. Man kann, um eine solche Abflußblockade in den perichorioidalen Spalt zu verhindern, eine Trabekulektomie auch mit einer regionalen Zyklodialyse verbinden, wenn man die Ziliarmuskelsehne mit einem vom Kammerwinkel eingeführten Spatel vom Skleralsporn löst. Postoperative Tonisierung des Ziliarmuskels (Pilocarpin) ist dann erforderlich.

Ähnliche Eingriffe sind in Verbindung mit Kataraktoperationen empfohlen worden – auch bei Implantation einer Hinterkammerlinse [19, 20, 35].

### 4.3.2 Iridozykloretraktion (KRASNOV)

Ziel des Eingriffs ist es, einen Kammerwinkelbereich, in dem Goniosynechien gelöst wurden, durch mindestens 2 lamellär präparierte und bis in die Vorderkammer hineingeführte Sklerastreifen offenzuhalten (**Abb. XI. 52a, b**). Da diese Maßnahme mit einer regionalen Ablösung der Ziliarmuskelsehne vom Skleralsporn verbunden ist, könnte er theoretisch durch Freilegung verklebten Trabekelwerks und die offenhaltende Funktion der Sklerastreifen wie durch einen begrenzten Zyklodialyseeffekt wirksam sein [26, 27, 28].

*Indikation*

– Sekundäres Winkelblockglaukom.

Über günstige Wirkungen wird berichtet, aber auch skeptische Bemerkungen liegen vor [5, 37].

### LITERATUR

1. Ackermann J, Kanarek I, Shamah M, Rand WJ (1979) A new approach to aphakic glaucoma: a subscleral filtering cyclodialysis. Glaucoma 1:176–183
2. Arkin W, Essigmann M (1936) Über Cyclodialyse, ihre Ergebnisse und Anzeigen. Klin Oczna 14:25–38 (ref Zentralbl ges Ophthalmol 36:570)
3. Barkan O (1947) Cyclodialysis, multiple or single, with air injection. Am J Ophthalmol 30:1063–1073
4. Barkan O (1951) Glaucoma induced by air blockade. Am J Ophthalmol 34:567–571
5. Black PD (1980) Iridocycloretraction in closed-angle glaucoma. Br J Ophthalmol 64:717–719
6. Blaskovics L v. (1935) "Cyclodialysis inversa". Szemészet 70:5–21 (ref Zentralbl ges Ophthalmol 35:455)
7. Béchetoille A, Deroche B, Jallet G, Cleirens S (1979) Traitement chirurgical des glaucomes secondaires avec goniosynechies étendues. J Fr Ophtalmol 2:405–414
8. Belova SF (1949) Komplikationen nach Glaukomoperationen nach Erfahrungen der Augenklinik des I. Moskauer Medizinischen Leninorden-Instituts in 25 Jahren. Vestn Oftalmol 28:31–35 (ref Zentralbl ges Ophthalmol 56:255)
9. Benedikt O, Hiti H (1976) Die Ziliarkörperfreilegung. Eine neue Operationsmethode zur Behandlung des irreversiblen

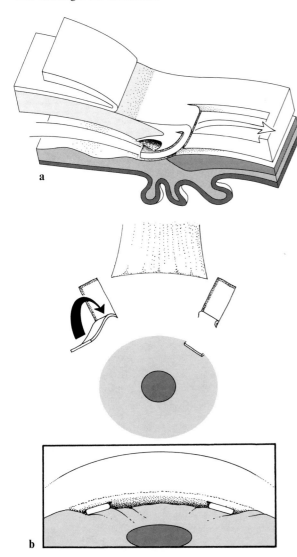

**Abb. XI. 52a, b. Iridozykloretraktion** nach KRASNOV.
**a** Prinzip des Eingriffs.
**b** Zwei oder drei lamelläre Sklerastreifen (0,5:2,0:3,0 mm) werden mit Basis zum Limbus (etwa 3–4 mm von ihm entfernt) präpariert. Entsprechend **a** wird dann eine Verbindung bis in den Kammerwinkel geschaffen und die Ziliarmuskelsehne von der Kammer aus mittels eingeführter Spatel zwischen je 2 Streifen vom Skleralsporn getrennt (Zyklodialyseeffekt). Danach werden die Sklerastreifen als Platzhalter in die Kanäle eingeschoben.

Winkelblockglaukoms und des Aphakieglaukoms. Klin Monatsbl Augenheilkd 169:711–716

10. Beradze NI (1952) Zur Operation der Cyclodialyse. Vestn Oftalmol 31:25–28 (ref Zentralbl ges Ophthalmol 58:134)
11. Böke W, Winter R, Pülhorn G (1978) Ergebnisse der Ziliarkörperfreilegung bei sekundärem Winkelblockglaukom. Klin Monatsbl Augenheilkd 173:618–624
12. Bunge E (1933) Über Dauerresultate nach der Zyklodialyse. Klin Monatsbl Augenheilkd 90:21–35
13. Cairns JE, Krasnov MM (1973) Iridocyclo-retraction in glaucoma secondary to essential iris atrophy. Br J Ophthalmol 57:416–417
14. Chandler PA (1949) Symposium: Primary glaucoma, V. Complications of surgery. Trans Amer Acad Ophthalmol Otolaryngol 53:224–231
15. Chandler PA, Grant WM (1965) Lectures on glaucoma. Kimpton, London
16. Chandler PA, Grant WM (1979) Glaucoma, 2nd edn. Lea & Febiger, Philadelphia
17. Chandler PA, Maumenee AE (1961) A major cause of hypotony. Am J Ophthalmol 52:609–618
18. Cohen SW, Banko W, Nath S (1979) A fiber-optics cyclodialysis spatula. Ophthalmic Surg 10,3:74–75
19. Galin MA, Baras I (1975) Combined cyclodialysis cataract extraction: a review. Ann Ophthalmol 7:271–275
20. Galin MA, Hung PT, Obstbaum SA (1978) Cataract extraction in glaucoma. Am J Ophthalmol 87:124–129
21. Gát L (1947) Über die Wirksamkeit der modifizierten Cyklodialyse. Ophthalmologica 114:106–118
22. Gorin G (1960) Action of di-isopropylfluorophosphate in cyclodialysis clefts. Am J Ophthalmol 50:789–792
23. Hallermann W (1951) Zur Methodik der Cyclodialysis mit Lufteinblasung. Ber Dtsch Ophthalmol Ges 56:318–319
24. Heine L (1936) Zyklodialyse. Klin Monatsbl Augenheilkd 97:721–726
25. Janotka H (1966) A new canicula for cyclodialysis in antiglaucomatous surgery. Klin Oczna 36:119–121 (ref Zentralbl ges Ophthalmol 96:498–499)
26. Krasnov MM (1969) Microsurgery of glaucoma. Am J Ophthalmol 67:857–864
27. Krasnov MM (1971) Iridocyclo-retraction in narrow-angle glaucoma. Br J Ophthalmol 55:389–395
28. Krasnov MM (1979) Microsurgery of the glaucomas. Mosby, St Louis Toronto London
29. Laws HW (1962) Irisrepositor for combined cyclodialysis and air introduction. Am J Ophthalmol 55:136
30. Leydhecker W (1963) Operationsergebnisse bei Hydrophthalmie unter besonderer Berücksichtigung der Goniotomie. Klin Monatsbl Augenheilkd 142:650–671
31. Leydhecker W (1964) Spätergebnisse nach Zyklodialyse. Klin Monatsbl Augenheilkd 144:28–46
32. Leydhecker W (1973) Glaukom, 2. Aufl. Springer, Berlin Heidelberg New York
33. Mc Allister JA, Spaeth GL (1984) Intrakapsuläre Kataraktextraktion mit Zyklodialyse. Eine nützliche Methode. Klin Monatsbl Augenheilkd 184:283–286
34. Miller RD, Nisbet RM (1981) Cyclodialysis with air injection in black patients. Ophthalmic Surg 12/2:92–94
35. Montgomery D, Gills JP (1980) Extracapsular cataract extraction lens implantation and cyclodialysis. Ophthalmic Surg 11/5:343–347
36. O'Brien CS, Weih J (1949) Cyclodialysis. Arch Ophthalmol 42:606–619
37. Ourgaud AG, Llavador M (1979) L'iridocylorétraction de Krasnov. Bull Soc Ophtalmol Fr 79:181–184

38. Pannarale MR (1965) Presentazione di una spatolacannula per ciclodialisi. Boll Oculist 44:134–138
39. Polack FM, de Roeth A (1964) Effects of freezing on the ciliary bodies. Invest Ophthalmol 3:164
40. Polyak BL, Rel LM (1952) Trepanationscyclodialyse bei Glaukom. Vestn Oftalmol 31:11–17 (ref Zentralbl ges Ophthalmol 60:126)
41. Pülhorn G, Winter R, Böke W (1978) Ergebnisse der Ziliarkörperfreilegung bei sekundärem Winkelblockglaukom. Klin Monatsbl Augenheilkd 173:625–631
42. Pülhorn G, Winter R, Thiel H-J (1979) Histologische Befunde bei Ziliarkörperfreilegung. Klin Monatsbl Augenheilkd 174:297–298
43. Randolph ME (1943) A new cyclodialysis instrument. Am J Ophthalmol 26:187
44. Sallmann L v (1935) Die Trepanationszyklodialyse, eine Abänderung der Heineschen Zyklodialysenoperation. Z Augenheilkd 86:111–120
45. Sédan J (1966) Sur les grandes hypotonies consécutives à des cyclodialyses. Bull Soc Ophtalmol 66:959–971
46. Sédan J (1966) Deux cas de cyclodialyses traumatiques, suivies de forte hypertension oculaire passagère, puis de guèrison complète. Bull Soc Ophtalmol 66:954–959
47. Shields MB, Simmons RJ (1976) Combined cyclodialysis and cataract extraction. Ophthalmic Surg 7:62–73
48. Sommer G (1967) Die Zyklodialyse, ihre Indikationen, ihre Komplikationen und deren Verhinderung. Klin Monatsbl Augenheilkd 151:47–51
49. Sugar HS (1947) Cyclodialysis: a follow-up study. Am J Ophthalmol 30:843–859
50. Sugar HS (1951) The glaucomas. Mosby, St Louis
51. Stein R (1930) Die Dauerresultate der Zyklodialyse. Arch Augenheilkd 102:626–656
52. Strampelli B (1978/79) Drainage de l'humeur aqueuse dans l'espace. Ann Inst Barraquer 14:197–274
53. Vannas M (1935) Zykloskopische Untersuchungen über das Verhalten des Strahlenkörpers nach der Heineschen Operation. Klin Monatsbl Augenheilkd 95:629–644
54. Vannas M (1947) Diskussion zum Vortrag Teraskeli u Louhela. Acta Ophthalmol 25:332–333
55. Watson P (1970) Trabeculectomy: a modified ab externo technique. Ann Ophthalmol 2:199
56. Watson PG, Barnett F (1975) Effectiveness of trabeculectomy in glaucoma. Am J Ophthalmol 79:831–845
57. Wollensak J (1979) Diskussionsbemerkungen. Klin Monatsbl Augenheilkd 174:298

## 5 Eingriffe zur Minderung der Kammerwasserproduktion

Prinzip dieser Operationen ist, die Pars plicata des Ziliarkörpers entweder direkt oder über eine Drosselung ihrer Blutversorgung zu schädigen, bis die Kammerwasserbildung soweit reduziert ist, daß der Augendruck im Normbereich liegt. Ist der Kammerwasserabfluß weitgehend oder gar völlig blockiert, so kann die dann notwendige Schädigung des Ziliarkörpers mit der Gefährdung seiner biologischen Funktionen identisch sein. Das geht daraus hervor, daß als gewichtigste Operationskomplikation eine Phthisis bulbi auftreten kann. Da in den Fällen schwerer Störungen im Abflußsystem nicht kalkulierbar ist, wieweit etwa schon eine Vorschädigung des Ziliarkörpers besteht, kann – abgesehen von einer allgemeinen Mahnung zur „Vorsicht" – keine Dosierungsempfehlung gegeben werden, die erlaubte, das Ausmaß der Drucksenkung vorauszusagen. Andererseits gibt es häufig Situationen, bei denen man auf die hier zu besprechenden Operationen zurückgreifen muß. Geht man „vorsichtig", also geplant schrittweise vor, so müssen die Eingriffe oft wiederholt werden, wenn sie erfolgreich sein sollen, da die geschädigten Strukturen, insbesondere die Kammerwasser sezernierenden Epithelzellen regenerieren und erneut funktionsfähig werden können [94].

*Indikationen*

- Sekundäres Winkelverschlußglaukom,
- Neovaskularisationsglaukom,
- Augen, an denen mehrere fistulierende oder kammerwinkeleröffnende Operationen versagten.

Geht es darum, ein praktisch erblindetes Auge beschwerdefrei zu machen, so wird man sich relativ leicht für einen Eingriff mit Ziliarkörperschädigung entscheiden. Muß jedoch noch Sehfunktion bewahrt werden, so ist jede andere Möglichkeit der Hilfe zu bedenken (panretinale Koagulation, s. Abschnitte XI. 6.1. und XI. 6.3; Zyklodialyse, s. Abschnitt XI. 4; transziliare Trepanation; s. Abschnitt XI. 3.2.3.1 oder eine Kammerwasserableitung über implantiertes Fremdmaterial, s. Abschnitt XI. 3.3). Da jedoch auch die Ergebnisse dieser Operationen keinesfalls sicher voraussehbar sind, wird man häufig ein schrittweise dosiertes Vorgehen mit wiederholten umschriebenen Ziliarkörperschädigungen vorziehen. War der erste Eingriff insofern wirksam, als er zunächst den Druck senkte und stieg die Tension im Verlaufe von Wochen wieder an, so zeigt dies, daß die Ausschaltung des betreffenden Ziliarkörperbereichs im Prinzip ausreiche, daß sich das sezernierende Epithel jedoch wieder erholte. Dann ist ein weiterer Eingriff im selben Areal indiziert. Erst wenn Wiederholungen erfolglos bleiben, sollten weitere Bereiche des Ziliarkörpers einbezogen werden.

Lediglich die *panretinale Foto-, Laser- oder Kryokoagulation* sollte beim Neovaskularisationsglaukom stets dem Eingriff mit Ziliarkörperschädigung vorausgeschickt (oder gleichzeitig mit ihm ausgeführt) werden.

Die Ziliarkörperverödung wird auch beim Sturge-Weber-Syndrom empfohlen. Nach unserer Erfahrung ist hier jedoch durchaus eine Trabekulotomie durchführbar; allerdings muß der Ort der Trabekelzerreißung sorgfältig gonioskopisch ermittelt werden.

## 5.1 Hitzekoagulation des Ziliarkörpers

### 5.1.1 Penetrierende Diathermiekoagulation mit der Kugelelektrode (WEVE)

Die Methode wurde 1932 angegeben.

*Operationstechnik*

In 4–5 mm Entfernung vom Limbus wurden mit der Kugelelektrode etwa 14 Koagulationseffekte auf den Ziliarkörper appliziert. Das Verfahren ist vielfältig modifiziert worden u.a. von L. und R. WEEKERS. Sie führten eine retroziliare Diathermieapplikation (7–9 mm Abstand vom Limbus) durch, dabei liegt das Zentrum der Effekte schon an der Ora serrata. In der Nähe der Muskelansätze wurden die Ziliararterien getroffen [86, 87, 88]. Unter den *Komplikationen* wurden Hornhautinfiltrate, Iridozyklitis und Schädigungen bis zur Phthisis bulbi erwähnt [33, 48, 68, 82]. Die schon länger zurückliegenden Mitteilungen über *Operationserfolge* waren sehr unterschiedlich. Oft war der Druck nur vorübergehend gesenkt [44].

### 5.1.2 Perforierende Diathermiekoagulation mit der Nadelelektrode (VOGT)

Das Verfahren der Diathermiestichelung wurde 1936 empfohlen. Die *Operationstechnik* wird in **Abb. XI. 53** dargestellt und beschrieben.

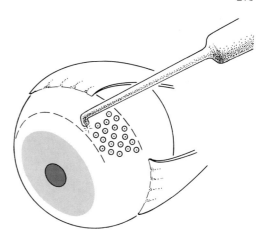

**Abb. XI. 53. Perforierende Diathermiekoagulation mit der Nadelelektrode** (VOGT). In einer Zone zwischen 3–4 mm und 6–10 mm vom Limbus entfernt (also *hinter* der Pars plicata des Ziliarkörpers!) wurden – nach Präparation eines Bindehautlappens mit Basis am Limbus – mit einer 0,5 mm langen, bis auf die Nadel isolierten Elektrode 100–200 Mikropunkturen (50 mA, 2,5–3 Sek. Einwirkungszeit) ausgeführt. Wenn bei den mehr äquatorial gelegenen Punkturen Glaskörper austrat, wurde das im Interesse einer drucksenkenden Wirkung positiv beurteilt.

*Modifikationen*

Abwandlungen des VOGT-Verfahrens betreffen im wesentlichen die Anzahl der Koagulationsherde und deren Position, wobei sowohl eine transkonjunktivale Applikation als auch eine von einem lamellären Skleralappen gedeckte vorgeschlagen wurden [1, 2, 8, 17, 18, 26, 28, 29, 34, 41, 44, 45, 47, 63, 64, 69, 73].

*Komplikationen*

Infolge von Skleraschrumpfung konnten während oder kurz nach dem Eingriff *Drucksteigerungen* beträchtlicher Höhe auftreten. *Glaskörperblutungen, Netzhautarterien- und Venenverschlüsse* sowie *Amotio retinae* gehörten zu zwar selteneren, aber beachtenswerten Komplikationen. Schwerwiegende Spätfolgen ergaben sich aus der sicher häufigen *Skleranekrose*, sowie aus den mit 10% angegebenen *uveitischen Reizzuständen*. Über *Phthisis bulbi* wurde mit der auffallenden Differenz zwischen 1 und 15% berichtet. Auch *trophische Hornhautschäden* wurden mitgeteilt [3, 19, 26, 29, 30, 41, 43, 44, 47, 49, 50, 52, 63, 64, 67, 69, 70, 73, 80, 84].

*Operationserfolge*

Eine Übersicht der diesbezüglichen Literaturangaben findet sich bei LEYDHECKER [44]. Wegen der Unterschiede in den Operationsindikationen, den Details der Operationstechnik sowie den Beobachtungszeiten weichen die Angaben beträchtlich voneinander ab. Nach 1–2 Jahren könne in 40–50% eine dauerhafte Drucksenkung erwartet werden, wenn man der Originalmethode VOGTs folgte [43, 52].

Um die drucksenkende Wirkung zu verstärken, wurde von manchen Autoren eine Kombination mit Drosselung der Blutzufuhr über die Aa. ciliares posteriores longae erstrebt [19, 58] und als wirksam befunden (s. Abschn. XI. 5.4).

### 5.1.3 Direkte Ziliarkörperkauterisation
(HARMS)

Um die Koagulationseinwirkung auf den Ziliarkörper von individuellen Unterschieden der Sklera (und Konjunktiva) unabhängig zu machen sowie um Skleranekrosen zu vermeiden, wurde eine direkte Kauterisation des freigelegten Ziliarkörpers vorgeschlagen [31].

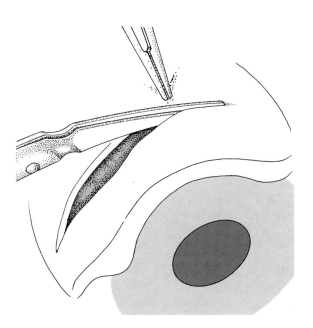

**Abb. XI. 54 a–c. Direkte Ziliarkörperkauterisation** (HARMS).

**a** Nach Exposition der Sklera mit einem bogig geführten Bindehautschnitt (gewöhnlich im temporal oberen Quadranten) und nachdem Zügelfäden unter die Mm. recti superior et lateralis gelegt wurden (in der Zeichnung nicht dargestellt), wird die Sklera limbusparallel über der Pars plicata des Ziliarkörpers (etwa 3 mm vom Limbus entfernt) zunächst mit einer Rasierklinge über 3 Uhrzeiten eingeschnitten. Danach Perforation am temporalen Schnittende bis in den perichorioidalen Raum und Vollendung des Schnitts mit einer Vannas-Schere.

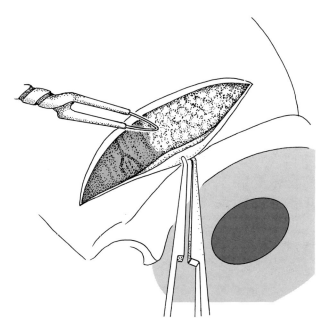

**b** Kauterisation des exponierten Ziliarkörpers mit dem Glühkauter.

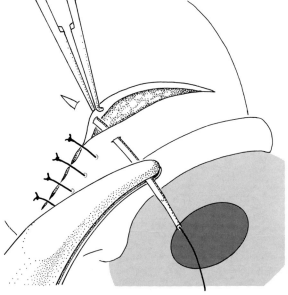

**c** Sorgfältiger Schluß der Sklerawunde mit Einzelknopfnähten (Nylon 9-0), danach Reposition der Bindehaut und fortlaufende Naht mit Seide (7-0).

Der entscheidende Vorteil einer offenen direkten Ziliarkörperkauterisation wird darin gesehen, daß Art, Ausmaß und Intensität der Schädigung beobachtet werden kann.

Die Operationstechnik ist in **Abb. XI. 54** erläutert.

*Komplikationen*

Glaskörperblutungen [78].

*Operationsergebnisse*

Die Wirksamkeit des Eingriffs – auch über Jahre hin – konnte belegt werden[3]. Eine statistisch gesicherte und mit konkurrierenden Methoden vergleichende Auswertung kann jedoch noch nicht vorgelegt werden.

Direkte Ziliarkörperverödungen waren auch bereits mit der subskleralen Einführung von Spateln beabsichtigt, über die diathermisch oder elektrolytisch auf die Kammerwasserproduktion eingewirkt werden sollte. Mit dem Spatel wurden gleichzeitig Zyklodialysen ausgeführt [56, 57, 75, 76, 77, 80].

Der Schrumpfungseffekt der Ziliarkörperkoagulation wurde auch genutzt, um den Zufluß in seitlich daneben gelegte Zyklodialysen offenzuhalten [9].

Die *Laserkoagulation* der Ziliarfortsätze (s. Kap. XII. Abschnitte 2.6 u. 2.7), transpupillar über ein Kontaktglas oder transskleral wird neuerdings als eine Möglichkeit direkter Drosselung der Kammerwasserproduktion diskutiert [7a, 9a, 34a, 42, 50a, 94].

## 5.2 Kälteapplikation am Ziliarkörper (BIETTI)

Auf BIETTI (1950) gehen die Verfahren zurück, bei denen statt einer Hitzeschädigung des Ziliarkörpers, eine solche durch Vereisung herbeigeführt werden soll. Histopathologisch bewirkt die dosisabhängige Kryoapplikation Kapillaratrophie und Zerstörung des Epithels (insbesondere des nicht pigmentierten, Kammerwasser produzierenden). Nach Monaten ist jedoch Epithelregeneration möglich und offensichtlich in Abhängigkeit vom Ausmaß bereits bestehender vaskulärer Schäden und Druckschäden. Über die Dauerwirkung entscheidet wahrscheinlich, ob und wieweit auch eine persistierende Kapillarschädigung erreicht wird [14, 15, 39, 51, 59, 59a, 65, 66, 72, 94]. Bei primärem Glaukom wurde eine Erhöhung der Abflußleichtigkeit nach Zyklokryoapplikation gefunden [21 b].

Die *Indikationen* der Zyklokryotherapie entsprechen denen, die einleitend bei den Verfahren einer Hitzekoagulation aufgezählt wurden. Darüber hinaus finden sich Empfehlungen vom Glaucoma chronicum simplex über Glaukom bei Keratoplastiken bis zum malignen Glaukom [10, 11, 13, 59a, 81, 92].

Da die Kälteapplikation weniger mit der Gefahr einer Skleranekrose belastet ist als eine Diathermieanwendung, kommen Indikationen hinzu, bei denen von vornherein auf schrittweise Wiederholung des Eingriffs abgestellt wird wie etwa beim iridokornealen endothelialen Syndrom.

*Operationstechnik*

Die eigene erprobte Technik ist in **Abb. XI. 55a, b** sowie in der Legende erläutert.

Aus systematischen Variationen von Position, Anzahl der Kryoapplikationen, Temperatur und Einwirkungsdauer kann abgeleitet werden, daß bis zu 12 Applikationen mit $-80°$ und 60 bis 120 sec Einwirkungsdauer zulässig sind. Die prinzipielle Schwierigkeit liegt jedoch darin, daß nicht voraussehbar ist, welches Maß an Schädigung einem schon vorgeschädigten Ziliarkörper noch zugemutet werden darf [10, 11, 12, 16, 21, 23, 24, 55, 60, 91].

Bei veränderter Bulbusgröße (Hydrophthalmie) muß die Lage der Pars plicata durch Transillumination ermittelt werden.

*Nachbehandlung*

Subkonjunktivale Injektion von 4 mg Dexamethason (Fortecortin), dem sicherheitshalber ein Antibiotikum (Gernebcin) beigegeben wird, in den folgenden Tagen Mydriatika und Kortikosteroide als Tropfen, beginnend mit 4–6mal täglich, dann schrittweise reduziert.

*Komplikationen*

Die Komplikationen werden verständlich, wenn man sich klarmacht, daß die Pars plicata des Ziliarkörpers nur durchfroren werden kann, wenn der Eisball auch die Strukturen des Kammerwinkels, das Trabekelwerk und den Schlemm-Kanal einschließt. Sie werden regional

---

[3] HARMS H: Nicht veröffentlichte Auswertung des Operationsgutes.

**Abb. XI. 55a, b. Zyklokryotherapie**

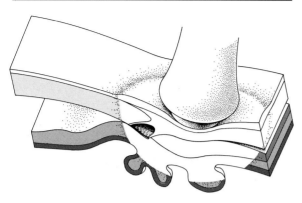

**a** Operationsprinzip. Entscheidend ist, daß die Pars plicata des Ziliarkörpers durchfroren wird und nicht in erster Linie die Pars plana! Dazu muß die Kryosonde mit 2 bis höchstens 3,5 mm Durchmesser unter mäßigem Druck in 2,5–3 mm Entfernung vom Limbus auf die getrocknete Bindehaut gesetzt werden und zwar oben etwas weiter vom Limbus entfernt als seitlich und unten. Dabei ist eine Schädigung der Kammerwinkelstrukturen unvermeidlich. Das begrenzt die Indikation auf solche Augen, bei denen die normalen Abflußwege ohnehin schwer gestört sind.

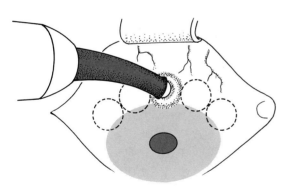

**b** Mit etwa 1 Min. Einwirkungsdauer werden 5–8 Applikationen von −70° bis −80° über 160–180° der Zirkumferenz verteilt. Die durchfrorenen Areale überlappen sich bei größerer Anzahl. Unmittelbar nach Abschalten der Kälteeinwirkung wird die Sonde durch Spülung mit raumwarmer Ringer-Lösung erwärmt und vom Augapfel gelöst.

zerstört, reformieren sich am gesunden Auge wieder; präoperative Schäden können aber unbezweifelbar verstärkt werden [62]. Mit transskleraler Laserapplikation könnte eine Schädigung der Pars plicata wahrscheinlich gezielter erreicht werden. Würde sich das bestätigen, so wäre die Laserbehandlung vorzuziehen.

*Schmerzen* (24–48 Stunden); vorübergehende *Drucksteigerung*; intraokularer *Reizzustand* (danach muß sich Intensität und Dauer der Kortikosteroidbehandlung orientieren); vor allem bei Neovaskularisation-*Vorderkammerblutung*; *Ziliarkörper- und Aderhautabhebung* (kann eine Drainage erforderlich machen). Relativ selten: *zystoides Makulaödem*, das gewöhnlich bald zurückgeht. *Trophische Hornhautstörungen* sind ebenfalls selten. Je schwerer die präoperative Schädigung ist, um so häufiger kann es zu Komplikationen bis zur *Phthisis bulbi* kommen; beim Neovaskularisationsglaukom wird über Häufigkeiten bis zu 35% berichtet! In Vergleichen mit der Diathermiekoagulation wird die Kryoapplikation als gewebeschonender beurteilt, jedoch wurden auch *Skleraveränderungen* und *Staphylombildungen* beschrieben [22, 24, 40].

*Wiederholungen des Eingriffs* sollten nicht vor Ablauf von 6 Wochen vorgenommen werden. Die erneuten Kryoapplikationen sollten vorerst auf das bereits behandelte Gebiet des Ziliarkörpers beschränkt bleiben, besonders wenn sie zunächst erfolgreich waren, dann erst schrittweise auf die Nachbarschaft, jedoch nicht über 300° der Zirkumferenz ausgedehnt werden [10].

*Operationsergebnisse*

Von einem Eingriff, der bei verschiedenartigen Glaukomen und unterschiedlichen morphologischen Zuständen angewandt wird, der auch variabel auszuführen und sinnvoll nur schrittweise vorzunehmen ist, kann keine prozentuale Erfolgsangabe erwartet werden. Seine prinzipielle Wirksamkeit ist gut belegt [25, 37, 40, 53, 74, 93]. Das Problem, mit der Kryoapplikation umzugehen, besteht in ihrer örtlichen Applikation und Dosierung sowie in ihrer Aufteilung in Einzelschritte.

## 5.3 Ziliarkörperexzision (SAUTTER)

In der Erwartung, durch eine dosierte Exzision von Teilen der Pars plicata des Ziliarkörpers eine kalkulierbare Drucksenkung erzielen zu können, wurde eine entsprechende Operationstechnik vorgestellt [71].

*Indikationen*

- Sekundäres Winkelblockglaukom, insbesondere bei Aphakie, nach anderen vorausgegangenen Operationen und nach Verletzungen, wenn medikamentös oder mit weniger invasiven Operationen keine Druckregulation zu erreichen ist.

**Abb. XI. 56a, b. Ziliarkörperexzision** (SAUTTER).

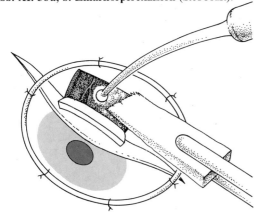

**a** Nachdem die Sklera im Operationsbereich mit peripherem Bindehautschnitt freigelegt und ein Flieringa-Ring (zur Hornhaut exzentrisch) aufgenäht wurde, wird etwa $1/5$ der Ziliarkörperaußenfläche über der Pars plicata mit einem Türflügelschnitt freigelegt und mit einer Kugelelektrode koaguliert.

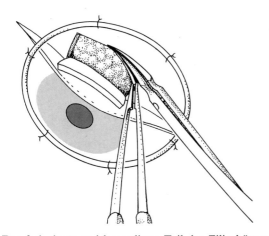

**b** Der freigelegte und koagulierte Teil des Ziliarkörpers wird exzidiert (Kolibripinzette und Vannas-Schere).

*Operationstechnik*

Der Eingriff wird in **Abb. XI. 56a, b** und in der Legende beschrieben.

Da sich nicht selten ektatische Skleranarben bildeten, wurde inzwischen eine 2schichtige Skleraeröffnung mit versetzten Schnitten empfohlen [20]. Nicht ausgeschlossen ist auch, daß sich über den skleralen Zugang ein transskleraler Abflußweg für Kammerwasser ausbildet [35].

*Komplikationen*

*Glaskörperverlust*, der dann nach den üblichen Grundsätzen einer offenen Vitrektomie behandelt werden muß. *Blutungen in den Glaskörper*.

Die *Operationsergebnisse* einer ersten Serie waren ermutigend und wurden inzwischen bestätigt [20, 27, 83], umfangreichere Beobachtungen liegen noch nicht vor.

## 5.4 Eingriffe zur Reduzierung der Blutversorgung des Ziliarkörpers

Da sich die langen hinteren Ziliararterien, die nasal und temporal im horizontalen Meridian durch den perichorioidalen Spalt nach vorn verlaufen, etwa im Bereich der Horizontalmotorenansätze aufteilen, kann eine dort vorgenommene Koagulation zu einer Schädigung von Arterienästen und zur Durchblutungsminderung des Ziliarkörpers führen. Seit Tierversuchen WAGENMANNS (1890) weiß man, daß eine Durchblutungsdrosselung der langen hinteren Ziliararterien die biologische Funktion des Corpus ciliare (bis zur Phthisis) beeinträchtigt und die Kammerwasserbildung dementsprechend hemmt. Hingegen senken Durchtrennung oder Unterbindung der vorderen Ziliararterien, die über die geraden Augenmuskeln in den Augapfel eintreten, den Druck nur vorübergehend.

*Operationstechniken*

Eine transskleral auf die Aufzweigung der nasalen langen hinteren Ziliararterie gerichtete *Diathermiekoagulation* gab als erster DUPONT GUERRY (1944) an. Darauf folgten Modifikationen mit Diathermienadel- oder -kugelelektroden mit verschiedener Anordnung der Koagulationsstellen. Auch Kombinationen mit der VOGT-Diathermiestichelung wurden ausgeführt [4, 5, 6, 7, 19, 32, 36, 46, 54, 58].

Um die Durchblutung über die vorderen Ziliararterien zu drosseln, wurden Ligaturen an 2–3 der geraden Augenmuskeln gelegt; aber auch diese Maßnahme wurde mit Koagulation des Aufzweigungsgebiets der Aa. ciliares posteriores longae verbunden [38, 85, 89, 90].

*Indikationen, Komplikationen und Ergebnisse* entsprechen im ganzen denen Weves penetrierender und Vogts perforierender Diathermiekoagulation.

## LITERATUR

1. Adamjuk VE (1949) Die Bedeutung der Elektrocoagulation des Ciliarkörpers bei Glaukom. Vestn Oftalmol 28:31–32 (ref Zentralbl ges Ophthalmol 52:55)
2. Alajmo B, Simonelli M (1953) La diatermociclopuntura come terapia antiglaucomatoso con speciale riguardo al glaucoma infantile. G Ital Oftalm 6:205–209 (ref Zentralbl ges Ophthalmol 61:166)
3. Albaugh CH, Dunphy EB (1942) Cyclodiathermy. Arch Ophthalmol 27:543–557
4. Albrich K (1948) Die Drosselung der Blutzufuhr zum Ziliarkörper als neue Glaukom-Operation. Klin Monatsbl Augenheilkd 113:174–175
5. Arató I (1948) Angiodiathermie bei Glaukom. Ophthalmologica 115:190
6. Arató I (1950) Angiodiathermy and its application in glaucoma. Ophthalmologica 120:325–333
7. Arató I (1953) Results of angiodiathermy on the basis of 100 operations. Ophthalmologica 125:117–124
7a. Badeeb O, Devenyi R, Trope GE, Mortimer CB (1988) The short term effect of ND:YAG transscleral cyclocoagulation in patients with uncontrolled glaucoma. In: Wollensak J (Hersg.) Laser in der Ophthalmologie. Bücherei des Augenarztes Bd 113:172–174
8. Arruga H (1956) Ocular Surgery. Salvas, Barcelona
9. Bartl G, Hofmann H, Wochesländer E (1982) Operationsmethode zur Behandlung des irreversiblen Winkelblockglaukoms und des Aphakieglaukoms. Direkte Ziliarkörperkoagulation mit partieller Zyklodialyse. Klin Monatsbl Augenheilkd 181:92–95
9a. Becker U, Seiler T, Wollensak J (1988) Dauerstrich-Nd:YAG-Laserzyklokoagulation. In: Wollensak J (Hersg.) Laser in der Ophthalmologie. Bücherei des Augenarztes Bd 113:175–183
10. Bellows AR (1979) Cyclocryotherapy. In: Chandler PA, Grant WM (eds) Glaucoma. Lea & Febiger, Philadelphia
11. Bellows AR, Grant WM (1973) Cyclocryotherapy in advanced inadequately controlled glaucoma. Am J Ophthalmol 75:679–684
12. Bellows AR, Grant WM (1978) Cyclocryotherapy of chronic open-angle glaucoma in aphakic eyes. Am J Ophthalmol 85:615–621
13. Benedikt O (1977) Ein neues operatives Verfahren zur Behandlung des malignen Glaukoms. Klin Monatsbl Augenheilkd 170:665–672
14. Bietti GB (1950) Surgical intervention on the ciliary body. JAMA 142:889–897
15. Bietti GB (1970) The development and present state of cryo-ophthalmology. Int Surg 53:184–196
16. Boniuk M (1974) Cryotherapy in neovascular glaucoma. Trans Am Acad Ophthalmol Otolaryngol 78:337–343
17. Boyd BF (1961) Highlights. Ophthalmol 4:297–310
18. Covell LL, Batungbacal RT (1955) Cyclodiathermy in glaucoma. Am J Ophthalmol 40:77–82
19. Dannheim R, Reyhing U (1976) Wirkung und Komplikationen der Zyklodiathermiepunktur nach Vogt bei verschiedenen Glaukomformen. Doc Ophthalmol 41:257–285
20. Demeler U (1984) Persönliche Mitteilung
21. Demols E, Brihaye-van Geertruyden M (1975) Cryoapplication. Ophthalmologica 171:332–345
21a. Dupont Guerry III (1944) Angiodiathermy of the long posterior ciliary arteries and its use in the treatment of glaucoma. Am J Ophthalmol 27:1376–1393
21b. Duy TP, Seiler T, Wollensak J (1987) Änderung der Abflußleichtigkeit nach Zyklokryokoagulation bei primärem Glaukom. Klin Monatsbl Augenheilk 190:99–102
22. Fast R, Oosterhuis JA (1979) A simple method of cryosurgery in desperate cases of glaucoma. Trans Ophthalmol Soc UK 92:843–844
23. Faulborn J, Birnbaum F (1977) Zyklotherapie hämorrhagischer Glaukome: Langzeitbeobachtungen und histologische Befunde. Klin Monatsbl Augenheilkd 170:651–664
24. Faulborn J, Höster K (1973) Ergebnisse der Zyklokryotherapie beim hämorrhagischen Glaukom. Klin Monatsbl Augenheilkd 162:513–518
25. Feibel RM, Bigger JF (1972) Rubeosis iridis and neovascular glaucoma. Am J Ophthalmol 74:862–867
26. Forbes SB (1955) Cyclodiathermy: results in various types of glaucoma. Am J Ophthalmol 40:650–666
27. Freyler H, Scheimbauer I (1981) Ziliarkörperexzision nach Sautter als ultima ratio bei Sekundärglaukom. Klin Monatsbl Augenheilkd 179:473–477
28. Funder W (1951) Zur Frage der Glaukomoperation am aphaken Auge. Zyklodialyse oder Zyklodiathermie? Klin Monatsbl Augenheilkd 118:369–373
29. Funder W (1956) Die Quadrantenzyklodiathermie als primäre Glaukomoperation. Klin Monatsbl Augenheilkd 129:73–78
30. Gasteiger H (1943) Weitere Erfahrungen mit der Zyklodiathermiepunktur nach Vogt. Klin Monatsbl Augenheilkd 109:738–744
31. Grote P, Harms H (1977) Erste Ergebnisse der direkten Ziliarkörperkauterisation. Ber Dtsch Ophthalmol Ges 74:661–665
32. Grüter W (1949) Vorläufige Mitteilung über den Versuch einer nichtperforierenden Zyklodiathermie. Klin Monatsbl Augenheilkd 114:466–467
33. Günther G (1950) Diskussionsbemerkung. Ber Dtsch Ophthalmol Ges 56:171
34. Hauschild E (1944) Über Behandlungserfolge des Glaukoms mit Zyklodiathermie. Klin Monatsbl Augenheilkd 110:262–263
34a. Heidenkummer H-P, Birngruber R, Lorenz B, Gabel V-P, Gao L, Tang SH (1988) Morphologische Befunde des Kaninchenziliarkörpers nach transskleraler cw-Nd-YAG-Laserkoagulation. In: Wollensak J (Hersg.) Laser in der Ophthalmologie. Bücherei des Augenarztes Bd 113:184–191
35. Hoffmann F (1979) Diskussionsbemerkung. Klin Monatsbl Augenheilkd 174:298
36. Kettesy A (1950) Zyklanämisation, ein neues Verfahren gegen Glaukom. Ophthalmologica 120:334–348
37. Klein J, Küchle HJ (1981) Ergebnisse der Kryoanämisation des Ziliarkörpers bei prognostisch ungünstigen Sekundärglaukomen. Klin Monatsbl Augenheilkd 179:470–472

38. Köhler U, Müller W (1974) Erfahrungen über die antiglaukomatöse Operation nach Weekers. Ophthalmologica 169:432–441
39. Kontio D, Buschmann W (1981) Experimentelle und klinische Untersuchungen zur kryochirurgischen Beeinflussung des intraokularen Drucks. Graefes Arch Clin Exo Ophthalmol 216:167–176
40. Krupon T, Mitschell KB, Becker B (1978) Cyclocryotherapy in neovascular glaucoma. Am J Ophthalmol 86:24–26
41. Lachmann BE, Rockwell PA (1953) Follow-up study of 39 patients with glaucoma treated with cyclodiathermy. Arch Ophthalmol 50:265
42. Lee PF, Pomerantzeff O (1971) Transpupillary cyclophotocoagulation of rabbit eyes. Am J Ophthalmol 71:911–920
43. Leydhecker W (1967) Spätergebnisse nach Zyklodiathermiepunktur. Klin Monatsbl Augenheilkd 151:35–46
44. Leydhecker W (1973) Glaukom, 2. Aufl. Springer, Berlin Heidelberg New York
45. Locke JC (1959) Cyclodiathermy combined with medical treatment in glaucoma with severe visual field loss. Arch Ophthalmol 62:626–640
46. Mackenzie W (1835) A practical treatise on the diseases of the eye, 2nd edn. Longman, Brown, Green, Longmans, London
47. Maeder G (1954) La diathermie rétrociliaire perforante. Ophthalmologica 127:368–371
48. Marr WG (1949) The treatment of glaucoma with cyclodiathermy. Am J Ophthalmol 32:241–247
49. Meesmann A (1943) Erfahrungen mit der Zyklodiathermiepunktur nach A Vogt bei Glaukom. Klin Monatsbl Augenheilkd 109:721–737
50. Meesmann A (1949) Kritisches zur antiglaukomatösen Ignipunktur. Ber Dtsch Ophthalmol Ges 55:202–212
50a. Mehdorn E, Lucke K, Messmer E, Steinmetz M (1988) Transsklerale Ziliarkörperkoagulation mit dem kontinuierlichen Neodymium:YAG-Laser. FOCUS MHL 5:33–37
51. Misiun FA (1970) Cyclocryothermy in the treatment of glaucoma. Oftal Z 25:40–43 (ref Zentralbl ges Ophthalmol 104:335)
52. Müller HK, Kohlhaas W (1948) Über die diathermische Stichelung des Ziliarkörpers. Klin Monatsbl Augenheilkd 113:385–386
53. Müller W, Köhler U (1980) Erste Erfahrungen mit der direkten Ziliarkörperkoagulation nach Steinbach-Nover. Klin Monatsbl Augenheilkd 176:773–776
54. Neubauer H (1952) Die nichtperforierende Zyklodiathermie nach Grüter. Klin Monatsbl Augenheilkd 121:9–15
55. Paton D, Butner RW (1974) Cyclocryotherapy. Ophthalmic Surg 5:24–27
56. Paufique L (1958) Traitement du glaucome infantile. Bull Soc Ophtalmol Fr 58:39–41
57. Paufique L, Sourdille Ph (1969) La cyclodialyse diathermique dans les hypertonies oculaires de l'aphaque. Arch Ophtalmol 29:551–554
58. Paul W (1968) Erfahrungen mit der antiglaukomatösen Zyklodiathermie nach Vogt und Kettesy sowie mit einer modifizierten Kombination beider Methoden. Klin Monatsbl Augenheilkd 153:318–329
59. Polack FM, de Roetth A (1964) Effects of freezing on the ciliary bodies. Invest Ophthalmol 3:164
59a. Prost M (1983) Cyclocryotherapy for glaucoma. Evaluation of technique. Surv Ophthalmol 28:93–100
60. Prost M (1984) Anatomy of the ciliary body and cyclocryotherapy. Ophthalmologica 188:9–13
61. Pülhorn G, Winter R, Böke W (1978) Ergebnisse der Ziliarkörperfreilegung bei sekundärem Winkelblockglaukom. Klin Monatsbl Augenheilkd 173:625–631
62. Quigley HA (1976) Histological and physiological studies of cyclocryotherapy in primate and human eyes. Am J Ophthalmol 82:722–732
63. Reiser KA (1949) Die „Skleraldiathermiepunktur" (SDP), eine einfache Glaukomoperation. Klin Monatsbl Augenheilkd 115:491–500
64. Reiser KA (1951) Bericht über die Operationsergebnisse mit der Skleraldiathermiepunktur (SDP). Ber Dtsch Ophthalmol Ges 56:155–158
65. De Roetth A (1966) Cryosurgery for the treatment of glaucoma. Am J Ophthalmol 61:443–450
66. De Roetth A (1968) Cryosurgery for the treatment of advanced chronic simple glaucoma. Am J Ophthalmol 66:1034–1041
67. Rohrschneider W (1950) Zur Technik und Indikation der Zyklothermiepunktur. Klin Monatsbl Augenheilkd 116:634–641
68. Rozovskaya SB (1960) Retrociliary diathermy in case of glaucoma. Oftal Zh 15:148–154 (ref Zentralbl ges Ophthalmol 80:304)
69. Rubin JE, Romig J, Molloy JH (1952) Early results of perforating cyclodiathermy in glaucoma. Am J Ophthalmol 35:1035
70. Sautter H (1949) Unsere Erfahrungen mit Zyklodiathermiepunktur. Klin Monatsbl Augenheilkd 115:481–491
71. Sautter H, Demeler U (1976) Ziliarkörperexzision (ZKE) bei sekundärem Winkelblockglaukom. Klin Monatsbl Augenheilkd 168:441–447
72. Smith RS, Boyle E, Rudt LA (1977) Cyclocryotherapy. Arch Ophthalmol 95:284–288
73. Scheie HG, Frayer WC, Spencer RW (1955) Cyclodiathermy. Arch Ophthalmol 53:839–846
74. Schnaudigel OE, Doden W (1978) Kälteanwendung bei Glaukom. Klin Monatsbl Augenheilkd 172:249–250
75. Schreck E (1949) Cilo-Anolyse und Cilo-Cyclo-Anolyse. Graefes Arch Clin Exp Ophthalmol 149:95–141
76. Schreck E (1949) Erfahrungen mit der gezielten Verödung der Arteria ciliaris posterior longa zur operativen Therapie des Glaukoms. Ber Dtsch Ophthalmol Ges 54:90–96
77. Schulte D (1950) Elektrolytische Ziliararterienverödung als Glaukomoperation. Klin Monatsbl Augenheilkd 116:498–510
78. Steinbach PD, Nover A (1978) Die direkte Ziliarkörperkoagulation als Therapie bei verschiedenen Glaukomformen. Klin Monatsbl Augenheilkd 172:39–42
79. Stewart RH, Garcia CA (1974) Staphyloma following cyclocryotherapy. Ophthalmic surg 5:28–29
80. Thiel R (1943) Vorzüge und Nachteile der Zyklodiathermiepunktur nach A. Vogt. Klin Monatsbl Augenheilkd 109:744–766
81. Thoft RA, Gordon JM, Dohlman CH (1974) Glaucoma following keratoplasty. Trans Am Acad Ophthalmol Otolaryngol 78:352–364
82. Urrets-Zavalia A Jr, Urrets-Zavalia A (1953) Nonperforating cyclodiathermy in the treatment of glaucoma. Am J Ophthalmol 36:203–217
83. Völcker HE, Naumann GOH (1979) Pars plicata Exzision bei posttraumatischen sekundären Winkelblock-Glaukomen. Klin Monatsbl Augenheilkd 174:298
84. Vogt A (1940) Cyclodiathermy puncture in cases of glaucoma. Br J Ophthalmol 24:288–297

84a. Wagenmann A (1890) Experimentelle Untersuchungen über den Einfluß der Circulation in den Netzhaut- und Aderhautgefäßen auf die Ernährung des Auges, insbesondere der Retina, und über die Folgen der Sehnervendurchschneidung. Graefes Arch Clin Exp Ophthalmol 36/4:1–120
85. Wagner P (1960) Erfahrungen mit zwei neuen Glaukomoperationen (Diathermiekoagulation nach Weekers II und basale Iridektomie nach Malbran). Ophthalmologica 139:255–261
86. Weekers R, Gougnard C, Gougnard L, Watillon M (1956) Traitement de l'hypertension oculaire par la ligature des artères ciliaires antérieures et la coagulation diathermique à l'endroit de passage des artères ciliaires longues postérieures. Bull Soc Belge Ophtalmol 113:423–431
87. Weekers R, Gougnard C, Gougnard L, Watillon M (1956) Traitement de l'hypertension oculaire par ischémie du corps ciliaire. Arch Ophtalmol 16:625–633
88. Weekers R, Prijot E (1952) Mesure de la résistance à l'écoulement de l'humeur aqueuse au moyen du tonomètre électronique. Ophthalmologica 123:365–373
89. Weekers L, Weekers R (1945) Les effects hypotenseurs de la diathermie du corps ciliaire sans perforation sclérale (cyclodiathermie non perforante). Ophthalmologica 109:212–226
90. Weekers L, Weekers R (1952) Traitement de l'hypertension oculaire par la diathermie rétrociliaire. Ophthalmologica 124:221–227
91. Wesley R, Kielar RA (1980) Cyclocryotherapy in treatment of glaucoma. Glaucoma 2:533–537
92. West CE, Wood TO, Kaufman HE (1973) Cyclocryotherapy for glaucoma pre-or post-penetrating keratoplasty. Am J Ophthalmol 76:485–489
92a. Weve HJM (1932) Clinische lessen. Ned T Geneesk 76:5335
93. Wulle KG (1972) The development of the productive and draining system of the aqueous humor in the human eye. Fortschr Augenheilkd 26:296–355
94. Zimmerman TJ, Worthen DM, Wickham MG (1973) Argon laser photocoagulation of ciliary processes in man. Invest Ophthalmol 12:622–623

## 6 Eingriffe mit mittelbarer Auswirkung auf die Drucklage

Diese Operationen richten sich gegen das *Neovaskularisationsglaukom*, dessen Entstehung zwar noch nicht gut bekannt ist, von dessen pathogenetischen Faktoren wir jedoch soviel wissen, daß sich ein logisch begründeter therapeutischer Ansatz entwickeln läßt. Gemeinsame Ursache der Bildung von fibrovaskulären Strukturen auf der Iris und im Kammerwinkel bei verschiedenen Prozessen (s. Abschn. Vorbemerkungen: Sekundäre Kammerwasserabflußbehinderungen) ist offensichtlich chorioretinale Hypoxie. Wahrscheinlich werden von den Gefäßen der an Sauerstoffnot leidenden Gewebe Stoffe produziert, die Gefäßproliferation hervorrufen, während gleichzeitig dem Kammerwasser Substanzen fehlen, die einer Vasoproliferation entgegenwirken [2, 4, 11, 12, 16, 22, 23, 24]. Diese Erklärungen führen zu der Konsequenz, Sauerstoff beanspruchende periphere Netzhaut und Aderhaut auszuschalten.

### 6.1 Panretinale Foto- oder Laserkoagulation

In diese Konzeption fügt sich ein, daß wir von den Verlaufsbeobachtungen nach Foto- und Laserkoagulationen des peripheren Fundus bei diabetischer Retinopathie sowie bei retinalen Gefäßprozessen, insbesondere bei Venenverschlüssen, wissen, daß sie sich günstig auf die Neovaskularisation in den vorderen Augenabschnitten auswirken [1, 3, 5, 6, 7, 10, 13, 14, 15, 16, 17, 18, 19, 20, 25]. Aber auch Zweifel wurden geäußert [8].

Bezüglich der Techniken und Resultate wird auf Kapitel XIII B verwiesen.

### 6.2 Kryoapplikation auf die periphere Retina

*Indikationen* [9]

– Beginnende Rubeosis iridis bei diabetischer Retinopathie oder bei retinalen Gefäßprozessen mit und ohne Augendrucksteigerung, falls die optischen Verhältnisse keine Fotokoagulation zulassen, oder als diese ergänzende Maßnahme;
– ausgeprägte Rubeosis iridis mit Kammerwinkelverschluß und schmerzhaftem Sekundärglaukom.

*Operationstechnik*

Es geht darum, die periphere Netzhaut von der Ora serrata über den Bulbusäquator hinaus weitgehend zu veröden (**Abb. XI. 57a, b**).

Liegt bereits ein ausgeprägtes Sekundärglaukom vor, so sollte auch der Ziliarkörper über der Pars plicata (je nach der Drucklage) an 4–12 Stellen je 1 Min. mit dem Kryoapplikator durchfroren werden.

*Nachbehandlung*

Parasympatholytische Mydriasis (Atropin) sowie Kortikosteroide (lokal) bis zum Abklingen des postoperativen Reizzustandes.

Unmittelbare *Operationszwischenfälle* sind kaum zu erwarten.

**Abb. XI. 57a, b. Kryoapplikation auf die periphere Netzhaut**

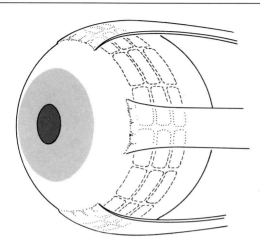

**a** Position der insgesamt 36 Kälteanwendungen zwischen der Ora serrata und dem Äquator des Augapfels.

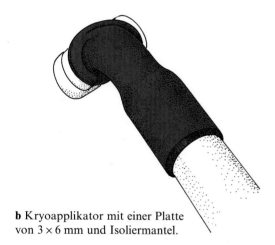

**b** Kryoapplikator mit einer Platte von 3 × 6 mm und Isoliermantel.

*Operationsergebnisse*

In Fällen von *Rubeosis* der Irisoberfläche und des Kammerwinkels ohne bzw. mit nur mäßiger Drucksteigerung können sich die Neovaskularisationen, vor allem wenn sie noch nicht lange bestehen, – oft verblüffend schnell – zurückbilden [3, 7, 21]. Der Druck normalisiert sich dann nicht selten.

Verschlechterungen des Sehvermögens oder überschießende Drucksenkung eventuell Phthisis bulbi sind kaum zu befürchten.

Handelt es sich jedoch um eine sehr ausgeprägte Rubeosis mit Kammerwinkelverschluß und schmerzhaftem Sekundärglaukom, also um jene Fälle, bei denen auch eine Kälteschädigung des Ziliarkörpers zusammen mit der Netzhautkryoapplikation erforderlich erscheint, so zeigen auch diese Rückbildung der Neovaskularisation und Druckreduzierung; es kann aber auch zu überschießender Wirkung mit Hypotonie bis zur Phthisis bulbi kommen.

## LITERATUR

1. Aaberg TM, Horn DL van (1977) Late complications of pars plana vitreous surgery. Trans Am Acad Ophthalmol Otolaryngol 85:126–140
2. Ashton N (1961) Neovascularization in ocular disease. Trans Ophthalmol Soc UK 81:145–161
3. Cooper RL, Constable IJ (1979) The management of neovascular glaucoma. Aust J Ophthalmol 7:5–9
4. Feibel RM, Bigger JF (1972) Rubeosis iridis and neovascular glaucoma. Am J Ophthalmol 74:862–867
5. Fetkenhour CL, Chromokos E, Scoch D (1975) Effect of retinal photocoagulation on rubeosis iridis and neovascular glaucoma. ARVO-Spring-Meeting
6. Fukuda M, Yamada Y, Tsukimoto N, Mackubo K (1980) Effects of trabeculectomy and panretinal photocoagulation on neovascular glaucoma. Jap J Clin Ophthalmol 35:563–570
7. Gaudric A, Coscas G (1979) Rubéose de l'iris et glaucome néovasculaire. J Fr Ophtalmol 11:653–672
8. Goodart R, Blankenship G (1980) Panretinal photocoagulation influence on vitrectomy results for complications of diabetic retinopathy. Ophthalmology 87:183–188
9. Hallermann Ch, Witschel H (1981) Die Kryokoagulation der peripheren Retina bei Rubeosis iridis. Klin Monatsbl Augenheilkd 180:249
10. Hasunuma T, Hashimoto K, Ida R, Numaga T, Horiuchi T (1980) Treatment of rubeosis iridis as a complication of diabetic retinopathy. Jap J Clin Ophthalmol 34:131–142
11. Hayreh SS (1980) Ocular neovascularization. Int Ophthalmol 2/1:27–32
12. Henkind P (1978) Ocular neovascularization. Am J Ophthalmol 85:287–301
13. Hunter L, Little HL, Rosenthal AR, Dellaporta A, Jacobson DR (1976) The effect of panretinal photocoagulation on rubeosis iridis. Am J Ophthalmol 81:804–809
14. Imre G, Bögi J (1983) Hämorrhagisches Glaukom: Entstehungsmechanismus und therapeutische Möglichkeiten. Klin Monatsbl Augenheilkd 183:326–327
15. Krill AE, Archer D, Newell FW (1971) Photokoagulation in complications secondary to branch vein occlusion. Arch Ophthalmol 85:48–60
16. Laatikainen L (1977) Preliminary report on effect of retinal panphotocoagulation on rubeosis iridis and neovascular glaucoma. Br J Ophthalmol 61:278–284
17. May DR, Bergstrom TJ, Parmet AJ et al (1980) Treatment of neovascular glaucoma with transscleral panretinal cryotherapy. Ophthalmology 87:1106–1111
18. May DR, Klein ML, Peyman GA (1979) Xenon arc panretinal photocoagulation for central retinal vein occlusion: a randomised prospective study. Br J Ophthalmol 63:725–734
19. Michels RG (1976) Vitreoretinal and anterior segment surgery through the pars plana. Part II. Ann Ophthalmol 8:1497–1512

20. Michels RG (1978) Vitrectomy for complications of diabetic retinopathy. Arch Ophthalmol 96:237–246
21. Ohashi T, Ando F, Ichikawa H, Kyu N (1978) Treatment of hemorrhagic glaucoma with peripheral retinal cautery. 5. Kongr Europ Ges Ophthalmol 1976. Enke, Stuttgart, pp 269–272
22. Oosterhuis JA, Winning CHOM v. (1978) The retinal vasculopathy syndrome. 5. Kongr Europ Ges Ophthalmol 1976. Enke, Stuttgart, pp 203–206
22a. Pauleikhoff D, Gerke E (1987) Photokoagulation bei diabetischer Rubeosis iridis und neovaskulärem Glaukom. Klin Monatsbl Augenheilkd 190:11–16
23. Smith R (1961) Neovascularization on ocular disease. Trans Ophthalmol Soc UK 81:125–144
24. Smith RJH (1981) Rubeotic glaucoma. Br J Ophthalmol 65:606–609
25. Taylor E (1970) Proliferative diabetic retinopathy. Br J Ophthalmol 54:535–539

# XII. Lasereingriffe an den vorderen Augenabschnitten und am Glaskörper

F. FANKHAUSER

Unter Mitarbeit von S. KWASNIEWSKA, E. VAN DER ZYPEN und F. GREHN

## INHALT

| | |
|---|---|
| Einleitende Bemerkungen | 281 |
| Physikalische Grundlagen, Vorbemerkungen und Konsequenzen für die Laserchirurgie | 282 |
|     Thermisch wirkende Laser (Typ 1) | 282 |
|     Photodisruptive Laser (Typ 2) | 284 |
|     Laser vom Typ 3 | 286 |
|     Britt-Pulslaser, Typ 152 | 286 |
|     Farbstofflaser | 287 |
|     $CO_2$-Molekularlaser | 287 |
|     Allgemeine Gesichtspunkte und laserchirurgische Strategien | 287 |
|     Anwendungsprinzipien des $CO_2$-Lasers | 288 |
|     Beurteilung der gepulsten Gaslaser | 288 |
|     Kontaktgläser | 289 |
|     Endolaser | 289 |
|     Intraokulare Photokoagulation mit dem Endolaser | 289 |
|     Gegenüberstellung von konventioneller Mikrochirurgie und laserchirurgischen Methoden | 291 |
| Operationen | 295 |
| 1  Lasereingriffe an den Anhangsgebilden der Augen | 295 |
| 2  Antiglaukomatöse Eingriffe | 295 |
| 2.1  Trabekulektomie mit dem $CO_2$-Laser | 295 |
| 2.2  Trabekuloplastik | 295 |
| 2.3  Antiglaukomatöse Iridektomie/Iridotomie | 299 |
| 2.3.1  Das Verfahren mit dem Argonionenlaser | 301 |
| 2.3.2  Das Verfahren mit dem im photodisruptiven oder im thermischen Betrieb arbeitenden Nd:YAG-Laser | 303 |
| 2.4  Iridoplastik, Gonioplastik, Pupilloplastik | 304 |
| 2.5  Goniophotokoagulation | 305 |
| 2.6  Transpupillare Zyklophotokoagulation | 306 |
| 2.7  Transsklerale Zyklophotokoagulation | 307 |
| 2.8  Andere Anwendungen des Lasers in der Glaukomtherapie | 308 |
| 3  Optische Iridektomie und Koremorphose | 310 |
| 3.1  Optische Iridektomie | 310 |
| 3.2  Koremorphose | 311 |
| 3.3  Photomydriase und Zentrierung der Pupille | 312 |
| 4  Vordere Synechiolyse | 314 |
| 5  Kapsulotomie | 315 |
| 5.1  Vordere Kapsulotomie im phaken Auge | 315 |
| 5.2  Membranotomie und Kapsulotomie im aphaken Auge | 316 |
| 5.3  Membranotomie und Kapsulotomie im pseudophaken Auge | 318 |
| 6  Eingriffe im Glaskörperraum | 320 |
| 7  Wenig gebräuchliche und wenig erprobte Anwendungsgebiete für den Laserstrahl | 324 |
| 8  Künftige Anwendungsgebiete für den Laserstrahl | 325 |
| 9  Neuere Laseranwendungen am Auge | 327 |
| 9.1  „Photoradiation Therapy" | 327 |
| 9.2  Ultraviolett- und Infrarotlaser | 328 |
| 10  Schutzmaßnahmen, Sicherheitsvorschriften | 329 |
| Literatur | 329 |

## Einleitende Bemerkungen

Die Gestaltung dieses Kapitels wurde durch das ungeheure Entwicklungstempo der Laserwissenschaften erschwert. Es war zu befürchten, daß bis zum Erscheinen dieses Buches nicht alle Neuentwicklungen berücksichtigt werden könnten. Deshalb wurde dieser Beitrag etwas „konservativ" gehalten. Laserentwicklungen, die noch keinen festen Platz in der Klinik gefunden haben, werden nur erwähnt und nicht ausführlich besprochen.

Obwohl den Autoren die Charakteristika aller zur Zeit im Gebrauch stehenden Hochleistungslaser bekannt sind, ist ihre persönliche Erfahrung in der klinischen Anwendung hauptsächlich auf das System SIRIUS-MICRORUPTOR 2 beschränkt. Bei der Darstellung der photodisruptiven Laser wurde aus diesem Grunde im wesentlichen auf die Wirkungsweise dieses Gerätes zurückgegriffen. Eine Diskriminierung anderer Systeme, die man daraus ableiten könnte, liegt den Autoren fern.

# Physikalische Grundlagen, Vorbemerkungen und Konsequenzen für die Laserchirurgie

Die chirurgischen Effekte vieler zur Zeit in der Mikrochirurgie des Auges eingesetzten Laser lassen sich auf zwei grundsätzlich verschiedene Wirkungsmechanismen zurückführen: den *thermischen* (Lasertyp 1) und den *mechanischen oder photodisruptiven* (Lasertyp 2). Dementsprechend wird von Lasern mit thermischem und photodisruptivem Energieübertragungsmechanismus gesprochen.

Die Ausdrücke „free-running" oder „cw" (continuous wave) werden hier synonym mit thermisch; „Q-switched" und „mode-locked" werden gleichbedeutend mit photodisruptiv oder mechanisch gebraucht.

Ein weiteres Unterscheidungsmerkmal ergibt sich durch die Anwendungstechnik. Die Laserenergie kann im Fall klarer Medien mittels optischer Systeme in das Auge eingestrahlt werden: *Exolaser;* oder nach Eröffnung des Auges durch Lichtleiter in dieses eingeführt werden: *Endolaser*.

## Thermisch wirkende Laser (Typ 1)

Der Laser mit thermischem Energieübertragungsmechanismus (Typ 1) wird in typischen Anwendungen kontinuierlich („cw" oder „free-running") eingesetzt. Der Strahl dieser Laser wird entweder durch einen Verschluß so moduliert, daß Pulszeiten im Millisekunden- (ms) oder Sekundenbereich (s) resultieren (cw Betrieb), oder die Emissionszeit ist durch die Entladungsdauer der den Laser pumpenden Blitzlampe gegeben. Sie liegt im ms Bereich, gewöhnlich bei 10–20 ms.

Ein typischer Vertreter dieser Laserkategorie ist der *Argonionenlaser* ($\lambda$: 488 und 514 Nanometer = nm).

Im Gegensatz dazu deponiert der Laser mit photodisruptiver Energieübertragung (Typ 2) seine Energie in wesentlich kürzeren Emissionszeiten. Diese liegen im Nano- oder Picosekundenbereich (ns respektive ps). Typischerweise wird die Strahlung der photodisruptiven Laser im Einzelpuls- oder Salvenbetrieb eingesetzt.

Der thermisch wirkende Laser wird die physikalischen Ereignisse stark vereinfachend, auch „warmer", der photodisruptive „kalter" Laser genannt. Eine solche Unterscheidung ist nur sinnvoll, wenn die vorhandene oder fehlende Temperatursteigerung in der Umgebung des Fokus beschrieben werden soll. Im Fokus selbst kommt es bei beiden Lasertypen zu Temperatursteigerungen. Sie liegen beim photodisruptiven Laser rund hundertmal höher [247, 256]. Thermisch wirkende Laser, die eine Strahlleistung von etwa 2 bis zu mehreren hundert Watt (W) aufweisen, erzeugen den gewünschten chirurgischen, gewebszerstörenden Effekt (**Abb. XII. 1**) durch Aufheizung, Verkochung, Verbrennung und Ver-

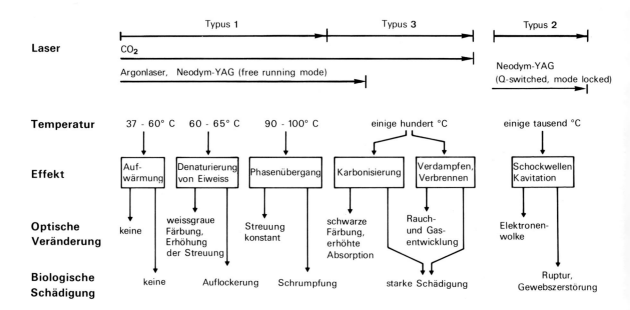

**Abb. XII. 1. Effekte unterschiedlicher Laser.** Die Lasertypen 1 und 3 erzeugen thermische Effekte. Die *horizontalen Pfeile* weisen in Richtung zunehmender Intensität. Der Lasertyp 2 erzeugt mechanische Effekte durch Mikroexplosionen unterschiedlicher Intensität. *Vertikale Pfeile:* die durch zunehmende Leistungssteigerung erzeugten optischen und biologischen Veränderungen.

XII. Lasereingriffe an den vorderen Augenabschnitten und am Glaskörper

**Tabelle XII. 1. Thermisch wirkende Laser, Typen 1 und 3**

| Wichtigste zur Zeit angewandte Lasertypen | Hauptsächliche klinische Anwendungsgebiete |
|---|---|
| 1. Kontinuierlicher Argonionenlaser (Typ 1) | Iridektomie, Trabekuloplastik, Iridoplastik und andere Bestrahlungsaufgaben am vorderen und hinteren Augensegment |
| 2. Gepulster Argonionenlaser (Britt 152) wird im pseudokontinuierlichen Betrieb auf hohem (Typ 3) oder niedrigem, mittleren Leistungsniveau (Typ 1) angewandt | Typ 1 wirkt wie kontinuierlicher Argonionenlaser; Typ 3 im Vergleich zu kontinuierlichem Argonionenlaser erhöhte Wirksamkeit bei Irisperforationen |
| 3. Kryptonionenlaser (Typ 1) | Trabekuloplastik, Bestrahlungsaufgaben an der Retina |
| 4. Kontinuierlicher $CO_2$-Laser (Typ 1 und 3) | Eingriffe in Umgebung des Auges; Sklerostomie, Trabekulektomie, Koagulationen im Bereich des Glaskörpers und der Retina |
| 5. Gepulster $CO_2$-Laser (Typ 3) | Anwendungsgebiete wie kontinuierlicher $CO_2$-Laser; zusätzlich als Glaskörperschneidegerät anwendbar |
| 6. Nd:YAG-(free-running, cw)Laser | Ähnliche Anwendungsgebiete wie Argonionenlaser |

*Hämostatische Wirksamkeit der Laser 1–6*
1. Gute hämostatische Wirksamkeit
2. Bei hämostatischen Aufgaben auf niedrigem mittlerem Leistungsniveau etwa gleich wirksam wie kontinuierlicher Argonionenlaser
3. Hämostatische Eigenschaften nicht ausreichend bekannt
4. Hervorragende hämostatische Wirksamkeit
5. Für hämostatische Aufgaben nicht empfohlen
6. Gute hämostatische Eigenschaften

| | |
|---|---|
| Zur Definition der Lasertypen siehe Seiten 282 und 283 sowie **Abb. XII. 1** | Lasertyp 3 ist auf Seiten 286–288 beschrieben |

dampfung der bestrahlten Gewebe [256]. Vorausgesetzt, daß die Strahlung dieser Laser im Fokus absorbiert wird, bewegt sich die induzierte Gewebstemperatur in Bereichen von 60 °C bis zu mehreren hundert °C. Die durch die Erhitzung in Gang gesetzte Veränderung der Gewebseiweiße, die von der Denaturierung über die Koagulation bis zur totalen Zerstörung reicht, wird durch temperaturabhängige Effekte unterstützt. Dazu zählen Phasenänderungen, Erosionen (erzeugt durch schnelle, heiße Konvektionsströme) und andere Mechanismen [256]. Diese mechanischen Effekte, die auch beim Laser mit thermischem Wirkungsmechanismus auftreten, sind im Vergleich zu denen der photodisruptiven Laser wesentlich schwächer. Intensive Sprengwirkungen, wie sie beispielsweise zur Zerstörung von harten, hyalinen oder verkalkten Strukturen notwendig sind, können mit thermisch wirkenden Lasertypen nicht erreicht werden. Der Lasertyp 1 darf indessen als wirksames Instrument bei einer Anzahl klinischer Aufgaben betrachtet werden (Tabelle XII. 1), falls es sich nicht um sehr widerstandsfähige Strukturen handelt und pigmentierte, koagulierbare oder verbrennbare Gewebe vorliegen wie Iris, Retina oder Chorioidea. Auf die hämostatischen Eigenschaften thermisch wirkender Laser können wir oft nicht verzichten.

Diesem prinzipiellen Unterschied der physikalischen Effekte der Lasertypen 1 und 2 entsprechend können sie sich bei gewissen Indikationen ergänzen. Bei ihrer sukzessiven Anwendung können Aufgaben gelöst werden, die mit einem Typ allein entweder überhaupt nicht oder nur schlecht lösbar wären.

Der Wirkungsgrad des Lasertyps 1 ist im Vergleich zum Lasertyp 2 im Nachteil, denn für eine klinische Aufgabe, die durch beide Lasertypen gelöst werden könnte, müßte die aufzuwendende Energiedosis für den Lasertyp 1 viel größer sein. Ein schlechter Wirkungsgrad bedeutet eine größere Energiebelastung des Auges! Da jedoch ausreichend wirksame Geräte des Typs 2 oft nicht zur Verfügung stehen, wird man bei Aufgaben, die wesentlich besser mit diesen bewältigt werden könnten, wahrscheinlich noch über längere Zeit auf Energiequelle 1 zurückgreifen müssen. Falls aber Behandlungsstrategien angewandt werden, die energieökonomisch kalkuliert sind, kann die erhöhte Belastung des Auges mit dem Lasertyp 1 in Kauf genommen werden.

Der im Unterschied zum Lasertyp 2 einfache Wirkungsmechanismus führt beim Lasertyp 1 zu anspruchslosen Behandlungsstrategien, die relativ rasch erlernt werden können, und die bei Fehlmanipulationen nur selten zu deletären Augenschäden führen. Die Behandlungsstrategien, die beim Lasertyp 1 erforderlich sind, beschränken sich im wesentlichen auf eine korrekte Fokussierung auf das Zielobjekt, eine auf Erfahrung und Beobachtung des Effekts beruhende Dosierung und eine geeignete Wahl von Expositionsdauer und Fokusdurchmesser. Die Beherrschung des Lasers vom Typ 2 erfor-

**Tabelle XII. 2. Laser vom Typ 2. Eigenschaften zweier photodisruptiver Laser**

| Lasertyp | Hauptsächliche klinische Anwendung | Vorteile | Nachteile |
|---|---|---|---|
| Q-switched Laser | Sämtliche schneidenden und zertrümmernden mikrochirurgischen Aufgaben im Bereich des vorderen und hinteren Augensegments | a) kann im monomode und multimode Betrieb eingesetzt werden; b) hat im multimode Betrieb sehr große Pulsenergiereserve; c) kann im free-running und cw-Betrieb als Typ 1 und 3 Laser eingesetzt werden | Nicht alle Nd:YAG Q-switched Laser Apparate lassen sich von multimode auf monomode Betrieb umschalten. Umstellung auf free-running Betrieb bisher nur bei einem klinischen Gerät realisiert |
| Mode-locked Laser | Gleiche Anwendungsgebiete wie Q-switched Laser | Keine Vorteile gegenüber dem Q-switched Laser | Kann nicht von monomode auf multimode Betrieb umgestellt werden; läßt sich nicht im free-running Betrieb anwenden; Pulsenergiereserve beschränkt |

dert über diese einfache Vorschrift hinaus die Kenntnis von physikalischen Phänomenen, die beim Laser vom Typ 1 nicht existieren. Fehlmanipulationen wirken sich beim Lasertyp 2 im allgemeinen gewichtiger aus als beim Lasertyp 1.

## Photodisruptive Laser (Typ 2)

Zur Zeit werden in der Lasermikrochirurgie des Auges der Q-switched und der mode-locked Pulslaser verwendet, die beide dem Typ 2 zuzurechnen sind, und die auf ähnlichen laserphysikalischen Prinzipien beruhen (Tabelle XII. 2). Wir werden im klinischen Teil auf die Unterschiede in ihrer Wirksamkeit zu sprechen kommen. Wie aus **Abb. XII. 1** ersichtlich ist, kann der Nd:YAG-Laser ($\lambda$:1064 nm) durch geeignete Anregung so betrieben werden, daß er sich wie ein Laser vom Typ 1 verhält und thermische Effekte entfaltet [59].

Der Lasertyp 2 führt zu grundlegend anderen physikalischen und klinischen Effekten als die Laser vom Typ 1. Um den mikrochirurgischen, photodisruptiven Effekt zu erzielen, muß dieser Lasertyp auf Leistungswerte eingestellt werden, die zu einem optisch induzierten elektrischen Durchbruch (optical breakdown) führen. Unter „optical breakdown" versteht man die durch eine hohe Feldstärke des Strahlungsfelds induzierte Ionisation der Atome und eine damit verbundene Freiset-

**Abb. XII. 2. Schematische Darstellung der physikalischen Ereignisse im Fokus und dessen Umgebung eines photodisruptiv arbeitenden Lasers** (stark vereinfacht). Es kommt zu einer Ionisation und zur Ausbildung einer Elektronenwolke (Plasma) sowie zu einer Ausbreitung von physikalischen Schadeffekten, die sich angenähert kugelsymmetrisch ausbreiten. Die Photonen durchdringen z.T. das Plasma; z.T. laufen sie zurück. $\alpha$=Öffnungswinkel des Laserstrahls.

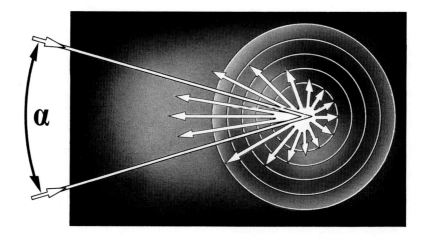

zung von Elektronen (Plasma); [79, 136, 247, 256]. Dabei wird ein Funke oder Blitz beobachtet. Der optical breakdown leitet eine Reihe von physikalischen Prozessen ein, auf die wir nur kurz eingehen, und deren Rolle bei der Wirkung auf die Gewebe nur teilweise geklärt ist. In **Abb. XII. 2** wird eine stark vereinfachte bildliche Darstellung einiger physikalischer Ereignisse gegeben, die sich im Fokus eines Hochleistungslasers abspielen, dessen Leistungsdichte gleich groß oder größer als die für einen optischen Durchbruch notwendige Leistungsdichte ist. Die Strahlen eines von links nach rechts laufenden Laserstrahlenbündels vereinigen sich im Fokus und erzeugen dort durch Ionisation eine Elektronenwolke, welche die nachfolgenden Photonen des Strahls teilweise absorbiert (inverse Bremsstrahlung). Dadurch werden Strukturen, die hinter dem Fokus liegen, teilweise vom Photonenstrahl geschützt. Die Gefährdung durch Photonen, die die Elektronenwolke durchdringen, ist jedoch keineswegs gleich null [136]. Wird der Laser sehr überschwellig betrieben, so ist der Schutz durch das Plasma nur beschränkt [237]. Auf die Absorption der Photonen folgt ein explosives Ereignis, das dem gewebsdurchtrennenden mikrochirurgischen Effekt der konventionellen Chirurgie analog ist. Gewebeschäden durch Photonen sind vorwiegend vor dem Fokus zu erwarten, da bei überschwelligen optischen Durchbrüchen das explosive Ereignis die Tendenz hat, sich in Einzelereignisse aufzulösen, die in Richtung auf die Energiequelle zurücklaufen, was durch die Länge der Pfeile in **Abb. XII. 2** angedeutet wird. Diese rückläufige Bewegung der explosiven Einzelereignisse ist um so ausgeprägter, je kleiner der Öffnungswinkel des Energiestrahls, und je stärker überschwellig die Leistungsdichte gewählt wird, wobei an der Leistungsdichteschwelle, die einen optischen Durchbruch erzeugt, das Phänomen des „Rücklaufs der Explosion" kaum beobachtet wird. Zur Vermeidung einer Schädigung der vor dem Fokus gelegenen Strukturen durch elektromagnetische Strahlung ergibt sich aus diesen Gegebenheiten die Notwendigkeit, mit einem möglichst großen Öffnungswinkel des Energiestrahls und mit möglichst schwellennahen Pulsenergien zu arbeiten [191], d.h. bei der Zerstörung von strahlenresistenten Strukturen die Pulsenergie nicht auf unnötig hohe Werte anzuheben, sondern mit repetitiven, niederenergetischen Pulsen zu arbeiten. Zahlreiche pathologische Strukturen zeigen das Phänomen der Summation der Effekte und fallen nach repetitiven, niederenergetischen – zunächst scheinbar wirkungslosen – Pulsen schließlich in Trümmer.

Die durch die Absorption der Strahlung erzeugte Zunahme der kinetischen Energie der freien Elektronen und ionisierten Atome ist sehr hohen Temperaturen äquivalent. Sie können Größenordnungen von 15000 °C –20000 °C erreichen. Dieses atomare Ereignis ist als der primäre laserchirurgische Effekt zu werten.

Wenn wir den Ablauf der physikalischen Ereignisse weiterverfolgen, so müssen wir uns als nächstes mit einem relativ breiten Spektrum von inelastischen und elastischen Longitudinalwellen (Schallwellen) befassen, die als Folge der Expansion des Plasmas und der Aufnahme von eingestrahlter Energie in kleinsten Volumeneinheiten während sehr kurzen Zeiten entstehen, und die als Schockfronten in Erscheinung treten. Dazu kommen eine Reihe anderer gewebsdisruptiv wirkender physikalischer Schadensmechanismen [246, 247]. In starker Vereinfachung der wahren Verhältnisse wurde in **Abb. XII. 2** der durch diese Mechanismen übertragenen Energie – und damit der Ausbreitung des laserchirurgischen Effekts – kugelsymmetrische Form gegeben. Diese anderen laserchirurgischen Mechanismen sind von dem zuerst erwähnten Mechanismus, bestehend (a) aus den das Plasma durchdringenden Photonen und (b) der auf die Energiequelle zurücklaufenden Elektronenwolke zu unterscheiden. Die Sonderstellung dieser Effekte, die einerseits als laserchirurgische Mechanismen im Fokus erwünscht, andererseits als schädliche Nebeneffekte außerhalb des Fokus unerwünscht sind, liegt hauptsächlich darin, daß ihre Ausbreitung in alle Richtungen vor sich gehen kann. Je nach Amplitude dieser Mechanismen kann es zu unerwünschten Schädigungen von Strukturen kommen, die sowohl vor, wie hinter, als auch irgendwo in der Umgebung des Fokus liegen.

So können bei Nichtbeachtung der Sicherheitsvorschriften bei der Bestrahlung von getrübten Linsenhinterkapseln Implantate und bei der Durchtrennung von Glaskörpersträngen die natürliche Linse, die Retina und die Aderhaut beschädigt werden (**Abb. XII. 3**).

Die Leistungsdichte zur Auslösung von Ionisation und optischem Durchbruch und den darauf folgenden

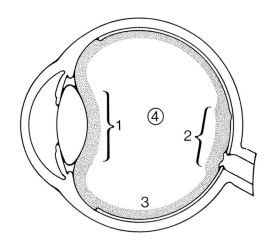

**Abb. XII. 3. Gefahrenzonen bei Arbeiten mit dem photodisruptiven Laser im Glaskörperraum.** Annäherung des Fokus an die Linse (*1*), an Retina und Chorioidea, vor allem im zentralen Bereich, (*2* u. *3*) sind gefährlich und müssen vermieden werden. Im mittleren Glaskörper (*4*) zu arbeiten ist relativ ungefährlich.

physikalischen Ereignissen ist keine konstante Quantität, sondern kann beträchtlich absinken, wenn der Laserstrahl von einem Medium in ein anderes eindringt, das andere optische Eigenschaften als das erstere besitzt. So ist zum Beispiel die Schwelle zur Auslösung des optischen Durchbruchereignisses in einem homogenen Medium bedeutend höher, als wenn dieses an der Grenzfläche zweier Medien zustande kommt, die einen unterschiedlichen optischen Index haben [34]. Da durch diesen Effekt die Treffsicherheit beeinflußt werden kann, ist die dadurch entstehende Unsicherheit in die Planung eines laserchirurgischen Eingriffs einzubeziehen.

In **Abbildung XII. 4** sind 3 Situationen dargestellt, die dieses Prinzip veranschaulichen. Aus dieser Abbildung geht hervor, daß der gleiche Mechanismus, der einerseits zu einer Selbstzentrierung und -Fokussierung des explosiven Ereignisses auf die zu zerstörende Struktur führt und dadurch Einstellfehler des Fokus zu korrigieren in der Lage ist, andererseits zu ungewollten Zerstörungen führen kann. Bei Bestrahlungsaufgaben, die sich beispielsweise bei einer der Kornea dicht anliegenden Iris, oder bei der Zerstörung einer verdichteten, der Hinterfläche einer intraokularen Kunstlinse aufliegenden hinteren Linsenkapsel stellen, kann aus den genannten Gründen das explosive Ereignis bereits in der dem Ziel vorgelagerten Struktur erfolgen. Weitere Störfaktoren ergeben sich aus der Unberechenbarkeit der den photodisruptiven Laser auszeichnenden Energieübertragungsmechanismen [139].

Wichtige Unterschiede beim Betrieb des photodisruptiven Lasers ergeben sich auch dadurch, daß dieser einerseits im sogenannten Grundmode (monomode) Betrieb, andererseits aber auch im multimode Betrieb arbeiten kann. Diese unterschiedlichen Betriebsarten wirken sich kritisch auf die Geometrie des Laserstrahls und dadurch auf die klinische Wirkung aus [191]. Zu diesen Störfaktoren addieren sich die Fehler, die durch Zielsysteme von unzureichender Genauigkeit [192] oder durch Zielfehler des Laserchirurgen entstehen können.

Aus diesen exemplarischen Erläuterungen ergibt sich, daß bei der Arbeit mit dem Lasertyp 2, im Gegensatz zum Lasertyp 1, höhere Ansprüche an Ausbildung und Erfahrung des Laserchirurgen gestellt werden müssen, da die besonderen, durch diesen Typ erzeugten physikalischen Effekte nur teilweise apparativ unter Kontrolle gebracht werden können.

## Laser vom Typ 3

Hinsichtlich der klinischen Wirksamkeit schiebt sich zwischen den Lasertypen 1 und 2 ein Typ ein, der, – obwohl mit thermischen Mechanismen arbeitend – beachtliche mechanische Wirkungen entfaltet (s. **Abb. XII. 1**). Zu dieser Kategorie gehören der gepulste Argonionenlaser, der $CO_2$-Laser ($\lambda$: 10,6 µm), sowie der gepulste Farbstofflaser (Tabelle XII. 1). Das diesen drei Lasertypen gemeinsame Merkmal ist die hohe Pulsleistung, welche die der Lasertypen 1 übertrifft.

## Britt-Pulslaser, Typ 152

Die geringste Steigerung der Strahlleistung der drei Laser vom Typ 3 wird beim *Britt-Argonpulslaser, Typ 152* erreicht. Das mit diesem Laser ausgerüstete Gerät wird im pseudokontinuierlichen Betrieb eingesetzt, wobei es bei einer Emissionsfrequenz von 750 Hertz (Hz) beliebig lange Salven von Pulsen emittiert, die eine Pulsdauer von 120 Mikrosekunden (µs) haben. Im Normalbetrieb unterscheidet sich die klinische Wirkung dieses Geräts nicht von der eines cw Argonionenlasers von 2 W. In der Betriebsart „cutting" und „perforation" wird die maximale Pulsenergie auf 25 W angehoben. In dieser Betriebsart besitzt das Gerät nach Angaben seiner Benutzer bei Iridotomien eine höhere Perforationswahrscheinlichkeit [210].

**Abb. XII. 4. Physikalische Phänomene, die bei den laserchirurgischen Aufgaben zu beachten sind in halbschematischer Darstellung.** *a* Laserstrahl mit Öffnungswinkel α ist korrekt auf die zu durchschneidende Struktur ($S_1$, Medium $m_2$) fokussiert. *b* Fehleinstellung in der Tiefe, der Fokus liegt vor $S_1$. Da beim Übergang von optischen Medien $m_1$ und $m_2$ eine Schwellenerniedrigung eintreten kann, können Mikroexplosion und Zerstörung trotzdem am richtigen Ort $S_1$ erfolgen; *c* Bei Bestrahlung von Struktur $S_2$ (Medium $m_3$) ist Struktur $S_1$ durch Schwellenerniedrigung gefährdet. Die Gefährdung ist um so geringer je kleiner die Differenz der Brechungsindizes von $m_1$–$m_2$ und je größer die Differenz von $m_1$–$m_3$ ist. Die Gefährdung ist auch umgekehrt proportional dem Öffnungswinkel und der Distanz $S_1$–$S_2$.

## Farbstofflaser

Der im *cw Betrieb* arbeitende Farbstofflaser hat seit langer Zeit wegen der diesem Lasersystem eigenen Abstimmbarkeit seiner Emissionswellenlänge und den dadurch optimalen Anpassungsmöglichkeiten der Wellenlänge an das absorbierende Medium die Erwartungen einer Anzahl von Retinologen stimuliert [127]. Eine Eigenschaft der *gepulsten Version* dieses Lasertyps, dessen Emissionsdauer im μs-Bereich liegt, der aber auch im Q-switched Betrieb eingesetzt werden kann, besteht in seiner hohen Maximalleistung.

Der Nutzen der *cw Version* dieses Lasers bei Netzhautbestrahlungsproblemen ist umstritten [127]. Es wurde andererseits im Tierversuch gezeigt, daß Iridotomien mit dem im *Pulsbetrieb* arbeitenden Farbstofflaser erfolgreich ausgeführt werden können [19]. In dieser Indikation ist indessen der Farbstofflaser wegen seiner aufwendigen Technologie dem photodisruptiv oder thermisch arbeitenden Nd:YAG-Laser und vermutlich auch dem kontinuierlichen und dem gepulsten Argonionenlaser unterlegen.

## $CO_2$-Molekularlaser

Der gepulste und der kontinuierlich arbeitende $CO_2$-Molekularlaser haben gute Aussichten, sich bei einer Reihe von klinischen Indikationen durchzusetzen. Zur Zeit beschränkt sich eine größere klinische Erfahrung mit diesem Laser auf wenige Zentren [24, 25, 27, 36, 81, 86, 123, 155, 245].

## Allgemeine Gesichtspunkte und laserchirurgische Strategien

Die zwei hervorstechenden Eigenschaften des $CO_2$-Lasers sind die hohe Absorption seiner Strahlung durch Wasser sowie der hohe Stand seiner Technologie. Der $CO_2$-Laser wird zur Zeit als einer der versatilsten der auf dem Markt erhältlichen Laser betrachtet. Er kann einerseits im cw Betrieb bei sehr niedrigen Leistungen unter 1 W betrieben werden, aber auch bei hohen Leistungen von vielen Kilowatt (KW). Andererseits kann er sehr leistungsstarke Pulse abgeben [47, 110]. Das beruht darauf, daß es sehr unterschiedliche $CO_2$-Lasertypen gibt, die in ihren funktionellen Charakteristiken sehr stark divergieren [78, 88]. Trotz vielfältiger Anstrengungen [25, 29, 31, 101, 104, 123, 152–156, 231, 245, 285] sind diese Eigenschaften in der Augenchirurgie bislang nur zu einem kleinen Teil ausgeschöpft worden; sie werden in den Abschnitten XII.1 und XII.2.1 beschrieben.

Hinsichtlich der Wahl der Betriebsart und den daraus folgenden klinischen Einsatzmöglichkeiten können vereinfacht folgende Feststellungen getroffen werden, die allgemeine Gültigkeit haben. Wir schließen bei dieser Betrachtungsweise nichtlineare Effekte, wie sie bei photodisruptiven Lasern (Typ 2) beobachtet werden, ausdrücklich aus.

Zwei gegensätzliche Aufgabenstellungen stehen einander gegenüber: zum einen ist eine thermische Wirkung am Ort der laserchirurgischen Einwirkungen erwünscht, zum andern soll eine solche so weit wie möglich vermieden werden.

Wir betrachten kurz die diese Postulate kontrollierenden physikalischen Gegebenheiten [64]:

a. je leistungsschwächer ein Laser betrieben wird (d.h. je geringer die pro Zeiteinheit an das Gewebe abgegebene Energie ist), um so geringer sind die im Fokus erreichbaren Temperaturen;

b. wenn die Pulsleistung und damit die Pulsenergie angehoben wird, so steigt die Temperatur im Fokus an;

c. je kürzer die Pulsdauer und je geringer die Pulsenergie vorgewählt werden, um so geringer ist die Hitzeverschleppung aus dem Fokus in seine Umgebung;

d. mit zunehmenden Pulszeiten und Pulsenergien breitet sich die Temperatur in die Umgebung der chirurgischen Einwirkung (Fokus) aus.

Eine mit relativ niedrigen Strahlleistungen und langen Pulszeiten arbeitende Betriebsart wird beispielsweise bei Koagulationsaufgaben an der Retina und Chorioidea praktiziert. Infolge der bei dieser Indikation üblichen, relativ langen Expositionszeiten und geringen Leistungsdichten werden Gewebstemperaturen von etwa 60–70 °C (Koagulation der Gewebseiweiße) erreicht (s. **Abb. XII. 1**), und man beobachtet Wärmeverschleppungen aus dem Fokus heraus. Wenn es hingegen darum geht, mit Lasermethoden einen glatten Schnitt oder Stich zu realisieren, die mit den durch feinste mikrochirurgische Instrumente erzeugten vergleichbar sind (d.h. solche welche die Schnitt- bzw. Stichumgebung möglichst wenig schädigen), sind Pulse von kurzer Dauer und hoher Leistung angezeigt. Die bei derartigen Einzelpulsen streng lokale Wirkung bleibt jedoch nicht erhalten, wenn im Salvenbetrieb längerdauernde Folgen solcher Pulse abgegeben werden, es sei denn, das Pulsintervall sei größer als die für die Entfernung der erzeugten Wärme benötigte Zeit (Relaxationszeit), d.h. die Pulsfrequenz darf einen kritischen Wert nicht überschreiten. Der angestrebte verstärkte Zerstörungseffekt im Fokus würde wohl eintreten, aber die Wärmeschädigung der Fokusumgebung könnte bedeutende Ausmaße annehmen.

Wir können mit dem Lasertyp 3 mit kurzen leistungsstarken Pulsen näherungsweise Effekte, wie sie die Lasertypen 2 entfalten, erreichen. Beispiele für diese Betriebsart ergeben sich etwa bei der Durchtrennung von Glaskörpersträngen mit dem $CO_2$-Laser.

Bei zahlreichen chirurgischen Aufgaben muß ein Mischeffekt der beschriebenen Extremsituationen angestrebt werden. Dies ist beispielsweise dann wichtig, wenn eine scharf begrenzte Schnittführung mit einer hämostatischen Wirkung verbunden werden muß (Einschnitte in die Sklera, Durchtrennen vaskularisierter Glaskörperstränge).

Die Kunst der mit Lasertypen 3, insbesondere der mit $CO_2$-Lasern arbeitenden Laserchirurgen, besteht unter anderem in der einer mikrochirurgischen Aufgabe angepaßten Strategie, die gegebenenfalls gegensätzliche physikalische Gesichtspunkte optimiert.

Verallgemeinernd läßt sich sagen, daß die moderne Lasertechnologie, wie am Beispiel des $CO_2$-Lasers erläutert wurde, eine so umfassende Vielfalt von laserchirurgischen Einwirkungsmethoden geschaffen hat, daß die Probleme der Laserchirurgie vielfach viel weniger in einem Mangel an wirkungsvollen laserchirurgischen Energiequellen, als vielmehr in einer unzureichenden Vertrautheit mit diesen Lasersystemen und der Ausarbeitung von geeigneten Strategien mit diesen Energieformen bestehen. Die Lasertechnik steht dem Mikrochirurgen vielfach relativ fern, und er hat keine unmittelbare Beziehung zu ihr. Es fehlt ihr an Tradition.

## Anwendungsprinzipien des $CO_2$-Lasers

Eine Gegenüberstellung der cw und der gepulsten Betriebsart des $CO_2$-Lasers gibt **Abb. XII. 5**. Die cw Betriebsart (**Abb. XII. 5a**) prädestiniert diesen Lasertyp für thermische Aufgaben, wie sie für den Lasertyp 1 typisch sind. Wie **Abb. XII. 5b** zeigt, wird im Pulsbetrieb die gleiche mittlere Leistung, die im cw Betrieb 100 W beträgt, auf Einzelpulse aufgeteilt, die eine Länge von 1 µs und eine maximale Pulsleistung von 10 KW haben. Es leuchtet ein, daß die mehr als 3 Zehnerpotenzen über dem mittleren Leistungsniveau liegenden Leistungszakken zu sehr großen Temperaturstößen führen, die disruptiv auf die Gewebe einwirken, während im kontinuierlichen (cw) Betrieb die Gewebstemperatur konstant bleibt. Nach dem oben Gesagten wird verständlich, daß die kurzen Pulse, von ihrer verstärkten disruptiven Wirkung abgesehen, zu einer bedeutend geringeren Hitzeschädigung der Gewebe außerhalb des Fokus führen als der Dauerstrahl des kontinuierlich emittierenden Lasers (vorausgesetzt, daß eine kritische Frequenz im Salvenbetrieb nicht überschritten wird).

Außer den in **Abb. XII. 5a** und **5b** dargestellten Emissionsmustern erlaubt die Flexibilität der elektrischen Anregung weitere Pulsformen, wie die in **Abb. XII. 5c–e** zusammengestellten: durch eine geeignete Steuerung des Betriebs können Rechteckpulse von beliebiger Länge erzeugt werden. Im photodisruptiven Betrieb entstehen Salven bestehend aus kurzen Zacken. Durch Kombination der beiden Emissionsmuster entstehen Rechteckpulse, die aus Zacken von hoher Leistung (1960 KW) bestehen [152].

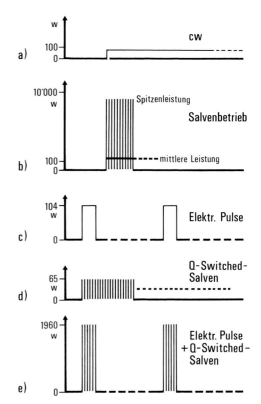

**Abb. XII. 5a–e. Laserstrategien mit unterschiedlichen Emissionsmustern bei Anwendung des $CO_2$-Lasers. a** cw Betrieb; **b** Einzelpulse im Salvenbetrieb; **c** Einzelpulse, erzeugt durch „electrical pulsing"; **d** Q-switched Salvenbetrieb; **e** Kombination von **c** und **d**. *Ordinate:* Strahlleistung (W); *Abszisse:* Zeit.

## Beurteilung der gepulsten Gaslaser

Der $CO_2$-Laser ist der leistungsstärkste gepulste Gaslaser, der bisher in der Ophthalmologie eingesetzt wird. Er erreicht Leistungsdichten, die beträchtliche mechanische Effekte erzeugen. Die Intensität dieser Effekte bleibt indessen bei weitem hinter den durch photodisruptive Festkörperlaser erzeugten Effekten zurück, da diese Laser mit noch weit höheren Leistungsdichten arbeiten.

Zwischen dem Nd:YAG-Festkörperlaser und dem $CO_2$-Gaslaser besteht insofern eine Analogie, als beide vom kontinuierlichen auf Pulsbetrieb umgeschaltet werden können, wobei in der ersten Betriebsart thermische, in der zweiten mechanische Einwirkungen auf die Gewebe resultieren.

## Kontaktgläser

Kontaktgläser sind *für intraokulare Bestrahlungsaufgaben* unentbehrlich, indem sie einerseits den Wirkungsgrad durch Erhöhung der Leistungsdichte im Bereich der zu zerstörenden Struktur vergrößern und andererseits die Sicherheit und Unschädlichkeit des Eingriffs durch Herabsetzung der Leistungsdichte in den vor oder hinter den anvisierten Strukturen gelegenen Medien erhöhen. Aus den Leistungsdichten im Fokus, den prä- und postfokalen Medien, läßt sich eine dimensionslose Quantität, der Qualitätsindex ausrechnen, der für jedes beliebige Kontaktglas sowie jede anvisierte und durchstrahlte Struktur typisch ist [191]. Wichtige Faktoren bei der Beurteilung von Kontaktgläsern sind ferner die lineare Vergrößerung und die Tiefenschärfe. Die Zielgenauigkeit nimmt im allgemeinen mit zunehmender Vergrößerung und abnehmender Tiefenschärfe zu [191]. Eine Reihe von Kontaktgläsern hoher optischer Qualität wurde den unterschiedlichen Aufgaben angepaßt, die sich bei der Bestrahlung intraokularer Aufgaben stellen (Tabelle XII. 3; [54, 182, 190, 193, 194, 251]). Im übrigen steht eine ganze Anzahl von Kontaktgläsern zur Verfügung, deren exakte optische Eigenschaften teilweise analysiert wurden [171, 190, 191]. Die Bestrahlung intraokularer Strukturen ohne ein genau der Aufgabe angepaßtes Kontaktglas muß als Fehler betrachtet werden [191]. Davon ist nur die Mitte des Glaskörperraums ausgenommen, wo kein Kontaktglas benötigt wird.

## Endolaser

Die Endolaser weisen insofern ein typisches Merkmal der klassischen Mikrochirurgie auf, als sie am eröffneten Augapfel angewandt werden. Sie arbeiten aber mit den physikalischen Arbeitsmethoden der Laserchirurgie. Somit stellen sie Übergangstypen zwischen beiden Methoden dar. Der Laserstrahl muß nicht durch die brechenden Medien in das Auge eingestrahlt werden, sondern er wird nach Eröffnung des Auges durch Lichtleiter in das Augeninnere eingeführt. Wegen der starken Absorption durch Wasser wäre eine direkte Einstrahlung beim $CO_2$-Laser auch gar nicht möglich. Der Endolaser wird bei zwei Hauptindikationen eingesetzt:

1. bei hämostatischen Aufgaben im Glaskörperraum und zur Photokoagulation der Retina und Chorioidea;
2. bei der Laservitrektomie (s. Kap. XIII B u. Abschn. XII. 6).

### Intraokulare Photokoagulation mit dem Endolaser

Als Energiequellen werden der cw Argon- und Kryptonionenlaser ($\lambda$: 530 nm; 568 nm; 647 nm), der cw Nd:YAG-Laser sowie der cw $CO_2$-Laser angewandt [86, 128, 153, 157, 170, 172, 281]. Eine vergleichende Darstellung der Eigenschaften unterschiedlicher Systeme wird in Tabelle XII. 4 gegeben. Als wichtiger Vorteil des Endolasers wird hervorgehoben, daß die Sonde bei Bestrahlungsaufgaben der Netzhaut wegen der geringen Divergenz des Laserstrahls nur bis auf etwa 4 Millimeter (mm) an die Netzhaut angenähert werden muß, um wirksam zu sein. Der $CO_2$-Laser teilt diese Eigenschaft nicht. Eine große Distanz Sondenende–Retina macht die Bestrahlung wesentlich einfacher und ungefährlicher, als wenn die Sonde in unmittelbare Nähe der zu bestrahlenden Stelle vorgeschoben oder sogar fast in Kontakt mit dieser gebracht werden muß, wie dies beim $CO_2$-Endolaser der Fall ist; dasselbe gilt in etwas abgeschwächtem Maße, wenn man anstelle des Laserstrahls die stark divergente Strahlung einer Xenonlampe durch einen Lichtleiter in das Augeninnere einführt [48]. Hier muß die Sonde bis auf 0,1–0,5 mm an die Retina angenähert werden. Die starke Divergenz des Xenonstrahls – im Unterschied zum Argonlaserstrahl – hat ferner zur Folge, daß die Leistungsdichte auf der Netzhaut und damit der Bestrahlungseffekt sehr kritisch von der Distanzänderung Sondenende–Retina abhängig ist (**Abb. XII. 6**). Außer diesem Nachteil wird dem Xenonendophotokoagulator auch angelastet, daß er in luftgefüllten Räumen nicht angewandt werden kann, da dadurch die Spitze der Sonde beschädigt wird. Durch die Anwendung eines neuen optischen Prinzips wurde die Sicherheit des Argonendolasers wesentlich verbessert [166].

Von den erwähnten Laserenergiequellen hat vermutlich der Argonionenlaser die größte Verbreitung gefunden [128, 170, 172]. Die Strahlung des Argonendolasers wird mit Quarzfasern, die mit einem Silikon- oder Polyvinylchloridmantel umkleidet sind, und die Außendurchmesser von 750 µm bis 2 mm haben, ins Auge eingeführt.

**Tabelle XII. 3.** Zuordnung der zu bestrahlenden Struktur und Übersicht über die von den Autoren verwendeten Kontaktgläser

| Bestrahlte Struktur | Kontaktglas |
| --- | --- |
| Iris | CGI (Lasag) |
| Kammerwinkel | CGA (Lasag) |
| Pupillarregion und vorderer Glaskörperraum | CGP (Lasag) |
| Mittlerer Glaskörperraum | Kein Kontaktglas, CGV (Lasag) P12 (Ocular Instruments) |
| Hinterer Glaskörperraum | CGV (Lasag), P18 (Ocular Instruments) |
| Glaskörper für sehr schrägen Strahlenverlauf | Dreispiegelglas von Goldmann |

P12: Peyman-Kontaktglas 12,5 mm; P18: Peyman-Kontaktglas 18 mm

**Tabelle XII. 4.** Vergleich der Eigenschaften unterschiedlicher Endolasersysteme sowie des Xenon-endophotokoagulators

| System | Eigenschaft I | Eigenschaft II |
|---|---|---|
| Xenon-endophotokoagulator | Nicht selektive Absorption der emittierten Strahlung durch Retina und Chorioidea | Anspruchslose Technologie des Systems; Annäherung der Sonde auf weniger als 1 mm an Retina für Wirkungseintritt notwendig |
| Argonendolaser | Strahlung wird durch Blut, Pigmentepithel sowie Melanophoren der Aderhaut und anderer Strukturen stark absorbiert | Technologisch aufwendiger als Nd:YAG-Endolaser; Entfernung der Sonde in Distanz von 4,5 mm von Retina für Wirkungseintritt möglich |
| Nd:YAG-Endolaser im thermischen Betrieb | Große Eindringtiefe des Strahls in Chorioidea und andere blutführende Strukturen; erlaubt Durchstrahlung der Sklera | Anspruchslosere Technologie als Argonionenlaser; Entfernung der Sonde 4,5 mm von Retina für Wirkungseintritt möglich |
| cw $CO_2$-Endolaser | Kein Pigment für Wirkungseintritt notwendig; Zeitverluste durch langsame Arbeitsweise; Störung des Arbeitsprozesses durch Verschmutzung des Sondenkopfes; cw Betrieb kann auf Pulsbetrieb umgestellt werden | Hoher Wirkungsgrad des $CO_2$-Lasers; Annäherung der Sonde weniger als 1 mm für Wirkungseintritt notwendig |
| Gepulster $CO_2$-Endolaser | Arbeitet im Pulsbetrieb wie ein Glaskörperschneider | Bei Einsatz als Glaskörperschneider muß ein zusätzliches, relativ aufwendiges Infusions- und Aspirationssystem vorgesehen werden |

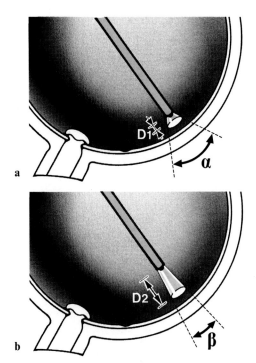

**Abb. XII. 6a, b. Vergleich der Endokoagulation der Retina mit Licht,** abgestrahlt von einer *Xenonhochdrucklampe:* (**a**) und von *Argonlaser:* (**b**). Wegen größerer Divergenz des Xenonstrahls (Öffnungswinkel α groß) im Vergleich zum Argonstrahl (Öffnungswinkel β klein) muß für den gleichen Fleckdurchmesser auf der Retina das Lichtleiterende in Situation **a** viel näher an die Retina angenähert werden als in Situation **b**. $D_1$ und $D_2$: Abstände des Lichtleiterendes von der Retina.

Wegen der geringen Energieverluste der Laserenergie im Lichtleiter können als Energiequellen konventionelle cw Argonionenlaser von 2–5 W Ausgangsleistung, sowie Kabellängen von mehreren Metern benutzt werden. Diese Eigenschaften ermöglichen technische Lösungen, bei denen durch Umleitung des Kabels die Laserenergie von einem außerhalb des Operationssaals stehenden Argonionenlaser-Photokoagulators, der für (sonstige konventionelle) Bestrahlungsaufgaben benutzt wird, via Lichtleiter in den Operationssaal übertragen wird. Jede der erwähnten Energiequellen kann sowohl zur Blutstillung bei der Bestrahlung von retinalen, epiretinalen und intravitrealen Gefäßneubildungen sowie für die Bestrahlung bei Netzhautlöchern oder bei panretinalen Bestrahlungsaufgaben der Retina eingesetzt werden.

Voraussetzung für die Wirksamkeit des Argonionenlasers ist eine ausreichende Absorption durch die bestrahlten Gefäße oder durch das Pigmentepithel der Netzhaut. Fehlen diese Pigmente, so versagt der Argonionenlaser. Analoge Probleme stellen sich auch beim Xenonendokoagulator und beim Kryptonionenlaser, deren Strahlungen zudem im Gegensatz zum Argonlaser durch dünne Blutschichten schlechter absorbiert werden.

Der *cw Nd:YAG-Endolaser* wird seit einiger Zeit erfolgreich (als Endolaser) eingesetzt [172]. Offensichtlich kommt es bei den von den Autoren angewandten Betriebsparametern zu keiner ausreichenden Direktabsorption von Nd:YAG-Laserlicht durch das Blut, da in albinotischen Augen keine hämostatischen Effekte festgestellt wurden [172]. Im pigmentierten Auge ist das cw Nd:YAG-Endolasersystem dagegen hochwirksam. Wenn andere Betriebsparameter angewandt werden (free-running Betrieb), wird das Nd:YAG-Laserlicht auch bei Fehlen des Pigmentepithels von blutdurchströmten Strukturen wie der Chorioidea direkt absorbiert [69, 71, 257, 258]. Bei der Bestrahlung der Makula oder ihrer Umgebung ist der Argonionenlaser wegen der starken Absorption der von dieser Energiequelle emittierten 488 nm Emissionslinie durch das Makulaxantophyll zu vermeiden. Wenn man Argonlaserlicht verwendet, bei dem diese Emissionslinie herausgefiltriert worden ist, fällt diese Restriktion weg.

Obwohl seine Verbreitung gering ist, verdient der *$CO_2$-Endolaser* Beachtung. Die anfänglichen technischen Hauptprobleme bei der Anwendung des $CO_2$-Lasers, die Undurchlässigkeit konventioneller Lichtleiter für die $CO_2$-Laserstrahlung, sowie die Miniaturisierung der Sonde wurden inzwischen überwunden, und es stehen Hohlleiter mit einem Außendurchmesser von 0,89 mm zur Verfügung [156]. Seit kurzer Zeit ist auch eine Fiberoptik von hohem Wirkungsgrad entwickelt, die eine sehr wirkungsvolle intravitreale sowie transsklerale Anwendung des $CO_2$-Lasers für Aufgaben der Aderhaut-Netzhautkoagulation gestattet [86].

Der $CO_2$-Endolaser wirkt bei geringen Strahlleistungen ähnlich wie andere Endolaser. Die Wärmeübertragung auf das zu bestrahlende Objekt geschieht, wie erwähnt, allerdings nicht durch Direktabsorption durch das Objekt selbst. Wegen der sehr starken Absorption der $CO_2$-Wellenlänge durch Wasser findet vorerst immer eine Aufheizung des Glaskörpers statt. In einer zweiten Etappe erreicht die Wärme durch Diffusion den Ort der Wirkung. Dieser Wärmeübertragungsmechanismus erfordert einerseits zur Vermeidung einer Wärmekontamination einer weiteren Umgebung einen möglichst guten thermischen Kontakt, d.h. eine möglichst starke Annäherung der Sonde an die aufzuheizende Struktur, was nicht erwünscht ist. Andererseits entfällt die für alle anderen Endolaser geltende Bedingung einer Absorption der Strahlung durch Pigmente. Es ist offensichtlich, daß dieser von der Gewebspigmentierung unabhängige Wirkungsmechanismus ein entscheidender Vorteil ist, der bei mechanischen Aufgaben nur noch von den photodisruptiven Lasern geteilt wird.

Wir wissen zur Zeit nicht, ob dieser Vorteil die Nachteile des $CO_2$-Lasers aufwiegt:

a) starke Annäherung der Sondenspitze an das aufzuheizende Gewebe, wodurch Strukturen wie die Netzhaut gefährdet werden können;
b) langsame Arbeitsweise (Dauer eines Pulses im Durchschnitt 2,8 s);
c) Verschmutzung des Sondenendes mit koaguliertem Material, das eine Entfernung der Sonde aus dem Auge zwecks Reinigung in Intervallen von 8–10 Pulsen notwendig macht.

Im Gegensatz zu den Promotoren des Argonendolasers betrachten die Erfinder des $CO_2$-Endolasers dessen hämostatische Eigenschaften als jedem anderen Endolaser überlegen, besonders wenn der Glaskörperchirurg mit der sich oft stellenden Aufgabe fertig werden muß, bei der proliferativen diabetischen Retinopathie oder anderen proliferativen Retinopathien die in eine gelblichweiße fibröse Matrix eingebetteten Gefäße zu verschließen. Im krassen Gegensatz zu dieser optimistischen Beurteilung steht die mangelnde Verbreitung dieses Endolasersystems.

Alle Protagonisten von Endolasersystemen, die für hämostatische Aufgaben eingesetzt werden, sind der Auffassung, daß die Endophotokoagulation wegen der geringeren Gefährdung der Umgebung der anvisierten Struktur durch unbeabsichtigte Energiekontamination allen Varianten der mit hochfrequentem Wechselstrom arbeitenden Diathermiegeräten überlegen sei. Diese Auffassung dürfte indessen zum jetzigen Zeitpunkt noch als kontrovers gelten.

Bei hohen Leistungen arbeitet der $CO_2$-Endolaser ähnlich wie ein mechanischer Glaskörperschneider [123, 153]. Der Schneideprozeß beruht auf Gewebszerstörung bei hohen Temperaturen, insbesondere auf lokaler Gewebsverdampfung. Histologische Untersuchungen über die Glaskörperveränderungen bei $CO_2$-Lasereinwirkung wurden vorgelegt [104]. Der Abtransport der Zerstörungsprodukte stellt an das benutzte Absaugsystem besonders hohe Anforderungen. Von theoretischen Gesichtspunkten ausgehend dürfte das Arbeiten mit einem $CO_2$-Endolaser versehen mit einem leistungsfähigen Ventilationssystem im luftgefüllten Glaskörperraum eindeutige Vorteile bringen [281]. Durch Anwendung dieses Prinzips würde man sich der Anwendung des $CO_2$-Lasers an der Körperoberfläche angleichen, wo der Abtransport von Verbrennungsgasen offensichtlich einfacher ist als in einem geschlossenen wassergefüllten System wie dem Glaskörperraum. Auch dieses System hat sich in der Klinik (noch) nicht durchgesetzt.

## Gegenüberstellung von konventioneller Mikrochirurgie und laserchirurgischen Methoden

Wenn wir die Endolaser teilweise von dieser Gegenüberstellung ausschließen, so können wir der Laserchirurgie folgende Eigenschaften *als Vorteile* anrechnen:

1. Blutlose, meistens ambulant mögliche, und fast schmerzlose Behandlung. Meistens ist Lokalanästhesie ausreichend. Bei unbeherrschten Patienten ist jedoch eine Allgemeinnarkose notwendig (s. **Abb. XII. 33**).
2. Das Auge muß nicht eröffnet werden. Es kann in einem geschlossenen System gearbeitet werden, und Infektionen des Augeninnern sind damit ausgeschlossen.
3. Ein plötzliches Abfallen des intraokularen Drucks auf Null, ein potentiell gefährliches Ereignis, ist ausgeschlossen.

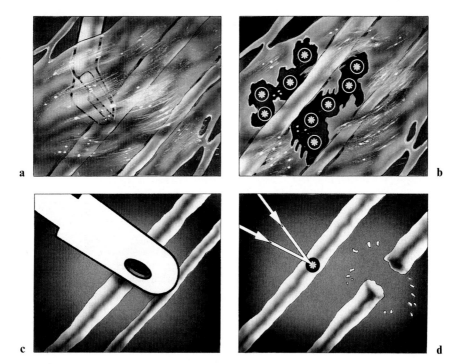

Abb. XII. 7a–d. Arbeitsweise von konventionellen mikrochirurgischen Instrumenten a und c im Vergleich zum Laserstrahl b und d in der Glaskörperchirurgie.
**b** Die Befreiung straffer Glaskörperbänder von kondensierter Glaskörpermatrix durch gezielte Lasersalven ist oft einfach, während die gleiche Aufgabe, ausgeführt mit konventionellen mikrochirurgischen Geräten (**a**) schwierig sein kann; **d** die Durchtrennung von straffen Bändern ohne Begleitstrukturen ist mit dem Laserstrahl oft unproblematisch während **c** das Fassen und Durchtrennen mit einem Schneid-Saug-Gerät problematisch sein kann.

4. Im Glaskörperraum wirken sich die Vorteile laserchirurgischer Methoden besonders drastisch aus (**Abb. XII. 7**): die Durchtrennung von elastischen und harten Glaskörpermembranen und -strängen ist für das „Lasermesser" oft unproblematisch, während diese Manipulationen mit konventionellen Methoden Probleme stellen können, da Stränge und Membranen oft in einen Mantel von schwer zerstörbarem Glaskörper eingehüllt sind, oder weil diese wegen ihrer Dicke, ihrer Konsistenz oder aus sonstigen Gründen von einem Glaskörperschneider nur mit großer Mühe oder überhaupt nicht gefaßt werden können.

Die *Vorteile* der explosivmechanischen Zerstörung im Vergleich zu instrumentellmechanischen Schneideverfahren werden aus **Abb. XII. 7d** deutlich: die wie ein Meißelschlag wirkende explosive Durchtrennung setzt keine Aspiration von steifen oder elastischen Membranen und Strängen in eine Schneideöffnung oder das Fassen solcher Gebilde mit cincr Schere voraus, ohne die eine Gewebsdurchschneidung mit mechanisch wirkenden Instrumenten nicht möglich ist. Da der Durchtrennungsprozeß mit dem Laserstrahl sehr kurz ist, können die vom Strahl getroffenen Strukturen wegen ihrer Trägheit die auf sie einwirkenden Kräfte nicht auf die Netzhaut übertragen und belasten diese darum nicht.

Das unterschiedliche Wirkungsprinzip der beiden mikrochirurgischen Methoden wird aus der halbschematischen **Abb. XII. 8c** ersichtlich, die die Zertrümmerung einer starren, harten Nachstarplatte durch einige Lasereinschläge zeigt. Es sei ferner erwähnt: eine elastische Membran weicht einem zur Perforation stoßenden Instrument nicht selten aus. Derbe Membranen sind selbst von mikrochirurgischen und scharfen Instrumenten oft nur schwer und unter Anwendung von Gewalt zu durchdringen. Im Gegensatz dazu werden vergleichbare Membranen und Bänder durch die Lasermikroexplosion häufig ohne Schwierigkeiten durchtrennt, wobei die Retraktion elastischer Gebilde oft sehr eindrucksvoll ist.

Die **Abb. XII. 8a** und **8b** zeigen dies am Beispiel einer gespannten Pupillarmembran, die sich nach

XII. Lasereingriffe an den vorderen Augenabschnitten und am Glaskörper

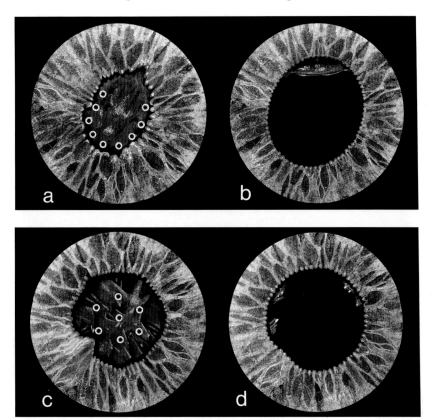

ihrer laserchirurgischen Ablösung vom Pupillarsaum in der unteren Pupillarhälfte nach oben retrahiert hat. Nicht gespannte elastische Glaskörpermembranen und Stränge, die keinen Aufhängepunkt besitzen, an dem sie durch den Laserstrahl „gekappt" werden können, widerstehen manchmal sogar der laserchirurgischen Durchtrennung, indem sie selbst den auf sie wirkenden Explosivkräften „ausweichen". Die **Abb. XII. 8c** und **8d** zeigen dagegen, wie eine harte Nachstarplatte problemlos mit dem Laserstrahl zerschlagen wird. In Fällen wie diesem ist die entsprechende laserchirurgische Technik problemloser zu erlernen als die für solche Aufgaben notwendige mikrochirurgische Manipulation.

Durch kombinierte Einwirkung von Lasertypen 1 und 2 können allenfalls voraussehbare oder auftauchende Schwierigkeiten wie Blutungen bei der laserchirurgischen Irisperforation bewältigt werden.

Im übrigen sprechen folgende wesentliche, charakteristische Merkmale für die Laserchirurgie: die für unterschiedliche chirurgische Aufgaben notwendige variable Neigung des Laserstrahls, vergleichbar der variablen Orientierung des mikro-

**Abb. XII. 8a–d. Alle Pupillarmembranen lassen sich auf 2 Typen mit unterschiedlichen physikalischen Eigenschaften zurückführen.**

**a** Die *elastische Membran* wird an ihren Insertionsstellen am Pupillarsaum durchtrennt, worauf sie sich retrahiert (**b**). Dadurch werden die auf die Iris wirkenden Spannungskräfte beseitigt: die Ausziehung des Pupillarsaums, sowie die Motilitätsstörung der Pupille wird dadurch behoben. Die Pupille erweitert sich. In *starre, glasige Membranen* **c** wird je nach Indikationsstellung nur eine zentrale Lücke geschossen oder die ganze Membran wird bis auf wenige, meist nicht störende Reste pulverisiert (**d**). Dieses Verfahren erfordert meist eine bedeutend größere Zahl von Pulsen oder Salven als in **c** eingezeichnet.

chirurgischen Instruments, wird durch Veränderung der Strahl- oder Blickrichtung des Patienten durch Verkippung des Kontaktglases erreicht (**Abb. XII. 7d**). Vergleichbare Manipulationen mit einem mikrochirurgischen Instrument am eröffneten Auge sind oft schwierig, traumatisch und stellen an die Ausbildung des Chirurgen bedeutend höhere Anforderungen.

Die *Hauptnachteile* der Laserchirurgie sind:

1. Ausreichende Transparenz der optischen Medien vor dem zu bestrahlenden Ziel ist eine wesentliche Voraussetzung; ist sie nicht gegeben und läßt sie sich durch Laserbeschuß nicht erreichen, so müssen die optisch störenden Strukturen mit Maßnahmen der konventionellen Glaskörperchirurgie beseitigt werden;
2. intraokulare Strukturen lassen sich in einem eröffneten Auge oft leichter und radikaler angehen;
3. der bei Operationen im Glaskörperraum die Manipulationen des Energiestrahls störende Einfluß der Pupille ist oft geringer, da peripher gelegene Strukturen durch Eindellmanöver leichter gegen zentral verschoben werden können;
4. der Nachteil, an einem nicht eröffneten Augapfel zu operieren, was das Wesen der Laserchirurgie ausmacht, besteht darin, daß die Lasermethode wohl Strukturen zu durchtrennen, diese jedoch nicht aus dem Auge zu entfernen in der Lage ist. Dabei stellt sich die Frage nach dem Schicksal dieser Gewebstrümmer und deren Auswirkung auf das Auge.

**Abb. XII. 9** veranschaulicht einen Aspekt dieser wichtigen Problematik. Der Laserstrahl bewährt sich als ein hochwirksames Instrument, wenn es sich beispielsweise darum handelt, einen in eine Hornhautwunde eingeklemmten Glaskörperstrang zu durchtrennen. Andererseits ist es offensichtlich, daß der Laserstrahl dann nicht zum Erfolg führen kann, wenn die Ausräumung von Glaskörper, der in die Vorderkammer vorgefallen ist, das operative Ziel darstellt. Nichtirritierende Gewebstrümmer sind in den meisten Fällen von untergeordneter Bedeutung. Falls die Trümmer sich außerhalb des axialen Bereichs gruppieren, werden – zumindest für das Sehen – keine Probleme resultieren. Im Bereich der Gesichtslinie liegengebliebene Gewebe können oft in einer zweiten Sitzung zerstört und damit der zentrale optische Bereich freigelegt werden. Bleiben zentrale Reste liegen, die sich weder retrahieren noch durch Laserbeschuß pulverisieren lassen, so müssen diese durch konventionelle Methoden aus dem Auge entfernt werden.

Wir werden dann vor eine zusätzliche Situation gestellt, wenn die Laserbestrahlung die biologisch-chemischen Eigenschaften der bestrahlten Gebilde verändert. Man kann zwei unterschiedliche Situationen unterscheiden:

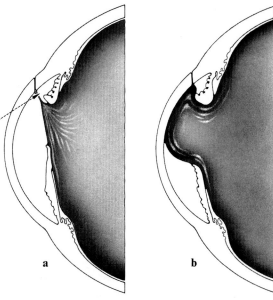

**Abb. XII. 9a, b. Einklemmung des Glaskörpers in Starschnitt.**
**a** Ohne; **b** mit Glaskörpervorfall in die Vorderkammer. In beiden Fällen **a** und **b** werden durch photodisruptive Nd:YAG-Bestrahlung die Traktionsphänomene beseitigt. Im Fall **b** kann diese Methode den Glaskörperprolaps nicht rückgängig machen.

a. sämtliche Lasertypen führen *primär* bei Gewebsbestrahlung zu chemischen Transformationen und zur Freisetzung von inerten oder mehr oder minder „toxischen" Substanzen, die zum Teil intraokulare Reizzustände und Drucksteigerungen unterschiedlicher Intensitätsgrade auslösen können. Die durch Lasertyp 2 induzierten Gewebstransformationen sind bei weitem die intensivsten und können für das Auge gefährlich werden, falls die betreffenden Materialien nicht aus dem Auge entfernt werden; die Zerstörungsprodukte von Lasertyp 1 und 3 sind meistens als harmlos einzustufen;

b. *sekundäre* Gewebstransformationen sind beispielsweise über das Kammerwasser zu erwarten, wenn wir die Kapsel einer intakten Linse oder abgekapselte Kortexteile mit einem photodisruptiven Laser eröffnen. Unter diesen Bedingungen können heftige Reaktionen auftreten.

Wir stellen fest: das Absaugen von Gewebstrümmern oder toxischen Abbauprodukten ist bei einer korrekten Technik nicht nötig, wenn die intraokularen Transportmechanismen zu deren Beseitigung ausreichen. Das ist in der Regel zu erwarten, wenn keine Glaukomdisposition vorliegt. Ergänzende Angaben finden sich bei der Besprechung der Krankheitseinheiten.

# Operationen

## 1 Lasereingriffe an den Anhangsgebilden der Augen

Bei Eingriffen an den *Lidern und deren Umgebung* wurde der $CO_2$-Laserstrahl zur Entfernung von Papillomen, Warzen, zur Exzision von Hämangiomen, Basalzellenkarzinomen und Xanthelasmen erfolgreich eingesetzt. Aber auch größere Eingriffe wie Orbitotomien wurden durch den $CO_2$-Laser erfolgreich bewältigt [31, 36, 81, 123].

Von einem der Protagonisten dieser Verfahren wird ein mit einem Zeiss OPMI-6-Mikroskop kombinierter $CO_2$-Laser eingesetzt [27]. Auch ein mit einem Mikromanipulator versehenes kommerzielles Gerät ist verfügbar [123]. Als Vorteile dieser Verfahren werden die große Präzision der Ausschneidung oder Evaporation der pathologischen Gebilde, die hervorragende, durch keine Instrumente gestörte Übersicht über das Operationsfeld sowie die starke hämostatische Wirkung des $CO_2$-Laserstrahls hervorgehoben.

## 2 Antiglaukomatöse Eingriffe

Zur Zeit werden zur *Behandlung verschiedener Glaukome* folgende Lasereingriffe vorgenommen [65, 209, 271]:

- die *Lasertrabekulektomie;*
- die Bestrahlung des trabekulären Maschenwerks, *Trabekuloplastik,* zur Herabsetzung des Abflußwiderstands;
- die *Iridektomie* oder *Iridotomie* zur Behandlung des Pupillarblockglaukoms mit Einschluß des sekundären Winkelblockglaukoms und des primären chronischen oder akuten Winkelblockglaukoms;
- die als *Iridoplastik* und *Gonioplastik* bezeichneten Methoden der Bestrahlung der Irisvorderfläche zwecks Abflachung einer nach vorn konvexen Iris; wir ordnen hier auch die *Pupilloplastik* ein, die in einer lokalen Bestrahlung des M. sphincter pupillae, zwecks einer Wiederherstellung der Verbindung zwischen Vorder- und Hinterkammer besteht;
- die Koagulation von neugebildeten, den Kammerwinkel überziehenden Gefäßen;
- die transpupillare Koagulation des Ziliarkörpers;
- die transsklerale Bestrahlung des Ziliarkörpers;
- sonstige antiglaukomatöse Maßnahmen mit dem Laser.

Die Anwendung des Lasers wird allgemein als eine signifikante Bereicherung unseres Instrumentariums zur Bekämpfung des Glaukoms betrachtet. Es wurden indessen auch Vorbehalte gegen die Anwendung des Lasers bei der Behandlung des Glaukoms gemacht [91].

### 2.1 Trabekulektomie mit dem $CO_2$-Laser

Die Präparation der Konjunktiva ebenso wie die Iridektomie müssen nach wie vor mit konventionellen mikrochirurgischen Instrumenten vorgenommen werden. Die Präparation der Sklera mit Einschluß der Ausschneidung der äußeren und inneren Skleralamelle wird mit dem $CO_2$-Laserstrahl ausgeführt. Die durch Parenchymblutungen praktisch nicht gestörten Manipulationen mit dem $CO_2$-Laserstrahl und die prompte hämostatische Wirkung von $CO_2$-Laserpulsen sind beeindruckend [29, 245].

### 2.2 Trabekuloplastik

Als erfolgversprechende Lasermethode zur Behandlung des Offenwinkelglaukoms hat sich bisher die „thermische Raffung" oder „Neuspannung" des Trabekelwerks mit dem Argonionenlaser erwiesen. Die Annahme, daß Spannungsänderungen im Bereich des Trabekelwerks für den therapeutischen Erfolg verantwortlich seien [279, 280], ist allerdings umstritten. Tierversuche [72, 73, 255, 259] sowie klinische Beobachtungen [56] legen einen anderen Wirkungsmechanismus nahe.

Die Trabekuloplastik kann mit dem Argon-, dem Kryptonionenlaser [234] oder dem im thermischen Betrieb arbeitenden Nd:YAG-Laser ausgeführt werden. Wie erwartet, kommt es bei der Argonlasermethode nicht darauf an, ob das blau-grüne Mischlicht ($\lambda$: 488 nm + 514 nm) oder ob nur die grüne ($\lambda$: 514 nm) Emissionslinie benutzt wird [229].

## Indikationen

Die allgemeinen für oder gegen die Ausführung einer Trabekuloplastik sprechenden Gesichtspunkte sind in Tabelle XII. 5 zusammengefaßt.

Die Lasertrabekuloplastik kann bei fast allen Formen von *Glaukom mit offenem Kammerwinkel* mit Einschluß der *Sekundärglaukome* und von Glaukomaugen, bei denen bereits eine fistulierende Operation erfolglos blieb, angewandt werden [190].

Die *Erfolgswahrscheinlichkeit* ist von einer Reihe von Faktoren abhängig [274], deren wichtigste in Tabelle XII. 6 zusammengefaßt sind. Diese Abhängigkeiten sind zur Zeit noch als kontrovers zu betrachten.

## Voraussetzungen für den Eingriff

Die Kornea muß ausreichend klar sein, damit der Laserstrahl auf dem Trabekelwerk scharf abgebildet wird. Der Kammerwinkel muß wenigstens so

**Tabelle XII. 5. Überlegungen zur Anwendung der Trabekuloplastik**

I. Für den primären Einsatz der Lasertrabekuloplastik spricht, daß sie die Strukturen des Augapfels wenig traumatisiert

II. Methoden der „blutigen" Mikrochirurgie einzusetzen, empfiehlt sich:
  1. Wenn der Patient von vornherein einem Lasereinsatz skeptisch oder mißtrauisch gegenübersteht, oder wenn bereits eine oder wiederholte Trabekuloplastik(en) ergebnislos blieb(en)
  2. Wenn ein Glaukomschaden so schnell fortschreitet, daß das gelegentlich 4–8 Wochen dauernde Zeitintervall bis zur Drucksenkung nach einer Trabekuloplastik nicht abgewartet werden kann

**Tabelle XII. 6. Begünstigende oder ungünstige Befunde für den Erfolg einer Trabekuloplastik**

| Günstig sind | Ungünstig sind |
| --- | --- |
| 1. Tiefe Kammerwinkelbucht | Enge Kammerbucht[a] |
| 2. Pigmentation des Trabekelwerks | Fehlende Pigmentation |
| 3. Glaukoma pseudokapsulare | Pigmentglaukom Sekundärglaukom |
| 4. Phakes Auge | Aphakes Auge |
| 5. Vorgerücktes Alter | Jugendliche |
| 6. Reizloses Auge | Uveitis |

[a] Durch eine Iridektomie oder eine Gonioplastik kann eine enge in eine tiefere Kammerwinkelbucht umgewandelt werden

**Tabelle XII. 7. Voraussetzungen und Indikationen der Trabekuloplastik**

*Voraussetzung:* Die Kornea muß klar und der Kammerwinkel muß über 180° offen sein

*Indikationen:* Die Trabekuloplastik kann der klassischen Mikrochirurgie bei folgenden Situationen überlegen sein:
1. bei weit fortgeschrittenem Glaukomschaden,
2. nach ergebnisloser mechanisch-chirurgischer Behandlung, insbesondere wenn der Patient oder der Arzt weiteren Eingriffen dieser Art skeptisch gegenüberstehen;
3. beim hämorrhagischen Glaukom,
4. wenn bei Glaukom und beginnender Katarakt Miotika eingesetzt werden müssen

weit offen sein, daß eine Strahlkollision mit der Irisvorderfläche oder der Kornea-/Sklerarückfläche vermieden wird. Sollte diese Bedingung nicht erfüllt sein, kann nach Abschnitt XII. 2.4 vorgegangen werden. In vielen Fällen beobachtet man auch nach einer Iridektomie eine Vertiefung der Vorderkammer.

Eine Zusammenfassung der Voraussetzungen und Indikationen der Trabekuloplastik findet sich in Tabelle XII. 7. Es sei jedoch auch auf die Indikationsüberlegungen im Abschn. XI. 3.2.2 verwiesen.

## Technik

Als Energiequellen werden meistens der *kontinuierliche,* der *gepulste Argonionenlaser* sowie der *thermisch arbeitende Nd:YAG-Laser* angewandt. Bei Anwendung des Argonionenlasers wird meist mit dem Gonioskopieglas von GOLDMANN gearbeitet. Beim Arbeiten mit dem Nd:YAG-Laser sollte ein speziell für diesen Zweck geschaffenes Kontaktglas wie das CGA-Glas (Lasag) verwendet werden. Es ist zu beachten, daß eine kollisionsfreie Einstrahlung des Nd:YAG-Laserstrahls in den Kammerwinkel schwieriger ist, da der Öffnungswinkel der meisten Nd:YAG-Laser etwa dreimal größer (16°) ist als der Öffnungswinkel der üblichen Argonlaser-Photokoagulatoren.

Nach unserer Erfahrung ist die Bestrahlung des Kammerwinkels bei einer Kammerwinkelkonfiguration entsprechend Grad 2 des Einteilungssystems nach SHAFFER [217] für den Geübten eben noch ohne Schwierigkeiten möglich. Eine weit geöffnete Kammerbucht, gleichgültig, ob diese primär vorhanden oder durch eine der oben genannten Manipulationen erzeugt wurde, stellt die geringsten Probleme dar und erlaubt eine optimale Applikation dieser Methode. Eine seichte Kammerbucht kann wie erwähnt durch eine der Trabekuloplastik vorausgehende Iridektomie (s. Abschn. 2.3) oder, wenn diese nicht zum Ziele führt, durch eine Gonioplastik (s. Abschn. XII. 2.4) vertieft werden.

Eine lokale Tropfanästhesie reicht fast immer aus.

Es werden 50 oder 100 Laserpulse gleichmäßig über 180 bzw. 360° des Umfangs des Trabekelwerks verteilt [105].

Es besteht indessen keine Veranlassung, sich pedantisch an diese Zahlen zu klammern. Diese beruhen auf willkürlichen Annahmen, und es wurde gezeigt, daß bereits 10 Koagulationen für einen therapeutisch befriedigenden Effekt ausreichen können [56].

Eine Anzahl von Autoren bevorzugt die Bestrahlung des vorderen Anteils des Trabekelwerks [24, 105, 126, 232]. Von anderen Autoren [23] wird das hintere Trabekelwerk bestrahlt, wobei die Frage offenbleibt, ob angesichts der begrenzten Zielgenauigkeit, der Instabilität des Systems und der seitlichen Wärmeausbreitung eine derart präzise Unterscheidung bedeutungsvoll ist.

**Tabelle XII. 8. Standardtechnik der Trabekuloplastik**

|  | Lasertyp | |
|---|---|---|
|  | cw Argonionenlaser | Nd:YAG-Laser im free-running Betrieb |
| Strahlleistung | Beginne mit 0,7 Watt | Beginne mit 1 Joule |
| Expositionszeit | Beginne mit 0,1 Sekunde | 10 oder 20 Millisekunden |
| Fokusdurchmesser | 50 Mikrometer | 50 Mikrometer |
| Kontaktglas | Gonioskopieglas von Goldmann CGA Glas (Lasag) | CGA (Lasag) |
| Ort der Bestrahlung | Vorderes oder hinteres Trabekelwerk | |
| Von Autoren angewandte Verfahren | Hebe Strahlleistung und/oder Expositionszeit solange bis minimaler Effekt beobachtet wird; eine Strahlleistung von 1,5 Watt sollte, wenn möglich, nicht überschritten werden | Hebe Pulsenergie in Stufen von 20% solange bis minimaler Effekt beobachtet wird; eine Pulsenergie von 2 Joule sollte nicht überschritten werden |

50 Pulse werden auf 180° des Kammerwinkelumfangs verteilt. Bei ungenügendem Effekt wird nach 2 Monaten die zweite Hälfte des Kammerwinkelumfangs bestrahlt

Wenn mit dem *Argonlaser* gearbeitet wird, hat sich im allgemeinen ein Fokusdurchmesser von etwa 50 µm (in Luft) bewährt [209, 271]. Die Strahlleistung wird – vom unterschwelligen Bereich ausgehend – so lange erhöht, bis ein Bestrahlungseffekt zu erkennen ist. Eine Strahlleistung von 1750 mW sollte in der Regel nicht überschritten werden [271]. Ein Autor empfiehlt einen Strahlleistungsbereich von nur 0,6–1,0 W [56, 209, 271]. Als geeignete Expositionszeiten werden 50–100 ms angegeben [209, 271]. Diese Werte sind nach unserer Erfahrung zu kurz. Bei einem schwach pigmentierten Kammerwinkel müssen diese verdoppelt bis verdreifacht werden.

Bei der Bestrahlung des Kammerwinkels mit dem *Nd:YAG-Laser* in der thermischen Betriebsart liegt die untere Grenze des therapeutisch nützlichen Pulsenergiebereichs bei etwa 1 Joule (J). Eine maximale Pulsenergie von 2 J sollte nicht überschritten werden. Der Fokusdurchmesser beträgt 60 µm (in Luft).

Die notwendige Pulsenergie hängt stark vom Pigmentationsgrad des Kammerwinkels ab, gleichgültig ob nun der Eingriff mit dem Nd:YAG-Laser oder dem Argonionenlaser vorgenommen wird. Als therapeutisch ausreichender Einzeleffekt wird eine minimale Verfärbung, eine Pigmentzerstreuung oder die Bildung einer Gasblase an der Einschlagstelle des Pulses angesehen.

Eine synoptische Zusammenstellung der bei Ausführung der Trabekuloplastik zu beachtenden Gesichtspunkte findet sich in Tabelle XII. 8.

**Komplikationen**

Strahlkollisionen des Laserstrahls mit der Kornea, der Sklera oder der Iris, die sich bei Zentrierfehlern oder bei Unruhe des Patienten ereignen können, sind unseres Erachtens als harmlose Zwischenfälle zu betrachten. Die häufigsten Komplikationen sind eine milde *Iritis* und eine *Drucksteigerung,* die zuweilen beträchtliche Ausmaße annehmen und über längere Zeit persistieren kann [85, 95]. Die Patienten erhalten, je nach Reaktion, für einige Tage Steroide oder/und Indometacin lokal. Je nach den Druckverhältnissen wird eine allgemeine und/oder lokale Glaukomtherapie abgesetzt oder weitergeführt. Ein Autor empfiehlt die vor der Bestrahlung verordnete medikamentöse Therapie routinemäßig über längere Zeit fortzusetzen [233].

Selten werden als Bestrahlungsfolge einzelne oder multiple *Goniosynechien* beobachtet, die aber das Behandlungsresultat nicht zu beeinträchtigen scheinen [248]. Die der Trabekuloplastik des hinteren Trabekelwerks angelastete erhöhte Wahrscheinlichkeit der Entstehung von Goniosynechien wurde von uns nicht beobachtet, zumindest dann nicht, wenn mit der Nd:YAG-Lasermethode gearbeitet wurde. Selbst wenn solche Goniosynechien entstehen sollten, sind diese für den intraokularen Druck ohne Bedeutung, da sie den Schlemm-Kanal nicht bedecken. Einige Autoren haben gefunden, daß die Komplikationen nach Bestrahlung mit dem Nd:YAG-Laser weniger häufig auftreten und weniger schwerwiegend sind, als wenn man mit dem Argonionenlaser arbeitet [38].

Eine Zusammenstellung der wichtigsten bisher beobachteten sonstigen Komplikationen findet sich in Tabelle XII. 9. Eine ausführlichere, auch sehr selten auftretende Komplikationen umfassende Zusammenstellung wurde von anderen Autoren gegeben [95]. So fand ein Autor einen Verlust von Endothelzellen [204].

Die wohl ernsthafteste Komplikation ist ohne Zweifel die *Steigerung des intraokularen Drucks* [85, 135, 198], wobei die am meisten gefürchtete Komplikation in der Zerstörung eines Restgesichtsfelds besteht [132]. Der Erfolg einer medikamentösen Therapie bei Drucksteigerungen – entweder prophylaktisch oder therapeutisch nach der Bestrahlung angewandt – wird als wirkungsvoll bis kontrovers beurteilt [97, 167]. Eine Aufteilung der Gesamtbestrahlungsdosis auf mehrere Sitzungen scheint eine wirksame Methode zur Verhinderung von sekundären Drucksteigerungen zu sein [266, 277]. Gegen auf Medikamente refraktäre Drucksteigerungen, insbesondere wenn solche ernsthafte Grade annehmen, und vor allem wenn sie in Augen mit geschädigtem Sehnerv auftreten, muß operativ vorgegangen werden [230, 277]. Selbst kurzdauernde, hohe Drucksteigerungen können ein Restgesichtsfeld zerstören!

**Tabelle XII. 9. Mögliche Komplikationen der Trabekuloplastik**

1. Gesichtsfeldverlust als Folge von Druckanstieg nach Bestrahlung
2. Kürzer- oder längerdauernde Druckanstiege nach Bestrahlung
3. Ausbildung von Goniosynechien
4. Iridozyklitischer Reizzustand
5. Hornhautschäden
6. Vorderkammerblutung
7. Langdauernde oder sogar irreversible Mydriase

## Wirksamkeit

Die Erfolgswahrscheinlichkeit der Trabekuloplastik wird sehr unterschiedlich beurteilt, was zu einem guten Teil den von Autor zu Autor stark divergierenden Auswahl- und Erfolgskriterien anzulasten sein dürfte.

Nach einer pessimistischen, aber vielleicht realistischen Beurteilung ist die Trabekuloplastik der Trabekulektomie signifikant unterlegen [85a] und nicht besser als die medikamentöse Therapie [151]. Selbst wenn dies so sein sollte, kann der Ersatz der medikamentösen Therapie durch die Trabekuloplastik dennoch eine Verbesserung der Behandlungsqualität bedeuten.

Bei unkompliziertem Verlauf darf man mit einer Drucksenkung um mindestens 5 mmHg rechnen. Der durchschnittliche Druckabfall beträgt oft 7–10 mmHg und in Einzelfällen wurden Druckreduktionen bis zu 20 mmHg registriert [211, 242, 272, 286]. Totale Versager sind indessen nach unserer Erfahrung nicht selten.

Als hauptsächlichste „predictors" für einen Erfolg sind zu nennen:
a) das intraokulare Druckniveau vor der Bestrahlung;
b) die Frage einer operativen Intervention vor der Bestrahlung;
c) das Alter des Patienten und
d) die Art des Glaukoms [107].

Die Erfolgsaussichten sind beim einfachen chronischen Glaukom am besten. Bei anderen Glaukomformen mit offenem Kammerwinkel, insbesondere beim Pseudoexfoliationsglaukom werden die Aussichten ebenfalls als günstig betrachtet. Beim Sekundärglaukom bei Uveitis, sowie beim juvenilen, dem posttraumatischen Glaukom, ferner beim Glaukom bei Aphakie und beim kongenitalen Glaukom werden die Erfolgsaussichten als ungewiß bis schlecht beurteilt [274]. Auch beim Pigmentglaukom scheinen die Erfolgsaussichten nicht gut zu sein [53].

Ein Autor wies darauf hin, daß mit zunehmender Übung und Erfahrung des Chirurgen die Erfolge von 74% auf 93% anstiegen.

Zur Zeit gibt es nur vereinzelte statistisch beweisende, prospektive Studien über die *Langzeiteffekte* dieses Verfahrens. In Einzelfällen wurde über 10 Jahre kein Schwund des Effekts beobachtet. Es wird auch berichtet, daß die Intensität des Glaukomschadens zur Zeit der Bestrahlung für den Langzeiterfolg maßgebend sei [279]. Eine genaue Faktorenanalyse wird für die Voraussage eines

Langzeiteffekts von Nutzen sein [250]. Eine gut fundierte Studie kommt zu dem Schluß, daß die Trabekuloplastik mit der Zeit an Wirksamkeit einbüßt, daß indessen bei etwa 70% der behandelten Patienten ein chirurgischer Eingriff um etwa 3,5 Jahre hinausgeschoben werden kann [250].

Die den Ophthalmologen wohl am meisten interessierende Frage nach dem Verhalten des Gesichtsfelds nach Trabekuloplastik ist noch nicht eindeutig zu beantworten [89, 94, 207, 249].

Von großer Wichtigkeit ist die Frage nach der *Repetierbarkeit* der Methode. Eine Überbehandlung kann ohne Zweifel ernsthafte Folgen haben und zu einer dauernden, gefährlichen, bestrahlungsbedingten Drucksteigerung führen [40, 236]. Eine Erhöhung der Gesamtdosis von 100 auf 200 Effekte führt offensichtlich relativ häufig zu persistierenden Drucksteigerungen über das Niveau vor der Bestrahlung hinaus [40].

Nach ersten Berichten scheinen die Erfolge der mit dem Argonlaser oder dem Nd:YAG-Laser vorgenommenen Trabekuloplastik etwa gleich zu sein [38, 200, 202, 203].

Da es noch an grundlegendem Verständnis des Wirkungsmechanismus der Trabekuloplastik mangelt, wurde mit empirischen Methoden nach Alternativstrategien gesucht [273]. Der Zusammenhang zwischen Zahl der Pulse, Wirksamkeit und Schädlichkeit der Methode wurde analysiert [266, 267]. Dabei ergab sich:

– es besteht im Mittel kein Unterschied im drucksenkenden Effekt, ob 50 Pulse auf die halbe oder 100 Pulse auf die ganze Zirkumferenz des Kammerwinkels abgegeben werden;
– die mittlere intraokulare Drucksteigerung unmittelbar nach Laserapplikation ist größer bei Bestrahlung der ganzen Zirkumferenz, wobei in Einzelfällen exzessiv hohe Werte gemessen wurden;
– der nach zwei Monaten gemessene Druckwert ist in denjenigen Augen am niedrigsten, in denen er im unmittelbaren postoperativen Verlauf nicht erhöht war;
– die Behandlung der ganzen Zirkumferenz mit 100 Pulsen ist mit einer höheren Komplikationsrate und einer höheren Versagerquote belastet.

Solange diese Vermutungen nicht widerlegt sind, scheint es vernünftig zu sein, der Behandlung der halben Kammerwinkel-Zirkumferenz pro Sitzung den Vorzug zu geben.

## 2.3 Antiglaukomatöse Iridektomie/Iridotomie

Die Begriffe „Iridektomie" und „Iridotomie" werden in der „Lichtchirurgie" meist synonym gebraucht.

### Indikationen

Die Indikationen für die antiglaukomatöse Iridektomie sind in Tabelle XII. 10 zusammengefaßt.

Andere Indikationen und Probleme sind folgende: beim mit einem *ziliolentikulären* oder *ziliovitrealen* Mechanismus einhergehenden Glaukom kann eine basale Iridektomie wirksam sein, allerdings nur dann, wenn noch eine Hinterkammer oder zumindest der Rest einer solchen besteht (s. **Abb. XII. 16f**).

Ähnliche Probleme ergeben sich beim *iridovitrealen Blockglaukom*, das oft mit Malignität einhergeht. Dies ist in **Abb. XII. 10** dargestellt [5]. Obwohl es in vielen Fällen nicht möglich ist, vorauszusagen, ob eine Iridektomie Aussichten auf Erfolg hat, wird zunächst zu einer oder mehreren Laseriridektomien geraten. Es besteht unseres Erachtens keine Gefahr, daß die Situation durch die Laseriridektomie – im Unterschied zu der mit einer bulbuseröffnenden Operation einhergehenden Iridektomie – verschlechtert wird, und eine vordere Vitrektomie kann, falls nötig, stets als zweiter Eingriff angeschlossen werden. Die neuerdings angewandte Laserdisruption der vorderen Glaskörpergrenzmembran hat bei diesem Krankheitsbild sowohl die Iridektomie sowie die klassische vordere Vitrektomie fast völlig verdrängt [235].

Bei einem diagnostisch sicherstehenden *Plateauirissyndrom* (**Abb. XII. 11**) ist eine Gonioplastik der Iridektomie vorzuziehen [183]. Durch Bestrahlung der Irisvorderfläche wird die Konfiguration der peripheren Iris geändert und dadurch die Gefahr eines Kammerwinkelverschlusses durch Verlegung mit der peripheren Iris signifikant verringert.

---

**Tabelle XII. 10. Indikationen für antiglaukomatöse Laseriridektomie**

1. Pupillarblockglaukom mit konsekutivem Winkelblock
2. Behandlung des Partnerauges nach akutem Anfall am ersten Auge
3. Primäres Winkelblockglaukom
4. Seclusio pupillae
5. Notwendigkeit einer Pupillenerweiterung bei engem Kammerwinkel
6. Vertiefung der Kammerbucht als Primäreingriff vor Trabekuloplastik
7. Persistenz des Pigmentepithels bei inkompletter Iridektomie
8. Intraokulare Linse
9. Hämorrhagische Diathese
10. Furcht des Patienten vor Operation mit Eröffnung des Augapfels

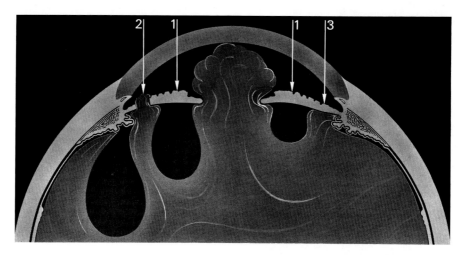

Abb. XII. 10. **Beim malignen Pupillarblockglaukom des aphaken Auges mit iridovitrealem und sekundärem ziliovitrealem Mechanismus** ist eine Iridektomie nur wirksam, wenn sie dem rückgestauten Kammerwasser ermöglicht, die Vorderkammer zu erreichen. Diese Voraussetzung ist bei (*1*) gegeben. Iridektomie bei (*2*) war erfolglos, da es hier durch einen Glaskörperprolaps zu einem erneuten iridovitrealen Block kam. Iridektomie (*3*) wäre wegen des innigen Kontakts zwischen Irisrückfläche und Glaskörper erfolglos. Diagnostische Schwierigkeiten können dann entstehen, wenn die Iris, wie hier dargestellt, nicht konvex nach vorne gebogen ist.

Die Bestrahlung kann mit dem Argonlaser oder dem im thermischen Betrieb arbeitenden Nd:YAG-Laser vorgenommen werden.

### Kontraindikationen

Eine wesentliche Trübung der Kornea stellt eine absolute, eine mäßige Trübung eine relative Kontraindikation dar. Solange noch ein einigermaßen scharfes Bild des Fokus auf der Iris entworfen werden kann, darf eine Iridektomie versucht werden. Im Zweifelsfalle entscheide man sich zur Vornahme des Lasereingriffs.

Falls mit dem Argonionenlaser gearbeitet wird, muß an der Durchtrittsstelle des Laserstrahls durch die Kornea wenigstens ein geringer Abstand zur Iris vorhanden sein, da es sonst einerseits zu schweren Hornhautendothelschäden kommen kann, und andererseits die Wirkung auf die Iris gering ist. Beim Einsatz eines photodisruptiven Lasers kann auf das Vorhandensein einer Vorder-

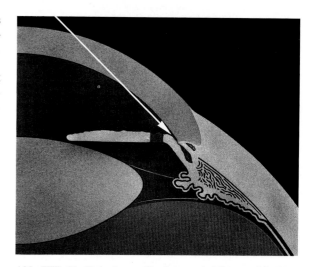

Abb. XII. 11. **Bei einem Glaukom mit Plateau-Iris-Mechanismus** kann sich nach einer peripheren Iridektomie der periphere Irisanteil über die Kammerwinkelstruktur legen. Durch tangentielle photodisruptive Nd:YAG-Laserpulse kann versucht werden, die Goniosynechien zu lösen und den Kammerwinkel zu befreien. Wenn der Kammerwinkelverschluß noch nicht eingetreten ist, ist eine Stabilisierung und Rekonfiguration der peripheren Iris durch Bestrahlung mit dem Argonionenlaser oder mit dem in der thermischen Betriebsart arbeitenden Nd:YAG-Laser der Iridektomie vorzuziehen.

kammer völlig verzichtet werden. Auch hier ist mit Hornhautschäden zu rechnen, die indessen hinsichtlich ihres Schweregrades in Kauf genommen werden dürfen. Kombinationen von Hornhauttrübungen und sehr seichter Vorderkammer können für jede Art der Laseriridektomie absolute Kontraindikationen darstellen. Die Grenzen zu beurteilen, ist eine Sache der Erfahrung.

## Technik, Bewertungsgrundlagen

Der Eingriff kann sowohl mit dem Argonionenlaser als auch mit dem im thermischen oder photodisruptiven Betrieb arbeitenden Nd:YAG-Laser vorgenommen werden. Die Einführung des Verfahrens mit dem photodisruptiven Laser wird heute ausnahmslos als der Argonlasermethode überlegen beurteilt [108, 162, 212]. Es wird auch empfohlen bei Versagen der Argonlasermethode auf die photodisruptive Methode überzugehen [189].

### 2.3.1 Das Verfahren mit dem Argonionenlaser

Der kontinuierliche [185] wie der gepulste Argonionenlaser [210] eignen sich gleichermaßen.

Einige Autoren sind der Auffassung, daß der gepulste Argonionenlaser wirkungsvoller sei und zu einer geringeren Hitzeverschleppung in die Umgebung des Fokus führe [210]. Die Wirksamkeit von Kontaktlinsen, die den Öffnungswinkel des Laserstrahls vergrößern und dadurch sowohl die Leistungsdichte im Fokus heraufsetzen als auch die Strahlenbelastung in der durchstrahlten Kornea herabsetzen, ist unbestritten [191].

Die Iridektomie sollte wegen der Zunahme der Distanz Irishinterfläche zur Linsenvorderkapsel so peripher wie möglich ausgeführt werden. Meist wird sie zwischen 10 und 2 Uhr vorgenommen.

Einerseits ist der zum Erfolg notwendige lokale Temperaturanstieg im Fokus von der Pigmentation des Irisstromas und von der Dicke des Pigmentepithels abhängig: je stärker die Absorption dieser Schichten ist, desto stärker ist die Wirkung des Laserstrahls. Andererseits ist die Aufgabe um so schwieriger, je größer die zu verdampfende Gewebsmasse (die Dicke der Iris) ist. Daraus folgt:

a) bei nichtpigmentierten Irides ist die Methode mit dem Argonionenlaser wirkungslos;
b) obwohl die Dicke der Iris eine individuelle Konstante ist, läßt sich diese durch Miotika verringern;
c) Irides, die eine Trabekel-Krypten-Reliefstruktur haben, sind sorgfältig auf lokale Verdünnungen zu untersuchen; auf den Grund von Krypten abgegebene Pulse haben eine bessere Perforationswahrscheinlichkeit [125].

Durch lokales „Spannen" kann einerseits die zu perforierende Irispartie verdünnt und andererseits die Zerreißbarkeit der Iris gefördert werden (**Abb. XII. 12**). Solche lokalen Spannungen können entweder durch die „hump"-Technik [1] erzeugt werden als auch dadurch, daß eine Serie nicht perforierender Koagulationen kreisförmig um die anvisierte Perforationsstelle gesetzt wird, worauf in deren Zentrum die perforierende Bestrahlung erfolgt („drumhead"-Technik; [175, 185]). Nach einem anderen Autor kommt man auch ohne derartige Spannungsmanöver aus [177].

**Abb. XII. 12. Technik einer basalen Iridektomie mit dem photodisruptiven Nd:YAG-Laser und Kontaktglas CGI (Lasag)** bei 12 Uhr. Wichtige Schritte des Verfahrens: **a** axialer Durchlauf des Laserstrahls durch Kontaktglas unbedingt erforderlich. Patient blickt nach unten. Der Durchschuß durch die Iris bei unkomplizierten Fällen erfolgt im photodisruptiven Salvenbetrieb ohne thermische Vorbereitung der Iris (**b4**). Bei Blutungsgefahr kann die im photodisruptiven Verfahren zu perforierende Irisstelle durch thermisch wirkende Pulse vorausgehend eingekreist (**b1, b2**) und schließlich durch eine in das Zentrum des Kreises (**b3**) abgegebene Salve mit photodisruptiven Pulsen perforiert werden.

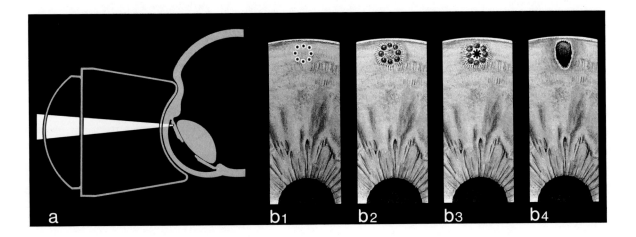

Der Eingriff kann je nach Empfindlichkeit des Patienten in *lokaler Tropfanästhesie* oder in *Retrobulbäranästhesie* vorgenommen werden. Der Retrobulbäranästhesie ist nur bei unruhigen Patienten der Vorzug zu geben.

Die meisten Autoren wählen einen *Fokusdurchmesser* von 50 µm oder den kleinsten bei einem bestimmten System einstellbaren Fokus.

Wenn man mit dem *kontinuierlichen Argonionenlaser* arbeitet, wird die Strahlleistung je nach Dicke und Pigmentation der Iris auf Werte zwischen 1,0 W und maximal 2,0 W eingestellt. Die für eine erfolgreiche Perforation erforderliche Pulszahl kann zwischen 5 und 200 oder mehr Pulsen schwanken. Jeder folgende Puls wird genau auf die zu Anfang gewählte Stelle abgegeben. Der Geübte wird sich nicht an fixe Bestrahlungsparameter klammern. Es ist allein die biomikroskopisch beobachtete Wirkung, die relevant ist. Die Intensität der Wirkung läßt sich sowohl durch Variation der Strahlleistung, des Fokusdurchmessers als auch der Expositionszeit variieren. Sollte es bei einer prolongierten Sitzung zu Vorderkammertrübungen kommen, so wird abgebrochen und später weitergefahren. Oft ist dies schon nach einer Stunde möglich. Erscheint Pigment in der Vorderkammer, so beweist dies zwar, daß Pigmentepithel vom Laserstrahl lädiert wurde, aber noch nicht dessen Perforation. Auch andere Kriterien für einen erfolgreichen Durchbruch, nämlich die Transillumination und die in der Literatur oft angeführte „Sichtbarkeit der vorderen Linsenkapsel", haben nur relative Beweiskraft. Nur eine im Strahl in die Vorderkammer geschwemmte Wolke von Pigmentgranula beweist eine erfolgte Perforation.

Auch für die Arbeit mit dem *gepulsten Argonionenlaser* wurde eine zweckmäßige Bestrahlungsstrategie ausgearbeitet [208].

## Komplikationen

Geringfügige *Blutungen* sind als ein seltenes Ereignis zu betrachten [93]. Die sonstigen zu erwartenden Komplikationen sind in Tabelle XII. 11 zusammengefaßt (s. auch [177]).

## Wirksamkeit

Die Iridektomie/Iridotomie mit dem Argonlaser ist eine weit verbreitete Methode, die im Durchschnitt *gute Langzeitresultate* liefert [187]. Die Erfolgswahrscheinlichkeit wird von einem Autor mit beinahe 100% angegeben [2], dürfte indessen bei den meisten Anwendern dieser Methode weit weniger hoch liegen.

Tabelle XII. 11. Komplikationen nach Iridektomie mit dem Argonionenlaser und dem photodisruptiven Nd:YAG-Laser

| Komplikation | Argonionenlaser | Photodisruptiver Laser | Bewertung |
|---|---|---|---|
| 1. Herabsetzung der Sehschärfe | + | + | Vorübergehend, verschwindet nach kurzer Zeit |
| 2. Drucksteigerung | (+) | (+) | Vorübergehend, verschwindet nach kurzer Zeit |
| 3. Pigmentdispersion | + + | (+) | Scheint den Abflußwiderstand nicht zu erhöhen |
| 4. Korektopie | + | − | Kann Grade erreichen, die kosmetisch störend wirken |
| 5. Iridozyklitische Reizung | + + | (+) | Vorübergehend, verschwindet nach kurzer Zeit |
| 6. Lokale Linsentrübung | + | (+) | Stationär oder sich zurückbildend. 1,5 mm im Durchmesser. Wahrscheinlichkeit des Auftretens um so geringer je basaler bestrahlt wird |
| 7. Blutung | (+) | (+) | Vorübergehend, verschwindet nach kurzer Zeit |
| 8. Netzhautschädigung mit Sehstörung | (+) | − | Kaum zu befürchten, wenn Patient nach unten schaut |
| 9. Sekundärverschluß | + | (+) | Tritt bei der photodisruptiven Methode nur bei vorbestehender Iridozyklitis und neovaskulärer Iridopathie auf |
| 10. Stromatrübungen der Hornhaut | (+) | (+) | Um so wahrscheinlicher, ja näher Iris an der Kornea liegt |
| 11. Endothelschäden der Hornhaut | Zu wenig genau erforscht | (+) | Häufiger bei intensiver Bestrahlung, und wenn ohne Kontaktglas gearbeitet wird |

(+): selten und ohne große Bedeutung; +: gelegentliches Vorkommen; + +: häufig beobachtet

## 2.3.2 Das Verfahren mit dem im photodisruptiven oder im thermischen Betrieb arbeitenden Nd:YAG-Laser

Der Eingriff wird zweckmäßigerweise mit dem Q-switched Nd:YAG-Laser im Grundmode oder multimode Betrieb ausgeführt. Die *Laseriridektomie mit dem modelocked Laser* wird in Analogie mit der Q-switched Lasermethode ausgeführt. Sie teilt einige Vorteile mit dem Q-switched Laser. Infolge des geringen dynamischen Bereichs ist sie jedoch nur unter günstigen Bedingungen (dünne Iris) ohne Schwierigkeiten zu erreichen.

### Technik

Die Technik der *Iridektomie/Iridotomie mit dem Q-switched Laser* unterscheidet sich in wesentlichen Punkten von der Argonionenlasermethode. Als Folge der mechanischen Energieübertragung auf die Iris und der sehr viel kürzeren Einwirkungszeit des Q-switched Laserpulses ergeben sich folgende wesentlichen Vorteile und Unterschiede:

a) Es entsteht keine Schmerzempfindung. Eine *Tropfanästhesie*, wie sie zum Einsetzen eines Kontaktglases üblich ist, reicht aus. Der Patient ist indessen auf Vibrationen in der Augengegend, die durch Freisetzung von akustischen Wellen entstehen, aufmerksam zu machen.

b) Anstelle der bei der Argonbestrahlung häufig verwendeten ABRAHAM-Kontaktlinse wird die Verwendung des Kontaktglases CGI (Lasag) empfohlen.

c) Mit Ausnahme von Glaukomen mit iridolentalem oder iridovitrealem Pupillarblock, wo auf den Punkt größter Vorwölbung geschossen wird, muß der Fokus so basal wie möglich auf die Iris eingestellt werden. Die Bestrahlung erfolgt bevorzugt im Salvenbetrieb, wobei eine Serie von 3–5 Pulsen mit einer Standardfrequenz von 50 Hz abgegeben wird. Je nach Dicke der Iris wird eine Pulsenergie von 8–12 mJ vorgewählt. In besonderen Fällen sind höhere Werte notwendig. Es werden indessen auch kleinere Pulsenergien als ausreichend betrachtet [108, 164].

d) Wenn eine Blutungstendenz vermutet wird, wie bei Rubeosis iridis, werden mit dem in der thermischen Betriebsart arbeitenden Nd:YAG-Laser sämtliche zur geplanten Perforationsstelle führenden Gefäße verschlossen, indem man die Perforationsstelle systematisch und lückenlos einkreist.

Die Iridektomie kann bei einer erhöhten Blutungswahrscheinlichkeit aber auch ausschließlich mit dem in der *thermischen Betriebsweise arbeitenden Nd:YAG-Laser* vorgenommen werden. Es wird hier im Einzelpulsverfahren mit Pulsenergien von 600–1000 mJ gearbeitet. Beim Vorliegen komplizierter Situationen darf mit höheren Pulsenergien gearbeitet werden.

### Komplikationen

Die Häufigkeit von Komplikationen, von denen in der Literatur berichtet wird, ist bei Verwendung des Q-switched Lasers durchweg geringer als bei der Argonionenlasermethode (Tabelle XII. 11); [108, 162, 164, 177, 224, 270].

### Wirksamkeit

Während die Erfolgswahrscheinlichkeit einer mit dem Argonlaser vorgenommenen Irisperforation sehr von der Beschaffenheit der Iris, insbesondere von ihrem Pigmentgehalt, und der Übung des Operateurs abhängt, besteht eine solche Abhängigkeit beim Arbeiten mit dem Q-switched Laser nur in sehr geringem Maße. Während die Erfolgsaussichten bei der Argonlasermethode zwischen Versagen der Methode und Erfolg streuen, darf man mit der Q-switched Methode fast konstant mit einem Erfolg rechnen [108, 186]. Ein Vergleich der beiden Energiequellen wird in Tabelle XII. 12 gegeben.

Die Perforationswahrscheinlichkeit und -geschwindigkeit mit dem ausschließlich im *thermischen Betrieb* arbeitenden Nd:YAG-Laser ist kleiner, als wenn photo-

Tabelle XII. 12. Vorteile des photodisruptiv arbeitenden Nd:YAG-Lasers bei der Iridektomie im Vergleich zur Argonlasermethode

| | |
|---|---|
| 1. Energiebedarf | 100–1000mal geringerer Energiebedarf für Perforation |
| 2. Wirksamkeit | Der photodisruptive Laser ist selbst bei depigmentierten, verdickten, vernarbten, mit Linsen- und Glaskörperresten verbackenen Irides wirksam |
| 3. Zeitbedarf | a) Einfache Fälle: 1 Salve von 4 Pulsen = 80 Millisekunden<br>b) Schwierige Fälle: Zeitbedarf richtet sich nach dem Schwierigkeitsgrad<br>Die Argonlasermethode beansprucht in der Regel sehr viel mehr Zeit |

disruptiv gearbeitet wird. Sie ist jedoch größer als mit der Argonlasermethode, da die Strahlleistungsreserve des Nd:YAG Lasers bei einer Emissionszeit von 10 ms mehr als 300mal größer ist.

## 2.4 Iridoplastik, Gonioplastik, Pupilloplastik

Die drei Begriffe unterscheiden sich nur insofern, als die Gonioplastik eine periphere Irisbestrahlung und die Pupilloplastik eine Bestrahlung im Bereich des M. sphincter pupillae oder dessen Umgebung darstellt [112, 184].

Das Ziel der Irido- und Gonioplastik besteht in der *Abflachung einer nach vorn gewölbten Iris*. Es wird durch eine bestrahlungsinduzierte Schrumpfung des oberflächlichen Irisgewebes entweder mit dem kontinuierlichen Argonionenlaser oder mit dem in der thermischen Betriebsart arbeitenden Nd:YAG-Laser erreicht. Der Effekt ist indessen zuweilen nur temporär, es sei denn, es wird mit hohen Strahlleistungen (Argonionenlaser) bzw. hohen Pulsenergien (Nd:YAG-Laser) und/oder repetitiv gearbeitet. Unter diesen Arbeitsbedingungen addiert sich zum Schrumpfungseffekt ein Verdampfungseffekt von Irisgewebe, der zu einer dauerhaften Abflachung der Iris führt.

### Indikationen

Die Irido- und Gonioplastik wird am häufigsten als erster Schritt angewandt, wenn es sich darum handelt, die *Sichtverhältnisse auf den Kammerwinkel zu verbessern*, um dadurch die Bestrahlungsbedingungen für eine Trabekuloplastik zu schaffen. Diese sind bei einer peripher nach vorn gewölbten Iris behindert. Die Methode hat sich ferner bei folgenden pathologischen Störungen als nützlich erwiesen:

*Iridolentale und iridovitreale Pupillarblockglaukome* können durch eine Pupilloplastik geheilt werden, indem die Kommunikation zwischen Vorder- und Hinterkammer erleichtert wird [184]. Dabei resultiert durchweg eine mehr oder weniger ausgeprägte Pupillenverziehung.

*Primäre und sekundäre Winkelblockglaukome* können in vielen Fällen entweder durch eine Gonioplastik allein oder durch eine kombinierte Gonioplastik/Pupilloplastik ohne Vornahme einer Iridektomie günstig beeinflußt werden [184].

### Kontraindikation

Manifeste Iridozyklitis.

### Technik

Die Bestrahlung wird in der Regel in *Tropfanästhesie* vorgenommen, nur bei empfindlichen Patienten ist eine Retrobulbäranästhesie notwendig.

Die Bestrahlung der Iris erfolgt im Direktbeschuß durch ein *Iriskontaktglas* oder über ein *Spiegelkontaktglas*.

Bei Verwendung eines *kontinuierlichen Argonionenlasers* wird ein *Fokusdurchmesser* von 200 µm oder 400 µm empfohlen. Die *Pulsdauer* wird auf 200 ms eingestellt. Es wird mit einer *Anfangsleistung* von 0,2 W begonnen, Diese wird bis zum Eintreten des gewünschten Effekts – deutlich sichtbare Schrumpfungsbewegung im Bereich des Einschlags – angehoben. Ferner kommt es als Folge von Gasblasen, die sich hinter der Iris ansammeln, fast immer zu einer vorübergehenden lokalen Vorwölbung der Iris.

Bei Anwendung eines *thermisch betriebenen Nd:YAG-Lasers* wird mit einer Pulsenergie von 300 mJ begonnen. Diese wird so lange in 20% Stufen erhöht, bis ein ausreichender Effekt eintritt. Wenn eine dauerhafte und ausgeprägte Irisabflachung erreicht werden soll, muß die Strahlleistung meist bis auf 1,5–2,0 W (Argonlaser) bzw. auf 1–2 J (Nd:YAG-Laser) angehoben werden. Unter schwierigen Bedingungen muß die Bestrahlung ein- bis mehrmals wiederholt werden.

### Komplikationen

Von iritischen Reizungen und Drucksteigerungen abgesehen, die als mild zu beurteilen sind, sind keine Komplikationen zu erwarten.

### Wirksamkeit

Die Irisabflachungs- und Schrumpfungstechnik hat sich bei korrekter Indikationsstellung als ein nützliches und in der Mehrzahl der Fälle wirkungsvolles Verfahren eingeführt. Allerdings wurde darauf hingewiesen, daß die beim Engwinkelglaukom ausgeführte Gonioplastik im Spätverlauf in einigen Fällen wiederholt werden muß. In anderen Fällen, bei denen offensichtlich ein Mischglaukommechanismus vorlag, erwies sich eine Trabekuloplastik als notwendig [99].

### Andere Indikationen der Gonioplastik

Zur Wiedereröffnung verschlossener Zyklodialysespalten wurde thermische Bestrahlung der peripheren Iris mit dem Argonlaser empfohlen. Mit dem Nd:YAG-Laser ist der Effekt ebenfalls zu erreichen. Dadurch soll die den Zyklodialysespalt verlegende Iriswurzel aus der Spalte herausgezogen werden. Die gleichen Autoren empfehlen eine thermische Vorbestrahlung der Iriswurzel im Bereich einer vorzunehmenden Zyklodialyse, um einem Vorfall in die Zyklodialyseöffnung vorzubeugen [37].

## 2.5 Goniophotokoagulation

Bei diesem Verfahren handelt es sich um den thermischen Verschluß von neugebildeten Gefäßen des Kammerwinkels bei *Rubeosis iridis* (**Abb. XII. 13e**) [223].

Bei Glaukomen, hervorgerufen durch Einwachsen von neugebildeten Gefäßen in den Kammerwinkel, kann versucht werden, die Progression des pathologischen Prozesses herabzusetzen und die Ausbildung einer fibrösen Membran durch thermischen Verschluß der neugebildeten Gefäße zu verhindern. Man kann auch versuchen, eine fibröse Membran, wenn sie schon vorhanden ist, nach dem Gefäßverschluß anschließend photodisruptiv zu zerstören. Der Erfolg dieser Methode ist um so besser, je früher die Behandlung einsetzt [222, 264].

Die Goniophotokoagulation hat sich auch als hämostatischer, vorbereitender Eingriff bei anderen Manipulationen im Kammerwinkel bewährt [131, 222, 264].

### Technik

Sowohl der Argonionenlaser als auch der in der thermischen Betriebsart arbeitende Nd:YAG-Laser eignen sich für diese Aufgabe.

Die *Dosierung* ist heikel, und an die Schwelle muß man sich vorsichtig vom unterschwelligen Bereich herantasten. *Anhaltspunkte für die Dosierung:* Expositionszeiten bei der *Argonlasermethode* von weniger als 0,5 s, ein Fokusdurchmesser von weniger als 200 µm sowie Strahlleistungen von mehr als 800 mJ als Initialdosis werden als gefährlich betrachtet. *Bei der Nd:YAG-Lasermethode beginne man mit Pulsenergien von 300 mJ und erhöhe die Pulsenergie in 20% Schritten bis zum Eintreten des Effekts.*

Eine lokale Tropfanästhesie reicht in den allermeisten Fällen aus. Unruhige Patienten müssen in Allgemeinnarkose bestrahlt werden.

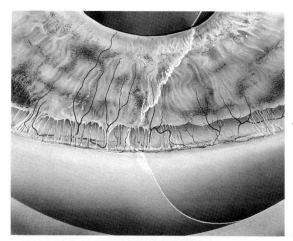

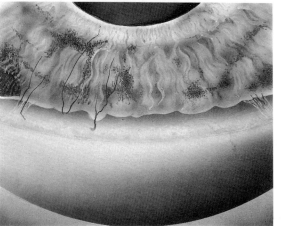

**Abb. XII. 13a, b. Die Koagulation von neugebildeten Gefäßen im Kammerwinkel und auf der Irisoberfläche bei neovaskulärem Glaukom** kann mit dem Argonionenlaser oder mit dem im thermischen Betrieb arbeitenden Nd:YAG-Laser vorgenommen werden. Nach Obliteration der Gefäße werden die fibrösen Bänder mit photodisruptiven Pulsen durchtrennt. Eine Aussicht auf Erfolg ist größer, solange kein Kammerwinkelverschluß eingetreten ist. **a** Vor, **b** nach der Bestrahlung. *Pfeil* = Richtung des Beleuchtungsstrahls.

### Komplikationen

*Blutungen,* hervorgerufen durch Gefäßrupturen, sind häufige Ereignisse. Die Wahrscheinlichkeit einer Blutung hängt indessen sehr stark von einer vorsichtigen Technik ab.

### Wirksamkeit

Die Methode ist nicht kausal und in ihrer Wirksamkeit stark umstritten. Das therapeutische Ziel bei diesem Krankheitsbild sollte in der Ausschaltung des für die Gefäßneubildung verantwortlichen Mechanismus bestehen (s. Abschn. XI. 6.1 u. XI. 6.2). Dieser ist zur Zeit noch nicht bekannt. Als *Zusatztherapie* wird eine panretinale Photokoagulation und/oder eine transsklerale oder transpupillare Zyklophotokoagulation empfohlen (s. Abschn. XII. 2.6 und Abschn. XII. 2.7).

**Andere Eingriffe an der Iris**

Einige Autoren führen mit dem cw Argonionenlaser durch sorgfältiges Arbeiten und eine ausgefeilte Strategie im phaken Auge ohne Gefahr für die klare Linse Synechiotomien und lineare Irisdurchschneidungen durch [278]. Gleiche Resultate können mit dem im Grundmode arbeitenden Nd:YAG-Laser erreicht werden [75].

## 2.6 Transpupillare Zyklophotokoagulation

Mit dieser Methode wird versucht:

a) Eine *Sekretionshemmung* durch Partialzerstörung des Ziliarkörpers und damit eine Drucksenkung zu erreichen.

Nach den ersten Versuchen mit Diathermie [262] wurden verschiedene Methoden zur Regulierung des intraokularen Drucks beim Glaukom angegeben, wie die Zyklokryothermie [116] oder die Teilausschneidung des Ziliarkörpers [195]. Der hauptsächliche Mangel, der diesen Verfahren anhaftet, ist ihre schlechte Dosierbarkeit. Darin unterscheiden sie sich aber nur graduell von anderen Glaukomeingriffen, und die Suche nach besser kontrollierbaren sekretionshemmenden Methoden, die den Bulbus nicht eröffnen, ist sinnvoll und aktuell.

Die Methode der transpupillaren Zyklophotokoagulation, falls anwendbar, gestattet eine *direkte Beobachtung der Strahlenwirkung auf den Ziliarkörper*. Man glaubt aus diesem Grund, hier eine im Vergleich zu anderen zyklodestruktiven Verfahren besser dosierbare Methode gefunden zu haben (Literatur s. unten).

b) Bei einer anderen Zielsetzung dieser Methode geht es um die *Schrumpfung und teilweise Evaporation des Ziliarkörpers* bei Glaukomen, verursacht durch einen Ziliarkörperblockmechanismus. Durch die Schrumpfung soll die gestörte Abflußrichtung des fälschlicherweise nach hinten gelenkten Kammerwassers wieder normalisiert werden (**Abb. XII. 14** [18, 32, 68, 90, 109, 130, 150]).

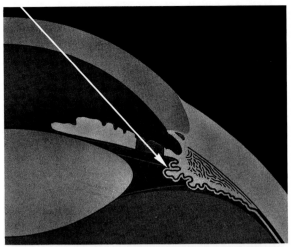

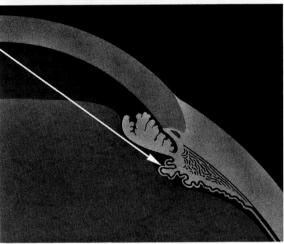

**Abb. XII. 14a, b. Transpupillare Zyklophotokoagulation** des phaken (**a**) und des aphaken Auges (**b**). Eine ausreichend ausgedehnte Iridektomie vorausgesetzt, kann der Ziliarkörper beim phaken Auge (**a**) durch das Kolobom mit dem Argonionenlaser oder mit thermischen Nd:YAG-Laserpulsen bestrahlt, aufgeheizt und zerstört werden. Wenn die Pupille ausreichend erweiterungsfähig ist, können im aphaken Auge (**b**) die Ziliarkörperfortsätze durch die Pupille bestrahlt werden.

**Indikation**

In der Indikation (a) wurde die Methode früher fast ausschließlich beim *Aphakieglaukom* unterschiedlicher Genese angewandt, insbesondere jedoch beim *neovaskulären Glaukom*, das mit anderen Methoden nicht beherrscht werden konnte. Wir wenden die Methode mit befriedigendem Erfolg zur Verstärkung der Wirkung kombiniert mit einer Trabekuloplastik an sowie stets, wenn eine Sekretionshemmung gewünscht wird.

In der Indikation (b) wird die Methode erfolgreich beim *aphaken Ziliarkörperblockglaukom (malignes Glaukom)* angewandt.

**Schwierigkeiten und Kontraindikationen**

Die Methode setzt eine klare Hornhaut voraus sowie Sichtbarkeit einer Anzahl von Ziliarkörperfortsätzen, die bei Indikation (a) mindestens $^1/_4$ aller vorhandenen Ziliarkörperfortsätze betragen muß [32]. Bei Indikation (b) scheint die Koagulation von 2–4 Fortsätzen zu genügen [90].

Falls die Pupille nicht ausreichend erweitert werden kann, oder falls kein ausreichend großes Iridektomiekolobom besteht, ist das Verfahren nicht anwendbar. Die Exposition des Ziliarkörpers kann jedoch in vielen Fällen durch Skleraindentation ermöglicht – oder zumindest wesentlich verbessert – werden [225].

**Technik**

Eine *Tropfanästhesie* reicht in den meisten Fällen aus.

Als Energiequelle wird der kontinuierliche Argonionenlaser empfohlen. Es wird vorerst ein Testpuls von 600–750 mW Strahlleistung bei einem Fokusdurchmesser von 50–100 µm und einer Pulsdauer von 0,2 s über ein Gonioskopieglas abgegeben. Diese Dosis wird bis zum Erscheinen eines konkaven Verbrennungsherdes mit lokaler Pigmentausstreuung und Gasblasenbildung erhöht, was meist bei 1000 mW Strahlleistung der Fall ist. Blutungen sind sehr selten. Sie können (meist jedoch wenig wirkungsvoll) gestoppt werden, indem die blutenden Stellen repetitiv mit Pulsen von 250 mW bestrahlt werden.

Als eine in unserer Erfahrung überlegene Alternativenergiequelle bietet sich der im thermischen Betrieb arbeitende Nd:YAG-Laser an, da die thermische Tiefenwirkung seiner Strahlung als 6- bis 7mal größer als die Argonlaserstrahlung angenommen werden darf [254].

Die Bestrahlungsparameter richten sich nach der Höhe des intraokularen Drucks. Die Pulsenergien werden zwischen 200 und 800 mJ variiert, wobei höhere Pulsenergien dann gegeben werden, wenn nur wenige Ziliarkörperzotten erreichbar sind und vice versa.

**Komplikationen**

Von milden *Iridozyklitiden* abgesehen, die gut auf Steroide ansprechen, wurden keine ungünstigen Nebeneffekte beobachtet.

**Wirksamkeit**

Bei Indikationsstellung (a) wird der drucksenkende Effekt als wirkungsvoll aber gelegentlich als schwer kontrollierbar beschrieben.

Dies mag damit zusammenhängen, daß bisher in der Mehrzahl Glaukome bei Neovaskularisation des Kammerwinkels behandelt wurden. Diese Unsicherheit des Effekts setzt den Anspruch auf gute Steuerbarkeit des Verfahrens wesentlich herab. Es bleibt abzuwarten, wie sich das Verfahren bei weniger komplexen und besser kontrollierbaren pathologischen Einheiten als dem neovaskulären Glaukom bewährt.

Die bisher vorliegenden Resultate bei der Indikationsstellung (b) werden als sehr günstig bezeichnet [68].

## 2.7 Transsklerale Zyklophotokoagulation

Bei diesem Verfahren wird die Kammerwasserproduktion des Ziliarkörpers wie beim transpupillaren Eingriff durch thermische Schädigung herabgesetzt. Die Aufheizung, früher durch einen Rubinpulslaser erzeugt [30], wird neuerdings durch einen im thermischen Betrieb arbeitenden Nd:YAG-La-

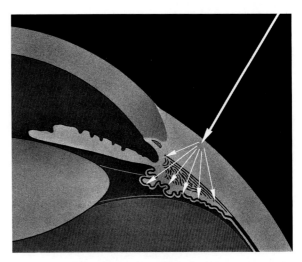

**Abb. XII. 15. Transsklerale Zyklokoagulation** mit dem in der thermischen Betriebsart arbeitenden Nd:YAG-Laser. 10 ms oder 20 ms Pulse werden transkonjunktival und transskleral auf den Ziliarkörper abgegeben. Die große Eindringtiefe des gestreuten Nd:YAG-Laserlichts führt zu einer Aufheizung und Atrophie des bestrahlten Ziliarkörperbereichs.

ser realisiert [28], und die Wärme wird transskleral an den Ziliarkörper herangetragen (**Abb. XII. 15**). Dies kann durch Abbildung eines Laserstrahls auf die Sklera erreicht werden [28, 30, 57, 74, 275]. Eine Alternativmethode besteht darin, die Laserenergie durch einen Lichtleiter an den Ort der Wirkung heranzutragen [102].

Die Analogie zur Zyklokryothermie liegt nahe, und man wird auch diesem Verfahren vorerst den allen aggressiven antiglaukomatösen Verfahren anhaftenden Vorwurf einer schlecht dosierbaren Wirkung nicht ersparen können, da die Schädigung des Ziliarkörpers nicht direkt bemessen werden kann.

### Indikationen

Diese Methode wurde in der Vergangenheit fast ausschließlich beim *Neovaskularisationsglaukom* angewandt [28]. Neuerdings wird das Verfahren bei unterschiedlichen Glaukomformen eingesetzt, insbesondere dann, wenn zwei aufeinander folgende Trabekuloplastiken zu keinem Erfolg geführt haben, und wenn Bedenken von Seiten des Arztes oder des Patienten gegen eine bulbuseröffnende Operation bestehen.

Über *Kontraindikationen* herrscht bisher noch wenig Klarheit.

### Technik

*Retrobulbäranästhesie. Abschwellung der Konjunktiva,* falls notwendig, mit Adrenalin 1:1000. Auch hier richten sich die Bestrahlungsparameter nach dem Schweregrad des Glaukoms.

Beim Gerät Microruptor 2 wird die Pulsenergie auf Werte zwischen 3 und 7 J eingestellt. Die Defokussiereinrichtung wird auf maximale Position (Fokusdurchmesser: 1 mm) gestellt. Die Pulse werden bei dem geradeaus blickenden Auge in einer Limbusdistanz von etwa 2 mm auf die Sklera abgegeben. Es werden 8 Pulse pro Quadrant verabfolgt. Die Intensität der Wirkung wird einerseits dadurch gesteigert, daß sukzessive ein Quadrant nach dem anderen bestrahlt wird, und daß die Pulsenergie angehoben wird. Die Bestrahlung wird wiederholt, wenn der drucksenkende Effekt innerhalb von maximal 4 Wochen nicht eintritt. Wie oft Nachbestrahlungen ohne ernsthafte Gefährdung des Auges durchgeführt werden können, dürfte individuell sehr stark variieren.

### Komplikationen

Bei wenig intensiver Behandlung ist die Reaktion gering. Bei intensiver Behandlung können schwerste *iridozyklitische Reaktionen* beobachtet werden, die sich ohne Ausnahme unter Steroid- und Indometacintherapie innerhalb von 2–6 Wochen zurückbilden. Bei einer Überdosierung kann sich eine *Phthisis bulbi* einstellen. Katarakte wurden bisher nicht beobachtet.

### Wirksamkeit

In einer früheren Studie, in der als Erfolgskriterium eine Drucksenkung auf 30 mmHg oder weniger angenommen wurde, betrug die Erfolgswahrscheinlichkeit etwa 70% [30]. Schmerzlosigkeit trat in allen Fällen ein.

Wenn in Betracht gezogen wird, daß es sich bei der Studie [28] ausschließlich um Augen mit exzessiven Druckerhöhungen handelte, die zwischen 40 und 80 mmHg lagen, darf der drucksenkende Effekt als beträchtlich bezeichnet werden. In neueren Studien, die mit dem Gerät Microruptor 2 bei verschiedenartigen Glaukomformen erfolgten, bei denen sich der intraokulare Druck auf wesentlich niedrigerem Niveau bewegte, wurden befriedigende bis gute Drucksenkungen beobachtet [161].

## 2.8 Andere Anwendungen des Lasers in der Glaukomtherapie

Die *Goniopunktur,* worunter die Eröffnung des Schlemm-Kanals zu verstehen ist, hat bei der Behandlung des Glaukoms versagt [58, 240, 243]. Das gleiche Schicksal war der *Laserzyklodialyse* beschieden [62, 66, 113].

In **Abb. XII. 16** wird eine synoptische Darstellung der Einwirkungsmöglichkeiten des photodisruptiven Nd:YAG-Laserstrahls bei unterschiedlichen Mechanismen der *Sekundärglaukome* gegeben.

*Prolapse von pigmentierten Strukturen* wie Irisbasis und Ziliarkörper in eine Fistelöffnung bei Glaukomoperationen können mit dem Argonlaser beseitigt werden [253]. Der photodisruptive Laser ist bei dieser Indikation indessen bedeutend wirkungsvoller als der Argonionenlaser [51, 68]. Transparente Strukturen wie fibröse Membranen oder hyalinisierter Glaskörper, die die innere Fi-

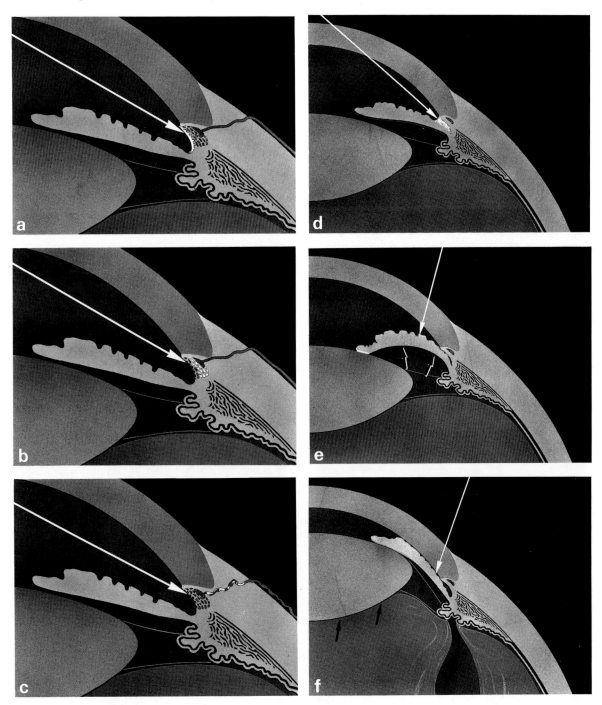

**Abb. XII. 16a–f. Lasertherapie der wichtigsten Formen der Sekundärglaukome.**
**a** *Prätrabekuläre Membranbildung.* Therapie: Versuch der Zerstörung der Membran mit dem photodisruptiven Nd:YAG-Laser; **b** Verlegung durch *Fibrose des Trabekelwerks.* Therapie: Versuch einer Zerstörung des verstopften Trabekelwerks durch photodisruptiven Nd:YAG-Laserbeschuß; **c** *Posttraumatischer Glaukommechanismus.* Photodisruptive Nd:YAG-Laserbestrahlung hat vermutlich keine Erfolgsaussichten; **d** Abflußstörung verursacht durch *Goniosynechien.* Therapieversuch: photodisruptive Nd:YAG-Lasersynechiolyse; **e** *Iridolentikuläres Pupillarblockglaukom* mit Drucksteigerung und Expansion der Hinterkammer. Therapie: eine Laseriridektomie heilt die Störung; **f** Glaukom mit *ziliovitrealem* Mechanismus (malignes Glaukom). Die Erfolgsaussichten einer Iridektomie hängen vom Vorhandensein des Restes einer Hinterkammer bzw. einer Flüssigkeitsverbindung mit dem Ziliarkörper ab.

stelöffnung bei einer Trabekulotomie blockieren, können überhaupt nur mit einem photodisruptiven Laser zerstört werden.

Auf *außergewöhnliche Anwendungen des Lasers* bei der *Glaukomtherapie* sei hier nur verwiesen [223].

# 3 Optische Iridektomie und Koremorphose

Der kontinuierliche und der gepulste Argonionenlaser sowie der mode-locked Laser eignen sich nicht für diese Aufgaben. Keine Schwierigkeiten bestehen bei Anwendung eines Q-switched Lasers. Sehr schwierige Aufgaben wie die Perforation von vernarbten, dicken oder durch Argonionenlaserbeschuß karbonisierten, aber nicht perforierten Irides, werden nur mit Q-switched Lasern, die über einen ausreichenden dynamischen Bereich verfügen, bewältigt.

## 3.1 Optische Iridektomie

### Indikationen

Pathologische Zustände verschiedener Genese, die wegen Akorie oder Ektopie der Pupille zu Sehstörungen führen.

Man kann die optische Iridektomie als eine Alternative zur Koremorphose auffassen, da sich die Indikationsgebiete der beiden Eingriffe überschneiden, und beide Verfahren gleich gute Resultate liefern können. Die Entscheidung zugunsten eines der beiden Verfahren wird in vielen Fällen aufgrund von Erfahrung, Vertrautheit des Operateurs mit einer bestimmten Methode oder sonstigen subjektiven Beurteilungskriterien getroffen.

**Abb. XII. 17 a–d. Optische Iridektomie.**
**a** Pupillenhochstand nach intrakapsulärer Linsenextraktion mit Glaskörperverlust; **b, c** durch sukzessiven Salvenbeschuß mit einem photodisruptiven Nd:YAG-Laser wird ein zentrales Kolobom von passender Größe **d** aus dem Diaphragma herausgeschnitten.

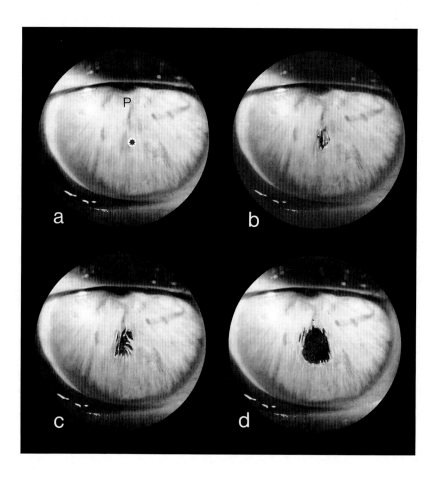

## Technik

Ist eine geeignete Stelle für die Iridektomie festgelegt, so wird nach denselben Bestrahlungsgrundsätzen wie bei der antiglaukomatösen Iridektomie verfahren (**Abb. XII. 17**). Vorausgesetzt, daß ein ausreichender dynamischer Bereich im Grundmodebetrieb zur Verfügung steht, kann der photodisruptiv arbeitende Nd:YAG-Laser sowohl im Grund- als auch im Multimoderegime betrieben werden. Wenn diese Voraussetzung nicht gegeben ist, wird im Multimodebetrieb gearbeitet. Der Salvenbetrieb ist dem Einzelschußbetrieb meist überlegen.

Die *Pulsenergien* sowie die Gesamtdosen hängen vom Schwierigkeitsgrad der Aufgabe, insbesondere von den physikalischen Eigenschaften der Iris ab. Die Pulsenergien liegen in einem Bereich von 7–20 mJ. Wenn die Gefahr einer Blutung besteht, wird die Perforationsstelle mit 10 ms oder 20 ms Pulsen vorausgehend eingekreist, oder die Iridektomie wird ausschließlich in der thermischen Betriebsart ausgeführt.

## Kontraindikationen

Eine beträchtlich getrübte Hornhaut sowie das Vorhandensein einer klaren Linse stellen Kontraindikationen dar.

## Komplikationen

Bei einfachen Aufgaben ist mit leichten *iritischen Reizungen*, gelegentlich mit harmlosen *Blutungen* oder *Drucksteigerungen* zu rechnen, die nach einschlägigen Prinzipien behandelt werden. Bei schweren Aufgaben sollte der Eingriff auf mehrere Sitzungen verteilt werden, da die bei einem einzigen Eingriff entstehenden Trümmermassen zu stärkeren iritischen Reizungen und Drucksteigerungen führen können.

## Wirksamkeit

Der Q-switched Nd:YAG-Laser ist bei dieser Indikation mit wenigen Ausnahmen geeignet, das Problem mit gutem Erfolg zu lösen.

## 3.2 Koremorphose

### Indikationen

Siehe Abschnitt XII. 3.1.

### Technik

Es handelt sich hier im Gegensatz zur Iridektomie um die Resektion größerer Iristeile. Da stets viel Gewebe zerstört werden muß, stelle man sich a priori auf mehrere Sitzungen ein.

Meist genügt eine lokale *Tropfanästhesie*. Bei unbeherrschten Patienten muß eine Retrobulbärinjektion gegeben werden, oder man geht auf eine Allgemeinnarkose über.

Die „Resektionslinie", die Form und Ausdehnung der neu zu schaffenden Pupille bestimmt, wird dadurch vormarkiert, daß thermische Pulse (10 ms oder 20 ms) aneinandergereiht werden (**Abb. XII. 18**); [64]. Die *Pulsenergie* wird je nach Beschaffenheit der Iris auf 600 mJ oder höher eingestellt. Pulsenergien von 1 J sollten nur in Ausnahmefällen überschritten werden. Die Anwendung der Kontaktgläser CGI oder CGP (Lasag) oder eines ebenbürtigen Kontaktglases ist unbedingt erforderlich. Es werden wiederholt Pulse in die Resektionslinie gegeben, bis sämtliche Gefäße sicher verschlossen und das Stroma hochgradig verdünnt ist. Dies erfordert meist 1–3 Sitzungen. Sobald das Auge wieder vollständig reizfrei ist, werden die restlichen Stromaverbindungen mit Q-switched Pulsen im Salven- (3–5 Pulse/Salve) oder Einzelpulsbetrieb (8–16 mJ/Puls) durchschnitten. Das resezierte Irisstück atrophiert in der Folge teilweise und sinkt entweder in den Glaskörper ab, oder es wird in der Pupillargegend durch Verbindungen mit dem Glaskörper festgehalten. Im letzteren Fall kann es, wenn es optisch stören sollte, durch Q-switched Pulse im Salvenbetrieb pulverisiert werden.

### Komplikationen

Selbst bei sorgfältigem Vorgehen werden gelegentlich *Drucksteigerungen* beobachtet. *Iritische Reizungen* bilden sich unter lokaler Steroidtherapie meist rasch zurück.

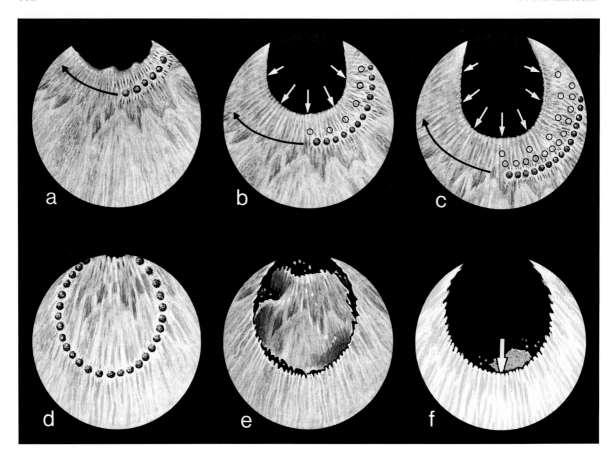

**Abb. XII. 18a–f. Ausgeprägter Pupillenhochstand nach intrakapsulärer Linsenextraktion mit Glaskörperverlust.**
a Ausgangssituation; b, c eine mehrfache Reihe von thermisch wirksamen Pulsen des Nd:YAG-Lasers verlagert durch Schrumpfung der Iris die Pupille zentralwärts; d bei extremem Pupillenhochstand reicht diese Technik nicht aus. e, f Eine Irisausschneidung mit dem Laser führt zum Ziel: nach vorausgehender Verödung der Irisgefäße durch thermisch wirksame Nd:YAG-Laserpulse wird mit photodisruptiven Salven eine passende Pupille aus dem Irisdiaphragma herausgeschnitten. Das herausgeschnittene Irisstück verschiebt sich oft spontan aus der optischen Achse. Wenn es optisch stört, wird es durch photodisruptiven Nd:YAG-Laserbeschuß pulverisiert. *Pfeil* in a zeigt Distanz der Koagulate vom Pupillarsaum. *Pfeile* in b und c zeigen die Retraktion und Erweiterung der Pupille *Pfeil* in f.

### Wirksamkeit

Die laserchirurgische Koremorphose ist der konventionellen mikrochirurgischen Methode insofern überlegen, als die neue „Pupille" in Lage und Form exakt geplant und geformt werden kann, und weil die Vorderkammer nicht eröffnet wird.

## 3.3 Photomydriase und Zentrierung der Pupille

Bei diesem Verfahren werden durch hitzebedingte Schrumpfung des Irisgewebes Form, Größe und Lage der Pupille verändert.

### Indikationen

Sehstörungen, hervorgerufen durch extreme Miose, durch Ektopie oder Verziehungen der Pupille.

### Technik

Eine *Tropfanästhesie* ist meist ausreichend und nur selten wird man eine Retrobulbäranästhesie anlegen müssen.

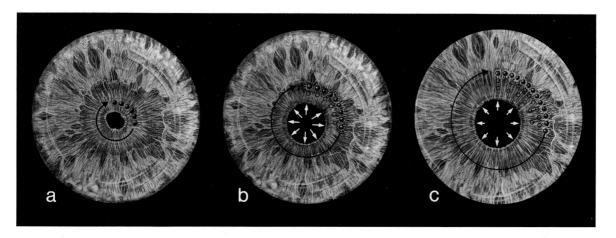

**Abb. XII. 19 a–c. Photomydriase**
Eine extrem enge Pupille (**a**) kann durch mehrere Reihen von thermisch wirksamen Nd:YAG-Laserpulsen, die eine Schrumpfung des Irisstromas bewirken, erweitert werden (**b, c**). Die *Pfeile* in **b** und **c** zeigen die Retraktion und Erweiterung der Pupille.

Die Erweiterung miotischer Pupillen (Photomydriase) oder die Zentrierung von ektopischen Pupillen wird mit dem Argonionenlaser [124] oder mit dem in der *thermischen Betriebsart arbeitenden Nd:YAG-Laser* in Analogie zu den mit dem cw Argonionenlaser entwickelten Methoden ausgeführt (**Abb. XII. 18** und **Abb. XII. 19**).

*Die Technik der Photomydriase* besteht darin, daß man 2–3 aus Einzeleinschlägen bestehende Ringe um die miotische Pupille legt. Die Einzeleinschläge dürfen sich knapp berühren. Das Sphinktergebiet sollte nicht lädiert werden, denn der pupillenerweiternde Effekt kommt durch Schrumpfung der Iris und nicht durch die Zerstörung des M. sphincter pupillae zustande (**Abb. XII. 19**); [122].

Bei Anwendung der Argonlasermethode werden folgende *Strahlparameter* empfohlen: Fokusdurchmesser 200–500 µm; Strahlleistung 400–600 mW; Expositionszeit 200 ms. Bei Verwendung des Nd:YAG-Lasers wird im thermischen Betrieb mit Expositionszeiten von 10 ms oder 20 ms und Pulsenergien von 300 mJ–800 mJ gearbeitet. Der Fokusdurchmesser ist nicht kritisch und wird auf Werte eingestellt, die zwischen 70 µm und 500 µm schwanken.

### Wirksamkeit

Die Wirksamkeit sowohl der Argonlaser- wie der thermischen Nd:YAG-Lasermethode ist beschränkt. Pupillenerweiterungen oder Verschiebungen von ektopischen Pupillen von mehr als 2–2,5 mm sind selten, wobei der Effekt in erster Linie davon abhängt, ob hintere Synechien bestehen oder nicht, insbesondere ob diese ausgedehnt sind und sich durch den Zug der sich kontrahierenden Iris lösen lassen.

Seit einiger Zeit kann eine wirkungsvolle *Photomydriase* nun auch mit dem *photodisruptiv arbeitenden Nd:YAG-Laser* ausgeführt werden [70]. Die Methode besteht darin, daß die Iris-Linsensynechien, die für eine enge, fixierte Pupille verantwortlich sind, knapp an ihrer Anheftungsstelle mit schwachen Pulsen, mit einem im Grundmode arbeitenden photodisruptiven Laser gelöst werden. Es muß dabei im Einzelpulsverfahren gearbeitet werden. Dieses Verfahren ist dem mit laserchirurgischen Methoden hochgradig vertrauten Operateur vorbehalten. Ganz besondere Vorsicht ist geboten, wenn die Methode bei einer klaren Linse angewandt wird. In solchen Fällen sollte die Pulsenergie 1 mJ nicht übersteigen. Die Bestrahlung wird in lokaler *Tropfanästhesie* mit Kontaktglas CGI (Lasag) durchgeführt. Ein hochpräzises Zielsystem [192] ist ein unbedingtes Erfordernis. Vorausgesetzt, daß das Pigmentblatt der Iris nicht sehr breitflächig mit der Linsenvorderkapsel verklebt ist, ist die Wirkung dieses Verfahrens gut bis ausgezeichnet.

# 4 Vordere Synechiolyse

## Indikationen

*Einklemmungen des Glaskörpers* in eine korneale oder limbale Läsion sind wegen der Gefahr der Entstehung einer Amotio retinae oder eines zystischen Makulaödems zu durchtrennen. Die *Einklemmung von Linsenkapselmaterial oder der Iris* kann zu chronischen Reizzuständen, zu sympathischer Ophthalmie oder zu Keratopathien führen. Bei *Goniosynechien* der Iriswurzel, die sich als Folge der Verlegung des Kammerwinkels durch primäre oder sekundäre Winkelblockglaukome ausgebildet haben, sollte der Versuch einer Drucksenkung durch eine Goniosynechiolyse gemacht werden [260, 261].

## Kontraindikationen und Schwierigkeiten

Dichtere *Trübungen der Kornea* behindern die Aufgabe oder machen sie undurchführbar.

Die Durchführung einer Synechiolyse wird um so schwieriger, je zentraler die Synechie gelegen ist, denn es ist desto schwerer den durch den Spiegel eines Kontaktglases abgelenkten Laserstrahl gegen eine Stelle der Hornhautrückfläche zu lenken, je näher diese dem Zentrum liegt. Die Methode ist nur wirksam, wenn der Laserstrahl senkrecht oder zumindest schräg auf die vordere Synechie bzw. deren Ansatzstelle an der Kornea auftrifft.

Laser mit thermischem Wirkungsmechanismus sind nur ausnahmsweise fähig, frische Irissynechien zu lösen oder zu lockern, vorausgesetzt, daß die Iris nicht eingeklemmt ist. Es wird dabei direkt die adhärente Iris an ihrer Anheftungsstelle bestrahlt, die sich durch den Hitzeeffekt retrahiert und dadurch löst. In den meisten Fällen versagt jedoch diese Methode. Der im thermischen Betrieb arbeitende Nd:YAG-Laser ist wirksamer. Schwere und schwerste Aufgaben können jedoch nur von Q-switched Lasern, die über einen ausreichenden dynamischen Bereich verfügen, gelöst werden.

## Technik

In den meisten Fällen genügt eine leichte *Tropfanästhesie*. Unruhige Patienten werden in Allgemeinnarkose bestrahlt.

Ohne Ausnahme muß mit *speziellen Kontaktgläsern* gearbeitet werden, vorzugsweise mit solchen, deren Abbildungsqualität gegen Verkippungen des Spiegels invariant ist [194].

Wenn immer möglich wird auf die *Anheftungsstelle* einer Synechie gezielt, weil dort die Wahrscheinlichkeit eines Bruches am größten ist. Der Salvenbetrieb ist dem Einzelpulsverfahren vorzuziehen. Brüchige Synechien erfordern einen einzigen Pulszug von 3–6 Pulsen bei Pulsenergien von 6–12 mJ. Extrem feste und ausgedehnte Synechien erfordern zahlreiche Sitzungen, wobei Salven mit Pulsen von bis zu 20 mJ oder mehr auf die zu zerstörenden Gebilde abgegeben werden müssen.

**Abb. XII. 20a, b. Behandlung eingeklemmter Linsenkapsel- und Glaskörperformationen** (nach Absaugung einer Cataracta traumatica). **a** Vor der Behandlung; **b** nach Durchtrennung des Bandes mit photodisruptiven Nd:YAG-Laserpulsen.

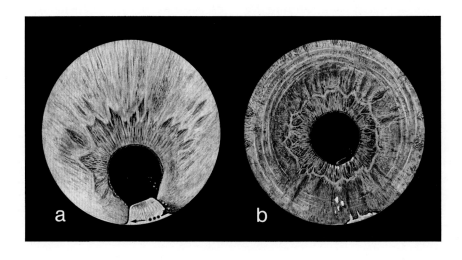

Am Ort der Ablösung der Synechien wird keine Rücksicht auf das Endothel genommen, da dieses an Anheftungsstellen von Synechien ohnehin beschädigt, metaplasiert oder überhaupt nicht vorhanden ist.

*Gefäße,* die vordere Synechien begleiten, müssen vor einer Lasersynechiolyse sorgfältig mit einem thermisch wirkenden Laser verschlossen werden. Wenn der Nd:YAG-Laser für diese Aufgabe eingesetzt wird, wird man je nach Ansprechbarkeit der Gefäße 10 ms oder 20 ms Pulse mit Pulsenergien von 300 mJ–600 mJ anwenden.

**Komplikationen**

*Drucksteigerungen* werden selten, *iritische Reizungen* unterschiedlichen Grades dagegen häufig beobachtet und mit drucksenkenden Maßnahmen und/oder mit Steroiden und/oder mit Indometacin lokal behandelt.

**Wirksamkeit**

Es gelingt viel leichter, brüchige Materialien – wie hyaline, fibrotische oder sklerotische Bänder und Membranen – zu brechen oder zu zerstören, selbst wenn diese mechanisch sehr widerstandsfähig sind, als elastische, plastische oder plastisch-elastische Strukturen, es sei denn, die letzteren stünden unter Spannung. Unter Spannung stehende, von anterioren Anheftungsstellen nach posterior in den Glaskörperraum ziehende Bänder oder Stränge können fast immer problemlos durchtrennt werden, wobei man entweder eine rasche oder eine langsame Retraktion der durchschnittenen Gebilde beobachtet (**Abb. XII. 20**).

Vordere Irissynechien, selbst wenn sich diese über lange Strecken ausdehnen, können in der Mehrzahl der Fälle von der Hinterfläche der Kornea weggesprengt oder aus dem Kammerwinkel herausgelöst werden, es sei denn sie seien alt und sehr fest verankert. Selbst in extremen Fällen gelingt meist eine Lyse nach repetitiven Bestrahlungen. Bei sehr kontrastarmen vorderen Synechien wie bei glasklaren, feinen Glaskörperbändern begegnen wir der Schwierigkeit, daß wir oft nicht sicher erkennen, ob eine Durchtrennung gelang. Periphere Irissynechien bei Iridozyklitis haben eine starke Tendenz zu rezidivieren [260, 261].

Zwei Kriterien deuten mit großer Sicherheit auf eine erfolgreiche Durchtrennung hin: die Rückkehr einer zuvor entrundeten Pupille zu einer runden Form sowie das Auftreten einer Iridodonesis an einer zuvor starren Iris.

Bei der Beurteilung der Wirksamkeit bezüglich dreier wichtiger therapeutischer oder prophylaktischer Ziele einer erfolgreichen Synechiolyse, nämlich a) der Vermeidung einer Amotio retinae, b) der Vermeidung oder der günstigen Beeinflussung eines zystoiden Makulaödems, c) der Vermeidung oder der Besserung einer Keratopathie, stehen wir vor dem gleichen Dilemma wie die klassische Mikrochirurgie. Die Frage könnte nur durch statistische prospektive Doppelblindstudien geklärt werden und solche liegen nicht vor. Soweit Vernunft und unsere klinischen Kenntnisse reichen, sollte man die beschriebenen Störungen so frühzeitig als möglich behandeln, wenn die genannten Wirkungen erzielt werden sollen.

## 5 Kapsulotomie

### 5.1 Vordere Kapsulotomie im phaken Auge

**Indikationen**

Bestrahlungen mit dem photodisruptiven Laser eignen sich
a) zur Kapsulotomie, in der Einleitung einer *extrakapsulären Staroperation* mit Implantation einer Kunstlinse [9, 61];
b) zu einer *weitgehenden Zerstörung der Linse anstelle einer Phakoemulsifikation* mit geplanter nachfolgender Absaugung in Fällen, in denen nicht die Absicht besteht, eine Kunstlinse zu implantieren.

**Kontraindikationen**

Erhebliche Trübungen der Hornhaut.

**Technik**

Lokale *Tropfanästhesie.*

Bei Indikation (a) wird auf die Vorderfläche der Linse ein Kreis von Einschlägen gelegt, deren Pulsenergien auf Werte eingestellt werden, die gerade ausreichen, um die vordere Kapsel zu durchschlagen. Der Durchmesser des Kreises orientiert sich an der Absicht, einen größeren oder kleineren Diskus aus der Linsenvorderkapsel auszuschneiden.

Bei Anwendung eines Q-switched Lasers wird im Grundmode Einzelschußverfahren gearbeitet. Es werden Kontaktgläser vom Typ CGP (Lasag) verwendet, und die Pulsenergie wird auf 1–3 mJ eingestellt. Durch eine sorgfältige Dosierung wird vermieden, daß flüssiger Kortex in die Vorderkammer austritt, der zu Reizzuständen und dadurch zu einer Engerstellung der Pupille führen könnte, die bei der nachfolgenden extrakapsulären Linsenoperation und Implantation stören würde.

Bei Indikationsstellung (b) wird die vordere Linsenkapsel durch wiederholte Salven, bestehend aus 4–6 Pulsen auf einem Pulsenergieniveau von etwa 14–20 mJ in der Grundmode- oder Multimode-Betriebsart zerstört. Im Verlauf der Behandlung dringen die Salven zerstörend immer tiefer in den vorderen Kortex sowie den Nukleus ein, vorausgesetzt, daß dieser nicht zu hart ist. Weiche Nuklei werden pulverisiert. Anschließend dringt der Laserstrahl, allerdings sehr stark abgeschwächt, in den hinteren Kortex ein. Die Pulverisierung von harten Nuklei ist nicht möglich, weil infolge der Strahlzerstreuung durch den zerfallenden vorderen Kortex keine ausreichend hohen Strahlleistungsdichten, wie sie zur Zerstörung von harten Materialien gebraucht werden, auf dem Niveau des Nukleus erreicht werden können.

**Komplikationen**

Nach einer weitgehenden Zertrümmerung der Linse *steigt der Druck* innerhalb kurzer Zeit an. Man bereite sich auf eine Spülung der Vorderkammer entweder sofort nach der Bestrahlung oder innerhalb von wenigen Stunden vor.

*Nachstarmembranen,* die sich im späteren postoperativen Verlauf ausbilden können, werden photodisruptiv zerstört.

**Wirksamkeit**

Wir beurteilen die Wirksamkeit der Eingriffe der Indikationsstellungen (a) und (b) als günstig. Trotz einiger Vorteile dieser Methoden (s. dazu auch [100]) haben diese jedoch keine nennenswerte Verbreitung gefunden.

## 5.2 Membranotomie und Kapsulotomie im aphaken Auge

**Indikationen**

Die photodisruptive Lasermethode mit dem Q-switched Laser ist fähig, *Membranen* beliebiger Genese, die *in der Pupillarebene* oder hinter dieser liegen, zu durchschlagen und zu zertrümmern. Schwere und schwerste Aufgaben werden weder durch Q-switched Laser, die nur über einen bescheidenen dynamischen Bereich verfügen, noch durch mode-locked Laser bewältigt.

**Kontraindikationen**

Signifikante Trübungen der Hornhaut.

**Abb. XII. 21 a–c. Durchtrennung einer steifen und straffen Nachstarmembran.**
a Vor der Bestrahlung; b Durchtrennung an den Aufhängepunkten. Membran sinkt in Glaskörper ab; c befreite Pupille.

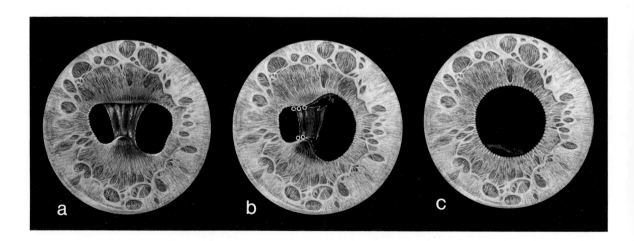

## Technik

*Tropfanästhesie.* Unbeherrschte Patienten werden in Allgemeinnarkose bestrahlt.

Es kann sowohl im Einzelpuls- als auch im Salvenbetrieb gearbeitet werden. Im Zweifelsfall bestimme man die zu einer Zertrümmerung notwendige Pulsenergie durch Anhebung der letzteren von unterschwelligen Werten ausgehend bis zum Wirkungseintritt. Der Erfahrene wird eine Pulsenergie vorwählen, die bereits sehr nahe beim Wirkungseintritt liegt. Diese wird je nach Widerstandsfähigkeit der Membran zwischen 4 und 18 mJ liegen. Im Salvenbetrieb ist 4 eine häufig gewählte Zahl der Pulse pro Salve.

Es gibt im wesentlichen zwei unterschiedliche Techniken der Membranzertrümmerung, denen *unterschiedliche Zielsetzungen* zugrunde liegen:

a) Wenn das Ziel der Methode einzig darin besteht, eine herabgesetzte Sehschärfe zu verbessern, genügt es, eine *kleine zentrale Lücke* in der Membran zu erzeugen. Falls diese indessen nicht mindestens so groß wie die unbeeinflußte Pupille ist, wird der Patient weiterhin durch Streulicht gestört sein.

b) Eine andere Zielsetzung besteht in einer *vollständigen oder nahezu vollständigen Zerstörung der Membran*. In einigen Fällen, nämlich dann, wenn keine ausgeprägten Verbindungen mit der Glaskörpervorderfläche bestehen, kann eine starre Membran dadurch gelöst werden, daß sie an ihren Anheftungspunkten an der Iris durchtrennt wird, worauf sie in toto meist in den Glaskörperraum, seltener in die Vorderkammer absinkt (**Abb. XII. 21**). Bei einer starken Bindung der Membran durch das vitreolentale Ligament wird kein Absinken der Membran beobachtet. In solchen Fällen kann eine Freilegung des axialen Bereichs durch eine systematische Zertrümmerung und Pulverisierung der Membran erreicht werden (s. **Abb. XII. 8c, d**). Elastische Membranen retrahieren sich bei zirkulärer Ablösung von ihrer Anheftungsstelle in sich selbst, sinken ab oder ziehen sich so stark gegen eine nicht durchtrennte Haftstelle zurück, daß sie optisch nicht mehr stören (s. **Abb. XII. 8a, b**).

## Komplikationen, Vorteile, Nachteile

Die Wahrscheinlichkeit eines *Glaskörperprolaps* in die Vorderkammer ist um so größer, je ausgedehnter die in die Membran geschnittene Lücke ist. Wenn indessen schrittweise, sorgfältig gearbeitet und die Zertrümmerung mit eben gerade wirksamen Pulsen oder Salven vorgenommen wird, ist die Wahrscheinlichkeit eines Glaskörperprolaps in die Vorderkammer auch bei weiten Öffnungen nach unserer Erfahrung nicht besonders groß. Selbst wenn es zu einem bedeutenden Glaskörpervorfall in die Vorderkammer kommt, haben wir bisher nur in einem Falle einen Kontakt des Glaskörpers mit der Kornearückfläche als unmittelbare Bestrahlungsfolge beobachtet, obwohl über dieses Ereignis wiederholt in der Literatur berichtet wurde. Diese Diskrepanz kann durch eine in den Einzelheiten unterschiedliche Bestrahlungstechnik erklärt werden. Ein Prolaps des Glaskörpers in die Vorderkammer wurde wiederholt mit nachteiligen Effekten auf die Netzhaut in Zusammenhang gebracht, die von zystoidem Makulaödem bis zur Netzhautablösung reichen. Obwohl solche Zusammenhänge plausibel erscheinen, konnten diese durch prospektive statistische Studien zumindest im pseudophaken Auge bisher nicht bewiesen werden [134].

In seltenen Fällen beobachtet man *iridovitreale Pupillarblockglaukome,* deren Behandlung in Abschn. XII. 2.3 beschrieben wurde.

Die Vorteile einer großen Öffnung sind dann offensichtlich, wenn die Notwendigkeit besteht, anschließend an die Membranotomie eine Laserbestrahlung oder Kryothermie der Netzhaut vorzunehmen, oder wenn es im späteren Verlauf zu einer Netzhautablösung kommen sollte.

Dauernde schädliche Auswirkungen von membranösen Fragmenten auf das Auge wurden von uns bisher in keinem Fall beobachtet, was offensichtlich impliziert, daß die Trümmer in ihren ursprünglichen biologisch-chemischen Eigenschaften durch den Q-switched Laserbeschuß nicht wesentlich verändert wurden. Größere Bruchstücke sinken in den Glaskörper oder in die Vorderkammer ab und bleiben dort jahrelang reaktionslos liegen. Wenn die Zertrümmerung bis zur Pulverisierung getrieben wird, resultieren *iritische Reizungen* und intraokulare *Drucksteigerungen,* die meist nur dann hohe Werte erreichen und unter antiglaukomatöser Therapie nicht innerhalb kurzer Zeit auf normale Werte zurückgehen, wenn sehr viele Trümmerprodukte erzeugt wurden.

In dem von uns behandelten Krankengut waren bisher erst in 3 Fällen Vorderkammerspülungen wegen persistierender Drucksteigerungen notwendig.

Der Zusammenhang zwischen Nebeneffekten und der Bestrahlungsstrategie ist offensichtlich: wenn repetitiv in kleinen Schritten vorgegangen wird, die jeweils nur kleine Quantitäten von Trümmerprodukten freisetzen, wobei dem Auge zwischen den Bestrahlungssitzungen ausreichend Zeit zu einem Abbau der Trümmer gegeben wird, kann man mit einem Minimum an Nebeneffekten rechnen. Überbehandlungen haben eine sehr hohe Wahrscheinlichkeit von Nebeneffekten.

*Endothelschäden* werden häufig beobachtet, stellen jedoch bei sorgfältiger Behandlung kein nachhaltiges Problem dar.

### Wirksamkeit

Pupillarmembranen beliebiger Genese können – in schwierigen Fällen allerdings oft erst nach wiederholten Sitzungen – fast ohne Ausnahme mit der Q-switched Lasermethode erfolgreich behandelt werden.

## 5.3 Membranotomie und Kapsulotomie im pseudophaken Auge

### Indikationen

Trübungen der *Linsenhinterkapsel* sowie von prälentalen Membranen bei Kunstlinsenimplantaten.

### Kontraindikationen

Bedeutende *Trübungen der Hornhaut* sowie starke Pigmentbeschläge der Vorderfläche des Implantats.

### Technik

Diese Eingriffe werden mit einem der beiden Typen des photodisruptiven Lasers vorgenommen [6, 61].

Das Auge muß während des Eingriffs völlig ruhig stehen. Dies muß gegebenenfalls durch eine retrobulbäre Injektion erzwungen werden. Eine *lokale Tropfanästhesie* ist jedoch in der Regel ausreichend. Das Kontaktglas trägt zur Ruhigstellung bei. Es wird im Einzelschußverfahren gearbeitet. Q-switched Laser müssen im Grundmode betrieben werden.

Es wäre eine Illusion zu glauben, daß mit dem Laser in jedem Falle eine Durchtrennung retrolentaler Membranen *ohne Beschädigung des Implantats* möglich ist [49, 77], denn die Bruchfestigkeit einer organisierten, der Implantathinterfläche unmittelbar aufliegenden Membran kann gleich groß oder größer sein als die des Implantatmaterials [87]. In solchen Fällen ist eine Implantatbeschädigung unvermeidlich. Es ist zudem zu berücksichtigen, daß unterschiedliche Materialien, aus denen die Kunstlinsen gefertigt sind, unterschiedliche Strahlenresistenzen aufweisen. So besitzen beispielsweise die im Drehverfahren hergestellten PMMA-Implantate eine größere Strahlenresistenz als die im Spritzgußverfahren gefertigten [20, 21]. Es ist wichtig zu wissen, daß Implantate aus Glas eine etwa doppelt so hohe Strahlenresistenz als solche aus PMMA besitzen. Strahlenschäden an Glasimplantaten sind indessen als wesentlich ernstere Ereignisse einzustufen, indem sich die Schäden auf größere Areale ausdehnen und dadurch optisch stören. In einigen Fällen wurde ein Auseinanderbrechen des Implantats beobachtet [136].

Die Distanz zwischen Implantathinterfläche und Membran ist ein entscheidender Parameter. Offensichtlich ist die Wahrscheinlichkeit einer Implantatschädigung um so größer, je geringer die Distanz zwischen Implantat und Membran ist. Geringfügige Strahlenschäden stören optisch nicht und können in Kauf genommen werden. Schäden an den Strukturen des vorderen Augensegments durch chemische Verbindungen, wie Monomere, Härtungsmittel, Abbauprodukte, die aus schadhaften Stellen des Implantats austreten, wurden bei einer Beobachtungsdauer von 5 Jahren bisher nicht beobachtet, obwohl zytotoxische Stoffe in der Vorderkammerflüssigkeit nachgewiesen werden konnten [197, 241].

In unseren Händen hat sich folgendes *Vorgehen* als erfolgreich erwiesen: Zuerst wird bei enger Pupille deren Zentrum durch einen auf die getrübte Hinterkapsel gesetzten Lasereffekt markiert. Anschließend wird die Pupille so stark wie möglich dilatiert, und die Stellen der größten Distanz zwischen Membran und Implantat werden genau ermittelt. Dort wird mit der Behandlung begonnen, und die Bruchfestigkeit der Membran in Abhängigkeit von der Pulsenergie getestet. Weitere Stellen der Membran, die leicht brechen, sind solche, an denen diese gespannt ist. Man erkennt dies entweder an den oft deutlichen Spannungslinien, oder bei irisfixierten Implantaten oder Vorderkammerimplantaten an Ausziehungen des Pupillarsaums. Viele „Spannungslinien" haben infolge Hyalinose ihre Spannung verloren und zeigen nach ihrer Durchtrennung keine Retraktion.

Die Durchtrennung der viel selteneren *prälentalen Membranen,* selbst wenn diese dem Implantat direkt aufliegen, und die oft aufgrund ihrer Beschaffenheit (organisierte Vorderkapselteile, entzündliche Exsudate und andere Komponenten) eine beträchtliche Resistenz gegen Laserstrahlen besitzen können [87], führt in Übereinstimmung mit der Kinetik des explosiven Ereignisses kaum je zu einer Implantatschädigung. Es darf hier mit Pulsenergien gearbeitet werden, die im Durchschnitt doppelt so hoch oder höher sind als die bei der Bestrahlung von Hinterkapseln angewandten.

Bei einer *retrolentalen Membran,* die dem Implantat direkt aufliegt, beginne man mit Pulsenergien von 1 mJ oder weniger. Falls bei diesen Energieniveaus Implantatschäden auftreten sollten, sind diese sehr diskret und können vernachlässigt werden. Bei Pulsenergien von 2 mJ oder mehr steigt die Wahrscheinlichkeit eines Implantatschadens wesentlich an. Wenn der Membranzerfall bei einer Pulsenergie beginnt, die bereits minimale Schäden am Implantat erzeugt, kann man mit der Zerstörung der Membran weiterfahren. Man bestrahle indessen nach Möglichkeit nicht die optisch wirksame Zone, sondern weiche gegen die Peripherie aus, die später von der Iris bedeckt werden wird. Es liegt im Ermessen des Laserchirurgen, bedeutendere Schäden am Implantat als eben sichtbare Einschläge in Kauf zu nehmen, wenn dadurch die Kapsulotomie erfolgreich verläuft. Dies ist eher gerechtfertigt, wenn diese Beschädigungen in der Implantatperipherie erscheinen, und wenn es dadurch gelingt, bedeutende optische Hindernisse zu beseitigen. Man ziele nicht auf Aufhängebügel oder deren Insertionsstellen am Implantat, da an diesen Stellen die Schwelle für eine Beschädigung erniedrigt ist [34].

Wenn die Pupille über den Implantatdurchmesser hinaus erweitert werden kann, so kann außerhalb des Implantats mit wesentlich höheren und wirksameren Pulsenergien gearbeitet werden. Bei gespannten Membranen können von solchen peripheren Durchschußstellen Risse in der Membran entstehen, die sich über das Pupillenzentrum erstrecken, wodurch zuweilen das erstrebte therapeutische Ziel, ohne daß man dadurch das Implantat einer übermäßigen Strahlenbelastung aussetzt, erreicht wird. Was die *Ausdehnung der Membranzerstörung* anbelangt, so gelten die gleichen Grundsätze, wie weiter oben erwähnt (s. Abschn. XII. 5.1).

Eine *besondere Anwendung* des Laserstrahls besteht in der Zerstörung von *optisch störenden Präzipitaten* der Implantatvorderfläche, die sich auch unter intensiver Steroidtherapie nicht zurückbilden [117, 133]. Die Pulsenergie sollte bei diesem Verfahren, das sich in unseren Händen als unschädlich und erfolgreich erwiesen hat, nicht mehr als 1 mJ betragen.

**Komplikationen**

Auf *Implantatschäden* wurde oben eingegangen. Ein genereller Überblick über Komplikationen diverser Art wird in [165] gegeben. *Drucksteigerungen* werden nicht selten beobachtet [77, 180]. Solche Drucksteigerungen sind bei Pseudophakie durchweg geringer als im aphaken Auge [111]. Eine Übersicht über die Ursachen der auf die Bestrahlung mit dem Nd:YAG-Laser folgenden Drucksteigerungen wird in [206] gegeben. Diese können weitgehend durch eine antiglaukomatöse Medikation vor [180] oder nach [41] der Bestrahlung unterdrückt werden [200]. *Iritische Reizungen* sind fast durchweg leicht und bilden sich unter antiinflammatorischer Therapie zurück. *Endothelschäden* werden fast regelmäßig beobachtet [80, 103], sie bilden sich in der Regel innerhalb von 16–24 Stunden zurück. Der von vielen Autoren vermutete Zusammenhang zwischen zystoidem Makulaödem und hinterer Kapsulotomie konnte (bisher) nicht bewiesen werden [134].

**Wirksamkeit**

Die vordere oder hintere Laserkapsulotomie des pseudophaken Auges ist eine wirksame und im Vergleich zur klassischen Mikrochirurgie ungefährliche Methode, deren Erlernen relativ geringe Ansprüche stellt.

Entscheidend ist auch hier ein sehr sorgfältiges Arbeiten. Wurde eine maximale Pulsenergie von 1,1 mJ und eine Gesamtdosis von 42 mJ nicht überschritten, so wurde keine Korrelation zwischen Pulsenergie, Endothelzellverlust und Größe der Kapsulotomie gefunden, gleichgültig ob es sich um ein aphakes oder pseudophakes Auge handelte [228].

Ein Autor beobachtete bei 3 diabetischen pseudophaken Patienten das Auftreten einer Irisneovaskularisation mit Glaukom nach hinterer Kapsulotomie. Er sieht darin eine Übereinstimmung mit der Hypothese, daß die hintere Linsenkapsel als Barriere gegen die Diffusion von vasoproliferativen Stoffen der Retina aus dem Glaskörperraum fungiert [268].

# 6 Eingriffe im Glaskörperraum

## Indikationen

Der Q-switched Laser ist fähig, eine Reihe von pathologischen Glaskörpergebilden wie Membranen, Stränge [63, 67] oder anorganische Strukturen wie durchschneidende Arrugafäden [147, 148] zu durchtrennen oder zu zerstören. Auch der mode-locked Laser kann für diese Aufgabe eingesetzt werden [7]. Die geringe Breite seines dynamischen Bereichs hat zur Folge, daß oft zahllose Pulse für Aufgaben notwendig sind, die mit dem Q-switched Laser mit wenigen Pulsen gelöst werden können. Analoge Probleme ergeben sich bei Q-switched Lasern, die nur einen kleinen dynamischen Bereich besitzen.

Die *Durchschneidung und Zerstörung von pathologischen Glaskörperstrukturen* verfolgt 2 Ziele:

a) *Beseitigung von unerwünschtem Zug,* den diese Gebilde *auf die Netzhaut* ausüben;
b) *Beseitigung von optisch störenden Gebilden,* die im axialen Bereich des Auges liegen.

## Schwierigkeiten und Kontraindikationen

Von Hornhauttrübungen oder sonstigen Trübungen im Bereich von Vorderkammer oder Pupille abgesehen, die als unangenehme Störfaktoren in Erscheinung treten können, sind folgende Punkte wichtig:

a) Bei der Zerstörung von *pathologischen Glaskörperstrukturen,* die im pseudophaken Auge *in unmittelbarer Nachbarschaft von Linsenimplantaten* liegen, gelten die gleichen Einschränkungen wie bei der Zerstörung von getrübten Hinterkapseln (s. Abschn. XII. 5.3).
b) Ähnliche Vorsichtsmaßnahmen gelten für das phake Auge, d.h. bei der Bestrahlung von *Glaskörperstrukturen,* die sich in *unmittelbarer Nachbarschaft der hinteren Linsenkapsel* befinden.

Allgemein verbindliche Anwendungsvorschriften, die Schädigungen an der Linse ausschließen, können nicht gegeben werden, da der für die Schädigung verantwortliche Parameter, die Pulsenergie, die wiederum eine Funktion der Bruchfestigkeit der bestrahlten Membran ist, nie vorausgesagt werden kann.

Aus der zur Induktion eines Bruchs benötigten Pulsenergie sollte theoretisch die minimale Distanz folgen, die zwischen dem zu zerstörenden Gebilde und der Struktur, die nicht beschädigt werden darf, zu respektieren ist. Aber selbst diese Beziehung ist mit einem Unsicherheitsfaktor behaftet, da die Ausdehnung des zerstörenden explosiven Ereignisses, die Mikroexplosion, nicht nur eine Funktion der Pulsenergie ist, sondern zudem bei konstanter Pulsenergie räumliche Fluktuationen zeigt [256]. Dazu kommt noch, daß wir in keinem Fall wissen, wie stark die Pulsenergie von der bestrahlten Struktur absorbiert wird, und wieviel davon noch für den Effekt zur Verfügung steht.

Als ein weiterer Unsicherheitsfaktor kommt erst noch die Zielungenauigkeit dazu, die sich wiederum aus mehreren Faktoren zusammensetzt. Sie kann durch hochpräzise Zielsysteme [192] und durch Anwendung geeigneter Kontaktgläser [193] verringert werden. Ruhe des zu bestrahlenden Auges ist genauso wichtig wie bei anderen hochpräzisen Aufgaben, etwa der Bestrahlung von Membranen im pseudophaken Auge.

Aus der offensichtlichen Unmöglichkeit, mit apparativen Maßnahmen den Gesamtablauf eines laserchirurgischen Eingriffs unter Kontrolle zu bringen, folgt, daß der *klinischen Erfahrung* eine dominierende Stellung zukommt. Diese prinzipielle Feststellung, die natürlich mehr oder weniger für alle laserchirurgischen Eingriffe am Auge gilt, ist in der Laserchirurgie des Glaskörpers ganz besonders wichtig.

c) Die gleiche Unsicherheit und analoge Argumente wie die unter b) erwähnten, stellen sich bei der Frage, *wie nahe man den Fokus an die Retina legen kann,* ohne einen Netzhaut-/Aderhautschaden zu erzeugen [92].

Auch hier hilft letztlich nur die klinische Erfahrung weiter. Im Gegensatz zu b) können wir dann stets dicht oder direkt an der Retina arbeiten, wenn wir das Gefäßsystem der Netzhaut-/Aderhautstelle, auf die der Laserstrahl nach Durchdringung der anvisierten Struktur fällt, in einem vorausgehenden Eingriff mit einem thermisch wirkenden Laser, der Xenonlampe oder mit Kryothermie zerstören [67]. Oft wird diese Vorbedingung schon durch einen vorausgehenden netzhautchirurgischen Eingriff realisiert. Die thermische Vorbehandlung schließt natürlich die Makula, das perimakuläre Areal sowie die Papille und deren Umgebung aus (s. **Abb. XII. 3**).

Hochgradig gewandte Laserchirurgen haben gezeigt, daß selbst die Durchtrennung von subretinalen fibrösen Bändern ohne thermische Vorbehandlung mit einem nur geringfügigen Blutungsrisiko möglich ist [138, 148].

Die Verhütung einer chorioretinalen Blutung wird für weniger Geübte stets die Hauptsorge bleiben. Lochbildungen, die zu einer Amotio retinae führen könnten, sind bei den Pulsenergien, wie sie für die Bestrahlung im Bereich des Glaskörperraums empfohlen werden, die jedoch die Netzhaut treffen, nach unserer Erfahrung nicht zu befürchten.

d) Die *Bestrahlung von vaskularisierten Membranen* kann unangenehme Blutungen erzeugen. Wir gehen nach dem gleichen Prinzip wie bei c) vor und zerstören mit einem thermisch wirkenden Laser die den Strang oder die Membran begleitenden Gefäße.

Diese Aufgabe ist oft nur schwer lösbar, es sei denn, es gelänge die Gefäße vor ihrem Eintritt in den Strang zu erfassen, also solange sie noch in der Retina oder epiretinal verlaufen. Hier ist die Wahrscheinlichkeit eines wirksamen Verschlusses besser. Bei *keiner prophylaktischen hämostatischen Maßnahme* kann uns eine biomikroskopische Beobachtung garantieren, daß wir unser Ziel, den Gefäßverschluß, erreicht haben. Falls bei der nachfolgenden photodisruptiven Bestrahlung unter keinen Umständen eine Hämorrhagie erfolgen darf, sichere man sich durch eine Fluoreszenzangiographie oder -angioskopie ab. Aber selbst diese Methode kann versagen, indem Gefäße, die von dichtem fibrösem Material umgeben sind, nicht gesehen werden.

e) Wenn der Laserstrahl auf seinem Weg zu der zu zerstörenden Struktur *getrübte Glaskörperareale* durchlaufen muß, kommt es mit zunehmender Trübung zu einer immer stärkeren Zerstreuung des Laserstrahls und zu einem Absinken der Leistungsdichte im Fokus.

Diese kann dadurch auf einem konstanten Niveau gehalten werden, daß man die Pulsenergie entsprechend erhöht. Dabei steigt indessen die Strahlbelastung in den von dem Strahl durchlaufenen Medien, was unerwünscht ist. Da jedoch der Abstand der vorderen Augenabschnitte von der zu zerstörenden Glaskörperstruktur relativ groß ist, ist die Strahlbelastung der Strukturen des vorderen Augensegments mit Einschluß einer natürlichen oder künstlichen Linse niedrig, insbesondere wenn es sich um Eingriffe im mittleren oder hinteren Glaskörperraum handelt [67]. Trotzdem wurden von einem Autor bei Bestrahlungsaufgaben im Glaskörperraum Endothelschäden beobachtet [149], besonders wenn mit hohen Pulsenergien gearbeitet wurde. Die Schäden zeigten aber eine gute Rückbildungstendenz.

f) Die *Zerstörung von peripher gelegenen Strukturen* ist im jetzigen Zeitpunkt noch immer nicht einfach, obwohl das Kontaktglas CGV (Lasag) hier eine wesentliche Verbesserung gebracht hat. Sehr stark exzentrisch gelegene Strukturen müssen mit einem Spiegelkontaktglas mit planer Vorderfläche vom Typ des Goldmann-Glases angegangen werden. Eindellkontaktgläser sind von Nutzen.

Diese Schwierigkeiten sind eine Folge der schlechten Abbildungsverhältnisse bei schrägem Strahlverlauf. Die Bilddegradation mit zunehmender Exzentrizität ist eine bekannte Tatsache. Dazu kommen die Fehler, wenn Kontaktgläser mit planer Vorderfläche verwendet werden, da diese bei Verkippung Astigmatismus infolge schrägen Strahleneinfalls zeigen. Das größte Übel besteht nicht darin, die abgesunkene Leistungsdichte in dem durch Bilddegradation vergrößerten Zerstreuungsbild des Fokus durch Erhöhung der Pulsenergie aufzuholen. Viel unangenehmer ist die sich bei der Änderung des Einfallwinkels ständig ändernde Aberrationsfunktion, die beispielsweise bei wechselndem Schrägeinblick oder bei Spiegelkippbewegungen auftritt, und die sich in einem wechselnden Durchmesser des Fokus bemerkbar macht. Der Umstand, daß sich die Leistungsdichte im Fokus umgekehrt proportional zum Quadrat des Fokusdurchmessers verhält, erhellt die Schwierigkeit, die Leistungsdichte im Fokus auf einen geeigneten, konstanten Wert einzuregulieren.

*Zusammenfassend* läßt sich sagen, daß alle Schwierigkeiten und Kontraindikationen a) bis f) relativ sind und mit zunehmender Erfahrung mehr oder weniger kompensiert werden können. Wir sind beruhigt, zur Kenntnis zu nehmen, daß sehr genaue physikochemische Untersuchungen des normalen Glaskörpers mit Kernspintomographie keine direkten negativen Effekte durch photodisruptive Bestrahlung auf dessen strukturelle Integrität ergeben haben [114]. Diese Befunde stehen in Übereinstimmung mit unseren biomikroskopischen Beobachtungen.

**Technik**

Eine möglichst *maximale Mydriase* ist von großer Bedeutung. Vor Einsetzen eines Kontaktglases ist ein *Lokalanästhetikum* einzutropfen.

Jeder Glaskörperabschnitt erfordert ein *passendes Kontaktglas*. Bei einer optisch einwandfreien Kornea kann in der Mitte des Glaskörperraums ohne Kontaktglas gearbeitet werden [191].

Es wird zweckmäßigerweise im Q-switched Salvenbetrieb operiert (4–5 Pulse pro Salve). Es kann im Grundmode- oder Multimode-Betrieb gearbeitet werden. Kleinere Pulsenergien als 8 mJ sind meist unwirksam. Bei sehr schwierigen Verhältnissen ist man gelegentlich gezwungen, Pulsenergien von 20 mJ oder mehr zu wählen. 30 mJ sollten unter keinen Umständen überschritten werden.

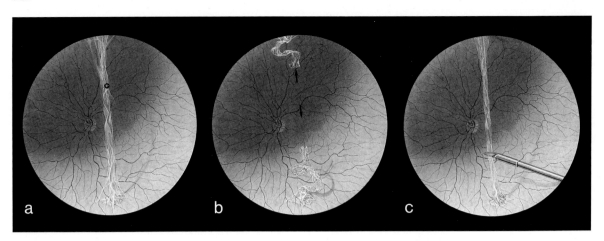

## Vorteile der Lasermethode und deren Wirksamkeit

Ein großer *Vorteil der Laserchirurgie* im Gegensatz zur mechanischen Glaskörperchirurgie wird in der Möglichkeit gesehen, den Laserstrahl atraumatisch im Glaskörper herumzuführen, um zahlreiche Strahleinfallsrichtungen vergleichen zu können, die einen optimalen laserchirurgischen Effekt versprechen. Man vergleiche dies mit den sehr viel größeren Schwierigkeiten und den Gefahren für die Netzhaut, die den Chirurgen erwarten, der durch eine vorgewählte Skleralinzision ein Instrument in optimale Position manövrieren muß. Bei einer Strangdurchtrennung mit dem Laserstrahl ist – anders als bei Anwendung mechanischer Instrumente – eine Übertragung gefährlicher Kräfte auf die Netzhaut infolge des kurzen Laserpulses (12 ns) und des Trägheitsmoments der bestrahlten Struktur praktisch nicht existent.

*Die Wirksamkeit* der Membran- und Strangdurchtrennung mit dem Laserstrahl ist sehr unterschiedlich [67, 148]. Während die Durchtrennung von gespannten elastischen Bändern leicht ist, kann die Durchtrennung von entspannten elastischen Bändern manchmal schwierig oder unmöglich werden. Harte Strukturen wie fibröse und hyaline Bänder und Membranen sind geeignete Objekte für die Laserdurchtrennung, obwohl ausgedehnte, in sich selbst verknotete Strukturen manchmal wiederholte Sitzungen erfordern. Nach Durchtrennung einer elastischen Struktur wird, je nachdem ob das Gebilde durch flüssigen Glaskörper verläuft oder in solidem Glaskörper fest verankert ist, eine sehr schnelle oder nur allmähliche, sich über Tage erstreckende Retraktion beobachtet. Bruchstücke, die im Bereich der optischen Achse liegenbleiben, können meist leicht mit La-

**Abb. XII. 22 a–c. Transvitreale Bänder** können oft schonender durch eine Laserbestrahlung als durch einen chirurgischen Eingriff durchtrennt werden. **a** Vor der Bestrahlung; **b** nach der Bestrahlung; **c** Manipulationen mit konventionellen mikrochirurgischen Mitteln können durch Fortpflanzung von Zugkräften auf die Retina zu Einrissen führen.

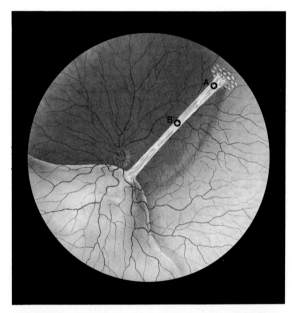

**Abb. XII. 23. Traktionsamotio durch straffes Glaskörperband.** Wenn die Banddurchtrennung in Netzhautnähe durchgeführt wird (*A*), müssen die Retina- und Chorioidalgefäße durch eine vorausgehende Behandlung mit einem thermisch wirkenden Laser vollständig verschlossen werden, und es muß eine feste chorioretinale Narbe erzeugt werden. Die Durchtrennung in der Mitte des Glaskörperraums (*B*) erfordert keine thermische Vorbehandlung.

# XII. Lasereingriffe an den vorderen Augenabschnitten und am Glaskörper

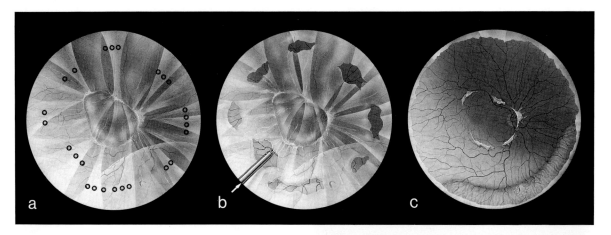

**Abb. XII. 24a–c. Beispiel für Zusammenwirken von Laserchirurgie und traditioneller Chirurgie des Glaskörperraums und der Retina.**
Rhegmatogene Amotio retinae bei massiver präretinaler Proliferation. **a** Durch Salven von photodisruptivem Nd:YAG Laser (*Kreise*) werden die Membranen an zahlreichen Stellen aufgerissen; **b** anschließende Entfernung der Strukturen mit einem Glaskörperschneide-Saug-Gerät; **c** nach Punktion der subretinalen Flüssigkeit und Aufnähen einer episkleralen Plombe legt sich die Retina zurück.

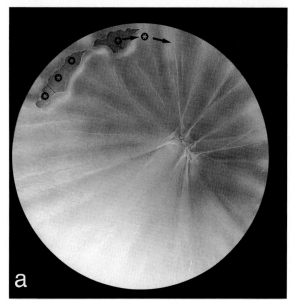

serpulsen zertrümmert werden. Wenn die Trümmerprodukte ein gewisses Maß übersteigen, müssen sie durch Vitrektomie entfernt werden.

Daraus geht hervor, daß die Lasermethode und die konventionelle Vitrektomie nicht kompetitiv sind, sondern sich gegenseitig ergänzen. Dieser Synergismus wird besonders überzeugend, wenn man sich die Leichtigkeit von primären Strang- oder Membrandurchtrennungen durch den Laserstrahl vor Augen hält, die als Voreingriffe für eine Vitrektomie dienen und anschließend mit dieser Methode zu Ende geführt werden können.

Die *Prinzipien der Laserchirurgie des Glaskörperraums* können am besten an bildlichen Darstellungen erläutert werden (**Abb. XII. 22–XII. 26**).

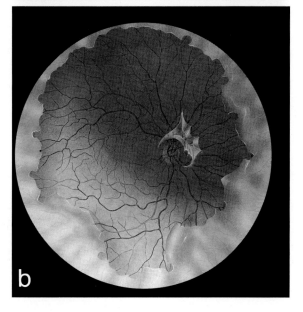

**Abb. XII. 25a, b. Beispiel für Zusammenwirken von Laserchirurgie und traditioneller Chirurgie des Glaskörperraums.**
**a** In der ersten Phase wird eine quer durch den Glaskörperraum ziehende Membran in einem Auge mit anliegender Retina mit photodisruptiven Nd:YAG-Lasersalven (*Kreise*) zirkulär durchschnitten; **b** die Trümmer werden mit dem Glaskörperschneide- und Saug-Gerät problemlos entfernt.

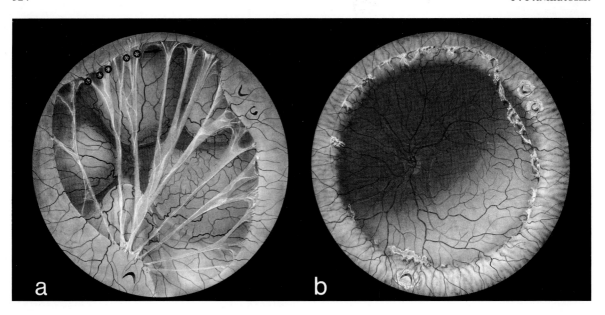

**Abb. XII. 26a, b. Persistierende rhegmatogene Amotio retinae nach umschnürendem Eingriff.**
Durch elastische Bänder wird die Retina vom Wall abgezogen, wodurch die Unterflutung der Retina durch Netzhautlöcher unterhalten wird. **a** Die Glaskörperbänder werden mit photodisruptiven Nd:YAG-Lasersalven (*Kreise*) durchtrennt und retrahieren sich. **b** Dadurch Wiederanlegung der Retina. Photokoagulation der Foramina mit thermisch wirkenden Pulsen des im thermischen Betrieb arbeitenden Nd:YAG- oder dem Argonionenlaser.

## 7 Wenig gebräuchliche und wenig erprobte Anwendungsgebiete für den Laserstrahl

Bei der *Rückbiegung von Fadenenden* wie von *Irisnähten*, die mit konventionellen Methoden schwierig und/oder traumatisch ist, hat sich der Laser bewährt [26]. Farblose Fäden erfordern einen photodisruptiven Laser für deren Durchtrennung.

Bei *Iris- und Vorderkammerzysten*, die nach Kataraktextraktion, Trauma oder nach perforierender Keratoplastik auftreten [160, 199, 239], kann die Bestrahlung mit dem Argonionenlaser nützlich sein. Andere Autoren haben eine kombinierte Punktion und Laserbestrahlung beschrieben [22]. Die Behandlungstechnik mit dem Argonlaser besteht in einer möglichst vollständigen Bestrahlung der Zystenoberfläche [120], wobei folgende Bestrahlungsparameter angegeben werden: Fokusdurchmesser: 500 µm; Expositionszeit: 200 ms; Strahlleistung: 200–300 mW. Nach der Bestrahlung soll es zu einer sukzessiven Schrumpfung der Zyste kommen. Als *Komplikationen* werden Iritiden und irreversible Hornhautschäden beschrieben. Ein Autor hat erfolgreich eine Vorderkammerzyste durch Bestrahlung mit einem photodisruptiven Laser zum Verschwinden gebracht [159].

Ein *Hornhautastigmatismus* kann im frühen postoperativen Verlauf durch selektive Zerstörung von korneoskleralen Nahtschlingen ausgeglichen werden [98].

Um eine *Abflachung der Vorderkammer* nach Trabekulektomie zu vermeiden, wird empfohlen, die Skleralöffnung sehr dicht zu verschließen. Wenn die Filtration dadurch als ungenügend erscheint, werden die Fäden mit einem Argonlaser und mittels eines speziellen Kontaktglases durchtrennt [96].

In einem Fall wurde ein mit dem Magneten nicht zu mobilisierender, im Bereich des hinteren Augensegments in der Sklera steckender magnetischer *Fremdkörper* mit einem photodisruptiven Nd:YAG-Laser aus seinem Bett herausgesprengt und anschließend ohne Schwierigkeiten auf konventionelle Weise entfernt (**Abb. XII. 27**).

Über die Zerstörung einer *Korpuszyste* mit einem photodisruptiven Laser wurde berichtet [10].

Die Eröffnung einer durch Ziliarzotten *verlegten inneren Öffnung nach Trabekulektomie* durch einen photodisruptiven Laser wurde beschrieben [68], ebenso wie die Eröffnung einer verlegten *Zyklodialyseöffnung* [76].

Von einem Autor wird ein vorübergehender oder dauernder *Verschluß der Canaliculi lacrimales* mit dem Argonlaser als rasche und wirkungsvolle Methode bei der Behandlung des trockenen Auges empfohlen [178]. Wir führen diese Behandlung mit dem thermisch betriebenen Nd:YAG-Laser aus und betrachten diese als sehr wirksam.

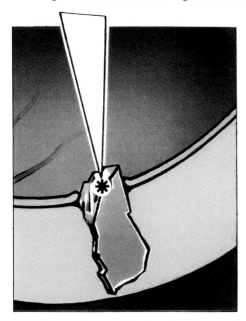

**Abb. XII. 27. In Sklera eingeklemmter magnetischer Fremdkörper** wird durch Strahl eines photodisruptiven Nd:YAG-Lasers aus seinem Bett geschleudert und kann durch einfache Magnetextraktion entfernt werden. Vorausgehend muß die den Fremdkörper umgebende Retina koaguliert werden.

Als „Sklerostomie" wurde ein interessanter antiglaukomatöser Eingriff beschrieben [141, 142]. Dieser besteht darin, daß mit einem über den Spiegel eines besonderen Kontaktglases abgelenkten Laserstrahl die korneosklerale Übergangszone von innen photodisruptiv perforiert wird. Der Laserstrahl wird so geführt, daß er knapp vor der Schwalbe-Linie in die Kornea eintritt und die Sklera kurz hinter der Insertion der Bindehaut verläßt. Durch eine Infiltration der Bindehaut wird diese von der Sklera abgehoben und dadurch vor der Perforation durch den austretenden Laserstrahl geschützt. In einer ersten Phase wird mit Pulsen von 60–70 mJ gearbeitet; in der zweiten Phase, die zur Perforation führt, mit Pulsenergien von 120–135 mJ. Es wird mit 3er Salven und maximaler Defokussierung des Laserstrahls gearbeitet [140].

Das Hauptargument, eine Fistel von innen anzulegen, besteht in der plausiblen Überlegung, daß die Stimulation des fibroplastischen Apparats, verursacht durch die Präparation der Bindehaut, die Ursache für den Verschluß der äußeren Fistelöffnung, bei dieser Methode vermieden wird.

Eine *Alternativmethode,* die ebenfalls eine „ab interno Sklerostomie" realisiert, arbeitet mit einem bei 600 nm emittierenden Farbstofflaser. Die Absorption des über ein gonioskopisches Kontaktglas eingestrahlten Laserlichts durch die Sklera wird durch einen Farbstoff (Methylenblau) verstärkt und dadurch die benötigte Pulsenergie reduziert [129].

# 8 Künftige Anwendungsgebiete für den Laserstrahl

Es ist unsere Überzeugung, daß der Laserstrahl bei einer Anzahl von seltenen pathologischen Zuständen von Nutzen sein kann. Diese Indikationen wurden von uns zum Teil überhaupt nicht, zum Teil zu wenig genau erforscht. Es werden somit hier nichterprobte Verfahren zusammengestellt. Es wird einerseits auf erfolgversprechende Terra incognita hingewiesen, andererseits machen wir Entwicklungsvorschläge.

In einem Fall von *Sekundärglaukom,* verursacht durch eine *nahezu totale Auffüllung der Vorderkammer mit geformtem Glaskörper* nach intrakapsulärer Linsenextraktion [83], wurde durch eine Serie von Q-switched Pulsen, die in die obere Hälfte der Vorderkammer abgegeben wurden, das Glaskörpergerüst bestrahlt und zerschlagen. Durch die Bestrahlung wurden die physikalischen und chemischen Eigenschaften des Glaskörpers offensichtlich derart beeinflußt, daß sich die Drucksteigerung, die sich gegen jede konservative Therapie als refraktär erwiesen hatte, innerhalb von wenigen Tagen zurückbildete (**Abb. XII. 28**). Der kausale Zusammenhang zwischen Bestrahlung und Druckabfall ist nicht gesichert, da bekannt ist, daß es bei Glaukomen dieser Ätiologie zu spontanen Heilungen kommen kann [220]. Im Übrigen ist der Zusammenhang zwischen chemischem Zustand des Glaskörpers und intraokularem Druck unklar [206].

Wir sind der Auffassung, daß der photodisruptive Laser bei der Behandlung des *kindlichen Glaukoms* gute Aussichten hat, sich als wirkungsvolle und wenig traumatische Behandlungsmethode zu etablieren. Es ist anzunehmen, daß nur die Form des Hydrophthalmus, charakterisiert durch einen zu weit nach vorne gelegenen Ansatz der Iriswurzel und einer Anhäufung von abnormem Gewebe [16] im Kammerwinkel einer Behandlung

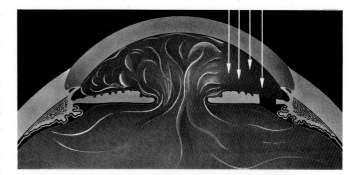

**Abb. XII. 28. Sekundärglaukom infolge von Auffüllung der Vorderkammer durch Glaskörper nach intrakapsulärer Kataraktextraktion.** Nach Zerschlagen der Glaskörperstrukturen durch photodisruptive Nd:YAG-Laserbestrahlung wird eine basale Iridektomie angelegt.

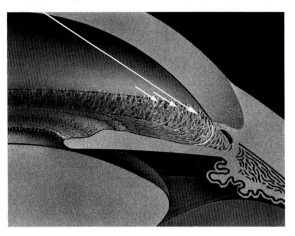

**Abb. XII. 29. Behandlung der häufigsten Form von Hydrophthalmie** (Überlagerung des Kammerwinkels durch persistierendes embryonales Gewebe, korneawärts über die Schwalbe-Linie hinausreichend). Die Durchtrennung der vorderen Ansatzstellen mit dem photodisruptiven Nd:YAG-Laserstrahl ersetzt die klassische Goniotomie, kann indessen schonender und mit größerer Präzision vorgenommen werden.

mit dem photodisruptiven Laser zugänglich ist (s. dazu [68, 106] und [213]). Diese Auffassung wird durch die Beobachtung gestützt, daß die Eröffnung des Schlemm-Kanals mit dem Argonionenlaser in einer Anzahl von Fällen mit abnormem Kammerwinkel erfolgreich war [243, 244]. Der Eingriff wird in *Allgemeinnarkose* in Seitenlage vorgenommen (s. **Abb. XII. 33**). Wie bei der klassischen Goniotomie nach Barkan [11–14, 16, 17] wird das abnorme Gewebe an seinem zu weit vorn gelegenen Ansatz mit photodisruptiven Einzelpulsen oder im Salvenbetrieb eingeschnitten und gelöst (**Abb. XII. 29**). Falls Gefäßschlingen des Circulus arteriosus iridis major in der Schußrichtung liegen und nicht vermieden werden können, müssen diese in einem ersten Arbeitsgang sorgfältig mit thermisch wirksamen Pulsen verschlossen werden.

Beim *juvenilen Glaukom*, beim *Sturge-Weber-Syndrom*, sowie bei der *Embryopathia rubeolosa* [15, 218], wo gelegentlich ähnliche Konfigurationen wie beim Hydrophthalmus beobachtet werden, kann sich ein Versuch mit dem Laserstrahl lohnen.

Da bei der *Aniridie* in 50–75% im späteren Kindesalter oder im beginnenden Erwachsenenalter ein Glaukom zu erwarten ist, [84, 263] erscheint ein Versuch lohnend, die in der präglaukomatösen Phase oft bestehenden feinen, den Kammerwinkel überspannenden Gewebsbrücken zu zerstören, um dadurch einen späteren Verschluß des Kammerwinkels zu verhindern (**Abb. XII. 30a**). Der Lasereingriff stellt unseres Erachtens eine risikolosere Variante der Goniotomie dar, die zumindest in einigen Fällen erfolgreich war [84, 263]. In den Fällen, wo der Verschluß des Kammerwinkels schon eingetreten ist (**Abb. XII. 30b**), erscheint eine Beeinflussung des Glaukoms durch eine Freilegung des Kammerwinkels mit dem photodisruptiven Laserstrahl wenigstens einen Versuch wert zu sein. Eine prophylaktische Behandlung kann natürlich nur unter der Annahme als sinnvoll betrachtet werden, daß der Kammerwinkelverschluß tatsächlich als Folge einer zunehmenden Kontraktion der in der präglaukomatösen Phase beobachteten, den Kammerwinkel überziehenden Bänder aufgefaßt werden darf [84].

**Abb. XII. 30a, b. Versuch der Behandlung eines Glaukoms bei Aniridie** mit rudimentärer Iris. **a** In der Frühphase werden feine Gewebsbrücken durch Beschuß mit photodisruptiven Laserpulsen zerstört; **b** in der Spätphase kann versucht werden, die iridokornealen Synechien mit photodisruptiven Nd:YAG-Laserpulsen zu zerstören.

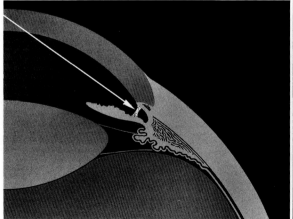
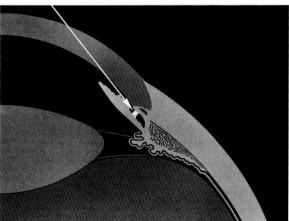

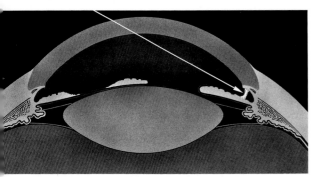

**Abb. XII. 31. Versuch der Behandlung des Glaukoms bei peripherer mesodermaler Dysgenesis des vorderen Augensegments.** Die iridokornealen Synechien (wie sie beim Axenfeld- und Riegersyndrom beobachtet werden) werden mit photodisruptiven Nd:YAG-Laserschüssen zerstört.

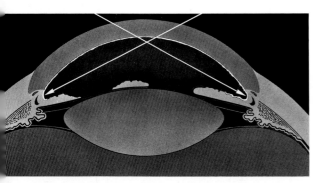

**Abb. XII. 32. Versuch der Lasertherapie beim irido-korneo-endothelialen Syndrom** mit Endothelialisation und Membranbildung im Kammerwinkel durch Zerstörung der pathologischen Strukturen mit photodisruptiven Laserpulsen.

Die Pathogenese des Glaukoms, das ungefähr 50% der Fälle der *Axenfeld-* und *Rieger-Anomalie* belastet [3, 265] wird
a) einerseits auf die bei diesen Anomalien beobachteten Adhäsionen im Kammerwinkel zurückgeführt [238, 265].
b) Andererseits werden Entwicklungsstörungen des Trabekelwerks und des Schlemm-Kanals als Ursache des Glaukoms angenommen [39].

Da im Einzelfall die Ursache des Glaukoms als nicht bekannt vorausgesetzt wird, dürfte sich eine Durchtrennung der Goniosynechien lohnen (**Abb. XII. 31**). Es wäre indessen sicherlich falsch, allzu hohe Erwartungen zu hegen, da bei Vorliegen von Ursache b eine Laserbestrahlung kaum als erfolgversprechend betrachtet werden darf.

Durch Überwachsung des Kammerwinkels mit Endothel und einer der Descemet-Membran ähnlichen Schicht kommt es im Verlauf des *iridokorneoendothelia-*

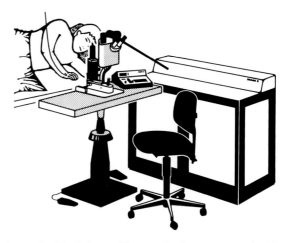

**Abb. XII. 33. Unkontrollierbare Patienten müssen in Allgemeinnarkose** (Intubationsnarkose oder intravenöse Anaesthesie) bestrahlt werden. Dazu muß die Stirn-Kinnstütze des Nd:YAG Lasers entfernt werden.

*len Syndroms,* dem die *progressive Irisatrophie* [219], das *Chandler-Syndrom* [46] und das *Cogan-Reese-Syndrom* [50] zuzurechnen sind, häufig zu einem Sekundärglaukom [43]. Solange die Kornea noch ausreichend transparent ist, kann durch eine Zerstörung der den Kammerwinkel überziehenden Membran mit photodisruptiven Laserpulsen eine Drucksenkung bei dieser oft gegen alle antiglaukomatösen Maßnahmen resistenten Störung versucht werden (**Abb. XII. 32**). Alle Eingriffe im Kindesalter müssen – mit Ausnahmen – in Allgemeinnarkose vorgenommen werden (**Abb. XII. 33**).

## 9 Neuere Laseranwendungen am Auge

Folgende Laseranwendungen am Auge verdienen wegen erfolgversprechender Möglichkeiten erwähnt zu werden: die Bestrahlung von malignen Tumoren des Auges nach Vorbehandlung mit „Photosensitizers" (photoradiation therapy) und die Anwendung von Ultraviolett- und Infrarotlasern [143, 144, 145, 176, 196, 214, 215, 216, 252].

### 9.1 „Photoradiation Therapy"

Das von seinen Erfindern „photoradiation therapy" genannte Verfahren benützt die Anwendung von photosensibilisierenden Substanzen zur Behandlung von malignen Tumoren [55]. Von einer idealen photosensibilisierenden Substanz wird gefordert, daß diese

a) keine systemische Toxizität besitzt;
b) von neoplastischen Geweben selektiv aufgenommen und gespeichert wird;
c) Licht einer definierten Wellenlänge selektiv absorbiert und dadurch die Zerstörung des Tumors ermöglicht.

Zur Zeit ist zwar kein idealer Photosensitizer bekannt, der diese Postulate voll erfüllen würde, eine Anzahl von Substanzen verfügt jedoch über entsprechende Eigenschaften, um therapeutisch wirkungsvoll eingesetzt werden zu können. Die am besten bekannten Photosensitizer sind die Porphyrine, insbesondere die *Hämatoporphyrinderivate* [82]. Die Therapie von malignen Tumoren durch „photoradiation therapy" beschränkt sich vorerst auf die Zerstörung von malignen Aderhauttumoren [42, 118, 121]. Ein Programm zur Anwendung dieser Behandlungsmethode bei malignen Aderhautmelanomen, Retinoblastomen, unterschiedlichen Karzinommetastasen der Aderhaut, bei verschiedenen Arten von malignen Geschwülsten der Bindehaut, der Lider und der Orbita ist im Gang [118].

Nach Aufnahme eines Hämatoporphyrinderivats durch den Tumor erfolgt die Bestrahlung mit Laserlicht, das eine Emissionslinie im Rot zwischen 600 nm und 700 nm besitzt. Dieser Wellenlängenbereich scheint ein optimaler Kompromiß zwischen ausreichender Eindringtiefe, geringster Absorption durch normale Gewebe und einer allerdings nur mäßig guten, aber ausreichenden Absorption durch Porphyrinderivate darzustellen. Als Energiequelle dient ein Rhodamin B Farbstofflaser ($\lambda$: 633 nm). Als wirkungsvollere Energiequelle bietet sich der Golddampflaser ($\lambda$: 627 nm) an [119]. Die Zerstörung des Tumors geschieht durch toxischen, singulären Sauerstoff, der durch Energieaufnahme aus dem vom Laserlicht angeregten Hämatoporphyrinderivat entsteht [158, 269].

## 9.2 Ultraviolett- und Infrarotlaser

Diese Laserkategorien sind im Begriff, sich als Hornhautschneidegeräte bei Indikationen, die sich bei der lamellären und durchgreifenden Keratoplastik sowie bei keratorefraktiven Eingriffen stellen, einzuführen.

Das wichtigste Postulat von Hornhautschneideaufgaben wird stets darin bestehen, feinste Narben zu erzeugen. Dieses Postulat wird nur durch Laser erreicht, deren Schnittbreite so fein wie möglich ist, und die zu keiner Hitzeschädigung der Schnittränder führen. Dabei darf es auch zu keiner Schädigung des Korneaendothels kommen. Von den zur Zeit in Erprobung stehenden Lasern werden durch den *Argon Fluorid Excimer Laser* ($\lambda$: 193 nm) die beiden ersten Postulate voll und ganz und das dritte in befriedigender Näherung erreicht [8, 115, 143, 144, 145, 176, 214, 215, 216, 252]. Der ArF Excimer Laser ist sowohl feinsten Stahlklingen als auch Diamantmessern hinsichtlich seiner Schneidqualität überlegen [144]. Er erwies sich bei der *radialen Keratotomie* (in vitro Versuche) als hochwirksam [52]. Er erscheint auch als das ideale Instrument für das Zuschneiden der bei der Keratomileusis verwendeten Lentikel [196]. Sein Einsatz bei hornhautchirurgischen Verfahren scheint kurz bevorzustehen [163].

Obwohl der Wirkungsmechanismus dieses Lasers noch nicht völlig klar ist, spielt die sehr starke Absorption seiner Wellenlänge durch die Hornhaut eine wichtige Rolle. Zudem wird angenommen, daß intermolekulare Bindungen (van der Waals-Kräfte) durch die hohe Photonenenergie von 6,4 Elektronenvolt (eV) überwunden werden. Der einzige mögliche Nachteil des ArF Excimer Lasers ist die auf seiner hohen Photonenenergie beruhende potentielle mutagene Wirkung. Ob die durch die Strahlung getroffenen, aber überlebenden Epithelzellen, Keratozyten oder Endothelzellen bei ArF Excimer Laserbestrahlung zu einer malignen Entartung fähig sind, wird erst noch Gegenstand künftiger Untersuchungen sein müssen.

Andere im Ultraviolett emittierende Laser, wie der bei 248 nm emittierende KrF, der bei 308 nm emittierende XeCl, der bei 350 nm emittierende XeF Excimer sowie der in der vierten harmonischen Oberschwingung arbeitende Nd:YAG-Laser ($\lambda$: 266 nm; [33]) wurden – allerdings mit negativem Ergebnis – auf ihre Eignung als Hornhautschneidegeräte geprüft [144]. Die Postulate der minimalen Schnittbreite und das Fehlen der Hitzekontamination der Schnittränder werden bei keinem dieser Laser erfüllt. Zudem sinkt bei diesen Lasern die Absorption durch die Hornhaut bereits auf Werte ab, die diese Wellenlängen für die hinter der Kornea liegenden Strukturen gefährlich machen. Dagegen können im Prinzip die letztgenannten Ultraviolettlaser bei Aufgaben, bei denen der Hitzeeffekt keine so unerwünschte Rolle spielt, oder wo ein solcher sogar erwünscht ist (Lidchirurgie, Operationen am vorderen und hinteren Augensegment bei denen eine hämostatische Wirkung wichtig ist), erfolgreich eingesetzt werden [168, 173, 174]. Die Güte ihrer Wirksamkeit hinsichtlich Hämostase und Koagulation bleibt indessen noch abzuklären. Diese Laser eignen sich insbesondere auch zur Einführung durch Lichtleiter in das Auge [168]. Dies wurde mit dem XeCl Excimer Laser bereits realisiert.

Andere für Hornhautschneideaufgaben in Frage kommende Laser stammen aus dem infraroten Spektralbereich. Diese Laser, nämlich der Wasserstofffluoridlaser (HF) und der Erbiumlaser (Er) besitzen jeweils bei 2,94 μm, einem starken Absorptionsmaximum des Wassers, eine Emissionslinie. Dadurch wird die Strahlung dieser Laser durch die Kornea fast ebensogut absorbiert wie diejenige des ArF Excimer Lasers. Dagegen ist die Photonenenergie bei dieser Wellenlänge nur klein (0,43 eV). Dies wird als Vorteil dieser Laserstrahlung gewertet, da bei einer so geringen Photonenenergie keine mutagene Wirkung mehr existiert. Dieser Vorteil könnte hingegen als Nachteil insofern in Erscheinung treten, als dieser Laserstrahlung ein für die Feinheit des Schnitts

XII. Lasereingriffe an den vorderen Augenabschnitten und am Glaskörper

möglicherweise entscheidender Mechanismus, nämlich die photomolekulare Dekomposition fehlt. Es bleibt abzuwarten, ob es gelingen wird, durch Anpassung der Betriebsart die Schnittqualität des HF- und Er-Lasers derjenigen des ArF-Lasers ausreichend anzunähern [137, 216, 282].

## 10 Schutzmaßnahmen, Sicherheitsvorschriften

Der Laserstrahl ist eine potentielle Gefahrenquelle für das den Laser bedienende Personal und für die einen laserchirurgischen Eingriff beobachtenden Zuschauer [35]. Der Patient ist durch ungewollte Nebenwirkungen bedroht, die in den vorausgegangenen Abschnitten behandelt wurden. Dies gilt für jeden in der Ophthalmologie angewandten Lasertyp. Die für den Laserchirurgen und die Zuschauer vorgesehenen Schutzmaßnahmen sind vom verwendeten Lasertyp abhängig. Sie sind gesetzlichen Vorschriften unterworfen, die von Staat zu Staat variieren. Diese Vorschriften sind vermutlich in den USA am besten ausgebaut, dies bis zu einem Grad, daß sie nur noch mit Mühe oder überhaupt nicht mehr überblickt werden können. Sie sind in [4, 44, 45, 139, 227] zusammengefaßt. Es ist wegen der noch wenig weit reichenden Erfahrung mit den Schadenseffekten neuer Lasertypen schwierig, hieb- und stichfeste *praktische* Regeln für den Gebrauch eines Lasers aufzustellen. Es ist indessen möglich, (in Anlehnung an [226]) eine Liste von Vorschriften aufzustellen, die beim Gebrauch eines Lasergeräts dringend beachtet werden sollten (Tabelle XII. 13).

**Tabelle XII. 13. Wichtige Sicherheitsmaßnahmen bei laserchirurgischen Eingriffen**

1. Prüfe nach der Überholung oder der Reparatur oder auch nach einem Stoß oder der Verschiebung eines Lasergeräts die Justierung der Ziel- und Fokussieroptik an einem photographischen Papier.
2. Das optische System darf nicht verschmutzt und die Kontaktgläser müssen sauber sein. Fluoreszeinrückstände müssen entfernt werden.
3. Kontrolliere stets die Laserwirkung und die entsprechende Leistungs- bzw. Energieanzeige. Eine plötzliche Zunahme der Laserwirkung bei konstanter Anzeige deutet auf eine apparative Störung.
4. Versuche eine klinische Aufgabe stets mit der geringst möglichen Strahlleistung oder Energie zu lösen. Laseroperationen in Netzhautnähe sind dem hochgradig Erfahrenen vorbehalten.
5. Die Behandlung sollte abgebrochen werden, wenn bei photodisruptiven Lasern plötzlich das Breakdown-Ereignis nicht oder nur noch sporadisch auftritt. Eine apparative Störung ist wahrscheinlich.
6. Alle Zuschauer müssen geeignete Schutzbrillen tragen.
7. Der Raum, in dem die Laserbehandlung stattfindet, sollte für nichtangemeldete Zuschauer strikt gesperrt sein.
8. Wenn eine Trübung der optischen Medien des Auges eingetreten ist, sollte die Laserbehandlung abgebrochen werden.
9. Unbeherrschte, erregte Patienten müssen in Allgemeinnarkose bestrahlt werden. Es gibt Geräte mit Vertikaleinblick. Bei Geräten mit Horizontaleinblick muß die Kinnstütze abschraubbar sein, und der Patient muß in Seitenlage bestrahlt werden.

## LITERATUR

1. Abraham RK (1981) Protocol for single-session argon laser iridectomy for angle-closure glaucoma. Int Ophthalmol Clin 21:145–165
2. Abraham RK, Miller GL (1977) Outpatient argon laser iridectomies for angle closure glaucoma. Adv Ophthalmol 34:186–191
3. Alkemade PPH (1969) Dysgenesis mesodermalis of iris and cornea. Thomas, Springfield
4. American National Standards Institute (1986) Safe use of lasers. American national standard, Z-136.1. Laser Institute of America, Toledo Ohio, pp 1–96
5. Anderson DR. Forster RK, Lewis ML (1975) Laser iridotomy for aphakic pupillary block. Arch Ophthalmol 93:343–346
6. Aron-Rosa DS (1983) Pulsed YAG laser surgery. Slack, Thorofare, pp 29–31
7. Aron-Rosa DS, Jeanneau E (1983) Pulsed YAG laser surgery. Slack, Thorofare, pp 39–40
8. Aron-Rosa D, Carre F, Cassiani P, Delacour M, Gross M, Lacour B, Olivio JC, Timsit JC (1985) Keratorefractive surgery with the excimer laser (letter to the editor). Am J Ophthalmol 100:741–742
9. Aron-Rosa DS, Grieseman JC, Aron JJ (1981) Applications ophtalmologiques des lasers néodymium YAG pulsés; ouvertures préoperatoires des cristallins avant implants et des cataractes secondaires derrière implants cristalliniens. J Fr Ophtalmol 4:61–66
10. Awan KJ (1985) Biomicroscopy and argon laser photocystotomy of free-floating vitreous cysts. Ophthalmology 92:1710–1711
11. Barkan O (1938) Technic for goniotomy. Arch Ophthalmol 19:217–223
12. Barkan O (1942) Operation for congenital glaucoma. Am J Ophthalmol 25:552–568
13. Barkan O (1948) Goniotomy for the relief of congenital glaucoma. Br J Ophthalmol 32:701–728
14. Barkan O (1949) Technic of goniotomy for congenital glaucoma. Arch Ophthalmol 41:65–82
15. Barkan O (1957) Goniotomy for glaucoma associated nervus flammeus. Am J Ophthalmol 43:545–549
16. Barkan O (1953) Present status of goniotomy. Am J Ophthalmol 36:445–452
17. Barkan O (1955) Pathogenesis of congenital glaucoma. Gonioscopic and anatomic observation of the angle of the

anterior chamber in the normal eye and in congenital glaucoma. Am J Ophthalmol 40:1–11
18. Bartl G, Hofmann H, Wochesländer E (1983) Direkte Ziliarkörper-Koagulation mit dem Argonlaser. Fortschr Ophthalmol 79:438–440
19. Bass MS, Perkins ES, Wheeler CB (1977) Experimental results with a pulsed dye laser. Adv Ophthalmol 34:164–168
20. Bath PE, Romberger AB, Brown P (1986) A comparison of Nd:YAG laser damage thresholds for PMMA and silicone intraocular lenses. Invest Ophthalmol Vis Sci 27:795–798
21. Bath PE, Romberger A, Brown P, Quon D (1986) Quantitative concepts in avoiding intraocular lens damage from the Nd:YAG laser in posterior capsulotomy. J Cataract Refract Surg 12:262
22. Bec P, Philippot AV, Secheyron P (1977) La photocoagulation au laser des kystes de l'iris. Bull Soc Ophtalmol Fr 77:863–864
23. Bechetoille A, Jallet G, Ebran JN, Desormeaux A (1984) Another technique of argon laser trabeculoplasty for the treatment of primary open-angle glaucoma. Bull Soc Ophtalmol Fr 84:83–89
24. Beckman H (1981) Laser trabeculectomy in the treatment of open angle glaucoma. Read before the International Symposium on Laser Surgery for Glaucoma, Saratoga Springs, NY, July 20–21
25. Beckman H (1983) Persönliche Mitteilungen
26. Beckman H (1981) Bending of excessively long intraocular suture material by argon laser. Am J Ophthalmol 91:401
27. Beckman H, Fuller TA (1979) Carbon dioxide laser scleral dissection and filtering procedure for glaucoma. Am J Ophthalmol 88:73–77
28. Beckman H, Sugar HS (1973) Neodymium laser cyclophotocoagulation. Arch Ophthalmol 90:27–28
29. Beckman H, Rota A, Barraco R, Sugar HS, Gaynes E (1971) Limbectomies, keratectomies and keratostomies performed with a rapid pulse carbon dioxide laser. Am J Ophthalmol 71:1277–1283
30. Beckman H, Kinoshita A, Rota A, Sugar HS (1972) Transscleral ruby laser irradiation of the ciliary body in the treatment of intractable glaucoma. Trans Am Acad Ophthalmol Otol 76:423–436
31. Beckman H, Fuller TA, Boyman R, Mandell G, Nathan LE (1980) Carbon dioxide laser surgery of the eye and adnexa. Ophthalmology 87:990–997
32. Bernard JA, Haut J, Demailly P, Hamelin B, Offret G (1974) Coagulation of the ciliary processes with argon laser. Its use in certain types of glaucoma. Arch Ophthalmol 34:577–580
33. Berns MW, Gaster RN (1985) Corneal incisions produced with the fourth harmonic (266 nm) of the YAG laser. Lasers Surg Med 5:371–375
34. Bloembergen N (1974) Laser-induced electric breakdown in solids. IEEE J Quant Electr QE 10:375–386
35. Boldery EE, Little HL, Flocks M, Vassiliadis A (1981) Retinal injury due to industrial laser burns. Ophthalmology 88:101–107
36. Bosniak SL (1986) (persönliche Mitteilung)
37. Braconier HE, Dueker DK (1984) Photocoagulation in glaucoma and anterior segment disease. In: Belcher CD, Thomas JV, Simmons RJ (eds) Photocoagulation in glaucoma and anterior segment disease. Williams and Wilkins, Baltimore London, p 137
38. Brihaye M, Belgado G, Herzeel R et al. (1986) (persönliche Mitteilung)
39. Broughton WL, Fine BS, Zimmerman LE (1981) Congenital glaucoma associated with a chromosomal defect. A histologic study. Arch Ophthalmol 99:481–486
40. Brown SVL, Thomas JV, Simmons RJ (1985) Laser trabeculoplasty retreatment. Am J Ophthalmol 99:8–10
41. Brown SVL, Thomas JV, Belcher D III, Simmons RJ (1985) Effect of pilocarpine in treatment of intraocular pressure elevation following neodymium:YAG laser posterior capsulotomy. Ophthalmology 92:354–359
42. Bruce RA Jr (1984) Evaluation of hematoporphyrin photoradiation therapy to treat choroidal melanomas. Lasers Surg Med 4:59–64
43. Campbell DG (1979) Formation of iris nodules in primary proliferative endothelial degeneration. Presented at association for research in vision and ophthalmology. Sarasota, Florida, April 30–May 4
44. Center for devices and radiological health, federal performance standards for laser products (1983) Title 21, code of federal regulations, part 1040. US Food and Drug Administration, Rockville/MD
45. Center for devices and radiological health, food and drugs (1983) Title 21, code of federal regulations. US Food and Drug Administration, Rockville/MD
46. Chandler PA (1956) Atrophy of the stroma of the iris. Endothelial dystrophy, corneal edema and glaucoma. Am J Ophthalmol 41:607–615
47. Clark PO, Smith MR (1966) Pulsed operation of $CO_2$-He lasers. Apl Phys Lett 9:369–372
48. Charles S (1981) Endophotocoagulation. Retina 1:117–120
49. Clayman HM, Karrenberg FG, Parel JM (1984) Intraocular lens damage from the neodymium:YAG laser. Ann Ophthalmol 16:551–554
50. Cogan DG, Reese AB (1969) A syndrome of iris nodules, ectopic Descemet's membrane and unilateral glaucoma. Doc Ophthalmol 26:424–433
51. Cohn HC, Aron-Rosa DS (1983) Reopening blocked trabeculectomy site with the YAG laser. Am J Ophthalmol 95:293–294
52. Cotliar AM, Schubert HD, Mandel ER, Trokel SL (1985) Excimer laser radial keratotomy. Ophthalmology 92:206–208
53. Demailly Ph (1987) Long-term results of argon laser trabeculoplasty (ALT) in the treatment of open-angle glaucoma. New trends in ophthalmology. Proceedings Glaucoma Soc Meeting, Turin, 2:216–228
54. Dieckert JP, Mainster MA, Ho PC (1984) Contact lenses for laser application. Ophthalmology Instrument and book supplement 91:79–87
55. Dougherty TJ, Kaufman JH, Weishaupt HR, Goldfarb A (1978) Photoradiation for the treatment of malignant tumors. Cancer Res 38:2628–2635
56. Douglas GR, Wijsman K (1987) The effects of laser trabeculoplasty on intraocular pressure in the medically untreated eye. Can J Ophthalmol 22:157–160
57. England C, Zypen E van der, Fankhauser F, Kwasniewska S (1986) Ultrastructure of the rabbit ciliary body following transscleral cyclophotocoagulation with the free-running Nd:YAG laser: preliminary findings. Lasers in Ophthalmology 1:61–72
58. Epstein DL, Melamed S, Puliafito CA, Steinert RF (1985) Neodymium:YAG laser trabeculopuncture in open-angle glaucoma. Ophthalmology 92:931–937
59. Fankhauser F (1983) The Q-switched laser: principles and cli-

nical results. In: Trokel SL (ed) YAG laser ophthalmic microsurgery. Appleton-Century-Crofts, Norwalk, pp 101–146
60. Fankhauser F (1983) The Q-switched laser: principles and clinical results. In: Trokel SL (ed) YAG laser ophthalmic microsurgery. Appleton-Century-Crofts, Norwalk, p 124
61. Fankhauser F (1983) YAG laser ophthalmic microsurgery. Trokel SL (ed) Appleton-Century-Crofts, Norwalk, pp 125–127
62. Fankhauser F (1983) YAG laser ophthalmic microsurgery. Trokel SL (ed) Appleton-Century-Crofts, Norwalk, pp 127–128
63. Fankhauser F (1983) YAG laser ophthalmic microsurgery. Trokel SL (ed) Appleton-Century-Crofts, Norwalk, pp 128–130
64. Fankhauser F, Kwasniewska S (1987) Neodymium: YAG photodisruptive and thermal-mode microsurgery. In: Stark WJ, Terry AC, Maumenee AE (eds) Anterior segment surgery. Williams and Wilkins, Baltimore, pp 370–378
65. Fankhauser F, Rol P (1985) Microsurgery with the Neodymium: YAG laser: An overview. In: Klapper RM (ed) Neodymium: YAG laser microsurgery: fundamental principles and clinical applications. Int Ophthalmol Clinics, vol 25, no 3. Little, Brown, Boston, pp 55–84
66. Fankhauser F, Loertscher HP, Zypen E van der (1982) Clinical studies on high and low power laser radiation upon some structures of the anterior and posterior segment of the eye. Int Ophthalmol 5:15–32
67. Fankhauser F, Kwasniewska S, Zypen E van der (1985) Vitreolysis with the Q-switched laser. Arch Ophthalmol 103:1166–1171
68. Fankhauser F, Kwasniewska S, Zypen E van der (1985) Some new applications of the system SIRIUS-MICRORUPTOR 2 in some indications of the anterior segment. Anales del Instituto Barraquer 18:101–107
69. Fankhauser F, Kwasniewska S, Zypen E van der (1985) Irradiation of the posterior ocular segment with the Neodymium-YAG laser in its free-running mode. Arch Ophthalmol 103:1406–1412
70. Fankhauser F, Kwasniewska S, Klapper RM (1985) Neodymium Q-switched laser lysis of iris lens synechiae. Ophthalmology 92:790–792
71. Fankhauser F, Zypen E van der, Kwasniewska S, Lörtscher HP (1985) The effects of thermal mode Nd:YAG laser radiation on vessels and ocular tissues. Ophthalmology 92:419–426
72. Fankhauser F, Zypen E van der, Kwasniewska S (1986) Thermal effects on the trabecular meshwork induced by laser irradiation light – clinical implications deduced from ultrastructural studies on the Macaca speciosa monkey. Trans Ophthalmol Soc UK 105:555–561
73. Fankhauser F, Zypen E van der, Kwasniewska S (1987) Argon and Nd:YAG laser trabeculoplasty – the relevance of ultrastructural findings for the evaluation of therapeutical effectiveness. New trends in ophthalmology. Proc Glaucoma Soc Meeting, Turin 2:238–245
74. Fankhauser F, Zypen E van der, Kwasniewska S, Rol P, England C (1986) Transscleral cyclophotocoagulation using a Neodymium: YAG laser. Ophthalmic Surg 17:94–100
75. Fankhauser F, Kwasniewska S, Wolbarsht M, Rol P (1987) Advantages and limitation of photodisruptive microsurgery in the anterior segment. Lasers in ophthalmology 1:155–161
76. Fellman RL, Starita RJ, Spaeth GL (1984) Reopening cyclodialysis cleft with Nd:YAG laser following trabeculectomy. Ophthalmic Surg 15:285–288
77. Floor MJ, Robin AL, Kelley JS (1985) Early complications following Q-switched neodymium: YAG laser posterior capsulotomy. Ophthalmology 92:360–363
78. Frapard C, Roulot M, Zeigler X (1966) High peak power pulse 10 μm $CO_2$ laser. Appl Phys Lett 20:384–385
79. Fujimoto JG, Lin WZ, Ippen EP, Puliafito CA, Steinert RF (1985) Time resolved studies of Nd:YAG laser-induced breakdown. Invest Ophthalmol Vis Sci 26:1771–1777
80. Gabel VP, Neubauer L, Zink H, Birngruber R (1985) Ocular side effects following neodymium:YAG laser irradiation. In: Klapper RM (ed) Neodymium laser microsurgery: Fundamental principles and clinical applications. Int Ophthalmol Clin 25:137–149
81. Gladstone GJ, Beckman H, Elson LM (1985) $CO_2$ laser excision of xanthelasma lesions. Arch Ophthalmol 103:440–442
82. Gomer CJ, Doiron DR, Jester V, Szirth BC, Murphree AL (1983) Hematoporphyrin derivative photoradiation therapy for the treatment of intraocular tumors: examination of acute normal ocular tissue toxicity. Cancer Res 43:721–727
83. Grant WM (1983) Open angle glaucoma associated with vitreous filling the anterior chamber. Am Ophthalmol Soc 61:196–218
84. Grant WM, Walton DS (1974) Progressive changes in the angle in congenital aniridia with development of glaucoma. Am J Ophthalmol 78:842–847
85. Greenidge K, Rodrigues MM, Spaeth GL, Traverso CE, Weinreb S (1984) Acute intraocular pressure elevation after argon laser trabeculoplasty and iridectomy. Ophthalmic Surg 15:105–110
85a. Grehn F, Schildwächter A (1987) Laser-Trabeculoplastik oder Goniotrepanation. Eine prospektive vergleichende Studie. Klin Monatsbl Augenheilkd 190:92–98
86. Haga T, Noyori KS, et al. (persönliche Mitteilung)
87. Hayashi M, Yoshitomi F, Utsumi E (persönliche Mitteilung)
88. Hecht J (1982) An introduction to carbon-dioxide lasers. Lasers and Applications 1:83–90
89. Heijl A, Bengtsson B (1984) The short-term effect of laser trabeculoplasty on the glaucomatous visual field. A prospective study using computerized perimetry. Acta Ophthalmol 62:705–714
90. Herschler J (1980) Laser shrinkage of ciliary processes: a treatment for malignant (ciliary block) glaucoma. Ophthalmology 87:1155–1159
91. Hetherington J (persönliche Mitteilung)
92. Hiemer H, Hutter H, Gabel VP, Birngruber R (1985) Netzhautschäden bei der Neodym:YAG-Laserchirurgie im Glaskörperraum. Fortschr Ophthalmol 82:447–449
93. Hodes BL, Bentivegna JF, Weyer NJ (1982) Hyphaema complicating laser iridotomy. Arch Ophthalmol 100:924–925
94. Holmin C, Krakau CET (1985) The visual field before and after argon laser trabeculoplasty. Regression analysis based on computerized perimetry. Doc Ophthalmol Proc Ser 42:371–375
95. Hoskins HD Jr, Hetherington J Jr, Minckler DS, Lieberman MF, Shaffer RN (1983) Complications of laser trabeculoplasty. Ophthalmology 90:796–799
96. Hoskins HD, Migliazzo C (1984) Management of failing filtering blebs with the argon laser. Ophthalmic Surg 15:731–733
97. Hotchkiss ML, Robin AL, Pollack IP, Quigley HA (1984)

Nonsteroidal antiinflammatory agents after argon laser trabeculoplasty. Ophthalmology 91:969–976
98. Huber C (1981) Myopic astigmatism a substitute for accommodation in pseudophakia. Doc Ophthalmol 52:123–178
98a. International Electrotechnical Commission (1984) IEC standard 825, radiation safety of laser products and equipment classification, requirements and user's guide, IEC: Geneva, Switzerland
99. Kaluzny J (1987) Long-term results of argon laser gonioplasty for narrow-angle glaucoma. In: Blodi F et al (eds) Acta XXV. Concilium Ophthalmologicum. Proc Int Congr Ophthalmol, Rome. Kugler & Ghedini, Amsterdam Berkeley Milano, pp 1540–1593
100. Kamman J, Lücking W, Nückel A, Wetzel W (1985) Vordere Kapsulotomie mit dem YAG-Laser: Technik und Vorteile. Fortschr Ophthalmol 82:83–85
101. Karlin DB, Patel CKN, Wood OR II, Llovera I (1979) $CO_2$ laser in vitreoretinal surgery. 1. Quantitative investigation of the effects of $CO_2$ laser radiation on ocular tissue. Ophthalmology 8:290–298
102. Kecik T, Czarnecki W (1986) (persönliche Mitteilung)
103. Kerr-Muir MG (1985) Damage to the corneal endothelium during Nd:YAG photodisruption. Br J Ophthalmol 69:77–85
104. Kilp H, Walzer B, Tacke M, Hoerster B (1984) Some experiments in extra- and intraocular treatment with $CO_2$ laser. Doc Ophthalmol Proc Ser 36:265–270
105. Kitazawa Y, Shirato S, Yamamoto T, et al. (1981) The efficacy and safety of laser trabecular surgery and laser iridectomy. Read before the International Symposium on Laser Surgery for Glaucoma. Saratoga Springs, NY, July 20–21
106. Kitazawa Y, Yumita A, Shirato S, Mishima S (1985) Q-switched Nd:YAG laser for developmental glaucoma. Ophthalmic Surg 16:99–100
107. Kitazawa YK, Shirato S, Yamamoto T, Takenaka Y (1987) Prognostication of argon laser trabeculoplasty. New trends in ophthalmology. Proc Glaucoma Soc Meeting, Turin, 2:209–215
108. Klapper RM (1984) Q-switched neodymium:YAG laser iridotomy. Ophthalmology 91:1017–1021
109. Klapper RM, Dodick J (1984) Transpupillary argon laser cyclocoagulation. Doc Ophthalmol Proc Ser 36:197–203
110. Kovacs MA, Flynn GW, et al. (1966) Q-switched molecular gas laser with high peak power. Bull Am Phys Soc 11:128 (Abstract)
111. Kraff MC, Sanders DR, Lieberman HL (1985) Intraocular pressure and the corneal endothelium after neodymium:YAG laser posterior capsulotomy. Arch Ophthalmol 103:511–514
112. Krasnov MM, Saprykin PI, Klatt A (1974) Lasergonioplasty in glaucoma. Vestn Oftalmol 2:30–34
113. Krasnov MM, Ziangirva GG, Akopyan VS, Litvinova GG (1978) Comparative evaluation of the damaging action of ruby crystal Q-switch and argon lasers on filtration apparatus. Vestn Oftalmol 3:22–29
114. Krauss JM, Puliafito CA, Miglior S, Steinert RF, Cheng HM (1986) Vitreous changes after neodymium:YAG laser photodisruption. Arch Ophthalmol 104:592–597
115. Krueger RR, Trokel SL, Schubert HD (1985) Interaction of ultraviolet laser light with the cornea. Invest Ophthalmol Vis Sci 26:1455–1464
116. Krupin T, Mitchell KB, Becker B (1978) Cyclocryotherapy in neovascular glaucoma. Am J Ophthalmol 86:24–26
117. Kwasniewska S, Fankhauser F, Klapper RM (1985) Photodisruption of precipitates on the anterior surface of IOL implants. Cataract 2:23–25
118. L'Esperance FA Jr (1983) Photoradiation therapy. In: L'Esperance FA (ed) Ophthalmic lasers. Mosby, St. Louis Toronto London, pp 340–350
119. L'Esperance FA Jr (1985) New laser systems and their potential clinical usefulness. Symposium at the New Orleans Academy of Ophthalmology. Mosby, St. Louis, pp 182–209
120. L'Esperance FA (1983) Ophthalmic lasers. Mosby, St. Louis Toronto London, pp 462–466
121. L'Esperance FA (1983) Advances in ophthalmic laser therapy. Aesculapius, Birmingham Alabama, pp 123–130
122. L'Esperance FA (1983) Ophthalmic lasers. Mosby, St. Louis Toronto London, pp 472–477
123. L'Esperance FA (1983) Ophthalmic lasers. Mosby, St. Louis Toronto London, pp 61–79
124. L'Esperance FA (1983) Ophthalmic lasers. Mosby, St. Louis Toronto London, pp 459–462
125. L'Esperance FA (1983) Ophthalmic lasers. Mosby, St. Louis Toronto London, pp 482–505
126. L'Esperance FA (1983) Ophthalmic lasers. Mosby, St. Louis Toronto London, p 508
127. L'Esperance FA (1983) Ophthalmic lasers. Mosby, St. Louis Toronto London, pp 55–60; 156
128. Landers MB, Trese MD, Stefansson E, Bessler M (1982) Argon laser intraocular photocoagulation. Ophthalmology 89:785–788
129. Latina M, Long F, Deutsch T, Puliafito CA, Epstein DL, Oseroff A (1986) Dye-enhanced ablation of sclera using a pulsed dye laser. Suppl Invest Ophthalmol Vis Sci 27:254
130. Lee PF (1979) Argon laser photocoagulation of the ciliary processes in the management of aphakic glaucoma. Arch Ophthalmol 97:2135–2138
131. Lee PF (1981) Goniophotocoagulation in the management of rubeosis iridis. Lasers Surg Med 1:215–220
132. Levene R (1983) Major early complications of laser trabeculoplasty. Ophthalmic Surg 14:947–953
133. Levy JH, Pisacano AM (1986) Persönliche Mitteilung
134. Lewis H, Singer TR, Hanscom TA, Straatsma BR (1986) A prospective study of cystoid macular edema following Nd:YAG laser posterior capsulotomy. Suppl Invest Ophthalmol Vis Sci 27:220
135. Lieberman MF (1985) Laser trabeculoplasty: complications. In: Wilensky JT (ed) Laser therapy in glaucoma. Appleton-Century-Crofts, Norwalk, pp 37–42
136. Loertscher HP (1983) YAG laser microsurgery. Appleton-Century-Crofts, Norwalk, pp 39–66
137. Loertscher HP, Mandelbaum S, Parrish R, Parel JM (1986) Preliminary report on corneal incisions created by a hydrogen fluoride laser. Am J Ophthalmol 102:217–221
138. Lumbroso B, Stirpe M (1987) Traitement YAG laser de deux cas de décollement de la rétine avec cordages sous-rétiniens; guérison sans intervention chirurgicale. Ophtalmologie 1:385–387
139. Mainster MM, Sliney DH, Belcher CD III, Buzney SM (1983) Laser photodisruptors, damage mechanisms, instrument design and safety. Ophthalmology 90:973–991
140. March W, Gherezghiher T, Koss MC, Nordquist RE (1985) Technique for one-stage YAG laser filtering procedure. Ophthalmic Laser Therapy 1:23–26
141. March WF, Gherezghiher T, Koss MC, Nordquist RE (1984) Experimental YAG laser sclerostomy. Arch Ophthalmol 102:1834–1836

142. March WF (1987) Long-term follow up of patients undergoing laser sclerostomy. Ophthalmic laser. Surgery 2:161–165
143. Marshall J, Trokel S, Rothery S, Krueger RR (1986) Photoablative reprofiling of the cornea using an excimer laser: photorefractive keratectomy. Lasers in Ophthalmology 1:21–48
144. Marshall J, Trokel S, Rothery S, Krueger RR (1986) A comparative study of corneal incisions induced by diamond and steel knives and two ultraviolet radiations from an excimer laser. Br J Ophthalmol 70:482–508
145. Marshall J, Trokel S, Rothery S, Schubert H (1985) An ultrastructural study of corneal incisions induced by an excimer laser at 193 nm. Ophthalmology 92:749–758
146. Masuyama Y, Kodama Y, Hayashida T, et al. (1987) Scanning electron microscopic study of anterior chamber angle after laser trabeculoplasty in monkey eyes. In: Blodi F et al (eds) Acta XXV. Concilium Ophthalmologicum. Proc Int Congr Ophthalmol, Rome. Kugler & Ghedini. Amsterdam Berkeley Milano, pp 496–500
147. Mateus F, Garcia M, Samaan M (1985) The Nd:YAG laser in ophthalmology (Part I and II). Anales del Instituto Barraquer 18:55–75
148. Mateus F (1987) The Nd:YAG laser in selected cases of retinal and vitreous pathology. In: Blodi F et al (eds) Acta XXV. Concilium Ophthalmologicum. Proc Int Congr Ophthalmol, Rome. Kugler & Ghedini, Amsterdam Berkeley Milano, pp 317–330
149. Mateus F, Barraquer RI, Vinas B (persönliche Mitteilung)
150. Merrit JC (1976) Transpupillary photocoagulation of the ciliary processes. Ann Ophthalmol 8:325–328
151. Migdal CS, Hitchings RA (1984) Primary therapy for chronic simple glaucoma. Trans Ophthalmol Soc UK 104:62–66
152. Miller JB (1980) Discussion. Ophthalmology 87:998–999
153. Miller JB, Smith MR (1984) Current status of pars plana-endophotocoagulation and endophotoincision using carbon dioxide, argon and krypton laser. Doc Ophthalmol Proc Ser 36:235–258
154. Miller JB, Smith MR, Boyer DS (1980) Intraocular carbon dioxide laser photocautery. Indications and contraindications at vitrectomy. Ophthalmology 87:1112–1120
155. Miller JB, Smith MR, Pincus F, Stockert M (1978) Transvitreal carbon dioxide laser photocautery and vitrectomy. Ophthalmology 85:1195–1200
156. Miller JB, Smith MR, Boyer DS (1981) Miniaturized intraocular carbon dioxide laser photosurgical system for multiincision vitrectomy. Ophthalmology 88:440–442
157. Miller JB, Smith MR, Boyer D (1978) Pars plana transvitreal carbon dioxide laser photocautery. World Microsurgery Congress II, San Francisco
158. Moan J, Pettersen EO, Christensen T (1979) The mechanism of photodynamic inactivation of human cells in vitro in the presence of hematoporphyrine. Br J Cancer 39:398–407
159. Mortimer CB (1986) Persönliche Mitteilung
160. Moschos M, Baltatzis S, Theodossiadis G (1979) Traitement des kystes épithéliaux de l'iris par le laser. J Fr Ophtalmol 2:539–541
161. Moster MR, Schwartz LW, Cantor LB, Wilson RP, Spaeth GL (1986) Treatment of advanced glaucoma with Nd:YAG laser cyclodiathermy. Suppl Invest Ophthalmol Vis Sci 27:253
162. Moster MR, Schwartz LW, Spaeth GL, Wilson RR, McAllister JA, Poryzees EM (1986) Laser iridectomy. Ophthalmology 93:20–24
163. Munnerlyn CR, Koons SJ, Marshall J (1988) Photorefractive keratectomy: a technique for laser refractive surgery. J Cat Refr Surg 14:46–52
164. Naveh N, Zborowsky L, Blumenthal M, et al. (persönliche Mitteilung)
165. Nirankari VS, Richards RD (1985) Complications associated with the use of the neodymium:YAG laser. Ophthalmology 92:1371–1375
166. Pankratov MM, Pomerantzeff O, Pflibsen KP (1986) Stepzoom probe for endophotocoagulation. Suppl Invest Ophthalmol Vis Sci 27:220
167. Pappas HR, Berry DP, Partaman L, Hertzmark E, Epstein DL (1985) Topical indomethacin therapy before argon laser trabeculoplasty. Am J Ophthalmol 99:571–575
168. Pellin MJ, Williams GA, Young CE, Gruen DM, Peters MA (1985) Endoexcimer laser intraocular ablative photodecomposition (letter to the editor). Am J Ophthalmol 100:483–484
169. Perkins TW, Hoskins HD, Hetherington J, Magee SM, Neff RK (1986) Effect of argon trabeculoplasty on subsequent trabeculectomy. Suppl Invest Ophthalmol Vis Sci 27:252
170. Peyman GA (1980) Intraocular photocoagulation with the argon and krypton laser. Arch Ophthalmol 98:2062–2064
171. Peyman GA (1984) Contact lenses for Nd:YAG applications. Retina 4:129–131
172. Peyman GA, Conway MD, Ganti SD, Durant W, Viherkoski E (1984) Argon, krypton and Nd:YAG endolasers. Doc Ophthalmol Proc Ser 36:277–278
173. Peyman GA, Kuszak JR, Bertram BA, Weckstrom K, Mannonen I, Viherkoski E (1985) Comparison of the effects of argon fluoride (ArF) and krypton fluoride (KrF) excimer lasers on ocular structures. Int Ophthalmol 8:199–209
174. Peyman GA, Kuszak JR, Weckstrom K, Mannonen I, Viherkoski E, Auterinen K (1986) Effects of XeCl excimer laser on the eyelid and the anterior segment structures. Arch Ophthalmol 104:118–122
175. Podos SM, Kels BD, Moss AP, Ritch R, Anders MD (1979) Continuous wave argon laser iridectomy in angle-closure glaucoma. Am J Ophthalmol 88:836–842
176. Puliafito CA, Steinert RF, Deutsch TF, Hillenkamp F, Dehm EJ, Adler CM (1985) Excimer laser ablation of the cornea and lens. Ophthalmology 92:741–748
177. Quigley HA (1981) Long-term follow-up of laser iridotomy. Ophthalmology 88:218–224
178. Rashid RC (1987) Rashid argon-dye canalicule-occlusion (Radco) improved dry eye treatment. In: Blodi F et al (eds) Acta XXV. Concilium Ophthalmologicum. Proc Int Congr Ophthalmol, Rome. Kugler & Ghedini, Amsterdam Berkeley Milano, pp 331–334
179. Richter CU, Arzeno G, Pappas HR, Arrigg CA, Wasson P, Steinert RF (1985) Prevention of intraocular pressure elevation following neodymium:YAG laser posterior capsulotomy. Arch Ophthalmol 103:912–915
180. Richter CU, Arzeno G, Pappas HR, Steinert RF, Puliafito C, Epstein DL (1985) Intraocular pressure elevation following Nd:YAG posterior capsulotomy. Ophthalmology 92:636–640
181. Richter GU, Latina MA, Puliafito CD, Epstein DL (1986) Excimer laser ablation of sclera. Suppl Invest Ophthalmol Vis Sci 27:254
182. Riquin D, Fankhauser F, Loertscher HP (1983) Contact

glasses for microsurgery at the iris, in the pupillary and the retropupillary space. Int Ophthalmol 6:191–200
183. Ritch R (persönliche Mitteilung)
184. Ritch R (1982) Argon laser treatment for medically unresponsive attacks of angle closure glaucoma. Am J Ophthalmol 94:197–204
185. Ritch R, Podos SM (1980) Argon laser treatment of angle closure glaucoma. Ophthalmol 4:129–138
186. Rivera AH, Brown RH, Anderson DR (1985) Laser iridotomy as surgical iridectomy. Arch Ophthalmol 103:1350–1354
187. Robin AL, Pollack IP (1982) Argon laser peripheral iridotomies in the treatment of primary angle closure glaucoma. Arch Ophthalmol 100:919–923
188. Robin AL, Pollack IP (1983) Argon laser trabeculoplasty in secondary forms of open angle glaucoma. Arch Ophthalmol 101:382–387
189. Robin AL, Pollack IP (1986) Q-switched neodymium: YAG laser iridotomy in patients in whom the argon laser fails. Arch Ophthalmol 104:531–535
190. Rol P, Fankhauser F, Kwasniewska S (1986) A new contact lens for posterior vitreous photodisruption. Invest Ophthalmol Vis Sci 27:946–950
191. Rol P, Fankhauser F, Kwasniewska S (1986) Evaluation of contact lenses for laser therapy, part I. Lasers in Ophthalmology 1:1–20
192. Rol P, Fankhauser F, Kwasniewska S (1986) Aiming accuracy in ophthalmic laser microsurgery. Ophthalmic Surg 17:278–282
193. Rol P, Fankhauser F, Kwasniewska S (1986) Evaluation of contact lenses for laser therapy. Lasers in Ophthalmology, Part II (in Vorbereitung)
194. Roussel P, Fankhauser F (1983) Contact glass for use with high power lasers – geometrical and optical aspects. Int Ophthalmol 6:183–190
195. Sautter H, Demeler U (1976) Ziliarkörperexzision bei sekundärem Winkelblockglaukom. Klin Monatsbl Augenheilkd 168:441–447
196. Schanzlin DJ, Takemoto KA, Lieurance RC, Wan WJ (1986) Excimer laser cut lenticules for refractive keratoplasty. Suppl Invest Ophthalmol Vis Sci 27:93
197. Scheiffarth OF, Ludwig K, Birngruber R, Gabel VP, Van Meyer L (1984) Chemical studies of intraocular lenses after experimental generation of lesions by a short-pulsed Nd-YAG. Graefes Arch Clin Exp Ophthalmol 222:43–44
198. Schoenleber DB, Bellows AR, Hutchinson BT (persönliche Mitteilung)
199. Scholz RT, Kelley JS (1982) Argon laser photocoagulation treatment of iris cysts following penetrating keratoplasty. Arch Ophthalmol 100:926–927
200. Schrems W, Glaab-Schrems EM (1987) Evaluation of neodymium-YAG-Laser trabeculoplasty in 200 cases. In: Blodi F et al (eds) Acta XXV. Concilium Ophthalmologicum. Proc Int Congr Ophthalmol, Rome. Kugler & Ghedini, Amsterdam Berkeley Milano, pp 1606–1611
201. Schrems W, Glaab-Schrems E, Krieglstein GK (1985) Augendrucksteigerungen bei der Nachstarchirurgie mit dem Neodym-YAG-Laser. Klin Monatsbl Augenheilkd 187:14–16
202. Schrems W, Glaab-Schrems E, Krieglstein GK, Leydhekker W (1985) Zur Wirkung der Neodym-YAG Laserbehandlung beim Offenwinkel-Glaukom. Fortschr Ophthalmol 82:382–384
203. Schrems W, Sold J, Krieglstein GK, Leydhecker W (1985) Zum tonographischen Wirkungsnachweis der YAG-laser – Trabeculoplastik beim chronischen Glaukom. Klin Monatsbl Augenheilkd 187:170–172
204. Schrems W, Zeuss R, Leydhecker W (1986) Die Auswirkung der Neodym:YAG Laserbehandlung des Glaukoms auf die Endothelzelldichte der Hornhaut. Klin Monatsbl Augenheilkd 188:272–277
205. Schubert HD (1985) A history of intraocular pressure rise with reference to the Nd:YAG laser. Surv Ophthalmol 30:168–172
206. Schubert HD, Morris WJ, Trokel SL, Balazs EA (1985) The role of the vitreous in the intraocular pressure rise after neodymium-YAG laser capsulotomy. Arch Ophthalmol 103:1538–1542
207. Schultz J, Werner EB, Krupin T, Bishop KI (1986) Long term effect of argon laser trabeculoplasty on glaucomatous visual field loss. Suppl Invest Ophthalmol Vis Sci 27:252
208. Schwartz LW, Spaeth GL (1980) Argon laser iridectomy in primary angle closure glaucoma or pupillary block glaucoma. Laser Surg Med 1:153–164
209. Schwartz LW, Spaeth GL, Brown G (eds) (1984) Laser therapy of the anterior segment. A practical approach. Slack, Thorofare
210. Schwartz L, Rodriguez MM, Spaeth GL, Streeten B, Craig D (1978) Argon laser iridotomy in the treatment of patients with primary angle-closure or pupillary block glaucoma: a clinicopathological study. Trans Am Acad Ophthalmol Otol 85:294–309
211. Schwartz AL, Whitten ME, Bleiman B, Martin D (1981) Argon laser trabecular surgery in uncontrolled phakic open angle. Ophthalmology 88:203–212
212. Schwartz LW, Moster RM, Spaeth GL, Wilson RP, Poryzees BA (1986) Neodymium:YAG laser iridectomies in glaucoma associated with closed or occludable angles. Am J Ophthalmol 102:41–44
213. Scuderi G, Reibaldi A (1987) Possibilities of the YAG-laser in the treatment of congenital glaucoma. In: Blodi F et al (eds) Acta XXV. Concilium Ophthalmologicum. Proc Int Congr Ophthalmol, Rome. Kugler & Ghedini, Amsterdam Berkeley Milano, pp 1612–1615
214. Seiler T, Wollensak J (1986) In vivo experiments with the excimer laser-technical parameters and healing processes. Ophthalmologica 192:65–70
215. Seiler T, Wollensak J (persönliche Mitteilung)
216. Seiler T, Marshall J, Rothery S, Wollensak J (1986) The potential of an infrared hydrogen fluoride (HF) laser (3 μm) for corneal surgery. Lasers in Ophthalmology 1:49–60
217. Shaffer RN (1960) Primary glaucomas. III. Gonioscopy, ophthalmoscopy and perimetry (Symposium). Trans Am Acad Ophthalmol Otol 6:112–127
218. Shaffer RN, Weiss DI (1970) Congenital and pediatric glaucomas. Mosby, St. Louis Toronto London
219. Shields MB (1979) Progressive essential iris atrophy, Chandler's syndrome and the iris nevus (Cogan-Reese) syndrome: a spectrum of disease. Surv Ophthalmol 24:3–20
220. Simmons RJ (1975) The vitreous in glaucoma. Trans Ophthalmol Soc UK 95:422–428
221. Simmons RJ, Dueker DK, Kimbrough RL, Aiello LM (1977) Goniophotocoagulation for neovascular glaucoma. Trans Am Acad Ophthalmol Otol 83:80–89
222. Simmons RJ, Deppermann SR, Dueker DK (1980) The role of goniophotocoagulation in neovascularization of the anterior chamber angle. Ophthalmology 87:79–82

223. Simmons RJ, Savage JA, Belcher CD III, Thomas JV (1985) Usual and unusual uses of the laser in glaucoma. Trans New Orleans Acad Ophthalmol 154–176
224. Simmons RJ, Shingleton BJ, Belcher CD III (1985) Laser iridotomy. Results and complications. In: Wilensky JT (ed) Laser therapy in glaucoma. Appleton-Century-Crofts, Norwalk, p 79
225. Slezak H (1971) Results of depression biomicroscopy of the posterior chamber. Am J Ophthalmol 72:1073–1078
226. Sliney DH (1983) YAG laser safety. In: Trokel SL (ed) YAG laser ophthalmic surgery. Appleton-Century-Crofts, Norwalk
227. Sliney DH, Wolbarsht ML (1980) Safety with lasers and other optical sources: a comprehensive handbook. Plenum, New York
228. Slomovic AR, Parrish RK, Forster RK, Cubillas A (1985) Neodymium:YAG laser posterior capsulotomy. Arch Ophthalmol 104:536–538
229. Smith J (1984) Argon laser trabeculoplasty: comparison of bichromatic and monochromatic wavelength. Ophthalmology 91:355–360
230. Smith RIH (1984) Laser Trabekuloplastik: Ein Bericht über 53 Patienten. Klin Monatsbl Augenheilkd 185:9–11
231. Smith MR, Miller JB (1980) New trends in carbon dioxide laser microsurgery. J Microsurgery 1:354–363
232. Spaeth GL (1984) The use of the laser in the treatment of glaucomas. Doc Ophthalmol Proc Ser 36:185–196
233. Spaeth GL (1984) Laser therapy of the anterior segment. In: Schwartz L, Spaeth GL, Brown G (eds) Laser therapy of the anterior segment. Slack, Thorofare, p 73
234. Spurny RC, Lederer CM (1984) Krypton laser trabeculoplasty. A clinical report. Arch Ophthalmol 102:1626–1628
235. Starita RJ, Klapper RM (1985) Neodymium:YAG photodisruption of the anterior hyaloid face in aphakic flat chamber; a diagnostic and therapeutic tool. In: Klapper RM (ed) Neodymium-YAG laser microsurgery: fundamental principles and clinical applications. Int Ophthalmol Clinics, vol 25, no 3. Little Brown, Boston, pp 119–123
236. Starita RJ, Fellman RL, Spaeth GL, Poryzees E (1984) The effect of repeating full circumference argon laser trabeculoplasty. Ophthalmic Surg 15:41–43
237. Steinert RF, Puliafito CA, Trokel S (1983) Plasma formation and shielding by three ophthalmic neodymium-YAG lasers. Am J Ophthalmol 96:427–434
238. Sugar HS (1965) Juvenile glaucoma with Axenfeld's syndrome. A histologic report. Am J Ophthalmol 59:1012–1019
239. Sugar J, Jampol CM, Goldberg MF (1984) Argon laser destruction of anterior chamber implantation cysts. Ophthalmology 91:1040–1044
240. Teichman I, Teichman KD, Fechner PU (1976) Glaucoma operation with the argon laser. EENT 55:58–62
241. Terry AC, Stark WJ, Newsome DA, Maumenee AE, Pina E (1985) Tissue toxicity of laser-damaged intraocular lens implants. Ophthalmology 92:414–418
242. Thomas JV, Simmons RJ, Belcher CD (1981) Argon laser trabeculoplasty in the presurgical glaucoma patient. Ophthalmology 89:187–197
243. Ticho UL (1977) Laser application to the angle structures in animal and in human glaucomatous eyes. Adv Ophthalmol 34:201–210
244. Ticho UL, Zauberman H (1976) Argon laser application to the structures in the glaucomas. Arch Ophthalmol 94:61–64
245. Ticho U, Monselize M, Levene S, Kaye R (1979) Carbon dioxide laser filtering surgery in hemorrhagic glaucoma. Glaucoma 1:114–118
246. Toboada J (1983) Interaction of short laser pulses with ocular tissues. In: Trokel SL (ed) YAG laser ophthalmic microsurgery. Appleton-Century-Crofts, Norwalk, pp 15–38
247. Toboada J, Ebbers RW (1978) Ocular tissue damage due to ultrashort 1060 nm light pulses from a mode-locked Nd:YAG glass laser. Appl Opt 17:2871–2873
248. Traverso CE, Greenidge KE, Spaeth GL (1984) Formation of peripheral anterior synechiae following argon laser trabeculoplasty. A prospective study to determine the relationship to position of laser burns. Arch Ophthalmol 102:861–863
249. Traverso CE, Spaeth GL, Fellman RL, Starita RJ, Greenidge KC, Poryzees E (1985) The effects of argon laser trabeculoplasty on the visual field of patients with glaucoma. Doc Ophthalmol Proc Ser 42:365–369
250. Traverso CE, Spaeth GL, Calabria G, Starita RJ, Dolci A, Rolando M, Poryzees E (1987) Long term efficacy of argon laser trabeculoplasty. In: Blodi F et al (eds) Acta XXV. Concilium Ophthalmologicum. Proc Int Congr Ophthalmol, Rome. Kugler & Ghedini, Amsterdam Berkeley Milano, pp 1659–1663
251. Trokel SL, Katzen LE (1983) YAG laser microsurgery. Appleton-Century-Crofts, Norwalk, pp 156–159
252. Trokel SL, Srinivasan R, Braren B (1983) Excimer laser surgery of the cornea. Am J Ophthalmol 96:710–715
253. Van Buskirk EM (1982) Reopening filtration fistulas with the argon laser. Am J Ophthalmol 94:1–3
254. Van der Zypen E, Fankhauser F (1982) Laser in the treatment of chronic simple glaucoma. Trans Ophthalmol Soc UK 102:147–153
255. Van der Zypen E, Fankhauser F (1984) Ultrastructural changes of the trabecular meshwork of the monkey (Macaca speciosa) following irradiation with argon laser light. Graefes Arch Clin Exp Ophthalmol 221:294–261
256. Van der Zypen E, Fankhauser F, Bebie H, Marshall J (1979) Change in the ultrastructure of the iris after irradiation with intense light. Adv Ophthalmol 39:59–180
257. Van der Zypen E, Fankhauser F, Loertscher HP (1984) Retinal and choroidal repair following low power argon and Nd:YAG laser irradiation. Doc Ophthalmol Proc Ser 36:61–70
258. Van der Zypen E, Fankhauser F, Raes K (1985) Choroidal reaction and vascular repair after chorioretinal photocoagulation with the free-running neodymium:YAG laser. Arch Ophthalmol 103:580–589
259. Van der Zypen E, Fankhauser F, England C, Kwasniewska S (1987) Morphology of the trabecular meshwork within monkey (Macaca speciosa) eyes after irradiation with the free-running Nd:YAG laser. Ophthalmology 94:171–179
260. Vela MA, Lett MF, Epley JM (persönliche Mitteilung)
261. Vela MA, Waring GO, Lett MF (1986) Goniosynechialysis with the Nd:YAG laser. Suppl Invest Ophthalmol Vis Sci 27:253
262. Vogt A (1940) Cyclodiathermy puncture in case of glaucoma. Br J Ophthalmol 24:288–297
263. Walton DS (1982) Glaucoma in aniridia. In: Ritch R, Shields MB (eds) The secondary glaucomas. Mosby, St. Louis, pp 24–27
264. Wand M (1982) Neovascular glaucoma. In: Ritch R,

Shields MB (eds) The secondary glaucomas. Mosby, St. Louis, pp 162–193
265. Waring GO, Rodrigues MM, Laibson PR (1975) Anterior chamber cleavage syndrome. A stepladder classification. Surv Ophthalmol 20:3–27
266. Weinreb RN, Ruderman J, Juster R, Wilensky JT (1983) Influence of the number of burns administered on the early results of argon laser trabeculoplasty. Am J Ophthalmol 95:287–292
267. Weinreb RN, Ruderman J, Juster R, Zweig K (1983) Immediate intraocular pressure response to argon laser trabeculoplasty. Am J Ophthalmol 95:279–286
268. Weinreb RN, Wasserstrom JP, Parker W (1986) Neovascular glaucoma following neodymium:YAG laser posterior capsulotomy. Arch Ophthalmol 104:730–731
269. Weishaupt KR, Gomer CL, Dougherty TJ (1976) Identification of singlet oxygen agent in photo-inactivation of a murine tumor. Cancer Res 36:2326–2329
270. Welch DB, Apple DJ, Mendelsohn AD, Reidy JJ, Chalkley THF, Wilensky JT (1986) Lens injury following iridotomy with a Q-switched neodymium:YAG laser. Arch Ophthalmol 104:123–125
271. Wilensky JT (ed) (1985) Laser therapy in glaucoma. Appleton-Century-Crofts, Norwalk
272. Wilensky JT, Jampol LM (1981) Laser therapy for open angle glaucoma. Ophthalmology 88:213–217
273. Wilensky JT, Weinreb RN (1983) Low dose trabeculoplasty. Am J Ophthalmol 95:423–426
274. Wilensky JT, Weinreb RN (1983) Early and late failures of argon laser trabeculoplasty. Arch Ophthalmol 101:895–897
275. Wilensky JT, Welch D, Mirolovich M (1985) Transscleral cyclocoagulation using a neodymium:YAG laser. Ophthalmic Surg 16:95–98
276. Wise JW (1981) Long-term control of adult open-angle glaucoma by argon laser treatment. Ophthalmology 88:197–202
277. Wise JB (1985) Technical considerations in laser trabeculoplasty. In: Symposium on the laser in ophthalmology and glaucoma update. Trans New Orleans Acad Ophthalmol, Mosby, St. Louis, p 210
278. Wise JB (1985) Iris sphincterotomy, iridotomy, and synechiotomy by linear incision with the argon laser. Ophthalmology 92:641–645
279. Wise JB (persönliche Mitteilung)
280. Wise JW, Witter SL (1979) Argon laser therapy for open-angle glaucoma; a pilot study. Arch Ophthalmol 97:319–322
281. Wolbarsht ML, Landers MB (1984) Pars plana $CO_2$ laser vitrectomy. Doc Ophthalmol Proc Ser 36:259–264
282. Wolbarsht ML, Foulks GN, Esterowitz L, Tran DC, Levin K, Storm M (1986) Corneal surgery with an Er:YAG laser at 2.94 µm. Suppl Invest Ophthalmol Vis Sci 27:93
283. Wollensack J, Seiler T (1985) Der Berliner Farbstofflaser. Fortschr Ophthalmol 82:606–608
284. Worthen DM, Wickham MG (1983) Advances in ophthalmic laser therapy. Aesculapius, Birmingham Alabama, p 46
285. Yoshimoto H, Kampik A, Birngruber R, Gabel V-P (1984) Is $CO_2$ laser a new tool of vitreous surgery? Doc Ophthalmol Proc Ser 36:271–276
286. Zink H, Kampik A, Lund OE (1984) Argon laser trabeculoplasty: initial results of a prospective study. Klin Monatsbl Augenheilkd 184:278–282

# XIII. Chirurgie der retinochorioidalen Erkrankungen

# A. Chirurgie und Prophylaxe der Netzhautablösung

G. MEYER-SCHWICKERATH und E. GERKE

INHALT

| | |
|---|---|
| Formale und kausale Genese der idiopathischen (rhegmatogenen) Ablatio retinae | 339 |
| Physiologische Altersveränderungen in den verschiedenen Geweben | 339 |
| Glaskörper | 339 |
| Retina und retinales Pigmentepithel | 339 |
| Chorioidea | 340 |
| Vitreoretinale Degenerationen | 340 |
| Äquatoriale Degenerationen (gittrige Degenerationen) | 340 |
| Schneckenspuren | 342 |
| Granuläre Formationen | 342 |
| Vitreoretinale Syndrome | 342 |
| Besondere Rißtypen | 343 |
| Orariß | 343 |
| Makulalöcher | 343 |
| Netzhautdefekte atypischer Form | 343 |
| Verlaufsformen der manifesten Ablatio retinae | 343 |
| Präoperative Untersuchung und Operationsvorbereitung | 344 |
| Anamnese | 344 |
| Bericht des Patienten | 344 |
| Fragen des Untersuchers | 345 |
| Direkte Ophthalmoskopie | 345 |
| Prinzip | 345 |
| Vorteile, Nachteile und Anwendungen | 345 |
| Indirekte Ophthalmoskopie | 346 |
| Prinzip | 346 |
| Vorteile und Möglichkeiten | 347 |
| Nachteile | 347 |
| Folgerung | 348 |
| Biomikroskopie | 348 |
| Prinzip | 348 |
| Vorteile, Nachteile und Anwendungen | 348 |
| Modifikationen | 348 |
| Untersuchungsgang | 348 |
| Erfassung der Ablatiosituation | 349 |
| Foramensuche | 349 |
| Dokumentation | 350 |
| Differentialdiagnose der Ablatio retinae | 352 |
| Idiopathische Ablatio | 352 |
| Exsudative Ablatio | 352 |
| Traktionsablatio | 352 |
| Veränderungen, die eine Ablatio vortäuschen | 353 |
| Präoperative Maßnahmen | 353 |
| Allgemeinmedizinische Untersuchung | 353 |
| Komplizierende Befunde | 353 |
| Gespräche mit dem Patienten | 354 |
| Präoperatives Vorgehen | 354 |

| | | |
|---|---|---|
| Operationen | | 354 |
| 1 | Retinopexien (Koagulationsverfahren) | 354 |
| 1.1 | Photokoagulation | 355 |
| 1.1.1 | Wirkungsweise | 355 |
| 1.1.2 | Technik | 355 |
| 1.1.2.1 | Einstellung des Xenonkoagulators | 355 |
| 1.1.2.2 | Einstellung des Argonlasers | 355 |
| 1.1.2.3 | Intraoperative Xenonkoagulation | 356 |
| 1.1.2.4 | Xenonkoagulation bei der Ablatioprophylaxe | 356 |
| 1.1.2.5 | Argonlaserkoagulation bei der Ablatioprophylaxe | 356 |
| 1.1.3 | Spezielle Techniken und Modifikationen | 357 |
| 1.1.4 | Komplikationen der Photokoagulation | 357 |
| 1.2 | Kryokoagulation | 357 |
| 1.2.1 | Wirkungsweise | 357 |
| 1.2.2 | Technik | 358 |
| 1.2.2.1 | Intraoperative Kryokoagulation bei abgehobener Netzhaut | 358 |
| 1.2.2.2 | Intraoperative Kryokoagulation bei anliegender Netzhaut | 359 |
| 1.2.2.3 | Kryokoagulation zur Ablatioprophylaxe | 359 |
| 1.2.3 | Komplikationen | 359 |
| 1.3 | Diathermiekoagulation | 359 |
| 1.3.1 | Wirkungsweise | 359 |
| 1.3.2 | Technik | 360 |
| 1.3.3 | Komplikationen | 360 |
| 2 | Wiederanlegungschirurgie | 360 |
| 2.1 | Darstellen des Operationsfeldes | 361 |
| 2.2 | Lokalisation der Foramina | 362 |
| 2.2.1 | Instrumente | 362 |
| 2.2.2 | Technik | 362 |
| 2.3 | Die skleralen Ankerfäden | 363 |
| 2.3.1 | Nahttechnik | 363 |
| 2.3.2 | Komplikationen | 364 |
| 2.4 | Instrumente | 364 |
| 2.5 | Grundsätze der Wiederanlegungschirurgie | 364 |
| 2.5.1 | Episklerale Plomben („Exoplante") | 364 |
| 2.5.1.1 | Wirkungsweise der Plomben nach ihrer Lage | 365 |
| 2.5.1.1.1 | Meridionale Plomben | 365 |
| 2.5.1.1.2 | Limbusparallele Plomben | 365 |
| 2.5.1.2 | Wirkungsweise der Plomben nach dem verwendeten Material | 366 |
| 2.5.1.2.1 | Nichtkompressible Plomben | 366 |
| 2.5.1.2.2 | Kompressible Plomben | 366 |
| 2.5.1.3 | Technik | 367 |
| 2.5.1.3.1 | Meridionale Plomben | 367 |
| 2.5.1.3.2 | Limbusparallele Plomben | 369 |
| 2.5.1.4 | Regeln für meridionale und limbusparallele Plomben | 371 |
| 2.5.1.5 | Modifikationen | 371 |

| | | | | | |
|---|---|---|---|---|---|
| 2.5.1.6 | Fehler | 372 | 4.2 | Hyaluronsäure | 394 |
| 2.5.1.7 | Nachbehandlung | 372 | | Eigenschaften und Wirkungsweise | 394 |
| 2.5.2 | Intrasklerale Taschen („Implante") und episklerale Taschen | 373 | 4.2.1 | Technik | 394 |
| | | | 4.2.2 | Komplikationen | 395 |
| 2.5.2.1 | Wirkungsweise der Taschenoperationen | 373 | 4.3 | Luft, $SF_6$ und $SF_6$-Luft-Gemische | 395 |
| 2.5.2.2 | Technik | 373 | 4.3.1 | Eigenschaften und Wirkungsweise | 395 |
| 2.5.2.2.1 | Intrasklerale Tasche | 373 | 4.3.1.1 | Luft | 395 |
| 2.5.2.2.2 | Episklerale Tasche | 375 | 4.3.1.2 | $SF_6$ | 395 |
| 2.5.2.3 | Regeln für die intrasklerale und episklerale Tasche | 377 | 4.3.1.3 | $SF_6$-Luft-Gemische | 395 |
| | | | 4.3.2 | Technik | 396 |
| 2.5.2.4 | Modifikationen | 377 | 4.3.3 | Komplikationen | 396 |
| 2.5.2.5 | Wesentliche Fehler | 378 | | Silikonöl | 396 |
| 2.5.2.6 | Nachbehandlung | 378 | Wahl der Operationstechnik | | 397 |
| 2.5.3 | Lamelläre Sklararesektion und Skleraeinfaltung | 378 | Retinovitreale Situation | | 397 |
| 2.5.3.1 | Wirkungsweise der Operation | 378 | | Vergleich der Wirkungsweise der Operationstechniken bei Wiederanlegungsoperationen | 397 |
| 2.5.3.2 | Technik | 379 | | Wahl bei Alternativen von Material und Technik | 398 |
| 2.5.3.3 | Regeln | 380 | | Wahl der Operationstechnik an Beispielen | 400 |
| 2.5.3.4 | Modifikationen | 381 | Gesamtsituation des Auges | | 406 |
| 2.5.3.5 | Fehler | 381 | | Lage und Bau des Auges | 406 |
| 2.5.3.6 | Nachbehandlung | 381 | | Zusätzliche Erkrankungen und Gegebenheiten des Auges | 406 |
| 2.5.4 | Cerclage | 382 | | | |
| 2.5.4.1 | Wirkungsweise | 382 | Allgemeinmedizinische Gesichtspunkte | | 408 |
| 2.5.4.2 | Technik | 382 | | Erfolgsraten der Wiederanlegungschirurgie | 408 |
| 2.5.4.3 | Regeln | 384 | | | |
| 2.5.4.4 | Modifikationen | 385 | 5 | Intraoperative und postoperative Komplikationen | 408 |
| 2.5.4.5 | Fehler | 385 | | | |
| 2.5.4.6 | Nachbehandlung | 386 | 5.1 | Intraoperative Schwierigkeiten | 408 |
| 2.5.5 | Kombinationsoperationen | 386 | 5.1.1 | Schlechter Einblick | 408 |
| 2.5.5.1 | Zwei oder mehrere meridionale Plomben | 386 | 5.1.2 | Hoher intraokularer Druck | 409 |
| 2.5.5.2 | Zwei limbusparallele Plomben | 386 | 5.2 | Intraoperative Komplikationen | 409 |
| 2.5.5.3 | Meridionale Plombe mit limbusparalleler Plombe im selben Quadranten | 386 | 5.2.1 | Perforation mit der Intraskleralnaht | 409 |
| | | | 5.2.2 | Aderhautblutung | 409 |
| 2.5.5.4 | Intrasklerale Tasche mit Skleraeinfaltung | 386 | 5.2.3 | Bulbusruptur | 409 |
| 2.5.5.5 | Lamelläre Sklararesektion mit Cerclage | 386 | 5.2.4 | Glaskörpereinblutung | 410 |
| 2.5.5.6 | Intrasklerale bzw. episklerale Tasche mit Cerclage | 387 | | Normaler postoperativer Verlauf | 410 |
| | | | 5.3 | Frühe postoperative Komplikationen | 410 |
| 2.5.5.7 | Cerclage mit einer oder mehreren meridionalen Plomben | 387 | 5.3.1 | Plötzliche Erblindung | 410 |
| | | | 5.3.2 | Erhöhung des intraokularen Drucks | 410 |
| 3 | Drainage der subretinalen Flüssigkeit | 389 | 5.3.3 | Chorioidalablatio | 411 |
| | Drainage der subretinalen Flüssigkeit, ja oder nein? | 389 | 5.3.4 | Uveitis | 411 |
| | | | 5.3.5 | Ischämie des vorderen Segments | 411 |
| | Physikalische und operationstechnische Gründe für eine Drainage | 389 | 5.3.6 | Infektion | 412 |
| | | | 5.3.7 | Glaskörpereinblutung | 412 |
| | Klinische Indikationen zur Drainage | 390 | 5.3.8 | Persistierende Ablatio – Exsudative Ablatio – Reablatio | 412 |
| 3.1 | Technik | 390 | | | |
| 3.1.1 | Elektrolysepunktion ohne Skleraincision | 390 | 5.4 | Spätkomplikationen | 412 |
| 3.1.2 | Elektrolysepunktion mit skleraler Inzision | 390 | 5.4.1 | Reablatio | 412 |
| 3.1.3 | Modifikationen der Technik | 391 | 5.4.2 | Abstoßung des episkleralen eindellenden Elements | 413 |
| 3.1.4 | Partielle Drainage | 391 | | | |
| 3.2 | Schwierigkeiten und Komplikationen | 391 | 5.4.3 | Intrusion des eindellenden Elements | 413 |
| 3.2.1 | Nichtgelingen der Elektrolysepunktion der subretinalen Flüssigkeit (ohne Skleraincision) | 391 | 5.4.4 | Abrutschen des Cerclageelements | 413 |
| | | | 5.4.5 | Dauerschmerz | 413 |
| 3.2.2 | Aderhautblutung | 392 | 5.4.6 | Diplopie | 413 |
| 3.2.3 | Netzhautinkarzeration | 392 | 5.4.7 | Ptosis | 414 |
| 3.2.4 | Netzhautforamina | 392 | 5.4.8 | Refraktionsänderungen | 414 |
| 3.2.5 | „Lavage" oder „wash-out" | 392 | 6 | Operationen bei Rezidivablatio | 414 |
| 3.3 | Regeln | 392 | | Grund der Reablatio | 414 |
| 4 | Intravitreale Injektion | 393 | | Präoperative Überlegungen | 415 |
| 4.1 | Ringer-Lösung, physiologische Kochsalzlösung, BSS (balanced salt solution) | 393 | | Zeitliche Planung der Reoperation | 415 |
| | | | 6.1 | Operative Technik | 416 |
| 4.1.1 | Wirkungsweise | 393 | 6.1.1 | Eröffnung und Darstellung des Operationsfelds | 416 |
| 4.1.2 | Technik | 393 | 6.1.2 | Einfache Eingriffe | 416 |
| 4.1.3 | Komplikationen | 394 | 6.1.2.1 | Photokoagulation | 416 |

| | | |
|---|---|---|
| 6.1.2.2 | Zusätzlicher Ankerfaden bei episkleraler Plombe | 416 |
| 6.1.2.3 | Intravitreale Gasinjektion | 416 |
| 6.1.2.4 | Intravitreale Hyaluronsäureinjektion | 417 |
| 6.1.2.5 | Zusätzliche episklerale Plombe | 417 |
| 6.1.2.6 | Periphere lamelläre Sklerareseektion | 417 |
| 6.1.2.7 | Verlagern einer Cerclage in einem oder zwei Quadranten | 417 |
| 6.1.3 | Weitergehende Eingriffe | 417 |
| 6.1.3.1 | Unklare Situationen | 417 |
| 6.1.3.2 | Proliferative Vitreoretinopathie fortgeschrittenen Stadiums (C 1 und C 2) | 417 |
| 6.1.4 | Skleranekrosen | 418 |
| 6.1.5 | Spezielle operative Techniken bei Skleranekrosen | 418 |
| 6.1.5.1 | Einfalten der Sklera bei schmalen Nekrosen unter einer Plombe oder Cerclage | 418 |
| 6.1.5.2 | Aufnähen und Kleben einer Dura mater-Platte bei großflächigen Nekrosen | 419 |
| 7 | Prophylaxe der idiopathischen Ablatio retinae | 421 |
| | Indikation zur Prophylaxe | 421 |
| | Problem der Prophylaxe der idiopathischen Ablatio | 421 |
| | Risiko des Entstehens einer Ablatio bei Nichtbehandlung der Veränderungen mit Disposition zur Ablatio | 421 |
| | Faktoren, die das Risiko der Nichtbehandlung erhöhen | 421 |
| | Mißerfolg der prophylaktischen Behandlung | 422 |
| | Risiko der Behandlung | 422 |
| | Leitlinien zur Prophylaxe | 422 |
| 7.1 | Technik der Prophylaxe | 423 |
| 7.2 | Komplikationen der Prophylaxe | 423 |
| 7.3 | Regeln | 423 |
| 7.4 | Nachbehandlung | 424 |
| Literatur | | 424 |

# Formale und kausale Genese der idiopathischen (rhegmatogenen) Ablatio retinae

Bei der Netzhautablösung handelt es sich um eine Spaltung zwischen der Neuroretina und dem ihr entwicklungsgeschichtlich zugehörigen Pigmentepithel. Die Bezeichnung Ablatio retinae oder Netzhautablösung ist *anatomisch* daher nicht korrekt. Im Mittelpunkt des pathogenetischen Geschehens steht seit den Beobachtungen von LEBER [99] und den operativen Erfolgen von GONIN [62] der Netzhautdefekt oder der *Netzhautriß*. Er kommt zustande durch ein sehr kompliziertes Zusammenspiel zwischen physiologischen Altersveränderungen und krankhaften atrophischen und dystrophischen Prozessen im Glaskörper, in der sensorischen Retina, im Pigmentepithel und vielleicht auch in der Choriocapillaris. Dabei ist es wichtig, daß die erwähnten Veränderungen, die zur „Ablatiokrankheit" führen, sowohl zeitlich als auch örtlich zusammentreffen.

## Physiologische Altersveränderungen in den verschiedenen Geweben

### Glaskörper

Im jugendlichen Auge füllt der tertiäre Glaskörper das ganze Augeninnere mit Ausnahme des Cloquet-Kanals ziemlich gleichmäßig aus. Das dreidimensionale kollagene Fasergerüst ist mit Hyaluronsäuremolekülen angefüllt. An zwei Stellen ist der Glaskörper mit den anliegenden Geweben relativ fest verbunden. Dies ist die sog. Salzmann-Glaskörperbasis, die in einer Breite von etwa 4–5 mm zu beiden Seiten zirkulär an der Ora serrata verläuft, und der sog. Martegiani-Ring am Papillenrand, der im Falle seiner Abhebung zum „Vogt-Guckloch" wird. Schon im jugendlichen Auge setzt eine sogenannte Verflüssigung („Syneresis") des Glaskörpers ein, wodurch es zu faserfreien Räumen kommt, die sich mit einer dem Kammerwasser ähnlichen Flüssigkeit füllen. Diese können konfluieren, zu größeren Hohlräumen zusammenfließen und in den Raum vor der Retina gelangen. Das führt zu dem oft *akuten* Ereignis der *hinteren Glaskörperabhebung*, die sowohl mit subjektiven Symptomen wie Blitzen als auch mit objektiven Symptomen wie Blutungen und Netzhautdefekten einhergehen kann. Diese Abhebung tritt bei Emmetropen zwischen dem 40. und 60. Lebensjahr auf, bei Myopen und Aphaken jedoch deutlich eher. Möglicherweise trifft dies auch für solche Augen zu, die zwar emmetrop sind, deren Größe aber deutlich über der Norm liegt, besonders im äquatorialen Umfang. Ohne die hintere Glaskörperabhebung kann eine idiopathische Ablatio retinae nicht auftreten. Darauf hat IWANOFF [86] schon in der zweiten Hälfte des vorigen Jahrhunderts hingewiesen. Spielt der Glaskörper rein passiv durch seine Altersveränderungen eine wichtige Rolle bei der Entstehung der Netzhautdefekte und der idiopathischen Ablatio retinae, so kommt ihm im Rahmen der vitreoretinalen Degenerationen auch eine aktive Rolle zu.

### Retina und retinales Pigmentepithel

Die häufigste und meist harmlose Veränderung, die schon in frühester Jugend einsetzt, ist die mikrozystoide Degeneration der peripheren Netzhaut, wobei STRAATSMA und FOOS [189] eine typische und eine retikuläre Form unterscheiden. Die typische *mikrozystoide Degeneration* findet sich bei praktisch allen, ist temporal stärker als nasal ausgeprägt, und schreitet von der Geburt bis zum Alter langsam fort. In unserem Sprachraum wird sie auch „Blessig-Iwanoff-Ödem" genannt. Die „Zystenbildung" liegt in der äußeren plexiformen Schicht. Ihre Ätiologie ist unbekannt. Die *retikuläre* Form liegt meist etwas zentral einer Zone mit typischer mikrozystoider Degeneration. Histologisch findet sich der Spaltraum, der die Vorstufe zur Retinoschisis darstellt, in der Nervenfaserschicht. Die retikuläre Form kommt bei etwa 17% aller Augen vor. Die mikrozystoiden Degenerationen können nur dann zu einer Ablatio führen, wenn sowohl in der inneren als auch in der äußeren Netzhautlamelle ein Defekt entsteht. Möglicherweise ist dies manchmal in aphaken Augen der Fall. Zu Anfang wird der Hohlraum zwischen äußerer und innerer Lamelle noch von einer Reihe säulenförmiger Müller-Stützzellen unterbrochen, die mit zunehmender Hohlraumbildung zerfallen. Ophthalmoskopisch lassen sich die mikrozystoiden Degenerationen an ihrem *gehämmerten* Aussehen erkennen. Besonders deutlich wird dies nach Photokoagulation. Auch bei Autopsieaugen treten sie deutlicher in Erscheinung.

Die Beziehungen zwischen sensorischer Retina und Pigmentepithel sind nicht überall gleichartig. In Zentrum und in der mittleren Peripherie stecken die Außenglieder der Stäbchen und Zapfen relativ fest im Pigmentepithel wie Finger in einem Handschuh. Dazwischen findet sich eine sehr dünne Schicht von sauren Mucopolysacchariden, die wohl nicht nur eine Übertragungsfunktion, sondern möglicherweise auch eine Haftfunktion ausüben. Die Situation ist aber auch schon vom mechanischen her als eine Stabilisierung zu verstehen. Anders verhält es sich in der Nähe der Ora serrata, wo die Außenglieder der Photorezeptoren kürzer werden. Dadurch entsteht in der Nähe der Ora serrata zwischen Netzhaut und Pigmentepithel ein sog. „Oraspalt", eine Tatsache, die für die Klinik von Wichtigkeit ist [92].

## Chorioidea

Für die Aufrechterhaltung des stabilen Zustandes einer anliegenden Netzhaut hat die Chorioidea offenbar eine wichtige Funktion. Die Tatsache, daß bei einer Ablatio selbst großen Mengen subretinaler Flüssigkeit nach dem chirurgischen Verschluß eines Netzhautforamens in kurzer Zeit *über die Chorioidea resorbiert* werden, macht es wahrscheinlich, daß diese Eigenschaft der Chorioidea auch dazu beiträgt, daß eine anliegende Netzhaut mit dem Pigmentepithel in Kontakt bleibt. Für die resorptiven Kräfte dürfte in erster Linie das Gefälle im osmotischen Druck zwischen Chorioidea und subretinaler bzw. Glaskörperflüssigkeit verantwortlich sein [65]. Die Resorptionskraft der Chorioidea sowie die oben erwähnte innige Verbindung zwischen dem Pigmentepithel und der Retina ist neben den unterschiedlich ausgeprägten Glaskörper-Netzhaut-Beziehungen eine Erklärung dafür, daß, wie es zahlreiche Untersuchungen an Autopsieaugen und auch klinische Studien zeigen, die Zahl der echten Defekte der sensorischen Netzhaut viel häufiger ist als die Zahl der Ablösungen [15, 147]. Die senilen Veränderungen in der Chorioidea spielen für die Ablatiogenese eine untergeordnete Rolle. Bekannt ist die sog. *„Pflasterstein-Degeneration"*, die zu einer polygonalen, umschriebenen, völligen Atrophie von Chorioidea, Pigmentepithel, aber auch der Retina führt. Die drei Gewebe sind hier fest miteinander verbunden, so daß „Pflasterstein-Degenerationen" primär nicht zu Netzhautrissen führen. Geht eine Ablatio von anderer Stelle aus, so geben die „Pflasterstein-Degenerationen" nur selten zu sekundären Ausrissen Anlaß.

## Vitreoretinale Degenerationen

Diese Veränderungen betreffen mehrere der beteiligten Gewebe und können nicht einfach als Altersvorgänge betrachtet werden, da sie nicht in allen Augen auftreten, streng lokalisiert sind, und mit einer gewissen Häufigkeit, aber keineswegs zwangsläufig, zu Netzhautdefekten und Netzhautablösungen führen.

### Äquatoriale Degenerationen (gittrige Degenerationen)

Diese Veränderung ist hier an erster Stelle zu nennen. Sie wird auch als „hyaloideo-retinal degeneration" oder „lattice degeneration" [188, 190] bezeichnet. Die beste Übersetzung hierfür wäre „gittrige Degeneration". Da die weißen Gitterlinien in den Veränderungen aber nicht immer vorkommen, wurde der neutrale Ausdruck *„äquatoriale Degeneration"* vorgeschlagen, der sich allerdings im englischen Sprachraum nicht durchgesetzt hat [122]. Äquatoriale Degenerationen sind schon lange als Gonin-Vogt-Netz bekannt und vielfältig beschrieben. Die Veränderung spielt sich sowohl in der Retina als auch im Glaskörper ab. Die Zonen von gittrigen Degenerationen liegen zwar vorwiegend in der Äquatorgegend, treten aber nicht immer im gleichen Abstand von der Ora serrata auf. Auch in demselben Auge findet man nicht selten Bänder von gittrigen Degenerationen in unterschiedlichem Abstand von der Ora serrata. Manchmal liegen auch zwei oder mehrere Degenerationen parallel zueinander oder überlappen sich.

Das histologische Substrat dieser Veränderungen darf nicht mit dem oben beschriebenen Blessig-Iwanoff-Ödem verwechselt werden, wie dies in der Monographie von VOGT [197] und auch im „Genetischen Handbuch" von FRANCESCHETTI und Mitarbeitern [47] geschehen ist. Die Korrelation des typischen ophthalmoskopischen Bildes mit seiner Histologie ist in Ansätzen von GONIN [62], später von PAU [149], besonders aber von STRAATSMA und Mitarbeitern [190] durchgeführt worden. Auch ha-

# XIII. A. Chirurgie und Prophylaxe der Netzhautablösung

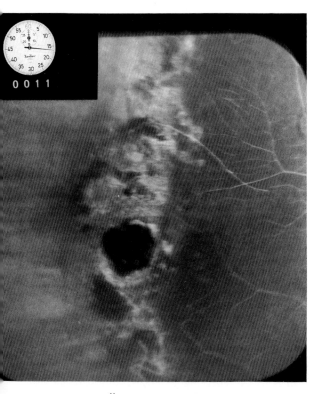

Abb. XIII. A. 1. **Äquatoriale Degeneration.** Fluoreszenzangiografisches Bild: Die Gitterlinien entsprechen fibrotisch umgewandelten Netzhautgefäßen, venöse Phase.

ben biomikroskopische Untersuchungen von HRUBY [81], DAICKER [28] und EISNER [38], aber auch fluoreszenzangiographische Befunde von WESSING [200] und elektronenmikroskopische Untersuchungen von WITSCHEL und Mitarbeitern [205] zur Vervollständigung unseres Wissens beigetragen. Es ergibt sich daraus, daß degenerative und reaktive Veränderungen in Retina, Glaskörper und Chorioidea mehr oder weniger gleichzeitig zu folgendem Bild führen:

An der Retina kommt es zu einer meist parallel zur Ora serrata verlaufenden *Verdünnung* in der Breite von einem viertel bis zu einem ganzen Papillendurchmesser. Im Bereich der Verdünnungen werden die inneren Retinaschichten durch ein gliöses Gewebe ersetzt. Durch diese verdünnte Schicht ziehen Retinagefäße, die eine deutliche sklerotische Umwandlung in weiße Gefäßwände bis zum totalen Verschluß zeigen (**Abb. XIII. A. 1**). Dieses Symptom hat der Degeneration den Namen „gittrig" gegeben. Die Verdünnung der Retina kann soweit gehen, daß sie schon in frühen Stadien zu echten Rundlochbildungen führt. Bei jugendlichen Myopen können diese Rundlöcher allein eine, meist nur sehr langsam fortschreitende und am Anfang symptomlose, Netzhautablösung hervorrufen, die sich erst mit Fortschreiten der hinteren Glaskörperabhebung ausdehnen kann.

In der Chorioidea kommt es im Bereich der gittrigen Degenerationen zu wahrscheinlich reaktiven Veränderungen, die mit einer Hyper- und Hypopigmentierung verbunden sein können. Gelegentlich ist die Hyperpigmentierung sowohl in abgehobenen Rißdeckeln als auch auf der korrespondierenden Stelle der Chorioidea gut zu erkennen, wodurch die Lokalisation der Foramina sehr erleichtert wird.

Über den gittrigen Degenerationen sieht man im histologischen, aber auch im Spaltlampenbild regelmäßig einen *Tunnel verflüssigten Glaskörpers* (**Abb. XIII. A. 2**; [46]). Die Wandungen dieses Tunnels sind von verdichteten Glaskörperfibrillen umgeben, welche am zentralen und peripheren Rand der gittrigen Degenerationen besonders fest mit der dort angrenzenden, wieder normal konfigurierten Retina in Kontakt treten. Bei Augenbewegungen oder anderen Erschütterungen kann es durch Zug in diesen Verbindungen, besonders am zentralen Anheftungsrand, zu Y- oder U-förmigen Einrissen, den sogenannten Hufeisenrissen kommen.

Es hat einen jahrzehntelangen Streit, vor allem zwischen VOGT [197] und LINDNER [112] gegeben, ob die degenerativen Veränderungen in der Retina oder der Glaskörperzug für die Entstehung dieser Netzhautrisse verantwortlich seien. Man wird heute sicher beide pathogenetischen Mechanismen als gleichgewichtig akzeptieren.

Durch den Einriß am Rande der gittrigen Degeneration wird verdünnte Netzhaut zum Deckel des Hufeisenrisses. Dies erklärt, daß man in diesem Deckel nicht nur weiße Gitterlinien, sondern auch Rundlöcher antreffen

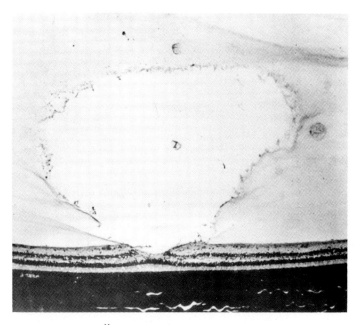

Abb. XIII. A. 2. **Äquatoriale Degeneration.** Histologisches Bild: Über der verdünnten Netzhaut liegt ein Glaskörpertunnel.

kann. Da sich am zentralen Rand einer äquatorialen Degeneration häufig intakte Netzhautgefäße befinden, ist der Rißdeckel manchmal mit der zentralen Netzhaut durch ein intaktes Gefäß verbunden. Gelegentlich wird solch eine Gefäßbrücke durch den starken Zug am Deckel ausgerissen und führt zu einer Glaskörpereinblutung. Für die Ausbildung einer Ablatio von einem Riß oder Loch spielt sicher die Traktion des Glaskörpers eine Rolle. Es sind aber sehr wahrscheinlich auch die *Bewegungen* des Auges und die dadurch im Glaskörperraum auftretenden Flüssigkeitsströme von Bedeutung. Modellversuche belegen dies eindrücklich [111, 160].

Reißt der zentrale Rand einer äquatorialen Degeneration über größere Strecken ein, so können multiple kettenförmige Risse und *Riesenrisse* entstehen. Bei Riesenrissen, die definitionsgemäß mindestens einen Quadranten einnehmen, kann der völlig frei bewegliche zentrale Rißrand umklappen, da bei dieser Situation typischerweise der geformte Glaskörper nach vorne kollabiert ist. Es ist auffallend, daß bei Riesenrissen die äquatorialen Degenerationen oft nicht in ihrer typischen Form ophthalmoskopisch zu sehen sind. Möglicherweise sind sie aber nur in weniger ausgeprägter Form vorhanden. Es ist wichtig, diese Riesenrisse von den typischen *Orarissen* zu unterscheiden.

In seltenen Fällen nehmen die zunächst oraparallel verlaufenden Degenerationen plötzlich einen zentralwärts gerichteten Verlauf und erstrecken sich, meist eine größere Vene begleitend, bis in die Nähe des hinteren Pols. Kommt es hier zum Einriß, so entstehen große dreieckige Lappen oder Winkelrisse. Besonders häufig ist dies beim Wagner-Syndrom der Fall.

Aus Studien „normaler" Autopsieaugen und aus klinischen Untersuchungen ergibt sich, daß *äquatoriale Degenerationen in etwa 6–10% aller Augen vorkommen* [188, 190]. Die Bilateralität ist mit etwa 50% sehr ausgeprägt, und damit viel häufiger als die bilaterale Ablatio, deren Frequenz mit 11% angegeben wird [120]. In welchem Prozentsatz die äquatorialen Degenerationen ursächlich für die Entstehung einer Ablatio retinae verantwortlich sind, ist strittig. Nach unserer Meinung dürften über die Hälfte aller Ablatiofälle sich aus dem vitreoretinalen Syndrom der gittrigen Degenerationen entwickeln [127]. Was den natürlichen Verlauf äquatorialer Degenerationen anbelangt, so zeigen eigene Langzeituntersuchungen, daß sich auch über sehr lange Zeiträume (über 15 Jahre) nur sehr geringe Veränderungen einmal vorhandener äquatorialer Degenerationen erkennen lassen. *Rundlöcher sind in 3–8% aller Augen vorhanden.* Häufig sind sie am Rande pigmentiert [45, 164]. Hufeisenrisse finden sich in ca. 7% aller Augen [45].

### Schneckenspuren

Die *Schneckenspuren* (GONIN; [62]), auch état givré, snow-flakes, Glitzerfelder oder auch Glitzerbeete genannt, liegen wie die äquatorialen Degenerationen meist oraparallel und im Äquatorbereich. Zahlreiche gelblichweiße Pünktchen in unterschiedlich dichter Ansammlung bestimmen das Bild. Schneckenspuren kommen allein, oft aber vereint mit gittrigen Degenerationen vor, wobei man manchmal Übergänge sehen kann. Der Glaskörper weist im Gegensatz zu den gittrigen Degenerationen nicht die an allen Seiten bestehende Adhärenz mit der zentralen Tunnelbildung auf, sondern ist mehr flächenhaft mit der Unterlage verbunden. Auch Schneckenspuren können zu typischen Hufeisenrissen führen. Sie stellen möglicherweise eine Minimalvorstufe der äquatorialen gittrigen Degeneration dar [134, 180].

Inwieweit auch das „white without pressure" oder „white with pressure" (WWP) [198, 29], wenn es oraparallel in jugendlichen myopen Augen auftritt, möglicherweise eine Zone verflüssigten Glaskörpers in der Region späterer äquatorialer Degenerationen darstellt, ist nicht klar. Das „Weiß ohne Druck" entspricht wohl einem Reflexionsphänomen im Bereich des Kontakts zwischen der Glaskörpergrenzfläche und der Membrana limitans interna der Retina.

### Granuläre Formationen

Von den verschiedenen granulären Formationen der Netzhaut [45, 191], die meist im Bereich der Glaskörperbasis liegen, können ebenfalls Netzhautforamina ausgehen. In erster Linie ist dies bei zonulären „traction tufts" und bei den „zystischen tufts" der Fall. Beide stellen Areale vermehrter lokaler Glaskörpertraktionen dar, wobei die „zystischen tufts" manchmal mit Hyperpigmentierungen einhergehen. Vor allem, wenn diese Veränderungen in der oberen Zirkumferenz gelegen sind, können sie zu potentiell gefährlichen Veränderungen werden. „Zystische tufts" kommen bei etwa 2,5% aller Augen vor. Nach unserer Meinung ist wohl ein Teil dieser „tags" und „tufts" zu den gittrigen Degenerationen zu rechnen, indem sie eine „Miniform" derselben darstellen. Andererseits muß man aber zugeben, daß jede ungewöhnliche vitreoretinale Adhäsion im Verlaufe einer Glaskörperabhebung zu einem echten Netzhautdefekt führen kann. Dieses würde sinngemäß auch für postentzündliche Veränderungen oder solche vom Mißbildungscharakter (ähnlich wie Pflastersteindegenerationen) gelten.

### Vitreoretinale Syndrome

Eine Reihe vitreoretinaler Syndrome führt gehäuft zur Ablatio retinae. Die Wagner-Erkrankung, die verschiedenen clefting-Syndrome einschließlich der spondyloepiphysären Dysplasie zeigen entweder deutliche gittrige Degenerationen oder führen durch andere komplizierte Mechanismen zu echten Netzhautdefekten [31]. Im weiteren Sinne wird man auch den Morbus MARFAN und die Aphakie sowie manche Ektodermsyndrome zu diesem Formenkreis rechnen müssen. Bei der X-chromosomalen juvenilen Retinoschisis kommt es nur ausnahmsweise zur echten Ablatio, indem Außen- und Innenschichtlöcher auftreten. Hier steht allerdings meist ein degenerativer Makulaprozeß im Vordergrund. Bei den anderen vitreoretinalen Dysplasien sind es meist die erheblichen Veränderungen im Glaskörper, die das Krankheitsbild beherrschen. Schließlich scheint es auch so, daß relativ große Augen, die oft emmetrop sein können oder aber nur eine geringe Myopie aufweisen, zu vitreoretinalen Degenerationen und Netzhautablösungen neigen [54, 177].

## Besondere Rißtypen

### Orariß

Ein Orariß kann *traumatisch* bedingt sein, denn der Übergang von Retina und Pigmentepithel in die Pars plana scheint ein besonderer Schwachpunkt zu sein. Dies geht aus den nicht selten nach stumpfen Traumen aufgetretenen Orarissen hervor. Es gibt aber auch einen *spontanen* Orariß, besonders bei jugendlichen Männern, der oft bilateral ist und im temporal-unteren Quadranten liegt. Nur in seltenen Fällen weiten sich diese Orarisse zu Riesenrissen der Ora mit umgeschlagenem zentralem Rand aus. Sie sind von den Riesenrissen, die im Rahmen der vitreoretinalen Degenerationen entstehen, leicht zu unterscheiden, da bei diesen noch ein Stück Retina an der Ora haften bleibt. Eine andere Form der spontanen Orarisse ist syndromatisch – oder ursächlich – mit einer oder mehreren, meist kreisrunden Makrozysten (Retinoschisis) der Retina verbunden. Eine der Zysten grenzt an den Orariß an.

### Makulalöcher

Sie entstehen bei nicht hochmyopen Augen *meist posttraumatisch* aber auch *nach intraokularen Entzündungen oder Gefäßverschlüssen*. Die so entstandenen Löcher führen nur in Ausnahmefällen zur Ablatio und bedürfen auch keiner Prophylaxe. Die klassische, von einem Makulaloch ausgehende Ablatio, ist mit einer Frequenz von etwa 1–2% aller Netzhautablösungen selten und entsteht in hochmyopen Augen im Bereich von atrophischer Netzhaut, Chorioidea und Pigmentepithel. Es sind allerdings auch Foramina mit Deckel beschrieben worden [90]. Die Differentialdiagnose zum Schichtloch, d.h. zum nicht alle Schichten der Netzhaut erfassenden Pseudomakulaforamen kann schwierig sein. Liegt die Netzhaut im Bereich des hinteren Pols an, so spricht es für ein Makulaforamen, wenn der Visus unter 0,2 liegt. Auch mit der Spaltlampenbiomikroskopie ist die Diagnose nicht immer sicher. Bei einer Ablatio mit abgehobener Makula läßt vor allem die Form der Ablatio darauf schließen, ob die Ablatio durch ein Makulaloch hervorgerufen wurde. Die Ablatio erstreckt sich in diesem Falle konzentrisch mit einer Betonung nach unten um die Makula, erreicht den Äquator nur selten und die Ora serrata fast nie. Die Anamnese macht den Ausgang der Ablatio vom Zentrum her meist klar. Konuslöcher oder Löcher im Bereich von Optikuskolobomen oder von größeren Staphylomen sind noch seltener als Makulalöcher und wohl auch atrophischer Natur.

### Netzhautdefekte atypischer Form

Sie kommen hauptsächlich bei nichtidiopathischen Netzhautablösungen vor, und damit in erster Linie nach Traumen, bei Vaskulopathien und bei der proliferativen Vitreoretinopathie. Atypische Lochformationen entstehen auch bei Nekrosen der Netzhaut.

## Verlaufsformen der manifesten Ablatio retinae

Abhängig von Lage und Größe des Foramens sowie von der Verflüssigung des Glaskörpers breitet sich eine Ablatio retinae unterschiedlich schnell aus. Im Extrem können große Foramina in der oberen Zirkumferenz bei verflüssigtem Glaskörper in wenigen Stunden zur totalen Ablatio führen. Eine durch kleine Rundlöcher hervorgerufene Ablatio kann dagegen in einem jugendlichen Auge jahrelang stabil und auch für den Patienten unbemerkt bleiben. Eine Ablatio, die sich in ihrer Ausdehnung über einen längeren Zeitraum nicht verändert, bildet an ihrem Rande zur anliegenden Netzhaut Pigmentlinien, die sog. „Hochwasserlinien". Diese „Hochwasserlinien" werden durch proliferierende Pigmentepithelzellen markiert. Die Adhäsion der Netzhaut ist meistens nicht so fest, daß sie die Ablatio dauerhaft begrenzen kann. Sehr selten kommen auch Spontanheilungen einer Ablatio vor, indem sich das Netzhautforamen wieder anlegt. Auch dabei ist die sich an den Foramenrändern entwickelnde Narbe häufig nicht ausreichend, um vor einer Reablatio dauerhaft zu schützen.

Bei einer länger bestehenden Netzhautablösung kommt es zu einer Atrophie des retinalen Gewebes, die von den äußeren Netzhautschichten zu den inneren Netzhautschichten fortschreitet. Bei einer Wiederanlegung der Netzhaut *bilden sich die Außenglieder der Stäbchen und Zapfen wieder nach*, wenn ihre Zellkerne noch intakt sind. Bis zur endgültigen Restitution bei anliegender Netzhaut vergehen oft viele Monate, wobei die Funktion zunehmend besser wird.

Häufig kommt es aber bei einer persistierenden Ablatio retinae zu reaktiven Zellproliferationen retinaler

Gliazellen und ektopischer retinaler Pigmentepithelzellen. Diese breiten sich sowohl auf der Oberfläche als auch auf der Rückfläche der Netzhaut aus und führen unter Bildung von kollagenen Fasern mit späterer Entwicklung von Membranen zu Falten der Netzhaut, den sogenannten „Sternfalten". Setzt sich dieser Prozeß, der sich auch an der hinteren Glaskörpergrenzfläche abspielt, fort, so entsteht schließlich bei vollständig abgelöster und starr fixierter Netzhaut eine „Windenblütenablatio". Dieses klinische Bild ist mit verschiedenen Namen belegt worden, wie MVR (massive vitreous retraction), MPR (massive preretinal retraction), MPP (massive periretinal proliferation) und in jüngster Zeit PVR (proliferative vitreo-retinopathy) [193]. Die zuletzt genannte Bezeichnung wurde gewählt, um nicht nur das Endstadium der Windenblütenablatio zu kennzeichnen, sondern eine Klassifizierung unterschiedlicher Stadien dieses klinischen Bildes einzuführen. Dies ist für die präoperative Beurteilung und die Wahl der Operation von großer Bedeutung, denn der proliferative Prozeß kann in jedem Stadium zum Stillstand kommen.

## Präoperative Untersuchung und Operationsvorbereitung

Der Therapieerfolg hängt bei einer Ablatio in erster Linie davon ab, daß *alle Netzhautforamina verschlossen* werden (Gonin-Prinzip). Die präoperative Untersuchung dient der Suche nach diesen Netzhautforamina. Zudem soll aber auch die Eigenart der Foramina in der Gesamtsituation und besonders in ihrer Relation zum Glaskörper erkannt werden, um den Lochverschluß in der für die „Ablatiokrankheit" adäquaten Form planen zu können. Die Untersuchung schließt auch das andere Auge mit ein, denn die Frage einer prophylaktischen Behandlung eventueller Ablatiovorstufen im zweiten Auge des Patienten sollte frühzeitig geklärt werden. Für die Mitteilung und die sinnvolle Dokumentation der Netzhautbefunde haben sich Schemata in einfacher Symbolsprache sehr bewährt (s. S. 350). Im Rahmen der präoperativen Untersuchung ist auch die Frage zu beantworten, wie bei operativ komplizierenden Befunden vorgegangen werden sollte (s. S. 353). In Übereinstimmung mit dem Internisten und dem Anästhesisten sollte schließlich mit dem Patienten die Art der Anästhesie besprochen werden.

## Anamnese

### Bericht des Patienten

Es sind im wesentlichen drei Symptomatiken, die jeweils auf ein bestimmtes Geschehen im Verlauf der Entwicklung einer idiopathischen Ablatio hinweisen. Sie werden von dem Patienten oft als sehr bedrohlich empfunden und in typischer Weise geschildert.

### Symptomatik der hinteren Glaskörperabhebung

Es treten *Blitze* auf, und zwar sowohl bei Tageslicht als auch im Dunkeln. Hervorgerufen werden sie durch den Zug von Glaskörperstrukturen, die der Netzhautadhärent sind. „*Spinnweben*" entsprechen dem verdichteten, kollabierten und frei flottierenden Glaskörper. „*Rußflocken*", die schon bald nach ihrem Erscheinen wieder verschwinden, deuten auf kleine Hämorrhagien in den Glaskörperraum hin [140, 192].

### Symptomatik der Glaskörpereinblutung

Die Glaskörpereinblutung wird meist durch das Einreißen eines im Bereich eines Netzhautrisses gelegenen Gefäßes verursacht. Die Patienten bemerken zunächst einen dunklen Schleier, der zunehmend dichter wird und oft zum Verlust des Sehvermögens führt. Häufig fehlen dabei zuvor die Symptome einer hinteren Glaskörperabhebung. *Jede Glaskörpereinblutung muß solange den Verdacht auf einen Netzhautriß wachhalten, bis eine andere Ursache gefunden wird.*

### Symptomatik der Netzhautabhebung

Die Patienten bemerken einen sich *vergrößernden Schatten* und beschreiben ihn meist in der Form eines herunterfallenden Vorhangs oder einer aufsteigenden Wand. Manchmal fällt den Patienten eine Veränderung des Schattens in Abhängigkeit von der Körperlage auf. Besonders häufig sind Unterschiede zwischen morgens und abends. Ist die Makula mitbeteiligt, so treten, bevor es zum Verlust des zentralen Sehvermögens kommt, häufig *Metamorphopsien* auf. Auffallend ist, daß mehr als die Hälfte aller Patienten mit manifester idiopathischer Ablatio keine vorhergehende Symptomatik einer hinteren Glaskörperabhebung hat [35]. Neben diesen typischen Symptomen berichten die Patienten oft spontan über ein in zeitlichem Zusammenhang mit der Ablatio stehendes Trauma, einen Autounfall, einen Stoß oder einen Schlag gegen den Kopf. Es ist dabei wichtig für spätere gutachterliche Fragen, *den Unfallhergang zum Zeitpunkt der Erstuntersuchung mit den Worten des Patienten aufzu-*

zeichnen, mit dem zeitlichen Verlauf der Symptomatik bis zur Diagnose der Netzhautablösung. Zuweilen kommt es vor, daß eine Ablatio als Zufallsbefund im Rahmen einer Routineuntersuchung entdeckt wird. Diese in aller Regel in der unteren Zirkumferenz liegenden Netzhautablösungen, die sich meist aus Rundlöchern entwickeln, können stufenweise fortschreiten, wenn der verflüssigte, über den Rundlöchern liegende Glaskörpertunnel mit einem zentralen verflüssigten Abschnitt Kontakt bekommt [141].

**Fragen des Untersuchers**

Durch gezielte Fragen ist es zuweilen möglich, den Ausgangspunkt der Ablatio, d.h. den ursächlichen Netzhautdefekt, zu lokalisieren. Der zuerst bemerkte Schatten kann von vielen Patienten genau lokalisiert werden und ist damit ein wesentlicher Hinweis für mindestens ein Netzhautforamen. Für eine Ablatio, die durch ein Makulaloch bedingt ist, ist die konzentrische Vergrößerung des Schattens in der Gesichtsfeldmitte typisch. Die vom Patienten angegebene Lokalisation der Blitze ist ein manchmal hilfreicher, oft aber kein verläßlicher Hinweis für die Lage einer Glaskörpertraktion, die einen Netzhautriß bewirkt hat [136]. Die Lage der Blutungsquelle, die zu einer Glaskörpereinblutung geführt hat, und damit die Lage des Netzhautrisses, kann dagegen vom Patienten des öfteren recht genau angegeben werden. Sie liegt fast ausschließlich in der oberen Zirkumferenz. Die weitere anamnestische Erhebung betrifft zunächst den zeitlichen Verlauf der Progredienz des Schattens. Meist schreitet eine Ablatio mit Foramina in der oberen Fundushälfte rasch fort und bedroht die Makula, dagegen findet man oft sehr stabile Zustände bei Netzhautablösungen mit Foramina in der unteren Fundushälfte. Hieraus ergibt sich die Dringlichkeit der Operation, denn die *Visusprognose ist bei noch anliegender Makula wesentlich besser*. Weiter sollte nach früheren Augenerkrankungen (Glaukom, Entzündungen) und Operationen (Kataraktoperation, Prophylaxe einer Ablatio, Ablatiooperation und Verletzungen) gefragt werden. Auch der Familienanamnese kommt eine gewisse Bedeutung zu, insbesondere, wenn bei Verwandten schon eine Ablatioprophylaxe oder eine Ablatiooperation ausgeführt wurde, denn es gibt eindrucksvolle Stammbäume über idiopathische Ablatio durch mehrere Generationen [24]. Die *allgemeine Anamnese* dient mit Fragen nach einer arteriellen Hypertonie, einem Diabetes, Nierenerkrankungen und Tumoren dazu, Ursachen von Blutungen zu finden und bei Unklarheiten in der Differentialdiagnose der Ablatio weiterzuhelfen. Darüber hinaus läßt sich mit Fragen nach der derzeitigen Medikation, nach Allergien und dem allgemeinen Gesundheitszustand ein erster Anhalt über das Narkoserisiko gewinnen.

**Direkte Ophthalmoskopie**

*Prinzip*

Das aufrechte virtuelle Bild der Netzhaut wird vom Untersucher in einem Abstand von etwa 2–5 cm direkt akkommodationsfrei betrachtet (**Abb. XIII. A. 3**; [77]). Die direkte Ophthalmoskopie wird in der Regel monokular durchgeführt. Eine Zusatzoptik für eine Stereoskopie ist beschrieben [32], wird aber kaum angewendet. Der Durchmesser des auf dem Fundus zu sehenden Feldes beträgt ungefähr 10°. Dies entspricht knapp 2 Papillendurchmessern. Durch Annähern des Ophthalmoskops an das Patientenauge kann der Einblickswinkel etwas vergrößert werden. Die Vergrößerung ist ungefähr 15fach. Sie ergibt sich aus dem Quotienten von Leseabstand (250 mm) und Brennweite des Auges (17 mm). Je höher die Myopie des Patienten, desto stärker ist die Vergrößerung und desto kleiner ist der überblickbare Ausschnitt auf dem Fundus. Die Leuchtdichte auf dem Fundus ist relativ schwach, da es – im Gegensatz zur indirekten Ophthalmoskopie – schwierig ist, ein extrem enges Beleuchtungsbündel in der Patientenpupille unterzubringen.

*Vorteile, Nachteile und Anwendungen*

Die starke Vergrößerung (bei allerdings begrenzter Leuchtdichte) erlaubt eine genaue Ophthalmoskopie der Makula, der Papille sowie des *Gefäßstatus*. Details eines Risses können besonders gut *im regredienten Licht* betrachtet werden. Die fehlende Schärfentiefe ermöglicht

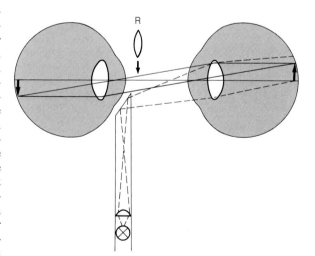

**Abb. XIII. A. 3. Direkte Ophthalmoskopie.** *Gestrichelt:* Beleuchtungsstrahlengang, *durchgezogen:* Beobachtungsstrahlengang, *R:* Die Linse in der Rekoss-Scheibe kann in den Beobachtungsstrahlengang gebracht werden.

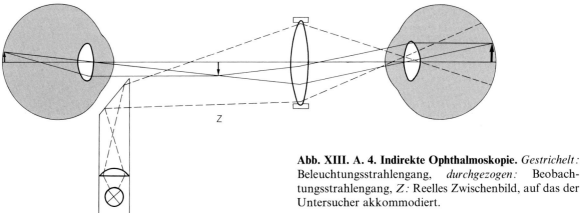

**Abb. XIII. A. 4. Indirekte Ophthalmoskopie.** *Gestrichelt:* Beleuchtungsstrahlengang, *durchgezogen:* Beobachtungsstrahlengang, Z: Reelles Zwischenbild, auf das der Untersucher akkommodiert.

bei größter Annäherung an das Patientenauge Prominenzmessungen, d.h. Messungen der Höhe der Ablatio mit Hilfe der Vorsatzlinsen, die in der Rekoss-Scheibe eingelassen sind. Wegen des kleinen Ausschnitts auf dem Fundus und der fehlenden Schärfentiefe ist ein Überblick über die Gesamtsituation einer Ablatio kaum möglich. Die Netzhautperipherie ist nicht ausreichend beleuchtbar, denn die Hornhaut und die Linse nehmen bei dem schrägen Strahlendurchgang viel Licht weg. Zudem kommen Astigmatismusfehler bei der hohen Vergrößerung mehr zum Tragen. Medientrübungen sind hinderlich, denn der Beleuchtungsstrahl kann nicht durch kleine Lücken gebracht werden, da er nicht so stark fokussiert wird wie bei der indirekten Ophthalmoskopie.

Die direkte Ophthalmoskopie ist demnach für die Erfordernisse der präoperativen Diagnostik eine zusätzliche Methode, auf die nicht verzichtet werden sollte, für die intraoperative Übersicht ist sie jedoch unzureichend.

## Indirekte Ophthalmoskopie

### Prinzip

Das umgekehrte, durch eine Sammellinse erzeugte reelle Bild der Netzhaut wird vom akkommodierenden Untersucher in einem Abstand von etwa 30 cm betrachtet (**Abb. XIII. A. 4**; [61, 62]). Beide Strahlengänge, der Beleuchtungsstrahlengang (die Lichtquelle wird durch die Sammellinse in der Patientenpupille abgebildet) und der Beobachtungsstrahlengang (die Pupille des Beobachters wird ebenfalls durch die Sammellinse in der Patientenpupille abgebildet) müssen in der Patientenpupille untergebracht werden. Nach dem Gullstrand-Prinzip [69] dürfen sie aber in der Patientenpupille nicht zusammenfallen, sondern müssen darin getrennt nebeneinander liegen, um Reflexe zu vermeiden. Bei monokularer indirekter Ophthalmoskopie werden bei Betrachtung der Netzhautperipherie, wobei die Pupille eine elliptische Form annimmt, die beiden Strahlengänge nebeneinander längs der großen Achse der Ellipse in die Pupille gebracht (**Abb. XIII. A. 5**; [122]). Dies geschieht durch Verschieben des Ophthalmoskops am Auge des Untersuchers, zum Teil auch durch Kippen und Verschieben der Sammellinse unter Ausnutzung prismatischer Effekte. Bei *binokularer* indirekter Ophthalmoskopie müssen 3 Strahlengänge in

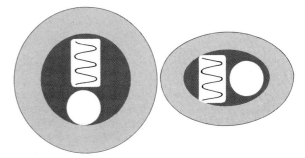

**Abb. XIII. A. 5. Monokulare indirekte Ophthalmoskopie.** Bei elliptischer Pupille, d.h. bei der Untersuchung der Peripherie, muß der Beobachtungsstrahlengang neben den Beleuchtungsstrahlengang längs der größeren Achse gebracht werden.

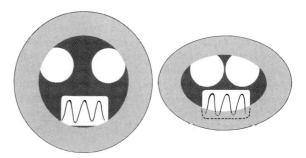

**Abb. XIII. A. 6. Binokulare indirekte Ophthalmoskopie.** Bei der Untersuchung der Netzhautperipherie und damit bei elliptischer Pupille, müssen die Beobachtungsstrahlengänge dem Beleuchtungsstrahlengang genähert werden.

der Patientenpupille untergebracht werden (2 Beobachtungsstrahlengänge und 1 Beleuchtungsstrahlengang). Die 3 Strahlengänge liegen etwa in einem gleichschenkligen Dreieck (**Abb. XIII. A. 6**). Um bei Betrachtung der Netzhautperipherie bei elliptischer Pupille noch eine Binokularität zu erreichen, muß das Dreieck der 3 Strahlengänge verkleinert werden: dabei kann sowohl die Beleuchtungsquelle der Beobachtungseinheit genähert, als auch die Stereobasis verringert werden. Die Untersuchungsrichtung ist damit vorgegeben, d.h. die größere Achse der elliptischen Pupille muß parallel zu den beiden Strahlengängen der Beobachtungseinheit liegen. Der Untersucher wird deshalb um den liegenden Patienten herumgehen und möglichst von der Gegenseite untersuchen. Ab einem gewissen Grad der elliptischen Pupille ist eine Binokularität nicht mehr möglich. Durch Neigen des Kopfes kann aber der Untersucher wenigstens *einen* Beobachtungsstrahlengang in der Patientenpupille unterbringen und damit die Fundusperipherie monokular betrachten (**Abb. XIII. A. 7**). Der Durchmesser des auf dem Fundus zu sehenden Areals beträgt in Abhängigkeit von Brechkraft und Durchmesser der Lupe etwa 30–55°, d.h. ungefähr 5–9 Papillendurchmesser. Das Feld ist damit zumindest 10mal so groß wie bei der direkten Ophthalmoskopie. Die Vergrößerung ist ungefähr zwei- bis vierfach. Sie errechnet sich aus dem Quotienten der Gesamtbrechkraft des Auges (60 dptr) und der Brechkraft der Lupe. Bei Verwendung einer 20 dptr-Lupe ist sie demnach dreifach. Die Leuchtdichte auf dem Fundus ist wegen der Abbildung der Lichtquelle in der Patientenpupille sehr hoch. Auch bei Verwendung von Rotfreifiltern ist die Lichtmenge noch ausreichend.

**Vorteile und Möglichkeiten**

Der große Ausschnitt auf dem Fundus und die hohe Schärfentiefe gestatten einen sehr *guten Überblick* über die Gesamtsituation und die unterschiedliche Höhe der Ablatio. Ab einer gewissen Pupillenweite ist eine stereoskopische Betrachtung möglich. Die Stereobasis ist allerdings durch Prismen auf etwa 15 mm erheblich reduziert. Dennoch bleibt ein brauchbarer Stereoeffekt. Die Netzhautperipherie ist bei weiter Pupille meist bis zur Ora serrata gut zu beurteilen. Wegen der fokussierenden Wirkung der Sammellinse stören Medientrübungen und enge Pupillen – eine intraoperativ häufig vorkommende Situation – viel weniger als bei der direkten Ophthalmoskopie. Je enger die Pupille ist, desto kleiner muß die Abbildung der Lichtquelle in der Patientenpupille sein. Daher *kommt der Güte der Linse eine wesentliche Bedeutung zu*. Asphärische, doppeltasphärische und achromatische Linsen sind vor allem aus diesem Grunde besonders wichtig.

Die indirekte Ophthalmoskopie kann auch unter *Eindellung des Bulbus in der Peripherie* durchgeführt werden. Dabei erlaubt das kopfgetragene binokulare Ophthalmoskop dem Untersucher, die Eindellung selbst vorzunehmen. Die Eindellung bringt für die Beurteilung der Netzhaut mehrere Vorteile mit sich. Bei nicht vollständiger Mydriasis können oranahe Strukturen dadurch erst sichtbar gemacht werden, andererseits wird die periphere Netzhaut näher zur Bulbusmitte gebracht, so daß oft wieder eine binokulare Betrachtung möglich wird. Der Einblickswinkel wird steiler und damit die Pupille weniger elliptisch. Weiterhin können durch die Eindellung Strukturunterschiede in der Netzhaut deutlich werden, die sonst nicht erkenntlich sind. Darauf wird auf S. 348 näher eingegangen. Die Eindellung kann in der Regel transpalpebral erfolgen, wobei der Patient in die Richtung der Eindellung blickt und der Untersucher von der Gegenseite ophthalmoskopiert. Es sind Fingerhutdeller oder Stabdeller in Gebrauch. Ein Wattestäbchen erfüllt aber den gleichen Zweck und wird zudem vom Patienten als angenehmer empfunden. Bei enger Blende des Beleuchtungstrahlengangs ist die beleuchtete Fundusfläche kleiner als die von der Sammellinse abgebildete Fundusfläche. Dadurch ergibt sich die Möglichkeit, im regredienten Licht zu ophthalmoskopieren, eine Hilfe, die sich bei der Lochsuche verwenden läßt. Die intraoperative Lochlokalisation ist durch die Übersichtlichkeit des indirekten Bildes sehr erleichtert. Bei kopfgetragenen Instrumenten kann die Lokalisation vom Operateur selbst mit der freigewordenen Hand vorgenommen werden. Intraokulare Manipulationen unter Sicht durch den Operateur, wie z.B. die Injektion an bestimmten Stellen im Glaskörperraum, werden erst durch ein kopfgetragenes binokulares Ophthalmoskop möglich.

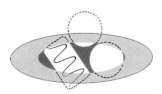

**Abb. XIII. A. 7. Binokulare indirekte Ophthalmoskopie.** Bei der Untersuchung der extremen Fundusperipherie ist keine Binokularität mehr möglich. Durch Drehen und Neigen des Kopfes kann der Untersucher aber einen der beiden Beobachtungsstrahlengänge neben dem Beleuchtungsstrahlengang in der Pupille unterbringen.

**Nachteile**

Die geringe Vergrößerung ist bei der indirekten Ophthalmoskopie ein gewisser Nachteil. Man kann allerdings sowohl monokular als auch binokular durch Lupen, Gallilei-Fernrohre oder durch Mikroskope das Zwischenbild vergrößern. Diese Vergrößerung kann das 2–4,5fache gegenüber dem normalen Bild in 25–30 cm Entfernung erreichen. Der dabei entstehende Verlust an Leuchtdichte auf dem Fundus wird durch neue Lichtquellen und Faseroptiken ausgeglichen.

## Folgerung

Die indirekte Ophthalmoskopie ist im Rahmen der Netzhautchirurgie die wesentliche diagnostische Methode. Die meisten Möglichkeiten bietet das kopfgetragene binokulare indirekte Ophthalmoskop, sowohl für die präoperative als auch für die intraoperative Diagnostik. Einen guten Kompromiß zwischen Vergrößerung und Gesichtsfeld stellen Lupen von 20–25 dptr dar. Vorteilhaft ist es, *mehrere Lupen* zur Verfügung zu haben, denn auch die Pupillenweite und das Bestreben nach Stereopsis beeinflußen die Wahl der Lupe. Die Lupe muß mit der Seite, die stärker gekrümmt ist, d.h. der Seite der kleineren Reflexe zum Untersucher zeigen. Je stärker die Brechkraft der Lupe ist, desto enger kann die Pupille sein. Die Stereopsis ist um so besser, je schwächer die Brechkraft der Lupe ist.

## Biomikroskopie

### Prinzip

Die Biomikroskopie des Fundus und der hinteren Glaskörperabschnitte entwickelte sich aus der Spaltlampenmikroskopie des vorderen Augenabschnitts [81]. Die direkte binokulare Spaltlampenmikroskopie der hinteren Augenabschnitte wird durch Aufhebung der Hornhautbrechkraft mit *Kontaktgläsern* möglich [38]. Die peripheren Anteile des Glaskörpers und des Fundus können über Spiegel erreicht werden, die in die Kontaktgläser eingelassen sind.

### Vorteile, Nachteile und Anwendungen

Die Biomikroskopie erlaubt die Diagnostik der vitreoretinalen Situation *im optischen Schnitt* auch in der Fundusperipherie. Sie ist ein wesentliches Hilfsmittel bei der Lochsuche in abgehobener Netzhaut, denn verdächtige Stellen leuchten im regredienten Licht auf. Innerhalb eines Loches ist die Kontinuität des Spalts unterbrochen. Die sehr hohe Vergrößerung ermöglicht zudem bei ausreichender Leuchtdichte die Analyse lochverdächtiger Stellen sowie vitreoretinaler Beziehungen auch in anliegender Netzhaut. Bei der Biomikroskopie besteht die Möglichkeit der *Eindellung*. Vorteilhaft ist dabei vor allem die kinetische Betrachtung: bei verschiedenen Auftreffwinkeln des Beleuchtungsstrahlengangs stellen sich durch Helligkeitsunterschiede von Aderhaut und Netzhaut Löcher dar. Bei Verschieben des eindellenden Instruments können Deckel von Rissen aufklappen und so die Diagnose ermöglichen. Darüber hinaus werden manchmal durch eine sklerale Eindellung feine Netzhautrisse gespreizt und so erst sichtbar.

Wegen des kleinen Ausschnitts auf dem Fundus fehlt bei der Biomikroskopie die Übersicht, zudem macht die fehlende Schärfentiefe das Erkennen der gesamten Ablatiokonfiguration schwierig. Die Biomikroskopie ist eine sehr zeitaufwendige Methode. Schließlich können durch „Ringskotome" zwischen verschiedenen Spiegeln im Kontaktglas leicht pathologische Veränderungen übersehen werden.

Die Spaltlampenbiomikroskopie bleibt aber im Rahmen der Netzhautchirurgie nach der indirekten Ophthalmoskopie eine wichtige Methode. Sie ist ein wesentliches Hilfsmittel bei der Lochsuche sowie der Analyse retinaler Veränderungen, die eventuell einer Prophylaxe bedürfen.

### Modifikationen

Das Panfunduskop (SCHLEGEL; [171]) bietet eine sehr gute Übersicht bei reduzierter Stereoskopie. Eine Möglichkeit zur Indentation besteht nicht. Die Hruby-Linse [81] braucht nicht auf die Hornhaut gesetzt zu werden; die Bayadi-Linse [39] erlaubt eine modifizierte indirekte Ophthalmoskopie. Mit beiden Linsen sind gute optische Qualitäten nur am hinteren Pol zu erhalten, mit der Bayadi-Linse unter Umständen bis in die mittlere Peripherie. Eine Möglichkeit des Eindellens ist bei beiden Methoden nicht vorhanden. Die Verwendung der Biomikroskopie ist auch als intraoperative Methode der Ophthalmoskopie empfohlen worden, so für die Entfernung intraokularer Fremdkörper (s. XV. B, S. 629, 651, 664). Bedarf es eines größeren Überblickes, so kommen jedoch die genannten Nachteile zum Tragen. Zudem sinkt die optische Qualität, wenn das Kontaktglas auf ein hypotones Auge gesetzt wird.

## Untersuchungsgang

Nach der Refraktions- und Visusbestimmung beider Augen sollte bei der spaltlampenmikroskopischen Untersuchung besonderer Wert auf die Wundverhältnisse nach einer Kataraktoperation, nach Verletzungen oder nach einer Keratoplastik gelegt werden, mit der Frage, ob eventuell vor oder während der Ablatiooperation zusätzliche Nähte zu legen sind. *Intraokulare Linsen* können während der Ablatiooperation Schwierigkeiten hervorrufen (s. S. 353, 407). Ihre Lage, Fixierung und die Möglichkeit der Pupillenerweiterung sollten dabei präoperativ genau geprüft werden. Der intraokulare Druck ist bei Ablatio im allgemeinen erniedrigt, ein normaler Druck bei Ablatio kann ein Hinweis auf ein Glaukom sein. In seltenen Fällen ist der Druck infolge einer Ablatioiritis auch erhöht. Eine Untersuchung des Gesichtsfelds ist nicht notwendig, außer bei der Differentialdiagnose zur Retinoschisis. Eine normale und kurz wirkende *Mydriasis* läßt sich durch eine Kombination von Phenylephrin (2,5%) und Tropicamid (0,5%) erreichen. Für eine maximale und langdauernde Mydriasis wird Atropin, Cyclopentolat und eventuell zusätzlich Phenylephrin gegeben.

Gelingt es damit nicht, eine Mydriasis zu erzielen, die eine ausreichende Fundusbeurteilung zuläßt, so ist eine Photokoagulation der Iris (s. Abschn. 1.1.3.) oder eine Iridektomie zu erwägen. Um schon präoperativ einen Anhalt über mögliche Schwierigkeiten bei skleralen Nähten zu bekommen, können verdünnte Areale der Sklera durch Transillumination dargestellt werden.

Bei der binokularen indirekten Ophthalmoskopie ist es vorteilhaft, eine Abtasttechnik anzuwenden, d.h. den Fundus von zentral nach peripher abzusuchen, indem man jeweils eine oder zwei Uhrzeigerrichtungen fortschreitet. Die *Untersuchung sollte im Sitzen und im Liegen erfolgen*, denn die Falten der Netzhaut verändern sich dabei und versteckte Löcher können so zum Vorschein kommen. Insbesondere gilt es, die Frage zu klären, ob die Makula abgehoben ist. Dies kann manchmal schwierig sein, wenn eine hochblasige Ablatio die Makula verdeckt. Die Intensität der Lichtquelle muß häufig geändert werden, da die volle Lichtstärke nur in abgehobener Netzhaut vertragen wird. Auch sollte mit unterschiedlichen Feldblenden gespiegelt werden. Man sieht damit durch trübe Medien besser hindurch und kann zudem den Vorteil der indirekten Beleuchtung nutzen. Der Patient hält möglichst beide Augen offen, so daß kein Bell-Phänomen auftritt. Was das Eindellen anbelangt, so ist Vorsicht geboten bei Augen mit früheren Verletzungen, vorangegangenen Ablatiooperationen, Kataraktoperationen, Keratoplastiken und fistulierenden Operationen.

Die direkte Ophthalmoskopie dient der Beurteilung der Makula, der Papille und des Gefäßbildes. Dabei ist es wichtig, eine Makulopathie zu erkennen, da die Visusprognose davon abhängt. Mit der direkten Ophthalmoskopie können zentrale Löcher oft besonders gut erkannt werden, außerdem ist eine Ablatiohöhenmessung möglich.

Die Biomikroskopie ist angezeigt, falls Unklarheit über den Foramenbefund besteht oder lochverdächtige Areale vorhanden sind, besonders bei Aphakie. Verdächtige Stellen sollten auch im regredienten Licht abgesucht werden.

Für die binokulare Ophthalmoskopie des Partnerauges muß die Lichtstärke gesenkt werden. Für die Frage der Prophylaxe ist zur Beurteilung vitreoretinaler Adhärenzen die Biomikroskopie sehr zu empfehlen. Zu achten ist besonders auf die häufige Spiegelbildsymmetrie der Ablatiovorstufen in Partneraugen. Bei komplizierten Befunden und bei voroperierten Augen, besonders bei proliferativer Vitreoretinopathie (PVR; [193]), wird man manchmal das gesamte diagnostische Rüstzeug einsetzen müssen, einschließlich der *Echographie*. Bei Kindern ist häufig eine Narkoseuntersuchung notwendig.

# Erfassung der Ablatiosituation

## Foramensuche

Die ersten wesentlichen Hinweise gibt die Anamnese, besonders wenn das Auftreten des ersten Schattens vom Patienten exakt beschrieben werden kann. Bei der idiopathischen Ablatio gibt es eine *allgemeine Wahrscheinlichkeit der Lage des Foramens* [195]: Hufeisenrisse liegen am häufigsten im temporal-oberen Quadranten, dann im nasal-oberen Quadranten und am seltensten im nasal-unteren Quadranten. Rundlöcher finden sich dagegen am häufigsten im temporal-unteren Quadranten. Oft läßt sich aufgrund der Ablatiokonfiguration auf die Lokalisation des die Ablatio auslösenden Foramens schließen, denn die Ausbreitung der subretinalen Flüssigkeit folgt den Regeln der Schwerkraft [101, 166]. Das bedeutet, daß bei der Untersuchung des Patienten im Sitzen des Foramen zunächst nahe der am weitesten oben gelegenen Stelle der Netzhautablösung gesucht werden sollte. Weiter ergibt sich daraus, daß bei einer Ablatio in der oberen Fundushälfte des Foramen auf der Seite liegt, auf der die Ablatio weiter nach unten reicht. Bei einer Ablatio in der unteren Fundushälfte liegt das Foramen auf der Seite, auf der die Ablatio weiter nach oben reicht. Netzhautablösungen, die in der oberen Fundushälfte liegen und von dort gelegenen Foramina verursacht sind, haben häufig eine hochblasige Form, während die Ablösungen, die von der unteren Fundushälfte ausgehen, oft flach sind. Daher legt eine hochblasige Ablatio in der unteren Fundushälfte den Verdacht auf ein Loch in der oberen Fundushälfte nahe (sog. „Senkungsablatio"). Ob eine Ablatio von der oberen oder unteren Fundushälfte ausgegangen ist, läßt sich auch an der Form der lateralen, oranahen Ablatiogrenzen erkennen. Im Fall einer von oben ausgegangenen Ablatio haben diese Grenzen einen nach unten konvexen Verlauf. Geht sie von der unteren Hälfte aus, so zeigt die Konvexität nach oben. Durchbrochene „Hochwasserlinien" engen das Feld der Foramensuche ein. Das bedeutet, daß das Foramen peripher der Hochwasserlinie liegt. Die Probleme der Foramensuche bestehen zum einen darin, daß sich in etwa 3–10% aller Netzhautablösungen kein sicheres Foramen finden läßt [70, 169]. Besonders häufig ist das bei Aphakie [4, 37]. Hier sollte man auch in der Pars plana nach Löchern suchen. Zum anderen hat *etwa die Hälfte aller Netzhautablösungen mehr als ein Foramen* [19, 169]. Die oben geschilderten einfachen Leitlinien der Foramensuche sind daher immer unter diesen Gesichtspunkten zu sehen. Hinzukommt, daß bei komplizierteren Netzhautablösungen, vor allem mit proliferativer Vitreoretinopathie, nach Trauma oder bei vitreoretinalen Syndromen, die einfachen Überlegungen der Ausbreitung der Ablatio gemäß der Schwerkraft meist nicht gelten. Schließlich darf nicht übersehen werden, daß nicht nur in abgehobener, sondern auch in anliegender Netzhaut Foramina oder behandlungsbedürftige Degenerationen liegen können.

## Dokumentation

### Anatomische Maße und Lagebezeichnungen

Sie sind sowohl für die Dokumentation eines Fundusbefundes, als auch für die Wahl chirurgischer Techniken sehr nützlich. Für das emmetrope Auge gilt:

| | |
|---|---|
| Achsenlänge | 23,5 mm |
| Äquatorumfang | 75 mm |
| Distanz von Limbus bis Ora serrata | 6,5–7,5 mm |
| Distanz von Ora serrata bis Äquator | 5–6 mm |
| Distanz von Äquator bis Austritt der Vortexvenen | ungefähr 3–4 mm |
| Horizontaler Durchmesser der Papille | 1,7 mm (6°) |
| Distanz von Papillenmitte bis Makula (Foveola) | 4,2 mm (15°) |

Die Maße, vor allem die *Achsenlänge* und der Äquatorumfang, können in myopen Augen erheblich größer sein. Das *Glaskörpervolumen*, das beim emmetropen Auge ungefähr 4,5 ml beträgt, kann beim hochmyopen Auge doppelt so groß sein. Die Nomenklatur ist, was Lage und Richtung auf dem Fundus anbelangt, nicht einheitlich. Wir benützen die folgenden Bezeichnungen:

| | |
|---|---|
| limbusparallel: | parallel zu Limbus, Äquator und Ora serrata. Die Angabe der Lage in limbusparalleler Richtung erfolgt nach der Uhrzeit. Limbusparallele Strecken werden in Stunden angegeben. Im emmetropen Auge entspricht eine Stunde bei äquatorialer Lage etwa 6 mm. |
| zentral: | Bereich des hinteren Pols bzw. in Richtung zum hinteren Pol. |
| peripher: | Bereich der Ora serrata bzw. in Richtung zur Ora serrata. |
| meridional: | in zentralperipherer Richtung und damit senkrecht zur limbusparallelen Richtung. |

Die Angabe der Lage in meridionaler Richtung erfolgt nach den Landmarken: große Gefäßbögen, Vortexampullen, Äquator, Ora serrata und Glaskörperbasis (1–2 mm jederseits der Ora serrata).

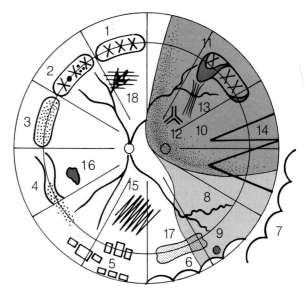

**Abb. XIII. A. 8. Präoperative Funduszeichnung.** (Modifiziert nach MEYER-SCHWICKERATH und WESSING; [132]) *1* Typische äquatoriale Degeneration mit Gitterlinien; *2* Typische äquatoriale Degeneration mit Erosionen und Rundloch; *3* Äquatoriale Degeneration mit Glitzerpunkten ohne Gitterlinien; *4* Schneckenspuren und Glitzerfeld; *5* Pflastersteindegenerationen; *6* Ora serrata ohne Eindellen sichtbar; *7* Ora serrata mit Eindellen sichtbar; *8* Flache Netzhautablösung; *9* Oranahes Rundloch; *10* Hochblasige Netzhautablösung; *11* Hufeisenriß und äquatoriale Degeneration; *12* Sternfalte der Netzhaut; *13* Glaskörperstrang oder -membran; *14* Katarakt (Fundiseinblick erschwert); *15* Intravitreale Hämorrhagie; *16* Spontane Pigmentierung; *17* Chorioretinale Narbe nach Voroperation; *18* In den Glaskörperraum reichende Gefäßneubildung.

### Präoperative Funduszeichnung

Die Funduszeichnung (**Abb. XIII. A. 8**) macht eine Befundsmitteilung *einfacher als eine Beschreibung*. Sie zwingt zudem zum genauen Untersuchen. Intraoperativ ist sie von großem Nutzen, wenn „Landmarken" eingezeichnet sind, z.B. Gefäßverläufe, die ein verstecktes Loch auch bei schlechtem Einblick wiederfindenlassen. Da die spärische Funduskonfiguration auf eine kreisförmige Fläche gezeichnet wird, sind die Größenverhältnisse in limbusparalleler Richtung je nach der Lage für ein und dieselbe Veränderung unterschiedlich. So muß eine limbusparallele Strecke, die am großen Gefäßbogen liegt, kleiner gezeichnet werden als dieselbe Strecke in äquatorialer Lage. Für gewisse Situationen (Glaskörpertraktionen, Tumoren) ist eine *Augenquerschnittszeichnung* sehr hilfreich (**Abb. XIII. A.9**; [132]). Für die Funduszeichnung wird ein bestimmter Farbcode verwendet.

XIII. A. Chirurgie und Prophylaxe der Netzhautablösung

Es bedeutet

| | |
|---|---|
| Rot | Anliegende Netzhaut, Aderhaut, Netzhautgefäße, Blutungen, |
| Blau | Abgehobene Netzhaut, Retinoblastom, |
| Blauschraffiert | Strukturen, die das Netzhautniveau verlassen und im Glaskörperraum liegen, |
| Grün | Frische Koagulationsherde, Glaskörper, |
| Braun | Pigmentierte Koagulationen, Melanom, Hämangiom, Naevus, |
| Gelb | Exsudate, |
| Schwarz | Retinale Degenerationen, spontane chorioretinale Pigmentierungen, proliferatives Gewebe. |

Viele Situationen verlangen einen gesonderten Vermerk in der Zeichnung, z.B. die Retinoschisis, subretinale Hämorrhagien und die Chorioidalablatio.

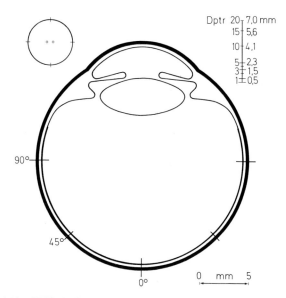

**Abb. XIII. A. 9. Augenquerschnitt (emmetropes Auge).** (Nach MEYER-SCHWICKERATH und WESSING; [132]). In das linke obere Fundusbild wird die Querschnittsebene angezeichnet, rechts oben findet sich die Umrechnung von dptr in mm. Genauer ist die Verwertung ultraschallechographisch gemessener Distanzen. Dabei entspricht 1 μsec ungefähr 0.77 mm.

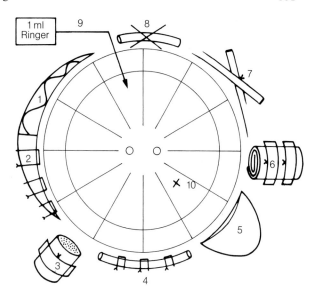

**Abb. XIII. A. 10. Zeichnung der ausgeführten Operation** (wird in die präoperative Funduszeichnung eingezeichnet; Modifiziert nach MEYER-SCHWICKERATH und WESSING; [132])
*1* Skleraeinfaltung; *2* Lamelläre Skleraresektion; *3* Silikonschwammplombe; *4* Silikongummiplombe; *5* Intrasklerale Tasche; *6* Plombe aus gerollter Dura mater; *7* Cerclage; *8* Entfernung einer Plombe; *9* Intravitreale Injektion (hier 1 ml Ringer-Lösung); *10* Drainagestelle der subretinalen Flüssigkeit.

Neben dem Farbcode wird ein schematisierter Zeichencode benutzt: hier sind für viele Veränderungen besondere Zeichen vorhanden: z.B. für die Laserkoagulation, die äquatoriale Degeneration und die Schneckenspuren.

Für das Anlegen der *Funduszeichnung beim indirekten Spiegeln im umgekehrten Bild* gibt es zwei Möglichkeiten. Das Blatt wird um 180° gedreht (12 h unten), und es wird gezeichnet, wie das Fundusbild im umgekehrten Bild erscheint. Am Schluß wird das Blatt wieder gedreht. Bei der zweiten Möglichkeit bleibt das Blatt in Normallage (12 h oben). Das inverse Fundusbild wird in der Vorstellung „gedreht" und gezeichnet. Die zweite Methode ist vorzuziehen, da viele intraoperative Situationen, wie Plombenverlagerungen oder intraokulare Injektionen, es erforderlich machen, das Bild in der Vorstellung „gedreht" zu verwerten.

Zeichnung der ausgeführten Operation

Die ausgeführte Operation wird mit den dafür festgelegten schematischen Zeichen in die präoperative Fundusskizze eingezeichnet (**Abb. XIII. A. 10**).

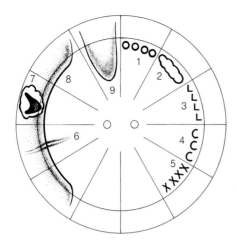

**Abb. XIII. A. 11. Postoperative Funduszeichnung** (Ergebnis der Operation; Modifiziert nach MEYER-SCHWICKERATH und WESSING; [132])
*1* Xenonkoagulation (Einzelherde); *2* Xenonkoagulation (konfluierende Herde); *3* Laserkoagulation; *4* Kryokoagulation; *5* Diathermiekoagulation; *6* Meridionale Netzhautfalte (Überschußfalte); *7* Netzhautforamen, mit Xenonkoagulation umstellt; *8* Buckel bei limbusparalleler Plombe; *9* Buckel bei meridionaler Plombe.

Postoperative Funduszeichnung
(Ergebnis der ausgeführten Operation)

Der Fundusbefund am Ende der Operation wird nach den Regeln der präoperativen Funduszeichnung erstellt. Besondere Zeichen werden für die am Fundus sichtbaren skleralen Eindellungen verwendet (**Abb. XIII. A. 11**).

Operationsbericht

Unmittelbar nach dem Ende der Operation sollte der Operateur den Bericht diktieren. Neben der Beschreibung des Operationsablaufs sollte besonders erklärt werden, *warum gewisse operative Schritte durchgeführt* wurden und welche *Komplikationen* auftraten. Alle bei der Operation Mitwirkenden sollten mit Namen aufgeführt werden.

## Differentialdiagnose der Ablatio retinae

### Idiopathische Ablatio

Sie ist die häufigste Form der Ablatio retinae und wird, wie einleitend dargestellt, durch einen Netzhautdefekt („rhegmatogen") verursacht. Allerdings läßt sich bei etwa 5% der Fälle kein Foramen finden (s. S. 402). Daher ist es besser, den Ausdruck „idiopathisch" für diese Ablatioform zu wählen, denn auch traumatische Ablösungen sind meist rhegmatogen, aber nicht idiopathisch.

### Exsudative Ablatio

Als *Begleitablatio* kommt sie bei chorioidalen und retinalen Tumoren vor. Entzündlich bedingt ist sie bei Uveitis, nach ausgedehnten intraoperativen und prophylaktischen Koagulationen, bei Skleritis, beim Vogt-Koyanagi-Harada-Syndrom und beim uveal effusion-syndrome [168]. Schließlich gibt es als „*Ablatio fugax*" exsudative Netzhautablösungen bei Urämie und Eklampsie. Subretinale Flüssigkeitsansammlungen kommen außerdem bei der Grubenpapille, der Retinopathia centralis serosa und in besonderer Form als Retinitis exsudativa externa bei Morbus Coats vor. Bei der Untersuchung einer exsudativen Ablatio zeigt sich meist das Phänomen des „shifting fluid", die subretinale Flüssigkeit verschiebt sich bei Lageänderungen. Tumoren können durch die äußerliche Betrachtung von Verschattungen mit der *transskleralen Diaphanoskopie* sowie durch die Kombination von diaskleraler Diaphanoskopie und gleichzeitiger Ophthalmoskopie, wobei das Ophthalmoskoplicht ausgeschaltet bleibt, erkannt werden. Die *Ultraschalluntersuchung* bietet die wertvollste Hilfe bei der Suche nach Tumoren bei unklarer Ablatio: im B-Bild wird das Auge abgesucht, und im A-Bild wird die verdächtige Struktur analysiert. In Einzelfällen kann die *Fluoreszenzangiographie* nützlich sein, falls der fragliche Tumor nicht zu peripher liegt und die darüberliegende Ablatio nicht zu hoch ist. Eine Computertomographie erbringt mit den derzeit zur Verfügung stehenden Geräten keine größere diagnostische Sicherheit.

### Traktionsablatio

Sie kommt in erster Linie bei den *Spätstadien der proliferativen diabetischen Retinopathie* und anderer Vaskulopathien der Netzhaut vor. Weitere Ursachen sind Traumen, Uveitiden und Glaskörpereinklemmungen nach Kataraktoperationen. Eine Kombination mit Netzhautforamina ist möglich; dies ergibt sich allein schon aus der Häufigkeit von Netzhautforamina in normalen Augen. Es können aber auch sekundäre Foramina durch Atrophie und Glaskörperzug entstehen, so daß sich aus einer primären Traktionsablatio eine zum Teil hochblasige Ablatio entwickelt. Für die Differentialdiagnose sind die *Symptome der Traktionsablatio* wichtig: die intravitrealen Membranen oder Stränge setzen an der Netzhaut an, und zwar in der Weise, daß die höchste Stelle der Ablatio im Bereich der Insertionsstelle liegt. Die Ablatio ist zur Bulbusmitte hin konkav geformt. Bei Bulbusbewegungen ändert sich ihre Konfiguration nicht, sie bleibt starr. Als Regel gilt, daß die Therapie der Traktionsablatio erst erforderlich wird, wenn die Makula bedroht ist. Das ist natürlich von der Progredienz des Befunds abhängig. Es ist aber auffallend, wie stabil eine Traktionsablatio über sehr lange Zeiträume bleiben kann.

### Veränderungen, die eine Ablatio vortäuschen

#### Chorioidalablatio

Die Chorioidalablatio ist durch ihre runde, völlig glatte *Form* gekennzeichnet. Die *Farbe* ist im Gegensatz zur Netzhautablösung mehr bräunlichrot. Eine Änderung der Form bei Lageveränderung tritt nicht auf. Die Chorioidalablatio *schließt sehr oft Bereiche der Pars plana des Ziliarkörpers* ein und hat häufig multiple Bullae. Differentialdiagnostisch ist sie von einem malignen Melanom der Aderhaut ultraschallechographisch sehr einfach zu unterscheiden.

#### Retinoschisis

Auch die Retinoschisis weist eine völlig glatte gewölbte Oberfläche auf, jedoch ist sie so *transparent*, daß sich die Gefäße als Schlagschatten auf der Bulbusrückwand abzeichnen. Oft sind typische Außenschichtforamina vorhanden. *Im Gesichtsfeld zeigt sich ein kompletter Ausfall.* Die senile Retinoschisis kommt fast ausschließlich in emmetropen und hyperopen Augen vor. Sie liegt meist in der temporal unteren Peripherie. Zeichen eines état givré finden sich häufig im anderen Auge. In Zweifelsfällen ist eine diagnostische Photokoagulation möglich: bei der Retinoschisis tritt eine Weißfärbung des Außenblatts auf, bei der Ablatio fehlt sie.

Auch große *Zysten* der Netzhaut stellen eine Retinoschisis dar. Sie finden sich oft bei alten Netzhautablösungen, vor allem in der unteren Zirkumferenz.

#### Subhyaloidale Hämorrhagie

Bei der subhyaloidalen Hämorrhagie ist das normale Gefäßbild der Netzhaut verdeckt. Wenn über der Blutung in einer Glaskörpermembran Neovaskularisationen liegen, so hat dieses Gefäßmuster ein anderes Aussehen als das der normalen Netzhaut. Subhyaloidale Hämorrhagien haben oft durch eine Spiegelbildung eine lineare horizontale Begrenzung. Ultraschallechographisch läßt sich eine Glaskörpermembran mit hoher Sicherheit von einer abgehobenen Netzhaut unterscheiden.

## Präoperative Maßnahmen

### Allgemeinmedizinische Untersuchung

Die allgemeinmedizinische Anamnese und der am besten vom Hausarzt mitgegebene Untersuchungsbericht ist ein *wesentlicher* Punkt, vor allem zur Abwägung des Narkoserisikos. Bekanntlich sind ältere Patienten in der Ablatiochirurgie in der Überzahl. Was die Mortalitätsrate bei augenärztlichen Operationen anbelangt, so scheint zwischen der Lokalanästhesie und der Intubationsnarkose kein Unterschied zu bestehen: für beide Anästhesiearten liegt sie bei etwa 1:2000 [34, 155]. *Für eine Allgemeinanästhesie* und damit gegen eine Lokalanästhesie *sprechen eine lange Dauer der Operation* und mögliche intraoperative Komplikationen. Bei der Wahl einer Lokalanästhesie kommt deshalb der Erfahrung des Operateurs eine wesentliche Bedeutung zu, wobei natürlich die Kooperation des Patienten erforderlich ist. Bei Diabetikern besteht eine geringere Gefahr der Stoffwechselentgleisung, wenn Lokalanästhesie gewählt wird. Wichtige *Medikamente*, die bei jeder Anästhesie bekannt sein müssen, sind Antihypertensiva, Antikoagulantien, Insulin und Steroide.

### Komplizierende Befunde

Trübungen der Kornea sind selten so ausgeprägt, daß vorher eine Keratoplastik notwendig ist. Die indirekte Ophthalmoskopie erlaubt in den meisten Fällen ausreichende Übersicht. Intraoperativ muß das Epithel geschützt werden. Phenylephrin in hoher Konzentration sollte ebenso vermieden werden wie Kokain, da es zu Epithelläsionen Anlaß gibt.

Auch fortgeschrittene *Katarakte* stellen für die indirekte Ophthalmoskopie meist kein unüberwindliches Hindernis dar. Falls doch eine Kataraktextraktion notwendig erscheint, ist es ratsam, vorsichtshalber die doppelte Anzahl von Hornhautnähten zu legen. Im Zweifelsfall ist es besser, die Kataraktoperation bei wiederangelegter Netzhaut durchzuführen. Was die *intraokularen Kunstlinsen* [91, 144] anbelangt, so treten Probleme in der Regel bei Iriskliplinsen auf, da oft Synechien vorhanden sind, die keine ausreichende Pupillenweite zulassen. Vorderkammerlinsen können durch intraoperative Manipulationen zu Vorderkammerblutungen führen. Vorderkammerlinsen und auch Iriskliplinsen lassen eine intravitreale Injektion größerer Gasvolumina nicht zu, da sie dadurch gegen die Hornhaut gedrückt werden. Intraoperative Luxationen der Intraokularlinsen sind selten. Die geringsten Probleme bringen Hinterkammerlinsen mit sich.

Bei einer frischen *Glaskörpereinblutung* sollte der Kopf hoch gelagert werden. Nach einem 1–3tägigen binokularen Verband ist das Netzhautforamen dann meist sichtbar [103, 178], da es bei dieser Situation fast immer in der oberen Zirkumferenz liegt. Bei sich nicht resorbierenden Hämorrhagien sind echographische Kontrollen angezeigt. Es kann abgewartet werden, solange die Netzhaut anliegt. Falls eine Ablatio festgestellt wird, ist eine baldige Vitrektomie mit einer Wiederanlegungsoperation erforderlich, da bei dieser Situation eine hohe Wahrscheinlichkeit besteht, daß sich eine proliferative Vitreoretinopathie entwickelt. Eine *Chorioidalablatio* in Kombination mit einer Ablatio ist viel häufiger als angenommen wird, besonders beim Hypotoniesyndrom mit Iritis. Die Prognose ist bei starker Ausprägung der Chorioidalablatio oft schlecht. Es besteht eine Tendenz zur Ausbildung einer proliferativen Vitreoretinopathie.

Zeigt sich bei einer Reablatio eine *Plombenabstoßung*, so muß in erster Linie die Plombe entfernt werden [196]. Nur selten ist das Plombenbett infiziert, so daß in der Regel die Reoperation sofort erfolgen kann.

### Gespräche mit dem Patienten

Vor der Operation sollten vor allem folgende Punkte angesprochen werden: eine genaue Erklärung des Befunds und der geplanten Operation, die Krankenhausaufenthaltsdauer, die Prognose der Wiederanlegung, die Prognose des Visus – wobei hier große Zurückhaltung angebracht ist – und die Prophylaxe des anderen Auges. Es ist wichtig, dem Patienten zu sagen, daß nach der Operation nur ein Auge verbunden wird. Die Beantwortung der Fragen des Patienten sollte das präoperative Gespräch abschließen.

### Präoperatives Vorgehen

Die *Dringlichkeit der Operation* ergibt sich aus der Bedrohung der Makula durch die Progredienz der Ablatio. Bei hochblasiger Ablatio ist eventuell ein binokularer Verband mit entsprechender Lagerung des Patienten – so daß das Foramen an der tiefsten Stelle zu liegen kommt – über längstens 24 Stunden angezeigt. Eine Lochbrille ist meist zwecklos, da der Patient daran vorbeischaut. Auch bei binokularem Verband sollte es dem Patienten erlaubt sein, zu Bad und Toilette sowie zum Essen aufzustehen.

Zur unmittelbaren *Operationsvorbereitung* werden Sedativa gegeben und die Wimpern geschnitten. Ein Abstrich aus dem Konjunktivalsack ist nach unserer Erfahrung nur bei einer offensichtlichen Infektion erforderlich. Einer Ablatioiritis wird durch lokale Kortikoide vorgebeugt, wenn bis zur Operation ein Zwischenraum von einigen Tagen liegt.

# Operationen

## 1 Retinopexien (Koagulationsverfahren)

Wie einleitend dargestellt wird, kommt es zur Manifestation der Ablatio retinae durch das zufällige zeitliche Zusammentreffen mehr oder weniger häufiger und meist physiologischer (Alters-) Veränderungen im Glaskörper und in der Retina. Im Zentrum dieses Ablaufs steht das Retinaforamen. Der Verschluß der Netzhautlöcher, die Retinopexie, ist seit GONIN der entscheidende Schritt in der Therapie wie auch in der Prophylaxe. Dieser Verschluß sollte dauerhaft sein. Zum einen soll verhindert werden, daß Glaskörperflüssigkeit hinter oder wieder hinter die Retina gelangt, zum anderen soll die Narbe im Bereich der Koagulation so fest sein, daß sie durch Glaskörpertraktionen nicht abgehoben werden kann. Während für das erste Ziel, den wasserdichten Verschluß, Vernarbungen genügen, die nur die äußeren Netzhautschichten mit dem Pigmentepithel verbinden, ist für den zweiten Fall, die feste chorioretinale Narbe, eine Vernarbung aller Netzhautschichten mit der Unterlage notwendig. Das *Ziel einer festen chorioretinalen Narbe* sollte sowohl bei der Prophylaxe einer Netzhautablösung als auch für den Foramenverschluß einer eingetretenen Netzhautablösung angestrebt werden. Von den vielen Methoden, die schon eingesetzt worden sind, chorioretinale Entzündungen mit dem Ziel einer Vernarbung zu erzeugen, werden derzeitig nur noch drei angewandt: die Photokoagulation, die Kryokoagulation und die Diathermie. Was den gesamten Bereich der intraoperativen und prophylaktischen Koagulationen anbelangt, so ergänzen sich diese Methoden eher, als daß sie konkurrieren.

Es ist versucht worden, den Lochverschluß bei der Netzhautablösung nur durch die sklerale Eindellung zu erzielen und auf eine Retinopexie ganz zu verzichten [42, 208]. Wenn auch die Kurzzeitergebnisse ähnlich sein mögen, so ist doch die Rate der späteren Wiederablösungen hoch [20].

---

Der Operateur sitzt auf der Seite des zu operierenden Auges. Die Darstellung von Operationsschritten entspricht seiner Sicht.

## 1.1 Photokoagulation

### 1.1.1 Wirkungsweise

Die Photokoagulation wurde von MEYER-SCHWIK-KERATH 1946 erfunden und in den folgenden Jahren bis zu einer klinisch anwendbaren Methode gebracht [121, 122]. Als Lichtquellen dienten zunächst das Sonnenlicht, dann Kohlebogenlampen und schließlich die *Xenonhochdrucklampe*. Das Prinzip besteht darin, daß die Lichtenergie, die durch die brechenden Medien des Auges transmittiert und fokussiert wird, hauptsächlich im retinalen Pigmentepithel, zu einem kleinen Teil auch in der Aderhaut, absorbiert und dort in Wärme umgewandelt wird. Das gilt sowohl für das Sonnenlicht und das Licht der Xenonhochdrucklampe, die beide den gesamten sichtbaren Spektralbereich umfassen, als auch für das *Laserlicht*, das im Fall des Argonlasers zwei Hauptemissionen bei 488 nm und 515 nm aufweist. Die durch die absorbierte Lichtenergie im Pigmentepithel entstehende Wärme breitet sich in alle Richtungen aus und führt in Abhängigkeit von der Feldgröße, der eingestrahlten Leistung und der Expositionszeit zu einer thermischen Schädigung von Aderhaut und Netzhaut mit einer nachfolgenden Vernarbung. Im Makulabereich wird das blaugrüne Licht des Argonlasers auch vom intraretinalen Xanthophyll absorbiert. Für die selektive Koagulation subretinaler Neovaskularisationen eignet sich deshalb *im Makulabereich der Kryptonlaser mit einer Wellenlänge von 647 nm besser* [118]. Auch für den Xenonphotokoagulator gibt es ein Filter, das die vom Xantophyll absorbierten Strahlen im blauen Bereich nicht transmittiert.

Sollen, um eine feste chorioretinale Verbindung zu schaffen, alle Netzhautschichten von der thermischen Läsion erfaßt werden, so ist bei einer Herdgröße von 500 µ eine minimale Expositionszeit von etwa 0,4 sec erforderlich. Versucht man eine ähnliche thermische Läsion mit kürzeren Expositionszeiten und damit zwangsläufiger Erhöhung der eingestrahlten Lichtleistung zu erreichen, so führt dies zur Gefahr explosiver Reaktionen [13, 14].

Die *Photokoagulation* kann dem geschilderten Prinzip nach *nur in anliegender Netzhaut wirksam* sein. Zwischen Pigmentepithel und Neuroretina entsteht eine primäre Adhäsion [13] im Gegensatz zur Kryokoagulation. Die Ausbildung einer retinochorioidalen Narbe erfolgt in etwa 7–14 Tagen [122].

*Indikationen*

Intraoperativ besteht die hauptsächliche Anwendung der Photokoagulation darin, *am Ende der Operation* die wiederangelegte Netzhaut im Bereich der Foramina zu koagulieren. Dabei sind die wesentlichen Voraussetzungen für die Durchführung der Photokoagulation klare brechende Medien und eine weite Pupille.

Bei der Ablatioprophylaxe, d.h. der Koagulation von Foramina und Netzhautdegenerationen, ist die Photokoagulation die Methode der Wahl, insbesondere, wenn die Veränderungen im Äquatorbereich und zentral davon liegen.

### 1.1.2 Technik

In der Regel erfolgt die Xenonkoagulation über ein sich am Gerät befindendes direktes Ophthalmoskop. Sie kann aber auch mit einer Zusatzeinrichtung über ein Kontaktglas unter spaltlampenmikroskopischer Sicht durchgeführt werden [41]. Die Argonlaserkoagulation wird über ein Kontaktglas an der Spaltlampe am sitzenden Patienten ausgeführt. Vorrichtungen zur Koagulation am liegenden Patienten über das Operationsmikroskop sind beschrieben [12, 33].

#### 1.1.2.1 Einstellung des Xenonkoagulators

Zunächst wird der „hot-spot" und sein Spiegelbild so eingestellt, daß das durch die Feldblende begrenzte Feld homogen ausgeleuchtet ist. Beide spots liegen dabei nahe der Feldbegrenzung. Als Feldblende wird für die intraoperative Anwendung 3° (ungefähr 900 µ Herddurchmesser auf dem Fundus) bis 6° (ungefähr 1800 µ Herddurchmesser auf dem Fundus) gewählt. Für die Einstellung der Leistung (Last) gilt, daß ein normal pigmentierter Fundus bei einer Feldblende von 3° mit Grundlast I und einer Expositionszeit von 0,5–0,7 sec koaguliert werden kann, falls die Medien klar sind, und die Pupille weit ist. Ist der Fundus stark pigmentiert, so kann die Leistung durch Zuziehen der Irisblende weiter verringert werden.

#### 1.1.2.2 Einstellung des Argonlasers

Die Herdgröße auf dem Fundus wird in der Regel für die Ablatioprophylaxe auf 200–500 µ und für die fokale und disseminierte Koagulation bei retinalen Gefäßerkrankungen auf 500–1000 μ eingestellt. Die Einstellung der Expositionszeit hängt wesentlich davon ab, ob ohne oder mit Retrobulbäranästhesie koaguliert wird. Bei Koagulationen ohne Retrobulbäranästhesie kann die Expositionszeit wegen der Augenbewegungen der Patienten in den meisten Fällen nicht länger als 0,2 sec sein. Zudem sind Koagulationen mit längeren Expositionszeiten schmerzhaft. Mit Retrobulbäranästhesie beträgt die Expositionszeit üblicherweise 0,5–0,7 sec. Für die Einstellung der Leistung gilt, daß bei klaren Medien und normal pigmentiertem Fundus bei 500 μ Herdgröße und 0,5 sec Expositionszeit ungefähr 200–250 mW benötigt werden. Bei 500 μ Herdgröße und 0,2 sec Expositionszeit sind es ungefähr 300–350 mW.

### 1.1.2.3 Intraoperative Xenonkoagulation

Die auf einer skleralen Eindellung wiederangelegten Netzhautforamina weisen gegenüber der normalen Netzhautlage eine hyperope Refraktion auf. Das Xenonlicht muß daher zusätzlich zu der Fokussierung durch die brechenden Medien des Auges noch konvergiert werden. Dies wird erreicht, indem in den Koagulationsstrahlengang Konvexlinsen gehalten werden. Beim neuen Zeiss-Koagulator ist hierfür eine Konvergenzeinrichtung vorhanden (von 0 bis +12 dptr; [135]). Da sich die meisten Foramina in der Netzhautperipherie befinden, liegt der Strahlengang schräg zur Augenachse. Die Pupille ist daher elliptisch, weswegen die Leistung bei der Koagulation dieser Foramina erhöht werden muß. Um Irisschädigungen zu vermeiden, muß bei dieser Situation nach jedem Koagulationsherd gewartet werden und das vordere Segment durch Übergießen mit Ringer-Lösung gekühlt werden. Falls sich so keine ausreichende Herde erzielen lassen, kann durch Zuziehen der Irisblende der Eintrittsstrahldurchmesser verkleinert werden, womit natürlich eine weitere Erhöhung der Leistung nötig wird. Es ist beim Gebrauch der Konvergenzeinrichtung besonders wichtig, mit dem Spiegel des direkten Ophthalmoskops möglichst nahe an das Patientenauge heranzugehen. Bei zu großem Abstand kann es sonst durch die hohe Leistungsdichte des stark fokussierten Strahls zu Irisschädigungen kommen. Zu beachten ist bei allen Koagulationen, die ohne Konvergenz des Strahlengangs durchgeführt werden, daß die durch die Pupille eintretende Leistung wegen des aufgeweiteten Strahls reduziert wird, wenn der Abstand zwischen Patientenauge und Spiegel vergrößert wird. Es lassen sich dann unter Umständen keine Herde mehr erzielen.

### 1.1.2.4 Xenonkoagulation bei der Ablatioprophylaxe

Sie wird in Retrobulbäranästhesie durchgeführt. Die Feldblende wird in der Regel auf 3° eingestellt. Bei Myopien von mehr als −5 dptr muß eine Kontaktlinse zum Refraktionsausgleich aufgesetzt werden. Bei Koagulationen sehr peripherer Veränderungen ist es notwendig, den zu koagulierenden Bereich einzudellen, am besten mit einem Wattestäbchen. Foramina werden ein- bis zweireihig in anliegender Netzhaut umstellt, wobei sich die Ränder der Koagulationsherde berühren. Hufeisenrisse müssen peripher bis in die Ora serrata koaguliert werden (**Abb. XIII. A. 12**). Dazu ist es meist erforderlich, die periphere Netzhaut einzudellen. Äquatoriale Degenerationen werden mit einer einreihigen Kette in gesunder Netzhaut umstellt. Das bedeutet, daß die äquatoriale *Degeneration selbst nicht koaguliert* wird („keep off-Technik").

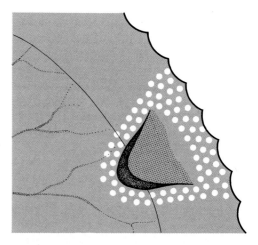

**Abb. XIII. A. 12. Xenonkoagulation eines Hufeisenrisses.** Am zentralen Rand und seitlich zweireihige Koagulationskette peripher bis in die Ora serrata. Herdgröße 3°.

### 1.1.2.5 Argonlaserkoagulation bei der Ablatioprophylaxe

Während sich kleinere, lokal eng begrenzte Veränderungen ohne Retrobulbäranästhesie behandeln lassen, ist für die Koagulation ausgedehnter

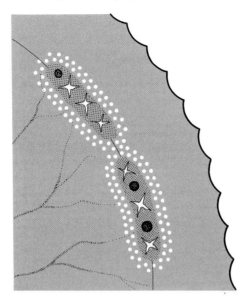

**Abb. XIII. A. 13. Argonlaserkoagulation zweier äquatorialer Degenerationen.** Umstellung in gesunder Netzhaut („Keep-off-Technik") zweireihig mit 500 µ-Herden.

Läsionen meist eine Retrobulbäranästhesie notwendig. Als Herdgröße wird in der Regel 500 µ gewählt. Hufeisenrisse sollten damit dreireihig bis in die Ora serrata koaguliert werden. Für äquatoriale Degenerationen genügt eine zweireihige Umstellung in gesunder Netzhaut in „keep off-Technik" (**Abb. XIII. A. 13**).

### 1.1.3 Spezielle Techniken und Modifikationen

Die Xenonkoagulation kann zur Pupillenerweiterung (sog. Photomydriasis) sowohl präoperativ als auch intraoperativ benutzt werden. Die Herde werden über ein Wasserbad mit Grundlast I–III, 0,5 sec Expositionszeit und Feldblende 4,5 etwa 1–2 mm vom Pupillenrand entfernt in der ganzen Zirkumferenz gesetzt. Diese sogenannte „Photomydriasis" ist ebenso mit dem Argonlaser möglich. Bei festen Synechien ist eine Synechiolyse oder eine Sektoriridektomie notwendig.

Bei Medientrübungen oder enger Pupille kann die ursprünglich am Ende der Operation geplante Koagulation der Foramina einige Tage später nachgeholt werden [126]. Bei großen Hufeisenforamina, die prophylaktisch behandelt werden sollen, kann eine Kombination von Photo- und Kryoagulation von großem Vorteil sein. Die zentralen Anteile, die transkonjunktival mit der Kryosonde nicht zu erreichen sind, werden mit Photokoagulation behandelt, während an den peripheren Anteilen, die mit Photokoagulation schwer zu erreichen sind, eine Kryokoagulation erfolgt.

Entdeckt man bei einer Reablatio ein offenstehendes Netzhautforamen im Bereich einer Eindellung, so kann man, wenn es sich nach 24stündigem binokularem Verband angelegt hat, mit einer einfachen Photokoagulation manchmal weitergehende Eingriffe vermeiden (s. Abschn. 6.1.2.1).

### 1.1.4 Komplikationen der Photokoagulation

Bei einer *Überdosierung* kann die Netzhaut thermisch so stark geschädigt werden, daß sie nekrotisch zerfällt, bevor eine chorioretinale Narbenbildung eingetreten ist. Dies kommt typischerweise bei dunkelpigmentierten Fundi vor, wenn eine „normale" Einstellung gewählt wird. Die zweite mögliche Folge einer Überdosierung sind *Explosionsreaktionen mit Hämorrhagien* aus der Aderhaut. Diese können meist gestoppt werden, wenn man die Blutungsquelle sofort mit geringerer Leistung und längeren Expositionszeiten koaguliert. Bei einer *Unterdosierung* erfolgt keine ausreichende Narbenbildung, so daß eine Nachkoagulation erforderlich wird. Bei der Xenonkoagulation kommen Irisschädigungen nicht vor, wenn die Pupille ausreichend erweitert ist, das vordere Segment zwischen den einzelnen Koagulationen mit Ringer-Lösung übergossen wird, und die Geräteeinstellung sowie der Abstand zur Kornea richtig gewählt werden.

## 1.2 Kryokoagulation

### 1.2.1 Wirkungsweise

Komprimiertes Gas ($CO_2$ oder $N_2$) wird innerhalb der auf der Sklera aufgesetzten Kryosonde dekomprimiert. Dadurch sinkt die Temperatur in der Sonde (Joule-Thompson-Effekt). Das entspannte Gas wird zum Gerät zurückgeleitet und entweicht dort nach außen. Innerhalb der Netzhaut und Aderhaut wird durch Eisbildung Wasser entzogen, so daß das Osmosegleichgewicht innerhalb des Gewebes beeinträchtigt wird. Der größte Teil der Gewebszerstörung wird wahrscheinlich dadurch hervorgerufen, daß es *beim Auftauen zum Platzen der Zellen* kommt. Zusätzlich wirksam ist wohl auch die Stase in den kleinen Blutgefäßen. Große Aderhautgefäße und Vortexvenen bleiben dagegen offen. 7–14 Tage nach der Applikation entsteht eine feste chorioretinale Narbe. Die Kryokoagulation ist im Gegensatz zur Photo- und Diathermiekoagulation *keine thermische Proteindenaturierung,* führt aber gleichwohl zu einer Retinopexie [9, 25, 107, 173].

*Indikationen*

Intraoperativ wird die Kryokoagulation angewendet, wenn *großflächige und sehr periphere Koagulationen* ausgeführt werden müssen. Diese lassen sich mit der Photokoagulation nur schwierig und mit der Gefahr der Schädigung des vorderen Segments erreichen, während es mit der Kryokoagulation sehr einfach und schnell gelingt. Eine wesentliche Schädigung der Ziliararterien scheint auch bei 360°-Koagulationen nicht aufzutreten. Häufig wählt man auch die Kryokoagulation, weil Medientrübungen oder eine zu enge Pupille am Ende der Operation die Photokoagulation nicht erlauben würden.

Zur Ablatioprophylaxe eignet sich die Kryokoagulation für Netzhautforamina und -degenerationen, wenn Medientrübungen oder eine nicht ausreichend erweiterbare Pupille eine Photokoagulation nicht ermöglichen oder wenn die Veränderungen sehr peripher liegen, und damit eine Photokoagulation technisch schwierig machen. Eine Kombination der Kryokoagulation mit der Photokoagulation kann sehr hilfreich sein (s. 1.1.3).

### 1.2.2 Technik

Die *Geräteeinstellung* ist abhängig von der Skleradicke, der Aderhautdicke und der verwendeten Sonde. Bei normaler Sklera und Aderhaut und Benützung der Kugelsonde beträgt die Zeit bis zum Erscheinen des Eisballs bei einer Temperaturanzeige von $-80°$ C etwa 5–10 Sek.

Wenn mit dieser Einstellung kein Effekt erzielt wird, sollte man daran denken, daß *die Sonde nicht richtig gehalten* wird, und deshalb das Sondenende (die Kugel oder der Spatel) die Sklera nicht mit der ganzen Fläche berührt. Weiter kann die Sklera dicker als üblich sein, z.B. durch Narbengewebe. Dasselbe gilt für die Aderhaut, die häufig bei Reoperationen verdickt ist. Die zu durchfrierende Strecke ist natürlich größer, wenn bei transkonjunktivaler Anwendung durch einen Muskel koaguliert wird. Schließlich sollte man daran denken, daß der Gasdruck zu niedrig sein kann.

#### 1.2.2.1 Intraoperative Kryokoagulation bei abgehobener Netzhaut

Die Kryokoagulation kann transskleral durch die volle Dicke der Sklera durchgeführt werden. Die Sklera wird nur in geringem Umfang geschädigt. Eine massive Nekrose, wie sie bei der Diathermie auftreten kann, kommt bei richtiger Anwendung nicht vor. *Mit der Kryosonde muß in Richtung der abgehobenen Netzhaut Druck ausgeübt werden,* bis es zum Kontakt zwischen Netzhaut und Pigmentepithel kommt. Auf diese Weise wird nicht nur die Aderhaut und das Pigmentepithel, sondern auch die Netzhaut gefroren. Eine Kryokoagulation bei hoch abgehobener Netzhaut, die nur die Aderhaut und das Pigmentepithel, nicht aber die Netzhaut erfaßt, führt nicht zur ausreichenden Retinopexie und sollte deshalb nicht durchgeführt werden [97]. Durch den dabei auftretenden *Okulopressionseffekt* wird das Auge nach jeder Applikation weicher. Daher ist es ratsam, das am höchsten abgehobene Netzhautforamen zuletzt zu behandeln. Die Kryosonde muß wie der Lokalisator zur Lokalisation der Netzhautforamina gehalten werden, so daß nur die Sondenspitze und nicht der Stab das Auge eindellt. Der Bulbus wird vom Assistenten durch zwei gegenüberliegende Muskelhaltefäden oder durch den Gegendruck der beiden den Quadranten begrenzenden Muskelhaltefäden fixiert. Die Skleraoberfläche braucht nicht trocken zu sein. Die Dosierung sollte immer *ophthalmoskopisch kontrolliert* werden. Als erstes sichtbares Zeichen nimmt die Netzhaut eine orange Farbe an, dann erscheint ein Eisball. 1–2 Sekunden lang sollte die Weißfärbung der Netzhaut dauern. Ein längeres Frieren und „Wandernlassen" der Eisfront bis an die gewünschte Stelle birgt die Gefahr des nekrotischen Zerfalls der Netzhaut in sich, falls sie sich nicht vollständig anlegt oder sich wiederablöst. Wie auch bei den anderen Koagulationsverfahren können Foramina manchmal erst durch die Weißfärbung der umliegenden Netzhaut erkenntlich werden. Nach dem Auftauen des Eisballs färbt sich die Retina etwas opak. Auf diese Verfärbung muß genau geachtet werden, um die sich anschließende *Applikation kontinuierlich, aber nicht überlappend* zu machen.

#### 1.2.2.2 Intraoperative Kryokoagulation bei anliegender Netzhaut

Ein gewisser Druck der Sonde gegen die Sklera ist von Vorteil, da die Aderhautdurchblutung dann in diesem Bereich sistiert, was ein schnelleres Frieren erlaubt. Um an ein unter einer Cerclage liegendes Skleraareal zu gelangen, hat sich eine spatelförmig gebogene Sonde sehr bewährt.

#### 1.2.2.3 Kryokoagulation zur Ablatioprophylaxe

Für eine ausgedehnte Koagulation ist eine Retrobulbäranästhesie angezeigt. Einzelne Herde können dagegen auch nach subkonjunktivaler Infiltrationsanästhesie appliziert werden. Die Koagulation ist transkonjunktival möglich, eine Bindehauteröffnung ist nötig, wenn die zu koagulierenden Bereiche zentral des Bindehautfornix liegen. Das Auge kann nach Anfrieren der Konjunktiva gedreht werden, so daß jeder Herd ophthalmoskopisch kontrolliert appliziert wird (**Abb. XIII. A. 14**). Durchfriert man einen *Augenmuskel*, so kommt es zu einer starken Orbita- und Lidschwellung. In solchen Fällen eröffnet man besser vorher die Bindehaut, und führt die Kryokoagulation unter dem Muskel durch.

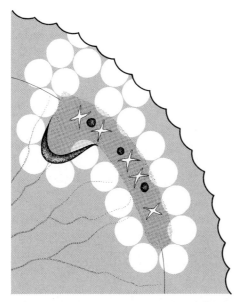

**Abb. XIII. A. 14. Kryokoagulation eines Hufeisenrisses mit äquatorialer Degeneration.** Der Riß liegt am Rande einer äquatorialen Degeneration, die ihrerseits Erosionen aufweist. Die Koagulationsherde sollten eben konfluieren und am peripheren Ende des Hufeisenrisses bis in die Ora serrata reichen.

#### 1.2.3 Komplikationen

Eine *Aderhautblutung* kann hervorgerufen werden, wenn die Kryosonde vor dem Abtauen losgelöst und damit das gefrorene Gewebe gebrochen wird. Überdosierungen, d.h. Applikationen, die über das Erscheinen des Eisballs hinausgehen, sind häufig mit einer starken Pigmentausschwemmung verbunden. Eine vermehrte Pigmentausschwemmung tritt immer auf, wenn bei abgehobener Netzhaut eine längere Dauer der Kälteeinwirkung notwendig ist. *Überdosierungen* können zu Netzhautnekrosen mit anschließender Lochbildung führen. Dies braucht keinen Einfluß auf den Therapieerfolg zu haben, wenn die Ränder dieser Löcher mit der Unterlage vernarben, kann aber ausgedehnte Reoperationen erforderlich machen, falls sich die nekrotische Netzhaut postoperativ nicht anlegt oder sich erneut abhebt. Eine *seröse Chorioidalablatio* kommt häufig vor, ist meistens aber nur gering ausgeprägt. Auch exsudative Netzhautablösungen sind in geringerem Grade oft vorhanden und stellen keine Komplikation dar. Bei reichlicher intraoperativer Anwendung entwickeln sich manchmal ausgedehnte, exsudative Netzhautablösungen, die dann eine Reablatio vortäuschen. Ein Anfrieren der Lider bedeutet keinen Dauerschaden, ist aber unangenehm für den Patienten.

### 1.3 Diathermiekoagulation

#### 1.3.1 Wirkungsweise

Wechselstrom hoher Frequenz (von 1–100 MHz) führt zu einer thermischen Schädigung von Sklera, Aderhaut und Netzhaut. Die akute chorioretinale Entzündung läßt in 7–14 Tagen eine feste chorioretinale Narbe entstehen [146]. Um eine optimale Wirkung zu haben, darf *die der Sklera aufliegende Fläche* der Diathermienadel bzw. der Diathermiekugel *nicht zu groß* sein. Zudem muß die Sklera möglichst trocken sein, sonst fließt der Strom an der Oberfläche wirkungslos ab. Die Diathermiekoagulation scheint wie die Photokoagulation – im Gegensatz zur Kryokoagulation – zu einer primären Adhäsion zwischen Pigmentepithel und Neuroretina zu führen.

*Indikationen*

Intraoperativ sollte zur Koagulation von Foramina die Diathermie *möglichst nur nach vorheriger Lamellierung der Sklera*, wobei das Innenblatt dünn sein muß, angewandt werden. Die Diathermie führt zu einer Skleranekrose [40, 174], die bei einer großflächigen transskleralen Anwendung durch alle Schichten der Sklera im Fall einer späteren Reoperation eine Skleraruptur verursachen kann. Dieser Nachteil der Diathermie kommt nicht zum Tragen, wenn sie bei intraskleralen Taschen oder lamellären Sklerareaktionen angewandt wird. Zur Markierung von Foramina bei der Lokalisation ist eine einzelne transsklerale Koagulation ohne Lamellierung gefahrlos möglich. Dieses Vorgehen hat den Vorteil, daß, im Gegensatz zur Kryokoagulation, die sichtbare Weißfärbung des Foramens bestehenbleibt, die ein späteres Wiederfinden, falls Medientrübungen auftreten, erheblich erleichtert. Zusätzlich ist auf der Sklera in Form einer leichten Braunfärbung (sog. Pergamentisierung) eine Markierung vorhanden. Eine Nebenwirkung der Diathermie besteht in der Möglichkeit der Blutstillung. Dieser Effekt erweist sich bei der Drainage der subretinalen Flüssigkeit als sehr nützlich, da sich damit Aderhauthämorrhagien verhindern lassen (s. Abschn. 3). Im Rahmen der Ablatioprophylaxe spielt die Diathermie heute keine Rolle mehr, da mit der Photokoagulation und der Kryokoagulation weniger traumatisierende Methoden zur Verfügung stehen.

### 1.3.2 Technik

Mit einer Expositionszeit von 1,0–2,5 sec und einer Stromstärke von ungefähr 30–80 mA erreicht man bei lamellärer Koagulation einen ausreichenden Effekt. Um den Übergangswiderstand zu vermindern, muß die Oberfläche der Skleralamelle trokken sein [68]. Ein geringer Druck mit der Diathermienadel bzw. -kugel dient demselben Zweck, indem Wasser aus der Sklera gepreßt wird. Bei anliegender Netzhaut entsteht eine dauerhafte Weißfärbung der Netzhaut, während sich bei abgehobener Netzhaut in der Aderhaut und im Pigmentepithel ein blasser grauer Herd zeigt. Bei großflächigen Koagulationen braucht die Diathermiekoagulation nicht konfluierend zu sein. 1–2 mm Abstand zwischen den Herden ist ausreichend. Neben der Braunfärbung kommt es durch die Diathermie auch zu einer Schrumpfung der Sklera, die zu Steigerungen des intraokularen Drucks führen kann. Die Diathermie sollte in ihrer Wirkung möglichst ophthalmoskopisch kontrolliert werden.

### 1.3.3 Komplikationen

Durch zu starken Druck mit der Diathermiesonde kann es zu einer *Perforation* der Skleralamelle kommen, eine Gefahr, die auch bei der Lokalisation in Arealen mit Skleraektasien vorhanden ist. Bei einer Überdosis können Explosionsreaktionen auftreten. Ischämische Reaktionen im Bereich des vorderen Segments sind bei der Diathermie der langen Ziliararterien in den horizontalen Meridianen möglich, besonders wenn zusätzlich eine Cerclageoperation durchgeführt wurde.

## 2 Wiederanlegungschirurgie

Der dauerhafte Verschluß der Netzhautforamina steht seit der Erkenntnis der Pathogenese der Ablatio im Vordergrund der Wiederanlegungschirurgie. Der Verschluß der Foramina wurde in der frühen Ära direkt durch eine glühende Platinnadel (Paquelin) versucht, später durch intrasklerale oder transsklerale Diathermie und Oberflächendiathermie, wobei der Schrumpfungseffekt der erhitzten Sklera sicher den Wiederanlegungsvorgang unterstützt hat. In der Raffung der Sklera durch Fäden, wie sie von WEVE [202] ausgeführt wurde, läßt sich ein erster Versuch zur skleralen Eindellung erkennen. Das von CUSTODIS [26, 27] eingeführte Aufnähen von Plomben war dann *der wesentliche Schritt* zum gezielt angewandten Therapievorgang. Dieses gezielte Verschließen der Foramina durch die sklerale Eindellung hat dann weitere Modifikationen gefunden, über die Implantattechnik von SCHEPENS und Mitarbeitern [170] und die intraskleralen Taschen von PAUFIQUE [150], bis zur ringsum eindellenden Cerclage, die von GRIGNOLO [67] beschrieben wurde.

Neben, und vor allem vor den Erkenntnissen, die den gezielten Verschluß des Foramens als Schlüssel zum Therapieerfolg beinhalten, wurde zuerst von MÜLLER [139] versucht, die Netzhautablösung dadurch zu heilen, daß der Bulbus verkleinert wurde. Dem lag die Vorstellung zugrunde, die zu kurze Netzhaut an die zu großen Bulbushüllen wieder anzupassen. Diese Bulbusverkürzung wurde in der Form einer Sklerareaktion mit äquatorialer Resektion der Sklera in ganzer Dicke ausgeführt. Sie wurde später von LINDNER [110] übernommen und dann fast gleichzeitig von PAUFIQUE und HUGONNIER [151], SHAPLAND [179], FRIEMANN [52] und DELLAPORTA [36] weiter entwickelt, und zwar erstaunlicherweise neben den Methoden des gezielten Foramenverschlusses. Historisch gesehen brachten diese Operationen die große Wende von der Gonin-Therapie, d.h. der Koagulation im Foramenbereich mit dem anschließenden Hoffen auf eine Wiederanlegung zur „aktiven Wiederanlegungschirurgie". Auf die Notwendigkeit einer Kombination der Bulbusverkürzung mit dem gezielten Verschluß des Foramens durch die sklerale Eindellung, die eine Skleraeinfaltung hervorruft, wurde erst spät durch PISCHEL [156] und NORTON [142] hingewiesen.

Der dritte Weg, die abgelöste Netzhaut wieder mit der Bulbusrückwand in Kontakt zu bringen, wurde ebenfalls vor den Erkenntnissen des Foramenverschlusses begangen, indem *Luft in den Glaskörperraum* injiziert wurde, erstmals von OHM [145] und KRUSIUS [96]. Die Kombination der intraokularen Injektion von Luft mit dem Ziel, damit den Verschluß des Foramens zu erreichen, wurde von ROSENGREN zu einer Therapiemethode entwickelt [159]. Darüber hinaus wurden andere Substanzen versucht, die als Glaskörpersatz dienen oder auch die Netzhaut dauerhaft in Position halten sollten, wie Hyaluronsäure (HRUBY [82]) und *Silikonöl* (CIBIS und Mitarbeiter [21]). Alle drei geschilderten Vorstellungen, der Lochverschluß, die Bulbusverkleinerung und die intravitreale Injektion liegen auch den derzeitig verwendeten Methoden der „aktiven Wiederanlegungschirurgie" [128] zugrunde. Wenn auch der Verschluß der Foramina die wesentliche Voraussetzung für den Therapieerfolg ist, so läßt sich doch ein dauerhafter Foramenverschluß oft nur über den zweiten und dritten Weg als zusätzliches Hilfsmittel der Therapie erreichen.

## 2.1 Darstellen des Operationsfeldes

Nach Einsetzen des Lidsperrers wird der Konjunktivalsack ausgespült; eine Antibiotikumprophylaxe wird in unserer Klinik nicht routinemäßig durchgeführt. Bei offensichtlicher Infektion sollte die Operation verschoben und gezielt nach dem Ergebnis der Erregerkultur lokal antibiotisch behandelt werden. Eine Infektionsprophylaxe ist bei allen episkleralen und intraskleralen Plombenmaterialien zu empfehlen, indem sie vor dem Aufnähen in einer Antibiotikumlösung gelagert werden. Vor der Bindehauteröffnung sollte der Befund nochmals ophthalmoskopisch kontrolliert werden, denn vor allem *hochblasige Netzhautablösungen können sich über Nacht erheblich verändern* und damit eine Änderung des Operationsplans erforderlich machen.

Die Bindehaut kann *am Limbus* oder limbusfern *eröffnet* werden. Bei der limbalen Eröffnung wird die Bindehaut zur Darstellung von einem oder zwei Quadranten jeweils über die begrenzenden Muskeln hinaus eröffnet und dann an den Enden meridional eingeschnitten. Zur 360°-Eröffnung liegen zwei meridionale Inzisionen nasal oben und temporal unten bzw. nasal unten und temporal oben. Sie sollten möglichst nicht horizontal gelegt werden, da hier die Gefahr eines Symblepharons größer zu sein scheint. Die Konjunktiva und die Tenon-Kapsel werden mit einer stumpfen Schere gemeinsam von der Sklera durch Spreizen abgehoben. Die Vorteile dieser Art der Eröffnung liegen darin, daß sie wenig Zeit benötigt, nur geringe Blutungen hervorruft und eine gute Deckung der Plombenmaterialien erlaubt. Die meridionalen Inzisionen dürfen deshalb möglichst nicht in das zu erwartende Plombengebiet gelegt werden. Ein weiterer Vorteil liegt im schnellen Wundverschluß durch wenige Einzelknopfnähte.

Bei der *limbusfernen Bindehauteröffnung* werden ebenfalls die Bindehaut und die Tenon-Kapsel gemeinsam eröffnet, jedoch in 5–6 mm Abstand vom Limbus. In aller Regel sind dabei keine meridionalen Inzisionen notwendig. Diese Art der Eröffnung ist angezeigt, wenn nach einer Voroperation die Bindehaut zwischen Limbus und Ora serrata fest mit der Sklera verwachsen ist, oder wenn Filterkissen nach Glaukomoperationen geschont werden sollen. Eventuell muß in diesen Fällen der Schnitt noch limbusferner gelegt werden. Die Muskeln werden angeschlungen, indem der gesamte Muskel mit allen Muskelfasern mit dem Schielhaken unterfahren wird. Beim Musculus rectus superior dürfen nicht Teile des Musculus obliquus superior miterfaßt werden. Ein 4-0 Seidenfaden wird dann mit stumpfer Nadel durchgezogen und die Enden an einem Clip befestigt oder einfach geknotet. Alle Haltefäden sollten möglichst gleich lang sein.

Nach Einsetzen eines Spatels wird die Sklera dargestellt, nachdem vorher eventuell noch vorhandenes episklerales Gewebe mit der stumpfen Schere gespreizt wurde. Es wird dabei nach Staphylomen gesucht und die Lage der Vortexvenen beurteilt. Es ist ratsam, *eine unbeabsichtigt eröffnete Vortexvene nicht zu koagulieren*, da sonst eine hämorrhagische Chorioidalablatio die Folge sein kann. Die Blutung kommt nach einer gewissen Zeit spontan zum Stillstand.

Gelingt es nicht, die Sklera ausreichend darzustellen, was bei zentraler gelegenen Foramina des öfteren der Fall ist, so kann oft mit einer Kanthotomie Abhilfe geschaffen werden. Auch die Entfernung des Lidsperrers kann nützlich sein. Ist die Darstellung des Operationsfelds dann immer noch ungenügend, so müssen die entsprechenden Muskeln temporär abgetrennt werden, wobei als Fäden für den Muskel 6-0 Polyglactin (Vicryl) und als Haltefaden durch den Muskelansatz 4-0 Polyamid verwendet wird. Zwei Muskeln können abgetrennt werden, ohne das Risiko einer Ischämie des vorderen Segments einzugehen. Der Musculus obliquus superior kann am Ansatz zu einem Drittel inzidiert werden, ohne daß er wieder angenäht werden muß. Ist eine längere Inzision notwendig, so wird er später mit 6-0 Polyglactinfäden über das eindellende Element gelegt und wieder am Ansatz fixiert. Neben der Darstellung des Operationsfelds ist für das Legen von Skleranähten die Stabilisierung des Bulbus eine wesentliche Voraussetzung. Der Quadrant, in dem gearbeitet wird, sollte dabei in Richtung der Lidspalte gedreht werden, da man dadurch mehr Raum gewinnt. Die Stabilisierung des Bulbus in einer bestimmten Blickrichtung wird durch den Zug an den beiden den Quadranten begrenzenden Muskelhaltefäden und dem in die Gegenrichtung ziehenden Spatel gewährleistet. Die Muskelhaltefäden und der Spatel werden vom Assistenten gehalten. Die Stabilisierung des Bulbus gegen eine Rotation um die Augenlängsachse wird durch eine chirurgische Pinzette erreicht, die der Operateur am Rand eines Ansatzes eines den Quadranten begrenzenden Muskels ansetzt. Um gute Einblickverhältnisse zu bewahren, ist der Schutz der Kornea während der Operation wesentlich. Die Kornea muß laufend mit Ringer-Lösung übergossen werden. Sie darf nicht mit den Haltefäden berührt und nicht gegen den Lidsperrer gedrückt werden. Tropfen zur Lokalanästhesie sollten nicht gegeben werden, da sie das Risiko eines Hornhautepithelschadens erhöhen.

## 2.2 Lokalisation der Foramina

### 2.2.1 Instrumente

Es sind verschiedene *eindellende Instrumente* im Handel erhältlich; besonders geeignet sind die Lokalisatoren nach CIBIS und nach MEYER-SCHWICKERATH. Der letztgenannte Lokalisator hat an seinem Ende eine Kugel von 2 mm Durchmesser, an der sich ein sklerawärts gerichteter Dorn von 0,25 mm Länge befindet. Der Vorteil liegt darin, daß der Lokalisator dadurch nicht abrutscht und ein Drehen des Bulbus in die gewünschte Richtung erlaubt. Die sklerale Druckstelle, die sich dunkel anfärbt, wird mit einem Kauter oder Farbstift markiert. Auch mit der Kugelkryosonde ist eine Lokalisation der Foramina möglich, da nach der Kryoapplikation ein Eisrand auf der Sklera bleibt, dessen Mitte mit einem Kauter oder einem Farbstift auf der Sklera markiert wird.

Die Diathermie mit der Kugelelektrode eignet sich ebenfalls zur Lokalisation. Der Vorteil der Diathermie besteht darin, daß eine bleibende Weißfärbung der Netzhaut erzeugt wird. Das Foramen kann deshalb auch bei Medientrübungen leicht wiedergefunden werden. Die Methode ist natürlich nur wirksam, wenn die Netzhaut durch Andrücken der Diathermiekugel zum vorübergehenden Anliegen kommt.

### 2.2.2 Technik

Die Lokalisation, die im umgekehrten Bild erfolgt, wird vereinfacht und geht schneller, wenn das eindellende Instrument nur in 2 Richtungen verschoben wird, und zwar entweder von zentral nach peripher oder limbusparallel, jedoch nicht schräg. Zudem sollte die Längsachse des Instruments immer senkrecht zur Limbusebene stehen und gegenüber der Augenachse nach außen gekippt sein, so daß nur die an der Spitze des Instruments befindliche Kugel das Auge berührt und der Dorn in Richtung des Augenmittelpunktes zeigt (**Abb. XIII. A. 15**). Schwierigkeiten in der Lochlokalisation ergeben sich in erster Linie bei hochblasiger Ablatio. Der Grund liegt darin, daß sich die Foramina falsch auf die Bulbusrückwand projizieren. Je höher die Ablatio, desto zentraler scheint das

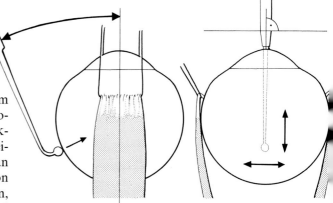

**Abb. XIII. A. 15. Lokalisation der Foramina.** *Links:* Ansicht von der Seite. Der Lokalisator ist etwas nach außen gekippt, der an der Kugel des Lokalisators sich befindende Dorn zeigt auf den Augenmittelpunkt. *Rechts:* Ansicht aus dem Blickwinkel des Operateurs. Der Lokalisator steht senkrecht zur Limbusebene und wird in nur zwei Richtungen bewegt.

Foramen zu liegen. Ähnliches gilt auch für die falsche Projektion in limbusparalleler Richtung, denn Foramina am seitlichen Abhang einer hochblasigen Ablatio liegen mehr in Richtung zur höchsten Stelle der Ablatio, als sie sich projizieren. Bei Hufeisenrissen geht man deshalb am besten so vor, daß man zuerst die peripheren Rißenden lokalisiert. Da die Netzhaut hier weniger hoch abgehoben ist, ist diese Lokalisation am genauesten. Zum zentralen Lochrand muß man sich von dort „vortasten". Hilfreich kann auch ein Abschätzen der Lochlänge (in Papillendurchmessern) in meridionaler Richtung sein. Auch die Netzhautstrecken von der Papille bis zum Foramen sowie vom Foramen zur Ora serrata lassen sich mit den Netzhautgefäßen als Leitlinien abschätzen und sind ein Hinweis auf die Lochlage. Gelegentlich zeigen Hyper- oder Hypopigmentierungen auf dem Pigmentepithel die Foramenlage genau an (s. S. 341). Sind mehrere Foramina vorhanden, so wird durch den wiederholten Okulopressionseffekt der Bulbus zunehmend weicher. Die Eindellung wird deshalb immer stärker, d.h. auch höher abgehobene Foramina können lokalisiert werden. Deshalb ist es vorteilhaft, das am höchsten abgehobene Foramen zuletzt zu lokalisieren.

## 2.3 Die skleralen Ankerfäden

Um eine Eindellung zu erzielen, müssen die skleralen Ankerfäden das episklerale eindellende Element in Position halten und dem Bestreben des Bulbus, seine Kugelgestalt wieder anzunehmen, entgegenwirken. Bei der Cerclage ist dies nicht der Fall, hier dienen sie nur als Führungsfäden. Bei der lamellären Sklerarresektion erfüllen sie wie bei den episkleralen Elementen den Zweck, den Bulbus in einer neuen Konfiguration zu halten. Um diesem Ziel gerecht zu werden, d.h. nicht aus der Sklera auszureißen und nicht dem Zug nachzugeben, müssen die Ankerfäden eine geringe Elastizität aufweisen (z.B. Polyamid), eine gewisse Dicke besitzen (4-0) und mit einer bestimmten Technik gelegt werden.

### 2.3.1 Nahttechnik

Für die Verankerung episkleraler Plomben wird eine U-Naht gewählt, wobei die beiden intraskleralen Anteile zu jeder Seite der Längsachse des eindellenden Elements liegen. Als Nadel ist eine $^1/_4$ Kreis- bis $^3/_8$ Kreisspatulanadel am geeignetsten, mit parallelen Flächen an der Ober- und Unterseite der Nadel [106]. Die beiden Flächen der Nadel müssen intraskleral parallel zur Skleraoberfläche geführt werden. Liegen sie schief, so wird die darüberliegende Skleralamelle an einer Seite zu dünn (**Abb. XIII. A. 16**). Die Nadel muß senkrecht zu den Branchen des Nadelhalters eingesetzt sein, sonst besteht die Gefahr, daß sie sich durch den Druck gegen das sklerale Gewebe beim Vorschieben zur Seite wegdreht. Der Einstich erfolgt unter 30–45°. Ein zu flacher Einstich läßt den Faden an dieser Stelle, an der später der Zug ansetzt, ausreißen. Die endgültige Skleratiefe ($^1/_2$–$^2/_3$ *der Skleradicke*) muß beim Einstich erreicht werden. Die Nadelspitze ist dabei meist noch erkennbar. In der erreichten Tiefe wird die Nadel dann vorge-

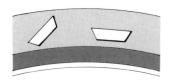

**Abb. XIII. A. 16. Intraskleralnaht** (Lage der Nadel quer zur Stichrichtung). Die beiden Flächen der Nadeln müssen parallel zur Skleraoberfläche liegen (*rechts*), sonst wird die über dem Faden liegende Sklera an einer Seite zu dünn und der Faden kann ausreißen (*links*).

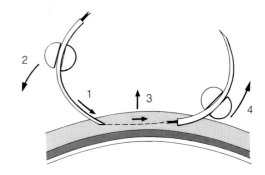

**Abb. XIII. A. 17. Intraskleralnaht** (Lage der Nadel längs zur Stichrichtung).
*1* Einstich; die richtige Tiefe ($^1/_2$–$^2/_3$ der Skleradicke) ist erreicht, wenn die Nadelspitze eben noch durch die darüberliegenden Skleralamellen sichtbar ist; *2 Senken des Nadelhalters;* *3* Vorschieben der Nadel (3–5 mm) unter geringem Anheben des Nadelhalters; *4* Ausstich unter Beibehaltung der Kurvatur der Nadel.

schoben, wobei gleichzeitig die Sklera im schon durchstochenen Skleraanteil gering angehoben wird. *Die intrasklerale Stichlänge beträgt 3–5 mm.* Der Ausstich geschieht unter Beibehaltung der Nadelkurvatur, anderenfalls besteht die Gefahr der Aderhautverletzung mit dem Nadelende (**Abb. XIII. A. 17**). Bei weichem Bulbus sollte der intraokulare Druck durch Zug an den Haltefäden erhöht werden. Da bei Skleranähten an weichen Bulbi die Gefahr der Perforation höher ist, muß unter Umständen der Druck durch eine intraokulare Injektion erhöht werden.

### 2.3.2 Komplikationen

Reißt eine Naht aus, so sollte die neue Naht möglichst nicht parallel daneben, sondern davor oder dahinter gelegt werden, da ein parallel daneben gelegter Faden leicht in den ursprünglichen Nahtkanal rutscht. Um ein Ausreißen zu verhindern, ist beim Zuziehen der Ankerfäden ein niedriger intraokularer Druck von Vorteil. Unter Umständen kann aus diesem Grund eine *Punktion der subretinalen Flüssigkeit* oder eine *Punktion der Vorderkammer* erforderlich werden. Bei endgültig geknoteten Fäden kann das sklerale Bett des Fadens mit *Histoacryl* überklebt werden und so der Gefahr eines späteren Ausreißens vorgebeugt werden. Eine falsch liegende Naht kann, wenn der Faden von der Nadel noch nicht abgetrennt ist, mit der Pinzette ohne Gefahr der Aderhautverletzung zurückgezogen werden. An der richtigen Stelle kann dann neu eingestochen werden. Liegt eine *Vena vorticosa* im Weg, so teilt man den geplanten Stichkanal in zwei Anteile auf, wobei die Vena vorticosa dazwischen liegt und unberührt bleibt. Falls wegen schlechter skleraler Verhältnisse, besonders bei Staphylomen und bei voroperierten Augen, eine ausreichende Eindellung mittels Plombe nicht möglich ist, ist eventuell eine Cerclage indiziert. Die schwerwiegendste Komplikation der Skleranaht, die Perforation, wird unter 5.2.1 abgehandelt.

### 2.4 Instrumente

Neben den Instrumenten für die Ophthalmoskopie (s. S. 345), die Retinopexie (s. S. 354), die intraokulare Injektion (s. S. 393) und die Drainage der subretinalen Flüssigkeit (s. S. 389) sind für die sklerale Chirurgie nur wenige spezielle Instrumente erforderlich. Zum Fassen der Sklera haben sich die Pinzette nach PAUFIQUE oder die Kolibripinzette bewährt. Um eine Cerclage unter den Muskeln hindurchzuführen und das Cerclagematerial nicht zu beschädigen, wird eine spezielle Cerclagepinzette benutzt. Plomben werden aus demselben Grund mit der anatomischen Pinzette gefaßt. Eine gerade, spitze Schere benötigt man zum Schneiden von Plomben, Dura mater oder Spendersklera, eine gebogene und stumpfe Schere zur Präparation. Besonders handlich ist die Westcott-Schere. Eine Hockeymesser eignet sich sehr zur Sklerapräparation. Mit dem Graefe-Messer oder der Lanze nach SAUTTER kann sehr einfach eine Vorderkammerpunktion ausgeführt werden. Ein gerader Nadelhalter mit stumpfer Nadel dient dazu, die Haltefäden unter den Muskeln durchzuführen. Für die skleralen Ankerfäden sollten drei Nadelhalter zur Verfügung stehen: ein gerader, ein leicht gebogener und ein rechtwinklig abgebogener. An weiteren Instrumenten sind Schielhaken, Ablatiospatel, Clips (große für Haltefäden, kleine für sklerale Fäden), 20 ml-Spritze mit Ringer-Lösung und Knopfkanüle zum Feuchthalten der Kornea, Zirkel, Tonometer, Wattestäbchen, Kauter und Farbstift erforderlich.

Als Naht wird für die skleralen Ankerfäden 4-0 Polyamid (doppelt oder einfach armiert), zum Zusammenheften von Durarollen und für intrasklerale Taschen 5-0 Polyamid (einfach armiert) und als „Schloßfaden" für die Cerclage 3-0 Polyamid mit stumpfer Nadel verwendet. Ein 4-0 Seidenfaden ohne Nadel dient für die Muskelhaltefäden. Zum Wiederannähen von Muskeln haben sich 6-0 Polglactin mit Spatulanadel und für die Bindehautnaht 6-0 Seide oder 6-0 Polyglactin, beide mit Rundnadel, bewährt.

### 2.5 Grundsätze der Wiederanlegungschirurgie

#### 2.5.1 Episklerale Plomben („Exoplante")

*Indikationen*

Die episkleralen Plomben können in meridionaler oder limbusparalleler Richtung liegen. Meridionale Plomben eignen sich besonders gut zur Wiederanlegung von Hufeisenrissen, die in meridionaler Richtung länger als

XIII. A. Chirurgie und Prophylaxe der Netzhautablösung

5 mm sind, sowie für Hufeisenrisse, deren limbusparallele Ausdehnung im Bereich der peripheren Rißenden eine ³/₄ Stunde und mehr beträgt (1 Stunde entspricht in der Gegend zwischen Ora serrata und Äquator ungefähr 6 mm im emmetropen Auge). Deutlich zentral des Äquators gelegene Foramina lassen sich mit meridionalen Plomben relativ einfach wiederanlegen (siehe unten). Limbusparallele Plomben werden hauptsächlich bei Lochgruppen verwendet, die in limbusparalleler Richtung eine Gesamtausdehnung von mehreren Stunden haben, jedoch von der Ora serrata ungefähr gleich weit entfernt liegen. Die Foramengruppen können aus Hufeisenrissen und Rundlöchern bestehen, doch sollten die Hufeisenrisse kleiner sein, als es für die Indikation zur meridionalen Plombe angegeben ist, und keine meridionalen Falten am zentralen Ende aufweisen. Orarisse können mit limbusparallelen Plomben zur Wiederanlegung gebracht werden, doch sind andere Techniken vorzuziehen (s. Abschn. 2.5.2).

### 2.5.1.1 Wirkungsweise der Plomben nach ihrer Lage

#### 2.5.1.1.1 Meridionale Plomben

Es wird eine *lokalisierte Entlastung des Glaskörperzugs im Bereich der Plombe* erzielt. Die entstehende Eindellung ist konvex zum Glaskörperraum sowohl in peripher-zentraler, d.h. meridionaler, als auch in limbusparalleler Richtung (**Abb. XIII. A. 18**). Die Eindellung bietet deshalb die *Voraussetzung für eine glatte Auflage des Foramens* auf dem Pigmentepithel ohne Faltenbildung und ohne „Fischmaulbildung" [157]. Dies liegt vor allem daran, daß im Gegensatz zur limbusparallelen Plombe durch die Ankerfäden keine Stauchung der Sklera und Aderhaut im Bereich der Eindel-

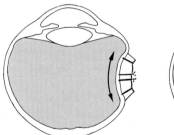
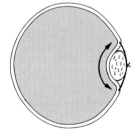

**Abb. XIII. A. 18. Form der Eindellung bei der meridionalen Plombe** (Querschnitte). Die Form der Eindellung ist konvex zum Glaskörperraum, und zwar sowohl in zentral-peripherer Richtung (*links*) als auch in limbusparalleler Richtung (*rechts*).

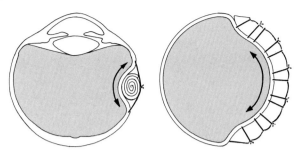

**Abb. XIII. A. 19. Form der Eindellung bei der limbusparallelen Plombe** (Querschnitte). Die Form der Eindellung ist bei längeren Plomben konvex-konkav zum Glaskörperraum, d.h. konvex in zentral-peripherer Richtung (*links*) und konkav in limbusparalleler Richtung (*rechts*).

lung und damit keine Verkürzung in limbusparalleler Richtung erzeugt wird. Im Gegenteil, die Sklera wird in dieser Richtung durch den Plombendruck gedehnt.

Für die Wahl einer meridionalen Plombe bei sehr zentralen Foramina spricht der technische Vorteil, daß in diesen Gebieten die Nähte in meridionaler Richtung einfacher zu legen sind als in limbusparalleler Richtung. Zudem müßte der zentrale Faden bei einer limbusparallelen Plombe zentraler liegen als die Ausstichstellen der meridionalen Nähte, um einen Eindellungseffekt an identischer Stelle zu erzielen.

#### 2.5.1.1.2 Limbusparallele Plomben

Bei *längeren* limbusparallelen Plomben entsteht eine Eindellung, die zum Glaskörperraum in meridionaler Richtung konvex und in limbusparalleler Richtung konkav ist (**Abb. XIII. A. 19**). Die erwähnte limbusparallele Stauchung der Sklera und Aderhaut, die im Eindellungsbereich auftritt, ist durch die in limbusparalleler Richtung intraskleral liegenden Ankerfäden bedingt, die beim Festknoten den äquatorialen Umfang verkürzen. Vermindert man die intraskleralen Stichstrecken, ohne die Stichtiefe zu ändern und legt man gleichzeitig weniger Ankerfäden pro Quadrant, so läßt sich dieser Effekt verringern. Durch die Stauchung der Sklera in limbusparalleler Richtung legen sich häufig die vorher bestehenden Netzhautfalten nicht glatt an, manchmal bilden sie sich sogar verstärkt aus. *Für Foramina mit großer Ausdehnung in meridionaler Richtung eignen sich limbusparallele Plomben meistens nicht*, da in dieser Richtung die Auflagefläche, bedingt durch die Plombenbreite, begrenzt ist.

## 2.5.1.2 Wirkungsweise der Plomben nach dem verwendeten Material

Das *Plombenmaterial* spielt für die Wirkung der Operation eine erhebliche Rolle. CUSTODIS, auf den das wesentliche Prinzip der skleralen Eindellung durch eine Plombe im Lochbereich zurückgeht, verwendete kompressible Plomben aus Polyviol [26, 27]. Diese operative Methode wurde technisch von LINCOFF und Mitarbeitern durch die Verwendung von *Silikonschaum* und die Einführung der *Kryokoagulation anstelle der Diathermie weiterentwickelt* [102]. Die nichtkompressiblen Plomben wurden, vor allem diejenigen aus Vollsilikon (Silikongummi), von SCHEPENS und Mitarbeitern propagiert [170].

### 2.5.1.2.1 Nichtkompressible Plomben

Als Material für diese Plomben wird in der Regel *Silikongummi* verwendet. *Lyophilisierte Dura mater* weist eine geringe Kompressibilität auf, da die beim intraoperativen Herstellen der Plombe ausgepreßte Flüssigkeit in den ersten Tagen nach der Operation wieder aufgenommen wird. In der operativen Handhabung entspricht Dura mater jedoch eher einer nichtkompressiblen Plombe. Das Ziel der Operation besteht bei Verwendung nichtkompressibler Plomben darin, die *Netzhaut intraoperativ im Bereich der Foramina vollständig auf der Eindellung anzulegen*. Die Retinopexie kann intraoperativ oder postoperativ erfolgen. Intraoperativ ist eine Kryokoagulation vor dem Aufnähen der Plombe oder eine Photokoagulation nach dem Aufnähen der Plombe bei anliegender Netzhaut möglich, postoperativ bei anliegender Netzhaut nur die Photokoagulation. Die intraoperative Situation der Eindellung mit nichtkompressiblen Plomben ist mit der postoperativen identisch. Auch im weiteren postoperativen Verlauf tritt keine Änderung mehr auf. Die *Höhe der Eindellung kann später abflachen*, selten jedoch vor dem Ablauf der ersten vier postoperativen Wochen. Eine Drainage der subretinalen Flüssigkeit ist bei Verwendung dieser Plomben in den meisten Fällen notwendig, da die Operationen eine deutliche Verkleinerung des Glaskörpervolumens bewirken, und zwar sowohl durch die Eindellung selbst, als auch durch die Änderung der Kugelgestalt des Auges. Eine limbusparallele Plombe von 3 mm Durchmesser in einem Quadranten vermindert das Volumen des emmetropen Auges um ungefähr 0,7 ml [57, 207]. Die Drainage der subretinalen Flüssigkeit erlaubt bei danach anliegender Netzhaut eine genaue Anpassung des Buckels an die Lochsituation, indem Ankerfäden verlegt werden können oder die Plombe durch eine anderer Größe ersetzt werden kann, falls die primäre Lokalisation bei hoher Ablatio nicht exakt war. Ist die Menge der subretinalen Flüssigkeit deutlich größer als die volumenverdrängende Wirkung der Plombe, so muß der *Glaskörperraum durch eine Injektion aufgefüllt* werden. Falls die Foramina jedoch schon auf dem Buckel aufliegen, kann der Abfluß der subretinalen Flüssigkeit gestoppt werden, und die Restablatio belassen werden. Diese sogenannte „kontrollierte Punktion" wird unter 3.1.4 beschrieben.

### 2.5.1.2.2 Kompressible Plomben

Als Material dient meist *Silikonschaum* (Silikonschwamm, Silastic). Bedingt durch die intraoperative Kompression dieser Plomben nach dem Anziehen der Ankerfäden ist die intraoperative Situation mit einer relativ kleinen Eindellung gegenüber der postoperativen Situation am ersten bis dritten postoperativen Tag mit der dann vollständig entwickelten Eindellung grundsätzlich verschieden. Die Kompressibilität ist der Grund dafür, daß die intraoperative den Glaskörperraum verkleinernde

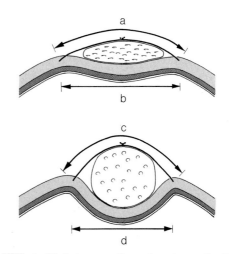

**Abb. XIII. A. 20. Intraoperative und postoperative Eindellung bei kompressibler Plombe.** Die Länge des Ankerfadens bleibt unverändert ($a=c$), der Abstand der Stiche wird jedoch postoperativ kleiner (*d* kleiner als *b*). Dadurch wird die Eindellung höher. Zusätzlich werden sowohl der Umfang des Auges als auch das Bulbusvolumen postoperativ kleiner.

Wirkung dieser Plomben bedeutend geringer als die nichtkompressibler Plomben ist. Auf eine Drainage der subretinalen Flüssigkeit kann daher meist verzichtet werden. Wenn die Plombe im postoperativen Verlauf ihre ursprüngliche Gestalt wieder annimmt, hat gleichzeitig entsprechend einem *Okulopressionseffekt* das Bulbusvolumen abgenommen (**Abb. XIII. A. 20**). Die kompressible Plombe bewirkt nun die gleiche Volumenreduktion, die eine gleichgroße nichtkompressible Plombe schon intraoperativ hervorgerufen hätte. Der Verzicht auf die Drainage der subretinalen Flüssigkeit und der intraoperativ sehr kleine, flache Buckel lassen eine *exakte Anpassung des Buckels an die Lochsituation nur bedingt* zu. In der Regel kommt bei hohen Netzhautablösungen das Foramen intraoperativ auch nicht zum Anliegen. Trotzdem besteht natürlich das Ziel, aber auch die Schwierigkeit bei Verwendung dieser Plomben darin, intraoperativ die Plombe so aufzunähen, daß die gewünschte endgültige Eindellung das Foramen postoperativ verschließen wird, worauf sich die Netzhaut nach Resorption der subretinalen Flüssigkeit anlegt. In einigen Fällen legt sich das Foramen nicht zu dem Zeitpunkt an, an dem der Buckel seine endgültige Höhe erreicht hat, sondern erst einige Tage später. Welche Vorgänge hier eine Rolle spielen, ist nicht ganz klar. Die Retinopexie kann intraoperativ mit Kryokoagulation vor dem Aufnähen der Plombe oder postoperativ nach Anliegen des Foramens mit Photokoagulation erfolgen. Steigt intraoperativ der intraokulare Druck zu sehr an, oder ist die Lagebeziehung der Foramina zum weit darunterliegenden Buckel bei hochblasiger Ablatio unklar, oder ist bei lange bestehenden Netzhautablösungen eine sehr schlechte Resorption der subretinalen Flüssigkeit zu erwarten, so ist auch bei Verwendung dieser Plomben eine Drainage der subretinalen Flüssigkeit indiziert.

### 2.5.1.3 Technik

#### 2.5.1.3.1 Meridionale Plomben

Die Technik soll an einem Beispiel dargestellt werden, wobei eine Silikonschaumplombe aufgenäht wird, die Retinopexie mit Kryokoagulation erfolgt und keine Drainage der subretinalen Flüssigkeit durchgeführt wird (**Abb. XIII. A. 21–XIII. A. 27**):

Nach der Eröffnung der Bindehaut am Limbus in einem Quadranten und meridionalen Inzisionen (**Abb. XIII. A. 21**) werden die beiden Muskeln mit Haltefäden angeschlungen. Das Foramen wird lokalisiert, wobei für Hufeisenrisse drei Punkte markiert werden: die beiden peripheren Enden und die zentrale Spitze des Foramens. Die Kryokoagulation muß unter Druck erfolgen, um die abgehobene Netzhaut mit zu erfassen (**Abb. XIII. A. 22**).

**Abb. XIII. A. 21–XIII. A. 26. Meridionale Plombe**

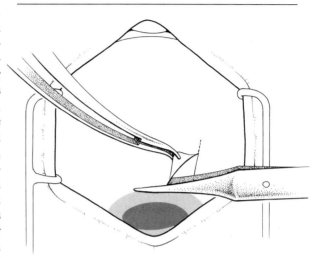

**Abb. XIII. A. 21.** Eröffnen der Bindehaut durch eine Peritomie am Limbus in einem Quadranten.

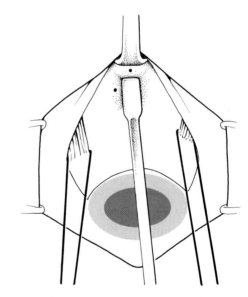

**Abb. XIII. A. 22.** Nach Lokalisation und Markierung des Foramens auf der Sklera (beide peripheren Ecken und die Spitze des Hufeisenrisses) Kryokoagulation unter ophthalmoskopischer Kontrolle (entsprechend Abb. XIII. A. 14).

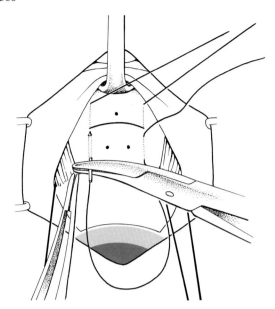

**Abb. XIII. A. 23.** Legen der Ankerfäden, wobei sich der Stichabstand in limbusparalleler Richtung nach dem Durchmesser der Plombe richtet.

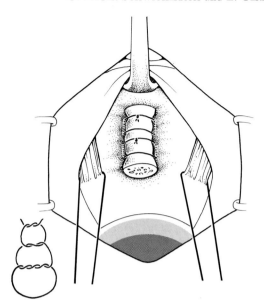

**Abb. XIII. A. 25.** Nach dem endgültigen Knüpfen der U-Nähte mit zwei zusätzlichen, gegenläufigen einfachen Schlingen werden die Plombenenden gekürzt. *Links unten* Darstellung des dreifachen Knotens.

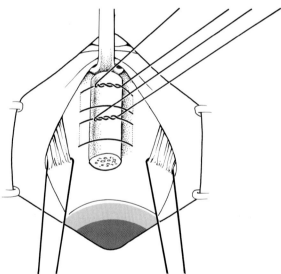

**Abb. XIII. A. 24.** Auflegen der Plombe und Vorknoten der Ankerfäden.

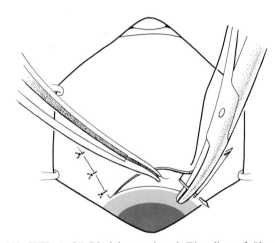

**Abb. XIII. A. 26.** Bindehautnaht mit Einzelknopfnähten.

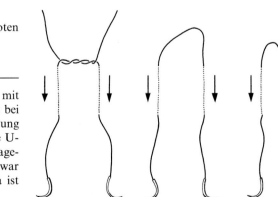

**Abb. XIII. A. 27. Verschiedene Ankerfäden.** U-Naht mit einfach armiertem Faden (*links*). Wenn – besonders bei zentraler Lage – nur eine peripher-zentrale Stichrichtung (*Pfeile*) möglich ist, sind 2 Knoten erforderlich. Die U-Naht mit doppelt armiertem Faden (*Mitte*) kommt dagegen mit einem Knoten aus. Eine Z-Naht (*rechts*) ist zwar möglich, die Gefahr des Ausreißens aus der Sklera ist aber höher als bei der U-Naht.

Für die skleralen Ankernähte sind doppelt armierte Fäden aus 4-0 Polyamid von Vorteil, da ein Rückstechen für die U-Naht in zentralperipherer Richtung oft nicht möglich ist. Bei einfach armiertem Faden werden deshalb 2 Knoten notwendig. Eine Z-Naht, die mit einem Knoten auskommen würde, sollte nicht durchgeführt werden, da die Fäden leichter ausreißen (**Abb. XIII. A. 27**). Meistens genügen zwei U-Nähte für eine meridionale Plombe, selten sind drei nötig. Die peripheren Einstiche der peripheren U-Naht liegen 2–3 mm peripher der peripheren Lochenden. Die intrasklerale Stichlänge beträgt 3–5 mm. Die Stichabstände in limbusparalleler Richtung sind von der Plombendicke abhängig (**Abb. XIII. A. 23**). Bei einem Plombendurchmesser von 3 mm betragen sie 5–6 mm, bei 4 mm Plombendurchmesser 7–8 mm, bei 5 mm Plombendurchmesser 8–9 mm und bei einem elliptischen Querschnitt von 7,5 × 5,0 mm etwa 11–12 mm. Damit erreicht man, bei kompressiblen Plomben erst postoperativ, bei nichtkompressiblen Plomben schon intraoperativ, eine mittlere Eindellung. Das bedeutet, daß die Plombe etwas mehr als zur Hälfte versenkt ist. Für eine höhere Eindellung sind breitere Stichabstände erforderlich. Die Plombendicke und damit die Breite der Eindellung richtet sich nach der maximalen Ausdehnung des Foramens in limbusparalleler Richtung. Das sind bei Hufeisenrissen meist die peripheren Rißenden. Die Plombe sollte jederseits knapp 1 mm den Foramenrand überragen. Die Ankerfäden werden mit doppelter oder dreifacher Schlinge vorgeknotet (**Abb. XIII. A. 24**) und dann festgezogen. Dies geschieht in mehreren Schritten, falls der intraokulare Druck zu sehr steigt. Ein Ziehen der Plombe in Längsrichtung mit 2 Pinzetten während des Aufnähens ist nicht erforderlich. Es vermindert zwar das Plombenvolumen, die Plombenenden müssen aber länger bleiben als nötig, wenn das Herausrutschen aus den Schlingen der Ankerfäden postoperativ sicher verhindert werden soll. Wegen des durch das Festziehen der Ankerfäden erhöhten intraokularen Drucks muß die Arteria centralis kontrolliert werden. Die maximale Ischämiezeit beträgt 5–10 min. In diesem Stadium wird die Buckellage kontrolliert und eventuell durch Verlegen von Ankerfäden korrigiert. Nach dem endgültigen Knüpfen der U-Nähte mit zwei zusätzlichen, gegenläufigen einfachen Schlingen werden die Plombenenden gekürzt (**Abb. XIII. A. 25**). Wenn die Plombe nicht in Längsrichtung gezogen wurde, genügt 1 mm Überstand zu jeder Seite der Außenfäden. Der Schnitt läuft schräg zur Skleraoberfläche hin. Die Bindehaut wird mit Einzelknopffäden vernäht (**Abb. XIII. A. 26**). Bei sehr peripheren Plomben kann die Tenon-Kapsel getrennt mit Catgut fixiert werden. Abschließend wird nochmals die Arteria centralis kontrolliert. Sie muß am Ende der Operation bei normalem systemischem Blutdruck pulsieren.

### 2.5.1.3.2 Limbusparallele Plomben

Zur Darstellung der operativen Technik soll als Beispiel eine *Dura-mater-Plombe* dienen, wobei die subretinale Flüssigkeit mit der Elektrolysenadel punktiert wird, und die Foramina mit intraoperativer Photokoagulation behandelt werden (**Abb. XIII. A. 28–XIII. A. 33**):

Nach der Bindehauteröffnung am Limbus mit meridionalen Inzisionen und dem Anschlingen der Muskeln werden die Foramina lokalisiert (**Abb. XIII. A. 28**). Vor der Herstellung der Plombe wird die lyophilisierte Dura mater in einer Antibiotikumlösung gewässert. Nach dem Auspressen der Flüssigkeit wird sie gerollt und mit 5-0 Polyamidfäden in ihrer Form fixiert (**Abb. XIII. A. 29**). Die Plombendicke wird nach der Ausdehnung der Foramina in meridionaler Richtung gewählt. Die Plombe muß einen um knapp 2 mm größeren Durchmesser haben als die Ausdehnung der Fora-

**Abb. XIII. A. 28–XIII. A. 33. Limbusparallele Plombe**

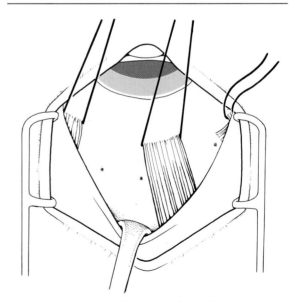

**Abb. XIII. A. 28.** Lokalisation und Markierung der Foramina auf der Sklera.

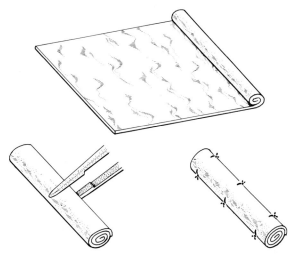

**Abb. XIII. A. 29.** Rollen und Fixieren der Plombe aus lyophilisierter Dura mater. Die Dura mater-Platte wird zuvor in einer Antibiotikumlösung gewässert.

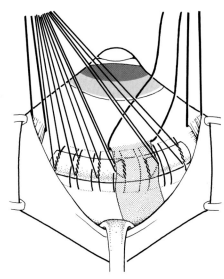

**Abb. XIII. A. 31.** Auflegen der Plombe und Vorknoten der Ankerfäden.

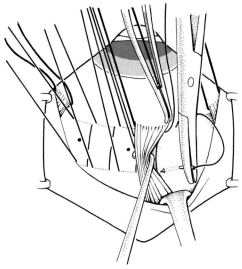

**Abb. XIII. A. 30.** Legen der Ankerfäden. Der Stichabstand in peripher-zentraler Richtung ist vom Durchmesser der Plombe abhängig.

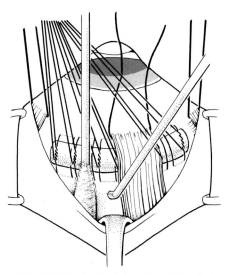

**Abb. XIII. A. 32.** Nach Anziehen der Ankerfäden Elektrolysepunktion der subretinalen Flüssigkeit.

mina in meridionaler Richtung. Sie sollte nicht dicker als 5–6 mm sein, da sonst die *Gefahr der Abstoßung* besteht. Diese Gefahr kann man auch dadurch mindern, daß man den Querschnitt elliptisch formt (s. Abschn. 2.5.1.5). Die Nähte können mit einfach armiertem 4-0 Polyamid gelegt werden. Die peripheren Ein- und Ausstiche liegen 2–3 mm peripher der peripheren Foramenenden, die zentralen Ein- und Ausstiche 2–3 mm zentral der zentralen Foramenenden. Die intraskleralen Stichlängen betragen 3–5 mm, die Abstände zwischen den einzelnen U-Nähten 1–2 mm. Die Stichabstände in meridionaler Richtung sind vom Plombendurchmesser abhängig (**Abb. XIII. A. 30**). Für eine mittlere Eindellung, bei der die Plombe etwas mehr als zur Hälfte versenkt ist, gelten dieselben Werte wie bei den meridionalen Plomben. Soll eine höhere Eindellung erzielt werden, müssen die Stichabstände verbreitert werden. Die U-Nähte werden mit doppelter oder dreifacher Schlinge angezogen (**Abb. XIII. A. 31**), so daß sich der intraokulare Druck etwas erhöht, wodurch die *Elektrolysepunk-*

XIII. A. Chirurgie und Prophylaxe der Netzhautablösung

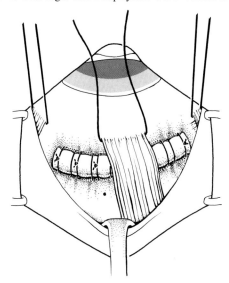

**Abb. XIII. A. 33.** Nach weiterem Anziehen der Ankerfäden, währenddessen die subretinale Flüssigkeit abfließt, werden die Ankerfäden endgültig geknüpft. Die Plombe hat ihre endgültige Eindellung erreicht.

tion der subretinalen Flüssigkeit leichter gelingt (**Abb. XIII. A. 32**). Nach dem Abfließen der subretinalen Flüssigkeit werden die Ankerfäden nochmals festgezogen. Die Plombe erreicht dann ihre endgültige eindellende Wirkung (**Abb. XIII. A. 33**). Vor dem endgültigen Knoten wird kontrolliert, ob die Buckellage richtig ist. Unter Umständen muß die Lage durch Versetzen von Ankerfäden korrigiert werden. Falls die Foramina glatt auf dem Buckel liegen, kann der Abfluß der subretinalen Flüssigkeit gestoppt werden („kontrollierte Punktion", s. 3.1.4). Falls die subretinale Flüssigkeitsmenge zu groß ist, und die Foramina nicht dem Buckel aufliegen, die Buckellage jedoch richtig ist, ist eine intravitreale Injektion indiziert, um die Netzhaut im Lochbereich wiederanzulegen. Die Photokoagulation der Foramina beendet die Operation.

### 2.5.1.4 Regeln für meridionale und limbusparallele Plomben

Die Höhe der Eindellung ist bei gleicher Plombendicke vom Stichabstand der Ankerfäden abhängig. Zeigt sich intraoperativ, daß die Buckelhöhe nicht ausreichend ist, so müssen die entsprechenden Ankerfäden durch solche mit breiterem Stichabstand ersetzt werden. Ein Festziehen der liegenden Ankerfäden nützt nichts, weder bei kompressiblen noch bei nichtkompressiblen Plomben. Die Breite der Eindellung ist vom Plombendurchmesser (bei elliptischen oder ovalen Plomben vom größeren Durchmesser) abhängig. Reicht intraoperativ die Plombenbreite nicht aus, um den Rand eines Foramens ganz zu erfassen, so muß die Plombe entweder verlagert oder eine Plombe größeren Durchmessers gewählt werden. Eine Vergrößerung des Stichabstands des entsprechenden Ankerfadens ohne Veränderung der Plombendicke vergrößert zwar durch die Erhöhung der Eindellung die Auflagefläche etwas, hat aber kaum eine Wirkung auf die Breite. Die Verkürzung des Bulbusumfangs in limbusparalleler Richtung und damit die Ausbildung meridionaler Netzhautfalten ist bei limbusparallelen Plomben von der intraskleralen Stichlänge und der Zahl der U-Fäden abhängig (s. Abschn. 2.5.1.3). Eine nichtkompressible, limbusparallele Plombe von 3 mm Durchmesser und 20 mm Länge, die damit ungefähr einen Quadranten erfaßt, verdrängt bei mittlerer Eindellung (5 mm Stichabstand) die subretinale Flüssigkeitsmenge einer mittelhohen Ablatio in einem Quadranten (ungefähr 0,7 ml). Die Netzhaut liegt daher bei dieser Situation nach Drainage der subretinalen Flüssigkeit und Festziehen der Ankerfäden vollständig an.

### 2.5.1.5 Modifikationen

*Plombengröße und Plombenquerschnitt*

Im Handel sind zahlreiche Querschnitte und Größen erhältlich. Zum Teil sind sie als „Implante" gedacht, können aber auch als episklerale Plomben verwendet werden. Sowohl Vollsilikon als auch Silikonschaum können den individuellen Situationen entsprechend *zugeschnitten* werden. Bei sehr breiten Eindellungen ist meist die Breite der Plombe viel wichtiger als die Höhe der Eindellung. Eine *Halbierung einer Plombe großen Durchmessers* in der Längsachse ermöglicht es, dieses Ziel zu erreichen. Zwei in Längsrichtung halbierte Plomben können auch zusammengenäht werden, um besonders breite Buckel zu erzielen. Dies ist aber wegen der nicht gleichmäßigen Oberfläche weniger zu empfehlen. Vorteilhafter sind die vielen Möglichkeiten, die sich mit Dura mater ergeben, die der individuellen Situation durch entsprechendes Rollen oder Falten angepaßt werden kann (**Abb. XIII. A. 34**).

*Fäden*

Polyamid hat sich sehr bewährt, es sind aber auch Dacron, Mersilene oder Nylon möglich. Die Fäden sollten nur eine sehr geringe Elastizität aufweisen. 4-0 ist 5-0 wegen der geringeren Gefahr des Durchschneidens durch die Sklera vorzuziehen.

*Retinopexie*

Die *Retinopexie muß nicht intraoperativ erfolgen.* Bei kompressiblen Plomben kann sie, wenn die Netzhaut postoperativ zum Anliegen kommt, mit Xenon- oder Argonphotokoagulation durchgeführt werden. Dieses Vorgehen erlaubt eine gezieltere Behandlung gegenüber der intraoperativen Kryokoagulation bei hoher Ablatio. Bei nichtkompressiblen Plomben kann die Photokoagulation, falls sie intraoperativ wegen Medientrübungen oder enger Pupille nicht unter optimalen Bedingungen möglich war, postoperativ nachgeholt werden.

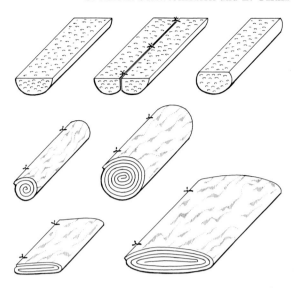

Abb. XIII. A. 34. **Plomben verschiedener Größe.** *Oben:* längshalbierte Pomben können, um eine breite Eindellung zu erhalten, längs aneinander genäht werden. *Mitte* und *unten:* die vielfältigsten Möglichkeiten der individuell gestalteten Plombe bietet lyophilisierte Dura mater.

*Ballonplomben*

Ein unterschiedliches Konzept liegt den Ballonplomben zugrunde. Diese ohne Naht (Ankerfäden) episkleral liegenden, mit Ringer-Lösung oder Luft auffüllbaren Plomben bringen nach der Wirkungsweise der kompressiblen Plomben ein Foramen zum Anliegen. Die Retinopexie erfolgt intraoperativ mit Kryokoagulation oder postoperativ bei anliegender Netzhaut mit Photokoagulation. Die *Ballonplombe* wird nach Ausbildung der chorioretinalen Narbe *wieder entfernt.* Eine dauerhafte *Entlastung des Glaskörperzugs,* wie sie die anderen skleraeindellenden Operationen erzielen, *erfolgt daher nicht.* Erste Versuche mit Ballonplomben wurden von HÖPPING [80] unternommen. Die Methode wurde in den letzten Jahren von LINCOFF und KREISSIG weiterentwickelt und zur klinischen Anwendung gebracht [105].

2.5.1.6 Fehler

Das *Übersehen eines Foramens* ist einer der gravierendsten Fehler. *Lokalisationsfehler* treten in der Regel nur bei hochblasiger Ablatio auf. Sie werden in diesen Fällen am sichersten durch eine Abflachung der Ablatio vermieden, entweder präoperativ durch einen binokularen Verband oder intraoperativ durch Punktion der subretinalen Flüssigkeit. Unter Umständen ist die Kombination einer Punktion der subretinalen Flüssigkeit mit einer intraokularen Injektion der erste Schritt der Operation (s. Abschn. 3.1.4). Typische Fehler entstehen dadurch, daß die Wirkungsweise der Plomben nicht adäquat genutzt wird. Bei Hufeisenrissen wird häufig im Bestreben, die Eindellung sicher an den zentralen Lochrand zu bringen, den peripheren Rißenden und damit den Stellen des *Glaskörperzugs* zu wenig Beachtung geschenkt. Rundlöcher werden bei limbusparallelen Plomben in der Absicht, sie „sicher" auf die Eindellung zu bekommen, auf den peripheren Abhang der Eindellung gelegt, wo sie keinen festen Kontakt zu ihrer Unterlage erhalten.

2.5.1.7 Nachbehandlung

Routinemäßig werden *Mydriatika* und *lokale Antibiotika* verordnet. Häufige Kontrollen des intraokularen Drucks sind bei kompressiblen Plomben notwendig. Aufstehen am ersten postoperativen Tag ist erlaubt. Postoperativ muß eine Photokoagulation nachgeholt werden, falls intraoperativ keine ausreichende Retinopexie erreicht wurde.

### 2.5.2 Intrasklerale Taschen („Implante") und episklerale Taschen

*Indikationen*

Die intraskleralen Taschen eignen sich besonders gut für Orarisse und *Foramina, die peripher des Äquators liegen.* Der Grund ist vor allem, daß kein episklerales Fremdmaterial aufgebracht wird, welches bei dieser peripheren Lage häufig abgestoßen wird. Eine weitere Indikation sind große Foramina, die in limbusparalleler Richtung breiter als eine Stunde (ungefähr 6 mm) und in zentralperipherer Richtung länger als 5 mm sind. Einen gewissen Vorteil bietet die intrasklerale Tasche für Foramina im Bereich des Ansatzes des Musculus obliquus superior, da dabei die Insertionsverhältnisse des Muskels nicht gestört werden. Die Voraussetzung für eine intrasklerale Tasche ist eine *Sklera ausreichender Dicke,* deren Beurteilung vom Operateur Erfahrung verlangt. Die episkleralen Taschen sind bei großen und sehr großen Foramina sowie bei Lochgruppen mit Löchern sehr unterschiedlicher Oradistanz indiziert. Eine entscheidende Hilfe stellen sie dar, wenn die Sklera nicht ausreichend dick oder fest ist, z.B. bei Sklerastaphylomen oder Skleranekrosen, da die Ankerfäden außerhalb dieser Bereiche gelegt werden können.

#### 2.5.2.1 Wirkungsweise der Taschenoperationen

Bei beiden Taschenoperationen, der intraskleralen und der episkleralen, entsteht eine Eindellung, die zum Glaskörperraum konvex sowohl in zentralperipherer (meridionaler) als auch in limbusparalleler Richtung ist. Die Eindellung führt zu einer breiten Auflagefläche für die Netzhaut im Foramenbereich (**Abb. XIII. A. 35**). Eine Stauchung von Sklera und Aderhaut tritt im Eindellungsbereich nicht auf, im Gegenteil, die Sklera wird durch den Druck des Tascheninhalts gespannt. Die Foramina können so ohne Faltenbildung aufliegen. Die Taschen können der individuellen Lochsituation sehr gut angepaßt werden, sowohl durch Veränderung der Außengrenzen als auch durch unterschiedlich starkes Auffüllen in verschiedenen Anteilen der Taschen. Die Form der Eindellung kann in dieser Weise „modelliert" werden. Bei intraskleralen Taschen kann mit sehr wenig Fremdmaterial ein hoher Buckel erreicht werden. Dies rührt im wesentlichen daher, daß die Sklerarigidität im Bereich der lamellierten Sklera stark herabgesetzt ist. Wenn auch die Entlastung von Glaskörpertraktionen durch das „Modellieren" der Tasche individuell steuerbar ist, so ist sie doch bei den Taschen – bei einer mittleren Größe von etwa 12 × 15 mm – viel kleiner als diejenige einer entsprechenden limbusparallelen Plombe oder lamellären Skleraresektion. Der Grund dafür ist der, daß *bei den Taschenoperationen eine nur sehr geringe Umfangsminderung des Bulbus in limbusparalleler Richtung erreicht* wird, im Gegensatz zu den meridionalen und limbusparallelen Plomben, der lamellären Skleraresektion und natürlich der Cerclage. Zudem erzeugen die Taschen auch fast keine Bulbusverkürzung. Die Taschenoperationen sind in Abhängigkeit von der Größe der Tasche mit und ohne Drainage der subretinalen Flüssigkeit durchführbar. Sie verhalten sich in dieser Hinsicht ähnlich wie nichtkompressible Plomben. Die Größe der Taschen kann sehr variiert werden. In der Regel sollten 4 Stunden in limbusparalleler Richtung und 20 mm in zentralperipherer Richtung bei intraskleralen Taschen nicht überschritten werden. Episklerale Taschen können etwas größer sein. Als Retinopexie sind für die intraskleralen Taschen alle drei Methoden verwendbar, die Diathermie des inneren Blattes, die Kryokoagulation, die am besten transskleral vor dem Lamellieren durchgeführt wird, sowie die Photokoagulation, die ihrerseits intra- oder postoperativ erfolgen kann. Für die episkleralen Taschen eignen sich nur die Photokoagulation und die Kryokoagulation.

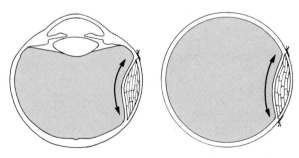

**Abb. XIII. A. 35. Form der Eindellung bei der intraskleralen Tasche** (Querschnitte). Die Form der Eindellung ist konvex zum Glaskörperraum, sowohl in zentral-peripherer Richtung (*links*) als auch in limbusparalleler Richtung (*rechts*).

#### 2.5.2.2 Technik

*2.5.2.2.1 Intrasklerale Tasche*

Die operative Technik soll an einem Beispiel dargestellt werden, in dem die Tasche mit lyophilisierter *Dura mater* gefüllt und die subretinale Flüssigkeit punktiert wird. Die Foramina werden am

### Abb. XIII. A. 36–XIII. A. 41 Intrasklerale Tasche

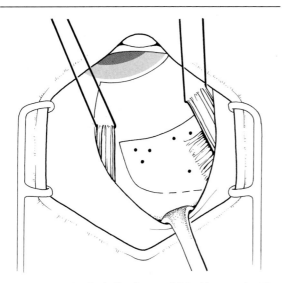

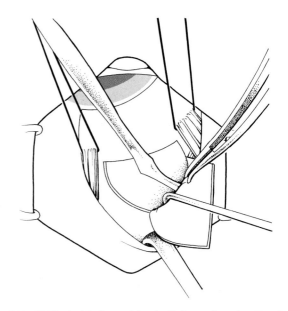

**Abb. XIII. A. 36.** Lokalisation und Markierung der Foramina und Inzision der Sklera (auf $^2/_3$ der Skleradicke) im Bereich der Taschenaußengrenzen. Der Abstand von den Foramenrändern beträgt 2–3 mm.

**Abb. XIII. A. 37.** Intrasklerale Präparation der Tasche mit dem Hockeymesser.

Ende der Operation mit Photokoagulation behandelt (**Abb. XIII. A. 36–XIII. A. 41**):

Nach der limbalen Bindehauteröffnung im entsprechenden Quadranten mit meridionalen Inzisionen und Anschlingen der beiden Muskeln werden die Foramina lokalisiert. Die Lokalisation muß sehr exakt sein, da nachträgliche Korrekturen der Grenzen einer intraskleralen Tasche sehr schwierig sind. Die Sklera wird zunächst an der peripheren Taschengrenze inzidiert, und zwar 2–3 mm peripher der peripheren Lochränder. In meridionaler Richtung wird die Sklera ebenfalls inzidiert, wiederum in 2–3 mm Abstand von den Foramenaußengrenzen (**Abb. XIII. A. 36**). Danach wird die Skleralamelle präpariert (**Abb. XIII. A. 37**). Das sollte möglichst in der Weise geschehen, daß die äußere Lamelle $^2/_3$ und die innere Lamelle $^1/_3$ der Skleradicke einnimmt. Die Präparation wird erleichtert durch häufiges Wässern der Sklera mit Ringer-Lösung, wodurch die Sklera etwas quillt. Die Sklera muß möglichst schon beim Anlegen der Taschenbegrenzungen auf die richtige Tiefe inzidiert werden. Dann kann durch Zug an der Außenlamelle, wobei die Sklerafasern sich spannen, meist relativ einfach in der richtigen Schicht vorpräpariert werden. Vortexvenen lassen sich umschneiden. Falls sie verletzt werden, sollten

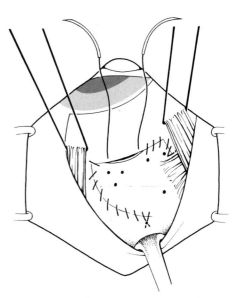

**Abb. XIII. A. 38.** Wiedervernähen des äußeren Blattes an den Taschenaußengrenzen.

sie nicht koaguliert werden (s. Abschn. 2.1). Nach zentral und auch unter dem Musculus obliquus superior kann, wie dies im Beispiel gezeigt ist, die Sklera lamelliert werden, ohne daß die seitliche meridionale Skleraninzision dieselbe Zentralität erreichen müßte. Dies entspricht der Präparation einer Sklera „tasche". Nach der Präparation werden die Taschenränder fortlaufend mit 5-0 Polyamidfäden vernäht. Man beginnt mit je einem Fa-

XIII. A. Chirurgie und Prophylaxe der Netzhautablösung

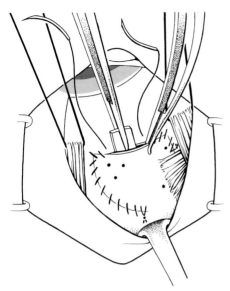

Abb. XIII. A. 39. „Stopfen" der Tasche mit kleinen Dura mater-Plättchen, die mit der anatomischen Pinzette gefaßt werden.

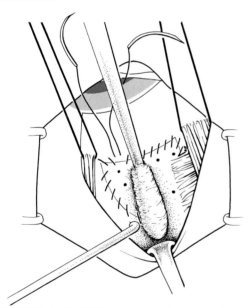

Abb. XIII. A. 40. Elektrolysepunktion der subretinalen Flüssigkeit.

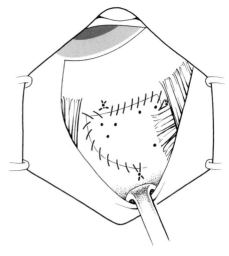

Abb. XIII. A. 41. Nach weiterem „Stopfen" endgültiges Verknoten der Fadenenden.

tere Duraplättchen in die Tasche gebracht, bis durch „Modellierung" die gewünschte Buckelkonfiguration erreicht ist. Danach wird die periphere Taschenbegrenzung weiter fortlaufend vernäht und durch Knoten der beiden Fäden verschlossen (Abb. XIII. A. 41). Der Abfluß der subretinalen Flüssigkeit kann durch eine Diathermiekoagulation zu dem Zeitpunkt gestoppt werden, in dem die Foramina glatt aufliegen. Legen sich die Foramina bei einer großen Menge subretinaler Flüssigkeit nicht an, oder ist eine Hypotonie des Bulbus entstanden, wird eine intraokulare Injektion notwendig. Anschließend erfolgt die Photokoagulation der Foramina.

*2.5.2.2.2 Episklerale Tasche*

Im gewählten Beispiel wird ein gerader Augenmuskel temporär abgetrennt. Die Taschenaußenlamelle besteht aus Spenderklera, die Füllung der Tasche aus lyophilisierter Dura mater [186]. Die subretinale Flüssigkeit wird punktiert, und die Foramina werden mit Photokoagulation behandelt (Abb. XIII. A. 42–XIII. A. 47):

den an beiden Seiten, wobei die periphere Begrenzung noch zum Teil offen bleibt (Abb. XIII. A. 38). Die Tasche wird mit gentamycingetränkten Durastückchen von etwa 2 × 3 mm Größe mit der anatomischen Pinzette „gestopft" (Abb. XIII. A. 39). Die durch das „Stopfen" der Tasche entstandene Erhöhung des intraokularen Drucks erleichtert die Elektrolysepunktion der subretinalen Flüssigkeit (Abb. XIII. A. 40). Nach dem Abfluß werden wei-

Nach der limbalen Bindehauteröffnung in zwei Quadranten mit meridionalen Inzisionen wird der Musculus rectus lateralis abgetrennt. An den Muskelansatz wird ein Haltefaden gelegt, die beiden anderen Muskeln werden angeschlungen. Danach muß eine exakte Lokalisation der Foramina erfolgen, da bei episkleralen Taschen kaum eine spätere Korrekturmöglichkeit besteht (Abb. XIII. A. 42).

**Abb. XIII. A. 42–XIII. A. 47. Episklerale Tasche**

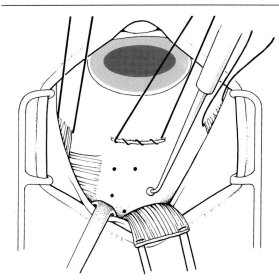

**Abb. XIII. A. 42.** Musculus rectus lateralis abgetrennt, Lokalisation und Markierung der Foramina.

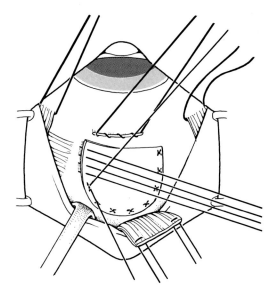

**Abb. XIII. A. 44.** Knoten der zentralen und lateralen Ankerfäden, so daß die Spendersklera dem Bulbus straff aufliegt.

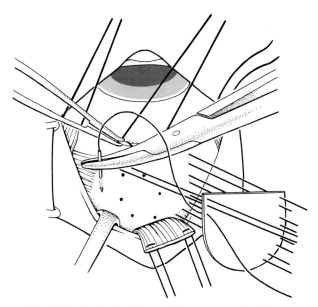

**Abb. XIII. A. 43.** Aufbringen des aus Spendersklera gefertigten äußeren Taschenblattes. Es sollten die Foramenaußengrenzen allseits etwa 4 mm überragen.

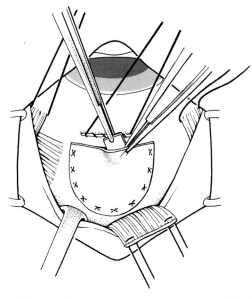

**Abb. XIII. A. 45.** „Stopfen" der Tasche mit Plättchen aus Dura mater.

Die Spendersklera, die in Äthylalkohol gelagert und vorher gewässert wird, wird so ausgeschnitten, daß sie in allen Seiten 4 mm größer ist als die entsprechende Lage der Foramenaußengrenzen. Die Fäden (4-0 Polyamid) werden auf der Spendersklera 1–2 mm vom Rand entfernt eingestochen, auf dem Auge mit einem Stich verankert und wieder durch die Spendersklera zurückgestochen. Die Einstichstellen liegen 2–3 mm von den Lochaußengrenzen entfernt (**Abb. XIII. A. 43**). Die aufgenähte Spendersklera muß nach dem Knoten dieser Fäden in alle Richtungen etwas gespannt sein (**Abb. XIII. A. 44**). Danach wird die Tasche mit Dura mater-Stückchen, die in Gentamycin getränkt sind, wie bei der intraskleralen Tasche „gestopft" (**Abb. XIII. A. 45**). Nach der Elektrolyse-

XIII. A. Chirurgie und Prophylaxe der Netzhautablösung

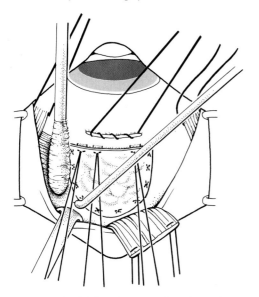

**Abb. XIII. A. 46.** Elektrolysepunktion der subretinalen Flüssigkeit; danach weiteres „Stopfen" der Tasche.

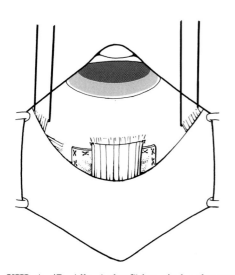

**Abb. XIII. A. 47.** Alle Ankerfäden sind geknotet, der Muskel wieder angenäht.

punktion der subretinalen Flüssigkeit wird die Tasche weiter gefüllt (**Abb. XIII. A. 46**), bis die gewünschte Konfiguration erreicht ist. Die Entscheidung zur „kontrollierten Punktion" oder zur intravitrealen Injektion wird je nach der Situation wie bei der intraskleralen Tasche getroffen. Nachdem die Fäden am peripheren Taschenrand endgültig verknotet sind, wird der Muskel wieder angenäht (**Abb. XIII. A. 47**). Nach der Bindehautnaht erfolgt die Photokoagulation der anliegenden Foramina.

### 2.5.2.3 Regeln für die intrasklerale und episklerale Tasche

Die Taschengrenzen sollten im Zweifelsfall eher etwas zu großzügig bemessen sein, da spätere Korrekturen nur mit großem Zeitaufwand möglich und zudem sehr schwierig sind. *Bei der intraskleralen Tasche muß die äußere Lamelle möglichst dick sein.* Ist sie zu dünn, so entsteht eine Eindellung, die entsprechend der Seite der geringeren Sklerarigidität nach außen und nicht nach innen zeigt. Bei der episkleralen Tasche gilt entsprechend, daß die Nähte so liegen müssen, daß nach dem Festknoten der Fäden die Spendersklera vor dem „Stopfen" straff auf dem Auge aufliegt. Die maximal zu erreichende Buckelhöhe hängt vor allem von der Größe der Tasche ab, denn die maximale Menge des Füllmaterials ist durch die Größe der Tasche festgelegt.

### 2.5.2.4 Modifikationen

Die sogenannte „Implant-Technik" [167] ist in ihrer Wirkungsweise und zum Teil auch in ihren Möglichkeiten im wesentlichen mit der intraskleralen Tasche identisch. Ein Unterschied liegt darin, daß bei der „Implant-Technik" das aus Silikongummi bestehende Implantat durch eine zusätzliche Cerclage in nach innen eindellender Position gehalten wird und meist auch gehalten werden muß. Dies liegt vor allem daran, daß die „Implant-Technik" auch noch bei relativ dünner Sklera empfohlen und durchgeführt wird. Die dann notwendigerweise dünne Sklera in der Außenlamelle würde das Implantat ohne zusätzliche Cerclage nicht nach innen eindellen lassen. Sehr zentrale Foramina können unter Umständen bei ausreichend dicker Sklera durch eine intrasklerale Tasche leichter erreicht werden als mit episkleralen Plomben. Das rührt daher, daß die zentralen Enden der meridionalen seitlichen Sklerainzisionen und damit die Stellen der schwierigen zentralsten Naht weniger weit zentral zu liegen brauchen als die zentralen Nähte einer entsprechenden episkleralen Plombe. Zwischen den Enden der Sklerainzisionen kann nämlich relativ einfach noch erheblich weiter nach zentral präpariert werden. Bei zu dünn präparierter Skleraaußenlamelle kann ein entsprechendes Stück aus Dura mater oder, mit noch besserer Wirkung, aus Spendersklera unter die Außenlamelle gelegt werden. Als Füllmaterial können anstelle von Duraplättchen auch Durastreifen oder Stückchen aus *Spendersklera* verwendet werden. Eine wichtige Modifikation besteht auch darin, die Tasche mit nichtgewässerten, mit Gentamycin-Puder versehenen Duraplättchen zu füllen. Durch eine postoperative Quellung dieses Materials wird eine Wirkungsweise erzielt, die der kompressibler Plomben ähnlich ist. Bei episkleralen Taschen sollte anstelle der Spendersklera keine lyophilisierte Dura mater genommen werden, da die Dehnbarkeit dieses Materials deutlich höher ist als die von Spendersklera, so daß die eindellende Wirkung nach innen nicht ausreichend sein kann. Eine mit einem Dacronnetz verstärkte Silikonschicht ist in dieser Hinsicht geeigneter [104].

2.5.2.5 Wesentliche Fehler

Die wesentlichen Fehler bei den Taschenoperationen sind Indikationsfehler und Lokalisationsfehler. Für die Indikation gilt, daß intrasklerale Taschen *nicht bei dünner Sklera* und alle Taschenoperationen *nicht bei starken Glaskörpertraktionen* durchgeführt werden sollten. Zur Vermeidung von Lokalisationsfehlern ist eventuell als erster Schritt der Operation eine Punktion der subretinalen Flüssigkeit mit anschließender intravitrealer Injektion ratsam.

2.5.2.6 Nachbehandlung

Die Nachbehandlung entspricht der bei der Plombenoperation.

**2.5.3 Lamelläre Sklerarestektion und Skleraeinfaltung**

*Indikationen*

Die lamelläre Sklerarestektion eignet sich besonders für Traktionsablationen, die Skleraeinfaltungen und auch die Resektionen für Netzhautablösungen mit gering ausgeprägter proliferativer Vitreoretinopathie (Stadium C 1 und C 2; [193]). Weiterhin lassen sich mit Skleraeinfaltungen vor allem Netzhautablösungen in hochmyopen Augen mit multiplen, peripheren Foramina in zwei benachbarten Quadranten sowie Orarisse behandeln. Netzhautablösungen mit Makulalöchern stellen unter bestimmten Umständen eine Indikation für die lamelläre Sklerarestektion dar (s. S. 404). Die Sklerarestektion wurde auch in Kombination mit einer Vitrektomie bei stark geschrumpfter Netzhaut angewendet [18, 75].

2.5.3.1 Wirkungsweise der Operation

Beide Operationen führen in Abhängigkeit von der Breite der Resektion oder der Falte zu einer *Verkürzung des Bulbus in zentral-peripherer Richtung*. Dadurch kann eine gespannte oder geschrumpfte Netzhaut wieder zur Anlegung gebracht werden. Von dieser Wirkung wird bei Traktionsablationen mit Spannungen in zeltral-peripherer Richtung und bei Netzhautablösungen mit proliferativer Vitreoretinopathie (in 1–2 Quadranten) Gebrauch gemacht. Falls die bulbusverkürzende Wirkung der Operationen für diese Situationen nicht ausreicht, erweist sich in der Regel ein zusätzliches glaskörperchirurgisches Eingreifen mit Durchtrennung von Glaskörpersträngen und/oder der Entfernung von epiretinalen Membranen zur Mobilisierung der Netzhaut als notwendig. Die Verkürzung der axialen Bulbuslänge ist auch das Wirkungsprinzip bei der Anwendung für Netzhautablösungen mit Makulalöchern. Diese in den meisten Fällen in hochmyopen Augen auftretenden Netzhautablösungen legen sich nach Drainage der subretinalen Flüssigkeit dem verkürzten Bulbus an [123].

Sowohl die Skleraeinfaltung als auch, in etwas geringerem Maße, die lamelläre Sklerarestektion führen zu einer erheblichen Verkleinerung des Bulbusvolumens, und zwar zum einen durch den Effekt der Bulbusverkürzung in axialer Richtung und zum anderen durch eine Verkürzung des äquatorialen Umfangs. Beide Verkürzungen sind bedingt durch die Verwendung von U-Nähten, die in zentral-peripherer Richtung die Resektion bzw. die Falte schließen, und in limbusparalleler Richtung abhängig von der Breite der einzelnen U-Nähte gleichzeitig beim festen Anziehen die Sklera stauchen [56]. Die Bulbusverkleinerung mit Reduktion von Glaskörpertraktionen in allen Richtungen begründet die Vorstellung für die Anwendung bei Netzhautablösungen in hochmyopen Augen. Nicht nur das Symptom „Ablatio" soll durch den Lochverschluß behandelt werden, sondern – in einem prophylaktischen Sinne – die „Ablatiokrankheit" dieser Augen, die oft des $1^1/_2$–2fache Bulbusvolumen eines normalen Auges haben, mit multiplen Netzhautdegenerationen und einem pathologisch veränderten Glaskörper. Die Skleraeinfaltung mit Einfaltung der Sklera in voller Dicke führt wie die limbusparallele Plombe zu einer konvex-konkaven Eindellung. Die Größe der Eindellung in zentral-peripherer Richtung ist gegenüber den Plomben klein, auch bei breiten Skle-

# XIII. A. Chirurgie und Prophylaxe der Netzhautablösung

## Abb. XIII. A. 48–XIII. A. 53. Skleraeinfaltung

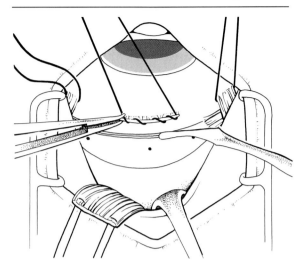

**Abb. XIII. A. 48.** Der Musculus rectus lateralis ist abgetrennt; nach Lokalisation der Foramina limbusparallele Inzision der Sklera im Bereich der späteren Einfaltung.

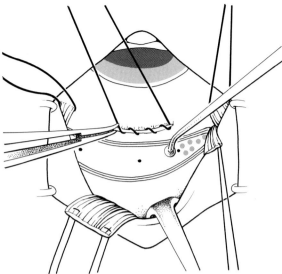

**Abb. XIII. A. 49.** Transsklerale Diathermiekoagulation zwischen den Inzisionen.

raeinfaltungen von 5–6 mm und mehr. Für größere Foramina, vor allem für Hufeisenrisse, ist deshalb die Auflagefläche oft zu gering bemessen. Die lamelläre Sklerareseketion, die in erster Linie der Bulbusverkürzung und auch der Bulbusverkleinerung dient, führt zu keiner verwertbaren Auflagefläche. Für Orarisse ergibt sich zwar als Vorteil, daß außer den Fäden keinerlei Fremdmaterial eingebracht wird, das bei der sehr peripheren Lage abgestoßen werden könnte. Dem steht der Nachteil gegenüber, daß Orarisse durch eine Sklerafalte zum Klaffen gebracht werden können (s. S. 403).

### 2.5.3.2 Technik

Die Technik soll an einem Beispiel gezeigt werden, in dem die Sklera nach Diathermiekoagulation und Punktion der subretinalen Flüssigkeit in voller Dicke eingefaltet wird (**Abb. XIII. A. 48–XIII. A. 53**):

Nach einem limbalen Bindehautschnitt in zwei Quadranten werden der Musculus rectus superior und Musculus rectus inferior angeschlungen und der Musculus rectus lateralis temporär abgetrennt. Für die Lokalisation und Markierung der Foramina gilt, und dies muß schon bei der Indikation zu einer Skleraeinfaltung genau bedacht werden,

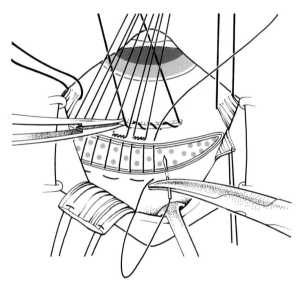

**Abb. XIII. A. 50.** Legen und Vorknoten der U-Nähte; der Stichabstand beträgt 3–4 mm, die intrasklerale Stichlänge jeweils 2 mm.

daß die Foramina möglichst in ungefähr gleichem Abstand von der Ora serrata liegen und nur eine geringe zentral-periphere Ausdehnung von 2 bis 3 mm haben sollten. Die zwei limbusparallelen Sklerainzisionen, für die sich am besten ein Hokkeymesser eignet, reichen in eine Tiefe von $^2/_3$ der Skleradicke. Die Lokalisationsmarkierungen sollten im Bereich des peripheren Drittels zwischen den beiden Schnitten liegen (**Abb. XIII. A. 48**). Bei

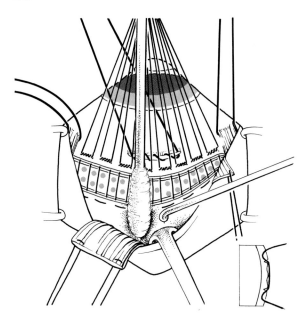

**Abb. XIII. A. 51.** Anziehen der U-Nähte und Elektrolysepunktion der subretinalen Flüssigkeit. *Rechts unten:* Lage der Fäden im Meridionalschnitt.

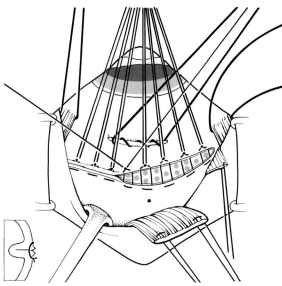

**Abb. XIII. A. 52.** Endgültiges Knoten der U-Nähte während des Abflusses der subretinalen Flüssigkeit. *Links unten:* Meridionaler Schnitt durch die geschlossene Sklerafalte.

der lamellären Resektion wird die Sklera in diesem Stadium zwischen den Schnitten bis auf eine dünne Schicht entfernt. Die Sklera wird zwischen den beiden Schnitten im Bereich der Foramina diathermisiert (**Abb. XIII. A. 49**). Die zentrale und periphere Schnittkante dürfen dabei nicht von der Diathermie erfaßt werden, da sonst die Gefahr besteht, daß die U-Fäden später aus der nekrotischen Sklera ausreißen. Die U-Nähte werden zu beiden Seiten mit einer intraskleralen Stichlänge von 2 mm und einem Stichabstand von 3–4 mm gelegt (**Abb. XIII. A. 50**). Nach dem Vorknoten der Fäden steigt der intraokulare Druck etwas an, und die subretinale Flüssigkeit kann mit der Elektrolysenadel punktiert werden (**Abb. XIII. A. 51**). Die U-Nähte werden dann nacheinander endgültig geknüpft, bis die Falte vollständig geschlossen ist (**Abb. XIII. A. 52**). Muskel- und Bindehautnaht schließen die Operation ab (**Abb. XIII. A. 53**).

### 2.5.3.3 Regeln

Sklararesektionen und Sklaraeinfaltungen sind wegen des besseren Zugangs im *unteren und temporalen Quadranten technisch viel einfacher* durchzuführen als im nasalen und oberen Quadranten. Länge und Breite einer Sklaraeinfaltung oder einer

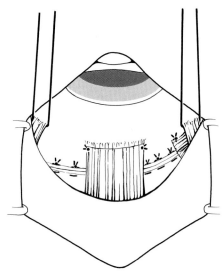

**Abb. XIII. A. 53.** Die Falte ist vollständig geschlossen, der Muskel wieder angenäht.

lamellären Resektion richten sich nach der vitreoretinalen Situation. Beide können zusätzlich so abgestimmt werden, daß die gesamte subretinale Flüssigkeit durch die bulbusverkleinernde Wirkung der Operation verdrängt wird und durch die Punktionsstelle abfließt, so daß die Netzhaut am Ende der Operation bei einem etwas erhöhten Druck von ca. 30 mm Hg vollständig anliegt. In einem emmetropen Auge verdrängt eine Sklerafalte in äquatorialer Lage von 25 mm Länge (etwa 4 Stunden) und 3 mm Breite ungefähr 1,4 ml, und damit die subretinale Flüssigkeit einer mittelhohen Ablatio in zwei Quadranten. Wegen der erheblichen bulbusverkleinernden Wirkung ist bei allen Skleraeinfaltungen bzw. lamellären Resektionen eine Drainage der subretinalen Flüssigkeit notwendig.

Eine homogene Bulbusverkleinerung ist erst mit Faltenlängen und Resektionslängen möglich, die sich ungefähr über die Hälfte des Bulbusumfangs erstrecken (ungefähr 35 mm). Auch größere Längen sind durchaus möglich, die Gefahr der Ischämie des vorderen Segments ist relativ gering.

Bei Makulaforamina ist eine ausreichende Verkürzung der axialen Bulbuslänge notwendig. Daher ist eine große Menge subretinaler Flüssigkeit eine Voraussetzung, wenn die Wiederanlegung durch eine lamelläre Sklararesektion erfolgen soll.

### 2.5.3.4 Modifikationen

Die Sklararesektion war früher, in der von MÜLLER [139] angegebenen und von LINDNER [110] fortgeführten Form, eine sehr gefährliche Operation, da die Sklera in voller Dicke reseziert wurde, und die Fäden über die freiliegende Aderhaut geführt werden mußten. Erst seitdem sie nicht mehr in voller Dicke, sondern nur lamellär durchgeführt wird (s. S. 360), ist sie nicht mehr mit diesem Risiko behaftet. In neuerer Zeit wurde wieder die Sklararesektion in voller Dicke propagiert [18].

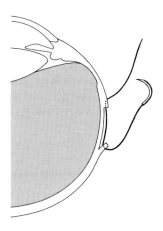

**Abb. XIII. A. 54. Lamelläre Sklararesektion.** Vereinfachung der zentralen Ein- und Ausstiche durch Präparation einer Außenlamelle.

Eine Sklerafalte kann, um gleichzeitig in verschiedenen Meridianen gelegene Foramina mit unterschiedlicher Distanz zur Ora serrata voll zu erfassen, in ihrer Breite und auch in ihrer Lage um mehrere Millimeter variieren. Die zentralen, schwierigeren Ein- und Ausstiche der U-Nähte lassen sich vereinfachen, wenn zentral eine Lamelle präpariert wird, und die Stiche nur im äußeren Blatt der Lamelle liegen (**Abb. XIII. A. 54**). Eine weitere Vereinfachung ist durch Verwendung doppelt armierter Fäden möglich, wodurch die technisch schwierigeren Rückstiche vermieden werden (s. Abschn. 2.5.1.3).

### 2.5.3.5 Fehler

*Lokalisationsfehler* sind in einem gewissen Umfang korrigierbar. Bei einem Lokalisationsfehler in limbusparalleler Richtung kann die Falte nach Öffnen des Eckfadens verlängert werden. Bei Fehlern in zentripetaler Richtung öffnet man die U-Nähte und präpariert an der entsprechenden Stelle eine Lamelle, in die Dura-mater-Stückchen gefüllt werden. Dieses Vorgehen entspricht einer Kombination von intraskleraler Tasche und Skleraeinfaltung [89].

Das Überschätzen der Menge der subretinalen Flüssigkeit, das dazu führt, daß die Falte sich nicht vollständig schließen läßt, da der intraokulare Druck zu stark ansteigen würde, ist bis zu einem gewissen Grad durch eine Vorderkammerpunktion korrigierbar. Die Vorderkammerpunktion sollte aber wegen der Gefahr des Kammerwinkelblocks nie vollständig ausgenutzt werden. Eine weitere Möglichkeit besteht im Verringern des Glaskörpervolumens, wozu *Vitrektomiegeräte* eingesetzt werden müssen. Besonders schwierig oder gar unmöglich ist die Ausführung einer Skleraeinfaltung bzw. Sklararesektion bei sehr dünner Sklera, vor allem im Bereich von Staphylomen. Hier besteht die Gefahr, daß die Aderhaut verletzt wird und die Sklerafäden ausreißen. Es sollte in diesen Fällen eine andere Operationstechnik gewählt werden. Oft ist die Alternative die Cerclage, wobei das Staphylom mit Dura mater und Fibrin überklebt werden kann.

### 2.5.3.6 Nachbehandlung

Die Nachbehandlung wird in der gleichen Weise wie nach Plombenoperationen durchgeführt.

## 2.5.4 Cerclage

### Indikationen

Eine Cerclage ist meist *bei Netzhautablösungen mit Foramina in mehr als zwei Quadranten* oder in zwei gegenüberliegenden Quadranten indiziert. Dasselbe gilt für Ablösungen mit mehreren Foramina, die sehr starke Glaskörpertraktionen aufweisen. Auch Netzhautablösungen mit *proliferativer Vitreoretinopathie* im Stadium C lassen sich häufig nur mit Cerclagen wiederanlegen, wobei zusätzlich intravitreale Injektionen nötig sind. In weiter fortgeschrittenen Fällen gelingt die Wiederanlegung nur durch die Entfernung intravitrealer Stränge und epiretinaler Membranen (s. XIV, 2.5). Auch beim nicht umgeklappten Riesenriß, bei der „Ablatio ohne Loch" und mit Einschränkungen auch bei der Aphakieablatio (s. S. 402) wird man meist die Cerclage wählen, da andere Methoden eine zu hohe Rezidivrate haben. Eine Cerclage kann auch indiziert sein, wenn die skleralen Verhältnisse wegen Ektasien oder Nekrosen eine lokale Eindellungsoperation nicht zulassen. Dies ist darin begründet, daß die Eindellung bei der Cerclage nicht durch die skleralen Ankerfäden gehalten werden muß.

### 2.5.4.1 Wirkungsweise

Die Cerclage ruft eine *ausgeprägte Entlastung von Glaskörpertraktionen in radiärer Richtung,* d.h. zwischen Bulbusaußenwand und Bulbusmittelpunkt und in limbusparalleler, äquatorialer Richtung hervor. Sowohl der äquatoriale Umfang als auch das Bulbusvolumen können bis um ein Drittel verkleinert werden. Die größte Wirkung in dieser Hinsicht erreicht die Cerclage bei äquatorialer Lage. In zentral-peripherer Richtung führt die Cerclage nicht zu einer Entlastung von Glaskörpertraktionen, im Gegenteil, durch die bei der Cerclage auftretende *Vergrößerung der axialen Bulbuslänge* können Glaskörpertraktionen in dieser Richtung erst zur vollen Geltung kommen. Eine „zu kurze" oder nicht ausreichend dehnbare Netzhaut läßt bei Anwendung dieser Operation den „Sprungtucheffekt" (**Abb. XIII. A. 55**) erkennen, der um so deutlicher ausgeprägt ist, je mehr die Cerclage angezogen wurde. Die Eindellung durch die Cerclage ist wie bei der limbusparallelen Plombe konvex-konkav. Die peripher-zentrale Auflagefläche ist von der Breite des verwendeten Cerclageelements abhängig. Die Eindellung wird durch Verformung des gesamten Bulbus hervorgerufen. Im nicht erwünschten Extremfall entsteht

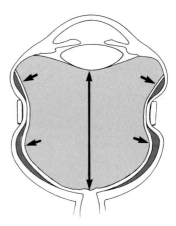

**Abb. XIII. A. 55.** „Sprungtucheffekt" bei Cerclage. Durch die Verlängerung des Bulbus in axialer Richtung (*großer Pfeil*) kommt es zum „Sprungtucheffekt" zentral und peripher des Cerclagebuckels (*kleine Pfeile*), d.h. die gespannte Netzhaut kann sich nicht anlegen.

eine *Sanduhrform.* Die Ankerfäden dienen nur der Fixierung des Cerclageelements in zentral-peripherer Richtung, brauchen also nicht so tief eingestochen zu werden wie bei der Plombe und dienen nicht einer Eindellung durch das Cerclageelement.

### 2.5.4.2 Technik

Als Beispiel ist eine 3,5 mm *Bandcerclage aus Vollsilikon* gewählt. Die Foramina werden bei wiederangelegter Netzhaut mit Kryokoagulation behandelt (**Abb. XIII. A. 56–XIII. A. 61**):
Nach Eröffnen der Bindehaut durch eine 360°-Peritomie werden die 4 geraden Augenmuskeln angeschlungen. Die skleralen Lokalisationsmarken sollen, damit die Foramina von der Cerclageeindellung erfaßt werden können, ungefähr 2 mm zentral oder peripher des Äquators liegen. Anderenfalls ist eine exzentrische Lage der Cerclage angezeigt (siehe unten). Ist eine Exzentrizität nicht möglich, so sollte die Cerclage äquatorial gelegt und zusätzlich eine meridionale Plombe aufgebracht werden. Die Ankerfäden (U-Nähte) werden in allen 4 Quadranten gelegt, und zwar möglichst nicht im Bereich der Lokalisation der Foramina, um nicht dort bei einer eventuellen Kryokoagulation oder beim Legen einer meridionalen Zusatzplombe hinderlich zu sein. Die Stichabstände in peripher-zentraler Richtung sind ebenso breit wie die Breite des Cerclageelements. Die intraskleralen Stichlängen betragen etwa 3 mm (**Abb. XIII. A. 56** und

XIII. A. Chirurgie und Prophylaxe der Netzhautablösung

**Abb. XIII. A. 56–XIII. A. 61. Cerclage**

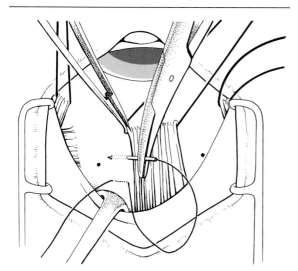

**Abb. XIII. A. 56.** Nach Lokalisation der Foramina Legen des ersten Ankerfadens (U-Naht) in der Mitte eines Quadranten.

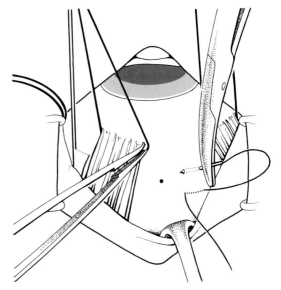

**Abb. XIII. A. 57.** Ankerfaden im nächsten Quadranten.

XIII. A. 57). Das Cerclageelement wird unter den 4 Muskeln und durch die 4 Ankerfadenschlingen durchgezogen (**Abb. XIII. A. 58**). Die Fäden werden im Gegensatz zur Plombe so geknüpft, daß das Element noch gleiten kann. Die übereinanderliegenden Enden des Cerclageelements werden mit dem sogenannten „Schloßfaden" aus 3-0 Polyamid mit doppelter Umschlingung verbunden (**Abb. XIII. A. 59**). Das Schloß liegt in der Regel temporal oben, da es dort am besten zugänglich ist. Wichtiger aber ist es, daß es möglichst außerhalb von Gebieten liegt, in denen noch weitere Eingriffe wie Zusatzplomben oder Verlagerungen geplant sind. Vor der Elektrolysepunktion der subretinalen Flüssigkeit (**Abb. XIII. A. 60**) wird die Cerclage zur Erhöhung des intraokularen Drucks etwas angezogen. Die Cerclage wird nach der Punktion dann weiter bis zu einer mittleren „Taillierung" angezogen. Beim emmetropen Auge beträgt die Verkürzung des ursprünglichen Bulbusumfangs dann etwa 15–20 mm. Durch den Abfluß der subretinalen Flüssigkeit kommen die Fora-

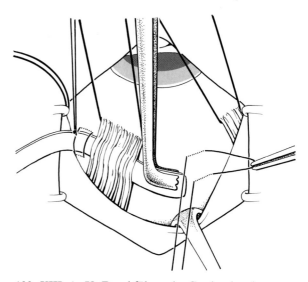

**Abb. XIII. A. 58.** Durchführen des Cerclagebandes unter den Muskeln und durch die Ankerfadenschlingen.

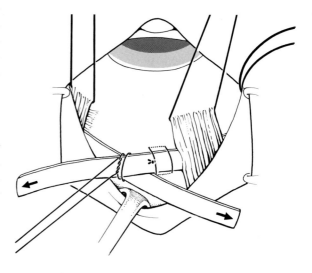

**Abb. XIII. A. 59.** Die Cerclageenden werden mit dem „Schloßfaden" mit doppelter Schlinge verbunden. Dabei werden die Cerclageenden etwas angezogen, um den intraokularen Druck zu erhöhen.

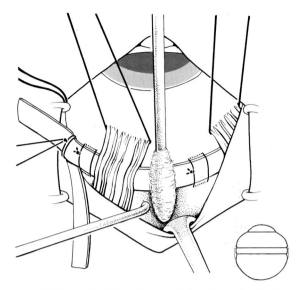

**Abb. XIII. A. 60.** Elektrolysepunktion der subretinalen Flüssigkeit. *Rechts unten*: Das Cerclageband ist gering angezogen.

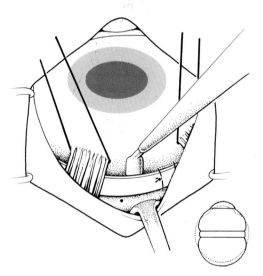

**Abb. XIII. A. 61.** Kryokoagulation der Foramina bei anliegender Netzhaut mit der Spatelsonde, die unter das Cerclageband geschoben wird. *Rechts unten*: Das Cerclageband ist um etwa 15–20 mm angezogen.

mina zum Anliegen. Ist dies wegen der großen Menge der subretinalen Flüssigkeit nicht der Fall, ist meist eine intravitreale Injektion notwendig, oder es müssen zusätzliche Eingriffe geplant werden (s. Abschn. 2.5.5; Kombinationsoperationen). Ein weiteres Anziehen der Cerclage ist nur bei starken Glaskörpertraktionen zu empfehlen. Die überstehenden Enden des Cerclageelements werden nach dem endgültigen Knüpfen des „Schloßfadens" bei einer Tension von 20–30 mm Hg abgeschnitten. Das skleranahe Ende sollte etwas länger belassen werden, damit es glatt aufliegt und nicht gegen die Sklera spießt. Nach der Kryokoagulation der anliegenden Netzhautforamina (**Abb. XIII. A. 61**) wird die Bindehaut verschlossen.

### 2.5.4.3 Regeln

Eine Cerclage sollte möglichst äquatorial liegen. Sie hat zum einen hier die größte Wirkung hinsichtlich der Traktionsentlastung, zum anderen ist die Gefahr des Abrutschens nach peripher oder zentral hier am geringsten. Läßt die Lokalisation der Foramina eine äquatoriale Lage nicht zu, so ergeben sich zwei Möglichkeiten. Zum einen die sogenannte *exzentrische Cerclage*, bei der das Cerclageelement auf einer Seite der Bulbuszirkumferenz in eine Richtung (z.B. nach peripher) und gleichzeitig auf der gegenüberliegenden Seite in die andere Richtung (nach zentral) verlagert wird und damit auf einem Großkreis liegt. Die zweite Möglichkeit besteht darin, die äquatoriale Lage zu belassen und die Cerclage im Lochbereich mit einer gemäß der Foramensituation meist nach zentral reichenden *Plombe* zu unterfüttern (s. Abschn. 2.5.5.7). Eine geringere Verlagerung der Cerclage in peripher-zentraler Richtung in einem Quadranten um 2–3 mm ist vor allem bei weniger stark angezogenen Cerclagen ohne weitere Veränderungen möglich. Es sollten in diesem Falle jedoch zwei Ankerfäden im entsprechenden Quadranten gelegt werden, um die Position des Elements zu fixieren. Der Grad der Bulbustaillierung, und damit das Anziehen der Cerclage, sollte sich nach dem Operationsziel, d.h. nach einer mäßigen oder starken Entlastung von Glaskörpertraktionen, und nicht nach der Menge der subretinalen Flüssigkeit richten, die durch weiteres Anziehen der Cerclage verdrängt werden könnte. Eine intravitreale Injektion ist daher bei sehr großem subretinalem Volumen oft notwendig. Eine Cerclage sollte jedoch *den ursprünglichen Bulbusumfang um höchstens ein Drittel vermindern*. Dabei kann die Verkürzung des Cerclageelements mit Hilfe der überstehenden Enden mit einem Meßband ermittelt werden. Die häufig bei der Cerclage auftretende meridionale Faltenbildung der Netzhaut, die besonders im Bereich der zentralen Enden von Hufeisenrissen auftritt, die sogenannte „Fischmaulbildung" [157], kann durch zwei Maßnahmen behoben werden. Es kann erstens die Cerclage gelockert und damit eine geringere Eindellung erreicht werden. Zum Ausgleich der dann entstehenden Bulbushypotonie ist eine intravitreale Injektion notwendig. Dieses Vorgehen ist bei mäßigen Traktionen indiziert. Bei der zweiten Meßnahme, die bei starken Traktionen zu empfehlen ist, wird die Cerclageverkürzung belassen und die Cerclage im Bereich der Fischmaulbildung mit einer meridionalen Plombe kombiniert.

### 2.5.4.4 Modifikationen

Die ersten Cerclagen wurden mit Polyäthylenröhrchen durchgeführt (GRIGNOLO [67], SCHEPENS [167]). ARRUGA [3] benutzte Seiden- und Nylonfäden. Heute wird als Material für das Cerclageelement in der Regel Silikongummi verwendet. Auch Silikonschwamm ist möglich, doch wird damit unnötig viel Fremdmaterial auf die Sklera gebracht. Ein Mersilene-Band ist dagegen sehr dünn, weist aber fast keine Elastizität auf. *Spendersklera, Fascia lata oder Dura mater haben keine dauerhafte Cerclagewirkung.* Die Form und der Querschnitt des Cerclageelements sind vielfach variiert worden: heute sind Rundstäbe und vor allem Bänder üblich. Dabei haben Bänder den Vorteil, daß sie bei größerer skleraler Auflagefläche nicht mehr Fremdmaterial einbringen. Die Gefahr der zu geringen Auflagefläche ist die Erosion der Sklera, wie sich das beim Arruga-Faden gezeigt hat [124]. Die Gefahr der zu großen Auflagefläche ist die Kompression von Vortexvenen. Querschnitte mit erfahrungsgemäß geringen Raten dieser Komplikationen sind $3,5 \times 0,75$ mm als Silikonband oder 2,0–2,5 mm im Durchmesser als Silikonstab.

Von Bedeutung ist auch die *Elastizität* des Cerclagematerials. Dabei scheint eine gewisse Elastizität notwendig zu sein, um auf lange Sicht Skleranekrosen zu vermeiden, wie sie bei den unelastischen Polyäthylenröhrchen von 2 mm Durchmesser auftraten. Dem liegt die Vorstellung zugrunde, daß die Schwankungen des intraokularen Drucks von einem elastischen Material aufgefangen werden können, wohingegen es bei unelastischem Material im Laufe der Zeit zur Erzeugung von Skleranekrosen kommt. Besonders kritisch wird die Situation, wenn das unelastische Element dazu noch dünn ist, d.h. nur eine geringe Auflagefläche hat, wie der Arruga-Faden. Die Gefahr eines zu elastischen Elements liegt darin, daß die intraoperative Situation und die postoperative Situation völlig unterschiedlich sein können. Die Eindellung kann dabei postoperativ extrem eng werden. Auf der anderen Seite bedeutet gerade diese Gefahr für manche Situationen einen Vorteil. So können bei geringem subretinalem Volumen Cerclageelemente sehr hoher Elastizität verwendet werden, um die in diesen Fällen gefährliche Punktion der subretinalen Flüssigkeit nicht durchführen zu müssen und dennoch innerhalb der ersten postoperativen Tage durch einen Okulopressionseffekt wie bei den kompressiblen Plomben einen normalen Cerclagebuckel zu erhalten [83, 181]. Wichtig ist es bei diesem Vorgehen, intraoperativ die endgültige Länge des Cerclageelements dem nichtgedehnten Zustand entsprechend richtig einzustellen. Dies geschieht durch Messung der überstehenden Enden mit einem Meßband. Die nichtgedehnte Länge des Cerclageelements ergibt sich aus der Differenz der Längen der Enden und der *vor* dem Aufbringen gemessenen Gesamtlänge des Cerclagebandes. Wird dies unterlassen, so kann unter Umständen der postoperative Cerclagebuckel so eng werden, daß eine Reoperation notwendig wird. Ein Elastizitätsmodul mit erfahrungsgemäß geringen Komplikationen beträgt 175 p/mm$^2$ [172]. Die postoperative Verkürzung eines gedehnten Cerclageelements von einem intraoperativen intraokularen Druck von 30 mm Hg auf einen postoperativen Druck von 10 mm Hg beträgt bei diesem Elastizitätsmodul 1,0 mm oder weniger [55]. Die Cerclageelemente sollten intraoperativ nicht zu stark gedehnt werden, weil sie sonst durch Relaxation ihre Ausgangslänge verändern. Was den Verschluß des Cerclageelements anbelangt, so haben wir mit einem doppelt umschlungenen 3-0 Polamidfaden gute Erfahrungen. Bewährt haben sich auch manschettenartige Verschlußstücke aus Silikon [152].

### 2.5.4.5 Fehler

Der häufigste Fehler bei der Cerclage ist eine ineffektive Lage. Oft wird sie zu zentral angelegt und hat dann keinen ausreichenden Eindellungseffekt mehr. Die Eindellungshöhe muß zudem dem Operationsziel entsprechen. Das bedeutet, daß starke Glaskörpertraktionen eine enge Cerclage verlangen, die den Bulbusumfang bis um ein Drittel verkürzt. Andererseits ist es inkorrekt, die eingreifende Cerclageoperation durchzuführen, wenn eine andere, unter Umständen aber technisch schwierigere Operationsmethode der Ablatiosituation angemessener und weniger belastend wäre.

2.5.4.6 Nachbehandlung

Die Nachbehandlung wird wie bei den anderen Operationen durchgeführt. Kontrollen des intraokularen Drucks sind wichtig. Eine besondere Kontrolle verlangt das vordere Segment, um eine Ischämie rechtzeitig zu erkennen (s. Abschn. 5.3.5; [115, 117]).

**2.5.5 Kombinationsoperationen**

2.5.5.1 Zwei oder mehrere meridionale Plomben

Die Indikation ist gegeben, wenn *zwei oder mehrere getrennt liegende große Hufeisenforamina* vorhanden sind. Die Technik entspricht der der Einzelplombe. Häufig ist jedoch auch bei Verwendung von kompressiblen Plomben eine Drainage der subretinalen Flüssigkeit notwendig, da der intraokulare Druck nach Anziehen der Ankerfäden zu sehr ansteigt. Die Wiederanlegung der Netzhaut durch den selektiven Verschluß mehrerer Hufeisenrisse bringt gewisse Gefahren mit sich, da häufig zwischen den Rissen Areale mit Netzhautdegenerationen liegen, die dann in das Tal zwischen beiden Plomben gelangen, wo sie vermehrt den radiären Glaskörpertraktionen ausgesetzt sind. Eine Rezidivablatio nimmt deshalb vorzugsweise von dort ihren Ausgang. Als Alternativen kommen große intrasklerale oder episklerale Taschen in Frage. Liegen zwei oder mehrere große Hufeisenrisse in unterschiedlichen Quadranten, so deutet dies auf erhebliche Glaskörpertraktionen hin. Ein Lochverschluß mit mehreren Plomben wird in der Regel dieser Situation nicht gerecht. Die dabei zu wählende Alternative ist die Cerclage, die mit meridionalen Plomben kombiniert wird, falls die Foramina zu zentral liegen.

2.5.5.2 Zwei limbusparallele Plomben

Die Indikation ergibt sich, wenn Foramengruppen, die mit einer limbusparallelen Plombe behandelt werden können, *in zwei gegenüberliegenden Quadranten* liegen. Die Operationstechnik entspricht der der Einzelplombe. Auch bei der Verwendung kompressibler Plomben ist eine Drainage der subretinalen Flüssigkeit wegen des zu hohen intraokularen Drucks oft erforderlich. Die Gefahren bestehen vor allem darin, daß Glaskörpertraktionen unterschätzt werden. Als Alternative bietet sich deshalb an, eine der beiden Plomben durch eine Sklerafaltung zu ersetzen oder eine Cerclage zu planen.

2.5.5.3 Meridionale Plombe mit limbusparalleler Plombe im selben Quadranten

Diese Technik kann sinnvoll sein, wenn ein großer, nach zentral reichender Hufeisenriß an einem der beiden seitlichen Ränder einer großen äquatorialen Degeneration liegt, die ihrerseits kleine Foramina aufweist. Dabei müssen zwei Plomben aus Dura mater oder aus Silikonschwamm im rechten Winkel möglichst eng und stufenfrei aufgenäht werden. Die Gefahr liegt besonders in der Diskontinuität der Buckelkonfiguration. Dabei geht die Reablatio oft vom Zwickel zwischen den beiden Plomben aus. Diese Operationsmethode ist daher selten empfehlenswert. Vorzuziehen ist in solchen Fällen eine große intrasklerale oder episklerale Tasche, eventuell zusammen mit einer Skleraeinfaltung. Unter Umständen ist eine Cerclage mit meridionaler Plombe notwendig.

2.5.5.4 Intrasklerale Tasche mit Skleraeinfaltung

Diese Technik eignet sich für eine Foramensituation, wie sie unter 2.5.5.3 beschrieben ist. Die Gefahren dieser Operationstechnik liegen unter anderem darin, daß die Lokalisation bei abgehobener Netzhaut oft unsicher ist, weil die Aderhaut gegenüber der Netzhaut beim Schließen der Skleraeinfaltung verschoben wird. Es empfiehlt sich, zunächst die Sklerafalte anzulegen, die subretinale Flüssigkeit zu drainieren und dann die Tasche bei anliegender Netzhaut und damit einfacher Lokalisation im Bereich des Hufeisenrisses von den skleralen Inzisionen aus zu präparieren. Die Alternative wäre eine große Tasche oder eine Cerclage mit meridionaler Plombe.

2.5.5.5 Lamelläre Skleraresektion mit Cerclage

Diese Operationstechnik kann indiziert sein, wenn *Netzhautforamina in 3–4 Quadranten und ausgeprägte Glaskörpertraktionen*, meist in Form einer proliferativen Vitreoretinopathie, vorhanden sind. Zunächst wird die lamelläre Skleraresektion angelegt. Nach dem Vorknüpfen der U-Nähte wird die Cerclage vorgelegt und dann erst die Drainage der subretinalen Flüssigkeit durchgeführt. Das Vorgehen wird von dem Grundsatz geleitet, immer am tonisierten Auge zu arbeiten. Nach dem Schluß der U-Nähte wird die Cerclage angezogen. Je 2 U-Fäden der Skleraresektion in einem Quadranten dienen als Führungsfäden für die Cerclage. Eine gewisse Gefahr besteht darin, daß sich kein glatter Buckel bildet, wo sich Skleraresektion und Cerclage überlagern. Es handelt sich zudem um einen massiven Eingriff für das Auge, mit der möglichen Folge einer Ischämie des vorderen Segments. Als Alternative kommt eine sehr enge Cerclage mit intravitrealer Injektion von Hyaluronsäure oder Gas in Frage, wenn die Situation nicht nach einem glaskörperchirurgischen Eingriff verlangt.

2.5.5.6 Intrasklerale bzw. episklerale Tasche mit Cerclage

Diese Technik eignet sich für Netzhautablösungen mit *Foramina in 3–4 Quadranten*, von denen sich eine ausgedehnte Lochgruppe zentral des Äquators befindet. Technisch wird die Operation so ausgeführt, daß nach Legen der Cerclage, die alle Foramina außer der großen zentralen Lochgruppe erfaßt, die subretinale Flüssigkeit drainiert wird. Bei anliegender Netzhaut werden die Taschengrenzen lokalisiert und die Lamelle präpariert. Unter Umständen muß die Cerclage hierzu temporär etwas nach peripher verschoben werden. Die Alternative ist unter 2.5.5.7 dargestellt.

2.5.5.7 Cerclage mit einer oder mehreren meridionalen Plomben

Mit dieser Operation kann eine Situation, wie sie im Abschnitt 2.5.5.6 beschrieben ist, in relativ einfacher Weise behandelt werden. Die zentrale Lochgruppe darf allerdings nicht zu groß sein, damit sie von der Plombe ganz erfaßt werden. Liegen mehrere Foramina in unterschiedlichen Quadranten zentral des Äquators, ist eine exzentrische Cerclage also nicht möglich, kann man diese Technik anwenden. Intraoperativ ergibt sich die Indikation, falls eine „Fischmaulbildung" [157] bei einer Cerclage durch das Lockern der Cerclage und eine intravitreale Injektion nicht zu beheben ist.

**Abb. XIII. A. 62–XIII. A. 67. Kombination der Cerclage mit meridionaler Plombe**

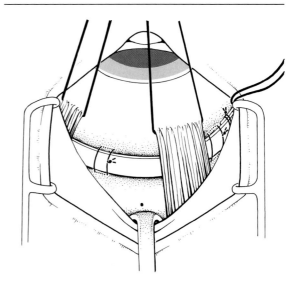

**Abb. XIII. A. 62.** Das lokalisierte Foramen bzw. der zentrale Rand des lokalisierten Foramens liegt deutlich zentral der Cerclage.

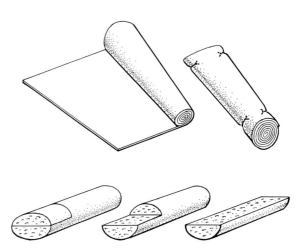

**Abb. XIII. A. 63.** Anfertigen einer Durarolle (*oben*) oder zwei verschiedener Silikonschwammplomben (*unten*) zur „Unterfütterung".

Im Operationsbeispiel, in dem das Foramen deutlich zentral des Äquators liegt, wird eine Dura mater-Plombe oder eine Silikonschaumplombe mit einer 3,5 mm-Silikonbandcerclage kombiniert (**Abb. XIII. A. 62–XIII. A. 67**).

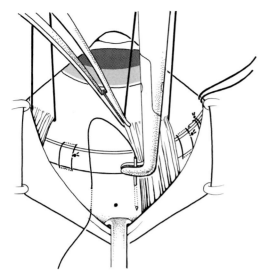

**Abb. XIII. A. 64.** Legen der U-Naht (bei sehr zentraler Lage am besten mit dem rechtwinkelig abgebogenen Nadelhalter).

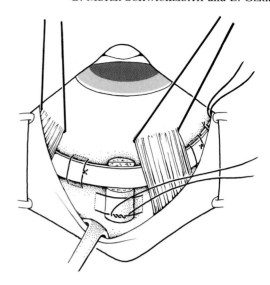

**Abb. XIII. A. 66.** Wie Abb. XIII. A. 65, jedoch mit Silikonschwammplombe unter der Cerclage.

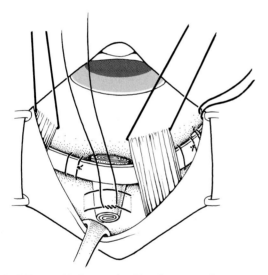

**Abb. XIII. A. 65.** Legen der Plombe unter die Cerclage und durch die U-Naht-Schlingen (Dura mater-Plombe).

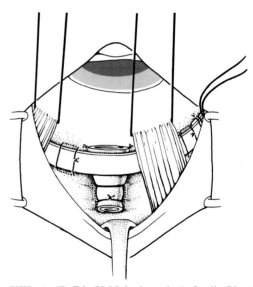

**Abb. XIII. A. 67.** Die U-Naht ist geknüpft, die Plombe hat ihre endgültige Eindellung erreicht (Dura mater-Plombe). Peripher wird die Plombe an jeder Seite auf der Sklera mit einer 5-0 Polyamidnaht fixiert.

Zur Herstellung der Dura mater-Plombe für das Hufeisenforamen mit der Spitze des Foramens zentral der Cerclage wird die Dura mater-Platte in der Weise gerollt, daß das eine Ende fest und das andere locker liegt. Beim Zusammenpressen entsteht dann am locker gerollten Ende ein ovaler Querschnitt, der unter das Cerclageelement geschoben wird und die peripheren Lochenden des Hufeisenrisses entlastet. Beim Herstellen der Silikonschaumplombe wird der Teil der Plombe längs halbiert, der unter der Cerclage zu liegen kommt (**Abb. XIII. A. 63**). So entsteht im Bereich der peripheren Lochenden des Hufeisenrisses ein spannungsfreier Übergang des Cerclagebuckels in den meridionalen Buckel (**Abb. XIII. A. 65** und **XIII. A. 66**). Es kann auch die gesamte Plombe halbiert werden, falls der zentrale Rand des Foramens nur eine relativ geringe Eindellung verlangt.

Zentral der Cerclage werden, wie es bei der meridionalen Plombe beschrieben ist, eine oder zwei U-Nähte gelegt (**Abb. XIII. A. 64**). Peripher wird die Plombe mit zwei 5-0 Polyamidfäden an jeder Seite an der Sklera fixiert (**Abb. XIII. A. 67**). Das Foramen wird vor dem Aufnähen der Plombe mit Kryokoagulation oder am Ende der Operation mit Photokoagulation behandelt. Diese Operation hat zahlreiche Modifikationen erfahren. So ist eine Vielzahl unterschiedlicher Zusatzplomben für Cerclagen erhältlich, die zum größten Teil als „Implante" gedacht sind, aber ebenso als „Exoplante" verwendet werden können. Die „Implanttechnik" entspricht der im Abschnitt 2.5.5.6 dargestellten Methode.

## 3 Drainage der subretinalen Flüssigkeit

### Drainage der subretinalen Flüssigkeit, ja oder nein?

Diese Frage hat in der Ablatiochirurgie der letzten 30 Jahre immer wieder zu Diskussionen geführt. Dabei wurden auch die beiden extremen Meinungen vertreten, „Immer-Drainage" [167] – „Nie-Drainage" [27, 102], die darauf abzielen, möglichst alle Netzhautablösungen mit nur einer der beiden Methoden zu behandeln. Die meisten Autoren legten wenig Wert darauf, Indikationen für die eine oder die andere Methode bei bestimmten Ablatiosituationen zu etablieren. Die Argumente für eine Drainage der subretinalen Flüssigkeit bestehen vor allem darin, daß eine *genaue Anpassung der Eindellung an die Foramensituation bei anliegender Netzhaut* möglich ist, wodurch die Rate der Wiederablösungen sinkt. Darüber hinaus gibt es Netzhautablösungen, wie Riesenrisse, oder proliferative Vitreoretinopathien fortgeschrittenen Stadiums, die einer Nicht-Drainage-Technik kaum zugänglich sind. Das wesentliche Argument gegen eine Drainage wird darin gesehen, daß die Drainage der subretinalen Flüssigkeit ein Operationsschritt ist, der gravierende Komplikationen hervorrufen kann. In einer prospektiven Studie, die dazu diente, die Vor- und Nachteile der einen oder anderen Methode gegeneinander abzuwägen, zeigte sich, daß sich mit beiden Methoden gleich gute anatomische und funktionelle Ergebnisse erzielen lassen [78]. In dieser Studie wurden, und dies erscheint als der wesentliche Punkt, eine Reihe von *Netzhautablösungen ausgesondert, die für eine „Nicht-Drainage-Technik" nicht geeignet* sind.

Unter dem Begriff „Nicht-Drainage-Technik" werden zwei unterschiedliche Arten des Vorgehens verstanden. „Nicht-Drainage" kann einmal bedeuten, daß das Foramen intraoperativ auf der Eindellung angelegt wird, ohne daß eine Drainage der subretinalen Flüssigkeit durchgeführt wurde. Dies ist oft bei Netzhautablösungen der Fall, die im Bereich der Foramina flach sind. Die Eindellung wird dabei meist mit einer nichtkompressiblen Plombe erzielt. Häufiger wird der Begriff „Nicht-Drainage-Technik" im Zusammenhang mit kompressiblen Plomben verwendet, bei denen die Netzhautforamina sich erst postoperativ anlegen, wenn die kompressiblen Plomben ihre Ausgangsgröße wieder erreicht haben.

### Physikalische und operationstechnische Gründe für eine Drainage

Da eine Kugel der Körper mit größtem Volumen bei kleinster Oberfläche ist, verringern alle bulbuseindellenden Netzhautoperationen durch eine Änderung der Kugelgestalt des Auges das Bulbusvolumen. Eine Verkleinerung der Skleraoberfläche durch eine Skleraresektion vermindert natürlich ebenfalls das Bulbusvolumen. Da die intraokularen Strukturen und Flüssigkeiten nicht kompressibel sind, wäre eine akute Verminderung des Bulbusvolumens theoretisch gar nicht möglich. Es läßt sich jedoch z.B. eine nichtkompressible episklerale Plombe aufnähen, die eine Volumenminderung von 0,3–0,4 ml hervorruft, ohne daß der intraokulare Druck so hoch werden würde, daß die Arteria centralis verschlossen wird. Dies ist deshalb möglich, weil durch den Okulopressionseffekt wohl dabei eine echte akute Minderung des intraokularen Volumens, vor allem durch Auspressen der Aderhaut stattfindet (ungefähr 0,2 ml), und weil die Sklera so elastisch ist, daß sie die restlichen 0,1–0,2 ml durch Dehnung ausgleichen kann. Jede weitere akute Veränderung der Kugelgestalt läßt den Druck dann rapide ansteigen. Verlangt jedoch die Ablatiosituation zu diesem Zeitpunkt zum Beispiel noch eine zusätzliche Plombe, so ergeben sich zwei Möglichkeiten, den erhöhten intraokularen Druck in Grenzen zu halten oder ihn zu senken: zum einen die Vorderkammerpunktion, die mit einer Volumenverminderung von etwa 0,2 ml nur eine geringe Wirkung hat, und zum anderen die Drainage der subretinalen Flüssigkeit. Vor der endgültigen Entscheidung kann abgewartet werden, ob durch den Okulopressionseffekt der Druck ausreichend sinkt. *Im Fall des Verschlusses der Arteria centralis darf die Wartezeit 10 min nicht überschreiten.* Eine intravenöse Verabreichung von Diamox wirkt für diese Fälle nicht schnell genug. Die erhebliche Veränderung von der ursprünglichen Kugelgestalt und damit die große akute Minderung des Bulbusvolumens sind auch die Gründe dafür, daß verschiedene Operationstechniken, wie größere nichtkompressible Plomben, Skleraresektionen, Skleraeinfaltungen und Cerclagen mit einem Material üblicher Elastizität (175 p/mm$^2$) nur mit einer Drainage der subretinalen Flüssigkeiten durchgeführt werden können. Ähnliches gilt für schwierigere Ablatiosituationen, bei denen oft ein Lochverschluß ohne eine intravitreale Injektion nicht möglich ist. Um entsprechende Volumina injizieren zu können, ist die Punktion der subretinalen Flüssigkeit indiziert. Dies ist immer der Fall, wenn es sich um nichtkompressible Flüssigkeiten handelt. Postoperativ sich ausdehnende Gase ($SF_6$, $C_4F_8$, $C_3F_8$) können unter Umständen ohne Drainage der subretinalen Flüssigkeit injiziert werden.

**Klinische Indikationen zur Drainage**

Wie aus den physikalischen Überlegungen zu den bulbuseindellenden und bulbusverformenden Operationstechniken hervorgeht, ergibt sich eine Indikation zur Drainage bei allen in 2.5 aufgeführten Techniken, außer bei kompressiblen Plomben und bei hochelastischen Cerclagen, sowie bei kleinen Dura-mater-Plomben und sehr kleinen intraskleralen Taschen. Ebenso ist die Drainage bei allen intravitrealen Flüssigkeitsinjektionen eine Voraussetzung. Im Hinblick auf die retinale Situation ist auch eine Drainage angezeigt, wenn eine hochblasige Ablatio keine sichere Lochlokalisation zuläßt, oder eine geplante Kryokoagulation nur die Aderhaut und das Pigmentepithel, nicht aber die Netzhaut erreichen würde. Eine *relative Indikation zur Drainage* ist kurzfristig nach Kataraktoperationen und bei Augen mit Keratoplastik oder frischen perforierenden Verletzungen gegeben. Bei einer Aphakie sollte, wenn die Alternative eine Vorderkammerpunktion ist, eher die subretinale Flüssigkeit drainiert werden.

## 3.1 Technik

Das Aufsuchen der *geeigneten Drainagestelle* muß ophthalmoskopisch kontrolliert werden. Sie sollte im Bereich der am höchsten abgehobenen Netzhaut liegen, gleichzeitig große chorioidale Gefäße nicht berühren und einen möglichst weiten Abstand von großen Netzhautforamina haben. Aber auch von der skleralen Seite her muß kontrolliert werden, ob Venae vorticosae in der Gegend der vorgesehenen Drainagestelle liegen, und ob die Stelle gut erreichbar ist. Bei Reoperationen kommt es häufig vor, daß eine auf Grund der Ablatiosituation günstige Drainagestelle wegen Verwachsungen oder Nekrosen nicht geeignet ist.

### 3.1.1 Elektrolysepunktion ohne Sklerainzision

Bei der *Elektrolysepunktion* (Katolyse nach VOGT; [131]) ist die Lochgröße in Sklera und Aderhaut nicht wie bei der perforierenden Diathermie von der Stromstärke abhängig. Man erreicht dadurch auch bei nicht trockener Skleraoberfläche immer eine gleiche Größe der Perforation. Die Gasblasen, die an der Elektrolysenadel entstehen, lassen am Pigmentepithel eine Markierung entstehen und zeigen an, daß die Sklera und die Aderhaut durchstochen sind. Die Gasblasen dienen zudem als Polster bei einer akzidentellen Netzhautberührung. Es wird so vorgegangen, daß zuerst die Funktion der Elektrolyse an Hand der Schaumbildung an der Bindehaut geprüft wird. Dann wird eine mäßige Bulbushypertonie erzeugt, indem bei den Plomben die U-Fäden oder bei den Cerclagen die Enden angezogen werden. Die Nadel wird daraufhin senkrecht in die Sklera eingestochen und vorgeschoben, bis die isolierte Basis auf der Sklera aufliegt. Eine 1,5 mm Nadel wird für die normale Sklera und Aderhaut, eine 2,0 mm Nadel für eine dicke Sklera und Aderhaut verwendet. Ein Wattestäbchen in einigen Millimetern Abstand von der Punktionsstelle erhöht durch Druck gegen die Sklera zusätzlich den intraokularen Druck. Weiterhin gelangt dadurch die Punktionsstelle in ein Tal neben der skleralen Eindellung durch das Wattestäbchen und damit in einen Bereich möglichst hoch abgehobener Netzhaut. Nach der Punktion und dem Abfluß der subretinalen Flüssigkeit werden die U-Nähte oder die Enden des Cerclageelements weiter angezogen, um mit dosierter Hypertension den Fluß nicht zum Sistieren kommen zu lassen.

### 3.1.2 Elektrolysepunktion mit skleraler Inzision

Bei dicker Sklera und verdickter Aderhaut addieren sich die bei einem Nadeldurchstich durch die in beiden Geweben immer vorhandenen Ventileffekte. Zu erkennen ist dies, wenn trotz Schaumbildung auf dem Pigmentepithel und im Subretinalraum – ein Phänomen, das anzeigt, daß beide Gewebe durchstochen sind – keine subretinale Flüssigkeit abfließt. Eine *Sklerainzision* vermindert die Gewebsstrecke und erlaubt eine größere Öffnung in der Aderhaut.

Der Bulbus sollte bei Anwendung dieser Technik normoton bis gering hyperton sein. Die Sklera wird möglichst an der Stelle der am höchsten abgehobenen Netzhaut meridional mit dem Hockeymesser ungefähr 3 mm senkrecht zur Skleraoberfläche bis auf die Aderhaut eingeschnitten, wobei die Aderhaut ungefähr $1/2$–1 mm freiliegen sollte.

Durch eine Diathermie der Sklera am Inzisionsrand weitet sich die Inzision etwas auf. Die dann folgende Diathermie der Aderhaut dient dazu, Hämorrhagien zu verhindern. Die 1,5 mm Elektrolysenadel wird senkrecht in die Aderhaut eingestochen. Fließt die subretinale Flüssigkeit, so werden die U-Nähte, oder die Enden des Cerclageelements dosiert angezogen. Eine Hypertonie des Bulbus muß dabei vermieden werden. Die Inzision wird mit einer 6-0 Polyglactinnaht nach dem Abfluß der subretinalen Flüssigkeit vernäht.

### 3.1.3 Modifikationen der Technik

Durch Legen der Punktionsstelle in das Cerclagebett oder in das Plombenbett ergibt sich der Vorteil, daß eine *eventuelle Inkarzeration der Netzhaut* ohne weitere Manipulationen auf einer Eindellung liegt. Der Nachteil besteht darin, daß zur Punktion die Plombe oder das Cerclageelement luxiert werden müssen, und daß eine kontrollierte geringe Hypertension zum Abfluß der subretinalen Flüssigkeit durch dosiertes Anziehen der Fäden schwieriger oder unmöglich wird. Eine Transillumination der Aderhaut nach der Sklerainzision wird vielfach empfohlen, um zu vermeiden, daß größere Chorioidalgefäße angestochen werden. Uns erscheint es aber noch sicherer, die freiliegende Aderhaut zu diathermisieren. Die Drainage ist auch unter dem Operationsmikroskop zur besseren Sichtbarkeit der Aderhautgefäße möglich, die Vorteile gegenüber den geschilderten Methoden sind aber fraglich. Das Aufritzen der Aderhaut mit Nadeln, feinen Messern oder Diathermienadeln anstelle der Elektrolysenadel ist nach der Erfahrung vieler Autoren ebenso möglich [7, 79, 167]. Wir meinen jedoch, daß die Elektrolysepunktion schonender ist.

### 3.1.4 Partielle Drainage

Eine besondere Technik stellt die partielle Drainage oder „*kontrollierte Punktion*" dar [131]. Dabei wird zu dem Zeitpunkt, in dem das Operationsziel, das Anliegen der Foramina auf dem Buckel, erreicht ist, die Punktionsstelle wieder verschlossen. Dies geschieht entweder durch eine episklerale Diathermiekoagulation mit hoher Stromstärke und kurzer Dauer oder durch eine 6-0 Polyglactinnaht, falls die Sklera inzidiert war. Die Restablatio wird belassen und resorbiert sich spontan. In ähnlicher Weise kann eine „kontrollierte Punktion" auch als erster Schritt der Operation nach Freilegen des Operationsfeldes vor dem Beginn der skleralen Wiederanlegungsoperation durchgeführt werden. Das Ziel besteht dabei darin, eine hochblasige Netzhautablösung in eine flache Netzhautablösung zu verwandeln. Zum Volumenausgleich ist eine gleichzeitige intravitreale Injektion notwendig. Ist die Ablatio dann abgeflacht, wird die Drainagestelle verschlossen. Vorteilhaft läßt sich diese Technik anwenden, wenn bei hochblasiger Netzhautablösung mit Foramina auf der höchsten Stelle der Ablatio die sichere Lokalisation nicht möglich ist, oder die Netzhaut wegen nicht genügender Eindellung mit Kryokoagulation nicht erreicht werden kann.

## 3.2 Schwierigkeiten und Komplikationen

### 3.2.1 Nichtgelingen der Elektrolysepunktion der subretinalen Flüssigkeit (ohne Sklerainzision)

Der Grund liegt entweder darin, daß die Nadel *nicht senkrecht eingestochen* wurde und deshalb ein Ventileffekt entstand, oder daß die *Gewebsschicht von Sklera und Aderhaut zu dick* ist, was daran erkennbar ist, daß kein Schaum auf dem Pigmentepithel zu sehen ist. Dies ist häufig bei Reoperationen der Fall. Auch die „vis a tergo" kann zu gering sein, wenn der *Bulbusinnendruck zu niedrig* ist. Es wird so vorgegangen, daß zunächst der Bulbusinnendruck erhöht wird. Meist ist es vorteilhaft, die 1,5 mm Nadel, falls es die Ablatiohöhe erlaubt, gegen die 2,0 mm Nadel auszutauschen und sie senkrecht etwa 1 mm neben der ersten Einstichstelle bis zur isolierten Basis einzustechen. Falls dann immer noch kein Abfluß erfolgt, sollte die Sklera inzidiert werden. Treten hierbei Schwierigkeiten auf, so können die skleralen Lefzen mit zwei chirurgischen Pinzetten gespreizt werden, und zuletzt kann, falls auch dann noch kein Abfluß erfolgt, die Aderhautinzision mit Eingehen eines stumpfen Instruments (z.B. Tränenwegdilatator) offen gehalten werden. Führt auch dieses Manöver noch zu keinem Abfluß, so sollte eine andere Drainagestelle nach Verschluß der ersten gesucht werden.

### 3.2.2 Aderhautblutung

Sie ist die *häufigste Komplikation* [148, 204] und tritt meist sofort nach dem Durchstich auf, manchmal auch erst später in hypotonen Phasen. Meistens liegen sich langsam ausdehnende Blutungen vor. Sobald die Blutung erkannt wird, ist es wichtig, den intraokularen Druck sofort zu erhöhen, entweder durch Anziehen der U-Nähte oder durch Anziehen der Cerclage. Danach kann die Aderhaut im Bereich der Punktionsstelle mit Diathermie koaguliert werden. Eine eventuelle zweite Punktion erfolgt an einer anderen Stelle.

### 3.2.3 Netzhautinkarzeration

Es handelt sich um eine sehr seltene Komplikation. Bei der Elektrolysepunktion ohne Sklerainzision kommt sie nicht vor. Der Grund ist meist ein zu schneller Abfluß der Flüssigkeit, wobei die Punktionsstelle zudem oft zu nahe an den Netzhautforamina liegt. Eine Reposition sollte nicht versucht werden, da dies ein Netzhautloch verursachen würde. Im Bereich der Inkarzerationsstelle wird ein Kryokoagulationsherd appliziert und dann eine episklerale Plombe mit hoher Eindellung aufgenäht.

### 3.2.4 Netzhautforamina

Sie stellen bei Verwendung von Elektrolysenadeln ebenfalls eine sehr seltene Komplikation dar. Das Foramen wird durch eine Plombe wiederangelegt. Die Retinopexie erfolgt durch Kryokoagulation oder Photokoagulation.

### 3.2.5 „Lavage" oder „wash-out"

Dies bedeutet, daß *flüssiger Glaskörper durch das Netzhautforamen in den Subretinalraum und über die Drainagestelle nach außen fließt.* Damit ist eine Situation vorhanden, die meist nur dadurch behoben werden kann, daß intravitreal Substanzen injiziert werden, die nicht durch das Foramen fließen, wie Hyaluronsäure oder Gas, wodurch die Netzhaut zur Wiederanlegung gebracht werden kann (s. 4). Manchmal kann im Bereich des Foramens, unter Umständen auch an mehreren Foramina temporär extrem eingedellt werden, z.B. mit sehr großen Plomben oder mit Druck durch ein Wattestäbchen, und so das Foramen temporär verschlossen werden, bis sich unter der Injektion die Netzhaut weiter anlegt. Danach kann eine definitive Eindellung im Bereich der Foramina erfolgen.

## 3.3 Regeln

a) Die Punktionsstelle ist ein Kompromiß aus

1. der Stelle der höchsten Ablatio, mit dem Ziel, das vorzeitige Sistieren des Abflusses zu verhindern und einen Schutz vor der Verletzung der Retina mit der Elektrolysenadel zu gewähren;
2. der Vermeidung von Vortexvenen und großen Aderhautgefäßen, wodurch möglichen Aderhautblutungen vorgebeugt wird und
3. der möglichst großen Distanz von den Netzhautforamina, womit ein Schutz vor einer „Lavage" gegeben ist.

b) Wenn es möglich ist, sollte die Punktionsstelle eher nasal als temporal und eher unten als oben gelegen sein, da eventuelle Aderhautblutungen so die geringste Chance haben, unter die Makula zu gelangen. Stellen mit geringer Wahrscheinlichkeit, ein Aderhautgefäß zu treffen, liegen etwas oberhalb und etwas unterhalb des horizontalen Meridians.

c) Je kleiner die sklerale Öffnung ist, desto höher darf der intraokulare Druck sein und desto geringer ist die Gefahr einer Aderhauthämorrhagie. Darin liegt der Vorteil der Elektrolysepunktion ohne sklerale Inzision.

d) Der Abfluß der subretinalen Flüssigkeit sollte wegen der Gefahr der Aderhautruptur und der Netzhautinkarzeration nicht zu schnell erfolgen.

e) Die Gefahr einer Netzhautinkarzeration ist um so größer, je größer die Sklera-Aderhautöffnung und je höher der intraokulare Druck ist.

f) Bei frischen Netzhautablösungen ist die transsklerale Elektrolysepunktion fast immer ohne Sklerainzision durchführbar.

g) Die Komplikationsrate der Drainage ist mit 5–7% gering [4, 148, 204]. Dies muß gegen das Risiko, nicht zu drainieren und der sich dann ergebenden Gefahr, daß sich die Netzhaut wegen einer ungenauen Lokalisation der Foramina nicht anlegt, abgewogen werden.

# 4 Intravitreale Injektion

Es sind im wesentlichen vier unterschiedliche intraoperative und postoperative Ziele, für die eine intravitreale Injektion angewandt wird, und nach denen sich auch die Wahl der zu injizierenden Substanz richtet.

Die intravitreale Injektion kann zur einfachen *Volumensubstitution* dienen, wenn nach der Drainage der subretinalen Flüssigkeit eine Hypotonie des Bulbus entsteht, die durch die eindellende Wiederanlegungsoperation nicht ausgeglichen werden kann. Meist wird hierzu Ringer-Lösung, physiologische Kochsalzlösung oder BSS (balanced salt solution) verwendet. Ist die intravitreale Injektion als eine *interne Tamponade* gedacht, so muß die intravitreale injizierte Substanz das Netzhautforamen verschließen können, entweder durch ihre hohe Viskosität oder durch ihre hohe Oberflächenspannung. Die Netzhaut kann schon intraoperativ durch weiteres Injizieren der Substanz angelegt werden oder legt sich erst postoperativ beim Weiterbestehen der internen Tamponade an. Die intravitreale Injektion läßt sich auch als *mechanische Hilfe* verwenden, indem eine immobile starrfaltige Netzhaut, die sich nicht spontan ausbreitet, durch die Injektion zur Anlegung gebracht wird. Dabei sollen Glaskörperstränge und -membranen durch die injizierte Substanz, wobei vor allem Hyaluronsäure in Frage kommt, zumindest teilweise von der Netzhaut getrennt werden. Schließlich kann eine intravitreale Injektion als ein *„Glaskörperersatz"* dienen, der die Netzhaut bis zum permanenten Lochverschluß (bei Gas und bei Hyaluronsäure) oder dauernd (im Falle von Silikonöl) in Position hält.

## 4.1 Ringer-Lösung, physiologische Kochsalzlösung, BSS (balanced salt solution)

### 4.1.1 Wirkungsweise

Diese Flüssigkeiten eignen sich für die Volumensubstitution bei einer Hypotonie des Bulbus nach der Drainage der subretinalen Flüssigkeit. Als *interne Tamponade* sind alle drei genannten wäßrigen Lösungen nur wirksam, wenn sich noch ein Rest geformten Glaskörpers im Auge befindet, der gegen den Defekt in der Retina drückt. Andernfalls fließen sie schon bei geringer Erhöhung des intravitrealen Drucks durch sehr kleine Netzhautforamina in den subretinalen Raum. Von dort gelangen diese Flüssigkeiten durch die Drainagestelle aus dem Auge, wobei die Netzhautsituation dann unverändert bleibt („Lavage", s. Abschn. 3.2.5).

*Indikationen*

Die Hauptindikation ist die *intraoperative Hypotonie*, die nicht durch die angewendete sklerale Operationstechnik behoben werden kann wie durch ein Festziehen der U-Fäden bei Plomben, weiteres „Stopfen" der Tasche, Anziehen der Cerclage oder Verlängerung einer Skleraeinfaltung. Eine weitere Anwendung betrifft die „Fischmaulbildung" [157], die durch eine Lockerung der Cerclage mit nachfolgender Injektion zur Volumensubstitution behoben werden kann. Meist ist dabei keine „Lavage" zu befürchten, da das Foramen schon zum größten Teil der Eindellung anliegt. Um im ersten Schritt der Operation hochblasige Ablösungen in flache Ablösungen zu verwandeln, und damit gute Lokalisationsmöglichkeiten zu erhalten, kann nach der Drainage der subretinalen Flüssigkeit ebenfalls eine dieser Injektionsflüssigkeiten verwendet werden (s. Abschn. 3.1.4). Bei großen Foramina kommt es damit häufig zur „Lavage", so daß Hyaluronsäure gewählt werden sollte. Mit einer Gasinjektion läßt sich dasselbe Ziel erreichen. Allerdings wird dabei die Ophthalmoskopie und vor allem eine postoperative Photokoagulation erschwert.

### 4.1.2 Technik

Zwei Haltefäden werden um die geraden Muskeln des Quadranten geschlungen, in dem injiziert werden soll. Nach Entfernung von Gasblasen aus der Spritze wird die Kanüle (0,4 × 12 mm) in 3,5–4 mm Limbusdistanz im Bereich der Pars plana eingestochen. Die Nadel wird anfangs intraskleral und limbusparallel etwa 2 mm vorgeschoben, dann um 90° gekippt und senkrecht in Richtung Bulbusmitte eingestochen. Durch dieses Vorgehen entsteht ein *sklerales Ventil, das beim Herausziehen der Nadel einen Reflux vermeidet*. Die Nadel wird in Richtung Bulbusmitte um höchstens 5 mm vorgeschoben. Die Position und die Injektion sollten immer ophthalmoskopisch kontrolliert werden. Das ganze Manöver kann vom Operateur allein ausgeführt werden, wenn ein kopfgetragenes binokulares Ophthalmoskop verwendet wird. Der intraokulare Druck wird durch Palpation des Bulbus, durch Beobachtung der Arteria centralis und am sichersten durch eine Schiøtz-Tonometrie kontrolliert. Die Nadel wird herausgezogen, wenn das durch die Injektion angestrebte Ziel, der normale Augeninnendruck oder die im Foramenbereich anliegende Netzhaut erreicht ist.

### 4.1.3 Komplikationen

Eine subchorioidale oder intrachorioidale Injektion kommt nur vor, wenn ohne ophthalmoskopische Kontrolle der Nadellage injiziert wird. Linsenverletzungen und Netzhautverletzungen lassen sich durch eine ophthalmoskopische Kontrolle mit hoher Sicherheit vermeiden.

## 4.2 Hyaluronsäure

### Eigenschaften und Wirkungsweise

Hyaluronsäure ist ein hochvisköses, sehr elastisches Gel, welches völlig transparent ist und im Glaskörperraum keine die Ophthalmoskopie störenden reflektierenden Grenzflächen bildet oder das Fundusbild verzerrt [6]. Im derzeitig am meisten verwendeten Healon liegt die Hyaluronsäure in einer Konzentration von 10 mg/ml (1%) vor. Wird Hyaluronsäure in den Glaskörperraum gebracht, so geht sie nach einer gewissen Zeit in Lösung und wird mit dem Kammerwasser abtransportiert. Dadurch nimmt die Hyaluronsäurekonzentration im Glaskörperraum kontinuierlich ab. Bei Aphakie ist dieser Abtransport deutlich schneller als im linsenhaltigen Auge [6]. Die Frage, wie lange Hyaluronsäure im Glaskörperraum verbleibt, ist zwar im Tierexperiment untersucht, die laufende Konzentrationsabnahme legt es aber nahe, die Frage aufgrund der klinischen Erfahrung zu beantworten. Wir haben hier den Eindruck, daß therapeutisch ausreichende Konzentrationen, d.h. Konzentrationen, die die Netzhaut nach vollständiger oder fast vollständiger Füllung des Glaskörperraums ausgebreitet halten, *etwa 1–3 Wochen* lang vorhanden sind, ein Zeitraum, der für die Ausbildung eines permanenten Lochverschlusses genügt. Der große Vorzug der Hyaluronsäure liegt darin, daß sie bei Injektionen in den Glaskörperraum dort verbleibt und bei mobiler Netzhaut selbst durch große Netzhautforamina nicht in den subretinalen Raum dringt. Ist aber die Netzhaut im Bereich großer Foramina durch umgebende epiretinale Membranen oder ausgeprägte Glaskörpertraktionen bei einer proliferativen Vitreoretinopathie starr geworden, so kann die Hyaluronsäure auch in den subretinalen Raum gelangen. Dies ist ein seltenes Ereignis und kommt in weniger als 5% bei Operationen solcher Fälle vor [58]. Massive postoperative Eintrübungen des Glaskörperraums, so daß der Fundus nicht mehr erkennbar ist, wie dies bei früheren Hyaluronsäurepräparaten oft der Fall war, treten mit dem seit etwa 8 Jahren erhältlichen hochgereinigten Healon nicht mehr auf.

*Indikationen*

Zwei Anwendungsbereiche, die sich zum Teil überlappen, können unterschieden werden:
1. Ablösungen mit großen, meist multiplen Netzhautforamina und verflüssigtem Glaskörper, die trotz der Wiederanlegungsoperation keine ausreichende Anlegung erkennen lassen, da flüssiger Glaskörper durch die Foramina in den Subretinalraum und dann nach außen durch die Drainagestelle gelangt („Lavage").
2. Ablösungen mit proliferativer Vitreoretinopathie (PVR), oft mit multiplen und oft auch mit großen Foramina, die trotz einer ausgiebigen Wiederanlegungsoperation keine Anlegungstendenz zeigen.

Bei den Indikationen sei abschließend erwähnt, daß derzeitig das wesentliche Hindernis, Healon in größerem Umfange einzusetzen, darin besteht, daß es sehr teuer ist.

### 4.2.1 Technik

Für die erstgenannte Indikation wird die Nadelspitze in die *Glaskörpermitte* gebracht, mit dem Ziel, daß bei der Injektion entweder der restliche strukturierte Glaskörper oder Hyaluronsäure die Netzhaut im Foramenbereich tamponiert oder gegen die Eindellung drückt.

Für die Indikation bei starrer Netzhaut wird die Nadel in das *hintere Bulbusdrittel nahe an die Netzhaut* gebracht, in der Vorstellung, daß die Hyaluronsäure die Netzhaut von Glaskörpertraktionen befreit und an die Bulbuswand drückt. Der Ablauf der Operation bestätigt diese Vorstellung in den meisten Fällen, denn die Netzhaut, die vorher starrfaltig war, legt sich unter dem Manöver im Bereich des hinteren Pols häufig erstaunlich glatt an, während sich Glaskörperstränge und -membranen nach vorne und peripher verlagern. In der Netzhautperipherie findet diese Trennung aber offensichtlich nicht statt, was die Notwendigkeit begründet, zusätzlich eine entsprechende äußere Eindellung in Form einer Cerclage oder einer Skleraresektion anzulegen. In fortgeschrittenen Fällen von *proliferativer Vitreoretinopathie* ist diese Technik aber nicht ausreichend. Hierfür ist die Entfernung der Glaskörperstränge und Membranen notwendig (s. XIV. 2.5).

### 4.2.2 Komplikationen

Bei der Verwendung des 1%igen Healon kommen *intraokulare Druckerhöhungen* über 30 mm Hg postoperativ in weniger als 10% vor. Diese Druckerhöhungen, die wohl durch eine Verlegung des Trabekelwerks durch die abtransportierte Hyaluronsäure bedingt sind, finden sich sowohl bei linsenhaltigen als auch bei linsenlosen Augen. Sie sind in aller Regel medikamentös beherrschbar. *Persistierende Druckerhöhungen* scheinen nach einem Zeitraum von 3 Monaten nicht mehr vorzukommen [58]. Die schwerwiegende Komplikation, daß eine starrfaltige Netzhaut während der Injektion einreißt, ist ein sehr seltenes Ereignis. Dasselbe gilt, wie erwähnt, für den Durchtritt von Hyaluronsäure in den Subretinalraum. Auf Healon zurückzuführende langdauernde Reizzustände, permanente Glaskörpertrübungen oder Katarakte wurden in einer großen Serie nicht beobachtet [58].

## 4.3 Luft, $SF_6$ und $SF_6$-Luft-Gemische

### 4.3.1 Eigenschaften und Wirkungsweise

#### 4.3.1.1 Luft

Luft hat eine hohe Oberflächenspannung, die es erlaubt, *auch größere Foramina intern zu tamponieren*. Das intravitreale Maximalvolumen ist zum Zeitpunkt der Injektion erreicht. Danach nimmt das Volumen laufend ab, wobei annähernd gerechnet werden kann, daß 1 ml nach ungefähr 4 Tagen resorbiert ist. Durch eine entsprechende *Lagerung* des Patienten kann aber auch eine sich verkleinernde Luftblase hinsichtlich ihrer tamponierenden Wirkung den gleichen Effekt haben wie eine große Luftblase. Die Beurteilung des Fundus ist erschwert, da die Luft-Wasser-Grenzschichten störende Reflexe und Verzerrungen des Fundusbildes erzeugen.

#### 4.3.1.2 $SF_6$

Durch die Oberflächenspannung ergibt sich klinisch wie bei der Luft die Möglichkeit, Foramina *intern zu tamponieren*. Das intravitreale Maximalvolumen wird nicht zum Zeitpunkt der Injektion, sondern erst 24–48 Stunden später durch Diffusion von $N_2$ in die Gasblase erreicht. Dadurch wird die *maximale Ausdehnung der Gasblase etwa doppelt so groß wie zum Zeitpunkt der Injektion*. Da auch $N_2O$ (Lachgas) in die Gasblase diffundiert, sollte dieses Narkosegas etwa 15 Minuten vor der Injektion abgestellt werden, anderenfalls können schon intraoperativ oder unmittelbar postoperativ sehr große Gasblasen mit Erhöhung des intraokularen Drucks entstehen, die sich im weiteren Verlauf ebenso schnell wieder verkleinern [187]. Die Resorptions von $SF_6$ erfolgt langsamer als bei Luft. 1 ml ist nach etwa 7 Tagen resorbiert. Die Reflexe der Grenzschichten sowie die bei der Ophthalmoskopie störenden Bildverzerrungen entsprechen denen bei Luft. Da alle Gase sich mit abnehmendem atmosphärischen Druck ausdehnen, sollen Patienten Flugreisen erst dann unternehmen, wenn der Intravitrealraum nicht mehr als 1 cm$^3$ Gas enthält [2].

#### 4.3.1.3 $SF_6$-Luft-Gemische

Durch eine Mischung von $SF_6$ und Luft läßt sich erreichen, daß – bedingt durch gleichzeitige postoperative Ausdehnung des $SF_6$-Anteils und Resorption des Luftanteils – das Gesamtvolumen des intraokularen Gasgemisches *über einige Tage annähernd konstant* bleibt [43]. Der prozentuale $SF_6$-Anteil beträgt dabei etwa 30–40%.

*Indikationen*

Luft, $SF_6$ und $SF_6$-Luft-Gemische können zur Volumensubstitution bei *intraoperativer Hypotonie* verwandt werden. Ringer-Lösung ist aber vorzuziehen, da dabei die Ophthalmoskopie nicht gestört wird. Die Hauptindikation für Gase ist gegeben, wenn die Netzhaut intraoperativ im Foramenbereich nicht auf der Eindellung anliegt; vor allem dann, wenn die Foramina sich in der oberen Zirkumferenz befinden. Die interne Tamponade der Netzhautforamina bringt dabei die Foramina postoperativ zur Anlegung. Wurden die Foramina intraoperativ mit Kryokoagulation behandelt, so werden sie bei ausreichend großer Gasblase und adäquater Lagerung des Patienten bis zur Vernarbung in Position gehalten. Mit Gasen, die deutlich langsamer als $SF_6$ aus dem Glaskörperraum resorbiert werden ($C_3F_8$ oder $C_4F_8$) kann dieser Zeitraum verlängert werden. Auch eine „Fischmaulbildung" kann neben den im Abschnitt 2.5.4.3 genannten Möglichkeiten durch eine Gasinjektion zur Glättung gebracht werden.

### 4.3.2 Technik

Das technische Ziel besteht darin, *eine* große Gasblase zu erzeugen, um die Ophthalmoskopie nicht zu sehr zu stören [143]. Das Gas wird zunächst in eine trockene Spritze über einen Millipore-Filter angesaugt. Eine 0,4 × 12 mm Nadel wird dann wie bei der Injektion von Ringer-Lösung durch die Pars plana eingestochen. Die Nadel sollte 2–3 mm intraokular vorgeschoben und der Quadrant der Injektion etwas nach oben gedreht werden, denn die Injektion muß an der höchst möglichen Stelle beginnen, um eine Bläschenbildung zu vermeiden. Einer Bläschenbildung beugt auch das darauffolgende schnelle Injizieren von ungefähr 0,5 ml Gas vor, wodurch sich eine Gasblase bildet, in die dann langsam weiter injiziert wird. Die Nadel kann dabei tiefer in den Glaskörperraum gebracht werden. Bei Aphakie und völlig verflüssigtem Glaskörper kann auch limbal in die Vorderkammer injiziert werden. Die Höhe des intraokularen Drucks wird intraoperativ durch Palpation des Bulbus und ophthalmoskopische Kontrolle der Arteria centralis abgeschätzt. Wegen der Kompressibilität der Gase ist eine Schiøtz-Tonometrie nicht anwendbar. Mit dem Applanationstonometer lassen sich jedoch ausreichend genaue Messungen durchführen [2].

### 4.3.3 Komplikationen

Ein *hoher intraokularer Druck* ist meist unmittelbar durch die Ausdehnung des Gases in der postoperativen Phase bedingt. Mit den höchsten Druckwerten ist etwa 6 Stunden nach der Operation zu rechnen. *Vorsicht ist bei der Injektion von reinem $SF_6$ geboten*. Es sollten davon nie mehr als 1–1,5 ml injiziert werden. Ein hoher intraokularer Druck kann postoperativ auch durch eine *falsche Lagerung* des Patienten hervorgerufen werden, wobei die Gasblase gegen das Iris-Linsen-Diaphragma drückt und so bei entsprechender Größe einen Glaukomanfall provozieren kann. Dies ist auch bei Luftinjektion möglich. Trübungen der hinteren Linsenkapsel (Gaskatarakt) treten auf, wenn die Gasblase in dauerndem Kontakt mit der hinteren Kapsel kommt [43]. Es handelt sich wohl um ein reines Nutritionsproblem und nicht um eine toxische Wirkung des Gases. Die Gaskatarakte sind bis zu einem gewissen Grad reversibel.

Der wichtigste Punkt in der postoperativen Behandlung nach intravitrealer Injektion von gasförmigen Substanzen ist die Lagerung der Patienten. Diese müssen je nach der retinovitrealen Situation im Foramenbereich unter Umständen auch über einen längeren Zeitraum (bis zu einer Woche und länger) eine Lage des Kopfes beibehalten, die die interne Tamponade des Foramens gewährleistet. Für Foramina in der oberen Zirkumferenz wird eine sitzende Haltung eingenommen, für Foramina am hinteren Pol ist die Bauchlage oder eine „Kutschbockhaltung" erforderlich. Gefährlich ist die normale Rückenlage, die vermieden werden muß.

### Silikonöl
(Einzelheiten s. XIV. 2.6.3, XV. C. 3.5.2)

Silikonöl wurde 1962 zuerst von CIBIS in die Netzhautchirurgie eingeführt [21]. SCOTT [176] führte die Technik fort. Die Technik bestand darin, nach der Drainage der subretinalen Flüssigkeit Silikonöl in den starrfaltigen Ablatiotrichter zu injizieren, so daß die Glaskörpermembranen nach vorne gelangten, und die Netzhaut sich anlegte. Auch an unserer Klinik wurde in den 60er Jahren Silikonöl verwendet, allerdings mit zunehmend höherer Viskosität, da hierbei weniger Komplikationen auftraten und bessere Ergebnisse erzielt wurden [133]. Silikonöl wurde wegen der Langzeitkomplikationen viele Jahre nicht mehr gebraucht. Erst in der Kombination mit der Vitrektomie, wodurch die Netzhaut spannungsfrei ihrer Unterlage angelegt wird und eine Entfernung des Silikonöls unter Umständen später möglich ist, erfuhr die Methode eine erneute und breitere klinische Anwendung (ZIVOJNOVIC [209]).

Das Problem der Indikation liegt vor allem in den Langzeitkomplikationen: Kataraktbildung, Keratopathie und Glaukom [98, 138]. Retinaschäden durch eine mögliche Toxizität des Silikonöls sind wohl nur in geringem Umfang vorhanden. Wegen der hohen Komplikationsrate wird derzeitig versucht, Silikonöl nur als temporären Glaskörperersatz zu verwenden. So sind gute Erfolge damit erzielt worden, daß nach der Silikonfüllung eine disseminierte Photokoagulation durchgeführt wurde, die es gestattete, das Silikonöl später mit einer geringen Gefahr einer Reablatio wieder aus dem Glaskörperraum zu entfernen [63]. Da dies ein Weg zur Senkung der Komplikationsrate ist, könnten auch eventuell andere Netzhautablösungen mit höheren Erfolgsraten behandelt werden. Derzeitig erscheint es aber nur gerechtfertigt, Netzhautablösungen mit einem D2- oder D3-Stadium der proliferativen Vitreoretinopathie oder Netzhautablösungen, die ein hohes Risiko einer frühen Ausbildung einer PVR beinhalten wie Riesenrisse, sowie *schwerste traumatische Netzhautablösungen* mit Silikonöl zu behandeln.

# Wahl der Operationstechnik

Operationslehren sind grundsätzlich subjektiv, da sie wie die Kunst des Zeichnens und der Handschrift eine sehr persönliche Note der Denkweise und der Motorik des Verfassers tragen. Trotzdem kann man hier wie dort gewisse Schulbildungen nicht verkennen. Der älteste Autor dieses Kapitels ist noch in der Gonin-Tradition groß geworden und hat durch eine lange Freundschaft mit H. WEVE, M. AMSLER und H. ARRUGA diese Verbindung fortgesetzt. Bei L. PAUFIQUE fand er Anschluß an die französische Schule, und über D. PISCHEL, J. BOECK und K. HRUBY wurde er mit der nordamerikanischen und österreichischen Schule vertraut. Diese Erfahrungen und auch die Freundschaften zu C. SCHEPENS, E. NORTON und P. WETZIG sowie zu G. BIETTI und E. CUSTODIS haben ihn mehr und mehr erkennen lassen, daß es auf dem Gebiet der Ablatiochirurgie keine einheitliche „Patentlösung" gibt, sondern daß eine gesunde Eklektik der beste Weg zum Ziel ist. Er faßt die verschiedenen Verfahren und Schulen nicht als konkurrierend, sondern als einander ergänzend auf. So darf es nicht verwundern, wenn in diesem Kapitel der eine oder andere Netzhautspezialist seine bevorzugte Methode nicht genügend berücksichtigt findet.

Nach unserer Auffassung besteht das Ziel einer Ablatiooperation darin, die Netzhaut intraoperativ im Bereich der Foramina anzulegen. Die Retinopexie ist ein davon unabhängiger Schritt und kann intra- oder postoperativ erfolgen. Das Operationsziel erfährt in zwei Richtungen eine Modifikation. Auf der einen Seite muß bei Netzhautablösungen mit proliferativer Vitreoretinopathie intraoperativ die gesamte Netzhaut angelegt werden. Dies ist in weniger ausgeprägten Stadien mit der skleralen Wiederanlegungschirurgie möglich, meist in Kombination mit einer intravitrealen Injektion. In späten Stadien der proliferativen Vitreoretinopathie müssen dabei jedoch die intravitrealen und epiretinalen Membranen und Stränge mit den Methoden der Vitrektomie gelöst und entfernt werden. Auf der anderen Seite braucht die Netzhaut, wenn sie frei beweglich ist und das Foramen sicher lokalisiert werden kann, bei Verwendung von kompressiblen Plomben intraoperativ sogar im Bereich des Foramenes nicht anzuliegen. Begründet ist unsere Auffassung darin, daß *durch die gezielten Eingriffe das für das Auge kleinste Trauma entsteht* und die Rezidivrate am geringsten ist.

Die operativen Techniken, mit denen dieses Ziel erreicht werden kann, sind unter 1. Retinopexien, 2. Wiederanlegungschirurgie und 3. Drainage der subretinalen Flüssigkeit dargestellt. Die Wahl aus der Vielzahl von Techniken hängt im wesentlichen von 3 Gesichtspunkten ab: von der retinovitrealen Situation, von der Gesamtsituation des Auges und von allgemeinmedizinischen Gesichtspunkten. Der retinovitrealen Situation kommt die überragende Bedeutung zu. Dies steht in einem gewissen Gegensatz zu den Überlegungen, die angestellt werden müssen, wenn es um die Frage der Prophylaxe einer Ablatio geht. Einen wesentlichen Ausgangspunkt für die Wahl der Operationstechnik sehen wir darin, die Wirkungsweise der einzelnen Operationen zu beachten und die Techniken so anzuwenden oder sie so zu kombinieren, daß sie der individuellen retinovitrealen Situation am besten angepaßt sind. Häufig ergeben die Überlegungen, daß zwar mehrere Operationstechniken der retinovitrealen Situation gerecht werden, die klinische Erfahrung aber gezeigt hat, daß eine bestimmte Methode entweder die geringste Rezidivrate oder die geringste Komplikationsrate hat. Weiter werden die Überlegungen dadurch beeinflußt, daß Augen Veränderungen aufweisen können wie Sklerastaphylome oder Skleranekrosen, die gewisse Techniken überhaupt nicht ermöglichen. Wir glauben deshalb, daß man den vielfältigen Situationen nur gerecht werden kann, wenn man nicht nur *eine* Operationstechnik gut beherrscht. Denn die meisten Techniken sind für eine bestimmte Situation ideal, können aber für andere Situationen nur mit Mühe eine einigermaßen adäquate Lösung sein. An dieser Stelle halten wir es für sehr wichtig, darauf hinzuweisen, daß wir uns in unserem Kapitel vorwiegend mit *einem* Aspekt der Netzhautchirurgie befassen, nämlich dem der skleralen Wiederanlegungschirurgie. Der andere Aspekt der Netzhautchirurgie, die Wiederanlegungschirurgie von der Seite des Glaskörpers her, mit den Methoden und den Instrumenten der Vitrektomie, wird in XIV, XV. C. beschrieben. Es erscheint uns nur aus der Zusammenschau dieser beiden Aspekte der Netzhautchirurgie möglich, für eine individuelle Ablatiosituation aus der Vielzahl der in Frage kommenden Operationstechniken die bestmögliche auszuwählen.

## Retinovitreale Situation

### Vergleich der Wirkungsweise der Operationstechniken bei Wiederanlegungsoperationen

(Einzelheiten siehe Abschnitt 2 Wiederanlegungschirurgie)

### Größe der Auflagefläche für die Foramina bei der skleralen Eindellung

Die *größten Auflageflächen lassen sich mit Taschenoperationen erzielen*, wobei die Taschenoperationen zusätzlich den Vorteil bieten, daß die Auflagefläche nach der Foramensituation „modelliert" werden kann. Mit episkleralen Plomben können theoretisch ebenso große Auflageflächen erzielt werden. Diese Möglichkeit ist aber nicht ratsam, da das große Volumen des episkleral aufgebrachten Fremdmaterials oft Motilitätsstörungen hervorruft. Bei Cerclagen ist zwar eine große Auflagefläche in äquatorialer Richtung vorhanden, die Fläche in meridionaler Richtung ist jedoch begrenzt. Durch *breitere Cerclageelemente* kann dies etwas ausgeglichen werden. Es besteht dann die Gefahr einer Kompression der Vv. vorticosae, so daß sich ähnlich große Auflageflächen wie bei den Taschen oder Plomben mit der Cerclage nicht erzielen lassen. Eine relativ kleine Auflagefläche haben die Skleraeinfaltungen, deren Eindellung in der Höhe, nicht aber in der meridionalen Ausdehnung variabel ist. Die lamellären Skleraresektionen haben keine Auflagefläche für Foramina zum Ziel.

### Form der Auflagefläche für die Foramina bei der skleralen Eindellung

Eine Eindellung, die zum Glaskörperraum hin sowohl in äquatorialer als auch in meridionaler Richtung konvex ist, bietet die ideale Auflagefläche für ein faltenfreies Aufliegen der Netzhaut. Bei Taschen kann diese Auflageform sogar für sehr große Eindellungen gestaltet werden. Ähnliche Eindellungen sind auch mit kurzen episkleralen Plomben möglich, wenn nicht mehr als 2 Ankerfäden gelegt werden. Bei konvexkonkaven Eindellungen, bei denen die Kurvatur zum Glaskörperraum hin in meridionaler Richtung konvex und in äquatorialer Richtung konkav ist, entstehen im Bereich der Konkavität meist Überschußfalten der Netzhaut mit einer Neigung zur „Fischmaulbildung". Dies rührt daher, daß die Sklera und die Aderhaut in dieser Richtung gestaucht wird. Diese „nicht-ideale" Auflagefläche entsteht bei Cerclagen, Skleraeinfaltungen und längeren limbusparallelen Plomben.

### Verkleinerung des Äquatorumfangs zur Verminderung zirkumferentieller und radiärer Traktionen

Die *Cerclage* hat für diese Aufgabe mit einer Verminderung des Umfangs bis zu einem Drittel die mit Abstand größte Wirkung. Eine Skleraeinfaltung in 2 Quadranten kann den Gesamtumfang bis 15% reduzieren und hat deshalb im Bereich der eingefalteten Sklera eine ähnliche Wirkung wie die Cerclage. Bei Plomben ist der Effekt deutlich geringer und bei Taschen kaum noch nachweisbar.

### Verkürzung der Länge des Bulbus zur Verminderung von Traktionen in zentral-peripherer Richtung

Die Skleraresektion und die Skleraeinfaltung verkürzen den Bulbus mit 2–3 mm bei weitem am meisten. Es folgt die limbusparallele Plombe mit schon viel geringerer Wirkung. Während die meridionale Plombe und die Taschenoperationen zu keiner Bulbusverkürzung führen, vergrößert die Cerclage die Bulbuslänge sogar etwas.

### Verkleinerung des Bulbusvolumens zur Gesamtminderung von Traktionen

Die Cerclage – und in nur wenig geringerem Maße die Skleraresektion und Skleraeinfaltung – haben die größte Wirkung, wobei die maximale Volumenreduktion 1,5–2,0 ml beträgt. Die Taschen verringern das Volumen nur gering (bis 0,7 ml). Die Plomben liegen mit einer Volumenminderung bis etwa 1,0 ml in der Mitte.

## Wahl bei Alternativen von Material und Technik

### Photokoagulation – Kryokoagulation (Einzelheiten siehe Abschnitt 1. Retinopexien)

Die Photokoagulation ist die gezielteste aller intraoperativen Retinopexiemethoden, weil nur so viel Chorioidea, Pigmentepithel und Retina zerstört wird, wie zur Retinopexie nötig ist. Da die Photokoagulation nur in anliegender Netzhaut möglich ist, ist im Gegensatz zur Kryoagulation keine Schädigung von Chorioidea, Retina und Pigmentepithel im Bereich von später sich eventuell nicht anlegender Netzhaut zu befürchten. Die beiden wesentlichen *Nachteile der intraoperativen Photokoagulation* liegen darin, daß sie eine weite Pupille und gute Einblicksverhältnisse zur Voraussetzung hat, und daß sie bei ausgedehnten, sehr peripheren Koagulationen das vordere Segment schädigen kann. In diesen Situationen wird man die Kryokoagulation anwenden. Die intraoperative Kryokoagulation ist zudem technisch einfacher als die intraoperative Photokoagulation. Die Möglichkeit, die Kryokoagulation auch bei abgehobener Netzhaut anzuwenden, sollte gewählt werden, wenn die Lokalisation der Foramina sicher ist, und wenn eine sehr hohe Wahrscheinlichkeit besteht, daß sich die Netzhaut später auch anlegen wird. Dagegen sollte immer an die Möglichkeit gedacht werden, eine Photokoagulation sowohl mit dem Argonlaser als auch mit dem Xenonphotokoagulator postoperativ noch nachholen zu können. Es ist auch bei der Verwendung kompressibler Plomben besser, postoperativ gezielt in anliegender Netzhaut zu koagulieren als intraoperativ weniger gezielt in noch abgehobener Netzhaut.

## Drainage – Nichtdrainage der subretinalen Flüssigkeit (Einzelheiten s. 3)

Wenn es gelingt, die Foramina intraoperativ durch eine lokale Eindellung mit Plomben oder Taschen zum Anliegen zu bringen, ohne daß die subretinale Flüssigkeit drainiert zu werden braucht, so ist das eine ideale Situation. Ähnlich zu beurteilen ist auch die Anwendung kompressibler Plomben mit sicherer Lokalisation, auch wenn die Netzhaut am Ende der Operation im Lochbereich noch abgehoben ist. Das Vermeiden der Drainage mit der Gefahr, daß sich die Netzhaut nicht wiederanlegt, oder, um dieser Gefahr zu entgehen, das Aufnähen von sehr großen eindellenden Elementen, die in keiner Weise dem Foramenbefund oder der Glaskörpersituation entsprechen, sind keine Alternativen zu einer technisch gut durchgeführten Drainage.

## Intrasklerale Tasche – Episklerale Plombe

Die Taschenoperation, in erster Linie die intrasklerale Tasche, ist von allen Operationen diejenige, die auch ganz ungewöhnlichen Foramensituationen am besten gerecht werden kann. Auf der anderen Seite ist sie aber auch die Operation, die den Glaskörpertraktionen am wenigsten Entlastung bietet. Da die episklerale Plombe der Tasche, vor allem der intraskleralen Tasche, in der Eindellungsausdehnung und „Modellierung" nicht ebenbürtig ist, aber mehr in der Reduzierung der Glaskörpertraktionen leistet, ist bei der Alternative zwischen intraskleraler Tasche und episkleraler Plombe *den Glaskörpertraktionen große Beachtung zu schenken*. Werden sie als gering oder mäßig erachtet, und lassen sich keine Zeichen einer proliferativen Vitreoretinopathie erkennen, so ist der intraskleralen Tasche der Vorzug zu geben, denn sie bringt kein Fremdmaterial ein, das abgestoßen werden könnte, erzeugt keine Skleranekrosen und führt zu keiner Beeinträchtigung der Motilität. Ein wesentliches technisches Hindernis stellt eine dünne Sklera dar, bei der die intrasklerale Tasche nicht ausgeführt werden sollte.

## Lokale Eindellung – Cerclage

Bei Foramina in 3 und 4 Quadranten sind mehrere lokale Eindellungen nicht zu empfehlen; die *Cerclage* ist die Operation der Wahl. Die Alternative – lokale Eindellung oder Cerclage – stellt sich meist bei mehreren Foramina in einem und besonders in zwei Quadranten. Die Entscheidung hängt im wesentlichen von einer Wertung der Glaskörpertraktionen ab. Für die Wahl einer Cerclage spricht, wenn bestimmte Konstellationen zusätzlich vorhanden sind: eine Ablatio als Folge einer perforierenden Verletzung, vitreoretinale Syndrome, die Lage der Foramina in zwei gegenüberliegenden Quadranten und schließlich fortgeschrittene Stadien einer proliferativen Vitreoretinopathie. Nach der klinischen Erfahrung ist diesen Konstellationen eine so hohe zirkumferentielle Glaskörpertraktion eigen, daß sich zwar durch eine lokale Eindellung die Netzhaut meist wiederanlegen läßt, die Wiederablösung aber in einem hohen Prozentsatz folgt. Auf der anderen Seite weisen die meisten Netzhautablösungen diese Konstellationen nicht auf, sind also einer lokalen Eindellung zugänglich. Eine besondere Stellung nimmt in diesem Zusammenhang die Aphakieablatio ein (s. S. 422).

Die Cerclage bedeutet einen erheblichen Eingriff in die Integrität des Auges. Diese Überlegung ist für die Indikation bei Kindern entscheidend, aber auch bei Erwachsenen bedarf die Cerclage immer einer gezielten Indikation. Die Cerclage als eine „360°-Prophylaxe", um damit auch den Verschluß nicht gefundener, aber möglicherweise vorhandener Foramina zu erzielen, ist nur in Ausnahmefällen gerechtfertigt. Dies ist der Fall bei sehr alten Patienten mit Linsentrübungen und schlechten Einblickverhältnissen, um ihnen eine mögliche Reoperation zu ersparen. Auch bei Patienten mit hoher erblicher Ablatiobelastung läßt sich die Netzhautablösung oft nur mit einer Cerclage heilen.

## Silikongummi (Vollsilikon) – Dura mater

Für die Anwendung als nichtkompressible Plombe weist lyophilisierte Dura mater gegenüber Vollsilikon die erwähnten erheblichen Vorteile auf (s. Abschn. 2.5.1.5), so daß man sie als episklerales Plombenmaterial dem Silikongummi vorziehen sollte.

## $SF_6$ – $SF_6$/Luft-Gemisch – Hyaluronsäure

Von reinem $SF_6$ als intravitrealer Tamponade darf nur unter großer Vorsicht und beständiger Kontrolle, vor allem im unmittelbaren postoperativen Verlauf, Gebrauch gemacht werden. Die erwünschte postoperative Gasausdehnung, die intraoperativ nur kleine Volumeninjektionen nötig macht, kann zu deletären Komplikationen führen [94]. Dies sollte bedacht werden, wenn man bei Augen mit guter Prognose reines $SF_6$ injiziert, Alternativen aber bereitstehen. Der Vorteil von $SF_6$ und $SF_6$/Luft-Gemisch gegenüber Hyaluronsäure besteht bei Foramina am hinteren Pol, die sich bei richtiger Lagerung durch die Gasblase ausreichend lange tamponieren lassen. Allerdings ist diese Technik bei Kindern und alten Patienten kaum möglich.

## Wahl der Operationstechnik an Beispielen

### Äquatoriale Degeneration mit Hufeisenriß und Rundloch (Abb. XIII. A. 68)

Die intrasklerale Tasche ist für diese Situation eine Technik, an die zuerst gedacht werden sollte, vor allem wenn eine sichere Foramenlokalisation möglich ist. Ist dies nicht der Fall, kann als erster Schritt der Operation zur Abflachung der Ablatio eine partielle Drainage der subretinalen Flüssigkeit und eine intravitreale Injektion zum Volumenausgleich durchgeführt werden (s. 3.1.4) und dann erst die Taschenpräparation folgen. Ist eine Taschenpräparation wegen zu dünner Sklera im Foramenbereich nicht möglich, kommt als Alternative die episklerale Tasche oder die Kombination aus limbusparalleler und meridionaler Plombe in Frage. Sind Zeichen einer beginnenden proliferativen Vitreoretinopathie, vor allem das Auswärtsziehen der Netzhaut an den zentralen Rändern des Hufeisenrisses vorhanden, und lassen sich Glaskörpertraktionen an anderen Stellen der Zirkumferenz erkennen, so sollte eine Cerclageoperation eventuell kombiniert mit meridionaler Plombe erfolgen.

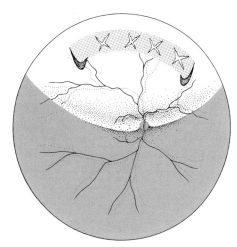

Abb. XIII. A. 69. **Ablatio mit Hufeisenrissen in der oberen Zirkumferenz.** Beide Risse sind in zentral-peripherer Richtung größer als 5 mm; dazwischengelegene äquatoriale Degeneration.

### Zwei Hufeisenrisse in den beiden oberen Quadranten mit dazwischenliegender äquatorialer Degeneration

Diese Netzhautablösungen weisen meist erhebliche Glaskörpertraktionen auf, die nicht nur an den ausgerissenen Netzhautanteilen ansetzen, sondern auch im Bereich der dazwischengelegenen äquatorialen Degeneration erkenntlich sind (**Abb. XIII. A. 69**). Diese meist hochblasigen Ablösungen sind zudem auch oft mit frühen Zeichen einer proliferativen Vitreoretinopathie verbunden. Deshalb wird die Wahl der Operation in der überwiegenden Zahl der Fälle auf eine Cerclage fallen. Falls die Hufeisenforamina zu zentral liegen, werden zusätzlich eine oder zwei meridionale Plomben gelegt. Die Möglichkeit, mit zwei meridionalen Plomben und Drainage der subretinalen Flüssigkeit eine Wiederanlegung zu erzielen, besteht zwar ebenfalls, doch es sollten dann die Glaskörpertraktionen nur gering ausgeprägt sein. Es besteht dabei die Gefahr, daß sich im Tal zwischen den beiden Plomben ein „Sprungtucheffekt" ausbildet und die Netzhaut sich dort nicht anlegt.

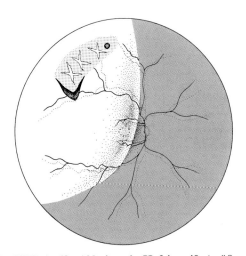

Abb. XIII. A. 68. **Ablatio mit Hufeisenriß** (größer als 5 mm in peripher zentraler Richtung). Rundloch in äquatorialer Degeneration bei 2 h, etwa 1 h vom Rand des Hufeisenrisses entfernt.

### Zwei Hufeisenrisse in den beiden unteren Quadranten mit dazwischenliegender äquatorialer Degeneration

Die in der Regel flache Ablatio läßt sich im Rißbereich nach Aufnähen zweier nichtkompressibler Plomben in Kontakt bringen, nachdem die subretinale Flüssigkeit „kontrolliert" drainiert worden ist (**Abb. XIII. A. 70**). Oft ist sogar keine Drainage nötig, wenn zwei kompressible Plomben aufgebracht wurden. Da die Eindellungen der beiden Plomben nicht die Höhe haben müssen wie bei der Situation, in der die beiden Foramina in den beiden oberen Quadranten liegen, entstehen im Bereich zwischen den Plomben keine Spannungen. Die Photokoagulation der Degeneration läßt sich deshalb postoperativ bei wiederangelegter Netzhaut vornehmen. Sie kann natürlich auch mit Kryokoagulation intraoperativ erfolgen. Eine Cerclage ist bei dieser Ablatioform wegen

XIII. A. Chirurgie und Prophylaxe der Netzhautablösung

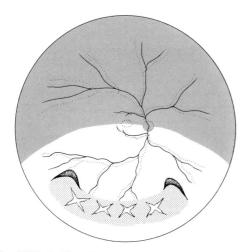

**Abb. XIII. A. 70. Ablatio mit Hufeisenrissen in der unteren Zirkumferenz.** Die Risse liegen an den Rändern einer äquatorialen Degeneration und sind beide in zentral-peripherer Richtung größer als 5 mm.

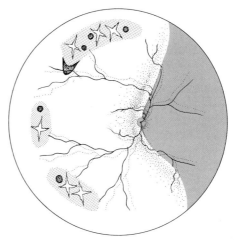

**Abb. XIII. A. 71. Ablatio mit Rundlöchern in der temporalen Zirkumferenz.** Zusätzlich ist ein kleiner Hufeisenriß vorhanden. Alle Veränderungen liegen in annähernd gleichem Abstand zur Ora serrata.

der nur gering ausgeprägten Glaskörpertraktionen nur notwendig, wenn andere Faktoren hinzukommen (s. S. 399).

## Multiple Rundlöcher und kleinerer Hufeisenriß in den beiden temporalen Quadranten

Die *Skleraeinfaltung* in der gesamten temporalen Zirkumferenz hat bei dieser Situation, die oft in myopen Augen vorkommt und vor allem bei jungen Patienten auftritt, eine gute Prognose (**Abb. XIII. A. 71**). Es scheint so, als würde dadurch das „zu große myope Auge" von seiner „Ablatiokrankheit" geheilt, indem es in seinen Dimensionen auf ein annäherndes Normalmaß zurückgeführt wird. Die Skleraeinfaltung setzt voraus, daß die Foramina einen ungefähr gleichen Abstand von der Ora serrata haben. Ist dies nicht der Fall, so sollte die limbusparallele Plombe gewählt werden. Sind die Hufeisenrisse sehr groß, so ist meist auch bei jungen Patienten eine *Cerclage mit zusätzlicher meridionaler Plombe* nicht zu umgehen.

## Kleinerer Hufeisenriß und multiple äquatoriale Degenerationen mit Rundlöchern in 3 Quadranten

Nach den vorhergehenden Überlegungen sollte vor allem bei myopen und jugendlichen Patienten eine Skleraeinfaltung der temporalen Zirkumferenz mit einer limbusparallelen Plombe nasal oben gewählt werden. (**Abb. XIII. A. 72**). Dabei ist die Voraussetzung, daß die

Lochgruppe nasal oben keine stärkeren Glaskörpertraktionen aufweist und keine Zeichen einer fortgeschrittenen proliferativen Vitreoretinopathie vorhanden sind. Anderenfalls ist eine Cerclage vorzuziehen. Es sei in diesem Zusammenhang darauf hingewiesen, daß bei Foramina in 3 oder 4 Quadranten meist erhebliche zirkumferentielle Glaskörpertraktionen vorhanden sind, und aus diesem Grund oft eine Cerclage die geeignete Operationstechnik darstellt.

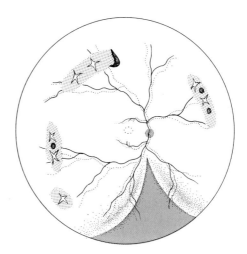

**Abb. XIII. A. 72. Ablatio mit äquatorialen Degenerationen in 3 Quadranten.** Zusätzlich ist ein Hufeisenriß vorhanden, der kleiner als 3 mm in zentral-peripherer Richtung ist.

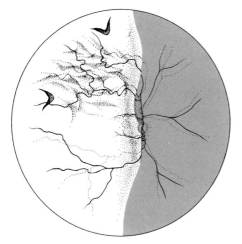

**Abb. XIII. A. 73. Ablatio mit Sternfalten der Netzhaut in einem Quadranten** (proliferative Vitreoretinopathie Stadium C1) und mit kleinen Hufeisenrissen in diesem Quadranten.

Ablatio mit proliferativer Vitreoretinopathie in einem Quadranten (C1) und kleinen Hufeisenrissen (**Abb. XIII. A. 73**)

Handelt es sich um eine Erstoperation, oder ist die Situation über eine längere Zeit stabil, so lassen sich sehr gute Ergebnisse mit einer *Skleraeinfaltung* der temporalen Zirkumferenz erzielen. Das gilt auch dann, wenn eine stabile Ablatio mit proliferativer Vitreoretinopathie in zwei Quadranten besteht. Handelt es sich dagegen um eine Reoperation, und dies ist in der Mehrzahl der Augen der Fall, oder ist der Befund im Schweregrad progredient, wird man eine *Cerclage* wählen (**Abb. XIII. A. 73**).

Ablatio mit proliferativer Vitreoretinopathie in drei Quadranten (C3) und mehreren Foramina unterschiedlicher Zentralität

In manchen Fällen ist es ausreichend, eine enge Cerclage mit entsprechenden meridionalen Plomben aufzubringen und zusätzlich Hyaluronsäure in den Ablatiotrichter netzhautnahe zu injizieren (**Abb. XIII. A. 74**). Finden sich ausgeprägte und großflächige epiretinale Membranen, ist die Operation der Wahl die Kombination der skleralen Wiederanlegungsoperation mit einer Vitrektomie und der Entfernung der epiretinalen Membranen (s. Kap. XIV. 2.5).

Ablatio „ohne Loch"

Falls es sich um einen jungen Patienten handelt, und kein Bulbustrauma vorausgegangen ist, ein seltener Fall, so kann eine limbusparallele Plombe an der wahrscheinlichsten Lochstelle bzw. in dem wahrscheinlichsten Areal gewählt werden (**Abb. XIII. A. 75**). Im häufigsten Fall, bei einer Aphakieablatio, sollte eine *Cerclage mit Koagulation im Bereich des wahrscheinlichsten Lochareals* durchgeführt werden. Eine 360° Kryokoagulation kann indiziert sein, wenn mehrere lochverdächtige Stellen vorhanden sind oder der Einblick wegen Synechien oder Glaskörpereinblutungen relativ schlecht ist. Zentral der Cerclage darf kein Foramen liegen. Hierbei sei darauf hingewiesen, daß eine Aphakieablatio und auch eine Ablatio mit einer Glaskörpereinblutung nach einem Bulbustrauma eine gewisse Prädilektion für die Ausbildung einer proliferativen Vitreoretinopathie haben.

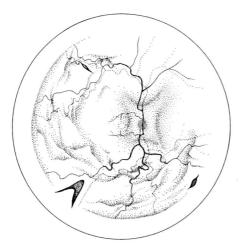

**Abb. XIII. A. 74. Ablatio mit proliferativer Vitreoretinopathie in 3 Quadranten** (Stadium C3), zusätzlich 3 verschiedene Foramina.

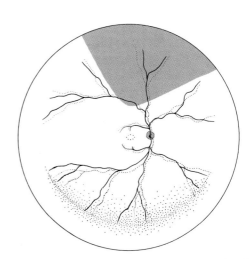

**Abb. XIII. A. 75. „Ablatio ohne Loch".** Die wahrscheinlichste Lochgegend liegt zwischen 9 und 11 h.

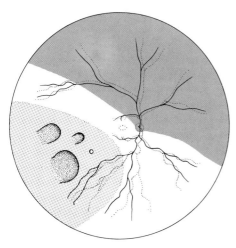

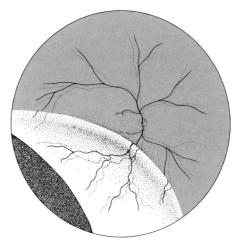

**Abb. XIII. A. 76. Schisisablatio.** Im Bereich der Retinoschisis finden sich Innenschicht- und Außenschichtforamina.

**Abb. XIII. A. 77. Orariß (Dialyse).** Vom temporal unten liegenden Orariß geht eine die Makula fast erreichende flache Netzhautablösung aus.

## Schisisablatio (senile Schisis)

Da die meisten Augen mit dieser Ablatioform hyperop sind, und in fast allen Fällen eine ausreichend dicke Sklera haben, ist die *intrasklerale Tasche*, die außerdem den oft ausgedehnten Außenschichtforamina sehr genau angepaßt werden kann, die geeignetste Technik (**Abb. XIII. A. 76**). Die Glaskörpertraktion ist meist sehr gering. Die Innenschichtforamina bleiben unbehandelt. Bei der Drainage der subretinalen Flüssigkeit darf das Außenblatt nicht verletzt werden. Von der senilen Schisisablatio müssen die jugendlichen Retinoschisen abgegrenzt werden, die in der Regel auch bei ausgedehnten Befunden erstaunlich stabil sind. Sie sollten operativ nur angegangen werden, wenn die Makula bedroht ist, da sie auf chirurgische Eingriffe oft mit einer weiteren und oft deletären Progredienz reagieren.

## Orariß

Die *intrasklerale Tasche* hat erhebliche Vorteile, da sie eine sehr gute Auflagefläche bietet. Zudem ist das Präparieren einfach, da die Sklera peripher des Äquators relativ dick ist (**Abb. XIII. A. 77**). Mit dieser Technik vermeidet man auch die bei den Plomben wegen der sehr peripheren Lage bestehende Gefahr der Abstoßung. Die Skleraeinfaltung ist ebenfalls eine zu empfehlende Methode, besonders dann, wenn die Menge der subretinalen Flüssigkeit groß ist. Allerdings kann die Sklerafalte den Riß zum Klaffen bringen, wenn die U-Fäden in limbusparalleler Richtung zu breit gelegt werden (s. 2.5.3.1).

## Nicht umgeklappter Riesenriß

Mit einer *exzentrischen Cerclage*, und eventuell (wie im Beispiel in Kombination mit einer meridionalen Plombe bei 7 h), läßt sich ein großer Teil der Netzhautablösungen mit nicht umgeklappten Riesenrissen wieder anlegen [201]. Zusätzlich ist manchmal eine Hyaluronsäure- oder Gasinjektion hilfreich. Bei umgeklappten Rissen muß der Glaskörper entfernt werden und die Rißkante auf den Cerclagebuckel gezogen werden (s. XIV. 2.6.2; [76]). Das Problem der Riesenrisse besteht in ihrer außerordentlichen Neigung, eine proliferative Vitreoretinopathie zu entwickeln (**Abb. XIII. A. 78**).

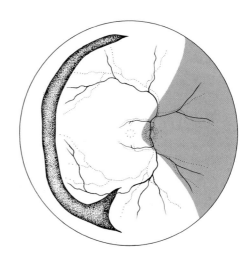

**Abb. XIII. A. 78. Ablatio mit nicht umgeklapptem Netzhautriesenriß.** Der Riß liegt in der temporalen Zirkumferenz und hat einen nach zentral verlaufenden Anteil bei 7 h.

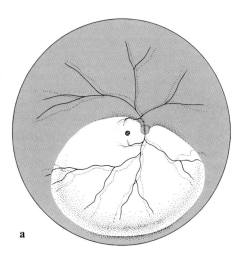 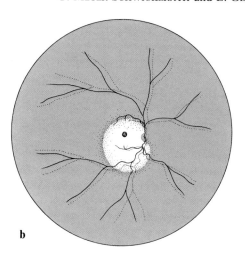

**Abb. XIII. A. 79a, b. Netzhautablösung mit Makulaforamen. a** Mit großen subretinalen Volumen, **b** sehr flache, zentrale Ablatio.

## Makulaforamen und andere zentrale Löcher (auch Konusforamina)

Bei einer großen Menge von subretinaler Flüssigkeit lassen sich mit einer Skleraresektion in der temporalen Zirkumferenz und der Drainage der gesamten subretinalen Flüssigkeit mit anschließender Photokoagulation des Foramens gute Ergebnisse erzielen (**Abb. XIII. A. 79**) [130]. Bei nur geringer Menge von subretinaler Flüssigkeit macht die flache Ablatio eine Drainage gefährlich. Andererseits ist die Skleraresektion nur sinnvoll, wenn eine relativ große Menge subretinaler Flüssigkeit vorhanden ist, und sie damit bei einer genügenden Breite den Bulbus auch verkürzen kann. Für Makulaforamina mit flacher Ablatio ist deshalb die interne Tamponade die Methode der Wahl. Nach einer Vitrektomie mit Umschneidung eventuell vorhandener paramakulärer Traktionen wird der Glaskörperraum mit Luft oder einem SF$_6$-Luftgemisch gefüllt. Da mit dieser Technik sogar eine Koagulation des Foramens, intraoperativ mit Endodiathermie oder postoperativ mit Photokoagulation, nicht notwendig zu sein scheint [64], und damit die Visusergebnisse besser sind, wird diese Methode, falls die Langzeitergebnisse die Erfolge bestätigen, weiter an Bedeutung gewinnen. Die Möglichkeit einer intraskleralen Tasche [11] kann nur in Ausnahmefällen angewendet werden, da die hochmyopen Augen meist posteriore Staphylome haben.

## Ablatio bei Retinopathia praematurorum (retrolentale Fibroplasie)

Die einfachen Formen der *Traktionsablatio bei retrolentaler Fibroplasie*, die die periphere fibrovaskuläre Leiste nach zentral überschritten haben oder schon bis zur Papille fortgeschritten sind [95], können mit guten Ergebnissen mit einer Cerclage, oft ohne Punktion der subretinalen Flüssigkeit und ohne Kryopexie, behandelt werden [119]. Wenn es sich dagegen um Netzhautablösungen handelt, bei denen intensive vitreoretinale Verbindungen bestehen, ist die Prognose auch mit ausgedehnten vitreoretinalen Eingriffen sehr schlecht (**Abb. XIII. A. 80**, s. XIV. 2.2.2; [194]).

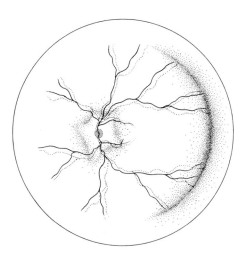

**Abb. XIII. A. 80. Traktionsablatio bei retrolentaler Fibroplasie.** Die Traktionsablatio hat die periphere Leiste überschritten und reicht bis zur Papille.

## Ablatio mit großen Netzhautforamina nach vorangegangener exzessiver Diathermie oder Kryokoagulation

Zu dieser Situation kommt es selten nach einer prophylaktischen Behandlung. Meist tritt sie nach intraoperativer Anwendung auf und zeigt sich daher im Zusammenhang mit einer Wiederablösung. Die Sklera ist häufig, mit Ausnahme der Fälle, in denen eine Photokoagulation vorausging, nekrotisch. Da die Festigkeit der Ankerfäden unsicher ist, ist die erfolgversprechendste Möglichkeit eine große episklerale Tasche, deren Ankerfäden außerhalb des brüchigen Skleraareals liegen. Ähnliche Situationen gibt es nach Traumen. Bei Kontusionen genügt die episklerale Tasche, bei Perforationen ist es oft besser, zusätzlich eine Cerclage zu legen (**Abb. XIII. A. 81**).

## Traktionsablatio (Reablatio) durch Netzhautinkarzeration

Im Bereich von Netzhautinkarzerationen finden sich häufig durch Traktion bedingte Risse. Die Skleraeinfaltung bietet die beste Entlastung der zentral-peripheren Traktion. Die Cerclage, eventuell in Kombination mit einer meridionalen Plombe, entlastet nicht ausreichend in zentral-peripherer Richtung, weshalb meist Falten bestehenbleiben. Dasselbe gilt für eine limbusparallele Plombe (**Abb. XIII. A. 87**).

## Reablatio bei liegender Cerclage, hervorgerufen durch eine periphere Wiederablösung

Die Cerclage kann nach peripher verlagert werden, wenn sie nicht unbedingt zur Entlastung dort liegender Glaskörpertraktionen ihre Lage beibehalten sollte. Eine zusätzliche limbusparallele Plombe ist nicht zu empfehlen, wenn auch die Ablatio damit behoben werden kann. Die Plombe käme in eine sehr periphere Lage, wodurch die Gefahr der Abstoßung besteht. Eine periphere Skleraeinfaltung ist eine sehr effektive Therapie, wenn die Cerclageverlagerung nicht durchführbar ist (**Abb. XIII. A. 83**; s. 6.1.2.6 und 6.1.2.7).

**Abb. XIII. A. 81–XIII. A. 83. Reablatio**

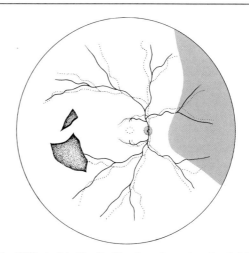

**Abb. XIII. A. 81.** Große Netzhautforamina durch Netzhautnekrosen nach überdosierter Koagulationsbehandlung.

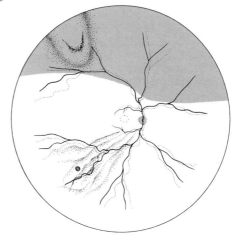

**Abb. XIII. A. 82.** Der Hufeisenriß ist verschlossen; ein kleiner Riß befindet sich an der Inkarzerationsstelle im Bereich der Drainagestelle der subretinalen Flüssigkeit.

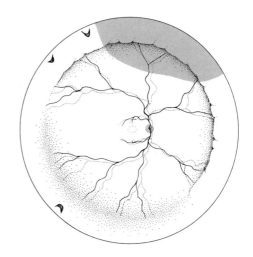

**Abb. XIII. A. 83.** In der Peripherie zwischen Buckelkante und Ora serrata liegende Foramina haben zu einer Reablatio geführt.

## Gesamtsituation des Auges

### Lage und Bau des Auges

Ein tief in der Orbita liegendes Auge bei sehr mageren oder kachektischen Patienten kann eine Ablatiooperation erheblich erschweren, in erster Linie, wenn sehr zentrale Foramina angegangen werden müssen. Eine ausgiebige *Kanthotomie* und das *temporäre Abtrennen von 2 Muskeln* schafft aber immer die Zugänglichkeit, die nötig ist, um die Ankerfäden zu legen. Hilfreich ist es oft, den Lidsperrer zu entfernen. Der um 45° und vor allem der rechtwinklig abgebogene Nadelhalter, mit dem die Nadel in Längsachse des Nadelhalters vorgeschoben wird, leistet gerade in diesen Situationen gute Dienste. Das Arbeitsfeld kann man sich oft damit vergrößern, daß man anstelle der Pinzette, die bei diesen immobilen Bulbi als Stabilisierungsinstrument überflüssig ist, ein Wattestäbchen nimmt und neben der geplanten Einstichstelle gegen den Bulbus drückt. Durch dieses Eindellen kann sogar die Makulagegend von außen zugänglich sein.

Bei weit aus einer flachen Orbita herausragenden Augen muß besonders darauf geachtet werden, daß möglichst kein Material, das abgestoßen werden könnte, in der Gegend peripher des Äquators verwendet wird. Taschen, Sklararesektionen und Skleraeinfaltungen sind – der retinovitrealen Situation entsprechend – anderen Techniken vorzuziehen. Auf eine exakte Bindehautnaht muß besonderer Wert gelegt werden.

Die Dimensionen des menschlichen Bulbus können erheblich differieren. Dies trifft nicht nur auf die Achsenlänge zu, die bei Myopie bis zu 10 mm länger als im emmetropen Auge sein kann, sondern auch auf die Querdurchmesser, d.h. die äquatorialen Durchmesser. Bei *typischen „Ablatioaugen" mit einer Myopie zwischen 6 und 12 dptr ist das gesamte Auge in allen Durchmessern relativ homogen vergrößert.* Der äquatoriale Umfang ist um etwa 10 mm (und mehr) größer als im emmetropen Auge. Es besteht der klinische Hinweis, daß dieser Bau der Augen – oft mit großen äquatorialen Degenerationsarealen einhergehend – im Zusammenhang mit der „Ablatiokrankheit" steht [54]. In einer *Reduzierung der Bulbusgröße* auf ein angenähertes Normalmaß scheint deshalb ein wichtiger Schritt in der Therapie der „Ablatiokrankheit" zu liegen, denn das „Kurieren der Symptome" durch den Verschluß einzelner Foramina reicht bei diesen Augen meist nicht aus, um ein Rezidiv zu verhindern.

Bei *hochmyopen Augen* mit −15 dptr und mehr lassen sich 2 Typen unterscheiden. Solche, bei denen fast ausschließlich *das posteriore Segment* zentral des Äquators verlängert ist, oft mit zusätzlichen Staphylomen am hinteren Pol. Diese Augen haben eine Prädisposition für *zentrale Foramina* (Makulaforamen, Konusforamen). Sie neigen seltener zu peripheren Netzhautablösungen. Die zweite Form umfaßt hochmyope Augen, bei denen das *gesamte Auge vergrößert* ist. Die Bulbusvolumina solcher Augen können fast das Doppelte eines Normalauges betragen. Sie haben meist ausgedehnte äquatoriale Degenerationen und neigen zu *peripheren Foramina*. Auch Riesenrisse kommen häufiger in solchen Augen vor. Neben diesen, den gesamten Bulbus oder ganze Bulbusabschnitte betreffenden Vergrößerungen, sind die Ektasien lokale Aussackungen. Die dort sehr dünnen Skleraareale lassen häufig ein festes Verankern der Fäden nicht zu. Andererseits liegen sie aber sehr oft an Stellen, unter denen sich die pathologischen Veränderungen an der Netzhaut befinden. Häufig ist es so, daß zentral und peripher dieser Ektasien die Sklera unvermittelt normale Verhältnisse annimmt, in denen dann die Ankerfäden (oder die U-Nähte für die Skleraeinfaltung) gelegt werden können. Ist dies nicht möglich, so kann man eine episklerale Tasche aufnähen oder das eindellende Element durch eine Cerclage in Position halten. Die Cerclage „ersetzt" in diesem Fall die Ankerfäden und hat nicht die Aufgabe des zirkulären Eindellens. Auf sehr dünne Skleraareale, über welche ein Cerclageband gelegt wird, sollte vorher eine Dura mater-Platte geklebt werden, um spätere Skleraerosionen zu verhüten. Das Cerclageband kann mit einer U-Naht auf der Dura mater-Platte fixiert werden. Die durch den Bau des Auges bedingten skleralen Verdünnungen machen oft eine exakte Präparation einer intraskleralen Tasche nicht möglich. Es ist dann besser, auf diese Operationstechnik zu verzichten und eine andere Technik zu wählen, als eine Tasche zu präparieren, die eine zu dünne Außenlamelle hat. Bemerkenswert ist in diesem Zusammenhang, daß bei unilateraler hoher Myopie die Sklera oft normal dick ist. Manche Augen mit mittlerer Myopie und die meisten mit hoher Myopie haben Vv. vorticosae, die atypisch liegen und oft bis in die Äquatorgegend ziehen. Wenn sich Schwierigkeiten mit Plomben in diesen Arealen ergeben, bleibt oft nichts anderes übrig, als auf die Vv. vorticosa keine Rücksicht zu nehmen, um den Operationserfolg nicht zu gefährden. Nach der klinischen Erfahrung können ohne späteren Schaden fast immer 1–2 Vv. vorticosae in Eindellungsgebieten liegen, wenn der Gesamteingriff nicht zu groß ist.

## Zusätzliche Erkrankungen und Gegebenheiten des Auges

### Katarakt

Eine Katarakt ist bis zu einem Visus von 0,1 nur selten ein Hindernis für die indirekte binokulare Ophthalmoskopie. Die Linsenextraktion sollte möglichst auf den Zeitpunkt der wiederangelegten Netzhaut verschoben werden. Solange die Katarakt nicht so weit fortgeschritten ist, daß zentral des Äquators gelegene Foramina nicht ausgeschlossen werden können, empfiehlt sich eine äquatoriale Cerclage mit 360° Kryokoagulation. Manchmal zeigen sich die Foramina während der Kryokoagulation deutlich durch die Weißfärbung der umgebenden Netzhaut, und die Lokalisation der Cerclage kann dann korrigiert werden.

### Aphakie

Inwieweit die „echte" Aphakieablatio, die innerhalb des ersten Jahres nach der Kataraktextraktion auftritt [37], durch die Operationstechnik beeinflußt wird, ist nicht ganz geklärt. Unterschiede zwischen i.c.-Extraktion [165, 199], e.c.-Extraktion [87] oder Phakoemulsifikation [85] sind beschrieben, sie sind aber wohl in Anbetracht der unterschiedlichen Indikationsstellungen nicht erheblich. Ein Problem der Aphakieablatio ist ihre Prädilektion zu einer proliferativen Vitreoretinopathie. In aller Regel wird man bei einer Aphakieablatio eine Cerclage durchführen, besonders, wenn die Foramensituation nicht eindeutig ist. Ist eine Einklemmung des Glaskörpers im korneoskleralen oder kornealen Schnittbereich sichtbar, so muß diese Traktion mit einem Vitrektomieinstrument über einen korneoskleralen oder Pars plana-Zugang bei der Ablatio-Operation unbedingt entfernt werden.

### Intraokulare Kunstlinsen

*Hinterkammerlinsen* bereiten – was den Einblick anbelangt – in aller Regel keine Schwierigkeiten. Eventuelle kapsuläre Proliferationen, die die Ophthalmoskopie stören, können chirurgisch oder mit dem YAG-Laser entfernt werden [91, 144]. *Iriscliplinsen* stellen für die Ablatio-Operation die meisten Probleme dar. Sie lassen oft wegen Verwachsungen eine ausreichende Pupillenerweiterung nicht zu. Manchmal sind die Bügel nicht festgenäht, so daß sich eine ausreichende Mydriasis aus diesem Grund verbietet. *Vorderkammerlinsen* können in Einzelfällen durch die Manipulation bei der Operation zu Vorderkammerblutungen führen. Bei Vorderkammerlinsen verbietet sich die intravitreale Gasinjektion, da die Linse sofort gegen das Hornhautendothel gedrückt wird. Betrachtet man die operativen Ergebnisse, so zeigt sich, daß sich *die Heilungsquote der Netzhautablösungen mit Intraokularlinsen nicht von denen ohne Intraokularlinsen unterscheidet* [203]. Das liegt wohl zum größten Teil daran, daß die bei diesen Netzhautablösungen meist peripheren Foramina mit der Technik der Cerclage erfaßt werden.

### Keratoplastik und perforierende Verletzungen

Hier muß sehr darauf geachtet werden, daß kein zu hoher intraokularer Druck entsteht. Bei perforierenden Verletzungen mit nachfolgender Ablatio sollte in der Regel eine *Cerclageoperation* ausgeführt werden, da die Glaskörpertraktionen bei diesen Netzhautablösungen oft diffus sind, so daß der einfache Lochverschluß nicht genügt. Das gilt nicht für Netzhautablösungen, die durch traumatische Orarisse oder durch Netzhautnekrosen hervorgerufen sind.

### Chorioidalablatio und Ablatio

Die Kombination von Chorioidalablatio und Ablatio wird vor allem bei Aphakieablatio und nach perforierenden Verletzungen gesehen. Es muß sorgfältig nach einer Leckstelle im Bereich des kornealen oder korneoskleralen Schnitts bzw. der Perforationswunde gefahndet werden. Diese Ablatiokonstellation hat eine *schlechte Prognose*. Eventuell hilft eine lokale oder auch systemische Kortisongabe. Antiphlogistika können zusätzlich gegeben werden, der therapeutische Wert scheint aber gering zu sein. Intraoperativ kann versucht werden, durch längerzeitiges Erhöhen des intraokularen Drucks die Chorioidalablatio abzuflachen, um so die Möglichkeit der Drainage der subretinalen Flüssigkeit zu erhalten. Hilfreich ist auch die zusätzliche intravitreale Injektion eines postoperativ sich ausdehnenden Gases. In unübersichtlichen Situationen ist die Durchführung einer Pars-plana-Vitrektomie mit Endodrainage der erfolgversprechendere Weg (s. XIV.).

### Glaukom

Ein Filterkissen muß bei der Bindehauteröffnung weit umschnitten werden. Vorsicht ist mit kompressiblen Plomben ohne Drainage der subretinalen Flüssigkeit („Nichtpunktionstechnik") geboten (s. 5.3.2).

### Klinische Syndrome mit Augenbeteiligung, die die Operationstechnik beeinflussen können

In erster Linie ist das Marfan-Syndrom zu nennen, mit meist dünner Sklera und multiplen vitreoretinalen Adhärenzen in der Äquatorgegend. Die Subluxatio oder Luxatio lentis stört den Operationsablauf meist nicht. Das Ehlers-Danlos-Syndrom, die Homozysteinurie und die Clefting-Syndrome können wegen einer verdünnten Sklera und verflüssigtem Glaskörper Schwierigkeiten bereiten.

### Genetische Faktoren

Die *beiden Augen eines Individuums sind genetisch identisch*. Wenn auch für die Ablatio retinae oft Diskordanzen bestehen, so kann doch die *Frage nach dem Befund am Partnerauge* weiterhelfen. So ist es wichtig zu wissen, welche Operationstechnik zu einem Erfolg oder Mißerfolg geführt hat. Gelegentlich richtet sich die Operationstechnik sehr danach. Wenn beispielsweise das Partnerauge nach einer Kataraktextraktion durch eine proliferative Vitreoretinopathie verloren ist, und am Ablatioauge nur eine „kleine" Ablatio vorhanden ist, genügt wahrscheinlich eine lokale Eindellung nicht. Ähnliche Überlegungen wird man anstellen, wenn sich ein familiäres Vorkommen einer Ablatio zeigt [24, 100].

## Allgemeinmedizinische Gesichtspunkte

Hier spielt das Alter und der Allgemeinzustand des Patienten eine wesentliche Rolle. Dieselbe retinovitreale Situation kann, vom Alter des Patienten und von seiner Lebenserwartung abhängig, zu völlig unterschiedlichen Entscheidungen führen. Manchmal ist es auch der Wunsch des Patienten, der „operationsmüde" geworden ist, eine neue Operation nicht mehr durchführen zu lassen. Eine Ablatio-Operation, die mit verschiedenen Techniken durchgeführt werden kann, ist manchmal in ihrer Technik vom Zustand des Patienten bestimmt, der beispielsweise in der Lage sein muß, eine bestimmte Lagerung nach einer intravitrealen Gasinjektion eine Reihe von Tagen durchhalten zu können. Ein großer Teil dieser Überlegungen wird zweitrangig, wenn es sich um das letzte Auge des Patienten handelt.

## Erfolgsraten der Wiederanlegungschirurgie

Mit den im Abschnitt 2.5 geschilderten Methoden der skleralen Wiederanlegungschirurgie lassen sich etwa *80–90% aller Netzhautablösungen* dauerhaft wiederanlegen [50, 53, 109, 158]. Zusammen mit den Methoden der intravitrealen Injektion von Gasen und Hyaluronsäure ist die Zahl noch etwas höher. Der Gesamtprozentsatz sagt aber nichts über den Einzelfall aus. Hier sind, abhängig von der präoperativen Situation, erhebliche Unterschiede vorhanden. Sie reichen in den Extremen von über 95% dauerhafter Wiederanlegung (bei nichttraumatischen Orarissen) bis fast 0% bei Windenblütenablatio mit verengtem oder verschlossenem Netzhauttrichter. Ein großer Teil der Wiederablösungen läßt sich wiederanlegen, vor allem in einfachen Situationen, bei denen ein Foramen übersehen wurde, oder die Foramensituation nicht adäquat mit einer skleralen Eindellung behandelt wurde. Es bleibt aber ein anderer Teil, der größere Schwierigkeiten bereitet und mit Glaskörpertraktionen, epiretinalen Membranen und damit dem klinischen Bild der *proliferativen Vitreoretinopathie* (PVR) die Hauptursache für die Mißerfolge darstellt. Die Veränderungen bei PVR können präoperativ vor der ersten Operation schon vorhanden sein und dann die Planung der Operation beeinflussen, sie können aber auch erst postoperativ auftreten und zur Wiederablösung führen.

Im Stadium C erreicht die sklerale Wiederanlegungschirurgie in Kombination mit einer Hyaluronsäureinjektion bei etwa ein Drittel bis zur Hälfte der Fälle eine dauerhafte Wiederanlegung. Dagegen sinkt die Rate mit dieser Methode auf fast 0% beim Stadium D [59]. Mit Vitrektomie und der Entfernung epiretinaler Membranen ist auch im Stadium D eine Erfolgsrate von 30–40% zu erzielen [116]. Eine zusätzliche Silikonölfüllung führt im Stadium D zu noch wesentlich höheren Wiederanlegungsraten [66], doch hat diese Methode wieder ihre eigenen Komplikationen, vor allem wenn man die Langzeitergebnisse betrachtet.

Was den Visus anbelangt und damit die Frage, die den Patienten in erster Linie interessiert, so haben etwa *90% der Augen, deren Fovea noch anlag, postoperativ einen Visus von 0,6 und besser.* War die Fovea präoperativ abgehoben, so haben etwa 40% einen Visus von 0,4 und besser [79]. Bei Wiederablösungen mit abgehobener Fovea ist der maximal erreichbare Visus selten besser als 0,1. Ein Teil der postoperativen Sehverschlechterung ist auf die Ausbildung eines „macular pucker" zurückzuführen. Die Inzidenz dürfte bei etwa 5–8% liegen, wenn man alle Ausprägungen miteinschließt [72, 114].

# 5 Intraoperative und postoperative Komplikationen

## 5.1 Intraoperative Schwierigkeiten

### 5.1.1 Schlechter Einblick

Ein Epithelödem der Kornea kann die Ophthalmoskopie erheblich beeinträchtigen. Es läßt sich weitgehend verhindern, wenn die Kornea in kürzeren Abständen mit Ringer-Lösung übergossen wird, größere intraokulare Druckerhöhungen vermieden werden, Phenylephrin in einer Konzentration von höchstens 2,5% zur Pupillenerweiterung benützt wird und die Operationsdauer nicht zu lang ist. Ein einmal aufgetretenes Epithelödem kann zumindest kurzfristig behoben werden, indem ein nasses Wattestäbchen mehrmals über die Kornea gerollt und damit die Ödemflüssigkeit ausgepreßt wird. Eine Abrasio corneae ist nur anzuraten, falls der Operationserfolg durch den schlechten Einblick gefährdet werden würde. Manchmal genügt eine partielle zentrale Abrasio. Bei sehr langer Operationsdauer kann zusätzlich ein Stromaödem der Hornhaut auftreten. Es ist schwierig zu beheben. In manchen Fällen läßt sich mit Glyzerintropfen ein Wasserentzug und damit ein Aufklaren erzielen. Eine enge Pupille, die durch die kombinierte Anwendung eines Sympathikomimetikums und eines Parasympathikolytikums keine Erweiterung zeigt und den Operationserfolg dadurch in Frage stellt, kann häufig durch eine Injektion von Suprarenin (1:1000) in die Vorderkammer erweitert werden. Eine Photomydriasis (s. Abschn. 1.1.3) ist selten notwendig.

### 5.1.2 Hoher intraokularer Druck

In erster Linie muß ophthalmoskopisch kontrolliert werden, ob die A. centralis verschlossen ist. Falls hierbei Unsicherheiten bestehen, kann die Frage durch eine *digitale Kompression des Bulbus* schnell geklärt werden. Werden dabei Pulsationen sichtbar, so war die Arterie nicht verschlossen. Bei hohem intraokularem Druck muß entschieden werden, ob abgewartet werden kann, ob eine Drainage der subretinalen Flüssigkeit oder eine Vorderkammerpunktion durchgeführt werden soll, oder ob die Ankerfäden gelockert werden können. Intravenös appliziertes Diamox ist mit seiner Wirkung nicht schnell genug. Falls eine Drainage wegen zu flacher Ablatio nicht möglich ist und ein Lockern der Fäden nicht erwünscht ist, da die Eindellung adäquat ist, wird man die Situation durch eine *Vorderkammerpunktion* beheben, *um die maximale Ischämiezeit von 10 min nicht zu überschreiten*. Dies kann mit dem Keratom (Lanze nach SAUTTER) oder mit dem Graefe-Messer geschehen. Benutzt man ein Graefe-Messer, so wird es am Limbus eingestochen, irisparallel bis in die Kammermitte vorgeschoben und dann in derselben Position etwas zurückgezogen, bis die Messerspitze am Pupillarsaum liegt. Durch eine geringe Rotation des Messers um die Längsachse kann das Kammerwasser langsam und dosiert abgelassen werden, ohne daß die Gefahr einer Linsenverletzung besteht. Bei Aphakie sollte eine Vorderkammerpunktion wegen des Vorfalls und einer möglichen Inkarzeration des Glaskörpers vermieden werden.

## 5.2 Intraoperative Komplikationen

### 5.2.1 Perforation mit der Intraskleralnaht

Werden Aderhaut und Netzhaut in Arealen mit anliegender Netzhaut perforiert und kommt es zu keinem Vortreten von Glaskörper, so wird die neue Naht so gelegt, daß die Perforationsstelle unter Verwendung eines etwas breiteren eindellenden Elements mit auf den Buckel kommt. Die Perforationsstelle muß koaguliert werden, entweder mit Kryokoagulation oder mit Photokoagulation. Kommt bei der gleichen Situation zusätzlich noch ein *Glaskörperverlust* hinzu, so wird zunächst der vorgefallene Glaskörper abgetragen. Die Perforationsstelle wird mit 5-0 Polyamid vernäht, und eine neue Naht so gelegt, daß die Perforationsstelle auf die Mitte der Eindellung gelangt. Eventuell muß sogar die Perforationsstelle gesondert mit einer Plombe gedellt werden. Die Retinopexie ist immer anzuraten. Werden die Sklera und die Aderhaut in abgehobener Netzhaut perforiert, so fließt subretinale Flüssigkeit ab. Falls diese Komplikation am Anfang der Operation auftritt, kann die Perforation mit einem transskleralen Diathermieherd verschlossen werden. Wenn dies nicht gelingt, so wird sie mit 5-0 Polyamid vernäht. Abhängig von der Menge der abgeflossenen subretinalen Flüssigkeit ist eine intravitreale Injektion zur Tonisierung notwendig. Die Anwendung der Diathermie ist vorteilhaft, denn dadurch wird auch eine eventuelle Aderhauthämorrhagie gestoppt. Falls es zu dieser Komplikation kommt, wenn die letzten Ankerfäden gelegt werden, und falls keine Aderhauthämorrhagie zu erkennen ist, können die Ankerfäden nach Auflegen des Elements angezogen werden, wodurch der Bulbus tonisiert wird.

### 5.2.2 Aderhautblutung

In erster Linie gilt es, den intraokularen Druck zu erhöhen. Falls die Blutungsquelle erkennbar ist, sollte sie mit transskleraler Diathermie koaguliert werden. Andernfalls behält man den hohen Druck bei und wartet 3–5 min. Postoperativ sollte der Patient so gelagert werden, daß das subretinale Blut nicht in die Makulagegend fließt. Eine Erhöhung des intraokularen Drucks empfiehlt sich auch bei einer Aderhautamotio, sei sie hämorrhagisch oder transsudativ.

### 5.2.3 Bulbusruptur

Die Bulbusruptur ist eine extrem seltene Komplikation bei einer Erstoperation. Das operative Vorgehen wird in den Abschnitten 6.1.4 und 6.1.5 beschrieben.

### 5.2.4 Glaskörpereinblutung

Das Blut stammt in der Regel aus der Aderhaut und gelangt aus dem Subretinalraum durch die Netzhautforamina in den Glaskörperraum. Die Foramina sollten bei dieser Komplikation möglichst schnell, am besten durch eine intravitreale Injektion zum glatten Anliegen gebracht werden. Ganz selten werden Glaskörperhämorrhagien so dicht, daß sie den Operationserfolg gefährden.

### Normaler postoperativer Verlauf

Abhängig vom Ausmaß des operativen Eingriffs treten auch im normalen postoperativen Verlauf Schmerzen, Lidödeme, Chemosis und eine durch ein Orbitaödem bedingte Protrusio bulbi auf. Alle diese Veränderungen sind nach etwa einer Woche weitgehend zurückgegangen. Bei größeren Eingriffen gehört auch eine geringe Trübung der Medien in den ersten postoperativen Tagen zum normalen postoperativen Verlauf.

Was die Funktion anbelangt, so ist das Gesichtsfeld, wenn es sich um eine frische Netzhautablösung handelte, bei angelegter Netzhaut am ersten postoperativen Tag wieder frei. Die erreichbare Makulafunktion ist um so besser, je kürzer der Zeitraum war, in dem die Makula abgehoben war [71]. Bei allen Netzhautablösungen mit abgehobener Makula ist der Visus 6 Monate nach der Operation besser als unmittelbar postoperativ [88]. Im Extremfall kann noch bis zu 2 Jahren nach der Operation mit einer Visusbesserung gerechnet werden. Besonders, wenn die Netzhaut Wochen bis Monate abgelöst war, merkt der Patient oft am ersten postoperativen Tag, obwohl die Netzhaut anliegt, keinerlei Besserung gegenüber dem Vorbefund.

*Bettruhe ist nur erforderlich, wenn intraokular Gas injiziert wurde*, und daher eine bestimmte Lagerung einzuhalten ist. Sonst kann der Patient am ersten postoperativen Tag aufstehen. Dies dient vor allem der Thromboseprophylaxe und bedeutet bei Diabetikern auch eine geringere Gefahr des Entgleisens des Diabetes. In jedem Fall können alle Patienten ins Bad und zur Toilette gehen und auch zum Essen aufstehen.

Der Lage der Netzhaut in der frühen postoperativen Phase gilt die größte Aufmerksamkeit. Sind die Foramina intraoperativ verschlossen, so ist in der Regel nach 1–2 Tagen die Restablatio verschwunden. Manchmal können sehr alte Netzhautablösungen mit dickflüssiger subretinaler Flüssigkeit in der unteren Zirkumferenz über Monate persistieren, obwohl die Foramina verschlossen sind. Waren die Foramina intraoperativ bei Verwendung kompressibler Plomben noch nicht verschlossen, so ist im allgemeinen *nach spätestens 7 Tagen* mit dem Verschluß der Foramina und dem völligen Anliegen der Netzhaut zu rechnen. Ist dies nicht der Fall, so liegt es meist daran, daß die Eindellung nicht die richtige Position hat oder ein Foramen übersehen wurde. Die weiteren differentialdiagnostischen Überlegungen sind unter 5.3.8 beschrieben. Bei unkomplizierten Netzhautablösungen beträgt der Krankenhausaufenthalt in der Regel eine Woche, danach kann die Kontrolle dem überweisenden Augenarzt überlassen werden. Für den Zeitpunkt der Wiederaufnahme der Arbeit können drei Wochen nach der Operation gerechnet werden, falls keine Komplikationen aufgetreten sind.

### 5.3 Frühe postoperative Komplikationen

#### 5.3.1 Plötzliche Erblindung

Ist bei der ersten postoperativen Visite *keine Lichtscheinwahrnehmung* mehr vorhanden, so ist als Grund ein intermittierender, längerdauernder *Verschluß der A. centralis* anzusehen. Meist sind Patienten betroffen, bei denen eine intravitreale Gasinjektion, vor allem mit reinem $SF_6$ durchgeführt wurde. Möglicherweise ist nicht allein die Expansion des Gases die Ursache, sondern auch ein Engwinkelglaukom, das bei einer nicht richtigen Lagerung durch den Druck der Gasblase gegen das Iris-Linsen-Diaphragma hervorgerufen wird. Tritt die Komplikation bei Patienten auf, bei denen eine kompressible Plombe ohne Drainage aufgenäht wurde, kann vermutet werden, daß der Okulopressionseffekt der Plombe den Zentralarterienverschluß im Zusammenhang mit einer postoperativen Erniedrigung des systemischen Blutdrucks herbeigeführt hat. Bei einigen Patienten bleibt die Pathogenese unklar. Als Vorsichtsmaßnahme gilt, daß sowohl bei Patienten mit intravitrealer Injektion eines expandierenden Gases als auch bei Patienten mit kompressiblen Plomben der Befund *einige Stunden postoperativ ophthalmoskopisch kontrolliert* und der intraokulare Druck gemessen wird. Bei gasgefülltem Bulbus ist eine Applanationstonometrie erforderlich, da die Schiøtz-Werte zu niedrig sind (s. Abschn. 4.3.2).

#### 5.3.2 Erhöhung des intraokularen Drucks

Nach Ablatiooperationen kann eine Schwellung der Aderhaut und eine Vorverlagerung des Ziliarkörpers zu einer Verengung des Kammerwinkels führen [153]. Die Schwellung der Aderhaut kommt nach großflächigen und überdosierten Koagulationen vor, eine zusätzliche Vorverlagerung des Iris-Linsen-Diaphragmas sieht man bei engen Cerclagen, hohen Plombenbuckeln und breiten Sklerafalten [44]. Die Vorderkammer kann dabei zentral oft normal tief sein. Zur Therapie wird Kortison lokal und subkonjunktival gegeben, zusätzlich Diamox und eventuell auch Mannit. In der Regel hat man damit Erfolg. Andernfalls muß die Plombe entfernt oder die Cerclage gelockert werden. Dies sollte jedoch möglichst nach der Pigmentierung der Foramina erfolgen. Eine Druckerhöhung kann auch im Rahmen einer postoperativen Iritis, Iridozyklitis oder Entzündung des gesamten Uveagewebes auftreten. Der Druck überschreitet meist nicht 30 mm Hg. Zur Therapie empfehlen sich lokale Kortisongaben; nach 1–2 Wochen sind meist wieder Normalwerte vorhanden. Ein durch die Ablatio „kaschiertes" Offenwinkelglaukom manifestiert sich oft wieder, nachdem die Netzhaut anliegt. Auf der anderen Seite ist aber auch eine Drucknormalisierung eines Offenwinkelglaukoms nach einer Ablatiooperation möglich [51].

### 5.3.3 Chorioidalablatio

Eine *geringe seröse Chorioidalablatio läßt sich bei fast allen Patienten postoperativ* finden. Die massiven Formen mit „kissing bullae" und begleitender exsudativer Netzhautablösung sind dagegen sehr selten. Die wesentliche Ursache liegt in der Kompression der V. vorticosae durch ausgedehnte Eindellungen, vor allem durch breite und zentral des Äquators gelegene Cerclageelemente [1]. Ein hohes Alter des Patienten, Aphakie, hohe Myopie und intraoperative Hypotoniephasen begünstigen zusätzlich das Auftreten einer Chorioidalablatio. Dasselbe gilt für ausgedehnte Retinopexien, vor allem mit Diathermie und Kryokoagulation. Die Chorioidalablationen treten häufiger bei Erstoperationen als bei Reoperationen auf und nehmen meist in den ersten 2–4 Tagen zu. Nach 1–2 Wochen sind sie rückläufig. Dies trifft in der Regel auch für die stärker ausgeprägten Chorioidalablationen bei breiteren Cerclageelementen zu. Eine Entfernung der Cerclage ist deshalb nicht notwendig. Bei stark ausgeprägten postoperativen Chorioidalablationen besteht eine gewisse Tendenz, daß sich später eine proliferative Vitreoretinopathie ausbildet. Neben einer Therapie mit Antiphlogistika ist eine parabulbäre, eventuell auch systemische Kortisonmedikation dabei von Nutzen. Hämorrhagische Chorioidalablationen, die intra-

operativ zum Stillstand kamen, dehnen sich postoperativ nur in Ausnahmefällen aus. Die Resorption kann je nach dem Ausmaß Monate dauern.

### 5.3.4 Uveitis

Eine *posttraumatische* Uveitis ist fast immer sofort am ersten postoperativen Tag erkennbar. Eine Uveitis mit Eintrübungen des Glaskörpers kann nach exzessiver Diathermie- oder Kryokoagulation einige Tage nach der Operation auftreten. Differentialdiagnostisch muß dabei immer an eine Endophthalmitis gedacht werden. Therapeutisch werden Kortikoide lokal, parabulbär und in schweren Fällen auch systemisch gegeben. Meist ist die Uveitis nach 2 Wochen weitgehend abgeklungen.

### 5.3.5 Ischämie des vorderen Segments

Das klinische Bild der Ischämie des vorderen Segments [23, 48] ist mit dem des „*String-Syndroms*" [115, 117] identisch. Die Ursache liegt sehr wahrscheinlich in einer Schädigung der langen hinteren Ziliararterien, die durch das Einschneiden eines dünnen Cerclagematerials und durch ausgedehnte Diathermiekoagulationen hervorgerufen wird. Auch das gleichzeitige Abtrennen mehrerer Muskeln mit Beeinträchtigung der Funktion der vorderen Ziliararterien scheint eine Rolle zu spielen [74]. Seit der Verwendung von Cerclagen mit breiterer Auflagefläche ist das „String-Syndrom" selten geworden. Die oben erwähnte Kompression der Vv. vorticosae mit dem alleinigen Auftreten einer Chorioidalablatio ist die bei weitem häufigere Komplikation. In geringerer Ausprägung – und oft subklinisch – scheint die Ischämie des vorderen Segments öfter vorzukommen, wie partielle Irisatrophien es längere Zeit nach einer Ablatio-Operation andeuten.

Die Symptome der Ischämie des vorderen Segments bestehen in Schmerzen, Chemosis, Korneaödem, Descemet-Falten, massivem Tyndall-Phänomen bei nur wenigen Zellen, Irisödem und früher Kataraktbildung. Der Druck ist in der Regel niedrig, Schwankungen kommen aber vor. Als Spätschäden sind Katarakt, hintere Synechien, Erhöhungen des intraokularen Drucks und Hornhauttrübungen zu nennen. Die Therapie besteht in lokaler und parabulbärer Kortisongabe.

### 5.3.6 Infektion

Die *extraokulare Infektion* beginnt mit starken Schmerzen, einer Chemosis der Bindehaut und Absonderung von Sekret. Im Eindellungsbereich entwickelt sich eine exsudative Ablatio. Die extraokulare Infektion kommt hauptsächlich bei Silikonschwammplomben innerhalb der ersten postoperativen Woche vor. Sie ist äußerst selten bei Dura mater-Plomben. Wenn die Infektion nicht mit lokaler Antibiotikagabe beherrschbar ist, muß das eindellende Element entfernt werden. Dabei ist mit einer Wiederablösungsrate von etwa 30–40% zu rechnen [113, 175]. Die intraokulare Infektion ist bei Ablatiooperationen bei weitem seltener als nach Kataraktextraktionen, auch wenn intravitreal injiziert wurde. Die Therapie der Wahl besteht in der Frühvitrektomie und in der Gabe von Breitbandantibiotika schon vor der Kultur des Aspirates.

### 5.3.7 Glaskörpereinblutung

In der Regel ist sie eine intraoperative Komplikation. Postoperativ kommt sie sehr selten vor. Meist klart der Glaskörper innerhalb einiger Wochen ohne weitere Maßnahmen auf. Unbedingt notwendig ist während dieser Zeit eine echographische Kontrolle der Netzhautsituation. Falls eine Reablatio eintritt, ist eine Vitrektomie und die Reoperation der Netzhaut angezeigt.

### 5.3.8 Persistierende Ablatio – Exsudative Ablatio – Reablatio

Eine *persistierende Ablatio* trotz verschlossener Foramina ist eine Situation, die meist bei alten Netzhautablösungen mit zäher subretinaler Flüssigkeit vorkommt. Die Ablatioform ist in der Regel konkav zum Glaskörper, in der unteren Zirkumferenz manchmal auch gering konvex. Gelegentlich bleibt die Ablatio auch in Form eines „Sprungtucheffekts" bestehen (s. Abschn. 2.5.4.1). Wenn die Foramina sich bei Verwendung kompressibler Plomben nach einer Woche nicht angelegt haben und keine Zeichen einer exsudativen Reaktion erkennbar sind, ist die Wahrscheinlichkeit, daß sie sich noch anlegen werden, gering. Falls die Makula nicht bedroht ist, kann abgewartet werden, sonst ist die Reoperation erforderlich.

Bei der *exsudativen Ablatio* sind die Foramina häufig offen oder wieder offen, wenn sie intraoperativ anlagen. Eine exsudative Ablatio findet sich meist nach ausgedehnten Koagulationen und nach großen Eingriffen sowie nach Reoperationen. Die Ablatioform ist in der Regel konvex zum Glaskörperraum, wobei die Netzhautoberfläche relativ glatt ist. Es sind immer Zeichen einer Chorioidalablatio zu sehen. Wenn die Foramina intraoperativ anlagen und damit die Lage der Eindellung richtig ist, kann abgewartet werden. Die Exsudation hat sich nach 1–2 Wochen in der Regel zurückgebildet. Wenn nicht sicher beurteilt werden kann, ob die Buckellage richtig ist, eine Situation, die bei Verwendung kompressibler Plomben mit intraoperativ nicht anliegenden Foramina auftreten kann, wird man zunächst ebenfalls abwarten. Ist die Makula bedroht, so muß operiert werden, in vielen Fällen mit einer intraokularen Injektion, um die Foramina zu verschließen.

Bei der *Reablatio* sind die behandelten Foramina offen oder teilweise offen, oder es sind andere Foramina erkennbar. Oft handelt es sich dabei um präoperativ nicht entdeckte Foramina. Die Ablatioform ist in der Regel konvex zum Glaskörperraum. Häufig läßt sich eine „Ablatiostraße" vom Foramen zum Gebiet der am höchsten abgehobenen Netzhaut erkennen. Die Oberfläche der Netzhaut ist im Gegensatz zur exsudativen Ablatio meist etwas faltig. Ein 24stündiger binokularer Verband kann unter Umständen versucht werden. Falls dann die Foramina anliegen, kann eine Photokoagulation erfolgen, anderenfalls muß die Reoperation erwogen werden.

## 5.4 Spätkomplikationen

### 5.4.1 Reablatio

Mit einer Reablatio durch eine proliferative Vitreoretinopathie ist bei zwischenzeitlich vollständig anliegender Netzhaut und Verschluß aller Foramina *in etwa 5–10% aller Netzhautablösungen* zu rechnen [137, 193]. Sie tritt meistens 3–8 Wochen nach der Operation auf, ist nach 3 Monaten selten und nach 6 Monaten eine große Ausnahme. Am häufigsten ist diese Form der Reablatio bei Netzhautablösungen mit multiplen und großen Foramina sowie bei Riesenrissen. Auch Glaskörpereinblutungen, traumatische Netzhautablösungen, kombinierte Netzhaut- und Aderhautabhebungen

XIII. A. Chirurgie und Prophylaxe der Netzhautablösung                                                                                         413

und aphake Augen weisen eine Prädilektion für eine proliferative Vitreoretinopathie auf. Die Reablatio durch nicht ausreichend verschlossene Netzhautlöcher kann verhindert werden, indem nach der Pigmentierung der Foramina auf eventuelle Lücken oder nicht ausreichende Koagulationsriegel geachtet wird, und die entsprechenden Areale mit Photokoagulation behandelt werden. Die Reablatio durch neue Foramina bedeutet, daß die „Ablatiokrankheit" durch die Wiederanlegung der durch das inzwischen verschlossene Foramen bedingten Netzhautablösung nicht zum Stillstand gekommen ist. Auf lange Sicht ist bei etwa 10% aller Netzhautablösungen mit einer Reablatio zu rechnen [60].

Der „macular pucker" tritt etwa 3–8 Wochen postoperativ auf. Die Ursache ist unklar. Es handelt sich wohl um eine lokalisierte und nur gering ausgeprägte Form der proliferativen Vitreoretinopathie, die nur den hinteren Pol verändert, mit Fältelung und Verziehung der Netzhaut in diesem Bereich. Abhängig vom bestehenden und vom maximal zu erwartenden Visus können die Membranen mit Hilfe der Pars-plana-Vitrektomie entfernt werden (s. XIV. 2.5).

### 5.4.2 Abstoßung des episkleralen eindellenden Elements

Sie kommt in erster Linie bei *Silikonschaumplomben* vor [163]. Sie ist selten bei Vollsilikonplomben [206] und extrem selten bei Dura-mater-Plomben. Die Abstoßung ist zumeist mit einer Entzündung verbunden, die primär wohl steril, später aber häufig infektiös ist. Oft findet sich auch überschießendes Granulationsgewebe. In aller Regel muß das Element entfernt werden. Bei einer kombinierten Operation, z.B. einer Cerclage mit meridionaler Plombe, braucht nur die Plombe entfernt zu werden. Nach Entfernung des eindellenden Elements ist bei diesen späten Abstoßungen mit einer Wiederablösungsrate um 10% zu rechnen.

### 5.4.3 Intrusion des eindellenden Elements

*Skleranekrosen*, die das eindellende Element ophthalmoskopisch unter der Netzhaut sichtbar werden lassen, kommen am häufigsten bei Cerclagen mit zu geringem Querschnitt und zu geringer Elastizität vor [154, 182]. Bei Vollsilikonplomben und Silikonschaumplomben sind sie selten, und bei Dura mater-Plomben treten sie nie auf. Zur Prophylaxe sollten Sklerastaphylome, vor allem aber Skleranekrosen, *bei Reoperationen mit Dura mater unterlegt* werden. Eine ophthalmoskopisch sichtbare Intrusion verlangt keine Intervention. Die eigentlich zu befürchtende Komplikation, die Arrosion von Netzhautgefäßen, ist relativ selten. Die dabei auftretenden Glaskörpereinblutungen sind kaum jemals so ausgeprägt, daß sie sich nicht spontan resorbierten. Kommt es zu einer Reablatio, so droht bei einer Reoperation die Bulbusruptur (s. Abschn. 6).

### 5.4.4 Abrutschen des Cerclageelements

Meist geschieht dies in zentraler Richtung. Solange die Netzhautsituation stabil ist, und der Patient keine Schmerzen hat, ist eine Intervention nicht notwendig. Bei starken Schmerzen sollte man die *Cerclage durchtrennen, ohne sie zu entfernen*. Rutscht eine Cerclage nach peripher ab, und durchbricht sie – meist im Bereich des Schlosses – die Bindehaut, genügt es oft, die spießenden Enden des Cerclageelements und des Schloßfadens zu kürzen und die Stelle mit Tenon-Kapsel und Bindehaut zu decken. Bei entzündlicher Abstoßungsreaktion muß man die Cerclage entfernen.

### 5.4.5 Dauerschmerz

Er ist am häufigsten bei *Cerclagen*, tritt fast nie bei Skleraeinfaltungen auf und ist bei Plomben und Taschen selten. In vielen Fällen sind mehrere Monate nach der Operation Schmerzen nicht mehr vorhanden, auch wenn sie im frühen postoperativen Verlauf sehr stark waren. Sollten sie dennoch persistieren, kann Lidocain retrobulbär gegeben werden. Ein Durchtrennen des Elements ist nur in Ausnahmefällen erforderlich.

### 5.4.6 Diplopie

Sie kommt nach ausgedehnten Eingriffen vor, vor allem bei Operationen mit großen unter den Muskeln gelegenen Plomben und kann äußerst störend sein, besonders wenn ein guter postoperativer Visus vorhanden ist. Mit einer Häufigkeit von etwa 3% ist die postoperative Diplopie aber ein seltenes Ereignis [93]. Das temporäre Abtrennen der Muskeln spielt in diesem Zusammenhang keine Rolle.

Es sollte bei dieser Komplikation mindestens 6 Monate bis zur Entfernung des eindellenden Elements oder bis zu einer Muskeloperation gewartet werden, da eine große Restitutionsmöglichkeit besteht [93]. Oft genügt ein Prismenausgleich [5].

### 5.4.7 Ptosis

In der frühen postoperativen Phase ist eine protektive Ptosis vorhanden. Spätere Ptosen deuten auf eine intraoperative Schädigung des Müller-Muskels hin. Gewisse Operationen z.B. Reoperationen mit ausgedehnter Bulbusverkleinerung durch eine Cerclage oder eine große Skleraresektion führen zu einer „Pseudoptosis", da sich die Lider der neuen kleineren Bulbusform anpassen.

### 5.4.8 Refraktionsänderungen

Sie treten nach fast allen Ablatiooperationen auf. Plomben führen sehr oft zu astigmatischen Veränderungen der Hornhaut, Skleraresektionen und -einfaltungen zu einer Hyperopisierung und damit bei Myopen zu einer Verminderung der Myopie [49], auf lange Sicht meist um 2–3 Dioptrien. Cerclagen erzeugen durch eine Verlängerung des Bulbus eine Myopisierung von 1–2 dptr [161].

## 6 Operationen bei Rezidivablatio

### Grund der Reablatio

#### Die Foramina sind nicht adäquat behandelt

Dies bedeutet, daß entweder die Eindellung das Foramen in der Fläche nicht voll erfaßt, oder daß die Eindellung in der Höhe nicht ausreicht und damit die Glaskörpertraktionen nicht genügend entlastet. Die Foramina können auch, was die Retinopexie anbelangt, mangelhaft behandelt sein, indem entweder der die Foramina umgebende Koagulationsriegel lückenhaft oder die Narbe zu schwach ist.

#### Übersehene oder neue Foramina

Da *etwa 50% aller Netzhautablösungen mehr als ein Foramen* haben [19, 169], wird man bei jeder Reablatio danach suchen, ob nicht ein Foramen übersehen wurde.

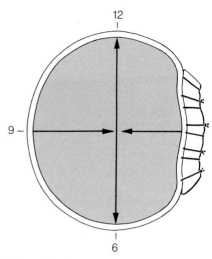

**Abb. XIII. A. 84. Limbusparallele Plombe** (limbusparalleler Querschnitt). Verringerung der Glaskörperstrecke zwischen 9 und 3 h, Vergrößerung zwischen 6 und 12 h.

Natürlich kann auch ein neues Foramen entstanden sein. Dies geschieht häufig durch Zug am Rande der Eindellung oder zwischen zwei Eindellungen. Auch andere Stellen sind prädisponiert, wenn dort durch die Änderung der Bulbuskonfiguration nach der Wiederanlegungsoperation die Glaskörpertraktionen vermehrt zur Wirkung kommen (**Abb. XIII. A. 84**).

#### Folge intraoperativer Komplikationen

Die Reablatio kann die Folge intraoperativer Komplikationen sein. So führt manchmal eine nicht ausreichend behandelte Inkarzeration der Netzhaut, die bei Drainage der subretinalen Flüssigkeit entstanden ist, zu Netzhauttraktionen und zu neuen Foramina. Gelegentlich verhindert auch eine subretinale Hämorrhagie im Lochbereich, daß das Foramen in Kontakt mit dem Pigmentepithel kommt.

#### Proliferative Vitreoretinopathie

Die häufigste Ursache einer Reablatio ist die proliferative Vitreoretinopathie. Im Gegensatz zu den obengenannten Situationen, bei denen sich die Netzhaut meist langsam wiederablöst, entwickelt sich die Reablatio bei der proliferativen Vitreoretinopathie sehr schnell. In vielen Fällen kommt es zu einer vollständigen Reablatio innerhalb eines Zeitraums von 2–3 Tagen. Die Foramina werden oft wieder eröffnet, es kann aber auch die Netzhaut an anderer Stelle bei verschlossenen Foramina von der Unterlage abgehoben werden. Eine Kombination beider Möglichkeiten ist am häufigsten, besonders beim Fortschreiten des Prozesses, wobei dann auch neue Foramina entstehen können.

## Präoperative Überlegungen

### Handelt es sich um eine Reablatio?

Jede Reablatio sollte unter dem Gesichtspunkt gesehen werden, ob es sich nicht auch um eine exsudative Ablatio oder um eine persistierende Ablatio handeln könnte (s. 5.3.8).

### Ist eine Photokoagulation ausreichend?

Es ist sehr lohnend, sich diese Frage zu stellen, da zuweilen durch eine einfache Photokoagulation dem Patienten eine Reoperation erspart werden kann (s. 6.1.2.1).

### Ist ein sehr einfacher Eingriff ausreichend?

Zu diesen Eingriffen zählt zum Beispiel eine zusätzliche Plombe oder eine Erhöhung der skleralen Eindellung durch einen zusätzlichen Faden mit breiterem Stichabstand, ebenso das Verlagern einer Plombe oder einer Cerclage an einer bestimmten Stelle. Sehr einfach ist auch eine Injektion von $SF_6$, wodurch ein Foramen intern tamponiert wird und dann die Netzhaut zum Anliegen kommt. Dies kann eventuell ohne Punktion der subretinalen Flüssigkeit geschehen. Dasselbe Ziel hat auch eine Hyaluronsäureinjektion mit Punktion der subretinalen Flüssigkeit und anschließender Photokoagulation der Foramina.

### Können die vorhandenen eindellenden Elemente belassen werden?

Hiermit fällt die Entscheidung zu weitergehenden Eingriffen, falls ein anderes Material oder ein anderer Querschnitt oder eine andere Größe des Materials notwendig erscheint. So müssen Cerclagen extrem niedriger Elastizität oder Cerclagen aus Fascia lata in der Regel entfernt werden, da eine Verlagerung nicht effektiv ist.

### Wie ist die Sklera zu beurteilen?

Dies ist eine *entscheidende Frage* vor Reoperationen, denn sie betrifft das Risiko einer Perforation oder einer Ruptur des Bulbus bei einer Operation. Hinweise dafür kann die Art der vorausgegangen Koagulationen geben. Eine transsklerale Diathermiekoagulation stellt in dieser Hinsicht ein relativ großes, die Photokoagulation und die Kryokoagulation kaum ein Risiko dar. Wichtig sind auch die Operationsberichte und hierbei vor allem die intraoperativen Schwierigkeiten, die auf schlechte sklerale Verhältnisse hinweisen wie das Überkleben von Skleraektasien oder das Ausreißen von Ankerfäden.

### Ist eine ausgedehnte sklerale Wiederanlegungsoperation ausreichend?

Bei einer Reablatio mit transvitrealen und epiretinalen Traktionen sollte man sich frühzeitig die Frage stellen, ob es erfolgversprechender ist, die eindellende Wiederanlegungsoperation *mit einem glaskörperchirurgischen Eingriff* zu kombinieren. Dasselbe gilt für die Frage, ob sich voraussichtlich die Netzhaut bei proliferativer Vitreoretinopathie mit einer Hyaluronsäureinjektion oder einer Gasinjektion dauerhaft anlegen läßt oder ob eine „Tamponade" mit Silikonöl ratsam ist.

### Maximal zu erwartendes Sehvermögen

Die Beantwortung dieser Frage, die vorausgegangenen Überlegungen und die Operationswilligkeit des Patienten führen schließlich zur Entscheidung, ob man dem Patienten zu einer Reoperation raten soll. Für eine Reoperation wird man sich um so eher entscheiden, je einfacher und übersichtlicher die Ablatiosituation ist, je jünger der Patient ist und je schlechter das Sehvermögen des anderen Auges ist. Gegen eine Reoperation spricht meist eine Situation, bei der das zu erwartende Visusergebnis zu gering ist. Besonders wenn dabei gleichzeitig das andere Auge des Patienten nicht von einer Ablatio bedroht ist, wird man dem Patienten eher von einer weiteren Operation abraten. Häufig handelt es sich in diesen Fällen um eine Reablatio in einem Auge mit unilateraler hoher Myopie oder um ein Rezidiv einer traumatischen Ablatio.

## Zeitliche Planung der Reoperation

Abschließend seien einige Leitlinien zur zeitlichen Planung der Reoperation genannt. Eine sofortige Reoperation ist natürlich angezeigt, wenn die *Makula bedroht* ist. Da zu Beginn der zweiten postoperativen Woche der Vernarbungsprozeß der Retinopexie noch nicht abgeschlossen ist, sind bis zu diesem Zeitpunkt Veränderungen ohne zusätzliche Koagulation einfach und ohne großen Aufwand durchzuführen. Von der Präparationstechnik und von der Blutungsneigung her gesehen, ist die *Reoperation in den ersten beiden Wochen einfacher* als in der 3.–6. Woche. Bei Ablösungen mit proliferativer Vitreoretinopathie herrscht noch keine einheitliche Meinung über den geeignetsten Zeitpunkt zur Operation.

## 6.1 Operative Technik

### 6.1.1 Eröffnung und Darstellung des Operationsfelds

Bis etwa 2 Wochen nach der Erstoperation kann die Bindehaut und die Tenon-Kapsel im vorangegangenen Schnittbereich bei meist sehr geringer Blutungsneigung stumpf eröffnet werden. Auch bei der weiteren Präparation wird stumpf vorgegangen. Später ist es vorteilhaft, eine limbusferne Peritomie in 5–6 mm Limbusabstand anzulegen, da die Bindehaut und die Tenon-Kapsel in der Nähe des Limbus oft stark mit der Sklera verwachsen sind. Was die Präparation der Muskeln anbelangt, so ist es sehr gefährlich, einen Muskel mit einem Instrument blind zu unterfahren. Sind unter dem Muskel Nekrosen der Sklera zu sehen, sollte der Muskel schrittweise am Ansatz abgetrennt werden, um die Skleranekrose darzustellen. Falls sich unter dem Muskel eine episklerale Plombe befindet, wird zunächst das Granulationsgewebe auf der Plombe eröffnet und dann auf der Plombe bis zur skleralen Grenze an jeder Seite weiter präpariert. Es darf kein Granulationsgewebe mehr auf der Skleraoberfläche verbleiben, da sonst die skleralen Ankerfäden nicht exakt gelegt werden können und die Drainage der subretinalen Flüssigkeit sehr erschwert wird. Ein weiterer wesentlicher Grundsatz für Reoperationen ist die Übersichtlichkeit des Operationsfelds. Eine ausreichende Blutstillung ist eine Vorbedingung dafür. Es ist besser, einen Muskel mehr abzutrennen, als auf die Übersichtlichkeit zu verzichten. Bei letzten Augen braucht auf die Muskeln, besonders die beiden schrägen, nur wenig Rücksicht genommen zu werden. Bei Reoperationen ist die Gefahr der Ischämie des vorderen Segments auch bei Abtrennung mehrerer Muskeln geringer als bei Erstoperationen. Bei der Freipräparation sollten episklerale und intrasklerale Elemente zunächst in ihrer Position belassen werden und Cerclagen nicht durchtrennt werden. Man vermeidet damit eine Hypotonie des Bulbus. Für das Präparieren empfiehlt sich ein schrittweises Vorgehen. Einfach zu präparierende Arcale oder Quadranten werden zuerst, schwierigere Stellen zuletzt präpariert. Falls eine Ruptur eintritt, können die schwierigen Stellen so bei besserer Übersichtlichkeit angegangen werden.

### 6.1.2 Einfache Eingriffe

#### 6.1.2.1 Photokoagulation

Eine Reihe „leckender" Foramina kann, wenn die Konfiguration der Eindellung so gestaltet ist, daß sie sich nach einem 24stündigen binokularen Verband weitgehend anlegen, mit Photokoagulation behandelt werden. Falls die Lochränder selbst nicht ganz anliegen, kann in Bereichen anliegender Netzhaut – aber nur auf der Eindellung – koaguliert werden. Die Koagulation führt zu einer primären Adhäsion, so daß die Ablatio oft sehr schnell danach verschwindet. Eine Koagulation der Netzhaut im Bereich der Ablatiogrenzen außerhalb der Eindellung („barrage") ist keine adäquate Behandlungsmethode, denn oft schreitet die Ablatio schon vor der Vernarbung der „barrage" weiter fort. In der abgehobenen, koagulierten Netzhaut kann es zudem zu einer neuen Lochbildung kommen.

#### 6.1.2.2 Zusätzlicher Ankerfaden bei episkleraler Plombe

Ein nach zentral oder peripher „leckendes" Foramen kann, wenn die Lage der Plombe richtig, ihre eindellende Wirkung aber zu gering ist, mit einem zusätzlichen Ankerfaden, der einen breiteren Stichabstand haben muß, tiefer eingedellt werden (s. Abschn. 2.5.1.4). In der Regel ist keine Drainage der subretinalen Flüssigkeit und keine intravitreale Injektion nötig. Was die skleralen Ankerfäden bei Reoperationen anbelangt, so sei darauf hingewiesen, daß die Sklera bei voroperierten Augen im allgemeinen wegen eines Ödems dicker jedoch nicht fester ist. Die Ankerfäden müssen und können deutlich tiefer gelegt werden als bei Erstoperationen, um dieselbe Festigkeit zu haben.

#### 6.1.2.3 Intravitreale Gasinjektion

Offenstehende Foramina in der oberen Zirkumferenz mit nur geringen Glaskörpertraktionen können bei richtiger Lage der Eindellung mit einer intravitrealen Injektion von Luft, wobei fast immer die Drainage der subretinalen Flüssigkeit notwendig ist, oder reinem $SF_6$, wobei oft auf die Drainage verzichtet werden kann, im postoperativen Verlauf zur Anlegung gebracht werden. Eine entsprechende Lagerung des Patienten ist dabei natürlich erforderlich.

### 6.1.2.4 Intravitreale Hyaluronsäureinjektion

Für dieselbe Indikation, aber auch für Foramina in der unteren Zirkumferenz und ohne die Notwendigkeit einer postoperativen Lagerung, kann auch Hyaluronsäure Verwendung finden. Eine Drainage der subretinalen Flüssigkeit ist erforderlich. Eine Photokoagulation kann ohne Schwierigkeiten sofort angeschlossen werden.

### 6.1.2.5 Zusätzliche episklerale Plombe

Diese ist häufig bei Cerclagen anwendbar, wenn ein zentraler gelegenes Foramen nicht ausreichend erfaßt ist (das Vorgehen richtet sich nach Abschnitt 2.5.5.7).

### 6.1.2.6 Periphere lamelläre Sklerarasektion

Bei Cerclagen mit einer peripheren umschriebenen Ablatio und oranahen Foramina, die durch den „Sprungtucheffekt" oder durch Glaskörpertraktionen offengehalten werden, kann eine Photokoagulation auf dem Cerclagebuckel versucht werden, indem das Ablatioareal jederseits bis zur Ora serrata abgeriegelt wird. Ist dies nicht möglich, so ist die periphere lamelläre Sklerarasektion eine sehr hilfreiche Methode. Die zentrale Schnittkante der etwa 2–3 mm breiten Resektion liegt dabei knapp an der Cerclage. Die U-Nähte werden mit den Knoten nach zentral, zur Cerclage hin, gelegt. Dadurch besteht eine geringere Gefahr des Durchspießens durch die Bindehaut.

### 6.1.2.7 Verlagern einer Cerclage in einem oder zwei Quadranten

Die Verlagerung der Cerclage ist ebenfalls für die obige Indikation möglich. Allerdings muß es die retinovitreale Situation zulassen. Dies ist des öfteren aber nicht der Fall, da die Cerclage in diesen Quadranten aufgrund der primären Lochsituation nicht verändert werden kann. Die Operation wird mit einer Kryokoagulation oder mit einer Photokoagulation kombiniert. Da die Foramina intraoperativ zum Anliegen kommen sollten, ist in den meisten Fällen eine Drainage der subretinalen Flüssigkeit nötig.

## 6.1.3 Weitergehende Eingriffe

### 6.1.3.1 Unklare Situationen

In den meisten dieser Fälle ist nicht erkennbar, ob die Lage und die Höhe der Eindellungen der Lochsituation entsprechen, da die Netzhaut hoch abgehoben und faltig ist. Häufig finden sich Atrophien der Netzhaut und Aderhaut nach ausgedehnter Retinopexie. Die Situation ist oft deshalb unklar, weil Komplikationen bei der oder den Voroperationen aufgetreten sind wie Aderhauthämorrhagien, Glaskörpereinblutungen, Netzhautinkarzerationen oder Perforationen der Bulbuswand. Besonders unübersichtlich sind meist Rezidive von traumatischen Netzhautablösungen.

Operativ geht man am besten so vor, daß zuerst alle 4 Quadranten freipräpariert und danach eine äquatoriale Cerclage vorgelegt wird. Nach Entfernung aller episkleralen Elemente wird die subretinale Flüssigkeit vollständig drainiert. Die Cerclage wird um mindestens 20% angezogen. Eventuell ist eine Injektion von Ringer-Lösung oder, falls eine „Lavage" auftritt, eine Hyaluronsäureinjektion erforderlich. Es folgt dann bei guter Übersicht und anliegender Netzhaut eine ausgiebige Lochsuche und eine nochmalige Analyse der Situation. Die Foramina werden mit episkleralen Zusatzplomben versorgt. Eine zusätzliche periphere Sklerarasektion wird angelegt, falls die Netzhaut in der Peripherie abgehoben bleibt. Alle Foramina und foramenverdächtigen Bezirke auf den Eindellungen werden mit Kryokoagulation oder Photokoagulation versorgt. Die Voraussetzung dafür ist, daß die Eindellungen so liegen, daß auch „pexiefähige", d.h. nicht atrophische Netzhaut und Aderhaut im Bereich der Eindellungen liegen. Die Koagulation sollte in anliegender Netzhaut durchgeführt werden. Die Operation ist beendet, wenn die Netzhaut allseits anliegt und die Foramina und die foramenverdächtigen Areale koaguliert sind.

### 6.1.3.2 Proliferative Vitreoretinopathie fortgeschrittenen Stadiums (C1 und C2)

Für die Stadien C1 und C2 entspricht das Vorgehen im wesentlichen dem wie es oben bei unklaren Situationen beschrieben ist. Manchmal empfiehlt sich eine Kombination mit einer äquatorialen Sklerarasektion. Die Injektion von Hyaluronsäure sollte in das hintere Bulbusdrittel nahe an die Netzhaut erfolgen, um die Glaskörpermembranen von der Netzhaut weg in den vorderen Glaskörperraum und damit in die Cerclageebene zu drängen [59]. Die Cerclage sollte um mindestens 30% angezogen werden. Für weiter fortgeschrittene Stadien (C3 und D) müssen die Methoden der Vitrektomie zu Hilfe genommen werden.

### 6.1.4 Skleranekrosen

Skleranekrosen finden sich fast ausschließlich unter synthetischem Material, fast nie unter Dura mater. Die Dura mater-Plomben sind etwas schwieriger zu entfernen als Plomben aus synthetischem Material, da sie mehr mit der Umgebung verwachsen sind. Bei intraskleralen Taschen und Implantaten ist vor der Operation eine genaue ophthalmoskopische Suche nach Nekrosen des inneren Blattes ratsam. Die Nekrosen sind häufig auf eine zu ausgiebige Diathermie und im Fall der Implantate auf eine zusätzliche Nekrosewirkung des Silikons zurückzuführen. Eine intrasklerale Tasche mit Dura mater-Füllung ohne Diathermieanwendung, oder mit nur begrenzter Anwendung, weist dagegen in aller Regel keine Nekrose des inneren Blattes auf. Allerdings ist manchmal das äußere Blatt nicht ausreichend dick präpariert. Unter allen länger liegenden Cerclageelementen aus Silikon zeigen sich mehr oder weniger ausgeprägte Nekrosezeichen. Zur Entfernung sollte das Cerclageband deshalb möglichst in allen 4 Quadranten dargestellt und auch in allen 4 Quadranten durchtrennt werden. Die Einzelstücke können dann ohne Gefahr herausgezogen werden. Die Entfernung der Cerclage in einem Stück ist zwar manchmal nach Eröffnen des Schlosses möglich, sollte aber bei geringstem Widerstand aufgegeben werden. Arrugafäden oder andere Cerclagen aus dünnem Material sollten am besten belassen, oder nur, falls es möglich ist, an einer Stelle durchtrennt werden.

### 6.1.5 Spezielle operative Techniken bei Skleranekrosen

#### 6.1.5.1 Einfalten der Sklera bei schmalen Nekrosen unter einer Plombe oder Cerclage

Im Operationsbeispiel ist bei der Voroperation eine Silikonschaumplombe verwendet worden (**Abb. XIII. A. 85–XIII. A. 88**). Eine die Plombe umschließende Kapsel aus Granulationsgewebe

**Abb. XIII. A. 85–XIII. A. 88. Reablatio mit schmalen Skleranekrosen unter dem eindellenden Element.** Einfalten der Sklera im Bereich der Skleranekrosen

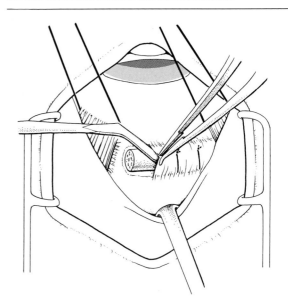

**Abb. XIII. A. 85.** Eröffnen des Granulationsgewebes über der Plombe.

wird zunächst nur an einem Ende eröffnet, so daß hier die Plombe freiliegt. An diesem Ende wird nach allen 3 Seiten bis an die intakte Sklera präpariert (**Abb. XIII. A. 85**). Hebt man die Plombe etwas an, so läßt sich jetzt das Ausmaß der Nekrose gut erkennen. *Über der schwarzen Uvea liegt meist noch eine Skleralamelle*, auch in den Fällen, in denen ophthalmoskopisch die Plombe oder das Cerclageelement „unter der Netzhaut" sichtbar war. Zur Einfaltung werden U-Nähte wie bei der lamellären Sklerarestion vorgelegt. Der Übergang von nekrotischer, verdünnter Sklera zu normaler und bei Reoperationen sogar oft verdickter Sklera, erlaubt hierbei gute Ein- und Ausstiche der Fäden. Während die Plombe höchstens etwas angehoben, sonst aber in ihrer Lage belassen wird, kann schrittweise weiter präpariert werden. Mit jedem Schritt wird ein weiterer U-Faden gelegt und vorgeknotet (**Abb. XIII. A. 86**). Erst dann entfernt man die Plombe endgültig, und zieht alle U-Fäden nochmals an (**Abb. XIII. A. 87**). Falls ein kompletter Schluß der Fäden nicht möglich ist, muß die subretinale Flüssigkeit drainiert werden. Die neuen Ankerfäden – z.B. für eine Cerclage – können dann in normaler Sklera gelegt werden (**Abb. XIII. A. 88**). Diese Technik wird auch angewandt,

XIII. A. Chirurgie und Prophylaxe der Netzhautablösung

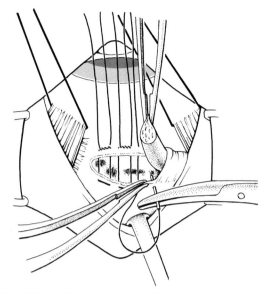

**Abb. XIII. A. 86.** Entfernen des Granulationsgewebes an einem Ende der Plombe und Vorlegen von U-Nähten über das nekrotische Areal. Schrittweises Vorgehen, so daß immer nur ein kleiner Teil der nekrotischen Sklera exponiert ist.

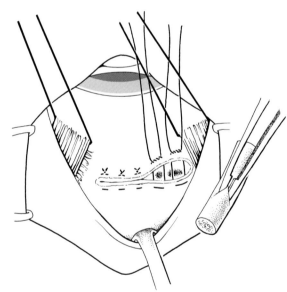

**Abb. XIII. A. 87.** Schließen der U-Fäden evtl. nach vorheriger Drainage der subretinalen Flüssigkeit und endgültiges Entfernen der Plombe.

wenn es zu einer Bulbusruptur gekommen ist. Nach dem Legen einiger provisorischer Fäden, um einen gewissen intraokularen Druck aufrechtzuerhalten, wird der Glaskörper abgetragen, danach die Sklera präpariert und mit dem Legen der U-Fäden begonnen.

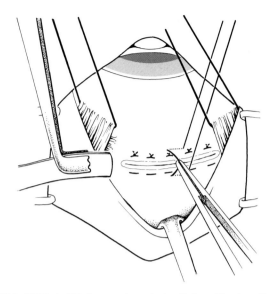

**Abb. XIII. A. 88.** Legen eines Ankerfadens für eine Cerclage in intakter Sklera.

### 6.1.5.2 Aufnähen und Kleben einer Dura mater-Platte bei großflächigen Nekrosen

Das Nekrosebett wird bis an die intakte Sklera freipräpariert, wobei nur ein sehr geringer Zug an den Muskelhaltefäden ausgeübt werden darf (**Abb. XIII. A. 89, XIII. A. 90, XIII. A. 91**). Eine Dura

**Abb. XIII. A. 89–XIII. A. 94. Reablatio mit großflächigen Skleranekrosen unter dem eindellenden Element.** Aufnähen und Kleben einer Dura mater-Platte auf die Skleranekrosen.

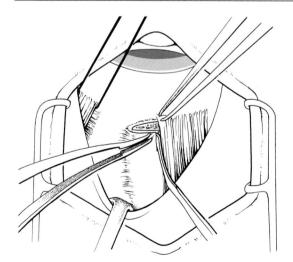

**Abb. XIII. A. 89.** Eröffnen des Granulationsgewebes über der Plombe.

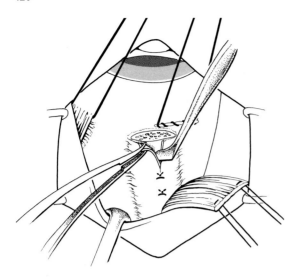

**Abb. XIII. A. 90.** Temporäres Abtrennen des Muskels zur besseren Übersichtlichkeit.

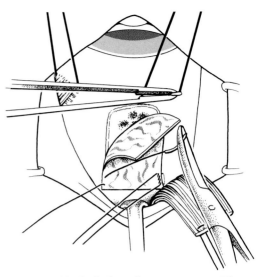

**Abb. XIII. A. 92.** Aufnähen einer Dura mater-Platte wie bei der episkleralen Tasche.

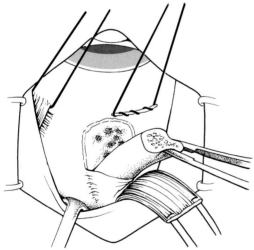

**Abb. XIII. A. 91.** Darstellen des Nekroseareals. Hierbei darf kein Druck auf den Bulbus ausgeübt werden.

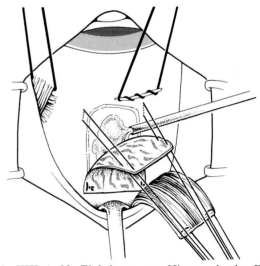

**Abb. XIII. A. 93.** Einbringen von Histoacryl oder Fibrinkleber unter die Dura mater-Platte.

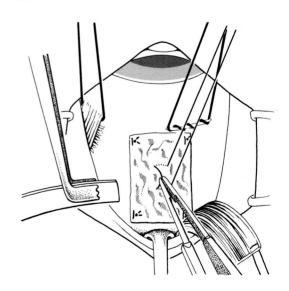

**Abb. XIII. A. 94.** Endgültiges Festziehen der Fäden und Legen eines Ankerfadens für eine Cerclage.

mater-Platte, die an allen Seiten etwa 2 mm größer als das Nekroseareal ist, wird wie für eine episklerale Tasche zurechtgeschnitten. Die Fäden sollten so liegen, daß nach Anziehen und Knoten die Dura mater straff aufliegt (**Abb. XIII. A. 92**). Benützt man Gewebekleber (Histoacryl oder Fibrinkleber; **Abb. XIII. A. 93**), so genügen nur wenige Fixierungsnähte für die Dura mater-Platte. So wären im Operationsbeispiel die 4 Eckfäden ausreichend. Ein Ankleben ohne Nähte ist zwar möglich und gestattet meist das Aufbringen einer Cerclage über dem Nekroseareal (**Abb. XIII. A. 94**). Die Ränder der Dura mater-Platte liegen aber nicht so fest auf, daß der Zustand in diesem Bereich für weitere Manipulationen wie für das Aufnähen von Zusatzplomben ausreichend stabil ist.

# 7 Prophylaxe der idiopathischen Ablatio retinae

## Indikation zur Prophylaxe

### Problem der Prophylaxe der idiopathischen Ablatio

Da die zahlreichen Faktoren, die bei der formalen und kausalen Genese beschrieben wurden, klinisch nur selten erfaßt werden, ist es nicht verwunderlich, daß *große Unterschiede in der Beurteilung* bestehen. So kommen die Veränderungen, die eine Disposition zur Ablatio beinhalten (Netzhautrisse, Netzhautlöcher und äquatoriale Degenerationen) in 3–12% aller Augen vor, ohne daß während des ganzen Lebens eine Ablatio auftritt. Die idiopathische Ablatio ist eine seltene Erkrankung. Sie weist nur eine jährliche Inzidenz von etwa 7:100000 in der weißen Bevölkerung auf [73]. Würden alle Veränderungen mit einer Disposition zur Ablatio tatsächlich zur Ablatio führen, so müßte die Ablatiohäufigkeit etwa 80mal höher sein, als sie tatsächlich ist [15]. Der Grund dafür ist wahrscheinlich, daß die anderen kausalen Faktoren, insbesondere der Glaskörperzug und die Glaskörperverflüssigung zum selben Zeitpunkt ihre höchste Aktivität haben müssen. Danach ergibt sich, daß von allen retinalen Veränderungen mit einer Ablatiodisposition nur ein kleiner Prozentsatz zu einer Ablatio führt. Das Problem der Prophylaxe liegt gerade darin, die wenigen Veränderungen herauszufinden und prophylaktisch zu behandeln, die tatsächlich das Risiko beinhalten, zu einer Ablatio zu führen. Wollte man alle Veränderungen ebenfalls behandeln, so bedeutete das zum einen, diese Augen einer *überflüssigen Therapie mit ihren möglichen Komplikationen* auszusetzen, zum anderen aber einen erheblichen Teil der gesamten Bevölkerung behandeln zu

müssen. Das Vorhandensein einer äquatorialen Degeneration kann deshalb nur eine, vielleicht sogar eine untergeordnete Leitlinie zur Therapie sein. Die hinzukommenden Risikofaktoren, auf der einen Seite die Glaskörpersituation und auf der anderen Seite der Bau des Auges, die Situation des anderen Auges, das Vorhandensein der Linse und vor allem erbliche Dispositionen, spielen die Hauptrolle. Dies steht im Gegensatz zur Wahl der Operation bei der manifesten Ablatio, wo die *retinovitreale Situation im Vordergrund steht*.

### Risiko des Entstehens einer Ablatio bei Nichtbehandlung der Veränderungen mit Disposition zur Ablatio

Werden die zur Ablatio disponierenden Veränderungen, wie dies in einigen Studien geschehen ist, über längere Zeit nur beobachtet, und liegen keine weiteren Risikofaktoren wie Glaskörperzug, Aphakie oder Ablatio am Partnerauge vor, so ist das Risiko, daß eine Ablatio entsteht, extrem niedrig. In 2 Studien mit einer Beobachtungszeit von 3–10 Jahren trat bei insgesamt 317 Patienten mit äquatorialen Degenerationen, kleinen Rundlöchern und kleinen Hufeisenrissen keine einzige Ablatio auf [16, 17]. Dieses Bild ändert sich ganz erheblich, wenn diese Selektion nicht durchgeführt wird, und damit die genannten Risikofaktoren hinzukommen. Asymptomatische Rundlöcher führen in 6% der Fälle in einigen Jahren zu einer Ablatio, frische Hufeisenrisse in etwa 30–40% [30]. Diese Zahlen sagen über das individuelle Risiko nichts aus. Sie sind Mittelwerte bei Vorliegen unterschiedlicher Risikofaktoren in einer größeren Zahl von Augen.

### Faktoren, die das Risiko der Nichtbehandlung erhöhen

#### Traktion des Glaskörpers

Der in der Regel am Rißdeckel ansetzende Glaskörperzug führt zur mechanischen Irritation der Netzhaut, die als Lichtblitze wahrgenommen werden (symptomatische Foramina). Ob ein Netzhautriß asymptomatisch oder symptomatisch ist, ist natürlich auch von der Sensibilität des Patienten abhängig. Jedoch sind diese *Symptome ernst zu nehmen*. Denn ohne Behandlung schreiten symptomatische Risse mit erheblich höherer Wahrscheinlichkeit zu einer Ablatio fort, als dies bei asymptomatischen Rissen der Fall ist [30]. Meist stehen die symptomatischen Risse in Zusammenhang mit einer akuten hinteren Glaskörperabhebung, einem Ereignis, das zwar einen wesentlichen Risikofaktor darstellt, andererseits aber als physiologischer Vorgang in allen Augen eintritt, bei Myopen oft wesentlich früher. Die Bedeutung des Glaskörperzugs kommt auch darin zum Ausdruck, daß Hufeisenrisse in der oberen Zirkumferenz eine höhere Ablatiofrequenz haben als die übrigen Hufeisenrisse [22].

### Begrenzte Begleitablatio um das Foramen

Diese deutet meist darauf hin, daß ein vermehrter Glaskörperzug am Foramenrand vorhanden ist. Bei asymptomatischen Hufeisenrissen ist das Ablatiorisiko beim Vorhandensein einer begrenzten Ablatio um den Riß etwa doppelt so hoch wie bei Hufeisenrissen ohne Begleitablatio. Bei Rundlöchern ist es über 5mal so hoch [30].

### Glaskörpereinblutung

Eine Glaskörpereinblutung weist zum einen auf einen erheblichen Glaskörperzug hin, denn Gefäße reißen weniger leicht ein als die Netzhaut, wie dies die „Brückengefäße" in Hufeisenrissen zeigen. Zum anderen ist die Glaskörpereinblutung selbst ein prognostisch ungünstiges Zeichen, da sich dabei vermehrt eine proliferative Vitreoretinopathie ausbildet.

### Myopie

Das Ablatiorisiko ist für Augen mit mittlerer Myopie etwa 25mal höher als für ein emmetropes Auge. Für Augen mit hoher Myopie ist das Risiko noch einmal um etwa das Doppelte höher [10].

### Ablatio im anderen Auge

Ist in einem Auge eine Ablatio aufgetreten, so liegt das Risiko, daß im anderen Auge auch eine Ablatio auftritt, bei etwa 11% und ist damit um ein Vielfaches höher als das Ablatiorisiko in der Gesamtbevölkerung [120].

### Erbliche Disposition

Es gibt „Ablatiofamilien", in denen die Disposition zur Ablatio sehr ausgeprägt ist [24]. Manchmal sind sogar die Foramensituationen erstaunlich gleichförmig.

### Aphakie

Die *Ablatiofrequenz nach intrakapsulärer Kataraktextraktion liegt nach einer Studie unserer Klinik bei 1,5%* [199]. Es wurde vermehrt darauf hingewiesen, daß die extrakapsuläre gegenüber der intrakapsulären Extraktion ein geringeres Ablatiorisiko beinhaltet. Größere Differenzen dürften aber, berücksichtigt man die schwierige Vergleichbarkeit der Studien, zwischen diesen Techniken *nicht* bestehen. Gegenüber einem phaken Partnerauge hat das aphake Auge ein etwa 4mal so hohes Ablatiorisiko [8]. Die Foramensituation im aphaken Auge ist gegenüber der phaken idiopathischen Ablatio dahingehend anders, als im aphaken Auge manchmal auch „nicht zur Ablatio disponierende Veränderungen" zur Ablatio führen können. Die schnellere und ausgeprägtere Glaskörperverflüssigung bei aphaken Augen spielt sicher dabei eine Rolle.

## Mißerfolg der prophylaktischen Behandlung

Dies bedeutet einmal, daß die Ablatio *trotz* der Prophylaxe eintritt, oder sogar, daß sie *wegen* der Prophylaxe eintritt. Es bedeutet zum anderen aber auch, daß es zu einer Ablatio kommt, obwohl alle ophthalmoskopisch erkennbaren zur Ablatio disponierenden Veränderungen behandelt sind. Die Ablatio geht in diesen Fällen von einer Netzhautstelle aus, die vorher als nicht zur Ablatio disponierend beachtet wurde („falsch negative Diagnose").

### „Trotz und Wegen"

Die Häufigkeit, daß eine Ablatio trotz oder wegen, wobei das „Wegen" schwer zu erfassen ist, einer Prophylaxe auftritt, beträgt etwa 5%. Das gilt sowohl für die Prophylaxe der Gesamtbevölkerung als auch für das Partnerauge, wenn ein Auge schon eine Ablatio hatte [129].

### „Falsch negative Diagnose"

Die „falsch negative Diagnose" führt zu einem Mißerfolg bei der prophylaktischen Behandlung, weil entweder die später zur Ablatio führende Veränderung nicht behandelt wird, wohl aber andere Veränderungen in diesem Auge, oder weil ein Auge überhaupt nicht prophylaktisch behandelt wird, obwohl es hätte behandelt werden müssen, da später eine Ablatio auftrat. Im letzteren Sinne ist die falsch negative Diagnose unter die Risiken der Nichtbehandlung einzureihen. Die Häufigkeit der falsch negativen Diagnose ist schwer zu erfassen. Sie dürfte etwa 4–5% betragen [129].

## Risiko der Behandlung
s. Abschn. 7.2 Komplikationen der Prophylaxe

## Leitlinien zur Prophylaxe

### Hufeisenrisse

Sie sollten prophylaktisch behandelt werden, da das Langzeitrisiko der Nichtbehandlung höher zu veranschlagen ist als das Risiko und die Komplikationsrate der Behandlung. Als Ausnahme mag der sehr seltene Fall gelten, bei dem ein kleiner Hufeisenriß ohne einen der auf den Seiten 421 und 422 aufgeführten Risikofaktoren gefunden wird.

Rundlöcher

Sie sollten prophylaktisch behandelt werden, wenn einer der auf S. 421 und 422 aufgeführten Risikofaktoren vorhanden ist. Ist eine Kataraktextraktion geplant, so sollte die Prophylaxe immer durchgeführt werden, entweder vorher oder 1–2 Wochen nach der Operation.

Äquatoriale Degenerationen

In der oberen Zirkumferenz gelegene äquatoriale Degenerationen sollten bei mittlerer und hoher Myopie, bei Ablatio im anderen Auge, bei Ablatioanamnese in der Familie und bei Aphakiemyopie behandelt werden. In der unteren Zirkumferenz gelegene äquatoriale Degenerationen sollten nur in Augen mit sehr hohem Ablatiorisiko, in denen mehrere der oben aufgeführten Risikofaktoren zusammen kommen, behandelt werden: Netzhautablösungen im anderen Auge bei gleichzeitiger familiärer Ablatiodisposition, bei Aphakie mit hoher Myopie und beim Riesenriß im anderen Auge.

Makulaloch

Makulalöcher sollten nur in myopen Augen behandelt werden, und dann auch nur, wenn eine Elevation der Lochränder einen Glaskörperzug anzeigt. Häufig werden wegen der myopischen Makuladegenerationen Makulalöcher subjektiv nicht empfunden und daher auch oft nicht entdeckt.

Veränderungen mit geringer Ablatiodisposition

In Augen mit Aphakie sollten Veränderungen wie Schneckenspuren und „tufts" und „tags" behandelt werden, wenn am aphaken Partnerauge an symmetrischer Stelle eine Ablatio durch eine solche Veränderung hervorgerufen wurde.

## 7.1 Technik der Prophylaxe

Die Geräteeinstellung und das Vorgehen sind unter 1 abgehandelt. Bei allen prophylaktischen Koagulationen wird die „Keep-off"-Technik angewendet. Dies bedeutet, daß die Veränderungen in gesunder, nicht verdünnter und nicht atrophischer Netzhaut mit Koagulationen umstellt werden.

## 7.2 Komplikationen der Prophylaxe

Die im Abschnitt 1. Retinopexien erwähnten Komplikationen der Koagulation müssen bei der Indikationsstellung zur prophylaktischen Behandlung unter dem Gesichtspunkt der Risikoabwägung gesehen werden. Die beiden wesentlichen Risiken sind die Entstehung eines „Macular pucker" und die Auslösung einer Ablatio [125]. Die Häufigkeit eines „Macular pucker" dürfte bei etwa 1–2% liegen [183, 184]. Ein „Macular pucker" kommt auch spontan vor und zwar gerade häufig dann, wenn sich unbehandelte Netzhautrisse in der Peripherie befinden. Ob die unterschiedlichen Behandlungstechniken, mit Xenon-, Argonlaser- oder Kryokoagulation eine Rolle spielen, ist nicht ganz klar. Wesentliche Unterschiede scheinen aber nicht zu bestehen.

Das zweite Risiko der prophylaktischen Behandlung ist die *Auslösung einer Ablatio durch die Prophylaxe*. Die Beurteilung ist äußerst schwierig, weil die Ablatio auch *trotz* der Prophylaxe entstanden sein kann. Das trifft in erster Linie für Hufeisenrisse zu, bei denen das Geschehen vom Einriß der Netzhaut bis zum Entstehen der Ablatio in schneller zeitlicher Folge ablaufen kann. Dagegen ist die Auslösung einer Ablatio durch die Behandlung eines Rundloches oder einer äquatorialen Degeneration bei adäquater Technik ein extrem seltenes Ereignis. Insgesamt ist mit dem Auftreten einer Ablatio in engem zeitlichen Zusammenhang mit der Koagulationsbehandlung in ungefähr 0,5% zu rechnen [184].

## 7.3 Regeln

a) Es wäre utopisch, zu erwarten, daß bei keinem Auge nach Durchführung einer korrekten Prophylaxe eine Ablatio auftritt. Ein 100%iger Erfolg macht es vielmehr sehr wahrscheinlich, daß nicht die Augen behandelt wurden, die ein hohes Ablatiorisiko haben.
b) Eine adäquate Indikationsstellung setzt voraus, daß eine lichtchirurgische Prophylaxe nicht

durchgeführt werden darf, um eine fortschreitende Ablatio aufzuhalten. Eine umschriebene, und vor allem sich vergrößernde Ablatio verlangt nach einer eindellenden *Wiederanlegungsoperation*. Dies ist ganz besonders dann der Fall, wenn es sich dabei um *Hufeisenrisse mit Glaskörpertraktionen* handelt.

c) Multiple Veränderungen in einem Auge sollten *schrittweise behandelt* werden, besonders in Augen mit vielen Risikofaktoren. Man behandelt jeweils nur einen oder zwei Quadranten und schreitet erst nach der Pigmentierung zum nächsten Quadranten fort. Falls trotzdem eine Ablatio auftritt, ist die Wiederanlegungsoperation einfacher, da die vorher koagulierten Areale schon zu festen Narben geführt haben.

## 7.4 Nachbehandlung

Bei Hufeisenrissen ist *oft eine stationäre Behandlung* angezeigt. Falls die Ablatio den Koagulationsriegel überschreitet, ist eine sofortige Wiederanlegungsoperation erforderlich, da sich sonst nekrotische Netzhautlöcher bilden können. *Das Leseverbot ist wahrscheinlich wichtiger als Bettruhe* und Lochbrille. Bei Rundlöchern und äquatorialen Degenerationen genügt eine tägliche Gesichtsfeldkontrolle durch den Patienten. Eine ophthalmoskopische Kontrolle wird nach 7-14 Tagen durchgeführt.

## LITERATUR

1. Aaberg TM, Maggiano JM (1979) Choroidal edema associated with retinal detachment repair: Experimental and clinical correlation. Mod Probl Ophthal 20:6-15
2. Aronowitz JD, Brubaker RF (1976) Effect of intraocular gas on intraocular pressure. Arch Ophthalmol 94:1191-1196
3. Arruga MH (1958) Le cerclage équatorial pour traiter le décollement rétinien. Bull Mem Soc Fr Ophtalmol 71:571-580
4. Ashrafzadeh MT, Schepens CL, Elzeneiny II et al. (1973) Aphakic and phakic retinal detachment. I. Preoperative findings. Arch Ophthalmol 89:476-483
5. Bagolini B, Capobianco NM (1980/1981) Alterazioni della motilità oculare dopo intervento per distacco di retina. Boll d'oculistica [Suppl] 59/60:235-240
6. Balazs EA, Freeman MI, Klöti R, Meyer-Schwickerath G, Regnault F, Sweeny DB (1972) Hyaluronic acid and replacement of vitreous and aqueous humor. Mod Probl Ophthal 10:3-21
7. Benson WE (1980) Retinal detachment surgery. Diagnosis and management. Harper & Row, Hagerstown
8. Benson WE, Grand MG, Okun E (1975) Aphakic retinal detachment. Arch Ophthalmol 93:245-249
9. Bietti G (1933) Corioretinite adesiva da crioapplicazioni episclerali: Nota preventiva. Acta XIV Concilium Ophth, Hispania, vol 1. 3:229-233
10. Böhringer HR (1956) Statistisches zu Häufigkeit und Risiko der Netzhautablösung. Ophthalmologica 131:331-334
11. Bonnet M (1971) Behandlung der durch makulare und paramakulare Risse entstandenen Netzhautablösungen durch die „Skleratasche". Klin Monatsbl Augenheilkd 158:1-7
12. Bonnet M (1980) Microsurgery of retinal detachment. Masson, New York Paris Barcelona Milan Mexico City Rio de Janeiro
13. Bornfeld N, Gerke E, El-Hifnawi E (1981) Rasterelektronenmikroskopische Untersuchungen an frischen Xenon-Lichtkoagulationsherden der menschlichen Retina. Ber Dtsch Ophth Ges 78:613-616
14. Bornfeld N, Gerke E, El-Hifnawi E (1984) Experimental studies on photocoagulation burns with special respect to exposure time and power density (morphological and quantitative aspects). Docum Ophthal Proc Series 36:95-103
15. Byer NE (1967) Clinical study of retinal breaks. Tr Am Ac Ophth Oto 71:461-473
16. Byer NE (1974) Changes in and prognosis of lattice degeneration of the retina. Tr Am Ac Ophth Oto 78:114-125
17. Byer NE (1974) Prognosis of asymptomatic retinal breaks. Arch Ophthalmol 92:208-210
18. Charles S (1981) Vitreous microsurgery. Williams & Wilkins, Baltimore London
19. Chignell AH, Markham RHC (1977) Retinal detachment surgery. Buckling procedures and drainage of subretinal fluid. Trans Ophthalmol Soc UK 97:474-477
20. Chignell AH, Markham RHC (1981) Retinal detachment surgery without cryotherapy. Br J Ophthalmol 65:371-373
21. Cibis PA, Becker B, Okun E, Canaan S (1962) The use of liquid silicone in retinal detachment surgery. Arch Ophthalmol 68:590-599
22. Colyear BH, Pischel DK (1956) Clinical tears in the retina without detachment. Am J Ophthalmol 41:773-792
23. Crock G (1967) Clinical syndromes of anterior segment ischaemia. Trans Ophthalmol Soc UK 87:513-533
24. Cuendet JF, Gailloud C, Dufour R (1975) Génétique et décollement rétinien idiopathique. Mod Probl Ophthal 15:10-21
25. Curtin VT, Fujino T, Norton EWD (1966) Comperative histopathology of cryosurgery and photocoagulation. Arch Ophthalmol 75:674-682
26. Custodis E (1951) Beobachtungen bei der diathermischen Behandlung der Netzhautablösung und ein Hinweis zur Therapie der Amotio retinae. Ber Dtsch Ophth Ges 57:227-230
27. Custodis E (1956) Die Behandlung der Netzhautablösung durch umschriebene Diathermiekoagulation und einer mittels Plombenaufnähung erzeugten Eindellung der Sklera im Bereich des Risses. Klin Monatsbl Augenheilkd 129:476-495
28. Daicker B (1972) Anatomie und Pathologie der menschlichen retinoziliaren Fundusperipherie. Karger, Basel

29. Daicker B (1975) Sind die Symptome: „Weiß mit Druck" und „Weiß ohne Druck" durch die periphere Netzhautsklerose bedingt? Mod Probl Ophth 15:82–90
30. Davis MD (1974) Natural history of retinal breaks without detachment. Arch Ophthalmol 92:183–194
31. Deutman AF (1975) Genetics and retinal detachment. Mod Probl Ophthal 15:22–33
32. Donaldson DD (1969) Binocular direct ophthalmoscope. Arch Ophthalmol 82:781–783
33. Draeger J (1984) Technische Voraussetzungen für den Einsatz des Lasers bei der Amotiochirurgie. Fortschr Ophthalmol 81:154–156
34. Ducalf D, Gartner S, Carol B (1970) Mortality in association with ophthalmic surgery. Am J Ophthalmol 69:610–615
35. Delaney WV, Oates RP (1978) Retinal detachment in the second eye. Arch Ophthalmol 96:629–634
36. Dellaporta A (1951) Die Verkürzung des Bulbus mittels Skleralfaltung. Klin Monatsbl Augenheilkd 119:135–140
37. Edmund J, Seedorf FF (1978) Die Netzhautablösung im aphaken Auge. Klin Monatsbl Augenheilkd 173:229–232
38. Eisner G (1973) Biomicroscopy of the peripheral fundus. Springer, Berlin Heidelberg New York
39. El Bayadi G (1953) New method of slit-lamp microophthalmoscopy. Br J Ophthalmol 37:625–628
40. Elzeneiny I, De Guillebon HF (1970) Scleral damage in diathermy. Am J Ophthalmol 69:754–762
41. Fankhauser F, Lotmar W (1967) Photocoagulation through the Goldmann Contact Glass. Arch Ophthalmol 77:320–330
42. Fetkenhour CL, Hauch TL (1980) Scleral buckling without thermal adhesion. Am J Ophthalmol 89:662–666
43. Fineberg E, Machemer R, Silluvan P, Norton EWD, Hamasaki D, Anderson D (1975) Sulfur hexafluoride in owl monkey vitreous cavity. Am J Ophthalmol 79:67–76
44. Flament J, Gerhard JP (1975) Influence biométrique respective et comparative de quelques techniques de la chirurgie chorio-rétinienne. Bibl Ophth 83:328–336
45. Foos RY, Allen RA (1967) Retinal tears and lesser lesions of the peripheral retina in autopsy eyes. Am J Ophthalmol 64:643–655
46. Foos RY, Simons KB (1984) Vitreous in lattice degeneration of retina. Ophthalmology 91:452–457
47. Franceschetti A, François J, Babel J (1963) Les Hérédo-Dégénérescences chorio-rétiniennes. Masson, Paris
48. Freeman HM, Hawkins WR, Schepens CL (1966) Anterior segment necrosis. An experimental study. Arch Ophthalmol 75:644–650
49. Frey RG (1955) Refraktionsänderung nach Skleralexcision. Graefes Arch Clin Exp Ophthalmol 156:313–322
50. Freyler H, Klemen UM, Prskavec F (1979) Prognostisch ungünstige Netzhautabhebungen. Klin Augenheilkd 74:325–332
51. Friedman Z, Neumann E (1975) Effect of retinal detachment surgery on the course of preexisting open-angle glaucoma. Am J Ophthalmol 80:702–705
52. Friemann W (1951) Erfahrungen in der Behandlung der Amotio retinae durch Bulbusverkürzung. Ber Dtsch Ophth Ges 56:204–208
53. Gailloud C, Dufour R, Geinoz J, Ducrey N, Scouras J (1974) Failures in retinal surgery. Mod Probl Ophth 12:2–14
54. Gerke E (1979) Dimensionen des Bulbus bei Ablatio retinae. Ber Dtsch Ophth Ges 76:549–552
55. Gerke E (1979) Oculometrie und Ablatiochirurgie. Habilitationsschrift, Universitätsklinikum Essen
56. Gerke E, Meyer-Schwickerath G (1979) Experimental investigations on scleroplastic operations. Mod Probl Ophth 20:205–208
57. Gerke E, Meyer-Schwickerath G (1980) Die Verkleinerung des Bulbusvolumens bei verschiedenen Ablatiooperationen. Ber Dtsch Ophth Ges 77:623–625
58. Gerke E, Siebert A (1983) Hyaluronsäure bei Ablatio retinae. Fortschr Ophthalmol 79:564–565
59. Gerke E, Meyer-Schwickerath G, Wessing A (1984) Healon in retinal detachment with proliferative vitreoretinopathy. Graefes Arch Clin Exp Ophthalmol 221:241–243
60. Girard P, Bokobza V, Rouillac A et al. (1982) Les récidives de décollement de la rétine. I. Frequence et facteures des risques. J Fr Ophtalmol 5:99–102
61. Giraud-Teulon F (1861) Ophthalmoscopie binoculaire en s'exerçant par le concours des deux yeux associés. Ann Ocul 45:233–250
62. Gonin J (1934) Le décollement de la rétine. Payot, Lausanne
63. Gonvers M (1982) Temporary use of intraocular silicone oil in the treatment of detachment with massive periretinal proliferation. Ophthalmologica 184:210–218
64. Gonvers M, Machemer R (1982) A new approach to treating retinal detachment with macular hole. Am J Ophthalmol 94:468–472
65. Görtz H (1961) Die Resorptionskräfte bei retroretinalen Ergüssen. Klin Monatsbl Augenheilkd 138:496–498
66. Grey RH, Leaver PK (1979) Silicone oil in the treatment of massive preretinal retraction. I. Results in 105 eyes. Br J Ophthalmol 63:355–360
67. Grignolo A (1956) Contributo alla tecnica della introflessione sclero-coroideale nell'intervento per distacco retinico. Boll d'oculistica 35:1057–1066
68. De Guillebon HF, Elzeneiny I (1970) Electrical impedance of ocular coats during diathermy applications: Voltage and time of application. Arch Ophthalmol 83:489–503
69. Gullstrand A (1911) Die reflexlose Ophthalmoskopie. Arch Augenheilkd 68:101–144
70. Griffith RD, Ryan EA, Hilton GF (1976) Primary retinal detachments without apparent breaks. Am J Ophthalmol 81:420–427
71. Gundry MF, Davies EWG (1974) Recovery of visual acuity after retinal detachment surgery. Am J Ophthalmol 77:310–314
72. Hagler WS, Aturaliya U (1971) Macular puckers after retinal detachment surgery. Br J Ophthalmol 55:451–457
73. Haimann MH, Burton TC, Brown CK (1982) Epidemiology of retinal detachment. Arch Ophthalmol 100:289–292
74. Hayreh SS, Scott WE (1979) Anterior segment ischemia following retinal detachment surgery. Mod Probl Ophthal 20:148–153
75. Hanscom T, Machemer R (1980) Scleral resection in combination with vitrectomy. Int Ophthalmol 2:23–26
76. Heimann K (1980) Zur Behandlung komplizierter Riesenrisse der Netzhaut. Klin Monatsbl Augenheilkd 176:491–492
77. Helmholtz H (1851) Beschreibung eines Augenspiegels. Foerstner'sche Verlagsbuchhandlung, Berlin
78. Hilton GF, Grizzard WS, Arvins LR, Heilbron DC (1981) The drainage of subretinal fluid. A randomized controlled clinical trial. Retina 1:271–280

79. Hilton GF, Mc Lean EB, Norton EWD (1981) Retinal detachment. A manual prepared for the use of graduates in medicine. American Academy of Ophthalmology, San Francisco
80. Höpping W (1967) Die Ballonplombe: Bericht über die ersten Ergebnisse mit einem neuen Operationsverfahren bei Netzhautablösung. Mod Probl Ophth 5:289–292
81. Hruby K (1950) Spaltlampenmikroskopie des hinteren Augenabschnittes. Urban & Schwarzenberg, Wien Innsbruck
82. Hruby K (1961) Hyaluronsäure als Glaskörperersatz bei Netzhautablösung. Klin Monatsbl Augenheilkd 138:484–496
83. Hudson JR, Kanski JJ, Elkington AR (1973) Prophylactic encirclement. Br J Ophthalmol 57:531–536
84. Humphrey WT, Schepens CL, et al. (1979) The release of subretinal fluid and its complications. In: Pruett RC, Regan CDJ (eds) Retina Congress New York. Appleton Century Crofts, p 383–390
85. Hurite FG, Sorr EM, Everett WG (1979) The incidence of retinal detachment following phacoemulsification. Ophthalmology 86:2004–2006
86. Iwanoff A (1882) Zit nach Leber
87. Jaffe NS, Clayman HM, Jaffe MS (1984) Retinal detachment in myopic eyes after intracapsular and extracapsular cataract extraction. Am J Ophthalmol 97:48–52
88. Jay B (1965) The functional cure of retinal detachments. Trans Ophthalmol Soc UK 85:101–110
89. Jezegabel C, Quéré MA, Triolet M (1969) La résection-poche. Adaptation technique de la chirurgie du décollement rétinien. Arch Ophtalmol (Paris) 29:593–595
90. Jungschaffer OH (1971) Arrowhead tear in the macula. Arch Ophthalmol 86:19–20
91. Jungschaffer OH (1979) Retinal detachments and intraocular lenses. Int Ophthalmol Clin 19/3:125–137
92. Joussen F, Spitznas M (1972) The fine structure of the human retina at the ora serrata. Graefes Arch Clin Exp Ophthalmol 185:177–188
93. Kanski JJ, Elkington AR, Davies MS (1973) Diplopia after retinal detachment surgery. Am J Ophthalmol 76:38–40
94. Killey FP, Edelhauser HF, Aaberg TM (1978) Intraocular sulfur hexafluoride and octofluorocyclobutane. Effects on intraocular pressure and vitreous volume. Arch Ophthalmol 96:511–515
95. Kingham JD (1977) Acute retrolental fibroplasia. Arch Ophthalmol 95:39–47
96. Krusius FF (1912) Zur Frage der Behandlung der Netzhautablösung durch Luftinjektion in den Glaskörper. Graefes Arch Clin Exp Ophthalmol 80:395–397
97. Laqua H, Machemer R (1976) Repair and adhesion mechanisms of the cryotherapy lesion in experimental retinal detachment. Am J Ophthalmol 81:833–846
98. Laqua H, Herwig M, Wessing A, Meyer-Schwickerath G (1982) Silikon-Öl-Injektionen zur Behandlung komplizierter Netzhautablösungen. Fortschr Ophthalmol 79:233–235
99. Leber T (1882) Über die Entstehung der Netzhautablösung. Ber Dtsch Ophth Ges 14:18–45
100. Levy J (1952) Inherited retinal detachment. Br J Ophthalmol 36:626–636
101. Lincoff HA, Gieser R (1971) Finding in the retinal hole. Arch Ophthalmol 85:565–569
102. Lincoff HA, Kreissig I (1972) The treatment of retinal detachment without drainage of subretinal fluid. (Modifications of the Custodis procedure: part VI). Tr Am Ac Ophth Oto 76:1221–1233
103. Lincoff HA, Kreissig I (1975) The conservative management of vitreous hemorrhage. Tr Am Ac Ophth Oto 79:858–864
104. Lincoff HA, Kreissig I (1978) Neue elastische Materialien für eine episklerale Taschenoperation ohne Punktion. Klin Monatsbl Augenheilkd 173:25–29
105. Lincoff HA, Kreissig I (1981) Results with a temporary balloon buckle for the repair of retinal detachment. Am J Ophthalmol 92:245–251
106. Lincoff HA, Nano H (1965) A new needle for scleral surgery. Am J Ophthalmol 60:146–147
107. Lincoff HA, Long R, Marquardt J, Mc Lean J (1968) The cryosurgical adhesion. Tr Am Ac Ophth Oto 72:191–202
108. Lincoff HA, Baras I, Mc Lean J (1965) Modifications of the Custodis procedure for retinal detachment. Arch Ophthalmol 73:160–163
109. Lincoff HA, Kreissig I, Goldbaum M (1974) Reasons for failure in non-drainage operations. Mod Probl Ophth 12:40–48
110. Lindner K (1933) Heilungsversuche bei prognostisch ungünstigen Fällen von Netzhautabhebung. Z Augenheilkd 81:277–299
111. Lindner K (1933) Über die Herstellung von Modellen zu Modellversuchen der Netzhautabhebung. Klin Monatsbl Augenheilkd 90:289–300
112. Lindner K (1943) In: Thiel R (Hrsg) Ophthalmologische Operationslehre. Thieme, Leipzig
113. Lindsey PS, Pierce LH, Welch RB (1983) Removal of scleral buckling elements. Causes and Complications. Arch Ophthalmol 101:570–573
114. Lobes LA, Burton TC (1978) The incidence of macular pucker after retinal detachment surgery. Am J Ophthalmol 85:72–77
115. Lund OE, Pesch KJ (1965) Über Früh- und Spätfolgen nach bulbusumschnürenden Operationen. Ber Dtsch Ophthal Ges 67:202–212
116. Machemer R (1977) Massive periretinal proliferation: A logical approach to therapy. Trans Am Ophthalmol Soc 75:556–586
117. Manson N (1964) The „String-Syndrom" seen as a complication of Arruga's cerclage suture. Br J Ophthalmol 48:70–74
118. Marshall J, Bird AC (1979) A comparative histopathological study of Argon and Krypton laser irradiations of the human retina. Br J Ophthalmol 63:657–668
119. Mc Pherson AR, Mintz Hittner H, Lemos R (1982) Retinal detachment in young premature infants with acute retrolental fibroplasia: 32 new cases. Ophthalmology 89:1160–1169
120. Merin S, Feiler V, Hyams S et al. (1971) The fate of the fellow eye in retinal detachment. Am J Ophthalmol 71:477–481
121. Meyer-Schwickerath G (1949) Koagulation der Netzhaut mit Sonnenlicht. Ber Dtsch Ophthal Ges 55:256–259
122. Meyer-Schwickerath G (1959) Lichtkoagulation. Bücherei des Augenarztes, Heft 33. Enke, Stuttgart
123. Meyer-Schwickerath G (1961) Maculaloch und Netzhautablösung. Ber Dtsch Ophthal Ges 64:249–253
124. Meyer-Schwickerath G (1966) Frühe und späte Komplikationen von bulbusumschnürenden Operationen (Gürtelfaden, encircling procedures, cerclage). Mod Probl Ophth 4:263–266
125. Meyer-Schwickerath G (1966) The risk of prophylactic treatment. Mod Probl Ophth 4:130–134b

126. Meyer-Schwickerath G (1968) The two-step operation for retinal detachment. In: McPherson A (ed) New and controversal aspects of retinal detachment. Harper & Row, New York
127. Meyer-Schwickerath G (1977) Lochbildung, Rissbildung, Ablatio. Ber Dtsch Ophthal Ges 74:305–306
128. Meyer-Schwickerath G (1977) Retinal detachment surgery, including prophylaxis and retinoschisis. In: L'Esperance FA (ed) Current diagnosis and management of chorioretinal diseases. Mosby, St Louis Toronto London
129. Meyer-Schwickerath G, Fried M (1980) Prophylaxis of retinal detachment. Trans Ophthalmol Soc UK 100:56–65
130. Meyer-Schwickerath G, Gerke E (1982) Retinal detachment with macular holes. Int Ophthalmol 5:96–97
131. Meyer-Schwickerath G, Klein M (1975) Drainage of subretinal fluid with a cathode needle. Mod Probl Ophthal 15:154–157
132. Meyer-Schwickerath G, Wessing A (1975) Fundusschema und Augenquerschnitt. Klin Monatsbl Augenheilkd 166:372–377
133. Meyer-Schwickerath G, Lund OE, Höpping W (1969) Six years experience with silicone injections into the vitreous cavity. Symposium on retina and retinal surgery. Trans New Orleans Ac Ophth. Mosby, St Louis Toronto London, pp 294–301
134. Meyer-Schwickerath G, Lund OE, Wessing A, von Barsewisch B (1975) Classification and terminology of ophthalmological changes in the retinal periphery. Mod Probl Ophthal 15:50–52
135. Meyer-Schwickerath G, Gerke E, Littmann H (1978) Erfahrungen mit dem neuen Photokoagulator von Zeiss. Klin Monatsbl Augenheilkd 173:875–879
136. Morse PH (1977) Encirclement versus 360° buckling and prognostic factors in retinal separation surgery. Trans Ophthalmol Soc UK 97:36–38
137. Morse PH, Scheie HG, Aminlari A (1974) Light flashes as a clue to retinal disease. Arch Ophthalmol 91:179–180
138. Mouilleau D, Sourdille P, Baikoff G et al. (1983) Complications des injections intra-oculaires d'huile de silicone. Bull Soc Ophtalmol Fr 83:461–464
139. Müller L (1903) Eine neue operative Behandlung der Netzhautabhebung. Klin Monatsbl Augenheilkd 41:459–462
140. Murakami K, Jalkh AE, Avila MP, Trempe CL, Schepens CL (1983) Vitreous floaters. Ophthalmology 90:1271–1276
141. Murakami-Nagasako F, Ohba N (1983) Phakic retinal detachment associated with atrophic hole of lattice degeneration of the retina. Graefes Arch Clin Exp Ophthalmol 220:175–178
142. Norton EWD (1955) Diskussion zu Meek R, Meridional scleral resection. Arch Ophthalmol 53:605
143. Norton EWD (1973) Intraocular gas in the management of selected retinal detachments. Tr Am Ac Ophthal Oto 77:85–98
144. Norton EWD (1976) Management of retinal detachment in patients with intraocular lens (Copeland Model of the Epstein Lens). Tr Am Ac Ophth Oto 81:135–136
145. Ohm J (1911) Über die Behandlung der Netzhautablösung durch operative Entleerung der subretinalen Flüssigkeit und Einspritzung von Luft in den Glaskörper. Graefes Arch Clin Exp Ophthalmol 79:442–450
146. Oosterhuis JA, Brihaye M, De Haan AB (1968) A comparative study of experimental transscleral cryocoagulation by solid carbon dioxide and diathermocoagulation of the retina. Ophthalmologica 156:38–76
147. Okun E (1961) Gross and microscopic pathology in autopsy eyes. Part III. Retinal breaks without detachment. Am J Ophthalmol 51:369–391
148. Okun E (1972) Discussion to: Lincoff and Kreissig. The treatment of retinal detachment without drainage of subretinal fluid. Tr Am Ac Ophth Oto 76:1232–1233
149. Pau H (1959) Welche Netzhautareale disponieren zur idiopathischen Netzhautablösung und kommen damit zur prophylaktischen Operation in Betracht? Klin Monatsbl Augenheilkd 134:848–862
150. Paufique L (1965) Technique de compression intra-sclérale. Mod Probl Ophth 3:152–153
151. Paufique L, Hugonnier R (1951) Traitement du décollement de la rétine par la résection sclérale. Technique personelle, indications et résultats. Bull Mem Soc Fr Ophtalmol 64:435–456
152. Paulmann H (1979) Integrierte Verschlüsse zur Adaptierung freier Bänderenden bei Bulbusumschnürungen. Klin Monatsbl Augenheilkd 175:220–224
153. Perez RN, Phelps CD, Burton TC (1976) Angle-closure glaucoma following scleral buckling operation. Trans Am Acad Oto 81:OP 247–OP 252
154. Pesch KJ, Fenner K, Meyer-Schwickerath G (1967) Untersuchungen nach bulbusumschnürenden Operationen (Cerclage). Klin Monatsbl Augenheilkd 151:182–192
155. Petruscak J, Smith RB, Breslin P (1973) Mortality related to ophthalmological surgery. Arch Ophthalmol 89:106–109
156. Pischel DK (1945) The basic principles of retinal detachment operations, with special reference to the eyeball shortening operation. Tr Am Ac Ophth Oto 49:155–171
157. Pruett RC (1977) The fishmouth phenomenon. I. Clinical characteristics and surgical options. Arch Ophthalmol 95:1777–1781
158. Rachal WF, Burton TC (1979) Changing concepts of failures after retinal detachment surgery. Arch Ophthalmol 97:480–483
159. Rosengren B (1938) Results of treatment of detachment of the retina with diathermy and injection of air into the vitreous. Acta Opthalmol 16:573–579
160. Rosengren B, Osterlin S (1977) Modellversuche zur Beleuchtung der Entstehung der Elevation bei Netzhautablösung. Ber Deutsch Ophthal Ges 307–310
161. Rubin ML (1975) The induction refractive errors by retinal detachment surgery. Trans Am Ophthalmol Soc 73:452–490
162. Ruete CGT (1852) Der Augenspiegel und das Optometer für practische Aerzte. Dieterichsche Buchhandlung, Göttingen
163. Russo CE, Ruiz RS (1971) Silicone sponge rejection. Early and late complications in retinal detachment surgery. Arch Ophthalmol 85:647–650
164. Rutnin U, Schepens CL (1967) Fundus appearance in normal eyes. IV. Retinal breaks and other findings. Am J Ophthalmol 64:1063–1078
165. Scheie HG, Morse PH, Aminlari A (1973) Incidence of retinal detachment following cataract extraction. Arch Ophthalmol 89:293–295
166. Schepens CL (1952) Diagnostic and prognostic factors as found in preoperative examination. Tr Am Ac Ophth Oto 56:398–418
167. Schepens CL (1983) Retinal detachment and allied diseases. Saunders, Philadelphia

168. Schepens CL, Brockhurst RJ (1963) Uveal effusion. I. Clinical picture. Arch Ophthalmol 70:189–201
169. Schepens CL, Marden D (1966) Data on the natural history of retinal detachment: Further characterization of certain unilateral nontraumatic cases. Am J Ophthalmol 61:213–226
170. Schepens CL, Okamura ID, Brockhurst RJ (1957) The scleral buckling procedures. 1. Surgical techniques and management. Arch Ophthalmol 58:797–811
171. Schlegel HJ (1969) Eine einfache Weitwinkeloptik zur spaltlampenmikroskopischen Untersuchung des Augenhintergrundes (Panfunduskop). Doc Ophthalmol 26:300–308
172. Schmitz-Valckenberg P, Meyer-Schwickerath G (1975) Kontrollierter Zug bei der Cerclage-Operation. Graefes Arch Clin Exp Ophthalmol 197:89–99
173. Schoeler F (1918) Experimentelle Erzeugung von Aderhaut-Netzhautentzündung durch Kohlensäureschnee. Klin Monatsbl Augenheilkd 60:1–2
174. Schwartz A, Rathbun E (1975) Scleral strength impairment and recovery after diathermy. Arch Ophthalmol 93:1173–1177
175. Schwartz PL, Pruett RC (1977) Factors influencing retinal detachment after removal of buckling elements. Arch Ophthalmol 95:804–807
176. Scott JD (1975) The treatment of massive vitreous retraction by the separation of pre-retinal membranes using liquid silicone. Mod Probl Ophthalmol 15:285–290
177. Scott JD (1980) Congenital myopia and retinal detachment. Trans Ophthalmol Soc UK 100:69–71
178. Seelenfreund MH, Sternberg I, Hirsch I, Silverstone BZ (1983) Retinal tears with total vitreous hemorrhage. Am J Ophthalmol 95:659–662
179. Shapland CD (1951) Scleral resection-lamellar. Trans Ophthalmol Soc UK 71:29–51
180. Shukla M, Ahuja OP (1981) A possible relationship between lattice and snail track degenerations of the retina. Am J Ophthalmol 92:482–485
181. Siam AL (1973) Encircling silicone rod without drainage for retinal detachment with giant breaks. Br J Ophthalmol 57:537–541
182. Smith ME, Zimmerman LE (1965) Intraocular erosion of circling polyethylene tubing and silicone plats. Arch Ophthalmol 73:618–620
183. Söllner F (1965) Über die prophylaktische Behandlung der Ablatio retinae durch Lichtcoagulation. Ber Dtsch Ophthalmol Ges 66:327–336
184. Spitznas M, Meyer-Schwickerath G (1982) Indikationen zur Amotio-Prophylaxe. In: Meyer-Schwickerath G, Ullerich K (Hrsg) Grenzen der konservativen Therapie, Indikationen zu operativen Eingriffen in der Augenheilkunde. Enke, Stuttgart
185. Spitznas M, Lossagk H, Vogel M, Meyer-Schwickerath G (1973) Retinal surgery using cyanoacrylate as a routine procedure. Graefes Arch Clin Exp Ophthalmol 187:89–101
186. Spitznas M, Schmitz-Valckenberg P, Meyer-Schwickerath G (1973) Episcleral pockets in retinal detachment surgery. Technique and results. Arch Ophthalmol 90:466–469
187. Stinsen TW, Donlon JY (1982) Interaction of intraocular air and sulfur hexafluoride with nitron oxide: a computer simulation. Anesthesiology 56:385–388
188. Straatsma BR, Allen RA (1962) Lattice degeneration of the retina. Tr Am J Ophthalmol Oto 66:600–613
189. Straatsma BR, Foos RY (1977) Macroscopy of the fundus periphery. Ber Dtsch Ophthalmol Ges 74:105–122
190. Straatsma BR, Zeegen PD, Foos RY, Feman SS, Shabo AL (1974) Lattice degeneration of the retina. Am J Ophthalmol 77:619–649
191. Straatsma BR, Foos RY, Feman SS (1980) Degenerative diseases of the peripheral retina. In: Duane TD (ed) Clinical ophthalmology, vol III. Harper & Row, Philadelphia
192. Tasman WS (1968) Posterior vitreous detachment and peripheral retinal breaks. Tr Am Ac Ophthalmol Oto 72:217–224
193. The Retina Society Terminology Committee (1983) The classification of retinal detachment with proliferative vitreoretinopathy. Ophthalmology 90:121–125
194. Trese MT (1984) Surgical results of stage V retrolental fibroplasia and timing of surgical repair. Ophthalmology 91:461–466
195. Tulloh CG (1965) Distribution of holes and tears in primary retinal detachment. Br J Ophthalmol 49:413–431
196. Ulrich RA, Burton TC (1974) Infections following scleral buckling procedures. Arch Ophthalmol 92:213–215
197. Vogt A (1936) Die operative Therapie und die Pathogenese der Netzhautablösung. Enke, Stuttgart
198. Watzke RC (1961) The ophthalmoscopic sign "white with pressure". A clinicopathologic correlation. Arch Ophthalmol 66:812–823
199. Waubke TN, Pohlhausen EG, Nosbusch Y (1977) Cataract operations in a retina centre. Mod Probl Ophthalmol 18:444–451
200. Wessing A (1971) Fluoreszenzangiographie bei Netzhautablösung und bei Vorstufen. In: Fanta H, Jaeger W (Hrsg) Die Prophylaxe der idiopathischen Netzhautabhebungen. Symposium der DOG 1970. Bergmann, München, S 92–101
201. Wessing A, Spitznas M, Palomar A (1975) The surgical treatment of retinal detachment due to equatorial giant tears. Mod Probl Ophthalmol 15:328–331
202. Weve H (1949) Bulbusverkürzung durch Raffung der Sklera. Ophthalmologica 118:660–665
203. Wilkinson CP (1981) Retinal detachment following intraocular lens implantation. Ophthalmology 88:410–413
204. Wilkinson CP, Bradford RH (1984) Complications of draining subretinal fluid. Retina 4:1–4
205. Witschel H, McMahon R, Fine BS (1977) Licht- und elektronenmikroskopische Untersuchungen zur Pathogenese äquatorialer Netzhautdegenerationen. Ber Dtsch Ophthalmol Ges 311–316
206. Wiznia RA (1983) Removal of solid silicone rubber exoplants after retinal detachment surgery. Am J Ophthalmol 95:495–497
207. Yanaghisawa Y, Shimizu H (1981) Quantitative studies on the changes in volume and shape of the eye ball after retinal detachment surgery. Acta Soc Ophthalmol Jap 85:2082–2087
208. Zauberman H, Rosell FG (1975) Treatment of retinal detachment without inducing chorioretinal lesions. Tr Am Ac Ophthalmol Oto 79:835–844
209. Zivojnovic R, Mertens DAE, Peperkamp E (1982) Das flüssige Silikon in der Amotiochirurgie (II). Bericht über 280 Fälle – weitere Entwicklung der Technik. Klin Monatsbl Augenheilkd 181:444–452

XIII. Chirurgie der retinochorioidalen Erkrankungen

# B. Behandlung der retinalen Gefäßerkrankungen

E. Gerke, A. Wessing und G. Meyer-Schwickerath

INHALT

| | | |
|---|---|---|
| 1 | Koagulationsbehandlung der diabetischen Retinopathie (E. Gerke) . . . . . . . . . . . . | 430 |
| | Verlaufsformen . . . . . . . . . . . . . . . | 430 |
| | Nicht-proliferative diabetische Retinopathie | 430 |
| | „Background"-Retinopathie . . . . . . . . . | 430 |
| | Indikationen zur Photokoagulation . . . . . | 430 |
| | Diabetische Makulopathie . . . . . . . . . | 431 |
| | Indikationen zur Photokoagulation . . . . . | 431 |
| | Proliferative diabetische Retinopathie . . . . | 432 |
| | Indikationen zur Photokoagulation . . . . . | 432 |
| | Operationen . . . . . . . . . . . . . . . . | 433 |
| 1.1 | Technik der Photokoagulation . . . . . . . | 433 |
| 1.1.1 | Xenonphotokoagulation – Argonlaserphotokoagulation . . . . . . . . . | 433 |
| 1.1.2 | Koagulation im Makulabereich und fokale Koagulation . . . . . . . . . . . . . . . . | 433 |
| 1.1.3 | Disseminierte Koagulation . . . . . . . . . | 434 |
| 1.1.3.1 | Einstellung der Geräte für die disseminierte Koagulation . . . . . . . . . . . . . . . . | 435 |
| 1.1.3.2 | Dosierung der Photokoagulation bei der proliferativen Retinopathie . . . . . . . . . | 435 |
| 1.1.4 | Komplikationen der Photokoagulation . . . | 436 |
| 1.2 | Kryokoagulation und Diathermiekoagulation | 437 |
| 1.2.1 | Technik . . . . . . . . . . . . . . . . . . | 437 |
| 1.2.1.1 | Intrasklerale Diathermiekoagulation . . . . | 437 |
| 1.2.1.2 | Kryokoagulation . . . . . . . . . . . . . . | 437 |
| 1.3 | Ergebnisse der Koagulationstherapie . . . . | 438 |
| | Literatur . . . . . . . . . . . . . . . . . | 438 |
| 2 | Die Behandlung der nichtdiabetischen Gefäßerkrankungen der Netzhaut (A. Wessing) . . . | 440 |
| 2.1 | Behandlung okklusiv-proliferativer Netzhautgefäßerkrankungen . . . . . . . . . . . . . | 441 |
| 2.1.1 | Venenastverschlüsse . . . . . . . . . . . . | 441 |
| 2.1.1.1 | Makuläre Venenastverschlüsse . . . . . . . | 441 |
| 2.1.1.2 | Periphere Venenastverschlüsse . . . . . . . | 442 |
| 2.1.1.3 | Venenstammverschlüsse . . . . . . . . . . | 442 |
| 2.1.1.4 | Makulaödem bei Venenastverschlüssen . . . | 444 |
| 2.1.2 | Zentralvenenverschlüsse . . . . . . . . . . | 445 |
| 2.1.2.1 | Venöse Stase-Retinopathie . . . . . . . . . | 446 |
| 2.1.2.2 | Hämorrhagische Retinopathie . . . . . . . | 446 |
| 2.1.3 | Eales-Erkrankung . . . . . . . . . . . . . | 447 |
| 2.1.4 | Sichelzellretinopathie . . . . . . . . . . . | 447 |
| 2.1.5 | Weitere proliferative Netzhautgefäßerkrankungen | 449 |
| 2.1.6 | Retinopathia praematurorum . . . . . . . | 449 |
| 2.1.7 | Familiäre (dominante) exsudative Vitreoretinopathie . . . . . . . . . . . . . | 451 |
| 2.2 | Behandlung von Gefäßerkrankungen der Netzhaut mit Anomalie- oder Mißbildungscharakter . . . . . . . . . . . | 451 |
| 2.2.1 | Teleangiektasien . . . . . . . . . . . . . . | 451 |
| 2.2.1.1 | Leber-Miliaraneurysmenretinitis . . . . . . | 451 |
| 2.2.1.2 | Morbus Coats . . . . . . . . . . . . . . . | 452 |
| 2.2.1.3 | Idiopathische juxtafoveoläre retinale Teleangiektasie . . . . . . . . . . . . . . | 452 |
| 2.2.1.4 | Adulte tumorähnliche periphere Teleangiektasien | 454 |
| 2.2.2 | Isolierte arterielle retinale Aneurysmen . . . . . | 454 |
| 2.2.3 | Aberrierende Gefäße und sonstige Anomalien . . | 454 |
| 2.3 | Behandlung von Gefäßtumoren und tumorartigen Gefäßveränderungen der Netzhaut . . . . . . | 454 |
| 2.3.1 | Kavernöses Hämangiom der Netzhaut . . . . . | 454 |
| 2.3.2 | Kapilläres Angiom der Netzhaut (von Hippel-Lindau) . . . . . . . . . . . . . . . . . . | 454 |
| 2.3.2.1 | Kleine Angiome . . . . . . . . . . . . . . | 455 |
| 2.3.2.2 | Mittelgroße Angiome . . . . . . . . . . . | 455 |
| 2.3.2.3 | Große Angiome ohne Sekundärveränderungen | 455 |
| 2.3.2.4 | Große Angiome mit Sekundärveränderungen . . | 456 |
| 2.3.2.5 | Periphere Angiome . . . . . . . . . . . . | 457 |
| 2.3.2.6 | Angiome an der Papille . . . . . . . . . . | 457 |
| 2.3.2.7 | Sonderformen . . . . . . . . . . . . . . . | 457 |
| 2.4 | Komplikationen und Grundsätzliches zur Behandlung von Netzhautgefäßerkrankungen . . | 457 |
| | Literatur . . . . . . . . . . . . . . . . . | 458 |

# 1 Koagulationsbehandlung der diabetischen Retinopathie

E. GERKE

## Verlaufsformen

Die *Dauer des Diabetes* stellt den wesentlichen Faktor dar, der für das Auftreten einer diabetischen Retinopathie von Bedeutung ist. Dies gilt sowohl für die insulinabhängigen Typ-I-Diabetiker als auch für die nicht-insulinabhängigen Typ-II-Diabetiker [6, 20, 21].

Eine wichtige Rolle spielt daneben die *Diabeteseinstellung*. Wie in mehreren Studien nachgewiesen wurde, kann eine gute Langzeit-Diabeteseinstellung das Auftreten einer Retinopathie hinauszögern oder deren Fortschreiten verlangsamen [11, 33, 38]. Dagegen ist bis jetzt noch nicht nachgewiesen, daß die sehr gute Stoffwechselführung, die durch eine Insulin-Pumpe erreicht wird, den Verlauf der diabetischen Retinopathie statistisch signifikant beeinflußt [23, 35]. Dabei ist allerdings zu beachten, daß die Dauer der Pumpenbehandlung in den genannten Studien mit 1 bis 2 Jahren relativ kurz ist. Auf diesen Aspekt weist auch die klinische Erfahrung hin, daß eine einmal aufgetretene und vor allem eine weiter fortgeschrittene diabetische Retinopathie unabhängig von der aktuellen Stoffwechselsituation eine gewisse Eigengesetzlichkeit zeigt. Ungeklärt ist, warum manche Diabetiker trotz einer Diabetesdauer von 30 und mehr Jahren keine nennenswerte Retinopathie haben, während andere schon früh, in seltenen Fällen sogar schon vor der Diagnose eines Diabetes, schwere diabetische Netzhautveränderungen aufweisen.

Die diabetische Retinopathie wird in eine nicht-proliferative und in eine proliferative Form eingeteilt. Diese Einteilung wird mit der unterschiedlichen Pathogenese und der unterschiedlichen Prognose beider Krankheitsbilder begründet. Bei der *nicht-proliferativen Form* stehen Mikroaneurysmen, intraretinale Hämorrhagien, Lipidexsudate und Netzhautödeme im Vordergrund. Sie sind die Folge undichter und ektatischer Kapillaren, wobei pathogenetisch der selektive Untergang intramuraler Perizyten wohl die wesentliche Rolle spielt. Erstrecken sich diese Veränderungen nur auf die retinale Peripherie, so braucht man mit keinen einschneidenden Funktionsausfällen zu rechnen, betreffen sie aber, wie es meist der Fall ist, vorwiegend den hinteren Pol, ist der zentrale Visus bedroht.

Bei der *proliferativen Form* kommt es durch Kapillarverschlüsse, die in erster Linie in der mittleren Netzhautperipherie gelegen sind, zu ausgedehnten hypoxischen Netzhautarealen, die ihrerseits eine kompensatorische ungeordnete Neovaskularisation hervorrufen. Die Kapillarverschlüsse sind durch eine Verdickung der Basalmembran bedingt. Die hypoxischen Retinagebiete, die wohl für die Bildung eines bis heute noch nicht identifizierten vasoproliferativen Faktors verantwortlich sind, lassen sich im Fluoreszenzangiogramm eindrucksvoll darstellen [39]. Bei dieser retinalen Hypoxie sieht man, bevor die Gefäßproliferationen auftreten, im sog. *„präproliferativen Stadium"*, verdickte und unregelmäßig gestaute Venen (Rosenkranz-Venen) sowie feine, irregulär geformte intraretinale Shunt-Kapillaren (IRMA = *i*ntra*r*etinal *m*icrovascular *a*bnormalities). Hinzu kommen „Cotton-wool-Herde", die durch kapilläre Mikroinfarkte im Bereich der Nervenfaserschicht bedingt sind. Bilden sich neue Gefäße, so liegen sie zunächst im Netzhautniveau. Im Papillenbereich können sie schon sehr früh über den Cloquet-Kanal in den Glaskörperraum gelangen. In der retinalen Peripherie tritt dies erst später bei Abhebungen des Glaskörpers auf. Durch Rupturen dieser sehr fragilen neugebildeten Gefäße kommt es zu epiretinalen, subhyaloidalen oder intravitrealen Hämorrhagien. In den Spätstadien entsteht durch vermehrt auftretendes fibrovaskuläres Gewebe in vielen Fällen eine *Traktionsablatio*.

## Nicht-proliferative diabetische Retinopathie

### „Background"-Retinopathie

Bei jeder diabetischen Retinopathie sind zu Beginn sog. „Background"-Veränderungen, d.h., im Netzhautniveau gelegene nicht-proliferative Veränderungen vorhanden. Besonders bei Typ-II-Diabetikern kann sich diese Form der Retinopathie mit Mikroaneurysmen, intraretinalen Hämorrhagien, fleckförmigen Lipoidexsudaten und einem Netzhautödem über den ganzen Fundus in immer stärkerem Maße ausbreiten. Bei Typ-I-Diabetikern, und hier vor allem bei Jugendlichen, ist es häufig so, daß sich schon sehr früh und damit bei nur geringer Ausprägung der Background-Retinopathie die proliferative Form einstellt [3].

*Indikationen zur Photokoagulation bei der Background-Retinopathie*

Da die Background-Retinopathie, solange die Makula nicht besonders betroffen ist, keine wesentliche Gefahr für das Auge darstellt, ist eine Photokoagulation nicht erforderlich.

Bei den Kontrollen stellt man häufig fest, daß die diabetischen Veränderungen sich an einer Stelle zurückbilden und an anderer Stelle neu auftreten. Dies trifft besonders für Typ-II-Diabetiker zu. Diese Patienten sollten in halbjährlichen Abständen kontrolliert werden.

Völlig anders ist die mit *ausgedehnten retinalen Hypoxiearealen* einhergehende Background-Retinopathie bei jugendlichen Typ-I-Diabetikern zu werten. Hier ist der Prozentsatz der Augen, die später eine proliferative Retinopathie und dabei vor allem die schweren Formen entwickeln, sehr hoch [1, 44], so daß es uns sinnvoll erscheint, bereits vor dem proliferativen Stadium, d. h. im oben erwähnten „präproliferativen Stadium" mit der disseminierten Photokoagulation zu beginnen.

MEYER-SCHWICKERATH [29] hat schon in den Anfangszeiten der Photokoagulation die Behandlung fortgeschrittener nicht-proliferativer diabetischer Retinopathien empfohlen. Auf diese Weise soll eine Prophylaxe betrieben werden, die den Übergang in das proliferative Stadium verhindert.

Wir führen daher bei diesen hochgefährdeten Augen jugendlicher Diabetiker bei einer eindeutigen Verschlechterung schon im nicht-proliferativen Stadium eine disseminierte Koagulationsbehandlung durch. Statistische Daten zu diesem Thema sind in naher Zukunft von der großangelegten ETDRS (early treatment diabetic retinopathy study) [36] zu erwarten.

## Diabetische Makulopathie

Die Makula kann im Rahmen der diabetischen Background-Retinopathie isoliert erkranken oder bevorzugt befallen sein. Man spricht dann von einer diabetischen Makulopathie. Betroffen sind davon vorwiegend ältere Patienten mit Typ-II-Diabetes. Es lassen sich zwei wesentliche Varianten unterscheiden, die ödematöse und die ischämische Makulopathie.

Die *ödematöse Form* geht von Kapillarschäden und Aneurysmen in unmittelbarer Foveanähe aus. Im Bereich der parafoveolaren Kapillaren, die anfänglich noch gut durchblutet sind, bricht die Blut-Retina-Schranke schrittweise zusammen. Die austretende Flüssigkeit führt zu einem Netzhautödem. In den frühen Stadien der ödematösen Form sieht man im Fluoreszenzangiogramm einzelne Kapillaren und Aneurysmengruppen, von denen die Ödembildung ausgeht. Man bezeichnet dieses Bild als *fokale ödematöse Makulopathie*.

Nehmen die Kapillarschäden weiter zu, so entsteht ein diffuses Ödem, und damit die *diffuse exsudative Makulopathie*. Meist sind dabei neben dem oft massiven Netzhautödem zahlreiche Lipidexsudate vorhanden. Aus einem lange bestehenden diffusen Ödem kann sich ein zystoides Makulaödem entwickeln (*zystoide Makulopathie*). Zwischen den Henle-Fasern bilden sich dabei flüssigkeitsgefüllte Hohlräume, die sich im Fluoreszenzangiogramm als Sternfigur oder Blütenform darstellen. Bei älteren Diabetikern bedeutet die zystoide Makulopathie fast immer einen nicht reversiblen Zustand, während bei Jugendlichen, bei denen allerdings das zystoide Ma-

kulaödem viel seltener ist, spontane Besserungen häufiger vorkommen. Manchmal wird sogar die frühere Sehschärfe wieder erreicht.

Stehen bei den verschiedenen Formen der ödematösen Makulopathie die Permeabilitätsstörungen der Kapillaren weitgehend im Vordergrund, so sind es bei der *ischämischen Makulopathie* ausgedehnte Kapillarobliterationen. Durch den Verschluß der Kapillaren erweitert sich die normalerweise 500 µ bis 600 µ große foveolare avaskuläre Zone zunehmend. In späten Stadien verliert der gesamte hintere Augenpol sein Kapillarnetz.

*Indikationen zur Photokoagulation bei der diabetischen Makulopathie*

Die *fokale ödematöse Makulopathie* kann nach dem fluoreszenzangiographischen Bild gezielt behandelt werden, indem die leckenden Gefäße mit dem Xenon-Koagulator oder dem Argonlaser-Koagulator koaguliert werden. Eine wesentliche Voraussetzung ist natürlich ein ausreichender Abstand der Kapillarleckstellen von der Foveola, der mindestens 500 µ betragen sollte. Die Indikation zu dieser Therapie kann daher, betrachtet man das gesamte Spektrum der diabetischen Makulopathie, leider nur bei einem kleinen Teil der Fälle gestellt werden.

Für die *diffuse exsudative Makulopathie* hängt die Indikation zur Koagulationsbehandlung, die mit verschiedenen Techniken durchgeführt werden kann, entscheidend von dem im Fluoreszenzangiogramm ersichtlichen Grad der Schädigung der perifoveolaren Gefäßarkaden ab. Sind sie intakt, so kann man sogar mit Visusbesserungen nach der Photokoagulation rechnen. Ist dies nicht der Fall, so sollte man mit der Indikation sehr zurückhaltend sein, denn die *Visusergebnisse* sind trotz einer möglichen morphologischen Besserung des retinalen Bildes nach der Photokoagulation eher enttäuschend.

Insgesamt zeigen klinische Studien, insbesondere solche, in denen bei Patienten mit beiderseits gleich ausgeprägter diabetischer Makulopathie nur einseitig koaguliert wurde, daß das erreichbare Ziel im wesentlichen in einer Stabilisierung des aktuellen Visus besteht [2, 7, 41, 43]. Daher ist für den sinnvollen Einsatz der Photokoagulation bei der exsudativen Makulopathie ein noch relativ guter Visus eine Voraussetzung. Er sollte möglichst 0,3 oder besser sein.

Die *zystoide Makulopathie* läßt sich nur in Einzelfällen behandeln, indem die flüssigkeitsgefüllten Kammern gezielt koaguliert werden. Selbst wenn dadurch eine morphologische Besserung eintritt, wird das Sehvermögen nicht unbedingt besser. Große Zurückhaltung ist bei der Koagulation der zystoiden Makulopathie sicher angebracht, da die technisch schwierige Koagulation ein hohes Risiko beinhaltet, eine Verschlechterung der zentralen Sehschärfe zu verursachen. Bei Jugendlichen sollte in diesen Fällen wegen der häufigen spontanen Besserungen keine Koagulation versucht werden.

Die *ischämische Makulopathie* ist einer Koagulationstherapie nicht zugänglich. Ist eine ödematöse Makulopathie mit einer erheblichen ischämischen Komponente verbunden, d.h. sind die perifoveolaren Gefäßarkaden zu großen Anteilen geschädigt, so ist von einer Photokoagulation im makulären Bereich abzuraten, da große Gefahr besteht, daß das restliche Kapillarnetz zusammenbricht.

Der gesamte Fragenkomplex der Koagulation der diabetischen Makulopathie wird derzeitig in der schon erwähnten ETDRS [36] untersucht. Es ist zu erwarten, daß sich aus diesen Ergebnissen eine genauere Indikationsstellung für die unterschiedlichen Therapien bei den verschiedenen Makulopathieformen ergibt.

## Proliferative diabetische Retinopathie

Das vor allem bei der proliferativen Retinopathie sehr häufig deletäre und früher nicht zu beeinflussende Fortschreiten hat mit der Einführung der Photokoagulation durch MEYER-SCHWICKERATH eine entscheidende Wende erfahren. Die ursprüngliche Absicht bestand darin, Blutungsquellen gezielt zu verschließen und durch chorioretinale Narben eine Ablatio zu verhindern. Diese Vorstellungen über die Wirkung der Photokoagulation haben sich später gewandelt, als sich zeigte, daß die Photoagulation durch Zerstörung hypoxischer retinaler Areale und Eröffnen der retinochorioidalen Schranke in den Pathomechanismus der diabetischen Retinopathie eingreift.

*Indikationen zur Photokoagulation bei der proliferativen diabetischen Retinopathie*

Die ersten Gefäßproliferationen bei einer diabetischen Retinopathie erscheinen meist in der Nähe der großen Gefäßbögen oder nasal der Papille, seltener an der Papille selbst. In dieser Situation, d.h. beim Auftreten der ersten Gefäßproliferationen, gilt die Regel, daß mit der Photokoagulation begonnen werden sollte. Eine Ausnahme mögen die erwähnten jugendlichen Diabetiker darstellen, bei denen schon im präproliferativen Stadium bei deutlicher Befundverschlechterung die Koagulation indiziert ist. Bei schon koagulierten Augen sollte eine nochmalige Photokoagulation erfolgen, wenn der Zustand nicht stabil ist. Das bedeutet, daß entweder die Gefäßproliferationen, die nach der Koagulation fibrosieren sollten, wieder zunehmen, oder daß neue Gefäßproliferationen sich an anderer Stelle entwickeln. Weiter wird der Zustand als nicht stabil erachtet, wenn *Glaskörpereinblutungen*, auch kleineren Ausmaßes zu sehen sind.

Besondere Beachtung verdienen *schwangere Diabetikerinnen* mit proliferativer diabetischer Retinopathie. Wenn es auch nicht sicher ist, daß die Schwangerschaft selbst die proliferative Retinopathie schneller fortschreiten läßt, so hat sich doch nach unserer Erfahrung gezeigt, daß schwere Glaskörpereinblutungen gehäuft in der späten Schwangerschaft auftreten. Deshalb sollte möglichst durch eine *Photokoagulation schon in der frühen Schwangerschaft* eine proliferative Retinopathie zur Regression gebracht werden. Dies läßt sich bei sehr kurzfristigen Kontrollen durch Nachkoagulationen bei der Mehrzahl der Patientinnen erreichen. Mehrere Studien haben gezeigt, daß sich die Ergebnisse nicht von denen an vergleichbaren Augen Nicht-Schwangerer unterscheiden [4, 18, 19]. Die beste Prognose, und darauf sei besonders hingewiesen, haben die Augen von schwangeren Diabetikerinnen, bei denen die proliferative diabetische Retinopathie schon vor der Schwangerschaft ausreichend bis zur Stabilisierung koaguliert ist [14].

Eine *Gefäßneubildung auf der Iris* (Rubeosis iridis) sollte immer eine Indikation zur disseminierten Photokoagulation sein. In mehreren Studien ließ sich zeigen, daß sich nach der Photokoagulation die Rubeosis iridis in einem hohen Prozentsatz zurückbildet, und die Augen vor dem *neovaskulären Glaukom* bewahrt werden konnten [22, 24, 32].

# Operationen

## 1.1 Technik der Photokoagulation

### 1.1.1 Xenonphotokoagulation – Argonlaserphotokoagulation

Für die Photokoagulation kann ein Xenonphotokoagulator oder ein Argonlaserkoagulator verwendet werden. Unterschiede hinsichtlich der therapeutischen Wirkung scheinen zwischen beiden Methoden nicht zu bestehen, vorausgesetzt, die eingestellten Geräteparameter (Herdgröße und Expositionszeit) und die Anzahl der Herde sind identisch [16, 34].

Die am liegenden Patienten durchgeführte Xenonphotokoagulation gestattet es auch bei teilweise eingeblutetem Glaskörper, die untere Fundushälfte zu koagulieren, da sich das abgesunkene Blut bei der Rückenlage nach hinten und zum Zentrum hin verschiebt. Die obere Zirkumferenz läßt sich bei dieser Situation besser am sitzenden Patienten, wie dies üblicherweise beim Argonlaserphotokoagulator der Fall ist, koagulieren. Bei einer kombinierten Anwendung beider Methoden können deshalb trotz stärkerer Glaskörpereinblutungen häufig große Anteile des Fundus koaguliert werden.

Mit den längeren Expositionszeiten von 0,5 bis 0,7 Sek., wie sie beim Xenonkoagulator benutzt werden, ist wegen der Blickbewegungen des Patienten eine *Retrobulbäranästhesie* notwendig. Bei der Laserkoagulation wird das Auge durch das Kontaktglas und durch die Fixierleuchte für das andere Auge in seiner Motilität eingeschränkt. Die bei einer disseminierten Photokoagulation benötigte große Anzahl der Herde und die entsprechend lange Koagulationsdauer wird aber von vielen Patienten unangenehmer empfunden als eine einmalige Retrobulbärinjektion. Werden bei der Laserkoagulation ähnlich lange Expositionszeiten wie bei der Xenonphotokoagulation gewählt, so ist zur Reduktion der Motilität eine retrobulbäre Anästhesie erforderlich.

Die Frage, ob sich mit dem Kryptonlaser, dessen rotes Licht vorwiegend zur Koagulation der äußeren Netzhautschichten und der Chorioidea führt [26], bessere Ergebnisse bei der Behandlung der proliferativen Retinopathie erzielen lassen, ist noch nicht vollständig geklärt. Die bisher vorliegenden Studien zeigen keinen wesentlichen Unterschied zur Argon- und Xenonkoagulation [40]. Ob die Besonderheit, daß im Bereich der Makula das Licht des Kryptonlasers nicht wie das des Argonlasers in Xanthophyll absorbiert wird, für die Behandlung der diabetischen Makulopathie von Bedeutung ist, wird noch untersucht.

### 1.1.2 Koagulation im Makulabereich und fokale Koagulation

Die *fokalen ödematösen Makulopathien* können nach dem Fluoreszenzangiogramm gezielt (fokal) im Bereich der kapillären Leckstellen koaguliert werden.

Als Herdgröße wählt man 200 µ bis 500 µ beim Argonlaser oder entsprechend 0,5° bis 1,5° beim Xenonkoagulator. Die Expositionszeit beträgt etwa 0,5 Sek. Manchmal sind wegen der ödematös verdickten Netzhaut auch längere Expositionszeiten erforderlich, um den gewünschten Effekt, eine Weißfärbung mit gleichzeitiger Obliteration der Gefäße, zu erzielen. Diese Technik der Koagulation ist immer dann anzuraten, wenn nur wenige pathologische Veränderungen vorhanden sind, und diese einen genügend großen Abstand (von mindestens 500 µ) von der Foveola haben. Das Visusergebnis hängt in erster Linie davon ab, wie weit die foveolaren Gefäßarkaden noch intakt sind.

Für die *diffuse ödematöse Form* sind drei verschiedene Techniken in Gebrauch: Erstens die *temporale hufeisenförmige mehrreihige Koagulation*: Dabei wird halbkreisförmig um die Foveola mit 200 bis 500 µ Herden bei Expositionszeiten von etwa 0,5 Sek. koaguliert. Der Minimalabstand zur Foveola beträgt ungefähr 1000 µ, die Breite des Hufeisens 5 bis 7 Koagulationsreihen, der Abstand zwischen den Herden eine halbe Herdbreite (**Abb. XIII. B. 1**). Eine zweite Technik besteht darin, *das gesamte Makulaareal* mit Ausnahme der Fovea mit kleinen Koagulationsherden (100 µ) und sehr kurzen Expositionszeiten (0,1–0,2 Sek.) zu durchsteppen („grid pattern") (**Abb. XIII. B. 2**). Zum dritten ist auch die *disseminierte Koagulation der mittleren Netzhautperipherie* mit Erfolg verwendet worden [42].

Allen Techniken liegt die Vorstellung zugrunde, die *retinochorioidale Schranke im Pigmentepithel zu durchbrechen* und so einen Abfluß der Ödemflüssigkeit über die Aderhaut zu schaffen. Durch

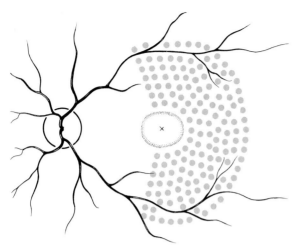

**Abb. XIII. B. 1. Hufeisenförmige zentrale Koagulation bei diffuser exsudativer diabetischer Makulopathie.** Herdgröße 200–500 μ, Expositionszeit 0,5 Sek.

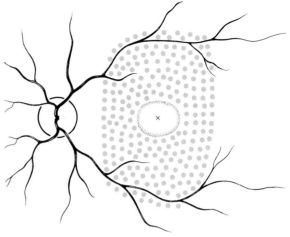

**Abb. XIII. B. 2. Zentrale Koagulation bei diffuser exsudativer diabetischer Makulopathie („grid pattern").** Herdgröße 100 μ, Expositionszeit 0,1–0,2 Sek.

die disseminierte panretinale periphere Koagulation wird möglicherweise durch Ausschaltung der peripheren Netzhaut zusätzlich die Netzhautmitte besser durchblutet. Welche der genannten Koagulationstechniken für die diffuse ödematöse Makulopathie die günstigste ist, kann gegenwärtig noch nicht entschieden werden.

Die fokale Koagulation ist auch für die proliferative diabetische Retinopathie vorgeschlagen und angewandt worden, um Gefäßproliferationen gezielt zu zerstören. Sie hat aber nicht zu überzeugenden Ergebnissen geführt. Das gilt besonders für die sog. Feeder-Vessel-Technik, bei der die noch epiretinal liegenden zuführenden Gefäße intravitrealer Proliferationen koaguliert wurden. Die disseminierte Koagulation hat sich als erheblich wirkungsvoller erwiesen.

### 1.1.3 Disseminierte Koagulation

Die disseminierte panretinale Koagulation der mittleren Fundusperipherie, die von MEYER-SCHWICKERATH eingeführt wurde, ist zur Therapie der Wahl bei der proliferativen diabetischen Retinopathie geworden (**Abb. XIII. B. 3**).

Die Koagulationsherde werden in der gesamten Zirkumferenz des Fundus zwischen den großen Gefäßbögen und dem Äquator verteilt, wobei zwischen den Herden ein Abstand von 1 bis 2 Herddurchmessern verbleibt. Nasal der Papille wird ein Abstand von einem Papillendurchmesser eingehalten, temporal der Makula beträgt die Entfernung zwei Papillendurchmesser.

Ihre Begründung findet die disseminierte Koagulation der mittleren Fundusperipherie darin, daß die hypoxischen Netzhautareale, die den Stimulus für die Gefäßproliferationen darstellen, sich in diesem Netzhautbereich befinden und durch die Koagulation zerstört werden.

Basierend auf dieser Vorstellung ist auch versucht worden, die hypoxischen Netzhautareale gezielt nach

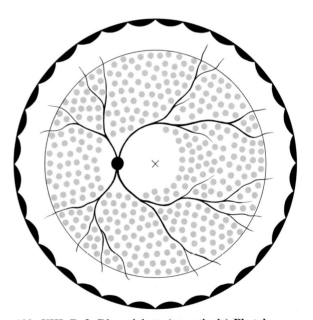

**Abb. XIII. B. 3. Disseminierte (panretinale) Photokoagulation bei proliferativer diabetischer Retinopathie.** Die Koagulation wird in 2 Sitzungen durchgeführt, wobei jeweils eine Fundushälfte koaguliert wird.

dem Fluoreszenzangiogramm zu koagulieren. Es liegen allerdings keine vergleichenden Untersuchungen vor, ob dieses sehr aufwendige Verfahren zu besseren Ergebnissen führt. Dagegen hat es sich in einer prospektiven Studie gezeigt, daß eine flächengleiche disseminierte Koagulation in der äußersten Netzhautperipherie (zwischen Ora serrata und Äquator) gegenüber einer disseminierten Koagulation der mittleren Netzhautperipherie (zwischen den Gefäßbögen und dem Äquator) eine erheblich geringere Wirkung auf die Regression der Gefäßproliferationen besitzt [13].

Die Frage, ob eine disseminierte Koagulation in einer oder in mehreren Sitzungen erfolgen sollte, ist vielfach untersucht worden. Neuere Ergebnisse lassen erkennen, daß die *Koagulation in einer Sitzung* zu keinen wesentlichen Komplikationen führt [10]. Es sollte jedoch darauf hingewiesen werden, daß bei den Koagulationen der genannten Studien sehr kurze Expositionszeiten angewendet wurden. Bei den von uns gewählten längeren Expositionszeiten können dagegen bei der Koagulation der gesamten Herdzahl in einer Sitzung vermehrt Chorioidalablationes und exsudative Netzhautabhebungen auftreten, so daß die Koagulationen auf mindestens zwei Sitzungen an jedem Auge verteilt werden sollten.

### 1.1.3.1 Einstellung der Geräte für die disseminierte Koagulation

Während, wie oben erwähnt, die verwendete Lichtquelle und damit die Wahl zwischen Xenonkoagulator oder Argonlaserkoagulator von untergeordneter Bedeutung ist, spielen die eingestellten Geräteparameter eine Rolle.

Der Parameter *Expositionszeit* scheint dabei der wichtigste zu sein. In einer prospektiven Studie an Typ-I-Diabetikern mit beiderseits identischer Ausprägung der proliferativen diabetischen Retinopathie, bei denen ein Auge mit Argonlaserherden von 0,2 Sek. Expositionszeit und das andere Auge mit 0,5 Sek. Expositionszeit disseminiert koaguliert wurde, zeigten sich deutliche Unterschiede [28]. Bei gleichen Herddurchmessern und gleichgroßer koagulierter Netzhautfläche wiesen die Augen, die mit Herden von 0,5 Sek. Expositionszeit koaguliert worden waren, eine höhere Rate der Regressionen der Gefäßproliferationen auf. Die Erklärung liegt wohl darin, daß bei Herden mit kurzer Expositionszeit nur die äußersten Netzhautschichten koaguliert werden, während bei Herden mit langen Expositionszeiten das koagulierte Netzhautgewebe bis in die mittleren Netzhautschichten reicht. Dadurch wird durch die Herde mit langen Expositionszeiten ein größeres Netzhautvolumen im Bereich der hypoxischen Netzhaut zerstört. Ähnlich, d.h. auf der Basis unterschiedlicher Expositionszeiten, ist wohl auch das Ergebnis zu interpretieren, daß in einer vergleichenden Studie xenonkoagulierte Augen (mit langen Expositionszeiten) ein etwas besseres morphologisches Ergebnis hatten als die argonlaserkoagulierten Augen (mit kürzerer Expositionszeit) [30].

Als *Herdgröße* sollten in der mittleren Peripherie 3° beim Xenonkoagulator und 600 μ bis 1000 μ beim Argonlaser-Photokoagulator gewählt werden. Kleinere Herdgrößen lassen es nicht zu, eine Herdausdehnung zu erzielen, die mehr als nur die äußeren Netzhautschichten umfaßt.

Bei klaren Medien liegen die benötigten *Leistungen* bei etwa 200 mW (bei 600 μ Herddurchmesser und 0,5 Sek. Expositionszeit), bis ungefähr 500 mW (bei 1000 μ Herddurchmesser und 0,5 Sek. Expositionszeit). Beim Xenonkoagulator lassen sich die Herde bei dieser Situation mit Grundlast I erzeugen (3° Herddurchmesser und 0,5 Sek. Expositionszeit).

### 1.1.3.2 Dosierung der Photokoagulation bei der proliferativen Retinopathie

Die Photokoagulation der diabetischen Retinopathie, und ganz besonders die der proliferativen Form, schließt eine Gewebedestruktion ein, da durch sie große Areale der Netzhaut zerstört werden. Die Folge dieser Netzhautzerstörungen sind Gesichtsfeldausfälle und eine Herabsetzung des Nachtsehvermögens.

Durch die Technik der disseminierten Koagulation liegen, wenn beide Augen koaguliert sind, nach der Wahrscheinlichkeit des Zufalls die Gesichtsfelddefekte des einen Auges nicht an der entsprechenden Stelle des anderen Auges. Daher ist es häufig so, daß sich die Patienten eher durch die Herabsetzung des Nachtsehvermögens als durch die Einschränkung des Gesichtsfelds beeinträchtigt fühlen. Kommt es zu einer Einblutung des Glaskörpers an einem Auge, so machen sich die Gesichtsfelddefekte des anderen Auges für den Patienten natürlich um so stärker bemerkbar. Da diese beiden unabdingbaren Begleiterscheinungen der Photokoagulationstherapie von der Größe der koagulierten Netzhautfläche und deren Lage auf dem Fundus abhängig sind, wurden schon öfters Überlegungen zu einer Dosierung der Anzahl der notwendigen Koagulationsherde angestellt [8, 15, 34].

Von den Faktoren, die für eine Dosierung von größter Bedeutung sind, müssen nach der klinischen Erfahrung in erster Linie der Schweregrad der proliferativen Retinopathie und das Alter des Patienten genannt werden. Was das Alter anbelangt, so mag hier auch der Diabetestyp eine Rolle spielen, da sehr junge Patienten fast ausschließlich einen Typ-I-Diabetes haben, während bei älteren Patienten der Typ-II-Diabetes weitgehend im Vordergrund steht. Das Alter der Patienten hat für die Frage der Dosierung auch insofern eine Bedeutung, als das retinale Gefäßsystem zunehmend sklerosiert und dann weniger zu überschießenden Gefäßproliferationen neigt.

Eigene Untersuchungen haben gezeigt, daß die Dosierung der Photokoagulation sowohl in Abhängigkeit vom Schweregrad der Retinopathie als auch vom Alter (oder vom Diabetestyp des Patienten) sehr unterschiedlich sein muß [15]. Es wurde in dieser Studie die Anzahl von Koagulationsherden errechnet, die notwendig war, um die proliferative Retinopathie zu „stabilisieren". *Stabilisierung* bedeutet, daß die Proliferationen entweder nicht weiter fortschreiten oder regredient sind, und daß in einem Zeitraum von mindestens 6 Monaten nach der Behandlung keine epiretinalen oder intravitrealen Hämorrhagien auftraten. Die geringste Anzahl von Koagulationsherden benötigen Augen mit einer Retinopathie, die nur periphere Gefäßproliferationen aufweist. Die zu koagulierende Netzhautfläche ist fast doppelt so groß, wenn die Retinopathie schon so weit fortgeschritten ist, daß neben Gefäßproliferationen an der Papille auch epiretinale und intravitreale Hämorrhagien vorhanden sind. Die Anzahl der Koagulationsherde ist aber auch bei identischer Klassifizierung der Retinopathie unterschiedlich, je nach dem, ob es sich um einen jugendlichen Typ-I-Diabetiker oder um einen älteren Typ-II-Diabetiker handelt. Die in Tabelle XIII. B. 1 genannten Zahlen für die Koagulationsherde gelten für Koagulationsherde mit langer Expositionszeit (0,5 Sek.) und einem Durchmesser von 3° (etwa 870 μ). Da in der Dosierung der Koagulation bis zur Stabilisation eine hohe individuelle Schwankung besteht, sollte man nach unserer Meinung die in Tabelle XIII. B. 1 angegebenen Werte als „Einstiegsdosis" verstehen. Falls die Retinopathie dadurch nicht zu stabilisieren ist, sind Nachkoagulationen notwendig.

**Tabelle XIII. B. 1.** Dosierung der Photokoagulation bei der proliferativen diabetischen Retinopathie. Die Tabelle gibt die Anzahl der 3°-Herde (≈ 870 μ) an, die in Abhängigkeit vom Fundusbefund und vom Diabetestyp erforderlich sind, um eine Stabilisierung des proliferativen Geschehens zu erreichen [15]

| Typ der Gefäßproliferationen | Typ I-Diabetiker | Typ II-Diabetiker |
| --- | --- | --- |
| Peripher | 327 ± 154 | 252 ± 91 |
| Papillär | 503 ± 208 | 311 ± 128 |
| Peripher mit Hämorrhagien | 417 ± 165 | 321 ± 135 |
| Papillär mit Hämorrhagien | 514 ± 124 | 395 ± 132 |

### 1.1.4 Komplikationen der Photokoagulation

Bei der *fokalen Koagulation* der diabetischen Makulopathie besteht die wesentliche Komplikation in einer weiteren *Herabsetzung des Visus*. In der Regel ist sie dadurch bedingt, daß das ohnehin stark geschädigte makuläre Kapillarnetz durch die Koagulation zusammenbricht. Daher kommt der Indikationsstellung mit Hilfe der Fluoreszenzangiographie eine wesentliche Bedeutung zu.

Die bei der *disseminierten peripheren Koagulation* manchmal auftretende Ablatio fugax und die *Chorioidalablatio* bilden sich fast immer und ohne bleibende Schäden zurück.

In den ersten Tagen nach der Koagulation kommt es zuweilen zu einem *Makulaödem* mit einer Herabsetzung des Visus. Bei jüngeren Patienten wird der frühere Visus nach einigen Wochen in der Regel wieder erreicht. Bei älteren Patienten kann die Herabsetzung des Visus bestehen bleiben, vor allem, wenn gleichzeitig schwere hypertone Fundusveränderungen vorliegen. Postkoagulative epiretinale Gliosen (Makula pucker) sind bei Diabetikern die Ausnahme.

Sehr störend können nach der Koagulation auftretende und bleibende Akkommodationsstörungen sowie Einschränkungen der Pupillomotorik sein [37]. Möglicherweise können sie – wenigstens teilweise – verhindert werden, wenn bei der Koagulation die Ziliarnerven im 9 h- und 3 h-Bereich geschont werden.

Eine schwerwiegende Komplikation stellen *chorioidale Gefäßproliferationen* dar [5], die durch Überdosierung der Koagulationsherde hervorgerufen werden können, vor allem, wenn kleine Herddurchmesser und hohe Leistungen bei kurzer Expositionszeit gewählt werden. Sehr risikoreich ist die Photokoagulation bei *Glaskörpertraktionen* und besonders bei beginnender umschriebener Traktionsablatio. Hier sollte nur weit von diesen Bereichen entfernt koaguliert werden. Andernfalls droht die Gefahr, daß sich die Situation ganz erheblich verschlechtert, da durch die Narbenbildung mit nachfolgender Kontraktion des Gewebes die Traktion an der Netzhaut verstärkt wird. Hinzu kommt, daß durch die Traktion Koagulationsnarben ausreißen können, wodurch sich eine Traktionsablatio in eine prognostisch sehr ungünstige Kombination mit einer rhegmatogenen Ablatio umwandelt. Bei vielen dieser Augen ist die Indikation zu einer *frühen Vitrektomie* zu erwägen, besonders wenn die Traktionsablatio sich vergrößert und auf die Makula zuschreitet (s. Kap. XIV).

## 1.2 Kryokoagulation und Diathermiekoagulation

*Indikation*

Die Koagulation der Netzhaut mit Diathermie oder mit einer Kryoapplikation wurde hauptsächlich mit dem Ziel ausgeführt, eine schnellere Resorption einer Glaskörpereinblutung zu erreichen [31, 45]. Von dieser Möglichkeit sollte heute nur noch Gebrauch gemacht werden, wenn die retinovitreale Situation genau bekannt ist. Ist der Glaskörperraum so eingeblutet, daß eventuell vorhandene epiretinale Membranen oder intravitreale Traktionen nicht ophthalmoskopisch beurteilt werden können, so kann eine Diathermie- oder Kryokoagulation die Situation erheblich verschlechtern, indem durch die Kontraktion des Gewebes bei der Narbenbildung Traktionsablationes ausgelöst werden. *Diese Augen sollten primär einem glaskörperchirurgischen Eingriff zugeführt werden.* Daraus ergibt sich, daß die beiden transskleralen Koagulationstechniken nur dann in Frage kommen, wenn eine Indikation für eine Photokoagulation gegeben ist, diese aber wegen der Medientrübungen nicht oder – dies ist der häufigste Fall – nur unzureichend ausführbar ist. Das Ziel der Diathermie- oder Kryokoagulation besteht daher nicht in einer schnelleren Resorption einer Glaskörpereinblutung, sondern dient, wie die Photokoagulation, dazu, das neovaskuläre Geschehen zur Regression zu bringen. Eine weitere Indikation ist bei Retinopathien mit massiven Netzhautödemen gegeben, bei denen eine Photokoagulation nicht mit ausreichender Wirkung durchführbar ist. In diesen Fällen kann die verdickte ödematöse Netzhaut nach einer peripheren Diathermie- oder Kryokoagulation wieder auf ein annäherndes Normalmaß gebracht werden, so daß die Photokoagulation möglich wird.

Die Diathermie- und Kryokoagulation sind nach unserer klinischen Erfahrung in ihrer Wirkung wahrscheinlich nicht unterschiedlich. Da die Kryokoagulation technisch viel einfacher und weniger aufwendig durchführbar ist, sollte man ihr den Vorzug geben.

### 1.2.1 Technik

#### 1.2.1.1 Intrasklerale Diathermiekoagulation

Bei der *intraskleralen Diathermiekoagulation* [45] wird nach der Bindehauteröffnung in zwei Quadranten die Sklera etwas peripher des Äquators limbusparallel über 180° inzidiert und dann nach zentral etwa 4 mm wie bei einer intraskleralen Tasche (s. Seite 373) lamelliert. Die Grundlamelle wird mit Diathermieherden, die sich berühren, koaguliert, wobei die Weißfärbung ophthalmosko-

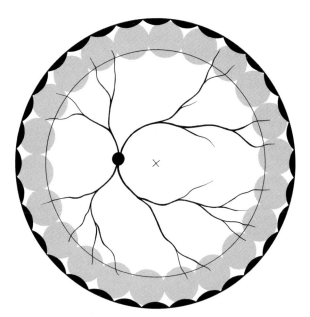

**Abb. XIII. B. 4. Periphere Kryokoagulation bei proliferativer diabetischer Retinopathie.** Die sich berührenden Herde liegen zwischen Äquator und Ora serrata.

pisch kontrolliert und demgemäß die Stromstärke eingestellt wird. Da die Sklera bei der Diathermie etwas schrumpft, muß auf den intraokularen Druck geachtet werden. Die Lamelle wird anschließend fortlaufend vernäht und die Bindehaut verschlossen.

#### 1.2.1.2 Kryokoagulation

Die *Kryokoagulation* kann transkonjunktival erfolgen. Dabei wird die Netzhaut zwischen Ora serrata und Äquator mit einer Spatelsonde koaguliert (**Abb. XIII. B. 4**). Eine Retrobulbäranästhesie ist ratsam, am besten mit einem lang wirkenden Lokalanästhetikum (Bupivakain), um die in den ersten postoperativen Stunden häufig sehr starken Schmerzen zu lindern. Die Koagulationsherde werden ophthalmoskopisch kontrolliert. Haltefäden an den Muskeln sind nicht notwendig. Bei tiefliegenden Augen mit schlechter transkonjunktivaler Zugänglichkeit ist es vorzuziehen, die Bindehaut zu eröffnen und die Koagulation transskleral vorzunehmen.

Eine transkonjunktivale Kryokoagulation sollte sich in einer Sitzung möglichst nicht über mehr als die halbe Zirkumferenz erstrecken, andernfalls ist mit einer sehr starken postoperativen Chemosis zu rechnen.

Zur *Nachbehandlung* werden lokal Kortikoide und ein Mydriatikum gegeben. Sollen zentralere Anteile der Netzhaut (zentral des Äquators) koaguliert werden, so kann dies erst nach Eröffnen der Bindehaut erreicht werden. Die Bindehauteröffnung hat zudem den Vorteil, daß auch im Bereich der Ansätze der geraden Augenmuskeln koaguliert werden kann. Eine transkonjunktivale Koagulation über die ganze Breite der Muskeln läßt die postoperative Chemosis erheblich stärker werden.

## 1.3 Ergebnisse der Koagulationstherapie

Sowohl bei der nicht-proliferativen als auch bei der proliferativen Form der diabetischen Retinopathie besteht das Ziel der Koagulationsbehandlung in einer Stabilisierung des bestehenden Visus.

Bei der *ödematösen Makulopathie* kann damit gerechnet werden, daß dies – falls schon im frühen Stadium und bei relativ gutem Visus (0,3 und mehr) koaguliert wird – in ungefähr $^2/_3$ bis $^3/_4$ der Fälle erreicht werden kann [41, 43, 46]. Dieses Ergebnis soll aber nicht darüber hinwegtäuschen, daß viele diabetische Makulopathien erhebliche ischämische Komponenten aufweisen und damit einer Koagulation nicht zugänglich sind. Weiter ist zu erwähnen, daß die Langzeitergebnisse deutlich schlechter zu sein scheinen, und dies um so mehr, je älter die Patienten sind.

Bei der *proliferativen diabetischen Retinopathie* ist das zu erwartende Ergebnis in erster Linie vom Fundusbefund zum Zeitpunkt der Koagulation abhängig. Sind ausschließlich periphere Gefäßneubildungen vorhanden, so kann nach der Koagulationstherapie in $^2/_3$ der Fälle eine vollständige Regression der Neovaskularisationen erwartet werden [27]. Für Augen mit Papillenproliferationen und Glaskörpereinblutungen ist dies nur noch bei $^1/_3$ bis der Hälfte der Augen der Fall [17]. Erfreulich sind die Langzeitergebnisse [9, 12, 25]. Ist einmal eine Stabilisierung erreicht worden, so ist mit hoher Wahrscheinlichkeit nicht mehr mit einem neuen Auftreten von Gefäßproliferationen zu rechnen.

## LITERATUR

1. Beaumont P, Hollows FC (1972) Classification of diabetic retinopathy, with therapeutic implications. Lancet I:419–424
2. Blankenship GW (1979) Diabetic macular edema and argon laser photocoagulation: a prospective randomised study. Ophthalmology 86:69–75
3. Bodansky HJ, Cudworth AG, Whitelocke RAF, Dobree JH (1982) Diabetic retinopathy and its relation to type of diabetes: review of a retinal clinic population. Br J Ophthalmol 66:496–499
4. Cassar J, Kohner E, Hamilton AM, Gordon H, Joplin GF (1978) Diabetic retinopathy and pregnancy. Diabetologia 15:105–111
5. Chandra SR, Bresnick GH, Davis MD, Miller SA, Myers F (1980) Choroidovitreal neovascular ingrowth after photocoagulation for proliferative diabetic retinopathy. Arch Ophthalmol 98:1593–1599
6. Constable IJ, Knuiman MW, Welborn TA, Cooper RL, Stanton KM, McCann VJ, Grose GC (1984) Assessing the risk of diabetic retinopathy. Am J Ophthalmol 97:53–61
7. Cornaro S, Koerner F (1978) Harte Exsudate bei der diabetischen Retinopathie. Klin Monatsbl Augenheilkd 172:589–590
8. Davies EWG, O'Connell EJA, Murray A, Winter J (1979) Peripheral retinal ablation in diabetic retinopathy. Trans Ophthalmol Soc UK 99:17–20
9. Diabetic retinopathy study research group (1981) Photoagulation treatment of proliferative diabetic retinopathy: Clinical application of diabetic retinopathy study (DRS) findings, DRS report, no 8. Ophthalmology 88:583–600
10. Doft BH, Blankenship GW (1982) Single versus multiple treatment sessions of argon laser panretinal photocoagulation for proliferative diabetic retinopathy. Ophthalmology 89:772–779
11. Eschwege E, Job D, Guyot-Argenton C, Aubry JP, Tchobroutsky G (1979) Delayed progression of diabetic retinopathy by divided insulin administration: A further follow-up. Diabetologia 16:13–15
12. Escoffery RF, Okun E, Boniuk I, Johnston GP (1979) Long-term follow-up (5–12 years) of proliferative diabetic retinopathy treated with xenon arc photocoagulation. Mod Probl Ophthal 20:407–412
13. Gerke E, Bornfeld N, Meyer-Schwickerath G (1985) Die Bedeutung der Lokalisation der Photokoagulationsherde bei der Therapie der proliferativen diabetischen Retinopathie. Fortschr Ophthalmol 82:109–111
14. Gerke E, Meyer-Schwickerath G (1982) Proliferative diabetische Retinopathie und Schwangerschaft. Klin Monatsbl Augenheilkd 181:170–173
15. Gerke E, Meyer-Schwickerath G (1983) Dosierung der Koagulationstherapie der proliferativen diabetischen Retinopathie. Fortschr Ophthalmol 80:339–341
16. Hamilton AM, Towsend C, Khoury D, Gould E, Blach RK (1981) Xenon arc and argon laser photocoagulation in the treatment of diabetic disc neovascularization. Part 1: effect on disc vessels, visual fields, and visual acuity. Trans Ophthalmol Soc UK 101:87–92
17. Hercules BL, Gayed II, Lucas SB, Jeacock J (1977) Peripheral retinal ablation in the treatment of proliferative diabetic retinopathy: a three-year interim report of a randomised, controlled study using the argonlaser. Br J Ophthalmol 61:555–563

18. Hercules BL, Wozencroft M, Gayed II, Jeacock J (1980) Peripheral retinal ablation in the treatment of proliferative diabetic retinopathy during pregnancy. Br J Ophthalmol 64:87–93
19. Horvat M, MacLean H, Goldberg L, Crock GW (1980) Diabetic retinopathy in pregnancy: a 12-year prospective survey. Br J Ophthalmol 64:398–403
20. Klein R, Klein BEK, Moss SE, Davis MD, DeMets DL (1984) The Wisconsin epidemiologic study of diabetic retinopathy. II. Prevalence and risk of diabetic retinopathy when age at diagnosis is less than 30 years. Arch Ophthalmol 102:520–526
21. Klein R, Klein BEK, Moss SE, Davis MD, DeMets DL (1984) The Wisconsin epidemiologic study of diabetic retinopathy. III. Prevalence and risk of diabetic retinopathy when age at diagnosis is 30 or more years. Arch Ophthalmol 102:527–532
22. Laatikainen L (1977) Preliminary report on effect of retinal panphotocoagulation on rubeosis iridis and neovascular glaucoma. Br J Ophthalmol 61:278–284
23. Lauritzen T, Frost-Larsen K, Larsen HW, Deckert T The steno study group (1983) Effect of 1 year of near-normal blood glucose levels on retinopathy in insulin-dependent diabetics. Lancet I:200–204
24. Little HL, Rosenthal AR, Dellaporta A, Jacobson DR (1976) The effect of panretinal photocoagulation on rubeosis iridis. Am J Ophthalmol 81:804–809
25. Little HL, Jack RL, Casten M (1982) Long-term results after panretinal argon laser photocoagulation for proliferative diabetic retinopathy with disc neovascularization. Acta XXIV International Congress of Ophthalmology, San Francisco
26. Marshall J, Bird AC (1979) A comparative histological study of argon and krypton laser irradiation of the human retina. Br J Ophthalmol 63:657–668
27. Meyer-Schwickerath G, Gerke E (1982) Photocoagulation therapy of proliferative retinopathy in young onset type 1 (insulin-dependent) diabetes. Diabetologia 23:79–82
28. Meyer-Schwickerath G, Gerke E, Bornfeld N (1985) Argonlaser photocoagulation of proliferative diabetic retinopathy using different exposure times. In: Neetens A (ed) Modern concepts in vitreo-retinal-diseases. University of Antwerp, UIA Press, pp 204–206
29. Meyer-Schwickerath G, Schott K (1968) Diabetische Retinopathie und Lichtkoagulation. Klin Monatsbl Augenheilkd 153:173–179
30. Okun E, Johnston GP, Boniuk I, Arribas N, Escoffery RF, Grand MG (1983) Xenon arc photocoagulation of proliferative diabetic retinopathy. (A review of 2688 consecutive eyes in the format of the diabetic retinopathy study-DRS.) Trans Am Ophthalmol Soc 81:229–245
31. Oosterhuis JA, Bijlmer-Gorter H (1980) Cryotreatment in proliferative diabetic retinopathy. Ophthalmologica 181:81–87
32. Pavan PR, Folk JC, Weingeist TA, Hermsen VM, Watzke RC, Montague PR (1983) Diabetic rubeosis and panretinal photocoagulation. A prospective controlled masked trial using iris fluorescein angiography. Arch Ophthalmol 101:882–884
33. Pense G, Panzram G, Pissarek D, Meinhold J, Müller W, Leder H, Kaselow D, Adolph J (1973) Qualität der Stoffwechselführung und Angiopathie bei 180 Langzeitdiabetikern mit mindestens 20jähriger Krankheitsdauer. Schweiz Med Wochenschr 103:1125–1129
34. Plumb AP, Swan AV, Chignell AH, Shilling JS (1982) A comparative trial of xenon arc and argon laser photocoagulation in the treatment of proliferative diabetic retinopathy. Br J Ophthalmol 66:213–218
35. Puklin JE, Tamborlane WV, Felig P, Genel M, Sherwin RS (1982) Influence of long-term insulin infusion pump treatment of type I diabetes on diabetic retinopathy. Ophthalmology 89:735–747
36. Rand LI (1983) The early treatment diabetic retinopathy study. In: Friedman EA, L'Esperance FA (eds) Diabetic renal retinal syndrom prevention and management. Grune & Stratton, New York, pp 155–170
37. Rogell GD (1979) Internal ophthalmoplegia after argon laser panretinal photocoagulation. Arch Ophthalmol 97:904–905
38. Schanzlin DJ, Jay WM, Fritz KJ, Tripathi RC, Gonen B (1979) Hemoglobin $A_1$ and diabetic retinopathy. Am J Ophthalmol 88:1032–1038
39. Shimizu K, Kobayashi Y, Muraoka K (1981) Midperipheral fundus involvement in diabetic retinopathy. Ophthalmology 88:601–612
40. Singerman LJ, Ferris FL, Passloff RW (1983) Red krypton laser (RKL) and blue-green argon laser (BGAL) treatment of proliferative diabetic retinopathy (PDR) with neovascularization of the disc (NVD). Invest Ophthalmol Vis Sci [Suppl] 24:172
41. Spalter HF (1974) Photocoagulation of exudative diabetic maculopathy. Mod Probl Ophthalmol 12:275–281
42. Spitznas M, Wessing A, Meyer-Schwickerath G (1972) Die diabetische Retinopathie und ihre Behandlung durch Lichtkoagulation. Dtsch Med Wochenschr 97:821–825
43. Townsend C, Bailey J, Kohner E (1980) Xenon arc photocoagulation for the treatment of diabetic maculopathy. Br J Ophthalmol 64:385–391
44. Valone JA, McMeel W (1978) Severe adolescent-onset proliferative diabetic retinopathy. Arch Ophthalmol 96:1349–1353
45. Wessing A, Böckenhoff I (1971) Die Behandlung der Retinopathia diabetica proliferans mit Diathermiekoagulation. Klin Monatsbl Augenheilkd 158:212–220
46. Wiznia RA (1979) Photocoagulation of non-proliferative exudative diabetic retinopathy. Am J Ophthalmol 88:22–27

## 2 Die Behandlung der nichtdiabetischen Gefäßerkrankungen der Netzhaut

A. WESSING

Die nichtdiabetischen Gefäßerkrankungen der Netzhaut gliedern sich in drei Untergruppen, die nach Ätiologie, klinischem Verlauf und Prognose zu unterscheiden sind. Infolgedessen sind auch die therapeutischen Anforderungen unterschiedlich und differenzierungsbedürftig.

### Okklusiv-proliferative Netzhautgefäßerkrankungen

Gemeinsames pathogenetisches Substrat dieser Erkrankungen sind progressive Kapillar- und Gefäßobliterationen, die entweder in einzelnen Fundusquadranten plaqueartig zirkumskript oder über die ganze Netzhaut diffus verteilt auftauchen. Es kommt zu lokaler Hypoxie und Ischämie und als Folge davon zu reaktiven Gefäßproliferationen. Diese entwickeln sich am Rand der nicht mehr perfundierten Netzhaut oder typischerweise auch an der Papille. Hauptvertreter dieser Gruppe sind die *retinalen Venenverschlüsse*. Es gehören hierher die *Eales-Erkrankung*, die *Sichelzell-Retinopathie*, verschiedene Formen von *Arteriitis, Panangiitis, Phlebitis-Periphlebitis* und *Retinopathien* bei Sarkoidose, Leukämien, Anämien, Karotis-Stenose und anderen Allgemeinleiden. Die Beziehungen zur bereits besprochenen diabetischen Retinopathie liegen auf der Hand. Auch die *Retinopathia praematurorum*, die sich an einer noch unreifen Netzhaut abspielt, und die familiäre exsudative Vitreoretinopathie sind hier einzuordnen.

### Gefäßveränderungen mit Anomalie und Mißbildungscharakter

Hauptvertreter dieser Gruppe sind die retinalen Teleangiektasien wie sie unter dem Bild der *Leber-Miliaraneurysmenretinitis*, des *Morbus Coats* und der *idiopathischen juxtafoveolären Teleangiektasie* [27] bekannt sind. Hierher gehören auch isolierte *arterielle Makroaneurysmen*, die angeboren sein können oder auf dem Boden einer Arteriosklerose entstehen. Die Gefäßläsion selbst ist bei diesen Erkrankungen gar nicht oder doch nur wenig progredient. Das Krankheitsgeschehen wird durch die sekundären Veränderungen bestimmt. Zunehmende Lipidablagerungen und seröse Exsudate sind es, die schließlich irreversible morphologische Defekte und funktionelle Einbußen erzeugen. Blutungen sind selten. Echte Gefäßproliferationen kommen nur in Ausnahmefällen vor.

### Gefäßtumoren oder tumorähnliche Gefäßerkrankungen

In diese Gruppe gehören die Hamartome, deren Spektrum vom harmlosen *kavernösen Hämangiom* bis zum aggressiven *kapillären Angioblastom* bei der Angiomatosis Retinae von HIPPEL reicht.

Es sollen an dieser Stelle vor allem die frühen Stadien der genannten Erkrankungen besprochen werden; jene Stadien also, in denen die primären Gefäßläsionen der Therapie noch zugänglich sind. Das Ziel ist, diese Gefäßveränderungen zu beseitigen, beginnende Sekundärveränderungen aufzufangen und im Sinne der Prophylaxe weiteren Folgeschäden vorzubeugen. Dieser Prophylaxe-Aspekt muß besonders betont werden. Er gibt eventuellen Komplikationen der Behandlung erhebliches Gewicht. Daher müssen die Indikationen sorgfältig und restriktiv gestellt werden.

Die Therapie der Wahl ist die *Photokoagulation* und innerhalb bestimmter Grenzen auch die *Kryotherapie*. Als gelegentliche Hilfsmittel kommen Diathermie, Endophoto- und Endo-Kryokoagulation sowie perkutane Röntgenbestrahlung hinzu.

Trotz der mannigfachen Vorstellungen über eine differenzierte Anwendungsweise verschiedener Photokoagulatoren [55], sind die Unterschiede aus klinischer Sicht nur gering. Der herkömmliche Xenonkoagulator benutzt das ganze sichtbare Spektrum und ist deshalb für die Behandlung von Gefäßerkrankungen prädestiniert (**Abb. XIII. B. 5**). Das blaue Licht des Argonlasers wird vom Blut und vom Blutfarbstoff besonders gut absorbiert und bewirkt deshalb bei Koagulation von Gefäßen und Blutungen leicht Übereffekte. Krypton- und Dyelaser können mit ihrem roten Licht die Absorption am Blutfarbstoff unterlaufen. Man vermeidet unbeabsichtigte Koagulationen an intraretinalen Blutungen und kann auch bei Glaskörperblutungen noch koagulieren. Das rote Kryptonlicht und die gelb-orangefarbigen Spektralbereiche des Farbstofflasers sind auch für die Behandlung foveanaher Veränderungen geeignet ebenso wie die grüne Lichtbande des Argonlasers. Langwelliges Licht wird vom Xanthophyll der Makula nicht absorbiert, so daß keine Schädigung der Henle-Nervenfaserschicht entsteht. Im großen und ganzen jedoch gilt, daß Xenonkoagulator und Argonlaser alternativ verwendet werden können, und sich die Behandlungsziele in ganz ähnlicher Weise erreichen lassen [95]. Die sorgfältige und auf Erfahrung basierende Anwendung ist ganz offensichtlich der wesentliche Faktor für den Erfolg.

Die fortgeschrittenen Stadien der Erkrankungen mit persistierenden Glaskörperblutungen, exsudativer Netzhautablösung, fortschreitender Traktionsablatio, periretinalen Bindegewebsproliferationen (proliferative Vitreoretinopathie, PVR) und Glaskörperverschwartung werden jeweils in den entsprechenden Kapiteln über die netzhaut- und glaskörperchirurgischen Methoden (s.d.) behandelt.

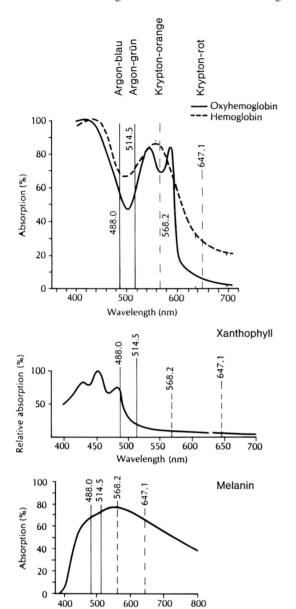

Abb. XIII. B. 5. **Emissionsspektren verschiedener Koagulationsgeräte und die Absorption des Lichtes an Hämoglobin, Xanthophyll und Melanin.**

## 2.1 Behandlung okklusiv-proliferativer Netzhautgefäßerkrankungen

### 2.1.1 Venenastverschlüsse

Je nach Lokalisation ist zwischen makularen, peripheren und Stammvenenverschlüssen zu unterscheiden [3]. Die Therapie muß den morphologischen wie funktionellen Gegebenheiten angepaßt werden.

Die *Ziele der Behandlung* sind:
- Die Bildung von *Gefäßproliferationen* soll *verhindert* und damit Glaskörperblutungen vorgebeugt werden. Dies geschieht durch Koagulation ischämischer Netzhautpartien.
- Bereits vorhandene *Gefäßneubildungen* sollen *beseitigt* oder doch wenigstens als Blutungsquelle unschädlich gemacht werden. In der Fundusperipherie erfolgt dies durch direkte Koagulation der Gefäßproliferationen, bei Proliferationen an der Papille durch „indirekte" Koagulation der ischämischen Infarktbezirke.
- Die Entstehung eines *Makulaödems* soll *verhindert* und ein bereits vorhandenes wieder beseitigt werden. Die diesbezüglichen Möglichkeiten sind derzeit noch umstritten.

#### 2.1.1.1 Makuläre Venenastverschlüsse

Betroffen sind kleinere Venolen, die einem parafoveolären Einzugsbereich entstammen (**Abb. XIII. B. 6**). Ihre Prognose ist vergleichsweise gut [4, 75]. Angiographisch findet sich im Infarktbereich eine allgemeine Dilatation der Kapillaren. Gefäßobliterationen fehlen. Die benachbarten Venolen übernehmen die Drainage. Fast immer kommt es innerhalb einiger Wochen oder weniger Monate zu einer weitgehenden Wiederherstellung.

Eine Behandlung ist in aller Regel nicht erforderlich und sollte schon wegen der in Foveanähe häufig als störend empfundenen postkoagulativen Skotome unterbleiben. Entstehen im Laufe der Zeit ausnahmsweise einmal stärkere Lipidablagerungen, so lassen sich die dafür verantwortlichen abnormen Gefäße und Leckstellen im Fluoreszenzangiogramm leicht orten und mit einigen gezielten Argonlaserkoagulationen verschließen. Es werden dazu Herdgrößen von 200 bis 300 μ und Expositionszeiten von 0,1 bis 0,2 Sek. empfohlen. Auf die Frage des Makulaödems wird weiter unten noch eingegangen werden.

### 2.1.1.2 Periphere Venenastverschlüsse

Verschlüsse einzelner Venenäste in der mittleren und äußeren Netzhautperipherie (**Abb. XIII. B. 6**) sind vergleichsweise harmlos [38, 75]. Der Behandlung bedürfen sie nur, wenn sie zur Ausbildung von epiretinalen Gefäßproliferationen führen. Derartige Gefäßneubildungen stellen dann allerdings eine absolute Indikation für die Behandlung dar, denn sie können der Ausgangspunkt für Blutungen, präretinale Membranbildungen und Traktionsablationes werden.

Die Koagulation richtet sich direkt gegen die Gefäßproliferationen. Zusammen damit sollte der gesamte periphere Infarktbereich mit einer weitflächigen disseminierten Koagulation („segmental scatter ablation") behandelt werden (**Abb. XIII. B. 7**).

Folgende *Koagulationsparameter* werden empfohlen:

bei Koagulation mit dem Argonlaser (Argon-Blau-Grün)
  Herdgröße: (200) 500–1 000 μ
  Expositionszeit: 0,1–0,5 Sek.

bei Koagulation mit dem Xenonkoagulator
  Herdgröße: 4,5–6,0°,
  Expositionszeit: 1,0–1,5 Sek.

Für die Koagulation der avaskulären Netzhaut genügen nach L'ESPERANCE [54, 55] Herdgrößen von 250–500 μ. Gefäßneubildungen müssen mit verhältnismäßig kräftigen Herden komplett abgedeckt werden. Um Blutungen vorzubeugen, koaguliert man am besten zuerst die äußeren Ränder der Gefäßfächer und dann erst die zuführenden Arterien und Venen. Für die Koagulationen in der avaskulären Netzhautperipherie sollte die Energie so gewählt werden, daß gerade eine zarte Weißfärbung entsteht.

### 2.1.1.3 Venenstammverschlüsse

Eine absolute Indikation für die Photokoagulation sind Venenstammverschlüsse mit Gefäßneubildungen [8, 18, 23, 49, 57]. Der Schwerpunkt liegt auf den Gefäßneubildungen, gleichgültig ob an der Papille oder in der Fundusperipherie.

Eine direkte Koagulation von Gefäßneubildungen darf nur in peripheren Partien der Netzhaut erfolgen. Papillenproliferationen sollten auf keinen Fall unmittelbar angegangen werden. Man provoziert damit nur allzu leicht Blutungen, Schrump-

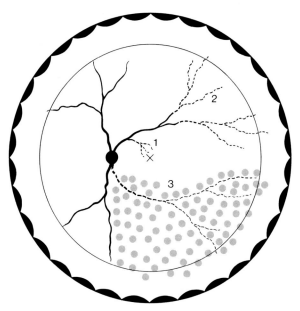

**Abb. XIII. B. 6. Venenast-Verschlüsse**
*1* Makulärer Venenastverschluß; bedarf in der Regel keiner Behandlung. *2* Peripherer Venenastverschluß; wird nur in Ausnahmefällen behandelt. *3* Stammvenenverschluß; prophylaktische Photokoagulation zur Verhinderung von Gefäßproliferationen.

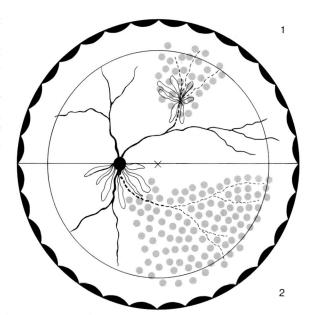

**Abb. XIII. B. 7. Venenast-Verschlüsse mit Gefäßneubildung.**
*1* Peripherer Venenastverschluß; Gefäßproliferationen und ischämischer Infarkt werden koaguliert. *2* „Indirekte" Koagulation des gesamten Infarktgebietes bei Gefäßneubildungen an der Papille.

fungen und Traktionen und läuft Gefahr, Nervenfaserdefekte zu erzeugen. Auch die selektive Koagulation der versorgenden Gefäße („feeder vessel" Technik [54, 108]) hat sich nicht durchsetzen können. Gefäßneubildungen an der Papille lassen sich nur durch die sog. indirekte Koagulation des Infarktgebietes einigermaßen gefahrlos beeinflussen (**Abb. XIII. B. 7**).

Zu diesem Zweck wird der gesamte Verschlußbereich bis in die äußere Netzhautperipherie mit Koagulationen durchsteppt („segmental scatter ablation, **Abb. XIII. B. 8**). Das Vorgehen entspricht der panretinalen Koagulation bei diabetischer Retinopathie. Dabei erfolgen Regression und Fibrosierung wesentlich zügiger, so daß die Koagulationen deutlich lockerer gestellt werden können. Wichtig ist die Unterscheidung zwischen echten Gefäßneubildungen und Kollateralgefäßen. Kollateralen entstehen aus präformierten Gefä-

**Abb. XIII. B. 8 a–d. Venenast-Verschlüsse.**
**a** Disseminierte Koagulation bei ischämischem Stammvenenverschluß zur Verhütung von Gefäßproliferationen. **b** Koagulation bei einem peripheren Verschluß. **c** Xenonkoagulation bei Papillenproliferationen. **d** Argonkoagulationen bei Papillenproliferationen.

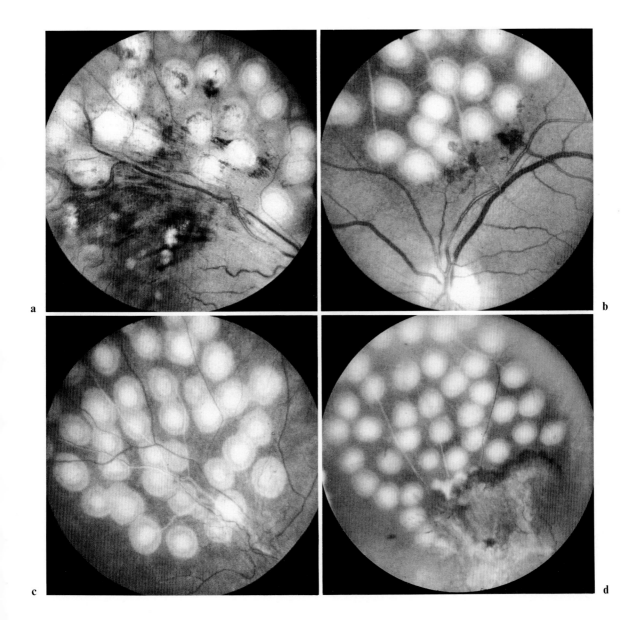

ßen, liegen intraretinal und dienen der Reorganisation des Netzhautkreislaufs. Sie sollten deshalb auf keinen Fall koaguliert werden. Die funktionelle Prognose hängt von der Beteiligung der perifovealen Kapillararkaden ab [14].

Folgende *Koagulationsparameter* werden empfohlen:

bei Koagulation mit dem Argonlaser (Argon-Blau-Grün)
  Herdgröße: (200) 500–1 000 μ
  Expositionszeiten: 0,1–0,5 Sek.

bei Koagulation mit dem Xenonkoagulator
  Herdgröße: (1,5) 3,0–4,5 (6,0)°,
  Expositionszeit: ca. 0,5–1,0 Sek.

Je weiter zentral die Koagulation erfolgt, um so kleiner sollten die Herde gewählt werden. Defekte bis 1 mm Durchmesser entsprechend 1 000 μ oder 3° werden nach einer Adaptationszeit dank neuronaler Verschaltung subjektiv nur noch wenig oder gar nicht mehr bemerkt [21]. Die kurzen Expositionszeiten dienen dazu, den Koagulationseffekt möglichst auf das Pigmentepithel und die äußeren Netzhautschichten zu beschränken und die inneren Partien der Netzhaut zu schonen.

Etwa zwei Drittel aller temporalen Venenstammverschlüsse führen zu Gefäßneubildungen [33, 38, 85]. Es ist daher die Frage, ob eine vorbeugende Behandlung möglich ist [8, 81]. Kapillar- und Gefäßverschlüsse im Infarktbereich sind Ursache für die Gefäßreaktion. Das Ausmaß der Neovaskularisation steht in engem Zusammenhang mit der Ausdehnung der Ischämiezonen [3, 85]. Das Fluoreszenzangiogramm gibt darüber Auskunft.

Zwei bis drei Monate nach Abklingen der akuten Phase des Verschlußgeschehens sollte deshalb angiographiert werden. Zu diesem Zeitpunkt sind die Blutungen meist resorbiert. Die Gefäße sind wieder zu übersehen. Finden sich große nicht mehr perfundierte Netzhautbereiche (ischämischer Typ, **Abb. XIII. B. 9b**) ist nach unseren Vorstellungen die *Indikation für eine prophylaktische Photokoagulation* gegeben.

Wiederum besteht diese in einer lockeren disseminierten Koagulation („segmental scatter ablation") des ganzen Infarktbereiches bis in die äußere Netzhautperipherie (**Abb. XIII. B. 8a**).

Empfohlene *Koagulationsparameter:*

bei Koagulation mit dem Argonlaser (Argon-Blau-Grün)
  Herdgröße: (200) 500–1 000 μ
  Expositionszeit: 0,1–0,5 Sek.,

bei Koagulation mit dem Xenonkoagulator
  Herdgröße: (1,5) 3,0–4,5°,
  Expositionszeit: 0,5–1,0 Sek.

Temporale Venenstammverschlüsse, bei denen das Kapillarsystem angiographisch mehr oder weniger erhalten ist (nicht-ischämischer Typ, **Abb. XIII. B. 9a**), bedürfen auch bei großflächigem Infarkt und ausgedehnten Farbstoffaustritten der Koagulation nicht.

### 2.1.1.4 Makulaödem bei Venenastverschlüssen

Tangieren die Venenastverschlüsse die Fovea, so kommt es zum Makulaödem. Es hat eine Reihe von Versuchen gegeben, durch Photokoagulation das Ödem zu verhindern oder wieder rückgängig zu machen. Mit einer Koagulation der zugehörigen Arteriolen (arteriolar constricting or crimping technique [54, 55]) soll der arterielle Zufluß verringert werden. Der Perfusionsdruck sinkt und man hofft, die Ödembildung zu reduzieren. Mit der Barrierentechnik (barrier technique [49, 55]) will man die Fovea gegen das von peripher andrängende Ödem abriegeln. Durch Koagulation des gesamten Infarktbereichs (barrage technique [55, 105]) ist beabsichtigt, die abnorm permeablen Gefäße auszuschalten.

Der Nutzen derart angelegter Koagulationen ist umstritten [34, 77]. Die Moorfields-Studie [49], eine multizentrische und randomisierte klinische Studie, hat keine signifikante Verbesserung gegenüber dem spontanen Verlauf nachweisen können. Die Behandlung des Makulaödems bei Venenastverschlüssen kann deshalb derzeit nur mit Vorbehalt empfohlen werden.

Neue Aspekte haben sich allerdings in jüngster Zeit aus den Untersuchungen der „Branch vein occlusion study group" [7] ergeben. Bei ausgewählten Fällen scheint es danach möglich, eine Visusbesserung zu erzielen. Die Untersuchungen beziehen sich auf unterschiedliche Verschlußtypen mit einem Ausgangsvisus von 0,5 oder schlechter. Die Behandlung erfolgte mit 100 μ Argonlaserherden bei einer Expositionszeit von 0,1 Sekunden. Die Koagulationen wurden über den Infarktbereich in Art eines Gittermusters mit Zwischenräumen von jeweils einer Koagulationsbreite verteilt. Man wird weitere Ergebnisse dieser Studie abwarten müssen.

Ebenso unklar ist derzeit, welchen Nutzen Krypton- und Farbstofflaser für die Behandlung von Venenverschlüssen und ihrer Folgen haben. Beide Laser arbeiten im Rotbereich und sind in der Lage, prä- und intraretinale Blutungen zu unterlaufen. So lassen sich trotz erheblicher Sichtbehinderung Koagulationseffekte in der Netzhaut erzielen [56]. Es ist damit die Frage einer Frühbehandlung innerhalb der ersten Wochen angesprochen. Bisher fehlen ausreichende Ergebnisberichte, so daß allgemein gültige Empfehlungen nicht gegeben werden können.

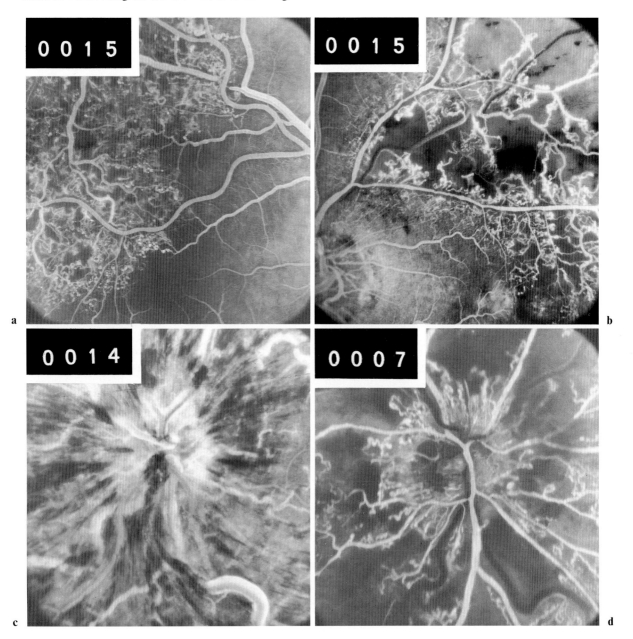

**Abb. XIII. B. 9a–d. Fluoreszenzangiogramme von Ast- und Zentralvenenverschlüssen.**

**a** Nicht-ischämischer Typ des Astverschlusses. Die Gefäßstrukturen sind weitgehend erhalten. **b** Ischämischer Typ des Astverschlusses mit weitläufigen Kapillarobliterationen. **c** Hyperpermeable Stase-Retinopathie, **d** ischämische hämorrhagische Retinopathie.

### 2.1.2 Zentralvenenverschlüsse

Für die Koagulationsbehandlung von Zentralvenenverschlüssen gibt es relativ klare Vorstellungen. Nach HAYREH [36, 37] werden zwei Formen unterschieden: *Venöse Staseretinopathie* und *hämorrhagische Retinopathie*. Ähnlich wie bei den Venenastverschlüssen ist auch hier wieder die Unterscheidung zwischen ischämischer Form und nicht-ischämischer Form der Erkrankung für die Indikationsstellung entscheidend [50].

### 2.1.2.1 Venöse Stase-Retinopathie

Bei der Staseretinopathie kommt es zu einer generalisierten Gefäßdilatation und zu Permeabilitätsstörungen. Gefäßverschlüsse und Ischämie treten nicht auf (**Abb. XIII. B. 9c**). Die Prognose ist gut.

Weitgehende morphologische und funktionelle Restitution ist die Regel. Eine Koagulationsbehandlung ist nicht erforderlich.

### 2.1.2.2 Hämorrhagische Retinopathie

Bei den hämorrhagischen Venenverschlüssen wird das Krankheitsbild von ausgedehnten Kapillar- und Gefäßverschlüssen bestimmt. Im Angiogramm sieht man eine weitgehend gefäßfreie Netzhaut (**Abb. XIII. B. 9d**). Folge der retinalen Ischämie sind Gefäßproliferationen an der Papille und in der Netzhautperipherie. Glaskörperblutungen sind ebenso häufige Folge davon wie Rubeosis iridis und hämorrhagisches Sekundärglaukom.

Hier ist der Ansatzpunkt für die Behandlung. Die gesamte Netzhaut wird disseminiert koaguliert: *panretinale Koagulation,* „panretinal ablation" (**Abb. XIII. B. 10**). Die Absicht ist, die Bildung von Gefäßproliferationen zu verhindern oder bereits vorhandene Gefäßneubildungen zur Regression zu bringen, einer Rubeosis iridis vorzubeugen oder Anfänge derselben rückgängig zu machen [48, 58, 60, 87].

Die Behandlung erfolgt ähnlich wie bei der diabetischen Retinopathie. Wir empfehlen die folgenden *Koagulationsparameter*:

bei Behandlung mit dem Argonlaser (Argon-Blau-Grün)
Herdgröße: (300) 500–1000 μ,
Expositionszeit: 0,1–0,5 Sek.,

bei Behandlung mit dem Xenonkoagulator
Herdgröße 3,0–4,5 (6,0)°,
Expositionszeit: 0,5–1,0 Sek.

Wieder gilt die Regel, daß zentral mit kleinen, peripher mit größeren Koagulationseffekten gearbeitet wird [73]. Es genügt, daß der Koagulationseffekt auf die äußeren Netzhautschichten beschränkt bleibt und lediglich eine zarte Weißfärbung zustande kommt. Es ist darauf zu achten, daß Blutungen und blutig tingierte Netzhautpartien mit niedrigen Energiestufen behandelt werden. Hämoglobin bewirkt eine vermehrte Lichtabsorption und einen gesteigerten Koagulationseffekt. Die Koagulation großer Venenstämme sollte

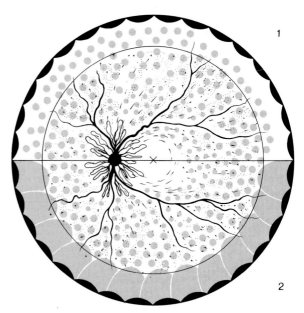

**Abb. XIII. B. 10. Zentralvenenverschluß mit Gefäßneubildungen an der Papille.**
*1* Panretinale disseminierte Photokoagulation. *2* Kombination von Photokoagulation und Kryobehandlung.

wegen der Blutungsgefahr vermieden werden. Retinoziliare Anastomosen an der Papille sind unbedingt von echten Gefäßproliferationen zu unterscheiden. Da sie zur Restitution des Netzhautkreislaufs beitragen, dürfen sie auf keinen Fall koaguliert und unterbrochen werden.

Gefäßproliferationen an Papille und Iris treten in der Regel frühestens drei bis vier Monate nach Erkrankungsbeginn auf. Es empfiehlt sich deshalb, erst nach einem Intervall von drei Monaten mit der fluoreszenzangiographischen Diagnostik zu beginnen und dementsprechend die Koagulationsbehandlung einzuleiten.

Auch das Elektroretinogramm kann für die Indikationsstellung herangezogen werden. Es liefert zusätzliche Informationen über das Gefährdungspotential eines zentralen Venenverschlusses [80].

Die Photokoagulation ist in der Lage, den Krankheitsprozeß zu stabilisieren und Komplikationen zu verhindern oder wieder rückgängig zu machen. Funktionelle Besserungen sind die Ausnahme und deshalb auch nicht eigentliches Ziel der Photokoagulation bei Zentralvenenverschlüssen [51, 55, 57, 58, 61, 83, 107].

Bei *rasch progredienter Rubeosis iridis* kombinieren wir die Photokoagulation mit einer Kryobehandlung. Etwa in Äquatorhöhe wird der Bulbus rundum koaguliert. Die Behandlung erfolgt mit einer breitflächigen, spatelförmigen Sonde (OPTI-KON, Rom; ERBE, Tübingen). Die Herde liegen dicht beieinander und bilden eine zusammenhängende Kette. Die Kryotherapie erfolgt transkonjunktival und unter sorgfältiger Sichtkontrolle. Es sollte gerade eine deutliche Weißfärbung der Netzhaut entstehen. Nur bei Überdosierung muß mit reaktiver Exsudation, exsudativer Netzhautablösung und proliferativer Vitreoretinopathie gerechnet werden (s. auch Kap. XI. 6.2).

### 2.1.3 Eales-Erkrankung

Die Eales-Erkrankung ist bisher nicht klar definiert. Nach MEYER-SCHWICKERATH [65] versteht man darunter eine nichtentzündliche Verschlußerkrankung peripherer Netzhautgefäße, in deren Folge es zu Neovaskularisationen und Glaskörperblutungen kommt. Die Ursache der Erkrankung ist nicht bekannt [66, 70].

Das pathologische Substrat sind gefäßfreie Zonen in den äußeren Netzhautabschnitten eines oder mehrerer Fundusquadranten (**Abb. XIII. B. 11**). An ihrem zentralen Rand entwickeln sich reaktiv Gefäßanomalien, Aneurysmen und Proliferationen. Es ist das Zusammenspiel von retinaler Ischämie und Gefäßneubildung, die auch im Falle der Eales-Erkrankung ein therapeutisches Vorgehen erforderlich macht.

Die Behandlung ist darauf gerichtet, die Gefäßproliferationen als mögliche Blutungsquelle auszuschalten und durch Koagulation der Ischämiezonen den Anreiz für weitere Neovaskularisationen zu beseitigen. Alle Aneurysmen und neugebildeten Gefäße werden flächenhaft und vollständig koaguliert [65, 100] (**Abb. XIII. B. 11; 12a, b**). Bei Proliferationen, die in den Glaskörper hineinragen, kann man versuchen, die Basis der Gefäßfächer zu koagulieren. Man kann auch versuchen, sie im Sinne der „feeder vessel"-Technik, wie für die Koagulation der Sichelzell-Retinopathie angegeben, zu behandeln [42, 54].

Dazu werden die folgenden *Empfehlungen* gegeben:

bei Behandlung mit dem Argonlaser (Argon-Blau-Grün)
Herdgröße: (300) 500–1000 µ und mehr,
Expositionszeit: 0,1–0,5 Sek.,
„feeder-vessel"-Technik: 100 µ, 0,1 Sek.,

bei Behandlung mit dem Xenonkoagulator
Herdgröße: 4,5–6,0°,
Expositionszeit: 0,5–1,5 Sek.

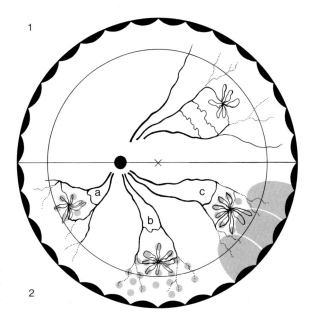

**Abb. XIII. B. 11. Eales-Erkrankung.**
*1* Unbehandelter Zustand mit gefäßfreier Zone und Gefäßneubildung. *2* Behandlung: *a* Direkte Koagulation der Proliferation. *b* Kombination von direkter und indirekter Behandlung. *c* Kombination von Photo- und Kryokoagulation.

Die Gefäßveränderungen reagieren auf die Koagulation überraschend gut. Meist kommt die Erkrankung mit einer einzigen Koagulationsbehandlung zur Ruhe [90].

Die Therapie ist nur mit wenigen *Komplikationen* belastet. Sie bestehen in Blutungen und epiretinaler Fibrose. Postkoagulative Makulopathie (Makulapucker) und Traktionsablatio kommen gelegentlich vor.

Die avaskuläre Fundusperipherie kann auch mit transkonjunktivaler Kryoapplikation behandelt werden. Sie sollte jedoch abweichend von älteren Konzepten, die mit Diathermiekoagulation arbeiten [25, 93], nur bei gutem Fundeseinblick und unter Sichtkontrolle erfolgen.

### 2.1.4 Sichelzellretinopathie

Sichelzellretinopathie und Eales-Erkrankung sind nach dem klinischen Bild eng miteinander verwandt [66]. Wieder ist es das Zusammenspiel von peripherer avaskulärer und zentraler gefäßführender Netzhaut mit Gefäßneubildung in der Zwischenzone. Im Gegensatz zum Morbus Eales finden sich die Veränderungen meist in der gesamten Fundusperipherie. Die Proliferationen bilden präretinale Segel und gleichen den bekannten Fächerko-

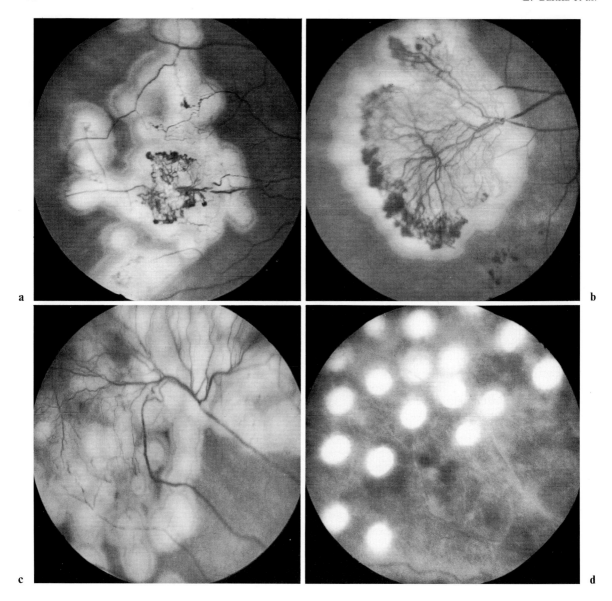

**Abb. XIII. B. 12a–d. Koagulation verschiedener okklusiv-proliferativer Gefäßerkrankungen der Netzhaut.**
**a, b** Eales-Erkrankung. **c** Sichelzell-Retinopathie. **d** Morbus Behçet.

rallen (sea fan). Zu diesen Befunden kommt es vor allem bei Sichelzellhämoglobin-C-Erkrankung, von der nahezu ausnahmslos Schwarze betroffen sind.

Die Behandlung erfolgt ganz ähnlich wie bei der Eales-Erkrankung durch Koagulation der Gefäßproliferationen und der peripheren Ischämiezonen, um mögliche Blutungsquellen und den Proliferationsstimulus auszuschalten (**Abb. XIII. B. 11, 12c**).

Es gelten die gleichen *Koagulationsparameter* wie bei der Eales-Erkrankung:

bei Behandlung mit dem Argonlaser (Argon-Blau-Grün)
  Herdgröße: (300) 500–1 000 μ und mehr,
  Expositionszeit: 0,1–0,5 Sek.,
  „feeder-vessel"-Technik: 100, 0,1 Sek.,

bei Behandlung mit dem Xenonkoagulator
  Herdgröße: 4,5–6,0°,
  Expositionszeit: 0,5–1,5 Sek.

Alternativ zur Flächenkoagulation kann man die sog. „feeder vessel"-Technik anwenden [32, 42, 54]. Dabei werden die versorgenden Gefäße entlang ihres Verlaufes mit relativ kleinen 100 µ Argonlaserkoagulationen behandelt. Es werden signifikant günstige Ergebnisse beschrieben [17]. Offenbar genügt es aber auch, allein die avaskuläre und ischämische Umgebung der Proliferationen zu koagulieren und die Neovaskularisationen selbst unangetastet zu lassen. Auch das ist durch die Ergebnisse einer randomisierten Studie belegt [79].

Bei stark pigmentiertem Fundus ist Vorsicht geboten. Die Leistungsstufen sind entsprechend der gesteigerten Lichtabsorption niedrig zu wählen. Die Komplikationen bestehen ähnlich wie bei der Eales-Erkrankung in Blutungen und epiretinaler Fibrose.

### 2.1.5 Weitere proliferative Netzhautgefäßerkrankungen

Retinale Gefäßproliferationen können sich bei zahlreichen okulären und systemischen Erkrankungen entwickeln. Pathogenetisch haben wir es stets mit der Interaktion von primärer Gefäßokklusion und reaktiver Gefäßneubildung zu tun.

Betroffen sind in erster Linie *entzündliche Erkrankungen*. Wir finden Gefäßproliferationen bei der intermediären Uveitis [22]. Wir sehen sie bei Toxoplasmose [28]. Sie kommt vor bei den verschiedenen Formen der Angiitis und Periphlebitis. Die Gefahr der Rubeosis iridis ist bei den hämorrhagischen Angiitiden, wie etwa dem Morbus Behcet, besonders groß [69]. Wir finden Gefäßproliferationen bei der Sarkoidose [1, 88] und beim Lupus erythematodes [94]. Gefäßneubildungen können sich auf dem Boden einer atypischen Retinitis pigmentosa [9] entwickeln, bei Leukämie und Anämie [19] oder beim Takayasu-Syndrom [86] und bei einer Sinus-Cavernosus-Fistel [44].

Die Behandlung ist notwendig, wenn Gefäßneubildungen in der Fundusperipherie oder an der Papille nachweisbar sind, und sie ist vor allem dann notwendig, wenn erste Blutungen auftreten. Eine prophylaktische Behandlung kommt in der Regel nicht in Betracht. Das Risiko, Gefäßneubildungen zu entwickeln, variiert von Krankheit zu Krankheit. Die blanden Krankheitsverläufe sind wesentlich häufiger.

Die *Technik der Behandlung* ist ähnlich wie bei Venenverschlüssen, Eales-Erkrankung und Sichelzellretinopathie (**Abb. XIII. B. 12d, 13**). Die Gefäßneubildungen werden, soweit sie in der Peripherie liegen, mit großen Koagulationen abgedeckt. Wenn Papillenproliferationen vorhanden sind,

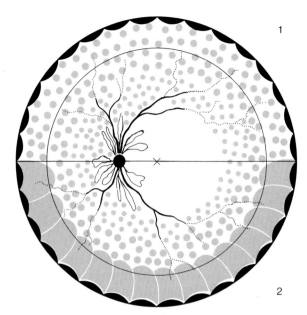

**Abb. XIII. B. 13. Panretinale Koagulation okkludierender Gefäßerkrankungen mit Papillenproliferationen.**
*1* Photokoagulation der ischämischen Areale. *2* Kombinierte Photo- und Kryotherapie.

werden nur die Ischämiezonen koaguliert. Auch wenn keine retinalen Gefäßproliferationen vorhanden sind, ist bei ausgedehnter retinaler Ischämie und einer beginnenden Rubeosis iridis die panretinale Koagulation indiziert. Die Kombination mit transkonjunktivaler Kryokoagulation ist möglich.

Mitunter kann man abweichend von der Regel auf die Koagulation verzichten und sich allein mit einer Behandlung der Grundkrankheit begnügen. Dies gilt in besonderer Weise für die Retinopathie bei Karotisverschlüssen, Aortenbogen-Syndrom und Takayasu-Erkrankung. Die Verbesserung der arteriellen Blutversorgung reicht meist aus, die Netzhautveränderungen zur Remission zu bringen.

### 2.1.6 Retinopathia praematurorum

Auch die Retinopathia praematurorum ist eine ischämieinduzierte Gefäßerkrankung ähnlich denen des Erwachsenenalters. Sie unterscheidet sich von diesen dadurch, daß sie auf ein unreifes Netzhautgewebe und ein noch im Aufbau begriffenes Gefäßsystem trifft. Die periphere Netzhaut bleibt gefäßfrei, weil die Entwicklung der Gefäße vorzeitig unterbrochen wird. Im Prinzip geht es auch hier um mangelhafte Perfusion und Unterversorgung, den daraus entstehenden Stimulus zur Gefäßneu-

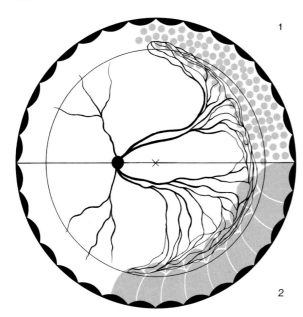

**Abb. XIII. B. 14. Behandlung der Retinopathia praematurorum.**
*1* Photokoagulation. *2* Kryotherapie.

bildung und die in diesem Fall besonders schwerwiegende Reaktion in der zunächst intakten posterioren Netzhaut.

Als NAGATA und TSURUOKA [71] über erfolgreiche Photokoagulation berichteten, schien eine brauchbare Behandlungsmethode für die Retinopathia praematurorum gefunden (**Abb. XIII. B. 14**). Inzwischen freilich hat man sie so gut wie aufgegeben, weil die Handhabung zu schwierig ist. Glaskörperblutungen, Reste des primären Glaskörpers und der Tunica vasculosa lentis und die oft enge Pupille beeinträchtigen den Funduseinblick, so daß die peripheren Netzhautpartien kaum zu erreichen sind.

Wenn man sich überhaupt zu einer Therapie entschließt, ist heute die *Kryotherapie* Methode der Wahl [24, 40, 45, 47, 68, 91, 92]. Mit geeignet geformten Kältesonden erzielt man großflächige Koagulationseffekte, so daß meist nur wenige Einzelherde nötig sind, um die ganze temporale Fundusperipherie zu erfassen (**Abb. XIII. B. 14**). Wir verwenden die Spatulasonde der Firmen Optikon, Rom und Erbe, Tübingen. Der Eingriff kann ohne Narkose in einfacher Oberflächenanästhesie ausgeführt werden.

Problematisch ist die Frage, der korrekten *Indikationsstellung*. KÖRNER und BOSSI [46] hatten 1983 festgestellt, daß angesichts des Fehlens kontrollierter Studien keine begründeten Empfehlungen für die Indikation gegeben werden können. Daran hat sich bis heute nichts geändert.

Wir selbst halten uns ebenso wie viele andere an die folgenden Regeln:

Die Koagulationsbehandlung erfolgt im Stadium III der Erkrankung (internationale Klassifikation von 1984) [16]. Leitsymptome sind: zunehmende Kongestion der Gefäße am hinteren Augenpol, Abnahme des Winkel Kapa zwischen den großen Gefäßbögen, starke Füllung und Dilatation der Gefäße in der temporalen Fundusperipherie, kräftig erweiterter Gefäßshunt, präretinale Gefäßneubildungen und präretinale Blutungen. Wichtig ist die Verlaufsbeobachtung. Je aggressiver der Verlauf und je rascher die Progredienz, um so eher sollte man die Behandlung einleiten.

Die *Beurteilung des Erfolgs* ist schwierig, und es wird zu recht vermutet, daß sog. Therapieerfolge nicht selten einer spontanen Remission zuzuordnen sind. Die Chancen, eine Besserung zu erzielen, sind im frühen Stadium III am größten. Je früher aber behandelt wird, um so größer wird die Zahl der unnötigerweise behandelten Augen [68]. Allgemein ist Zurückhaltung geboten, ehe nicht die Ergebnisse der derzeit laufenden prospektiven Studien bekannt sind.

Stadium IV und V der Retinopathia praematurorum sind durch eine mehr oder weniger ausgedehnte Netzhautablösung gekennzeichnet. Die Befunde lassen sich folgendermaßen gruppieren [103]:

a) Ablatio peripher der Proliferationsleiste,
b) Ablatio zentral der Proliferationsleiste,
c) bullöse Quadrantenablatio,
d) totale Ablatio,

    1. mit umschriebener peripherer Fibrose,
    2. mit ausgedehnter retrolentaler Fibrose und
    3. mit Vorderabschnittsveränderungen.

Die flache exsudative Ablatio peripher der Proliferationsleiste kann häufig noch mit einer transkonjunktivalen Kryokoagulation behandelt werden. Die bullöse rhegmatogene Ablatio bedarf der Skleraresektion und eher noch der Cerclage. Wenngleich die Augen noch klein sind und meist eine dünne Sklera haben, lassen sich derartige Eingriffe nach den Regeln der Erwachsenenchirurgie vornehmen. Die Cerclage wird mit 2 mm breiten Silikonbändern ausgeführt (Medical Instrument Research Association, Mira, Boston). Bei präretinalen Membranen und zunehmender Traktion kommt nur noch der Versuch einer Vitrektomie in Betracht.

Die *Untersuchung der Frühgeborenen* sollte nach einem festen Plan erfolgen, HINDLE [39] hat 1982 ein Schema angegeben, das heute wohl am weitesten verbreitet ist [46, 47]. Es sieht folgende Untersuchungen vor:
Gestationsalter >als 33 Wochen – Erstuntersuchung in der sechsten Lebenswoche. Bei Normalbefund keine weiteren Kontrollen.

Gestationsalter <als 33 Wochen – Erstuntersuchung in der vierten Lebenswoche. Bei Normalbefund Kontrolle vierzehntägig, bei Retinopathia praematurorum Kontrolle wöchentlich, bei progredienter Retinopathie und/oder Hyperämie des vorderen Augensegmentes Kontrollen gegebenenfalls mehrmals wöchentlich, bei Retinopathie in Remission Kontrollen zwei- bis vierwöchentlich.

Nach den eigenen Erfahrungen reicht eine erste Untersuchung in der achten Lebenswoche aus [103]. Untersuchungen im Inkubator sind innerhalb der ersten 6–8 Lebenswochen überflüssig.

### 2.1.7 Familiäre (dominante) exsudative Vitreoretinopathie

Die klinischen Befunde der familiären (dominanten) exsudativen Vitreoretinopathie sind mit denen der Retinopathia praematurorum weitgehend identisch [67, 72]. Das Gefäßbild ist zwar sehr variabel; typisch sind anomale Gefäße in der temporalen Fundusperipherie, die fächerförmig angeordnet sind und den Spät- oder Abortivformen der Retinopathia praematurorum zum verwechseln ähnlich sehen. Allerdings scheint es sich dabei am ehesten um mißbildete Gefäße zu handeln, in den meisten Fällen bleiben sie das ganze Leben lang unverändert [52]. Ob zusätzlich eine echte Neubildung von Gefäßen stattfinden kann, ist bisher nicht geklärt. Einzelne Fälle enden in schwerster proliferativer Vitreoretinopathie mit Netzhautablösung.

Eine Behandlung ist nur bei den progressiven Verläufen erforderlich. Bei epiretinaler Fibrose und Netzhautablösung erfolgt sie mit Vitrektomie. Möglicherweise gibt es Übergangsphasen, die mit Photo- oder Kältekoagulation angegangen werden können.

### 2.2 Behandlung von Gefäßerkrankungen der Netzhaut mit Anomalie- und Mißbildungscharakter

#### 2.2.1 Teleangiektasien

Nach überwiegender Meinung sind Teleangiektasien der Netzhaut angeboren und als Mißbildungen zu betrachten [11, 15, 59, 78]. Sie verändern sich während des späteren Lebens nur wenig. Angiographisch zeigen sie das typische Bild eines groben Netzwerks aus dilatierten Kapillaren und arteriovenösen Shunts. Meist sind Aneurysmen vorhanden doch sind sie nicht obligat.

Zu den Teleangiektasien rechnen wir die *Leber-Miliaraneurysmenretinitis,* den *Morbus Coats,* die *juxtafoveolären* und die *tumorähnlichen peripheren Teleangiektasien.* Sie haben das gleiche pathologische Gefäßsubstrat. Die Unterschiede bestehen in der Lokalisation, dem Schweregrad der akzidentellen Netzhautschäden und dem Erkrankungsalter [89]. Die pathogene Potenz liegt in den chronischen Permeabilitätsstörungen. Lipidablagerungen, seröse Exsudate und exsudative Netzhautablösung entwickeln sich nur allmählich während langer Zeiträume, um dann allerdings die retinalen Funktionen um so massiver zu bedrohen.

Die Behandlung richtet sich direkt gegen die pathologischen Gefäße. Solange nur geringe Sekundärveränderungen vorhanden sind, ist das ohne Schwierigkeiten mit Photokoagulation möglich. Bei ausgedehnten Exsudaten ist man gezwungen, auf Kältekoagulation oder intrasklerale Diathermie und auf netzhautchirurgische Eingriffe zurückzugreifen [6, 12, 20, 35, 62, 64, 76].

#### 2.2.1.1 Leber-Miliaraneurysmenretinitis

Die Gefäßveränderungen finden sich in der mittleren und äußeren Peripherie eines oder zweier Netzhautquadranten. Sie sind von mehr oder weniger ausgedehnten Lipidablagerungen umgeben.

Die Behandlung ist notwendig, wenn die Lipide zunehmen und die Makulagegend bedrohen. Nur die Gefäße werden koaguliert (**Abb. XIII. B. 15, 16a**). Die Lipidlager bleiben so weit wie möglich unangetastet. Sie werden auch nicht mit einer Koagulationsbarriere abgeriegelt. Bei ringförmig angeordneten Lipidablagerungen, sog. Atollen, genügt die Koagulation der zentralen Gefäßläsionen (**Abb. XIII. B. 16c**).

Folgende *Koagulationsparameter* werden empfohlen:

bei Koagulation mit dem Argonlaser (Argon-Blau-Grün)
Herdgröße: (200) 300–1000 µ,
Expositionszeit: 0,1–0,5 (1,0) Sek.,

bei Koagulation mit dem Xenonkoagulator
Herdgröße: 3,0–6,0°,
Expositionszeit: 0,5–1,0 Sek.

Die Intensität sollte so gewählt werden, daß zwar eine deutliche Weißfärbung, jedoch keine

Schrumpfung des Gewebes entsteht. Die ektatischen Gefäße sind meist so starr, daß sie sich unter der Koagulation nicht kontrahieren. Sehr harte Koagulationen sollten vermieden werden.

Gelegentlich kommen Spontanremissionen vor. Sie sind an der Weißfärbung von Gefäßen und Aneurysmen kenntlich. Diese Fälle bedürfen selbstverständlich keiner Therapie.

### 2.2.1.2 Morbus Coats

Definitionsgemäß unterscheidet sich der Morbus Coats von der Leber-Miliaraneurysmenretinitis durch die stärker ausgeprägten Sekundärveränderungen. Tumorartige intraretinale Exsudate können unter Umständen mit einem malignen Melanom verwechselt werden.

Angriffspunkt der *Behandlung* sind wieder die pathologisch veränderten Gefäße (**Abb. XIII. B. 16b**). Bei nur mäßig geschwollener Retina gelingt das unschwer mit Photokoagulation.

Folgende *Koagulationsparameter* werden empfohlen:

bei Koagulation mit dem Argonlaser (Argon-Blau-Grün)
Herdgröße: 1000 μ und mehr,
Expositionszeit: 0,2–0,5 (1,0) Sek.,

bei Koagulation mit dem Xenonkoagulator
Herdgröße: 4,5–6,0°,
Expositionszeit: 1,0–1,5 Sek.

Wesentlich ist eine sorgfältige Kontrolle der Leistung. Die Koagulationen sollten höchstens „mittelstark" sein, auch wenn keine Gefäßkontraktion auftritt. In Ödemgebieten bleibt der Effekt besonders gering. Man sollte jedoch nicht versuchen, eine Reaktion zu erzwingen.

Es besteht die Gefahr, die Bruch-Membran zu zerstören und chorioidale Blutgefäßproliferationen zu provozieren. Bei stärkerem Ödem kann man versuchen, sich in mehreren Sitzungen vom flachen Randgebiet allmählich zum Zentrum vorzuarbeiten. Günstiger erscheint uns in diesen Fällen die Kombination von Photokoagulation und Kryotherapie oder die intraskleralen Diathermie. Bei exsudativer Ablatio kommen nur noch Skleraeinfaltung mit Diathermie und Cerclage mit Kryobehandlung in Betracht.

Die *Ergebnisse* sind in den frühen Stadien der Erkrankung ausgesprochen gut. Sie werden jedoch mit zunehmender Exsudation und Netzhautablösung rasch schlechter [102, 104].

Massive Lipidablagerungen in der Makula stellen eine Sonderform des Morbus Coats dar. Es genügt, die Gefäßveränderungen in der Fundusperipherie zu koagulieren, um eine vollständige Resorption der Lipide aus dem Foveabereich zu erzielen [43, 74]. Meist bleiben degenerative Narben mit entsprechender Einschränkung der Funktion zurück. Barragen oder direkte Koagulation der Lipide sind nicht erforderlich. Zurückhaltung ist am Platz, wenn der Morbus Coats im Rahmen einer tapetoretinalen Degeneration auftritt. Diese Augen reagieren auf die Koagulation offenbar besonders leicht mit vermehrter Exsudation und Fibrose [82, 102, 106].

### 2.2.1.3 Idiopathische juxtafoveoläre retinale Teleangiektasie

Einen speziellen Typ stellen die Teleangiektasien dar, die ausschließlich auf den Makulabereich beschränkt sind und die Fovea halbmondförmig von temporal her umfassen [26, 27, 41, 43]. Die Behandlung wird erforderlich, wenn die zentrale Sehschärfe abnimmt. Sie sollte nicht unter 0,4–0,3 absinken, denn durch die Koagulation läßt sich zwar ein Stillstand, aber meist keine Besserung erzielen.

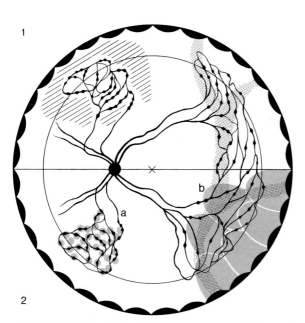

**Abb. XIII. B. 15. Leber-Miliaraneurysmenretinitis und Morbus Coats.**
*1* Teleangiektasien mit Lipidablagerungen und exsudativer Ablatio in unbehandeltem Zustand. *2* Behandlung: *a* Photokoagulation der ektatischen Gefäße und *b* Kryobehandlung des Exsudatgebietes.

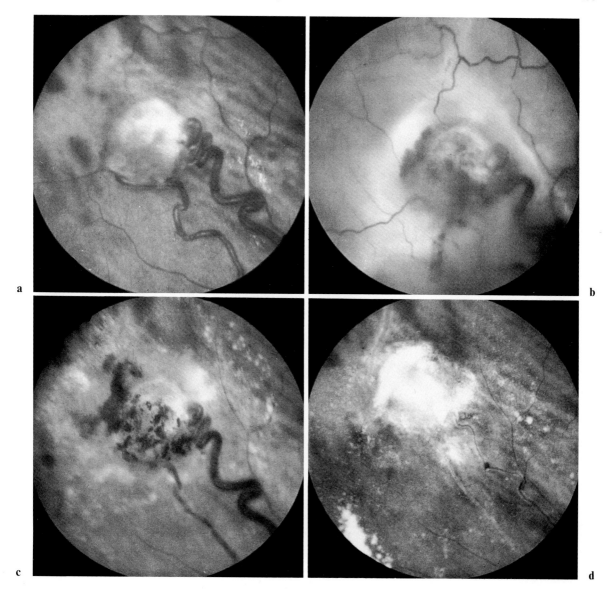

**Abb. XIII. B. 16a–d. Koagulierte Teleangiektasien.**
a Bei der Miliaraneurysmen-Retinitis, b bei M. Coats.
c Behandelte Aneurysmen innerhalb eines Lipidringes.
d Laserkoagulation bei juxtafovealer Teleangiektasie.

Anhand eines Angiogramms werden die pathologischen Gefäße und Aneurysmen gezielt koaguliert. Die Koagulation erfolgt mit kleinen und zarten Koagulationen, um möglichst viel wertvolles Netzhautgewebe zu schonen (**Abb. XIII. B. 16d**). Der im Grünbereich arbeitende Argonlaser ist dem Xenonkoagulator vorzuziehen.

Für die *Koagulation* werden empfohlen:
bei Koagulation mit dem Argonlaser (Argon-Grün)

Herdgröße: 100–200 μ,
Expositionszeit: 0,1–0,2 Sek.,
(Xenonkoagulator: 1,5°, 0,5 Sek.).

#### 2.2.1.4 Adulte tumorähnliche periphere Teleangiektasien

Auf der Oberfläche von tumorähnlichen Exsudaten in der Fundusperipherie älterer Patienten sieht man meist Teleangiektasien und Aneurysmen. Sie weisen sich damit als zum Morbus Coats gehörig aus. Gelegentlich finden sich auch reaktive Gefäßproliferationen [53, 84].

Die *Therapie* besteht in ein- oder mehrmaliger kräftiger Kryokoagulation, die transkonjunktival oder bei größerer Ausdehnung mit Bindehauteröffnung vorgenommen wird. Es gelingt damit fast immer, eine ausreichende Vernarbung zu erzielen [53].

### 2.2.2 Isolierte arterielle retinale Aneurysmen

Arterielle Aneurysmen kommen als genuines Krankheitsbild im Rahmen von Hypertonie und Arteriosklerose vor. Es gibt sie jedoch auch in Zusammenhang mit einer angeborenen Tortuositas vasorum oder als abortive Form des Morbus Coats [29]. Klinisch fallen sie durch zirzinataartige Lipidablagerungen sowie sub-, intra- und präretinale Blutungen auf. Die Prognose gilt als gut. CLEARY et al. [13] empfehlen deshalb eine abwartende Haltung.

Andererseits ist die *Behandlung* einfach und wenig gefährlich, so daß wir eher geneigt sind, die arteriellen Aneurysmen zu behandeln. Dies gilt insbesondere dann, wenn die Makulagegend beteiligt ist und der Visus absinkt.

Empfohlene *Koagulationsparameter:*

für die Behandlung mit dem Argonlaser (Argon Blau-Grün)
 Herdgröße: 400–600 µ,
 Expositionszeit: 0,2–0,5 Sek.,

für die Behandlung mit dem Xenonkoagulator
 Herdgröße: 1,5°,
 Expositionszeit: 0,5–1,0 Sek.

Falls nötig, kann die Behandlung nach zwei bis drei Wochen wiederholt werden. Zu unserer Überraschung haben wir gesehen, daß nur das Aneurysma obliteriert, das Gefäßlumen aber durchgängig bleibt und nur geringe Kaliberunregelmäßigkeiten aufweist.

### 2.2.3 Aberrierende Gefäße und sonstige Anomalien

Aberrierende Arterien und Venen, die erbliche Tortuositas retinaler Arteriolen [98], präpapilläre Gefäßschlingen und andere Gefäßanomalien [5] verursachen mitunter mehr oder weniger heftige Glaskörperblutungen.

Eine Photokoagulation kommt nur ausnahmsweise in Betracht und auch nur dann, wenn die Blutungsquelle eindeutig zu identifizieren ist. Je voluminöser die abnormen Gefäße, umso zurückhaltender sollte man sein. Ähnliche Zurückhaltung empfiehlt sich bei Avulsio einzelner Gefäße durch Glaskörpertraktion. Wiederholte Massenblutungen ohne Tendenz aufzuklären, kann man mit einer Vitrektomie und Endokoagulation angehen.

## 2.3 Behandlung von Gefäßtumoren und tumorartigen Gefäßveränderungen der Netzhaut

### 2.3.1 Kavernöses Hämangiom der Netzhaut

Kavernöse Hämangiome sind angeborene Gefäßveränderungen, die sich während des Lebens kaum verändern. Sie haben eine Tendenz zur Spontanobliteration [63]. Sekundärschäden kommen nur ausnahmsweise bei sehr großflächigen Angiomen vor. Nur in diesen Fällen ist eine Koagulationsbehandlung nötig und zielt auf Zerstörung der pathologischen Gefäßstrukturen. Alle anderen Fälle bedürfen keiner Behandlung.

### 2.3.2 Kapilläres Angiom der Netzhaut (von Hippel-Lindau)

Die kapillären Angiome der Netzhaut sind zwar gutartige Tumoren. Durch Verdrängung und Exsudatbildung führen sie jedoch zu schweren Schäden. Eine Behandlung ist deshalb unumgänglich und sollte so früh wie möglich erfolgen.

Unter den *Behandlungsmethoden* steht die Photokoagulation an erster Stelle. Es folgen transkonjunktivale bzw. episklerale Kryotherapie und in fortgeschrittenen Fällen auch die Vitrektomie mit Endokryobehandlung [2, 31, 64, 96, 97, 99, 100, 101]. Die früher gebräuchliche Diathermiekoagulation wird wegen der Blutungsgefahr heute nur noch adjuvant bei bulbuseindellenden Operationen gebraucht [10]. In bezug auf das therapeutische Vorgehen lassen sich sieben Untergruppen nach Größe und Lokalisation der Angiome und nach Sekundärveränderungen unterscheiden (**Abb. XIII. B. 17**).

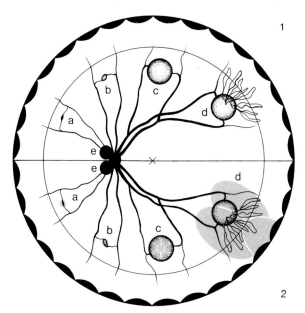

**Abb. XIII. B. 17. Angiomatosis retinae.**
*1* Unbehandelt und *2* behandelt. *a* Angiom <1/2 PD, *b* Angiom 1/2–2 PD, *c* Angiom >2 PD ohne Sekundärveränderungen, *d* Angiom >2 PD mit reaktiven Gefäßproliferationen, *e* Angiom an der Papille.

### 2.3.2.1 Kleine Angiome

Kleine kapilläre Angiome bis zu einer Größe von einem halben Papillendurchmesser lassen sich in ein bis zwei Sitzungen ohne Komplikationsrisiko zerstören. Nach Möglichkeit sollte nur die Tumoroberfläche koaguliert werden. Der Durchmesser des Koagulationsfeldes ist der Tumorgröße anzupassen.

Die *Koagulationsparameter* sind:

für den Argonlaser (Argon-Blau-Grün)
 Herdgröße: 100–500 μ,
 Expositionszeit: 0,1–0,3 Sek.,

für den Xenonkoagulator
 Herdgröße: 1,5 (bis 3,0)°,
 Expositionszeit: 0,5 (bis 1,0) Sek.

### 2.3.2.2 Mittelgroße Angiome

Die Gruppe umfaßt Angiome mit einer ungefähren Größe von 1/2 bis 2 Papillendurchmesser. Die Koagulation wird ausschließlich auf die Tumormasse gerichtet. Die Intensität ist der Reaktion entsprechend zu wählen. Von einer niedrigen Basis ausgehend wird sie so lange gesteigert, bis eine deutliche Schrumpfung und Verfärbung sichtbar wird. Bei der ersten Koagulationssitzung sollte die Tumoroberfläche gerade einmal abgedeckt werden. Für den Xenonkoagulator sind das etwa 5–6 Koagulate. Für die Argonkoagulation benutzt man möglichst große Koagulationsfelder. Punktförmige kleine Koagulationen führen leicht zu massiven Blutungen. Die Xenonkoagulation hat gewisse Vorzüge, da es dank der Langzeitexposition einfach ist, den Koagulationseffekt zu steuern. Drei bis sechs Wochen nach der ersten Koagulation haben sich Narben gebildet. Persistierendes Tumorgewebe wird sichtbar und kann in einer zweiten Koagulationssitzung behandelt werden. In der Regel sind bis zur völligen Zerstörung des Tumors drei bis fünf Termine erforderlich (**Abb. XIII. B. 18**).

Die *Koagulationsparameter* sind:

für den Xenonkoagulator
 Herdgröße: 4,5–6,0°, je nach Tumoroberfläche,
 Expositionszeit 0,5–1,5 Sek.,

für den Argonlaser (Argon-Blau-Grün)
 Herdgröße: 1000 μ und mehr,
 Expositionszeit: 0,2 (bis 1,0) Sek.

### 2.3.2.3 Große Angiome ohne Sekundärveränderungen

Große Angiome, die über 2 Papillendurchmesser groß sind, werden, so lange keine zusätzlichen Netzhaut- und Glaskörperveränderungen vorhanden sind, genauso behandelt wie die der vorausgehenden Gruppe. Die Koagulationen sind wiederum ausschließlich auf die Tumormasse gerichtet. Die Xenonkoagulation ist der Behandlung mit dem Argonlaser deutlich überlegen. Auf keinen Fall sollte der Tumor mit Koagulationen umstellt werden. Derartige Barrieren reißen leicht ein und führen zur rhegmatogenen Ablatio. 6 bis 8 Behandlungsperioden sind meist nötig, um den Tumor vollständig zu zerstören.

Die *Koagulationsparameter* sind:

für den Xenonkoagulator
 Herdgröße: 6,0°,
 Expositionszeit: 1,0–1,5 Sek.
(Argonlaser: 1000 μ und mehr)

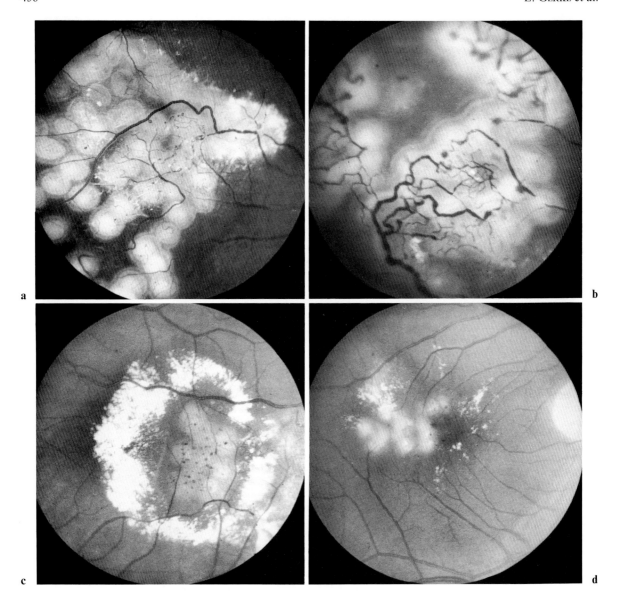

### 2.3.2.4 Große Angiome mit Sekundärveränderungen

Lipidablagerungen und auch eine flache Ablatio sind zunächst noch kein absoluter Hinderungsgrund für eine Koagulation. Mit weiterem Fortschreiten ist allerdings die Kryotherapie der Photokoagulation vorzuziehen. Bei ausgedehnter Netzhautablösung wird man die Kryokoagulation mit einer Plombenaufnähung und Drainage der subretinalen Flüssigkeit kombinieren. Bei reaktiven Gefäßproliferationen in den Glaskörper und

**Abb. XIII. B. 18a–d. Angiomatosis retinae.**
**a** Vor der Koagulation, **b** Ablatio exsudativa fugax nach der ersten Behandlung, **c** Tumorregression im weiteren Therapieverlauf, **d** Narbenstadium.

proliferativer Vitreoretinopathie kommt nur noch die Vitrektomie mit Endokryokoagulation und eventuell sogar einer temporären Silikonfüllung in Betracht. Versuche mit einer Isotopenbestrahlung die Angiome zu zerstören, sind noch neu, scheinen aber durchaus erfolgversprechend zu sein.

### 2.3.2.5 Periphere Angiome

Sehr weit peripher gelegene Angiome lassen sich am einfachsten mit Kryokoagulation behandeln. Die Tumoren sollten zwei- bis dreimal nacheinander bis zur völligen Weißfärbung durchgefroren werden.

### 2.3.2.6 Angiome an der Papille

Bei eindeutiger Größenzunahme sollten auch Angiome, die auf oder unmittelbar am Rand der Papille lokalisiert sind, behandelt werden. Die Koagulation erfolgt nach denselben Regeln wie bei Tumoren in der übrigen Netzhaut. Die Zerstörung sollte langsam und schrittweise erfolgen. Gesichtsfelddefekte müssen dabei in Kauf genommen werden. Meist läßt sich die zentrale Sehschärfe erhalten.

### 2.3.2.7 Sonderformen

Beachtung verdienen einige Sonderformen der Angiomatosis retinae, die vom gewohnten Wachstums- und Verlaufsschema abweichen.

*Exophytisch wachsende Angiome,* die mehr oder weniger tief in das Netzhautgewebe eindringen, nehmen unter Umständen *Verbindung mit dem Ziliarkreislauf* auf. Infolgedessen sind sie besonders therapieresistent und bedürfen intensiver und häufig wiederholter Behandlung.

Ein Maß für den Zerstörungsgrad, der mit der Behandlung erzielt wurde, ergibt sich aus dem Kaliber der nutritiven Gefäße. Mit zunehmender Unterbrechung des arteriovenösen Shunt sinkt der intravasale Druck. Die nutritiven Gefäße werden enger und obliterieren schließlich. Dieser Vorgang erlaubt es, den Behandlungseffekt auch dann zu beurteilen, wenn das *Angiom in der Netzhaut versteckt* liegt oder von Exsudat, Blut oder Bindegewebe verdeckt ist.

*Altersformen der Angiomatosis* sind wesentlich weniger aggressiv und zeigen nur geringes oder gar kein Wachstum mehr. Sie sollten lediglich beobachtet und nur im Bedarfsfall behandelt werden.

Nach Koagulation eines kapillären Angioms kommt es meist zu kleinen Blutungen an der Tumoroberfläche. Sie sind harmlos und werden in wenigen Tagen resorbiert. *Massive Glaskörperblutungen* entstammen den dilatierten nutritiven Gefäßen. Die Koagulation dieser Gefäße sollte deshalb unterbleiben. Hier ist auch der Grund dafür, daß wir von einer primären Diathermie abraten. Diathermie kann nur ein- bis zweimal angewendet werden und muß deshalb entsprechend hoch dosiert werden. Die großen Gefäße kommen in den Koagulationsbereich, werden nekrotisch und bluten. Wir stehen damit im Gegensatz zu einigen Autoren, die auch für die Angiome eine Art „feeder vessel" Technik empfehlen in der Absicht, das Angiom von der Blutversorgung abzuschneiden [55].

Eine sehr spezifische Reaktion auf die Koagulationsbehandlung muß besonders herausgestellt werden. Wenige Stunden nach der Koagulation bereits entsteht eine *exsudative Netzhautablösung* (Ablatio exsudativa fugax, [64]), die zunächst das Angiom auf allen Seiten umgibt, sich später aber auch über weite Netzhautbereiche ausdehnen kann. Sie geht meist innerhalb weniger Tage oder Wochen zurück und hinterläßt nur dann dauerhafte Funktionseinbußen, wenn die Makula abgehoben war. Diese Form postkoagulativer Reaktion gibt es nur bei den von Hippel-Tumoren und ist der Grund für die Empfehlung nur schrittweise und mit geringen Koagulationsleistungen vorzugehen.

Kapilläre Angiome der Netzhaut gelten als nicht strahlensensibel. Das trifft für die herkömmlichen Bestrahlungsformen durchaus zu. Auf sehr hohe Strahlendosen, wie sie mit Strahlenträgern erreicht werden, sprechen sie aber sehr wohl an. Wie unsere ersten Ergebnisse zeigen, scheinen unerwünschte Nebenwirkungen wesentlich seltener zu sein. Insbesondere bleiben die exsudativen Reaktionen aus. Man wird weitere Ergebnisse abwarten müssen.

## 2.4 Komplikationen und Grundsätzliches zur Behandlung von Netzhautgefäßerkrankungen

Komplikationen treten bei der Behandlung von retinalen Gefäßerkrankungen vergleichsweise selten auf und sind meist ohne gravierende Konsequenzen. Sie sollen hier kurz zusammengefaßt werden. Komplikationen können a) apparaturbedingt sein oder durch fehlerhafte Handhabung der Gerätschaften entstehen. Sie können b) erkrankungsspezifisch sein.

Bei Photokoagulation kennen wir unerwünschte Nebeneffekte an den vorderen Augenabschnitten wie etwa *Irisverbrennung* durch Xenonkoagulation und fokale *Linsenläsionen* bei Laserkoagulation mit dem Panfunduskop. Am Fundus entstehen Schäden vor allem durch Überdosierung. Es kommt zu explosiven Reaktionen mit Gewebsaufbrüchen in Pigmentepithel, Choriocapillaris und Netzhaut. Die Folge sind *Blutungen,* die sich je nach Intensität bis in den Glaskörperraum ausbreiten. Die Gefahr Übereffekte zu erzeugen, ist bei Kurzzeitkoagulationen, bei denen die Leistung vorgewählt werden muß, besonders groß. Die Wahl der Leistungsstufen sollte deshalb immer auf niedrigem Niveau beginnen und dann entsprechend dem Bedarf gesteigert werden. Unterschiedliches Absorptionsverhalten der Gewebe, Pigmente und des Hämoglobins müssen berücksichtigt werden.

*Unbeabsichtigte Koagulation der Fovea* vermeidet man indem man sich vor der Koagulation sehr sorgfältig mit der Topographie der wichtigsten Fixpunkten der Netzhaut und den zu behandelnden pathologisch veränderten Gebieten vertraut macht. Um Koagulationen an unerwünschter Stelle zu vermeiden, empfiehlt sich bei Expositionszeiten von mehr als 0,2 Sek immer eine Retrobulbäranästhesie, die ihrerseits allerdings auch wieder mit Komplikationsmöglichkeiten belastet ist (s. d.).

Mit folgenden *speziellen Komplikationen* muß bei der Koagulation retinaler Gefäßerkrankungen gerechnet werden:

a) *Kleinere Oberflächenblutungen:* Im Verlauf der ersten ein bis zwei Tage oder auch schon unmittelbar unter der Koagulation entstehen auf den behandelten Gefäßen so gut wie immer kleine Blutungen. Sie sind Folge von Gefäßwandnekrose und Zusammenbruch der Blutgewebeschranke. Innerhalb weniger Tage werden sie ohne Folgen zu hinterlassen resorbiert.

b) *Massive Glaskörperblutungen:* Ausgedehnte Blutungen in den Glaskörperraum entstehen durch Ruptur großer versorgender Arterien und Arteriolen. Man sieht sie bei hochprominenten präretinalen Gefäßsegeln und fürchtet sie vor allem bei der Angiomatosis retinae. Koagulation der Gefäße mit kleinen Herdgrößen und hohen Leistungen ist besonders gefährlich. Die Resorption zieht sich über Wochen und Monate hin. Besteht der Verdacht, daß der zugrundeliegende Gefäßprozeß fortschreitet oder daß sich eine Netzhautablösung entwickelt, ist die Vitrektomie angezeigt.

c) *Aderhautschwellung:* Nach einer panretinalen Koagulation entsteht mitunter eine kräftige Schwellung bzw. Abhebung der gesamten peripheren Aderhaut. Gelegentlich sieht man sie auch schon nach Koagulation von nur einem oder zwei Fundusquadranten. Sie ist ungefährlich und bildet sich innerhalb weniger Tage zurück. Indometazin scheint dabei hilfreich zu sein.

d) *Exsudative Netzhautablösung:* Bei sehr umfangreichen Koagulationen kann eine flache exsudative Netzhautablösung entstehen. Meist ist sie mit massiver Visusverschlechterung durch Beteiligung der Makula verbunden. Solange keine präretinalen Traktionen vorhanden sind, ist die Prognose gut. Die Rückbildung erfolgt nach wenigen Tagen. Unter Zug dagegen wird daraus leicht eine irreversible Ablatio unter Umständen sogar mit Bildung multipler Foramina. Eine präexistente exsudative Ablatio, ist, solange sie noch flach ist, keine unbedingte Kontraindikation für eine Behandlung. Jedoch ist wie beim Morbus Coats bereits erwähnt die Kryotherapie der Photokoagulation vorzuziehen.

e) *Epiretinale Fibrose, proliferative Vitreoretinopathie und Traktionsablatio:* Bei schweren Gefäßveränderungen und großflächigen Koagulationen muß man mit einer epiretinalen Fibrose rechnen. Sie kann sich auf lokale Bindegewebsmembranen beschränken oder zur proliferativen Vitreoretinopathie mit „Makulapucker" oder totaler Glaskörperverschwartung werden. Ist bereits vor der Behandlung eine Fibrose vorhanden, sind die einfachen Koagulationsverfahren nur noch mit größter Vorsicht einsetzbar. Besteht bereits eine traktionsbedingte Netzhautablösung kommen nur noch bulbuseindellende bzw. -verkürzende Operationen und die Vitrektomie in Betracht.

## LITERATUR

1. Algvere P (1970) Fluorescein studies of retinal vasculitis in sarcoidosis. Acta Ophthalmol (Copenh) 48:1129–1139
2. Annesley WH, Leonard BC, Shields J, Tasman WS (1977) Fifteen year review of treated cases of retinal angiomatosis. Trans Am Acad Ophthalmol Otolaryngol 83:446–456
3. Archer DB, Ernest JT, Newell FW (1974) Classification of retinal branch vein obstruction. Trans Am Acad Ophthalmol Otolaryngol 78:148–165
4. Archer DB (1976) Tributary vein obstruction. Pathogenesis and treatment of sequelae. Doc Ophthalmol 40:339–360
5. Awan KJ (1977) Arterial vascular anomalies of the retina. Arch Ophthalmol 95:1197–1202
6. Bonnet M (1980) Le syndrome de coats. J Fr Ophthalmol 3:57–66

7. Branch Vein Occlusion Study Group (1984) Argon laser photocoagulation for macular edema in branch vein occlusion. Am J Ophthalmol 98:271–282
8. Branch Vein Occlusion Study Group (1986) Argon laser scatter photocoagulation for prevention of neovascularization and vitreous hemorrhage in branch vein occlusion. Arch Ophthalmol 104:34–41
9. Bressler NM, Gragoudas ES (1985) Neovascularization of the optic disc associated with atypical retinitis pigmentosa. Am J Ophthalmol 100:431–433
10. Cardoso RD, Brockhurst RJ (1976) Perforating diathermy coagulation for retinal angiomas. Arch Ophthalmol 94:1702–1715
11. Chisholm IA, Foulds WS, Christison D (1974) Investigation and therapy of Coats' disease. Trans Ophthalmol Soc UK 94:335–341
12. Chopdar A (1978) Retinal teleangiectasis in adults: fluorescein angiographic findings and treatment by argon laser. Br J Ophthalmol 62:243–250
13. Cleary PE, Kohner EM, Hamilton AM, Bird AC (1975) Retinal Macroaneurysms. Br J Ophthalmol 59:355–361
14. Clemett RS, Kohner EM, Hamilton AM (1973) The visual prognosis in retinal branch vein occlusion. Trans Ophthalmol Soc UK 93:523–535
15. Coats G (1912) Über Retinitis exsudativa (Retinitis Haemorrhagica externa). Graefes Arch Clin Exp Ophthalmol 81:275–327
16. Committee for the Classification of Retinopathy of Prematurity (1984) An international classification of retinopathy of prematurity. Arch Ophthalmol 102:1130–1134
17. Condon P, Jampol LM, Farber MD, Rabb M, Serjeant G (1984) A randomized clinical trial of feeder vessel photocoagulation of proliferative sickle cell retinopathy. Ophthalmology 91:1496–1498
18. Cox SM, Whitmore PV, Gutow RF (1975) Treatment of intravitreal and prepapillary neovascularization following branch retinal vein occlusion. Trans Am Acad Ophthalmol Otolaryngol 79:387–393
19. Delaney WV, Kinsella G (1985) Optic disc neovascularization in leukemia. Am J Ophthalmol 99:212
20. Egerer I, Tasman W, Tomer TL (1974) Coats' disease. Arch Ophthalmol 92:109–112
21. Eysel UT, Gonzales-Aguilar F, Mayer U (1981) Time dependent decrease in the extent of visual deaferentation in the lateral genicular nucleus of adult cats with small retinal lesions. Exp Brain Res 40:256–263
22. Felder KS, Brockhurst RJ (1982) Neovascular fundus abnormalities in peripheral uveitis. Arch Ophthalmol 100:750–754
23. Finkelstein D, Patz A, Fine SL, Rice TA (1983) Retinal branch vein occlusion study. In: Fine SL, Owens SL (eds) Management of retinal vascular and macular disorders. Williams & Wilkins, Baltimore London, pp 1–4
24. Foerster MH (1982) Verlaufsbeobachtungen und operative Therapie der Retinopathia praematurorum. In: Metze H, Schäfer WD (Hrsg) Retrolentale Fibroplasie. Bücherei des Pädiaters 85. Enke, Stuttgart, S 187–193
25. Franceschetti A, Forni S (1954) Le traitement chirurgical des hemorraghies recidivantes retinovitreennes des jeunes sujets (maladie d'Eales). Ophthalmologica 127:339–341
26. Gass JDM (1968) A fluorescein angiographic study of macular dysfunction. V. Retinal teleangiectasis. Arch Ophthalmol 80:592–605
27. Gass DJM, Oyakawa RT (1982) Idiopathic juxtafoveolar retinal teleangiectasis. Arch Ophthalmol 100:769–780

28. Gaynon MW, Bolderey EE, Strahlman ER, Fine SL (1984) Retinal neovascularization and ocular toxoplasmosis. Am J Ophthalmol 98:585–589
29. Gold DH, La Piana FG, Zimmerman LE (1976) Isolated retinal arterial aneurysms. Am J Ophthalmol 82:848–857
30. Goldbaum MH, Goldberg MF, Nagpal K, Asdourian GK, Galinos SO (1977) Proliferative sickle retinopathy. In: L'Esperance FA (ed) Chorioretinal disease. Mosby, St. Louis, pp 132–145
31. Goldberg MF (1977) Clinicopathologic correlation of von Hippel angiomas after xenon arc and laser photocoagulation. In: Peyman GA, Apple DJ, Sanders DR (eds) Intraocular tumors. Appleton Century Crofts, New York, pp 219–234
32. Goldberg MF, Acacio I (1973) Argon laser photocoagulation of proliferative sickle retinopathy. Arch Ophthalmol 90:35–44
33. Gutman FA, Zegarra H (1974) The natural course of temporal retinal branch vein occlusion. Trans Am Acad Ophthalmol Otolaryngol 78:178–192
34. Gutman FA, Zegarra H (1984) Macular edema secondary to occlusion of the retinal veins. Surv Ophthalmol [Suppl] 28:462–470
35. Harris GS (1970) Coats' disease, diagnosis and treatment. Can J Ophthalmol 5:311–320
36. Hayreh SS (1976) So-called central retinal vein occlusion. Ophthalmologica 172:1–13
37. Hayreh SS (1983) Classification of central retinal vein occlusion. Ophthalmology 90:458–474
38. Hayreh SS (1983) Ocular neovascularization with retinal vascular occlusion III. Incidence of ocular Neovascularization with retinal vein occlusion. Ophthalmology 90:488–506
39. Hindle NW (1982) International classification of retrolental fibroplasia: a proposal. Can J Ophthalmol 17:107–109
40. Hindle NW, Leyton J (1978) Prevention of cicatricial retrolental fibroplasia by cryotherapy. Can J Ophthalmol 13:277–282
41. Hutton WL, Snyder WB, Fuller D, Vaiser A (1978) Focal parafoveal retinal teleangiectasis. Arch Ophthalmol 96:1362–1367
42. Jampol LM, Condon P, Farber M (1983) A randomized clinical trial of feeder vessel photocoagulation of proliferative sickle cell retinopathy. 1. Preliminary results. Ophthalmology 90:540–545
43. Joussen F, Spitznas M, Wessing A (1975) Maculabeteiligung bei Morbus Coats. Ber Dtsch Ophthalmol Ges 73:518–522
44. Kalina RE, Kelly WA (1978) Proliferative retinopathy after treatment of carotid-cavernous fistulas. Arch Ophthalmol 96:2058–2060
45. Kingham JD (1978) Acute retrolental fibroplasia. II. Treatment by cryosurgery. Arch Ophthalmol 96:2049–2057
46. Körner F, Bossi E (1984) Die Retinopathie des Frühgeborenen. Fischer, Stuttgart New York
47. Körner F, Foerster MH (1975) Die Retinopathia praematurorum. Ber Dtsch Ophthalmol Ges 74:209–214
48. Laatikainen L (1977) Preliminary report on effect of retinal panphotocoagulation on rubeosis iridis and neovascular glaucoma. Br J Ophthalmol 61:278–284
49. Laatikainen L (1977) Photocoagulation in retinal venous occlusion. Acta Ophthalmol (Copenh) 55:478–488
50. Laatikainen L, Kohner EM (1976) Fluorescein angiogra-

phy and its prognostic significance in central retinal vein occlusion. Br J Ophthalmol 60:411–418
51. Laatikainen L, Kohner EM, Khoury D, Blach RK (1977) Panretinal photocoagulation in central retinal vein occlusion: a randomised controlled clinical study. Br J Ophthalmol 61:741–753
52. Laqua H (1980) Familial exudative vitreoretinopathy. Graefes Arch Clin Exp Ophthalmol 213:121–133
53. Laqua H, Wessing A (1983) Peripheral retinal teleangiectasis in adults simulating a vascular tumor or melanoma. Ophthalmology 90:1284–1291
54. L'Esperance FA (1975) Ocular photocoagulation. Mosby, St. Louis
55. L'Esperance FA (1983) Ophthalmic lasers. Mosby, St. Louis Toronto London
56. L'Esperance FA (1985) Clinical application of the organic dye laser. Ophthalmology 92:1592–1603
57. Little HL, Zweng HC, Jack RL, Vassiliadis A (1977) Central and branch vein occlusions. In: L'Esperance FA (ed) Chorioretinal disease. Mosby, St. Louis, pp 164–175
58. Magargal LE, Brown GC, Augsburger JJ, Parrish RK (1981) Neovascular glaucoma following central retinal vein obstruction. Ophthalmology 88:1095–1101
59. Manschot WA, de Bruijn WC (1968) Coats' disease: definition and pathogenesis. Br J Ophthalmol 51:145–157
60. May DR, Klein ML, Peyman GA (1976) A prospective study of xenon arc photocoagulation for central retinal vein occlusion. Br J Ophthalmol 60:816–818
61. May DR, Klein ML, Peyman GA, Raichand M (1979) Xenon arc panretinal vein occlusion: a randomised prospective study. Br J Ophthalmol 63:725–734
62. McGrand JC (1970) Photocoagulation in Coats' disease. Trans Ophthalmol Soc UK 90:47–56
63. Messmer E, Laqua H, Wessing A, Spitznas M, Weidle E, Ruprecht K, Naumann GOH (1983) Nine cases of cavernous hemangioma of the retina. Am J Ophthalmol 95:383–390
64. Meyer-Schwickerath G (1959) Lichtkoagulation. Bücherei des Augenarztes 33. Enke, Stuttgart
65. Meyer-Schwickerath G (1962) Eales' disease. XIX Concilium Ophthalmologicum Acta, vol 2, XIX Intern. Congr. of Ophthalm Delhi, pp 862–867
66. Meyer-Schwickerath G, Spitznas M, Wessing A (1983) Morbus Eales. Diagnose, Differentialdiagnose und Therapie im Wandel der Zeiten. Beihefte Klin Monatsbl Augenheilkd 95:120–125
67. Miyakubo H, Hashimoto K, Miyakubo S (1984) Retinal vascular pattern in familial exudative vitreoretinopathy. Ophthalmology 91:1524–1530
68. Mousel DK (1985) Cryotherapy for retinopathy of prematurity. Ophthalmology 92:375–378
69. Mullaney J, Collum LMT (1985) Ocular vasculitis in Behcet's disease. Int Ophthalmol 7:183–191
70. Murphy RP, Renie WA, Proctor LR, Shimizu H, Lippman SM, Anderson KC, Fine SL, Patz A, McKusick VA (1983) A survey of patients with Eales' disease. In: Fine SL, Owens SL (eds) Management of retinal vascular and macular disorders. Williams & Wilkins, Baltimore London, pp 28–31
71. Nagata M, Tsuruoka Y (1972) Treatment of acute retrolental fibroplasia with xenon arc photocoagulation. Jpn J Ophthalmol 16:131–143
72. van Nouhuys CE (1982) Dominant exudative vitreoretinopathy and other vascular developmental disorders of the peripheral retina. Junk Publishers, Den Haag
73. Orth DH (1984) Color and fluorescein angiographic atlas of retinal vascular disorders. Williams & Wilkins, Baltimore
74. Pau H (1979) Massive subretinale Lipoideinlagerungen. Klin Monatsbl Augenheilkd 174:13–18
75. Paulmann H (1976) Beitrag zur Behandlung parazentraler Venenverschlüsse. Klin Monatsbl Augenheilkd 168:501–511
76. Pesch KJ, Meyer-Schwickerath G (1967) Lichtkoagulation bei Morbus Coats und Retinitis Leber. Klin Monatsbl Augenheilkd 151:846–853
77. Peters J, Mackensen D, Meyer-Schwickerath G (1981) Photokoagulation bei retinalen Astvenenverschlüssen. Klin Monatsbl Augenheilkd 179:257–261
78. Reese AB (1956) Teleangiectasis of the retina and Coats' disease. Am J Ophthalmol 42:1–8
79. Redman KRV, Jampol LM, Goldberg MF (1982) Scatter retinal photocoagulation for proliferative sickle cell retinopathy. Am J Ophthalmol 93:594–599
80. Sabates R, Hirose T, McMeel JW (1983) Electroretinography in the prognosis and classification of central retinal vein occlusion. Arch Ophthalmol 101:232–235
81. Sanborn GE, Magargal LE (1984) Characteristics of the hemispheric retinal vein occlusion. Ophthalmology 91:1616–1626
82. Schmidt D, Faulborn J (1970) Retinopathia pigmentosa mit Coats-Syndrom. Klin Monatsbl Augenheilkd 157:643–652
83. Sedney SC (1976) Photocoagulation in retinal vein occlusion. Junk Publishers, Den Haag
84. Shields JA, Decker WL, Sanborn GE, Augsburger JJ, Goldberg RE (1983) Presumed acquired retinal hemangiomas. Ophthalmology 90:1292–1300
85. Shilling JS, Kohner EM (1976) New vessel formation in retinal branch vein occlusion. Br J Ophthalmol 60:810–815
86. Shimizu K (1976) Takayasu's disease. A fluorescein angiographic study. Jpn J Ophthalmol 11:23–35
87. Sinclair SH, Gragoudas ES (1979) Prognosis for rubeosis iridis following central retinal vein occlusion. Br J Ophthalmol 63:735–743
88. Spalton DJ (1979) Fundus changes in sarcoidosis. Review of 33 patients with histological confirmation. Trans Ophthalmol Soc UK 99:167–169
89. Spitznas M, Joussen F, Wessing A, Meyer-Schwickerath G (1975) Coats' disease. An epidemiologic and fluorescein angiographic study. Graefes Arch Clin Exp Ophthalmol 195:241–250
90. Spitznas M, Meyer-Schwickerath G, Stephan B (1975) Treatment of Eales' disease with photocoagulation. Graefes Arch Clin Exp Ophthalmol 194:193–198
91. Tasman W (1985) Management of retinopathy of prematurity. Ophthalmology 92:995–999
92. Topilow HW, Ackerman AL, Wang FM (1985) The treatment of advanced retinopathy of prematurity by cryotherapy and scleral buckling surgery. Ophthalmology 92:379–387
93. Verhoeff FH (1944) Succesfull diathermy treatment of recurring retinal hemorrhage and retinitis proliferans. Arch Ophthalmol 40:239–244
94. Vine AK, Barr CC (1984) Proliferative lupus retinopathy. Arch Ophthalmol 102:852–854
95. Wallow IHL, Skuta GL (1984) Histopathology of focally photocoagulated preretinal new vessels. Arch Ophthalmol 102:1340–1344

96. Watzke RC, Weingeist TA, Constantine JB (1977) Diagnosis and management of von Hippel-Lindau disease. In: Peyman GA, Apple DJ, Sanders DR (eds) Intraocular tumors. Appleton Century Crofts, New York, pp 199–217
97. Welch RB (1970) Von Hippel-Lindau disease: The recognition and treatment of early angiomatosis retinae and the use of cryosurgery as an adjunct to therapy. Trans Am Ophthalmol Soc 68:367–424
98. Wells CG, Kalina RE (1985) Progressive inherited retinal arteriolar tortuosity with spontaneous retinal hemorrhages. Ophthalmology 92:1015–1024
99. Wessing A (1967) 10 Jahre Lichtkoagulation bei Angiomatosis retinae. Klin Monatsbl Augenheilkd 150:57–71
100. Wessing A (1973) Techniques and results of photocoagulation in nondiabetic vascular diseases of the retina. Doc Ophthalmol. proceedings series. Junk Publishers, Den Haag, pp 43–52
101. Wessing A (1985) Die von Hippel-Lindausche Erkrankung. In: Hammerstein W, Lisch W (Hrsg) Ophthalmologische Genetik. Enke, Stuttgart, S 348–355
102. Wessing A (1983) Morbus Coats. Bücherei des Augenarztes 95. Enke, Stuttgart, S 126–133
103. Wessing A, Foerster MH (1984) Chirurgische Behandlung der Frühgeborenen-Retinopathie I: Koagulationsmethoden und Retinachirurgie. In: Körner F, Bossi E (Hrsg) Die Retinopathie der Frühgeborenen. Fischer, Stuttgart New York, S 91–103
104. Wessing A, Spitznas M (1977) Morbus Coats und Lebersche Miliaraneurysmenretinitis. Ber Dtsch Ophthalmol Ges 74:199–204
105. Wetzig PC (1979) The treatment of acute branch vein occlusion by photocoagulation. Am J Ophthalmol 87:65–73
106. Witschel H (1974) Retinopathia pigmentosa und Morbus Coats. Klin Monatsbl Augenheilkd 164:405–411
107. Yannuzzi LA, Gitter KA, Schatz H (1979) The macula. Williams & Wilkins, Baltimore
108. Zweng HC, Fahrenbruch RC, Little HL (1974) Argon laser photocoagulation in the treatment of retinal vein occlusions. Mod Probl Ophthalmol 12:261–270

# C. Chirurgie retinochorioidaler Tumoren

M.H. FOERSTER, N. BORNFELD, A. WESSING und G. MEYER-SCHWICKERATH

INHALT

1     Operative Diagnosemethoden . . . . . . . . 463
1.1   $^{32}$P-Test . . . . . . . . . . . . . . 463
          Prinzip, Indikationen . . . . . . . . . . . 463
          Meßgeräte . . . . . . . . . . . . . . . 463
          Technik der Messung . . . . . . . . . . 464
          Zuverlässigkeit der Messung . . . . . . . 464
1.2   Intraokulare Biopsie . . . . . . . . . . . 464
2     Therapie von Tumoren der Netzhaut und der Uvea . . . . . . . . . . . . . . . . . . 464
          Bulbuserhaltende Methoden . . . . . . . 465
          Radiologische Methoden . . . . . . . . . 465
          Kontaktbestrahlungstechniken (Brachytherapie) 465
          Nuklide . . . . . . . . . . . . . . . 465
          $^{60}$Co-Applikatoren . . . . . . . . . . . . 465
          $^{125}$J-Applikatoren . . . . . . . . . . . . 465
          $^{106}$Ru/$^{106}$Rh-Applikatoren . . . . . . . . . 465
          Strahlenschutz . . . . . . . . . . . . . 466
2.1   Applikationstechnik, Verlauf . . . . . . . 466
2.1.1 Applikationstechnik . . . . . . . . . . . 466
2.1.2 Postoperativer Verlauf . . . . . . . . . . 468
2.1.3 Komplikationen . . . . . . . . . . . . 468
2.1.4 Perkutane Bestrahlungstechniken (Teletherapie) 469
2.1.5 Photokoagulation . . . . . . . . . . . 469
2.1.5.1 Photokoagulation von Aderhautmelanomen . . 469
2.1.5.2 Photokoagulation von Retinoblastomen . . . 469
2.1.5.3 Photokoagulation bei Angiomatosis retinae (M. v. Hippel-Lindau) . . . . . . . . . 469
2.2   Kryokoagulation . . . . . . . . . . . . 469
2.3   Tumorexzision . . . . . . . . . . . . . 470
          Indikationen, Kontraindikationen . . . . . 470
          Technik, postoperativer Verlauf . . . . . . 470
2.4   Enukleation bei retinochorioidalen Tumoren . . 472
          Enukleationstechnik beim Melanom der Uvea 472
          Indikation . . . . . . . . . . . . . . 472
          Präoperative Vorbestrahlung . . . . . . . 473
2.4.1 „no touch"-Technik, Kryoenukleation . . . 473
          Orbitaimplantat . . . . . . . . . . . . 473
          Vorgehen bei extraokularem Wachstum . . . 474
2.4.2 Enukleationstechnik beim Retinoblastom . . . 474
          Indikation . . . . . . . . . . . . . . 474
2.4.3 Technik, Orbitaimplantate . . . . . . . . 474
          Vorgehen bei extraokularem Wachstum . . . 474
Literatur . . . . . . . . . . . . . . . . . . 475

Wir danken Herrn Prof. Dr. W. FOULDS, Tennent Eye Institute, University of Glasgow, für seine Hilfe beim Entwurf der Abbildungen XIII. C. 7–12

## 1 Operative Diagnosemethoden

### 1.1 $^{32}$P-Test

**Prinzip, Indikationen**

Der $^{32}$P-Test („Radiophosphortest") wurde erstmals 1952 von THOMAS et al. [67] in die Diagnostik von malignen intraokularen Tumoren eingeführt. Seine Anwendung beruht auf der Tatsache, daß der Betastrahler $^{32}$P von malignen Zellen vermehrt und länger gespeichert wird als von gesunden Zellen. Somit kann durch den Nachweis einer erhöhten Speicherung von radioaktivem Phosphor in einem tumorverdächtigen Areal die Diagnose eines malignen Tumors erhärtet werden.

Die *Indikation* zur Durchführung eines $^{32}$P-Tests ist gegeben, wenn klinisch der Verdacht auf einen malignen intraokularen Tumor besteht und die üblichen klinischen Untersuchungsmethoden wie Ophthalmoskopie, Fluoreszenzangiographie und Echographie zweifelhafte Befunde ergeben haben. Die Reichweite von $^{32}$P im Gewebe beträgt nur 3 mm [7], was seine klinische Anwendung einschränkt. Nicht anwendbar ist der $^{32}$P-Test bei Augen mit fehlendem Einblick oder Augen, bei denen eine Diaphanoskopie keine verwertbaren Ergebnisse bringt, da dann die Lage der Meßsonde nicht ausreichend sicher kontrolliert werden kann. Einige Autoren haben empfohlen, in diesen Fällen den $^{32}$P-Test nach echographischer Lokalisation des Tumors durchzuführen [36, 49].

Mit dem $^{32}$P-Test können *nur Tumoren der Aderhaut und des Ziliarkörpers* untersucht werden. Bei Iristumoren ergeben sich wegen der geringen Reichweite der emittierten Strahlung keine verwertbaren Ergebnisse.

Der $^{32}$P-Test sollte *bei jüngeren Patienten nicht* durchgeführt werden, da die Strahlenbelastung nicht unerheblich ist.

**Meßgeräte**

Halbleiterdetektoren werden heute meist gegenüber den relativ unhandlichen Halogendetektoren (Geiger-Müller-Zählrohre) bevorzugt [37]. Es sind mehrere Geräte auf dem Markt (VEB Meßelektronik, Dresden, DDR; Atomic Energy Research Establishment, Harwell, Großbritannien). In der Regel reicht die intravenöse Injektion von 500–700 µCi des Nuklids $^{32}$P zur Durchführung des Tests aus.

**Technik der Messung**

Vor der eigentlichen Messung der im Tumor gespeicherten Aktivität sollten mindestens 48 Stunden nach der Injektion des Strahlers vergehen. Bei einem kürzeren Zeitintervall zwischen Injektion und Meßvorgang werden die Meßergebnisse deutlich ungenauer.

Liegt der Tumor relativ weit vorne im Auge (z. B. große Ziliarkörpermelanome) kann auf eine *Bindehauteröffnung* verzichtet werden; bei Tumoren zentral des Äquators ist sie im Interesse einer genauen Messung erforderlich. Der Tumor wird sorgfältig diaphanoskopisch und ophthalmoskopisch auf der Sklera lokalisiert.

*Mindestens zwei Meßserien* von jeweils zwei bis zu fünf Minuten Dauer werden über dem Tumor und über zwei klinisch tumorfreien Referenzquadranten durchgeführt. Gemessen wird die mit dem Radiodetektor nachweisbare Impulsrate. Die Referenzquadranten sollten im selben Auge liegen, da Referenzmessungen am Partnerauge z.B. bei intraokularen Entzündungszuständen im Partnerauge zu falschen positiven Resultaten führen. Es ist wichtig, daß bei dem eigentlichen Meßvorgang die Meßsonde der Sklera dicht aufliegt, nicht bewegt wird und alle größeren episkleralen Blutgefäße unterhalb der Meßsonde kauterisiert sind.

Die Impulsrate über dem tumorverdächtigen Bezirk muß im Mittel mindestens 60% über der Impulsrate der Referenzpunkte liegen, um den Verdacht auf einen malignen intraokularen Tumor zu begründen [45].

**Zuverlässigkeit der Messung**

Die *Treffsicherheit* des $^{32}$P-Tests beträgt etwa 95% [7, 45, 61, 69]. Der Einsatzbereich des $^{32}$P-Tests hat sich mit der Verbesserung der klinischen Untersuchungsmethoden von Tumoren der Uvea in den letzten Jahren zunehmend verringert.

Der *Nachteil* des $^{32}$P-Tests besteht in der Tatsache, daß seine Genauigkeit bei kleineren Tumoren, die das eigentliche diagnostische Problem darstellen, sehr begrenzt ist, und daß falsch positive Ergebnisse bei den differentialdiagnostisch wichtigen Tumoren wie Hämangiomen, Leiomyomen, Aderhautmetastasen sowie granulomatösen Entzündungen der Uvea auftreten können [7, 61, 69]. Für *Hämangiome* der Aderhaut sind falsch positive Resultate auch bestritten worden [28]. Darüber hinaus ist die Durchführung des $^{32}$P-Tests mit erheblichen Manipulationen am Tumorauge verbunden, was im Hinblick auf eine mögliche systemische Dissemination von Tumorzellen unerwünscht ist. In vielen Zentren wird deshalb der $^{32}$P-Test nur noch in wenigen klinischen Ausnahmefällen durchgeführt.

## 1.2 Intraokulare Biopsie

Intraokulare Biopsien werden bisher nur in einzelnen *Ausnahmefällen* durchgeführt. In fast allen Fällen eines intraokularen Tumors kann die Diagnose mit nichtinvasiven Methoden ausreichend sichergestellt werden.

Eine *Indikation zur Durchführung einer intraokularen Biopsie* wird von einigen Autoren [2, 4] bei der Differentialdiagnose von amelanotischen Aderhautmelanomen und Aderhautmetastasen gesehen. Falls die Indikation zur Durchführung einer intraokularen Biopsie gestellt wurde, ist die *Feinnadelbiopsie* mit zytologischer Untersuchung des Aspirats als Methode der Wahl anzusehen. Die direkte Biopsie mit türflügelartiger Eröffnung der Sklera ist als zu risikoreich weitgehend verlassen; insbesondere besteht die Gefahr eines Tumorwachstums in die Orbita [24].

Die Feinnadelbiopsie läßt sich in Retrobulbäranästhesie durchführen. Mit einer üblichen Injektionskanüle wird an der dem Tumor gegenüberliegenden Seite *über die Pars plana* in das Auge eingegangen, der Tumor transretinal punktiert und etwas Tumormaterial aspiriert. Die Autoren haben die Komplikationsrate als niedrig beschrieben, wobei insbesondere intraokulare Blutungen und rhegmatogene Netzhautablösungen trotz des beschriebenen transretinalen Vorgehens selten sein sollen.

# 2 Therapie von Tumoren der Netzhaut und der Uvea

Das therapeutische Repertoire, mit dem maligne Tumoren der Uvea und der Netzhaut unter Erhaltung von Sehvermögen behandelt werden können, hat sich in den letzten Jahren erheblich erweitert. Dies trifft sowohl für den häufigsten malignen intraokularen Tumor des Kindesalters, das Retinoblastom, als auch für den häufigsten malignen intraokularen Tumor des Erwachsenenalters, das maligne Melanom der Uvea, zu.

## Bulbuserhaltende Methoden

### Radiologische Methoden

#### Kontaktbestrahlungstechniken (Brachytherapie)

Im Gegensatz zur Teletherapie werden bei der Kontaktbestrahlung (Brachytherapie) radioaktive Strahlenquellen unmittelbar auf den Bulbus aufgebracht. Dies erlaubt eine lokalisierte Bestrahlung von okulären Strukturen wie z.B. intraokularen Tumoren. Erste Versuche wurden mit Radonkörnern vorgenommen. STALLARD [65, 66] entwickelte die Kontaktbestrahlungstechnik mit Kobaltapplikatoren ($^{60}$Co). Mehrere Autoren haben in der Folgezeit diese Bestrahlungsmethode an größeren Patientenkollektiven angewandt [58, 62, 76].

Wegen der Probleme, die bei der Verwendung von $^{60}$Co in der Brachytherapie von okulären Tumoren auftreten (s. unten) wurden nach den ersten Erfahrungen mit $^{60}$Co andere, besser geeignete Nuklide gesucht. So entwickelte LOMMATZSCH [30, 31, 32, 33, 34, 35, 36, 37] die lokale Strahlentherapie mit Betastrahlern in Form von $^{106}$Ru/$^{106}$Rh-Applikatoren. PACKER und ROTMAN [49, 51, 52] haben als erste $^{125}$J-Applikatoren eingesetzt. Von wenigen Autoren wurde auch $^{192}$Ir benutzt, auf das wegen seiner geringen Verbreitung im folgenden nicht eingegangen werden soll.

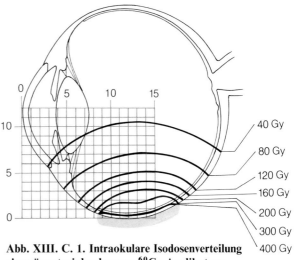

**Abb. XIII. C. 1.** Intraokulare Isodosenverteilung eines äquatorial gelegenen $^{60}$Co-Applikators.

### Nuklide

#### $^{60}$Co-Applikatoren

$^{60}$Co ist ein *extrem harter Gammastrahler* (Photonenenergie von 1,1–1,3 MeV) mit einer hohen Eindringtiefe. Sie liegt höher als bei allen anderen benutzten Applikatoren. Die nach Entwürfen von STALLARD aus Platin geformten Applikatoren enthalten $^{60}$Co in Form von Ringen mit einer Aktivität von 0,5–1 mCi. Die Dosisleistung beträgt 10–20 cGray pro Minute. Die 10%-Isodose liegt bei den handelsüblichen Applikatoren (Fa. Amersham Buchler, Braunschweig) im Bereich von 9 mm und die 3%-Isodose im Bereich von 20 mm Entfernung von der Applikatorinnenfläche (**Abb. XIII. C. 1**). Demzufolge wird eine Sklerakontaktdosis von 400–500 Gray benötigt, um bei einem 8 mm hohen Tumor eine Tumorspitzendosis von 80 Gray zu erreichen [39, 40]. Nach Stallard werden $^{60}$Co-Applikatoren mit den Bezeichnungen CKA1 bis CKA11 verwandt. Sie unterscheiden sich bezüglich der Anzahl und Größe der Kobaltringe. CKA1–CKA4 sind runde Applikatoren mit je zwei Ösen und einem aktiven Durchmesser von 5 mm, 7,5 mm, 9,75 mm und 15 mm. Die Applikatoren CKA5–CKA7 sind Halbschalen ohne Optikusausschnitt mit Ösen im Bereich der Kante. Die Applikatoren CKA8–CKA11 sind Halbschalen mit Optikusausschnitt und Ösen im Bereich der Tangenten parallel zum Optikusausschnitt.

#### $^{125}$J-Applikatoren

$^{125}$J ist ein *relativ weicher Gammastrahler* (27 KeV) mit geringeren Abschirmungsproblemen als $^{60}$Co, so daß auch geringere radiogene Komplikationen erwartet werden können [49, 51, 52, 58]. Die Eindringtiefe ist geringer als bei $^{60}$Co-Applikatoren. Zur Herstellung eines Applikators müssen radioaktive Jodkörner von $5 \times 1$ mm Größe auf einen aus *Zahngold gegossenen* Träger aufgebracht werden, der für jeden Tumor individuell angefertigt wird. Die Isodosenverteilung für einen individuellen Applikator kann nur mit einem relativ komplizierten Programm aus der Verteilung der Jodkörner, der bekannten Reichweite von $^{125}$J und der bekannten Dosisleistung der einzelnen Körner errechnet werden. Das Ziel besteht darin, eine möglichst homogene Strahlverteilung im Tumor zu erreichen. Größere Serien mit diesen Applikatoren sind bisher nur von den Erstbeschreibern dieser Methode publiziert worden.

#### $^{106}$Ru/$^{106}$Rh-Applikatoren

$^{106}$Ru/$^{106}$Rh-Applikatoren strahlen hauptsächlich schnelle Elektronen mit polychromatischer Energie ab. Etwa 80% der emittierten Strahlung hat eine Energie von 3,1–3,53 MeV; der Rest verteilt sich auf mehrere kleinere Fraktionen von Betastrahlung sowie auf Gammastrahlung von 0,51–0,62 MeV [34]. Die Aktivität eines neuen Applikators liegt bei 0,5–1 mCi; die Dosisleistung beträgt etwa 10 cGy pro Minute. Die 10%-Isodose handelsüblicher $^{106}$Ru/$^{106}$Rh-Applikatoren (Isocommerz-GmbH, Berlin-Buch, DDR) liegt bei etwa 7 mm (**Abb. XIII. C. 2**).

Eine 1 mm dicke Silberplatte, die die radioaktive Substanz an ihrer inneren Oberfläche enthält, schirmt

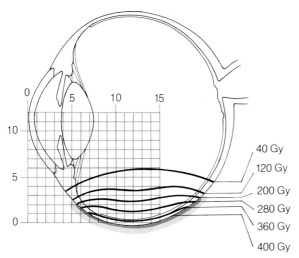

**Abb. XIII. C. 2. Intraokulare Isodosenverteilung eines $^{106}$Ru/$^{106}$Rh-Applikators** dargestellt am Beispiel eines äquatorial gelegenen Applikators.

die Strahlung soweit ab, daß nur 10% der emittierten Strahlung an der Rückfläche des Applikators nachweisbar sind. Zur Zeit stehen sieben unterschiedliche Applikatortypen zur Verfügung (**Abb. XIII. C. 3**). Sie unterscheiden sich durch die Durchmesser und die Krümmungsradien der verwendeten Kugelsegmente. Die Applikatoren CCA und CCB mit einem Durchmesser von 15,5 und 20 mm haben einen Krümmungsradius von 12 mm, während der Applikator CCC mit einem Durchmesser von 25 mm einen Krümmungsradius von 14 mm aufweist. Die Applikatoren CCB und CCC sind mit einem Ausschnitt für den N. opticus unter der Typbezeichnung COB und COC erhältlich. Die Applikatoren CCA und CCB sind mit einem Hornhautausschnitt zur Behandlung anteriorer Tumoren unter der Bezeichnung CIA und CIB erhältlich (s. **Abb. XIII. C. 6**). Ein möglicher Vorteil der $^{106}$Ru/$^{106}$Rh-Applikatoren liegt in ihrem hohen Dosisabfall, so daß die notwendige Zielvolumendosis ohne erhebliche Strahlenbelastung gesunder Strukturen erreicht werden kann.

**Strahlenschutz**

Bei allen Applikatortypen müssen die *gesetzlichen Vorschriften* zur Überprüfung der Dichtigkeit (z. B. Wischtest) beachtet werden. Die Applikatoren müssen in geschlossenen, strahlensicheren Tresoren aufbewahrt werden. Zum Transport in den Operationssaal sind Behälter mit einer entsprechenden *Abschirmung* nötig. Bei $^{60}$Co-Applikatoren erfolgt die Behandlung hinter Strahlenschutzwänden; die Patienten müssen in *Strahlenschutzräumen* untergebracht werden.

Die allgemeine Strahlenbelastung für den Operateur beträgt bei der Anwendung von $^{106}$Ru/$^{106}$Rh-Applikatoren 0,5 mrem je Applikation, so daß erst nach 500 Applikationen am Tag die maximal zulässige Dosis für den Operateur erreicht wird. Bei der Verwendung von $^{60}$Co-Applikatoren wird diese Dosis schon nach einer einzigen Behandlung erreicht [31, 70]. Bei der Verwendung von $^{60}$Co-Applikatoren ist die Errichtung von Kontrollbereichen nach den Bestimmungen der Strahlenschutzverordnung notwendig.

*Überwachungsuntersuchungen des beteiligten Personals* sind bei Verwendung von $^{60}$Co-Applikatoren zwingend vorgeschrieben. In jedem Fall müssen die Operateure Fingerringdosimeter tragen.

## 2.1 Applikationstechnik, Verlauf

### 2.1.1 Applikationstechnik

Die Therapie intraokularer Tumoren mit radioaktiven Applikatoren erfordert zwei operative Eingriffe (in Lokalanästhesie oder Allgemeinnarkose) zur Plazierung und Entfernung des Applikators.

Je nach *Lage des Tumors* werden nach Eröffnung der Bindehaut am Limbus mehrere gerade Augenmuskeln angeschlungen. Nach Exposition der Sklera wird der Schatten des Tumors diaphanoskopisch auf der Sklera dargestellt und mit einem Farbstift oder Kauter markiert (**Abb.**

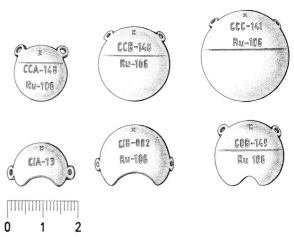

**Abb. XIII. C. 3. Die gebräuchlichsten $^{106}$Ru/$^{106}$Rh-Applikatoren.** Der Durchmesser beträgt bei den Applikatoren CCA und CIA 15,5 mm und bei den Applikatoren CCB, CIB und COB 20 mm. Der Applikator CCC hat 25 mm Durchmesser. Die Applikatoren CIA und CIB werden bei anterioren Tumoren eingesetzt, wenn die Hornhaut ausgespart werden soll. Der Applikator COB hat eine Aussparung für den N. opticus.

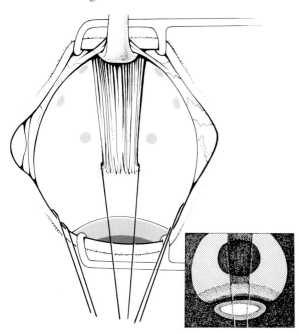

**Abb. XIII. C. 4. Markierung des Tumors auf der Sklera** mit Farbstift oder Kauter nach diaphanoskopischer Darstellung (*Ausschnitt*) durch eine Kaltlichtleuchte. Es ist besonders wichtig, bei der Darstellung des Tumorschattens evtl. projektionsbedingte Schattenverschiebungen zu berücksichtigen.

XIII. C. 4). Bei *posterioren Tumoren* ist der zentrale Rand häufig nur schwer darstellbar; dann werden unter indirekter binokularer ophthalmoskopischer Kontrolle mit der Eindelltechnik Markierungen auf der Sklera angebracht, die die Grenzen des Tumors anzeigen. Die Markierung mit Diathermie wird von uns wegen der Gefahr einer Skleranekrose nicht mehr angewandt.

Liegen die Ansätze von geraden oder schrägen Augenmuskeln im Bereich des Tumors, müssen diese Muskeln für die Zeit der Bestrahlung an ihrem Ansatz abgetrennt werden (**Abb. XIII. C. 5**). Dies gilt insbesondere für die beiden Mm. obliqui, die bei Tumoren des hinteren Pols vorübergehend von ihrem Ansatz abgetrennt werden; sie dürfen auf keinen Fall unter den Applikator zu liegen

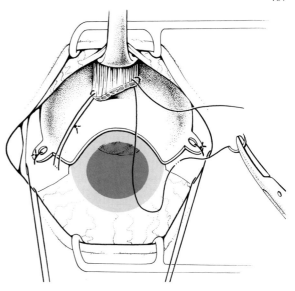

**Abb. XIII. C. 5. $^{106}$Ru/$^{106}$Rh-Applikator vom Typ CIB.** Der Muskel wird für die Zeit der Bestrahlung am Rande des Applikators und nach Entfernen des Applikators wieder am ursprünglichen Ansatz fixiert.

kommen. Durch sorgfältiges Kautern aller Gefäße werden Hämatome unter dem Applikator und damit ein Abdrängen des Applikators von der Bulbusoberfläche vermieden. Die im Strahlenfeld liegenden *Vortexvenen* werden unterbunden und durchtrennt, falls sie den exakten Sitz des Applikators behindern.

Bei Verwendung von Applikatoren mit starkem Dosisabfall (z. B. $^{106}$Ru/$^{106}$Rh-Applikatoren) ist es notwendig, das Abkippen des Applikators durch zusätzliche Haltefäden über die Rückseite des Applikators zu verhindern (**Abb. XIII. C. 6**).

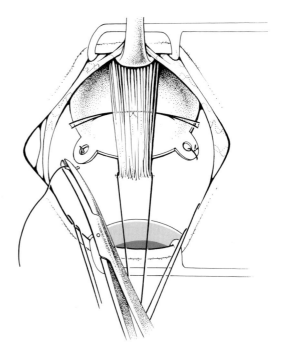

**Abb. XIII. C. 6. $^{106}$Ru/$^{106}$Rh-Applikator vom Typ CCB.** Die Befestigung an den Ösen erfolgt vor dem Legen des Sicherungsfadens und ist hier lediglich aus Demonstrationsgründen anders dargestellt. Die zusätzliche Fixation auf der Rückseite des Applikators ist wichtig, um das Abkippen zu vermeiden.

Dazu haben z.B. $^{106}$Ru/$^{106}$Rh-Applikatoren eine parallel zu den beiden Ösen verlaufende Rille auf der Rückseite (s. Abb. XIII. C. 3). Bei $^{106}$Ru/$^{106}$Rh-Applikatoren erübrigt sich die Verwendung eines inaktiven Musterapplikators zum Vorlegen der Haltefäden; bei $^{60}$Co-Applikatoren ist dies aus Strahlenschutzgründen jedoch zwingend notwendig, um die Expositionszeit für den Operateur möglichst niedrig zu halten. Nach Fixation des Applikators auf der Sklera wird der korrekte Sitz überprüft. Dabei wird mit einer Kaltlichtquelle der Applikatorschatten mit einem indirekten Ophthalmoskop dargestellt und mit den Tumorgrenzen verglichen. Schließlich wird die Bindehaut wieder mit Seidenfäden verschlossen; evtl. abgetrennte Muskeln werden für die Zeit der Bestrahlung außerhalb ihres Ansatzgebietes provisorisch mit nicht resorbierbaren Fäden (z.B. Suturamid) befestigt.

Insbesondere *bei juxtapapillären Tumoren* ist die Kontrolle des freien Durchflusses durch die A. centralis retinae sowohl am Ende der Operation als auch mehrmals im Verlauf des Operationstages notwendig.

In einem zweiten Eingriff wird der Applikator nach Erreichen der gewünschten Zielvolumendosis in Lokalanästhesie wieder entfernt. Nach Eröffnen der Bindehaut im alten Schnittbereich und Anschlingen der geraden Augenmuskeln wird der Applikator dargestellt. Die Haltefäden werden entfernt und vorübergehend abgetrennte Augenmuskeln im alten Ansatz wieder befestigt. Anschließend werden Tenonkapsel und Bindehaut mit resorbierbaren Fäden (z.B. Vicryl) wieder verschlossen.

### 2.1.2 Postoperativer Verlauf

Nach lokaler Bestrahlung kommt es bei Melanomen der Uvea nur langsam zu Veränderungen. Eine frühe Strahlenfolge kann eine Weißfärbung des Tumors sein. Daneben kann es vorübergehend zum Auftreten bzw. zu einer Zunahme einer exsudativen Ablatio kommen.

Frühestens vier Wochen nach Bestrahlung beobachtet man eine *Regression des Tumors*. Gleichzeitig werden *Gefäßverschlüsse* im Bereich des Tumors und der Netzhaut im Bestrahlungsfeld sichtbar. Diese zunehmende Okklusion der Gefäße ist ein wichtiger Indikator für die Strahlenwirkung. Nach sechs Monaten sollte eine eindeutige Tumorregression eingetreten sein [9, 20, 34]. Eventuell noch vorhandene Tumorreste können erfolgreich mit Photokoagulation zerstört werden. Die Chance, den Tumor zu zerstören und das Auge zu erhalten, ist bei kleinen Melanomen (unter 5 mm maximale Prominenz) gut; etwa 90% dieser Augen können erhalten werden [9, 63]. Diese Chance verschlechtert sich bei großen Melanomen (über 10 mm maximale Prominenz) erheblich; bei großen Tumoren sind auch die Komplikationen durch den radiogenen Zerfall des Tumors größer [10]. Nach allen bisher bekannten Statistiken ist selbst bei Mißlingen des Versuchs einer bulbuserhaltenden Therapie das Risiko des Patienten, an den Metastasen des Tumors zu sterben, nicht größer als nach primärer Enukleation [72].

### 2.1.3 Komplikationen

*Akute Komplikationen* nach lokaler Strahlentherapie sind selten. Beim Legen von Applikatoren am hinteren Augenpol und in der Nähe des N. opticus kann es zu akuten *Gefäßverschlüssen* kommen. Dabei wird die Zentralarterie entweder mechanisch oder durch die Entwicklung eines Orbitaödems verschlossen. Durch sorgfältige Überwachung des Patienten und sofortige Entfernung des Applikators bei akutem Verlust der Lichtscheinwahrnehmung kann u.U. die Funktion des Auges erhalten werden.

Eine *Aderhautabhebung* ist fast immer durch die mechanische Behinderung im Bereich der Vortexvenen bedingt. Eine Zunahme der exsudativen Netzhautablösung im Verlauf der Bestrahlung ist selten; ihr Auftreten ist dosisabhängig [10].

Die häufigste Spätkomplikation nach lokaler Strahlentherapie von Melanomen der Uvea ist die Entwicklung einer *Strahlenretinopathie*. Gewöhnlich handelt es sich um eine selbstlimitierende Erkrankung, die erst nach Jahren auftreten und über lange Zeit anhalten kann. Es entstehen retinale Gefäßverschlüsse mit cotton-wool-Herden sowie präretinale und intraretinale Blutungen. Neben den Gefäßverschlüssen entwickeln sich intra- und subretinale Lipidablagerungen, die unter Hinterlassung einer chorioretinalen Atrophie verschwinden.

*Rubeosis iridis* und *Sekundärglaukome* sind Komplikationen, die bei Patienten mit einem Tumor der Uvea anterior häufiger auftreten. Die Inzidenz von Sekundärglaukomen scheint bei der lokalen Betabestrahlung, verglichen mit anderen Bestrahlungsmodalitäten, geringer zu sein [34]. Bei Tumoren der Uvea anterior ist auch das Auftreten einer Strahlenkatarakt häufiger [10]. Eine *Kataraktextraktion* ist nach erfolgreicher Tumortherapie nicht kontraindiziert [3].

## 2.1.4 Perkutane Bestrahlungstechniken (Teletherapie)

Die perkutane Bestrahlung mit Photonen wird bei Retinoblastomen und bei Tumormetastasen in der Uvea erfolgreich eingesetzt; die perkutane Bestrahlung mit geladenen Teilchen wird von nur wenigen Zentren zur Behandlung von Melanomen der Uvea durchgeführt. Chirurgische Maßnahmen sind nur bei der zuletzt genannten Therapieform notwendig, bei der Tantalumclips zur Markierung des Tumors auf die Sklera aufgenäht werden müssen [19].

## 2.1.5 Photokoagulation

Die Photokoagulation [42] stellte nach der Einführung der Diathermiekoagulation eine der ersten Methoden in der bulbuserhaltenden Therapie von Tumoren der Aderhaut und der Netzhaut dar. Die wesentlichsten Indikationen zur Durchführung einer Photokoagulation bei intraokularen Tumoren sind das Aderhautmelanom, das Retinoblastom und die Angiomatosis retinae, die im folgenden wegen der unterschiedlichen Koagulationstechnik getrennt dargestellt werden sollen.

### 2.1.5.1 Photokoagulation von Aderhautmelanomen

Die Indikation zur Photokoagulation ist bei Aderhautmelanomen mit nachgewiesenem Wachstum gegeben, deren *maximale Prominenz weniger als 3 mm* beträgt. Die Koagulation selbst kann entweder mit dem Xenonkoagulator oder mit einem Argonlaser durchgeführt werden. In der Regel ist eine Retrobulbäranästhesie wegen der langen Expositionszeiten notwendig. Die Herdgröße sollte bei Verwendung des Xenonkoagulators mindestens 3° betragen, bei Verwendung eines Argonlasers sollte eine Herdgröße von 1 mm nicht unterschritten werden. Die Expositionszeit sollte 0,5–1 Sek. betragen. Manche Autoren benutzen bis zu 30 Sek. Expositionszeit [17]. Der erste Schritt der Photokoagulation besteht in einer zirkulären Koagulation um den Tumor mit einer Doppelreihe von Koagulationseffekten, um die chorioidale Blutversorgung des Tumors zu unterbrechen. *Nach mindestens vier Wochen Wartezeit* und gegebenenfalls nach Wiederholung der zirkulären Koagulation *wird der Tumor selbst koaguliert*. Bei den letzten Sitzungen können dabei durch Verwendung hoher Leistungen des Koagulators Explosionsreaktionen auf dem Tumor erzeugt werden, um die Entstehung einer den Tumor überlagernden Membran zu verhindern [6].

### 2.1.5.2 Photokoagulation von Retinoblastomen

Die Photokoagulation des Retinoblastoms wird bei einzelnen, kleinen Tumoren eingesetzt, die außerhalb der Makula liegen. Durch eine den Tumor zirkulär umgebende Photokoagulation mit einer ähnlichen Technik wie beim Melanom wird die Blutversorgung des Tumors schrittweise unterbrochen. Nachfolgende Koagulationen werden im Abstand von vier Wochen durchgeführt. *Explosionsreaktionen sind unbedingt zu vermeiden*, um nicht eine Aussaat von Tumorzellen in den Glaskörperraum zu induzieren. Der Tumor wird wiederholt mit Photokoagulationsherden belegt, bis eine vollständige Remission eingetreten ist. Häufig wird die Photokoagulation als adjuvante Methode neben Strahlentherapie und Kryokoagulation insbesondere bei Tumorrezidiven eingesetzt, solange keine Glaskörperaussaat erfolgt ist [23].

### 2.1.5.3 Photokoagulation bei Angiomatosis retinae (M. v. Hippel-Lindau)

Die Photokoagulation beim M. v. Hippel-Lindau wird ausführlich in Kapitel XIII. B abgehandelt.

## 2.2 Kryokoagulation

Die Kryokoagulation von kleinen intraokularen Tumoren wurde insbesondere bei *peripheren Gefäßtumoren* (s. Kap. XIII. B) und bei *Retinoblastomen* [22, 29, 62] mit Erfolg eingesetzt. Die primäre Behandlung von intraokularen Melanomen mit Kryokoagulation ist in der Regel nicht erfolgreich [29]. In Retrobulbäranästhesie oder in subkonjunktivaler Anästhesie wird der Tumor mit einer spatelförmigen oder kugelförmigen Sonde durchfroren. Nach Aufsetzen der Sonde auf die Sklera, wobei u. U. die Bindehaut eröffnet werden muß, sollte unter ophthalmoskopischer Kontrolle solange gefroren werden, bis das Tumorgewebe von einem Eisball vollständig umhüllt ist. Retinoblastome werden zur Sicherheit wenigstens dreimal durchgefroren.

Die Koagulationen werden *im monatlichen Abstand bis zur vollständigen Zerstörung des Tumors* fortgesetzt. Ein wesentlicher Vorteil der Kryokoagulation besteht darin, daß der Kryostift gleichzeitig als Depressor benutzt werden kann, so daß auch bei einer bereits bestehenden exsudativen Ablatio eine Koagulation möglich ist. Durch die Bildung der Eiskristalle kommt es gelegentlich zur Ruptur von Kapillaren und dadurch bedingt zu epiretinalen Blutungen bzw. Glaskörperblutungen. Das Risiko der Entwicklung einer postkoagulativen Ablatio ist nicht höher als bei anderen koagulativen Therapieformen.

## 2.3 Tumorexzision

Die Exzision von intraokularen Tumoren wird *fast ausschließlich bei malignen Melanomen der Uvea* durchgeführt; andere Tumoren wie z.B. Leiomyome, Melanozytome, Adenokarzinome des Ziliarepithels oder benigne Tumoren, für die eine Tumorexzision ebenfalls in Frage käme, sind sehr viel seltener. Die folgenden Ausführungen beschränken sich daher auf die Exzision von malignen Melanomen der Uvea.

Für die Exzision von malignen Melanomen des Ziliarkörpers bzw. der Aderhaut (wobei Übergänge zwischen beiden Lokalisationen häufig sind) wurden eine Fülle unterschiedlicher Techniken entwickelt (s. auch Kap. IX). Zu erwähnen sind die unterschiedlichen Modifikationen der zuerst von MÜLLER [46] beschriebenen Technik [25, 38, 43, 47, 48, 53, 54, 64]. Wir möchten uns im folgenden auf die Darstellung der von FOULDS entscheidend weiterentwickelten Technik beschränken, der die weitaus größte Serie von Tumorexzisionen überblickt.

### Indikationen, Kontraindikationen

Nach FOULDS [11, 12, 13, 14, 15] kann im Rahmen einer Tumorexzision *bis zu einem Drittel des Ziliarkörpers reseziert* werden, ohne daß der Bestand des Auges gefährdet ist. Dies entspricht bei weitgehend auf den Ziliarkörper begrenzten Tumoren einem maximalen Tumordurchmesser von 10 mm. Bei Tumoren der peripheren Aderhaut, die auf den Ziliarkörper übergreifen, kann dies einem maximalen Tumordurchmesser von 13–14 mm entsprechen. Die *wesentlichste Kontraindikation ist das Vorliegen eines Sekundärglaukoms*, bei dem in der Regel eine nahezu vollständige Mitbeteiligung des Kammerwinkels vorliegt [15]. Größere Tumoren und das Vorliegen eines extraokularen Tumorwachstums (z.B. als Infiltration einer Vortexvene) sind als relative Kontraindikationen anzusehen, die z.B. bei einigen Augen dem Versuch einer Tumorexzision nicht unbedingt entgegenstehen sollten. Die Frage, bei welchen Tumoren der Tumorexzision der Vorzug gegenüber der lokalen Bestrahlung gegeben werden sollte, ist z.Z. noch nicht zu beantworten.

### Technik, postoperativer Verlauf

Der Eingriff sollte in Intubationsnarkose unter *kontrollierter arterieller Hypotension* stattfinden. Dies führt zu einer deutlichen Verringerung der intraoperativen Komplikationen wie Glaskörperblutungen und evtl. zu einer geringeren Dissemination von Tumorzellen durch das Operationstrauma, erhöht aber auch das Narkoserisiko.

Ein Flieringa-Ring oder ein Peyman-Basket [53, 54] haben sich nicht als hilfreich erwiesen. Eine der Tumorexzision *vorangehende Pars plana-Vitrektomie verringert die Inzidenz von Komplikationen* wie Glaskörperblutungen und Traktionsablatio und erleichtert die Manipulierbarkeit des Tumors. Nach Bindehauteröffnung und diaphanoskopischer Festlegung der Tumorgrenzen wird eine türflügelartige Skleralamelle von halber Skleradicke mit limbusferner Basis präpariert (**Abb. XIII. C. 7**). Die Grundlamelle der Sklera wird entweder getrennt oder, wenn sie dem Tumor adhä-

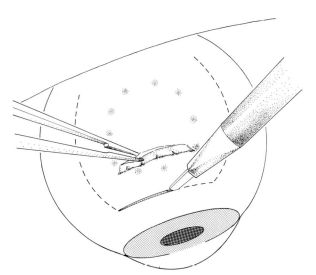

**Abb. XIII. C. 7. Nach Eröffnung der Bindehaut und Tenotomie der im Tumorgebiet liegenden Augenmuskeln wurde unter transpupillarer Transillumination die Ausdehnung des Tumors markiert.** In 3–4 mm Abstand von der Tumorgrenze erfolgt nun mit Diamantmesser oder Klingenfragment die Inzision der Sklera, etwa in halber Dicke.

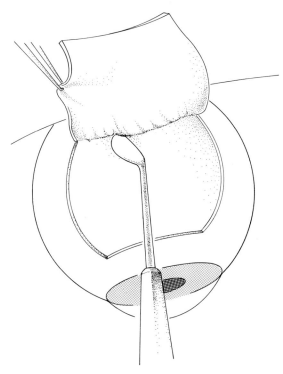

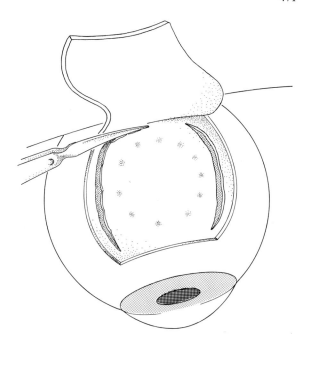

**Abb. XIII. C. 8.** Ein Skleralappen von etwa halber Dicke wird mit Klingenfragment oder Hockeymesser mobilisiert. Die Ausdehnung des Tumors wird, besonders nach rückwärts, mit vorsichtiger transbulbärer Transillumination überprüft. Transpupillare Transillumination kann bezüglich der hinteren Tumorausdehnung erheblich täuschen.

**Abb. XIII. C. 9.** Einschneiden der inneren Skleraschicht mit Diamantmesser bis auf die Aderhaut. Die Umschneidung der Tumorzone erfolgt, z. B. mit der Vannas-Schere, 1 mm innerhalb der Begrenzung des mobilisierten Skleralappens.

rent ist, zusammen mit dem Tumor exzidiert. Der Tumor selbst wird mit einem Abstand von 3 mm zur sichtbaren Tumorgrenze exzidiert (**Abb. XIII. C. 8**). Im Unterschied zur sog. Blockexzision [47, 48] oder der sog. sklerochorioideoretinalen Exzision [64] wird *die Netzhaut* (solange keine Infiltration der Netzhaut oder ein sog. Typ Knapp-Rønne mit Perforation der Netzhaut vorliegt) nicht exzidiert, sondern *vom Tumor abpräpariert*. Das häufige Vorhandensein einer Tumorablatio erleichtert diese Präparation. Eine den Tumor umgebende Photokoagulation oder Kryokoagulation zur Ablatioprophylaxe [47] scheint nicht notwendig zu sein [12, 15, 16]. Zum Ende der Operation wird die Skleralamelle zurückgenäht (**Abb. XIII. C. 9 – XIII. C. 12**). Besteht der Verdacht auf eine Tumorinfiltration der verbleibenden Skleralamelle oder auf ein extraokulares Tumorwachstum, kann der Wundverschluß auch durch ein autologes Transplantat (Skleralamelle vom gleichen Auge aus einem tumorfreien Quadranten) oder durch ein homologes Transplantat (z. B. Spenderhornhaut)

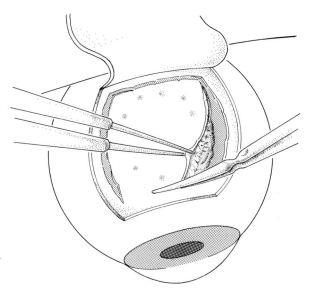

**Abb. XIII. C. 10.** Zuletzt wird die Umschneidung vor der vorderen Tumorgrenze vollendet. Meist werden nun die Grenzen des Tumors deutlich erkennbar. Er ist in der Mehrzahl der Fälle heller als das umgebende Aderhautgewebe, manchmal aber auch dunkler.

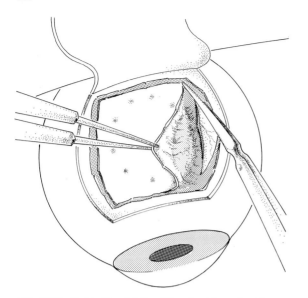 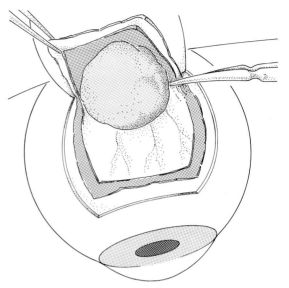

**Abb. XIII. C. 11. Vorsichtige Umschneidung der Tumorgrenze in gesunder Aderhaut in etwa 3 mm Abstand vom Tumor bis in den subretinalen Raum.** Im Fall einer exsudativen Amotio fließt subretinale Flüssigkeit ab. Der Tumor wird mit der inneren Skleraschicht angehoben. Sollte er nicht fest genug an der Sklera haften, kann er mit Kryosonde gehalten werden. So wird meist eine Durchtrennung der Aderhaut ohne Verletzung der Netzhaut möglich sein.

**Abb. XIII. C. 12. Mehr stumpf als scharf wird der Tumor schrittweise von der Netzhaut gelöst** und schließlich mit der umgebenden Aderhaut aus der Wunde entfernt. Der Augapfel wird mittels des äußeren Skleralappens wieder geschlossen.

stattfinden. Alternativ ist auch eine Kontaktbestrahlung der verbleibenden Lamelle mit einem $^{106}$Ru/$^{106}$Rh-Applikator möglich.

Die wesentlichsten postoperativen *Komplikationen* sind Glaskörperblutungen, traktionsbedingte oder rhegmatogene Netzhautablösungen und das Auftreten einer Katarakt. Bei sehr ausgedehnten Tumorresektionen sollte auf jeden Fall vor der Exzision eine Pars plana Vitrektomie stattfinden, um dem Auftreten einer Traktionsablatio vorzubeugen [15]. Tumorrezidive am Rand des Koloboms können entweder durch eine lokale Bestrahlung oder eine Photokoagulation beherrscht werden.

## 2.4 Enukleation bei retinochorioidalen Tumoren

Die Technik der Enukleation wird an anderer Stelle (s. Kap. XVI. A) schon ausführlich beschrieben, so daß hier nur auf die wichtigsten Aspekte der Enukleation beim Retinoblastom und beim malignen Melanom der Uvea eingegangen werden soll.

### Enukleationstechnik beim Melanom der Uvea

*Indikation*

Die Indikationsstellung zur Enukleation beim malignen Melanom der Uvea hat in den letzten Jahren einen erheblichen Wandel erfahren. Dies ist einerseits durch die Fortschritte in der *Weiterentwicklung bulbuserhaltender Therapieformen* (s. oben) bedingt. Andererseits haben die *Arbeiten von* ZIMMERMAN et al. [72, 73, 74, 75] zeigen können, daß die Enukleation eines melanomhaltigen Auges das Risiko seines Trägers, an den Metastasen des Tumors zu sterben, zumindest nicht verringert. Die Enukleation zur Verhinderung einer systemischen Metastasierung ist seitdem in Frage gestellt, insbesondere da die ersten Ergebnisse von ZIMMERMAN in einer Reihe weiterer Publikationen bestätigt werden konnten. Unter Berücksichtigung dieser Gesichtspunkte wird die Enukleation von Augen mit kleinen Aderhautmelanomen restriktiver gehandhabt.

Aus unserer Sicht gelten zur Zeit folgende *Indikationen für die Enukleation*:

1. *Melanome* der Chorioidea und der Uvea anterior, *die einer bulbuserhaltenden Therapie nicht zugänglich sind,* d.h. bei Augen mit fehlendem Einblick, Tumoren mit maximaler Prominenz

über 10 mm und bei extraokularem Tumorwachstum.
2. *Melanome* der Chorioidea und der Uvea anterior *in einem Auge mit sehr schlechter Funktion* (z. B. Lichtscheinwahrnehmung mit defekter Projektion).
3. *Melanome* der Chorioidea und der Uvea anterior *nach erfolglosem Versuch einer bulbuserhaltenden Therapie.*

Im Einzelfall (z. B. bei einzigen Augen) kann die Indikationsstellung zur Enukleation des Tumorauges außerordentlich schwierig sein. Darüber hinaus sind die Indikationen zur bulbuserhaltenden Therapie durch die Weiterentwicklung der *vorhandenen Methoden einem ständigen Wandel unterworfen.*

In der Befürchtung, die Enukleation eines melanomhaltigen Auges könne die Metastasierung fördern, wurden neue Enukleationstechniken und adjuvante Maßnahmen entwickelt, die im folgenden erläutert werden sollen.

**Präoperative Vorbestrahlung**

Von einer Reihe von Autoren wurde die *präoperative Vorbestrahlung* der Orbita vor Enukleation eines melanomhaltigen Auges zur Verringerung der Inzidenz einer generalisierten Tumorzellaussaat vorgeschlagen. Die diesem Vorschlag zugrundeliegende *Hypothese* ist, daß eine präoperative Bestrahlung die meisten Tumorzellen amitotisch werden läßt, die so im Falle ihrer Aussaat nicht zur Entstehung von metastatischen Tumoren führen können [41]. Bei einer Reihe von malignen Tumoren außerhalb des Auges, wie z. B. beim Rektumkarzinom oder beim Kolonkarzinom, konnte die Richtigkeit dieser Hypothese klinisch nachgewiesen werden [56, 57]. Die von verschiedenen Autoren angegebenen Dosierungen schwanken dabei erheblich von 6,5 Gy in einer Sitzung bis zu 50 Gy fraktioniert über mehrere Wochen verteilt.
Wie die meisten Zentren [8] bevorzugen wir z. Z. die präoperative *Vorbestrahlung mit einem Tiefentherapiegerät* ($^{137}$Ce, $^{60}$Co) oder einem 5,7 meV *Linearbeschleuniger*. Dabei wird eine Zielvolumendosis von 20 Gy in einer Fraktionierung von 5 × 4 Gy eingestrahlt. *Am letzten Tag der Bestrahlung wird das Tumorauge enukleiert.*
Die Morbidität infolge der Bestrahlung ist sehr gering. Komplikationen wie erhöhte Blutungsneigung oder schlechterer Sitz der Augenprothese infolge *Schrumpfung der Bindehaut* treten nur in vereinzelten Fällen auf. Ob dieses Vorgehen tatsächlich zu einer geringeren Inzidenz von Metastasen führt, ist z. Z. noch nicht abzusehen. Eine Reihe von tierexperimentellen Untersuchungen spricht jedoch für die Wirksamkeit einer präoperativen Vorbestrahlung.

### 2.4.1 „no-touch"-Technik, Kryoenukleation

Die ursprüngliche Erklärung für die Beobachtung ZIMMERMANS [72] war die Hypothese, das eigentliche Enukleationstrauma mit Anstieg des intraokularen Drucks bis auf 500 mm Hg [18] sei die Ursache für eine systemische Aussaat von Tumorzellen. Diese Vermutung (für deren Richtigkeit einige tierexperimentelle Ergebnisse sprechen) resultierte in der Anwendung sog. „no-touch"-Enukleationstechniken und der „Kryoenukleation" bzw. in der Kombination von beiden Methoden [18, 71].

Die *„no-touch"-Technik* [68] wurde ursprünglich für die chirurgische Behandlung des Kolonkarzinoms beschrieben, wobei gezeigt werden konnte, daß die Anwendung dieser Technik die Mortalität bestimmter Formen des chirurgisch behandelbaren Kolonkarzinoms um 50% senkte. Das Prinzip der „no-touch"-Enukleationstechnik besteht im wesentlichen im *Vermeiden jeglichen Drucks* auf den Bulbus (z. B. kein Gebrauch von Q-Tips), *Dissektion der Augenmuskeln ohne Gebrauch von Muskelhaken* und *ggf. der Unterbindung von Vortexvenen.*

Bei der Durchführung als *„Kryoenukleation"* wird zusätzlich ein mit Flüssigstickstoff durchflossener Kryoring verwandt, mit dem unter ophthalmoskopischer Kontrolle der gesamte Tumor während einer Gefrierzeit von ca. 2–3 Minuten transskleral eingefroren wird. Dazu ist es notwendig, die Tenon-Kapsel mit einem Styrofoam-Blättchen vom Kryoring zu isolieren. Der Bulbus wird dann am Kryoring hervorluxiert und der N. opticus in der üblichen Technik durchtrennt (XVI. A.1). Der Kryoring und der dazu gehörige Flüssigstickstoffbehälter sind kommerziell erhältlich (Brymill Corporation, Vernon, Connecticut 06066, USA).

Einige Autoren haben auch Vorrichtungen beschrieben, die z. B. durch Insertion einer Kanüle in die Vorderkammer den intraokularen Druck während der gesamten Operation normal halten [5, 27].
Klinische Studien, die die Wirksamkeit dieser Enukleationstechnik in bezug auf eine geringere Inzidenz von Metastasen nachweisen können, liegen bis jetzt nicht vor. Dies liegt an der zu geringen Nachbeobachtungszeit der entsprechend behandelten Patientengruppen seit Einführung dieser neuen Technik.

### Orbitaimplantat

Die in der älteren Literatur vorherrschende Auffassung, die Verwendung eines Implantats nach Enukleation eines melanomhaltigen Auges sei wegen der Maskierung eines Lokalrezidivs (Palpation) kontraindiziert, läßt sich angesichts der heutigen Untersuchungstechniken nicht mehr aufrechterhalten (XVI. A.1). Die *Wahrscheinlichkeit eines lokalen Rezidivs in der Orbita beträgt im übrigen etwa 1%* [59]. In den weitaus meisten dieser Fälle finden sich gleichzeitig mit der erstmaligen Diagnose eines lokalen Rezidivs in der Orbita Fernmetastasen des Primärtumors [59]. *Bei entsprechender Indikation kann heute deshalb ein Orbitaimplantat nach Enukleation eingesetzt werden.* Wir verwenden sowohl Gespinstplomben aus Nylon als auch sphärische Methacrylatimplante mit einer Umhüllung aus lyophilisierter Dura [21].

*Vorgehen bei extraokularem Wachstum*

Die Prognose quoad vitam eines Melanoms der Aderhaut verschlechtert sich erheblich, wenn zum Zeitpunkt der Enukleation extraokulares Tumorwachstum nachweisbar ist [60]. Die früher in diesen Fällen durchgeführte *Exenteratio orbitae* [55] *führt* zumindest bei fibrös abgekapseltem extraokularem Tumorwachstum *nicht zu einer Verbesserung der Prognose* [26, 44]. In solchen Fällen muß davon ausgegangen werden, daß schon zum Zeitpunkt der Enukleation eine Metastasierung eingetreten ist, die auch durch eine Exenteration nicht beeinflußt werden kann.

Wir beschränken uns in Fällen von klinisch sichtbarem extraokularem Tumorwachstum bei Enukleation eines Tumorauges auf die Exzision des extraokularen Tumoranteils und führen eine *Nachbestrahlung* der Orbita mit 50 Gy Zielvolumendosis (bzw. Aufsättigung der Dosis auf 50 Gy, falls eine präoperative Vorbestrahlung durchgeführt wurde) durch. Findet sich extraokulares Tumorwachstum erst bei der histologischen Aufarbeitung des enukleierten Bulbus, beschränken wir uns auf die Nachbestrahlung der Orbita ohne erneute chirurgische Revision des Orbitainhalts. In beiden Fällen dient die Nachbestrahlung nur der *Verhinderung des lokalen Rezidivs,* da wahrscheinlich eine *Metastasierung* in der Mehrzahl der Fälle (klinisch nicht nachweisbar) *bereits eingetreten* ist.

### 2.4.2 Enukleationstechnik beim Retinoblastom

*Indikation*

Bei *einseitigen Retinoblastomen* ist die Enukleation indiziert, wenn der *Tumor mehr als die Hälfte des Auges ausfüllt,* da nach einer erfolgreichen Strahlentherapie nicht *mit einem verwertbaren Sehvermögen gerechnet werden kann,* oder die *Risiken einer Aderhautinvasion und Invasion des N. opticus als hoch angesehen* werden müssen [1, 23, 55].

Bei *beidseitigen Retinoblastomen* mit fortgeschrittenem Tumorbefall wird das ausgedehnter befallene Auge enukleiert und das andere Auge einer bulbuserhaltenden Therapie zugeführt [23]. Bei beidseitigem fortgeschrittenem Retinoblastom ohne Hoffnung auf die Erhaltung eines Restsehvermögens ist eine Enukleation beidseits indiziert. Im Zweifelsfall kann bei beidseitigem Tumorbefall zunächst eine bulbuserhaltende Therapie an beiden Augen begonnen werden, um die Indikation zur Enukleation in Abhängigkeit vom Therapieerfolg zu stellen.

### 2.4.3 Technik, Orbitaimplantate

*Vorgehen bei extraokularem Wachstum*

Folgende *Besonderheiten der Operationstechnik* sind beim Retinoblastom wichtig:

Wegen der Möglichkeit der Invasion von Tumorzellen in den N. opticus muß darauf geachtet werden, die Enukleation mit möglichst *langem Optikusstumpf* (wenigstens 1 cm) durchzuführen. Die Blutstillung kann ein Problem darstellen, insbesondere nach vorausgegangener Strahlentherapie. Nach Durchtrennung des N. opticus wird eine Kompression des Stumpfes über etwa 10 Minuten durchgeführt. Häufig dauert es wesentlich länger, bis die Blutung sistiert. Das *Kautern der Gefäße sollte nach Möglichkeit unterbleiben,* um das Risiko einer Schrumpfung des orbitalen Fettkörpers zu reduzieren.

Die *Verwendung von Orbitaimplantaten ist umstritten.* Treten Orbitarezidive auf, so ist die Prognose quoad vitam extrem schlecht, so daß die Möglichkeit von Orbitarezidiven nicht als Argument gegen die Verwendung von Orbitaimplantaten angesehen werden sollte. Inwieweit mit Orbitaimplantaten möglicherweise ein besseres Orbitawachstum und eine Vermeidung von Gesichtsasymmetrien erreicht werden kann, ist nicht sicher bekannt, da ein größerer Teil solcher Gesichtsasymmetrien als Folge einer bulbuserhaltenden Strahlentherapie des verbleibenden Auges angesehen werden muß.

Bei extraokularer Ausdehnung eines Retinoblastoms wird nach der Enukleation eine Nachbestrahlung der Orbita sowie eine Chemotherapie durchgeführt. Wegen der schlechten Prognose quoad vitam sollten entstellende Maßnahmen wie die Exenteration nicht mehr angewandt werden.

## LITERATUR

1. Abramson DH, Marks RF, Ellsworth RM, Tretter P, Kitchin FD (1982) The management of unilateral retinoblastoma without primary enucleation. Arch Ophthalmol 100:1249–1252
2. Augsburger JJ, Shields JA (1984) Fine needle aspiration biopsy of solid intraocular tumors: Indications, instrumentation and techniques. Ophthalmic Surg 15:34–40
3. Augsburger JJ, Shields JA (1985) Cataract surgery following cobalt-60 plaque radiotherapy for posterior uveal malignant melanoma. Ophthalmology 92:815–822
4. Augsburger JJ, Shields JA, Folberg R, Lang W, O'Hara BJ, Claricci JD (1985) Fine needle aspiration biopsy in the diagnosis of intraocular cancer. Cytologic-histologic correlations. Ophthalmoloy 92:39–49
5. Blair CJ, Guerry K, Stratford TP (1983) Normal intraocular pressure during enucleation for choroidal melanoma. Arch Ophthalmol 101:1900–1902
6. Bornfeld N, Meyer-Schwickerath G, Gerke E (1982) Current aspects in photocoagulation treatment of choroidal melanomas. In: Henkind P (ed) Acta: XXIV International Congress of Ophthalmology, vol 2. Lippincott, Philadelphia, pp 979–982
7. Brandt HP, Dietze U, Jütte A (1980) Erfahrungen mit dem P-32 Test bei der Tumordiagnostik. Ophthalmologica 180:133–138
8. Char DH, Phillips TL (1985) Pre-enucleation irradiation of uveal melanoma. Br J Ophthalmol 69:177–179
9. Foerster MH, Bornfeld N, Wessing A, Schulz U, Schmitt G, Meyer-Schwickerath G (1984) Die Behandlung von malignen Melanomen der Uvea mit 106-Ruthenium Applikatoren. Klin Monatsbl Augenheilkd 185:490–494
10. Foerster MH, Bornfeld N, Schulz U, Wessing A, Meyer-Schwickerath G (1986) Complications of local beta radiation of uveal melanomas. Graefes Arch Clin Exp Ophthalmol 224:336–340
11. Foulds WS (1973) The local excision of choroidal melanomata. Trans Ophthalmol Soc UK 93:343–346
12. Foulds WS (1977) Experience of local excision of uveal melanoma. Trans Ophthal Soc UK 97:412–415
13. Foulds WS (1978) Techniques for the local excision of ciliary body and choroidal tumors. South African J Ophthal 5:41–47
14. Foulds WS (1983) Current options in the management of choroidal melanoma. Trans Ophthal Soc UK 103:28–34
15. Foulds WS (1985) The diagnosis and management of tumours of the iris and ciliary body. In: Oosterhuis JA (ed) Ophthalmic tumours. Junk, Dordrecht Boston Lancaster, pp 173–220
16. Foulds WS (1985) Do we need a retinal pigment epithelium (or choroid) for the maintenance of retinal apposition? Br J Ophthalmol 69:237–239
17. Foulds WS, Damato BE (1986) Low-energy long-exposure laser therapy in the management of choroidal melanoma. Graefes Arch Clin Exp Ophthalmol 224:26–34
18. Fraunfelder FT, Boozman FW, Wilson RS, Thomas AH (1977) No-touch technique for intraocular malignant melanomas. Arch Ophthalmol 95:1616–1620
19. Gragoudas ES, Seddon J, Goitein M, Verhey L, Munzenrider J, Urie M, Suit HD, Blitzer P, Koehler A (1985) Current results of proton beam irradiation of uveal melanomas. Ophthalmology 92:284–291
20. Hallermann D, Lommatzsch P (1979) Langzeitbeobachtungen nach Strahlentherapie des malignen Melanoms der Aderhaut mit dem 106 Ru/106 Rh-Applikator. Ber Dtsch Ophthal Ges 76:177–180
21. Härting F, Koornneef L, Peeters HJF, Gillisen JPA (1985) Complications in orbital implant surgery – worthy of mention? Orbit 4:105–109
22. Höpping W, Schmitt G, Havers W, Meyer-Schwickerath G (1979) Die Therapie des Retinoblastoms. Ber Dtsch Ophthal Ges 76:143
23. Höpping W, Alberti W, Havers H, Passarge E, Zeller G, De Sutter E (1985) Das Retinoblastom. In: Lund OE, Waubke ThN (Hrsg) Die Augenerkrankungen des Kindesalters. Bücherei des Augenarztes 106. Enke, Stuttgart, S 199–217
24. Jensen OA, Andersen SR (1959) Late complications of biopsy in intraocular tumors. Acta Ophthalmol (Copenh) 37:568–575
25. Kara GB (1979) Excision of uveal melanomas. A 15-years experience. Ophthalmology 86:997–1023
26. Kersten RC, TSE DT, Anderson RL, Blodi FC (1985) The role of orbital exenteration in choroidal melanoma with extrascleral extension. Ophthalmology 92:436–443
27. Kramer KK, Lapiana FG, Whitmore P (1980) Enucleation with stabilization of intraocular pressure in the treatment of uveal melanomas. Ophthalmol Surg 11:39–43
28. Lanning R, Shields JA (1979) Comparison of radioactive phosphorus (32 P) uptake test in comparable sized choroidal melanomas and hemangiomas. Am J Ophthalmol 87:769–772
29. Lincoff H, McLean J, Long R (1967) The cryosurgical treatment of intraocular tumors. Am J Ophthalmol 63:389–399
30. Lommatzsch PK (1974) Treatment of choroidal melanomas with Ru 106/Rh 106 beta ray applicators. Surv Ophthalmol 19:85–100
31. Lommatzsch PK (1977) Die therapeutische Anwendung von ionisierenden Strahlen in der Augenheilkunde. Thieme, Leipzig
32. Lommatzsch PK (1979) Radiotherapie der intraokularen Tumoren, insbesondere bei Aderhautmelanom. Klin Monatsbl Augenheilkd 174:948–958
33. Lommatzsch PK (1980) Intraocular and episcleral melanoma treated with beta radiation (106 Ru/106 Rh). Ophthalmologica 181:241–244
34. Lommatzsch PK (1983) $\beta$-irradiation of choroidal melanoma with 106 Ru/106 Rh applicators: 16 years' experience. Arch Ophthalmol 101:713–717
35. Lommatzsch PK, Vollmar R (1965) Ein neuer Weg zur konservativen Therapie intraokularer Tumoren mit Betastrahlen (106 Ru/106 Rh) unter Erhaltung der Sehfähigkeit. Klin Monatsbl Augenheilkd 148:682–699
36. Lommatzsch PK, Ulrich CH, Ulrich WD, Guntermann S, Millner R (1969) Über eine Meßsonde zur Diagnostik intraokularer Tumoren. Graefes Arch Clin Exp Ophthalmol 177:105–107
37. Lommatzsch PK, Guntermann S, Matauschek K, Bartho H, Schwerdt K, Nentwig G (1975) Die Anwendung von Halbleiterdetektoren beim $^{32}$P-Test. Ophthalmologica 170:51–55
38. Mackensen G, Custodis M (1972) Iridozyklektomie mit mikrochirurgischer Technik. Klin Monatsbl Augenheilkd 161:5–9
39. Magnus L (1967) Tiefendosisberechnung für die 60 Co-Augenapplikatoren CKA 1–4 (nach Stallard). Strahlentherapie 132:379–386

40. Magnus L, Göbbeler Th, Strötges W (1968) Tiefendosisberechnungen für die 60Co-Augenapplikatoren CKA 5–11 (nach Stallard). Strahlentherapie 136:170–177
41. Manschot WA, van Peperzeel HA (1980) Choroidal melanoma – enucleation or observation. A new approach. Arch Ophthalmol 98:71–78
42. Meyer-Schwickerath G (1961) The preservation of vision by treatment of intraocular tumors with light coagulation. Arch Ophthalmol 66:458–466
43. Meyer-Schwickerath G (1974) Excision of malignant melanoma of the choroid. Mod Probl Ophthal 12:562–566
44. Minckler DS (1984) Role of exenteration in the treatment of melanoma. Abstract. Annual Meeting of the American Academy of Ophthalmology, Atlanta (USA). Ophthalmology [Suppl 2] 98:9/84:98
45. Moseley H, Foulds WS (1980) Observation on the $^{32}$P uptake test. Br J Ophthalmol 64:186–190
46. Müller HK (1969) Die partielle Ausschneidung von Iris und Ciliarkörper. Doc Ophthalmol 26:679–697
47. Naumann GOH (1975) Blockexzision intraokularer Prozesse. I. Tumoren der vorderen Uvea. Klin Monatsbl Augenheilkd 166:436–448
48. Naumann GOH (1983) Blockexcision of tumors of the ciliary body and choroid. In: Lommatzsch PK, Blodi FC (eds) Intraocular tumors. Fortschritte der Onkologie, Bd 9. Akademie, Berlin, S 386–395
49. Packer S, Rotman M (1980) Radiotherapy of choroidal melanoma with iodine-125. Ophthalmology 87:582–590
50. Packer S, Goldberg H, Feldman M (1978) The ultrasound guided $^{32}$P-test. Ann Ophthalmol 10:1411–1418
51. Packer S, Rotman M, Fairchild RG, Albert DM, Atkins HL, Chan B (1980) Irradiation of choroidal melanoma with iodine 125 ophthalmic plaque. Arch Ophthalmol 98:1453–1457
52. Packer S, Rotman M, Salanitro P (1984) Iodine-125 irradiation of choroidal melanoma. Ophthalmology 91:1700–1708
53. Peyman GA, Raichand M (1979) Full-thickness eye wall resection of choroidal neoplasms. Ophthalmology 86:1024–1036
54. Peyman GA, Juarez CP, Diamond JG, Raichand M (1984) Ten years experience with eye wall resection for uveal malignant melanomas. Ophthalmology 91:1720–1725
55. Reese AB (1976) Tumors of the eye, 3rd edn. Harper & Row, New York
56. Rider WD, Palmer JA, Mahoney LJ (1977) Preoperative irradiation in operable cancer of the rectum. Report of Toronto trial. Can J Surg 20:335–338
57. Roswit B, Higgins GA, Humphrey EW (1973) Preoperative irradiation of operable adenocarcinoma of the colon. Radiology 108:359–395
58. Rotman M, Packer S, Long R, Chiu-Tsao ST, Sedhom LZ (1983) Ophthalmic plaque irradiation of choroidal melanoma. In: Lommatzsch PK, Blodi FC (eds) Intraocular tumors. Fortschritte der Onkologie, Bd 9. Akademie, Berlin, S 341–346
59. Sanke RF, Collin JRO, Garner A, Packard RBS (1981) Local recurrence of choroidal malignant melanoma following enucleation. Br J Ophthalmol 65:846–849
60. Shammas HF, Blodi FC (1977) Orbital extension of choroidal and ciliary body melanomas. Arch Ophthalmol 95:2002–2005
61. Shields JA (1978) Accuracy and limitations of the $^{32}$P test in the diagnosis of ocular tumors. An analysis of 500 cases. Am Acad Ophthalmol 85:950–966
62. Shields JA (1983) Diagnosis and management of intraocular tumors. Mosby, St Louis Toronto London
63. Shields JA, Augsburger LW, Brady LW, Day JL (1982) Cobalt plaque therapy of posterior uveal melanomas. Ophthalmology 89:1201–1207
64. Shields JA, Augsburger JJ, Stefanyszyn MA, Connor RW (1984) Sclerochorioretinal resection for choroidal melanoma. A clinicopathological correlation of a postmortem eye. Ophthalmology 91:1726–1730
65. Stallard HB (1960) Malignant melanoma of the choroid treated with radioactive applicators. Trans Ophthalmol Soc UK 79:373–392
66. Stallard HB (1966) Radiotherapy for malignant melanoma of the choroid. Br J Ophthalmol 50:147–155
67. Thomas CJ, Krohmer JS, Storaasli JP (1952) Detection of intraocular tumors with radioactive phosphorus. A preliminary report with special reference to differentiation of the cause of retinal separation. Arch Ophthalmol 47:276–286
68. Turnbull RB (1975) The no-touch isolation technique of resection. JAMA 231:1181–1182
69. Vogel MH, Strötges MW (1971) Der Wert des $^{32}$P-Testes bei der Diagnose intraokularer Aderhautmelanome. Klin Monatsbl Augenheilkd 159:375–382
70. Vollmar R, Lommatzsch PK, Hegewald H (1964) Vorteile der Betatherapie in der ophthalmologischen Radiologie. Radiobiol Radiother (Berl) 5:575–583
71. Wilson RS, Fraunfelder FT (1978) 'No touch' cryosurgical enucleation: A minimal trauma technique for eyes harbouring intraocular malignancy. Trans Am Acad Ophthalmol 85:1170–1175
72. Zimmerman LE, McLean IW (1979a) An evaluation of enucleation in the management of uveal melanomas. Am J Ophthalmol 87:741–760
73. Zimmerman LE, McLean IW (1979b) Metastatic disease from untreated uveal melanomas. Am J Ophthalmol 88:524–534
74. Zimmerman LE, MacLean IW (1984) Do growth and onset of symptoms of uveal melanoma indicate subclinical metastasis? Ophthalmology 91:865–891
75. Zimmerman LE, McLean IW, Foster WD (1978) Does enucleation of the eye containing a malignant melanoma prevent or accelerate the dissemination of tumor cells? Br J Ophthalmol 62:420–425
76. Zografos L, Gailloud CL (1979) Traitement conservateur des mélanomes choroïdiens par radiothérapie de contact. Klin Monatsbl Augenheilkd 174:927–933

# XIV. Chirurgie des Glaskörpers

R. Klöti[1]

## INHALT

| | |
|---|---|
| Begriffe und Abkürzungen | 477 |
| Einleitung | 478 |
| Zur Struktur und Funktion des Glaskörpers | 479 |
| Grundsätze der Indikation zur Vitrektomie | 482 |
| Technische Ausrüstung | 485 |
|   Vitrektomieinstrumente | 486 |
|     Standardstripper | 487 |
|     Standardzusatzinstrumente | 487 |
|     Mikrostripper | 488 |
|     Mikrozusatzinstrumente | 490 |
|     Hilfsinstrumente | 490 |
|     Andere Fabrikate | 491 |
|   Naßfelddiathermieinstrumente | 491 |
|     Standard-Bipolar-Diathermieinstrument | 491 |
|     Mikro-Bipolar-Diathermieinstrument | 492 |
|     Andere Fabrikate | 492 |
|   Optische Hilfsmittel | 493 |
|     Wasserkissenkontaktglas | 493 |
|     Operationsmikroskop | 494 |
|     Stereoskopisch-indirekte Ophthalmoskopie | 495 |
|     Andere Fabrikate | 495 |
|   Beleuchtung | 495 |
|     Spaltlampenbeleuchtung | 495 |
|     Faseroptikbeleuchtung | 496 |
|     Andere Fabrikate | 496 |
|   Steuergeräte und Behelfseinrichtungen | 497 |
|     Steuergeräte für Standard- und Mikroinstrumente | 497 |
|     Fußpedalsteuergerät für die Mikroschneidgeräte, die Mikropinzette und den Standardstripper | 498 |
|     Fußpedalsteuergerät für die Mikro-Bipolar-Diathermieinstrumente und das Standard-Bipolar-Diathermieinstrument | 499 |
|     Andere Fabrikate | 499 |
| Vorbereitung der Operation | 500 |
|   Vorbereitung des Patienten | 500 |
|   Vorbereitung des Instrumentariums | 500 |
|   Vorbereitung des Auges | 501 |
| Operationen | 502 |
| 1  Chirurgischer Zugang zum Glaskörper | 502 |
| 1.1  Via Vorderkammer | 502 |
| 1.2  Via Pars plana ciliaris | 503 |
| 2  Techniken der Glaskörperchirurgie | 506 |
| 2.1  Partielle Vitrektomie | 506 |
| 2.1.1  Indikationen | 506 |
| 2.1.2  Technik | 507 |
| 2.2  Vordersegmentchirurgie bei subtotaler Vitrektomie | 509 |
| 2.2.1  Indikationen | 509 |
| 2.2.2  Technik | 511 |
| 2.3  Subtotale Vitrektomie mit einer Sklerotomie | 511 |
| 2.3.1  Indikationen | 513 |
| 2.3.2  Technik | 514 |
| 2.4  Bimanuelle Technik mit mehreren Sklerotomien | 521 |
| 2.4.1  Indikationen | 521 |
| 2.4.2  Technik | 521 |
| 2.5  Abschälen von Membranen | 525 |
| 2.5.1  Indikationen | 525 |
| 2.5.2  Technik | 525 |
| 2.6  Vitrektomie bei Netzhautablösungen | 525 |
| 2.6.1  Indikationen | 526 |
| 2.6.2  Technik | 527 |
| 2.6.3  Operationsmethoden anderer Autoren | 535 |
| 2.7  Vitrektomie bei Bulbusverletzungen | 537 |
| 3  Abschluß der Operation und Nachbehandlung | 537 |
| 3.1  Abschluß der Operation | 537 |
| 3.2  Nachbehandlung | 538 |
| 4  Komplikationen | 538 |
| 4.1  Peroperative Komplikationen | 539 |
| 4.2  Postoperative Komplikationen | 541 |
| 5  Resultate | 543 |
| Literatur | 549 |

## Begriffe und Abkürzungen

- „e.c." Extrakapsuläre (Linsenextraktion)
- Epiretinale Fibroplasie = „macular pucker" = Sternfalte. Fibröse Membranen, die sich entweder spontan oder postoperativ in oder um die Makula herum oder in mittlerer Peripherie bilden. Nicht selten nach „overtreatment". Unter gewissen Umständen können diese Membranen mit einer Abschältechnik entfernt werden.
- „i.c." Intrakapsuläre (Linsenextraktion).
- „i.o.L." Intraokuläre Kunstlinse.
- Lensektomie (siehe Phakektomie). Dieser Begriff steht für die Entfernung der Linse mit einem Vitrektomiegerät über eine Pars plana-Inzision. Der Begriff ist aber sprachlich falsch, da er vom Genitiv ausgehend *Lent-*

---

[1] Den Herren P. Bär, Klinikphotograph und I. Glitsch, Klinikzeichner danke ich für ihre wertvolle Hilfe

*ektomie* heißen sollte. Die Wortkomposition eines lateinischen und griechischen Wortstamms scheint dem Autor etwas unglücklich zu sein.
- „Mouches volantes" Aus dem Französischen übernommenes Wort für „floaters" oder „Mücken", die der Patient sieht, wenn bewegliche Kondensate im Glaskörper sich als Schatten im Fundus abbilden.
- „MPP" Massive periretinale Proliferation. Es handelt sich um eine großflächige Neubildung von Bindegewebe, die sich auf der Netzhautoberfläche und auch im Subretinalraum ausbreiten kann. Wesentlich an dieser Neubildung sind die Glaskörperrinde, die Gliazellen der Netzhautoberfläche und das Pigmentepithel beteiligt.
- „Overtreatment" Unnötig intensive Netzhautkoagulationseffekte, die eine epiretinale Fibroplasie oder gar eine MPP auslösen können.
- „PDR" Proliferative diabetische Retinopathie
- Phakektomie (siehe auch Lensektomie) Dieser Ausdruck bedeutet dasselbe wie Lentektomie, ist aber aus zwei griechischen Wortstämmen zusammengesetzt.
- „Proliferans" Darunter ist eine fibrovaskuläre, proliferative Veränderung zu verstehen, die sich entweder auf dem Netzhautniveau (fehlende hintere Glaskörperabhebung) ausbreitet oder in den Glaskörperraum hineinwächst (auf der abgehobenen Membrana hyaloidea posterior).
- „Proliferansamotio" Darunter verstehen wir eine Kombination einer Proliferans auf dem Netzhautniveau mit einer Netzhautablösung. Sie kommt zustande durch Schrumpfung des nicht abgehobenen Glaskörpers über der Proliferans und durch Traktion des abgehobenen Glaskörpers am Rande der Proliferans.
- „PVR" Proliferative Vitreoretinopathie
- „Reading vision" Bezeichnung für ein erfolgreiches vitreoretinales Operationsresultat, wobei der Patient wieder lesen kann.
- „Sandwichblutung" Es handelt sich, meist bei Diabetikern, um eine Blutung zwischen dem abgehobenen Glaskörper und der Netzhaut. Das Blut bildet ein Filter, welches den Einblick zur Netzhaut verwehrt.
- „Tupferabrasio" Abrasio des Hornhautepithels nicht mit einem Hockeymesser ausgeführt, sondern mit einem Gazepreßtupfer, der in einer Klemme eingespannt ist.
- „Walking vision" Bezeichnung für ein erfolgreiches vitreoretinales Operationsresultat, wobei der Patient wohl nicht lesen, sich aber mit dem wiedergewonnenen Gesichtsfeld im Raum selbständig bewegen kann.

# Einleitung

Seit Beginn der modernen Ophthalmologie galten Eingriffe im Glaskörperraum als besonderes Wagnis. Sie wurden deshalb nur selten und mit ungewissem Erfolg durchgeführt. Dennoch sind schon aus dem letzten Jahrhundert Operationsversuche bekannt, die zum Ziel hatten, Stränge und Schwarten im Glaskörper zu durchschneiden oder eingetrübten Glaskörper zu entfernen. Diese Vorschläge [31, 48] sind aber wahrscheinlich wegen der hohen Rate von Komplikationen wieder in Vergessenheit geraten.

Die Möglichkeit der Konstruktion von perfekteren Instrumenten und ein besseres Verständnis der Pathophysiologie des Glaskörpers haben der Glaskörperchirurgie in den sechziger Jahren zu zunehmender Aktualität verholfen. Es wurden erfolgreich retrolentale Schwarten [4, 39] und in tieferen Abschnitten, mit eigens dafür konstruierten Instrumenten, Stränge und Membranen durchschnitten [19, 34, 62, 114]. Doch erst die gezielte, von KASNER 1968 [60, 129] erstmals durchgeführte *„open sky"* Vitrektomie hat dieser Chirurgie richtig zum Durchbruch verholfen. Sie wurde schon kurz danach für desperate Fälle von diabetischer Retinopathie [132], für traumatisch destruierten Glaskörper [135] und für Glaskörperverlust bei der Linsenextraktion [40] in Anwendung gebracht.

MACHEMER hat 1971 [95] den für die Glaskörperchirurgie bereits bewährten Weg über die Pars plana ciliaris benutzt und als erster die subtotale Entfernung des Glaskörpers im *geschlossenen System* beschrieben. Unabhängig davon haben andere Autoren, basierend auf gleichen Erfahrungen, die „open sky" Methode verlassen und eine Reihe von Instrumenten und Operationsmethoden für die Pars plana Vitrektomie entwickelt [1, 53, 64, 66, 87, 93, 94, 96, 112, 116, 120]. Die weitere Erfahrung mit dieser Technik und die Miniaturisierung der Instrumente zeigte, daß Vitrektomiegeräte, über die Pars plana oder eine korneale Inzision eingeführt, sehr nutzbringend auch im vorderen Segment angewendet werden können. Die einfache und sehr rasche Bereitstellung der neuesten Vitrektomiegeräte erlaubt deren Einsatz bei operativem oder traumatischem Glaskörperverlust [74].

Neben dem Verständnis für einen recht großen technischen Aufwand muß der *Glaskörperchirurg* auch über genügend Selbstkritik verfügen, um auf Grund seiner ophthalmochirurgischen Erfahrung die meist erhebliche Gefährlichkeit des Eingriffs abschätzen zu können. Eine besonders wichtige Voraussetzung ist die Vertrautheit mit der *Netzhautchirurgie*, da bei einem hohen Prozentsatz der Patienten schon präoperativ Amotioprobleme zu erwarten sind. Netzhautprobleme können aber auch während oder nach der Operation an den Glaskörperchirurgen herantreten.

Für die spezifischen Probleme der Glaskörperchirurgie sollte der Anfänger die Hilfe eines erfahrenen Chirurgen in Anspruch nehmen können. Daneben können experimentelle Eingriffe an Tieraugen die ersten Schritte erleichtern. Dabei muß jedoch, vor allem am Kaninchenauge, den besonderen anatomischen Gegebenheiten Rechnung getragen werden [3]. Die Vertrautheit mit den richtigen anatomischen Verhältnissen kann man sich an Augenbankaugen erwerben. Die ersten klinischen Erfahrungen werden am besten mit Perforationsverletzungen gemacht. Eine gute Ausbildung in Glaskörperchirurgie wird aber nur dann von bleibendem Nutzen sein, wenn der Chirurg im Sinne einer *Spezialisierung* möglichst häufig diese Chirurgie praktizieren kann. Nur so wird er die nötige Routine im Gebrauch seines Instrumentariums und in der Anwendung der Operationsmethoden bekommen. In der Praxis bedeutet dies, daß sich nur größere Kliniken mit dieser Chirurgie befassen sollten.

Zwar wird es auch in Zukunft wesentliche technische Unterschiede bei den Vitrektomieinstrumenten geben, und einzelne Operationsmethoden werden erheblich voneinander abweichen. Die wichtigsten Schritte in der Glaskörperchirurgie sind jedoch heute in Form von grundsätzlichen Empfehlungen allgemein akzeptiert. Im vorliegenden Beitrag zur Glaskörperchirurgie wird deshalb, im Interesse einer einheitlicheren Darstellung, vor allem die *persönliche Erfahrung des Autors* bezüglich Instrumentarium und Operationstechnik zur Sprache kommen. Für andere chirurgische Techniken mit anderen Instrumenten verweisen wir auf eine ganze Reihe von *Monographien und Buchbeiträgen* [8, 15, 43, 45, 52, 56, 58, 86, 97, 109, 111, 130, 139, 142].

Mit den *Zeichnungen* soll der Leser anatomische Gegebenheiten, Fragen der Indikation, Funktionsprinzipien von Instrumenten und einzelne Operationsphasen in einfacher, klarer Darstellung verstehen lernen. Die *photographischen Abbildungen* zeigen nicht nur Details von Instrumenten und Apparaten[2], den technischen Ablauf der Operationen und die klinische Ausgangssituation neben dem chirurgischen Resultat. Sie vermitteln vor allem auch eine Dokumentation der chirurgischen Realität und einen Einblick in die Glaubwürdigkeit dieser Chirurgie. Relativ ausführliche Abbildungstexte verstärken die Aussagekraft der Zeichnungen und Photographien. In den *Zwischentexten* wird auf das für bildliche Darstellung nicht Geeignete eingegangen. Auch alle persönlichen Erfahrungen mit klinischen und technischen Details können dort nachgelesen werden.

## Zur Struktur und Funktion des Glaskörpers

Da die chirurgischen Eingriffe im Glaskörperraum immer mit einer partiellen oder subtotalen Vitrektomie verbunden sind und der Glaskörper im emmetropen Auge etwa $^4/_5$ des Volumens einnimmt, müssen wir uns Rechenschaft ablegen, was wir mit diesem Eingriff im Glaskörperraum verändern. *Struktur und Funktion* des Glaskörpers und seine Beziehungen zu den benachbarten Geweben – Sehnerv, Netzhaut, Ziliarkörper und Linse – lassen sich durch vier Umschreibungen charakterisieren:

– Der Glaskörper ist nicht eine amorphe Masse, sondern ein transparentes *Gewebe*.
– Der Glaskörper ist ein Gel, das im Normalzustand eine *Tamponadewirkung* auf die Netzhaut ausübt und ein *Widerlager für die Linse* darstellt.
– Der Glaskörper ist an der *Papille* und im Bereiche der *Ora serrata* fester mit der Unterlage verbunden.
– Vom *Gelzustand* hängt der Gewebscharakter, die Tamponadefunktion und zum Teil auch die Transparenz des Glaskörpers ab.

Der Glaskörper zeigt entsprechend den speziellen optischen Anforderungen eine für ein *Gewebe* ganz ungewöhnliche Zusammensetzung. Wir finden in ihm fast ausschließlich interzelluläre Matrix, und nur ein ganz kleiner Teil des gesamten Volumens wird durch die fibroblastenähnlichen Hyalozyten und kollagenen Fasern eingenommen. Diese überdimensionierte interzelluläre Matrix, die eine ideale *Transparenz* gewährleistet, hat zwei wesentliche Haupteigenschaften. Einerseits weist sie eine gewisse Viskosität auf, welche abhängt von der Konzentration und dem Polymerisationsgrad der Hyaluronsäure. Andererseits hat sie Gel-Eigenschaften auf

---
[2] Alle nicht anders bezeichneten Instrumente wurden in Zusammenarbeit mit Oertli-Instrumente, CH-9016 St. Gallen entwickelt.

Grund des Gehalts und einer besonderen strukturellen Anordnung von kollagenen Fasern. Die gegenseitigen Beziehungen zwischen diesen beiden Komponenten sind noch nicht völlig geklärt. Wir dürfen aber annehmen, daß die Hyaluronsäure im schwammartigen Fasernetz des Kollagengerüsts den Gelzustand des Glaskörpers im eigentlichen Sinn stabilisiert [7].

In der Rindenzone des Glaskörpers finden wir entsprechend einem höheren Gehalt an Hyaluronsäure und einem dichteren kollagenen Fasernetz eine höhere Viskosität und ein solideres Gel. Die Grenze zur Netzhautoberfläche bildet eine Basalmembran. Wenig vor und hinter die Ora serrata sich ausdehnend befindet sich das zirkuläre Band der *vorderen Glaskörperbasis*. Hier ist der Glaskörper sehr fest mit der Unterlage verbunden, wie auch an der *hinteren Glaskörperbasis* auf der Papillenoberfläche. Im Gegensatz zur Glaskörperrinde zeigen die zentralen Glaskörperabschnitte eine sehr lockere Struktur. Ein etwas gröberes kollagenes Gerüstwerk im Bereich des *Cloquet-Kanals* ist zwar an der Spaltlampe recht gut sichtbar, doch weist die starke Beweglichkeit dieser Strukturen auf eine geringere Viskosität und ein weniger solides Gel hin. Der bradytrophe Stoffwechsel des Glaskörpers erklärt die große *Verwundbarkeit dieses wenig organisierten Gewebes*. Blutungen und Infekte können sich in diesem Raum unglaublich schnell ausbreiten, ohne durch eigene und aktiv therapeutische Abwehrmechanismen rasch beseitigt zu werden.

Neben der Notwendigkeit einer genügenden Transparenz hat das Glaskörpergel eine statische Funktion im Sinne der *Tamponadewirkung* [71] auf die Netzhaut (**Abb. XIV. 1a**). Bei erhaltener Gelstruktur kann experimentell mit einem Netzhautriß allein niemals eine Amotio erzeugt werden [61]. Erst nach Auftreten einer Glaskörperschrumpfung verändert sich diese Tamponadefunktion, indem wir im Präretinalraum (respektive Retrovitrealraum) nur noch strukturlosen Glaskörper finden. Die Netzhaut kann sich jetzt – bei vorhandenem Loch oder Riß – bis zur neuen Grenze des geformten, strukturierten Glaskörpers ablösen. Dabei verschiebt sich der flüssige Glaskörper vom präretinalen Raum via Netzhautriß in den Subretinalraum. Die Glaskörpertamponade hat sich zwar in eine andere Ebene verlagert, kann aber nach wie vor bei der chirurgischen Wiederanlegung der Netzhaut wirksam werden. Durch Eindellung der Bulbushüllen von außen und eventuelle Drainage der subretinalen Flüssigkeit kann der Netzhautriß dank diesem Glaskörperpolster mit der Unterlage in Kontakt gebracht werden.

Durch eine *subtotale Vitrektomie* geht die Tamponadefunktion des Glaskörpers vollständig und definitiv verloren, und die abgelöste Netzhaut kann ausschließlich durch eine künstliche *Tamponade von innen* mit der Unterlage in Kontakt gebracht werden (**Abb. XIV. 1b**). Nach einer subtotalen Vitrektomie können zwar nur noch ausnahmsweise Netzhautrisse im Bereich der nicht entfernten Glaskörperbasis durch Traktion entstehen, doch besteht daneben die Möglichkeit des Auftretens

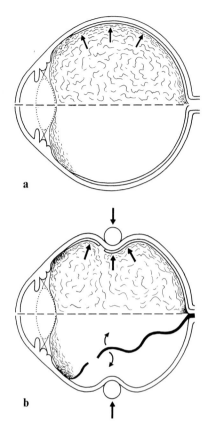

**Abb. XIV. 1a, b. Struktur und Funktion des Glaskörpers – Tamponadefunktion.**

**a** *Oben:* Transparentes Glaskörpergewebe mit zentral lockerer, in der Rindenzone dichterer Strukturierung. Festes Anhaften auf der Unterlage im Bereich der zirkulären vorderen Glaskörperbasis und an der hinteren Glaskörperbasis auf der Papille. Die *Pfeile* illustrieren die Tamponadewirkung des Glaskörpers auf die Netzhaut. *Unten:* Nach einer Vitrektomie bleiben Glaskörperreste im Bereich der vorderen Glaskörperbasis. Die Tamponadefunktion des Glaskörpers fällt weg. Ein Netzhautloch kann unter Umständen sehr rasch zu einer Netzhautablösung führen.

**b** *Oben:* Nach hinterer Glaskörperabhebung und rhegmatogener Amotio hat die Netzhaut auf dem geschrumpften Glaskörpergel erneut einen Rückhalt gefunden, so daß durch Eindellung der Bulbushüllen der Riß Kontakt mit der Unterlage finden und vernarben kann. Die *geraden Pfeile* zeigen einerseits wiederum die Tamponadewirkung des Glaskörpers auf die Netzhaut. Die Tamponade wird noch verstärkt durch einen elastischen Cerclagedruck von außen. *Unten:* Durch Wegfall der Tamponadefunktion des Glaskörpers findet ein Netzhautloch auch durch starke Eindellung der Bulbushüllen keinen Kontakt mit der Unterlage. Die *gekrümmten Pfeile* symbolisieren das freie Flottieren der Netzhaut, wenn nach der Vitrektomie die Glaskörpertamponade wegfällt. Eine operative Wiederanlegung der Netzhaut ist nur durch eine Tamponade von innen möglich.

XIV. Chirurgie des Glaskörpers

von peripheren, dystrophischen Netzhautlöchern, die eine besondere Überwachung eines vitrektomierten Auges bezüglich Amotiogefahr zeitlebens notwendig machen.

Die Glaskörperschrumpfung als Ausdruck einer Geldesintegration führt nicht nur zur Zweiteilung in flüssigen und geformten Glaskörper. Durch Schrumpfung des Fasergerüsts kommt es auch zu einer Kollagenverklumpung mit mehr oder weniger störender Verminderung der optischen Transparenz („Mouches volantes"). Wegen der starken Verankerung des Glaskörpers an der vorderen Basis schrumpft der Glaskörper meist in Etappen von hinten nach vorn im Sinne der *hinteren Glaskörperabhebung*. An der jeweiligen Berührungslinie von Glaskörper und Netzhautoberfläche deuten *Phosphene* auf stärkere vitreoretinale Adhärenzen hin. Diese hintere Glaskörperabhebung spielt für die Indikation und Technik der Vitrektomie eine zentrale Rolle. Unabhängig von der übrigen Glaskörperpathologie ist die Vitrektomie bei vorhandener hinterer Glaskörperabhebung technisch sehr viel leichter durchführbar und erheblich weniger gefährlich für die Netzhaut. Proliferative vitreoretinale Strukturen lassen sich sehr viel besser zwischen Netzhaut und Glaskörper durchtrennen, und ein neues Aussprossen von solchem Fremdgewebe kann verhindert werden.

Die spontane, idiopathische hintere Glaskörperabhebung im Alter oder bei jüngeren Myopen spielt sich nicht in jedem Fall in der gleichen Schicht der Glaskörperrinde ab [38, 63]. Wir dürfen annehmen, daß auch bei der nichtidiopathischen Abhebung neben der idealen Trennung – zwischen Netzhaut und Basalmembran – nicht selten eine Abhebung entsteht, bei welcher Rindenanteile des Glaskörpers auf der Netzhaut liegenbleiben, oder in größeren Arealen sogar überhaupt keine Abhebung stattfindet. Diese unvollständige oder „*verhinderte*" hintere Glaskörperabhebung bereitet Schwierigkeiten bei komplizierten Netzhautablösungen oder gibt Anlaß für ein Weiterschreiten von fibrovaskulären Proliferationen. Das Auftreten von komplexen avaskulären oder vaskularisierten Membranen und Strängen kann die ursprüngliche Tamponadefunktion des Glaskörpers in das Gegenteil, in eine schwerste *vitreoretinale Traktion* verwandeln. Sofern solche Membranen die hinterste geformte Glaskörperstruktur darstellen, handelt es sich um die verdichtete *hintere Glaskörpergrenzmembran* (Membrana hyaloidea posterior). Zur Entlastung einer vitreoretinalen Traktion am Rande einer Zone mit „verhinderter" Glaskörperabhebung muß diese Membran *zirkulär vollständig umschnitten* werden.

*Beschleunigt wird eine hintere Glaskörperabhebung* meist durch eine Glaskörperblutung, entzündliche Vorgänge oder ganz allgemein durch eine Vermehrung von Proteinen im Glaskörperraum. Aber auch ein Glaskörperverlust, eine schwere Contusio oder eine perforierende Verletzung des Glaskörperraums lassen eine frühzeitige hintere Glaskörperabhebung erwarten. Alle diese Einflüsse führen zu einer lokalisierten oder diffusen Schädigung des Glaskörpers, der als Gewebe mit einer „Narbe" und einer „Narbenschrumpfung" reagiert. Wenn immer eine Vitrektomie als indiziert erscheint, lohnt es sich, für den Eingriff die durch Erkrankung oder Trauma provozierte hintere Glaskörperabhebung abzuwarten.

Obschon sehr viel über die rasche *Invasion von fibrovaskulärem Gewebe* nach experimentellen perforierenden Verletzungen berichtet wurde, und eine Vitrektomie wenige Tage nach einer Perforation am menschlichen Auge empfohlen wurde, sind wir auch heute der Meinung, daß eine Latenzzeit von etwa 4 Wochen vertretbar ist. In dieser Zeit haben sich nicht nur alle übrigen Voraussetzungen für eine Vitrektomie verbessert, sondern wir dürfen auch erwarten, daß eine jetzt vorhandene hintere Glaskörperabhebung eine Trennung von Glaskörper und Netzhaut wesentlich erleichtern wird. Je mehr Glaskörper wir in einem traumatisierten Auge belassen, um so größer ist die Gefahr von weiteren Glaskörperkomplikationen. Dies ist auch der Grund, weshalb seit der Einführung der Pars plana-Vitrektomie Glaskörperstränge – sofern notwendig – nicht mehr isoliert durchtrennt, sondern nur im Rahmen einer subtotalen Vitrektomie exzidiert werden sollen.

Trotz starkem Haften reißt infolge der kleinen Haftfläche die *hintere Glaskörperbasis* auf der Papille bei der hinteren Glaskörperabhebung durch. Nicht selten wird dabei etwas Gliagewebe als große „Mouche volante" abgerissen und auch ein kleines Papillengefäß kann zerrissen werden. Eine so entstehende Blutung mag Anlaß zu einer kleinen fibrovaskulären Proliferation geben.

Die bandförmige *vordere Glaskörperbasis* weist eine recht große Fläche auf, die auch einer massiven Schrumpfung des vorderen Glaskörpers Widerstand leistet. Wir beobachten deshalb bei einer solchen ringförmigen Glaskörperschrumpfung nicht eine Abhebung des Glaskörpers, sondern ein isoliertes Mitabreißen der Netzhaut an der Ora serrata oder ein Mitabreißen des unpigmentierten Pars plana-Epithels. Gelegentlich bleibt auch die Ora serrata intakt und sowohl periphere Netzhaut als auch Pars plana lösen sich zusammen mit der schrumpfenden Glaskörperbasis ab.

Die *vordere Glaskörpergrenzmembran* (Membrana hyaloidea anterior) ist keine echte Membran und zeigt eine meist unsichtbare Lockerung der Verbindung mit der hinteren Linsenkapsel im Alter von 25–30 Jahren. Eine massive retrolentale Glaskörperschrumpfung vor diesem Ereignis kann ganz selten einmal zum Einreißen der hinteren Linsenkapsel mit akuter Linsenquellung führen. Eine Vitrektomie andererseits beraubt die Linse ihres Widerlagers und verursacht gelegentlich eine leichte Phakodonesis.

Struktur und Funktion des Glaskörpers sind somit in zweifacher Hinsicht von Bedeutung für die Glaskörperchirurgie. *Die Entfernung des Glaskörpers* darf in Erwägung gezogen werden, wenn einerseits die *Transparenz des Glaskörpergewebes* seit längerer Zeit *verlorengegangen* ist, und wenn andererseits durch eine weitgehende Geldestruktion die *Tamponadefunktion* sich *in eine schwere vitreoretinale Traktion verwandelt* hat. Immer wird das sichtbare oder echographisch nachweisbare Vorhandensein einer hinteren Glaskörperabhebung von Interesse sein, da nur dann der Glaskörper – mit Ausnahme der vorderen Glaskörperbasis – fast vollständig entfernt werden kann.

## Grundsätze der Indikation zur Vitrektomie

Wir können die zur Durchführung gelangenden Vitrektomien generell einteilen in:

*ungeplante* (partiell)
  (via Operations- oder Perforationswunde)
Glaskörperverlust bei i.c. Extractio lentis
Glaskörperverlust bei Perforatio bulbi
  mit oder ohne Linsenverletzung
Kapselruptur bei e.c. Extractio lentis mit
  Glaskörperverlust
Perforierende Keratoplastik mit
  Extractio lentis oder Keratoplastik
  bei Aphakie mit Vordrängen des Glaskörpers

*geplante*
*Vorderes Segment* (partiell)
  (via Limbus oder Pars plana
  in 3,5 mm Limbusdistanz)
Verschiedene Indikationen
  der Vordersegmentchirurgie
*Hinteres Segment* (subtotal)
  (via Pars plana in 3,5 mm – 5,0 mm Limbusdistanz)
Verschiedene Indikationen
  der Hintersegmentchirurgie

Die ungeplanten und geplanten *partiellen* Vitrektomien werden nur durch einzelne Beispiele Erwähnung finden, da sie in den entsprechenden Kapiteln der Vordersegmentchirurgie besprochen werden. Hier kommt zur Hauptsache die geplante, *subtotale* Vitrektomie via Pars plana zur Sprache [75]. Wir entfernen den Glaskörper mit dieser Technik bei:

– irreversibler, stark verminderter Transparenz des Glaskörpers;
– schwerster Destruktion des Glaskörpergels mit Auftreten von avaskulären Membranen, die Risse und eine Traktionsablösung der Netzhaut verursachen;
– in den Glaskörper einwachsendem fibrovaskulärem Gewebe, das rezidivierende Glaskörperblutungen und eine Traktionsablösung der Netzhaut verursacht (PDR, PVR);
– einer Gruppe von Netzhautablösungen, die – mit konventioneller Technik operiert – eine sehr schlechte Prognose aufweisen.

Wenn bei einem Patienten – meist Diabetiker – an beiden Augen eine Indikation für eine Vitrektomie besteht, operieren wir in der Regel *zuerst das prognostisch schlechtere Auge*. Wir können damit meist Erfahrungen sammeln, die sich dann bei der Operation des zweiten Auges günstig auswirken. So z.B. bezüglich Entstehung oder Verschlimmerung einer Rubeosis (besonders bei gleichzeitiger Kataraktoperation), bezüglich der Notwendigkeit einer gleichzeitigen ischämisierenden Opera-

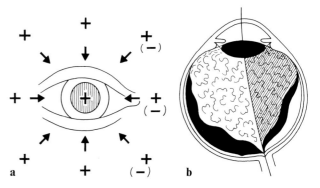

**Abb. XIV. 2a, b. Indikationen.**
**a** Die Prüfung der Lichtprojektion muß mit einer fokussierten Lichtquelle und im vollständig abgedunkelten Raum durchgeführt werden. Das andere Auge muß zuverlässig abgedeckt sein. Die *Pfeile* zeigen die Richtung, aus welcher die Pupille beleuchtet wird. + Licht aus dieser Richtung kommend erkannt. – Licht aus dieser Richtung kommend nicht erkannt. Eine falsche Lichtprojektion deutet mit großer Wahrscheinlichkeit auf eine schwere Netzhautzirkulationsstörung hin (arterieller Verschluß, Thrombose). Bei normaler Netzhautzirkulation ist die Lichtprojektion auch bei einer totalen, jedoch nicht vollständig veralteten Amotio normal. Eine falsche oder unsichere Lichtprojektion von nasal her ist nicht so gravierend wie eine falsche Lichtprojektion von temporal her. Besonders bei Glaskörperblutungen nach Astthrombosen ist die Lichtprojektion von nasal unten oftmals falsch entsprechend der Häufigkeit der Astthrombose temporal oben. Die Patienten gewinnen aber durch die Operation wieder ein temporales Gesichtsfeld und oftmals auch einen brauchbaren Visus.
**b** Eine falsch negative Lichtprojektion kann in folgenden Situationen beobachtet werden: totale, sehr dichte Katarakt, massive Sandwichblutung, extrem dichte Glaskörperblutung, sehr dicke Abschlußschwarte einer Glaskörperblutung. Hier können ERG und Echographie eventuell nützliche, ergänzende Angaben liefern. Eine verbesserte ERG-Antwort durch „bright-flash" deutet auf eine massive Filterfunktion der genannten Medientrübungen hin.

tion oder bezüglich der Reaktion des Patienten auf die Narkose usw.

Für den Entschluß zur Durchführung einer Vitrektomie sind jedoch nicht nur die pathologisch-anatomischen Gegebenheiten entscheidend, sondern wir müssen auch eine *funktionelle Minimalleistung* der Netzhaut nachweisen können. Dazu eignet sich in erster Linie die Prüfung der *Lichtprojektion* (**Abb. XIV. 2a**) [75]. Elektroretinogramm [35] und Echographie [36] benötigen wir nur zur Differentialdiagnose einer Amotio und zur Abklärung einer allenfalls *falsch negativen Lichtprojektion* (**Abb. XIV. 2b**). Bei einem umgeklappten Riesenriß werden sehr konsequent um 180° verkehrte Richtungsangaben gemacht.

Der in **Abb. XIV. 3** und **XIV. 4** gewählte Titel „*Indikationen von seiten des Glaskörpers*" soll andeuten, daß der Glaskörper pathologisch verändert ist durch eine nur ganz lokalisierte Läsion auf der Papille, in der Netzhautperipherie oder der Uvea.

Nicht selten ist dann bei der Operation die Ursache einer Blutung oder sonstigen Glaskörpertrübung gar nicht auffindbar. Dies trifft besonders zu bei *Blutungen* (**Abb. XIV. 3**) aus kleinen Gefäßen der Papille, aus hypertonisch-arteriosklerotischen Makroaneurysmen (sie thrombosieren danach meist spontan) oder aus einer ganz peripher gelegenen aneurysmatischen oder proliferativen Läsion. Besser läßt sich meistens die Ursache einer massiven *entzündlichen* Eintrübung des Glaskörpers finden (**Abb. XIV. 3**): exogene Panophthalmie, Zyklitis mit Vaskulitis, septische Soor-Retinitis. – Nicht

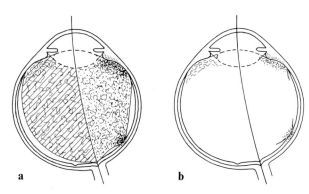

**Abb. XIV. 3a, b. Indikationen von seiten des Glaskörpers.**
**a** *Links:* Einfache Glaskörperblutung aus der Papille nach Contusio oder aus einer kleinen proliferativen Veränderung nach Thrombose oder Periphlebitis. *Rechts:* Seltene Indikation zur Vitrektomie nach Zyklitis, Chorioretinitis oder bei Panophthalmie.
**b** Die funktionellen Resultate der einfachen Glaskörperblutung sind meistens sehr gut, diejenigen nach entzündlichen Glaskörperveränderungen sehr unterschiedlich. Sie hängen ab von begleitenden Zirkulationsstörungen und toxischen Schädigungen der Netzhaut.

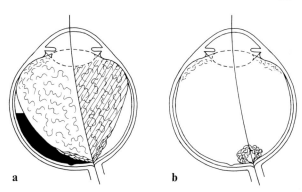

**Abb. XIV. 4a, b. Indikationen von seiten des Glaskörpers.**
**a** Fibrovaskuläre Proliferationen können zu einer Sandwichblutung oder einer diffusen Glaskörperblutung führen. **b** Durch eine Vitrektomie, Ausspülen der Sandwichblutung und Koagulieren der Proliferationen kann oftmals wieder eine erstaunlich gute Funktion erzielt werden.

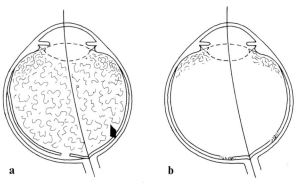

**Abb. XIV. 5a, b. Indikationen von seiten der Netzhaut.**
**a** *Links:* Eine Amotio ausgehend von einem Netzhautloch am hinteren Pol. *Rechts:* Eine Netzhautverletzung, oftmals mit Blutung, durch einen intraokularen Fremdkörper ebenfalls am hinteren Pol. **b** In beiden Fällen kann durch sehr sparsame Anwendung der Endodiathermie oder der Kryokoagulation eine recht kleine Narbe erzielt werden.

so selten entstehen bei Diabetikern trotz sehr geringer oder fehlender einfacher Retinopathie Gefäßproliferationen auf der Papille oder am Papillenrand (**Abb. XIV. 4**), die zu einer *Sandwichblutung* oder zu einer *diffusen Glaskörperblutung* über den breit eröffneten Cloquet-Kanal Anlaß geben können. Durch wiederholte Blutungen hebt sich der Glaskörper vom Netzhautniveau ab. Wir ziehen es deshalb heute vor, diese Patienten frühzeitig zu vitrektomieren. Wir können damit die früher empfohlenen retinalen Laserkoagulationen einer fast gesunden Netzhaut oder die massive direkte Papillenkoagulation vermeiden. – Die seltene *Amyloidose* gehört ebenfalls zu dieser Gruppe der Indikationen von seiten des Glaskörpers.

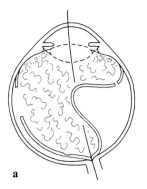 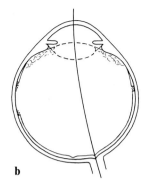 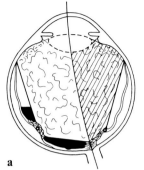 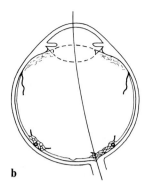

**Abb. XIV. 6a, b. Indikationen von seiten der Netzhaut. a** Sehr große Netzhautlöcher und stark überhängende Netzhautablösungen in der oberen Hälfte. **b** Diese Patienten zeigen postoperativ recht geringe Beschwerden.

**Abb. XIV. 7a, b. Indikationen von seiten des Glaskörpers und der Netzhaut. a** Traktionsamotio (meist bei Diabetikern) mit ausgeprägter vitreoretinaler Traktion. Zusätzlich kann eine Sandwichblutung oder eine Glaskörperblutung vorhanden sein. **b** Vitrektomie und zirkuläres Durchschneiden der Membrana hyaloidea posterior führen ohne konventionelle Netzhautchirurgie zum Wiederanlegen der Netzhaut. Die nicht durch proliferative Veränderungen zerstörten Netzhautareale können die Funktion wieder aufnehmen.

*Indikationen von seiten der Netzhaut* liegen bei Netzhautverletzungen durch *Fremdkörper am hinteren Pol* vor und bei gewissen Formen von Netzhautablösungen (**Abb. XIV. 5** und **XIV. 6**). Zu den *primär von innen operierten Netzhautablösungen* zählen wir auch diejenigen, welche zusammen mit einer fortgeschrittenen Katarakt vorkommen.

Kataraktoperation, Vitrektomie und Netzhautoperation werden dann in einer Sitzung durchgeführt. In allen diesen Fällen koagulieren wir den Netzhautdefekt mit der Kryode und schließen die Operation mit einer subtotalen Luftfüllung als innere Tamponade ab (s. Abschn. 2.6.2).

Technisch meist komplizierter ist die Situation dann, wenn eine *Indikation von seiten des Glaskörpers und der Netzhaut* vorliegt.

In dieser Gruppe finden wir vor allem Fälle von fortgeschrittener proliferativer diabetischer Retinopathie (**Abb. XIV. 7**), weiterhin auch schwere Veränderungen mit oder ohne Amotio bei Vaskulitiden (Eales disease) oder proliferative und schisisartige Befunde nach Venenastthrombose. Glaskörper und Netzhaut sind schließlich beide schwerwiegend verändert nach multiplen Reoperationen bei Amotio und bei den Riesenrissen (**Abb. XIV. 8**).

Eine *Kontraindikation* zur Vitrektomie besteht dann, wenn das Auge als Organ in seiner Integrität schwerstens beeinträchtigt ist (**Abb. XIV. 9**).

Dazu gehört die Phthise und das fortgeschrittene neovaskuläre Glaukom. Bei nicht allzuweit fortgeschrittener Rubeosis muß die Indikation individuell beurteilt werden (s. Abschn. 4.2). Ein Auge mit schwerer Hypotonie bei Druckwerten um 0 mm Hg kann unter Umständen eine totale Aderhaut- und Ziliarkörperabhebung aufweisen und auf eine Vitrektomie mit einer akuten

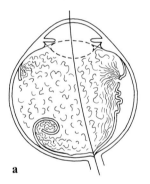 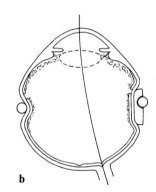

**Abb. XIV. 8a, b. Indikationen von seiten des Glaskörpers und der Netzhaut. a** Bei Riesenrissen oder anderen Formen schwerster vitreoretinaler Schrumpfung gelingt es nur mit der Vitrektomie, die Netzhaut wieder etwas zu mobilisieren. **b** Bei nicht ganz behobener Netzhautschrumpfung kann das Verkleben des Rißrands mit der Unterlage erleichtert werden durch Anlegen einer Cerclage, eventuell kombiniert mit einer Plombe.

Phthise reagieren. Von der Funktion her gesehen ist die Lichtperzeption aus nur einer einzigen Richtung (**Abb. XIV. 9a**) oftmals Ausdruck einer fast totalen Netzhautzerstörung (**Abb. XIV. 9d**).

Obschon die *Vitrektomie*, besonders bei einem Anfänger, mit einem überdurchschnittlichen Operationsrisiko verbunden ist, kann sie – in der gleichen Sitzung – *kombiniert* werden mit einer Linsenentfernung, einer Netzhautoperation oder einer Glaukomoperation. Mit diesen kombinierten Vi-

# XIV. Chirurgie des Glaskörpers

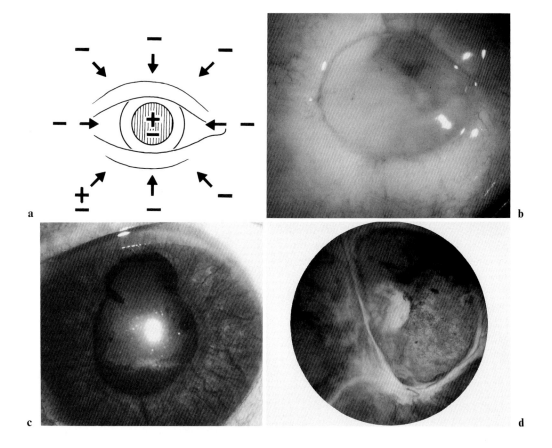

**Abb. XIV. 9a–d. Kontraindikationen. a** Von der Funktion her besteht eine Kontraindikation für die Vitrektomie, wenn das Auge amaurotisch ist oder nur noch unsicher Licht aus einer Richtung erkennen kann. Die *Pfeile* zeigen die Richtung an, aus welcher die Pupille beleuchtet wird. + Licht aus dieser Richtung kommend erkannt. − Licht aus dieser Richtung kommend nicht erkannt. **b** Eine Kontraindikation besteht auch dann, wenn eine deutliche Phthise vorhanden ist. **c** Ebenfalls kontraindiziert ist eine Vitrektomie bei schwerster Rubeosis und Ektropium uveae. **d** Bei total zerstörter Netzhautarchitektur kann durch eine Vitrektomie ebenfalls keine Funktionsverbesserung erwartet werden.

trektomien sind wir jedoch einstweilen an einer Grenze angelangt: für den Chirurgen im technischen Bereich, für das betroffene Auge an der Grenze der operativen Belastbarkeit.

## Technische Ausrüstung

Um eine *Pars plana-Vitrektomie möglichst gefahrlos* durchzuführen, muß der Operateur über eine vollständige instrumentelle Ausrüstung verfügen können und diese Ausrüstung auch bis ins Detail kennen.

Wir sind immer noch der Meinung, daß das – unbeliebte – Installieren und Reinigen der Instrumente die beste Gelegenheit bietet, den Operateur mit dem Instrumentarium vertraut zu machen. Je nach chirurgischer Situation stehen bei einem Eingriff das Vitrektomiegerät oder mehrere Zusatzinstrumente im Vordergrund. Immer wird aber das perfekte Funktionieren der schneidenden oder koagulierenden Instrumente, der optischen Hilfsmittel und der Beleuchtung entscheidenden Einfluß auf Gelingen oder Mißlingen des Eingriffs haben. Nicht nur die Kenntnis der Funktion der einzelnen Instrumente, sondern auch das Zusammenspiel aller Elemente müssen erlernt werden.

Obschon die Vitrektomie auf eine relativ kurze Entwicklungsgeschichte zurückblicken kann, finden wir heute doch schon eine ganze *Palette von Vitrektomiein-*

*strumenten*, Zusatzinstrumenten, optischen Hilfsmitteln und Beleuchtungsprinzipien, die weltweit routinemäßig eingesetzt werden. Für alle Instrumente gibt es Argumente, die mehr oder weniger für oder gegen deren Verwendung sprechen. Die wichtigste Frage ist aber die, ob beim einzelnen Instrument die Hauptfunktion ideal oder nicht ideal gewährleistet wird.

## Vitrektomieinstrumente

EISNER [28] hat die verschiedenen *Systeme des Schneidens* in **Abb. XIV. 10** dargestellt. Beim *Rotationsschneidprinzip* besteht die Gefahr, daß nicht geschnittenes Gewebe, besonders kollagene Fasern, im Instrument aufgewickelt werden und eine zunehmende vitreoretinale Traktion entsteht. Ein Nachteil des *Seitenschneiders* mit Guillotinemechanismus besteht darin, daß die Aspirationsöffnung etwas weniger nahe an die Netzhautoberfläche herangeführt werden kann. Dieser Nachteil ist jedoch durch die Entwicklung von Zusatzinstrumenten weitgehend behoben. Eine Anordnung des *Schneidmechanismus im Innern* der Instrumentenspitze hat den Nachteil, daß bei der Fertigung des Instruments keine sehr hohe Präzision erzielt wird. Der oft genannte Selbstschleifmechanismus ist nach unserer Meinung etwas illusorisch, und es besteht auch die Gefahr, daß feine Metallpartikel ins Auge gelangen und dort verbleiben. Ein *Schneidmechanismus an der Außenseite* des Instruments hat demgegenüber den Vorteil, daß es mög-

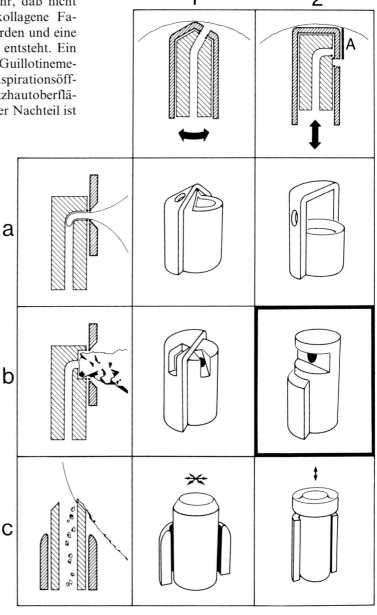

**Abb. XIV. 10. Schneidmechanismen von Vitrektomieinstrumenten.** [Aus EISNER G (1978) Augenchirurgie, mit freundlicher Genehmigung von Autor und Verlag]
*Senkrechte Reihe 1:* Rotierende Schneidbewegungen. *Senkrechte Reihe 2:* Oszillierende Schneidbewegungen, sog. Guillotine-Mechanismus. *Waagrechte Reihe a:* Schneide liegt direkt an der Absaugöffnung. Die Aspiration geschieht durch ein „Schlürfen", was nur für verformbare Materialien geeignet ist. *Waagrechte Reihe b:* Größerer Abstand zwischen Schneide und Absaugöffnung. Die Aspiration in einen Vorhof hinein erlaubt das „Abknabbern" auch von festeren und gröberen Gewebspartikeln. *Waagrechte Reihe c:* Hochfrequente Vibratoren zum Zertrümmern fester Partikel (Emulsifikatoren). Die Darstellung *2b* entspricht dem Vitreous-Stripper.

lich wird, die höchste Präzision der feinmechanischen Bearbeitung zur Anwendung zu bringen. Die Schneidfähigkeit kann auch erhöht werden durch *Geschwindigkeit der Schneidbewegung*. Ein Magnetmotor, mit einem geeigneten Stromimpuls angesteuert, kann eine solche sehr schnelle Bewegung erzeugen, wogegen die Reposition in die Ausgangsstellung durch Federdruck realisiert wird. Ein Handgriff mit Motor ist natürlich etwas schwerer als die Plastikschläuche bei pneumatischem Antrieb, doch verzichtet der letztere auf die Geschwindigkeit der Schneidbewegung.

Ferner haben wir die Wahl zwischen wieder zu gebrauchenden Instrumenten, die zwar sofort gereinigt und wieder sterilisiert werden müssen, und den *einmal zu gebrauchenden Instrumenten*. Diese Frage ist heute noch nicht entschieden, und es gibt bereits Zwischenlösungen, bei welchen nur die Instrumentenspitze ausgewechselt wird. Es besteht aber auch heute noch kein Zweifel, daß ein billiges Wegwerfinstrument bezüglich Schneidqualität einem Vergleich mit einem mehrfach verwendbaren Gerät nicht standhält. Die perfekte Schneidfähigkeit ist aber weitaus die wichtigste Forderung an ein Vitrektomieinstrument.

Abgesehen vom Schneidmechanismus der Vitrektomieinstrumente gilt es zu unterscheiden zwischen *Standardinstrumenten* mit 3 Funktionen (Aspiration-Schneiden-Irrigation) und *Mikroinstrumenten* mit 2 Funktionen (Aspiration-Schneiden). Die Durchmesser der intraokularen Instrumentenspitzen der Standardinstrumente liegen ohne Endoillumination zwischen 1,28 und 1,8 mm, mit Endoillumination zwischen 2,2 und 2,5 mm. Bei den Mikroinstrumenten finden wir fast durchweg Instrumentenspitzen von 0,89 mm Durchmesser, was der amerikanischen Kalibrierung von 20 gauge entspricht.

## Standardstripper

Nach etwa dreijährigen Versuchen mit technischen Prototypen sind wir 1970 zur Überzeugung gelangt, daß die folgenden *schneidtechnischen Daten* in einem Vitrektomieinstrument vereinigt sein sollten:

– Kein Rotationsschneidprinzip;
– guillotineartiger, longitudinaler Schneidmechanismus mit seitlicher Öffnung. Damit das zu exzidierende Gewebe nicht nur an das Instrument herangesaugt werden kann, sondern in das Instrument hineingesaugt wird, muß die Aspirationsöffnung in einem seitlichen Schlitz angeordnet werden;
– Schneidfläche an der Außenseite des Instruments;
– Schneidbewegung mit höchster Geschwindigkeit.

In den **Abbildungen XIV. 11** und **XIV. 12** wird der intraokulare Teil unseres *Standardstrippers* dargestellt. Das schneidende Element ist das äußere Trepanröhrchen. Die Schleiftechnik bei der Herstellung der schneidenden Kante entspricht – allerdings in anderen Dimensionen – derjenigen eines Hornhauttrepans oder Elliot-Trepans. Das Aspirationsköpfchen kann mit sehr großer Genauigkeit in diesen Trepan eingepaßt werden, so daß auch bei einer extrem kleinen Lücke von 1 μ zwischen beiden Elementen ein einwandfreies Gleiten noch gewährleistet ist. Im füllfederhaltergroßen Handgriff ist in der hinteren Hälfte der Magnetmotor eingebaut. Zwischen dem Aspirationsköpfchen vorn und dem Aspirationsröhrchen hinten besteht eine starre Verbindung. Demgegenüber ist zwischen den beiden Irrigationslöchern vorn und dem Irrigationsröhrchen hinten aus technischen Gründen ein elastisches Reservoir eingebaut.

### Standardzusatzinstrumente

Zu den Standardzusatzinstrumenten (**Abb. XIV. 13**) zählen wir: eine von Hand bediente *Pinzette* zum Abschälen von groben Membranen oder zum Fassen von sehr kleinen Fremdkörpern, den *Irrigationsdorn*, welcher vor allem gebraucht wird,

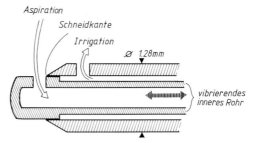

**Abb. XIV. 11. Schematische Darstellung des intraokularen Teils des Standardstrippers.** Das Aspirationsköpfchen links ist über ein Röhrchen mit dem Magnetmotor im Handgriff verbunden. Mit jedem Magnetzug verschwindet das Aspirationsköpfchen unter der scharfen Kante des äußeren Röhrchens, womit die aspirierten Strukturen abgeschnitten und abgesaugt werden. Im äußeren Röhrchen, das wie alle unsere Standardinstrumente einen Durchmesser von 1,28 mm aufweist, sind zwei Irrigationslöcher vorhanden. Die Irrigationsflüssigkeit fließt mit hydrostatischer Druckregelung zwischen innerem und äußerem Röhrchen zu diesen Irrigationslöchern.

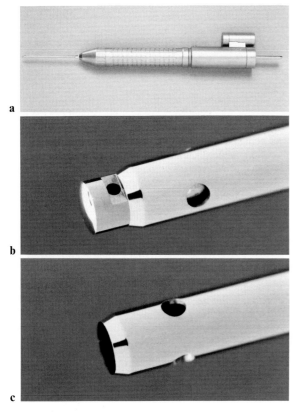

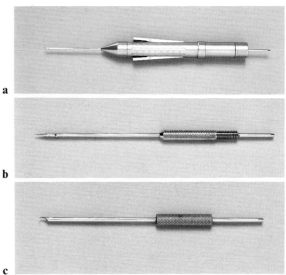

**Abb. XIV. 13a–c. Standardzusatzinstrumente für die Vitrektomie. a** Pinzette für das Abschälen von Membranen. **b** Irrigationsdorn für die Perforation von sehr straff gespannten Membranen. **c** Irrigationshaken für das Abschälen von Membranen und für die Untersuchung von Gewebsbrücken.

**Abb. XIV. 12a–c. Standardstripper. a** Intraokularer Teil links, Handgriff mit Zuleitungen und Motor in der Mitte, elektrischer Anschluß oben, Anschluß für Aspiration und Irrigation rechts. **b** Intraokularer Teil des Standardstrippers. Links: Aspirationsköpfchen mit Aspirationsschlitz und Aspirationsloch. Scharf schneidender Trepan als äußeres Röhrchen mit zwei seitlich angebrachten Löchern für die Irrigation. **c** Separate Darstellung des äußeren Röhrchens mit trepanartigem Schliff, der für die Schneidqualität verantwortlich ist.

um sehr straff gespannte Membranen zu schlitzen, und den *Irrigationshaken*. Der letztere wird nicht nur für das Anheben und Abschälen von Membranen verwendet. Wir können mit ihm auch nahe an der Netzhaut liegende Brücken untersuchen, um sicher zu sein, daß es sich nicht um eine Netzhautfalte handelt (**Abb. XIV. 60**).

## Mikrostripper

Ausgehend von unserem Standardstripper haben wir für besonders delikate Probleme der subtotalen Pars plana-Vitrektomie und für die Vordersegmentchirurgie eine Serie von Mikroinstrumenten mit einem Durchmesser der intraokularen Spitze von 0,89 mm geschaffen. Das Hauptinstrument dieser Serie ist der *Mikrostripper* (**Abb. XIV. 14, XIV. 15, XIV. 16**) [74]. Schneidmechanismus und Aspirationstechnik des Mikrostrippers sind identisch mit dem Standardstripper. Eine Irrigation ist im Mikrostripper nicht eingebaut, doch kann mit einem Handgriff eine Irrigationsschlinge aufgesteckt werden, womit Funktion und Durchmesser des intraokularen Teils wieder übereinstimmen mit dem Standardstripper. Der Handgriff ist etwas kürzer, der Magnetmotor unverändert.

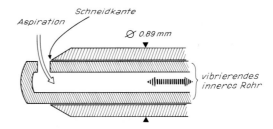

**Abb. XIV. 14. Schematische Darstellung des intraokularen Teils des Mikrostrippers.** Der Schneidmechanismus ist derselbe wie beim Standardstripper. Der äußere Durchmesser reduziert sich wie für alle unsere Mikroinstrumente auf 0,89 mm.

XIV. Chirurgie des Glaskörpers

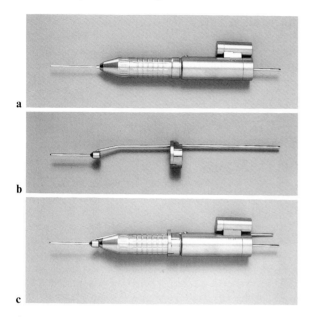

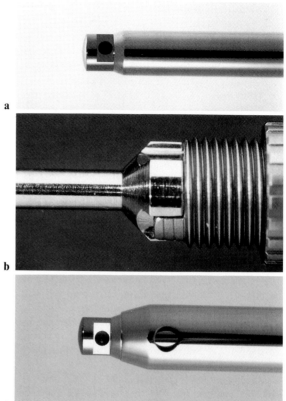

**Abb. XIV. 15a–c. Mikrostripper. a** Intraokularer Teil links. Handgriff mit Zuleitung und Motor in der Mitte. Elektrischer Anschluß oben. Anschluß der Aspiration rechts. Der gleiche Handgriff wird für andere motorisierte Mikroinstrumente verwendet. **b** Aufsteckbare Irrigationsschlinge. **c** Mikrostripper mit aufgesteckter Irrigationsschlinge.

**Abb. XIV. 16a–c. Intraokularer Teil des Mikrostrippers. a** Links das Aspirationsköpfchen mit Schlitz und Aspirationsloch. Rechts anschließend das trepanartig schneidende äußere Röhrchen. **b** Wenn das schneidende Segment dieses äußeren Röhrchens im Bereich des Aspirationsschlitzes verletzt wird, kann das äußere Röhrchen in zwei weitere Positionen eingerastet werden, womit insgesamt drei verschiedene, schneidende Segmente zur Verfügung stehen. **c** Mit der Irrigationsschlinge bekommt der Mikrostripper drei Funktionen, wie der Standardstripper und damit auch den gleichen äußeren Durchmesser, nämlich 1,28 mm.

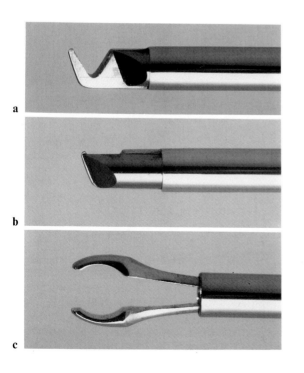

**Abb. XIV. 17a–c. Motorisierte, zusätzliche Mikroinstrumente. a** Mikrohakenschere in geöffnetem Zustand. **b** Die gleiche Schere im geschlossenen Zustand. **c** Mikropinzette.

## Mikrozusatzinstrumente

Es handelt sich um zwei ferngesteuerte, *motorisierte Instrumente*, die an der intraokularen Instrumentenspitze ebenfalls einen Durchmesser von 0,89 mm aufweisen. Die Fernsteuerung erlaubt ein äußerst präzises Arbeiten. Die *Mikrohakenschere* (**Abb. XIV. 17a, b**) kann für sehr verschiedene Zwecke verwendet werden. Mit der Spitze können Membranen angehoben und durchgeschnitten werden. Mit derselben Spitze können auch präretinale Stränge untersucht werden bezüglich Adhärenzen mit der Netzhaut. Das Instrument ist so klein, daß man praktisch auf der Netzhautoberfläche arbeiten kann. Der Schneidmechanismus ist so konzipiert, daß der Haken stehen bleibt und die Gleitschere durch den Magnetmotor nach vorne schnellt. Die Reposition, respektive das Wiederöffnen der Schere, geschieht durch Federdruck. Die *Mikropinzette* (**Abb. XIV. 17c**) ist vergleichbar mit der Standardpinzette, jedoch motorisiert und ferngesteuert. Sie ist so präzise gearbeitet, daß sie nicht für die Extraktion von Fremdkörpern verwendet werden sollte, sondern nur für das Abschälen von Membranen zusammen mit einem hakenförmigen Instrument. Beide Instrumente weisen denselben Handgriff auf wie der Mikrostripper. Die Spitze kann durch eine Schutzhülle abgedeckt werden.

Als *nicht motorisierte, zusätzliche Instrumente* mit einem Durchmesser von 0,89 mm verwenden wir wie bei den Standardinstrumenten vor allem einen *Mikroirrigationsdorn* und einen *Mikrohaken* (**Abb. XIV. 18**). Der Verwendungszweck ist derselbe wie bei den Standardinstrumenten. Dank der reduzierten Dimension kann jedoch noch wesentlich präziser gearbeitet werden. Der Handgriff ist wegen nicht benötigter Motorisierung etwas dünner als ein Bleistift, und die Spitze kann ebenfalls mit einer Schutzhülle abgedeckt werden.

## Hilfsinstrumente

Zu den Hilfsinstrumenten (**Abb. XIV. 19, XIV. 20c**) zählen wir das *Führungsröhrchen*, welches im Bereich der vorderen Glaskörperbasis, auf einem Dorn aufgesteckt, in die Sklerotomie eingeführt und befestigt wird. Dieses Führungsröhrchen schützt nicht nur die vordere Glaskörperbasis vor unerwünschten Zerrbewegungen am kollagenreichen Fasergerüst, sondern erlaubt dem Chirurgen auch, sein Instrument im Glaskörperraum sehr viel sicherer zu führen. Es ist ein sehr einfacher aber brauchbarer Ersatz für einen Mikromanipulator und trägt ganz wesentlich zur Verminderung des Operationsrisikos bei. Bei Verwendung eines Führungsröhrchens kann zwischen den einzelnen Operationsphasen eine *Winkelirrigation* (**Abb. XIV. 20b**) mit einem Nocken in den Bajonettverschluß eingerastet werden. Am Schluß der Operation kann das Führungsröhrchen mit der Winkelinfusion mit einer speziellen *Faßpinzette* aus der Sklerotomie herausgezogen werden (**Abb. XIV. 20a, XIV. 80e**). Eine *Zusatzirrigation* (**Abb. XIV. 20d**) kann in der Pars plana als *Steckirrigation* verwendet werden, doch ist dieses Vorgehen gefährlicher als dasjenige mit der Winkelirrigation im Führungsröhrchen. Durch hohen Irrigationsdruck kann ein Zug an der Glaskörperba-

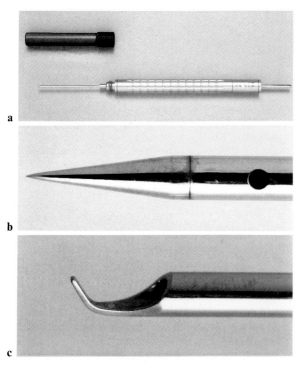

**Abb. XIV. 18a–c. Nichtmotorisierte, zusätzliche Mikroinstrumente. a** Handgriff mit aufschraubbarer Schutzhülle. **b** Mikroirrigationsdorn. **c** Mikrohaken.

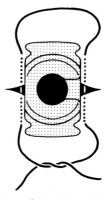

**Abb. XIV. 19. Schematische Darstellung des Führungsröhrchens.** Es wird in einer etwa 3,5 mm langen, limbusparallelen Sklerotomie, 4,5–5,0 mm vom Limbus entfernt mit einer vorgelegten U-Naht befestigt. Dieselbe U-Naht dient nach Entfernung des Führungsröhrchens zum Verschluß der Sklerotomie. Ein Bajonettverschlußmechanismus hält das Winkelirrigationsröhrchen fest.

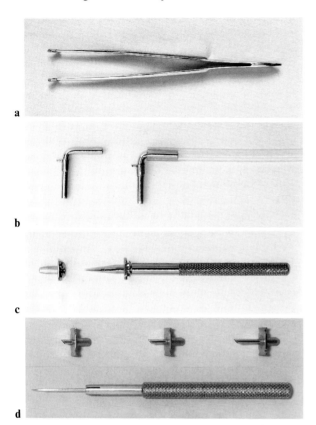

**Abb. XIV. 20a–d. Hilfsinstrumente. a** Faßpinzette zum Herausziehen von Führungsröhrchen und Winkelirrigation am Schluß der Operation. **b** Winkelirrigation mit kleinem Nocken, der in den Bajonettverschluß des Führungsröhrchens einrastet. **c** Führungsröhrchen mit Dorn zum Einführen in die Sklerotomie. **d** Verschieden große Steckirrigationsröhrchen, die auf einem Dorn eingeführt werden, und an welche dann ein kleines Schläuchlein angesteckt wird.

sis ausgeübt und evtl. allein durch diesen Mechanismus eine Oradesinsertion erzeugt werden.

### Andere Fabrikate

Die Meinung des Autors über die Vor- und Nachteile der verschiedenen Schneidmechanismen ist auf Seite 486 zu finden. Bei den nachfolgenden Fabrikaten ist angegeben: Durchmesser des intraokularen Teils, Schneidmechanismus, Funktion.

- *Dorc*, Micro Surgical System, Dutch Ophthalmic Research Center, Woerden, Holland: 0,9 mm, Guillotine, Aspiration/Schneiden
- *Empac*, Parel, Optical Micro Systems, Danvers, MA 01923, USA: 1,0 mm, Oszillation, Aspiration/Schneiden
- *MPC*, Membrane Peeler Cutter, Grieshaber, CH-8203 Schaffhausen: 0,9 mm, Mikroschere, Schneiden/Irrigation [98]
- *Ocusystem*, Heslin/Mackool, Surgical Design Corporation, New York, NY 11101, USA: 1,3 mm, Rotation (Guillotine erhältlich), Aspiration/Schneiden/Irrigation
- *Ocutom II*, O'Malley, Cooper Vision Systems, Irvine, CA 92714, USA: 0,89 mm, Guillotine (Innenschneider), Aspiration/Schneiden
- *Opticon*, Ophthalmologica, 00141 Roma, Italia: 1,0–1,3 mm, Rotation/Guillotine (Innenschneider, Außenschneider), Aspiration/Schneiden/Irrigation
- *Site Txr*, Federman, Site Microsurgical Systems, Ft. Washington, PA 19034, USA: 1,0 mm, Rotation (Innenschneider)/Oszillation, Aspiration/Schneiden
- *Stat*, Cooper Vision Systems, Irvine, CA 92714, USA: 1,0 mm, Oszillation, Aspiration/Schneiden
- *Visc*, Machemer/Parel, Optical Micro Systems, Danvers, MA 01923, USA: 1,65 mm, Rotation/Oszillation, Aspiration/Schneiden/Irrigation
- *Vitrector*, Kaufman, Concept, Clearwater, Fl 33546, USA: 1,6 mm, Guillotine, Aspiration/Schneiden, Wegwerfinstrument
- *Vitreophag*, Martin, D-7200 Tuttlingen: 1,8 mm, Rotation, Aspiration/Schneiden/Irrigation
- *Vitreous Cutter*, Grieshaber/Retinafoundation Boston, Grieshaber, CH-8203 Schaffhausen: 1,7 mm, Rotation/Oszillation, Aspiration/Schneiden/Irrigation
- *Vitrophage*, Peyman, Cilco, Huntington, WV 25707, USA: 1,8 mm, Guillotine (Innenschneider), Aspiration/Schneiden/Irrigation, Wegwerfinstrument
- *X-Vee-Vitrectomy System*, Contemporary Surgical Systems, Hollywood, FL 33022, USA: 1,65 mm, Guillotine, Aspiration/Schneiden/Irrigation, Wegwerfinstrument

## Naßfelddiathermieinstrumente

### Standard-Bipolar-Diathermieinstrument

1972 haben wir ein *koaxiales Bipolardiathermiegerät* entwickelt (**Abb. XIV. 21, XIV. 22a, b**) [66, 67]. Dieses, auch heute noch verwendete Standardendodiathermiegerät ist mit einer Aspirations-Irrigations-Spülvorrichtung ausgerüstet, um flüssiges Blut zu entfernen. Die Blutungsquelle kann damit sichtbar gemacht werden, und in der unmittelbaren Umgebung der Koagulation wird ein Kühlungseffekt erzielt.

Dieser Kühlungseffekt ist besonders wichtig, wenn in der Nähe der Papille koaguliert werden muß, weil durch einen Hitzeeffekt eine Papillenatrophie erzeugt werden kann. Die Bipolarität des Instruments wird er-

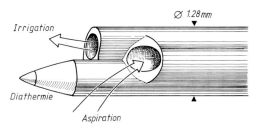

**Abb. XIV. 21. Schematische Darstellung des intraokularen Teils des Standard-Bipolar-Diathermieinstruments.** Es hat drei Funktionen: 1. Unterwasser- oder Naßfelddiathermie. 2. Aspiration von flüssigem Blut. 3. Irrigation von Ersatzflüssigkeit. Der Aspirations-Irrigations-Mechanismus erlaubt, blutende Strukturen sichtbar zu machen und das Koagulationsfeld zu kühlen. Durchmesser: 1,28 mm.

zielt durch die Spitze und den Schaft der Diathermieelektrode. Beide sind durch eine Isolation voneinander getrennt. Diese nun seit 15 Jahren (bis Juni 1986) in Gebrauch stehende koaxiale Bipolarelektrode hat sich hundertfach im Glaskörperraum bei Vitrektomien und bei komplizierteren Operationen im vorderen Segment bewährt. TATE [141] hat 1975 eine ähnliche koaxiale Elektrode beschrieben und CHARLES [18] hat später die bimanuelle bipolare Endodiathermie empfohlen. Dabei entstehen jedoch an den verwendeten chirurgischen Instrumenten Metallerosionen.

### Mikro-Bipolar-Diathermieinstrument

Die bimanuelle Vitrektomietechnik und vor allem die zunehmende Verwendung von Glaskörperinstrumenten im vorderen Segment hat eine Miniaturisierung auch unseres bipolaren Naßfelddiathermiegeräts [78] notwendig gemacht. Zugleich entstand das Bedürfnis, auch auf der Bulbusoberfläche eine *Mikrohämostase* durchführen zu können. Außerdem hat sich bei der neuen Linsenimplantationsmethode, bei welcher ein sehr schmaler Bindehautsaum wünschbar ist, ein einfaches *Verschweißen der Bindehaut* aufgedrängt. Wir haben deshalb auch eine *Bipolarpinzette* in Gebrauch genommen. Dieses Instrument (**Abb. XIV. 22 c**) entspricht im Prinzip den in der allgemeinen Chirurgie verwendeten großen Bipolarkoagulationspinzetten. Das Instrument ist jedoch wesentlich kleiner und präziser konstruiert. Es eignet sich auch für die Hämostase an etwas größeren, blutenden Gefäßen der Augenmuskeln, in der Orbitachirurgie und in der Lidchirurgie. Besonders schön funktioniert die Hämostase bei den schwierigen Blutungen aus dem Periost.

Die *koaxialen Bipolarelektroden mit und ohne Irrigation* (**Abb. XIV. 23**) dienen der Mikrohämostase mit einem Minimum an Energie. Bei extraokularer Verwendung, meist auf der Episklera, spült die Irrigationsflüssigkeit das Blut weg und macht die blutenden Gefäße

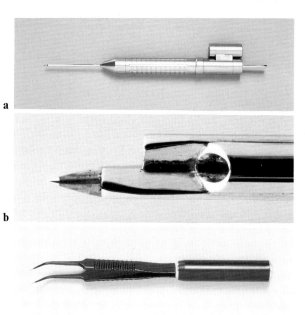

**Abb. XIV. 22 a–c. Standard-Bipolar-Diathermieinstrumente. a** Instrument mit intraokularem Teil links, Handgriff in der Mitte, elektrischem Anschluß und Anschluß für die Aspiration und Irrigation rechts. **b** Intraokularer Teil des Standard-Bipolar-Diathermiegeräts. Links die bipolare Elektrode, in der Mitte das senkrecht angeschnittene Irrigationsröhrchen, rechts das schräg angeschnittene Aspirationsröhrchen. **c** Bipolare Koagulationspinzette zum Verschweißen der Bindehaut und für die Makrohämostase.

sichtbar. Dasselbe kann erreicht werden, wenn bei einer Bipolarelektrode ohne Irrigation der Assistent ständig etwas Spülflüssigkeit auf das Operationsfeld spritzt. Bei Mikrohämostase im hinteren Segment benötigen wir die Irrigation am Instrument als Kühlmechanismus (besonders für die Papille). Die Verwendung einer Bipolarelektrode mit Irrigation ist auch in der Vordersegmentchirurgie indiziert.

### Andere Fabrikate

Ein Gerät für die Hämostase im Glaskörperraum sollte nach der Meinung des Autors mit einer Spülvorrichtung versehen sein, um die Blutungsquelle sichtbar zu machen und einen Kühlungseffekt in der unmittelbaren Umgebung, besonders aber auf der Papille zu erzielen.

*Koaxialelektroden*
- *Medical Instrument Research Associates* Waltham, Mass., 02154, USA
- *Mentor*, Hingham, MA 02043, USA

*Bimanuell-Bipolarelektroden*
- *Clinitex*, Parel/Machemer, Danvers, MA 01920, USA.

XIV. Chirurgie des Glaskörpers

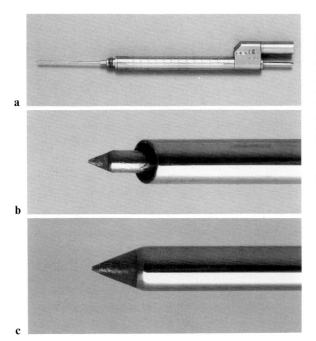

**Abb. XIV. 23a–c. Mikro-Bipolar-Diathermieinstrumente.**
**a** Das ganze Instrument mit intraokularem Teil links (Durchmesser 0,89 mm), Handgriff in der Mitte, elektrischem Anschluß und Anschluß für die Irrigation rechts. **b** Intraokularer Teil mit bipolarer Elektrode und Irrigationsröhrchen. **c** Intraokularer Teil nur mit bipolarer Elektrode.

## Optische Hilfsmittel

Für die Pars plana-Vitrektomie benötigen wir als optische Hilfsmittel ein Kontaktglas und ein Operationsmikroskop.

### Wasserkissenkontaktglas

Das Neutralisieren der Brechkraft der Hornhaut kann ganz einfach durch Auflegen eines plankonkaven Kontaktglases bewerkstelligt werden. Wir haben vor Jahren auch die Zweckmäßigkeit von konvexkonkaven und konkavkonkaven Gläsern erprobt [131], sind dann aber wieder zu den plankonkaven Gläsern zurückgekehrt [64, 65] und haben gleichzeitig statt Acrylglas das *kratzfeste* und *entspiegelte Quarzglas* verwendet.

Diese Optik sollte daneben noch folgenden Ansprüchen gerecht werden:

– Stabilisierung des vorderen Segments,
– gutes Haften der Optik auf dem Auge,
– Bewegungsfreiheit des Auges.

Wir sind davon ausgegangen, daß bei einer meist länger dauernden Vitrektomie der Sauerstoff- und Flüssigkeitsmangel sowie ein gewisser Druck des Kontaktglases auf die Hornhaut zur fortschreitenden Eintrübung des Epithels führen. Wir haben deshalb als Halterung für das Kontaktglas ein *ringförmiges Flüssigkeitsbassin* gewählt, welches das Kontaktglas nicht nur in der gewünschten Lage hält, sondern die konstant zugeführte Irrigationsflüssigkeit möglichst gleichmäßig zwischen Kontaktglas und Hornhaut verteilt und dann durch die Lücke im Ring abfließen läßt [76]. Dieser Metallring mit einem inneren Durchmesser von 10,5 mm wird an drei perforierten Füßchen mit Skleranähten relativ locker befestigt. Auf der Nasenseite ist im Rand des Rings ein Metallröhrchen eingebaut, auf welches der Irrigationsschlauch aufgesteckt wird. Gegenüberliegend, auf der temporalen Seite, ist der Abflußschlitz angebracht. Durch nicht zu straffes Aufnähen des Rings kann auch etwas Flüssigkeit in der ganzen Zirkumferenz zwischen dem Ring und der Bindehaut durchsickern. Der *Ring* mit den Füßchen *stabilisiert* wie das früher gebrauchte Kontaktglas *das vordere Segment*. Das Metallröhrchen wird mit Daumen und Zeigefinger gehalten und dient gleichzeitig als kleiner Hebel, mit dem das *Auge in alle Richtungen rotiert* werden kann. Das Irrigationsschläuchlein bekommt die Irrigationsflüssigkeit aus einem Nebenschluß der Hauptirrigationsleitung für die Vitrektomieinstrumente (**Abb. XIV. 35b**). Ein kleiner, dazwischengeschalteter Mengenregler bestimmt die Flüssigkeitsmenge, welche durch das Bassin pro Zeiteinheit fließen soll. Normalerweise lassen wir pro Stunde etwa 30 ml durchfließen.

Das Standardkontaktglas ist ein *plankonkaves Quarzglas* (**Abb. XIV. 24a, XIV. 25a**). Die Kantenhöhe ist so bemessen, daß noch ein kleiner Saum von ca. 0,4 mm über den Bassinrand hinausragt, so daß das Glas mit einer anatomischen Pinzette sehr leicht eingesetzt und herausgenommen werden kann. Als außerordentlich zweckmäßiges Kontaktglas, das ebenfalls ins Ringbassin eingesetzt werden kann, hat sich bei uns ein *Prismenkontaktglas* mit einem Prismenwinkel von 30° bewährt (**Abb. XIV. 24b, XIV. 25b**). Kleinere Prismenwinkel sind nicht nötig, da die parazentralen Areale des Fundus auch durch Kippen mit dem plankonkaven Kontaktglas eingesehen werden können. Der Steilheit des Prismas (größerer Prismenwinkel) sind Grenzen gesetzt. So kommt es z.B. bei einem 45° Prismenkontaktglas durch Reflexionserscheinungen zu einer Bildverdunkelung und durch hochovale Abbildung der Pupille zu einer mangelhaften Stereopsis. Durch entsprechende Kippbewegungen am Irrigationsröhrchen des Ringbassins können die optisch kontrollierten Fundusareale sowohl mit dem Plankonkavglas als auch mit dem Prismenkontaktglas erheblich vergrößert werden. Am phaken Auge ist dadurch der Einblick bis nahe zur Äquatorgegend, am aphaken Auge bis nahe zur Ora serrata möglich.

Das Wasserkissenprinzip hat sich außerordentlich gut bewährt. Bei der früheren Technik mit häufiger Ab-

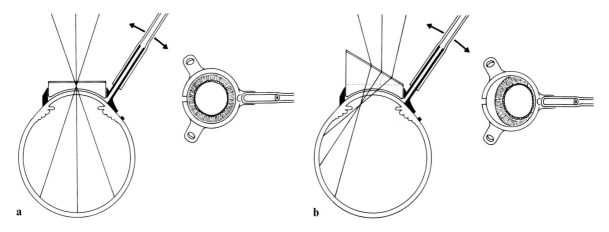

**Abb. XIV. 24a, b. Schematische Darstellung des Wasserkissenkontaktglases. a** Wasserkissenkontaktglas mit plankonkavem Einsatz aus Quarz. Die Doppelkontur auf der Oberfläche deutet die Antireflexbeschichtung an. Durch Rotation des Bulbus (mit zwei Fingern am Irrigationsröhrchen) kann das zentrale Beobachtungsareal vergrößert werden. **b** Prismeneinsatz aus Quarz. Die punktierte Linie zeigt, welcher Winkel für die Prismenbezeichnung maßgebend ist. Gleiche Antireflexbeschichtung. Mit einer Rotation des Bulbus kann auch hier das Beobachtungsareal vergrößert werden.

ders in der oberen Hälfte der Hornhaut, bei einzelnen Patienten zum Auftreten eines Hornhautepithelödems kommen. Sollte dies stören, so kann eine sehr schonungsvolle und rasch heilende *„Tupferabrasio"* vorgenommen werden.

## Operationsmikroskop

Ein Mikroskop für die Vitrektomie (**Abb. XIV. 26**) sollte die folgende *technische Ausrüstung* aufweisen:

– Bildteiler für binokulare Mitbeobachtung; Televisionskamera, Filmkamera, Photokamera, monokulare Mitbeobachtung,
– x-y-Kupplung für zweidimensionalen Transport des Mikroskops oder entsprechende Einrichtung an der Operationstischkonsole,
– motorisierte Spaltleuchte,
– evtl. in naher Zukunft: Sprachsteuerung.

rasio hatten wir in einer Langzeitstudie in 5% der Fälle kurzfristige, in 4% langfristige Hornhautprobleme beobachtet. Demgegenüber hatten wir seit Verwendung des neuen Kontaktglassystems auch bei den Diabetikern *keine einzige postoperative Hornhautkomplikation* mehr gesehen. Bei Kombination von Extractio lentis und Vitrektomie kann es gegen Ende der Vitrektomie, beson-

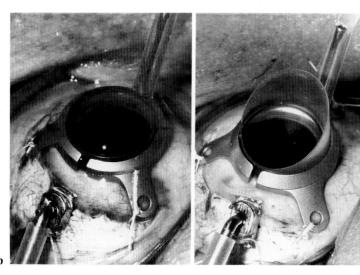

**Abb. XIV. 25a, b. Wasserkissenkontaktglas.** Ringbassin mit drei Skleranähten am Bulbus fixiert. Über ein Irrigationsröhrchen kommen pro Stunde ca. 30 ml physiologische Kochsalzlösung in das Bassin hinein.
**a** Im Bassin schwimmt eine plankonkave Quarzlinse.
**b** Im Bassin schwimmt eine prismatische Linse mit einem Prismenwinkel von 30°.

# XIV. Chirurgie des Glaskörpers

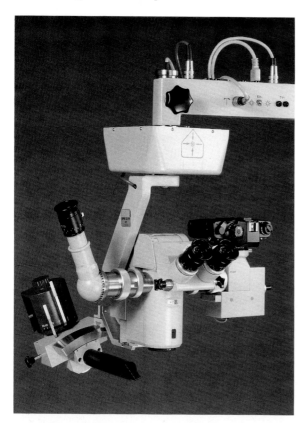

**Abb. XIV. 26. Mikroskop.** Operationsmikroskop OPMI 6 von Zeiss, D-7082 Oberkochen. Das Mikroskop ist ausgerüstet mit Bildteiler, x-y-Kupplung und motorisierter Spaltleuchte. (Mit freundlicher Genehmigung der Firma Zeiss, D-7082 Oberkochen).

Wir haben seit vielen Jahren sehr gute Erfahrungen gemacht mit dem OPMI 6 von Zeiss (**Abb. XIV. 26**).

## Stereoskopisch-indirekte Ophthalmoskopie

Ein besonderes Problem mit der stereoskopisch-indirekten Ophthalmoskopie stellt sich dann, wenn bei einer kombinierten Vitrektomie mit Amotiooperation aus technischen Gründen der Riß an einem phaken Auge erst nach der Drainage nach innen und subtotalen Luftfüllung koaguliert werden kann (s. Abschn. 2.6.2). Durch die totale Wiederanlegung wird die Netzhaut sofort vollständig transparent und der Riß – auf wieder rotem Grund – sehr schwer auffindbar. Ein Trick für das Auffinden des Risses durch vorherige Endodiathermiemarkierung wird in den **Abbildungen XIV. 69** und **XIV. 76** gezeigt. Dennoch entstehen durch die Luft hinter der vorhandenen Linse enorm störende Reflexe, welche die Koagulation erschweren. Wir überwinden diese Probleme mit einer *+28,0 Dptr. Lupe*, die eine ausgesprochen starke *Antireflexvergütung* aufweist.

## Andere Fabrikate

Nach Meinung des Autors ist es günstig, wenn das Kontaktglas auf irgendeine Weise auch zur Stabilisierung des vorderen Segments beiträgt:

– *Vitrectomy Lens Set*, Surgical Design Corporation, New York, NY 11101, USA
– *Clinitex*, Parel/Machemer, Danvers, MA 01920, USA [115]
– *Klein*, Spitznas, D-6900 Heidelberg [137].

## Beleuchtung

Bei der Vitrektomie, die sich im abgedunkelten Operationssaal abspielt, können wir für die Beleuchtung des Glaskörperraums zwei verschiedene Lichtquellen verwenden:

– *Spaltlampenlicht* aus einer motorisierten Spaltleuchte am Operationsmikroskop,
– *Faseroptikbeleuchtung* mit einer Leuchtsonde, die über eine Sklerotomie in den Glaskörperraum eingeführt wird.

Es ist z.T. eine Frage der Ausbildung, ob man die eine oder andere Methode bevorzugt. Es gibt Chirurgen, die nur mit der Spaltleuchte arbeiten, andere nur mit der Faseroptikendoillumination und schließlich eine dritte Gruppe, die sich beider Lichtquellen bedient.

## Spaltlampenbeleuchtung

Die Spaltlampe (**Abb. XIV. 27**) hat den Vorteil, daß es sich um eine Lichtquelle handelt, die wir in der täglichen Routine der Diagnostik verwenden. Aus dem Traversieren des Spaltlichts durch die Hornhaut und die Linse resultiert ein gewisses *Streulicht*, welches uns eine bessere *Über*sicht im Glaskörperraum und im Fundus verschafft. Wir sehen deshalb relativ früh, wenn irgendeine Gefahr während der Operation droht. Bei bimanueller Arbeit haben wir beide Hände für chirurgische Instrumente zur Verfügung. Der Assistent kann dann mit der x-y-Kupplung die Beleuchtung nachjustieren. Eine möglichst periphere Vitrektomie auf der nasalen Seite (**Abb. XIV. 53**) und das Abschälen einer *Fibrinmembran an der hinteren Linsenkapsel* (**Abb. XIV. 54**) ist wohl – ohne Gefahr für die Linse – nur unter Verwendung einer Spaltbeleuchtung möglich. Der einzige, wirkliche Nachteil der Spaltbeleuchtung besteht im Auftreten von Reflexen. Diese wissen wir aber recht gut zu vermeiden durch die alltäglich praktizierte diagnostische Biomikroskopie. Unsere für die Vitrektomie verwendeten Kontaktgläser sind, wie erwähnt, noch entspiegelt.

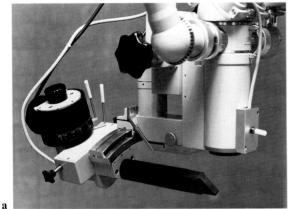

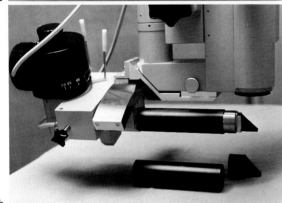

**Abb. XIV. 27 a, b. Motorisierte Spaltleuchte. a** Für die Verwendung im vorderen Segment sollte die Spaltleuchte nach beiden Seiten etwa 30° ausgefahren werden können. Bei der Vitrektomie fahren wir mit der Spaltleuchte links und rechts nur bis an den Bildrand, da oftmals Probleme der Pupillenapertur bestehen. **b** Der Spaltleuchtenarm kann mit einer sterilen Hülse versehen werden. (Motorisierte Spaltleuchte für Operationsmikroskop von Zeiss, D-7082 Oberkochen).

### Faseroptikbeleuchtung

Wir können diese Beleuchtungsart sowohl in Kombination mit den Standardinstrumenten (**Abb. XIV. 28**), als auch mit den Mikroinstrumenten (**Abb. XIV. 29**) verwenden. Bei unseren Standardinstrumenten wächst dann der Durchmesser des intraokularen Teils von 1,28 auf 2,2 mm an, doch kann dafür ein spezielles Führungsröhrchen verwendet werden. Mit der Mikro-Faseroptikbeleuchtung verzichten wir entweder auf ein zweites chirurgisches Instrument oder dann wird die Beleuchtung – meist unter Zunahme des Durchmessers – mit einem zweiten Mikroinstrument kombiniert. Der Vorteil der Faseroptikbeleuchtung liegt in der absoluten *Reflexfreiheit* des Bildes, doch verliert man ganz wesentlich an Übersicht in der Umgebung des Operationsfelds. Dies kann zu einer größeren Rate von peroperativen Komplikationen führen.

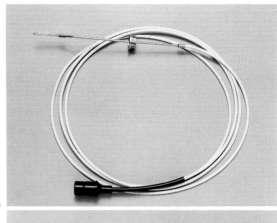

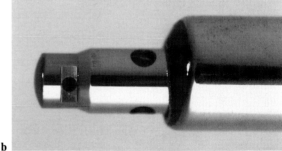

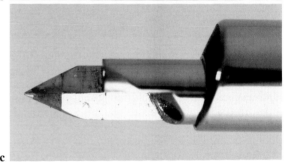

**Abb. XIV. 28 a–c. Faseroptikbeleuchtung für Standardinstrumente. a** Faseroptikkabel mit Aufsteckschlinge für das chirurgische Instrument und Kupplung für das Lampengehäuse. **b** Faseroptikbeleuchtung auf dem Standardstripper aufgesteckt. Der Gesamtdurchmesser wächst von 1,28 auf 2,2 mm. **c** Faseroptikbeleuchtung auf das Standard-Bipolar-Diathermiegerät aufgesteckt. Die Durchmesser sind die gleichen wie beim Stripper.

### Andere Fabrikate

Es gibt verschiedene *Operationsspaltlampen*, die hier nicht einzeln aufgeführt werden. Zu jedem Vitrektomieinstrument ist auch eine *Faseroptikbeleuchtung* erhältlich.

# XIV. Chirurgie des Glaskörpers

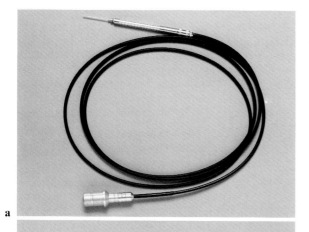

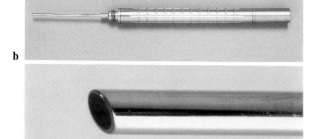

## Steuergeräte für Standard- und Mikroinstrumente

Unsere Steuergeräte (**Abb. XIV. 30, XIV. 31**) können als Kompaktgerät oder als einzelne Elemente voneinander getrennt verwendet werden. Der Generator für den *Stripper-Magnetmotor* liefert Impulse zwischen 2 und 25 Hz. Die am häufigsten gebrauchte Frequenz ist *5 Hz*. Unabhängig davon, was für eine Frequenz eingestellt ist, kann durch kurzes Antippen des Fußpedals eine Einzelschnittbewegung erzeugt werden, da im ganzen Frequenzbereich nach dem ersten Impuls automatisch eine Pause von 0,5 sec folgt. Diese kleine Finesse der Steuerung hat sich seit 15 Jahren bis Juni 1986 in schwierigen Situationen sehr gut bewährt. Beim *Hochfrequenzgenerator* für die Bipolardiathermie verwenden wir meistens eine Stellung des Reglers im Bereich der *Position 5,5*. Ein Dauerstrom wird extrem selten verwendet. Wir arbeiten praktisch immer mit *ganz kurzen Stromstößen*.

**Abb. XIV. 29 a–c. Mikro-Faseroptikbeleuchtung. a** Faseroptikkabel mit Beleuchtungshandgriff und Kupplung zum Lampengehäuse. **b** Der Beleuchtungshandgriff entspricht dem Handgriff der nicht motorisierten Mikroinstrumente. **c** Intraokularer Teil der Mikro-Faseroptikbeleuchtung. Das Ende ist schräg angeschliffen, womit eine leichte prismatische Abweichung des Lichts bezweckt wird.

## Steuergeräte und Behelfseinrichtungen

Eine Steuereinheit für Vitrektomiegeräte wird sich im allgemeinen zusammensetzen aus:

- *Impulsgeber für den Motor* des Vitrektomieinstruments, respektive Pumpe für ein pneumatisch betriebenes Vitrektomieinstrument;
- *Hochfrequenzgenerator* für die Bipolardiathermieinstrumente;
- *Halogenlichtgenerator* für die Fiberoptikbeleuchtung;
- *Aspirations-Irrigations-Einrichtung*, die im einfachsten Falle aus einer Irrigationsflasche und einer Aspirationsspritze besteht. Sehr viel bequemer ist eine hydrostatisch geregelte Irrigation neben einer automatischen Aspirationspumpe (**Abb. XIV. 30**). Es besteht aber heute eine allgemeine Tendenz, eine vollautomatische, *mikroprozessorgesteuerte Aspirations-Irrigations-Einheit* (**Abb. XIV. 31**) zu verwenden.

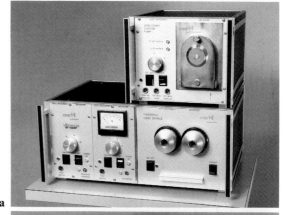

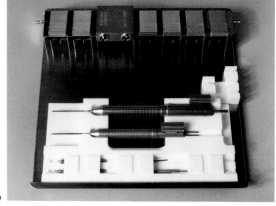

**Abb. XIV. 30 a, b. Steuergerät und Instrumentenablage für Standardausrüstung. a** Im unteren Teil von links nach rechts: Steuerung des Strippermotors, Diathermiegenerator, zwei Lichtquellen für die Faseroptikbeleuchtung. Oben die Schlauchpumpe für automatische Aspiration. **b** Ablage mit Ventilklappen für die Standardinstrumente.

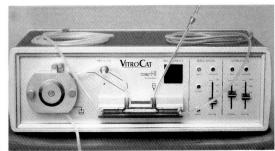
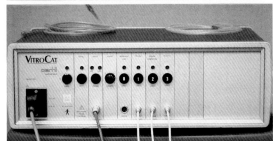
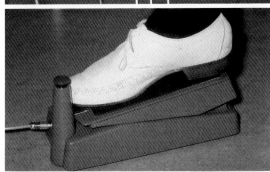
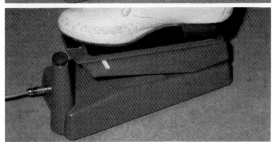

**Abb. XIV. 31 a–d. Mikroprozessorgesteuertes Gerät „VitroCat" für automatisch überwachte Aspiration/Irrigation und Ansteuerung aller Instrumente für die Pars plana-Vitrektomie.** Das Gerät kann auch für die extrakapsuläre Linsenextraktion bei Kunstlinsenimplantation verwendet werden. Es können alle Standard- und Mikroinstrumente angesteuert werden. Die Faseroptikbeleuchtung liefert das Aufsatzgerät „VitroLum". **a** Vorderseite: Automatisch überwachte Aspiration/Irrigation. **b** Hinterseite: Ansteuerung aller Vitrektomieinstrumente. **c** Mehrzweckfußpedal mit vertikaler Steuerung. **d** Dasselbe mit horizontaler Steuerung.

Das Gehäuse für die Fiberoptikbeleuchtung enthält zwei *Halogenlampen*, die eine für die Beleuchtung des Standardstrippers, die andere für die Beleuchtung des Standard-Bipolar-Diathermiegeräts. Ein Wechselschalter sorgt für die Beleuchtung des benützten Instruments. Bei Ausfall einer Lampe steht immer noch eine zweite zur Verfügung, die durch einfaches Umstecken am Lampengehäuse dem benützten Instrument das Licht zuführt.

Die *automatische Pumpe* hat zwei Leistungsbereiche:
– 2–20 ml/min für die Vitrektomie;
– 10–100 ml/min für Spülzwecke.

Das am häufigsten gebrauchte *Aspirationsvolumen* beträgt *5 ml/min*. Es handelt sich um eine Schlauchpumpe, deren Motor kein An- und Auslaufen zeigt. Mit einer speziellen Fußtaste kann bei ungewollter Aspiration einer Struktur eine Schubumkehr bewerkstelligt werden, womit diese Struktur aus dem Instrument ausgespien wird.

Für die Instrumente, angeschlossen an die Schläuchlein und Kabel, ist eine *Instrumentenablage* vorhanden. Aspiration und Irrigation lassen sich für jedes Instrument mit einem Klappenmechanismus blockieren.

*Der „VitroCat"* (**Abb. XIV. 31**) ist ein Universalsteuergerät, mit welchem über ein Universalfußpedal nicht nur eine automatische Aspiration/Irrigation zur Verfügung steht (Vorderseite), sondern auch sämtliche Standard- und Mikroinstrumente angesteuert werden können (Hinterseite).

## Fußpedalsteuergerät für die Mikroschneidgeräte, die Mikropinzette und den Standardstripper

Dieses Steuergerät (**Abb. XIV. 32**) ist mit *NiCd-Batterien* ausgerüstet und wird bei Nichtgebrauch permanent am Netz aufgeladen. Das Steuergerät ist in einem Fußpedal eingebaut, der Ladezustand der Batterien ist kontrollierbar. *In weniger als einer Minute* kann das Instrumentarium bereitgestellt werden, da die wenigen Elemente sehr einfach zusammensteckbar sind. Ein Druck mit der Fußspitze löst repetierende Schneidbewegungen am Instrument aus. Durch zunehmenden Druck kann die Schneidfrequenz von 2 auf 10 Hz gesteigert werden. Ein kurzes Antippen des Pedals löst einen Einzelschnitt aus. Ein Druck mit dem Absatz hat einen Dauerimpuls zur Folge. Diese Funktion wird benötigt, wenn z.B. die Mikroschere in geschlossener Position transskleral ins Auge eingeführt oder wenn die Mikropinzette dauernd geschlossen bleiben soll.

Auch die verschiedenen Mikroinstrumente, angeschlossen an das Steuergerät und eventuell angeschlossen an eine Aspirationsspritze, können ebenfalls auf einer *Instrumentenablage* deponiert werden.

# XIV. Chirurgie des Glaskörpers

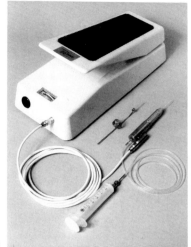

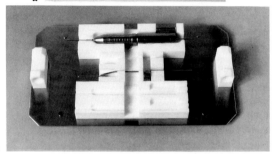

Abb. XIV. 32a, b. Fußpedalsteuergerät und Instrumentenablage für Mikroschneidgeräte, die Mikropinzette und den Standardstripper. a Das Steuergerät ist im Fußpedal eingebaut. Nach Bedarf können intermittierende Impulse oder ein Dauerimpuls erzeugt werden. b Auf der Instrumentenablage finden neben dem Mikrostripper auch andere motorisierte Instrumente Platz. Auch der Standardstripper kann damit angesteuert werden.

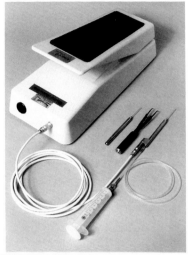

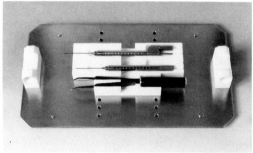

Abb. XIV. 33a, b. Fußpedalsteuergerät und Instrumentenablage für Mikro-Bipolar-Diathermieinstrumente und das Standard-Bipolar-Diathermieinstrument. a Auch hier ist das Steuergerät im Fußpedal eingebaut. Nach Bedarf liefert das Steuergerät intermittierende Impulse oder einen Dauerimpuls mit zunehmender Intensität, die durch einen ansteigenden Ton markiert wird. b Auf der Instrumentenablage finden alle Mikro-Bipolar-Diathermieinstrumente Platz. Auch das Standardendodiathermiegerät kann damit angesteuert werden.

## Fußpedalsteuergerät für die Mikro-Bipolar-Diathermieinstrumente und das Standard-Bipolar-Diathermieinstrument

Dieses Steuergerät (**Abb. XIV. 33**) sieht in der Form gleich aus wie dasjenige für die Mikroschneidgeräte. Es ist aber klar mit „Bipolardiathermie" gekennzeichnet und auch mit anderen Steckern ausgerüstet. Es wird ebenfalls mit *NiCd-Batterien* betrieben, die bei Nichtgebrauch am Netz geladen werden. Der Ladezustand wird auch hier angezeigt und das Instrumentarium ist ebenfalls *in weniger als einer Minute betriebsbereit*. Bei Fußspitzendruck auf das Fußpedal gibt das Steuergerät einen zunehmend stärkeren, kontinuierlichen oder auf 3 Hz gepulsten Hochfrequenzstrom ab. Durch Druck mit dem Absatz wird ein Schalter betätigt, der vom kontinuierlichen zum gepulsten Strom und vice versa umschaltet. Die Identifizierung des Hochfrequenzstroms geschieht durch ein kontinuierliches oder in der Frequenz von 3 Hz unterbrochenes *akustisches Signal*. Mit stärkerwerdendem Fußspitzendruck kommt es zu einer zunehmenden Leistung des Geräts, die durch eine steigende Signaltonhöhe angezeigt wird.

Die verschiedenen Instrumente – durch Kabel mit dem Steuergerät verbunden oder an einer Irrigationsleitung angeschlossen – können auf einer *Instrumentenablage* für den sofortigen Einsatz bereitgehalten werden.

## Andere Fabrikate

Grundsätzlich hat jede Vitrektomieeinheit ihr eigenes *Steuergerät*. Es besteht jedoch eine deutliche Tendenz, diese Steuergeräte so auszustatten, daß nicht nur Vitrektomieinstrumente, sondern auch Irrigations-Aspira-

tions-Geräte, Phakofragmentoren und Phakoemulsifikatoren angeschlossen werden können.
- *Roto-X-Mainframe Console*, Douvas, TH Kamp, Port Huron, MI 48060, USA
- *Ocutome-Fragmatome*, Cooper Vision Systems, Irvine, CA 92714, USA.

## Vorbereitung der Operation

Die Vorbereitungsarbeiten für die Pars plana-Vitrektomie lassen sich gliedern in:
- Vorbereitung des Patienten,
- Vorbereitung des Instrumentariums,
- Vorbereitung des Auges.

### Vorbereitung des Patienten

Die erste Entscheidung, die getroffen werden muß, ist die Frage der Operabilität des Patienten in *Vollnarkose*. An sich könnte jede Vitrektomie in *Lokalanästhesie* durchgeführt werden, denn die Lidakinesie und die Orbitaspitzenanästhesie mit Akinesie der Augenmuskeln können beliebig wiederholt werden. Bei länger dauernden Eingriffen wird jedoch für den Patienten gelegentlich das bewegungslose Liegen auf dem Operationstisch problematisch, auch wenn man ihn so komfortabel wie möglich lagert. Für eine Operation in Lokalanästhesie gibt es auch für Diabetiker in schlechtem Allgemeinzustand kaum eine Kontraindikation. Zweifelsohne bietet die Narkose auch für das „teaching" Vorteile.

Der *Kopf des Patienten* wird mit einem Klebeband an der Kopfstütze befestigt (**Abb. XIV. 34a**). Auf der Seite des zu operierenden Auges wird eine Armstütze für die entsprechende *Hand des Chirurgen* montiert. Die definitive Stellung dieser Hand wird noch durch Tuchrollen auskorrigiert (**Abb. XIV. 34b**). Die andere Hand ruht auf der Stirn des Patienten. Das sterile Abdecken des Kopfes geschieht mit Klebefolie und Lochtuch.

30 Minuten vor Operationsbeginn erhält der Patient ein Antibiotikum i.v. (z.Z. eine Kurzinfusion von Sulfamethoxazol und Trimethoprim).

### Vorbereitung des Instrumentariums

Als *Glaskörpersubstitutionslösung* wurde im Verlauf der Jahre von der einfachen physiologischen Kochsalzlösung bis zu den komplizierten physiologischen Ionenlösungen (Ringer-Lösung mit Varianten) alles empfohlen. Größ-

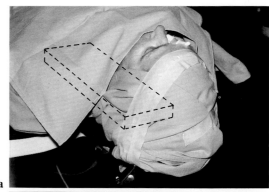

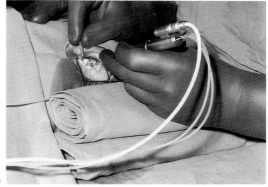

**Abb. XIV. 34a, b. Vorbereitung der Operation** (linkes Auge). **a** Befestigung des Patientenkopfes. Lage der linken Armstütze gestrichelt angegeben. Die rechte Hand wird auf der Stirn des Patienten abgestützt. **b** Die linke Hand wird durch Tuchrollen in die ideale Position gebracht.

tenteils wurden Vor- oder Nachteile der einen oder anderen Lösung im Tierexperiment oder an der isolierten Hornhaut ermittelt [26, 27]. Wir haben von Anfang an gewöhnliche *physiologische Kochsalzlösung* verwendet und konnten bei einigen Patienten nach der Vitrektomie an aphaken Augen mit der Hornhautendothelmikroskopie keine nennenswerten Veränderungen finden [9]. Aus technischen Gründen mußten wir einmal während etwa 3 Wochen an Stelle von physiologischer Kochsalzlösung Ringer-Lösung verwenden. Mit regelmäßiger Konstanz ist uns dabei aufgefallen, daß bei längeren Eingriffen eine reversible Linsentrübung auftrat, die zunehmend den technischen Ablauf der Vitrektomie störte. Rein spekulativ könnte man sich denken, daß das Kalzium in der Ringer-Lösung eventuell eine Permeabilitätsveränderung der Linsenkapsel verursacht. Aufgrund dieser Beobachtung sind wir nach kurzer Zeit sehr gern wieder zur gewöhnlichen physiologischen Kochsalzlösung zurückgekehrt. Möglicherweise spielt bei einzelnen Chirurgen auch die *Menge der benötigten Flüssigkeit* eine Rolle. Wir benötigen ausgesprochen wenig Flüssigkeit für unsere Vitrektomietechnik (100–300 ml). Es ist uns jedoch bekannt, daß mit anderen Techniken 500 ml und mehr pro Auge benötigt werden.

# XIV. Chirurgie des Glaskörpers

Auch aus der Tatsache, daß nach ca. 48 h diese Glaskörperersatzflüssigkeit durch *Kammerwasser* ersetzt ist, können wir ableiten, daß dieser Ersatzflüssigkeit sicher keine enorm große Bedeutung zukommt. Es ist jedoch anzuraten, daß die Irrigationsflasche etwas aufgewärmt wird („handwarm" zwischen Zimmertemperatur und Körpertemperatur). Eine exakte Erwärmung der Irrigationsflüssigkeit auf 37° hat uns versuchsweise keine sichtbaren Vorteile gebracht.

Das ganze Instrumentarium inklusive aller Silikonschläuche werden bei uns mit *Ethylenoxidgas sterilisiert* und zwar in einem warmen Sterilisationszyklus von 60° C. Das Instrumentarium, inklusive Quarzglas, kann aber auch im *Autoklav* sterilisiert werden. Diese Sterilisationsmethode hat jedoch den Nachteil, daß die perfekte Schneidfähigkeit des Trepans durch die Hitzesterilisation vielleicht etwas früher in Mitleidenschaft gezogen wird. Beim Quarzkontaktglas leidet die Antireflexbeschichtung etwas unter der Hitze.

In der noch *unsterilen Vorbereitungsphase* werden alle Funktionen des Mikroskops und alle Verbindungen der Steuergeräte mit dem Fußpedal getestet. In der *sterilen Vorbereitungsphase* werden dann die Instrumente an die Irrigations- und Aspirationsleitungen sowie an die elektrischen Stecker angeschlossen. Die Irrigations- und Aspirationsleitungen werden mit Kochsalzlösung gefüllt. Die betriebsbereiten Instrumente liegen auf der *Instrumentenablage* (**Abb. XIV. 35a**). Im Nebenschluß der Hauptirrigationsleitung wird über einen *Mengenregler* die Flüssigkeit *für das Bassin des Wasserkissenkontaktglases* zugeführt (**Abb. XIV. 35b**).

## Vorbereitung des Auges

Die *Zilien* des Ober- und Unterlids werden für eine Vitrektomie geschnitten. Bei der Vorbereitung des Patientenauges darf ein allfälliger *Infekt* der Konjunktiva, der Hornhaut und der Tränenwege nicht übersehen werden. Die Durchgängigkeit der Tränenwege muß nachgewiesen werden. Der Patient erhält auch ohne Infektverdacht (Konjunktivalabstrich) 3 mal 1 Tropfen Gentamycin (0,3%). Bei vermehrter Keimzahl wird die Operation verschoben und stündlich Gentamycin getropft. Spätestens 30 min vor Eröffnung des Bulbus wird in einer Kurzinfusion Sulfamethoxazol+Trimethoprim gegeben.

Als nächstes interessiert uns die *Dilatierbarkeit der Pupille*, denn für eine genügende Stereopsis während der Operation brauchen wir eine genügende Apertur des optischen Systems, d.h. eine Mydriase von mindestens 6 mm. Unser Pflegepersonal hat die Anweisung, dem Patienten 2 h bevor er in den Operationssaal kommt alle 10 min einen Tropfen zu verabreichen und zwar alternierend ein 2‰ Scopolamin-HBr-Präparat, ein 5‰ Tropinsäurederivat und ein 10% Phenylephrinderivat. Wenn sich die Pupille nicht genügend öffnet, kann auf dem Operationstisch in jedem Quadranten nahe am Limbus 0,1 ml Adrenalin 1:1000 gespritzt werden, jedoch nur nach Absprache mit dem Anästhesisten. Eine weitere Möglichkeit besteht in einer Vorderkammerpunktion mit nachfolgender Spülung der Vorderkammer mit einer Adrenalinlösung (1 Tropfen 1:1000/1 ml Kochsalzlösung). Bei definitiv zu enger Pupille muß die Linse entfernt und eine sektorielle Iridektomie angelegt werden. Am aphaken Auge kann das rein mechanische „pupillary stretching" versucht werden [25].

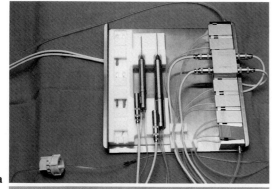

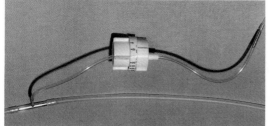

**Abb. XIV. 35a, b. Vorbereitung der Operation. a** Instrumentenablage mit betriebsbereiten Standardinstrumenten. Die elektrischen Kabel sind angeschlossen. Die Aspirations- und Irrigationsschläuchlein sind mit Flüssigkeit gefüllt und ebenfalls angeschlossen. **b** Im Nebenschluß zur Hauptirrigationsleitung wird das Wasserkissen-Kontaktglas über einen Mengenregler mit Flüssigkeit versorgt.

# Operationen

## 1 Chirurgischer Zugang zum Glaskörper

Grundsätzlich benützen wir einen *vorderen Zugang* zum Glaskörper über die Vorderkammer und einen *hinteren Zugang* über die Pars plana ciliaris. Der vordere Zugang dient fast ausschließlich dem Einsatz von Glaskörperinstrumenten im vorderen Segment, häufig unter Einschluß einer partiellen vorderen Vitrektomie. Subtotale Vitrektomien über einen vorderen Zugang im Sinne der „open sky" Vitrektomie werden heute kaum noch durchgeführt, es sei denn gelegentlich beim Krankheitsbild des persistierenden hyperplastischen primären Glaskörpers oder bei der Frühgeborenen-Retinopathie. Hier finden wir im frühen Kindesalter am noch nicht fertig entwickelten Auge andere topographisch-anatomische Verhältnisse in der Pars plana, so daß ein hinterer Zugang zum Glaskörper mit einer reellen Gefahr der Netzhautverletzung verbunden wäre. Vom *3. Lebensjahr an* hat jedoch der *vordere Zugang* für eine subtotale Vitrektomie *nur Nachteile*: die Linse muß in jedem Fall geopfert werden. Die Eröffnung der Vorderkammer, im Umfang von etwa 270°, bedeutet eine erhebliche Traumatisierung der Hornhaut, so daß sogar ein vollständiges Austrepanieren der Hornhaut im Sinne der Autotransplantation vorgeschlagen wurde. Die Iris erleidet ebenfalls ein enormes Trauma, sichtbar an einer massiven Reizerscheinung. Schließlich besteht eine permanente Gefahr des Bulbuskollaps mit mechanischen und vaskulären Komplikationsmöglichkeiten.

### 1.1 Via Vorderkammer

Der Zugang kann über eine halbgeschlossene oder offene Wunde erfolgen. Im ersteren Fall benötigen wir eine Irrigationseinrichtung als Ersatz für das abgesaugte Volumen. Im zweiten Fall wird das abgesaugte Volumen durch Luft oder eine separate Injektion von Spülflüssigkeit ersetzt. Die Variante der *halbgeschlossenen Wunde* kommt fast ausschließlich für die Operation einer *Cataracta congenita* in Betracht, sofern in den ersten beiden Lebensjahren operiert wird. In der Mehrzahl der Fälle werden wir die hintere Linsenkapsel schonen und auch eine partielle Vitrektomie verhindern. Es ist von großer Bedeutung, daß wir eine rein *korneale Öffnung* anlegen und nicht, unter einem Bin-

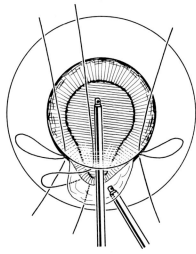

**Abb. XIV. 36. Chirurgischer Zugang zum Glaskörper via Vorderkammer bei Glaskörperverlust während der Kataraktoperation.** Je nach Operationstechnik liegt der Glaskörperprolaps in einer kornealen oder korneoskleralen Operationswunde. In der Regel prolabiert auch die Iris nach außen.

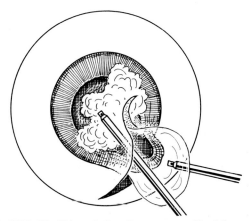

**Abb. XIV. 37. Chirurgischer Zugang zum Glaskörper via Vorderkammer bei Glaskörperverlust nach Perforationsverletzung.** Der Glaskörperprolaps liegt in einer kornealen oder korneoskleralen Perforationswunde. In der Regel prolabiert auch die Iris nach außen und häufig ist die Linse mitverletzt.

dehautlappen, eine korneosklerale Inzision benützen. Nur mit einer kornealen Öffnung können wir das dauernde Prolabieren der Iris verhindern.

Einen *offenen Zugang zum Glaskörper* haben wir beim akzidentellen Verlust von Glaskörper bei der Staroperation (**Abb. XIV. 36**) und beim Glaskörperverlust anläßlich einer Perforatio bulbi (**Abb. XIV. 37**) mit oder ohne Linsenverletzung. In beiden Situationen wird das Vitrektomieinstrument durch die Operations- oder Verletzungswunde in die Vorderkammer respektive den Glaskörperraum eingeführt. Seltenerweise findet sich bei einer Perforatio bulbi kein Glaskörperprolaps, sondern nur eine akut quellende Linse, die ebenfalls sehr leicht mit einem Vitrektomieinstrument entfernt werden kann.

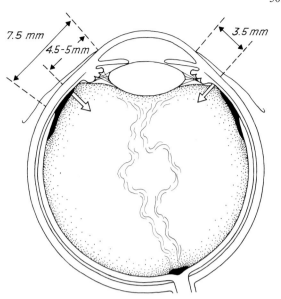

Abb. XIV. 38. Chirurgischer Zugang zur Linse und zum Glaskörper via Pars plana ciliaris. In 4,5–5,0 mm Limbusdistanz werden die Standardinstrumente, in 3,5 mm Limbusdistanz die Mikroinstrumente in den Glaskörperraum eingeführt.

## 1.2 Via Pars plana ciliaris

In den am meisten benützten oberen Quadranten kann ein Instrument ohne große Gefahr in den Glaskörperraum eingeführt werden, wenn die *Anatomie der Pars plana* [122] und folgende *Regeln* beachtet werden:

- Wir vitrektomieren in einem geschlossenen System und benötigen deshalb eine *Irrigationsleitung*.
- Die *Sklerotomie* soll limbusparallel in 3,5–5,0 mm Limbusdistanz liegen.
- In 4,5–5,0 mm Limbusdistanz ist die Linse außerhalb der Gefahrenzone, doch gilt es, die Glaskörperbasis durch Einsetzen eines *Führungsröhrchens* zu schützen (**Abb. XIV. 38**).
- In 3,5 mm Limbusdistanz liegt die Sklerotomie vor der Glaskörperbasis und statt Glaskörper kann ein Tropfen Kammerwasser austreten. Durch steiles Einführen des Instruments kann eine *Linsenverletzung* vermieden werden (**Abb. XIV. 38, XIV. 39**).
- Es ist ratsam, die *Pars plana-Hernie* mit einem Bipolardiathermieinstrument zu koagulieren. Die schlaffe Uveahernie wird straffer gespannt und seltene, radiär verlaufende Gefäße werden gleichzeitig verschlossen.

Die Zuleitung für die *Irrigationsflüssigkeit* als Ersatz für abgesaugtes Material, kann im Standardvitrektomiegerät eingebaut sein oder – bei Verwendung von Mikroinstrumenten – über Winkelirrigationsröhrchen und Führungsröhrchen er-

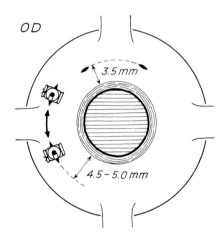

Abb. XIV. 39. Chirurgischer Zugang zur Linse und zum Glaskörper via Pars plana ciliaris. Lokalisation der am häufigsten benützten Eintrittspforten für die Pars plana-Vitrektomie. *Radiäre Pfeile:* Limbusdistanz der Sklerotomie. *Limbusparalleler Pfeil:* wahlweise häufigste Lage der Sklerotomie für das eingebaute Führungsröhrchen.

folgen (**Abb. XIV. 40**). Oft wird auch eine separate Irrigation über eine eigene dafür angelegte Sklerotomie verwendet. Die *separate Irrigation* hat den Vorteil, pro Zeiteinheit mehr Flüssigkeit in den Glaskörperraum zu bringen und damit bei raschem Vitrektomieren oder beim Spülen eine Hypotonie besser zu vermeiden.

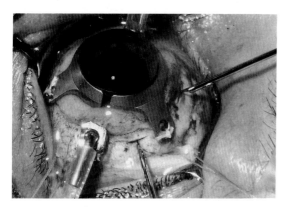

**Abb. XIV. 40. Zusatzsklerotomien.** Bei bimanueller Operationstechnik werden diese zusätzlichen Sklerotomien meist temporal oben und nasal oben in 3,5 mm Limbusdistanz angelegt. Die permanente Irrigation geht über das Führungsröhrchen. *Rechts:* nasal obere Sklerotomie. *Mitte:* temporal obere Sklerotomie. *Links:* Führungsröhrchen mit Winkel-Irrigationsröhrchen.

Von allem Anfang an haben wir die *limbusparallele Sklerotomie* empfohlen, um in der Mitte der Pars plana möglichst gefahrlos in den Glaskörperraum vorzudringen. Diese Technik hat sich schließlich durchgesetzt und die radiäre Inzision wurde überall verlassen.

Ebenso wurde das von uns entwickelte *Führungsröhrchen* von anderen Chirurgen übernommen, da wir mit diesem kleinen Hilfsinstrument iatrogene Oradesinsertionen vermeiden konnten. Dieses Führungsröhrchen bietet einen wirksamen Schutz für die ringförmige, vordere Glaskörperbasis und wird in alle Sklerotomien, die in 4,5–5,0 mm Limbusdistanz liegen, eingebaut (**Abb. XIV. 41**).

Sklerotomien in 3,5 mm Limbusdistanz werden verwendet für Eingriffe an aphaken und pseudophaken Augen sowie grundsätzlich für die *bimanuelle Technik* mit Mikroinstrumenten (s. Abschn. 2.4).

Ist aus irgend einem technischen Grund die Sklerotomie als Eintrittspforte der Instrumente auf der *nasalen Seite* erwünscht, dann fixieren wir den Kopf in seitlicher Rotationsstellung. Die Rotation des Kopfes erfolgt zur nasalen Seite des zu operierenden Auges hin. Das Auge wird durch Zug am M. rectus externus wieder gerade gestellt, womit der Zugang von der Nasenseite möglich wird.

Der durch Koagulation erzielte *Schrumpfungseffekt auf der Pars plana-Hernie* erleichtert das Durchstechen mit einem feinen Graefe-Messerchen. An einem phaken Auge mit allfälliger Amotio kann das Messer nicht allzuweit in den Glaskörperraum eingeführt werden. Hier ist zur Vermeidung einer instrumentellen, stumpfen Ablösung der Pars plana evtl. einmal eine *Exzision der Pars plana-Hernie* notwendig. Am aphaken Auge kann das Graefe-Messer flacher und viel weiter in den Glaskörperraum eingeführt werden, bis die glänzende Spitze des Messers im Pupillarbereich sichtbar wird.

Der *Bindehautlappen* wird schmal geschnitten, damit er für das Führungsröhrchen und für die Füßchen des Kontaktglasrings nicht störend wirkt. Wir schlingen den *Rectus externus* an, um die *Montage von Führungsröhrchen und Kontaktglas* (**Abb. XIV. 41**) zu erleichtern. Die Sklerotomie wird vor dem Legen der U-Naht nur bis in halbe Tiefe geschnitten, damit die Naht sicher intraskleral zu liegen kommt. Diese Sklerotomie kann auch unterhalb des Rectus externus oder sogar im nasal oberen Quadranten angelegt werden. Sofern noch eine *Glaukomoperation* in Form einer Zyklokryo- oder -Diathermiekoagulation vorgesehen ist, machen wir diese vor dem vollständigen Durchschneiden der inneren Skleralamelle. Nach dem Durchschneiden dieser Skleralamelle können mit einem Spatel, zwischen Sklera und Ziliarkörper eingeführt, *Winkelsynechien gelöst* werden. Nach Durchstechen der Pars plana-Hernie ist es möglich, mit einem Spatel *hintere Synechien* des Pupillarsaums zu lösen. Bei *Panophthalmie* entnehmen wir vor Eröffnung des Glaskörperraums mit einer Spritze und einer breiten Kanüle Material für eine bakteriologische und mykologische Untersuchung. Eine Abrasio des Hornhautepithels wird nicht gemacht, es sei denn *ausnahmsweise eine Tupferabrasio* nach vorgängiger Extractio lentis. Die Lage allfälliger Zusatzsklerotomien ist aus den **Abb. XIV. 39, XIV. 40** ersichtlich.

Es sei nochmals betont, daß die ganze Technik der Montage von Führungsröhrchen und Kontaktglas die *bestmögliche Sicherheit* der Instrumentenführung und der Beobachtung bei der nachfolgenden Vitrektomie gewährleisten soll.

---

**Abb. XIV. 41 a–h. Montage von Führungsröhrchen und Kontaktglas. a** Mit dem Zirkel wird, meist oberhalb des Rectus externus, die Limbusdistanz von 4,5–5,0 mm abgemessen. **b** Limbusparallele Skleraninzision bis halbe Tiefe und etwa 3,5 mm Länge. Vorlegen einer U-Naht, welche das Führungsröhrchen befestigen wird und später dem Wundverschluß dient. Sklerale Nähte, die in einem gleichseitigen Dreieck angeordnet sind, dienen der Befestigung des Kontaktglasbassinrings. **c** Nach Durch-

# XIV. Chirurgie des Glaskörpers

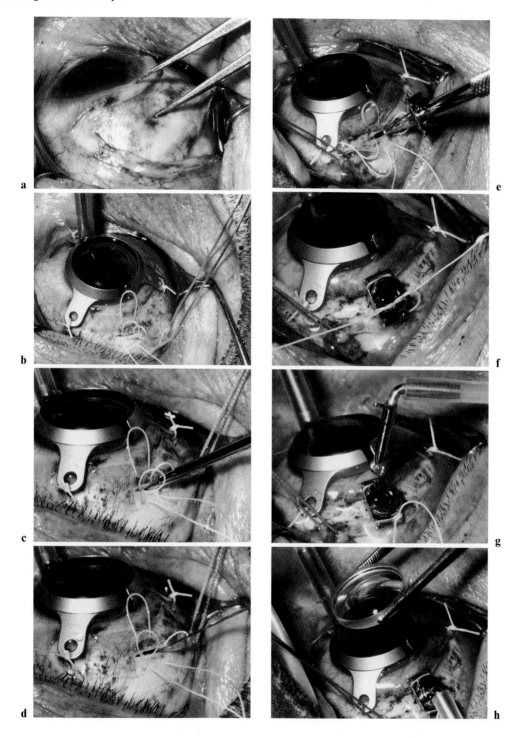

schneiden der inneren Skleralamelle wird die leicht prolabierende Pars plana-Hernie mit dem Bipolardiathermiegerät koaguliert. Dies ist weniger zum Zwecke der Blutstillung nötig, sondern führt zu einem Anspannen der Hernie, womit das Durchstechen erleichtert wird. **d** Die Hernie wird mit einem Graefe-Messerchen durchstochen. **e** Das auf einem Dorn sitzende Führungsröhrchen wird in die Sklerotomie gesteckt. **f** Nach Wegziehen des Dorns befestigt die vorgelegte U-Naht das Führungsröhrchen in und auf der Sklera. **g** Die Winkelirrigation wird in den Bajonettverschluß des Führungsröhrchens eingerastet. **h** Bei einem Flow von etwa 30 ml pro Stunde wird das Kontaktglas in das Wasserbassin eingesetzt.

## 2 Techniken der Glaskörperchirurgie

### 2.1 Partielle Vitrektomie

Unter partieller Vitrektomie verstehen wir eine mehr oder weniger umfangreiche Entfernung des *vorderen Glaskörpers* in Zusammenhang mit *Eingriffen im vorderen Segment*. – Natürlich ist eine hintere Sklerotomie als Entlastung vor einer Glaukomoperation sinngemäß ebenfalls eine partielle Vitrektomie. – Es sollen hier nur einige typische Indikationen und Techniken zur Sprache kommen, die vom Autor selbst entwickelt wurden. Im übrigen aber verweisen wir vor allem auf die Kapitel VIII, IX, X und XV.

#### 2.1.1 Indikationen

– Eine der wichtigsten Indikationen für eine partielle Vitrektomie ist der *Glaskörperverlust bei der Kataraktoperation*. Es macht keinen großen Unterschied, ob dieser Verlust bei einer geplant intrakapsulären oder extrakapsulären Operation sich ereignet. Bis vor wenigen Jahren war dieser Glaskörperverlust für den Ophthalmochirurgen ein Problem, für welches kein einheitliches therapeutisches Konzept bestand. Zwar war seit der Empfehlung von GASS [40] das Prinzip der Entfernung des Glaskörpers aus der Vorderkammer im Sinne einer partiellen Vitrektomie allgemein akzeptiert. Die praktizierten Techniken hatten jedoch alle gewisse Nachteile. Heute stehen Mikropräzisionsinstrumente zur Verfügung (**Abb. XIV. 32**), die in weniger als einer Minute betriebsbereit sind.
– Für den Glaskörperverlust bei *perforierenden Verletzungen* (**Abb. XIV. 37**) verweisen wir auf das Kapitel XV.
– Das *„vitreous touch syndrome"* ist dann eine Indikation für eine vordere Vitrektomie, wenn bei noch klarer Hornhaut die Membrana hyaloidea anterior das

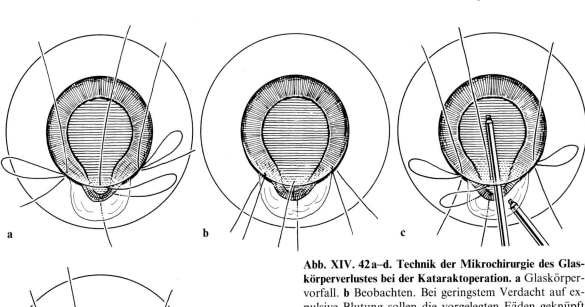

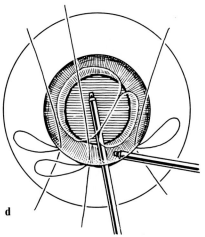

**Abb. XIV. 42 a–d. Technik der Mikrochirurgie des Glaskörperverlustes bei der Kataraktoperation. a** Glaskörpervorfall. **b** Beobachten. Bei geringstem Verdacht auf expulsive Blutung sollen die vorgelegten Fäden geknüpft werden (trotz Glaskörper- und Irisvorfall!). **c** Bei ruhigem Auge wird der extraokulare Glaskörper mit dem Mikrostripper entfernt. Dann wird das Instrument in die Mitte der Pupille geführt und bei einer Schneidfrequenz von 10 Hz der Glaskörper angesaugt und geschnitten. **d** Nach spontanem Einströmen von Luft in die Vorderkammer können verbleibende Glaskörperfäden mit Spülflüssigkeit mobilisiert und mit dem Mikrostripper direkt auf der Iris entfernt werden (Aspirationsöffnung gegen Hornhaut gerichtet). Das Auffüllen der Vorderkammer mit Spülflüssigkeit und Wiederentleeren durch Absaugen und Schneiden in der Pupillenmitte kann mehrmals wiederholt werden.

# XIV. Chirurgie des Glaskörpers

Endothel berührt oder bereits eine beginnende Hornhautdystrophie verursacht hat.

– Eine *Phakektomie* ist heute z.T. bereits eine umstrittene Indikation, da eine Mehrheit der Linsenchirurgen die Implantation einer Hinterkammerlinse bevorzugt. Eine sehr schöne Indikation bleibt für die Phakektomie hingegen bestehen: die kindlichen schweren Zyklitiden mit hinteren Synechien, Cataracta complicata und vorderer Glaskörpereintrübung (**Abb. XIV. 93a und b**).

Im allgemeinen gilt die Regel, daß die Phakektomie bis zum 45. Lebensalter durchgeführt werden kann. Danach ist die konventionelle i.c. oder e.c. Extraktion angezeigt. Kongenitale Katarakte können aber schon vor dieser Altersgrenze einen sehr harten Kern aufweisen, der dann bei einer Phakektomie Schwierigkeiten bereitet.

– Die Vitrektomietechnik erlaubt uns, Membranen und Schwarten über eine Pars plana-Öffnung an aphaken Augen aus der Pupillarebene im Sinne der *Kapsulektomie* zu entfernen. Es handelt sich um zyklitische Membranen, Nachstarplatten nach Cataracta congenita oder traumatischer Katarakt, gelegentlich auch um vaskularisierte Bindegewebsplatten. Kalkhaltige Platten sollten konventionell operiert werden.

## 2.1.2 Technik

Die Behandlung des *Glaskörperverlustes* (**Abb. XIV. 42**) [74] hat zum Ziel, den Glaskörper bis hinter die Pupillarebene aus der Vorderkammer zu entfernen. Das Ansaugen, Schneiden und Absaugen des Glaskörpers mit der Vitrektomiegerätsspitze in der *Pupillenmitte* hat sich als wichtigster Schritt dieser Notoperation bewährt.

Präoperativ müssen wir beim „*vitreous touch syndrome*" (**Abb. XIV. 43**) an der Spaltlampe diejenige Stelle in der Vorderkammerperipherie ausfindig machen, die *nicht mit Glaskörper ausgefüllt* und für die Luftinjektion geeignet ist. Am liegenden Patienten zu Beginn der Operation muß dies mit der Operationsspaltlampe nochmals bestätigt werden. Befindet sich diese Stelle auf der nasalen Seite, so ist der Zugang erschwert und eine feine Kanüle muß entsprechend zurechtgebogen werden (bei liegendem Mandrin, den man nachher mit einer Arterienklemme herauszieht). WILKINSON [148] entfernt den Glaskörper über die Pars plana ohne Luftfüllung.

Die *Phakektomie* (**Abb. XIV. 44, XIV. 45**) ist bei richtiger Indikationsstellung eine sehr kurz dauernde Operation. Am Schluß ist es oftmals notwendig, die vordere Kapsel zuerst in der Mitte zu

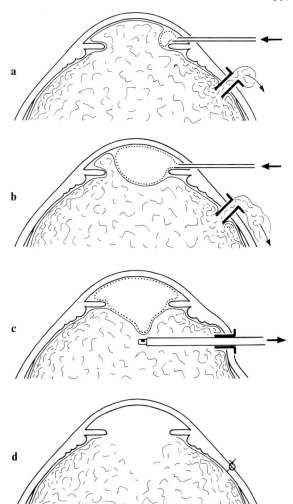

**Abb. XIV. 43a–d. Technik der Mikrochirurgie des „vitreous touch syndrome". a** Über eine feine, spitze Kanüle wird der Kammerwinkel dort punktiert, wo er nicht mit Glaskörper ausgefüllt ist. **b** Bei eingesetztem Führungsröhrchen wird durch langsame Luftinjektion der Glaskörper vom Endothel weggedrängt. **c** Sobald die Vorderkammer vollständig mit Luft gefüllt ist, wird der Stripper über das Führungsröhrchen eingeführt, die Luft in der Vorderkammer abgesaugt und der vordere Glaskörper herausgeschnitten. **d** Diese Operationstechnik ist sehr schonungsvoll für das Endothel. Ein allfälliger Pupillarblockmechanismus ist ebenfalls beseitigt. Die Sklerotomie wird mit der vorgelegten U-Naht verschlossen.

perforieren, um die Pupille mit einer Adrenalinspülung (1 Tropfen 1:1000/1 ml Kochsalzlösung) zu erweitern. Ein unbeabsichtigtes Ansaugen des Pupillarsaums ist zu vermeiden, da sonst Sphinkterverletzungen vorkommen können. Oftmals gelingt es – bei klarem Glaskörper – die vordere Grenzmembran des Glaskörpers zu erhalten.

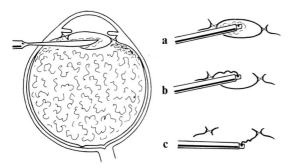

**Abb. XIV. 44 a–c. Technik der Phakektomie.** In der Regel ist der Linsenkern bis zum Alter von 45 Jahren noch genügend weich, um über die Pars plana mit einem Vitrektomiegerät entfernt zu werden. Die Linse wird mit einem Graefe-Messerchen möglichst nahe am temporalen Linsenäquator angestochen. Durch seitliche Bewegungen kann bereits ein größerer Schlitz in der Linse geschnitten werden. **a** Der Stripper wird durch diese Kapselöffnung in die Linse eingeführt. Der Kern und die Rindenmassen lassen sich meist sehr rasch mobilisieren, zerschneiden und absaugen. Abgesehen von der Eintrittspforte sollte der Kapselsack bis zur Entfernung aller Linsenmassen intakt gelassen werden. **b** Erst dann wird die in der Pupille sichtbare vordere Kapsel entfernt. **c** Schließlich wird vom Glaskörperraum her – wenn nötig – dann auch die im Pupillarbereich sichtbare hintere Kapsel entfernt.

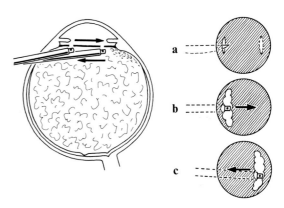

**Abb. XIV. 46 a–c. Technik der Kapsulektomie.** Die im Pupillarbereich liegende Platte kann von temporal nach nasal oder von nasal nach temporal entfernt werden. **a** Mit der Spaltlampe wird die dünnste Stelle in der Platte ausfindig gemacht. Dort wird mit einem Graefe-Messerchen von der Pars plana her die Platte etwas eingeschnitten. **b, c** Von diesem Schnittchen aus kann dann mit dem Stripper die Platte relativ einfach ausgeschnitten werden, da der freie Rand der Platte sich sehr leicht in den Aspirationsschlitz des Instruments aspirieren läßt. Stark verkalkte Platten sollten auf konventionelle Weise entfernt werden, da sonst die Schneidfähigkeit des Instruments leidet.

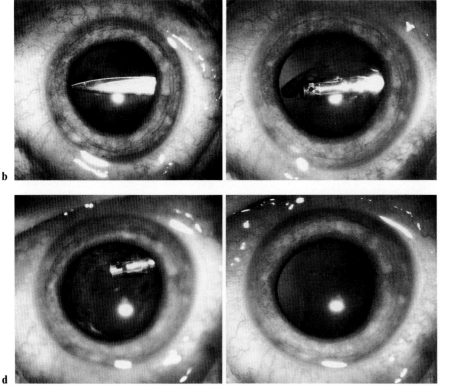

**Abb. XIV. 45 a–d. Phakektomie.**
**a** Die Linse wird angestochen.
**b** Der Stripper wird in den Tunnel eingeführt. Die Aspirationsöffnung ist immer der Hornhautrückfläche zugewendet.
**c** Die Linsenmassen im Kapselsack können sehr rasch entfernt werden. Herausschneiden der vorderen und hinteren Kapsel im Pupillarbereich.
**d** Abgesehen von einem doppelten Kapselring ist die Linse vollständig entfernt. Dieser Kapselring ist sehr nützlich bei allfälligen Luftfüllungen. Die Irisrückfläche klebt dann an diesem Ring und die Vorderkammer bleibt erhalten.

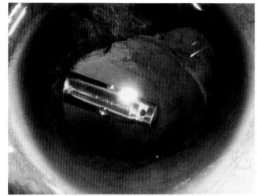
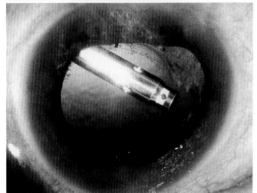
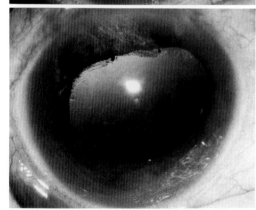

**Abb. XIV. 47a–c. Kapsulektomie. a** Dünnste Stelle des Nachstars auf der temporalen Seite: Kapsulektomie von temporal nach nasal. **b** Im dicker werdenden Nachstar sind sehr schön die bißartigen Schneideffekte des Strippers sichtbar. **c** Nachstar im Pupillarbereich exzidiert. Die Irisatrophie in der oberen Hälfte ist wahrscheinlich bei der früheren Linsenoperation entstanden. Die Kapsulektomie war notwendig zur Beurteilung einer früher operierten Amotio.

Zur Technik der *Kapsulektomie* (**Abb. XIV. 46, XIV. 47**) sei betont, daß etwas härtere, bindegewebige Platten mit dem Bipolardiathermiegerät „weich gekocht" werden können. Sobald jedoch eine solche Platte Kalk enthält, was durch die schneeweiße Farbe zu erkennen ist, empfiehlt es sich, diese Platte konventionell über einen Limbusschnitt zu exzidieren und den allfällig vorquellenden Glaskörper über dieselbe Wunde zu entfernen. Abgesehen vom Unvermögen, solche Platten zu zerschneiden, büßt das Vitrektomieinstrument seine Schneidfähigkeit sehr rasch ein.

## 2.2 Vordersegmentchirurgie bei subtotaler Vitrektomie

Nicht nur in der Traumatologie (s. Kap. XV), sondern auch bei erkrankten Augen müssen wir uns nicht so selten einen optischen Zugang zum Glaskörperraum schaffen. Wir sind jedoch sehr daran interessiert, die Ausräumung der vorderen optischen Hindernisse über dieselbe Pars plana-Sklerotomie vorzunehmen, die uns nachher für die Vitrektomie dient.

### 2.2.1 Indikationen

– Relativ häufig sind wir bei erwachsenen Diabetikern oder Uveitispatienten nach dem Alter von 45 Jahren gezwungen, vor der Vitrektomie eine *Katarakt* zu entfernen. Trotz vorliegender Katarakt können wir die Indikation zur Vitrektomie meist mit der Lichtprojektionsprüfung stellen. Im Zweifelsfalle, bei falsch negativer Projektion, können uns dann ERG und Echographie von Nutzen sein.
– Handelt es sich um eine weiche Katarakt, ziehen wir natürlich die *Phakektomie* der Extractio lentis vor.
– Unter mehr als 1300, meist kombinierten Vitrektomien war der Autor (bis Juni 1986) nur in drei Fällen gezwungen, einen *Pseudophakos* zu extrahieren. In allen Fällen handelte es sich um Netzhautablösungen, deren Ausdehnung und Ursache aus optischen Gründen nicht eruiert werden konnte.
– Die Schwierigkeiten, die eine zu enge Pupille trotz Anwendung aller für eine Mydriase anzuwendenden Tricks bietet, wurden bereits erwähnt (s. Seite 501). Man sollte sich jedoch, besonders beim Diabetiker, das Anlegen einer *sektoriellen Iridektomie* gut überlegen, denn wir haben den Eindruck, daß die postoperative Rubeosis bei Sektoriridektomie häufiger ist. Gelegentlich erweitert sich die Pupille nach einer Adrenalinspülung der Vorderkammer erst nach 10 min Abwarten im Dunkeln.

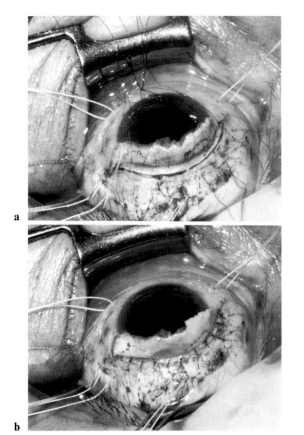

**Abb. XIV. 48a, b. Extractio lentis vor Pars plana Vitrektomie.** Bei Patienten über 45 Jahren entfernen wir eine eingetrübte Linse mit einer konventionellen Extractio lentis. **a** Vor Eröffnung der Vorderkammer wird die Sklerainzision für das Führungsröhrchen vorbereitet, und die drei Skleranähte für das Kontaktglas werden vorgelegt. Der Stufenschnitt wird relativ skleral angelegt. Mindestens 11 Barraquer-Seidenähte werden vorgelegt. Wenn sich die Pupille trotz allen Dilatationsversuchen nicht erweitern läßt (Diabetiker), wird eine Sektoriridektomie angelegt. Die Linse wird immer mit der Kryode extrahiert. **b** Die Wunde muß absolut wasserdicht verschlossen werden, da sie bei der nachfolgenden Vitrektomie einigen Druckschwankungen standhalten muß. Außerdem ist bei dieser kombinierten Operation immer mit einer postoperativen Drucksteigerung zu rechnen. Anschließend werden Kontaktglas und Führungsröhrchen montiert.

**Abb. XIV. 49a–d. Entfernung eines Pseudophakos bei alter Aphakieamotio. a** Die Kunstlinse ist vollständig eingewachsen. **b** Vor allem die hinteren Schlingen mußten richtiggehend exzidiert werden, und zur Gewinnung einer genügenden Pupillenapertur mußte auch eine Sektoriridektomie angelegt werden. **c** Der Rand der Iridektomie wird mit dem Bipolardiathermiegerät leicht koaguliert. **d** Die Vitrektomie ist durchgeführt, der Netzhautriß konnte biomikroskopisch gefunden werden. Es folgte dann eine Drainage nach innen und eine Luftfüllung.

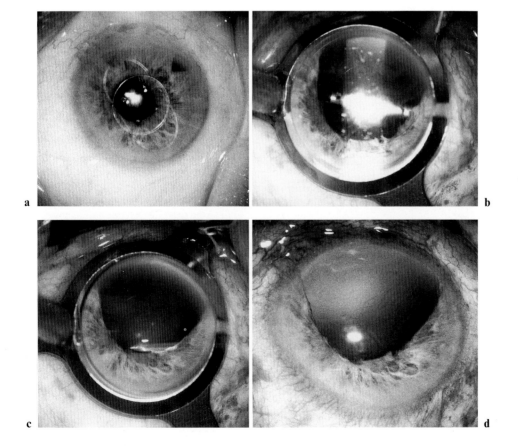

### 2.2.2 Technik

Bei der kombinierten *Extractio lentis mit Pars plana-Vitrektomie* (**Abb. XIV. 48**) legen wir Wert auf einen breiten Bindehautlappen, einen relativ skleralen Schnitt und auf einen Wundverschluß mit mindestens 11 Barraquer-Nähten. Obschon bei der nachfolgenden Vitrektomie kurzfristige aber sehr hohe Druckanstiege mehrmals vorkommen, hat der Autor bei den 144 kombinierten Operationen (bis Juni 1986) bei der obligaten Kontrolle nach 3 Monaten kein einziges Sickerkissen gesehen.

Die Technik der *Phakektomie* und *Kapsulektomie* wurde bereits beschrieben (s. Abschn. 2.1.2).

Die *Extraktion eines Pseudophakos* (**Abb. XIV. 49**) als vorbereitender Eingriff für eine Vitrektomie kann einmal schwierig sein. Es ist möglich, daß ein stark eingewachsenes Implantat nur nach einer sektoriellen Iridektomie entfernt werden kann.

Bei der *sektoriellen Iridektomie von hinten* (**Abb. XIV. 50**) muß beachtet werden, daß ein Saum an der Irisbasis stehengelassen wird, sonst besteht die Gefahr, daß eine Ziliarzotte verletzt wird. Die dabei entstehende starke Blutung ist auch mit Bipolardiathermie nur schwer zu stillen. Der Rand der ganzen Sektoriridektomie wird aus Vorsichtsgründen diskret mit Bipolardiathermie koaguliert.

Für den Patienten und den Chirurgen in gleichem Maße erfreulich sind Eingriffe, bei denen man das *Auge* von vorne nach hinten buchstäblich *„ausräumt"*, eine totale Amotio zum Wiederanliegen bringt und schließlich das (meist einzige) Auge postoperativ wieder eine brauchbare Funktion aufweist (**Abb. XIV. 51**).

Mit der chirurgischen Behandlung des *persistierenden hyperplastischen primären Glaskörpers* haben wir keine eigenen Erfahrungen, doch finden sich vereinzelte positive Ergebnisse in der Literatur [59, 83, 123]. Dasselbe trifft zu für die *Frühgeborenenretinopathie*. Hier sind die in der Literatur mitgeteilten Erfahrungen zahlreicher [14, 17, 85, 105, 118]. Es scheint, daß mehrheitlich der transziliare Zugang gewählt wird, und daß die Rekonstruktion des vorderen Augenabschnitts weniger Schwierigkeiten bereitet, als die Wiederanlegung der Netzhaut. Dies trifft besonders für das Stadium V zu, bei welchem die Netzhaut vollständig abgelöst und nach vorne gezogen ist mit einem mehr oder weniger geschlossenen „Hals" in der Längsachse des Bulbus.

**Abb. XIV. 50 a–c. Technik der Sektoriridektomie von hinten am aphaken Auge.** Oft ist dieser Eingriff verbunden mit einer Kapsulektomie, wobei neugebildete Gefäße vorhanden sein können. Ein Bipolardiathermiegerät sollte deshalb zur Verfügung stehen. **a, b** Mit Vorteil beginnt man mit der Sektoriridektomie auf der temporalen Seite, damit dort auch etwas vom vorderen Glaskörper entfernt wird. An der Irisbasis wird ein Saum stehengelassen, damit die Ziliarzotten nicht verletzt werden. **c** Die Begrenzung der Iridektomie wird mit dem Bipolardiathermiegerät leicht koaguliert.

### 2.3 Subtotale Vitrektomie mit einer Sklerotomie

Zu Unrecht ist nach unserem Dafürhalten die Vitrektomietechnik mit nur einer Sklerotomie von vielen Chirurgen auch bei Fällen ohne Amotio verlassen worden zugunsten der bimanuellen Technik. Die *Standardinstrumente* mit drei Funktionen haben ihre Vorteile, die bimanuelle Technik mit mehreren Sklerotomien hat auch Nachteile. Die Vitrektomie ist an einzelnen Kliniken wahrscheinlich gerade wegen der erhöhten Komplikationsrate der bimanuellen Technik in Verruf geraten. Der Autor führt deshalb mit Überzeugung jeden jungen Kollegen *nur* mit den Standardinstrumenten in die Vitrektomietechnik ein.

Das Standardinstrument hat den großen Vorteil, daß sich der Anfänger nur auf *eine einzige Instrumentenspitze* konzentrieren muß. Wenn er sich zusätzlich noch einer Spaltleuchte bedient und das Wasserkissenkontaktglas benutzt, womit er dank der frei bleibenden Hand das Auge in jede gewünschte Richtung drehen kann, sind schon sehr viele Gefahren aus dem Weg geräumt.

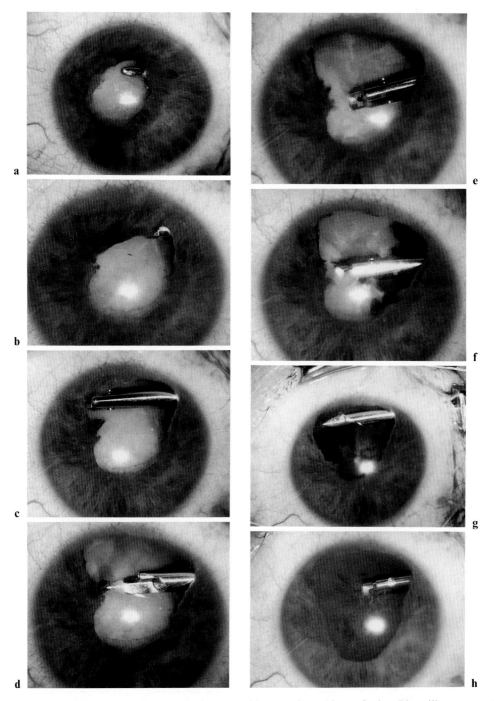

**Abb. XIV. 51 a–h. Phakektomie und Sektoriridektomie vor einer Vitrektomie bei Panuveitis. a** Eine stumpfe Sonde öffnet temporal oben die Seclusio pupillae. **b** Beginn der Sektoriridektomie von hinten. **c** Die Sektoriridektomie wird nach nasal fortgesetzt, wobei peripher ein Irissaum stehengelassen wird. **d** An einer vaskularisierten hinteren Synechie muß eine Blutstillung gemacht werden. **e** Beginn der Phakektomie. **f** Die Linsenmassen sind schon größtenteils mobilisiert. **g** Der Iridektomiesaum wird im ganzen Umfang mit dem Bipolardiathermiegerät koaguliert. **h** Beginn der subtotalen Vitrektomie.

Sofern eine *Glaukomoperation* in der nahen Zukunft nicht auszuschließen ist, kann primär die Sklerotomie unterhalb des Rectus externus angelegt werden, womit die Bindehaut der oberen Hälfte weitgehend unberührt bleibt.

Bei *Blutungen* kann der Operateur mindestens das vordere und mittlere Drittel des Glaskörpers mit dem Standardinstrument ausräumen unter Verwendung einer Spaltleuchte mit breitem Spalt. Mit dem Prismenkontaktglas kann er bis sehr weit in die Peripherie die Blutmassen entfernen, wobei die Faustregel gilt, daß *Ockerbraun* auf einen avaskulären Fibrinfilz, *Weiß* auf meist vaskularisiertes Bindegewebe hinweist.

Danach wird es möglich sein, einen *Überblick über die Situation im hinteren Drittel* des Glaskörperraums zu gewinnen und einen Vergleich mit einem eventuell vorhandenen B-Scan-Echographiebild zu machen:

- Keine Blutungsquelle auffindbar,
- diffuse Blutung aus isolierter Blutungsquelle,
- Fibrintrichter mit Anhaftungsstelle am hinteren Pol,
- Sandwichblutung (zwischen abgehobener Membrana hyaloidea posterior und Netzhaut) mit einer Proliferans am hinteren Pol,
- mehrere Proliferationsareale,
- vielkammerige Proliferans,
- Proliferansamotio,
- alte, fibrosierte Proliferans.

Nach der *Bestandsaufnahme* sollte entschieden werden, ob das *Standardinstrument* zusammen mit dem Standard-Bipolar-Diathermieinstrument weiter verwendet werden kann oder einer *bimanuellen Technik* Platz machen muß.

### 2.3.1 Indikationen

- Die häufigste Indikation für eine Vitrektomie sind *schwere diabetische Veränderungen* [2, 75, 80, 81, 99, 106, 111, 126, 134]. In den letzten Jahren waren an unserer Klinik rund die Hälfte der vitrektomierten Patienten Diabetiker. Entsprechend dieser Situation sollen denn auch anhand der diabetischen Veränderungen die wichtigsten Probleme der Indikation und Kontraindikation erläutert werden (**Abb. XIV. 52**). Aus dieser Abbildung geht hervor, daß wir der *hinteren Glaskörperabhebung* eine große Bedeutung zumessen. Mit jeder kleinen präretinalen Blutung hebt sich die hintere Glaskörpergrenzmembran (Membrana hyaloidea posterior) vom Netzhautniveau etwas mehr ab. Es bildet sich aus einer oder mehreren Gefäßprolifera-

tionen ein vaskularisierter Trichter, woraus schließlich ein oder mehrere vaskularisierte Stiele entstehen, die den abgehobenen Glaskörper mit der Papille oder der peripapillären Netzhaut verbinden. Gelegentlich wird bei diesem Prozeß auch ein Netzhautgefäß ausgerissen. Von den Stielspitzen wächst das fibrovaskuläre Gewebe auf der Membrana hyaloidea posterior weiter in die Peripherie. Ist jedoch die Glaskörpergrenzmembran auf größeren Flächen mit der Netzhautoberflä-

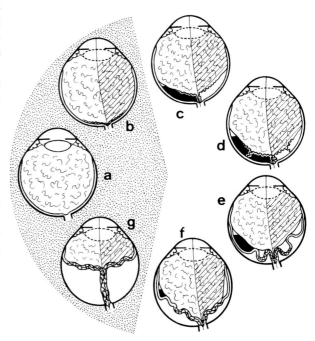

**Abb. XIV. 52 a–g. Indikationen zur Vitrektomie bei diabetischer Retinopathie.** *Weißgrundiger Sektor:* Indikationen. *Punktierter Sektor:* Kontraindikationen. **a** Keine proliferative Retinopathie: Kontraindikation. **b** Fibrovaskuläres Gewebe wächst, häufig ausgehend von der Papille, auf der parapapillären Netzhautoberfläche. Spontan sich resorbierende Glaskörperblutungen können auftreten. Noch keine hintere Glaskörperabhebung vorhanden: Kontraindikation. **c, d** Hintere Glaskörperabhebung vorhanden mit Glaskörperblutung oder Sandwichblutung (zwischen Netzhaut und abgehobenem Glaskörper). Blutung ausgehend von einzelnen lokalisierten fibrovaskulären Proliferationen: Indikation zur Vitrektomie. Gute Prognose für Wiedererlangung von brauchbarer Sehschärfe und besserem Gesichtsfeld. **e, f** Zusätzlich ist hier eine Netzhautablösung vorhanden. Die zentrale Netzhaut ist durch intraretinale fibrovaskuläre Proliferationen zerstört. Die abgehobene Netzhaut der mittleren und äußeren Peripherie kann durch Exsision der Traktionsmembranen zum Wiederanliegen gebracht werden: Operation zur Wiedererlangung eines peripheren Gesichtsfelds indiziert. **g** Zentrale und periphere Netzhaut sind nicht nur abgehoben, sondern auch zerstört: Kontraindikation.

che verklebt, was oftmals im Bereiche der großen Gefäßbögen vorkommt, so wird in diesen Arealen die hintere Glaskörperabhebung verhindert und proliferative Strukturen können wenigstens auf der Netzhautoberfläche auch nach einer Vitrektomie weiterwuchern. Bei einer Proliferans, die aus der Papille herauswächst, tendieren wir eher zu einer frühzeitigen Vitrektomie [134].

- Eine dem Diabetes ähnliche PVR können wir unter Umständen bei *Blutungen im Rahmen einer anderen Gefäßerkrankung* finden (Eales disease, Sichelzellenanämie, Thalassämie usw.; [57, 75]). Zwar finden wir im Unterschied zum Diabetes die proliferativen Veränderungen eher in der Peripherie, doch kommt es offenbar recht häufig wegen einer Begleitpapillitis zu einer Blutung aus der Papille anläßlich der hinteren Glaskörperabhebung. Dies kann dann Anlaß zur Bildung eines vaskularisierten Stiels bilden, der wiederum einen Fibrinfilztrichter mit der Papille verbindet. Die peripheren Proliferationen geben nicht selten Anlaß zur Rißbildung in der Netzhaut und zur Entstehung einer *rhegmatogenen Amotio*.
- Bei Blutungen nach einer *Zentralvenenthrombose* oder *Astthrombose* [75] finden wir ebenfalls proliferative Strukturen (PVR), die als Blutungsquelle in Frage kommen, doch kann es auch aus aneurysmatischen Veränderungen bluten. Bei kombinierten arteriovenösen Verschlüssen haben wir als weitere Komplikation auch das Entstehen einer *Retinoschisis* gesehen. Astverschlüsse spielen sich meistens im temporal oberen oder temporal unteren Quadranten ab, was zu einer falschen Projektion von der nasalen Seite her führt. Hier ist dennoch eine Indikation zur Vitrektomie gegeben, da der Patient das wichtige temporale Gesichtsfeld wieder gewinnen kann und nicht so selten ist auch noch eine Makulafunktion vorhanden.
- Glaskörpereintrübungen bei *Uveitis* [44, 52, 72] eignen sich ebenfalls für eine Vitrektomie mit Standardinstrumenten. Sofern nicht eine Begleitvaskulitis im Vordergrund steht, sind oftmals keine oder nur wenige proliferative Veränderungen zu erwarten, doch muß häufig eine Katarakt entfernt oder eine Amotio behandelt werden.
- Bei der *exogenen Panophthalmie* sind wir gezwungen, sehr frühzeitig zu operieren, da schon nach wenigen Tagen schwerste toxische Schädigungen der Netzhaut auftreten können, die sich in einer falschen Lichtprojektion äußern. Wir können somit nicht die bakteriologische Diagnose und Resistenzprüfung abwarten, sondern müssen sofort mit einem Breitspektrumantibiotikum behandeln. Bei der *septischen Soorretinitis* müssen wir mit der Vitrektomie vor allem vitreoretinale Traktionsmembranen durchschneiden, nachdem der Infekt bereits abgeklungen ist. Auch ein noch aktiver Infekt wird durch die Vitrektomie günstig beeinflußt [32, 136, 138].
- Als *seltene Indikationen* sind noch zu nennen: Blutungen aus arteriosklerotischen Makro-Aneurysmen, Glaskörperblutungen im Rahmen einer Subarachnoidalblutung, Morbus Terson [147], das zystische Makulaödem [37, 117] und die Amyloidose des Glaskörpers [60].

### 2.3.2 Technik

Für eine relativ periphere *Vitrektomie auf der nasalen Seite* muß entweder das Instrument nasal oben eingeführt werden oder der Abstand zwischen Linsenkapsel und Instrument mit einem *schmalen Spalt der Spaltleuchte* genau kontrolliert werden (**Abb. XIV. 53**). Das gleiche Prinzip gilt für das nicht selten notwendige Abschälen einer *Fibrinmembran auf der hinteren Kapsel* einer klaren Linse (**Abb. XIV. 54**). Das seitliche Einströmen der Irrigationsflüssigkeit hilft uns dabei, solche Membranen nach hinten zu ziehen (**Abb. XIV. 55**). Wenn einmal ein Drittel dieser Membran entfernt ist, wird sie etwas mobiler und kann aus einer etwas größeren „Sicherheitsdistanz" angesaugt und abgeschält werden.

Bei *Diabetes* und *anderen Gefäßerkrankungen* finden wir nach Ausräumen des zentralen Glaskörpers oft eine *trichterförmige, verfilzte Fibrinmembran*, meist mit einem mehr oder weniger großen

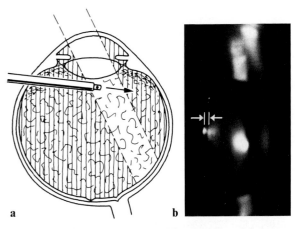

**Abb. XIV. 53a, b. Retrolentale Vitrektomie auf der nasalen Seite.** a Die Entfernung des vorderen Glaskörpers auf der nasalen Seite bei vorhandener Linse geschieht am besten unter Kontrolle einer Spaltlampenbeleuchtung. Der hintere Pol der Linse wird mit schmalem Spalt beleuchtet und im Fokus behalten, damit jederzeit die Lage des Instruments zur hinteren Linsenkapsel kontrolliert werden kann. b Optischer Schnitt durch das vordere Segment mit der Operationsmikroskopspaltlampe. Von rechts nach links Hornhaut, vordere Linsenkapsel, hintere Linsenkapsel (←), Spitze des Strippers (→).

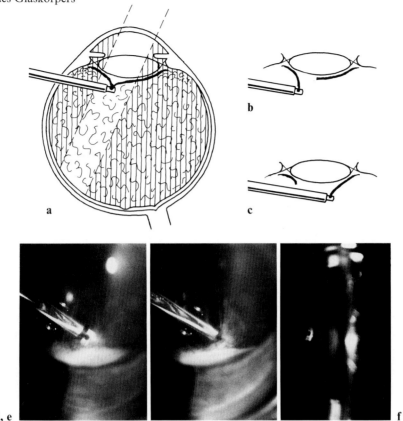

**Abb. XIV. 54a–f. Technik des Abschälens von Membranen auf der hinteren Linsenfläche. a** Der hintere Linsenpol wird mit schmalem Spalt der Spaltlampe beleuchtet und im Fokus behalten. Durch stärkere Aspiration wird versucht, eine Falte dieser meist fibrinösen Membran zu aspirieren und ein Loch zu schneiden. Dieses Loch wird dann zu einem Schlitz nach oben und unten erweitert, womit die beiden Hälften der Membranen zunehmend mobil werden. **b** Zuerst wird die temporale Hälfte der Membran im Pupillarbereich entfernt. **c** Dann wird wiederum unter Spaltlampenkontrolle die nasale Membran aspiriert und im Pupillarbereich entfernt. **d** Der Stripper nähert sich der retrolentalen Membran an. **e** Eine Falte der Membran ist aspiriert worden, so daß das Aspirationsloch nicht mehr sichtbar ist (vgl. **a, f**). Optischer Schnitt durch das vordere Segment. Die Membran ist vollständig entfernt. Links ist nur noch die Spitze des Strippers sichtbar.

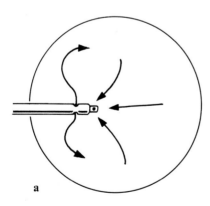
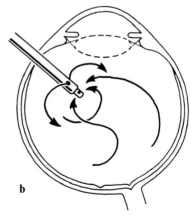

**Abb. XIV. 55a, b. Strömungsverhältnisse im Glaskörperraum bei subtotaler Vitrektomie. a** Das seitliche Einströmen der Irrigationsflüssigkeit bewirkt, daß die zu entfernenden Strukturen vor allem von vorn und seitlich-vorn an die Instrumentenspitze herankommen. **b** Die leicht nach oben (der Linse zugerichtet) angeordneten Irrigationsöffnungen bewirken, daß Strukturen auch von unten an die Instrumentenspitze herangeführt werden.

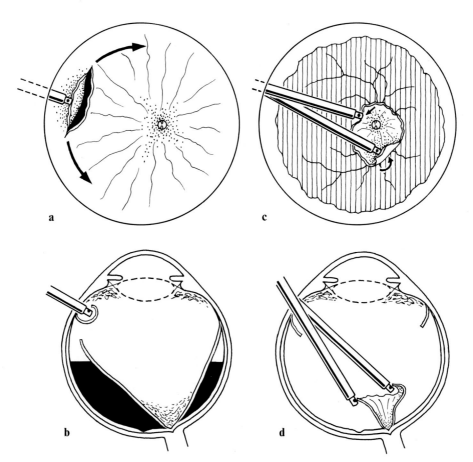

**Abb. XIV. 56 a–d. Entfernung der trichterförmigen Membrana hyaloidea posterior. a, b** Die erste Öffnung in der Membran muß aus optischen Gründen meist etwas zentraler geschnitten werden. Die Aspiration wird erleichtert, wenn das Instrument etwas zur Seite rotiert wird. Der dabei entstehende periphere Lappen wird soweit wie möglich verkürzt. Der ganze Trichter wird möglichst weit peripher ausgeschnitten. Das Sediment einer Sandwichblutung ist oftmals so dicht gepackt, daß auch bei diesem Manöver das Blut nur unwesentlich aufgewirbelt wird. **c, d** Der jetzt mobile Trichter wird nach hinten weiter verkürzt. Dabei muß zwischendurch eine allfällig vorhandene Sandwichblutung ausgespült werden. Wenn wieder vollständige Übersicht über den Fundus besteht, wird der Trichter weiter verkürzt, bis er in seiner Größe und Beweglichkeit optisch nicht mehr stört. Der Trichterrand wird unter gleichzeitiger Kühlung mit dem Bipolardiathermiegerät etwas koaguliert.

Sediment von ausgelaugten Erythrozyten dahinter. Beide Elemente sprechen für sehr alte und wiederholte Blutungen. Ist hingegen die Membran sehr dünn und durchsichtig, häufig mit einer Sandwichblutung dahinter, dann spricht dies für eine pathologische Veränderung neueren Datums. In beiden Situationen muß es unser Hauptanliegen sein, diese *Membran zirkulär zu umschneiden*. Wir beginnen mit diesem Ausschneiden möglichst peripher, um den verbleibenden peripheren Vorhang sehr kurz zu halten. Erst wenn der Trichter im ganzen Umfang durchgeschnitten ist, kürzen wir ihn auch zentralwärts ein (**Abb. XIV. 56**). Ein lückenloses Umschneiden der Membran ist besonders bei Vorliegen einer Proliferansamotio (**Abb. XIV. 57**) notwendig. Nur dann kommt es zu einer vollständigen Entlastung der Traktionsamotio. Einen Trichter oder Stiel kürzen wir nur soweit ein, daß sie nicht mehr mobil sind und bei relativ guter Netzhautfunktion den Patienten nicht stören. Der Rand des Trichters und die Spitze eines Stielstumpfs werden leicht mit dem Bipolardiathermieinstrument koaguliert. Besonders in der Nachbarschaft der Papille darf dies zum Zweck der Kühlung nur mit Betätigung der Spüleinrichtung gemacht werden.

Bei großen *Proliferansplatten*, die das ganze Netzhautzentrum zerstört haben und meist auch

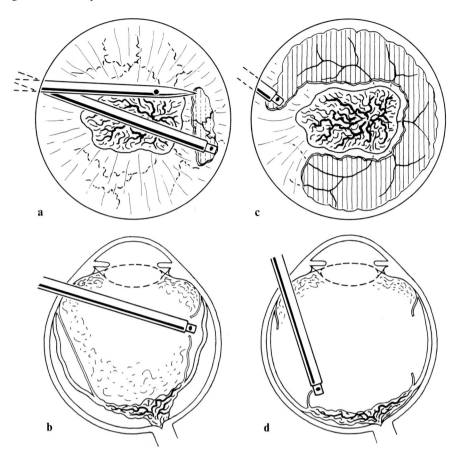

**Abb. XIV. 57a–d. Diabetische Proliferansamotio mit Zerstörung der Netzhaut am hinteren Pol. a, b** Die Membrana hyaloidea ist oft so gespannt, daß sie mit dem Irrigationsdorn vorerst durchstochen und etwas geschlitzt werden muß, bevor mit dem Standardstripper die Exzision begonnen werden kann. Besondere Vorsicht ist wegen der totalen Amotio angezeigt. Wir beginnen deshalb an einer Stelle, wo die Membran gut durchsichtig ist, und die sich abgehobene Netzhaut beobachten läßt. **c, d** Etwas idealisierend ist die Netzhaut am Ende der Operation wieder anliegend gezeichnet. Tatsache ist jedoch, daß bei reiner Traktionsamotio bereits am Ende des Eingriffs eine Abflachung derselben feststellbar ist. An der zentralen Insertion sollte von der Membran noch ein freier Saum stehengelassen und leicht koaguliert werden.

die Papille bedecken, entfernen wir vorerst auf der Platte soviel Glaskörper wie möglich (**Abb. XIV. 58**). In gleicher Weise ist es auch hier wichtig, daß die an der Platte ansetzende Membrana hyaloidea posterior in der ganzen Zirkumferenz umschnitten wird (**Abb. XIV. 57, XIV. 58**). Sonst kann von der Platte aus weiterhin fibrovaskuläres Gewebe auf der Membran in die Peripherie wachsen, und es besteht weiterhin eine vitreoretinale Traktion, die durch zunehmende Schrumpfung dieses „Narbengewebes" zu einer totalen Amotio führt. Gelingt es hingegen, die *Membran total zu durchtrennen*, so wird *niemals neues fibrovaskuläres Gewebe in das* nachher bestehende *wässerige Milieu hineinwachsen*. In der genannten Membran sind nicht so selten feinere und größere Gefäße zu finden, die bis in die mittlere Peripherie vorwachsen. Es ist dann notwendig, vor dem Herausschneiden der Membran die Schnittstelle zu koagulieren (**Abb. XIV. 59**). Gelegentlich finden wir auch bandförmige Ausläufer der Proliferansplatte, bei denen vor dem Durchschneiden nicht nur koaguliert, sondern das Fehlen von Verbindungen zur Netzhaut mit einem kleinen, stumpfen Haken untersucht werden muß (**Abb. XIV. 60**).

Beim *Diabetes* gibt es leider noch sehr viel *komplexere Situationen* als sie in **Abb. XIV. 60** dargestellt sind, und es stellt sich die Frage, *wie weitge-*

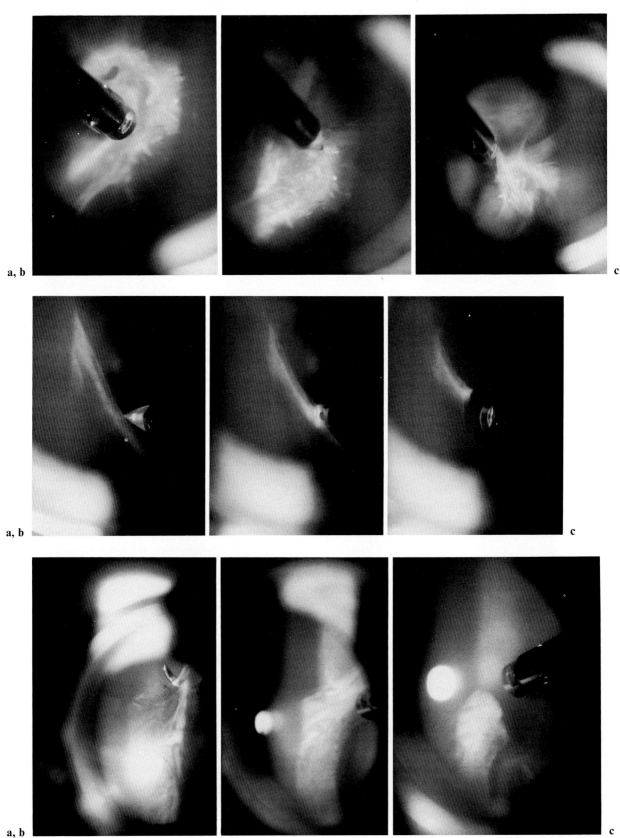

a, b

a, b

a, b

c

c

c

**Abb. XIV. 58 a–c. Vitrektomie bei diabetischer, proliferativer Retinopathie. a** Der Glaskörper über der Proliferansplatte wird entfernt. **b** Die an der Proliferansplatte inserierende Membrana hyaloidea posterior wurde durchgeschnitten, der Rand der Proliferansplatte wird mit dem Bipolardiathermiegerät koaguliert. **c** Die letzte größere Brücke der noch adhärenten Membrana hyaloidea posterior wird mit dem Stripper durchschnitten.

**Abb. XIV. 59 a–c. Prinzip der Entfernung einer vaskularisierten Membran. a** Die geplante Schnittstelle wird mit der Bipolardiathermieelektrode koaguliert. **b** Über das eingebaute Führungsröhrchen kann sehr rasch das Bipolardiathermiegerät entfernt und der Stripper eingeführt werden. **c** Durch wenige Schnittbewegungen kann die Membran durchtrennt werden.

**Abb. XIV. 60 a–c. Fibrovaskuläre Proliferansbrücken bei diabetischer Retinopathie. a** Eine solche Brücke wird mit dem stumpfen Haken untersucht. Es zeigt sich, daß es sich um eine wirkliche Brücke handelt und nicht um eine eventuelle Netzhautfalte. **b** Der Stripper beginnt diese Brücke nach vorhergehender Koagulation durchzuschneiden. **c** Die Brücke ist durchgeschnitten. Der zentrale Brückenpfeiler muß diathermisch noch etwas koaguliert werden.

*hend die Netzhaut am hinteren Pol freigelegt werden soll.* Es ist durchaus zweckmäßig, die Makula von einer sie bedeckenden Membran und dünnen Sandwichblutung zu befreien. Sinnvoll ist es auch, die durch Brücken miteinander verbundenen verschiedenen Proliferansareale voneinander zu trennen. *Sinnlos* sind aber Versuche, eine große *Proliferansplatte abzuschälen*, denn die Netzhaut liegt nicht unter dieser Platte, sondern sie ist zerstört und in die Platte eingebaut, so daß ortsständige Gefäße mit neugebildeten Gefäßen in einem Wirrwarr von Bindegewebe ineinander verflochten sind. Die einzig möglichen Resultate bei einem solchen Manöver sind eine schwer zu beherrschende Blutung, eine Amotio oder sogar eine Amaurose.

Technische Probleme können auftreten bei der Isolierung und Koagulation von *peripheren Proliferationen* (Eales Disease, intermediäre Uveitis, Panuveitis, seltene inverse Proliferans in der Peripherie bei Diabetes). Um die Läsionen sichtbar zu machen, unternehmen wir zuerst einen Versuch mit dem Prismenkontaktglas. Genügt dies nicht, so bleibt nur noch die *Eindellung der Bulbushüllen von außen* (**Abb. XIV. 61**). Diese Technik ist besonders am aphaken Auge sehr zweckmäßig.

Die Vitrektomie bei der *Panophthalmie* kann dadurch erschwert werden, daß bei dieser *Frühoperation* noch keine hintere Glaskörperabhebung vorhanden ist. Wir müssen außerdem bedenken, daß die Netzhaut durch den Infekt sehr brüchig wird und keinen großen mechanischen Beanspruchungen standhält. Es ist deshalb Vorsicht geboten bei einer Jet-Irrigation, die ein Eitersediment entfernen soll. Sehr sorgfältig muß auch bei einer allfällig notwendigen Abschältechnik vorgegangen werden.

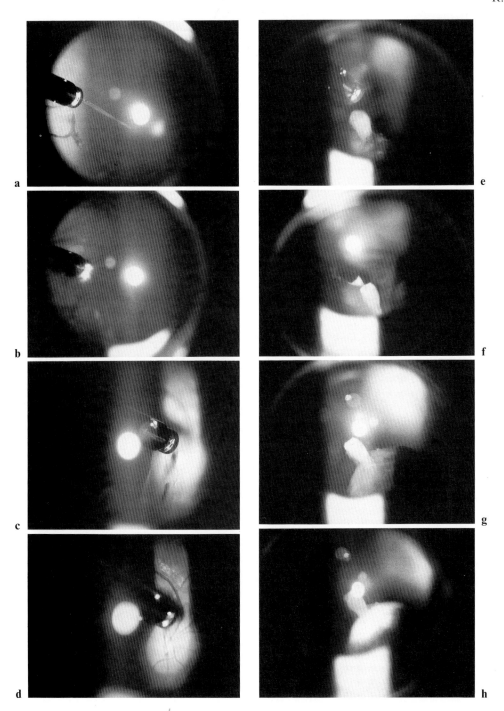

**Abb. XIV. 61a–h. Vitrektomie bei Panuveitis. a** Das für Uveitis typische, grobe Glaskörpergerüstwerk wird entfernt. **b** Weiter hinten wird grobfaseriger Glaskörper entfernt. **c** Vor der Papille findet sich nochmals ein grobes Glaskörpergerüstwerk. **d** Das Instrument befindet sich vor der Papille. Die subtotale Vitrektomie ist beendet. **e** Als Ursache für wiederholte Blutungen und eine Traktionsamotio findet sich unten in mittlerer Peripherie bei 6 Uhr ein Proliferansstiel, der von den Glaskörperadhärenzen befreit wurde. Um diese periphere Läsion sichtbar zu machen, muß der Bulbus mit einem Schielhaken von außen stark eingedellt werden, was nach durchgeführter Vitrektomie sehr gut möglich ist. **f** Der Stiel wird während der Skleraeindellung diathermisch koaguliert. **g** Die Basis dieses Proliferansstiels kann dann mit der Kryode eingedellt und **h** mit derselben koaguliert werden.

## 2.4 Bimanuelle Technik mit mehreren Sklerotomien

### 2.4.1 Indikationen

Die für den Autor geltenden Indikationen der bimanuellen Technik [88] leiten sich daraus ab, was im Abschnitt 2.3 über die Vitrektomie mit einer Sklerotomie gesagt wurde. Wir sind der Meinung, daß diese Technik etwas überbewertet wird, noch mehr Aufmerksamkeit erfordert und gefährlicher ist. Wir empfehlen sie deshalb im Prinzip nur dem bereits erfahrenen Chirurgen für *Detailarbeiten auf der Netzhautoberfläche*. Es sind dies:

- die Entfernung von komplexeren proliferativen Veränderungen der fortgeschrittenen diabetischen Retinopathie mit multiplen, voneinander getrennten *präretinalen Taschen* (**Abb. XIV. 62, XIV. 63**);
- das Abschälen von *epiretinalen Membranen* (**Abb. XIV. 64, XIV. 65**).
- gewisse Fälle von *Vitrektomie bei Amotio retinae* (s. Abschn. 2.6.2);
- Amotio retinae bei *luxierter Linse* (s. Abschn. 2.6.2).

### 2.4.2 Technik

Nach unserer Meinung *beginnt*, mit wenigen Ausnahmen, eine *Vitrektomie mit dem Standardinstrument* unter Verwendung eines *Führungsröhrchens* (s. auch Abschn. 2.3). Besteht im Verlauf der Operation die Indikation für ein bimanuelles Vorgehen, so wird nasal oben und temporal oben nochmals sehr sorgfältig in der Peripherie vitrektomiert. Dann installieren wir über das Führungs-

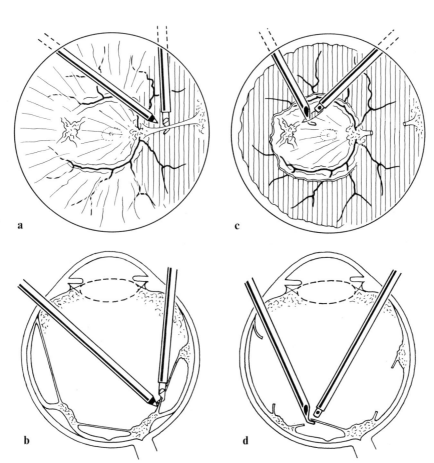

**Abb. XIV. 62a–d. Bimanuelle Vitrektomietechnik bei Detailarbeiten am hinteren Pol. a, b** Dickere und vor allem straff gespannte, vaskularisierte Stränge können mit Mikroschere und Mikro-Bipolar-Diathermieinstrument durchschnitten und koaguliert werden. Die Entfernung der Membrana hyaloidea posterior außerhalb der großen temporalen Gefäßarkaden wird in Abb. XIV. 57 dargestellt. **c, d** Die Entfernung der Membran, welche die Makulagegend überspannt, erfordert wiederum eine präzise bimanuelle Technik. Die Membran muß meistens zuerst mit einem Irrigationsdorn geschlitzt werden. Dann kann sie mit Mikrostripper und Mikrohaken exzidiert werden.

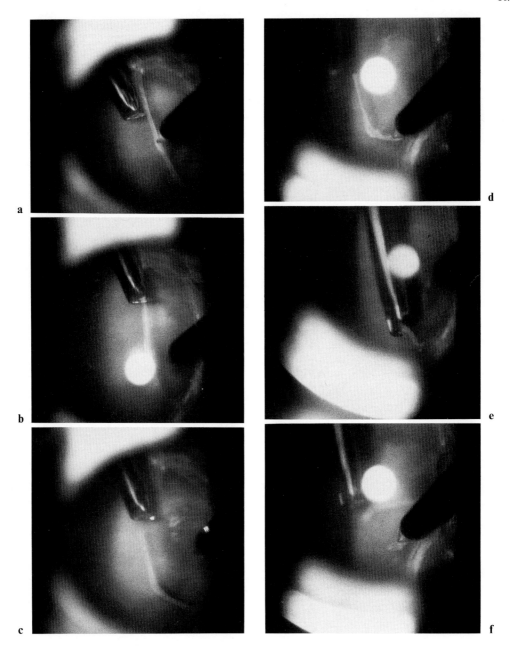

**Abb. XIV. 63a–f. Durchschneiden von vaskularisierten Strängen bei diabetischer Retinopathie. a** Koagulation der künftigen Schnittstelle mit dem Mikro-Bipolar-Diathermiegerät. **b** Die Mikrohakenschere hat den Strang gefaßt. **c** Der Strang ist durchschnitten. **d** Auf der gegenüberliegenden Seite wird der Strang nochmals koaguliert. **e** Der Strang wird erneut gefaßt mit der Mikrohakenschere. **f** Der Strang ist durchgeschnitten, der blutende Stumpf wird koaguliert, das Gewebsstück ist in den Fundus gefallen.

und Winkelirrigationsröhrchen eine permanente Irrigation. Bei 11 h und 1 h werden *zwei zusätzliche Sklerotomien* in 3,5 mm Limbusdistanz angelegt (**Abb. XIV. 49**), über welche ohne Führungsröhrchen die Mikroinstrumente eingeführt werden können. Durch relativ steiles Einführen der Instrumente kann eine Verletzung der Linse vermieden werden.

Die *meist gebrauchten Instrumentenkombinationen* sind:

Mikrostripper – Mikrobipolardiathermie
Mikrostripper – Mikrohaken (**Abb. XIV. 62c, d**)
Mikrostripper – Mikroirrigationsdorn
Mikrohakenschere – Mikrobipolardiathermie (**Abb. XIV. 62a, b, XIV. 63**)
Mikropinzette – Mikrohaken (**Abb. XIV. 64c, d, XIV. 65**)
Mikropinzette oder Mikrohaken – Mikrofaseroptikbeleuchtung

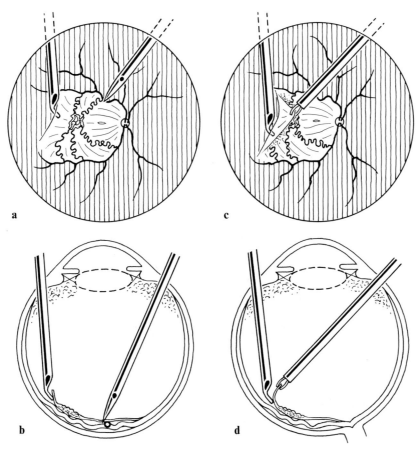

**Abb. XIV. 64a–d. Abschältechnik bei epiretinaler Fibroplasie.** Fünf Fragen müssen bei der Beurteilung der Operabilität einer Schrumpfmembran am hinteren Pol gestellt werden. 1. Visus? Über einem Visus von 0,2 sollte nicht operiert werden. 2. Findet sich ein freier Rand dieser Membran? Mit dem Abschälen muß dort begonnen werden. 3. Kann evtl. ein freier Rand parallel zu einem großen Gefäß mit einem Irrigationsdorn geschlitzt werden? Es handelt sich um ein recht gefährliches Procedere, das in der Hand des Geübten aber gelegentlich möglich ist. 4. Ist die Membran sichtbar vaskularisiert? Ein breiter Rand temporal der Papille muß stehengelassen werden, um ohne Schädigung der Papille eine Blutstillung durchführen zu können. 5. Ist die Membran allseitig fest mit der Unterlage verklebt oder verwachsen? Eine Indikation zum Abschälen ist in dieser Situation nicht gegeben.

**a, b** Nach subtotaler Vitrektomie wird entweder ein spontan entstandener oder instrumentell geschlitzter freier Rand mit dem Mikroirrigationshaken etwas mobilisiert.

**c, d** Mit Mikrohaken und Mikropinzette wird die Membran sehr langsam abgeschält. Kleinere Blutungen aus Kapillareinsprossungen müssen meistens nicht koaguliert werden.

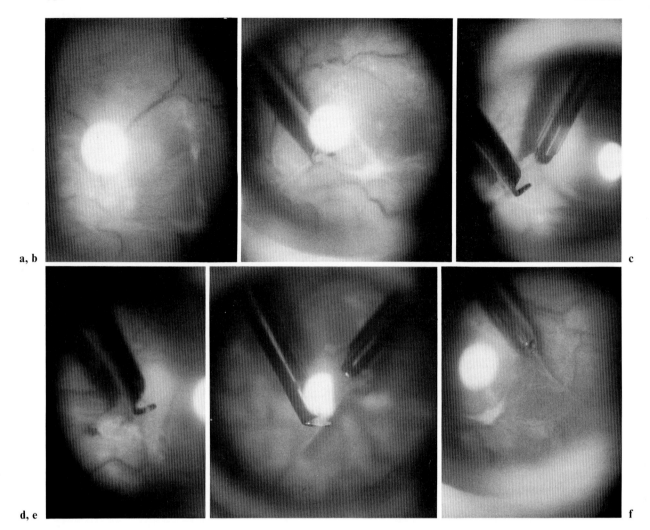

**Abb. XIV. 65 a–f. Abschältechnik bei epiretinaler Fibroplasie. a** Ausgangssituation mit zwei rechtwinklig zueinander stehenden Strängen, die sich in einem Kondensationspunkt am Rand der Fovea zwischen 7 Uhr und 8 Uhr treffen. Die Fovea selbst und die Netzhaut temporal davon sind ebenfalls von einer Membran bedeckt. Auch nasal oberhalb der Papille ist eine Fortsetzung der Membran sichtbar. **b** Der Strang temporal der Papille wird mit dem Mikroirrigationshaken etwas mobilisiert und angehoben. **c** Unter Mithilfe der Mikropinzette kann die Membran bereits im Bereich des papillomakulären Bündels von der Netzhautoberfläche abgeschält werden. **d** Nasal oberhalb der Papille läßt sich die Membran ebenfalls mit dem Mikroirrigationshaken etwas mobilisieren und anheben. **e** Ebenfalls unter Mithilfe der Mikropinzette wird auch hier die Membran über die Papille hinweg abgeschält. **f** Schließlich wird noch temporal oberhalb der Makula die Membran mit der Mikropinzette gefaßt und das ganze Membranwerk in toto abgeschält und entfernt.

Da die Dauerirrigation wesentlich mehr Flüssigkeit zuführt und über die Mikroinstrumente weniger Flüssigkeit nach außen gelangt, muß dem *intraokularen Druck* besondere Beachtung geschenkt werden durch Beobachtung der Gefäßpulsationen auf der Papille. Bei Verwendung einer *Mikro-Jet-Irrigation* muß bekannt sein, daß man mit einem Flüssigkeitsstrahl Löcher in der Netzhaut produzieren kann. Schließlich hat der Operateur beim bimanuellen Arbeiten in der Peripherie die Tendenz, den Bulbus mit den Instrumenten zu drehen, was zu gefährlichen *Torsionsbewegungen* führen kann.

### 2.5 Abschälen von Membranen

#### 2.5.1 Indikationen

Das Abschälen von Fibrinmembranen auf der hinteren Linsenfläche wurde bereits erwähnt (s. Abschn. 2.3.2). Für die Indikationen des *Abschälens von epiretinalen Membranen* [89, 107, 108, 144, 145] gelten folgende Richtlinien:

– Abklären der Frage, ob es sich um eine *spontan* entstandene Membran handelt, ob in der Netzhautperipherie ein *Netzhautriß oder -loch* vorhanden ist, oder ob in der Vorgeschichte eine *Netzhautoperation durchgeführt* wurde. Oft ist das Entstehen einer epiretinalen Membran das Resultat eines „overtreatment".
– Obschon die Mehrzahl der epiretinalen Membranen avaskulär ist, kann es zu einer *Vaskularisation* kommen bei alten Membranen und Membranen, die im Rahmen einer Gefäßerkrankung entstanden sind.
– Die weiteren Kriterien der Indikation finden sich im Abbildungstext der **Abb. XIV. 64**.

#### 2.5.2 Technik

Die Technik des Abschälens von epiretinalen Membranen wird im Abbildungstext der **Abb. XIV. 64** und **XIV. 65** beschrieben. *Kapillareinsprossungen*, die beim Abschälen leicht bluten, erfordern keine aktive Hämostase. Es genügt, den intraokularen Druck kurzfristig zu erhöhen. Auch bei gelungener Abschältechnik ist ein *Visusanstieg*, meist in bescheidenem Rahmen, erst nach mehreren Wochen zu erwarten. Mehr erfreut sind die Patienten oftmals über die geringeren oder ganz verschwundenen *Metamorphopsien*.

### 2.6 Vitrektomie bei Netzhautablösungen

Das primäre Interesse des Autors für die Entwicklung von Vitrektomieinstrumenten und Operationstechniken ging aus vom Eingeständnis, daß der konventionellen Amotiochirurgie Grenzen gesetzt sind. Wir sind heute mit der Vitrektomie in der Amotiochirurgie ein großes Stück weitergekommen, doch sind neue Grenzen in Sicht, die in Zukunft vielleicht z.T. ebenfalls überwunden werden können.

Bevor wir uns den Indikationen und der Technik der Vitrektomie bei Netzhautablösungen zuwenden, müssen einige *Informationen allgemeiner Art* gegeben werden.

Ein Eingriff ist nur dann sinnvoll, wenn auch bei einer totalen Windenblütenamotio eine *einigermaßen korrekte Lichtprojektion* (vor allem von temporal her) vorhanden ist. Bei jüngeren Patienten kann eine Amotio eventuell auch nach Jahren noch erfolgreich operiert werden. Der Autor hat eine nachgewiesenermaßen 9 Jahre alte Amotio bei einem einäugigen, 19jährigen Patienten erfolgreich operiert mit normalisiertem Gesichtsfeld aber schlechtem Visus infolge Makulopathie. Ist die Lichtprojektion um 180° verkehrt, so handelt es sich wahrscheinlich um einen *umgeklappten Riesenriß*. Quadrantenausfälle deuten auf eine lokalisierte *arteriovenöse Zirkulationsstörung* hin. Ganz unsystematische Angaben bezüglich der Lichtprojektion lassen eine generelle arteriovenöse Zirkulationsstörung vermuten, die durch eine erneute Operation nicht verbessert wird.

Bei posttraumatischen Ablösungen mit *starker Hypotonie* und ohne auffindbarem Loch kann es sich auch um eine exsudative Amotio bei beginnender Phthise handeln. Hier wird eine kombinierte Vitrektomie die Phthise noch beschleunigen. – Das Auftreten einer *MPP* [90] bei ursprünglich günstiger Prognose ist immer *verdächtig auf „overtreatment"*. – Wenn als *peroperative Komplikation* bei einer Vitrektomie eine Netzhautverletzung entsteht, muß diese Läsion mit der Kryode koaguliert und durch eine Luftfüllung tamponiert werden.

Während der Vitrektomie bei Netzhautablösungen muß nicht nur eine unbeabsichtigte Aspiration der Netzhaut mit dem Stripper oder Bipolardiathermiegerät, sondern auch eine *Inkarzeration der Netzhaut im Führungsröhrchen* oder in einer ungeschützten Sklerotomie vermieden werden. Voraussetzungen für eine derartige Gefahr bestehen bei hochblasiger Amotio und raschem Instrumentenwechsel, rascher Injektion von Adrenalin über eine feine Kanüle bei Aphakie oder bei Eindellungsmanövern. Vermeiden können wir eine Netzhautinkarzeration, indem wir vor dem Herausziehen des Instruments das Auge hypoton machen und den Irrigationsdruck auf 0 heruntersetzen.

Mit *chirurgischen Manipulationen im Subretinalraum* [91] ist bei der Vitrektomie der MPP ein neues Risiko hinzugekommen. Nach der Operation von umgeschlagenen Riesenrissen waren wir schon öfters erstaunt über die relativ schlechte Funktion dieser Augen auch bei anatomischer Heilung. Eine direkte mechanische Schädigung des Sinnesepithels ist offenbar dafür verantwortlich und könnte sich auch bei dieser Chirurgie im Subretinalraum auswirken. Wir sind der Meinung, daß solche Eingriffe nicht ohne Bedenken gemacht werden sollten, denn wir wollen mit dem Wiederanlegen der Netzhaut nicht einfach ein anatomisches, sondern ein positives funktionelles Resultat erzielen.

## 2.6.1 Indikationen

Ganz allgemein sollten wir uns überlegen, ob es sinnvoll ist, mit einer Vitrektomie bei Amotio auf die *Glaskörpertamponade zu verzichten*. Aus der **Abb. XIV. 1** geht hervor, wie wir in der Amotiochirurgie den Glaskörper nutzbringend verwenden können.

Die Entfernung des Glaskörpers kombiniert mit Luftfüllung (**Abb. XIV. 67**) ist besonders problematisch bei älteren Leuten mit *Löchern unten zwischen 5 und 7 Uhr*. Die postoperativ notwendige extreme Kopftieflage ist sehr unbequem.

Aus der **Abb. XIV. 66** können wir *zwei Indikationsgruppen* ableiten.
In den linken Bildhälften finden wir Indikationen, die sich sowohl aus dem Zustand der Netzhaut wie auch des Glaskörpers ergeben:

– *Primär auftretende MPP* (selten idiopathisch);

– *sekundär auftretende MPP* (posttraumatisch oder nach Voroperation). Nicht selten sind es Patienten, bei denen nach einer Erstoperation eine mehr oder weniger ausgedehnte Laserkoagulation als „Korrektur" eines nicht ganz verschlossenen Risses gemacht wurde. Solche „Korrekturen" sind problematisch, und eine Vitrektomie mit Tamponade von innen sollte frühzeitig in Erwägung gezogen werden.

In den rechten Bildhälften finden wir Indikationen, die sich nur aus Besonderheiten der Amotio ergeben, ohne

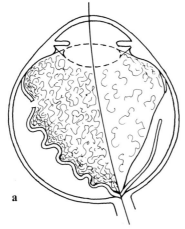
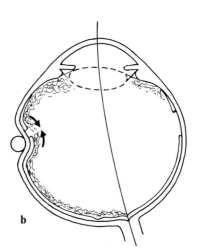

**Abb. XIV. 66a, b. Vitrektomie bei Netzhautablösungen** (s. auch Abb. XIV. 5, XIV. 6). **a** Links ist bei massiver vitreoretinaler Schrumpfung die Vitrektomie sowohl von seiten der Netzhaut als auch von seiten des Glaskörpers angezeigt. Rechts ist die Vitrektomie nur von seiten der Netzhaut wegen eines sehr großen Risses indiziert. **b** *Links:* Auch eine exakte Vitrektomie erlaubt bei vitreoretinaler Schrumpfung meistens nicht, alle Glaskörperreste von der Netzhautoberfläche zu entfernen. Deshalb ist eine erneute postoperative Schrumpfung möglich. Wir begegnen ihr neben einer Luftfüllung am besten mit einer Cerclage, womit der Riß leichter Kontakt mit der Unterlage findet. Je mehr die Amotio im Sinne einer Windenblüte eine Trichterform annimmt, um so eher muß neben der Vitrektomie auch eine Cerclage angelegt werden. *Rechts:* Fehlt diese vitreoretinale Schrumpfung, so genügt es, den Riß mit einer Luftfüllung von innen zu tamponieren.

daß der Glaskörper, abgesehen von der Rißbildung, eine speziell störende Rolle spielen würde.

– Es handelt sich um Amotioformen, bei denen wir mit einer *primären Vitrektomie und Lufttamponade* [77] eine bessere Prognose erwarten dürfen als mit einer Skleraeindellungsoperation. Zu diesen Fällen zählen wir heute die *überhängende Amotio der oberen Hälfte*, *große* und *weit zentral sich ausdehnende Risse, Löcher am hinteren Pol* mit zentraler Amotio ohne Sklerastaphylom und *Riesenrisse*. Dazu kommen noch Netzhautablösungen mit *luxierter Linse*, die am hinteren Pol liegt, sowie luxierte Linsen, die vagabundierend durch vorübergehende Lage in der Vorderkammer akute Glaukome verursachen und deshalb mit einer Vitrektomietechnik entfernt werden müssen [79].

– Bei *Netzhautablösungen*, die wegen einer *Katarakt* [79] nicht richtig beurteilt werden können, operieren wir in einer Sitzung die Katarakt und die Amotio, ebenfalls mit Vitrektomie und Lufttamponade. Während der Operation wird die diagnostische Abklärung der Amotio vollzogen. Ob eine Cerclage noch zusätzlich gemacht wird, hängt vom Zustand des epiretinalen Glaskörpers ab.

### 2.6.2 Technik

Die *Technik* der Vitrektomie bei Netzhautablösungen ist *oft* eine *bimanuelle*. Die schon mehrfach erwähnte *Drainage nach innen und Lufttamponade nach Vitrektomie* [70, 73] wird in **Abb. XIV. 67** und **XIV. 68** dargestellt und im Abbildungstext be-

**Abb. XIV. 67a–c. Technik der Drainage nach innen und Lufttamponade nach Vitrektomie bei Amotio. a** Ein sehr weicher und dünner Silikonschlauch (Außendurchmesser 0,94 mm) wird in der Nähe des Netzhautlochs durch die Pars plana in den Glaskörperraum eingeführt. Der Patient wird auf dem Operationstisch so gedreht, daß der Riß am unteren Pol des Auges liegt. Die Luftblase entwickelt sich somit am oberen Pol des Auges. Sie drückt langsam die subretinale Flüssigkeit nach unten. Diese wird dadurch gezwungen, durch das Netzhautloch in den Glaskörperraum zurückzufließen. Von hier verläßt diese Flüssigkeit neben dem Silikonschlauch über die Sklerotomie das Auge. **b** Der Silikonschlauch liegt hinter der klaren Linse. Der Glaskörperraum ist schon etwa bis zur Hälfte mit Luft gefüllt. **c** Massage des Bulbus mit einem kleinen Löffel erleichtert die Entfernung der subretinalen Flüssigkeit aus dem Auge. Die Luftblase tamponiert das Loch im letzten Moment vor der totalen Luftfüllung.

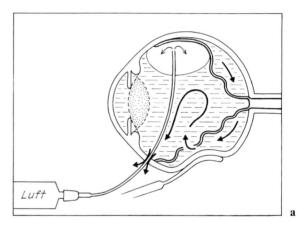

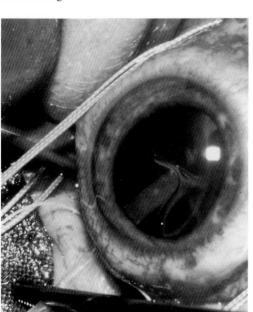

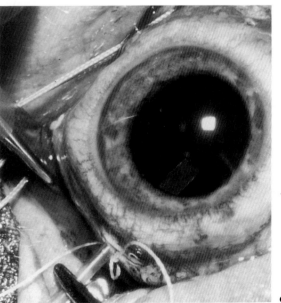

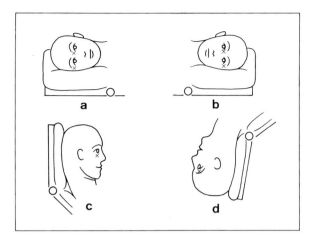

**Abb. XIV. 68 a–d. Positionierung des Patientenkopfes für die Drainage nach innen und Lufttamponade.** Die jeweilige Lokalisation des Loches ist mit X gekennzeichnet. Die spezielle Lagerung wird im allgemeinen so erreicht, daß die Hälfte der Dreh- oder Kippbewegung mit dem ganzen Körper und die andere Hälfte mit einer Bewegung in der Halswirbelsäule erreicht wird.

schrieben. Vor einer allzu starken Kopftieflage (**Abb. XIV. 68d**) bei *alten* und *hochmyopen* Leuten möchten wir *warnen*, da bei diesen beiden Patientengruppen die Gefahr einer abortiven oder richtigen *expulsiven Blutung* zu beachten ist. Wenn es nicht gelingt, das Netzhautloch schon vor der Vitrektomie mit der Kryode transskleral zu koagulieren, gelingt dies meistens auch nach der Vitrektomie nicht, da die Amotio danach oft noch hochblasiger ist. Bei der Luftfüllung benützen wir dann das Netzhautloch, um die Pathogenese der Amotio wieder rückgängig zu machen. Dabei kommt die Netzhaut oftmals so vollständig zum Anliegen und wird sozusagen „trocken gelegt", daß sie sofort wieder transparent wird und der *Netzhautriß* auf rotem Grund nicht mehr sichtbar ist. Wir müssen ihn deshalb vor der Luftfüllung mit einer *Diathermiekoagulation am peripheren Rißrand markieren* (**Abb. XIV. 69**). Eine vollständige Koagulation des Lochrands ist sinnlos, da für eine Vernarbung auch die darunterliegenden Gewebe mitkoaguliert werden müssen. Etwa 10 Minuten vor der Luftfüllung sollte kein *Lachgas* für die Narkose verwendet werden, da es durch seine Affinität zur Luft peroperativ zur Drucksteigerung und postoperativ durch sehr rasche Resorption zur unerwünscht frühzeitigen Verkleinerung der Luftblase führt.

Eine einfache Vitrektomie genügt bei einer starren *Windenblütenamotio* für eine Luftfüllung nicht. Die epiretinalen Membranen müssen, *meist bima-*

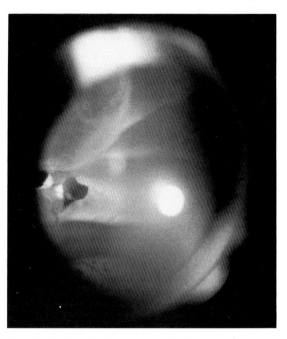

**Abb. XIV. 69. Markieren von Netzhautrissen vor der Luftfüllung.** Bei sehr hochblasiger Amotio kann ein Netzhautriß oft erst nach der Luftfüllung mit der Kryode koaguliert werden. Durch die vollständige Trockenlegung der Netzhaut nach der Drainage nach innen und Lufttamponade wird die Netzhaut sofort vollständig transparent, und es kann sehr schwierig sein, diesen Netzhautriß wieder aufzufinden. Eine kleine, weiße Koagulationsmarke ist für das Wiederauffinden des Risses sehr nützlich.

*nuell*, abgeschält werden, um die Netzhaut zu mobilisieren (**Abb. XIV. 70**). Nach der Luftfüllung kann ein 3 min dauernder Überdruck für die weitere Entfaltung der Netzhaut von Nutzen sein. Ebenso von Nutzen ist hier eine zusätzliche Cerclage mit Plombe, um das Loch im steifen Trichter besser mit der Unterlage in Kontakt zu bringen. Die Tamponade von innen und außen führt denn auch zu einer sichtbaren Dehnung und zu einem Ausglätten der Netzhaut im Lochbereich.

Die **Abb. XIV. 71** zeigt, daß die *fortschreitende Verschwartung* auch den ursprünglich verantwortlichen Riß wieder verlöten kann, und die Amotio nur durch den Verschwartungs- und Schrumpfungsprozeß der Netzhaut aufrecht erhalten wird. Diese Situation kann als solche bei der Vitrektomie erkannt werden. Während der Operation sind *keine „Schlieren"* zu sehen [70], d.h. ein optisches Phänomen, das entsteht, wenn die hochmolekulare Hyaluronsäure der subretinalen Flüssigkeit durch das Loch in den Glaskörperraum gelangt und sich

XIV. Chirurgie des Glaskörpers

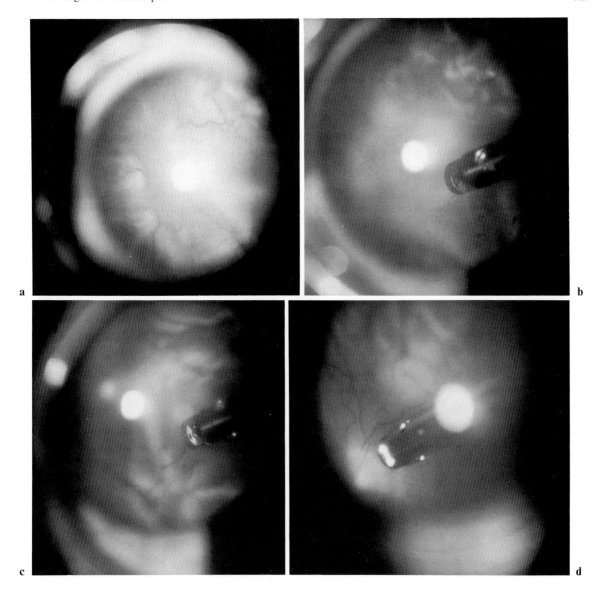

**Abb. XIV. 70 a–d. Mobilisieren einer Windenblütenamotio. a** Typischer Aspekt der Windenblütenamotio mit starrem Trichter und ringförmiger Einschnürung zwischen Papille und Äquator. Diese Einschnürung würde sehr bald zum Verschluß des Trichterhalses führen, womit die Papille nicht mehr sichtbar wäre. **b, c** Mit dem Aspirationsschlitz des Strippers gelingt es sehr oft, den Großteil der epiretinalen Membranen abzuschälen, ohne eine Pinzette zu Hilfe zu nehmen. **d** Die weicheren Konturen der Netzhautfalten deuten an, daß der Windenblütentrichter mobiler geworden ist.

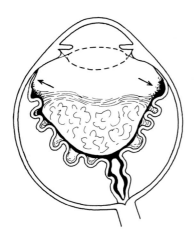

**Abb. XIV. 71. Schematische Darstellung der Lokalisation eines iatrogenen Loches bei Windenblütenamotio.** Bei einer Windenblütenamotio ist es möglich, daß der für die Amotio verantwortliche Riß sekundär durch epiretinale Membranen wieder verschlossen wird. Die Amotio bleibt durch schwerste vitreoretinale Schrumpfung dennoch bestehen. In der Echographie findet sich die typische Dreiecksfigur. Um die Technik der Drainage nach innen und Lufttamponade durchführen zu können, machen wir bei diesen Fällen am Schluß der Vitrektomie ein iatrogenes Loch, immer in der oberen Bulbushälfte. Bei zusätzlich abgelöster Pars plana ciliaris wird hier ein Loch geschnitten, sonst in der Netzhaut nahe an der Ora serrata. Ein möglichst gutes Mobilisieren der Netzhaut durch Abschältechnik ist neben dem Anlegen einer Cerclage unbedingt notwendig. Das iatrogene Loch muß selbstverständlich mit einer Kryokoagulation versehen werden.

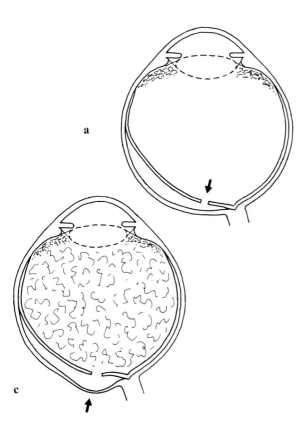

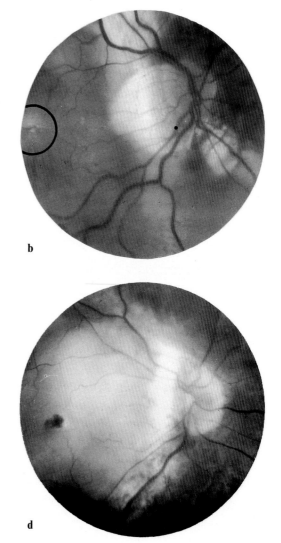

**Abb. XIV. 72 a–d. Primäre Vitrektomie bei zentraler Amotio mit Loch am hinteren Pol. a, b** Bei einem Loch am hinteren Pol ohne ausgeprägtes Sklerastaphylom operieren wir nur von innen mit einer Luftfüllung. **c, d** Wenn ein ausgeprägtes Sklerastaphylom vorliegt, müssen wir dies von außen im Sinne einer Plombeneindellung dem Loch annähern. Wir erzielen eine solche Eindellung mit einer Silberklemme, die temporär am Bulbus befestigt wird.

XIV. Chirurgie des Glaskörpers

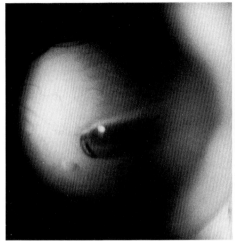 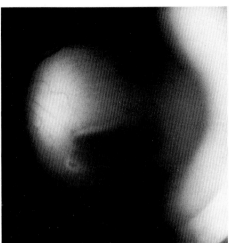

**Abb. XIV. 73a, b. Chirurgische Behandlung einer Amotio am hinteren Pol, verursacht durch ein kleines Makulaloch. a** Der Stripper in unmittelbarer Nähe des sehr kleinen Makulalöchleins. Durch vorsichtige Aspiration wird etwas subretinale Flüssigkeit durch das Löchlein hindurch entfernt. **b** Die Bipolardiathermieelektrode wurde durch das kleine Makulalöchlein hindurch gesteckt und das darunterliegende Pigmentepithel und die Aderhaut durch einige kurze Stromstöße leicht koaguliert. Der Rand des kleinen Löchleins wurde etwas mitkoaguliert. Anschließend Luftfüllung und postoperativ zweckmäßige Positionierung des Patientenkopfes.

dort mit der niedrig molekularen Kochsalzlösung mischt. Auch die *Konfiguration der Amotio* ändert sich während der Operation nicht. Bei dieser Sachlage erlaubt uns nur das Schneiden eines *iatrogenen Lochs* [73] die Anwendung unserer Technik der Drainage nach innen mit Lufttamponade.

Für *zentrale Netzhautablösungen* (**Abb. XIV. 72a, b**) [10, 77] mit *größeren Löchern* am hinteren Pol ist eine transsklerale Kryokoagulation des Lochs angezeigt. Dabei muß sehr präzis lokalisiert werden, damit die Papille keinen Koagulationsschaden erleidet. *Kleine Makulalöchlein* und Löchlein unmittelbar am Papillenrand können wir mit dem Bipolardiathermiegerät so koagulieren, daß die Elektrodenspitze durch das Loch hindurch das darunterliegende Gewebe koaguliert und auch noch einen feinen Saum des Löchleins mitkoaguliert (**Abb. XIV. 73b**). Das Prozedere wird vereinfacht durch vorgängiges Absaugen von subretinaler Flüssigkeit mit Abflachen der Amotio (**Abb. XIV. 73a**). Die *alleinige Koagulation des Lochrands* genügt – wie erwähnt – für eine Vernarbung jedoch nicht. Wenn ein ausgeprägtes *Sklerastaphylom* (**Abb. XIV. 72c, d**) vorliegt, müssen wir dieses von außen im Sinne einer Plombeneindellung temporär dem Loch annähern [68].

Bei *überhängender Amotio* (**Abb. XIV. 74**) [77] wäre es recht gefährlich, in der oberen Hälfte des Fundus Vitrektomieinstrumente in den Glaskörperraum einzuführen. Bimanuell von der unteren Hälfte her zu arbeiten, ist sehr beschwerlich. Der Autor bevorzugt in diesen Fällen deshalb das *Standardinstrument*, das temporal unten eingeführt wird, möglichst in einem Meridian mit anliegender Netzhaut und nicht mehr als 90° vom Riß entfernt.

Zuerst wird in der ungefährlichen unteren Hälfte vollständig vitrektomiert, dann schrittweise näher an der Netzhautblase mit einem geringen Aspirationsvolumen von 2–3 ml./min. Bei diesen schlaffen Netzhautblasen besteht die *Gefahr der Inkarzeration* von Netzhautgewebe im Führungsröhrchen oder in der Sklerotomie. Ein allfälliger Instrumentenwechsel muß deshalb bei *Infusionsdruck 0* vorgenommen werden. Für die Drainage nach innen mit Lufttamponade kann meist dieselbe Sklerotomie verwendet werden, auch wenn sie bis zu 90° vom nächst gelegenen Riß entfernt ist, da nicht unbedingt eine totale Luftfüllung angestrebt werden muß. Sollte es aus technischen Gründen erst nach der Luftfüllung möglich sein, den Riß mit der Kryode zu koagulieren, so bedienen wir uns einerseits der Markierung mit Diathermie während der Vitrektomie und andererseits der auf Seite 495 beschriebenen Technik. *Kryokoagulationen nach der Luftfüllung* bergen eine viel größere Gefahr der Überdosierung in sich, als Koagulationen vor oder

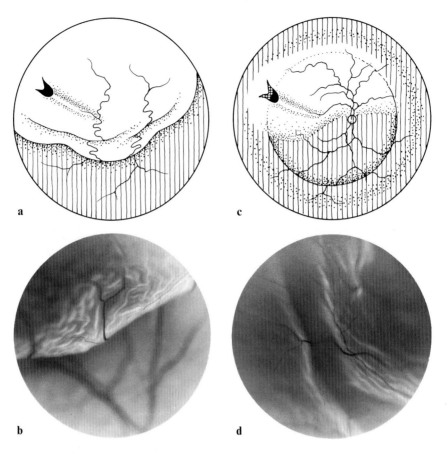

**Abb. XIV. 74 a–d. Primäre Vitrektomie bei hochblasig überhängender Amotio der oberen Hälfte. a, b** Diese stark überhängenden Netzhautablösungen verdecken meistens die Makulagegend. Der Lappenriß ist oft relativ groß und liegt fast immer temporal oben. Vom Riß aus geht meist schon präoperativ eine Netzhautfalte zentralwärts. **c, d** Die genannte Falte bleibt auch am Schluß der Operation häufig offen oder kippt zur Seite, so daß trotz allen zusätzlichen Maßnahmen mit Verbreiterung des Plombenwulstes eine Restamotio bestehen bleibt. Bei einer Operation mit primärer Vitrektomie und Luftfüllung, meist ohne zusätzliche Cerclage, kann dieses Fischmaulphänomen nicht entstehen.

nach der Vitrektomie. Häufig ist eine Tupferabrasio notwendig.

Die *großen, weit zentral reichenden Risse* (**Abb. XIV. 75** und **XIV. 76**) stellen ebenfalls eine sinnvolle Indikation für die *primäre Vitrektomie* [77] dar. Sie haben noch den Vorteil, daß die Vitrektomie bei meist seichter Amotio sehr viel weniger gefährlich ist. Es ist aus demselben Grund praktisch immer möglich, den Rißrand vor der Vitrektomie mit der Kryode zu koagulieren. Sollte aus einem technischen Grund eine Photokoagulation nach der Luftfüllung notwendig sein, so ist dies nur bei Aphakie möglich, und es gelten die gleichen Gefahren der Überdosierung wie bei der Kryokoagulation nach Luftfüllung. Wir koagulieren mit dem Xenonkoagulator durch eine +14 Dptr.-Lupe und benützen auf alle Fälle eine kleine

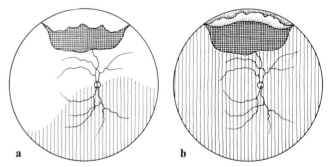

**Abb. XIV. 75 a, b. Primäre Vitrektomie bei Amotio mit großem Riß oder Loch. a** Oft ist eine nur partielle Amotio vorhanden, so daß sich eine Operation mit primärer Vitrektomie und Luftfüllung geradezu anbietet. **b** Wegen der meist seichten Amotio ist die Vitrektomie meist problemlos. Durch die Tamponadewirkung der Luftblase wird der Netzhautlappen oft zur Peripherie umgeschlagen (s. Abb. XIV. 94k).

# XIV. Chirurgie des Glaskörpers

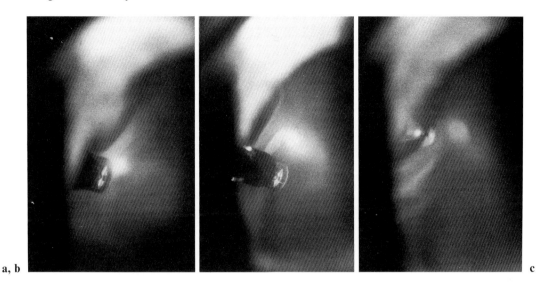

**Abb. XIV. 76a–c. Primäre Vitrektomie bei großem Netzhautriß. a** Der Lappenriß wird von Glaskörperadhärenzen befreit. **b** Auch der übrige Glaskörper wird entfernt. **c** Am zentralen Rand (üblicherweise sonst am peripheren Rand) wird eine Diathermiekoagulationsmarke gesetzt, damit der Riß nach der Drainage nach innen und Luftfüllung mit vollständiger Wiederanlegung der Netzhaut ophthalmoskopisch gefunden werden kann.

Blende, um eine Pupillarsaumkoagulation zu vermeiden.

Zur Operationstechnik der *Riesenrisse* (**Abb. XIV. 77, XIV. 78, XIV. 79**) [77] wäre noch beizufügen, daß es sich um eine ausgesprochene Indikation für *bimanuelles Arbeiten* handelt. Bei der *Hochdruckinkarzeration* müssen die Gefäße auf der Papille bezüglich Pulsationen genau überwacht werden. Obschon die Operation durch die Anwesenheit der Linse erschwert wird, ist es wahrscheinlich besser, sie nicht zu entfernen. Bei einem Riesenriß in der nasalen oder temporalen Hälfte kann eventuell eine asymmetrische Cerclage von Nutzen sein.

Bei Netzhautablösungen mit *luxierter Linse* wird nach der Pars plana-Vitrektomie die Vorderkammer eröffnet, die Linse über die Pars plana am hinteren Pol aspiriert und nach vorne in die Vorderkammer gebracht, wo der Assistent die Linse mit der Kryode extrahiert.

In vereinzelten Fällen haben wir bei mehrfach rezidivierenden Netzhautablösungen mit *Loch bei 6 Uhr* nach der Vitrektomie den Bulbus mit einer geeigneten Naht so rotiert, daß das Loch um etwa 2 Stunden nach temporal verschoben wurde und damit durch Seitenlagerung des Patienten der Lufttamponade zugänglich wurde [79].

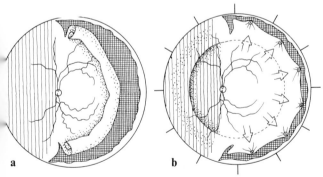

**Abb. XIV. 77a, b. Primäre Vitrektomie bei Amotio mit Riesenriß. a** Die meist mehr oder weniger stark nach zentral eingerollten Netzhautlappen werden mit bimanueller Technik so gut wie möglich entfaltet. **b** Nach Mobilisieren des Netzhautlappens wird eine Cerclage angelegt und dann peripher des Cerclagewulstes bei jeder halben Stunde eine Hochdruckinkarzeration durchgeführt. Danach wird über die Vitrektomieöffnung eine Drainage nach innen und eine Luftfüllung vorgenommen. Schließlich wird unter stereoskopischer Sicht der ganze Riesenriß mit Kryokoagulationen abgeriegelt.

534  R. KLÖTI

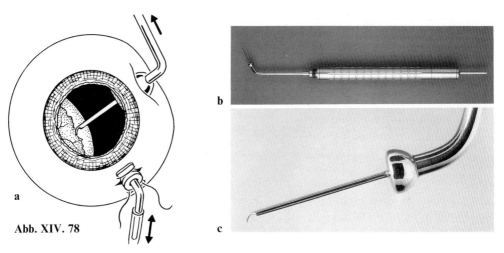

Abb. XIV. 78

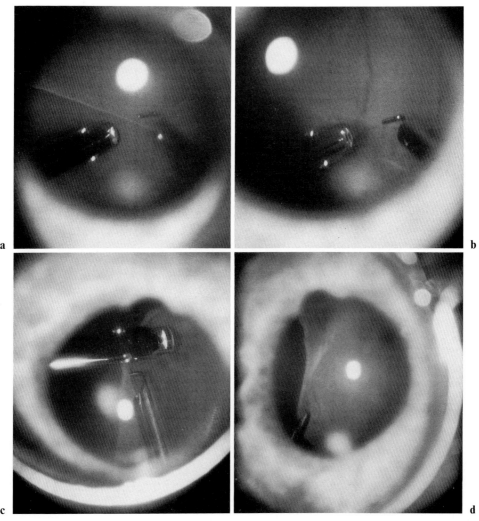

Abb. XIV. 79

**Abb. XIV. 78a–c. Hochdruckinkarzerations-Technik bei Riesenriß.**
**a** Nach der Vitrektomie mit bimanueller Technik wird an jeder Inkarzerationsstelle mit einem speziellen Instrument der Netzhautlappen angesaugt und peripher der Cerclage inkarzeriert. Durch Eindellen der Inkarzerationsstelle mit der am Instrument befindlichen Pelotte werden die Inkarzerationsstelle und der freie Netzhautrand einander angenähert, womit besser entschieden werden kann, welche Stelle des freien Netzhautrands der Inkarzerationsstelle entspricht. Durch das Eindellen wird Flüssigkeit aus dem Bulbus heraus in die Infusionsleitung gepreßt. Nach der Inkarzeration wird durch einen hohen Irrigationsdruck die inkarzerierte Netzhaut noch stärker in die kleine Sklerotomie eingeklemmt.
**b** Aspirations-Inkarzerations-Instrument. **c** Intraokularer Teil mit Eindellungspelotte desselben Instruments.

**Abb. XIV. 79a–d. Mobilisieren und Inkarzerieren eines Riesenrisses. a** Der Riß wird bimanuell mit Haken und Stripper langsam entrollt. Die Instrumente befinden sich im Subretinalraum. In der oberen Hälfte ist die Außenseite der Netzhaut sichtbar. **b** Der freie Rand des Risses ist jetzt zum Teil sichtbar. Nach oben verläuft ein Netzhautgefäß. Die Glaskörperadhärenzen am Rand des Netzhautlappens werden durchtrennt. **c** Der ehemals eingerollte Netzhautlappen ist jetzt fast entrollt, und es wird noch Glaskörper auf der Innenseite der Netzhaut entfernt. **d** Das Aspirations-Inkarzerations-Instrument hat den Netzhautlappen angesaugt und wird im nächsten Moment diesen Teil in der vorbereiteten Sklerotomie inkarzerieren.

### 2.6.3 Operationsmethoden anderer Autoren

Grundsätzliche Alternativen zu den beschriebenen Techniken betreffen vor allem

– die Art des verwendeten Gases,
– den Flüssigkeits-/Gasaustausch im Glaskörperraum, heute auch maschinell durchgeführt,
– die Anwendung von Silikonöl,
– die Chirurgie der Riesenrisse,
– die Extremchirurgie
– und die Verwendung der Endophotokoagulation und Endokryokoagulation.

Obschon auch in der neuesten Literatur [13] noch viel über die Gastamponade mit Schwefelhexafluorid und ähnlichen „fluorierten Gasen" berichtet wird, gehen doch immer mehr Glaskörperchirurgen zur einfachen Lufttamponade über.

Die von CHARLES [15] angegebene „*flute needle*" dient der Drainage von subretinaler Flüssigkeit, die durch den Netzhautriß hindurch abgesaugt wird. Dieses Instrument und die Austauschtechnik (*Flüssigkeit/Gas*) wurden bereits abgewandelt [104, 149] und vor allem auch automatisiert [55, 101]. Die von uns verwendete Technik kann für sich in Anspruch nehmen, daß sie für die Netzhaut vollständig gefahrlos und von der Lage des Risses unabhängig ist. Sie gestattet meistens auch ein vollständiges „Trockenlegen" der Netzhaut, was zu einem idealen Rißverschluß führt.

Seit den frühen sechziger Jahren, als wir die Methode von CIBIS [20] übernommen hatten, verfügen wir über keine neuen Erfahrungen mit dem *Silikonöl*. Es erfreut sich jedoch erneut zunehmender Beliebtheit vor allem für die Grenzfälle der Amotiochirurgie [21, 30, 47, 49, 102, 103, 133, 150, 151].

Als Alternative zur Inkarzerationstechnik bei den *Riesenrissen* wird ebenfalls die Silikonöltechnik [33, 47, 50, 84, 133, 149, 150] mit z.T. nur temporärem Verbleib des Öls im Auge angegeben. Auch hier mangelt es uns an eigener Erfahrung. Hingegen haben wir sowohl die Luftinjektion in Bauchlage des Patienten [33, 92] sowie das direkte Annähen der Netzhaut [146] ohne überzeugende Resultate versucht.

Die sog. *Extremchirurgie* kann (ohne eigene Erfahrungen) diskutiert werden [5, 91, 149, 151], doch nur für das sogenannte „letzte Auge". Die *Retinotomie, Retinektomie, retinal tacks* und die *subretinale Chirurgie* über große iatrogene Netzhautinzisionen sind alles operative Techniken, die mehr die Anatomie als die Physiologie der Netzhaut respektieren. Außerdem sind sie nur durchführbar, wenn die Netzhautdefekte „versiegelt" werden mit einer *Silikonölfüllung*, nochmals ein problematisches ophthalmochirurgisches Verfahren!

Für die *Endophotokoagulation* von CHARLES [16] haben wir kein eigentliches Bedürfnis. Proliferative Strukturen können wir sehr präzis mit unserem Bipolardiathermieinstrument koagulieren. Es gehört fernerhin zu den Seltenheiten, daß ein Patient nach der Vitrektomie eine panretinale Photokoagulation benötigt, und wir können uns auch denken, daß die Endophotokoagulation bezüglich quantitativer Lichtbelastung der Netzhaut des Patienten und des Operateurs ihre Grenzen hat. Eine *Endokryokoagulation* scheint uns neben der Endodiathermie schon sinnvoller.

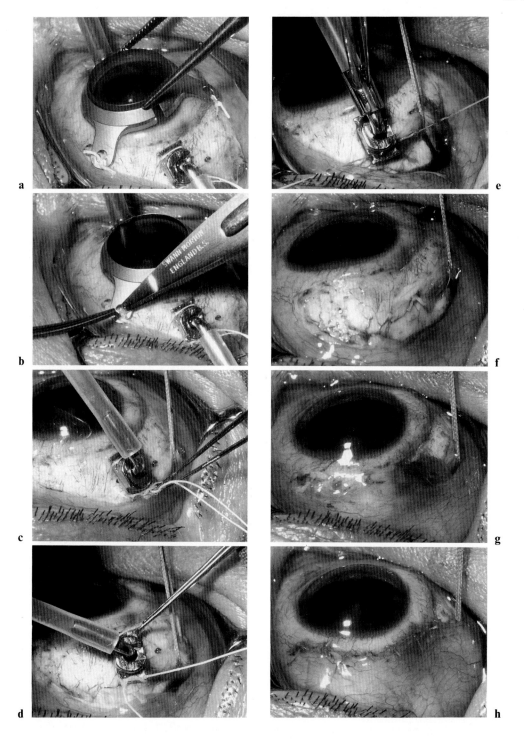

**Abb. XIV. 80 a–h. Demontage von Kontaktglas und Führungsröhrchen. a** Das Quarzglas wird aus dem Bassin gehoben. **b** Die Skleranähte des Bassinrings werden entfernt. **c** Die Winkelirrigation wird im Bajonettverschluß nach oben gedreht und der Knoten der U-Naht gelöst. **d** Die Schlingen der U-Naht werden aus den Kerben des Führungsröhrchens herausgehoben. **e** Unter gleichzeitigem Zug an der vorgeknüpften U-Naht wird mit der Faßpinzette das Führungsröhrchen mit der Winkelirrigation aus der Sklerainzision herausgezogen. **f** Verschluß der skleralen U-Naht. **g** Decken dieser U-Naht mit Tenon-Kapsel, welche mit Catgutnähten an der Sklera befestigt wird. **h** Verschluß der Bindehaut ebenfalls mit Catgut.

XIV. Chirurgie des Glaskörpers

## 2.7 Vitrektomie bei Bulbusverletzungen

Für Informationen über die Indikationen und die Technik der Vitrektomie bei Bulbusverletzungen verweisen wir auf das Kapitel XV „Eingriffe bei Verletzungen des Augapfels". Auf Grund unserer langjährigen Erfahrungen möchten wir nur darauf aufmerksam machen, daß die Vitrektomietechnik die Prognose von sehr vielen Bulbusverletzungen ganz wesentlich verbessert hat.

– Im vorderen Segment mit Einschluß des vorderen Glaskörpers ist dank der Vitrektomie die *Erstversorgung* in den meisten Fällen zu einer *definitiven Versorgung* geworden.
– Bei den perforierenden Verletzungen ohne intraokularen Fremdkörper können wir der gefürchteten *fibrovaskulären Invasion* aktiv begegnen.
– Für die *nicht magnetischen intraokularen Fremdkörper* hat die Vitrektomie ganz neue, revolutionierende Möglichkeiten der chirurgischen Technik gebracht.
– Die *Bulbusruptur mit Hämophthalmus* hat sich von einer Katastrophe in eine prognostisch erstaunlich günstige Verletzung verwandelt.

Die Traumatologie des Bulbus hat somit von der Vitrektomietechnik enorm profitiert.

# 3 Abschluß der Operation und Nachbehandlung

## 3.1 Abschluß der Operation

Der Abschluß der Operation sollte damit beginnen, daß der Chirurg mit allen optischen Mitteln im ganzen Fundus nochmals *nach behandlungsbedürftigen Läsionen sucht* und wenige Minuten bei geringem intraokularem Druck zuwartet, um immer noch blutende Stellen zu entdecken. Instrumente, welche über ein *Aspirationsröhrchen* verfügen, sollten *kurz* mit Kochsalzlösung (die immer vorhanden ist) *durchgespült* werden. Danach kann mit der Demontage von Kontaktglas und Führungsröhrchen begonnen werden (**Abb. XIV. 80**). Wenn Zusatzsklerotomien vorhanden sind (**Abb. XIV. 81**), werden bei geringem Irrigationsdruck zuerst diese verschlossen und dann erst das Kon-

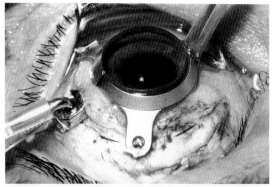
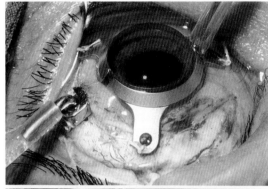
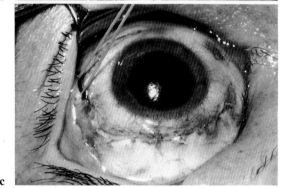

**Abb. XIV. 81 a–c. Verschluß der Zusatzsklerotomien. a** Bei den Zusatzsklerotomien werden keine Nähte vorgelegt, da sie für das Einführen der Instrumente störend sein könnten. **b** Da die Sklerotomien etwas näher am Limbus liegen, werden sie mit etwas feinerem Nahtmaterial verschlossen. **c** Alle Sklerotomien werden zuerst mit der Tenon-Kapsel gedeckt. Dann folgt der Bindehautverschluß.

taktglas und Führungsröhrchen demontiert. Am Schluß einer Vitrektomie bei *Panophthalmie* spritzen wir bis 400 µg Gentamycin intravitreal [32, 109] und behandeln den Patienten weiterhin systemisch mit einem Breitspektrumantibiotikum, bis bakteriologische Diagnose und Resistenzprüfung bekannt sind. Auch andere Antibiotika können intravitreal gespritzt werden [32, 109, 119]. Bei Verdacht auf eine massive *Pilzinfektion* kann Amphotericin B, 5 µg intravitreal gegeben werden [32, 136, 138]. Nach durchgemachter Soorretinitis ist jedoch die systemische Behandlung meist schon abgeschlossen, wenn der Patient wegen einer Traktionsamotio zur Vitrektomie kommt. Es erübrigt sich dann, ein Antimykotikum intravitreal zu spritzen. Bei Panuveitiden kann auch die intravitreale Injektion von Steroiden überlegt werden [121]. Wie aus den **Abb. XIV. 80** und **XIV. 81** ersichtlich ist, wird nach Verschluß der Sklerotomie(n) die Wunde zweischichtig verschlossen. Im Bereich der Sklerotomie(n) wird dann *subkonjunktival Gentamycin* (40 mg) gespritzt. Lokal geben wir Atropinsalbe 1% und Dexamethasonsalbe mit Neomycin und Polymyxin. Nur das operierte Auge wird verbunden. Nach einer Tupferabrasio verordnen wir für 24 h einen Druckverband.

Sofort nach Beendigung der Operation muß das ganze *Instrumentarium* mit destilliertem Wasser und Zellstoffwattetüchlein gereinigt und für die Sterilisation vorbereitet werden. Gefährdet für eine Blockierung sind natürlich besonders die Aspirationsröhrchen dieser Mikroinstrumente, während auskristallisiertes Kochsalz in den Irrigationsröhrchen sehr leicht herausgespült werden kann. Eine Blockierung der Aspirationsröhrchen kann mit aller Sicherheit vermieden werden, wenn der *Operateur*, wie bereits erwähnt, am Schluß des Eingriffs kurz Kochsalzlösung durchsaugt und als erste Handlung nach Beendigung der Operation die *definitive Reinigung des Instrumentariums selbst vornimmt*. Diese zusätzlichen 10 min sollten in die Operationszeit eingeplant werden. Der Operateur lernt dabei sein Instrumentarium kennen, und es gibt kein besseres Gefühl zu Beginn einer neuen Operation, als die Gewißheit, daß das ganze Instrumentarium funktionstüchtig ist.

### 3.2 Nachbehandlung

Die *lokale Nachbehandlung* beschränkt sich auf täglich 5mal Atropin- und 5mal kombinierte Dexamethasonsalbe. Das Auge wird während 5 Tagen verbunden. 12 h nach dem Eingriff erhält der Patient nochmals in gleicher Dosierung wie präoperativ eine Kurzinfusion von Sulfamethoxazol und Trimethoprim und danach dieselben Medikamente peroral für 3–4 Tage. Bei Panophthalmie behandeln wir gezielt, sobald die bakteriologische Diagnose bekannt ist. Patienten ohne Luftfüllung dürfen sofort aufstehen. Bei *Luftfüllung* erhält der Patient 2mal pro Tag 250 mg eines Karboanhydrasehemmers und die postoperative *Positionierung des Kopfes* wird so verordnet, daß etwa $^3/_4$ des Tages und während der Nacht die Luft das Loch tamponiert. In der übrigen Zeit darf sich der Patient bewegen. Bei i.c.-Aphakie muß er 6mal pro Tag eine Viertelstunde eine Position mit Blick nach unten einnehmen zur Wiederherstellung der Vorderkammer. Ist die Linse durch Phakektomie entfernt worden, so bleibt die Vorderkammer erhalten, da die Iris am Kapselring klebt. Bei Löchern am hinteren Pol soll der Patient von morgens früh bis abends spät pro Stunde $^1/_4$ Stunde eine Position mit Blick nach unten einnehmen. Prinzipiell ist die postoperative Positionierung des Kopfes *invers zur Positionierung bei der Luftfüllung während der Operation* (**Abb. XIV. 68**). Die Positionierung des Kopfes kann abgebrochen werden, wenn im Glaskörperraum nur noch ein Rest der Luft vorhanden ist.

## 4 Komplikationen

Der unerwartete Vorstoß in den bis vor kurzer Zeit gut behüteten Glaskörperraum hat einzelne Chirurgen dazu verleitet, sich allzu sorglos in diesem neuen Operationsfeld zu tummeln. Wir haben in den vergangenen Jahren Komplikationen sehen müssen, die bei entsprechender Ausbildung des Chirurgen vermeidbar gewesen wären. Die peroperative Komplikationsrate ist um so größer, je weniger Erfahrung der Chirurg hat, und je weniger technische Sicherheitsmaßnahmen er bei seinen Eingriffen anwendet. Insbesondere werden den Netzhautverletzungen zu wenig Beachtung geschenkt und nicht adäquat behandelt. So wie die Oradesinsertion, entstanden durch schlecht schneidende Instrumente und durch Nichtanwenden eines schützenden Führungsröhrchens, können auch andere Netzhautverletzungen durch technische Vorkehrungen meist vermieden werden. Der Autor hat auf 1300 Operationen bis Juni 1986 dreimal unbeabsichtigt ein Netzhautloch geschnitten.

# XIV. Chirurgie des Glaskörpers

## 4.1 Peroperative Komplikationen

Die *wichtigsten peroperativen Komplikationen* [29, 46, 125] sind in den **Abb. XIV. 82–XIV. 89** *dargestellt*. Zusätzlich muß vielleicht nochmals erwähnt werden, daß eine wiederholte, wenn auch leichte *Traumatisierung der Netzhaut* am hinteren Pol offenbar zu schweren Funktionsverlusten führen kann. Diese Möglichkeit einer Traumatisierung könnte z.B. eine Rolle spielen bei einer *luxierten Linse* oder einem *luxierten Linsenkern*, der, mehrmals aspiriert, doch immer wieder in den Fundus zurückfällt. Die mechanischen Beanspruchungen der Netzhaut bei der *Abschältechnik* von Membranen könnten von ähnlicher Bedeutung sein. Kritisch zu betrachten ist ferner eine Bearbeitung der Netzhautoberfläche mit einer *Jet-Infusion*. Bei ausgedehnten und *lange dauernden transskleralen Kryokoagulationen* mit massiver Steigerung des intraokularen Drucks (Abrasio notwendig!) muß an eine eventuelle Behinderung der *Netzhautzirkulation* gedacht werden. Die Problematik der subretinalen Chirurgie wurde bereits erwähnt (s.S. 526).

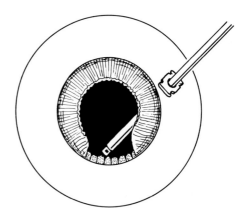

**Abb. XIV. 82. Peroperative Komplikationen: Verletzung des Ziliarkörpers bei Sektoriridektomie von hinten.** Eine Sektoriridektomie von hinten am aphaken Auge sollte immer *ohne* aufgenähtes Kontaktglas durchgeführt werden. Um den Ziliarkörper mit dem Vitrektomieinstrument nicht zu verletzen, wird an der Basis ein Irissaum stehengelassen. Der Rand der Iridektomie sollte zur Vermeidung von Blutungen leicht mit Bipolardiathermie koaguliert werden.

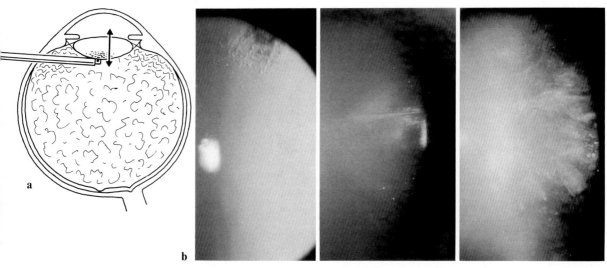

**Abb. XIV. 83a–d. Peroperative Komplikationen: Verletzung der Linsenhinterfläche. a** Die Linse kann verletzt werden, wenn die genaue Beziehung zwischen Instrument und hinterer Linsenfläche nicht genügend klar ersichtlich ist, oder wenn durch eine plötzliche Hypotonie das Irislinsendiaphragma nach hinten sinkt. Das erste Risiko kann mit Sicherheit durch eine Spaltlampenbeleuchtung behoben werden. Das zweite Ereignis kann vermieden werden durch Aufnähen des „korsettähnlichen" Ringbassins für das Kontaktglas. **b** Nach einer ungewollten leichten Kapselverletzung in der Linsenperipherie ist eine kleine tuffsteinartige, lokalisierte Trübung auch nach vielen Monaten nicht größer geworden. Es muß deshalb nicht bei jeder kleinen Linsenverletzung sofort die klare Linse entfernt werden. **c** Kratzerartige Kapselverletzung offensichtlich entstanden beim Einführen oder Herausziehen eines Instruments. Aufnahme ca. 10 Tage nach der Operation. **d** Schon nach wenigen Wochen hat sich eine ausgedehnte Katarakt entwickelt.

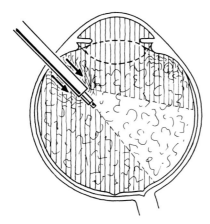 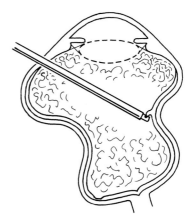

**Abb. XIV. 84. Peroperative Komplikationen: Glaskörpertraktion durch ungeschütztes Einführen von Instrumenten.** Besonders das Einführen von kantigen Instrumenten wie eine auf das Vitrektomieinstrument aufgesteckte Fiberoptikbeleuchtung führt zu einer starken Traktion im Bereich der Glaskörperbasis mit einem hohen Risiko der Entstehung einer Oradesinsertion. Dieses Risiko kann praktisch beseitigt werden durch die Verwendung eines Führungsröhrchens.

**Abb. XIV. 85. Peroperative Komplikationen: Netzhautverletzung bei Hypotonie.** Durch zu starke Aspiration kann der ganze Bulbus kollabieren und plötzlich die Netzhaut verletzt werden. Vermeidbar ist diese Komplikation durch aufmerksames Mitbeobachten des Assistenten bei manueller Aspiration, durch halbautomatische Aspiration mit Schubumkehr oder durch vollautomatische Aspiration-Irrigation.

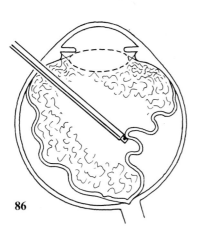 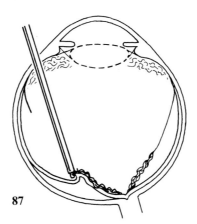 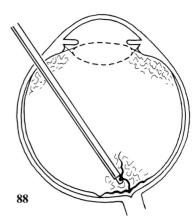

**Abb. XIV. 86. Peroperative Komplikationen: Ungewollte Aspiration einer abgelösten Netzhaut.** Bei Verwendung eines Standardinstruments muß streng darauf geachtet werden, daß mit sehr geringem Aspirationsvolumen langsam vom Glaskörperzentrum gegen die Peripherie vitrektomiert wird. Sicherer ist die bimanuelle Operationstechnik, wobei als Zweitinstrument ein stumpfer Haken die Netzhaut zurückhalten kann.

**Abb. XIV. 87. Peroperative Komplikationen: Netzhaut- und Gefäßverletzung am Rand einer Proliferansplatte.** Es kann dabei zu einer Netzhautverletzung, einer schwer stillbaren Blutung oder zu beiden kommen. Es blutet meistens am Rand der Proliferansplatte, also dort, wo sich die Traktion der Membrana hyaloidea posterior am meisten ausgewirkt hat. Die Proliferansplatte verdeckt diese Stelle meistens, so daß die Blutstillung mehr oder weniger blind geschieht und durch massive Koagulationen sekundär ein Netzhautloch entstehen kann. Zur Vermeidung dieser Komplikationen muß immer ein freier Rand der Traktionsmembran stehengelassen werden. Durch leichte Koagulation dieses Randes schrumpft die Membran in kurzer Zeit dann selbst bis zur Basis zusammen.

**Abb. XIV. 88. Peroperative Komplikationen: Verletzung großer Gefäße am hinteren Pol.** Es kann sich um große neugebildete Gefäße in einer Proliferans handeln oder um ortsständige Gefäße, die in einer Proliferansamotio etwas abgehoben sind. Zur Vermeidung dieser Komplikation sollte in unmittelbarer Nachbarschaft der Papille proliferatives Gewebe nicht vollständig entfernt werden.

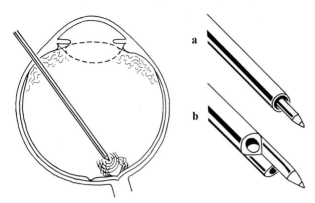

**Abb. XIV. 89a, b. Peroperative Komplikationen: Hitzeschädigung der Papille.** Durch Bipolardiathermiekoagulation von proliferativen Strukturen auf oder am Rande der Papille kann es zu dieser Hitzeschädigung kommen. **a** Sie kann vermieden werden, indem diese proliferativen Strukturen nicht zu kurz abgeschnitten werden, und ein Kühlungseffekt erzeugt wird durch eine eingebaute Irrigation am Mikro-Bipolar-Diathermiegerät. **b** Auch beim Standardinstrument ist neben der Aspirationskanüle ebenfalls eine Irrigationskanüle vorhanden. Da bei Irrigation gleichzeitig aspiriert wird, darf der Kühlungseffekt erst nach vollständiger Vitrektomie benützt werden, da sonst aspirierte, ungeschnittene Glaskörperstrukturen eine vitreoretinale Traktion ausüben.

Nach unserem heutigen Wissen kann die Netzhaut offenbar bei allen diesen mechanischen Beanspruchungen bleibenden Schaden nehmen.

Generell müssen wir auch auf die *Überdosierungsgefahr bei allen Koagulationsarten* aufmerksam machen, insbesondere wenn sie im luftgefüllten Auge mit schlechten Temperaturausgleichsmechanismen durchgeführt werden. Ein bekanntes Phänomen des *„overtreatment" mit der Kryoagulation* ist das postoperative Auftreten eines fibrinartigen Gerüstwerks im vitrektomierten Glaskörperraum.

Ein *hochmyopes oder seniles Auge* sollte – wie erwähnt – während der Vitrektomie nach Möglichkeit nie in eine extreme Kopftieflage gebracht werden, da damit das Risiko einer abortiven oder wirklichen *expulsiven Blutung* zunimmt. Man muß bei solchen Situationen nach Kompromissen suchen, indem man sich z.B. mit einer nicht ganz vollständigen Luftfüllung zufrieden gibt.

Daneben gibt es noch einige leicht korrigierbare, *kleine Komplikationen* wie das retrobulbäre Hämatom bei Operationen in Lokalanästhesie. Der Operationstermin wird um 2–3 Tage verschoben. Auch ein exzentrisches Aufnähen des Kontaktglasrings oder eine kleine Blutung aus der Pars plana-Hernie können ohne große Probleme korrigiert respektive beherrscht werden.

Das Wichtigste, besonders bei den echten Komplikationen, ist das *Verhalten des Chirurgen*: Die Komplikation, als solche erkannt und anerkannt, muß mit realistischen Gegenmaßnahmen behandelt werden. Das „Hoffen auf eine spontane Korrektur" ist in einer solchen Situation fehlerhaft. Der zeitliche Aufwand für eine Reoperation, die dadurch notwendig wird, steht in keinem Verhältnis zur primär korrekten Behandlung der Komplikation.

## 4.2 Postoperative Komplikationen

Sie sind in der **Abb. XIV. 90** dargestellt [22, 29, 46, 54, 82, 125]. Zu der Abbildung (a) ist noch zu bemerken, daß bei einer Rezidivblutung auf das Vorhandensein von Erythrozyten in der Vorderkammer zu achten ist, da ein *Sekundärglaukom* entstehen kann. – Das *neovaskuläre Glaukom* scheint bei Aphakie häufiger vorzukommen [127, 128]. Mit der in den Abbildungen (b) und (c) gezeigten Neovaskularisation der Iris, welche mit einer Bipolardiathermiekoagulation direkt behandelt wurde, möchte der Autor keinesfalls eine Patentlösung anpreisen, sondern mit diesen Bildern darauf hinweisen, daß ein solcher Eingriff als ultima ratio noch versucht werden kann. Zuerst sollten die bekannten Verfahren der Zyklokryokoagulation, der Zyklodiathermiekoagulation und der peripheren Photo- und Kryokoagulation der Netzhaut versucht werden. – Auf 1300, meist kombinierte Vitrektomien, die der Autor bis Juni 1986 durchgeführt hat, ist glücklicherweise nur eine einzige postoperative *Panophthalmie* aufgetreten (**Abb. XIV. 90f**). Rechnen wir noch die ca. 700 Vitrektomien anderer Chirurgen unserer Klinik hinzu, so ergibt dies eine Häufigkeit von 0,5‰. Blankenship gibt eine Frequenz von 2‰ [11], May eine solche von 4‰ an [100]. Die sympathische Ophthalmie ist extrem selten [41].

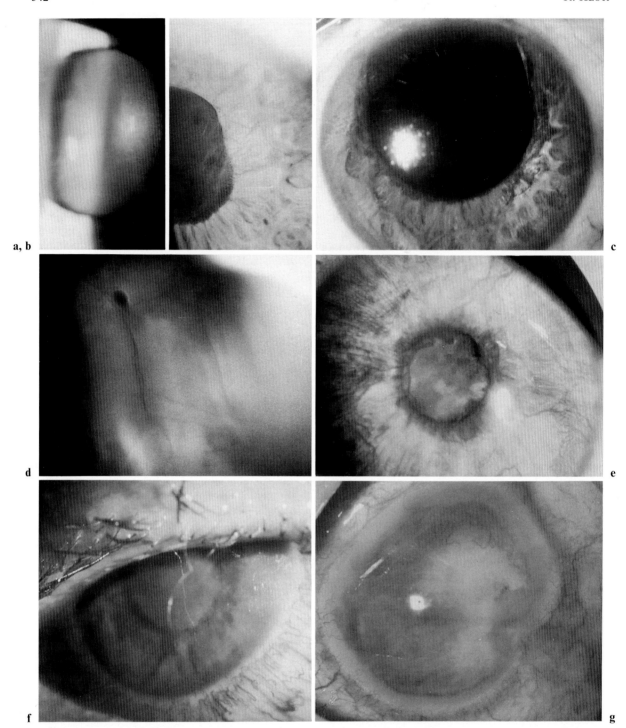

**Abb. XIV. 90 a–g. Postoperative Komplikationen. a** Die wohl häufigste Komplikation, vor allem bei Diabetikern, ist die rezidivierende Glaskörperblutung. **b** Diabetiker mit Rubeosis, Katarakt und totaler Glaskörperrezidivblutung. Durch Zyklokryokoagulationen konnte die rubeosis nicht zur Rückbildung gebracht werden. **c** Nach Extractio lentis und erneuter Vitrektomie wurden die Neovaskularisationen auf der Iris über je eine Öffnung in der nasalen und temporalen Pars plana mit der Bipolardiathermieelektrode koaguliert. Die größeren Irisnarben rechts entsprechen den koagulierten Gefäßneubildungen in (**b**). In der linken Bildhälfte wurden vor allem Gefäßneubildungen im Bereich des Pupillarsaums koaguliert. **d** Durch unbeabsichtigte Aspiration einer abge-

# XIV. Chirurgie des Glaskörpers

## 5 Resultate

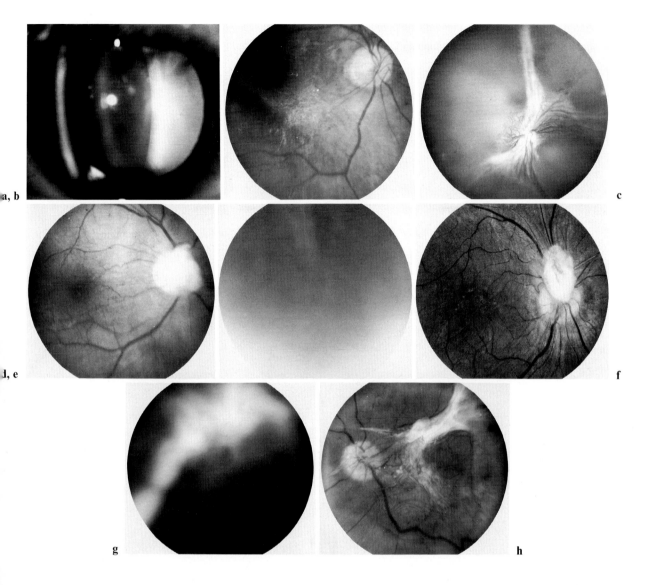

**Abb. XIV. 91 a–h. Resultate bei Diabetes. a, b** Bei einfacher Glaskörperblutung, oftmals ohne auffindbare Blutungsquelle, kann das funktionelle Resultat sehr gut sein. **c, d** Typische Sandwichblutung ausgehend von einer großen Proliferans auf der Papille. **e, f** Hier hat eine große Proliferans auf der Papille zu einer diffusen Glaskörperblutung geführt. Die Restproliferans schrumpfte zu einem soliden Knoten zusammen. **g, h** Große fibrovaskuläre Proliferationen sind durch eine diffuse Glaskörperblutung hindurch sichtbar. Eine ausgedehnte Traktionsamotio kam durch zirkuläre Exzision der Membrana hyaloidea posterior ohne weitere Eingriffe zum Anliegen.

lösten Netzhaut entstand etwas später ein dystrophisches Löchlein, das zum Amotiorezidiv führte. **e** Neovaskuläres Glaukom mit sehr hohen Druckwerten nach Vitrektomie bei einem Diabetiker. **f** Panophthalmie am 3. Tag postoperativ. Trotz sofortiger Reoperation mit erneuter Spülung des Glaskörperraums und Injektion von Antibiotika intravitreal kam es zur Phthise. **g** Phthise nach Vitrektomie bei einer Diabetikerin. Es entgeht unserer Kenntnis, ob in diesem Fall peroperative Komplikationen aufgetreten sind. Aus anderen Erfahrungen muß dies jedoch mit großer Wahrscheinlichkeit angenommen werden.

Bei der Beurteilung der Resultate von Vitrektomieoperationen [140] muß davon ausgegangen werden, daß die mit einer einfachen oder kombinierten Vitrektomie behandelten Augen *vor dem Jahre 1970 als definitiv blind erklärt* werden mußten. Die Resultate und Statistiken von Vitrektomieoperationen sind mit Vorsicht zu beurteilen, da jeder Chirurg ein etwas anderes *Selektionsverfahren* hat. Viele Patienten werden außerdem nicht vom Chirurgen nachkontrolliert. Wir haben versucht, diesem Umstand gezielt Rechnung zu tragen, indem *jeder operierte Patient* mindestens einmal, nämlich *nach drei Monaten vom Chirurgen nachkontrolliert* wird, unabhängig davon, ob er in der nächsten Umgebung wohnhaft oder Ausländer ist.

Ein weiterer, allgemeiner Aspekt der Selektion ist von Bedeutung. Neben den für die Operation ausgewählten Patienten sind viele nicht operable Patienten bei derselben Selektion als definitiv blind erklärt worden. Sie wurden in vielen Fällen zu spät erfaßt.

Aus diesen Gründen ist es wahrscheinlich angezeigt, in einer Mitteilung über *Resultate nur Tendenzen* aufzuzeigen, die wir im folgenden nach ätiologischen Gesichtspunkten gruppieren wollen. Es bleibt noch zu definieren, was als Erfolg zu werten ist. Wir möchten dabei die *amerikanische Terminologie der Rehabilitation sozial blinder Patienten* übernehmen. Sie unterscheidet bei erfolgreicher Operation zwischen „walking vision", d.h. der Patient findet sich ohne Begleitung bei der Orientierung im Raum zurecht, und „reading vision", d.h. der Patient kann wieder lesen. Beide zusammen würden einer vollständigen Rehabilitation entsprechen.

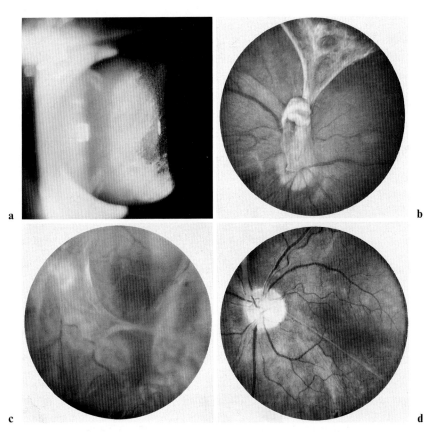

**Abb. XIV. 92a–d. Resultate bei anderen PVR. a, b** Der Glaskörperraum bei diesem Patienten war gefüllt mit Blut und entzündlichen Elementen. Die hintere Abschlußmembran inserierte oberhalb der Papille. Das davon ausgehende dreieckförmige Segel war mit der Netzhaut vollständig verwachsen und konnte deshalb nicht abgelöst werden. **c, d** Nicht selten anzutreffende Begleitamotio bei PVR. Es besteht eine massive vitreoretinale Traktion mit ausgeprägten Schrumpfungszonen auf der Netzhaut (**c** unten). Der Glaskörper wurde entfernt und die Membranen konnten größtenteils von der Netzhautoberfläche abgeschält werden. Drainage nach innen mit Lufttamponade und Cerclage. Eine feine Netzhautfältelung glättete sich nach einigen Monaten zusehends.

- Operierte *Diabetiker* (**Abb. XIV. 91**) haben eine Erfolgschance von etwa 77% [12, 69, 75, 80, 124, 126].
- Bei den übrigen Fällen von *PVR* (**Abb. XIV. 92**) liegt die Erfolgschance trotz häufiger Begleitamotio bei etwa 85% [75, 143].
- Bei den *Uveitiden* (**Abb. XIV. 93**) ist die Situation mit etwas über 70% Erfolgschancen etwa gleich wie beim Diabetes [72]. DIAMOND fand die gleichguten Resultate [23, 24].
- Operierte Glaskörperblutungen nach *Zentral- oder Astvenenthrombose* haben trotz häufigem Ausfall von nasalen Gesichtsfeldquadranten eine recht gute Rehabilitationschance von fast 90% [42, 75, 113].
- Bei den operierten *Netzhautablösungen* (**Abb. XIV. 94**) müssen wir unterscheiden zwischen Indikationen für eine primäre Vitrektomie und Indikationen für Rettungsversuche nach meist mehrfachen konventionellen Netzhautoperationen.
- Die *zentralen Netzhautablösungen*, verursacht durch ein einzelnes Loch am hinteren Pol, haben auch mit konventionellen Methoden eine recht gute Prognose bezüglich anatomischer Heilung (95%; [6]).
- Dagegen haben die prognostisch schlechten, *überhängenden oberen Netzhautablösungen*, die *großen zentralen Risse* und *multiple Löcher am hinteren Pol* durch die primäre Vitrektomie eine wesentlich bessere Erfolgschance erhalten und zwar in der Größenordnung von 80–90% [79].

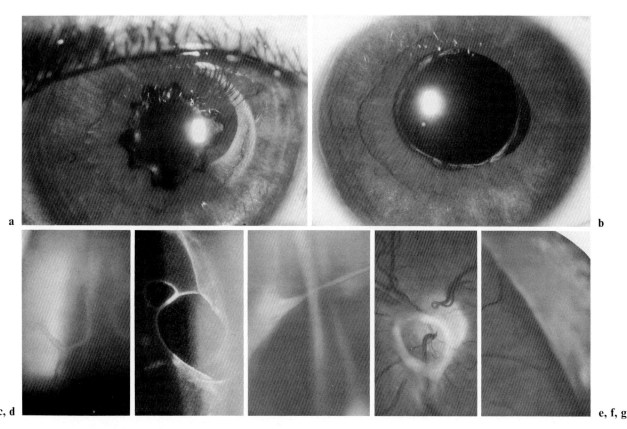

**Abb. XIV. 93 a–g. Resultate bei Uveitis. a, b** Eine Panuveitis bei einem Mädchen hatte zu einer Subseclusio pupillae, zu einer Katarakt und zu einer diffusen Glaskörpereintrübung geführt. Durch eine Phakektomie und Vitrektomie konnte wieder eine brauchbare Funktion erzielt werden und auch die Uveitis ließ sich sehr viel besser und nur mit lokal applizierten Medikamenten behandeln. **c–e** Präoperative Glaskörperpathologie, wie sie typischerweise bei Uveitis posterior vorkommt. Im Bild **c** ist links noch eine schwerste Infiltration im Bereich der Ora serrata/Pars plana sichtbar. Die Patientin zeigte auch eine totale Traktionsamotio. **f, g** Zustand nach Vitrektomie, Cerclage und Luftfüllung. Etwas exzentrisch zur Papille ist die Ansatzstelle einer trichterförmigen Schwarte sichtbar. Das Bild **g** zeigt eine anliegende Netzhaut mit prominentem Cerclagewulst.

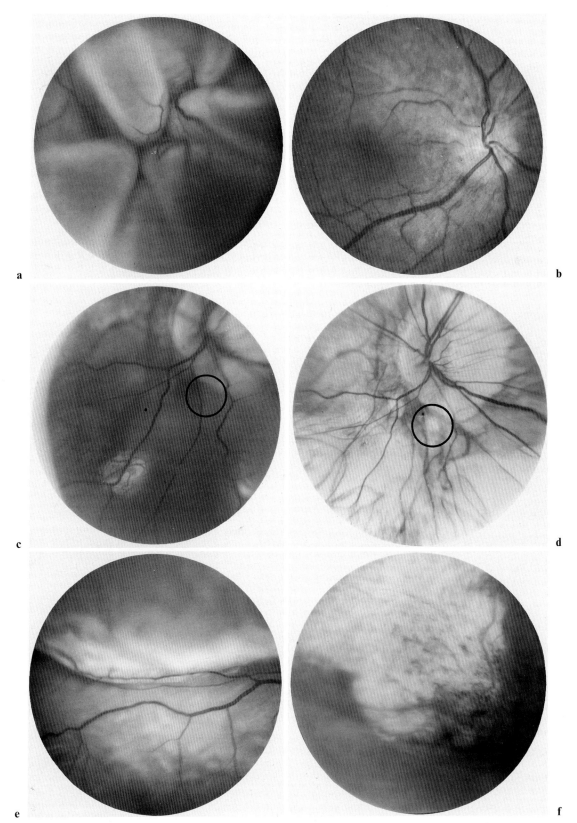

# XIV. Chirurgie des Glaskörpers

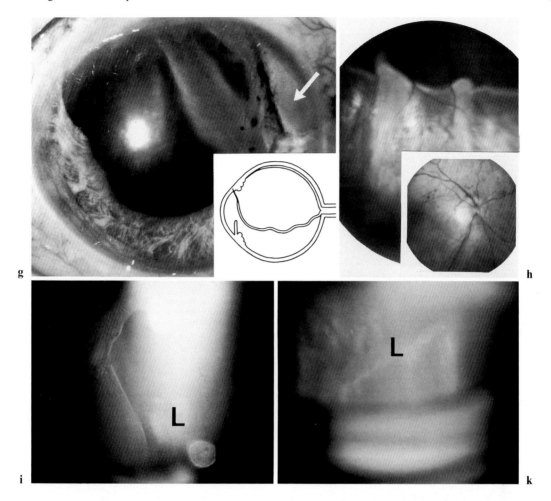

**Abb. XIV. 94a–k. Resultate bei Amotio. a, b** In einem frühen Stadium läßt sich eine Windenblütenamotio mit Vitrektomie, Abschältechnik, Drainage nach innen und Lufttamponade meist zum Anliegen bringen. **c, d** Zentrale Amotio bei Myopie von −30,0 Dptr. Mehrere Lochgruppen unterhalb der Makula und unterhalb der Papille. Sie wurden von außen mit der Kryode koaguliert. Ein ganz kleines Loch (*Kreis*) lag am unteren Papillenrand und wurde am Schluß der Vitrektomie von innen her mit der Bipolardiathermieelektrode koaguliert. Anschließend Drainage nach innen und Lufttamponade. Die kleine Narbe des Löchleins am Papillenrand ist deutlich sichtbar (*Kreis*). **e, f** Primäre Vitrektomie bei überhängender Amotio der oberen Hälfte. Am Bildrand (**e**) ist zwischen 10 und 11 Uhr die Kontur des riesigen Lappenrisses zu sehen. Dieser Lappenriß wurde erst nach der Luftfüllung koaguliert. Die Größe der Narbe zeigt die Dimension des Risses (**f**). **g** Riesenriß in der ganzen unteren Hälfte. Anläßlich einer expulsiven Blutung kam es zu dieser grotesken Netzhautablösung, Abriß der Pars plana in der unteren Hälfte und Inkarzeration der Pars plana in der Kataraktextraktionswunde. In der Pupillarebene mit breiter Sektoriridektomie blickt der Betrachter auf die Außenseite der Netzhaut. Rechts (←) konnte durch ein dreieckiges Fenster die obere Fundushälfte gesehen werden. **h** Nach einer vorderen Vitrektomie konnte mit der Mikropinzette die inkarzerierte Pars plana aus der inneren Wunde herausgezogen werden. Durch anschließende Vervollständigung der Vitrektomie, Inkarzerationen, Luftfüllung mit Drainage nach innen und Cerclage konnte die Netzhaut zum Anliegen gebracht werden. Auf dem unteren Cerclagewulst blieben noch einige Netzhautfalten bestehen. **i, k** Rand eines sehr großen Lappenrisses mit kleinen Satellitenlöchlein in der oberen Peripherie über das Dreispiegelkontaktglas photographiert. Diese Amotio wurde primär mit Vitrektomie und Luftfüllung operiert. Nach Wiederanlegen der Netzhaut wird durch die Luftfüllung oftmals der Netzhautlappen (*L*) nach peripher umgeschlagen und zusammengestaucht.

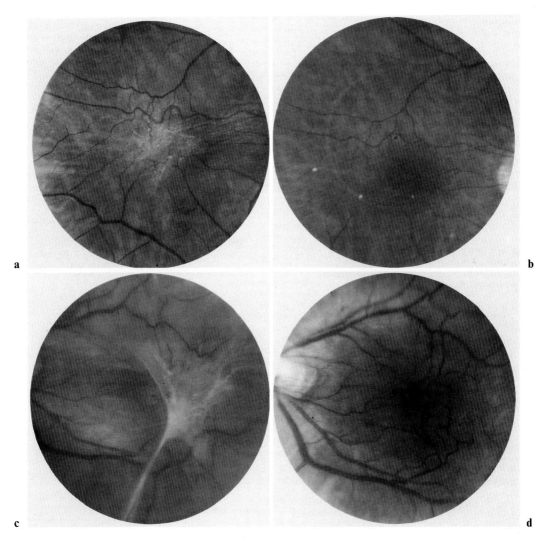

**Abb. XIV. 95 a–d. Resultate nach dem Abschälen von epiretinalen Membranen. a, b** Spontan entstandene epiretinale Fibroplasie am hinteren Pol. Postoperativ ist die Netzhautfältelung fast vollständig verschwunden und auch der korkenzieherartige Gefäßverlauf ist nicht mehr ausgeprägt. **c, d** Zustand nach Netzhautoperation mit Cerclage und massiven Koagulationen in der Netzhautperipherie. Die Netzhaut kam zwar zum Anliegen, doch bildeten sich große Membranen, die vom hinteren Pol bis zum Cerclagewulst reichten. Auch hier konnte der Schrumpfungseffekt auf der Netzhaut durch die Operation fast zum Verschwinden gebracht werden.

- Bei der *kombinierten Katarakt-Amotiooperation*, die wir früher zweizeitig operiert haben, sind wir jetzt der Meinung, daß die Prognose durch die einzeitige Operation verbessert wird [79].
- Das größte Problem sind immer noch die *Langzeitresultate der echten Riesenrisse*. Auch wenn wir den Riß verschließen können, machen uns Komplikationen im Sinne des „unvermeidlichen overtreatment" den Erfolg zunichte. Wir sind der Meinung, daß die Langzeiterfolge, unabhängig von der Technik, die 20–30% Limite noch nicht überschritten haben. Detaillierte Angaben sind leider in der Literatur nicht zu finden.
- Die Fälle von *epiretinaler Fibroplasie* (**Abb. XIV. 95**), die mit der Abschältechnik behandelt werden, sind zu wenig zahlreich, um Erfolgsprozente anzugeben. Bei richtiger Selektion und vorsichtiger Operationstechnik sind die Resultate jedoch sehr erfreulich und die Komplikationen selten.

# LITERATUR

1. Aaberg ThM, Machemer R (1972) Vitreous band surgery. Instrumentation and technique. Arch Ophthalmol 87:542–544
2. Aaberg TM (1981) Pars plana vitrectomy for diabetic traction retinal detachment. Ophthalmology 88:639–642
3. Abraham GW, Topping T, Machemer R (1981) Techniken zum Erlernen der Vitrektomie. In: Machemer R, Aaberg TM, Busse H (Hrsg) Glaskörperchirurgie, Vitrektomie: Indikationen und Technik. Huber, Bern Stuttgart Wien, S 197–208
4. Acers TE, Coston TO (1967) Persistent hyperplastic primary vitreous. Early surgical management. Am J Ophthalmol 64:734–735
5. Ando F, Kondo J (1983) A plastic tack for the treatment of retinal detachment with giant tear. Am J Ophthalmol 95:260–261
6. Antener P (1974) Langzeitresultate nach Silberklemmenoperation. Inaugural-Dissertation. Juris, Zürich
7. Balazs EA (1968) Die Mikrostruktur und Chemie des Glaskörpers. Ber Dtsch Ophthalmol Ges 68:536–572
8. Benson WE (1982) Vitrectomy. In: Spaeth GL (ed) Ophthalmic surgery, principles and practice. Sounders, Philadelphia London Toronto Mexico City Rio de Janeiro Sidney Tokyo, pp 410–430
9. Bigar F (1984) Nicht publizierte Daten.
10. Binder S, Riss B (1983) Advances in intraocular techniques in the treatment of retinal detachment arising from holes of the posterior pole. Br J Ophthalmol 67:147–149
11. Blankenship GW (1977) Endophthalmitis after pars plana vitrectomy. Am J Ophthalmol 84:815–817
12. Blankenship G (1979) Pars plana vitrectomy for diabetic retinopathy. A report of 8 years experience. Mod Probl Ophthalmol 20:376–386
13. Bonnet M (1983) Apport des injections intravitréennes de gas dans la microchirurgie du décollement de la rétine. J Fr Ophthalmol 6:139–144
14. Brown GC, Tasman WS, Benson WE (1983) Vitrectomy in children. Ophthalmic Surg 14:1017–1020
15. Charles S (ed) (1981a) Vitreous microsurgery. Williams & Wilkins, Baltimore London
16. Charles S (1981b) Endophotocoagulation. Retina 1:117–120
17. Charles S (1986) Vitrectomy with ciliary body entry for retrolental fibroplasia. In: McPherson AR (ed) Retinopathy of prematurity. Decker, Toronto Philadelphia, pp 225–234
18. Charles S, White J, Dennison C, Eichenbaum D (1976) Bimanual, bipolar intraocular diathermy. Am J Ophthalmol 81:101–102
19. Cibis PA (1965) Vitreoretinal pathology and surgery in retinal detachment. Mosby, St Louis
20. Cibis PA, Becker B, Okun E, Canaan S (1962) The use of liquid silicone in retinal detachment surgery. Arch Ophthalmol 68:590–599
21. Constable IJ, Mohamed S, Tau PL (1982) Super viscous silicone liquid in retinal surgery. Aust J Ophthalmol 10:5–11
22. Diamond JG (1981) Intraocular management of endophthalmitis. A systematic approach. Arch Ophthalmol 99:96–99
23. Diamond JG, Kaplan HJ (1978) Lensectomy and vitrectomy for complicated cataract secondary to uveitis. Arch Ophthalmol 96:1798–1804
24. Diamond JG, Kaplan HJ (1979) Uveitis: Effect of vitrectomy combined with lensectomy. Ophthalmology 86:1320–1329
25. Eckardt C (1985) Pupillary stretching, a new procedure in vitreous surgery. Retina 5:235–238
26. Edelhauser HF, van Horn DC, Hyndiuk RA, Schultz RO (1975) Intraocular irrigation solutions. Their effect on the corneal endothelium. Arch Ophthalmol 93:648–657
27. Edelhauser HF, van Horn DC, Schultz RO, Hyndiuk RA (1976) Comparative toxicity of intraocular irrigation solutions on the corneal endothelium. Am J Ophthalmol 81:473–481
28. Eisner G (1978) Augenchirurgie. Einführung in die operative Technik. Springer, Berlin Heidelberg New York
29. Faulborn J, Conway BP, Machemer R (1978) Surgical complications of pars plana vitreous surgery. Ophthalmology 85:116–125
30. Fletcher ME, Peyman GA (1985) A simplified technique for the removal of liquid silicone from vitrectomized eyes. Retina 5:168–171
31. Ford V (1890) Proposed surgical treatment of opaque vitreous. Lancet 1:462–463
32. Forster RK, Zachary IG, Cottingham AJ, Norton EWD (1976) Further observations on the diagnosis, cause and treatment of endophthalmitis. Am J Ophthalmol 81:52–56
33. Freeman HM (1983) Current management of giant retinal breaks with an inverted retinal flap. In: Kanski JJ, Morse PH (eds) Ophthalmology 1: Disorders of the vitreous, retina and choroid. Butterworths, London Boston Durban Singapore Sydney Toronto Wellington
34. Freeman HM, Schepens CL, Anastopoulou A (1967) Vitreous surgery. II Instrumentation and technique. Arch Ophthalmol 77:681–682
35. Fuller DG, Knighton RW, Machemer R (1975) Brightflash electroretinography for the evaluation of eyes with opaque vitreous. Am J Ophthalmol 80:214–223
36. Fuller DG, Laqua H, Machemer R (1977) Ultrasonographic diagnosis of massive periretinal proliferation in eyes with opaque media (triangular retinal detachment). Am J Ophthalmol 83:460–464
37. Fung WE (1980) Anterior vitrectomy for chronic aphakic cystoid macular edema. Ophthalmology 87:189–193
38. Gärtner J (1967) Beziehungen zwischen Fundusdiagnostik und Elektronenmikroskopie, dargestellt am Beispiel der Glaskörperrinde in der Ora serrata-Gegend. Mod Probl Ophthalmol 5:154–160
39. Gass JDM (1970a) Surgical excision of persistent hyperplastic primary vitreous. Arch Ophthalmol 83:163–168
40. Gass JDM (1970b) Management of vitreous loss after cataract extraction. Arch Ophthalmol 83:319–323
41. Gass JD (1982) Sympathetic ophthalmia following vitrectomy. Am J Ophthalmol 93:552–558
42. Ghartey KN, Tolentino FI, Freeman HM, McMeel JW, Schepens CL, Aiello LM (1980) Closed vitreous surgery. XVII Results and complications of pars plana vitrectomy. Arch Ophthalmol 98:1248–1252
43. Girard LJ (ed) (1979) Ultrasonic fragmentation for intraocular surgery. Mosby, St Louis Toronto London
44. Girard LJ, Rodriguez J, Mailman ML, Romano TJ (1985) Cataract and uveitis management by pars plana lensectomy and vitrectomy by ultrasonic fragmentation. Retina 5:107–114

45. Gitter KA (ed) (1976a) Current concepts of the vitreous including vitrectomy. Mosby, St Louis Toronto London
46. Gitter KA, Cohen G (1976b) Complications of vitrectomy. In: Gitter KA (ed) Current concepts of the vitreous including vitrectomy. Mosby, St Louis Toronto London
47. Gonvers M (1985) Temporary silicone oil tamponade in the management of retinal detachment with proliferative vitreoretinopathy. Am J Ophthalmol 100:239–245
48. Graefe A v (1863) Perforation von abgelösten Netzhäuten und Glaskörpermembranen. Graefes Arch Clin Exp Ophthalmol 9/II:85–104
49. Haut J, Ullern M, van Effenterre B, Chermet M (1979) Utilisation du silicone intra-oculaire, à propos de 200 cas. Bull Soc Franç Ophthalmol 79:797–799
50. Heimann K (1980) Zur Behandlung komplizierter Riesenrisse der Netzhaut. Klin Monatsbl Augenheilkd 176:491–492
51. Heimann K (1986) Chirurgie des Glaskörpers. In: François J, Hollwich F (Hrsg) Augenheilkunde in Klinik und Praxis, Bd 3, Teil II. Thieme, Stuttgart New York, pp 6.2–6.54
52. Heimann K, Tavakolian U, Paulmann H, Morris R (1981) Pars-plana-Vitrektomie zur Behandlung der chronischen Uveitis. Ber Dtsch Ophthalmol Ges 78:249–251
53. Henning J, Faulborn J, Bernhard F (1972) Ein Gerät für die Glaskörperchirurgie bei der Versorgung schwerer Augenverletzungen. Klin Monatsbl Augenheilkd 161:107–109
54. Ho PC, Tolentino FI (1984) Bacterial Endophthalmitis after closed vitrectomy. Arch Ophthalmol 102:207–210
55. Hueneke R, Aaberg TM (1983) Instrumentation for continuous fluid-air exchange during vitreous surgery. Am J Ophthalmol 96:547–548
56. Irvine AR, O'Malley C (eds) (1976) Advances in vitreous surgery. Thomas, Springfield
57. Jampol LM, Green JL Jr, Goldberg MF, Peyman GA (1982) An update on vitrectomy surgery and retinal detachment repair in sickle cell disease. Arch Ophthalmol 100:591–593
58. Kanski JJ, Morse PH (eds) (1983) Ophthalmology 1: Disorders of the vitreous, retina and choroid. Butterworths, London Boston Durban Singapore Sydney Toronto Wellington
59. Karr DJ, Scott WE (1986) Visual acuity results following treatment of persistent hyperplastic primary vitreous. Arch Ophthalmol 104:662–667
60. Kasner D, Miller GR, Taylor WH, Sever RJ, Norton EWD (1968) Surgical treatment of amyloidosis of the vitreous. Trans Amer Acad Ophthalmol Otolaryngol 72:410–418
61. Klöti R (1965) Netzhautablösung. Klinisch-therapeutische und experimentelle Aspekte. Bibliotheca Ophthalmologica, Fasc 67. Karger, Basel New York, S 120–133
62. Klöti R (1966) Glaskörperchirurgie. Ophthalmologica 152:303–309
63. Klöti R (1970) Die Bedeutung vitreo-retinaler Beziehungen für Pathogenese und Therapie der Amotio retinae. In: Doden W (Hrsg) Amotio retinae. Bücherei des Augenarztes, Heft 53. Enke, Stuttgart, S 76–93
64. Klöti R (1973a) Vitrektomie. I Ein neues Instrument für die hintere Vitrektomie. Graefes Arch Clin Exp Ophthalmol 187:161–170
65. Klöti R (1973b) Vitrectomie. Bull Soc Franç Ophthalmol 86:251–253
66. Klöti R (1974a) Vitrektomie. II Chirurgische Technik mit dem vitreous stripper. Graefes Arch Clin Exp Ophthalmol 189:125–135
67. Klöti R (1974b) Vitrectomie via partie plane du corps ciliaire avec le vitreous stripper. Atti Soc Ophthalmol Lombarda 29:295–301
68. Klöti R (1977) Full thickness macular defects and their treatment. In: Davis MD (ed) Symposium on retinal diseases. Transactions of the New Orleans Academy of Ophthalmology. Mosby, St Louis, pp 254–259
69. Klöti R (1979a) Vitrectomy in diabetic retinopathy and long term results. 100 consecutive cases. In: Waldhäusl WK (ed) International congress series, no 500, Diabetes. Excerpta Medica, Amsterdam, pp 795–798
70. Klöti R (1979b) Management of retinal detachments after vitrectomy. Internal drainage-air tamponade. Mod Probl Ophthalmol 20:188–195
71. Klöti R (1981a) Vitrektomie – grundsätzliche Aspekte. Klin Monatsbl Augenheilkd 178:306–309
72. Klöti R (1981b) Vitrektomie bei chronischer Uveitis und anderen Eintrübungen des Glaskörpers. Ber Dtsch Ophthalmol Ges 78:233–241
73. Klöti R (1981c) Netzhautlöcher – Ursache und Schlüssel zur Therapie der Amotio retinae. Iatrogene Löcher. Klin Monatsbl Augenheilkd 179:276–279
74. Klöti R (1982) Glaskörperverlust – weniger gefährlich mit dem Mikrostripper. Klin Monatsbl Augenheilkd 180:447–450
75. Klöti R (1983a) Vitrektomie bei Gefäßerkrankungen des Auges. In: Lund OE, Waubke ThN (Hrsg) Gefäßerkrankungen des Auges. Enke, Stuttgart, S 92–102
76. Klöti R (1983b) Wasserkissen-Kontaktglas für die Pars plana Vitrektomie. Klin Monatsbl Augenheilkd 182:99–102
77. Klöti R (1983c) Amotio-Chirurgie ohne Skleraeindellung. Primäre Vitrektomie. Klin Monatsbl Augenheilkd 182:474–478
78. Klöti R (1984a) Bipolar-Nassfeld-Diathermie in der Mikrochirurgie. Klin Monatsbl Augenheilkd 184:442–444
79. Klöti R (1984b) Nicht publizierte Daten.
80. Klöti R (1985) Vitreoretinal surgery of diabetic eye diseases. Proceedings of the VIIth Congress of the European Society of Ophthalmology, Helsinki, University Press, pp 119–124
81. Koerner F (1982) Glaskörperblutungen bei diabetischer Retinopathie: Verlauf ohne und mit Vitrektomie. Klin Monatsbl Augenheilkd 180:394–399
82. Kroll P, Emmerich KH, Fegeler W (1984) Candida albicans Endophthalmitis-Ergebnisse der Pars plana Vitrektomie ohne intraokulare antimykotische Therapie. Klin Monatsbl Augenheilkd 184:104–108
83. Laatikainen L, Tarkkanan A (1982) Microsurgery of persistent hyperplastic primary vitreous. Ophthalmologica 185:193–198
84. Leaver PK, Lean JS (1981) Management of giant retinal tears using vitrectomy and silicone oil/fluid exchange. Trans Soc Ophthalmol UK 101:189–191
85. Lightfoot D, Irvine AR (1982) Vitrectomy in infants and children with retinal detachments caused by cicatricial retrolental fibroplasia. Am J Ophthalmol 94:305–312
86. Limon S, Offret H, Sourdille Ph (eds) (1978) Chirurgie du vitré. Rapp Soc Ophtalmol de France. Lamy, Marseille
87. Machemer R (1972) A new concept for vitreous surgery. 2. Surgical technique and complications. Am J Ophthalmol 74:1022–1033
88. Machemer R (1974) A new concept for vitreous surgery.

7. Two instrument techniques in pars plana vitrectomy. Arch Ophthalmol 92:407–412
89. Machemer R (1976) Removal of pre-retinal membranes. Ophthalmology 81:420–425
90. Machemer R (1978) Pathogenesis and classification of massive periretinal proliferation. Br J Ophthalmol 62:737–747
91. Machemer R (1980) Surgical approaches to subretinal strands. Am J Ophthalmol 90:81–85
92. Machemer R, Allen AW (1976) Retinal tears 180° and greater. Management with vitrectomy and with intravitreous gas. Arch Ophthalmol 94:1340–1346
93. Machemer R, Norton EWD (1972a) A new concept for vitreous surgery. 3. Indications and results. Am J Ophthalmol 74:1034–1056
94. Machemer R, Norton EWD (1972b) Vitrectomy, a pars plana approach. II Clinical experience. Mod Probl Ophthalmol 10:178–185
95. Machemer R, Buettner H, Norton EWD, Parel JM (1971) Vitrectomy, a pars plana approach. Trans Amer Acad Ophthalmol Otolaryngol 75:813–820
96. Machemer R, Parel JM, Buettner H (1972) A new concept for vitreous surgery. 1. Instrumentation. Am J Ophthalmol 73:1–7
97. Machemer R, Aaberg TM, Busse H (Hrsg) (1981a) Glaskörperchirurgie, Vitrektomie: Indikationen und Technik. Huber, Bern Stuttgart Wien
98. Machemer R, Parel JM, Hickingbotham D, Nose I (1981b) Membrane peeler cutter. Automated vitreous scissors and hooked needle. Arch Ophthalmol 99:152–153
99. Mandelcorn MS, Blankenship B, Machemer R (1976) Pars plana vitrectomy for the management of severe diabetic retinopathy. Am J Ophthalmol 81:561–570
100. May DR, Peyman GA (1976) Endophthalmitis after vitrectomy. Am J Ophthalmol 81:520–521
101. McCuen BW, Bessler M, Hickingbotham D, Isbey E (1983) Automated fluid-gas exchange. Am J Ophthalmol 95:717
102. McCuen BW, De Juan E, Landers MB, Machemer R (1985) Silicone oil in vitreoretinal surgery. Part 2: results and complications. Retina 5:198–205
103. McCuen BW, De Juan E, Machemer R (1985) Silicone oil in vitreoretinal surgery, part 1: surgical techniques. Retina 5:189–197
104. McLeod D, Leaver PK (1981) Modified Charles flute needle. Br J Ophthalmol 65:69
105. McPherson AR, Hittner HM, Moura RA, Kretzer FL (1986) Treatment of retrolental fibroplasia with open-sky vitrectomy. In: McPherson AR (ed) Retinopathy of prematurity. Decker, Toronto Philadelphia, pp 193–224
106. Michels RG (1978) Vitrectomy for complications of diabetic retinopathy. Arch Ophthalmol 96:237–246
107. Michels RG (1981a) Surgery of epiretinal membranes. Dev Ophthalmol 2:175–184
108. Michels RG (1981b) Vitreous surgery for macular pucker. Am J Ophthalmol 92:628–639
109. Michels RG (ed) (1981c) Vitreous surgery. Mosby, St Louis Toronto London
110. Michels RG (1984) Vitreous surgery. In: Rob and Smith's operative surgery. Ophthalmic surgery, 4th edn. Butterworth, London Boston Durban Singapore Sydney Toronto Wellington, pp 209–254
111. Michels RG, Rice TA, Rice EF (1983) Vitrectomy for diabetic vitreous hemorrhage. Am J Ophthalmol 95:12–21
112. O'Malley C, Heintz RM (1972) Vitrectomy via the pars plana, a new instrument system. Trans Pac Coast Ophthalmol Soc 53:121–137
113. Oyakawa RT, Michels RG, Blase WP (1983) Vitrectomy for nondiabetic vitreous hemorrhage. Am J Ophthalmol 96:517–525
114. Paqué W, Meyer-Schwickerath G (1963) Durchschneidung von Glaskörpersträngen bei Netzhautablösung. Klin Monatsbl Augenheilkd 142:522–526
115. Parel JM, Machemer R (1981) Steam – sterilizable fundus contact lenses. Arch Ophthalmol 99:151
116. Parel JM, Machemer R, Aumayr W (1974) A new concept for vitreous surgery. 4. Improvements in instrumentation and illumination. Am J Ophthalmol 77:6–12
117. Patel A, De Bustros S, Michels RG (1985) Pars plana vitrectomy for aphakic cystoid macular edema. Retina 5:11–15
118. Paulmann H, Heimann K (1981) Beitrag zur retrolentalen Fibroplasie: Chirurgische Möglichkeiten durch die Pars-plana-Vitrektomie. Ber Dtsch Ophthalmol Ges 78:509–512
119. Peyman GA (1977) Antibiotic administration in the treatment of bacterial endophthalmitis. Intravitreal injections. Surv Ophthalmol 21:332–346
120. Peyman GA, Dodich NA (1971) Experimental vitrectomy. Instrumentation and surgical technique. Arch Ophthalmol 86:548–551
121. Peyman GA, Herbst R (1974) Bacterial endophthalmitis treatment with intraocular injections of gentamycin and dexamethasone. Arch Ophthalmol 91:416–418
122. Prost M, Witschel H, Mackensen G (1982) Topographisch-metrische Beziehungen zwischen Limbus corneae, Kammerwinkel, Iris und Corpus ciliare. Ein Beitrag zur chirurgischen Anatomie. Klin Monatsbl Augenheilkd 181:490–492
123. Pruett RC (1975) The pleomorphism and complications of posterior hyperplastic primary vitreous. Am J Ophthalmol 80:625–629
124. Rice TA, Michels RG (1980) Long-term anatomic and functional results of vitrectomy for diabetic retinopathy. Am J Ophthalmol 90:297–303
125. Rice TA, Michels RG (1983b) Complications of vitrectomy. In: Little HL, Jack RL, Patz A, Forsham PH (eds) Diabetic retinopathy. Thieme, Stuttgart New York
126. Rice TA, Michels RG, Rice EF (1983a) Vitrectomy for diabetic traction retinal detachment involving the macula. Am J Ophthalmol 95:22–33
127. Rice TA, Michels RG, Maguire MG, Rice EF (1983c) The effect of lensectomy on the incidence of iris neovascularisation and neovascular glaucoma after vitrectomy for diabetic retinopathy. Am J Ophthalmol 95:1–11
128. Rosenthal AR (1983) The diagnosis and management of rubeosis iridis. In: Little HL, Jack RL, Patz A, Forsham PH (eds) Diabetic retinopathy. Thieme, Stuttgart New York
129. Schepens CL (1981) Clinical and research aspects of subtotal open-sky vitrectomy. Am J Ophthalmol 91:143–171
130. Schepens CL (ed) (1983) Retinal detachment and allied diseases, vol 1 and 2. Saunders, Philadelphia London Toronto Mexico City Rio de Janeiro Sydney Tokyo
131. Schirmer KE, Klöti R (1973) Contact lenses for fundus examination and vitreous surgery with focal illumination. Can J Ophthalmol 8:416–420
132. Scott JD (1969) Surgery of advanced diabetic retinopathy. Mod Probl Ophthalmol 8:505–510
133. Scott JD (1981) Use of liquid silicone in vitrectomised eyes. Dev Ophthalmol 2:185–190
134. Shea M (1983) Early vitrectomy in proliferative diabetic retinopathy. Arch Ophthalmol 101:1204–1205

135. Shea M, Smith DR, Rafuse EV, Somerville GM (1969) Cryofixation with vitreous excisions. A suggestion for the management of some cases of traumatic retinal detachment. Can J Ophthalmol 4:339–345
136. Snip RC, Michels RG (1976) Pars plana vitrectomy in the management of endogenous candida endophthalmitis. Am J Ophthalmol 82:699–704
137. Spitznas M (1976) Ein weiches, selbsthaftendes Kontaktglas zur Fundusuntersuchung. Klin Monatsbl Augenheilkd 169:133–135
138. Stern GA, Fetkenhour CL, O'Grady RB (1977) Intravitreal amphotericin-B treatment of candida endophthalmitis. Arch Ophthalmol 95:89–93
139. Stern WH, Diddie KR, Smith RE (eds) (1983) Vitrectomy techniques for the anterior segment surgeon. A practical approach. Grune & Stratton, New York London Paris San Diego San Francisco Sao Paolo Sydney Tokyo Toronto
140. Sternberg P, Machemer R (1985) Results of conventional vitreous surgery for proliferative vitreoretinopathy. Am J Ophthalmol 100:141–146
141. Tate GW, Hutton WL, Vaiser A, Snyder WB (1975) A coaxial electrode for intraocular diathermy. Am J Ophthalmol 79:691–693
142. Tolentino FI, Schepens CL, Freeman HM (eds) (1976) Vitreoretinal disorders. Diagnosis and management. Saunders, Philadelphia London Toronto
143. Treister G, Machemer R (1977) Results of vitrectomy for rare proliferative and hemorrhagic diseases. Am J Ophthalmol 84:394–412
144. Trese MT, Chandler DB, Machemer R (1983) Macular pucker. I. Prognostic critera. Graefes Arch Clin Exp Ophthalmol 221:12–15
145. Trese MT, Chandler DB, Machemer R (1983) Macular pucker. II. Ultrastructure. Greafes Arch Clin Exp Ophthalmol 221:16–26
146. Usui M, Hamazaki S, Takano S, Matsuo H (1979) A new surgical technique for the treatment of giant tear: Transvitreoretinal fixation. Jpn J Ophthalmol 23:206–215
147. Werry H, Brewitt H (1983) Pars plana Vitrektomie beim Terson-Syndrom. Fortschr Ophthalmol 79:424–427
148. Wilkinson CP, Rowsey JJ (1980) Closed vitrectomy for the vitreous touch syndrome. Am J Ophthalmol 90:304–308
149. Zivojnovic R, Vijfvinkel GJ (1983) A modified flute neddle. Am J Ophthalmol 96:548–549
150. Zivojnovic R, Mertens DAE, Baarsma GS (1981) Das flüssige Silikon in der Amotiochirurgie. Bericht über 90 Fälle. Klin Monatsbl Augenheilkd 179:17–22
151. Zivojnovic R, Mertens DAE, Peperkamp E (1982) Das flüssige Silikon in der Amotiochirurgie (II). Bericht über 280 Fälle – weitere Entwicklung der Technik. Klin Monatsbl Augenheilkd 181:444–452

# XV. Chirurgie bei Verletzungen des Augapfels

## Einführung

H. Neubauer
Unter Mitarbeit von H. Paulmann und B. Kirchhof

INHALT

Wandel chirurgischer Technik . . . . . . . . . . . . . 553
Wandel des Spektrums der Verletzungen . . . . . . . 554
Unfallverhütung und Öffentlichkeit . . . . . . . . . 555
Bedeutung der Primärversorgung . . . . . . . . . . 556
Bedeutung der sympathischen Ophthalmie . . . . . . 556
Verletzungsmechanik . . . . . . . . . . . . . . . . 559
Literatur . . . . . . . . . . . . . . . . . . . . . . 562

Pathohistologie im Bereich des hinteren Augenabschnittes
bei perforierenden Verletzungen
H. Paulmann u. B. Kirchhof . . . . . . . . . . . 563

Literatur . . . . . . . . . . . . . . . . . . . . . . 564

## Wandel chirurgischer Technik

In den letzten 30 Jahren haben sich *in allen Bereichen der Chirurgie technische Entwicklungen* vollzogen, die Möglichkeiten und Erfolge unseres Handelns entscheidend beeinflußt haben. Das gilt in besonderem Maße für die Verletzungschirurgie des Auges.

Seit der *Einführung des Operationsmikroskopes* durch Harms 1953 [9] und Barraquer 1956 [3] ist ein großer Teil der Augenchirurgie Mikrochirurgie geworden. Wir möchten sagen, daß der besonderen Morphologie des Auges und der Subtilität seiner Strukturen erst mit der schrittweisen Entwicklung der mikrochirurgischen Instrumentarien und Nahtmaterialien technisch entsprochen werden konnte.

Von vielen jüngeren Ophthalmologen wurde das Operationsmikroskop in dem Jahrzehnt nach 1953 *zunächst in der Verletzungschirurgie* eingesetzt. Es wurde uns damals klar, daß die Realisation der von H.K. Müller im Kriege praktizierten Prinzipien erheblich erleichtert wurde [18].

Müller gab unter anderem folgende Empfehlungen:

– Die *primäre Wundversorgung* soll am Auge so durchgeführt werden, daß sich weitere Eingriffe möglichst erübrigen. „Die Art der primären Wundversorgung ist entscheidend."

– Für *Hornhautnähte* benutzte er damals Frauenhaar, das er bei schweren Zerschneidungen gelegentlich auch durch die Descemet-Membran führte.
Er berichtet über 9 Fälle von *primärer Keratoplastik* bei erheblicher Zerfetzung der Hornhaut.
– *Skleraperforationen* sollen exakt freigelegt und genäht werden. Gelegentlich muß eine *temporäre Tenotomie* eines äußeren Augenmuskels erfolgen oder – bei rückwärts liegender Sklerawunde – eine lappenförmige *Aufklappung der Lider* vorgenommen werden, um mechanische Belastung des Augapfels zu vermeiden.
– Bei *Lidzerschneidungen* exakte *Tarsusnaht*; bei *Durchtrennung des Tränenkanals* Direktnaht (mit Frauenhaar). Dabei legte er einen Catgutfaden oder eine Sonde in den Kanal ein.
Bei *Bindehautdefekten* verwies er auf die *Transplantation von Leichenbindehaut*.

Diese unter den Bedingungen eines Kriegslazarettes entwickelten Konsequenzen wirkten damals, ohne Operationsmikroskop, revolutionär. Über ihre Verwirklichung hinaus öffnete sich aber mit der Mikrochirurgie der Weg zu einer *neuen Qualität der Rekonstruktion*.

Im Jahrzehnt nach dem 2. Weltkrieg handelte es sich in der Verletzungschirurgie des Auges in der Regel nur um einen exakten Wundverschluß an den Augapfelhüllen. Nun aber wurde es denkbar, die durch Massenverschiebung im Augapfel ausgelösten *intraokularen Verletzungen*, besonders an den Anheftungszonen der verschiedenen Gewebe, bei der primären Wundversorgung zu berücksichtigen. Mit Gewißheit voraussehbare Folgeoperationen können vermieden werden. Inzwischen ist auf diesem Wege mancherlei geschehen.

Am verletzten Auge war die chirurgische Behandlung *innerer* Läsionen oft extrem schwierig. Zahlreiche Autoren versuchten z.B. Instrumente zu entwickeln, mit denen man nichtmagnetische Fremdkörper im Glaskörper entfernen wollte. Bei vielen dieser Hilfen mußte das Auge weiter eröffnet werden, als für einen schnellen und glatten Ablauf der Extraktion wünschenswert war (Glaskörperverlust, Verlagerung des Fremdkörpers, zu großer Raumbedarf der instrumentellen Aktion, Kontaktgefahr). Entscheidend für die schrittweise Lösung dieser Teilprobleme waren also Entwicklungen, die zur Operation am geschlossenen Augapfel führten [8, 15, 19–23, 26, 30, 32, 33]. Eine solche Operation lag für den *magnetischen Fremdkörper* nach dem Krieg vor: die Magnetextraktion durch die Sklera im Bereich der Pars plana.

In der Nachfolge von THORPE [32, 33] hat NEUBAUER dann versucht, einen solchen „Standardeingriff" auch für einen Teil der *nichtmagnetischen Fremdkörper* zu entwickeln. Das gelang zunächst – für kleine, ophthalmoskopisch kontrollierbare Fremdkörper im Glaskörperraum – mit Hilfe der Aspiration durch die Pars plana. Ein entscheidender Fortschritt auf diesem Wege war aber die Entwicklung der *Spaltdrahtinstrumente* mit Leonhard KLEIN (1965–1975). Eine Eröffnung der Augapfelhüllen in 2,5–5 mm Limbusabstand von wenigen mm, geringe Glaskörperläsion beim Eingehen, sicheres Greifmanöver unter optischer Kontrolle mit weitgehendem Ausschluß von Nachbarschaftsschäden setzten diesen Instrumententyp auch in der späteren Glaskörperchirurgie durch. Damit war – bis zum Moment des Durchtritts des Fremdkörpers nach außen – für eine große Zahl von kupferhaltigen und anderen metallischen Partikeln die Extraktion ohne nennenswerten Verlust von Glaskörper möglich geworden. Die funktionellen Ergebnisse waren beachtlich [24]. Für die Mehrzahl der *„zu spät" kommenden Patienten* aus Südosteuropa und Orient mit proliferativen Prozessen im Glaskörperraum bedeutete die Entfernung des Fremdkörpers jedoch nur einen psychologischen Gewinn. Solche Augen verfielen überwiegend der Phthise.

Unter den hervorragenden ophthalmochirurgischen Neuerungen in der 2. Hälfte unseres Jahrhunderts (CUSTODIS [7], HARMS [9], MEYER-SCHWICKERATH [17], MACHEMER [16]) war nach dem Operationsmikroskop (1953) *für die Verletzungschirurgie* die Entwicklung der optisch kontrollierten Chirurgie im geschlossenen Auge die wichtigste [16]. Mit dem Vitrektom wurde der Augenchirurgie nicht nur ein neues Schneidprinzip geschenkt, das sich schnell auch für Probleme des vorderen Augenabschnittes als äußerst hilfreich erwies. Die bereits mit dem Operationsmikroskop aufgetauchte Möglichkeit, bei der Wundversorgung auch innere Verletzungen des vorderen Auges (Iris, Linse, vorderer Glaskörper) mit zu behandeln und so sicher *zu erwartende Komplikationen und manche Folgeoperationen zu vermeiden*, wurde nun auch auf den für das Auge als Organ gefährlichsten Prozeß anwendbar:
die natürliche Grenzen nicht respektierende *proliferative Fibrose im Augeninneren*.

Sie tritt im Zusammenhang mit verschiedenen Erkrankungen in Erscheinung, stellte jedoch bisher eine *entscheidende Begrenzung der Verletzungschirurgie* dar.

MACHEMER hat ein 100jähriges Tabu der Ophthalmochirurgie übersprungen, indem er aus vorhandenen Ansätzen [14 u.a.] die Konsequenz zog, krankhaft veränderten Glaskörper mikrochirurgisch auszuräumen.

Zwar ist die Wirksamkeit dieser neuen chirurgischen Technik abhängig sowohl von Art und Grad der Schädigung als auch vom Stadium des reaktiven Prozesses und damit in vielen Fällen natürlicherweise limitiert.

Über diesen entscheidenden chirurgischen Fortschritt hinaus wurde aber unsere ärztliche Denkweise verändert. Die Chirurgie der „verlorenen Augen" hat sehr beachtliche Erfolge bei schwerverletzten Augen aufzuweisen. Die jahrzehntelang anerkannten Grenzen der therapeutischen Möglichkeiten wurden verschoben, es entwickelte sich ein *breiteres Interesse* an Problemen, mit denen sich vorher nur wenige praktisch befaßt hatten.

## Wandel des Spektrums der Verletzungen

### Krieg

Es führt bei Laien leicht zu Mißverständnissen, wenn man darauf hinweist, daß die *Chirurgie in Kriegen erheblich gelernt* hat. Jedoch kann kein Kenner der Medizingeschichte dies bestreiten. Es liegt einfach an der Vielzahl ungewöhnlicher Verletzungen [2, 31]. Inzwischen hat der Siegeszug des Automobils die Traumatologie des Friedens vor Aufgaben gestellt, die z.T. mit der Versorgung von Kriegsverletzungen verglichen werden können.

Angesichts unserer Epoche kann ein Kapitel über Verletzungschirurgie die Typologie der Kriegsverletzungen nicht aussparen. Die technische Entwicklung der Waffen hat in den Kriegen unseres Jahrhunderts erhebliche Veränderungen des Verletzungsspektrums bewirkt.

Im 1. Weltkrieg traten *Kampfgase* als neue kriegerische Mittel in Erscheinung. Ihre stillschweigende Nichtanwendung im 2. Weltkrieg bleibt ein erstaunliches Faktum. Für den 2. Weltkrieg sollte man vielleicht die *Vielfalt schwerster Verbrennungen* hervorheben, die vor allem durch verschiedene *aus der Luft abgeworfene Substanzen* erzeugt wurden.

Während im ersten Weltkrieg vor allem die regionale *Massierung „konventioneller" Feuerwaffen* gewaltige Menschenverluste hervorrief, war der zweite durch die erhebliche *Steigerung der Explosivkraft* gekennzeichnet. Vor allem von Seiten der nunmehr technisch-professionell entwickelten *Luftstreitkräfte*, die auch Großstädte systematisch zerstörten. Damit wurden die durch die Haager Landkriegsordnung gesetzten Regeln für die Behandlung von Soldaten und Zivilisten in großem Stil durchbrochen. Am Ende dieser Entwicklung steht die erste Atombombe, deren Schockwirkung vielleicht die Beendigung des Krieges beschleunigte. Zweifellos hat sie dazu beigetragen, das Ausufern der zahlreichen regionalen Kriege zu verhindern.

In beiden Weltkriegen haben sich viele *Ärzte im Einsatz* davon überzeugen können, daß sie nur dem kleineren Teil der Verletzten Hilfe bringen konnten. Vor allem in Rußland kosteten *Transportwege* über Tausende von

Kilometern vielen erfolgreich versorgten Soldaten das Leben. Mancher Arzt hatte das Gefühl, daß er nur ein moralisches Alibi abgebe.

Hatte der 1. Weltkrieg die Vorstellungen der farbigen Völker vom „weißen Mann" wesentlich verändert, bewirkte der zweite mit der Verletzung der einst von Europa ausgegangenen humanitären Vorstellungen weitere entscheidende Rückfälle in vorzivilisatorische Zustände. Nach 1945 hat die Erde zahlreiche *Regionalkriege* oder *Bürgerkriege* erlebt.

Mit der zunehmenden *Anerkennung des Guerillakrieges* tritt neben die professionellen Vernichtungsmaschinen die gebastelte Bombe oder Mine.

Sprengladungen sind relativ einfach herzustellen. Mit einstellbarer Zündung ermöglichen sie dem Täter die Anonymität. Diese beiden Gründe machten die improvisierte Bombe bereits Ende des 19. Jahrhunderts zur *Waffe der Anarchisten*.

Damals galt der Anschlag meist einer Symbolfigur. Heute befremdet es uns fast, daß russische Anarchisten in letzter Minute von einem Attentat absahen, weil diese Symbolfigur wider Erwarten von der eigenen Frau begleitet war. Man scheute die Verurteilung durch Sympathisanten und Öffentlichkeit [28]. Inzwischen sind *stärkere Sprengstoffe* verfügbar. Bombenaktionen werden teilweise bewußt gegen Massierungen von „Unbeteiligten" ausgeführt. Die *Philosophie der Zermürbung*, die dem Bombenkrieg zugrundelag, ist übernommen worden. Diese Neigung, das Spektakuläre zu überschätzen, ist vielleicht auch eine Erklärung dafür, daß in einer Bürkerkriegsaktion Sprengkörper mit Nägeln gefüllt wurden, die sich dann in großer Zahl in den Körpern nichtbeteiligter Zivilisten wiederfanden.

Aus den Kriegen der Dritten Welt sehen wir erschütternde Resultate einer Kriegstechnik und Verhaltensweise, die sich nicht mehr an humanitäre Übereinkünfte gebunden fühlen – oder glauben, sich das nicht leisten zu können. Vielfach ist eine *primäre oder sekundäre ophthalmologische Versorgung nicht erfolgt*.

Bei einer großen Zahl der Verwundeten aus dem „Golfkrieg", die nach Europa gebracht werden, handelt es sich um späte Stadien nach schweren, okulär oft hoffnungslosen Verletzungen.

Zu diesem Zeitpunkt kann z.B. die Sanierung intraokularer Fibrosen kaum noch die Erhaltung des Augapfels bewirken.

Nicht selten wird bei ein- oder beidseitiger schwerer vernarbter Trümmerfraktur der Orbita Prothesenfähigkeit angestrebt.

## Frieden

In den Industrieländern hat sich das Spektrum der Augenverletzungen deutlich verändert. Gegenüber der Arbeitsverletzung tritt die *Verletzung in der Freizeit in den Vordergrund*. Hier konkurrieren die schweren Verletzungen im Massenverkehr auf den Straßen, der nichtprofessionelle Umgang mit modernem Handwerksgerät und die „klassische" Verletzung des mit körperlicher Arbeit in Haus und Garten wenig erfahrenen Schreibtischmenschen.

Es fällt auf, daß die „Nichtprofessionellen" auch in das Verletzungsspektrum der Friedenszeit eine neue Note gebracht haben.

Viele dieser Augenverletzungen, vor allem die im Straßenverkehr, sind Kriegsverletzungen vergleichbar. Es kommt hinzu, daß der weltweit *organisierte Terrorismus* die improvisierten Kampfmittel des Partisanenkrieges leicht kopieren kann. Die hochtechnisierte Welt macht dem Fanatiker fast alles möglich.

## Unfallverhütung und Öffentlichkeit

Die Entwicklung der „modernen" Technik wurde einst beflügelt von einem – uns heute naiv erscheinenden – Fortschrittsglauben. Sicher muß man der Entwicklung eines neuen Bewußtseins der Menschheit Zeit geben. Bleiben wir auf einem *Feld, auf dem wir selbst wirken können*:

Erstaunlicher als die Ohnmacht gegenüber Weltproblemen ist die Erfahrung, wie zögernd die permissive Gesellschaft in Westeuropa die Warnungen der Ärzte zur *Verletzungsprophylaxe* respektiert. Das galt Jahrzehnte für den Sicherheitsgurt im Auto. *Es gilt in Westdeutschland* für die immer wieder zu beobachtende Laxheit in der Handhabung der Vorschriften zur *Verhütung von Arbeitsunfällen*, für die *fehlende Unfallursachenstatistik*.

Jedem, der unsere Autobahnen benutzt, wird klar, daß Verkehrsdichte und eingeübter Umgang mit Höchstgeschwindigkeiten (Fernlastzüge, Personenwagen, Motorradfahrer) von allen Verkehrsteilnehmern über lange Strecken höchste Konzentration erfordern. Jede plötzliche lokale Behinderung (Nebel, Glätte, Regenflut) genügt, um deutlich zu machen, daß die Summe dieser Gewohnheiten – eines großen Teiles der Fahrer – für die Gesamtheit eine Sicherheitsmarge nicht mehr zuläßt. Durch Appelle an die Vernunft ist die Vermeidung von Großkollisionen ebenso wenig zu erreichen, wie einst die Benutzung des Sicherheitsgurts.

„Gemeinsinn" ist kein angeborener Instinkt des Menschen.

## Bedeutung der Primärversorgung

### Krieg

Wenn man theoretisch die Gegebenheiten des 2. Weltkriegs zugrundelegt, könnte eine den heutigen Möglichkeiten entsprechende ophthalmologische Primärversorgung auch in Armeen mit hochstehender Sanitätsorganisation *nur in rückwärtigen Lazaretten* erfolgen. Sie ist an erfahrene Ophthalmochirurgen mit einer entsprechenden Ausrüstung gebunden, die an Schwerpunkten zu mehreren arbeiten.

Dabei ist das *Transportproblem* für alle chirurgischen Disziplinen, die in der Verletzungschirurgie heute mit Operationsmikroskopen arbeiten, von entscheidender Bedeutung.

Zusammenfassend darf man dazu wohl sagen, daß ein ausreichendes *Transportpotential* – einschließlich Helikoptern – *in den Händen der Sanitätstruppen* auch heute in militärischen Planungsstäben nicht akzeptiert werden dürfte.

Von den spezialärztlichen Bedingungen in einem Kernwaffenkrieg braucht hier nicht gesprochen zu werden.

### Frieden

Westdeutschland verfügt wie viele hochtechnisierte Länder über ein ausreichend dichtes Netz von Augenkliniken und -abteilungen mit gestaffelter Verletzungskompetenz im Augenbereich.

Dabei spielen folgende Voraussetzungen eine Rolle:

- Anwendung der *rekonstruktiven Mikrochirurgie,*
- Erfahrung mit den heutigen Techniken der *Linsen- und Glaskörperchirurgie,*
- systematische Anwendung moderner Diagnostik mit *kritischer Auswertung der Resultate.*

Letztere soll vor allem verhindern, daß die aufwendigen rekonstruktiven Maßnahmen in Fällen angewandt werden, die auch unter heute gültigen Kriterien als hoffnungslos zu beurteilen sind.

Die Diagnostik wird zuletzt genannt, weil nur derjenige, der die kurativen Verfahren beherrscht, die erforderliche Souveränität zu ihrer kritischen Auswertung erwirbt.

Die Verantwortung des erstversorgenden Operateurs läßt sich am deutlichsten klarmachen, wenn man den *Fall eines „letzten Auges"* unterstellt.

Für die *Entscheidung zur primären Enukleation* eines schwerverletzten Auges kommen folgende Voraussetzungen in Betracht:

- Das Auge besitzt keine *Lichtscheinwahrnehmung* und diese subjektive Feststellung wird durch den objektiven Befund bestätigt. In Ergänzung des klinischen Aspektes sind dabei *Echographie* (a- und b-Bild) durch einen erfahrenen Untersucher und bei anliegender Netzhaut auch das bright-flash-ERG hilfreich.
- Die *Erhaltung eines voraussichtlich blinden Auges* ist sinnlos, wenn sich kein Endzustand erwarten läßt, der Beschwerdefreiheit und ästhetische Akzeptanz verbindet, der Verletzte also mit einem Kunstauge kosmetisch besser versorgt ist.
- Die Erhaltung des verletzten Auges bedeutet mit überwiegender Wahrscheinlichkeit die *Gefahr der sympathischen Ophthalmie.* Dies wäre zum Zeitpunkt der Wundversorgung nur annehmbar, wenn z.B. eine schwere Verletzung im Ziliarkörperbereich mit einer Verzögerung von mehr als einem Tag zur ersten ärztlichen Versorgung kommt, die nicht durch einen industriellen Standardvorgang verursacht wurde. Besondere Vorsicht ist bei der Spätversorgung von Kindern aus landwirtschaftlichem Milieu geboten! (s.S. 610).

Die *sympathische Ophthalmie* ist in den letzten 30 Jahren zu einer Seltenheit geworden. Heute entscheidet über die primäre Enukleation vor allem die Feststellung, daß eine Rekonstruktion kein erhaltungswürdiges Auge erreichen würde. Diese Prognose ist mit Entwicklung der Mikrochirurgie schwieriger geworden.

Sie ist zu stellen, wenn weit nach rückwärts reichende Zerreißungen der Bulbushüllen und der Netzhaut mit Beteiligung des Ziliarkörpers vorliegen. Auch schwere Lazerationen des vorderen Augenabschnittes mit Hämophthalmus und/oder wesentlicher Schädigung der Zentralgefäße der Netzhaut oder gleichzeitiger Durchtrennung des N. opticus sind mit der Erhaltung des Auges nicht vereinbar.

Immer wieder aber treten Konstellationen auf, in denen Erfahrung und Überzeugung des behandelnden Arztes zu einer individuellen Entscheidung führen müssen.

## Bedeutung der sympathischen Ophthalmie

Die sympathische Ophthalmie ist eine *progressive, beiderseitige, granulomatöse Uveitis, die im Anschluß an eine perforierende Verletzung des Augapfels auftritt* [6, 13, 27, 29, 31, 34, 35, 36]. Dabei liegt in der Regel eine Verletzung der Uvea vor.

Gelegentlich zeigt sich nach Verletzung eines Auges auch am 2. Auge eine gewisse Rötung und Lichtscheu, die mit dem Reizzustand am 1. Auge wieder verschwindet. Diese konsensuelle Reaktion ist harmlos.

Tritt dagegen am verletzten Auge eine Iridozyklitis auf, ist ein Vorderkammerbefund am 2. Auge ernst zu nehmen. Das verletzte Auge wird dann als „sympathiefähig" bezeichnet. Manifestiert sich am 2. Auge eine Iridozyklitis, spricht man von sympathischer Ophthalmie. Sie tritt selten früher als 10 Tage nach der Verletzung, meist nach 4–6 Wochen, selten noch nach Jahren und vereinzelt nach Jahrzehnten auf.

MACKENZIE beschrieb das Krankheitsbild 1830 zum ersten Mal. ROPER-HALL nimmt an, daß damals etwa bei 30% aller perforierenden Verletzungen sympathische Ophthalmie vorgekommen sei. Heute sei sie auf weit weniger als 1% zurückgegangen [27].

Im 1. Weltkrieg stellten verschiedene Autoren fest, daß in den Armeen Frankreichs, Deutschlands und Britanniens die sympathische Ophthalmie weit seltener aufgetreten war, als erwartet. Zahlreiche Enukleationen waren prophylaktisch erfolgt, nach denen sich dann jedoch nur sehr vereinzelt charakteristische histologische Befunde ergaben [29]. Bei solchen Überlegungen muß man freilich die beschränkten Möglichkeiten einer präzisen augenärztlichen Aussage unter Kriegsbedingungen vor Augen haben.

Eindrucksvoll wird der Respekt vor der Erkrankung manifestiert, wenn unter 215 nach Trauma 1967–1976 in Ulster enukleierten Augen bei 109 drohende sympathische Ophthalmie als Enukleationsgrund angegeben war und sich ein entsprechender histologischer Befund nur in 2 Fällen fand [6].

In den Jahren 1933–1947 war in England und Wales die sympathische Ophthalmie noch für 5,1% der Erblindungen verantwortlich. Zwischen 1948 und 1950 hat ROPER-HALL unter 250 perforierenden Augenverletzungen keinen einzigen Fall mehr gesehen [27]. Für Canada wurden 1972 0,19% angegeben [6].

An unserem Krankengut, das über 30 Jahre viele schwerverletzte Patienten aus einem ungewöhnlich weiten Einzugsbereich enthielt, ergab sich folgendes: wir haben an einem Kollektiv von über 1000 perforierenden Verletzungen der Jahre 1945–1965 9 Fälle gesehen. Im größeren Kollektiv der Jahre von 1966–1986 unter etwa 3200 Patienten dagegen nur 3 Fälle. Dabei muß man berücksichtigen, daß sich im ersten Kollektiv 4 Männer befanden, die mit notdürftig oder nicht versorgten Arbeitsverletzungen in stark reduziertem Allgemeinzustand mit teils hochgradiger Dystrophie aus Kriegsgefangenschaft heimkehrten.

Es gibt heute nicht mehr viele Augenärzte, die aus größerer Erfahrung Eigenes über das seltene Krankheitsbild sagen können. In Lehrbüchern findet man widersprüchliche Ansichten. Wenn dem Lernenden gesagt wird, man solle bei Irisvorfall, bei kombinierter Iris-, Linsen- und Glaskörperverletzung die primäre Enukleation prophylaktisch durchführen [34], können wir dem *nicht zustimmen.*

Wir haben früh die mikrochirurgische Rekonstruktion auch schwer verletzter Augen vertreten und in zahlreichen Fällen durchgeführt. Diese Phase fällt etwa mit dem 2. Kollektiv zusammen. Wir haben eine größere Zahl von Augen rekonstruiert, bei denen mehr als die oben genannten Schäden vorlagen (z.B. Netz-Aderhautverletzung, hochgradiger Glaskörperverlust) und bisher ist uns unter den von uns und von nachsorgenden Augenärzten Nachuntersuchten kein Patient bekannt geworden, bei dem eine sympathische Ophthalmie anzunehmen wäre. Bei dem kleineren Teil unserer Patienten, der aus weit entfernten Ländern kam, sind allerdings unsere katamnestischen Informationen gering. Eine sympathische Ophthalmie tritt übrigens häufiger nach Verletzungen auf, die dem Arzt weniger imponieren, als nach massiven Zertrümmerungen, wie sie bei Frontscheibenverletzungen zahlreich vorgekommen sind.

Wenn bei Augen, die vor einer Vitrektomie wiederholt traumatisiert wurden (Verletzung, Operation), Zeichen der Sympathiefähigkeit festgestellt wurden [6], ist die Befürchtung verständlich, es könne mit Verbreitung der mikrochirurgischen Rekonstruktion vermehrt zu solchen Fällen kommen. Ein Jahrzehnt später ist jedoch für uns keine solche Entwicklung erkennbar.

## Symptome

Ein Auge, das nach perforierender Verletzung mit länger bestehendem Irisvorfall, Verletzung des Ziliarkörpers oder Skleraruptur mit Bindegewebseinsprossung, selten auch einmal nach einem operativen Eingriff (vor allem im Iris-Ziliarkörper-Bereich), nicht zur Ruhe kommt, ist als sympathiefähig anzusehen.

Eine chronische oder subakut verlaufende *plastische Iridozyklitis* mit vorderen und hinteren Synechien, Verdickung der Iris und später Cataracta complicata ist charakteristisch. Papilloretinitis, seröse Netzhautabhebung und Vaskulitis treten auf, nicht selten auch eine deutliche Hypotonie des Augapfels. Steht die Iridozyklitis im Vordergrund, kann es mit weitgehender Verlegung des Kammerwinkels durch saugnapfähnliche Goniosynechien auch zu einem Sekundärglaukom kommen. Wenn das 2. Auge die Zeichen einer Iridozyklitis mit Lichtscheu und Einschränkung der Akkommodationsbreite bietet, ist eine sympathische Ophthalmie hoch wahrscheinlich. Papillenhyperämie, weitgestellte, gelegentlich eingescheidete Netzhautgefäße und präretinale Glaskörperschlieren folgen meist bald.

## Prognose

Damit ist *eine der schwersten Situationen* gegeben, die der Augenarzt kennt. Die sympathische Ophthalmie führt ohne oder bei ungenügender Behandlung zur beiderseitigen Erblindung mit Phthisis bulbi.

Früher war mit wenigen Ausnahmen die sofortige Enukleation des verletzten Auges Voraussetzung für die Erhaltung des 2. Auges. Heute kann nicht selten auch das verletzte Auge erhalten werden.

Unter den Faktoren, denen der Rückgang der sympathischen Ophthalmie verdankt wird, dürften die wesentlich bessere *Qualität der heutigen Verletzungschirurgie*, aber auch die *Verringerung der vernachlässigten oder spät* versorgten Fälle im Vordergrund stehen.

## Differentialdiagnose

Gelegentlich macht die *phakoantigene Uveitis* differentialdiagnostische Schwierigkeiten. Nach Trauma mit Linsenverletzung, sehr unvollständiger extrakapsulärer Extraktion, bei Uveitiden mit Cataracta complicata und Austritt von Linseneiweiß, bilden sich in der Uvea spezifische Antigene, die serologisch nachweisbar sind. Meist kommt es zu einem Sekundärglaukom. In den beiden letztgenannten Situationen bringt die *intrakapsuläre Extraktion der Katarakt* meist eine schnelle Beruhigung des Auges. Ist eine Eröffnung der Linsenkapsel vorausgegangen, kann die Phakektomie Ähnliches erreichen.

## Therapie

Bis vor 30 Jahren war die sofortige Enukleation des verletzten Auges nur dann nicht obligat, wenn die Erkrankung des 2. Auges bereits fortgeschritten war. Dann war es denkbar und wurde wiederholt beobachtet, daß das verletzte Auge die Erkrankung mit besserem oder gleichwertigem Visus überstand.

Abgesehen von einer sofortigen symptomatischen Behandlung der Zyklitis (Mydriasis) steht heute die lokale und *systemische Kortikosteroidtherapie* im Vordergrund. Es werden für 7–10 Tage bis zu 200 mg täglich gegeben, dann erfolgt die Reduktion auf eine Erhaltungsdosis für mindestens 10 Monate, oft für Jahre.

Eine solche Behandlung hat auch schon in fortgeschrittenen Fällen den Prozeß zur Abheilung gebracht. In schweren Fällen werden zusätzlich immunsuppressive Mittel (z.B. Azythioprin – Imurek – 1–2 mg/kg tgl.) gegeben. Wenn der Patient Kortikosteroide schlecht verträgt, sind außer Azythioprin auch Methotrexat und Mercaptoprin in Betracht zu ziehen. Während und nach der Rückführung der Dosis muß laufende Befundkontrolle erfolgen. Die Erhaltungsdosis muß individuell eingestellt werden. Die *Lokaltherapie* besteht in stündlichen Kortikoidinstillationen, manche Autoren empfehlen auch *Injektionen in den Tenon-Raum*.

*Wenn im Anfangsstadium* bei normalem Augenbinnendruck *Kortikosteroide die Entzündung nicht beeinflussen*, und das 2. Auge noch nicht nennenswert beteiligt ist, *ist auch heute noch die Enukleation des verletzten Auges angezeigt*. Wenn das 2. Auge bereits eindeutig mitbeteiligt oder durch andere Ursachen schwachsichtig ist, soll man unter Hinzuziehung anderer Therapeutika die konservative Behandlung fortsetzen. Es kommen Fälle vor, bei denen nach guter Beeinflußbarkeit der primären Erkrankung im Laufe von Jahrzehnten immer wieder leichte Schübe auftreten. Dies war vor allem der Fall, als Dauertherapie mit kleinen Erhaltungsdosen noch nicht üblich war.

*Ein Patient mit sympathischer Ophthalmie ist in jedem Falle lebenslänglich zu kontrollieren!*

Entwickelt sich eine Cataracta complicata, sollte man die extrakapsuläre Extraktion erst ein Jahr nach völliger Beruhigung des Auges und längerzeitiger Kontrolle des Augenbinnendruckes durchführen (Hypotonie?). *Implantation einer Kunstlinse ist kontraindiziert*.

## Pathogenese

Im histologischen Bild stellt sich die sympathische Ophthalmie als diffuse, granulomatöse Uveitis dar, Wesen und Entstehung sind noch immer nicht gänzlich aufgeklärt. Ältere Theorien einer neuralen Fortleitung über die Ziliarnerven oder das Chiasma, die Annahmen bakterieller oder viraler Auslösung sind gegenwärtig zugunsten eines *Autoimmunprozesses* verlassen. Für diese Deutung spricht die gute Beeinflußbarkeit durch Kortikosteroide und immunsuppressive Medikation. *Doch sind weder im Serum noch im Kammerwasser Antikörper gegen uveales Gewebe in hohen Titern nachgewiesen.* Trotzdem dürften – wie bei der phakoantigenen Uveitis – autoimmunologische Vorgänge (evtl. zusammen mit unbekannten Hilfsfaktoren) wirksam sein.

Angesichts der Vielfalt von Krankheitsbild und Verläufen sind auch die theoretischen Vorstellungen bei vielen Ophthalmologen wenig differenziert. In der augenärztlichen Begutachtung wird nach Verletzungen zu Recht stets auf sie hingewiesen. Die wenigen Fälle, bei denen wegen Unterlassung einer augenärztlichen Kontrolle die Entdeckung des Prozesses zu spät kommt, sind tragisch. Siehe auch S. 610.

## Verletzungsmechanik

Das Auge repräsentiert nur einen sehr kleinen Bruchteil der Körperoberfläche. Daß es ganz überproportional bei Unfällen beteiligt ist, hängt mit seiner Bedeutung als Kontrollorgan zusammen. Das zeigt sich besonders schmerzlich durch die – fast obligatorische – Augenbeteiligung bei „spielerisch" ausgelösten Explosionen.

In den hochtechnisierten Ländern sind die *professionellen Arbeitsverletzungen* in den letzten 15 Jahren allmählich zurückgegangen [25]. Das dürfte mit Augenschutzmaßnahmen, vor allem aber mit der zunehmenden Automation, zusammenhängen. Bemerkenswert ist demgegenüber der Anstieg der „Heimwerker"-Verletzungen, die sich als Freizeitverletzung der Erwachsenen etabliert haben.

Die größte Umwälzung unseres Lebens und damit auch der Verletzungschirurgie hat aber das Automobil bewirkt.

### Verletzungsmechanik und physikalische Kräfte

Die Verletzungskapazität eines Vorganges basiert auf der wirksamen *kinetischen Energie* und der *Art ihrer Einwirkung*. Wir können folgende Verletzungsmechanismen unterscheiden:

1. Großflächige Kontusion der Orbita mit Schädelfraktur,
2. Großflächige Kontusion der Orbita ohne Schädelfraktur,
3. Pfählung der Orbita,
4. Kleinflächige Kontusion der Orbita und des Augapfels,
5. Riß-Platz-Wunden der Orbita und des Augapfels,
6. Schnittverletzung der Orbita und des Augapfels,
7. Fremdkörperverletzung der Orbita und des Augapfels,
8. Verätzung/Verbrennung,
9. Elektrotrauma,
10. Schädigung durch strahlende Energie.

In diesem Kapitel werden die Auswirkungen der ersten 7 Verletzungsmechanismen auf das Auge behandelt.

Die kinetische Energie kann den Augapfel *direkt* treffen. Das wird oft zur Ruptur oder Perforation der Augapfelhüllen führen. *Indirekte* oder übertragene Gewalteinwirkung kommt zustande, wenn eine erhebliche kinetische Energie auf die Strukturen der Orbita trifft.

Besondere Merkmale zeigt der *Durchschuß durch die Orbita*, wie er im Kampf und beim Suizidversuch vorkommt. ADAM hat 1916 gezeigt, daß diese Verletzung mit Pfählungs- oder Stichverletzungen der Orbita nicht gleichzusetzen ist. Das mit erheblicher kinetischer Energie in die Orbita eindringende Geschoß setzt die intraorbitale Gewebsmasse in eine sich extrem schnell und nach allen Richtungen fortpflanzende Bewegung. So kommt eine „Sprengwirkung" an der Knochenstruktur zustande, die einem *explosiven Vorgang* ähnelt. Der Augapfel erleidet ein massives *rückwärtiges Kontusionstrauma*. Es kann auch einmal zum Abriß des N. opticus kommen, wenn dieser *nicht* durch das Geschoß abgetrennt wurde. ADAM legte 1922 tachykinematographische Bildserien von Durchschüssen an Modellen vor, die diese Mechanismen bestätigen [1].

Tierexperimente zur *Kontusion des Augapfels* geben einige interessante Hinweise. Wendet man beim Schweineauge eine Prellungsenergie an, die eine Ruptur der Sklera bei diesem Tier ausschließt, so zeigen sich – sofort nach dem Trauma und ausschließlich im Bereich des Aufschlages – Fragmentation der äußeren Segmente der Photorezeptoren und Schäden des Netzhautpigmentepithels. Bei Anwesenheit von auffallend wenig Makrophagen dauert es bis zum Verschwinden der abgerissenen Segmente etwa eine Woche. Nach 2 Wochen sind die Rezeptoren und das Pigmentepithel im Wesentlichen restituiert.

Unter solchen Bedingungen werden in der Nervenfaserschicht transitorische Schwellungen der Mitochondrien festgestellt. Sie verschwinden nach einigen Stunden. Ein deutliches intrazelluläres Ödem der Gliazellen benötigt nach den elektronenmikroskopischen Untersuchungen 2–3 Tage, um zu verschwinden [4, 10].

Diese Vorgänge treten zu prompt auf, um durch Ischämie [5] oder den Zusammenbruch biochemischer Abläufe erklärbar zu sein. Eine direkte mechanische Auslösung ist anzunehmen.

Interessant ist die Feststellung, daß sich an diesen eingehend untersuchten Augen keine Zeichen eines Contrecoup-Schadens nachweisen ließen. Die Autoren neigen zu der Annahme, daß unter den Bedingungen einer Kontusion mit hoher Geschwindigkeit, aber geringer Masse, die Kraftübertragung durch die Augapfelhüllen, nicht aber durch eine gerichtete Druckwelle über den Glaskörper, erfolge.

Über Prellungsverletzungen des Augapfels und ihre Folgen liegen zahlreiche *klinische* Beobachtungen und Folgerungen vor. Daraus ergibt sich, daß die plötzliche starke Verformung des Augapfels sich vor allem an ganz bestimmten Strukturen auswirkt. Es sind die Stellen, wo verschiedene Gewebe aneinander fixiert sind.

Trifft eine *kleinflächige Prellung* exzentrisch auf die Hornhaut, kann eine starke, kurzdauernde Pression auf einen Irissektor erfolgen. Während die pupillare und intermediäre Iris durch die Konvexität der Linse abgestützt wird, wirkt der Druckstoß auf die periphere Iris des Sektors ein und es entsteht als leichteste, aber folgenreiche Läsion eine umschriebene Vertiefung der Kammerbucht, bei der die meridionalen Fasern des Ziliarmuskels am Skleralsporn befestigt bleiben (*Rezession des Kammerwinkels*). Eine ähnliche, aber stärkere Prellung mit gering anderer Ausrichtung wird zum Abriß der Iriswurzel (*Iridodialyse*) führen. Die traumatische *Zyklodialyse* ist relativ selten. Sie erfordert eine größerflächige und irregulär auftreffende Kontusion, die oft noch weitere, erhebliche Schäden verursacht (suprachorioidales Hämatom, Linsenluxation). Auch kleine traumatische Zyklodialysen verursachen eine hochgradige *Hypotonie des Augapfels* mit den bekannten Folgen (s. IX.2.1).

*Eine sagittale Prellung* des vorderen Abschnittes wird bei geringer Krafteinwirkung einen Pigmentabdruck des Pupillarsaumes (Vossius-Ring) auf der Linsenvorderkapsel, bei stärkerer kinetischer Energie *Sphinkterrisse* und stärkere *Pigmentverluste* verursachen. Diese Befunde können, je nach der Qualität der Kontusion, auch mit den anderen Schäden kombiniert sein.

Mehr oder weniger ausgedehnte *Zonularupturen* mit entsprechender *Linsenluxation* können nach schweren sagittalen Kontusionen am Limbus auftreten.

*Traumatische Orarisse* werden sowohl nach heftiger punktueller Kontusion am Ort wie auch nach erheblicher größerflächiger *Verformung des Augapfels von der Seite* ausgelöst. Während der letztere Mechanismus allgemein anerkannt ist, sind die Vorstellungen von der kinetischen Energie bei einer kleinflächigen Prellung auch bei erfahrenen Gutachtern oft naiv.

Beispiel: Ein 33jähriger Schlosser erlitt an einem emmetropen Auge eine Prellung durch ein 4 cm langes Stahlstück mit einem Querschnitt von 4 × 4 mm, das beim Hobeln von Stahlplatten als Schlußspan absprang. Obwohl der Werkssanitäter nur eine leichte Rötung feststellen konnte, sah der Verletzte verschwommen und suchte wegen zunehmender Sehverschlechterung am 8. Tag einen Augenarzt auf.
Diagnose: Netzhautriß temporal oben mit nicht mehr frischer Netzhautablösung. Erfolgreiche Operation.
Ein Gutachter beurteilte den möglichen Zusammenhang negativ. Nach Übermittlung technischer Daten führte die Rekonstruktion zu einer physikalischen Berechnung, die ergab, daß der Gewalteinwirkung eine Größenordnung zuzuschreiben war, die dem punktuellen Aufschlag eines Gewichtes von 666 g aus 30 cm Höhe entsprach.

Bei *atypischen* und nur annähernd rekonstruierbaren Unfällen sind die dabei auftretenden physikalischen Kräfte oft nur näherungsweise zu bestimmen. Gerade in solchen Fällen muß der begutachtende Arzt sich jedoch bemühen, durch fachmännische Beratung zu einer *Vorstellung von der Größenordnung* der kinetischen Energie zu kommen. Er sollte sich nicht auf seinen „gesunden Menschenverstand" verlassen. Sowohl bei „typischen", wie auch bei ungewöhnlichen Augenverletzungen werden die wirkenden Kräfte in der Regel erheblich unterschätzt.

Schließlich besteht auch bei der Lokalisation der *Aderhautrupturen* ein topographischer Zusammenhang mit „Anheftungsstellen": ihre Lage wird bestimmt durch die Anordnung der die Sklera durchsetzenden hinteren Ziliararterien. An diesen Durchtrittsstellen ist eine Verschiebung der Aderhaut gegenüber der Sklera nicht möglich.

## Fremdkörperverletzungen

Betrachtet man die *physikalischen Kräfte*, die bei Verletzungen auf die Augen des Menschen einwirken, so kommt die beträchtliche kinetische Energie, die zur Durchschlagung der Augapfelhüllen erforderlich ist, auf sehr verschiedene Weise zustande.

## Meißelsplitter

Dieser bei der handwerklichen Arbeit mit Stahlwerkzeug entstehende Splitter ist in der Mehrzahl durch eine *gute ballistische Gestalt* („Pfeilspitzenform") gekennzeichnet. Die große Mehrzahl dieser Partikel stammt vom Meißel, an dem sich im Laufe der Zeit durch die Verformung des Schlagkopfes ein „Meißelkranz" entwickelt.

Die Hammerbahn, mit der der Meißelkopf geschlagen wird, hat eine deutlich größere Härte, als dieser. Es kommt zu einer allmählichen Kaltverformung des Meißelkopfes. Dabei nimmt sein Verformungswiderstand zu. Dem entspricht eine Verminderung des Formänderungsvermögens. Der Meißelkopf wird härter und spröder. Je mehr dieser Vorgang fortschreitet, desto eher wird eine den Verformungswiderstand übersteigende Hammerkraft zur Absplitterung – also physikalisch zum Bruch führen.

Der Meißelkopf wird auf einen bestimmten Härtegrad vergütet. Dieser liegt etwa 40% tiefer als die Härte, die von der Hammerbahn gefordert wird. Damit will man erreichen, daß einerseits der Verformungswiderstand des Meißelkopfes hoch genug ist, um eine Bartbildung zu vermeiden. Andererseits aber soll er nicht zu hoch liegen, damit das Formänderungsvermögen groß genug bleibt, um eine Absplitterung möglichst zu verhindern.

Experimentelle Untersuchungen [12] und klinische Messungen haben hinsichtlich der *physikalischen Daten* eine sehr gute Übereinstimmung ergeben. Die Mehrzahl (89%) der experimentell erzeugten Meißelsplitter besaßen eine Masse von 0,1–10 mg. Dies entspricht den klinischen Feststellungen [22]. Für die 166 (von 187) experimentellen Splitter mit einer Masse von 0,1–10 mg ergab sich eine mittlere Aufschlagsgeschwindigkeit von 172,03 ± 4,25 m/s. Der Splitter mit der höchsten Geschwindigkeit (384 m/s) hatte eine Masse von 5,3 mg. Klinisch zeigte sich, daß bis 10 mg schwere Meißelsplitter bei einer guten ballistischen Gestalt dieses „Geschosses" die strukturell widerstandsfähigen Augapfelhüllen, Iris, Linse und Glaskörper und *in etwa 6% der Fälle sogar die hintere Augapfelwand* durchschlagen.

Für die Splitter bis zu 10 mg Masse ergibt sich eine mittlere kinetische Energie von $3,3 \pm 0,88 \times 10^5$ erg. Wenn eine *Stahlkugel von 4,4 mm Durchmesser und 340 mg Gewicht* am Augapfel eine Perforationsgeschwindigkeit von 103 m/s und eine kinetische Energie von $180 \times 10^5$ zeigte, so ergibt sich, daß eine solche Stahlkugel zur Perforation des Augapfels gegenüber dem Mittelwert der Splitter unter 10 mg eine kinetische Energie aufbringt, die das 60fache beträgt. Dabei ist jedoch zu bedenken, daß die Hornhaut gegenüber dem Aufprall einer gekrümmten Fläche von 4,4 mm Durchmesser widerstandsfähiger ist, als gegen einen spitzen, projektilartigen Stahlsplitter.

## Kupferdrahtfragmente

Frauen und Männer, die in *Drahtziehereien* arbeiten, wo Kupferdrähte bis hinab zu 0,02 mm gedünnt werden, erleiden gelegentlich eine Verletzung durch wenige mm lange Fragmente des weichen Drahtes im Bereich des Oberkörpers, selten auch einmal des Auges. Ein solcher Draht kann auch eine feine isolierende Lack- oder Kunststoffumhüllung besitzen. Je dünner der Draht, desto schneller läuft er durch die Ziehdüsen. Die Geschwindigkeit kann dann durchaus bei 130–140 km/h liegen.

Reißt der Draht, kann sein vagabundierendes Ende peitschenartig zuschlagen. Uns sind bisher bei 26 Patienten nur Kaliber von 0,3–0,15 mm und Längen von 8,0–2,5 mm (Mittelwert 4,47 mm) bekannt, wenn man 2 atypische Fälle (18 mm/1,5 mm), 11 mm/0,8 mm) ausschließt.

Diese Drahtfragmente sollten wegen ihrer hochgradigen Deformierbarkeit denkbar *schlechte „Geschosse"* sein. Tatsächlich werden etwa die Hälfte in der Endlage winkel- oder U-förmig verbogen aufgefunden. Daß sie dennoch mit einer Ausnahme den Glaskörperraum erreichten und 2 die hintere Bulbuswand penetrierten, deutet darauf hin, daß bei diesem Verletzungsmechanismus wegen der Schnelligkeit des Ablaufes die Deformation erst bei einem hinteren Anschlag erfolgt. Für diese Annahme spricht auch der Umstand, daß manche dieser Verletzungen vom Betroffenen nicht einmal bemerkt werden.

Bei Überlegungen zur kinetischen Energie darf man an ältere Untersuchungen über den „Peitschenschmitzeneffekt" anknüpfen. Als Peitschenschmitze bezeichnet man in das freie Ende der Peitschenschnur eingeflochtene Litzen. In Notzeiten wurden auch Drahtstücke (Telefondraht) verwandt. Damals kamen auch intraokulare Verletzungen vor. Beim *Peitschenknall* ist es zum Absprung kleiner Drahtfragmente mit Augapfelperforation gekommen. Geschwindigkeitsberechnungen gehen von der zum Peitschenknall führenden Überschallgeschwindigkeit aus und führen hinsichtlich der kinetischen Energie zur gleichen Größenordnung, die sich bei den Meißelsplittern ergeben hat. Entsprechendes ist auch für diese Unfälle in der Drahtzieherei anzunehmen.

## Explosion

### Metallfragmente

Bei Explosionen von *Patronen- und Sprengkapselhülsen* werden kleine und mittelgroße (etwa 1,5 × 2,0 mm–5,0 × 8,0 mm) Blechfragmente („Hülsenreißer") meist in den Glaskörper gelangen. Dies geschieht trotz der gegenüber dem Meißelsplitter ungünstigen Geschoßqualitäten (Gestalt eines unregelmäßig ausgerissenen und verbogenen Bleches) und ihres meist größeren Formates mit entsprechend größerem Gewebswiderstand. Sie bestehen in der Mehrzahl aus Messing verschiedenen Kupfergehaltes, reines Kupfer kommt seltener vor. Bei Sprengkapseln kann es sich um Leichtmetall handeln.

Blechfragmente oberhalb der genannten Größen werden selten mit der Erhaltung des Augapfels vereinbar sein. Man darf wohl davon ausgehen, daß die kinetische Energie in den meisten Fällen gegenüber den bisher erörterten Vorgängen um eine Größenordnung höher liegt.

Im Zusammenhang mit dieser schweren Verletzung durch kleine, überwiegend stark toxisch auf den Augeninhalt einwirkenden Metallpartikel muß etwas klargestellt werden. Der Arzt muß wissen, daß es sich dabei *in über 90% der Fälle um „Spielunfälle" handelt*. Im traditionellen Krieg der Armeen fliegen keine kleinen Kupfer- oder Messingpartikel in der Luft herum. Sie stammen ja ausnahmslos von Patronen*hülsen* oder Sprengkapseln.

Auch in selbstgebauten Minen und anderen Sprengladungen, wie sie in regionalen Bürgerkriegen zur Anwendung kommen, wird sich bei allem Einfallsreichtum kaum kupferhaltiges Metall finden.

Nur beim Umgang mit alten Feuerwaffen, die noch zur Jagd oder zum Freudensalut bei Festen verwendet werden (Balkan, Ostmittelmeer, Orient), kommt es bei schadhaftem Schloß einmal zu – dann meist kleinen – Hülsenausrissen, die aus der Waffe stammen.

Eine echte Arbeitsverletzung ist die durch fabrizierten Kupferdraht. Sonst aber kommen die schweren Verletzungen durch inadäquate Behandlung von Patronen mit Hammer und Stein zustande. Deswegen ist es oft so schwer, eine wahre Anamnese zu erhalten.

Diese Patienten ahnen nicht, daß wir in der Röntgenaufnahme ein fast untrügliches Mittel zur objektiven Klärung besitzen. Viele verstehen aber, daß der Operateur Details wissen muß, um Irrwege zu vermeiden. Kinder reagieren auch auf solche Argumente der Erwachsenen höchst ungern. Aber der Arzt wird ja von seiner Kenntnis ausschließlich vor Gericht Gebrauch machen müssen.

**Laborglasfragmente**

Ähnliche Kräfte wirken auch bei vielen Laborexplosionen, die durch scharfkantige Glasfragmente und begleitende Verbrennungen die Augen manches Chemikers zerstört haben.

## LITERATUR

1. Adam C (1922) Über die Mechanik und Wirkung von Gewehr- und Schrapnellkugelschüssen bei Verletzungen des Augapfels und seiner Umgebung. In: Axenfeld Th (Hrsg) Handbuch der Ärztlichen Erfahrungen im Weltkriege 1914/1918, Bd V: Augenheilkunde. Barth, Leipzig, 56–72
2. Axenfeld Th (1922) Augenheilkunde. In: Schjerning, Ov (Hrsg) Handbuch der Ärztlichen Erfahrungen im Weltkriege 1914/1918, Bd V. Barth, Leipzig
3. Barraquer JI (1956) The microscope in ocular surgery. Am J Ophthalmol 42:916–918
4. Blight R, Hart JCD (1977) Structural changes in the outer retinal layers following blunt mechanical nonperforating trauma to the globe: an experimental study. Br J Ophthalmol 61:573–587
5. Bonnet P, Sedan J (1954) Sur le polymorphisme des éléments constituant le trouble de Berlin. Bull Soc Ophtalmol Fr 6:591–597
6. Canavan YM, Archer DB (1982) The traumatized eye. Trans Ophthalmol Soc UK 102:79–84
7. Custodis E (1953) Bedeutet die Plombenaufnähung auf die Sklera einen Fortschritt in der operativen Behandlung der Netzhautablösung? Ber Dtsch Ophthalmol Ges 58:102–105
8. Gorban A (1958) Tongs-shaped pincers for extraction of non-magnetic splinters from the hyaloid. Oftalmol Zh 13:333
9. Harms H (1953) Augenoperationen unter dem binokularen Mikroskop. Ber Dtsch Ophthalmol Ges 58:119–122
10. Hart JCD, Frank HJ (1975) Retinal opacification after blunt non-perforating concussional injuries to the globe. Trans Ophthalmol Soc UK 95:94–100
11. Hart JCD, Natsikos VE, Raistrick ER, Doran RML (1980) Chorioretinitis sclopetaria. Trans Ophthalmol Soc UK 100:276–281
12. Heissmeyer HH, Neubauer H (1965) Experimentelle Untersuchungen zur durchdringenden Meißelsplitterverletzung des Auges. Graefes Arch Clin Ophthalmol 168:599–613
13. Kanski JJ, Spitznas M (1987) Lehrbuch der klinischen Ophthalmologie. Thieme, Stuttgart, New York, S 134f
14. Kasner D (1968) Vitrectomy: a new approach to the management of vitreous. Highlights Ophthalmol 11:304
15. Leydhecker FK (1947) Eine sehr seltene Augenoperation. Extraktion eines in Röntgenbildern kaum nachweisbaren Kupferlitzendrähtchens mittels elektrischer Pinzette. Klin Monatsbl Augenheilkd 111:181
16. Machemer R, Buettner H, Norton EWD (1971) Vitrectomy: a pars plana approach. Trans Am Acad Ophthalmol Otolaryngol 75:813
17. Meyer-Schwickerath G (1950) Koagulation der Netzhaut mit Sonnenlicht. Ber Dtsch Ophthalmol Ges 55:256–259
18. Müller HK (1945) Die Behandlung der Kriegsverletzungen des Auges im Felde. In: Tiel R (Hrsg) Ophthalmologische Operationslehre, Bd 3. Thieme, Leipzig
19. Neubauer H (1953) Zur Technik der Entfernung frei im Glaskörper schwimmender amagnetischer Splitter. Ber Dtsch Ophthalmol Ges 58:231–233
20. Neubauer H (1963) The removal of non-magnetic foreign bodies in the vitreous by aspiration. Trans Ophthalmol Soc UK 83:143–152
21. Neubauer H (1966) Ein Aspirations-Ophthalmo-Endoskop mit Glasfaserbeleuchtung. Klin Monatsbl Augenheilkd 148:720–722
22. Neubauer H (1966) Der intraokulare Fremdkörper. Ber Dtsch Ophthalmol Ges 67:297–317
23. Neubauer H (1967) Der nichtmagnetische intraokulare Fremdkörper. 4. Augenärztetagung der DDR, Dresden 1967, nicht veröff
24. Neubauer H (1977) Der nichtmagnetische Fremdkörper. In: Neubauer H, Rüssmann W, Kilp H (Hrsg) Intraokularer Fremdkörper und Metallose. Bergmann, München, S 343–355
25. Pfeifer HJ (1975) Untersuchungen über Ursache, Klinik und Prognose perforierender Augenverletzungen. Dissertation, Köln
26. Roper-Hall MJ (1959) The treatment of ocular injuries. Trans Ophthalmol Soc UK 79:57–69
27. Roper-Hall MJ, Eustace PE (1986) Verletzungen. In: François J, Hollwich F (Hrsg) Augenheilkunde in Klinik und Praxis. Thieme, Stuttgart, New York, Bd 3/II. S 2.2–2.72
28. Savinkov B (1985) Erinnerungen eines Terroristen. Greno, Nördlingen
29. Schieck F (1922) Verhütung der sympathischen Ophthalmie im Kriege. In: Axenfeld Th (Hrsg) Handbuch der ärztlichen Erfahrungen im Weltkriege 1914–1918, Bd V: Augenheilkunde. Barth, Leipzig, S 123–126
30. Stallard HB (1950) A non-magnetic foreign body extractor. Br J Ophthalmol 34:511–512
31. Szily A v (1918) Atlas der Kriegsaugenheilkunde. Enke, Stuttgart
32. Thorpe HE (1945) Nonmagnetic intraocular foreign bodies. JAMA 127:197
33. Thorpe HE (1956) Intraocular nonmagnetic foreign bodies. Trans Am Acad Ophthalmol Otolaryngol 60:694–706
34. Vaughan D, Asbury T (1983) Ophthalmologie. Übers und bearb von König H und Gassmann HB. Springer, Berlin Heidelberg New York
35. Witmer R (1981) Uvea. In: François J, Hollwich F (Hrsg) Augenheilkunde in Klinik und Praxis, Bd 2. Thieme, Stuttgart New York, S 4.107–4.109
36. Wong VG (1980) Sympathetic ophthalmia. In: Frauenfelder FT, Roy FH (eds) Current ocular therapy. Saunders, Philadelphia London Toronto

# Pathohistologie im Bereich des hinteren Augenabschnittes bei perforierenden Verletzungen

H. Paulmann und B. Kirchhof

Perforierende Verletzungen führen im hinteren Augenabschnitt zu Reaktionen unterschiedlicher makro- und mikroskopischer Ausprägung. Das anfänglich durch die Art und Weise des Traumas bestimmte Bild kann sich im weiteren Verlauf durch *reparative Vorgänge* am Verletzungsort sowie durch die Einbeziehung ursprünglich nicht betroffener Bulbusanteile entscheidend ändern.

Die *Vielzahl der Variablen* erschwert die Prognose im Einzelfall: Heftigkeit und Ausmaß der Verletzung, Struktur und Reaktionsweise des betroffenen Gewebes, Intervall zwischen Trauma und chirurgischer Versorgung, Art der durchgeführten Chirurgie sowie die individuelle Reaktionsweise des Patienten.

Eine *intravitreale Blutung* (z.B. postkontusionell) ist vergleichsweise harmlos, wenn die Bulbushüllen unverletzt sind. Von Monozyten abstammende Makrophagen [10, 11] phagozytieren zelluläre Blutbestandteile im Glaskörper. Über eine lange Zeit kann allerdings das Fibringerüst einer solchen Blutung noch erhalten bleiben (**Abb. XV. 1**) [7]. Die traumatische *hintere Glaskörperabhebung* ist wie die vordere Variante Folge der mechanischen Einwirkung, einer physikochemischen Schrumpfung des Gels [1] und/oder enzymatischer Aktivität von (Erythro-) Makrophagen [14].

Nach *Skleraperforation ohne Verletzung von Linse, Glaskörper oder Netzhaut* folgt die Wundheilung einem phasenhaften Verlauf: Thrombozytenaktivierung, Plättchenaggregation und Fibrinbildung, Phagozytose durch eingewanderte Granulozyten und Makrophagen und Endothelzellsprossung. Gleichzeitig wandern von der Aderhaut und/oder von der Episklera Fibroblasten ein, die durch Kontraktion und Kollagensynthese die vorläufige Narbe bilden. Die Defektheilung bleibt normalerweise auf die Perforationsstelle beschränkt, kann jedoch auch benachbarte Gewebsstrukturen einbeziehen (**Abb. XV. 2**) [17].

Bei *komplizierten Skleraperforationen* sind Netzhaut und Glaskörper, ggf. auch die Linse mitverletzt. Proteinreiches Exudat in der Vorderkammer bzw. im Glaskörperraum deutet auf einen Blut-Augenbarriereschaden, gefolgt von der Invasion neutrophiler Leukozyten und Makrophagen. Eine *Glaskörperblutung* verstärkt diese initiale inflammatorische Phase. Der Glaskörper kondensiert (Zunahme der Fibrillendichte). Die folgende Reparation breitet sich, ausgehend von der verletzten

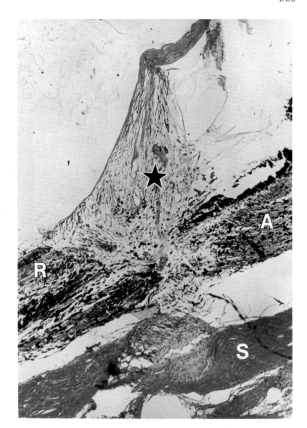

**Abb. XV. 1. Von einem Skleradefekt in Höhe der Ora serrata ausgehende und glaskörperwärts gerichtete Bindegewebs-Proliferation.** Glaskörpergerüst dient als Leitstruktur (*), $R$ = Retina, $A$ = Aderhaut, $S$ = Sklera mit artifiziellem Schrumpfspalt zur Aderhaut hin (Kaninchen, ×80).

Episklera und der Aderhaut, auf das ganze Auge aus. Oberflächen, die mit der Wunde in Verbindung stehen (inkarzerierter Glaskörper oder Netzhaut, Blutkoagel) werden von eingewanderten und proliferierenden Bindegewebszellen als Leitstruktur benutzt [5, 6, 12, 20]. Die Zellen heften sich an den Fibrillen des kondensierten Glaskörpers und an der Netzhautoberfläche an. Die vordere Glaskörperanheftung ist fester als die hintere. Die *vitreoretinale Traktion* entwickelt sich deshalb typischerweise zwischen der Perforationsstelle und der Glaskörperbasis (anterior-posterior) [23] und parallel zur Glaskörperbasis (äquatorial). Fibroblasten, Gliazellen und Pigmentepithelzellen sind unterschiedlich repräsentiert. In den so entstehenden kontraktilen Membranen sind die Zelltypen mit histologischen Techniken bisher nicht sicher zu unterscheiden. Pigmentepithelzellen und Gliazellen können sich in fibroblastenähnliche Zellen umwandeln (Pseudometaplasie [13, 15, 16]). Gegenwärtig wird deshalb mit Hilfe (immun-)histochemischer Techniken versucht, die relative Bedeutung der drei Zelltypen

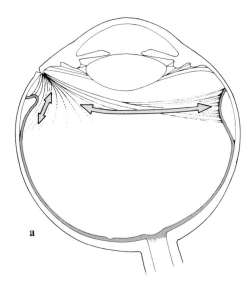 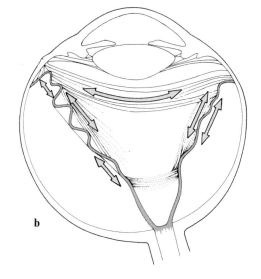

**Abb. XV. 2a, b. Schematische Darstellung der Entwicklung einer Traktionsablatio.** Die Inkarzeration der Glaskörperbasis bei perforierender Verletzung bewirkt zunächst die Traktion und Ausbildung epiretinaler Membranen an der Netzhaut der Verletzungsseite. Die Ablösung der gegenüberliegenden Netzhaut wird verursacht durch *äquatoriale* Traktion in Folge Fibrosierung der Glaskörperbasis (**a**). Die Entwicklung epiretinaler Membranen führt fernerhin durch *anterior-posteriore* Traktion zur Verkürzung der Netzhaut und schließlich zur totalen Traktionsablatio (**b**).

bei der Bildung periretinaler Membranen zuverlässiger zu bestimmen.

*Intraokulares Narbengewebe* (zyklitisch, epi- oder subretinal) ist insbesondere wegen seiner Kontraktionsneigung für das Auge deletär. In der allgemeinen Wundheilung konnte die Kontraktion des Narbengewebes auf Myofilamente (Aktin-Myosin-Komplexe, elektronenmikroskopisch „dense bodies") in Fibroblasten (Myofibroblasten [9]) zurückgeführt werden. Am Auge wird derselbe Mechanismus postuliert [8]. Der Traktionsvorgang, der zur Netzhautablösung führt (Proliferative Vitreoretinopathie), besteht also nicht in einer physikochemischen sondern in einer zellbedingten Zusammenziehung des Glaskörpers. Eine *posttraumatische Amotio* kann zwar zunächst rhegmatogener Natur sein. In der Mehrzahl der enukleierten Augen, ist die Netzhautablösung jedoch auf kontraktile präretinale Membranen zurückzuführen. Die Traktionsablatio wiederum disponiert bei längerem Bestehen zu retroretinalen Membranen.

Ein *intraokularer Fremdkörper* verstärkt die vitreoretinale Fibrose der perforierenden Augenverletzungen noch. Die *Metallose*, besonders ausgeprägt bei kupferhaltigen Fremdkörpern, läuft zweiphasisch ab: Erstens die toxische Wirkung mit partieller Zerstörung der Retina, des Pigmentepithels und Auflösung der Glaskörperstrukturen. Dazu gehört auch die leukozytäre Reaktion in der Umgebung des Fremdkörpers [18]. Zweitens die fibrovaskuläre Reparation, die den Fremdkörper abkapselt und ggf. den gesamten Glaskörper „schwartig" durchsetzt. Sie mündet schließlich in die Atrophie mit Desorganisation (Phthisis bulbi) [19].

*Zusammenfassung:* Die posttraumatische Narbe ist im Auge, wie in der allgemeinen Wundheilung, die Wirkung von Bindegewebszellen, deren Funktionen artifiziell zerlegt werden in Adhäsion, Migration, Proliferation, Kontraktion und Bildung von extrazellulärer Substanz (Kollagen u.a.) [21]. Die Zellen folgen in ihrer Ausbreitung vorgegebenen Leitstrukturen, in verletzten Augen in erster Linie denen des veränderten Glaskörpers und der Netzhautoberfläche. Das inflammatorische Milieu im traumatisierten Glaskörper stellt Modulatoren der genannten Zellfunktionen bereit, die aus dem Serum [4], aus Entzündungszellen [3, 14] und aus dem Glaskörper selber stammen [2]. Kontraktionsfähige Zellen bewirken die Auffältelung der Netzhautoberfläche und zementieren diesen Zustand durch extrazelluläres Kollagen. Kontraktile transvitreale Zellstränge und -Membranen verursachen anterior-posterioren und äquatorialen Glaskörperzug, der unbeeinflußt in Atrophie mit Schrumpfung und Desorganisation des Bulbus endet [22].

## LITERATUR

1. Balazs JM (1986) The molecular biology of vitreous. In: McPherson S (ed) New and controversial aspects of retinal detachment. Harper & Row, New York, pp 3–15

2. Burke JM, Foster SJ (1982) Injured vitreous stimulates DNA synthesis in retinal pigment epithelial cells in culture and within the vitreous. Graefes Arch Clin Exp Ophthalmol 218:135–155
3. Burke JM, Twining SS (1987) Vitreous macrophage eliction: generation of stimulants for pigment epithelium in vitro. Invest Ophthalmol Vis Sci 28:1100–1107
4. Campochiaro PA, Jerdan JA, Glaser BM (1984) Serum contains chemoattractants for human retinal pigment epithelial cells. Arch Ophthalmol 102:1830–1833
5. Cleary PE, Ryan SJ (1979) Experimental posterior penetrating eye injury in the rabbit. II. Histology of wound, vitreous, and retina. Br J Ophthalmol 63:312–321
6. Cleary PE, Minckler DS, Ryan SJ (1980) Ultrastructure of traction retinal detachment in the rhesus monkey eye after posterior penetrating ocular injury. Am J Ophthalmol 90:829–845
7. Forrester JV, Grierson I, Lee WR (1979) The pathology of vitreous hemorrhage. II. Ultrastructure. Arch Ophthalmol 97:2368–2374
8. Forrester JV, Dorcherty R, Kerr C, Lackie JM (1986) Cellular proliferation in the vitreous: the use of vitreous explants as a model system. Invest Ophthalmol Vis Sci 27:1085–1094
9. Gabbiani G, Hirschel BJ, Ryan GB, Statkov PR, Majino G (1972) Granulation tissue as a contractile organ. A study of structure and function. J Exp Med 135:719–734
10. Ginsel LA, Rijfkogel LP, Daems WT (1985) A dual origin of macrophages? Review and hypothesis. In: Reichard S, Kojima M (eds) Macrophage biology. Alan, New York, pp 621–649
11. Gloor BP (1974) On the question of the origin of macrophages in the retina and the vitreous following photocoagulation (autoradiographic investigations by means of 3H-thymidine). Graefes Arch Ophthalmol 190:183–194
12. Haferkamp O (1980) Allgemeine Pathologie der Wundheilung. In: Naumann GOH, Gloor B (Hrsg) Wundheilung des Auges und ihre Komplikationen. Bergmann, München
13. Harada T, Chauvaud D, Pouliquen Y (1981) An electron-microscopic study of the epiretinal membrane of human eyes. Graefes Arch Clin Exp Ophthalmol 215:327–339
14. Hui YN, Sorgente N, Ryan SJ (1987) Posterior vitreous separation and retinal detachment induced by Macrophages. Graefes Arch Clin Exp Ophthalmol 225:279–284
15. Mandelcorn MS, Machemer R, Fineberg E, Hersch SB (1975) Proliferation and metaplasia of intravitreal retinal pigment epithelium cell autotransplants. Am J Ophthalmol 80:227–237
16. Mueller-Jensen K, Machemer R, Azarina R (1975) Autotransplantation of retinal pigment epithelium in intravitreal diffusion chamber. Am J Ophthalmol 80:530–537
17. Naumann GOH (1980) Pathologie des Auges. In: Doerr W, Seifert G, Uehlinger E (Hrsg) Spezielle pathologische Anatomie, Bd 12. Springer, Berlin Heidelberg New York
18. Neubauer H, Bös W (1967) Chalcosis corporis vitrei. Ber Dtsch Ophthal Ges 68:98–102
19. Paulmann H, Behrend K (1979) Netzhaut- und Glaskörperverhalten bei experimenteller Chalcosis. Sitzungsber 135. Vers Rhein-Westf Augenärzte, S. 43–49
20. Ryan SJ, Cleary PE (1983) Experimental model of posterior penetrating injury. Symposium on medical and surgical diseases of the retina and vitreous. Trans New Orleans Acad Ophthalmol 31:122–128
21. Ryan SJ (1985) The pathophysiology of proliferative vitreoretinopathy and its management. Am J Ophthalmol 100:188–193
22. Stefani FH (1980) Der Prozeß der Phthisis bulbi. In: Naumann GOH, Gloor B (Hrsg) Wundheilung des Auges und ihre Komplikationen. Bergmann, München, S. 127–131
23. Topping TM, Abrahams GW, Machemer R (1979) Experimental double-perforating injury of the posterior segment in rabbit eyes. Arch Ophthalmol 97:735–742

# XV. Chirurgie bei Verletzungen des Augapfels

## A. Chirurgie bei Kontusionen und Perforationen

Th.N. Waubke und K.B. Mellin

INHALT

| | | |
|---|---|---|
| 1 | Operationen nach Kontusionen | 567 |
| | Allgemeine Gesichtspunkte | 567 |
| 2 | Operationen nach Bulbuskontusion | 569 |
| 2.1 | Behandlung kornealer Wunden | 569 |
| 2.2 | Behandlung konjunktivaler Wunden | 569 |
| 2.3 | Behandlung skleraler Wunden | 569 |
| 2.4 | Behandlung von Irisverletzungen | 570 |
| 2.5 | Behandlung von Ziliarkörperläsionen (Ziliarmuskelsehnenabriß, Hypotoniesyndrom) | 573 |
| 2.6 | Operation der Kontusionskatarakt | 573 |
| 2.7 | Spätkomplikationen nach Bulbuskontusionen | 576 |
| | Literatur | 577 |
| 3 | Operationen nach Perforationen | 580 |
| | Allgemeine Gesichtspunkte bei Bulbusperforationen | 580 |
| 3.1 | Primäre Wundversorgung bei Augapfelperforationen | 582 |
| 3.1.1 | Wiederherstellung der vorderen Augenkammer | 582 |
| 3.1.2 | Nahttechnik | 583 |
| 3.1.3 | Verbandlinsen | 585 |
| 3.1.4 | Wundklebung | 586 |
| 3.1.5 | Versorgung von Hornhautwunden | 586 |
| 3.1.6 | Hornhautwunden mit Irisbeteiligung | 589 |
| 3.1.7 | Verletzungen im Limbusbereich | 592 |
| 3.1.8 | Verletzungen mit Linsenbeteiligung | 594 |
| 3.1.9 | Verletzungen der Sklera | 596 |
| 3.1.10 | Kombinierte Verletzungen | 597 |
| 3.1.11 | Bindehaut und Tenon | 597 |
| 3.1.12 | Nachbehandlung | 597 |
| 3.2 | Sekundäre Wundversorgung und Operationen bei Frühkomplikationen | 599 |
| 3.2.1 | Sekundäre Operationen an der Bindehaut | 599 |
| 3.2.2 | Sekundäre Operationen an der Hornhaut | 599 |
| 3.2.3 | Sekundäre Operationen an der Iris | 601 |
| 3.2.4 | Sekundäre Operationen an der Linse | 602 |
| 3.2.5 | Sekundäre Operationen an der Sklera | 603 |
| 3.2.6 | Sekundäre Operationen bei Drucksteigerung | 604 |
| 3.2.7 | Operationen bei Infektionen | 605 |
| 3.3 | Operationen bei Spätkomplikationen | 605 |
| 3.3.1 | Spätkomplikationen an der Bindehaut | 606 |
| 3.3.2 | Spätkomplikationen an der Hornhaut | 606 |
| 3.3.3 | Spätkomplikationen an der Uvea | 606 |
| 3.3.4 | Epithelzysten und Epitheleinwachsung | 607 |
| 3.3.5 | Spätkomplikationen an der Linse | 607 |
| 3.3.6 | Sekundärglaukom | 609 |
| 3.3.7 | Sympathische Ophthalmie | 610 |
| 3.3.8 | Phthisis bulbi | 610 |
| | Literatur | 610 |

## 1 Operationen nach Kontusionen

### Allgemeine Gesichtspunkte

### Definition

Bulbuskontusionen sind diejenigen Verletzungen am Auge, die durch *Einwirkung stumpfer Gewalt* hervorgerufen werden. Das Ausmaß der Schädigung ist abhängig einerseits von der kinetischen Energie, die auf das Auge einwirkt, andererseits von der Art des Gegenstandes, der das Auge trifft. Auf die mechanischen Vorgänge wird weiter unten eingegangen. Die Veränderungen am Bulbus können sehr unterschiedlich sein; sie reichen von rasch reversiblen Verformungen des Augapfels, Schädigungen der Gewebe im Augeninneren bis hin zu Rupturen der äußeren Bulbushüllen. Je spitzer der einwirkende Gegenstand ist, um so eher besteht die Möglichkeit einer *umschriebenen Berstung*.

### Vorkommen und Ursachen

Unfallstatistiken größerer Kliniken weisen einen unterschiedlichen Anteil von Kontusionsverletzungen auf, sicher abhängig von Region und Bevölkerungszusammensetzung; in der Regel liegt der Anteil bei 20–40% aller Augenverletzungen [23, 52, 59, 88, 112].

Während bei Verletzungen am *Arbeitsplatz* das Verhältnis von Augenperforationen zu Kontusionsverletzungen etwa 2:1 beträgt, findet sich bei Verletzungen im *Kindesalter* ein Verhältnis von 1:1, bei Unfällen in

---

Die Darstellung der Operationsschritte entspricht der Sicht eines hinter dem Kopf des Patienten sitzenden Operateurs

der *Freizeit* sogar von 1:1,5. Augenverletzungen beim *Sport* sind fast ausschließlich Kontusionsverletzungen [3, 25, 48, 52, 78].

Die Zahl der Verletzungen am Arbeitsplatz ist in den letzten Jahren durch Arbeitsschutzmaßnahmen und zunehmende Mechanisierung deutlich zurückgegangen. Allerdings kann die Technisierung auch zu einem Wandel der Verletzungsmechanismen führen. Durch zunehmende Verwendung von Hochdruckschläuchen in der Bauindustrie und vor allen Dingen durch Hydraulikanlagen im Bergbau ist es in den letzten Jahren zu einem deutlichen Anstieg der Prellungsverletzungen durch Hochdruckschläuche gekommen [58, 69].

Infolge vermehrter Freizeit häufen sich Verletzungen bei Heim- und Hobby-Handwerkern. Auch durch den Breitensport ist eine erhöhte Gefährdung gegeben, so vor allen Dingen bei Tennis, Hockey, Fußball, Handball und Squash, aber auch beim Wintersport [53, 103, 119].

Die häufigsten Ursachen von Bulbuskontusionen im Kindesalter sind nach wie vor Steinwurf-, Schneeballund Stockverletzungen, bei Erwachsenen Verletzungen durch tätliche Auseinandersetzungen, Holzhacken, Sektkorken, u.a. So haben die Kontusionsverletzungen aller Schweregrade prozentual und wahrscheinlich auch absolut deutlich zugenommen.

## Verletzungsmechanik

BERLIN [10] beschrieb 1873 Prellungsfolgen an der Netzhaut, die er als *Commotio retinae* bezeichnete. 1875 versuchte v. ARLT [6], die mechanischen Vorgänge bei Kontusionen zu erklären. 1887 führte FÖRSTER [44] erstmalig Schädigungen auf, die durch Druckwellen in Folge der Prellung hervorgerufen werden.

Trotz zahlreicher Überlegungen und Versuchsanordnungen [26, 37, 38, 60, 76] konnten die exakten Vorgänge bis heute nur teilweise geklärt werden.

Entscheidend für das Verständnis der Prellungsvorgänge ist die Tatsache, daß das Auge sich bei stumpfen Einwirkungen von außen wie ein flüssigkeitsgefüllter Hohlkörper verhält, hierauf hat 1900 OGILVIE [79] erstmals hingewiesen.

Bei einer stumpfen Einwirkung, aber kleinflächigen Kontusion kann es zu einer Schädigung im Bereich der Auftreffstelle kommen. Ferner können wegen der Inkompressibilität des Augeninneren Verletzungsfolgen an allen äußeren Hüllen auftreten.

Insbesondere kann eine Schädigung durch die entstehende Druckwelle als Contre-Coup-Effekt auf der der Einwirkung gegenüberliegenden Bulbuswand zustandekommen [10, 28, 120].

WOLTER [120] entwickelte eine Wellentheorie; danach sind wesentlich die Verformung des Bulbus in Abhängigkeit von Ort, Richtung, Größe, Fläche der Prellung sowie die kinetische Energie.

Kommt es in Folge einer *direkten Prellung* zu erheblichen Massenverschiebungen im Augeninneren, so führt die Deformation zu einer Veränderung der Abstände in den Anheftungszonen von Uvea und Glaskörper [35]. Daraus resultieren alle bekannten Folgen von der Irisverletzung, über Ziliarkörperabriß, Linsenluxation, Aderhautruptur, bis hin zur Ruptur der äußeren harten Hüllen des Auges.

*Berstungen*, eine Kombination von Kontusion und Perforation, haben einen speziellen Entstehungsmechanismus: Ein *stumpfer Gegenstand mit kleiner Fläche* muß mit hoher kinetischer Energie (Masse und Geschwindigkeit) auf das Auge treffen; es kommt dabei nicht nur zu einer Verformung des gesamten Bulbus, sondern auch zum Einreißen der äußeren Hüllen im Bereich der umschriebenen Einwirkung. Diese Verletzungen sind dann prognostisch ungünstig und in der Versorgung schwierig, wenn neben der äußeren Berstung erhebliche Gewebszerfetzungen im Augeninneren entstehen. Anteile des Augeninneren können bei derartigen Berstungen teilweise oder vollständig verloren gehen.

Im vorderen Bulbusabschnitt finden sich typischerweise von Bindehaut gedeckte Sklerarupturen im Limbusbereich [75]. Bei der früher häufig vorkommenden Verletzung durch einen Kuhhornstoß konnte es zu einer Verlagerung der Linse unter die Bindehaut kommen. Rupturen im hinteren Abschnitt liegen meist zirkulär um den Sehnerven [26]. Für ihre Lokalisation spielen die Eintrittsstellen der hinteren kurzen Ziliararterien eine Rolle.

Bei den Überlegungen zu mechanischen Vorgängen von Bulbusprellungen muß berücksichtigt werden, daß Narben einen Locus minoris resistentiae darstellen [56]. Die Versorgung derartiger Verletzungen wird hier nicht abgehandelt, sie gehört zu den Komplikationen der jeweiligen Operationen.

Verteilt sich bei einer Prellung der Druck gleichmäßig auf den Orbitainhalt, so kann der Augapfel selbst bei knöcherner Orbitawandverletzung intakt bleiben. Ob eine sog. *Blow-Out-Fracture*, wie es in früheren Veröffentlichungen beschrieben ist, allein durch Einwirkung auf den weichen Orbitainhalt zustandekommen kann, muß nach neueren Untersuchungen als fraglich bezeichnet werden. Es ist anzunehmen, daß bei unverletztem Auge doch immer eine erhebliche Gewalteinwirkung auf den unteren Orbitarand stattgefunden hat [34].

## Primäre Maßnahmen

Wie bei allen Verletzungen ist die *Erhebung einer genauen Anamnese* sehr wichtig, weil sie Rückschlüsse auf Art und Ausmaß der Kontusion zuläßt. Die Angaben des Patienten dürfen aber nicht überbewertet werden; einerseits kann der Patient unter Schock stehen, andererseits kann er bestrebt sein, einen Verursacher nicht zu belasten, wenn es sich um Verletzungen beim Sport oder bei persönlichen Auseinandersetzungen handelt. Bewußt falsche Angaben kommen vor allem bei Kindern und bei Erwachsenen nach Unfällen im privaten Bereich vor.

Die Befunderhebung bei leichterer Kontusion bereitet meist keine Schwierigkeiten. Allerdings gehen stumpfe Traumen nicht selten mit einer erheblichen Lidschwellung einher; Ödeme oder Hämatome können die Untersuchung des Bulbus erheblich erschweren. In jedem Fall muß geklärt werden, ob eine Ruptur vorhanden ist. Bei Kindern ist gelegentlich eine *Kurznarkose zur Diagnostik* erforderlich.

Außer der Inspektion und Untersuchung an der Spaltlampe und mit dem Ophthalmoskop können Zusatzuntersuchungen zur Diagnostik notwendig sein. *Ultraschalluntersuchung, Computertomographie und Kernspintomographie* sind zur Diagnostik im hinteren Bulbusabschnitt hilfreich. Der *Augeninnendruck* hat bei Verletzungen nur einen bedingten Aussagewert, da es auch bei Bulbusrupturen zu Einblutungen und damit erhöhtem Innendruck kommen kann.

**Indikation zur operativen Intervention**

Eine Indikation zu sofortigem operativem Vorgehen ist immer dann gegeben, wenn der Bulbus eröffnet ist. Aber gerade nach Kontusionen werden häufig von Bindehaut gedeckte Sklerarupturen beobachtet. Schon der Verdacht auf eine Bulbusruptur macht eine explorative Eröffnung der Bindehaut notwendig. Eine erhebliche Bindehautunterblutung mit Chemosis bei fehlendem Funduseinblick infolge Einblutung sowie eine massive Bulbuseinblutung bei gleichzeitig sehr niedrigem Augeninnendruck sind nicht selten klinische Zeichen einer Skleraruptur. Die Ergebnisse einer Ultraschalluntersuchung, Computertomographie und Kernspintomographie tragen dann wesentlich zur Klärung der Indikation zur Operation bei.

## 2 Operationen nach Bulbuskontusion

### 2.1 Behandlung kornealer Wunden

Durch Kontusion verursachte Verletzungen der Kornea sind Epitheldefekte, Stromaödem, Descemeteinrisse und Endothelschäden [41, 71, 81, 87, 96]. Diese Veränderungen bedürfen keiner operativen Therapie. Die Versorgung von Perforationen der Hornhaut bei Berstungsverletzungen richtet sich nach den in Kapitel XV. A. 3 abgehandelten Richtlinien.

### 2.2 Behandlung konjunktivaler Wunden

Zerreißungen der Bindehaut sind nach Bulbuskontusionen relativ selten. Liegen *Bindehautwunden* vor, so werden die Defekte durch Nähte (8-0 Seide oder resorbierbarer Kunststoff) geschlossen. Eine Bindehautwunde sollte stets zur Inspektion der Sklera benutzt werden, um eine Skleraruptur auszuschließen.

### 2.3 Behandlung skleraler Wunden

Abhängig von der Gewalteinwirkung können Rupturen in allen Sklerabereichen beobachtet werden [26]. Vordere Sklerarupturen verlaufen häufig limbusparallel, entweder unmittelbar im Limbusbereich oder auch etwas weiter hinten im Bereich der Muskelansätze. Hintere Sklerarupturen finden sich typischerweise bogenförmig um den N. opticus; sie sind einer operativen Versorgung oft schwer zugänglich [35, 75].

*Vordere gedeckte Sklerarupturen* müssen dargestellt und versorgt werden. Bei der Operation sollte die Bindehauteröffnung immer unmittelbar am Limbus erfolgen. Die Tenon-Kapsel sollte stumpf von der Sklera getrennt werden, bis der vordere Wundrand sichtbar wird. Der hintere Wundrand wird immer an der Tenon-Bindehaut hängen und sollte vorsichtig nach vorne gezogen und dargestellt werden. Sobald die Sklerawundränder an einer umschriebenen Stelle dargestellt sind, wird eine erste Situationsnaht gelegt. Diese erleichtert die weitere Präparation der Wundränder, die schrittweise mit Einzelknopfnähten versorgt werden müssen (**Abb. XV. A. 1**).

Als Nahtmaterial empfiehlt sich im Limbusbereich ein 9-0 Nylonfaden, im vorderen Sklerabereich bis zum Ziliarkörper ein Nahtmaterial aus 8-0 Vicryl, hinter dem Ziliarkörper 6-0 Vicryl. Die Fadenstärke sollte außer der Lage der Ruptur auch von der Länge der Wundränder abhängig gemacht werden. Grundsätzlich muß zur Wundadaptation um so stärkeres Nahtmaterial verwendet werden, je ausgedehnter die Wunde ist.

Liegt die *Ruptur limbusparallel* vor dem Ziliarkörper, so kann es zu einer Pupillenverziehung mit Vorfall der Iriswurzel in die Sklerawunde kommen.

Die Dauer der Irisinkarzeration in die Sklerawundränder sowie die Ausdehnung des Irisprolapses sind für die Entscheidung zur Irisreposition bzw. Irisausschneidung maßgebend. Ist eine Reposition der Iris mit Spatel

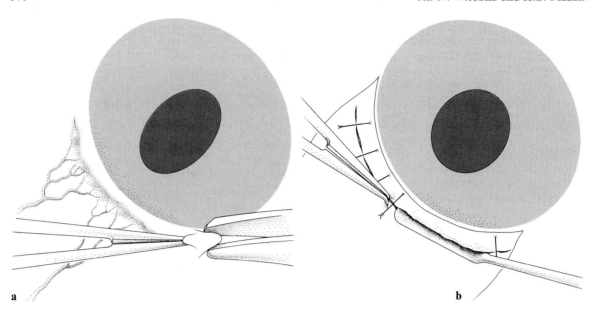

**Abb. XV. A. 1 a, b. Versorgung einer vorderen Skleraruptur.**
**a** Peritomie und Mobilisation der Bindehaut am Limbus mit sorgfältiger Darstellung der Wundränder der Sklera.
**b** Die Iriswurzel ist in der Regel nur in den mittleren Wundanteilen vorgefallen. Es wird daher von der Peripherie zur Mitte hin genäht. Dabei wird die Iris vorsichtig mit dem Spatel zurückgehalten. Nach völligem Verschluß der Sklerawunde erfolgt die Readaption der Bindehaut durch 2 seitliche Spannnähte am Limbus.

bei gleichzeitiger Druckentlastung der vorderen Augenkammer nicht möglich, so wird eine Iridektomie erforderlich. Liegt die Sklerarupur über dem Ziliarkörper, so sollte bei der Versorgung der Sklerawunde dies durch tiefliegende, den Ziliarkörperansatz miterfassende Nähte berücksichtigt werden.

*Radiäre Rupturen* können von der Hornhaut bis in den Äquator reichen.

Nach einer Situationsnaht am Limbus wird die Bindehaut im Wundbereich mobilisiert und die Sklerawunde schrittweise mit Einzelknopfnähten versorgt. Vorgefallener Ziliarkörper sollte stets reponiert werden. Liegen Blutungen vor, sollte die Wunde mit Ringerlösung abgespült werden, um die Blutungsquelle sichtbar zu machen; diese wird dann mit einem bipolaren Kauter verschlossen. Ob eine Irisabtragung notwendig oder eine Reposition möglich ist, muß im Einzelfall entschieden werden. Der Wundverschluß von Hornhaut und Sklera erfolgt mit tiefgreifenden Einzelknopfnähten.

## 2.4 Behandlung von Irisverletzungen

Prellungsverletzungen an der Iris sind *Sphinktereinrisse, Einrisse der Irisbasis* („Angle recession") und Abrisse der Iris an der Wurzel, *Iridodialysen*. Die Verletzungen der Uvea gehen meist mit einer Blutung in die Vorderkammer einher [29, 33, 39, 85, 114].

Die Resorption von Blut aus der Vorderkammer erfolgt über das Trabekelwerk wie auch über Teile der Uvea. Insofern wird die Rückbildung eines Hyphämas einmal von der Fähigkeit zur Resorption, zum anderen vor allen Dingen aber durch die Menge des Blutes und die Höhe des intraokularen Druckes bestimmt. Vor allem spielen aber die sehr empfindlichen Kammerwinkelstrukturen, die für die Regulierung des Flüssigkeitswechsels verantwortlich sind, eine entscheidende Rolle [5, 7, 90].

Die Verlagerung der Iriswurzel nach hinten wurde 1917 von COLLINS [30] als „angle recession" beschrieben. Klinische Bedeutung kommt dieser Veränderung nur dann zu, wenn es zu Störungen des Flüssigkeitswechsels kommt. Eine traumatische Zyklodialyse ist für die Hypotonie verantwortlich.

Für die sekundären Augeninnendrucksteigerungen werden narbige Veränderungen im Bereich des Trabekelwerkes angeschuldigt [18, 51, 54, 57, 89, 98, 101, 116, 122].

### Vorgehen bei Vorderkammerblutungen (Hyphäma)

Die *konservative Behandlung* bei Hyphäma wird außerordentlich kontrovers diskutiert. Insbesondere ist der Einsatz pupillenwirksamer Medikamente strittig. Miotika werden empfohlen, aber auch die Weitstellung der

XV.A. Chirurgie bei Kontusionen und Perforationen

Pupille mit Atropin oder Homatropin [36, 62, 102]. Von vielen Autoren wird eine Mydriasis als unnötig, gefährlich und deshalb kontraindiziert angesehen, eben weil das Blut teilweise durch die Oberfläche der Iris resorbiert wird [37].

Lokale und systemische Kortikosteroidgaben werden ebenfalls diskutiert [92, 99, 121]. Während Kortikosteroide eine Iridozyklitis verhindern können, führen sie auf der anderen Seite zu einer Verschlechterung der Blutresorption [9, 84].

Weitere Therapien mit unterschiedlichsten Wirkungsmechanismen werden empfohlen, so Karboanhydrasehemmer, Azetylsalizylsäure sowie Fibrinolytica [8, 15, 17, 27, 45, 47, 94, 97, 108].

Die Indikation zu einem *operativen Vorgehen* bei einem Hyphäma hängt von der Fähigkeit zur Resorption des Blutes und von dem intraokularen Druck ab. Ein operativer Eingriff wird notwendig, wenn eine intraokulare Drucksteigerung medikamentös nicht zu beherrschen ist und wenn eine Resorption des Blutes innerhalb der ersten 3–4 Tage nach dem Unfall nicht sichtbar wird.

Drucksteigerungen treten vor allen Dingen bei sekundären Einblutungen auf, die bei Kindern und Jugendlichen wesentlich häufiger vorkommen als bei Erwachsenen [37, 64, 98].

Die *Parazentese* kommt als kleinster operativer Eingriff mit Ablassen der flüssigen Anteile des Hyphämas in Betracht. Die Auffüllung der Vorderkammer mit Luft [115] wird ebenso wie die Spülung mit Streptokinase [97] und Urikinase [86] empfohlen. Früher wurde eine Parazentese am sitzenden Patienten durchgeführt, sie beschränkte sich auf die Punktion der Vorderkammer. Heute sollte die Operation immer unter mikrochirurgischen Bedingungen durchgeführt werden, um ggf. weitere operative Schritte anschließen zu können. Es empfiehlt sich, durch die Parazentese zunächst eine Druckentlastung zu schaffen.

Dies sollte sehr langsam erfolgen, um zu verhindern, daß es durch die Druckentlastung zu einer Blutgefäßeröffnung kommt. Tritt während der Operation eine Nachblutung ein, muß auf ein weiteres Vorgehen zu diesem Zeitpunkt verzichtet werden.

Wird keine Nachblutung sichtbar, so wird der korneosklerale Schnitt geringfügig erweitert und zunächst die vordere Augenkammer vorsichtig mit Kammerwasserersatzflüssigkeit gespült (**Abb. XV. A. 2**). Meist wird dabei das Ausmaß des koagulierten Blutes deutlich. Der Schnitt wird dann nochmals erweitert, um die Blutkoagula mechanisch entfernen zu können (**Abb. XV. A. 3**).

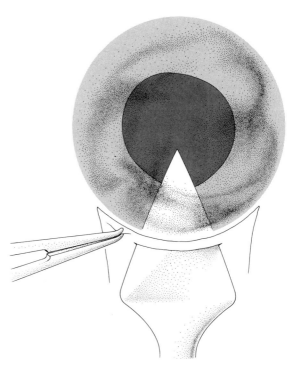

**Abb. XV. A. 2. Ablassen einer Vorderkammerblutung.** Die Vorderkammer wird zunächst nur punktförmig eröffnet, um so eine langsame Druckentlastung zu erreichen. Erfolgt keine Nachblutung, kann der Schnitt zum Spülen erweitert werden.

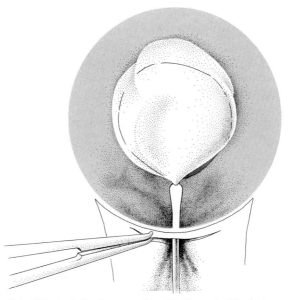

**Abb. XV. A. 3. Entfernung eines Blutkoagels.** Nach Ausspülen der flüssigen Blutanteile werden häufig Blutkoagel sichtbar. Man kann versuchen, sie mit einer stumpfen Spülkanüle abzusaugen. Wenn dies nicht gelingt, sind sie durch Expression zu entfernen. Dazu ist eine Schnitterweiterung erforderlich.

Diese sollten nicht mit einer Pinzette gefaßt, sondern mit einer Knopfkanüle oder mit einem Saug-Spül-Gerät bei geringer Spülwirkung angesaugt werden, um mechanische Schäden zu vermeiden. Besonders ist dabei auf die Schonung der Irisstrukturen und der Linse zu achten.

Kommt es unter dieser Manipulation zu einer erneuten Blutung, ist es gerechtfertigt, mit einer suprareninhaltigen verdünnten Ringerlösung zu spülen (1 ml Suprarenin 1:1000 auf 10 ml Ringerlösung).

Will man den Nachteil eines vollständigen Druckabfalles in der vorderen Augenkammer vermeiden und am „geschlossenen System" arbeiten, muß man zur Perfusion eine zweite Parazentese anlegen. Ist es schwierig, Blutreste aus dem Kammerwinkel zu entfernen, kann anstatt des Saug-Spül-Gerätes eine Spritze mit Knopfkanüle zum Ansaugen und Herausziehen nützlich sein.

Ausgedehnte Blutkoagula können nach breiter Eröffnung der Vorderkammer durch Massage entfernt oder mit dem Kryostilett extrahiert werden [21, 50, 91] (**Abb. XV. A. 4**).

### Behandlung der traumatischen Iridodialyse

Eine Indikation zur operativen Versorgung traumatischer Folgen an der Iris kann bei einer *Iridodialyse* gegeben sein. Iridodialysen sind meist Ausdruck einer schweren Schädigung des Auges und können mit Linsenluxationen und Glaskörpervorfall einhergehen. Dementsprechend muß im Einzelfall entschieden werden, ob eine operative Versorgung eine Verbesserung der Funktion erbringt. Nicht selten zwingen Linsentrübungen ohnehin zu einer operativen Revision. Verklebungen der Iris

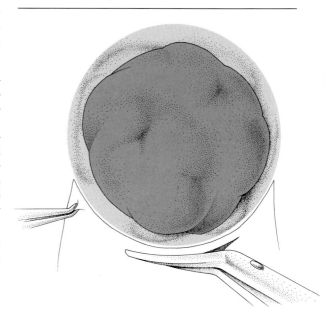

**Abb. XV. A. 4a, b. Entfernung eines großen Blutkoagulums aus der Vorderkammer.**

**a** Nach Peritomie im unteren Drittel des Limbus und Mobilisation einer Bindehautschürze wird eine Lanzen-Parazentese vorgenommen (s. Abb. XV.A.2). Seitliche Schnitterweiterung mit Troutman-Scheren.

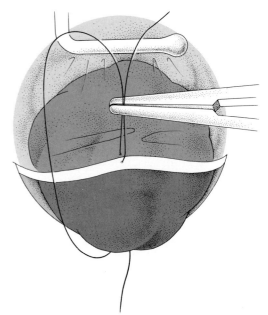

**b** Bei 6 Uhr wird ein Korneoskleralfaden vorgelegt und seine Schlinge zur Seite gelegt. Unter mäßigem Druck, der von der oberen Sklerokornealzone langsam nach unten geführt wird, läßt sich das Koagulum durch die weit geöffnete Wunde exprimieren. Reste werden dann ausgespült.
Bei derber Konsistenz des Gerinnsels kann man es gelegentlich mit einer Kältesonde extrahieren.

Manchmal erweist sich eine Füllung der vorderen Kammer mit Natriumhyaluronat als hilfreich, die von einer Parazentese am oberen Limbus ausgeführt wird. Der große Korneoskleralschnitt wird durch Knüpfen des vorgelegten Fadens korrekt readaptiert. Sorgfältiger Wundverschluß mit Mikroseide 8-0, Readaptation der Bindehautschürze mit Hilfe von 2 Spannähten.

mit der Linse bilden insbesondere bei Luxationen oft den letzten Halt für die Linse.

Besteht eine *isolierte Iridodialyse*, so kann eine Wiederanheftung aus kosmetischen oder funktionellen Gründen indiziert sein (s. Kap. IX. 1.3.2.1).

In jedem Falle sollte die Wiederanheftung vor einer *Verklebung* der Iris mit der Linse erfolgen, d.h. in der Regel schon wenige Tage nach dem Trauma, sobald die vordere Augenkammer reizfrei erscheint und die Gefahr einer Nachblutung gering ist. Die Irisfixation nach der Methode von McCannel hat sich bewährt [68] (**Abb. XV. A. 7**). Das Verfahren ist in Kap. IX. 1.2.3.1 dargestellt.

## 2.5 Behandlung von Ziliarkörperläsionen (Ziliarmuskelsehnenabriß, Hypotoniesyndrom)

Der Begriff der traumatischen Zyklodialyse wurde 1896 von v. Arlt [6] geprägt; den Abriß des Ziliarmuskels vom Sklerasporn beschrieb Collins [30].

Wie häufig die traumatische Zyklodialyse vorkommt, wird unterschiedlich angegeben [37, 123].

Die Diagnose dieser Veränderung ist im frischen Stadium schwierig, da Blutungen den Kammerwinkel überdecken und die Resorption von Blut über das Trabekelwerk den Augeninnendruck aufrechterhält. Nach Resorption der Blutungen im Kammerwinkel wird die Diagnose mit der Gonioskopie gestellt. Liegt gleichzeitig eine Linsensubluxation vor, so kann dies die Diagnose erschweren. Eine über Wochen andauernde Hypotonie des Bulbus nach einer Kontusion sollte immer den Verdacht auf eine traumatische Zyklodialyse lenken.

Die sekundären Folgen wie Stauungspapille e vacuo und Makulaödem mit Netzhautfältelung werden erst nach einigen Wochen beobachtet. In diesen Fällen ist eine operative Versorgung unbedingt erforderlich. Zahlreiche Modifikationen der Operation zur Wiederanheftung des Ziliarkörpers sind angegeben worden [11, 49, 65, 66, 67].

Zur medikamentösen Behandlung des Hypotoniesyndroms wurden subkonjunktivale Injektionen mit Phosphorylcholinchlorid benutzt [15].

Auch nach langdauernder Mydriatikagabe wurden Tensionsanstiege beobachtet [61].

Nach Injektion mit körpereigenem Fibrin in die vordere Augenkammer [118] und Kaliumkarbonat [110] sowie Blut [95] wird über Verschlüsse des Iridodialysespaltes berichtet.

Die operative Therapie des Hypotoniesyndroms durch Verschluß des Zyklodialysespaltes wurde zum ersten Mal 1952 von Vannas und Björkenheim [109] beschrieben. Bei diesem Verfahren wurde Diathermie angewandt. Zahlreiche Veröffentlichungen beschäftigen sich mit dieser Technik; es wurden sowohl die Oberflächen-Diathermie, wie die Punktion der Flüssigkeit im Bereich des abgehobenen Ziliarkörpers praktiziert [24, 67, 95, 109, 110].

Auch eine Therapie mit Kryokoagulation des freigelegten Ziliarkörpers wird empfohlen; zur Abdichtung wurde Fibrospum in den Spalt zwischen Ziliarkörper und Sklera gebracht [49].

In der Praxis bewährt haben sich vor allem die Verfahren, bei denen die Nahtfixation der Ziliarkörpersehne mit Diathermie, Einlagerung von Fibrospum oder Humanfibrinkleber kombiniert wird [65, 66, 70]. Auch sehr ausgedehnte Abrisse des Ziliarkörpers können nach dieser Methode refixiert werden [77] (s. Kap. IX. 2.1). Hierzu wird zuvor die Sklera im Bereich des abgelösten Ziliarkörpermuskels eröffnet. Besondere Sorgfalt muß im Anschluß an die Anheftung beim Verschluß der Sklerawunde angewandt werden. Ein postoperativer pathologischer Druckanstieg muß mit Karboanhydrasehemmern abgefangen werden, um eine Nahtdehiszenz zu vermeiden.

## 2.6 Operation der Kontusionskatarakt

Kontusionen können Linsentrübungen und/oder Linsenverlagerungen verursachen. Es kann auch zu einer direkten Verletzung der Linse kommen [107]. Rupturen der Kapsel werden meist am Äquator beobachtet [113]. Die Verletzung kommt durch Druckwellen zustande. Bei kleinen Kapselrissen oder Linsenepithelschäden entstehen die sog. *Kontusionsrosetten* [83].

Die Linsentrübungen sind sehr unterschiedlich ausgeprägt. Eine Indikation zur Linsenentfernung ergibt sich bei zunehmender Trübung, dauerndem Refraktionswechsel oder zunehmender Luxation [43, 111].

Im Hinblick auf die Operationstechniken möchten wir auf Kapitel X. 5.1 verweisen. Dort wird auf die Techniken im Einzelnen eingegangen.

Besondere Berücksichtigung muß auch die Frage finden, ob und wie weit Linsenimplantationen angezeigt sind; i. allg. wird man wegen der Vorschädigung des Auges zurückhaltend sein, zumal bei den meist jüngeren Patienten oft eine Kontaktlinsenanpassung gut möglich ist [4, 13, 16, 40, 46, 74, 104, 105, 111]. Auch die bei Kindern empfohlene Epikeratophakie wird an anderer Stelle diskutiert (VIII. B. 1.3).

In diesem Kapitel sollen nur einige operative Besonderheiten herausgearbeitet werden, die sich bei frischen oder älteren Kontusionsverletzungen ergeben. Bei der Kataraktextraktion ist darauf zu achten, daß klinisch häufig unbemerkt Zonulafasern bereits gelockert sind oder eine Subluxation der Linse vorliegt. Die Technik der Kataraktoperation richtet sich ferner nach dem Alter des Patienten und dem Ausmaß der Linsentrübung. Die Frage, ob eine intra- oder extrakapsuläre Operation indiziert ist, hängt vom Ausmaß der Verletzung ab. Bei intakten Zonulafasern wird man bei jüngeren Patienten der extrakapsulären Technik zuneigen. Bei intakter Hinterkapsel muß auch hier über eine Kunstlinsenimplantation in jedem Einzelfall entschieden werden.

Auch eine zusammen mit der Linsentrübung einhergehende traumatische Irisveränderung kann das operative Vorgehen mitbestimmen.

Liegt atonisches und zerfetztes Irisgewebe zusammen mit einer traumatischen Katarakt vor, so kann das Irisgewebe mit der Linse entfernt werden, um gute optische Verhältnisse zu schaffen. In diesen Fällen ist eine Operationstechnik mit Herausschneiden der Iris in einem „geschlossenen System" günstig (**Abb. XV. A. 5**). Erscheint das abgerissene Irisgewebe elastisch, so läßt es sich insbesondere bei einer Iridodialyse vor der Kataraktextraktion im Kammerwinkelbereich mit einer McCannel-Naht fixieren. Die vordere Augenkammer wird für diese Manipulation mit geringen Mengen von Natriumhyaluronat aufgefüllt. Danach ist ohne weiteres auch eine intrakapsuläre Kataraktextraktion möglich (**Abb. XV. A. 6a, b**).

Nach Kontusionen werden durch Abriß von Zonulafasern *Subluxationen und Luxationen der Linse* beobachtet; die Linse kann in alle Richtungen verlagert sein. Eine zusätzliche Komplikation bedeutet der *Eintritt von Glaskörper in die vordere Augenkammer*. Ist die Linse optisch klar, nur gering verlagert und somit relativ fest, so wird man sich in jedem Falle abwartend verhalten, selbst wenn Glaskörper neben der Linse in der vorderen Augenkammer sichtbar wird.

Die Linsenentfernung muß auch dann diskutiert werden, wenn es zu *sekundären Augeninnendrucksteigerungen* kommt, die medikamentös nicht zu beherrschen sind. Eine Linsenentfernung kann dann angezeigt sein, wenn die Linse beweglich ist und damit eine wechselnde Refraktion und dauernde Irritation des Ziliarkörpers hervorruft. Nach der primären Läsion verursacht eine schlotternde Linse sekundäre Glaskörperveränderungen, die zur Destruktion bis hin zur völligen Verflüssigung führen können. Der Zustand des Glas-

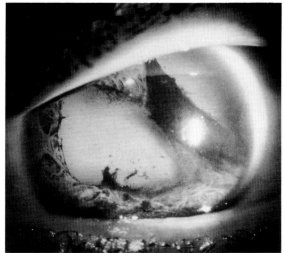

a

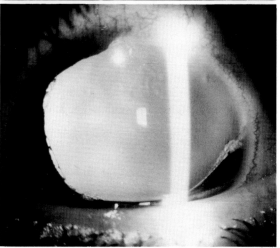

b

**Abb. XV. A. 5a, b. Entfernung einer Katarakt bei Subluxation und Iridodialyse nach Kontusion. a** 4 Wochen nach einer Prellungsverletzung durch einen Hochdruckschlauch mit Linsensubluxation, traumatischer Katarakt und Iridodialyse. Die getrübte Linse, vorgefallener Glaskörper und die zertrümmerten Irisanteile wurden im geschlossenen System mit einen Vitrektomiegerät entfernt. **b** 12 Tage nach der Operation.

körpers ist bei Planung und Ausführung der Operation stets zu berücksichtigen.

Die *Operation einer subluxierten Linse* ist durch das unterschiedliche Verhalten der Zonulafasern erschwert; sie sind oft nur teilweise abgerissen, die verbliebenen aber außerordentlich fest. Alphachymotrypsin darf zur Zonulolyse nicht verwandt werden, wenn dadurch ein Glaskörpervorfall hervorgerufen werden kann. Dann muß es unser Be-

**Abb. XV. A. 6a–c. Entfernung einer subluxierten Linse mit Glaskörperprolaps und Pupillarsaumkerben.**

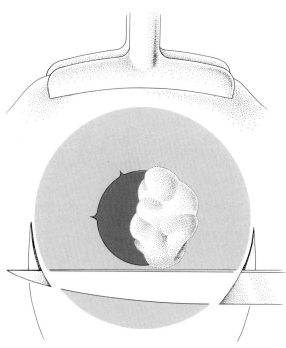

a Nach Bindehauteröffnung korneoskleraler Graefe-Schnitt nach oben.

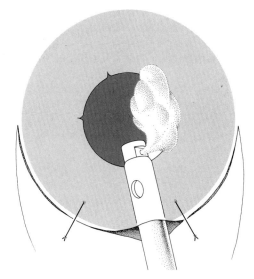

b Vorsichtige Entfernung des Glaskörpers aus der Vorderkammer mit einem Vitrektomiegerät im halb geschlossenen System.

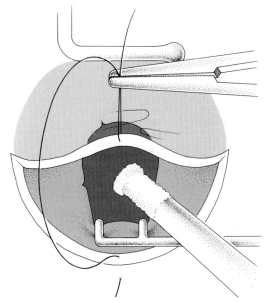

c Nach Wegnahme des Glaskörpers von der Vorderfläche der Linse wird die Wunde mit einem vorgelegten Korneoskleralfaden weit geöffnet, die Iris vom Assistenten mit einem Häkchen zurückgehalten. Bei vorsichtigem Druck auf die untere Korneoskleralzone mit einem Schielhaken stellt sich die Linse so ein, daß sie mit der Kryosonde angefroren und unter koordinierter Anwendung von Zug und Druck extrahiert werden kann. Nach provisorischem Verschluß der Korneoskleralwunde wird in der Regel nochmals eine Glaskörpertoilette mit dem Saug-Schneid-Gerät bei gleichzeitiger Ringerinfusion in die Vorderkammer erforderlich sein. Es folgt der exakte korneoskleraler Wundverschluß (Nylon 10-0) und die Refixation der Bindehaut mit 2 Spannnähten.

streben sein, die Zonulafasern durch Drehen der Linse nach und nach abzureißen. Das gelingt am besten mit der Kapselfaßpinzette nach Arruga, sofern diese sich einsetzen läßt. Benutzt man ein Kryostilett, so kann ein mehrfaches Umsetzen bei gleichzeitigem Halten und Nachschieben der Linse mit einem Schielhaken die Extraktion erleichtern; es gilt, ein Absacken der Linse in den Glaskörperraum zu vermeiden.

Liegt *Glaskörper in der Vorderkammer*, so muß dieser so weit entfernt werden, daß die Linse gefaßt oder angefroren werden kann. Man muß jedoch darauf achten, daß nicht zuviel Glaskörper entfernt und dadurch die Linse nach hinten verlagert wird. Dies kompliziert die Extraktion sonst zusätzlich (**Abb. XV. A. 7**).

Bei vollständiger *Luxation* der Linse in den Glaskörper sollte operiert werden, sobald das Auge reizfrei ist. Liegt ein harter Linsenkern vor, so empfiehlt sich ein Zugang über den *Limbus*. Das Auge muß weit korneoskleral eröffnet und vor der Linse liegender Glaskörper mit einem Vitrektom entfernt werden. Mit Hilfe der Spaltlampe oder im regredienten Licht gelingt es i. allg. auch eine klare Linse für den Operateur sichtbar zu machen.

Nach Entfernung des Glaskörpers kann die Linse mit dem Kryostilett angefroren und extrahiert werden. Anschließend muß die Vorderkammer mit einem Vitrektomiegerät von Glaskörper befreit werden, auf der Iris liegende Glaskörperstränge sollten mit Tupfer und Weckerschere abgetragen werden.

Die Entfernung einer luxierten Linse kann auch über die Pars plana erfolgen. Dabei wird zuerst die Kapsel eröffnet, der Inhalt der Linse nach Möglichkeit in der Kapsel zerkleinert und abgesaugt, zuletzt die Kapsel entfernt [55, 93]. Eine weitere Methode besteht darin, die Linse mit Vitrektomieinstrumenten von hinten in die vordere Augenkammer zu bringen und dann über einen korneoskleralen Schnitt zu extrahieren [20].

### Nachbehandlung

Die Behandlung nach einer Kontusionsverletzung besteht im wesentlichen in Ruhe. Da die Gefahr der Nachblutung in der frühen Phase besonders groß ist, wird man etwa eine Woche lang eine Ruhigstellung verordnen. Der positive Einfluß wird von zahlreichen Autoren bestätigt [8, 29, 85]. Wie weit Immobilisierung des Patienten mit Bettruhe und Lochbrille Einfluß auf Nachblutungen hat, kann schwer eingeschätzt werden. Das gilt auch für den einseitigen Verband.

Ein beidäugiger Verband wird wegen der psychischen Belastung abgelehnt [29, 39, 85].

Die lokale Behandlung richtet sich nach den örtlichen Kriterien wie Vorderkammerreizzustand, Vorderkammerblutung und Augeninnendruck.

## 2.7 Spätkomplikationen nach Bulbuskontusionen

### Behandlung von Nachblutungen

Nachblutungen werden nach Kontusionsverletzungen häufig beobachtet. Besonders gefährdet sind Kinder. Bei ihnen kann es, bei Fehlen primär sichtbarer Blutungen, auch nach einem Intervall von mehreren Tagen nach dem Trauma zu einer schwersten Einblutung kommen.

Auch bei Nachblutungen sollte zunächst konservativ behandelt werden, da bei einer zu frühen Intervention die Gefahr weiterer Blutungen besteht. Um das Ausmaß der Blutungen festzustellen und zu verfolgen, sollten wiederholt Ultraschallkontrollen erfolgen.

Das operative Vorgehen bei mangelnder Blutresorption und intraokularem Druckanstieg entspricht dem bei der primären Blutung.

### Behandlung des Sekundärglaukoms

Eine Kontusion kann zu einer erheblichen Veränderung des Augeninnendruckes führen. Selbst bei starken Bulbuseinblutungen kann auch ohne Bulbusruptur ein starker *Abfall des Augeninnendruckes* beobachtet werden [106].

Kommt es nach mehreren Tagen zu einem Druckanstieg auf pathologischen Werte, so können diese durch Blutzellen und durch ein Ödem im Bereich des Trabekelwerkes verursacht sein [2, 29].

Diese *frühen Sekundärglaukome* sind immer durch Vorderkammer- oder Bulbuseinblutungen hervorgerufen. Können sie konservativ nicht beherrscht werden, muß eine Operation des Hyphämas erfolgen (s. XV. A. 3.3.6).

Nach Kontusionen mit Bulbuseinblutung kann ein sog. *ghost-cell-Glaukom* auftreten [22, 31, 42, 116, 117]. Hierbei handelt es sich um eine mechanische Verstopfung durch ausgewaschene Erytrozyten wie auch um eine Fibrose im Bereich des Kammerwinkels.

Die Ursachen für *späte Sekundärglaukome* sind außerordentlich vielfältig [1, 32, 63, 73].

Durch eine Kontusion kann es zu einer Migration von Endothelzellen über den Rand der Descemetschen Membran in den Kammerwinkel kommen. Der Abfluß des Kammerwassers in das Trabekelwerk und über den Schlemm-Kanal wird hierdurch behindert [35, 80].

Auch die traumatischen Kammerwinkelveränderungen können Ursachen eines späteren Offenwinkelglaukoms sein; warum es in etwa 10% der Fälle [14] beobachtet wird, ist nicht sicher geklärt [82]. Auch hier werden Vernarbungen sowie eine Hyalinisierung im Trabekelwerk beobachtet [12, 100, 116, 119].

Die konservative und operative Therapie des traumatisch bedingten Offenwinkelglaukoms entspricht der bei Glaucoma chronicum simplex.

Häufig empfiehlt es sich, sogar schwere Kontusionsverletzungen in dieser Art zu behandeln, da die Entfernung der Linse bei Subluxation und Sekundärglaukom oft keine Besserung der Situation erbringt. Sind die Refraktionsverhältnisse stabil und der Visus gut, sollte man in jedem Fall antiglaukomatös konservativ und operativ behandeln.

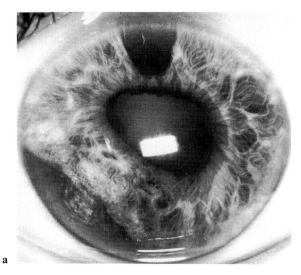
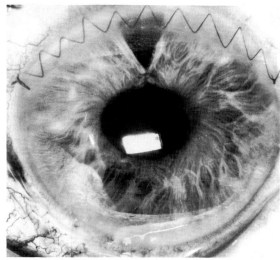

**Abb. XV. A. 7a, b. Extraktion einer subluxierten Linse mit gleichzeitiger Refixation der Iridodialyse. a** Zustand, 8 Jahre nach Prellungsverletzung und Regulierung eines Sekundärglaukoms mit Goniotrepanation. Nach Auffüllen der Vorderkammer mit Natriumhyaluronat wird mit 3 Nähten nach MCCANNEL (s. IX.1.3.2.1) der Dialysespalt geschlossen. Danach erfolgt eine kornealer Graefe-Schnitt vor dem Filterkissen, Durchtrennung der Irisbrücke bei 12 Uhr und Vorlegen einer Irisnaht an dieser Stelle. Es folgt die intrakapsuläre Kataraktextraktion. Anschließend wird die Irisnaht geknüpft, Wundverschluß mit fortlaufender Naht Nylon 10-0. **b** Zustand 10 Tage nach dem Eingriff.

## Behandlung der Hämatokornea

Eine Hämatokornea wird als Kontusionsfolge bei einem massiven Hyphäma, verbunden mit einem hohen intraokularen Druck, beobachtet. Die Vorderkammer muß dabei vollständig mit Blut gefüllt sein, meistens liegt ein Hämophthalmus vor [37].

Abbauprodukte der Blutungen gelangen durch ein lädiertes Hornhautendothel in das Hornhautstroma [41]. Aber auch vom Limbus her können Bluteinlagerungen erfolgen.

Die Entstehung einer Hämatokornea kann bei Kindern relativ früh, d.h. schon nach 4–5 Tagen einsetzen. Das therapeutische Bestreben muß sein, die Entstehung einer Hämatokornea oder deren Fortschreiten zu verhindern; dieses gelingt nur über eine Regulierung des intraokularen Druckes.

Nach wirkungsloser konservativer Therapie ist die Entfernung des Blutes aus der vorderen Augenkammer angezeigt. Der weitere Verlauf bei einer Hämatokornea ist sehr unterschiedlich. Häufig werden die Einlagerungen der Blutabbauprodukte aus der Hornhaut spontan eleminiert. Jedoch beeinträchtigen erhebliche Schädigungen von Uvea, Linse und Netzhaut [19, 102] oft die Funktion dieser Augen.

Eine Aufklarung der Hornhaut kann bis zu 3 Jahre dauern. Eine perforierende Keratoplastik ist daher kaum zu empfehlen.

## LITERATUR

1. Adelung K, Weidle EG, Lisch W, Thiel H-J (1985) Ist die Luxation der Linse eine Indikation zur operativen Entfernung? Fortschr Ophthalmol 82:353
2. Aden G (1979) Sekundärglaukom als Folge traumatischer Kammerwinkelveränderungen nach Bulbuskontusion. Inauguraldissertation, Kiel
3. Aine E, Miettinen P, Saari KM (1984) Augenverletzungen finnischer Kinder. Fortschr Ophthalmol 81:64
4. Alpar JJ, Fechner PM (1984) Intraocularlinsen. Grundlagen und Operationslehre. Enke, Stuttgart
5. Alper MG (1963) Contusion angel deformity and glaucoma. Arch Ophthalmol 69:455
6. Arlt F (1875) Ueber Verletzungen des Auges. W. Braumüller, Wien
7. Ashton N (1956) Anatomical studies of the trabecular mesh work of the normal human eye. Br J Ophthalmol 40:257
8. Bedrossian RH (1974) The management of traumatic hyphema. Ann Ophthalmol 6:1016
9. Benedict WH, Hollenhorst RW (1953) The influence of cortisone on the rate of blood asorption from the eye. Am J Ophthalmol 36:247
10. Berlin R (1873) Zur sogenannten Commotio retinae. Klin Monatsbl Augenheilkd 11:42
11. Best W, Hartwig H (1977) Die traumatische Zyklodialyse und ihre Behandlung. Klin Monatsbl Augenheilkd 170:917
12. Binder S, Riss B (1982) Spätschäden nach Contusionsverletzungen des Auges. Fortschr Ophthalmol 79:249

13. Binkhorst CD, Gobin MH, Leonhard PAM (1969) Posttraumatic artificial lens implants. Br J Ophthalmol 53:518
14. Blanton FM (1964) Anterior chamber angle recession and secondary glaucoma. Arch Ophthalmol 72:39
15. Boet DJ (1956) Clinical results with phosphoryl cholin calcium. Ophthalmologica 132:156
16. Boudet Ch, Arnaud B (1972) Contribution a l'etude de la cryo-extraction de la cataracte traumatique. Arch Ophtalmol 32:353
17. Bramsen T (1979) Fibrinolysis and traumatic hyphaema. Acta Ophthalmol 57:447
18. Britten MJA (1965) Follow-up of 54 cases of ocular contusion with hyphaema with special reference to the appearance and function of the filtration angle. Br J Ophthalmol 49:120
19. Brodrick JD (1972) Corneal blood staining after hyphaema. Br J Ophthalmol 56:589
20. Böke W, Gronemeyer U (1984) Probleme der Linsenverletzungen. Fortschr Ophthalmol 81:29
21. Callahan A, Zubero J (1962) Hyphema surgery. Am J Ophthalmol 53:522
22. Campbell DG (1981) Ghost cell glaucoma following trauma. Ophthalmology 88:1151
23. Canavan YM, O'Flaherty MJ, Archer DB, Elwood JH (1980) A 10-year survey of eye injuries in Nothern Ireland, 1967–76. Br J Ophthalmol 64:618
24. Chandler PA, Maumenee AE (1961) A major cause of hypotony. Am J Ophthalmol 52:609
25. Chandran S (1975) Ocular hazards of playing badminton. Br J Ophthalmol 58:757
26. Cherry PMH (1978) Indirect traumatic rupture of the globe. Arch Ophthalmol 96:252
27. Cole JG, Byron HM (1964) Evaluation of 100 eyes with traumatic hyphema: intravenous uvea. Arch Ophthalmol 71:35
28. Colenbrander MC (1965) The mechanics of ocular contusion. Ophthalmologica 149:142
29. Collet BI (1982) Traumatic hyphema: a review. Ann Ophthalmol 14:52
30. Collins ET (1916) Contusion hypotony. Trans Ophthalmol Soc UK 36:204
31. D'ombrain A (1949) Traumatic or Concussion chronic glaucoma. Br J Ophthalmol 33:495
32. Dannheim R, Schock W (1978) Augapfelprellung – Sekundärglaukom und andere Spätfolgen. Klin Monatsbl Augenheilkd 173:765
33. Darr JL, Passmore JW (1967) Management of traumatic hyphema: a review of 109 cases. Am J Ophthalmol 63:134
34. DeDekker W, Bumm P, Haase W, Koorneef L, Mühlendyck H (1982) Rundtischgespräch über Blow-out-Frakturen. Fortschr Ophthalmol 79:174
35. Domarus D v, Naumann GOH (1980) Trauma, Operationen und Wundheilung des Auges. In: Naumann GOH (Hrsg) Pathologie des Auges. Springer, Berlin Heidelberg New York, S 176
36. Dotan S, Oliver M (1982) Shallow anterior chamber and uveal effusion after nonperforating trauma to the eye. Am J Ophthalmol 94:782
37. Duke-Elder S, MacFaul PA (1972) System of Ophthalmology. Injuries 14/I:93
38. Eagling EM (1974) Ocular damage after blunt trauma to the eye. Its relationship to the nature of the injury. Br J Ophthalmol 58:126
39. Edwards WC, Layden WE (1973) Traumatic hyphema: a report of 184 consecutive cases. Am J Ophthalmol 75:110
40. Ehrich W (1985) Zeitpunkt der Aphakiekorrektion mit Kontaktlinsen bei Erwachsenen. Fortschr Ophthalmol 82:431
41. Elschnig A (1910) Studien zur sympathischen Ophthalmie. Graefes Arch Clin Exp Ophthalmol 75:459
42. Fenton RH, Zimmerman LE (1963) Hemolytic glaucoma: an unusual cause of acute open angle secondary glaucoma. Arch Ophthalmol 70:236
43. Friedrich J (1969) Zur Prognose der traumatischen Dislokation der Linse. Ophthalmologica 157:301
44. Förster O (1887) 25. Beil. Klin Monatsbl Augenheilkd S. 143
45. Ganley JP, Geiger JM, Clement JR, Rigby PG, Levy GJ (1983) Aspirin and recurrent hyphema after blunt ocular trauma. Am J Ophthalmol 96:797
46. Gernet H (1977) Einseitige Aphakie bei Jugendlichen. Ergebnisse der kombinierten Korrektion. Graefes Arch Clin Exp Ophthalmol 204:116
47. Gorn RA (1979) The detrimental effect of aspirin on hyphema rebleed. Ann Ophthalmol 11:351
48. Hackelbusch R, Rochels R (1984) Augenverletzungen im Kindesalter – Eine Analyse von 760 Fällen. Fortschr Ophthalmol 81:68
49. Hager H (1972) Besondere mikrochirurgische Eingriffe. Klin Monatsbl Augenheilkd 161:265
50. Hill K (1968) Cryoextraction of total hyphema. Arch Ophthalmol 80:368
51. Hogan MJ (1952) Ocular contusions. Am J Ophthalmol 35:1115
52. Holland G (1964) Analyse von 2039 Verletzungen der Augen und der Lider. Klin Monatsbl Augenheilkd 45:915
53. Janka Chr, Daxecker F (1984) Augenverletzungen durch Wintersport. Fortschr Ophthalmol 81:71
54. Jensen OA (1968) Contusive angle recession. A histopathological study of a danish material. Acta Ophthalmol Copenh 46:1207
55. Kampik A, Lund O-E, Salbert R (1985) Pars plana-Lensektomie – Indikationen und Komplikationen. Fortschr Ophthalmol 82:312
56. Kass MA, Lahav M, Albert DM (1976) Traumatic rupture of healed cataract wounds. Am J Ophthalmol 81:722
57. Kaufman JH, Tolpin DW (1975) Glaucoma after traumatic angle recession. A ten-year prospective study. Am J Ophthalmol 78:648
58. Kesternich HG, Lenz V, Reim M (1984) Druckschlauchverletzungen im Aachener Kohlenrevier. Fortschr Ophthalmol 81:83
59. Kreutzer PH (1983) Verletzungsfolgen nach Augenprellungen. Ergebnisse einer Studie über 313 Fälle. Klin Monatsbl Augenheilkd 182:206
60. Kroll P, Stoll W, Kirchhoff E (1983) Kontusions-Sog-Trauma nach Ballverletzungen. Klin Monatsbl Augenheilkd 182:555
61. Köhler U, Müller W (1975) Ein Beitrag zur Behandlung des Hypotoniesyndroms nach Trabekulotomie. Klin Monatsbl Augenheilkd 167:366
62. Laughlin N (1948) Trans Pac CST Oto-Ophthal Soc S. 133
63. Leydhecker W, Beckers L (1956) Traumatisches Sekundärglaukom und Anlage zum Glaukom. Klin Monatsbl Augenheilkd 129:266
64. Loring MJ (1958) Traumatic hyphema. Am J Ophthalmol 46:873

65. Mackensen G, Corydon L (1974) Verbesserter Eingriff gegen das Hypotonie-Syndrom im Kammerwinkelspalt nach drucksenkender Operation. Klin Monatsbl Augenheilkd 165:696
66. Mackensen G, Custodis M (1972) Beitrag zur operativen Behandlung einer oculären Hypotonie nach Cyclodialyse. Klin Monatsbl Augenheilkd 161:10
67. Maumenee AE, Stark WJ (1971) Management of persisting hypotony after planed or inadvertent cyclodialysis. Am J Ophthalmol 71:320
68. McCannel MA (1976) A retrievable suture idea for anterior uveal problems. Ophthalmic Surg 7:98
69. Mellin K-B (1981) Augenverletzungen durch defekte Hochdruckschläuche im Bergbau. Eine Untersuchung über 50 Fälle. Klin Monatsbl Augenheilkd 179:185
70. Mellin K-B, Waubke ThN, Härting F (1981) Modifikation des Operationsverfahrens zur Anheftung des Ziliarkörpers nach Mackensen und Corydon. Klin Monatsbl Augenheilkd 178:68
71. Mellin K-B (1984) Zusatzdiagnostik bei Primär- und Sekundärversorgungen: Endothelspiegelmikroskopie. Fortschr Ophthalmol 81:331
72. Metge P, Rinaudo A, Gastaud P (1975) Iridodialyses et cyclodialyses traumatiques. Bull Soc Ophtalmol Fr 75:661
73. Mooney D (1974) Angle recession and secondary glaucoma. Br J Ophthalmol 57:608
74. Morgan S, Arffa RC, Marvelli ThL, Verity SM (1986) Five year fallow-up of epikeratophakia in children. Ophthalmology 93:423
75. Müller L (1895) Ueber d Ruptur d Corneo-Skleralgrenze durch stumpfe Verletzung. Wien
76. Neubauer H (1957) Chorioretinopathia traumatica mit sektorförmigem Gesichtsfeldausfall. Klin Monatsbl Augenheilkd 131:487
77. Neubauer H, Paulmann H (1983) Replantation of one third of the ciliary body after severe impalement injury. Ophthalmologica 186:1
78. Niiranen M, Raivio I (1981) Eye injuries in children. Br J Ophthalmol 65:436
79. Ogilvie M (1900) On one of the results of concussion injuries of the eye. Trans Ophthalmol Soc UK 20:202
80. Pabst-Hofacker M, Domarus D v (1980) Die Endothelialisierung des Kammerwinkels, Klinik und Histopathologie. Klin Monatsbl Augenheilkd 171:174
81. Pagrau PG, Raynaud G (1965) Lesions of the cornea by blast. Ann Oculist (Paris) 198:1054
82. Palmer E, Liebermann TW, Bruns S (1976) Contusion angle deformity in prizefighters. Arch Ophthalmol 94:225
83. Pau H (1974) Histologie der posttraumatischen Spätrosette. Graefes Arch Clin Exp Ophthalmol 189:99
84. Podos SM, Fingerman LH, Becker B (1965) The effect of corticosteroids on the resorption of partial hyphema in rabbit eyes. Invest Ophthalmol 4:76
85. Rakusin W (1972) Traumatic hyphema. Am J Ophthalmol 74:284
86. Rakusin W (1971) Urokinase in the management of traumatic hyphaema. Br J Ophthalmol 55:826
87. Rij G van (1980) Traumatic corneal endothelial rings. Doc Ophthalmol 50:315
88. Roderick M (1964) Contusion and concussion injuries of the eye and adnexa. Industrial and traumatic ophthalmology. Mosby, Saint Louis
89. Rodman HI (1963) Chronic open-angle glaucoma associated with traumatic dislocation of the lens. Arch Ophthalmol 69:445
90. Rohen JW (1956) Über den Ansatz der Ciliarmuskulatur im Bereich des Kammerwinkels. Ophthalmologica 131:51
91. Ruprecht KW, Völcker HE, Naumann GOH (1984) Zur Chirurgie des totalen Schwarzen Hyphaemas. Fortschr Ophthalmol 81:238
92. Rynne MV, Romano PE (1980) Systemic corticosteroids in the treatment of traumatic hyphema. J Pediatr Ophthalmol 17:141
93. Röver J (1986) Die Entfernung von luxierten Linsen mit Hilfe der Pars plana Vitrektomie. Fortschr Ophthalmol 83:300
94. Scheie HG, Ashley BJ, Burns DT (1963) Treatment of hyphema with fibrinolysin. Arch Ophthalmol 69:147
95. Shaffer RN, Weiss DJ (1962) Concerning cyclodialysis and hypotony. Arch Ophthalmol 68:25
96. Slingsby JG, Forstot SL (1981) Effect of blunt trauma on the corneal endothelium. Arch Ophthalmol 99:1041
97. Smillie JW (1954) Effect of strepto kinase on simulated hyphema: With a study of its toxicity to anterior chambers of rabbits. Am J Ophthalmol 37:911
98. Spaeth GL (1967) Traumatic hyphaema, angle recession, Dexamethason hypertension and glaucoma. Arch Ophthalmol 78:714
99. Spoor TC, Hammer M, Belloso H (1980) Traumatic hyphema. Failure of steroids to alter its course: a doubleblind prospective study. Arch Ophthalmol 98:116
100. Thiel HJ, Aden G, Puelhorn G (1980) Kammerwinkelveränderungen und Augeninnendruck nach Bulbuskontusionen. Klin Monatsbl Augenheilkd 177:165
101. Thorkilgaard O, Moestrup B (1967) Contusion-angle deformity, its incidence and appearance. A follow-up study of 44 patients with traumatic hyphaema. Acta Ophthalmol (Copenh) 45:51
102. Thygeson Ph, Beard C (1952) Observations on traumatic hyphema. Am J Ophthalmol 35:977
103. Toppel L (1969) Augenverletzungen beim Ballsport. Ber Dtsch Ophthal Ges 70:209
104. Treumer H, Conrad HG (1980) Aniseikonie und Binokularfunktion bei einseitiger Aphakie unter Permanent-Kontaktlinsen. Ber Dtsch Ophthal Ges 77:363
105. Treumer H (1983) Silikon-Permanent-Kontaktlinsen zur optischen Korrektion der Aphakie. Contactologia-Bücherei. Enke, Stuttgart
106. Tönjum AM (1968) Lens dislocation following ocular contusion. Acta Ophthalmol (Copenh) 46:860
107. Tönjum AM (1968) Intraocular pressure disturbances early after ocular contusion. Acta Ophthalmol (Copenh) 46:874
108. Vangsted P, Nielsen PJ (1983) Tranexamic acid and traumatic hyphaema. A prospective study. Acta Ophthalmol (Copenh) 61:447
109. Vannas M, Björkenheim B (1952) On hypotony following cyclodialysis and its treatment. Acta Ophthalmol (Copenh) 30:63
110. Viikari K, Tuorinen E (1957) On hypotony following cyclodialysis surgery. Acta Ophthalmol (Copenh) 35:543
111. Völcker HE (1984) Kontusionskatarakt und Linsenluxation. Fortschr Ophthalmol 81:308
112. Waubke ThN, Ullerich K, Meissner G (1968) Ursachen perforierender Verletzungen im Industriegebiet. Arbeitsmedizin, Sozialmedizin und Arbeitshygiene 12:320
113. Weidenthal DT, Schepens CL (1966) Peripheral fundus changes associated with ocular contusion. Am J Ophthalmol 62:465

114. Wilson FM (1980) Traumatic hyphema. Pathogenesis and management. Ophthalmology 87:910
115. Wilson JM, McKee TP, Campbell EM, Miller GE (1954) Air injection in the treatment of traumatic hyphema. Am J Ophthalmol 37:409
116. Wolff SMK, Zimmermann LE (1962) Chronic secondary glaucoma associated with retrodisplacement of iris root and deepening of the anterior angle secondary to contusion. Am J Ophthalmol 54:547
117. Wollensak J (1976) Phakolytisches und hämolytisches Glaukom. Klin Monatsbl Augenheilkd 168:447
118. Wollensak J (1976) Das Hypotoniesyndrom und seine Behandlung. Klin Monatsbl Augenheilkd 168:746
119. Wollensak J, Tavakolian U, Seiler T (1984) Spätergebnisse bei Contusio bulbi. Fortschr Ophthalmol 81:80
120. Wolter JR (1963) Coup-Contrecoup mechanism of ocular injuries. Am J Ophthalmol 56:785
121. Yasuna E (1974) Management of traumatic hyphema. Arch Ophthalmol 91:190
122. Zimmerman LE (1963) Secondary open angle glaucoma. Arch Ophthalmol 69:421
123. Zimmerman LE, Kurz GH (1964) Pathology of ocular trauma. In: Zimmerman LE (ed.) Industrial and traumatic ophthalmology. Mosby, St Louis

# 3 Operationen nach Perforationen

## Allgemeine Gesichtspunkte bei Bulbusperforationen

### Definition

Verletzungen, bei denen es zu einer Eröffnung der festen Hüllen des Auges gekommen ist, werden als *Bulbusperforationen* bezeichnet; als Folge kann es zum Austritt von Augeninhalt, sowie auch zur Invasion von Krankheitserregern in das Auge kommen.

### Vorkommen und Häufigkeit

Die Bulbusperforationen stellen auch heute noch einen wesentlichen Teil der in Kliniken zu behandelnden Verletzungen dar. Ihr Anteil an der Gesamtzahl der Augenverletzungen, die stationär in einer Klinik behandelt werden, wird unterschiedlich angegeben [57, 164, 171]; die Zahlen sind vom regionalen Arbeitsumfeld abhängig. Die Verletzungen am Arbeitsplatz sind in den letzten Jahren durch vermehrte Schutzmaßnahmen, vor allem aber durch Mechanisierung und Automatisierung der Arbeitsgänge deutlich zurückgegangen.

Die funktionellen Ergebnisse hängen weitgehend von Ausmaß und Schwere des Verletzungsvorganges ab [10, 12, 31, 38, 39, 76, 112, 124, 142, 156].

Es unterliegt keinem Zweifel, daß nach wie vor viele Verletzungen durch Einhaltung von *Schutzmaßnahmen* vermieden werden könnten [18, 63, 81, 83, 91, 135]. So konnte durch Änderung der Konstruktion von Automobilen, Einführung von Verbundglasfrontscheiben und Sicherheitsgurten die Anzahl von *Windschutzscheibenverletzungen* vermindert werden. Ein drastischer Rückgang von Gesichtsverletzungen ist eingetreten, nachdem die Gurtanlegequote von unter 50% auf 90% angestiegen ist [56, 81].

In etwa 25% aller perforierenden Verletzungen sind Kinder betroffen. *Vorsichtsmaßnahmen im Kindesalter sind kaum möglich.* Nach wir vor sind die klassischen Verletzungen mit Schere und Messer am häufigsten, aber auch Zersplittern von Glas und Verletzungen durch gefährliches Spielzeug wie Pfeil und Bogen, Raketen etc. sind häufige Ursachen [2, 7, 52, 58, 59, 111, 113, 144, 145].

Gegenüber *Arbeitsunfällen und Verletzungen im Straßenverkehr* haben die Verletzungen im *Haushalt*, bei *Freizeitbeschäftigungen* und *Sport* deutlich zugenommen. Die Ursachen sind so vielfältig, daß sie hier nicht im Einzelnen aufgeführt werden können. Verletzungen, die zum Verbleib eines Fremdkörpers im Auge führen, sollen in diesem Kapitel außer Betracht bleiben [93, 94, 122, 159, 160, 168].

### Art der Perforation

Die Ausdehnung einer Bulbusperforation ist einerseits von der Größe und Form, andererseits von der kinetischen Energie des verursachenden Gegenstandes abhängig.

Wir unterscheiden *Schnittverletzungen*, die vor allem durch Glassplitter und scharfe Werkzeuge hervorgerufen und *Stichverletzungen*, die durch metallische Gegenstände, wie Draht und Nägel verursacht werden; auch Kunststoffe und organisches Material können zu Schnitt- bzw. Stichverletzungen führen.

*Berstungsverletzungen* entstehen durch umschriebene, stumpfe Gewalteinwirkungen, die zu einer Ruptur der festen Bulbushüllen führen. Als Ursache kommen Faustschläge und Verletzungen an Möbelkanten, Stock- und Schußverletzungen in Frage (s. XV. A. 3). Berstungsverletzungen haben meist eine schlechte Prognose, da sich die Folgen einer Perforation und einer schweren Bulbuskontusion addieren [1, 8, 24].

### Diagnostik

*Perforationen der Kornea* sind in der Regel gut sichtbar. Durch Tränenflüssigkeit und Austritt von Kammerwasser kommt es an den Wundrändern im Bereich des Hornhautstromas zu einem Ödem, so daß sich die Hornhaut im Wundbereich milchig trübt; das Hornhautepithel weist eine mehr oder weniger umschriebene Läsion auf, die sich mit Fluoreszein anfärben läßt; die Descemetmembran ist bei einer Perforation unterbrochen. Mittels der Seidel-Fistelprobe, d.h. dem Nachweis von Kammerwasserabfluß aus der Wunde, wird die Diagnose bestätigt.

Hierzu instilliert man auf die Hornhaut Fluoreszein-Natrium, das bei leichtem Druck auf das Auge oder durch spontanen Kammerwasseraustritt in Form einer Farbstoffverdünnung die Fistulation erkennbar macht. Der *Augeninnendruck* sinkt in Abhängigkeit vom Kammerwasserabstrom.

*Skleraperforationen* bedürfen einer sorgfältigen klinischen Untersuchung. Tritt Glaskörper durch eine Bindehaut-Sklerawunde nach außen, so ist die Diagnose leicht zu stellen. Durch blutende Bindehautgefäße kann die Diagnostik genauso wie durch eine intakte Bindehaut erschwert sein. Bei Verdacht auf eine Skleraperforation sollte nicht gezögert werden, die Bindehaut zur Exploration zu eröffnen. Der *Verdacht auf eine gedeckte Skleraperforation* ergibt sich immer dann, wenn eine Hypotonie des Bulbus besteht. Jedoch sollte der Augeninnendruck bei den diagnostischen Überlegungen nicht überbewertet werden. Eine Augeninnendrucksenkung kann sowohl durch Verlust von intraokularer Flüssigkeit wie auch durch eine Schädigung des Ziliarkörpers hervorgerufen werden.

Nach einer Perforation kann infolge Einblutung der Bulbus normoton erscheinen.

Klinisch besteht der *Verdacht auf eine Perforation* im vorderen Sklerabereich, wenn eine Bindehautunterblutung mit einer Pupillenverziehung und Vorderkammerabflachung beobachtet wird. Demgegenüber findet sich bei einer Perforation im hinteren Skleraabschnitt, wie vor allem bei gedeckter Skleraperforation, oft eine Vertiefung der Vorderkammer mit einer Einblutung des Glaskörpers. Verletzungen der Uvea anterior führen zu Vorderkammerblutungen.

Die Erscheinungsformen sind außerordentlich vielfältig und bedürfen gezielter diagnostischer Maßnahmen.

## Voraussetzungen und Überlegungen zur Operation

*Bulbusperforationen müssen operativ versorgt werden.* Jede Perforation sollte möglichst rasch einer adäquaten Versorgung zugeführt werden; bei Polytraumatisierung kann die Operation allerdings erst nach den lebenserhaltenden Maßnahmen durchgeführt werden. Zu den Voraussetzungen zählt die Möglichkeit des Einsatzes des gesamten mikrochirurgischen Instrumentariums [102, 105].

Die Mitversorgung im chirurgischen Operationssaal sollte die Ausnahme bleiben; eher sollte eine kurzzeitige Verschiebung der Operation erfolgen, als eine Wundversorgung unter unzureichender instrumenteller Ausstattung. Es sollte eine Operation in Intubationsnarkose angestrebt werden [138, 140]. Durch eine *Lokalanästhesie* kann die Situation am Auge infolge eines intraorbitalen Druckanstieges oder durch ein Retrobulbärhämatom verschlechtert werden; außerdem besteht bei einer Allgemeinnarkose eine bessere Überwachung der Kreislaufsituation. Eine *Wartezeit von maximal 6 Stunden* bis zur Allgemeinnarkose, z.B. zur Ausnüchterung, ist durchaus zu vertreten und bringt fast nie eine Verschlechterung der Prognose mit sich.

Strittig ist, ob eine *systemische Infektionsprophylaxe* mit Antibiotika sinnvoll ist; aus Sicherheitsgründen erscheint sie wenigstens dann angezeigt, wenn die Operation aus diagnostischen oder sonstigen Gründen mehrere Stunden verschoben werden muß. Es empfiehlt sich daher, sofort nach der Diagnosestellung einer Bulbusperforation eine derartige Prophylaxe einzuleiten; lokal muß das verletzte Auge mit antibiotischen Augentropfen und einem sterilen Augenverband versorgt werden.

Die antibiotische Lokaltherapie steht nach wie vor im Vordergrund der Infektionsprophylaxe, da hierdurch hohe Antibiotikakonzentrationen am Auge erzielt werden [19, 65, 117, 132, 152, 155].

Hingewiesen werden muß auch noch auf die *Tetanusprophylaxe*, die bei allen Bulbusperforationen gefordert wird, obwohl Tetanusinfektionen praktisch nicht vorkommen. Auch durch eine medikamentöse Prophylaxe lassen sich andererseits Infektionen dann nicht vermeiden, wenn mit der Perforation Erreger in das Auge gelangt sind. Die Prognose derartiger Infektionen ist insgesamt als schlecht zu bezeichnen.

## Prinzipien der Versorgung

Nach dem Unfall kommen die Patienten häufig im Schock und mit starken *Schmerzen* in die Klinik. Die primäre ophthalmologische Diagnostik ist dadurch erheblich erschwert und sollte darauf Rücksicht nehmen. In keinem Fall darf infolge der Diagnostik eine zusätzliche Verschlechterung der lokalen und allgemeinen Situation eintreten. Das Ausmaß einer Verletzung ist zumeist erst bei genauer Exploration unter Anästhesie erkennbar. Insbesondere erschweren starke Blutungen aus Gesichtswunden und zerfetzte Gewebeanteile von Lidern eine eingehende präoperative Diagnostik.

*Das operative Vorgehen muß nach einem genauen Plan erfolgen.* Die Wunde muß dargestellt, vorgefallene Teile des Augeninneren müssen entweder reponiert oder reseziert werden. Hierauf wird noch im Einzelnen eingegangen werden. Fremdkörperpartikel und nekrotisches Gewebe müssen entfernt werden. Gewebefetzen der festen

Augenhüllen, der Hornhaut und Sklera, sollten nie reseziert werden, da sich auch stark zerfetzte Wunden mikrochirurgisch versorgen lassen und sonst eine Deformation des Bulbus entsteht. Ziel muß immer ein „wasserdichter" Wundverschluß sein; im Bereich des vorderen Augenabschnittes wird zusätzlich eine Wiederherstellung der vorderen Augenkammer angestrebt.

Blutungen können die Übersicht während der Wundversorgung erheblich erschweren. Auch kann eine starke Fibrinbildung in der vorderen Augenkammer die Differenzierung von intraokularen Strukturen unmöglich machen. Man muß sich immer darüber im klaren sein, daß das Ausmaß der Verletzung oft auch noch während der Wundversorgung schwer abgeschätzt werden kann. Selbst bei tiefen Schnittwunden im vorderen Augenabschnitt kann die Linse unverletzt sein. Ganz allgemein sollte bei einer Erstversorgung eine zusätzliche Traumatisierung des Auges vermieden werden [45, 84, 86, 103, 108, 121].

## Wundheilung

Die operative Wundversorgung nimmt Rücksicht auf die Heilungsvorgänge in den verschiedenen Geweben. Die Narbenbildung ist abhängig von der Art des Gewebes wie auch von der Wundadaptation. Insbesondere die Rekonstruktion der vorderen Augenkammer spielt eine entscheidende Rolle für die Wiederherstellung eines normalen Flüssigkeitwechsels und damit für das Schicksal des Auges.

An Wunden der *Hornhaut* kommt es bei Eintritt von Kammerwasser und Tränenflüssigkeit zu einer Quellung des Stromas; die kollagenen Strukturen der Descemet-Membran retrahieren sich; die Wundheilung besteht dann in einer Reparation; ein Defekt der Bowman-Membran kann lediglich durch Narbengewebe ersetzt werden. Dagegen vermögen die Hornhautepithelzellen zu proliferieren, so daß in Abhängigkeit von der Größe des Oberflächendefektes innerhalb von Stunden bis wenigen Tagen ein oberflächlicher Wundschluß erfolgen kann [48, 92, 99].

Nur glatte und kurze (ca. 2–3 mm) Hornhautwunden können sich so adaptieren, daß eine operative Wundversorgung oder eine Versorgung mit Verbandlinsen entfällt.

Insbesondere *zerfetzte Wunden* bedürfen einer chirurgischen Versorgung, da die Wundränder sehr schnell quellen und Hornhautepithel in die Wunde einsproßt; dies führt zum einen zu breiten Narben, zum anderen zu der Möglichkeit einer intraokularen Epitheleinsprossung; bei Einlagerung von Uvea können Fistelbildungen nach außen entstehen [16, 77, 148, 165].

Die chirurgische Wundversorgung hat eine spannungsfreie Adaptation einander entsprechender Gewebestrukturen zum Ziel.

Jede Wundheilungsstörung führt zu einer verminderten Stoffwechselversorgung der Hornhaut; als Reparationsmechanismus ist dann eine Gefäßeinsprossung in das Hornhautgewebe zu beobachten [30, 110].

Die Heilung der *Sklera* ist weniger problematisch, da gefäßführendes episklerales Gewebe eine Vernarbung begünstigt. Auch größere Narben haben meist keine funktionelle Bedeutung, es sei denn, es kommt dadurch zu einer Verformung des Bulbus mit einem Astigmatismus. Auch bei Sklerawunden ist darauf zu achten, daß die Wundränder exakt und glatt adaptiert werden; eine Einklemmung episkleralen Gewebes muß vermieden werden, da dieses sonst leicht in das Augeninnere einwachsen kann. Es muß bei der Wundversorgung ferner darauf geachtet werden, daß Glaskörper wie auch retinale und uveale Gewebeanteile nicht in die äußeren Anteile der Wunde eingeklemmt werden.

Wunden der *Konjunktiva* verheilen in der Regel komplikationslos. Das Epithel der Konjunktiva hat eine hohe Regenerationsfähigkeit, so daß innerhalb von wenigen Stunden ein Oberflächendefekt geschlossen ist. Um eine breite Narbe zu vermeiden, sollte eine Wunde in der Konjunktiva dann einer chirurgischen Wundversorgung zugeführt werden, wenn eine Wunddehiszenz oder ein Gewebeverlust vorhanden ist (s. Kap. VI.). Bei großem Gewebsverlust kann lyophilisierte Konjunktiva als Ersatz benutzt werden [158].

## 3.1 Primäre Wundversorgung bei Augapfelperforationen

### 3.1.1 Wiederherstellung der vorderen Augenkammer

Ziel der mikrochirurgischen Wundversorgung nach einer Hornhautperforation ist die *Wiederherstellung der vorderen Augenkammer* durch Verschluß der Wunde. Ist die Vorderkammer nach einer Perforation nicht vollständig abgeflossen und vertieft sie sich bereits während der Wundversorgung, so erübrigen sich weitere Maßnahmen, sofern nicht Strukturen in die inneren Wundränder eingelagert sind. Liegen Ein- oder Anlagerungen von Fibrin, Iris, Linse oder Glaskörper vor, so müssen diese zunächst aus der Hornhautwunde entfernt werden.

Bei ausgedehnten Wunden läßt sich während der Wundversorgung eine *Irisanlagerung* häufig nicht vermeiden. Diese Anlagerungen müssen bei der Auffüllung der vorderen Augenkammer unbedingt beseitigt werden. Ob die vordere Augenkammer durch die Wunde selbst oder durch eine Inzision am Limbus wieder hergestellt wird, ergibt sich im Einzelfall. Stellt man die Vorderkammer durch die Hornhautwunde wieder her, besteht die Gefahr, daß wegen Hornhautstromaquellung und Unübersichtlichkeit nicht tief genug mit der Kanüle eingegangen und so in die Wunde injiziert wird.

Eine zu tiefe Injektion birgt umgekehrt das Risiko, intraokulare Strukturen, wie die Linse, zu verletzen. Meist ist daher eine *Parazentese* sinnvoll, um gleichzeitig mit der Auffüllung der vorderen Augenkammer angelagertes Gewebe mit dem Spülstrom zu lösen und zu reponieren.

Die *Wiederherstellung der vorderen Augenkammer* kann mit Ringerlösung, mit Luft oder mit Natrium-Hyaluronat erfolgen.

Wäßrige Lösungen sickern leicht ab; demgegenüber wirkt Luft mehr gewebeverdrängend und entweicht auch aus einer sehr zerfetzten Wunde weniger leicht. Verbleibt aber Luft längere Zeit in der vorderen Augenkammer, so wird das Hornhautendothel geschädigt; auch begünstigt Luft Gewebeadhäsionen. Dieses mag im Bereich einer Hornhautwunde von Vorteil sein, während es sich zwischen Iris und Linse nachteilig auswirkt.

Vor allem kann durch eine reichliche Luftauffüllung eine Augeninnendrucksteigerung ausgelöst werden. Bei korrektem Wundverschluß sollte man am Ende der Operation keine oder nur eine kleine Luftblase in der Vorderkammer zurücklassen. Ist der Wundverschluß nicht absolut wasserdicht, kann eine größere Luftblase das Zeitintervall bis zur Wundverklebung überbrücken helfen.

Anstelle von Luft und Ringerlösung bieten sich heute zur Stabilisation der Vorderkammer *viskose Substanzen* wie Natriumhyaluronat an. Sie entweichen wesentlich schwerer aus der Vorderkammer als Ringerlösung und eignen sich daher auch zur Irisreposition, für das Hornhautendothel sind sie gewebeschonend. Der Abbau in der vorderen Augenkammer dauert einige Tage. Erfolgt eine nahezu vollständige Auffüllung mit Natriumhyaluronat, muß der Augeninnendruck sorgsam kontrolliert und schon bei Grenzwerten vorsorglich ein Karboanhydrasehemmer verabreicht werden [5, 17, 106, 127, 129, 131].

### 3.1.2 Nahttechnik

Zur chirurgischen Wundversorgung stehen uns viele *Nahtmaterialien* zur Verfügung. Es hat sich gezeigt, daß ein monofiler Kunststoffaden wie Nylon die geringste Gewebereaktion hervorruft. Organische Fäden aus Seide führen oft zu stärkeren Fremdkörperreaktionen und infolge Aufnahme von Tränenflüssigkeit zur Quellung des umgebenden Gewebes. Besteht ein Kontakt mit Kammerwasser, so kann dieses durch Dochtwirkung absickern. Seidenfäden sind außerdem wesentlich unelastischer als Nylonfäden.

Durch all dies wird die Narbenbildung verstärkt, mit den entsprechenden Folgen für das Sehvermögen. Durch Naht sollten die Wundränder stufenlos adaptiert werden, wobei vor allen Dingen die Bowman-Membran das Widerlager bildet [99]. Diese stufenfreie Adaptation wird durch gleichmäßige Stichtiefe erreicht. Dazu müssen die Schnittränder sichtbar gemacht werden, um die genaue Stichtiefe zu kontrollieren (**Abb. XV. A. 8**). Die

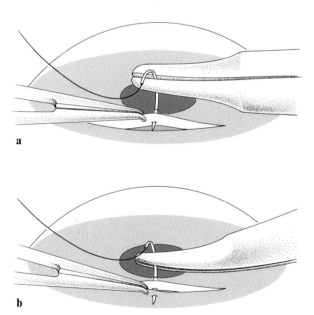

**Abb. XV. A. 8a, b. Nahtführung bei Hornhautperforation. a** Um eine exakte Nahtführung zu erreichen, muß man die Wundränder mit einer Pinzette etwas anheben. Bei Einstich der Nadel wird der richtige Sitz des Ausstiches durch Anheben der Nadel und damit der Wundlefze, kontrolliert. **b** Beim Einstich der Nadel in den gegenüberliegenden Wundrand muß dieser mit der Pinzette ebenso angehoben werden, um einen exakten Ausstich zu erzielen.

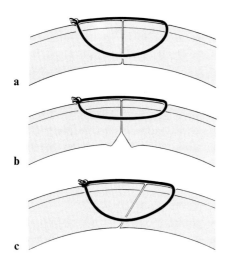

**Abb. XV. A. 9 a–c. Nahtversorgung bei Hornhautperforation.** Da sich die Descemet-Membran nach Verletzungen stark retrahiert, muß die Naht bei perforierenden Hornhautwunden so tief durch das Gewebe geführt werden, daß die *inneren* Wundränder adaptiert werden. **a** Zeigt die korrekte Lage einer Hornhautnaht. **b** Zeigt eine fehlerhafte Hornhautnaht. **c** Da es vor allem auf die Adaptation des rückwärtigen Wundspaltes ankommt, sollte bei schräg durch die Hornhaut verlaufenden Schnittwunden der tiefste Punkt der Fadenschlinge im Bereich der rückwärtigen Wundkante liegen. Die epitheliale Wundkante liegt dann also nicht in der Mitte des oberflächlichen Schlingenanteiles.

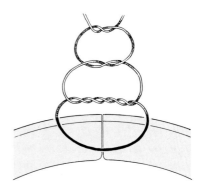

**Abb. XV. A. 10. Knotentechnik bei Hornhautnähten.** Es werden drei jeweils gegenläufige Schlingen gelegt (3:1:1). Die Dreifachschlinge sichert die Adaptation. Durch die zweite, gegenläufige Schlinge ist es möglich, die Spannung des Fadens noch gering zu verstärken. Die dritte Schlinge sichert den Knoten. Derartige Nähte halten auch einer stärkeren Gewebespannung stand.

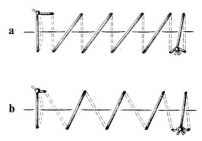

**Abb. XV. A. 11 a, b. Fortlaufende Hornhautnähte. a** Bei fortlaufenden Hornhautnähten ist zu berücksichtigen, daß eine exakte Lage aller Schlingen im Gewebe erforderlich ist. Daneben muß auf die Spannung des Fadens, vor allem bei einem Hornhautödem, geachtet werden. Eine fortlaufende Naht ist nur so fest wie ihre lockerste Schlinge. Die sicherste Adaptation einander entsprechender Wundränder durch fortlaufende Naht ist dann gegeben, wenn der Faden stets senkrecht zur Perforationswunde durch das Stroma geführt wird. **b** Die Diagonalnaht ist technisch schwieriger.

Fäden müssen mindestens $2/3$ der Hornhautdicke erfassen; die Fäden sollten 1,5 mm von den Wundrändern entfernt gelegt werden [102] (**Abb. XV. A. 9**).

Verwendet man 9–0 bis 10–0 Nylonfäden, empfiehlt sich ein Abstand zwischen den Stichen von 2,0 bis 2,5 mm. Die gesamte Hornhautdicke erfassende Nähte (through- and through sutures) begünstigen die Wundadaptation im Bereich der Descemet-Membran [163]. Diese Methode hat sich nicht durchgesetzt, weil es auch bei monophilem Kunststoff zu Fistelbildungen kommen kann [157].

Die Knüpftechnik bei Hornhautnähten besteht in drei gegenläufigen Schlingen. Die erste Schlinge wird dreifach ausgeführt. Durch die gegenläufige zweite Schlinge kann die Spannung durch Zusammenziehen der ersten Schlinge etwas erhöht werden. Die dritte gegenläufige Schlinge dient der Sicherung (**Abb. XV. A. 10**). Bei glatten Schnittwunden der Hornhaut bietet sich eine fortlaufende Naht an, die senkrecht zu den Wundrändern oder diagonal gelegt werden kann (**Abb. XV. A. 11**). Die Wundadaptation bei fortlaufenden Nähten kann schwierig sein, weil die Gesamtspannung der Naht bei einer Wundquellung häufig nicht exakt abzuschätzen ist.

Die Spannung der Hornhautfäden muß immer von dem jeweils bestehenden Stromaödem abhängig gemacht werden. Grundsätzlich gilt, daß nach Rückgang des Stromaödems der Hornhautfaden eine glatte Wundadaptation ergeben muß. Ein-

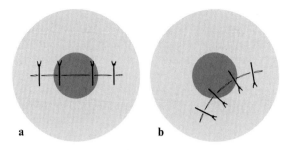

**Abb. XV. A. 12a, b. Berücksichtigung des optischen Hornhautzentrums bei Nähten in diesem Bereich. a** Bei Schnittwunden durch das Hornhautzentrum sollte man die Nähte nach Möglichkeit so anordnen, daß sie diesen Bereich möglichst wenig durch Narben beeinträchtigen. Um trotzdem einen „wasserdichten Wundschluß" zu erreichen, kann sich eine zusätzliche Verbandlinse als nützlich erweisen. Dann müssen die Knoten mit sehr kurzen Fadenenden versenkt werden. **b** In der Umgebung von Knoten kommt es zu einer verstärkten Narbe. Sie sollten daher zum Limbus hin gelegt werden.

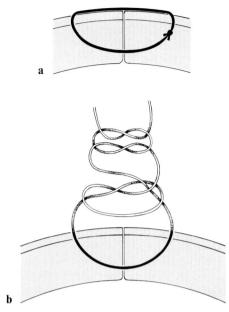

**Abb. XV. A. 13a, b. Versenken von Hornhautknoten. a** Der Knoten muß so weit durchgezogen werden, daß er sicher im Stroma der Hornhaut liegt. Solche Fäden müssen unter erhöhter Spannung verknotet werden, da es beim Versenken infolge einer Überbeanspruchung der Elastizität des Fadens zu einer Lockerung kommen kann. **b** Knoten nach McIntyre: bei diesem Knoten kann bereits die erste Schlinge stark gespannt werden, die dann mit zwei weiteren jeweils gegenläufigen Einzelschlingen gesichert wird.

zelknopfnähte werden senkrecht zur Wunde gelegt, bei fortlaufender Naht empfiehlt sich die Diagonalnaht, um eine gleichmäßige Gewebsspannung zu erzielen. Es hat sich gezeigt, daß die Reißfestigkeit der Narbe vom Heilverlauf abhängt.

Ist bei einer fortlaufenden Naht die Spannung der Schlingen ungleich, so können Wunddehiszenzen auftreten. Schneidet nur eine Schlinge einer fortlaufenden Naht durch, kommt es zur Fadenlockerung: Jede fortlaufende Naht ist nur so fest wie ihre schwächste Schlinge. Es ist daher empfehlenswert, nur kleine und glatte Wunden mit fortlaufender Naht zu versorgen. Bei längeren Schnittwunden kann sich nach Entquellung der Hornhaut in den ersten Tagen der fortlaufende Faden lockern; dies kann entweder zu einer Fistel oder zu einer Gefäßeinsprossung vom Limbus her führen.

*Einzelknopfnähte sollten so gelegt werden, daß das optisch wichtige Hornhautzentrum ausgespart bleibt*; ferner ist die Lage der Knoten zu beachten (**Abb. XV. A. 12**). Da es um diese zu einer vermehrten Narbenbildung kommt, sollten die Knoten zum Limbus hin gelegt werden. Insbesondere wenn man die Knoten in den Stichkanal hineinzieht, kommt es im Bereich des Hornhautstromas zu Narben. In Einzelfällen kann das Aussparen jeder Naht im optisch wichtigen Hornhautzentrum durch die Kombination parazentraler, versenkter Einzelknopfnähte mit einer Verbandlinse sinnvoll sein.

Die Spannung der Einzelfäden ist vom jeweiligen Hornhautstromaödem abhängig. Versenkt man den Knoten im Hornhautstroma, so ist mit einer geringfügigen Dehnung des Fadens zu rechnen; dies muß beim Knüpfen berücksichtigt werden.

Besonders gut eignet sich die Naht nach McIntyre zum Versenken, da der Knoten sehr klein ist und damit das Hereinziehen in das Stroma erleichtert (**Abb. XV. A. 13**).

### 3.1.3 Verbandlinsen

*Bei Hornhautperforationen* bis zu 5 mm *können Verbandlinsen angewandt werden*. Nach Hornhautperforationen kommen vor allem Silikonlinsen in Betracht.

Der Vorteil der *Silikonlinse* liegt in ihrer hohen Elastizität, der guten Formstabilität, der hohen $O_2$- und $CO_2$-Permeabilität und ihrer Neigung, sich am Auge festzusaugen. Diese Eigenschaft gibt einen guten Bandageeffekt, führt aber auch dazu, daß eine lokale medikamentöse Behandlung des Vorderabschnittes äußerst problematisch ist. Die festgesaugte Silikonlinse deckt die Hornhaut dermaßen ab, daß Medikamente nur schwer durch die Hornhaut in das Auge gelangen können; dies gilt sowohl für die Antibiotika wie für Kortikosteroide. Es kann das Bild eines „intraokularen Reizzustandes", u.U. mit Hypopyon, entstehen, das nach Entfernung der Linse und medikamentöser Therapie verschwindet.

Lamelläre Hornhautwunden, die zur Oberfläche hin senkrecht liegen, weisen eine geringe Wundrandretraktion auf. In diesen Fällen ist auch nach einigen Stunden kein wesentliches Hornhautstromaödem sichtbar, da die Wundränder aneinander adaptiert liegen. Um eine Eröffnung der Wundränder durch Lidschlag oder Augenbewegungen zu vermeiden, empfiehlt sich eine Versorgung mit Verbandlinse. Für die lamellären Verletzungen werden 38% HEMA-Linsen, hochhydrophile HEMA-Linsen oder festsaugende Silikonlinsen empfohlen.

In den ersten zwei Tagen sollte zusätzlich ein beidäugiger Verband erfolgen. Hierdurch wird erreicht, daß die Ruhebewegung durch das Lid auf 0,5–1 mm reduziert wird; dieses erscheint ausreichend zu sein, um eine glatte Wundheilung des Hornhautepithels zu ermöglichen. Die lokale Therapie sollte sich auf antibiotikahaltige Augentropfen (einmal täglich) beschränken.

*Die Versorgung von Hornhautwunden mit Verbandlinsen erfordert in jedem Falle regelmäßige, kundige Kontrollen.* Wenn bei einer perforierenden Verletzung mit einer Kontaktlinse keine Hornhautwundadaptation zu erzielen ist, muß eine *Nahtversorgung* erfolgen. Sichtbar wird die mangelnde Adaptation durch ein Hornhautödem im Wundbereich unter der Kontaktlinse.

Auch eine Kombination von Hornhautnähten und Verbandlinse kann angezeigt sein. In manchen Fällen empfiehlt es sich, die Knoten der Hornhautfäden im Hornhautstroma zu versenken, um eine glatte Anpassung der Verbandlinse zu ermöglichen. Man muß daran denken, daß sich die Nahtschlinge infolge der Belastung bei der Verlagerung dehnt [34, 51, 53, 72, 146, 161, 162, 166].

### 3.1.4 Wundklebung

Die Klebung von perforierenden und lamellären Hornhautwunden mit Acrylat oder Fibrin hat sich bisher nicht bewährt, da es beim Acryl zu Abstoßungen, beim Humanfibrin zu Undichtigkeiten oder breiteren Narben kommt [46, 75, 97, 169].

### 3.1.5 Versorgung von Hornhautwunden

Glatte Hornhautwunden

Hornhautperforationen erfordern meistens eine *mikrochirurgische Wundversorgung.* Eine konservative Behandlung ist nur nach einer Perforation ohne Kammerwasseraustritt angezeigt. In diesen Fällen liegen die Wundränder stufenlos aneinander; das Hornhautstroma weist mikroskopisch kein Ödem auf. In jedem Fall empfiehlt sich eine lokale Antibiotikaprophylaxe. Wie bereits ausgeführt, kommen Verbandlinsen nur bei kleinen Hornhautperforationen, in der Regel bis 5 mm, in Betracht.

Perforationen der Hornhaut bedürfen immer dann einer Versorgung, wenn es spontan oder bei Druck auf die Wundränder zu einem Austritt von Kammerwasser kommt. In Zweifelsfällen sollte eine Fistelprobe gemacht werden: Fluoreszein-Natrium, auf die Hornhaut aufgebracht, wird durch Kammerwasser verdünnt. Je länger eine Hornhautwunde unversorgt bleibt und je ausgedehnter sie ist, desto stärker wird das Hornhautstromaödem. Die Adaptation wird dann häufig erschwert; die Wunde neigt zu Stufenbildungen, u.U. auch zu einem nicht vollständigen Wundverschluß. Die Spannung der Hornhautfäden muß das Ausmaß des Hornhautödems berücksichtigen.

Lamelläre Hornhautwunden

Die *Versorgung lamellärer Hornhautwunden* besteht in der häufig schwierigen Adaptation der Wundränder. Da diese zur Retraktion neigen, kommt es bei mangelhafter Wundadaptation durch Hornhautepitheleinsprossung in die Tiefe der Wunde zu breiten Narben. Der klinische Befund ist ausschlaggebend für die Indikation zu einer konservativen Behandlung mit Verbandlinse oder zum operativen Vorgehen.

Jede Hornhautwunde muß zunächst von *Verunreinigungen* befreit werden. Gerade lamelläre

## XV.A. Chirurgie bei Kontusionen und Perforationen

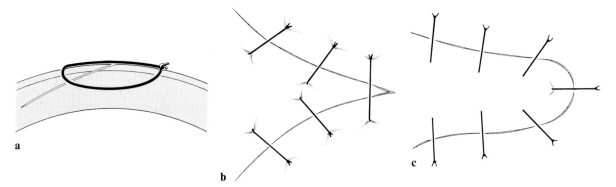

**Abb. XV. A. 14a–c. Naht lamellärer Hornhautwunden.**
**a** Durch Retraktion der Bowman-Membran kommt es relativ rasch zu einer scheinbaren Verkleinerung der abgetrennten Lamelle. Dieser Tatsache muß bei der Nahttechnik Rechnung getragen werden. Der Faden muß einen Zug auf die Lamellenspitze ausüben, so daß es hier zu einer dichten Anlagerung der oberflächlichen Wundränder kommt. Bei dünnen Lamellen muß weit durchgreifend genäht werden, um Ausreißen der zum Wundrand hin dünner werdenden Lamelle zu vermeiden. Die Knoten sollten immer im Bereich der unverletzten Hornhaut liegen. Nur wenn eine lamelläre Hornhautwunde in das Hornhautzentrum reicht, sollte von dieser Regel abgewichen werden.
**b** Bei spitzen Lamellen werden die Nähte im Sinne der gewünschten Zugrichtung etwas schräg zur Wundkante gesetzt. Oft erweist es sich als sinnvoll, einen sehr spitzen Endzipfel der Wundlamelle durch eine darüberliegende Nahtschlaufe in das Wundbett zu drücken.
**c** Auch bei einer zungenförmigen Lappenkontur wird die Nahtrichtung der gewünschten Zugrichtung angepaßt. Wenn ein deutlicher Wundspalt verbleibt, werden Stromaödem und vermehrte Epitheleinsprossung zu einer stärkeren Narbe führen.

Hornhautwunden weisen häufig in der Tiefe Fremdkörperpartikel auf. Als Folge der Säuberung mittels Tupfer, Spatel oder Ausspülung mit Ringerlösung kommt es nicht selten zu einer Zunahme der Hornhaut-Stroma-Quellung.

Die Schnittrichtung sowie die Ausdehnung der Wundfläche sind für die Wundversorgung ausschlaggebend. Hornhautstromaquellung macht eine Versorgung der Wunde durch Naht erforderlich; wird wenige Stunden nach einer Verletzung eine *Hornhautstromaquellung* sichtbar, so ist dies ein Zeichen für eine mangelhafte Wundadaptation. Diese Situation findet sich bei sehr *schrägen Schnitträndern* sowie bei relativ oberflächlich im Stroma gelegenen Wunden. Bei flachen horizontalen Schnittwunden kann es bei jedem Lidschlag zu einer geringen Dehiszenz der Wundränder kommen, so daß Tränenflüssigkeit in die Wunde eindringen kann.

Grundsätzlich müssen zur Adaptation von Hornhautlamellen weit durchgreifende Nähte gelegt werden. Je flacher die Lamelle ist, um so länger muß der Durchstich des Fadens durch das Hornhautstroma sein. Insbesondere bei sehr dünnen Lamellen besteht sonst die Gefahr, daß beim Durchstich mit der Nadel das Gewebe ausreißt. Ist an einer Spitze zu wenig Gewebe für die Verankerung von Nähten vorhanden oder will man aus optischen Gründen eine Naht in einer spitzwinklig auslaufenden Wunde vermeiden, so kann eine tangential zur Wundkante liegende Vernähung der Spitze von Vorteil sein. Im allgemeinen erfolgt die Versorgung von lamellären Hornhautwunden mit *Einzelknopfnähten* aus 10-0 Nylon (**Abb. XV. A. 14**). Lediglich gradlinig verlaufende, den Limbus nicht überschreitende Hornhautlamellen können auch mit einer *fortlaufenden Naht* versorgt werden. Die Spannung des Fadens ist abhängig vom Stromaödem. Je ausgeprägter dieses ist, um so stärker muß der Faden angespannt werden, in jedem Falle so fest, daß nach Rückgang des Hornhautstromaödems der Faden weder gelockert noch eine Zugwirkung auf die Wundränder ausgeübt wird.

### Zerfetzte Hornhautwunden

Bei Hornhautwunden mit zerfetzten oder unregelmäßigen Wundrändern ist die Adaptation erschwert. Eine genaue Zuordnung anatomisch entsprechender Gewebsanteile ist notwendig. Es empfiehlt sich, von den peripheren Wundrändern zum Zentrum der Wunde hin zu nähen. Bei längeren Wunden ist es häufig nötig, zunächst durch eine

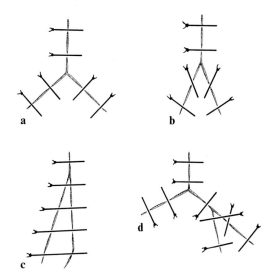

**Abb. XV. A. 15a–d. Naht zerfetzter Hornhautwunden.**
**a** Bei einer zerfetzten Hornhautwunde müssen zunächst die sich anatomisch entsprechenden Gewebsteile in die ursprüngliche Situation gebracht werden. Eine mercedessternförmige Wunde mit gleichmäßigen Schenkeln kann in der Regel durch senkrecht zu den Wundrändern gelegte Fäden ausreichend adaptiert werden. **b** Liegt bei einer dreistrahligen Wunde ein spitzer Winkel zweier Schenkel vor, muß die Spitze mit Nähten in Richtung des gewünschten Zuges in Position gebracht werden. **c** Umfaßt eine zweischenklige Wunde eine sehr schmale Gewebsspitze, ist es häufig nicht möglich, diese nach beiden Seiten mit Einzelknopfnähten zu befestigen. Beim Durchstich durch das Parenchym müssen die Nähte in gleicher Tiefe und mit entsprechendem Zug an dem spitzen Lappen durch das Stroma geführt werden. Vor allem ist darauf zu achten, daß die Spitze des Läppchens gut adaptiert wird. **d** Bei irregulären Wundfetzen müssen außer Adaptationsnähten nicht selten auch überkreuzende Nähte gelegt werden. Sie haben die Aufgabe, spitzzipflige Lappenenden im Niveau zu halten, um eine Stufenbildung zu verhindern.

oder mehrere Situationsnähte die sich entsprechenden Wundränder einander zu nähern. Die endgültigen Nähte müssen soweit durchgreifen, daß auch die tiefen Wundränder adaptiert werden. Hornhautstufen führen zu einer Hornhautquellung und zu einer verzögerten Narbenbildung, sie begünstigen die Gefäßeinsprossung.

Bei starker Hornhautstromaquellung findet oft bereits während der Wundversorgung eine Entquellung statt, so daß die vorgelegten Situationsnähte sich als zu locker erweisen und erneuert werden müssen. Liegen mehrere Wundrandecken nebeneinander, so müssen u.U. sich überkreuzende Nähte gelegt werden. Die Spannung dieser Fäden muß einander entsprechen. Eine Naht durch mehr als zwei Wundränder empfiehlt sich nicht, da sonst leicht ein mangelhafter Wundverschluß resultiert (**Abb. XV. A. 15**).

Besondere Schwierigkeiten ergeben sich, wenn zerfetzte Wunden aus lamellären und perforierten Anteilen bestehen. Die Naht derartiger Wunden erfordert erhebliche Erfahrung. Nähte unterschiedlicher Tiefe und Länge sind in diesen Fällen erforderlich. *Zerfetztes Gewebe sollte auf keinen Fall abgetragen werden.* Eine kombinierte Versorgung mit Hornhautnähten und Verbandlinse kann in Frage kommen; die Kriterien wurden bereits beschrieben. Auch eine Frühkeratoplastik kann in Betracht gezogen werden [104, 150].

Gewebeverluste

Traumatisch bedingte Gewebeverluste der Hornhaut werden außerordentlich *selten* beobachtet. Zerfetztes Hornhautgewebe kann einen *Verlust vortäuschen*. Mit Hilfe von Situationsnähten sollte zunächst versucht werden, anatomisch entsprechende Gewebeteile einander zuzuordnen.

Besteht tatsächlich ein Gewebeverlust, so betrifft dieser meistens nur oberflächliche Lamellen. In einem solchen Fall sollte nicht versucht werden, durch Raffen der oberflächlichen Schichten eine gleichmäßig dicke Hornhaut zu schaffen, da ein derartiges Vorgehen zu Aufwerfungen, zu Verspannungen, häufig auch zu einem Klaffen der inneren Schichten führt. Auch verdünnte Hornhautareale sollten in situ vernäht werden; infolge Epithelialisierung und Reparation des Hornhautstromas kommt es zu einer Verdickung der Hornhaut.

Stichverletzungen, in deren Kanal über längere Zeit ein Fremdkörper gesteckt hat, können einer Wunde mit Gewebeverlust ähneln. Es handelt sich dabei aber um nekrotisches Hornhautgewebe im Bereich des Wundkanals infolge von Druck. Nach Säuberung der Wunde ist eine Wundadaptation mit Naht angezeigt.

**Primäre Keratoplastik**

Bei stark zerfetzten Hornhautwunden kann eine *primäre Keratoplastik* diskutiert werden; sie ist dann angezeigt, wenn ein „wasserdichter" Wundverschluß nicht zu erreichen ist. Derartige Wunden werden bei schweren zentralen Hornhautverletzungen beobachtet. Eine auch nur über wenige Tage aufgehobene Vorderkammer sollte vermieden werden, weil dies immer zu irreparablen Schäden im Kammerwinkel führt. Daher ist in solchen Fällen eine primäre Keratoplastik angezeigt. Es muß aber zunächst eine provisorische Adaptation durch Naht erfolgen, um eine Formung der Gesamthornhaut zu erreichen. Nach Gabe von Natriumhyaluronat in die vordere Augenkammer gelingt es leichter als mit Luft oder mit Flüssigkeit, den Bulbus für eine Keratoplastik ausreichend zu tonisieren.

Erreicht man bei Versorgung einer zerfetzten zentralen Hornhautwunde doch einen „wasserdichten" Wundverschluß, so erweist es sich als günstig, die Keratoplastik einige Tage nach der Primärversorgung „früh-sekundär" durchzuführen. Die Wundverhältnisse sind dann eindeutig, die Gefahr einer Wundinfektion ist geringer; auch steht häufiger besseres Transplantationsmaterial zur Verfügung.

### 3.1.6 Hornhautwunden mit Irisbeteiligung

Bei einer Hornhautperforation kann es in Abhängigkeit von der Lage und Größe der Wunde mit dem Verlust von Vorderkammerflüssigkeit zu einem Vordrängen der Iris in die Wunde kommen.

Die Hornhautwunde kann hierdurch tamponiert werden.

Ist Irisgewebe in die Wunde eingeklemmt, jedoch nicht außerhalb des Auges, so sprechen wir von einer *Irisinkarzeration*. Das Irisstroma kann ohne und mit Pigmentblatt in der Wunde eingeklemmt sein. Kennzeichen einer *Iriseinklemmung* ist eine Verziehung der Pupille in Richtung auf die Wunde und eine von der Wunde sich zeltförmig ausbreitende Iris. Die vordere Augenkammer ist vorhanden, jedoch in Abhängigkeit von der Größe der Hornhautwunde und dem zeitlichen Intervall von der Verletzung, abgeflacht. Die Wund-

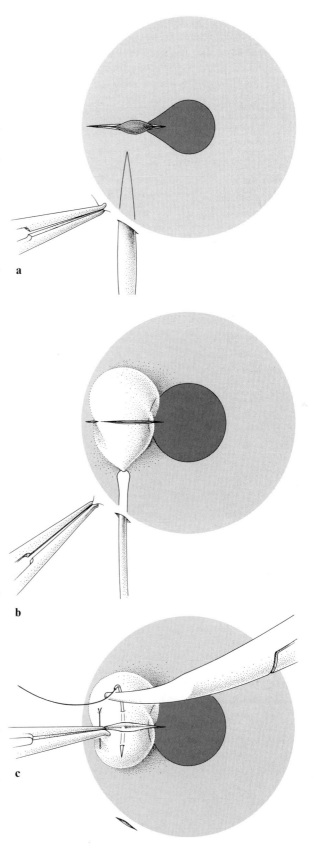

**Abb. XV. A. 16 a–c. Reposition eines Irisprolapses nach perforierender Hornhautverletzung. a** Nach Abspülen des Irisprolapses wird die Vorderkammer am Limbus mit einer Schmal-Lanze eröffnet. **b** Über eine stumpfe Kanüle wird Luft oder Natriumhyaluronat injiziert und die Vorderkammer wiederhergestellt. **c** Verschluß der Hornhautwunde mit Einzelknopfnähten.

versorgung erfolgt bei einer Irisinkarzeration in mehreren Schritten:

Zunächst sollte die Hornhautwunde mit Tupfern gesäubert werden, bei sichtbaren Schmutzpartikelchen durch Ausspülen oder mechanisch mit Pinzetten. Über einen limbalen Zugang wird dann die Vorderkammer unter Zurückdrängen der Iris aus dem Wundspalt mit Luft, Vorderkammerersatzflüssigkeit oder Natriumhyaluronat wiederhergestellt (**Abb. XV. A. 16**).

Gelingt dieses nicht indirekt mit Flüssigkeit oder Luft, so sollte die von SAUTTER angegebene dünne, flache *Kanüle* oder ein schmaler Spatel verwandt werden. Bei sehr ausgedehnten Wunden kann ein partieller Wundverschluß notwendig werden, jedoch muß dabei die Iris zurückgedrängt werden.

Wird durch eine Hornhautwunde Irisgewebe nach außen gepreßt, so sprechen wir von einem *Irisprolaps*. Das therapeutische Vorgehen richtet sich im wesentlichen nach der klinisch sichtbaren Vitalität des prolabierten Irisgewebes. Die klinische Beurteilung ist oft außerordentlich schwierig.

Die Vitalität prolabierten Irisgewebes ist von dem zeitlichen Intervall zwischen Trauma und Wundversorgung und dem Ausmaß des Prolapses abhängig. Auch mehrere Stunden nach einem Trauma können Anteile der Irisbasis vital bleiben und reponiert werden.

Ist der *Papillarsaum eingeklemmt*, so werden bereits nach mehreren Stunden Ischämiebezirke

**Abb. XV. A. 17a–d. Versorgung eines großen Irisprolapses. a** Ausgedehnte Hornhautwunde mit Irisprolaps unter Einschluß des Pupillarsaumes. **b** Abtragen der Iris mit Sektoriridektomie. **c** Nach vorläufiger Nahtadaptation Nachspülung und Wiederherstellung normaler Vorderkammertiefe mit Ringerlösung und/oder Natriumhyaluronat. **d** Endgültige Naht, danach u.U. Ablassen eines Teiles des Natriumhyaluronats.

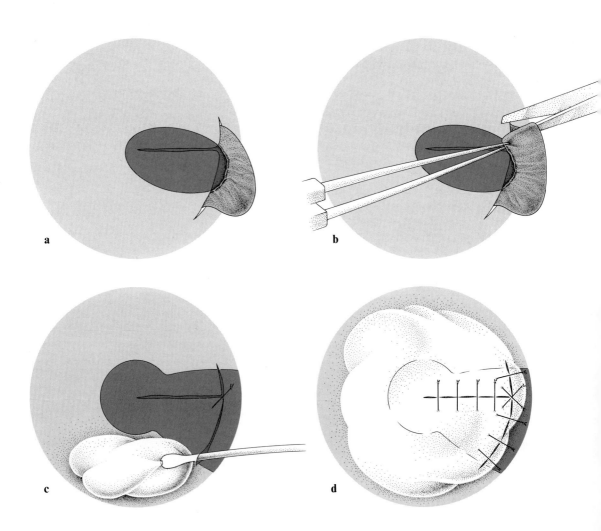

sichtbar; eine solche Iris entwickelt nach Reposition in der Regel eine Pupillarsaumatonie.

In zeitlicher Abhängigkeit steht auch die Überwucherung des prolabierten Irisgewebes mit Epithelzellen. Die Epithelisation der Wunde setzt sofort nach dem Trauma ein [60, 134, 153].

Weshalb es nach einer Reposition eines Irisprolapses nicht in jedem Falle zu einer Epithelisation der vorderen Augenkammer kommt, ist ungewiß. Man vermutet epithelial-endotheliale Interaktionen unter Einfluß des Kammerwassers [172].

Der Gefahr einer Infektion durch einen reponierten Irisprolaps sollte durch frühzeitige Antibiotikaprophylaxe begegnet werden.

Die Therapie eines Irisprolapses besteht in einer *Reposition von vitalem und funktionell intaktem Irisgewebe* [11, 116, 125, 154]. Nekrotisches Irisgewebe sollte in jedem Falle abgetragen werden. Besonderes Vorgehen wird bei einem breitflächigen Prolaps erforderlich. In diesen Fällen empfiehlt sich ein teilweiser Verschluß der Hornhautwunde mit zwischenzeitlichem Auffüllen der Vorderkammer und Ausstreichen der Iris aus dem Wundspalt mit einem flachen Spatel oder einer stumpfen Kanüle. In jedem Fall muß vermieden werden, Luft oder Flüssigkeit unter die prolabierte Iris zu geben, da hierdurch die Iris weiterhin in den Wundspalt gedrängt wird. Eine Punktion der Vorderkammer zur Druckentlastung ist bei dieser Komplikation angezeigt.

Von einer *Iriszerreißung* geht meist eine Blutung in die Vorderkammer aus. Zerfetztes Irisgewebe muß abgetragen werden (**Abb. XV. A. 17**).

Grundsätzlich ist zu sagen, daß saubere Irisausschneidungen seltener zu Komplikationen führen als schlecht reponierte, zerfetzte Irisanteile (**Abb. XV. A. 18**).

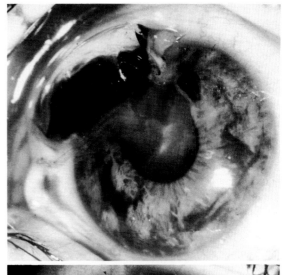

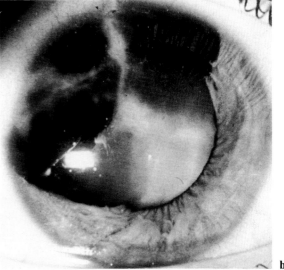

**Abb. XV. A. 18 a, b. Versorgung einer irregulären Wunde mit zerfetztem Irisprolaps. a** Große Hornhautwunde mit Irisprolaps und zerfetztem Pupillarsaum nach Frontscheibenverletzung. Die Irisreste wurden mit einer Sektoriridektomie abgetragen und die Hornhaut genäht. **b** Zustand 2 Wochen nach der Operation.

**Abb. XV. A. 19a–c. Nahttechnik an Iris und Hornhaut.**

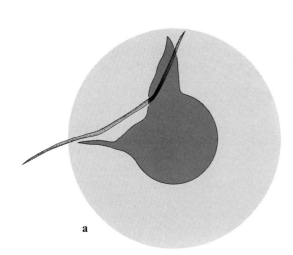

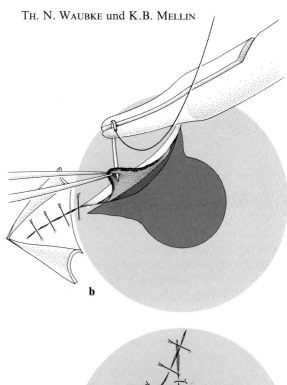

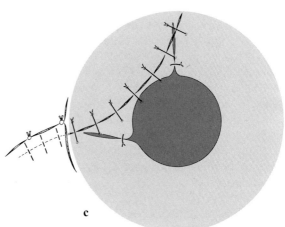

**a** Ausgedehnte Hornhautwunde mit Iriseinschnitten, guter Zugang zur Iris. **b** Zunächst wird der sklerale Anteil der Schnittwunde freigelegt und mit Nylon 10-0-Nähten verschlossen. Wichtig ist die exakte Readaptation am Limbus mittels zweier dicht benachbarter Nähte, von denen die eine limbusparallel in der Hornhaut, die andere in der Sklera liegt. Mit je einer Einzelknopfnaht (Prolene 10-0) werden die Iriseinrisse dicht hinter dem Pupillarsaum readaptiert. Bei ausgedehnten Einrissen kann eine zweite Naht in der Mitte der Schnittlinie durchgeführt werden. **c** Zustand nach Naht von Iris, Hornhaut und Bindehaut.

Traumatisiertes Irisgewebe neigt zu Verklebungen mit der Hornhautwunde oder mit der Linse. Außerdem kann es durch Irisatrophie und Fibrose zur Zerstörung des Kammerwinkels mit ihren deletären Folgen kommen.

Nekrotisches Irisgewebe im Auge erhöht die Gefahr einer sympathischen Ophthalmie.

Glatte Irisschnitte oder Abrisse an der Irisbasis bieten sich für eine Versorgung mit Nähten an [40, 86]. Eine Rekonstruktion des Irisdiaphragmas sollte angestrebt werden. Bei sehr großer Hornhautwunde ist vor deren Schluß eine Versorgung der Iris möglich (**Abb. XV. A. 19**).

In der Regel wird man aber ohne eine weitere Inzision nicht auskommen. Eine zusätzliche Traumatisierung der Hornhaut (Endothelschaden) sollte vermieden werden. Die Möglichkeiten einer Irisplastik müssen am einzelnen Fall entschieden werden.

Bei weitgehend aus dem Wundspalt hängender, zerfetzter Iris muß eine fast totale Ausschneidung erfolgen (**Abb. XV. A. 20**).

### 3.1.7 Verletzungen im Limbusbereich

Unter *Verletzungen* der Limbuszone verstehen wir Wunden, die von der Hornhaut bis in die Sklera reichen.

Der sklerale Anteil einer Wunde im Limbusbereich muß immer sorgfältig dargestellt werden. Dazu ist es notwendig, die Bindehaut über der Sklera zu mobilisieren; zusätzliche limbusparallele Bindehautinzisionen schaffen ein übersichtliches Operationsfeld.

Reicht die Skleraperforation in einen Muskelansatz hinein, sollte für eine optimale Wundversorgung der Muskel abgetrennt werden. Bei der

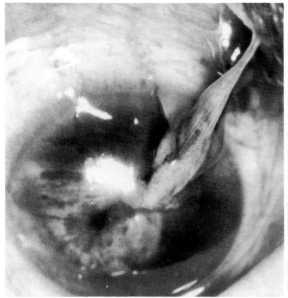 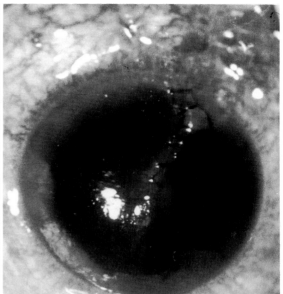

**Abb. XV. A. 20a, b. Hornhaut-Iris-Verletzung mit primärem Verlust der Linse. a** Durch Frontscheibenverletzung ist die Iris über mehr als die Hälfte der Zirkumferenz an der Basis abgerissen und hängt überwiegend aus dem Wundspalt heraus. **b** Zustand 11 Tage nach Abtragung der Irisreste und Hornhautnaht.

Wiederannähung muß die Muskelverkürzung mit berücksichtigt werden.

Liegt am Limbus nur eine kleine Verletzung mit einem Irisprolaps vor, so wird sich die Vorderkammer in aller Regel nach kurzer Zeit wieder stellen. Es ist dann erforderlich, durch einen gesonderten Zugang vom Limbus her die Vorderkammer abzulassen und mit Luft, Ringer oder Natriumhyaluronat wieder aufzustellen, um die Iris zu reponieren. Danach erfolgt die Naht der Wunde. Es ist sorgfältig auf eine Entfaltung des Kammerwinkels am Schluß der Operation zu achten. Man muß bedenken, daß Limbusverletzungen mit größeren Irisschäden und daraus folgenden Goniosynechien besonders oft zur Entwicklung einer Irisatrophie mit Destruktion des Kammerwinkels führen. Diese Zustände rufen oft ein inkurables Sekundärglaukom hervor.

Ist es nicht möglich, die Iris zu reponieren und den Kammerwinkel zu entfalten, muß eine basale Iridektomie angelegt werden, die je nach Lage allerdings optisch außerordentlich störend sein und zu monokularen Doppelbildern führen kann.

Reicht eine radiäre Wunde von der Hornhaut bis in die Sklera, so besteht die Gefahr, daß dann *der Skleraanteil* der Wunde übersehen wird, wenn verletzte oder unterblutete Bindehaut darüber liegt. Eine sorgfältige Blutstillung und Inspektion ist zu Beginn unbedingt notwendig.

Perforierende Wunden im Limbusbereich müssen durch korneoskleral gelegene *Einzelknopfnähte* adaptiert werden. Danach erst sollte die Reposition von Iris bzw. Ziliarkörper erfolgen.

Anschließend wird die Hornhautwunde versorgt. Der Wundverschluß im Ziliarkörperbereich sollte mit Einzelknopfnähten aus 10-0 Nylon, bzw. 8-0 Vicryl erfolgen (**Abb. XV. A. 21**).

Prolabierter Ziliarkörper sollte nie reseziert, sondern stets nach mechanischer Säuberung reponiert werden, da es sonst zu schweren intraokularen Blutungen kommen kann. Eine Ziliarkörperanheftung durch tiefe Nylonnähte sollte angestrebt werden [107].

Fällt Ziliarkörper in den Wundspalt, wird die Naht der Wundränder unter Zurückdrängung der Ziliarkörperzotten mit dem Spatel ermöglicht.

Um eine *Anlagerung der Iris im Kammerwinkelbereich* zu vermeiden, sollte die Auffüllung der Vorderkammer nicht durch die Wunde selbst erfolgen. Eine Inzision, die etwa in einem Winkel von 90° in Richtung auf die Wunde am Hornhautrand gelegt wird, ermöglicht sowohl die Vorderkammerauffüllung wie auch die Lösung von Synechien im Kammerwinkelbereich. Letzteres sollte

**Abb. XV. A. 21 a–c. Versorgung einer limbusübergreifenden, perforierenden Schnittwunde mit Irisprolaps.**

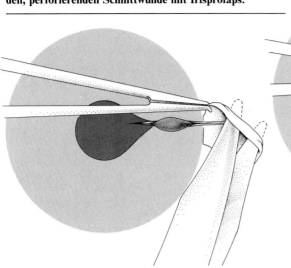

**a** Zuerst wird dicht limbusparallel eine korneale Situationsnaht gelegt, die den Limbus exakt readaptiert. Es folgt die Darstellung des skleralen Wundanteiles durch Bindehautmobilisation.

**b** Nahtverschluß des skleralen Wundanteiles, unter Umständen mit Spateldruck auf vordrängenden Ziliarkörper. Wiederherstellung der Vorderkammer mit Ringerlösung und Luft. Dabei wird auf die Reposition der Iris geachtet.

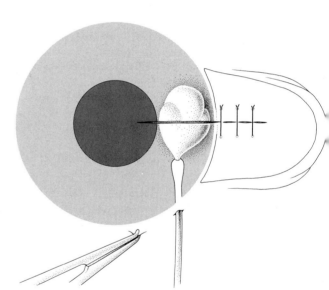

**c** Zur einwandfreien Trennung der traumatisierten Gewebe kann auch nach einer Parazentese mit der Schmallanze Natriumhyaluronat eingegeben werden.

mit einer stumpfen Kanüle oder mit Natriumhyaluronat durchgeführt werden, um zusätzliche Verletzungen zu vermeiden [106].

Ist die *Iris im Kammerwinkel zerfetzt*, so muß eine Iridektomie angelegt werden. Zu einer *Sektoriridektomie* sollte man sich dann entschließen, wenn der Irisdefekt so groß ist, daß nur ein schmaler Teil im Pupillarbereich zurückbleibt, der durch Pupillenverziehung in den optisch wichtigen zentralen Bereich verlagert wird.

Eine ausgedehnte Irisausschneidung mit Erhaltung des Pupillarsaums im Lidspaltenbereich kann zu monokularen Doppelbildwahrnehmungen führen. Eine *Irisnaht zur Verkleinerung des Defektes* erscheint dann sinnvoll.

In jedem Fall muß eine Anlagerung der Iris in die Hornhautwunde vermieden werden, da vor allem am Limbus sehr schnell Gefäßeinsprossungen der Hornhaut auftreten.

### 3.1.8 Verletzungen mit Linsenbeteiligung

Hornhaut- und Sklera-Perforationen können mit einer Linsenverletzung einhergehen. *Das Ausmaß der Linsenverletzung entscheidet über das Vorgehen bei der Primärversorgung*.

Die Diagnose einer Linsenverletzung kann zum Zeitpunkt der Wundversorgung schwierig sein. Blutungen und Fibrinausschwemmung können ebenso wie eine zerfetzte Hornhautwunde mit Hornhautquellung den Einblick auf die Linse verwehren. Selbst wenn eine Linsenverletzung sichtbar ist, kann eine Aussage über eine optisch wirksame Trübung schwer sein. Ob der Versuch, kleine

Linsenverletzungen mit Fibrinkleber zu verschließen, tatsächlich erfolgreich ist, muß offen bleiben, da kleine Perforationen mit umschriebener Trübung auch spontan vernarben können [20].

Der Empfehlung, bei Verletzungen der Linse sofort mit der operativen Wundversorgung auch die Linse zu entfernen [42, 44, 85, 104], können wir uns nicht ausnahmslos anschließen.

Ziel der primären Wundversorgung sollte es sein, jede weitere Traumatisierung des Auges zu vermeiden. Es sollte nicht außer Acht gelassen werden, daß eine weiterreichende Bulbuseröffnung die Gefahr einer Keiminvasion bei einem frisch traumatisierten Auge in sich birgt. Nachblutungen und eine ausgedehnte Hornhautwundquellung sowie eine nicht optimale Pupillenweitstellung können die primäre Entfernung einer verletzten Linse erschweren.

Die Primärversorgung wird sich daher in ihrem Ausmaß vielfach auf die unbedingt notwendigen Maßnahmen zur Herstellung einer adäquaten anatomischen Situation mit „wasserdichtem" Wundverschluß der festen Bulbushüllen beschränken müssen.

Von der primären Entfernung der Linse bei umschriebenen oder geringgradigen Linsentrübungen ist genauso abzuraten wie von der Entfernung einer verletzten Linse, wenn Art und Ausmaß der Verletzung nicht überschaubar sind.

Liegt bei der Versorgung eine breite Eröffnung der Linsenvorderkapsel mit Linsenquellung vor, füllt gequollenes Linsenmaterial die Vorderkammer aus oder treten Linsenpartikel durch die Perforationswunde nach außen, so wird die Wiederherstellung der vorderen Augenkammer bei großer Hornhautwunde durch eine *Teilentfernung der Linse* erleichtert.

Zunächst sollte die Hornhautwunde mit Tupfern von Schmutz bzw. Linsenmaterial gesäubert werden. Bei ausgedehnten Hornhautperforationswunden empfiehlt sich nach teilweisem Verschluß der Wunde, die verbliebenen Linsenanteile mittels Injektion von Luft in die vordere Augenkammer von der Hornhaut fernzuhalten. *In keinem Fall sollte ihre Entfernung durch die Hornhautwunde stattfinden.*

*Die Entfernung der Linse sollte immer nach Wundverschluß über eine Limbusinzision erfolgen.* Über einen limbal gelegenen Zugang ist auch die Entfernung von Linsenanteilen möglich, die hinter der Iris liegen. Häufig ist die Pupille in Folge der Verletzung eng und schwer beeinflußbar. Die Entfernung der Linse über die Pars plana ist in keinem

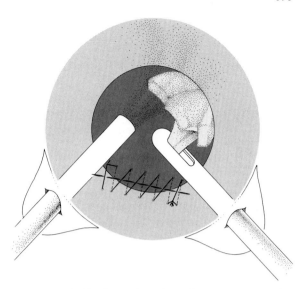

**Abb. XV. A. 22. Operation einer Cataracta traumatica nach Schnittverletzung der Hornhaut.** Nach Durchführung der Hornhautnaht werden zwei Limbuszugänge freigelegt, Parazentesen mit schmaler Lanze vorgenommen und sodann bei laufender Ringerinfusion mit dem Saug-Schneide-Gerät die Linse entfernt. Ist die hintere Linsenkapsel unverletzt, wird sie erhalten.

Fall angezeigt [21], da eine ausreichende optische Kontrolle nicht gegeben ist.

Die Entfernung der Linse über einen Zugang am Limbus erfolgt mit einem *Saug-Schneide-Gerät*. In einem geschlossenen System werden bei tonisiertem Bulbus mit geringem Infusionsdruck zunächst die Linsenvorderkapsel sowie gequollenes Linsenmaterial, gegebenenfalls auch Fibrin und Blut, aus der vorderen Augenkammer entfernt (**Abb. XV. A. 22**) [27, 33, 54, 96, 136, 140].

Liegt ein harter Linsenkern vor, muß der korneosklerale Zugang erweitert werden, um den Linsenkern zu exprimieren. Eine intakte Linsenhinterkapsel sollte erhalten bleiben.

Ist die Linsenhinterkapsel verletzt, muß man darauf achten, daß nicht durch zu hohen Infusionsdruck Linsenteile in den Glaskörper gepreßt werden. Wenn Glaskörper nach vorn getreten oder ein Glaskörper-Linsen-Gemisch entstanden ist, erfolgt die Entfernung mit dem Saug-Schneid-Gerät. Bei der Linsenabsaugung ist der Iris besondere Aufmerksamkeit zu schenken, da nach vollständiger Entfernung der Linse ein rekonstruiertes Irisdiaphragma die beste Gewähr für einen günstigen Heilverlauf bietet.

Bei jeder traumatischen Katarakt sollte in Erwägung gezogen werden, ob eine primäre Linsen-

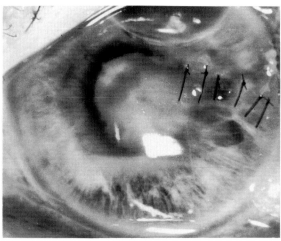 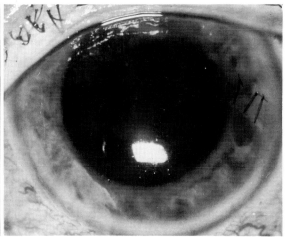

**Abb. XV. A. 23 a, b. Zweizeitige Versorgung nach einer Hornhaut-Linsen-Verletzung. a** Postoperativer Zustand einen Tag nach Versorgung der Hornhautwunde bei quellender Linse. **b** Postoperativer Zustand zehn Tage nach Entfernung der Linse.

entfernung angezeigt ist, oder eine „zweizeitige Wundversorgung" (**Abb. XV. A. 23**) [109]. Diese Frage wird je nach Temperament und Erfahrung des Operateurs verschieden beantwortet werden. Es sollte berücksichtigt werden, daß bei regelrechtem Flüssigkeitsumsatz die Tonisierung des Bulbus relativ rasch wieder eintritt; die spätere Entfernung der Linse kann auch durch die in der Zwischenzeit eingetretene Quellung erleichtert werden [21]. Die zweizeitige Wundstaroperation empfiehlt sich auch, weil unter den günstigeren Bedingungen einer späteren Operation die Implantation einer intraokularen Kunstlinse wesentlich einfacher ist. Bei einer Primärversorgung wird man sich nur schwer zu einer gleichzeitigen Pseudophakos-Implantation entschließen. Die Indikation zur Linsenimplantation sollte in jedem Falle zurückhaltend gestellt werden. Nach den Langzeitergebnissen der Binkhorst-Linsen können diese nicht mehr empfohlen werden. Hinterkammerlinsen wiederum kommen sicher nur bei einem ausgewählten Krankengut mit intakter hinterer Linsenkapsel in Betracht. Zu berücksichtigen ist auch, daß es sich meist um jüngere Patienten mit hoher Lebenserwartung handelt und Spätschäden nach dem Trauma wie auch nach Linsenimplantation sich u.U. addieren können [3, 13, 14, 49, 67, 68, 95, 115].

In vielen Fällen wird die optische Korrektur mit Kontaktlinsen die Methode der Wahl sein. Verschiedene Materialien kommen in Betracht. Zu berücksichtigen ist dabei, daß durch eine Kontaktlinse u.U. ein Hornhautastigmatismus ausgeglichen werden kann und dadurch auch eine Hornhautnarbe weniger störend wirkt [34, 51, 162].

### 3.1.9 Verletzungen der Sklera

Die Wundränder von Skleraperforationen lassen sich erst nach Mobilisation der Bindehaut und des episkleralen Gewebes sauber darstellen. Eine Erweiterung der Bindehautwunde durch zusätzliche Bindehautschnitte und eine Kauterisation episkleraler Gefäße sind notwendig.

Ist die Ausdehnung einer Sklerawunde unbekannt, so empfiehlt sich eine Bindehauteröffnung am Limbus; die Sklera kann dann in den jeweils betroffenen Quadranten dargestellt werden. Reicht die Skleraperforation in einen Muskelansatz hinein, ist die Abtrennung des Augenmuskels während der Versorgung der Sklerawunde erforderlich. Tritt Glaskörper aus der Sklerawunde hervor, so muß dieser mit Tupfer und Weckerschere sorgfältig abgetragen werden. Atrophisches, d.h. nicht reponierbares Gewebe sollte entfernt und histologisch untersucht werden. Da eine Differenzierung verletzter Gewebeanteile klinisch häufig nicht möglich ist, gibt der histologische Befund für die weitere Prognose u.U. wesentliche Aufschlüsse.

*Skleraperforationen werden mit Einzelknopfnähten versorgt.* Die Stärke des Fadenmaterials richtet sich nach der Lage der Wunde. Skleraperforationen bis zu einem Abstand von 3 mm vom Limbus lassen sich ebenso wie lamelläre Sklerawunden mit 9-0 Nylonfäden versorgen. Ausgedehnte Wunden ebenso wie Perforationen, die durch Einblutung des Bulbus zu einem erhöhten intraokularen Druck geführt haben, werden mit stärkeren Fäden (8-0 bis 6-0 Vicryl oder Barraquer-Seide) verschlossen; sie schneiden nicht so leicht durch wie die gegenüber Belastungen gleich starken Nylonfäden.

Sklerapforationen, die über die Pars plana in die hinteren Augenabschnitte reichen, können mit Aderhaut- und Netzhautverletzungen einhergehen. Über die Maßnahmen, die hierbei notwendig werden, wird gesondert berichtet (s. Kap. XV.C.1.1.1).

### 3.1.10 Kombinierte Verletzungen

Bei gleichzeitiger Verletzung verschiedener Augengewebe erfolgt wiederum zunächst eine Säuberung der Wunde mit Tupfern; zerfetztes und nekrotisches Uveagewebe sowie aus dem Auge heraushängendes Blut-Fibrin-Gemisch und ggf. Linsenanteile werden mit Tupfer und Weckerschere abgetragen. Liegt eine stark zerfetzte Wunde vor, so ist häufig die Adaptation anatomisch einander zugehöriger Wundränder erschwert. Als Leitstruktur bietet sich der Limbus an. Die *Wundversorgung wird* daher zunächst *mit Einzelknopfnähten im Limbusbereich begonnen*.

Danach erfolgt der Verschluß der Hornhautwunde, die Wiederherstellung der vorderen Augenkammer und schließlich die Versorgung der Sklerapforation [42, 84, 86, 105].

Bei Sklerawunden, die über die Pars plana hinaus zum Äquator hin reichen, sind prophylaktische Maßnahmen an der Netzhaut erforderlich.

### 3.1.11 Bindehaut und Tenon

Da zum Ausschluß von Sklerapforationen Bindehaut und Tenon häufig eröffnet werden müssen, außerdem bei ausgedehnten Verletzungen diese Gewebe nicht selten mitbetroffen sind, soll auf den Verschluß von Bindehaut- und Tenonwunden gesondert eingegangen werden. Ist eine Sklerapforation ausgeschlossen oder die Sklera bereits mit Fäden versorgt worden, so erfolgt eine Säuberung der Bindehaut und Tenon mittels Tupfer oder Abspülung mit Ringerlösung. Insbesondere in den Wundtaschen ist nach *Fremdkörperpartikeln* zu fahnden. Stark zerfetzte Bindehautareale können zur besseren Wundadaptation in geringem Umfang resiziert werden; eine Mobilisation des umgebenden Bindehautgewebes zur Deckung der Defekte ist dann erforderlich.

Die Tenon-Kapsel kann mit einem fortlaufenden Seidenfaden versorgt werden, dessen Enden frei im Bindehautsack liegen. Dieses Verfahren bietet sich bei einer kräftig ausgeprägten Tenon-Kapsel an, die meist bei jüngeren Patienten gefunden wird.

*Die Bindehaut kann mit resorbierbarem oder nicht resorbierbarem Nahtmaterial versorgt werden.* Da Bindehautwunden innerhalb weniger Tage epithelisiert sind, nimmt die Resorption des Nahtmaterials wesentlich längere Zeit in Anspruch als die Wundheilung. Man sollte resorbierbare Fäden nur dann benutzen, wenn die Entfernung der Fäden technisch schwierig und für die Wunde gefährdend ist oder Schwierigkeiten bei der Fadenentfernung, wie bei Kindern, zu erwarten sind. Als Nahtmaterial empfiehlt sich Catgut oder Vicryl. Die Fadenstärke sollte 8-0 nicht überschreiten. Der Vorteil nichtresorbierbaren Nahtmaterials liegt darin, daß sich um den Faden eine Fremdkörperreaktion bildet, die zur Abstoßung des Fadens führt. Als Nahtmaterial eignet sich 8-0 Seide. Auf eine sorgfältige Adaptation der Wundränder ist zu achten. Jede Bindehautwulstbildung ist ebenso zu vermeiden, wie die Einklemmung von Tenon-Anteilen, da sich hierdurch Wund-Dehiszenzen oder granulomatöse Reaktionen entwickeln können.

### 3.1.12 Nachbehandlung

Die Nachbehandlung hat eine *ungestörte Wundheilung* zum Ziel. Prophylaktische wie kausale therapeutische Maßnahmen sind hierzu erforderlich.

Allgemeine Maßnahmen

Bei perforierenden Verletzungen mit Beteiligung der Uvea empfiehlt sich in den ersten Tagen Ruhe, um die Gefahr einer Nachblutung zu vermindern. Jedoch müssen thrombose- und pneumoniegefährdete Patienten unbedingt mobilisiert werden.

Eine allgemeine *Infektionsprophylaxe mit einem Breitbandantibiotikum* sollte mit der Operationsvorbereitung einsetzen und mindestens 5 Tage lang fortgesetzt werden. Ausnahmen sind bei allergiegefährdeten Patienten zu machen [117].

Kortikosteroide können zusätzlich systemisch verabreicht werden, insbesondere bei Beteiligung des hinteren Augenabschnittes [120]. Auch der Einsatz von Prostaglandinhemmern wird empfohlen [25, 26].

## Lokale Maßnahmen

Ein Schutzverband sollte bis zur Epithelisierung der Wunde, also ca. 44–48 h, ganztägig getragen werden. Bei Kindern sollte, insbesondere wenn die Linse unverletzt ist, tagsüber auf einen Verband verzichtet werden, da sich sonst eine Deprivationsamblyopie entwickeln kann. Bei Erwachsenen entscheidet die Schwere des Traumas, wie lange auch am Tage ein Verband erforderlich erscheint. Um zusätzliche Schäden während der Schlafphase zu verhindern, sollte während der ersten 2–3 Wochen nach einem Trauma das Auge nachts noch verbunden werden.

Eine lokale Therapie mit Atropin zur Ruhigstellung des Ziliarkörpers, mit Breitbandantibiotika zur Infektionsprophylaxe und mit Kortikosteroiden zur Entzündungshemmung ist in Form von Salben und Tropfen angezeigt. Scheuern Hornhaut- oder Bindehautfäden und verursachen hierdurch ein Fremdkörpergefühl, so sollten verstärkt Augensalben benutzt werden.

*Messungen des Augeninnendruckes* sind erforderlich; Drucksteigerungen sollten zunächst medikamentös behandelt werden. Karboanhydrasehemmer und auch Betablocker werden hierzu eingesetzt [133]. Es versteht sich von selbst, daß eine quellende Linse, wenn sie die Ursache für eine sekundäre Augeninnendrucksteigerung ist, sofort operativ entfernt werden muß. Sollte nach Beseitigung eines postoperativen Reizzustandes und nach Resorption von Blut eine sekundäre Augeninnendrucksteigerung nicht medikamentös zu beherrschen sein, so ist eine operative Intervention angezeigt. Auf die Operationsmethoden wird im Kapitel XV. A. 3.3 näher eingegangen.

## Fadenentfernung

Die Entfernung von Fäden nach einer perforierenden Verletzung ist abhängig vom Heilverlauf; andererseits kann dieser durch den richtigen Zeitpunkt der Fadenentfernung beeinflußt werden. Das gilt besonders für Hornhautfäden.

## Entfernung von Bindehautfäden

Bindehautwunden sind in der Regel nach 24–48 h epithelisiert. Bindehautfäden können daher schon nach wenigen Tagen komplikationslos entfernt werden. Resorbierbares Fadenmaterial sollte belassen werden, es sei denn, Fadenenden führen zu einer Irritation von Bindehaut und Hornhaut; in diesen Fällen kann nach 3–4 Tagen der Faden entfernt werden.

Wenn eine Bindehautwunde mit Seideneinzelknopfnähten versorgt wurde, stoßen sich die Fäden innerhalb der ersten Woche spontan ab oder sie werden nach diesem Zeitraum entfernt. Liegt eine fortlaufende Naht vor, kann der Faden nach einer Woche entfernt werden. Sind Tenon und Bindehaut zusammen mit Seideneinzelknopfnähten versorgt, muß dieser Faden nach einer Woche gezogen werden.

Liegt eine separate Naht der Tenon-Kapsel mit einem Seidenfaden vor, muß dieser am 3. oder 4. postoperativen Tag entfernt werden, da es sonst zu starken Vernarbungen um dem Faden kommt und eine Entfernung nicht ohne Schwierigkeiten möglich wird.

## Entfernung von Hornhautfäden

Reizlos liegende Hornhauteinzelfäden sollten nach etwa 4–6 Wochen entfernt werden, da bis zu diesem Zeitpunkt eine Hornhautwunde in aller Regel fest genug vernarbt ist. Bei großen, gezackten Wunden sollte man eine schrittweise Fadenentfernung durchführen. Ein fortlaufender Hornhautfaden kann nach 3–4 Monaten entfernt werden.

Es gibt absolute Indikationen zur Fadenentfernung. Eine *Fadenlockerung* kann mechanische Ursachen haben, sie kann aber auch durch zelluläre Gewebsinfiltration hervorgerufen sein. Dann ist Entfernung geboten, weil ein derartiger Faden für die Festigkeit einer Wunde wertlos ist und den Heilverlauf negativ beeinflussen kann. Ob Ersatznähte erforderlich werden, ergibt sich aus dem jeweiligen Befund.

*Gefäßeinsprossung* in die Hornhaut ist stets Zeichen einer festen Narbe. Hornhautfäden im Bereich von neugebildeten Gefäßen müssen entfernt werden, da sie selbst einen Anreiz zur Gefäßeinsprossung darstellen [28]. Findet sich eine Gefäßeinsprossung im Bereich einer fortlaufenden Hornhautnaht, ist in Abhängigkeit von Länge und Lage der Wunde zu entscheiden, ob der fortlaufende Faden gestrafft und mit sich selbst verknüpft oder vollständig entfernt werden muß.

Zum Schluß soll noch einmal hervorgehoben werden, daß medikamentöse Therapie, insbesondere *Kortisonbehandlung, Narbenbildung und Gefäßeinsprossung beeinflußt.*

### Entfernung von Skleräfäden

Skleräfäden werden mit Bindehaut gedeckt und in der Regel belassen. Spießen Fadenenden durch die Bindehaut, so wird nach Ausbildung einer Skleranarbe, d.h. nach etwa 6 Wochen, eine Entfernung des Fadens notwendig. Bilden sich um die Enden von Skleräfäden Bindehautgranulome, so werden diese herausgeschnitten und die Bindehaut darüber sorgfältig vernäht.

## 3.2 Sekundäre Wundversorgung und Operationen bei Frühkomplikationen

### Definition

Hier soll über Operationsmethoden gesprochen werden, die in den ersten beiden Wochen nach der primären Wundversorgung notwendig werden. Ob es sich bei derartigen Operationen um einen „sekundären Eingriff" oder um eine „Operation bei Frühkomplikationen" handelt, ist eine Frage der Definition.

Sekundäre operative Maßnahmen müssen aus verschiedenen Gründen durchgeführt werden. Bei der Erstversorgung kann man sich bewußt auf die Wundversorgung beschränken, um eine zusätzliche Traumatisierung des Auges zu vermeiden.

Operationen können auch erforderlich werden, wenn nach einigen Tagen korrekturbedürftige Veränderungen sichtbar werden. In vielen Fällen erlauben erst die Resorption von Fibrin und Blut sowie die Rückbildung eines Hornhautstromaödems einen Einblick auf Strukturen der tieferen Augenabschnitte. Auch Komplikationen infolge einer mangelhaften Erstversorgung können einen Zweiteingriff notwendig machen.

### 3.2.1 Sekundäre Operationen an der Bindehaut

Bindehautdehiszenzen entstehen durch einen mangelhaften Bindehautverschluß.

Es ist bei einer frischen Verletzung nicht immer einfach, Tenon und Bindehaut eindeutig zu identifizieren. Erfolgt lediglich eine Adaptation der Tenon-Kapsel ohne Bindehautverschluß, wird dies durch Weißfärbung der Wunde bereits am folgenden Tage sichtbar. Die eingezogenen Ränder der Bindehaut müssen dann von der Tenon-Kapsel durch Unterminierung getrennt, etwas angefrischt und am besten durch Einzelknopfnähte adaptiert werden.

Bindehautdefekte entstehen bei sehr zerfetzter Bindehaut, wenn keine ausreichende primäre Wundversorgung mit Einzelknopfnähten erfolgt ist. Nach Gewebsverlusten können die Bindehautwundränder nur unter starker Spannung aneinandergefügt werden. In diesen Fällen sollte die Bindehaut mit Fibrinkleber versorgt und gegebenenfalls zusätzlich vernäht werden. Plastische Verschiebungen in der Bindehaut verhelfen ebenfalls zu einem befriedigenden Wundverschluß.

Bei sehr großem Bindehautdefekt kann die Adaptation der mobilisierten Wundränder unmöglich sein oder zu einer Einschränkung der Bulbusbeweglichkeit führen. In diesen Fällen empfiehlt sich die Deckung des Defektes mit lyophylisierter Bindehaut. Die lyophylisierte Bindehaut wird mit Fibrinkleber auf der Sklera fixiert; sie bietet eine Matrix für die Proliferation des Bindehautepithels [158].

### 3.2.2 Sekundäre Operationen an der Hornhaut

Nach mangelhaftem Wundverschluß kann eine *Wunddehiszenz* der Hornhaut, die zunächst durch Luft oder Natriumhyaluronat tamponiert wurde, wieder wirksam werden. Symptome sind eine deutliche Quellung der Wundränder durch Kammerwasser und Tränenfilm, je nach Ausmaß der Fistulation auch eine Abflachung der Vorderkammer und ein positiver Seidel-Versuch. Die äußere Tamponade mit einer Verbandlinse beseitigt selten die Ursache, die meist in einer *Dehiszenz der tiefen Hornhautschichten* liegt. Eine Hornhautnaht ist erforderlich; zu oberflächliche oder lockere Fäden müssen entfernt werden.

Eine *Fadenlockerung* kann nach Rückgang des Hornhautstromaödems im Wundbereich auftreten. Lose Hornhautfäden beeinträchtigen den Heilverlauf und sollten entfernt werden, da sie zur Wundadaptation nicht beitragen. Lockert sich der Faden einer *fortlaufenden Naht*, so ist eine Korrektur erforderlich. Bereits eine einzelne lose Schlinge lockert die gesamte Naht. Einige Schlingen müssen dann herausgezogen werden, um den Faden mit sich selbst neu zu verknüpfen. Im Einzelfall muß entschieden werden, ob Ersatznähte gelegt werden müssen. Manchmal gelingt es, die Spannung eines fortlaufenden Fadens dadurch wiederherzustellen, daß eine lockere Fadenschlinge durch einen zusätzlichen Einzelfaden angespannt wird (**Abb. XV. A. 24**).

Zu *fest geknüpfte Hornhautfäden* führen oft zu einer leichten Aufwerfung der Wundränder, die nach wenigen Tagen verschwindet. Sind die Fäden allerdings sehr knapp gelegt, so kann es zum Durchschneiden bis zum Wundrand kommen; derartige Fäden müssen entfernt und ggf. ersetzt werden.

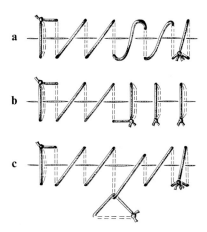

**Abb. XV. A. 24a–c. Korrektur einer Fadenlockerung.**
**a** Ausgangssituation mit einer gelockerten Schlinge. **b** Verkürzung des fortlaufenden Fadens, dessen Rest neu verknüpft wird. Zwei zusätzliche Einzelknopfnähte. **c** Die gelockerte Schlinge kann auch mit einer Ankernaht zum Limbus hin gespannt werden.

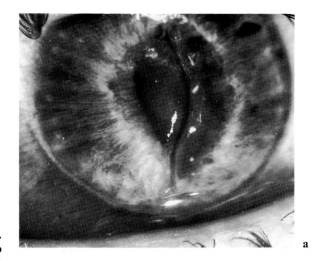

Bei Adaptation einander anatomisch nicht entsprechender Wundränder kommt es zu einer *Stufenbildung* in der Hornhautoberfläche. Es tritt ein Stromaödem auf. Über die Wundränder wächst innerhalb kurzer Zeit das Hornhautepithel in die Wundtiefe ein. Eine rasche Korrektur ist erforderlich. Das Epithel wird entfernt und falsch liegende Hornhautnähte müssen ersetzt werden.

Eine *Frühkeratoplastik* ist bei Hornhautgewebeverlusten erforderlich, wenn ein wasserdichter Wundverschluß nicht möglich ist. Eine Indikation stellen auch ausgedehnte Hornhautwunden dar; die Schrumpfung der Hornhautwunden bei der Narbenbildung erschwert in diesen Fällen die Keratoplastik zu einem späteren Zeitpunkt (**Abb. XV. A. 25**) [32, 61, 71, 149].

Bei einer Frühkeratoplastik kann der intraokulare Druck in Folge der Verletzung oder der Fistu-

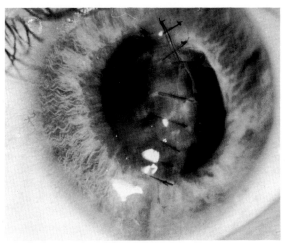

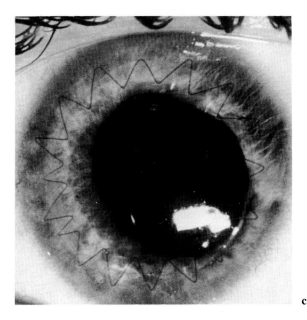

**Abb. XV. A. 25a–c. Früh-Keratoplastik bei ausgedehnter Hornhautwunde durch das Zentrum. a** Verletzungssituation mit großer senkrechter Schnittwunde und unregelmäßigen Ausläufern oben, starke Zerfetzung im Bereich der optischen Achse. **b** Zustand eine Woche nach Wundversorgung. Ausgedehnte Trübungen infolge der sehr unregelmäßig verlaufenden intrakornealen Schnittebene. **c** Zustand vier Monate nach Früh-Keratoplastik.

lation erniedrigt sein; die Trepanation wird in diesen Fällen erleichtert, wenn zuvor die vordere Augenkammer mit Natriumhyaluronat aufgefüllt wurde.

Frische Hornhautwunden, die über den Wundrand der perforierenden Keratoplastik hinausreichen, unterliegen durch Vernarbung einer Schrumpfung. In der postoperativen Phase kann es an diesen Wundrändern zu einem Durchtritt von Kammerflüssigkeit kommen. Ein sorgfältiger Anschluß der Hornhautwunde an das Transplantat ist notwendig.

### 3.2.3 Sekundäre Operationen an der Iris

*Vordere Synechien* werden nach dem Grad der Irisbeteiligung unterschieden in Irisadhäsion, Irisinkarzeration und Irisprolaps. Alle Veränderungen können Hornhautwundheilungsstörungen, einen chronischen Reizzustand und durch Verlegung des Kammerwinkels ein Sekundärglaukom verursachen.

Die Lösung einer *Irisadhäsion* kann bei stehender Vorderkammer mit einem schmalen Spatel oder unter Zufuhr von Kammerwasserersatz mit einer Kanüle nach SAUTTER erfolgen. Eine sehr schonende Methode ist die Reposition der Iris mit Natriumhyaluronat; sie ist besonders bei Synechien im Kammerwinkelbereich empfehlenswert, da es oft nur durch eine Stabilisierung der vorderen Augenkammer gelingt, eine Wiederanlagerung der Iris zu vermeiden [106].

Eine *Irisinkarzeration* bedarf in den meisten Fällen mechanischer Lösung aus dem Wundspalt. Hierzu eignen sich kanülierte Satomesser und Spülzystotome, mit denen unter Zufuhr von Kammerwasserersatz die Adhäsion scharf durchtrennt wird. Ist die Iris durch Nähte im Hornhautwundspalt eingeklemmt, so müssen diese Hornhautnähte entfernt und nach Reposition der Iris neu gelegt werden.

Ein *Irisprolaps* wird innerhalb kurzer Zeit von Hornhautepithel bedeckt werden; dieses kann das Irisgewebe als Leitschiene benutzen und so zu einer Fistelbildung und Epitheleinsprossung führen. Der Versuch, die Fistel durch Nähte zu verschließen, kann diese Komplikationen nicht beheben. Der gesamte Fistelbereich mit der angrenzenden Iris muß herausgeschnitten und der Defekt mit einer *Keratoplastik* gedeckt werden.

Durch Stichverletzungen im Bereich des Limbus kann es zu einer gedeckten Perforation kommen, die zur *Ausbildung eines Filterkissens* führt.

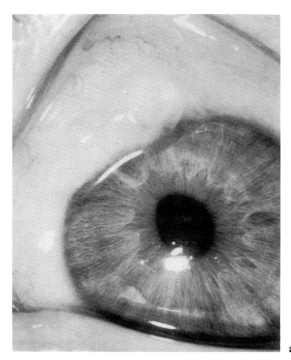

**Abb. XV. A. 26 a, b. Sekundäre Revision nach Stichverletzung. a** Zustand vier Wochen nach Stichverletzung am Hornhautrand mit Ausbildung eines großen Filterkissens und Hypotonie. **b** Nach Präparation der Bindehaut wurde der Stichkanal mit einer Trepanation entnommen. Anschließend wurde eine periphere Iridektomie durchgeführt, ein Hornhauttransplantat eingenäht und mit Bindehaut gedeckt.

Da im Kammerwinkel die Iris immer angelagert ist, muß nach Eröffnung der Bindehaut dieser Bereich ebenfalls trepaniert und mit einer Keratoplastik kleinen Durchmessers gedeckt werden (**Abb. XV. A. 26**).

Die *Rekonstruktion einer Pupille* in einer frühen Phase ist nur bei intakter Linse angezeigt und daher selten möglich. Hierzu ist eine große Eröffnung am Limbus erforderlich, da die Iris ohne Verletzung der Linse genäht werden muß. Vorteil und Risiko müssen daher sorgfältig abgewogen werden. Liegt eine Cataracta traumatica gemeinsam mit einer Pupillenverletzung vor, so empfiehlt es sich, die Irisplastik mit der Entfernung der Linse durchzuführen.

Ideale Bedingungen für eine Pupillenrekonstruktion sind gegeben, wenn die Hornhautverletzung eine Keratoplastik erforderlich macht.

Liegt eine *Iridodialyse* vor, so kann diese durch McCannel-Nähte wieder angeheftet werden (s. Kap. IX. 1.3.1.2).

### 3.2.4 Sekundäre Operationen an der Linse

Operative Eingriffe an der Linse zählen zu den häufigsten sekundären Maßnahmen nach perforierenden Verletzungen. Der Zeitpunkt der Operation ist von der Schwere der Linsenverletzung und der dadurch bedingten Quellung und Trübung abhängig. Stabile Hornhautnarben nach Entquellung der Wundränder, abklingender intraokularer Reizzustand, regelrechter Augeninnendruck und nach Verletzung thrombosierte Uveagefäße ohne Gefahr einer Nachblutung stellen günstige Voraussetzungen für einen sekundären Eingriff dar. Ein zeitliches Intervall zwischen Primärversorgung und Linsenentfernung sollte daher angestrebt werden. Nur eine quellende Linse mit intraokularem Druckanstieg oder einer Kammerwinkelabflachung erfordert die sofortige Operation.

Ein *zeitliches Intervall* zwischen Primärversorgung und Zweiteingriff ermöglicht eine zusätzliche Diagnostik, die für das weitere operative Vorgehen notwendig ist. Vor allem die *Ultraschalluntersuchung* gibt Aufschluß über Linsenhinterkapseldefekte, Glaskörpertrübungen und -blutungen sowie Netzhautablösungen. Bei nicht vorhandenem Einblick können elektrophysiologische Untersuchungen Aufschluß über die Funktionsfähigkeit der Netzhaut geben [29].

Die Operationstechnik ist einmal vom Ausmaß der Verletzung, zum anderen vom Alter des Patienten abhängig. Ob eine intraokulare Linse implantiert werden sollte, ergibt sich aus der individuellen Situation. Wie schon oben gesagt, sollte man eher zurückhaltend sein und sich auf Fälle beschränken, bei denen nach extrakapsulärer Kataraktextraktion die Implantation einer Hinterkammerlinse vorgenommen werden kann.

Bei *intakter Linsenhinterkapsel* empfiehlt sich eine extrakapsuläre Extraktion. Wie bei jeder extrakapsulären Extraktion sollte zunächst die Linsenvorderkapsel eröffnet werden.

Da häufig schon quellendes Linsenmaterial in der vorderen Augenkammer liegt, sind Manipulationen mit dem Spülzystotom unter Eingabe von Luft oder Kammerwasserersatz erschwert. Mit Natriumhyaluronat lassen sich quellende Linsenmassen zurückdrängen; man behält einen guten Überblick und kann die Kapsel sauber eröffnen. In einem geschlossenen System wird dann bei Patienten mit weichem Linsenkern – etwa bis zum 35. Lebensjahr – ein Saug-Spül-Gerät zur Linsenentfernung benutzt [22, 33, 64, 119].

Bei älteren Patienten muß der Kern entweder durch Phakoemulsifikation oder – durch einen größeren Schnitt – gesondert entfernt werden.

Bei einer Katarakt mit *defekter Linsenhinterkapsel* kommt sowohl ein Zugang über den Limbus wie auch über die Pars plana in Betracht. Den Zugang über die Pars plana wird man immer dann wählen, wenn gleichzeitig Maßnahmen im hinteren Glaskörperbereich und an der Netzhaut erforderlich sind [143].

Rekonstruktionen der vorderen Augenkammer können vorteilhaft über einen korneoskleralen Zugang durchgeführt werden. Bei *jüngeren Patienten* sollte immer in einem geschlossenen System operiert werden. Die Traumatisierung des Hornhautendothels wird hierdurch gering gehalten. Bei niedrigem Spüldruck sollte mit einem Saug-Schneide-Gerät über eine korneosklerale Inzision zunächst die Linsenvorderkapsel bis in die peripheren Anteile entfernt werden. Auf keinen Fall darf der Spüldruck Linsenkern und Linsenrindenanteile durch eine Hinterkapselverletzung in den Glaskörperraum drängen. Schritt für Schritt sollten Kern und Rinde und erst danach die zerfetzte Linsenhinterkapsel, Rindenbrocken und destruierter Glaskörper entfernt werden.

Bei *älteren Patienten* mit hartem Linsenkern sollte in keinem Fall allein in einem geschlossenen System operiert werden. Mit Vitrektomiegeräten läßt sich der Kern nicht zerkleinern und absaugen; mit der Phakoemulsifikation werden u.U. Linsenanteile in den Glaskörper gedrückt. Es empfiehlt sich deshalb ein kombiniertes Vorgehen:

Die Linsenvorderkapsel wird über eine Limbusinzision mit einem Spülzystotom zirkulär eingeschnitten. Nach entsprechend breiter Eröffnung am Limbus wird die Linsenvorderkapsel entfernt und der Kern im ganzen exprimiert. Nach einem Teilverschluß der korneoskleralen Wunde können in einem geschlossenen System Rinde und Kapsel mit einem Vitrektom zerkleinert und abgesaugt werden. Da Linsenhinterkapselverletzungen den vorderen Glaskörper schädigen, wird gleichzeitig eine vordere Vitrektomie durchgeführt.

Die vollständige Entfernung einer traumatischen Katarakt muß angestrebt werden. Zurückbleibende Rindenreste, insbesondere wenn sie sich mit Glaskörper vermischen, führen zu derben Linsen-Glaskörperfibrosen; sie sind operativ schwer anzugehen und führen im Bereich der Sehachse zu erheblicher Sehminderung.

Bei der *primären Versorgung* ist eine vollständige Entfernung der Linse oft nicht möglich. Entstehen deshalb Linsen-Glaskörpervermengungen, müssen diese nach Stabilisierung der Wundverhältnisse möglichst frühzeitig entfernt werden. Das Vorgehen entspricht dem oben geschilderten Verfahren bei defekter Linsenhinterkapsel, d.h. Saug-Schneid-Techniken kombiniert mit dem Einsatz von Mikroscheren sind zur Rekonstruktion der vorderen Augenkammer hilfreich.

Stichverletzungen bei älteren Patienten können zu einer relativ umschriebenen Kapselverletzung, evtl. mit *Linsensubluxation* führen. Bei günstiger Lage der Perforationsstelle ist eine intrakapsuläre Extraktion möglich, wenn der Defekt der verletzten Kapsel vollständig mit dem Eisball des Kryostiletts erfaßt werden kann, oder aber, wenn bereits eine ausreichende Vernarbung der Kapselläsion erfolgt ist. Dies betrifft Linsenvorderkapselverletzungen, die durch Fibrin im Kammerwasser ohne weiteres vernarben können.

Die Kombination von *Linsenentfernung* mit *rekonstruktiven Maßnahmen an der Iris* ist so sehr von der Situation im Einzelfall abhängig, daß Regeln für ein Vorgehen nicht aufgestellt werden können. Derartige Operationen erfordern einen erfahrenen Operateur mit der Beherrschung aller mikrochirurgischen Techniken [23, 37, 43, 45, 86, 88, 102, 137, 138].

### 3.2.5 Sekundäre Operationen an der Sklera

Sekundäre Maßnahmen an der Sklera sind vor allem bei Wunddehiszenzen erforderlich. Diese werden durch mangelhafte Sklerawundversorgung und durch intraokularen Druckanstieg verursacht. Sekundäre Augeninnendrucksteigerungen müssen stets beseitigt werden. Ein Verschluß von Skleradehiszenzen ist unbedingt erforderlich, um spätere Staphylome zu vermeiden. Die Sklerawunde wird zunächst dargestellt, evtl. kann die Wunde durch eine Naht mit stärkeren bzw. tieferen Fäden wasserdicht gemacht werden. Bei Verlust von Sklera-

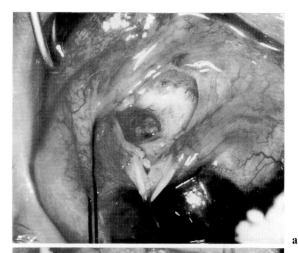

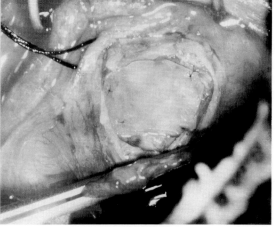

**Abb. XV. A. 27a, b. Versorgung einer staphylomatösen Sklerafistel nach Skleranaht. a** Nach Mobilisation von Bindehaut und Tenon wird der Fistelbereich dargestellt. **b** Lyophilisierte Dura mater in passender Form wird mit Fibrinkleber im Fistelbezirk und seiner Umgebung fixiert. Danach Verschluß von Tenon und Bindehaut.

lamellen kann es zu Fadenfisteln kommen. Fadenfisteln und Sklerastaphylome werden versorgt, indem auf dem Wundgebiet *lyophylisierte Dura mater mit Fibrinkleber* befestigt und dann mit Bindehaut gedeckt wird (**Abb. XV. A. 27**).

### 3.2.6 Sekundäre Operationen bei Drucksteigerung

Augeninnendrucksteigerungen nach perforierenden Verletzungen können in der postoperativen Phase sehr unterschiedliche Ursachen haben; sie können mechanischer Natur sein oder durch entzündliche Veränderungen zustande kommen. Ausmaß und Schwere der primären Verletzung sind für die Möglichkeiten und den Erfolg der Therapie ausschlaggebend.

Der Kammerwinkel kann aus verschiedenen Gründen mechanisch verlegt sein.

Als Ursachen kommen Bulbuseinblutungen, die Ablagerung von Irisgewebe im Kammerwinkelbereich, eine quellende Linse oder eine Glaskörperinkarzeration infrage. Die operativen Maßnahmen zielen darauf ab, die Ursachen zu beseitigen.

Die Therapie der *Vorderkammerblutung* hängt wesentlich davon ab, ob es sich um eine reine Blutung in die vordere Augenkammer bei erhaltenem Iris-Linsen-Diaphragma oder um einen Hämophthalmus handelt. Eine diagnostische Klärung erfolgt mit einer Ultraschalluntersuchung. Nur in seltenen Fällen wird es gelingen, die Blutungsquelle zu finden und zu verschließen.

Blutungen bei *intaktem Iris-Linsen-Diaphragma* sollten zunächst medikamentös behandelt werden. Führt die konservative Therapie nicht zu einer ausreichenden Augeninnendrucksenkung, so folgt die operative Behandlung nach denen in Kapitel XV. A. 2 angegebenen Richtlinien. Die vollständige Ausräumung der Blutkoagula sollte Ziel der Behandlung sein; ein zeitliches Intervall von 3–5 Tagen nach der Blutung muß eingehalten werden, um Nachblutungen zu vermeiden.

Bei einem *Hämophthalmus* wird die alleinige Ausräumung der vorderen Augenkammer keine dauerhafte Augeninnendrucksenkung bringen. Erreicht wird hierdurch meist nur eine vorübergehende Druckentlastung, da nachfließendes Blut aus den hinteren Augenanteilen in die vordere Augenkammer erneut eine Verstopfung der Kammerwasserabflußwege verursacht.

Die weitgehende Ausräumung des Glaskörperraumes sollte über einen Pars plana-Zugang erfolgen. Diese Therapie ist jedoch nur sinnvoll, wenn das Auge einen ausreichenden Flüssigkeitsumsatz zeigt, der an Resorptionsvorgängen in der vorderen Augenkammer erkennbar ist.

Die *Anlagerung von Irisgewebe im Kammerwinkelbereich* kann zu Augeninnendrucksteigerungen führen, wenn hierdurch der Kammerwinkel über eine längere Strecke verlegt wird. Ist eine Therapie mit Karboanhydrasehemmern nicht ausreichend, sollte man nicht zögern, schon nach wenigen Tagen eine kausale Therapie durch Lösung der Synechien auszuführen. Nach Parazentese am Limbus, die meistens 90° von der Irisanlagerung entfernt sein muß, kann die Iris mit einem schmalen Spatel bei stehender vorderer Augenkammer von ihren vorderen Adhäsionen gelöst werden.

Bei dieser Maßnahme ist Vorsicht geboten, um eine Blutung aus dem Kammerwinkel zu vermeiden. In vielen Fällen empfiehlt es sich daher, den Kammerwinkel durch gezielte Instillation von Natriumhyaluronat zu vertiefen; dies ist eine sehr schonende Methode, die Iris stumpf aus dem Kammerwinkel zu lösen; die Stabilisierung der vorderen Augenkammer ist ein zusätzlicher Vorteil. Zu beachten ist jedoch, daß Natriumhyaluronat seinerseits zu Drucksteigerungen führen kann. Es sollte nach Lösung der Synechien wenigstens teilweise entfernt werden. Augeninnendruckkontrollen und ggf. eine zusätzliche Behandlung mit Karboanhydrasehemmern sind in der postoperativen Phase sinnvoll [106, 127, 129].

Hintere Synechien können zu einem *Pupillarblock* mit Abflachung und Verschluß des Kammerwinkels führen. Eine periphere Iridektomie stellt die Kommunikation zwischen Vorder- und Hinterkammer wieder her, wodurch der Augeninnendruck reguliert werden kann. Eine Augeninnendrucksteigerung kann durch eine *quellende Linse* hervorgerufen werden. Die operative Entfernung der Linse ist die Therapie der Wahl.

*Glaskörperinkarzerationen* im Kammerwinkelbereich stellen eine weitere Ursache für Drucksteigerungen dar. Die Therapie besteht in der Glaskörperentfernung mit einem Vitrektomiegerät in einem geschlossenen System über einen Limbuszugang.

Sekundäre Drucksteigerungen können durch *entzündliche Veränderungen* zustandekommen. Zu unterscheiden ist hierbei, ob es sich um eine spezifische Infektion oder um einen unspezifischen Reizzustand handelt. Letzterer kann durch Irritation des Ziliarkörpers oder auch durch Linsenmaterial verursacht sein. Die Drucksteigerungen sind in diesen Fällen in der Regel nicht erheblich, so daß man mit Karboanhydrasehemmern auskommt. Meist liegt auch ein herabgesetzter Kammerwasserumsatz als Ursache vor. Daher empfiehlt es sich nur in seltenen Fällen, eine Vorderkammerspülung oder -ausräumung durchzuführen.

### 3.2.7 Operationen bei Infektionen

Bakterielle Infektionen sind eine gefürchtete Komplikation nach Bulbusperforationen. Die Infektion erfolgt bei Verletzungen in der Regel durch den verletzenden Gegenstand, mit dem die Erreger in das Auge gelangen [130]. Der Bindehautsack weist bei einem gesunden Auge selten pathogene Keime auf.

Bei einer Infektion kommt es innerhalb weniger Stunden zu einer massiven intraokularen Zellvermehrung mit Hypopyon und Fibrin, begleitet von Bindehaut- und Lidschwellung sowie starken Schmerzen.

Die Prognose einer Infektion ist weitgehend davon abhängig, ob das Iris-Linsen-Diaphragma intakt geblieben ist. Reine Vorderkammerinfektionen lassen sich leichter beherrschen, da die Penetration von Antibiotika in die vordere Augenkammer günstiger ist als in den Glaskörper. Ist der Glaskörper infiziert, verschlechtert sich die Prognose erheblich, weil er einen idealen Nährboden für Erreger abgibt und ausreichende Wirkspiegel von Antibiotika kaum erreicht werden können [132].

Bei klinischem Verdacht auf eine Infektion muß die bereits zum Zeitpunkt der Primärversorgung eingeleitete antibiotische Therapie verstärkt werden. Um eine gezielte Antibiotikatherapie durchführen zu können, sollten sofort eine mikroskopische Untersuchung und eine Bakterienkultur vom Bindehautsekret erfolgen. Massive lokale und systemische Gaben eines Antibiotikums mit breitem Wirkspektrum sind erforderlich. In Betracht kommt eine Kombination von Breitspektrumpenizillin oder Cephalosporin mit einem Aminoglykosid [36, 152]. Eine lokale und parabulbäre Therapie von Gentamycin sollte so lange gegeben werden, bis der mikrobiologische Befund vorliegt; danach muß die Antibiotikatherapie gezielt forgesetzt werden.

Kommt es unter medikamentöser Therapie nicht innerhalb von 4–6 h zu einer Befundverbesserung, muß operativ eingegriffen werden. Auch hier besteht die präoperative Diagnostik in einer *Ultraschalluntersuchung*, um Glaskörperveränderungen wie Glaskörperinfiltrationen und Glaskörperabszesse deutlich zu machen. Bei einer Infektion der vorderen Augenkammer mit *intaktem Iris-Linsen-Diaphragma* sollte ein korneoskleraler Zugang gewählt werden.

In jedem Falle muß zunächst Vorderkammerpunktat für eine Bakterienkultur und eine mikroskopische Untersuchung entnommen werden. Zur Vorderkammerspülung empfiehlt sich ein Zusatz von Gentamycin (20 mg Gentamycin auf 500 ml Ringerlösung). Anzustreben ist eine vollständige Ausräumung auch fester Fibrinmembranen. Daher ist oft eine Spülung nicht ausreichend. Die Eröffnung muß erweitert werden, um das meist sehr zähe Fibrin mechanisch zu entfernen.

Abschließend wird die vordere Augenkammer mit Ringerlösung gefüllt, der Gentamycin zugesetzt wird. Eine intensive lokale und systemische Nachbehandlung erfolgt mit Breitbandantibiotika entsprechend dem mikrobiologischen Ergebnis.

In seltenen Fällen kommt es durch ein Trauma zu Pilzinfektionen. Diese verlaufen oft besonders bösartig, da der Pilznachweis meist erst dann gelingt, wenn das Schicksal des Auges besiegelt ist. Eine Umstellung der Therapie kann dann keine Besserung mehr bringen [147].

Eine *Panophthalmie* nach perforierender Verletzung hat eine schlechte Prognose, weil bereits nach wenigen Stunden irreversible toxische Schädigungen der Netzhaut vorliegen. Als operative Maßnahme kommt eine Pars plana-Vitrektomie mit Ausräumung des gesamten Glaskörpers und bei defekter Linse auch des gesamten Linsenmaterials in Betracht [33, 118].

Eine Glaskörperspülung mit einem Gentamycin-Zusatz sollte ebenfalls erfolgen. Neben einer lokalen und systemischen Behandlung mit Breitbandantibiotika sollten gleichzeitig Kortikosteroide verabreicht werden. Auch bei sofort eingeleiteter Therapie gelingt meist nur die anatomische Erhaltung des Auges.

## 3.3 Operationen bei Spätkomplikationen

### Definition

Unter dem Begriff „Spätkomplikationen" werden Veränderungen zusammengefaßt, die in ihren Ursachen außerordentlich vielfältig sind. Es handelt sich dabei einerseits um *Wundheilungsstörungen*, zum anderen um *Defektheilungen*. Diese wiederum können Folgen einer unzureichenden primären oder sekundären Wundversorgung sein. Wundheilungsstörungen führen natürlich oft zu Defektheilungen. Die Vielfalt der Folgezustände kann nicht dargestellt werden; es sollen nur die Therapieprinzipien bei Schädigung der einzelnen Teile des Auges aufgezeigt werden.

### 3.3.1 Spätkomplikationen an der Bindehaut

Nach Verlust von Bindehaut mit unzureichender Wundadaptation bildet sich ein *Symblepharon* aus. Störungen der Bulbusbeweglichkeit mit Wahrnehmung von Doppelbildern sowie fehlender Lidschluß mit Austrocknung der Hornhaut können die Folgen sein.

Die Therapie besteht in einer operativen Narbenkorrektur, die Einzelheiten sind in XV. A. 3.2.1 ausführlich dargestellt.

### 3.3.2 Spätkomplikationen an der Hornhaut

Hornhautnarben können vor allem im Bereich der optischen Achse die Funktion entscheidend beeinträchtigen; auch wenn sie peripher gelegen sind, verursachen sie häufig einen erheblichen Astigmatismus und verstärkte Blendungsempfindlichkeit. In allen Fällen von ausgedehnten Hornhautnarben mit Visusherabsetzung ist eine *durchgreifende Keratoplastik* die Operation der Wahl (**Abb. XV. A. 28**).

Eine Autotransplantation mit Drehung der Hornhaut bei umschriebener Hornhautnarbe im Zentrum kommt nur in ausgewählten Fällen in Betracht [98]. Eine solche Situation ist bei Kindern gegeben, die vermehrt zu Abstoßungsreaktionen bei Fremdtransplantaten neigen. Berücksichtigt werden muß dabei, daß die verletzte Hornhaut in jedem Falle schon einen Endotheldefekt besitzt, der einer Endotheldekompensation Vorschub leistet. In der Regel wird man daher auf heterologes Hornhautmaterial zurückgreifen, auch wenn dabei stets die Gefahr einer Immunreaktion gegeben ist. Das gilt besonders dann, wenn die Hornhautnarben Vaskularisation aufweisen. Etwa in $1/3$ der Keratoplastiken muß nach Bulbusperforation mit Immunreaktionen gerechnet werden [32, 61, 70, 73, 150, 151].

### 3.3.3 Spätkomplikationen an der Uvea

Kommt es durch Anlagerung von Irisgewebe an die Hornhautrückfläche zu *vorderen Synechien*, so liegt bereits 2–3 Wochen nach der Verletzung eine derartig feste Vernarbung vor, daß eine stumpfe Lösung der Synechien nicht mehr möglich ist.

In diesen Fällen muß die Iris über eine Inzision vom Limbus unter gleichzeitiger Zufuhr von Flüssigkeit zur Erhaltung der vorderen Augenkammer mit einem kanülierten Diszisionsmesser durchtrennt werden.

**Abb. XV. A. 28a, b. Spät-Keratoplastik nach perforierender Verletzung. a** Zustand vier Jahre nach schwerer Bulbusperforation mit querverlaufender Hornhautnarbe, Irisanlagerung und Cataracta traumatica. **b** Drei Monate nach perforierender Keratoplastik mit Entfernung der Cataracta traumatica und Irisausschneidung.

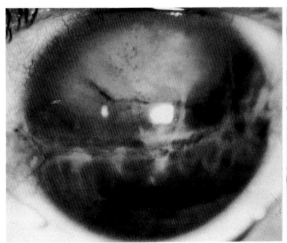
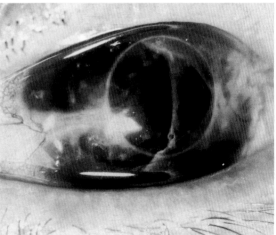

Liegen gleichzeitig optisch wirksame Hornhautnarben vor, so ist es sinnvoll, die Lösung der Synechien zusammen mit einer perforierenden Keratoplastik durchzuführen.

Um bei der Trepanation der Hornhaut eine Verletzung der Iris zu vermeiden, empfiehlt sich die Füllung der Vorderkammer mit Natriumhyaluronat, um mit Vertiefung der Kammer das Irisgewebe wegzudrängen. Nach der Trepanation muß eine scharfe Durchtrennung der Synechien erfolgen. Atonisches Gewebe sollte ausgeschnitten werden; oft kann aber eine Rekonstruktion des Irisdiaphragmas mit Bildung einer Pupille auch durch Irisnähte durchgeführt werden. Nach Einnähen des Transplantates müssen erneute Synechien vermieden werden, da sie zu einer Vaskularisation und dadurch zu einer Immunreaktion führen können.

Ein *Uveaprolaps durch eine Hornhautnarbe* kann noch lange Zeit nach einer Verletzung entstehen und zu einer Fistulation nach außen führen. Es gelingt in solchen Fällen nicht, durch Irisabtragung und sekundären Wundverschluß die Situation zu beherrschen. Dies gelingt nur, wenn man Iris- und Hornhautnarben ausschneidet und den Defekt mit einem Hornhauttransplantat deckt.

Besonders im skleralen Limbusbereich kann sich ein *Uveaprolaps durch eine Wunddehiszenz* entwickeln. Klinisch stellt sich eine Fistel unter die Bindehaut mit Ausbildung eines Filterkissens dar. Auf die Operationstechnik wurde bereits eingegangen (XV. A. 3.2.5, **Abb. XV. A. 27**).

### 3.3.4 Epithelzysten und Epitheleinwachsung

Nach unzureichender oder fehlender Hornhautwundversorgung kann es zu Einwachsungen von Epithel in die vordere Augenkammer kommen.

Durch Produktion von Schleim aus Becherzellen bilden sich *Epithelzysten*, die an Größe zunehmen. Als Komplikationen können Dislokation der Linse, die Verlegung der optischen Achse oder nach spontaner Ruptur diffuse Epitheleinwachsungen auftreten [41, 77, 148, 165].

In diesen Fällen ist nur eine operative Korrektur möglich, wobei die Zyste und das angrenzende Gewebe herausgeschnitten werden müssen. Dieses kann durch eine entsprechende Keratoplastik erfolgen. Für ausgedehntere Veränderungen hat NAUMANN das Verfahren als Blockexzision bezeichnet [100].

In weniger ausgedehnten Fällen gelingt es, nach breiter Eröffnung der Vorderkammer und Ausschneidung der Zyste sowie Kauterisation [89] im alten Narbenbereich das Auge vor einer Epithelisation zu bewahren.

Die Aspiration der Zyste und anschließende Diathermiebehandlung [55] können nicht empfohlen werden, da die Gefahr einer erneuten Zystenfüllung bei zurückbleibendem Epithel gegeben ist. Das gleiche gilt für das „Aufschießen" von Epithelzysten mit dem Argon-Laser.

Ob durch eine weitergehende Zerstörung mit dem YAG-Laser tatsächlich eine Bereinigung der Situation zu erreichen ist, muß als fraglich bezeichnet werden.

Zu *diffusen Epitheleinwachsungen* kommt es nach schweren Hornhaut- oder Limbusperforationen mit ausgiebiger Schädigung des Hornhautepithels und des Hornhautendothels bei unzureichender Wundadaptation (s. auch XV. A. 3.3).

Bei einer unkomplizierten Hornhautperforation, bei der die Wundränder einander gut genähert werden können, verhindern Interaktion zwischen Hornhautepithel und Hornhautendothel eine Ausbreitung des Hornhautepithels in die vordere Augenkammer [172].

Die heute allgemein übliche mikrochirurgische Wundversorgung hat das Krankheitsbild der Epitheleinsprossung relativ selten werden lassen. Dieses ist deshalb von Bedeutung, weil die Prognose einer Epitheleinsprossung immer außerordentlich schlecht ist. Die Epithelisierung des Kammerwinkels führt zu einem Sekundärglaukom, das weder mit medikamentöser noch mit operativer Therapie beherrscht werden kann. Auch hier stellt der Versuch einer Blockexzision die einzig mögliche Therapie dar [100]. Hierzu muß der gesamte Bereich der Epitheleinsprossung (Hornhaut, Iris, Kammerwinkelbereich) mit einem Hornhauttrepan umschnitten, die Iris mit einer breiten Iridektomie bzw. Sektoriridektomie herausgeschnitten und anschließend der Defekt mit einem Hornhauttransplantat gedeckt werden.

### 3.3.5 Spätkomplikationen an der Linse

Die Möglichkeiten von Spätkomplikationen seitens der Linse sind vielfältig. Häufig kommt es erst nach langer Zeit zur vollständigen Eintrübung einer verletzten Linse. Meist können diese Fälle mit in X. 2 aufgeführten Verfahren operiert werden, andere nach den auf S. 602–603 dieses Kapitels angegebenen Richtlinien. Es soll daher an dieser Stelle nur auf einige besondere Situationen eingegangen werden. *Linsensubluxationen* können auch nach schweren Bulbusperforationen auftreten. Durch sekundäre Kammerwinkelvernarbung, Inkarzeration von Glaskörper und Anlagerung von Irisgewebe im Kammerwinkel kann sich ein Sekundärglaukom entwickeln. Ein medikamentös nicht regulierbares Sekundärglaukom, eine Trübung der Linse oder die Gefahr ihrer vollständigen Luxation stellen Indikationen zur Operation dar. Das operative Vorgehen muß berücksichtigen, daß verbliebene Zonulafasern noch fest am Linsenäquator hängen. Die Operation selbst wird nach den im Kapitel XV. A. 3.2.4 angegebenen Prinzipien durchgeführt.

Nach extrakapsulärer Linsenentfernung bei jugendlichen Patienten ist ein *regeneratorischer Nachstar* die häufigste Spätkomplikation. Er tritt nach Wochen oder Monaten in einem hohen Prozentsatz auf. Er führt zu vermehrter Blendung und zu Visusherabsetzung und muß daher operativ angegangen werden (s. auch X. 3.3.6).

Nach Eröffnung am Limbus wird die Hinterkapsel mit einem aufgerauhten Instrument abgerieben, d.h. „poliert". Das lockere Material wird ausgespült oder abgesaugt [21]. Auch mit einem Saug-Spül-Gerät kann das abgelöste Linsenmaterial aus der Vorderkammer entfernt werden [167].

Wendet man dieses Verfahren bei jungen Patienten an, so muß mit einer erneuten Nachstarbildung gerechnet werden; es empfiehlt sich eine grundsätzliche Bereinigung. In maximaler Mydriasis wird durch eine Inzision am Limbus die Hinterkapsel mit einem Spülzystitom, einem Satomesser oder einer abgewinkelten Injektionskanüle disziert. Anschließend wird unter gleichzeitiger Infusion mit einem Saug-Schneide-Gerät der Nachstar mit dem vorderen Glaskörper herausgeschnitten.

Wenn es notwendig erscheint, können auch atrophische Irisanteile entfernt werden. Kommt ein Pupillenhochstand vor, so kann die Pupille leicht nach unten ausgeschnitten werden.

Der *Neodym-Yag-Laser* bietet eine neue Behandlungsmöglichkeit. Regeneratorischer Nachstar oder geringgradige Hinterkapselfibrosen können aufgesprengt werden. Mit den modernen Geräten ist eine sehr genaue Fokussierung und Dosierung möglich. Hierdurch gelingt es häufig, auch an Hornhautnarben vorbei ausreichende Effekte zu erzielen (**Abb. XV. A. 29**).

Mit kurzdauernden Augeninnendrucksteigerungen muß nach dem Eingriff gerechnet werden; diese können jedoch mit Karboanhydrasehemmern abgefangen werden. Eine antiphlogistische Therapie ist erforderlich. Die Möglichkeiten der Gewebezerstörung durch den Neodym-Yag-Laser sind allerdings limitiert.

Wegen der möglichen Komplikationen muß vor einer extensiven Anwendung gewarnt werden.

*Derbe Nachstarplatten* bilden sich aus Linsen-Glaskörperverschwartungen. Häufig finden sich auch gleichzeitig mit dieser Nachstarplatte Verwachsungen der Iris. Da ein Einblick in die hinteren Augenabschnitte in der Regel nicht möglich ist, sollte zunächst zum Ausschluß einer Ablatio retinae eine *Ultraschalluntersuchung* durchgeführt werden.

**Abb. XV. A. 29a, b. Disruption eines Nachstars mit Neodym-Yag-Laser. a** Zustand nach extrakapsulärer Extraktion einer Cataracta traumatica mit Bildung einer Hinterkapselfibrose. **b** Zustand nach Neodym-Yag-Laseranwendung mit Lochbildung in der hinteren Linsenkapsel.

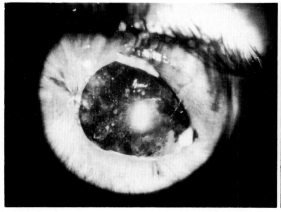
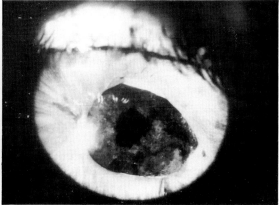

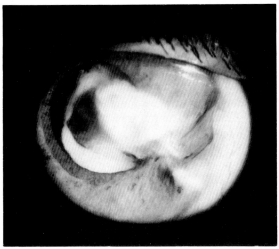
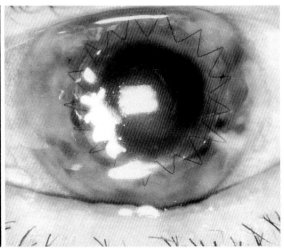

**Abb. XV. A. 30a, b. Perforierende Keratoplastik mit Vorderkammerrekonstruktion. a** Zentrale Hornhautnarbe mit Irisanlagerung und Linsenresten. **b** Zustand nach perforierender Keratoplastik mit Nachstarentfernung durch vordere Vitrektomie und Pupillenbildung.

Die Operation erfordert die ganze Breite mikrochirurgischer Techniken (s. auch Kap. XV. A. 3.2.4). Über einen Zugang vom Limbus wird die Membran diszidiert. Mit einem Saug-Schneide-Gerät wird bei Zufuhr von Ringerlösung ein geschlossenes System aufgebaut und die Membran vom Zentrum zur Peripherie hin umschnitten. Gleichzeitig können in der optischen Achse liegende Irisanteile mitentfernt werden. Die Iris ist nach einem Trauma mit Synechienbildung häufig atrophisch; selten nur weist sie dickere Gefäße auf, die kurzfristig zu Blutungen führen können. Kommt es nicht spontan zur Hämostase, kann Endodiathermie notwendig werden.

Sehr häufig sind derartige Nachstarmembranen so fest, daß sie mit der Diszisionsnadel nicht eingeschnitten werden können. Dann muß mit einer Vannas-Schere die Membran ein- oder umschnitten werden; der korneosklerale Schnitt muß hierzu evtl. erweitert werden. Für diese Fälle erweist sich ein Zugang über die Pars plana als ungünstig; in Fällen von gering ausgeprägtem regeneratorischen Nachstar wird auch ein Zugang für die Infusionsflüssigkeit über die Limbus und ein Zugang für das Saug-Schneide-Gerät über die Pars plana empfohlen [21].

Nicht selten finden sich neben hartem Nachstar in der Peripherie noch Linsenreste, die quellungsfähig erscheinen. In diesen Fällen sollte zweizeitig vorgegangen werden; vor einer Bereinigung der Situation wird durch Diszision eine Quellung der Restlinse bewirkt.

Wenn gleichzeitig eine optisch wirksame Hornhautnarbe und eine derbe Nachstarplatte vorliegen, so ist eine kombinierte Operation angezeigt.

Nach Trepanation der Hornhaut wird die Nachstarplatte umschnitten, die vordere Augenkammer von Glaskörper gesäubert und die Spenderhornhaut eingenäht (**Abb. XV. A. 30**).

### 3.3.6 Sekundärglaukom

Ein Sekundärglaukom kann sich noch Jahre nach einer schweren perforierenden Verletzung ausbilden. Kammerwinkelvernarbungen, Kammerwinkelverlegungen und Verletzungen des Ziliarkörpers können die Ursache sein. Das Bestreben eines operativen Vorgehens sollte darin liegen, die Ursache zu beseitigen; dieses ist jedoch nur in seltenen Fällen möglich. Schon Wochen nach einer Verletzung ist es unmöglich, eine Kammerwinkelverlegung zu beseitigen. In den meisten Fällen ist daher zunächst eine medikamentöse Lokaltherapie wie bei einem Glaucoma chronicum simplex angezeigt.

Führt diese nicht zu einer befriedigenden Druckregulierung, so muß eine operative Therapie eingeleitet werden, für die nach den jeweiligen Gegebenheiten verschiedene Operationsmethoden (Lasertrabekuloplastik, Goniotrepanation nach Frominopoulos, Iridektomie, Trabekulotomie, Zyklodialyse) in Betracht kommen. Wichtig erscheint, daß auch in Fällen einer traumatischen Aphakie eine Goniotrepanation nach Frominopulos eine gute Filtration erbringen kann. Wenn während der Operation Glaskörper in die Trepanationsöffnung fällt, kann man durchaus eine vordere Vitrektomie durch das Trepanationsloch ausführen, um eine Verstopfung der Öffnung durch Glaskörper zu vermeiden.

### 3.3.7 Sympathische Ophthalmie

Die Sympathische Ophthalmie wird heute als eine immunologische Erkrankung aufgefaßt, die nach einer perforierenden Verletzung zu einer chronischen Uveitis zunächst des von der Perforation betroffenen, dann des bis dahin gesunden Auges führt. Die Literatur der sympathischen Ophthalmie ist ausgedehnt [15, 23, 35, 62, 69, 74, 78, 79, 80, 123, 126, 148, 170]. Siehe auch S. 556ff.

Eine genetische oder erworbene Prädisposition wird angenommen [82].

T-Zellen werden als Mediatoren vermutet [62]. Klinisch steht eine granulomatöse Entzündung im Bereich der Uvea anterior im Vordergrund. Auch bei Uveitis posterior können typische ophthalmoskopisch sichtbare Dahlen-Fuchs-Knötchen auftreten. Nicht selten kommt ein Sekundärglaukom hinzu. Das zeitliche Intervall zwischen Verletzung des ersten und Entzündung des zweiten Auges liegt zwischen Wochen und Jahren [87]. Besonders bei Kindern kann es rasch zur Ausbildung einer sympathischen Ophthalmie kommen.

Die Therapie der sympathischen Ophthalmie besteht in der sofortigen Entfernung des sehr schwer verletzten Auges, das in aller Regel nur noch über ein Restsehvermögen verfügt. Das „sympathisierte" Auge ist massiv lokal mit Kortikosteroiden und Prostaglandinhemmern sowie systemisch mit Kortikosteroiden zu behandeln [4, 66, 82].

Neuerdings wird eine Therapie mit Cyclosporin A vorgeschlagen [114]. Bisher liegen jedoch mit dieser Therapie nur Einzelergebnisse vor. Hinsichtlich der umfangreichen Literatur über die sympathische Ophthalmie verweisen wir auf die Zusammenfassung von KRAUS-MACKIW/O'CONNOR (1983, [74]).

### 3.3.8 Phthisis bulbi

Schwere intraokulare Reizzustände, Traumatisierung oder Ablösung des Ziliarkörpers, Ablatio retinae und äußere Fisteln bei mangelhafter Wundversorgung führen zu einer Hypotonie des Bulbus, die ebenso wie ein Sekundärglaukom Ausdruck des geringen Kammerwasserflüssigkeitsumsatzes sein kann.

Findet keine adäquate und ausreichende Therapie statt, so bildet sich eine Phthisis bulbi aus. Bei Narbeneinziehung und Gewebeschrumpfung kann es zur Ausbildung eines sog. Warenballen-Bulbus kommen.

Auch phthisische Augen können sich nach langer Zeit entzünden und zu einer sympathischen Ophthalmie führen. Eine Enukleation sollte daher bei Reiz- und Schmerzzuständen in jedem Falle erfolgen. Zudem ist eine gutsitzende Prothese kosmetisch wesentlich weniger entstellend als ein geschrumpftes und gerötetes Auge.

Die Enukleation ist in diesen Fällen technisch oft schwierig, da erhebliche Verwachsungen gelöst werden müssen. Ob sich ein Orbitaimplantat empfiehlt, muß im Einzelfall entschieden werden (s. Kap. XVI. A. 1).

## LITERATUR

1. Adhikary HP, Taylor P, Fitzmaurice DJ (1976) Prognosis of perforating eye injury. Br J Ophthalmol 60:737
2. Aine E, Miettinen P, Saari KM (1984) Augenverletzungen finnischer Kinder. Fortschr Ophthalmol 81:64
3. Alpar JJ, Fechner PM (1984) Intraocularlinsen. Grundlagen und Operationslehre. Enke, Stuttgart
4. Archipowa LA, Gundorowa RA, Chwatowa AW (1982) Therapiesystem bei der sympathischen Ophthalmie. Folia Ophthal 7:227
5. Arzeno G, Miller D (1982) Effect of sodium hyaluronate on corneal wound healing. Arch Ophthalmol 100:152
6. Atkinson A, Faulborn J (1978) Vitreous morphology after perforating injury treated by primary vitrectomy. Trans Ophthalmol Soc UK 98:43
7. Avedikian H, Simon A (1972) Das Schicksal von Augen nach perforierender Verletzung bei Kindern. Klin Monatsbl Augenheilkd 160:198
8. Barr CC (1983) Prognostic factors in corneoscleral lacerations. Arch Ophthalmol 101:919
9. Barraquer J (1979) Keratoplastik und Wiederherstellung des vorderen Augenabschnittes nach schweren Verletzungen. Klin Monatsbl Augenheilkd 175:295
10. Bastiaensen LAK (1981) The visual prognosis of a perforation of the eyeball: a retrospective study. Doc Ophthalmol 50:213
11. Beran V, Knobloch R (1969) Replacement of iris prolapse after penetrating wounds of the eyes. Ophthalmologica Additamentum 158:529

12. Bigar F (1981) Wundversorgung von Bulbusverletzungen. Analyse von 100 Unfällen. Klin Monatsbl Augenheilkd 178:299
13. Binkhorst CD, Greaves B, Kats A, Bermingham AK (1979) Lens injury in children treated with irido-capsula supported intra-ocular lenses. Doc Ophthalmol 46:241
14. Binkhorst CD, Gobin MH, Leonard PAM (1967) Posttraumatic pseudophakia in children. Ophthalmologica Additamentum 158:284
15. Blodi FC (1979) Sympathetic uveitis. Ocular Trauma. In: Freeman HM (ed.) Appleton Century Crofts, New York, S. 417
16. Bloomfield SE, Jakobiec FA, Iwamoto T (1980) Traumatic intrastromal corneal cyst. Ophthalmology 87:951
17. Boberg-Ans J (1969) Reconstructive surgery in the anterior chamber. Acta Ophthalmol (Copenh) 47:489
18. Briner AM (1976) Penetrating eye injuries associated with motor vehicle accidents. Med J Aust 1:912
19. Brinton GS, Topping TM, Hyndiuk RA, Aaberg TM, Reeser FH, Abrams G (1984) Posttraumatic endophthalmitis. Arch Ophthalmol 102:547
20. Buschmann W, Waller W, Behringer D (1984) Bisherige Ergebnisse in der Behandlung von Verletzungen der Linsenkapsel. Fortschr Ophthalmol 81:59
21. Böke W, Gronemeyer U (1984) Probleme der Linsenverletzung. Fortschr Ophthalmol 81:29
22. Caldwell DR (1977) Aspiration and irrigation of congenital and traumatic cataracts. South Med J 70:1300
23. Canavan YM, Archer DB (1982) The traumatized eye. Trans Ophthalmol Soc UK 102:79
24. Cherry PMH (1972) Rupture of the globe. Arch Ophthalmol 88:498
25. Cole DF, Unger WG (1974) Proceedings: the involvement of prostaglandin in ocular trauma. Exp Eye Res 17:395
26. Cole DF, Unger WG (1974) Prostaglandins as mediators for the responses of the eye to trauma. Exp Eye Res 17:357
27. Coleman DJ (1979) Surgical management of traumatic lens injuries. In: Freeman HM (ed.) Ocular Trauma. Appleton Century Crofts, New York, S. 205
28. Collin HB (1974) Limbal vascular response prior to corneal vascularization. Exp Eye Res 16:443
29. Crews SJ, Hillmann JS, Thompson CRS (1975) Electrodiagnosis and ultrasonography in the assessment of recent major trauma. Trans Ophthalmol Soc UK 95:315
30. De Decker W, Schulze-Seegert M (1972) Reibfestigkeit der Hornhaut nach Naht mit verschiedenen Verfahren. Ber Dtsch Ophthalmol Ges 71:238
31. De Juan E Jr, Sternberg P Jr, Michels RG (1983) Penetrating ocular injuries. Types of injuries and visual results. Ophthalmology 90:1318
32. De Voe AG (1977) Lacerations of the cornea. In: Freeman HM (ed.) Ocular Trauma. Appleton Century Crofts, New York, S. 139
33. Douvas NG (1979) Anterior segment injuries and closed vitrectomy. In: Freeman HM (ed.) Ocular Trauma. Appleton Century Crofts, New York, S. 215
34. Dreifus M (1976) Die Entwicklung der hydrophilen weichen Kontaktlinsen und ihre Bedeutung in der optischen und therapeutischen Applikation. Klin Monatsbl Augenheilkd 168:2
35. Dreyer WB Jr, Zegarra H, Zakov ZN, Gutman FA (1981) Sympathetic ophthalmia. Am J Ophthalmol 92:816
36. Ducrey N, Faggioni R (1975) Etude et Resultats d'un traitement antibiotique standardise apres plaie perforante du globe oculaire. Ophthalmologica 174:17
37. Eagling EM (1982) Immediate management of perforating injuries: lacerations with anterior and posterior segment damage. Trans Ophthalmol Soc UK 102:225
38. Eagling EM (1958) Perforating injuries of the eye. Br J Ophthalmol 60:732
39. Edmund J (1968) The prognosis of perforating eye injuries. Acta Ophthalmol (Copenh) 46:1165
40. Emrich K (1957) Die Irisnaht. Klin Monatsbl Augenheilkd 131:350
41. Farmer SG, Kalina RE (1981) Epithelial implantation cyst of the iris. Ophthalmology 88:1286
42. Faulborn J, Birnbaum F (1975) Die primäre Rekonstruktion schwerverletzter Augen als mikrochirurgischer Eingriff. Klin Monatsbl Augenheilkd 165:409
43. Faulborn J, Henning J (1975) Ergebnisse der primären Rekonstruktion schwerverletzter Augen. Ber Dtsch Ophthal Ges 72:397
44. Faulborn J, Oliver D, Atkinsen A (1976) Präventive Chirurgie bei der Versorgung schwerverletzter Augen: Spätergebnisse, Komplikationen, Nachbehandlung. Klin Monatsbl Augenheilkd 169:562
45. Fink A (1972) Microsurgery of ocular injuries. Adv Ophthalmol 27:145
46. Freyler H, Klemen U, Prskavecs F, Dinges HP (1980) Wundheilung der Hornhaut nach Klebung mit Fibrin. In: Naumann GOH, Gloor BP (Hrsg) Wundheilung des Auges und ihre Komplikationen. Bergmann, München, S 239
47. Friedel B, Höh H, Lund O-E, Marburger EA, Otte D, Tscherne H, Wagner HJ (1986) Auswirkungen zur Gurtanlegepflicht – ärztliche Aspekte. Deutsches Ärzteblatt 5:243
48. Friedenwald JS, Buschke W (1944) Mitotic and woundhealing activities of the corneal epithelium. Arch Ophthalmol 32:410
49. Fyodorov SN, Egorova EV, Zubareva LN (1981) 1004 cases of traumatic cataract surgery with implantation of an intraocular lens. J Am Intraocul Implant Soc 7:147
50. Gass JDM (1982) Sympathetic ophthalmia following vitrectomy. Am J Ophthalmol 93:552
51. Geyer OC (1976) Kontaktoptische Versorgung schwerstgeschädigter Augen. Klin Monatsbl Augenheilkd 169:293
52. Hackelbusch R, Rochels R (1984) Augenverletzungen im Kindesalter – Eine Analyse von 760 Fällen. Fortschr Ophthalmol 81:68
53. Hick G, Konen W, Kilp H (1984) Die Versorgung lamellärer oder perforierender Verletzungen der Hornhaut durch Kontaktlinsen. Fortschr Ophthalmol 81:32
54. Hiles DA, Wallar PH, Biglan AW (1976) The surgery and results following traumatic cataracts in children. J Pediatr Ophthalmol Strabismus 13:319
55. Hogan MJ, Goodner EK (1960) Surgical treatment of epithelial cysts of the anterior chamber. Arch Ophthalmol 64:286
56. Holland G (1967) Verletzungen der Augen und Lider bei Verkehrsunfällen. Klin Monatsbl Augenheilkd 151:415
57. Holland G (1964) Analyse von 2039 Verletzungen der Augen und Lider. Klin Monatsbl Augenheilkd 145:915
58. Holland G (1961) Augen- und Lidverletzungen im Kindesalter. Klin Monatsbl Augenheilkd 139:72
59. Holze B (1982) Perforierende Augenverletzungen – Eine statistische Analyse. Folia Ophthal 7:247
60. Härting F, Jochheim A (1984) Perforierende Verletzung mit Irisprolaps. Ein Beitrag zur Frage der Resektion oder Reposition. Fortschr Ophthalmol 81:40

61. Jakobi KW (1975) Keratoplastik nach perforierender Hornhautverletzung. Klin Monatsbl Augenheilkd 167:427
62. Jakobiec FA, Marboe ChC, Knowles II DM, Iwamoto T, Harrison W, Chang S (1983) Human sympathetic ophthalmia, monoclonal antibodies, immunochemistry, and correlative electron microscopy. An analysis of the inflammatory infiltrate by hybridoma. Ophthalmology 90:76
63. Johnston SS (1975) The changing pattern of injury. Trans Ophthalmol Soc UK 95:307
64. Kanski JJ (1978) Closed intraocular microsurgery in ocular trauma. Trans Ophthalmol Soc UK 98:51
65. Kaufman HE, Olson RJ (1979) Infections associated with trauma. In: Freeman HM (ed.) Ocular Trauma. Appleton Century Crofts, New York, S. 385
66. Kay ML, Yanhoff M, Katowitz JA (1974) Development of sympathetic uveitis in spite of corticosteroid therapy. Am J Ophthalmol 78:90
67. Kern R, Lüthi M (1984) Zur Pseudophakie-Korrektur der einseitigen Katarakt nach bulbuseröffnenden Verletzungen bei Kindern. Klin Monatsbl Augenheilkd 184:415
68. Kincses E, Szegedi GY, Fekete B, Csaba S (1973) Anti-Linsen-Antikörper nach extracapsulärer Starextraktion und nach Linsenverletzungen. Trans Ophthalmol Soc UK 163:558
69. Kinyoun JL, Bensinger RE, Chuang EL (1983) Thirty-year history of sympathetic ophthalmia. Ophthalmology 90:59
70. Kok van Alphen CC (1980) Immunological responses in the cornea. The Royal Society of Medicine 40
71. Kok van Alphen CC, Völker-Dieben HJM (1984) Chirurgie traumatischer perforierender Hornhautveränderungen. Fortschr Ophthalmol 81:211
72. Konen W, Kilp H (1980) Korneale Wundadaptation bei tief lamellären oder perforierenden Hornhautverletzungen mit einer Silikonlinse. Ber Dtsch Ophthal Ges 77:583
73. Kramer SG (1971) Simplified technique for free-hand corneal grafting in traumatic cases. Arch Ophthalmol 86:182
74. Kraus-Mackiw E (1983) Sympathetic uveitis. In: Kraus-Mackiw E, O'Connor GR (eds) Uveitis pathophysiology and therapy. Thieme, Stutgart New York, p 117
75. Kraus-Mackiw E, Schiele KH, Müller-Ruchholtz W, Daus W (1980) Wundheilung nach Verschluß des Hornhautschnittes mit Gewebekleber. In: Naumann GOH, Gloor BP (Hrsg) Wundheilung des Auges und ihre Komplikationen. Bergmann, München, S 243
76. Kutschera E (1962) Über einseitige und beidseitige Erblindung durch Augenverletzung. Klin Monatsbl Augenheilkd 140:577
77. Laing RA, Sandstrom MM, Leibowitz HM, Berrospi AR (1979) Epithelialization of the anterior chamber clinical investigation with the specular microscope. Arch Ophthalmol 97:1870
78. Lardenet F, You B, Schooneman F, Raspiller A (1983) Ophtalmie sympathique traitée par échanges plasmatiques. Bull Soc Ophtalmol Fr 2:239
79. Lewis ML, Gass DM, Spencer WH (1978) Sympathetic uveitis after trauma and vitrectomy. Arch Ophthalmol 96:263
80. Lubin JR, Albert DM, Weinstein M (1980) Sixty-five years of sympathetic ophthalmia. A clinicopathologic review of 105 cases (1913–1978). Ophthalmology 87:109
81. Lund O-E (1984) Frontscheibenverletzungen. Häufigkeit-Versorgung-Sicherheitsmaßnahmen. Fortschr Ophthalmol 81:21
82. Luntz MH (1984) Sympathetic ophthalmia. Fortschr Ophthalmol 81:225
83. Mackay GM (1975) Incidence of trauma to the eyes of car occupants. Trans Ophthalmol Soc UK 95:311
84. Mackensen G (1972) Microsurgery of ocular injuries. Adv Ophthalmol 27:98
85. Mackensen G, Faulborn J (1975) Primary and secondary reconstruction of the eyeball after extensive lacerations. Ophthalmic Surg 5:43
86. Mackensen G, Eberwein P (1972) Mikrochirurgische Rekonstruktion der vorderen Bulbusabschnitte. Klin Monatsbl Augenheilkd 161:257
87. Makley TA Jr, Azar A (1978) Sympathetic ophthalmia. A long-term follow-up. Arch Ophthalmol 96:257
88. Maul E, Muga R (1977) Anterior segment surgery early after corneal wound repair. Br J Ophthalmol 61:782
89. Maumenee AE, Shannon CR (1956) Epithelial invasion of the anterior chamber. Am J Ophthalmol 41:929
90. McCannel MA (1976) A retrievable suture idea for anterior uveal problems. Ophthalmic Surg 7:98
91. Merte HJ, Sipp V (1979) Augenverletzungen durch Kraftwagenunfälle. Klin Monatsbl Augenheilkd 171:900
92. Mertz M (1975) Zur Wundheilung an der Kornea. Quantitative mikroskopische Untersuchungen am lebenden Auge. Med Klin 69:1709
93. Mondino BJ, Brown SI, Grand MG (1978) Ocular injuries from exploding beverage bottles. Arch Ophthalmol 96:2040
94. Moore AT, Cheng H, Boase DL (1982) Eye injuries from car battery explosions. Br J Ophthalmol 66:141
95. Mori S, Takimoto H, Kobayashi Y (1979) Results of intraocular lens insertion for traumatic eyes and effects on binocular vision. Graefes Arch Clin Exp Ophthalmol 210:175
96. Muga R, Maul E (1978) The management of lens damage in perforating corneal lacerations. Br J Ophthalmol 62:784
97. Müller-Jensen K (1971) Erste klinische Erfahrungen mit der Gewebeklebung in der Ophthalmochirurgie. Klin Monatsbl Augenheilkd 158:573
98. Naumann G, Luellwitz W, Pockrand P (1974) Über perforierende Augenverletzungen bei Gesichtstraumen. Monatschr Unfallheilkd 77:154
99. Naumann GOH (1980) Pathologie des Auges. Springer, Berlin Heidelberg New York, S 12
100. Naumann GOH, Völcker HE (1975) Blockexision intraokularer Prozesse. Epitheleinwachsung in das vordere Augensegment. Klin Monatsbl Augenheilkd 166:448
101. Naumann GOH, Völcker HE, Gäckle D (1977) Ipsilaterale Rotations-Autokeratoplastik. Klin Monatsbl Augenheilkd 170:488
102. Neubauer H (1972) Microsurgery of ocular injuries. Adv Ophthalmol 27:98
103. Neubauer H (1978) Management of trauma of the anterior segment. Trans Ophthalmol Soc UK 98:30
104. Neubauer H (1975) Treatment of major trauma of the anterior segment: with a discussion of more radical primary surgery. Trans Ophthalmol Soc UK 95:322
105. Neubauer H (1984) Zeitpunkt und Ausmaß der Erstversorgung bei Bulbusperforationen. Fortschr Ophthalmol 81:15
106. Neubauer H (1983) Healon als Nothilfe. Klin Monatsbl Augenheilkd 182:269
107. Neubauer H, Paulmann H (1983) Replantation of one third of the ciliary body after severe impalement injury. Ophthalmologica 186:1

108. Neubauer H (1972) Surgical treatment of primary injuries of the eyeball. Adv Ophthalmol 27:98
109. Neubauer H (1985) Zur primären Linsenchirurgie bei perforierenden Verletzungen. Fortschr Ophthalmol 82:23
110. Neuhann Th (1982) Die Reißfestigkeit von Hornhautwunden. Fortschr Ophthalmol 79:110
111. Niiranen M, Raivio I (1981) Eye injuries in children. Br J Ophthalmol 65:436
112. Nijranen M (1979) Perforating eye injuries caused by occupational accidents treated at Helsinki University Eye Hospital 1970–1977. Graefes Arch Clin Exp Ophthalmol 211:313
113. Noell L-P, Clarke WN (1982) Self-inflicted ocular injuries in children. Am J Ophthalmol 94:630
114. Nussenblatt RB, Rook AH, Wacker WB, Palestine AG, Scher I, Gery J (1983) Treatment of intraocular inflammatory disease with Cyclosporin A. Lancet II:235
115. Oppong MC, Kern R, Schipper J, Kaeppeli F (1978) Zur Korrektur der traumatisch bedingten einseitigen Aphakie bei Kindern und im Erwerbsleben stehender Erwachsener mit intraokularen Linsen. Klin Monatsbl Augenheilkd 172:431
116. Palm E (1975) II. pathophysiological aspects on the surgery of iris and the ciliary body. Adv Ophthalmol 30:55
117. Parunovic AB, Popovic BA (1976) Antibiotic prophylaxis in penetrating injuries of the eye. Graefes Arch Clin Exp Ophthalmol 199:277
118. Peyman GA, Carroll CP, Raichand M (1980) Prevention and management of traumatic endophthalmitis. Ophthalmology 87:320
119. Peyman GA, Diamond JG (1975) The vitrophage in ocular reconstruction following trauma. Can J Ophthalmol 10:419
120. Phillips K, Arffa R, Cintron Ch, Rose J, Miller D, Kublin CL et al. (1983) Effects of prednisolone and medroxyprogesterone on corneal wound healing, ulceration, and neovascularization. Arch Ophthalmol 101:640
121. Pierse D (1969) Microsurgical techniques in traumatic conditions of the anterior segment. Ophthalmologica Additamentum 158:631
122. Pietruschka G (1982) Über Luftgewehrschußverletzungen der Augen. Folia Ophthal 7:235
123. Pietruschka G, Schill J (1973) Zur gegenwärtigen klinischen Bedeutung und Häufigkeit der sympathischen Ophthalmie. Trans Ophthalmol Soc UK 162:451
124. Pockrand P, Naumann G, Probst P (1975) Ergebnisse der Behandlung perforierender Augenverletzungen. Eine klinisch-statistische Studie. Klin Monatsbl Augenheilkd 165:419
125. Polychronakos D, Kokkonidis P (1980) Wiederherstellungschirurgie bei Augenverletzungen mit Irisprolaps. Klin Monatsbl Augenheilkd 177:371
126. Rao NA, Robin J, Hartmann D, Sweeney JA, Marak GE (1983) The role of the penetrating wound in the development of sympathetic ophthalmia. Experimental observations. Arch Ophthalmol 101:102
127. Rashid ER, Waring GO (1982) Use of Healon in anterior segment trauma. Ophthalmic Surg 13:201
128. Razemon P, Malbrel P, Beal F (1974) Sutures des plaies cornèennes en Y. Bull Soc Ophthalmol Fr 73:469
129. Razemon P, Turut P, Capier MJ (1974) L'acide hyaluronique dans les traumatismes Dèlabrants du globe. Bull Soc Ophthalmol Fr 72:1105
130. Reich ME, Hanselmayer H (1981) Intraokulare Infektionen bei perforierenden Augenverletzungen. Klin Monatsbl Augenheilkd 179:411
131. Reinecke RD, Beyer ChK (1966) Lacerated corneas and prevention of synechiae. Am J Ophthalmol 61:131
132. Remky H, Friedrich H, Stailforth I (1963) Infektion nach perforierender Verletzung des Augapfels. Klin Monatsbl Augenheilkd 142:935
133. Richardson K (1979) Acute glaucoma after trauma. In: Freeman HM (ed.) Ocular Trauma. Appleton Century Crofts, New York, S. 161
134. Riedel K, Stefani FH, Jehle P (1984) Der posttraumatische Irisprolaps und seine Bedeutung für das intraokulare Epithelwachstum. Fortschr Ophthalmol 81:46
135. Robertson DM (1976) Safety glasses as protection against shotgun pellets. Am J Ophthalmol 81:671
136. Roper-Hall MJ (1977) Ein kurzer Überblick über den Fortschritt der Behandlung perforierender Verletzungen des Auges. Klin Monatsbl Augenheilkd 175:447
137. Roper-Hall MJ (1975) Secondary reconstruction. Trans Ophthalmol Soc UK 95:346
138. Roper-Hall MJ (1959) Traumatic cataract. Ocular Trauma:151
139. Roper-Hall MJ, Eustace PE (1986) Verletzungen. Augenheilkunde in Klinik und Praxis, Bd 3. Thieme, Stuttgart New York
140. Roper-Hall MJ (1980) Stallards eye surgery. Wright, Bristol, p 757
141. Roper-Hall MJ (1959) The treatment of ocular injuries. Trans Ophthalmol Soc UK 79:57
142. Röpke R, Pietruschka G (1981) Analyse über perforierende Augenverletzungen an der Universitäts-Augenklinik Rostock für den Zeitraum 1947–1977. Folia Ophthalmol 7:239
143. Röver J (1986) Die Entfernung von luxierten Linsen mit Hilfe der Pars plana Vitrektomie. Fortschr Ophthalmol 83:300
144. Scharf J, Zonis S (1977) Perforating injuries of the eye in childhood. J Pediatr Ophthalmol 13:326
145. Schmidt P, Petersen B (1981) Perforating eye injuries. Visual results after 5 years. Acta Ophthalmol (Copenh) 59:949
146. Schnell D (1984) Praktische Erfahrungen mit Verbandlinsen. Zbl Prakt Augenheilkd 5:62
147. Schwartz LK, Loignon LM, Webster RG Jr (1978) Posttraumatic phycomycosis of the anterior segment. Arch Ophthalmol 96:860
148. Schwartzenberg T, Cahnita M (1982) Ophtalmie sympathique associée a une invasion epitheliale kystique de la chambre anterieure. Considerations sur un cas clinique. J Fr Ophthalmol 5:831
149. Severin M (1984) Keratoplastik nach perforierender Verletzung. Fortschr Ophtalmol 81:207
150. Severin M, Neubauer H, Hollmann W (1979) Zustand nach Trauma und Indikation zur Keratoplastik. Versammlung des Vereins Rhein-Westf Augenärzte 136:53
151. Smolin G, O'Conner GRO (1984) Reaktion nach Hornhautallotransplantationen. In: Smolin G, O'Conner GRO (Hrsg) Immunologie des Auges. Enke, Stuttgart, S 151
152. Sonntag HG (1981) Augenverletzungen und Polytrauma. Infektionsprophylaxe und Behandlung. Fortschr Ophthalmol 81:534
153. Stefani FH (1984) Irisprolaps: Abtragen oder Rücklagern? Zur intraoperativen Prophylaxe der Epithelimplantation. Fortschr Ophthalmol 81:43

154. Stein R (1958) Replacement of traumatic iris prolaps. Br J Ophthalmol 42:406
155. Stern GA, Schemmer GB, Farber RD, Gorovoy MS (1983) Effect of topical antibiotic solutions on corneal epithelial wound healing. Arch Ophthalmol 101:644
156. Sternberg P, De Juan E, Michels RG, Auer C (1984) Multivariate analysis of prognostic factors in penetrating ocular injuries. Am J Ophthalmol 98:467
157. Stewart RH, Kimbrough RL (1977) Complications of 10–0 nylon sutures. Ophthalmic Surg 10:19
158. Straub W (1980) Wundheilung nach Transplantation von lyophilisierter homologer Konjunktiva. In: Naumann GOH, Gloor BP (Hrsg) Wundheilung des Auges und ihre Komplikationen. Bergmann, München, S 247
159. Thiel HJ (1974) Die Versorgung der Augenverletzungen. Langenbecks Arch Chir 334:429
160. Toppel L (1969) Augenverletzungen beim Ballsport. Ber Dtsch Ophthal Ges 70:209
161. Treumer H, Solf G (1984) Zur Indikation von Verbandlinsen bei perforierenden und lamellären Hornhautverletzungen. Fortschr Ophthalmol 81:35
162. Treumer H (1983) Silikon-Permanent-Kontaktlinsen zur optischen Korrektion der Aphakie. Untersuchungen zur verlängerten Tragezeit. Contactologia-Bücherei 1. Enke, Stuttgart
163. Troutman R (1978) Repair of corneal wounds and the elimination of astigmatism. Trans Ophthalmol Soc UK 98:49
164. Waubke ThN, Ullerich K, Meissner G (1968) Ursachen perforierender Verletzungen im Industriegebiet. Arbeitsmedizin, Sozialmedizin und Arbeitshygiene 12:320
165. Weidle EG, Naumann GOH, Völker AE (1980) Epitheleinwachsung in das vordere Augensegment. In: Naumann GOH, Gloor BP (Hrsg) Wundheilung des Auges und ihre Komplikationen. Bergmann, München
166. Welt R (1974) Ergebnisse der Nahtversorgung von Hornhautverletzungen unter Berücksichtigung anschließender Kontaktlinsenversuche. Klin Monatsbl Augenheilkd 164:505
167. Welt R (1981) Nachstaroperation unter Schonung der hinteren Linsenkapsel. Klin Monatsbl Augenheilkd 141:43
168. Wilson RS (1982) Ocular fireworks injuries and blindness. An Analysis of 154 cases and a three-state survey comparing the effectiveness of model law regulation. Am J Ophthalmol 89:291
169. Winter R, Puelhorn G (1978) Die Anwendung des Gewebeklebers Histoacryl bei perforierenden Hornhautwunden am Kaninchen. Histologische und histochemische Untersuchungen. Graefes Arch Clin Exp Ophthalmol 208:269
170. Witmer R (1981) Sympathische Ophthalmie. Ber Dtsch Ophthal Ges 78:43
171. Wollensak J, Tavakolian U, Seiler T (1984) Spätergebnisse bei Contusio bulbi. Fortschr Ophthalmol 81:80
172. Yanoff M, Cameron JD (1977) Human cornea organ cultures. Epithelial endothelial interactions. Invest Ophthalmol 16:269

# XV. B. Chirurgie der Fremdkörperverletzungen*

K. HEIMANN, H. KILP und H. NEUBAUER

INHALT

| | |
|---|---|
| Verhütung von Fremdkörperverletzungen des Auges | 615 |
| Metallosen durch intraokulare Fremdkörper | 616 |
| Biochemie der Metallosen | 617 |
| Elektrophysiologie der Metallosen | 617 |
| Klinik der Siderose | 618 |
| Morphologie der Siderose | 619 |
| Klinik der Chalkose | 620 |
| Morphologie der chronischen Chalkose | 625 |
| Analyse der Ausgangslage | 626 |
| Operationen | 627 |
| 1 Oberflächliche Fremdkörperverletzungen | 627 |
| Lokalisation von intraokularen Fremdkörpern | 628 |
| Die Magnete | 639 |
| 2 Magnetischer intraokularer Fremdkörper | 643 |
| 2.1 Operativ-technische Hinweise | 643 |
| 2.2 Spezielle Operationsverfahren | 645 |
| 2.2.1 Tiefer magnetischer Hornhautfremdkörper | 645 |
| 2.2.2 Magnetischer Fremdkörper in der Vorderkammer | 645 |
| 2.2.3 Magnetischer Fremdkörper auf oder in der Iris | 647 |
| 2.2.4 Magnetischer Fremdkörper in der Linse | 647 |
| 2.2.5 Magnetischer Fremdkörper im Glaskörper | 647 |
| 2.2.6 Magnetischer Fremdkörper in Netzhautnähe | 650 |
| 2.2.7 Extraktion magnetischer Fremdkörper „am Ort" | 651 |
| 2.2.8 Wandfixierter und eingekapselter magnetischer Fremdkörper | 653 |
| 2.2.9 Großer magnetischer Fremdkörper | 653 |
| 3 Nichtmagnetischer intraokularer Fremdkörper | 653 |
| 3.1 Nichtmagnetische intraokulare Fremdkörper im vorderen Augenabschnitt | 654 |
| 3.1.1 Entfernung eines linsengefährdenden Fremdkörpers aus den hinteren Hornhautschichten | 655 |
| 3.1.2 Extraktion eines in der unteren Kammerbucht gelegenen Fremdkörpers | 655 |
| 3.1.3 Entfernung eines in der Iris fixierten Fremdkörpers | 656 |
| 3.1.4 Komplikationen | 657 |
| 3.2 Extraktion nichtmagnetischer Fremdkörper aus dem Glaskörper ohne Pars plana-Vitrektomie | 657 |
| 3.2.1 Extraktion eines kleinen Fremdkörpers aus dem Glaskörperzentrum | 659 |
| 3.2.2 Extraktion eines retroziliaren kupferhaltigen Fremdkörpers durch die Pars plana | 660 |
| 3.2.3 Extraktion eines prääquatorialen Fremdkörpers „am Ort" | 661 |
| 3.2.4 Komplikationen | 663 |
| 3.3 Vitrektomie bei intraokularen Fremdkörpern | 663 |
| 3.3.1 Fremdkörperextraktion über die Pars plana | 664 |
| 3.3.2 Fremdkörperextraktion durch die Vorderkammer | 665 |
| 3.3.3 Transsklerale Fremdkörperextraktion | 666 |
| 3.3.4 Doppelperforation, Wandsplitter | 666 |
| Literatur | 667 |

---

* Wir danken Frau GERDA SEIDEL, Frau ANNEMARIE GREINER, Frau ELLEN MAVRIDIS und Frl. MONIKA KOCH für ihre Hilfe bei der Fertigstellung des Manuskriptes.

## Verhütung von Fremdkörperverletzungen des Auges

Gegen Verletzungen verschiedener Art ist das menschliche Auge bis zu einer gewissen Grenze durch folgende *anatomische und funktionelle Faktoren* geschützt:

– Struktur und Gestalt der knöchernen Orbita,
– Verdrängbarkeit des Augapfels nach rückwärts in die von Fett ausgefüllte Knochenhöhle,
– komplizierte Verspannung der Lidplatten zur Orbitakante hin,
– Lidschlag, Lidschlußreflex,
– Bell-Phänomen bei willkürlichem Lidschluß, bei dem die krampfhafte Kontraktion des M. orbicularis die Polsterschicht vor dem Bulbus deutlich verdicken kann.

Diese Mechanismen waren jedoch nicht mehr ausreichend, als der Mensch Werkzeug in die Hand nahm. Die moderne *Technik* konfrontiert ihn mit kinetischen Energien, gegen die es in der *Praxis des Lebens* kaum wirksamen Schutz gibt. Art, Schwere und Lokalisation einer Fremdkörperverletzung hängen von zahlreichen Faktoren ab. Masse und Geschwindigkeit (kinetische Energie), Material und Gestalt des Fremdkörpers, Stellung, Kopfhaltung und Blickrichtung des Verletzten und auch die Stellung der Lider im Augenblick der Gewalteinwirkung spielen eine Rolle. Trotz der Vielfalt der Möglichkeiten ergeben sich bei einer Reihe charakteri-

**Tabelle XV. B. 1.** Theorie und Praxis der Unfallverhütung im Augenbereich. Die Mehrzahl der Fremdkörperverletzungen des Auges wäre durch Brillen zu verhüten (●). Bei den *perforierenden* Augapfelverletzungen würde das Schutzbrillen für zahlreiche Berufe bedeuten, in denen die Gefährdung statistisch gesehen sehr gering ist. Unter praktischen Erwägungen erweist sich diese Möglichkeit des Augenschutzes gegen die gefährlichsten perforierenden Verletzungen (Explosion, Schuß) als unrealistisch

| Endlage des Fremdkörpers | Gegenstand | charakteristisch |
|---|---|---|
| **Oberflächliche Fremdkörper** | | |
| Bindehaut, palpebrale | ● Staub (Sand, Holzmehl) | Sulcus subtarsalis (Oberlid) |
| bulbäre | Insektenflügel<br>● Getreidespelze | perikorneal, saugen sich mit Konkavität an |
| Obere Übergangsfalte | kleine Insekten<br>● Getreidegranne | frei beweglich<br>fixiert |
| Untere Übergangsfalte | Wimper | frei beweglich |
| Subkonjunktival | ● Raupenhaare | *wandern* Richtung Spitze |
| Hornhaut | ● Ruß (Dampflokomotive) | Epithel |
| | ● Eisen-Fremdkörper, eingebrannt (Schleifen) | Epithel/Bowman (Stroma) |
| **Perforierende Fremdkörper** | | |
| Vorderkammer | ● Metall, Quarz, Glas | unterer Kammerwinkel |
| Iris | ● Metall | Irisstroma peripher |
| Linse | ● Metall | |
| Ziliarkörper/ Sklera | Pflanzenstachel Holzfragmente | temporale Lidspalte |
| Glaskörper | ● Kupferdrahtfragment | hängt in GK-Struktur |
| | ● Leichtmetall<br>● Glas, Kunststoff | Verhalten nach Gewicht |
| | ● Stein<br>● Stahl<br>Kupfer, Messing, Bronze<br>Schrot/Diabolo (BB) | sinken oft nach unten ab, kupferhaltige werden durch Infiltration fixiert |
| Hintere Wand | Metall | fibröse Reaktion |
| **Doppelperforation** | | |
| Orbita | Schrot, Diabolo (BB)<br>● Stahl, kupferhaltige selten | Schrägdurchschuß günstiger |

stischer Ausgangslagen Aussagen zu den *Möglichkeiten der Unfallverhütung* (Tabelle XV. B. 1).

Gegen *oberflächliche Fremdkörperläsionen* an Bindehaut und Hornhaut bietet eine normale oder eine Schutzbrille weitgehend Schutz. Auch viele perforierende Verletzungen des Augapfels könnten durch Brillen verhindert werden. So ist bekannt, daß das Tragen einer normalen Brille gegen die häufigste professionelle Arbeitsverletzung schützt – die bei der Arbeit mit Hammer und Meißel [125, 220]. Wir wissen aber, daß es – wenn auch selten – Augenverletzungen durch Zertrümmerung von *Brillengläsern* gibt. Gelegentlich konnte man z.B. bei der Behandlung von Frontscheibenverletzungen überraschend Brillenglas feststellen.

Bei Kindern kommen ungewöhnliche Unfälle nicht selten vor. Wir verordnen ihnen deswegen *Brillen mit Kunststoffkorrektur*.

Betrachten wir einmal diejenigen Verletzungen, für die trotz des technischen Fortschrittes der Wundchirurgie die Prognose trüb bleibt. Das sind – vom Schweregrad der mechanischen Schädigung her – diejenigen in den Glaskörper gelangten Fremdkörper, die *bereits beim Einschuß den hinteren Augenpol massiv lädierten*. Diese Voraussetzung ist gegeben bei etwa 15% der Stahl-, 25% der kupferhaltigen Fremdkörper und etwa 80% der intraokularen Schrot- und Diabolo (BB)-Geschosse sowie etwa 70% der Augapfeldurchschüsse. Hinzu kommen die diffusen *akuten Metallosen* bei intraokularen kupferhaltigen Fragmenten mittlerer und größerer Kaliber, die sich zum Zeitpunkt der chirurgischen Therapie bereits länger als 1 Monat im Augeninneren befinden. Die akute diffuse Chalkose kann unter bestimmten Voraussetzungen die foveale Funktion in 5–10 Tagen dauerhaft ausschalten. Berücksichtigt man das Zustandekommen dieser Verletzungen und die Mentalität der Opfer, wird klar, daß nur für die Arbeitsverletzungen durch Stahlfremdkörper eine wirksame Verhütung durch Schutzbrille möglich wäre. Gegenüber den anderen genannten Verletzungen scheint eine Prophylaxe kaum denkbar. Aufklärung über diese Gefahren würde über den hier angesprochenen Bereich hinaus auch fabriziertes und selbstgebasteltes „Schießspielzeug" ansprechen müssen, was seit Jahrzehnten wirkungslos war.

## Metallosen durch intraokulare Fremdkörper

Metallosen des Auges nennt man die *Schädigung der intraokularen Gewebe durch Metallionen*. Ionen oder Metallsalze werden teilweise in das Protoplasma von Zellen aufgenommen oder lagern sich an den Basalmembranen des Auges ab.

Wenn dieser Vorgang ungehindert fortschreitet, kommt es durch Schädigung bestimmter Gewebe zu Funktionsausfällen bis zur Blindheit. Die Metallose kann, auch durch Komplikationen (Sekundärglaukom), meist aber durch Phthisis bulbi, zum Verlust des Auges führen.

## Biochemie der Metallosen

RÜSSMANN [179] hat eine ausgezeichnete zusammenfassende Übersicht über die biochemischen Besonderheiten der externen Siderose und Chalkose des Auges gegeben. *Die metallotischen Schäden werden durch Redox-Prozesse und biochemische Komplexbildungen hervorgerufen.* Aus intraokularen Schwermetall-Fremdkörpern (Eisen, Kupfer und Legierungen) werden, vorwiegend durch Oxydation, Metallionen freigesetzt. Die Ionenbildung hängt ab von der Größe des Fremdkörpers, der Gestalt der Fremdkörperoberfläche, der Legierung und der Lage des Fremdkörpers im Augeninneren. Je nach Lage des Fremdkörpers wird die Metalloxydation durch pH, Sauerstoffpartialdruck, Ascorbinsäurespiegel und Diffusion begünstigt. Ionen diffundieren in das umgebende Gewebe und bewirken hier *Stoffwechselstörungen durch Bindung an katalytisch wirksame Gruppen der Enzymproteine,* durch Strukturänderungen an Membran- und Enzymproteinen und durch Interferenz mit intrazellulären Redoxreaktionen.

Die verschiedenen Stoffwechselstörungen summieren sich, so daß Zellen zugrunde gehen. Funktionsverluste treten auf und sind von Strukturveränderungen gefolgt.

*Schwermetalle mit stark positivem Redoxpotential* lassen sich nur schwer zu Ionen oxydieren. Deshalb werden Edelmetall-Splitter (Platin, Gold) im Glaskörper gut vertragen [179, 215]. Auch unedleren Metallen mit niedrigem Redoxpotential (Silber, Blei) fehlen toxische Wirkungen, wenn sie mit negativ geladenen Ionen, die physiologische Bestandteile des Glaskörpers sind, schwerlösliche Salze bilden [179]. Die klinisch wichtigen Metalle Eisen und Kupfer besitzen weder ein stark positives Redoxpotential, noch bilden sie schwerlösliche Salze mit physiologischen Ionen. Trotzdem ist ihre *toxische Wirkung auch bei identischer Splittergröße und Legierung unterschiedlich.* Die Feststellung LEBERS [109], daß die Lage eines Fremdkörpers im Auge eine wesentliche Rolle spielt, wird jeder bestätigen, der adäquat durchgeführte Tierexperimente mit *Kupfer*fremdkörpern sorgsam verfolgt und dokumentiert hat. Die Beobachtung von ROSENTHAL et al. [173, 174], daß kleine kupferhaltige Partikel im Glaskörperzentrum von Kaninchenaugen auffallend lange gut vertragen werden, erklärt sich durch die Tatsache, daß die Sauerstoffspannung in der Glaskörpermitte beim Kaninchen wesentlich geringer ist, als in der Glaskörperrinde [87a]. Es ist ganz einfach: ROSENTHAL und Mitarbeiter haben das *Modell der chronischen Chalkose* beobachtet, das unsere Lehrer für das charakteristische klinische Bild der Chalkose hielten. Deswegen waren anfangs ihre klinischen Folgerungen auch von denen NEUBAUERS so verschieden. Er hatte 1974 bereits 143 kupferhaltige Fremdkörper aus 140 menschlichen Augen entfernt.

Die chronische Chalkose repräsentiert in diesem Kollektiv jedoch weniger als 15%. Die Tatsache verschiedener Verlaufsformen der Chalkose, obwohl seit LEBER bekannt, wird in der Praxis nur zögernd zur Kenntnis genommen.

Trotz eines negativen Redoxpotentials kann auch *Eisen* unter physiologischen Bedingungen kaum ohne Sauerstoff ionisiert werden. Die experimentellen Beobachtungen am Kaninchenauge, daß über einer durch Lichtkoagulation vernarbten Netzaderhautzone nur eine geringe Sauerstoffspannung meßbar ist [87b], wurde beim Menschen insofern bestätigt, als nach Erzeugung von Koagulationsnarben in der Umgebung eines fixierten Fremdkörpers am Augenhintergrund keine klinische Siderose auftrat [67].

Zweifellos fördert der Zusammenbruch des Glaskörpergels die Metallose: der Fremdkörper gewinnt Bewegungsspielraum. Wenn ein kleiner kupferhaltiger Fremdkörper zunächst in der Struktur des zentralen Glaskörpers „schaukelt", sinkt er oft später langsam nach unten. Dieser Vorgang kann viele Jahre dauern, wenn z.B. ein Kupferdrahtfragment einen Lack- oder Kunststoffüberzug besitzt, so daß nur die freiliegenden Enden (mit Querschnitten von 0,05–0,3 mm) chemisch wirksam sein können.

## Elektrophysiologie der Metallosen

KARPE hat 1948 gezeigt, daß eine beginnende Metallose mit der *Elektroretinographie* (ERG) frühzeitig diagnostiziert werden kann [2, 92, 93]. Neben dem ERG wurde allmählich auch die *Elektrookulographie* (EOG) zur Untersuchung der Metallosen herangezogen [51, 75, 86, 122].

Das ERG ist die Registrierung einer vorübergehenden Erhöhung des elektrischen Potentials des Auges nach Belichtung. Es ist eine komplexe elektrische Antwort und reflektiert die Summe der Aktivität der Millionen retinaler Rezeptoren. Andererseits ist das ERG keineswegs eine ausschließliche Angelegenheit der Rezeptoren. Mindestens eine Beteiligung des 2. Neurons der Netzhaut ist darin eingeschlossen.

Das *klinische ERG* setzt sich aus wenigstens zwei Komponenten zusammen. Man nimmt an, daß die b-Welle in der Körnerschicht der Netzhaut [26, 65], die a-Welle in der Rezeptorenschicht entsteht [1, 9, 26]. Mit der b-Welle prüft man die Funktion des Stäbchenapparates, die a-Welle hängt vor allem von der Funktion des Zapfensystems ab [1, 9]. Ganglienzell- und Nervenfaserschicht sind bei der Entstehung des ERG nicht beteiligt [73, 76, 144]. Ein *pathologisches ERG bei Metallosen bedeutet also eine Schädigung der Körner- und der Rezeptorenschicht der Netzhaut.*

Bei der *Elektrookulographie* erfolgt die indirekte Registrierung des Bestandspotentials des Auges. Während das ERG eine vorübergehende Schwankung des Potentials nach Belichtung darstellt, ist das Bestandspotential immer vorhanden.

Zur Registrierung des EOG wird eine Elektrode am inneren, eine zweite im äußeren Lidwinkel befestigt. Jede Augenbewegung bewirkt einen elektrischen Ausschlag. Bei Dunkeladaptation wird die Amplitude geringer und erreicht nach Schwankungen ein endgültiges Niveau. Bei Helladaptation wird die Amplitude höher, um nach darauffolgenden Schwankungen ebenfalls einen Endwert zu erreichen.

Bei der klinischen Untersuchung registriert man in der Regel die 1. Potentialabnahme nach Verdunklung und die erste Potentialzunahme nach Helladaptation [7].

Das EOG-Potential führt man auf mindestens zwei Komponenten zurück. Man nimmt an, daß der lichtabhängige Teil des EOG von den Stoffwechselvorgängen zwischen Pigmentepithel und Sinneszellschicht der Netzhaut abhängig ist. Der Generator des Basispotentials, das keine Schwankungen zeigt, wird im Bereich der Aderhaut lokalisiert [2, 3, 8, 176, 183].

Wenn wir bei Metallosen ein pathologisches EOG erhalten, ist auf eine toxische Einwirkung bis in die Pigmentepithelschicht zu schließen.

Von den zahlreichen Untersuchungen bei den Metallosen des Auges werden nur einige genannt [37, 40, 53, 54, 55, 60, 92, 93, 98, 99, 100, 102, 122, 184–192, 204].

*Die Ergebnisse sofort nach der Verletzung durchgeführter elektrophysiologischer Untersuchungen sind in der Regel pathologisch, wenn ein traumatisches Netzhautödem vorliegt* [60]. Nicht ganz einfach ist die Deutung pathologischer ERG-Befunde bei frischen Verletzungen ohne nachweisbares Netzhauttrauma, wie z.B. bei der Mehrzahl der perforierenden Verletzungen durch Kupferdrahtfragmente.

Sind die Folgen der mechanischen Läsion des Auges abgeklungen, wird man in der Regel über eine gewisse – kurze oder lange – Zeit normale Befunde erhalten. Das kann bedeuten, daß die Konzentration der Metallionen gering ist, daß die toxische Wirkung die Nervenfaser- oder Ganglienzellschicht noch nicht überschritten hat. Es kann dann bei weiterer Verlaufskontrolle eine übernormale b-Welle oder eine Vertiefung der a-Welle bei übernormaler oder normaler b-Welle auftreten.

Im Laufe der Zeit kann die b-Welle bei noch erhöhter oder normaler a-Welle kleiner werden. Dies zeigt an, daß die *toxische Wirkung die Körner- oder die Rezeptorenschicht erreicht hat*. Oder aber beide Wellen werden allmählich kleiner, bis das ERG erlischt.

Mit Beginn des subnormalen ERG beginnen auch Gesichtsfeldverfall, Absinken der Dunkeladaptation und später können Pigmentveränderungen in der peripheren Netzhaut sichtbar werden. *Ein subnormales ERG bleibt in der Regel nach Entfernung des Fremdkörpers irreversibel.*

Das *EOG wird noch vor dem Auftreten klinischer Veränderungen pathologisch*. Der Unterschied zwischen Dunkel- und Hellwert wird kleiner, bis der lichtabhängige Teil des Potentials erlischt. Bei sehr fortgeschrittenen Metallosen kann auch das Bestandspotential abnehmen. Darin drückt sich möglicherweise die Beteiligung der Aderhaut aus.

Da *bei der Mehrzahl der Fälle von exogener Metallose heute gute Aussichten für eine chirurgische Entfernung des verursachenden Fremdkörpers bestehen*, sollte man sie so früh wie möglich ausführen. Handelt es sich um kupferhaltige Fremdkörper, wird man auch heute noch den Patienten an eine Klinik überweisen, wo größere Erfahrung mit den speziellen operativen Techniken besteht. *Diese Überweisung ist eilig.*

Auch dort führt die Tatsache, daß Eile geboten ist, dazu, daß bei frischen Verletzungen präoperativ meist nicht abgewartet werden kann, bis die durch die Verletzung bedingten elektrophysiologischen Befunde zurückgegangen sind. Das Interesse richtet sich daher heute vor allem auf *postoperative Verlaufskontrollen*, um an größeren Kollektiven weitere Aufschlüsse über eventuelle spätere Befundänderungen zu erhalten.

Besonderes Interesse verdienen die subakuten Chalkosen. Bei dieser Gruppe wäre auch die Anwendung der Röntgen-Fluoreszenz-Spektrometrie [14, 229] von besonderem Interesse. Dieses nichtinvasive Verfahren erlaubt die *Feststellung der Metallionenkonzentration in verletzten Augen* und könnte in Kombination mit den elektrophysiologischen Untersuchungen, die nur die Schädigung neuraler Funktionen feststellen können, zur Dokumentation der infiltrativen Isolation von kupferhaltigen Fremdkörpern beitragen.

Freilich bedeutet die Abkapselung eines solchen Fremdkörpers keineswegs, daß er belassen werden kann, denn an diesen rapiden Vorgang schließen sich langsamere fibrotische Prozesse an, die meist zu *erheblichen tertiären Schäden* führen.

## Klinik der Siderose

Pathogenetisch sind verschiedene Arten der Siderose zu unterscheiden: *Exogene Siderose* kann durch intraokulare Eisensplitter oder hämatogen bei intravenöser Eiseninjektion erfolgen. *Endogene Siderose* kann durch intraokulare Blutung (Hämosiderose) und durch Hämolyse, Hypersiderinämie bei defekter Hämoglobinbildung und durch Bluttransfusion bewirkt werden.

In der Regel kommt eine exogene Siderose des Auges dadurch zustande, daß ein Stahlfremdkörper längere Zeit im Augeninneren verweilt. Dabei handelt es sich um 3 Situationen.

– Bei wenigen Augen wird die Verletzung durch einen Stahlsplitter (Meißel) *vom Arbeitenden nicht bemerkt.*

Das ist verständlich, wenn es sich um einen *sehr kleinen Fremdkörper* handelt, der nicht im Bereich der hochsensiblen Hornhautoberfläche, *sondern im Bereich der Sklera* einschlägt. Die Bindehaut ist wenig schmerzempfindlich. Daher kann ein mit 200 m/s außerhalb der Hornhaut aufschlagender Fremdkörper mit weniger als 1 mg Gewicht unbemerkt bleiben, wenn er beim Eindringen in das Augeninnere keine Blutung verursacht. Derart Verletzte werden gelegentlich erst durch den Funktionsverlust bei fortgeschrittener Siderose aufmerksam. Oft fällt dem untersuchenden Augenarzt die rostbraune Verfärbung der Iris auf, die den männlichen Patienten oft entgeht.

- Es kommt aber auch vor, daß der Patient sich am Auge verletzt fühlt und den Arzt aufsucht. Vor allem *sklerale Fremdkörpereinschüsse* können – auch für den Augenarzt – bei hyperämischer Bindehaut kaum auszumachen sein. Ein Seidel-Versuch (Fluoreszeinnatrium in den Bindehautsack und gelinde Pression des Augapfels) ist bei skleralem Einschuß selten hilfreich, während er kleine *korneale* Eintrittswunden zu entdecken hilft.

Selbst in Mydriasis kann ein kleiner peripherer Fremdkörper bei der Ophthalmoskopie übersehen werden, wenn er keine Blutung bewirkt hat. Wenn der Arzt sich den Arbeitsvorgang nicht näher schildern und bei dem Hinweis auf Metallarbeiten keine anterior-posteriore Röntgenaufnahme der Orbita machen läßt, kann er zu dem Schluß gelangen, daß es sich um einen oberflächlichen Fremdkörper gehandelt habe, der spontan ausgespült wurde.

- Schließlich sind die Fremdkörper zu erwähnen, deren *operative Entfernung nicht gelang*. Man tröstet sich gelegentlich mit der Annahme, es handele sich um einen nichtmagnetischen Fremdkörper. Wenn diese Annahme nach der Anamnese unwahrscheinlich ist, wird sich der Arzt bei Untätigkeit *eine Behandlungsfehlerklage* zuziehen können. Deshalb sollte ein solcher Patient auf jeden Fall einer Klinik vorgestellt werden. Drei Fragen müssen geklärt werden: welcher Art ist der Fremdkörper?, ist er extrahierbar?, wenn das verneint wird: sollte eine lichtchirurgische Abriegelung stattfinden?

Als die Entfernung magnetischer intraokularer Fremdkörper noch nicht die heutige Erfolgsrate hatte, fanden sich in der Literatur häufiger Berichte über seltenere Vorkommnisse. So wurde z.B. u.a. berichtet über spontane Abstoßung metallotisch wirksamer Fremdkörper; Widersprüche zwischen den Ergebnissen verschiedener Untersuchungsmethoden in bestimmten Situationen; Fälle, in denen ein nahe dem hinteren Pol fixierter magnetischer Fremdkörper mit guter Funktion und normalem ERG belassen wurde und Augen, die bei fortgeschrittenem Verfall von Gesichtsfeld und ERG durch eine späte Extraktion einer siderotischen Linse wieder guten Visus bekamen.

Die Tatsache, daß kaum ein Autor zahlenmäßig große Kollektive sah, führte zu einem unvollständigen Bild und erklärt das lange Fortbestehen zahlreicher Fragezeichen.

Da wir heute in der Lage sind, mit sehr wenigen Ausnahmen magnetische Fremdkörper minimaltraumatisch zu entfernen, sollten wir versuchen, größere Gruppen siderotischer Augen mit moderner Diagnostik zu erfassen, um Verlaufskontrollen über mehr als 1–2 Jahrzehnte zu erhalten.

## Therapie

Der Sicherheitsgrad der chirurgischen Therapie macht heute für den magnetischen intraokularen Fremdkörper Versuche mit *medikamentöser Behandlung (Desferrioxamin)* zu einer Angelegenheit für seltene Extremsituationen.

Nach augenärztlicher Erfahrung sind zu fordern:

- Schutzbrillen bei allen splitterproduzierenden Arbeiten.
- Röntgenkontrollen bei jedem Patienten, der Metallarbeiten durchführt und einseitige ungeklärte Beschwerden hat. Dabei ist an den beachtlichen Prozentsatz von Falschanamnesen (vor allem bei „Heimwerkern") zu denken.
- Nach erfolglosem Extraktionsversuch sollte der Patient einem kompetenten klinischen Zentrum mit entsprechender Ausrüstung überwiesen werden.
- Wenn ein Stahlfremdkörper im Auge verbleibt, müssen auf Dauer gründliche Kontrollen mit Perimetrie und Elektroretinographie in Abständen von 3–6 Monaten erfolgen.

## Morphologie der Siderose

Die Bezeichnung Siderose stammt von BUNGE (1891). In den achtziger und neunziger Jahren des letzten Jahrhunderts gab es eine gründliche Diskussion des Problems. Ausführliche Untersuchungen erfolgten durch LEBER (1881, 1884, 1891), BUNGE (1891), v. HIPPEL (1894, 1896).

Jahrzehnte später griff CIBIS die Fragen wieder auf [215].

BALLANTYNE [13] stellte nach Untersuchungen an 20 enukleierten Augen mit Hilfe der Preußisch-Blau-Färbung fest:

„Das Epithel des Ziliarkörpers ist das zuerst betroffene Gewebe, das nichtpigmentierte Epithel färbt sich früher an. Die Iris ist an der vorderen Grenzschicht am meisten betroffen, außerdem sphincter und dilatator pupillae. Gewöhnlich werden im Trabekelwerk mit Eisen beladene Makrophagen gefunden. Das Netzhautpigmentepithel ist regelmäßig affiziert. Die Ganglienzellen sind beteiligt und mit Pigment beladene Makrophagen umgeben die Netzhautgefäße.

Wenn die Linse beteiligt ist, wird das subkapsuläre Epithel betroffen sein. Die Wirkung des Pigments auf die Zellen ist zunächst irritierend, später destruktiv. Die Ganglienzellen degenerieren und werden durch Gliazellen ersetzt. Die Zellen des Netzhautpigmentepithels nehmen Eisen auf, proliferieren, dringen in die Netzhaut ein und sammeln sich um die Netzhautgefäße. Das mikroskopische Bild ähnelt dann der Retinitis pigmentosa und die Degeneration des Auges schreitet fort bis Phthisis eintritt."

Es ist bemerkenswert, daß auch das elektroretinographische Muster dem der Pigmentdegeneration der Netzhaut entspricht.

Bei der Bewertung histologischer Befunde müssen wir daran denken, daß *man mit Preußisch-Blau nur das freie, dreiwertige Eisen darstellt* [215].

Die bei Siderosis so häufige *Hypotonie des Augapfels* wurde schon von v. HIPPEL angesprochen, ist aber bis heute pathogenetisch nicht befriedigend geklärt. Das gelegentlich auftretende Sekundärglaukom führten YAMASHITE et al. [215] auf die Massierung eisenbeladener Makrophagen im Trabekelwerk oder eine Alteration der dortigen Mukopolysaccharide durch Eisenkomplexverbindungen zurück.

Zunächst nahm man an, daß die äußeren Segmente der Stäbchen und Zapfen nicht affiziert würden. Gegen Ersteres sprach jedoch die Entwicklung der Hemeralopie. Elektronenmikroskopisch konnte man 1972 Degeneration an den Rezeptoren und Veränderungen nachweisen, wie man sie nach länger bestehender Netzhautablösung beobachtet.

So lange man den Glaskörper noch nicht mit der Spaltlampe betrachtete, aber auch noch später, wurden die dort ablaufenden Veränderungen nicht registriert. Inzwischen weiß man, daß Hyaluronsäure Eisen bevorzugt bindet [215] und daß klinisch bei akuter Chalkose bereits nach 3 Tagen deutliche Glaskörperdestruktionen nachweisbar sein können [133], in diesen Fällen aber auch bereits so früh die ersten zellulären Reaktionen erkennbar werden (S. 623).

1976 wurde die therapeutische Verwendung von mikromolekularen Mengen von Eisenionen diskutiert, die eine Verflüssigung des Glaskörpers bewirken. Bei solchen Überlegungen war jedoch zu bedenken, daß bereits mit 3 µmol/l dreiwertigen Eisens an der umspülten Froschnetzhaut ein bleibender toxischer Effekt ausgelöst wird [40].

## Klinik der Chalkose

Die Bezeichnung Chalkosis wurde 1895 von GOLDZIEHER vorgeschlagen. LEBER [109] hat als Erster zur Aufklärung des Kupferschadens am Auge Tierexperimente unternommen. Viele andere Autoren folgten ihm [darunter jüngere u.a. 100, 177, 179, 184, 186, 189, 192].

**Tabelle XV. B. 2.** Abhängigkeit des postoperativen Visus von der Größe des kupferhaltigen Fremdkörpers 1968–1974 ($n = 100$). Die erfaßten Patienten wurden in fortlaufender Reihe operiert, bis auf 7 Augen von einem Operator (HN). Die in diesem Zeitraum vorgekommenen Kupferdrahtfragmente sind nicht enthalten (s. Tabelle XV. B. 3)

| Maximale Länge der Fremdkörper | Postoperativer Visus (%) | | | |
|---|---|---|---|---|
| | 1,0–0,8 | 0,6–0,5 | 0,4–0,1 | <0,1 |
| Unter 2 mm ($n=28$) | 72 | 7 | 14 | 7 |
| 2,2–4,0 mm ($n=39$) | 15 | 10 | 10 | 64 |
| Über 4 mm ($n=33$) | 3 | 3 | 15 | 78 |

Wir wissen, daß der *Ablauf* der Chalkose im menschlichen Auge multifaktoriell determiniert ist. Die wesentlichen Faktoren sind, in der Reihenfolge ihrer Bedeutung: der *Grad der mechanischen Schädigung* beim Einschuß und damit vor allem Größe, aber auch Form des Fremdkörpers; *Lokalisation, korrosive Eigenschaften* der Kupferlegierung und die *Verweildauer* des Fremdkörpers.

Prüft man den Einfluß auf das postoperative Sehvermögen (Tabelle XV. B. 2), so ergibt sich nur hinsichtlich der Fremdkörper*größe* eine deutliche Aussage:

Die deutliche Relation zwischen Fremdkörpergröße und postoperativer Sehleistung zeigt die entscheidende, oft unterschätzte *Bedeutung des mechanischen Primärtraumas bei dieser Verletzung.* Es spielt bei der großen Mehrzahl der kupferhaltigen Fremdkörper, die ja durch explosive Zerreissung einer Kupfer- oder Messinghülse entstehen, eine wesentlich größere Rolle, als bei Stahlsplittern.

Die unregelmäßig geformten, scharfkantigen Blechfragmente, zerreißen die Augengewebe beim Einschuß. Dem entspricht naturgemäß eine beachtliche *Bremsung* des „schlechten" Geschosses. Sicher gibt es bei vielen dieser Explosionen eine zusätzliche kontusionelle Schädigung des Augapfels. Wieweit die meist in Armlänge stattfindende Explosion als solche eine Schädigung verursachen kann, wissen wir nicht. Wir haben jedoch bei diesen Patienten nie eine solche Schädigung am 2. Auge feststellen können. Im Hinblick auf Tabelle XV. B. 2 neigen wir dazu, die Kontusionswirkung wesentlich dem rasanten Aufschlag des Blechfragmentes zuzuschreiben.

Ganz sicher aber bedeutet eine erhebliche primäre Gewebszertrümmerung einen *negativen Faktor für den Ablauf der Chalkose.*

Das von Fall zu Fall wechselnde Gewicht dieser Faktoren, vor allem von Art und Ausmaß des mechanischen Schadens, sind im Tierversuch nur sehr bedingt zu imitieren.

Am menschlichen Auge lösen mit geringem Trauma eingedrungene kupferhaltige Fremdkörper einer bestimmten Größe und Zusammensetzung *im vorderen*

*Glaskörper* eine subakute, über oft bis zu 10 Tagen nur *umschriebene Reaktion* aus (sog. retroziliare Splitterlage). Dies Verhalten läßt sich bei Versuchstieren kaum reproduzieren. Oberhalb einer Splittergröße von 1,5 mm², die am menschlichen Auge als ausgesprochen klein zu bezeichnen wäre, kommt es in den Augen der verwendeten Versuchstiere meist bald zu einer diffusen, akuten, zellulären Reaktion, die die Existenz dieses Auges in Kürze beendet und daher kein klinisch brauchbares Modell abgibt. Deswegen lohnt es sich, die Folgen der unfreiwilligen „Experimente" am menschlichen Auge über längere Zeit zu beobachten.

## Chronische Chalkose

Während der Siderosis allgemein ein chronischer Verlauf eigen ist, findet sich dieser bei der Chalkose nur dann, wenn *kleine Fremdkörper im Zentrum des vorderen Glaskörpers suspendiert sind*. Besonders lange bleibt der Kupferschaden am menschlichen Auge unterschwellig, wenn sich in solcher Lage ein Kupferdrahtfragment mit einem Durchmesser von 0,1–0,3 mm findet, das eine Isolierung (Lack, Kunststoff) aufweist. Dann können nur die freien Enden dieses Fremdkörpers in sehr geringem Umfang Ionen freisetzen, die Glaskörperstruktur kann lange Zeit nur in Nähe des Fragments verändert und die Funktion der Netzhaut über viele Jahre normal sein.

Wenn aber Fragmente von Patronenhülsen – durch Explosion außerhalb der Waffe – abgesprengt werden und ins Auge gelangen, spielt sich das charakteristische Geschehen nur bei Fragmenten von sehr geringer Masse in der oben geschilderten Weise ab. Dann sieht man eine zarte Metallschuppe im vorderen Glaskörper hängen.

Wir haben im Laufe von 30 Jahren über 400 Kupferaugen operiert und insgesamt etwa 450 gesehen. Nach unseren Beobachtungen lassen sich auch nach den Verletzungen durch isolierten Kupferdraht nach Jahren fast stets chalkotische Veränderungen des Glaskörpers finden. Zunächst einmal ist ja das Auftreten der *klassischen chalkotischen Phänomene* (Sonnenblumenkatarakt, Chalkose des Hornhautendothels, der Iris und der Foveazone) *auf die chronischen Chalkosen beschränkt. Voraussetzung für dieses Phänomen ist, daß über Zeiträume von vielen Monaten und Jahren Kupferionen von dem Fremdkörper in den Glaskörper oder das Kammerwasser abgegeben werden*. Das ist nur möglich, wenn er an einem Ort sitzt, wo eine fibröse Abkapselung nicht erfolgen kann bzw. der örtliche Kupferspiegel nicht ausreicht, eine reaktive Fibrose auszulösen.

Im harmlosesten Falle sieht man noch nach vielen Monaten oder wenigen Jahren lediglich eine vergröberte Glaskörperstruktur in der Umgebung des Fremdkörpers, der dann meist in einer „Schaukel" solcher Faserkonglomerate schwebt. Dieser Zustand ist oft mit normaler Funktion, normalem ERG und normalem Augeninnendruck verbunden.

Unsere Vorstellungen von der Kupferdrahtverletzung des menschlichen Auges werden konkreter, wenn wir ein Kollektiv von 20 Fällen betrachten, bei denen eine elektroretinographische Kontrolle erfolgte. Die Verletzungsmechanik ist auf S. 561 dargestellt. Tabelle XV. B. 3 zeigt uns 3 Gruppen solcher Verletzungen, die mit normalem, reduziertem und erloschenem ERG einhergehen[1]:

– Bei 10 Augen mit normalem ERG lagen Verweildauern des Fremdkörpers von 5–28 Tagen, einmal von 2 Jahren, vor. 8 von diesen Drahtfragmenten lagen

**Tabelle XV. B. 3.** 20 intraokulare Kupferdrahtfragmente (1970–1977). Elektroretinogramm in Relation zu anderen Daten. Zeichenerklärung: VA = Vorderabschnitt, CB = Ziliarkörperbasis, GK = Glaskörper, Tg = Tage, Mon = Monate, J = Jahre, Fgz = Fingerzählen in 1 m, L+ = Lichtscheinwahrnehmung, P+ = Projektion intakt. Bei genauer Betrachtung entdeckt man Widersprüche, vor allem bei den Fällen 5, 6, 8, 15 und 17. Während bei 17 ein mechanischer Initialschaden für das erloschene ERG und den schlechten Visus nach 2 Tagen verantwortlich sein könnte, ist in den übrigen 4 Fällen die Diskrepanz der Daten gegenüber geläufigen Vorstellungen für uns nicht erklärbar. Folgerung: Man sollte nicht davon ausgehen, daß dieser Verletzungstyp generell Abwarten rechtfertigt. S. auch Tab. XV. B. 4 c.

| ERG | Lokalisation | Verweildauer | Länge mm | Visus postoperativ |
|---|---|---|---|---|
| Normal | 1. VA | 21 Tg | 3,0 | 1,0 |
| | 2. CB/Sklera | 9 Tg | 4,0 | 0,8 |
| | 3. CB/GK | 15 Tg | 3,5 | 1,0 |
| | 4. CB/GK | 26 Tg | 5,0 | 1,0 |
| | 5. Ora/GK | 2 J | 3,0 | 0,2 |
| | 6. retrolental | 5 Tg | 8,0 | 0,4 |
| | 7. vord GK | 15 Tg | 3,5 | 1,0 |
| | 8. vord GK | 28 Tg | 5,0 | 0,4 |
| | 9. hint Pol | 11 Tg | 3,0 | 1,0 |
| | 10. hint Pol | 8 Tg | 4,0 | 1,0 |
| Reduziert | 11. CB | 8 Mon | 5,0 | 0,1 |
| | 12. Ora/Sklera | 11 Mon | 8,0 | 0,5 |
| | 13. Sklera/GK | 46 Mon | 5,5 | 0,4 |
| | 14. Ora/GK | 26 Tg | 5,0 | 0,5 |
| | 15. retrolental | 4 Tg | 2,5 | Fgz |
| | 16. hint Gk | 46 Tg | 5,5 | 0,4 |
| Restpotentiale | 17. hint Gk | 2 Tg | 5,0 | 0,05 |
| | 18. hint GK | 50 Tg | 7,5 | 0,1 |
| | 19. hint GK | 1 J | 5,0 | 0,02 |
| | 20. hint GK | 41 Tg | 11,0 | L+, P+ |

---

[1] Für die Durchführung der elektrophysiologischen Untersuchungen in den Jahren seit 1967 sind wir Herrn Prof. Dr. J.G.H. Schmidt zu Dank verpflichtet.

im Glaskörper. Durch die Extraktion ist nur in einem Falle eine geringe Visusverschlechterung um 2 Stufen eingetreten (Verweildauer 28 Tage).
- 6 Augen boten ein reduziertes ERG. Wir sehen, daß das – sogar bei einem Fremdkörper im retrolentalen Raum! – schon nach 4 Tagen eintreten kann. Der Visus dieses Auges ist schlecht, obwohl ein rückwärtiger Anschlag nicht erkennbar war.
- Die 3. Gruppe umfaßt 4 Augen mit praktisch erloschenem ERG. Die Fremdkörper liegen im hinteren Glaskörper. Die Verweildauer liegt bei 2, 41, 50 Tagen, einmal bei 1 Jahr. Bei allen 4 Augen entspricht der Visus dem Ausfall der Fovea centralis.

Nachdem wir aus naheliegenden Gründen bis in die 60er Jahre nur *die* Drahtfragmente entfernten, die perifoveal netzhautnahe lagen, sind wir vor 20 Jahren, also *vor der Ära der Vitrektomie,* dazu übergegangen, auch im Frühstadium der chronischen Chalkose den Fremdkörper zu entfernen. Dies geschah aus guten Gründen und mit gutem Erfolg: Die Extraktion der im Zentrum des Glaskörpers lokalisierten Fragmente durch die Pars plana gehört zu den weniger schwierigen Eingriffen bei nichtmagnetischen intraokularen Fremdkörpern.

Tabelle XV. B. 3 zeigt, daß auch bei den fast immer das Bild einer chronischen Chalkose bietenden Kupferdrahtverletzungen offenbar eine frühe metallotische Schädigung vorkommt. Wieweit in den Fällen, bei denen der Fremdkörper weniger als eine Woche im Augeninneren war, an eine Beeinflussung des ERG durch das Initialtrauma zu denken ist, bleibt offen. Eine zusätzliche Kontusionswirkung ist bei den Drahtfragmenten sicherlich deutlich niedriger einzustufen, als bei mittelgroßen Hülsenreißern (2,1–4,0 mm). Die Befunde in Gruppe 3 sind sicher nicht in dieser Weise erklärbar.

**Chalkose mit subakutem Verlauf**

Ein subakuter Verlauf der Chalkose ist dadurch gekennzeichnet, daß *der Fremdkörper relativ schnell fibrös umhüllt und damit der Kupferspiegel im Glaskörper bald wieder fällt und eine akute, diffuse Chalkose verhindert wird.*

Die klassische Situation dieses Typs wird von dem relativ häufigen *retroziliaren Kupferfremdkörper* dargestellt. Der proximal der Ora wandnah liegende Fremdkörper kam unter 175 im Glaskörper gefundenen Splittern in 17%, der nahe der prääquatorialen Bulbuswand hinter der Ora liegende in 10% der Fälle vor. Die Mehrzahl der prääquatorial wandnahe gelegenen Fremdkörper beider Gruppen liegen in der unteren Bulbushälfte.

Zwischen diesen beiden Lokalisationen besteht ein Unterschied im Hinblick auf die Extraktionsmethode: die *vor der Ora* liegenden befinden sich für die Pars plana-Vitrektomie im „toten Winkel" und der transvitreale Zugang beinhaltet eine größere Gefährdung einer intakten Linse. Für die diasklerale Extraktion durch die Pars plana sind sie dagegen bei exakter präoperativer Lokalisation gut zugänglich. Bei vorsichtigem Vorgehen ist die Gefahr, daß der Fremdkörper aus dem sich bildenden Infiltrat nach hinten luxiert wird, gering, eine intakte Linse wird bei diesem Vorgehen nicht tangiert. Bewußt haben wir dabei die Entnahme der umgebenden fibrösen Membranen unterlassen. Sie setzen jenseits der Ora an der Netzhaut an und Zug an ihnen ist angesichts der *schon nach Tagen schwer geschädigten, schneeweißen Netzhaut der Peripherie* gefährlich. Wurde jedoch der Fremdkörper nach Eröffnung der Pars plana „wie der Kern aus einer Beere" entnommen, bildete sich bei einem regionalen Infiltrat keine Traktion nach hinten aus. Ein chalkotischer Schub wurde nie beobachtet.

Auch bei hinter der Ora prääquatorial in der unteren Bulbushälfte liegenden Fremdkörpern kann man eine diasklerale Extraktion am Ort mit anschließender Plombeneindellung und/oder mäßiger Cerclage in Betracht ziehen, wenn eine primäre Pars plana-Vitrektomie aus betrieblichen Gründen nicht in Betracht kommt und die Verlegung des Patienten nicht praktikabel ist. Dann muß u.U. nach 8–10 Tagen eine sekundäre Vitrektomie durchgeführt werden. *Kein kupferhaltiger Fremdkörper über 2 mm maximaler Länge sollte länger als einen* diagnostischen *Tag warten müssen,* weil eine bestimmte Technik innerhalb der nächsten Tage nicht zur Verfügung steht.

**Akute Chalkose**

Die akute Chalkose besteht in einer *schnell einsetzenden* und mit hohem Kupferspiegel einhergehenden toxischen Reaktion, die in wenigen Tagen zu einer *irreversiblen Schädigung der Netzhaut mit Ausfall des zentralen Sehens* führt. Ein solcher Verlauf hat bestimmte Voraussetzungen (intraokulare Gewebszerreißung durch große, irregulär geformte Fremdkörper, oft in Netzhautnähe hinten liegend).

Ob auch die Korrosionsfähigkeit der vorliegenden Legierung die Rasanz dieses Ablaufes mitbestimmt, kann der Kliniker nicht beurteilen. Wir bedürfen – angesichts der Schwere des Kombinationstraumas und der wechselnden Zusammensetzung der entnommenen Fremdkörper – dieser Annahme eigentlich nicht. Über diese Frage sagen Tierversuche mehr aus, wenn auch bei der Mehrzahl der von uns beobachteten Verletzun-

## XV. B. Chirurgie der Fremdkörperverletzungen

**Tabelle XV. B. 4a–c.** 131 intraokulare kupferhaltige Fremdkörper. ERG in Relation zum Visus vor und nach der Extraktion. 3 Gruppen zum Vergleich, einmal hinsichtlich des Anteiles schwerer präoperativer Schädigungen (kleines Quadrat jeweils links unten = 70:43:5%). Zweitens: bei den Fällen mit erloschenem ERG sind bei postoperativ verändertem Visus kleine Zahlen für die jeweilige Verweildauer des Fremdkörpers eingetragen. Sie entspricht nur teilweise den Erwartungen. Die Größe des Fremdkörpers ist maßgeblicher für den präoperativen Schaden

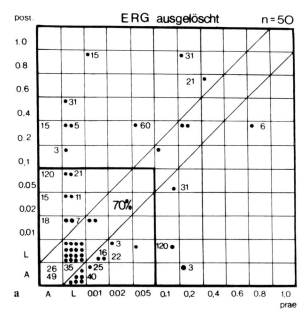

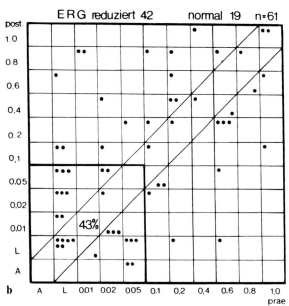

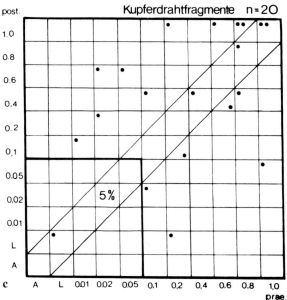

gen beim Menschen die Gewalteinwirkung ganz andere Größenordnungen hat, die unseres Erachtens die Diskussion um die chemische Zusammensetzung von Messingfremdkörpern für den Kliniker zweitrangig machen.

Mechanische Läsionen beeinflussen auch das Elektroretinogramm. Dennoch ist es gegenwärtig der relativ brauchbarste Maßstab, wenn wir den Versuch machen, den nicht mit den klassischen Zeichen der chronischen Chalkose einhergehenden Kupferschaden eines Auges retrospektiv zu analysieren. An 111 Augen, die elektroretinographisch untersucht wurden, soll das Muster der Befunde kurz dargestellt werden.

*Augen mit erloschenem ERG (n = 50)*

Bei 30% dieser Fälle befand sich der Fremdkörper länger als 1 Monat im Auge ($n=16$), davon haben wir eines mit 23jähriger Verweildauer ausgeschlossen. Dann ergibt sich für die verbleibenden 15 Augen eine mittlere Verweildauer von 315 Tagen. Bei 50% ($n=24$) lag die Verweildauer des Fremdkörpers zwischen 8 und 31 Tagen. Bei 20% ($n=10$) war das ERG bereits nach 1–7 Tagen erloschen. Dabei spielt sicherlich das mechanische Trauma eine Rolle (Tab. XV. B. 4a).

*Augen mit reduziertem (n = 42) oder normalem (n = 19) ERG* (Tab. XV. B. 4b).

Zunächst ist festzustellen, daß die Fremdkörper bei den Augen mit reduziertem ERG im Durchschnitt etwa doppelt so groß waren, wie bei denen mit normalem ERG. Andererseits war die Verweildauer der Fremdkörper bei normalem ERG durchschnittlich doppelt so lang, wie bei reduziertem ERG. Beide Gruppen zeigten keine klinischen Veränderungen im Sinne einer chronischen

Chalkose. Die Verweildauer des Fremdkörpers betrug bei diesen 61 Augen in 36% ($n=22$) länger als 1 Monat und lag im Mittel bei 284 Tagen, wenn wir einen Fall mit 16jähriger Verweildauer ausschließen. In 52% ($n=32$) befand sich der Fremdkörper 8–31 Tage im Auge. Mit 12% ist die kurze Verweildauer (1–7 Tage) hier seltener, als bei den Augen mit erloschenem ERG. Aber auch die Feststellung, daß sich zwischen Augen mit normalem und reduziertem ERG keine deutlichen Differenzen ergeben, weist darauf hin, daß man sich den individuellen Verlauf einer Chalkose bisher zu schematisch vorgestellt hat. *Nur die Dauer seiner chemischen Wirksamkeit und nicht die Verweildauer ist verantwortlich für den akuten diffusen Schaden*, den ein kupferhaltiger Fremdkörper verursacht. Die Verweildauer ist dagegen für die tertiäre Entwicklung der Fibrose von Bedeutung.

Wir haben die Signifikanz der Fremdkörpergröße für das Visusresultat belegt (S. 620). Die obigen Mitteilungen zur Beziehung zwischen ERG-Befund, Verweildauer und Visus (Tabelle XV. B. 4a–c) zeigen, daß es nicht möglich ist, unter den übrigen konditionierenden Faktoren der akuten exogenen Chalkose des Auges konstante Prioritäten zu setzen.

Unter jenen 22 Augen mit erloschenem ERG, die auch nach erfolgreicher Operation nicht mehr als Lichtscheinwahrnehmung erreichten, sind 11 mit einer *durchschnittlichen* Verweildauer von 62 Tagen, 9 mit 18 und 2 mit 4 Tagen. *Diese von akuter diffuser Chalkose betroffenen Augen sind bestenfalls als solche zu erhalten.* Hier hat sich auch durch die Vitrektomie kein Wandel ergeben. Bemerkenswert sind die Augen mit erloschenem ERG, die sich operativ bessern ließen ($n=14$). Hier dürfen mindestens die 8 Augen hervorgehoben werden, die sich *von Lichtscheinwahrnehmung auf 0,1–0,4* (4), *von 0,01 auf 0,8* (1), von 0,05 auf 0,2 (1), *von 0,2 auf 0,8* (1) und von 0,4 auf 0,6 (1) veränderten. Tabelle XV. B. 4a zeigt mit kleinen Zahlen die Verweildauer an. Daraus gewinnen wir keine Hinweise. Interessant dagegen ist der Umstand, daß sich bei diesen 14 Fremdkörpern 8mal eine äquatornahe, 3mal eine oranahe und 3mal eine retroziliare Lage findet. Diese *Lokalisation* haben wir schon 1971 als relativ günstig bezeichnet [133]. Obwohl das ERG erloschen ist, dürfte, mit Sicherheit bei den 4 Augen, die mehr als 0,3 erreichten, die akute Reaktion insofern gedrosselt worden sein, als eine Ausschaltung der Netzhautmitte vermieden wurde. Sicher sind *Augen mit einem reduzierten ERG und langer Verweildauer des Fremdkörpers überwiegend solche, die eine örtlich begrenzte, akute Chalkose durchgemacht haben.* Das schädigende Agens ist nach der fibrösen Abschirmung des Infiltrates nicht mehr Kupfer, sondern die fortschreitende Fibrose. *Für diese Fälle können wir hoffen, daß die Vitrektomie sie stabilisieren kann*, wenn der Augeninnendruck nicht unter 5 mm Hg liegt.

Schon vor der Vitrektomieära war uns aufgefallen, daß nach der operativen Eröffnung eines membranös ummantelten Kupferinfiltrates praktisch nie ein chalkotischer Schub auftrat.

Wenn auch seit Beginn der Metalloseforschung schon ein Jahrhundert vergangen und noch manches Problem ungelöst ist, meinen wir doch, daß die Betrachtung einer größeren Anzahl von Augen, bei denen lediglich der Fremdkörper entnommen wurde, einige Dinge verständlich machen kann.

Die Geschichte der Erforschung der okulären exogenen Chalkose durch intraokulare Kupferfremdkörper ist – wie jede historische Entwicklung in der Medizin – dadurch gekennzeichnet, daß zur Erklärung der Befunde zunächst die der Zeit geläufigen pathophysiologischen Vorgänge herangezogen werden. So hat LEBER, den wir mit Recht einen Pionier der experimentellen Ophthalmologie nennen, sich die im Auge auftretenden Veränderungen mit der Anwesenheit nicht nachweisbarer Erreger zu erklären versucht, obwohl er auch *sterilisierte* Fremdkörper implantiert hat: „Selbst bei der anatomischen Untersuchung (des Auges) bleibt man mitunter im Zweifel, zumal der negative Ausfall der Untersuchung auf Mikroorganismen deren Vorhandensein keineswegs ausschließt". Die durch den Fremdkörper ausgelöste zelluläre Reaktion, insbesondere die bereits nach 1–2 Tagen erfolgende Fibroblasteninvasion mit schneller Entwicklung von fibrösen Membranen, wurde nicht mit dem Kupfer in Verbindung gebracht. Man kannte die – friedfertig aussehenden – Kupferablagerungen der chronischen Chalkose. Die Symptomatik des „Kupferabszesses" war von diesem Bild so verschieden, daß es verständlich ist, wenn an verschiedene Abläufe des oxydativen Prozesses nicht gedacht wurde.

Bis in die heutige Zeit ist ein weiterer Umstand für viele Untersucher irritierend gewesen, den LEBER so anspricht: „Doch bedarf Entstehung und Fortschreiten der hier vorkommenden nekrotisierenden Vorgänge im Zusammenhang mit der chemischen Wirkung weiterer Erforschung; dieselbe findet eine gewisse Schwierigkeit in dem Umstande, daß sich das Vorhandensein von Kupfer nach einiger Zeit nicht mehr nachweisen läßt, weil das Metall allmählich durch Diffusion aus den Geweben verschwindet".

LEBER war der Erklärung ganz nahe. Ein von ihm mit Abbildung zitierter Befund von SCHREIBER (1906), bei dem ein *kleiner äquatorial an der Netzhaut liegender*(!) bindegewebig abgekapselter Fremdkörper zu einer umschriebenen Netzhautfibrose mit geringer Netzhautabhebung geführt hatte, wird 1 Monat nach der Verletzung eingehend histologisch untersucht. Es fielen vergrößerte Ganglienzellen auf. Dabei wird eine Osmiumfärbung (Marchi) angewandt, mit der degenerierende markhaltige Nervenfasern darzustellen sind. Ein Kupfernachweis stand offenbar nicht zur Verfügung.

In ähnlicher Weise sind BELKIN et al. [14] und ROSENTHAL et al. [173, 174] an der Tatsache vorbeigegangen, daß bei der subakuten Verlaufsform der Chalkose durch netzhautnahe Fremdkörper mit geringen mechanischen Gewebeschäden schon nach 2–3 Tagen die Abkapselung beginnt und danach das Kupfer aus dem Auge verschwindet, wie es LEBER beschrieben hat.

Bis zum Einsatz der Vitrektomietechnik haben wir uns bemüht, aus *allen* Augen die Fremdkörper zu entfernen. Wir lernten in den 60er Jahren, daß nach einer akuten diffusen Chalkose nur die Erhaltung des Augapfels zu erreichen war. Meist lag eine extreme Hypotonie des Auges vor.

Da wir nur den kleineren Teil unserer Patienten hinreichend lange postoperativ verfolgen konnten, wissen wir nicht, wie viele dieser „präphthisischen" Augen letztlich enukleiert worden sind.

Sicher ist, daß die Vitrektomie bei diesen am schwersten geschädigten Augen die mittelfristige Enukleationsrate steigert. Diese hypotonen Augen mit einer Vita minima überstehen öfter den Eingriff nur für beschränkte Zeit, dann tritt Phthisis ein. Vermutlich sind solche Augen aus unserem früheren Kollektiv nur etwas langsamer der Phthisis verfallen.

Wenn ein Auge mit erloschenem ERG keine Lichtortung mehr besitzt, ist es wahrscheinlich verloren. Dennoch ist es verständlich, wenn Patienten, vor allem im Falle eines „letzten Auges", jeden Versuch machen, noch etwas zu retten.

Die *Einführung der Pars plana-Vitrektomie* durch MACHEMER hat die chirurgische Therapie der Chalkose, die zuvor ein Hobby Einzelner war, zu einer anerkannten Angelegenheit gemacht. Dabei ist auch daran zu denken, daß wir erst in der Ära der Vitrektomie die *Prinzipien und Techniken der Innentamponade* gelernt haben, mit deren Hilfe auch Netzhautkomplikationen primär behandelt werden können. Was leistet die Vitrektomie bei der Chalkose?

– In den Frühfällen (1.–8. Tag) gibt sie dem Chirurgen die Souveränität, entsprechend der Ausgangslage (z.B. hintere Netzhautläsion, größere Glaskörperblutung) einen individuellen Behandlungsplan in relativ kurzem Zeitraum durchzuführen.
– Bei *älteren* (8.–31. Tag) und *alten Fällen* (mehr als 1 Monat) hängen die Möglichkeiten der Vitrektomie vom jeweiligen Befund ab.
Deutet sich bei mittelgroßem Fremdkörper ein subakuter Verlauf an, kann die Vitrektomie gleichzeitig mit der Entnahme des Fremdkörpers die gefährliche Entwicklung der vorhandenen Fibrose abschneiden, die Visusresultate bessern und zur Erhaltung des Auges beitragen.
– Bei der *akuten, diffusen Chalkose,* die leider noch öfter erst nach Ausfall des Netzhautzentrums zu uns kommt, kann sie das Schicksal des Auges zu einem solchen Zeitpunkt nicht entscheidend ändern.
Deswegen besteht unsere seit 1965 vertretene Forderung fort, *alle Chalkosen als Eilfälle zu behandeln.* Es muß aber auch verhindert werden, daß sich durch Warten auf die Vitrektomie die Entfernung des Fremdkörpers verzögert.
– Wir haben bisher von keinem „Kupferauge" gehört, das eine sympathische Ophthalmie bekommen hätte.

## Morphologie der chronischen Chalkose

Bei der *endogenen Chalkose* des Auges infolge hepatolentikulärer Degeneration (Wilson-Krankheit) wurde eine ähnliche Verteilung des Kupfers im Augeninneren festgestellt, wie bei der durch einen kupferhaltigen Fremdkörper verursachten *exogenen Form der Chalkose vom chronischen Typ* [212].

Daß es lange Zeit für den Ablauf der Chalkose wenige zuverlässige Aussagen gab, hängt damit zusammen, daß es erst seit kürzerer Zeit spezifische Reaktionen für den histochemischen Nachweis gibt [215]. Färbungen mit Rubeansäure, Rhodanin, Kernechtrot, Alizarinblau erlauben differenziertere Feststellungen als die lange Zeit übliche Färbung mit Ferrozyankalium und Essigsäure.

In der *Hornhaut* findet sich Kupfer in den hinteren (subendothelialen) Schichten der Descemet-Membran [91, 212] in einer Verteilung, die dem Kayser-Fleischer-Ring entspricht. Er ist bei chronischer Chalkose, wenn auch in oft geringer Ausprägung gegenüber der Wilson-Krankheit, zu erwarten. Stärker ausgeprägt ist er, wenn sich der Fremdkörper im vorderen Abschnitt des Auges in Kontakt mit dem Kammerwasser befindet.

Die *Iris* zeigt unter den letztgenannten Umständen gelegentlich eine grünliche Veränderung ihrer Farbe, die bei Glaskörperkontakt des Fremdkörpers erst in späteren Stadien auffällig wird.

Die *Zonula* wird ebenfalls bei im Vorderabschnitt gelegenem Fremdkörper stärker imprägniert. Man kann auch staubartige Partikel im Kammerwasser zirkulieren sehen. In der *Linse* hatte JESS [89, 90] bereits Ferrozyankupfer im schmalen Spaltraum zwischen Vorderkapsel und Epithel, weniger dicht im Protoplasma der Epithelzellen, zwischen den Linsenfasern im Bereich des Äquators und in einiger Entfernung von der hinteren Linsenkapsel festgestellt. Die „Sonnenblumen"-Form [163] bei fortgeschrittener Chalcosis lentis kommt durch stärkere scheibenförmige Kupferanfärbung im Bereich der Pupille zustande [47]. Die charakteristischen, gelbgrünen Strahlen kommen wahrscheinlich durch die rückwärtige pupillennahe Gewebestruktur zustande [47]. Tatsächlich konnte JESS [90, 91] durch Erzeugung einer länger bestehenden Mydriasis eine Vergrößerung der zentralen Scheibe bewirken. Fremdkörper in der *Linse* können das charakteristische Bild der chronischen Chalkose des Auges bewirken [47]. Es kommen jedoch durchaus auch intralentale Kupfersplitter vor, die nur das Linsenepithel verändern [47]. Das mag mit Größe, Lokalisation und Abheilungsmodus der Kapselläsion zusammenhängen.

Der *Glaskörper* zeigt bei feinen kupferhaltigen Partikeln vor oder im Glaskörperzentrum an der Spaltlampe zarte Vergröberung der fädigen Strukturen mit einzelnen braungrünen Stäubchen. Solche Befunde sind oft Monate nach der Verletzung zu erheben, und zwar auch dann, wenn keine Funktionsausfälle, normales ERG und normaler Augeninnendruck bestehen. Wirkt ein schwacher Verkupferungsprozeß über Jahre fort, muß man sich trotz eines biomikroskopisch wenig veränderten Bildes darauf einstellen, daß der Glaskörper sich bei der Extraktion des Fremdkörpers als völlig verflüssigt erweist. Dem muß kein auffällig pathologisches Funktionsmuster entsprechen.

Daß sich bei fortschreitender Chalkose Kupfer (in Form von Karbonaten) besonders in den *Basalmembranen* des Auges findet, ist bekannt. Das gilt auch für die innere und die äußere Grenzmembran der *Netzhaut*. Stärkere Ablagerungen rufen bei weit fortgeschrittener chronischer Chalkose im Makulabereich die brillanten gelblichen Reflexe hervor. In diesem Zusammenhang sei an MIELKE erinnert, der den Ionentransport mit dem posterior-anterioren Elektropotential des Auges in Verbindung brachte und das experimentell wahrscheinlich machte. Außerdem finden sich Ablagerungen in den Gliazellen, kupferbeladene Makrophagen um Kapillaren [174].

## Analyse der Ausgangslage

Jeder Augenarzt, der Patienten mit intraokularen Fremdkörpern zu beurteilen und eine rationale Behandlung zu planen hat, sollte *versuchen, bei der ersten Untersuchung* des verletzten Auges *die gegebene Situation zu analysieren*. Er erwirbt damit ein zunehmend sicheres Urteil, falls die nachfolgenden apparativen Untersuchungen (Röntgen, Echographie, Computertomographie) widersprüchliche Folgerungen nahelegen. Eine solche erste Beurteilung sollte *konkrete Vorstellungen* ergeben über:

– Art und Intensität des individuellen Verletzungsvorganges,
– Größe,
  Form,
– Schußkanal,
– Endlage und
– Material des Fremdkörpers.

Man sollte den Verletzten und seine Begleitung in Ruhe den Hergang schildern lassen und dann *Fragen stellen* zu Körper- und Kopfhaltung, sofortige und anschließende Wahrnehmungen des Verletzten (Schmerz, optische Phänomene, Sehvermögen). *Der Untersucher muß wissen, daß die Angaben des Patienten nicht selten – aus Unkenntnis oder Absicht – irreführen*. Das betrifft häufig Ursprung und Material des Fremdkörpers. Der Arzt sollte sich die Fähigkeit zur kritischen Prüfung der Angaben des Verletzten und eventueller Begleitpersonen aneignen, sich nötigenfalls auch Werkzeug oder Materialproben bringen lassen. Bei Explosionsverletzungen kann die Analyse eines in der Haut befindlichen Fremdkörpers weiterhelfen.

Bei allen Berufen, die mit Patronen oder Sprengsätzen der verschiedensten Art zu tun haben könnten – bei Kindern, aber auch privaten Unfällen Erwachsener – muß daran gedacht werden, daß es sich entgegen den Angaben auch um einen *nichtmagnetischen* Fremdkörper handeln kann. Patronen- und Sprengkapselfragmente sind in der Regel im Röntgenbild als irregulär gekrümmte Blechfragmente gut auszumachen (**Abb. XV. B. 6**). Selten kommen bei nichtmagnetischen intraokularen Fremdkörpern im Röntgenbild auch einmal Konturen vor, die mit einem Stahlsplitter vereinbar wären.

Der *Weg des Fremdkörpers* durch das Augeninnere kann erstaunliche Varianten zeigen:

– frei beweglicher Fremdkörper im Glaskörper *ohne* Anschlag an der Netzhaut,
– Fremdkörper ohne weitere Anschlagstelle in der hinteren Netzaderhaut/Sklera,
– Fremdkörper hat die Bulbusrückwand durchschlagen,
– frei beweglicher Fremdkörper im Glaskörper *mit* Anschlagstelle an der Netzhaut,
– Fremdkörper – nach mehreren Anschlägen – an anderer Stelle nahe der Netzhaut,
– Fremdkörper nach einem oder mehreren Anschlägen in der Netzhaut steckend (selten),
– Fremdkörper hat die Netzaderhaut durchschlagen und ist auf der Innenfläche der Sklera weiter gerutscht (sehr selten).

In den ersten drei Situationen sind in der Regel nur geringe intraokulare Abweichungen des „Schußkanals" (Verbindungslinie zwischen den Schußmarken an Hornhaut, Iris und Linse) festzustellen. Anschlagstellen beeinflussen die Endlage eines Splitters erheblich. Diskrepanzen zwischen dem Schußkanal und der Endlage des Fremdkörpers hängen letztlich mit der kinetischen Energie, der Form, sowie einem eventuellen „Drall" des Fremdkörpers zusammen.

# Operationen

## 1 Oberflächliche Fremdkörperverletzungen

### Bindehaut

*Staub-, Sandkörner* und andere sehr kleine Partikel, die durch Wind, in der Freizeit und bei der Arbeit in den Bindehautsack gelangen, werden z.T. durch Lid- und Augenbewegungen mit Hilfe spontan einsetzender Tränensekretion oder aber durch Spülung in den Bereich des inneren Lidwinkels oder in den unteren Bindehautsack befördert. Dort können sie mit einem Q-Tip oder einer gedrehten Wattespitze entnommen werden.

Besonders lästig sind *kleine Körner* oder Insektenteile, die sich im *Sulcus subtarsalis* des Oberlides festsetzen. Diese Lokalisation erkennt man, wenn der Betroffene angibt, bei jedem Lidschlag einen Schmerz zu spüren. Färbt man in einem solchen Fall die Hornhaut mit Fluoreszeinnatrium-Lösung 5% an, wird man oft feine *vertikale Strichläsionen* des Epithels darstellen, die den Sachverhalt beweisen.

Manchmal findet man bei der Angabe, es sei „etwas ins Auge geflogen", mit Hilfe des Fluoreszeins aber auch einen charakteristischen Herpes simplex superficialis (Keratitis stellata, dendritica). Der plötzlich auftretende Schmerz veranlaßte den Patienten zur Annahme einer Verletzung.

Am sichersten ist es, das Oberlid bei Abwärtsblick des Auges zu ektropionieren und dann den Fremdkörper aus dem Sulcus subtarsalis wegzuwischen.

Wegen der Epithelläsion besteht der Schmerz oft noch eine Weile fort. Ein Hinweis auf den Sachverhalt, antibiotische Augensalbe und eine Ruhepause sind angezeigt.

Mit der Mechanisierung der Landwirtschaft sind die früher charakteristischen *bäuerlichen Fremdkörperverletzungen* selten geworden. Wo Kleinbauernwirtschaft alten Stiles vorherrscht, kommen sie noch vor.

Sie gehen überwiegend von Teilen der Getreideähre aus. Spelze nennt man bei Gräsern das verhärtete, reduzierte Blattgebilde, das zum Schutz der Frucht da ist. Granne heißt die Borste am Ende der Spelze. Lange brüchige Grannen finden sich bei Roggenarten, selten bei Weizen, am ausgeprägtesten sind sie bei Gerste.

Die *Getreidegranne* wird oft übersehen, wenn sie sich in typischer Weise in der oberen Übergangsfalte horizontal eingeklemmt hat. Es kommt zu einer reaktiven Bindehautschwellung. Bei einfachem Ektropionieren und Abwärtsblick ist der Fremdkörper – auch bei angehobenem Oberlid – selten wahrzunehmen. Man muß das Lid nach Tropfanästhesie und einem Tropfen Suprarenin 1:1000 *doppelt ektropionieren*. Dann kann man bei deutlichem Abwärtsblick des Auges die Granne mit einer Pinzette entfernen. Diese Maßnahmen sollte man am sitzenden oder liegenden Patienten vornehmen.

*Spelzen* von Kornähren und kleine Käferflügel (Gebilde von 2–4 mm Länge) haben als Fremdkörper im Bindehautsack eines gemeinsam: Wenn sie unter das Oberlid geraten, meist mit der Konkavität zum Bulbus, saugen sie sich an der weichen, verschieblichen Bindehaut an. Nach Tropfanästhesie sollte man sie am Rande mit einer flachen Fremdkörpernadel anheben.

Auch sehr *kleine Insekten* oder Insektenteile werden häufig unter das Oberlid befördert. Der geübte Laie kann sie oft selber entfernen, indem er das Oberlid bei Geradeausblick des Auges an den Wimpern faßt und vom Auge abzieht, es dann nach unten über das Unterlid hinab zieht und die Wimpern des Unterlides benutzt, um bewegliche Fremdkörper aus dem Sulcus subtarsalis zu entfernen. Sonst hilft auch eine Spülung mit physiologischer NaCl-Lösung.

*Wimpern* finden sich eher in der unteren Übergangsfalte und lassen sich bei ektropioniertem Unterlid leicht entnehmen.

Von einer Schädigung durch organische Fremdkörper (*Raupenhaare*) muß gesprochen werden, obwohl sie in Westeuropa durch Insektizide kaum mehr vorkommt. Früher wurden von Raupen befallene Baumschulen und Sträucher durch angeworbene Personen, oft auch Jugendliche, gereinigt. Offenbar kam es nicht selten dabei zu scherzhaften Spielen. Man bewarf sich gegenseitig mit den Raupen.

Wir haben in den Jahren 1946–1955 wiederholt junge Patienten gesehen, die nach solchen Aktionen *Raupenhaare in der Bindehaut* zeigten.

Diese Verletzung wird hier erwähnt, weil in Erinnerung bleiben sollte, daß die Haare einiger Raupenarten (z.B. Brombeerspinner, Prozessionsspinner) eine ungewöhnliche Fähigkeit besitzen: *sie können sich im Gewebe fortbewegen*. Das beruht darauf, daß die Chitinstruktur aus dachziegelartig übereinander liegenden Plättchen besteht. Das Haar wandert in Richtung seiner Spitze, kann durch Bindehaut und Sklera, aber auch durch Hornhaut und Iris ins Augeninnere gelangen und dort eine fatale *granulomatöse Uveitis* auslösen (Ophthalmia nodosa).

Die von uns untersuchten Raupenhaare (Brombeerspinner) zeigten einen Durchmesser von 8 μm, an der Spitze 2 μm, während ein Menschenhaar 80–100 μm stark ist [124]. Die Entfernung solch feiner Objekte aus Vorderkammer und Iris ist auch unter dem Operationsmikroskop schwierig, weil die zarten Haare leicht brechen. JESS empfahl, zu koagulieren. Wir stellten fest, daß man die subkonjunktivalen Raupenhaare durch *Diathermiekoagulation ihrer Spitze* mit sehr feiner Nadel daran hindern kann, weiter zu wandern und die Sklera zu durchdringen.

Die Anwendung von Schneckensekret [162] hat in unseren Tierversuchen nichts gebracht.

**Hornhaut**

Bei *oberflächlichen Eisenpartikeln* in der Hornhaut handelt es sich meist um beim Schleifen aufgetretene, winzige Teilchen, die glühend die Hornhaut treffen und dort einbrennen. Daß der Vorgang so abläuft, wird durch die Beobachtung ähnlicher Auflagerungen an Glasbrillen von Schweißern bestätigt.

Dabei wird meist die Bowman-Membran punktuell zerstört, so daß eine nummuläre Narbe entstehen muß.

Wird der Fremdkörper nicht entfernt, kommt es zunächst zur Rosteinlagerung ins Fremdkörperbett, dann zu einer eng begrenzten *leukozytären Infiltration,* die die Entnahme des Fremdkörpers erleichtert, jedoch in der Regel nicht zur spontanen Abstoßung führt. Die zunehmende Reizung des Auges wird jedoch öfter Anlaß eines Arztbesuches.

Zur *Entfernung des Fremdkörpers* unter Spaltlampenkontrolle verwendet man eine *flache Fremdkörpernadel* ohne Spitze, um zusätzliche Läsionen zu vermeiden. Je später die Bereinigung erfolgt, desto hinderlicher kann der spätere Narbenfleck sein, wenn der Fremdkörper im optischen Zentralbereich der Hornhaut sitzt.

Ist ein *Rosthof* vorhanden, muß er *vollständig beseitigt* werden. Dies geschieht am schonendsten mit einem *Fremdkörperbohrer* (feiner Rosenbohrer mit Batterieantrieb). Besteht bereits eine zelluläre Infiltration, wird der Defekt nach der Entfernung größer sein und betrifft meist auch das Hornhautstroma. Zur Sicherung gegen eine bakterielle Infektion gibt man antibiotische Augensalbe.

Patienten mit zentralem Fremdkörpersitz sollten nach Epithelisierung des Defektes *für einige Zeit Kortikosteroide* lokal (tags in Tropfen-, zur Nacht in Salbenform) erhalten. Solche Patienten sollten hinsichtlich der Hornhautnarbe genau instruiert werden.

Wenn Patienten wiederholt mit derartigen Hornhautsplittern beim Arzt erscheinen, muß man sie und auch die Firmenleitung nachdrücklich auf die Notwendigkeit einer Schutzbrille hinweisen.

Fremdkörper, die sich *ohne Hitzewirkung* auf der Hornhaut festgesetzt haben, werden in gleicher Weise vorsichtig entfernt. Dann eventuell vorliegende rein epitheliale Defekte schließen sich in Stunden.

## Lokalisation von intraokularen Fremdkörpern

Die Erhebung der Anamnese und eine erste Untersuchung des Verletzten, auch an der Spaltlampe, führen den Arzt zu einer vorläufigen Bewertung der Ausgangslage. Der entscheidende Schritt zur Präzisierung der Situation ist die Lokalisation des Fremdkörpers.

Die Gewöhnung an eine exakte Inspektion und Analyse erhöht mit wachsender Erfahrung des Operateurs die Sicherheit seines Urteils, wenn die zur Verfügung stehenden präoperativen Untersuchungen die Lokalisation nicht eindeutig klären können. Dabei ist vor allem an drei Situationen zu denken:

– die fragliche Doppelperforation des Auges;
– der *erfolglos voroperierte,* angeblich nichtmagnetische Fremdkörper;
– der *radiographisch nicht lokalisierbare kleine Fremdkörper* bei behindertem oder fehlendem Einblick.

**Inspektion der Lider**

Bei der *Inspektion der Lider* können gelegentlich Wunden festgestellt werden, die zusammen mit einer Einschußwunde am Augapfel und einem „Schußkanal" in den brechenden Medien erste Hinweise zu Richtung, Größe und kinetischer Energie des Fremdkörpers geben. Bei einer Lidwunde ist durch Ektropionieren auch die *konjunktivale Austrittswunde* zu sichern.

**Inspektion des Augapfels an der Spaltlampe**

Die Erstuntersuchung sollte bei *unbeeinflußter Pupille* durchgeführt werden. Eine Diskrepanz zwischen der penetrierenden Lidwunde und der bulbären Eintrittspforte läßt auf die *Augenstellung zum Verletzungszeitpunkt* schließen. Anamnestische Angaben erbringen hier oft Klärung. Der Verlauf des Schußkanals ist bei kornealem Einschuß in der Regel leichter zu rekonstruieren, als bei skleralem Splittereintritt (**Abb. XV. B. 2**).

Der *korneale Einschuß* ist bei frischer Verletzung in der Regel leicht zu identifizieren. *Kleine Splitter mit hoher kinetischer Energie* können jedoch so glatte Durchschüsse verursachen, daß schon nach einigen Stunden das Auffinden des Einschusses schwerfallen kann [73]. Hohe Vergrößerung und helle Spaltbeleuchtung mit wechselnder Einfallsrichtung sind beim Absuchen hilfreich.

*Durchschüsse durch die Iris* sind bei der Mehrzahl der 2–10 mg schweren Splitter [125] nicht mit einer Blutung in die Vorderkammer verbunden. Bei *sichtbar auf der Iris liegendem* oder in ihr steckendem *Fremdkörper* sollte eine Mydriasis vermieden werden [41]. Eventuell ist Immobilisation durch milde Miotika angeraten. Bei kleiner Hornhautwunde und dringendem Verdacht einer Fremdkörperlokalisation im Kammerwinkel ist eine *Gonioskopie* angezeigt.

Bei *Einschüssen außerhalb der Hornhaut* kann – selbst bei frischen Verletzungen – die Identifikation der Eintrittspforte kleiner Splitter extrem *schwierig* sein. Die alleinige Betrachtung reicht hier in der Regel nicht aus. Passive Bewegung der Bindehaut über der Unterlage mit einem Glasspatel und das Einbringen von Fluorescein-Natrium bei der Spaltlampenuntersuchung können bei der Suche weiterhelfen [71]. Gelegentlich erlaubt die *Transillumination* des vorderen Augenabschnittes mit einem Glasfaserstab die Feststellung der Eintrittswunde. Ein *Hyposphagma* ist nicht in jedem Falle für die Lokalisation der Perforation beweisend. Sollten radiologische Lokalisationsmethoden – bei dringendem Fremdkörperverdacht – wegen zu geringer Größe des Fremdkörpers, seiner Lage oder seiner Materialeigenschaften keinen Nachweis bringen, so kann eine chirurgische Inspektion angezeigt sein.

*Linsenverletzungen* mit Ein- oder Durchschuß sollten *zuerst bei unbeeinflußter Pupille* inspiziert werden, erst dann ist eine maximale Mydriasis angezeigt. Wegen der häufig schnell zunehmenden Trübung und Quellung sollte man sich schon bei der Erstuntersuchung ein möglichst vollständiges Bild von der Situation verschaffen, um die Rekonstruktion des intraokularen Schußkanals zu erleichtern [59, 221] (**Abb. XV. B. 1**).

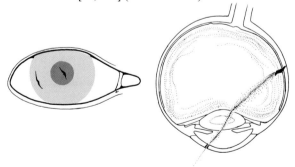

**Abb. XV. B. 1. Sichtbarer Schußkanal und intraokularer Weg des Fremdkörpers mit Ablenkung durch die unterschiedlich dichten Gewebe**

## Ophthalmoskopie und Kontaktglas

Ist nach der Ausgangslage der Verletzung eine Mydriasis möglich und erlauben die brechenden Medien den Einblick, sollte *möglichst früh der Versuch einer optischen Lokalisation* des intraokularen Fremdkörpers erfolgen. Das ist die optimale Methode, da sie am schnellsten zur Klärung der weiteren Behandlung führt [59, 111, 135, 157]. Wenn die Linsentrübungen schnell zunehmen, ist dieses Vorgehen von besonderer Bedeutung.

Bei größeren Splittern, klaren Medien und eindeutiger Lage im Glaskörper oder an der Retina sind direkte und indirekte Ophthalmoskopie zur Lokalisation ausreichend.

Bei zunehmenden Trübungen hat die indirekte Ophthalmoskopie bei der Fremdkörpersuche Vorteile. Bei komplizierterer Lage sind besonders die Beziehungen zur Netzhaut jedoch dann oft nicht mehr exakt beurteilbar.

Wenn die Einschußwunde es gestattet, sollte mit dem *Funduskontaktglas* zusätzlich untersucht werden, besonders wenn sehr kleine oder *Stecksplitter* vorliegen. Mit vorsichtiger *Indentation* lassen sich auch periphere netzhaut- und ziliarkörpernahe Fremdkörper darstellen. Bei Unsicherheit hinsichtlich des Schußkanals sollte der *gesamte Fundus nach Anschlagstellen abgesucht* werden.

Die Kontaktglasuntersuchung erlaubt bei fraglichen Stecksplittern eine vorläufige Differenzierung. Die Lage in der Wand und der Anteil des retroretinal gelegenen Fremdkörperteiles sind beurteilbar, wenn nicht Blutungen oder schon vorhandene z.B. metallotische Glaskörperreaktionen die Sicht behindern [59, 151].

## Feststellung der Magnetisierbarkeit eines Fremdkörpers

*Der unkontrollierte „Magnetversuch" ist obsolet* [125, 221]. Er stellt in vielen Fällen ein zusätzliches Trauma dar und verschlechtert dann die Situation für die schonende Extraktion.

Eine *„Magnetprobe"* sollte nur bei *wandfixiertem Fremdkörper* durchgeführt werden, wenn Lage und Reaktion des Fremdkörpers optisch oder mit Hilfe des Ultraschalles *einwandfrei kontrolliert* werden können (s. S. 636 ff.) [127, 145, 146, 147]. Es geht dann darum, näheren Aufschluß über die beste Extraktionsrichtung und eventuell Gefahren im Bereich des Fremdkörperbettes (vor allem durch nahe verlaufende Netzhautgefäße) zu gewinnen.

*Unter ständiger Beobachtung* wird ein in Intervallen geschalteter Magnet dem Auge aus einer Richtung genähert, die die eindeutigste Kipp-Reaktion des fixierten magnetischen Splitters erwarten läßt. Dabei sollen also die Kraftlinien des Magnetfeldes möglichst nicht parallel zur Längs-

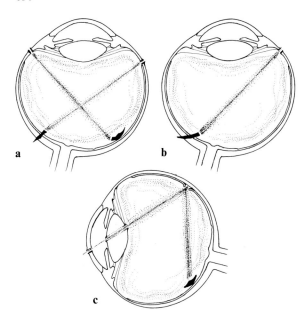

**Abb. XV. B. 2a–c. Schußkanal und Lage des Fremdkörpers. a, b** Skleraler Einschuß; Stecksplitter in der Netzhaut oder Ablenkung des Splitters beim rückwärtigen Aufschlag, verursacht durch seine Form und den Aufschlagwinkel. **c** Glatter Schußkanal durch den vorderen Augenabschnitt und Abprall des Fremdkörpers nach deutlichem Energieverlust. Er findet sich in der nasalen Bulbushälfte ohne nennenswerte Läsion der benachbarten Netzhaut.

achse des Splitters verlaufen, da dann nur minimale Reaktionen zu erwarten sind.

Ist die ideale Stellung des Magneten zum Fremdkörper nicht zu realisieren, führt man den Magneten in der später vorgesehenen Extraktionsrichtung an den Bulbus heran, bis sich optisch oder im Echogramm bei einer Einstellung von ca. 45–90° zur Zugrichtung des Magneten eine sichtbare Reaktion zeigt.

Kommt es bei einer solchen Magnetprobe unbeabsichtigt zur Verlagerung des Fremdkörpers, so daß er ophthalmoskopisch nicht mehr sichtbar oder nicht mehr eindeutig zu lokalisieren ist, muß eine *erneute Ultraschall- und ggf. Röntgenkontrolle* erfolgen.

Beim unkontrollierten Magnetversuch führt das häufig dazu, daß Patienten, bei denen kein Einblick auf den Fundus möglich war, vom Erstuntersucher mit der Diagnose: „nichtmagnetischer Fremdkörper" weiter überwiesen werden. Die initialen Röntgenbilder stimmen dann mit den vom zweiten Untersucher angefertigten Kontrollen nicht überein. Meist findet man, daß der Fremdkörper durch den „Magnetversuch" in den Ziliarkörperbereich verlagert wurde.

## Röntgen-Standard-Lokalisation

Bei jeder fremdkörperverdächtigen Verletzung, die mit ophthalmologischen Untersuchungsmethoden nicht sicher abklärbar ist, sollte eine Röntgendiagnostik veranlaßt werden. Mit guten Aufnahmen einer auf diesem Gebiet erfahrenen Fachkraft lassen sich fast alle Metalle, gewisse Glasarten und auch biologische Materialien nachweisen. Besondere Wünsche an den Radiologen hinsichtlich spezieller Aufnahmetechniken sind abhängig von der vermuteten Art des Fremdkörpers.

Die technisch einfachste *Übersichtsaufnahme* des Orbitabereiches ist die in *anterior-posteriorer* Projektionsrichtung. Der Nachteil dieser Technik ist der große Abstand des Auges vom Röntgenfilm, da der Kernschatten eines Objektes abhängig ist von den Streckenverhältnissen Fokus-Objekt-Film und dem Fokusdurchmesser (s. **Abb. XV. B. 3**). Kleine *Fremdkörper unter 1,5 mm Kantenlänge* können so unter Umständen nicht zur Darstellung kommen. Deshalb sollte bei der Übersichtsaufnahme die *posterior-anteriore Aufnahmerichtung bevorzugt* werden (**Abb. XV. B. 4**).

*Bei extrem kleinen Fremdkörpern* sind *folienfreie Aufnahmen* angeraten, da die kontraststeigernden Folien das Auflösungsvermögen herabsetzen.

Bei sehr kleinen *Fremdkörpern in der vorderen Augenhälfte* können *skelettfreie Aufnahmen* mit „Zahnfilmen" hilfreich sein [216, 225].

Zur exakten Lokalisation des Fremdkörpers mit radiographischen Methoden sind unterschiedliche Methoden entwickelt worden, die feste Bezugspunkte auf, am oder zum Auge benötigen. Hier seien nur die zwei gebräuchlichsten Verfahren kurz dargestellt, die *Methode nach* COMBERG *und nach* SWEET.

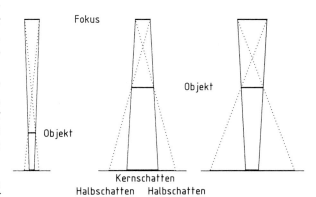

**Abb. XV. B. 3. Projektionsverhältnisse bei Röntgenaufnahmen und Intensivtransillumination.** Durch Variationen der Parameter Fokusdurchmesser und Objekt-Film- bzw. Sklera-Abstand, wird das Verhältnis Kernschatten:Halbschatten bestimmt. Der Fremdkörper läßt sich um so besser lokalisieren, je größer dieses Verhältnis ist.

# XV. B. Chirurgie der Fremdkörperverletzungen

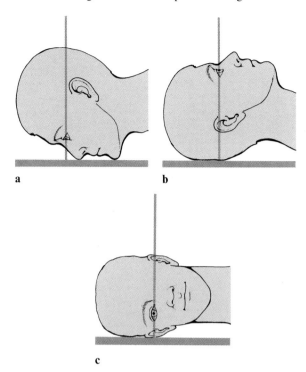

**Abb. XV. B. 4a–c. Position des Kopfes zum Röntgenfilm und zum Zentralstrahl; a** bei der posterior-anterioren Aufnahme, wie sie in der Originalanweisung von COMBERG angegeben wird; **b** bei der anterior-posterioren Aufnahme. Sie hat den Vorteil, daß man dabei die Fixation des Patienten und die Lage der Comberg-Schale besser kontrollieren und einen geometrischen Vergrößerungseffekt nutzen kann, **c** Position zur seitlichen Aufnahme nach COMBERG.

## Lokalisation nach COMBERG

Bei der *Lokalisation nach* COMBERG [33] werden Referenzpunkte am Auge durch eine Kontaktschale gewonnen, die röntgendichte Bleimarken in der Limbus-Ebene plaziert. Der Schnittpunkt der Verbindungslinien der Bleipunktabbildungen auf dem Röntgenfilm repräsentiert die Hornhautmitte und, bei exakter Fixation entsprechend dem Zentralstrahl der Röntgenröhre, die optische Achse des Auges in der posterior-anterioren oder umgekehrten Aufnahme.

**Abb. XV. B. 5a, b. Schema zur Auswertung der Röntgenaufnahmen nach** COMBERG **und ihrer Modifikationen.** In der *posterior-anterioren* oder anterior-posterioren Röntgenaufnahme (**a**) wird die „anatomische Horizontale" als Verbindung röntgendichter Schnittlinien in der Gegend der suturae zygomatico-frontales gelegt. Das geometrische Zentrum der Hornhaut und damit der Durchtritt der geometrischen Achse des Auges bei exakter Ausrichtung auf den Zentralstrahl wird durch die diagonale Verbindung der Bleimarkenabbildung ermittelt. Durch diesen Punkt wird eine Parallele zur „anatomischen Horizontalen" gelegt. Mit diesen Hilfslinien lassen sich der Abstand des Fremdkörpers von der Achse (*a*) und der Meridian im Tabo-Schema (α bzw. α′) festlegen.
Unter idealen Aufnahmebedingungen liegen die Bleimarken in der *seitlichen Aufnahme* (**b**) in einer Linie und senkrecht zur Achse des Auges in der Limbusebene. Bei leichter Verkippung ergibt die Winkelhalbierende der diagonalen Verbindungslinien entsprechender Bleimarken hinreichend genau die Senkrechte. Von dieser Linie wird der anterior-posteriore Abstand des Fremdkörpers (*b*) zur Ebene der Comberg-Schale bestimmt.

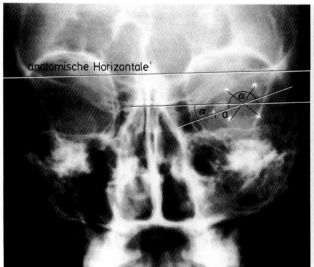

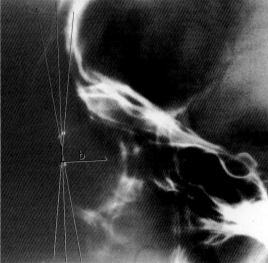

I.
Lage des Fremdkörpers
in seinem **Frontalschnitt**

II.
Lage des Fremdkörpers
in seinem **Meridionalschnitt**

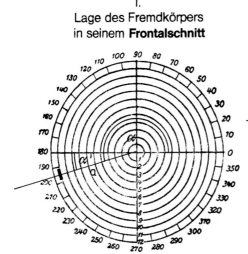
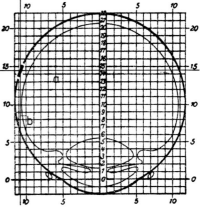

**Abb. XV. B. 5 c.** In das linke Schema wird der Winkel zur Horizontalen und die korrigierte Lage zum Mittelpunkt der Referenzpunkte eingetragen, gemessen in der posterior-anterioren oder anterior-posterioren Aufnahme. Das rechte Schema repräsentiert den im linken Schema ermittelten Meridian. Sowohl die Streckenverhältnisse aus der p-a- bzw. a-p- als auch der seitlichen Aufnahme nach entsprechender Korrektur ergeben die Lage des Fremdkörpers zur Bulbuswand. Bei größeren Fremdkörpern ist es zur Abschätzung der Situation nützlich, die Extrempunkte der Fremdkörperausdehnung getrennt zu bestimmen (**Abb. XV. B. 6**) ($\alpha$ = Winkel im Tabo-Schema, $a$ = Abstand von der optischen Achse, $b$ = Abstand von der Limbusebene).

**Abb. XV. B. 6. Röntgen PA-Aufnahme eines großen intraokularen Fremdkörpers.** Charakteristische Kontur eines „Hülsenreißers" (kupferhaltiges Blechfragment). Durch die Hilfslinien, entsprechend der Anweisung zur Auswertung von Comberg-Aufnahmen (**Abb. XV. B. 5**), lassen sich in der PA-Aufnahme sowohl die Abstände des Fremdkörpers von der optischen Achse, als auch seine Größenverhältnisse ausmessen und errechnen.

▽

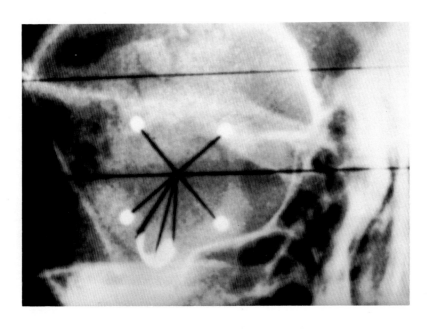

Um die anatomische Achse zu erhalten, ist die Kenntnis des Winkels „Gamma" zur Korrektur notwendig. In der Praxis ist diese Korrektur jedoch nur bei sehr großem Winkel „Gamma" nötig. Als Referenz zur Bestimmung der Lage des Fremdkörpers zur Horizontalen wird die sog. anatomische Horizontale, eine Verbindungslinie zwischen den beiden suturae fronto zygomaticae, herangezogen (**Abb. XV. B. 5 und 6**).

Die zugehörige seitliche Röntgenaufnahme erfordert eine Fixationsrichtung des Auges in 90 Grad zum Zentralstrahl der Röntgenröhre und zur Ausrichtung der Längsachse des Röntgenfilmes.

Die *Kontrolle der Fixation* ist in beiden Aufnahmerichtungen diffizil und nur von geschultem Personal zu erwarten.

Moderne Röntgenröhren mit kleinem Fokus erlauben auch eine Darstellung kleiner Fremdkörper in Anterior-Posterior-Richtung. Dabei ist die *Fixationskontrolle auch nicht speziell geschultem Personal möglich*. Unerläßlich ist jedoch bei allen Aufnahmetechniken die Angabe der Entfernungen Fokus/Film und Objekt/Film. Nur damit lassen sich die Größe und die wahren Lageverhältnisse des Fremdkörpers im Comberg-Schema *exakt berechnen* (**Abb. XV. B. 7**).

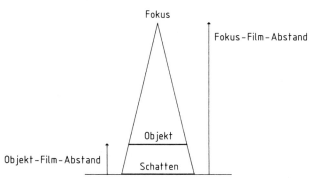

**Abb. XV. B. 7. Zur exakten Berechnung der wahren Streckenverhältnisse (Abstand des Fremdkörpers von Referenzpunkten) sind die Angaben Fokus-Röntgenfilm-Abstand und Fokus-Objekt-Abstand notwendig.** Die Berechnung erfolgt nach der Gleichung: wahre Strecke = gemessene Strecke · Fokus-Objekt-Abstand / Fokus-Film-Abstand. In der Praxis kann leichter der Objekt-Röntgenfilm-Abstand gemessen werden. Die Gleichung lautet dann: wahre Strecke = gemessene Strecke − (Objekt-Filmabstand · gemessene Strecke / Fokus-Film-Abstand). Zusätzliche Korrekturen werden bei extremen Augapfellängenverhältnissen aus den Ultraschallmessungen oder der Kenntnis der Refraktion angebracht. Es kann eine Genauigkeit der Lokalisation bis 0,5–0,2 mm erzielt werden.

### Auswertung der Comberg-Aufnahmen

Nach **Abb. XV. B. 5** werden die Strecken- und Winkelverhältnisse aus der Röntgenaufnahme entnommen und auf das „normale Auge" reduziert. Bei der *Originalaufnahmetechnik nach* COMBERG mit einer konstanten Film-Fokus-Entfernung von 1 m muß die posterior-anteriore Aufnahme in ihren Streckenverhältnissen um $^1/_{10}$, die seitliche um $^1/_{20}$, reduziert werden.

*Genaue Ergebnisse* bringt die Kenntnis des exakten Abstandes der Combergschalen-Ebene in der anterior-posterioren bzw. posterior-anterioren Aufnahme von der Filmebene wie auch in der seitlichen Aufnahme. Die Reduktionen der Streckenverhältnisse sind nach geometrischer Dreisatzberechnung vorzunehmen [222].

Bei ungenügender Fixation von seiten des Verletzten ergeben sich deutliche Verlagerungen der Referenzpunkte sowohl in der anterior-posterioren als auch in der seitlichen Aufnahme. Während in der a-p-Aufnahme nur über sehr komplizierte Berechnungen Korrekturmöglichkeiten bestehen, läßt sich ein Referenzpunkt in der Limbusebene bei seitlichen Aufnahmen dadurch finden, daß man den Schnittpunkt der Verbindungslinien der extremen Comberg-Punkte (**Abb. XV. B. 5**) verwendet. Alle Korrekturverfahren bergen jedoch besonders für den Ungeübten eine Reihe Fehlbeurteilungen [81].

*Variationen* der von COMBERG angegebenen Originalkontaktschale sind bei idealen Aufnahmen sehr nützlich. Bringt man einen *röntgendichten Ring* in die Limbusebene und einen kleinen *röntgendichten Stab* in die Hornhautmitte, so erkennt man in der p-a-Richtung sofort eine exakte Fixation, wenn der zentrale Stab als Punkt dargestellt wird. Bei nicht idealen Aufnahmen lassen sich jedoch Korrekturen schwer errechnen. Eine Schale mit lediglich einem röntgendichten Ring in der Limbusebene erlaubt bei inkorrektem Sitz keine rechnerische Korrektur.

Liegen *extreme Abweichungen der Augapfellänge* vor, z.B. bei hoher Myopie, ist eine Korrektur durch *Ultraschallmessung notwendig*, um die exakten Beziehungen des Fremdkörpers zur Bulbuswand zu ermitteln. *Zur Not können die Refraktionswerte zum Errechnen der Bulbuslänge herangezogen werden*. Hierbei entsprechen 3 dptr etwa 1 mm.

Unter Berücksichtigung aller Parameter kann eine Lokalisationsgenauigkeit von ca. 0,5–0,2 mm erreicht werden.

### Lokalisationsmethode nach SWEET

Bei der Lokalisationsmethode nach SWEET [205, 206] wird eine seitliche Aufnahme angefertigt, bei der die Röntgenröhre exakt in der Verlängerung der Verbindungslinie beider Korneamittelpunkte positioniert ist, bei exakter Stellung der Augen in Primärposition. Eine zweite Aufnahme wird angefertigt nach Verschieben der Röntgenröhre nach kaudalwärts. Als Referenzpunkte werden Metallmarken benutzt, die in einem exakt definierten Abstand zur Korneamitte angebracht sind. Aus der Lage der Referenzpunktabbildungen auf der Röntgenaufnahme läßt sich die Stellung des Fokus bestimmen. Mit diesem Vorgehen lassen sich alle benötigten Strecken und Winkel zur exakten Lokalisation des Fremdkörpers im Normalauge aus weiteren Messungen der Abstände des Fremdkörperschattens von den Referenzpunktschatten bestimmen.

Die aufwendige Rechnung führte zur Entwicklung einer Apparatur, die genormte Fokusabstände, Referenzpunktpositionen und Fokusverschiebungen erlaubt. Unter Zuhilfenahme von Schablonen lassen sich so die benötigten Streckenverhältnisse aus der Aufnahme entnehmen.

Der Vorteil der Methode liegt darin, daß *keine Referenzpunkte am Auge* angebracht werden. Somit können bei stark zerstörten vorderen Augenabschnitten weitere Traumatisierungen vermieden werden. Nachteilig ist, daß der Untersucher keine Fixationskontrolle hat, da diese durch den Patienten selber erfolgen muß. Nichts deutet bei den endgültigen Aufnahmen auf gute oder schlechte Fixation hin. Die spezielle Röntgenapparatur für genormte Aufnahmen, die zwar die umständliche Streckenberechnung entfallen läßt, die Fixationskontrolle jedoch auch nicht ermöglicht, bedeutet eine relativ kostspielige Anschaffung, so daß nur wenige Zentren hiermit ausgerüstet sind.

Es sind weitere geometrische Röntgen-Lokalisationsverfahren beschrieben worden. Sie haben gegenüber den geschilderten Standardverfahren keine Verbesserung gebracht [15, 158, 218].

**Erweiterte Röntgendiagnostik**

Computertomogramm

Bei diffizilen Fremdkörperlagen kann das Computertomogramm hilfreich sein [56, 61, 69, 112, 114, 211], da es außer den knöchernen Strukturen auch Teile des Orbitalinhaltes darstellt. Ein weiterer Vorteil besteht darin, daß *keine Manipulationen am Auge* vorgenommen werden müssen (Auflegen der Comberg-Schale bei der Röntgenlokalisation, Aufsetzen des Schallkopfes bei der Echographie). Zusätzliche Irritationen können hier vermieden werden.

Besonders bei metallischen Fremdkörpern ergibt sich jedoch wegen der *Artefakte durch Überstrahlung* nicht immer die Möglichkeit, die Lage des Fremdkörpers in Beziehung zu den umliegenden Geweben sicher zu definieren.

Die *Genauigkeit der Lokalisation* ist z.T. abhängig von der Schichtdicke und der gewählten Überschneidung (**Abb. XV. B. 8**). Mit neueren Geräten lassen sich

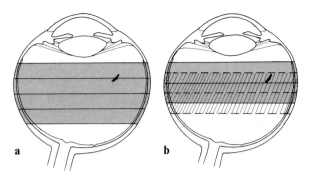

**Abb. XV. B. 8 a, b. Fremdkörperlokalisation mit der Computertomographie.** Die Genauigkeit der Lokalisation eines Fremdkörpers und der Bestimmung seiner Größe erhöht sich, wenn bei vorgegebener Schichtdicke die einzelnen Schichten nicht aneinanderliegend (**a**), sondern überschneidend (**b**) angeordnet werden. Das gilt für koronare wie für sagittale Aufnahmetechnik.

Schichtdicken von 2,5 mm erreichen, die eine Lokalisationsgenauigkeit von 1 mm und darunter erlauben, wenn sie überschneidend dargestellt werden. Eine weitere Steigerung der Genauigkeit erhält man durch die Kombination von sagittalen und koronaren Aufnahmen [193, 201, 209, 224, 227].

Referenzpunkte, wie bei der Comberg-Aufnahme, sind nicht notwendig, da Orientierungspunkte durch dargestellte Orbitastrukturen vorhanden sind, wie z.B. Muskelansätze, Linsenlage oder Eintritt des Optikus in den Bulbus. Die Summe dieser Information genügt einigen Autoren zur Lokalisation [157], vor allem wenn keine suffiziente „Standardmethode" möglich ist. Der besondere Vorteil des Computertomogramms besteht darin, daß auch *Fremdkörper aus mineralischen oder biologischen Materialien* [123], wenn ihre Dichte sich deutlich von den umgebendem Augengewebe unterscheidet, dargestellt werden können (**Abb. XV. B. 9**). Die Grenze der Nachweisbarkeit liegt in der Auflösung gegenüber normalen Strukturen des Augapfels [101].

**Abb. XV. B. 9 a, b. Darstellung eines mineralischen Fremdkörpers mit Computertomogramm und Ultraschall B-Bild.** Im Computertomogramm (**a**) stellt sich der mit normalen Röntgenaufnahmen nicht nachweisbare mineralische Fremdkörper dar in seiner Beziehung zur Wand. Der vergleichende Ultraschall (**b**) ergibt bei einer anderen Lage des Patienten bei der Untersuchung neben dem Nachweis des Fremdkörpers den Hinweis auf die Lageveränderung durch die Schwerkraft. (*ST*=Stein, *OF*= Orbitafett).

## Xeroradiographie

Auch mit normalen Röntgenaufnahmen lassen sich wenig schattengebende Fremdkörper, wie z.B. spezielle Glassorten, im sog. Subtraktionsverfahren nachweisen. Eine Kombination mit Röntgenreferenzpunkten durch eine Comberg-Schale oder ähnliche Lokalisationsverfahren ist möglich. Deutliche Vorteile haben sich gegenüber den Standardverfahren und besonders dem Computertomogramm nicht ergeben [30, 66, 197].

## Stereo-Röntgenaufnahmen

Bei „Übersplitterungen" des gesamten Gesichtes mit *multiplen Fremdkörpern* kann die Lokalisation mit der Comberg-Aufnahme gelegentlich erhöhte Schwierigkeiten bieten. Eine eindeutige Zuordnung der einzelnen Fremdkörperschatten in der a-p- und seitlichen Aufnahme ist schwierig, wenn nicht sogar unmöglich. Hier bietet bei guter Fixation und schneller Aufnahmefolge die sukzessive Röntgen-Stereoaufnahme eine orientierende Möglichkeit.

In schneller Folge werden mit wechselnder Fokusposition bei gleicher Fixationsrichtung 2 Röntgenaufnahmen angefertigt, bevorzugt in anterior-posteriorer Position.

Eine Betrachtung im Stereoskop läßt eine subjektive Abschätzung der Lokalisation der einzelnen Fremdkörper zu. Steht ein *Stereo-Komporator* zur Verfügung, ist die Bestimmung der Lage der einzelnen Fremdkörper mit einer Genauigkeit von bis zu 0,2 mm möglich, wenn Referenzpunkte in Form einer Comberg-Schale benutzt werden [94].

## Röntgensichtgeräte

Mit *Röntgensichtgeräten hoher Auflösung* hat man einmal die Möglichkeiten der Darstellung in a-p- und seitlicher Aufnahme, zusätzlich läßt sich das Verhalten des Fremdkörpers bei Augenbewegungen analysieren. Besonders bei der Differenzierung zwischen intraokularem und doppelperforiertem Fremdkörper können hier Zusatzinformationen gewonnen werden [164].

Sind die Parameter zur geometrischen Lokalisation eines Fremdkörpers ähnlich wie bei der Comberg-Aufnahme genormt oder kontrolliert einhaltbar, so lassen sich auf dem Beobachtungsschirm durch manuelle oder elektronische Ausmessung in den unterschiedlichen Aufnahmepositionen sämtliche zur Lokalisation benötigten Daten gewinnen [219]. Prä- und intraoperativ bietet sich zusätzlich die Möglichkeit, mit beweglichen Referenzpunkten am Bulbus die exakte Lokalisation festzulegen. Eine Kontrolle der Lokalisationen mit unterschiedlichen Aufnahmerichtungen sollte grundsätzlich vorgenommen werden.

Bei diffizilen Fremdkörperlagen und vor allen Dingen bei Übersplitterungen, wird dem Operator durch *Stereo-Röntgensichtgeräte* ein plastischer Eindruck von der Orbita und den dort verteilten Fremdkörpern vermittelt. Bewegliche Lokalisatoren erlauben die Festlegung von Fremdkörperlagen am Bulbus, das Verhalten der Fremdkörperschatten bei Bewegung gibt Aufschluß über intra- und extrabulbäre Lagen [19, 134].

## Kernspintomographie (NMR)

Zur Lokalisation von magnetischen Fremdkörpern und nicht magnetischen metallischen Fremdkörpern kann die Kernspintomographie nicht herangezogen werden, da

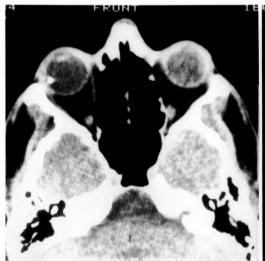
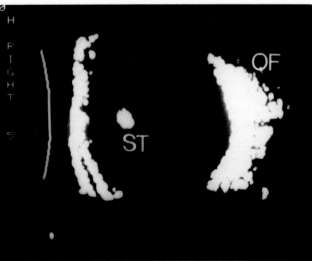

die hohen Magnetfelder die Lage des Fremdkörpers beeinflussen oder durch induzierte elektrische Felder die Umgebung der sehr empfindlichen Augengewebe beschädigen. Der Vorteil dieser abbildenden Technik liegt darin, *biologische Materialien* in Relation zu den Augengeweben darzustellen [182].

Gleichzeitig lassen sich nach derzeitiger Erkenntnis *Gewebsreaktionen der Umgebung* darstellen. Mit Fortschreiten der Aufnahmetechnik wird sicher die derzeit noch für die Fremdkörperlokalisation geringe Auflösung weiter verbessert, so daß gerade der nichtmetallische Fremdkörper durch dieses bildgebende Verfahren optimal dargestellt werden kann.

Ultraschall-Lokalisationsverfahren

Zur Ultraschalldiagnostik von Fremdkörperverletzungen stehen *sowohl A- als auch B-Bildverfahren* zur Verfügung. Auch ohne Kenntnis der radiologischen Lokalisation lassen sich im B-Bildverfahren Fremdkörper mit hoher Reflexion für Ultraschallwellen *schnell auffinden* (**Abb. XV. B. 10**). Der Vorteil gegenüber Röntgenverfahren besteht darin, daß *zusätzlich Veränderungen der umgebenden Gewebe zur Darstellung kommen,* wie Glaskörperblutungen, Trübungen, Netzhautablösungen, Lage des Fremdkörpers zur Netzhaut und Sklera [145, 146, 147, 148, 178, 214] (**Abb. XV. B. 11**). Wegen der fehlenden Referenzpunkte sind Winkelangaben nur ungefähr zu erhalten. Besonders *wandnahe* Fremdkörper können in der Differenzierung gegenüber den umliegenden Geweben Schwierigkeiten bereiten [101, 108, 147, 165].

*Genauere geometrische Angaben* in Bezug auf Abstand von der Netzhaut- und der Sklerawand erhält man mit dem *A-Bildverfahren.* Es bietet jedoch größere Schwierigkeiten bei der Auffindung des Fremdkörpers. Deutlich von der Netzhaut abgesetzte Fremdkörper lassen sich mit modernen Geräten, die eine Laufzeitkorrektur besitzen, sehr gut ausmessen und in ihrer Lage exakt bestimmen. *Schwieriger wird wegen des sehr hohen Echos die Differenzierung wandnaher oder in der Wand des Bulbus gelegener Fremdkörper.* Infolge Beeinflussung durch Umgebungsechos kommt es häufig zu falschen Schlüssen. Eine Untersuchung in senkrechter muß häufig mit *tangentialen Beschallungsrichtungen kombiniert* werden [10, 147, 148, 160].

*Einen besonderen Vorteil bietet die Ultraschalldiagnostik bei der Prüfung der Magnetisierbarkeit.* Ist der Fremdkörper einmal eindeutig lokalisiert, erzeugen selbst klein-

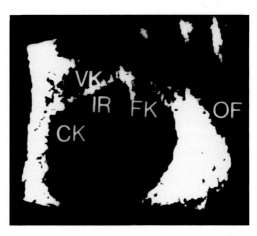

**Abb. XV. B. 10. Ultraschall-B-Bild eines Fremdkörpers im Ziliarkörperbereich.** (*FK*=Fremdkörper, *CK*=Ziliarkörper, *IR*=Iris, *VK*=Vorderkammer, *OF*=Orbitafett).

**Abb. XV. B. 11. AP-Röntgenaufnahme bei multipler Verletzung durch Schrotkugeln und ergänzendes Ultraschall-B-Bild.** Auf das linke Auge ist eine Variation der Comberg-Lokalisationshilfe aufgesetzt. Der Verdacht der intraokularen Lage einer Schrotkugel konnte durch den Ultraschall bestätigt werden (*S*=Schrotkugel, *WE*=typische Wiederholungsechos, *NH*=Netzhaut, *NII*=Fasciculus opticus, *OF*=Orbitafett).
▽

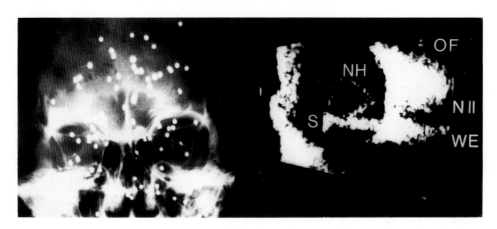

XV. B. Chirurgie der Fremdkörperverletzungen

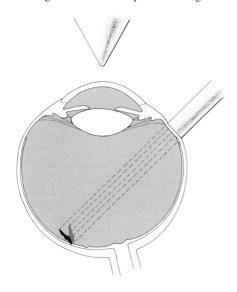

◁ **Abb. XV. B. 12. Prüfung der Mobilisierbarkeit eines magnetischen Fremdkörpers mit Ultraschallkontrolle.** Unter ophthalmoskopischer oder Kontaktglaskontrolle wird ein Handmagnet so am Kopfe des Patienten abgestützt, daß je nach Position und Form des Fremdkörpers beim Einschalten des Handmagneten eine Verkippung des Splitters erwartet werden darf. Anfangs mit geringem, nötigenfalls dann stärkerem Magnetfeld wird der On-Off-Effekt beobachtet und dementsprechend u.U. die Zugrichtung geändert. Bei entsprechender Position lassen sich die Kippbewegungen des Fremdkörpers, besonders im A-Bild, gut nachweisen.

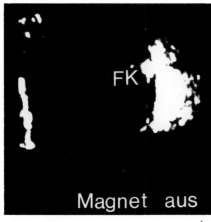
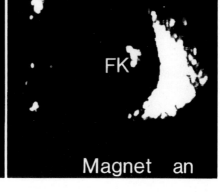

△
**Abb. XV. B. 13. Magnetversuch unter Ultraschallkontrolle (B-Bild).** Die Verlagerung des Fremdkörpers aus seiner ursprünglichen Position unter stehendem Magnetfeld ist deutlich erkennbar.

**Abb. XV. B. 14. Ultraschallkontrollierter Magnetversuch im A-Bild.** $F$ = Fremdkörperecho, ↓ Fremdkörperecho unter stehendem Magnetfeld.
▽

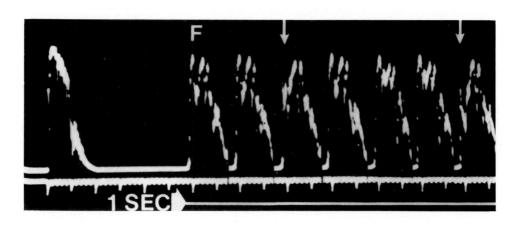

ste Kippbewegungen durch den Einfluß von Magnetfeldern eindeutige Veränderungen im Echogramm (**Abb. XV. B. 12, 13, 14**). Sie sind beweisend für die magnetischen Eigenschaften des Fremdkörpers; gleichzeitig lassen sie gewisse *Rückschlüsse auf die Mobilisierbarkeit zu* [152, 178, 194].

Der Ultraschall erlaubt zusätzlich eine Differenzierung des umliegenden Gewebes und gibt somit wertvolle Hinweise auf die Situation, die den Operateur bei der Extraktion erwartet.

## Diaphanoskopie

Mit modernen Diaphanoskopie-Geräten, die hohe Lichtintensität und einen relativ schmalen Abstrahlwinkel ermöglichen, lassen sich präoperativ *Fremdkörper im vorderen Augenabschnitt* mit transbulbärer Transillumination schattengebend darstellen [36]. Die Qualität ist abhängig von der Distanz des Fremdkörpers zur Wand und von der Fokussierung der Lichtquelle (**Abb. XV. B. 15**) [95, 127, 129]. Bewegung der Lichtquelle während der Untersuchung läßt eine Abschätzung der Wandnähe des schattengebenden Fremdkörpers zu. Der Hauptvorteil der Diaphanoskopie liegt aber in der intraoperativen Lokalisation [110, 111, 126, 129, 133, 181, 223]. Wir folgen der Regel, daß der *Augapfel erst dann zur Magnetextraktion eröffnet wird, wenn der Fremdkörper zuverlässig der Extraktionsstelle anliegt.* Läßt sich dies nicht anders nachweisen, so ist nach Präparation eines Skleralappens bis auf eine schwache Restlamelle die diaphanoskopische Positionskontrolle eines magnetischen Fremdkörpers bei stehendem Magnetfeld im Bereich der Pars plana vor der Extraktion hilfreich [129, 136].

## Elektroakustische Lokalisations- und Differenzierungsverfahren

Bei metallischen Fremdkörpern besteht neben den röntgenologischen und Ultraschallverfahren die Möglichkeit eines Nachweises mit elektromagnetoakustischen Geräten [18, 22, 24, 49]. Das Prinzip besteht darin, daß die Induktivität eines Schwingkreises, der aus einer Induktivität und Kapazität besteht, durch die Annäherung metallischer Gegenstände verändert wird. Damit verändert sich die Frequenz der Schwingung dieses kombinierten Systems. Speziell ausgebildete Induktionsspulen werden den Augengeweben genähert und verändern ihre Frequenz je nach Annäherung an den metallischen Fremdkörper.

Frequenzänderungen können *akustisch oder optisch* sichtbar gemacht werden. Je nach Konfiguration der Lokalisationsgeräte und der Erfahrung des Operators liegt die Lokalisationsgenauigkeit bei 0,2–2 mm [22, 25, 155, 167, 170].

Die Differenzierung magnetischer und sonstiger metallischer Fremdkörper bedarf der Einarbeitung des Untersuchers in die optischen bzw. akustischen Phänomene.

Elektroakustische Lokalisatoren geben nur im prääquatorialen Bulbusanteil verläßliche Hilfe.

**Abb. XV. B. 15a–c. Lokalisation mit Intensivtransillumination.** **a** Bei klaren brechenden Medien und wandnahen Fremdkörpern ergibt die transpupillare Diaphanoskopie einen deutlichen Schatten auf der Sklera. Durch Ablenkung des Lichtbündels durch Hornhaut, Linse und Glaskörper können jedoch bei wandfernen Fremdkörpern Fehllokalisationen auftreten. **b** Bei der transskleralen Intensivtransillumination ist es möglich, den Kegel so zu positionieren, daß der Fremdkörperschatten radiär auf die Sklera projiziert wird. Die Lokalisationsgenauigkeit wird deutlich erhöht. Das diffusere Lichtbündel (Streuung durch die Sklera am Aufsatzpunkt des Lichtleiters) ergibt aber einen weniger intensiven Schatten. **c** Bei Verschiebung des Lichtleiters läßt sich der Abstand des Fremdkörpers von der Wand mit Hilfe der parallaktischen Gegenbewegung des Schattens abschätzen.

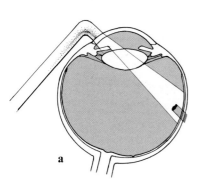
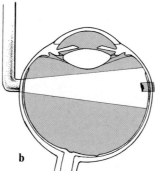
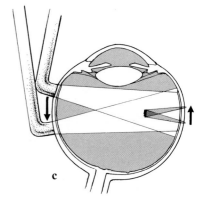

## Lokalisatorische Täuschungsmöglichkeiten

Von entscheidender *Bedeutung für die Planung des Eingriffes* ist oft die Frage, ob der Fremdkörper *intra- oder extraokular* liegt. Es gibt bestimmte Lokalisationen, die in der einen oder anderen Richtung täuschen können. Solche Probleme treten dann auf, wenn durch diffuse oder lokale Medientrübungen Anschlags- bzw. Perforationsort optisch nicht sicher beurteilt werden können.

Wird unter diesen Umständen ein Meißelsplitter im Röntgenbild (COMBERG oder SWEET) extraokular lokalisiert, muß man diese Annahme bezweifeln, wenn der *Fremdkörper mit seiner Fläche parallel zur Bulbuswand* liegt und die Echographie (z.B. wegen präretinaler Blutungen) keine verwertbare Aussage gestattet. Dann sollte man prüfen, ob die Endlage des Splitters mit der Lokalisation eines geraden Muskelansatzes oder dem bulbusnahen Verlauf des Musculus obliquus sup. übereinstimmt. In diesen Fällen wird man den Bulbus *zunächst im Lokalisationsgebiet von außen inspizieren* und dabei oft fündig werden.

Ein *Augeninnendruck im Normbereich* schließt eine Doppelperforation nicht sicher aus, da der Fremdkörper oder ein Koagulum gemeinsam mit dem anliegenden Muskel die Perforation praktisch verschließen können. Andererseits liegt einem *niedrigen Augeninnendruck* keineswegs *immer* eine Doppelperforation des Auges zugrunde.

Ergeben sich bei nicht einsehbarem Hinterabschnitt zwischen der Endlage des Fremdkörpers und seiner Einschußrichtung Differenzen, so müssen ein oder mehrere Anschläge des Splitters im Augeninneren angenommen werden. Je irregulärer sich im Röntgenbild die *Form des Fremdkörpers* darstellt, desto unberechenbarer kann seine Schußbahn gewesen sein.

Man muß also nach Anamnese und einfacher Aufnahmeuntersuchung stets einen gewissen Zweifel an der eigenen Analyse hegen, solange Röntgenuntersuchung und Echographie noch nicht vorliegen.

## Intraoperative Lokalisation

Die Ergebnisse der präoperativen Lokalisationsverfahren führen zur Festlegung des Operationsplanes. Intraoperativ bedarf es jedoch gelegentlich einer erneuten Überprüfung der präzisen Fremdkörperlage.

Bei klaren brechenden Medien empfiehlt sich hier die *ophthalmoskopische Kontrolle* [59, 125, 136, 156]. Ähnlich wie bei der Amotio-Chirurgie wird eine Markierung der Fremdkörperlokalisation von außen vorgenommen.

Ebenso liefert die *transpupillare Diaphanoskopie* mit intensivem schmalen Lichtbündel bis etwa zum Äquator, bei extremer Bulbusstellung praktisch über den gesamten Bulbus, einen abgrenzbaren Schatten, wenn der *Fremdkörper genügend groß und wandnah ist* [36, 110, 126, 129, 181]. Es können sich jedoch schon bei geringem Wandabstand *erhebliche Projektionsfehler* ergeben. Die *transbulbäre Durchleuchtung* hat bei korrekter Anwendung deutlich geringere Fehler [126, 133, 135].

Der Schatten ist deutlich diffuser und bewegt sich parallaktisch, wenn der Fremdkörper nicht in/an der Wand liegt. Weiter als ca. 4 mm von der Wand entfernte Fremdkörper lassen sich nicht exakt darstellen. Bei guten Projektionsbedingungen läßt sich die Diaphanoskopie mit einem Magnetversuch kombinieren, der dann zusätzliche Aussagen über die Beweglichkeit und Mobilisierbarkeit des Fremdkörpers erlaubt [127, 136].

Die intraoperative Röntgenlokalisation mit *Einzelaufnahmen*, bei der an der dem Fremdkörper am nächsten gelegenen Sklerastelle eine röntgendichte Referenzmarke angebracht wird, ist heute von historischem Interesse [63].

*Röntgensichtgeräte* mit hoher Auflösung [45, 164, 219] verkürzen die zeitraubende Prozedur. Als Referenz oder Kontrollpunkt dient eine Comberg-Schale oder ein manuell von außen an den Bulbus geführtes Instrument mit eindeutiger Spitzenmarkierung (z.B. Lokalisator nach MEYER-SCHWICKERATH). In diffizilen Fällen hat sich die quasi-simultane Röntgen-Stereo-Lokalisation mit Sichtgerät bewährt [19, 134].

## Die Magnete

Magnetisierbare Metalle richten sich im Magnetfeld nach dem Verlauf der Feldlinien aus wie die Kompaßnadel nach dem Feld der Erde. Dieses führt zu Kippbewegungen, die die Längsachse des magnetischen Partikels in Richtung des Feldlinienverlaufs einstellen. Translationsbewegungen werden von Feldstärkegradienten induziert, wie sie von den Polen eines Magneten ausgehen (**Abb. XV. B. 16**). Nur diese werden zur Magnetextraktion genutzt.

Dieser physikalischen Gegebenheiten muß sich der Operateur bewußt sein, wenn er eine kontrollierte Magnetextraktion durchführen will [23, 107].

An Magneten zur Extraktion vor allen Dingen intraokularer Fremdkörper müssen *folgende Forderungen* gestellt werden [136]:

- Stufenlose Stärkenregelung des Magnetfeldes.
- Intraokulare Anwendbarkeit bei kleiner Sklerotomie.
- Verwendbarkeit unter dem Operationsmikroskop.

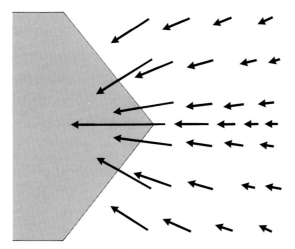

**Abb. XV. B. 16. Schematische Darstellung der Feldstärken in der Umgebung der Polspitze eines Permanent- oder Elektrohandmagneten.** Die Länge der *Pfeile* dient der Darstellung der am jeweiligen Ort herrschenden Feldstärke (mod. nach LANDWEHR [104]). Es läßt sich erkennen, daß nicht nur zur Spitze, sondern auch zur nächsten Umgebung relativ hohe Gradienten aufgebaut werden mit Richtung zum Magnetpol. Dies kann bei unexakter Einstellung der Magnetachse zu unerwünschten Kräften führen, die den Fremdkörper von der Extraktionsrichtung ablenken.

*Viele Jahrzehnte war das Angebot von Magneten auf dem Markt unverändert* [70, 82, 117]. Es gab verschiedene Handmagnete, deren magnetische Induktion am Polende ohne Ansatz in der Größenordnung von 1500–2000 Gauß ($10^{-4}$ Vs/m$^2$) lag. Dann wurden einige Typen von Riesenmagneten (10000–20000 Gauß, Schumann, Hamblin und als Extrem der Magnet nach NESIC) empfohlen, von denen noch in den 60er Jahren in Europa nur der Innenpolmagnet nach MELLINGER eine Regelung der Magnetfeldstärke [230] erlaubte.

Heute ist das Angebot reichhaltiger. Neue Entwicklungen sind in Gang gekommen [107]. Dennoch sind Vor- und Nachteile der verschiedenen Magnetkonzepte auch unter Augenärzten nicht allgemein bekannt.

Leistungsfähige *Permanentmagnete* aus Legierungen der „Seltenen Erden" (z.B. SmCo) [113] haben eine relativ große Magnetkraft, sie eignen sich jedoch nur zur Extraktion von Fremdkörpern aus der Haut oder Stecksplittern, vor allen Dingen im prääquatorialen Bereich des Auges. Obwohl *intraokulare Spatel* empfohlen werden [38, 156, 157], halten wir die Unkontrollierbarkeit des Magnetzuges für gefährlich.

Mechanisch in der Magnetkraft regelbare Permanentmagneten sind für den intraokularen Einsatz und zur Verwendung unter dem Operationsmikroskop durch Größe und Gewicht unhandlich und unpraktikabel. Die erforderliche schnelle Regelung während des Extraktionsvorganges ist nicht möglich.

*Elektrische Handmagnete,* ob mit Gleich- oder Wechselstrom betrieben, bestehen aus einem *Weicheisenkern,* um den eine *Spule* gewickelt ist. Die *Kraft,* die der Magnet auf einen Gegenstand ausübt, ist neben Materialkonstanten von dem Volumen des Gegenstandes, der magnetischen Feldstärke und dem Abstand von der Polspitze abhängig. Die *Leistung* eines Magneten ist durch die Anzahl der möglichen Windungen der Spule und den fließenden Strom begrenzt.

Die Vorteile des elektrisch schalt- und regelbaren *Handmagneten* wurden schon in den Anfängen der Magnetextraktion [82] genutzt. Diese Polmagneten erlauben bei handlicher Größe eine kontrollierte Annäherung an das Auge und, vor allen Dingen mit Kegelaufsätzen, an kleinste Extraktionsöffnungen (**Abb. XV. B. 17**). Austauschbare Ansätze an den Weicheisenkern einschließlich des intraokularen Magnetspatels [28] gestatten eine Anpassung an die jeweilige Operationssituation (**Abb. XV. B. 18**). Ebenso sind Techniken [17, 221] beschrieben, die die Magnetisierung in die Vorderkammer oder in den Glaskörper eingeführter Instrumente mit dem Magneten nutzen. Ist die Magnetkraft bei diesen Techniken auch sehr gering, so kann durch eine dichte Annäherung an den Fremdkörper ein kontrolliertes Lösen und eine Bestimmung des Extraktionsweges durch die Vorderkammer bzw. durch den Glaskörper erfolgen. In der Mehrzahl der Fälle sind jedoch exakte steuerbare Techniken erforderlich.

Zweifellos haben wir *noch nicht den idealen Handmagneten.* Moderne elektronische Steuereinrichtungen erlauben bei relativ geringem, ebenfalls schaltbarem Permanentfeld, kurzzeitig hohe Stromimpulse, um den Fremdkörper bis zur Extraktionsöffnung zu ziehen. Die geometrischen Dimensionen der Magneten können geringer gewählt werden und somit ist ein freieres Hantieren unter dem Operationsmikroskop möglich [96].

Die Benutzung von *verlängerten Ansatzstücken zum Handmagneten* bis hin zum Magnetspatel von 2–2,5 cm Länge, setzt bei der Anwendung eine genaue Kenntnis der Feldstärken-Gradienten voraus. Wird der Magnetspatel z.B. nicht exakt in Richtung des Fremdkörpers geführt, so können die Gradienten zur Basis des Ansatzes größer als zur Spitze sein und der Fremdkörper wird unkontrolliert zum Magnetpol hingezogen. Auch bei exakter Führung können große Fremdkörper in den Einflußbereich der Zone höherer Gradienten gelangen und somit an der Spitze entlang zur Basis gezogen werden. Die *Intraokularsonde am Handmagneten* [28] ist deswegen nur zur Extraktion kleiner und kleinster Fremdkörper geeignet.

Die Verwendung von *Handmagneten mit extrem kurzer Pulsdauer* zur kontrollierten Extraktion, die das An-

## XV. B. Chirurgie der Fremdkörperverletzungen

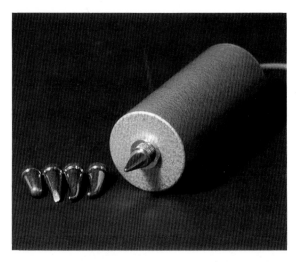

**Abb. XV. B. 17. Handelsüblicher Elektrohandmagnet mit verschiedenen Ansatzstücken.** Über optionale Spannungs- oder Stromregelung kann die Magnetfeldstärke bei Bedarf variiert werden.

schlagen des Fremdkörpers mit hoher Geschwindigkeit an der Extraktionsstelle vermeiden, ist zwar *theoretisch* möglich [106], jedoch sind derartige Geräte z.Zt. noch nicht verfügbar.

„Riesenmagnete" nach HAAB [70] und ihre verschiedenen Modifikationen sind *heute kaum mehr zu empfehlen*. Auch wenn eine genaue Lokalisation vorausgeht, kann die Lösung eines in rückwärtigen Geweben fixierten Fremdkörpers wegen unzureichender Steuerung der Zugkraft *vermeidbare Sekundärschäden* hervorrufen. Der Fremdkörper kann von Unerfahrenen leicht innerhalb des Auges in Bereiche verlagert werden, aus denen er schwerer zu entfernen ist, als aus einer primären Lage.

Man muß sich daran erinnern, daß HAAB die Einführung seines Magneten vor 95 Jahren damit kommentierte, er mache jegliche präoperative Lokalisation überflüssig. Mit dem tonnenschweren Gerät von NESIC erreicht die Verherrlichung magnetischer Kraft den Gipfel.

Recht lange war die Entfernung eines magnetischen Fremdkörpers noch ein Ereignis. Heute ist mit minimaltraumatischer Technik praktisch jeder zu entfernen.

Wir würden die Anwendung noch vorhandener Polmagneten des HAAB-Typs heute nur noch akzeptieren, wenn ein einwandfrei sich beweglicher Fremdkörper aus dem Glaskörper an die Pars plana adaptiert werden soll, um dann mit einem Handmagneten extrahiert zu werden. Bei richtigem Vorgehen reicht jedoch in dieser Situation der Handmagnet meist aus.

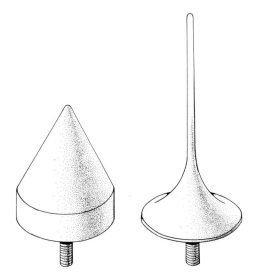

**Abb. XV. B. 18. Ansatzstück zum Aufschrauben auf den Weicheisenkern des Handmagneten.** Kegelspitzen eignen sich vorwiegend zur Extraktion aus äußerer Position. Je flacher der Kegel, desto größer ist die Kraft an der Kegelspitze. Zur Extraktion durch kleine Öffnungen muß ein Kompromiß getroffen werden zwischen optimaler Kraft und guter Mobilität des Handmagneten. Verschiedene Spatelansätze eignen sich zum Einführen in das Augeninnere, um durch Annäherung an den Fremdkörper seine Mobilisierung und Führung zur Extraktionsöffnung zu erreichen. Dabei ist zu bedenken, daß der Pol des Magneten am Spulenende liegt. Mit den Ansätzen kann nur eine leichte Konvergenz der Feldlinien zur Spitze hin erreicht werden.

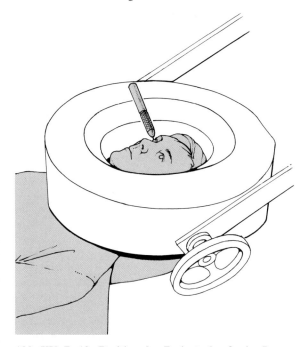

**Abb. XV. B. 19. Position des Patientenkopfes im Innenpolmagnet mit angesetztem Weicheisenkern.** Das zu behandelnde Auge sollte nahe der Spulenmitte positioniert werden. Zur Extraktion nach Art des Polmagneten werden unterschiedliche Weicheisenkerne an das Auge herangebracht.

Der *Innenpolmagnet nach* MELLINGER [117, 127, 230] besteht aus einer ringförmigen Kupferspule (Solenoid), in die der Kopf des Patienten eingelegt wird (**Abb. XV. B. 19**). Im Bereich des Kopfes sind die Feldlinien praktisch parallel gerichtet und weisen keinen nennenswerten Gradienten auf (**Abb. XV. B. 20**). *Jeder Weicheisenkern, den man in dieses Magnetfeld einbringt, wird zum Polmagneten* (**Abb. XV. B. 21, 22**).

MELLINGER benutzte seinen Magneten offenbar weitgehend wie einen üblichen Riesenmagneten. Fast alle Benutzer nach ihm verwendeten ebenfalls vor allem die schweren Weicheisenstäbe, die er dem Gerät beigab. Der entscheidende Vorteil des Magneten beruht aber darauf, daß er hinreichend stark ist, um auch einem *Weicheisenstab vom Kaliber eines Irisspatels einen Feldgradienten zu geben, der zur vorsichtigen Lockerung wandfixierter Stahlsplitter aus der Bulbushinterwand ausreicht* (NEUBAUER) (**Abb. XV. B. 28c**).

Während die Riesenmagnete vor MELLINGER nicht über eine Stärkeregelung des Magnetfeldes verfügten, brachte er selber später eine Stufenregelung mittels eines Rheostaten an. 1968 wurde dann eine *stufenlose Regelung* ermöglicht [230] und schließlich auch das Solenoid verstärkt und seine Form dem Gebrauch am Operationsmikroskop angepaßt [127]. Die *Extraktion unter Kontaktglaskontrolle* nahm die optische Kontrolle vorweg, die mit der Vitrektomie weite Verbreitung fand.

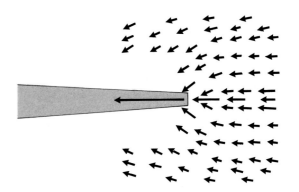

**Abb. XV. B. 21. Schematische Darstellung der Feldstärken in der Umgebung eines Weicheisenkernes im Feld des Innenpolmagneten.** Die Länge der *Pfeile* dient der Darstellung der Feldstärke. Es wird deutlich, daß fern des Kernes die homogene Verteilung erhalten bleibt. An der Spitze des Weicheisenkernes findet jedoch eine Konvergenz mit Aufbau von Gradienten statt. Entlang des stabförmigen Kernes tendiert die Richtung der Feldlinien zwar zum Kern hin, es bauen sich aber keine wirksamen Gradienten auf.

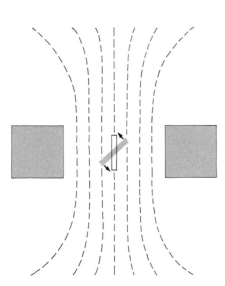

**Abb. XV. B. 20. Magnetische Feldlinien im Inneren des Solenoids beim Innenpolmagneten.** Magnetisierbare Gegenstände werden in Richtung des Feldlinienverlaufes gedreht. Dieses muß bei der Benutzung des Innenpolmagneten berücksichtigt werden, da schon der Aufbau des Magnetfeldes ohne eingebrachten Weicheisenkern eine unerwünschte Verlagerung des Fremdkörpers hervorrufen kann. Das gilt für die seltenen Fälle stabförmiger Fremdkörper.

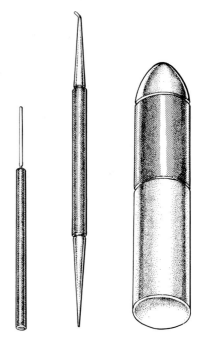

**Abb. XV. B. 22. Weicheisenkerne zum Innenpolmagneten nach Mellinger.** Der schlanke Intraokular-Spatel (NEUBAUER) kann durch kleine Inzisionen geführt werden. Die größeren Handgriffe eignen sich ausschließlich zur Extraktion von außen. Mit zunehmender Größe wächst die Magnetkraft auf den Fremdkörper, zur gezielten Führung ist aber auch vermehrte brachiale Kraft und gewisse Erfahrung notwendig (Der rechte Weicheisenkern ist verkürzt dargestellt).

Zweifellos ist der Innenpolmagnet in seiner heutigen Aufhängung ein in Gewicht und Handlichkeit noch zu verbesserndes Gerät. DRAEGER ließ sich das Solenoid mittels eines Teleskoparmes an seine Operationseinheit hängen (s. Kap. I, S. 29). Solange die in Entwicklung befindlichen Handmagneten mit Impulssteuerung nicht mit allen wandfixierten, nicht eingekapselten Fremdkörpern fertig werden, besteht noch ein Reservat für MELLINGERs Prinzip.

Während der in das homogene Magnetfeld eingeführte feine Spatel in jedem Punkt praktisch die gleichen Feldgradienten aufbaut, führt die Verlängerung des Weicheisenkernes eines Handmagneten zur Abnahme des ursprünglichen Gradienten an der Polspitze in Abhängigkeit von ihrer Entfernung zum Magnetpol. Wer den Innenpolmagneten nicht kennt oder ihn wegen seiner Schwerfälligkeit ablehnt, muß zur Entfernung rückwärts fixierter Fremdkörper vielfach zu Greiftechniken und zur Vitrektomie übergehen. Entsprechend dem aktuellen Ablauf des Lernprozesses ist zu erwarten, daß das zunehmend geschieht. Zweifellos aber geht man dabei oft ein größeres Risiko ein, als mit der gesteuerten Anwendung des Magnetspatels.

Wenn keine nennenswerte Blutung vorliegt, bedarf es zur Extraktion dieser Fremdkörper keiner Vitrektomie.

Wir haben nach unseren „Mikroextraktionen" seit 1968, d.h. der Einführung des Spatels in die Pars plana bis zum hinteren Pol, keine bleibenden Glaskörperreaktionen gesehen. Würde diese Technik jetzt neu erfunden, sie würde gewiß viel Anklang finden.

Man muß beachten, daß beim Innenpolmagnet Kräfte auf magnetisierbare Gegenstände ausgeübt werden, die eine Ausrichtung in Richtung der Feldlinien anstreben. Das bedeutet z.B., daß man gelegentlich vorkommende stabförmige oder Drahtfragmente nicht mit dem Innenpolmagneten angehen sollte.

Wer die von MELLINGER angegebenen größeren Kerne verwendet, die auch heute noch komplett mitgeliefert werden, wird gelegentlich durch die erhebliche Kraft irritiert, die er aufwenden muß, um beim Ein- und Ausschalten des Magneten die Stäbe in Position zu halten. *Mit dem feinen Magnetspatel hat man solche Probleme nicht.* Außer ihm verwenden wir seit vielen Jahren nur die von MELLINGER angegebenen Spatel und den kleinsten Eisenstab.

# 2 Magnetischer intraokularer Fremdkörper

## 2.1 Operativ-technische Hinweise

### Richtlinien zur Wundversorgung

Magnetische Fremdkörper erfordern nur selten eine komplizierte Wundversorgung an den Augapfelhüllen. Splitter, die so groß sind, daß sie den Vorderabschnitt wesentlich schädigen oder eine primäre Keratoplastik sinnvoll erscheinen lassen, erfordern Nahttechniken, die für die Schnittverletzung des Augapfels erörtert wurden (s. Kap. XV. A.).

*Sehr selten ist es rationell, eine Einschußwunde zur Fremdkörperextraktion zu verwenden.* Dann kommt eine mikrochirurgische Präparation mit der Vannas-Schere in Betracht, um z.B. einen größeren Fremdkörper ohne Verhakung mit lazeriertem Gewebe zu entbinden.

*Hornhautperforationen durch Hammer-/Meißel-Splitter mit stehender Vorderkammer*

Bei klaren brechenden Medien soll die Wundversorgung – wenn möglich mit Extraktion des Fremdkörpers – *alsbald* erfolgen [31]. Man kann jedoch unter antibiotischer Prophylaxe (Augentropfen 5–7mal tgl.) Wartezeiten von Stunden akzeptieren, wenn dies bei der Einlieferung von seiten der Anästesiologen oder wegen nicht befriedigender Lokalisation des Fremdkörpers wünschenswert erscheint. Immerhin ist zu bedenken, daß auch für die meist ohne Infektion einhergehenden magnetischen Fremdkörper nach Arbeitsverletzungen die Verweildauer des Splitters eine Rolle spielt [153, 154].

Spricht bei gleichem Einweisungsbefund die *Anamnese* für die *Möglichkeit eines infizierten Fremdkörpers,* sollte neben der lokalen auch eine *systemische Antibiotikaprophylaxe* eingeleitet werden [166, 195, 221].

*Wenn der Patient zur Extraktion des Fremdkörpers weiter überwiesen werden soll, ist in jedem Falle die Dringlichkeit der Primärversorgung zu beachten!* [118, 114].

Direkt im Anschluß daran sollte mit der weiterbehandelnden Klinik die Verlegung vereinbart werden.

*Größere, glatte Hornhautwunde mit aufgehobener Vorderkammer und sich trübender Linse*

Versorgung so bald als möglich. Falls zu erwarten ist, daß sich bis zur Operation die Einblicksverhältnisse derart verschlechtern, daß z.B. die kontrollierte Extraktion eines wandfixierten Fremdkörpers nicht mehr möglich ist, sollte eine zweizeitige Versorgung (1. Wundversorgung, evtl. mit Linsenabsaugung, 2. Fremdkörperextraktion) erwogen werden.

*Irregulär geformte Einschußwunde an der Hornhaut mit aufgehobener Vorderkammer oder skleraler Einschuß mit Glaskörperprolaps*

In beiden Fällen Versorgung so bald als möglich, da erhöhte Infektionsgefahr gegeben ist. Prophylaktische systemische und lokale Behandlung ist zu empfehlen, wenn die Versorgung nicht innerhalb der ersten Stunden nach der Einlieferung erfolgen kann.

*Massive Glaskörperblutungen mit Verdacht auf mittelschwere oder schwere Verletzung im hinteren Bulbusabschnitt*

Nach antibiotischer Prophylaxe und Wundversorgung lediglich Cerclage mit Kryopexie. Die Umschnürung soll nicht zu stark eindellen, weil sonst die spätere Extraktion erschwert wird (**Abb. XV. B. 23**). Das bedeutet, daß man nach dem Wundverschluß und vor Anlegen der Cerclage das Volumen auffüllen muß.

*Schräger Durchschuß des Augapfels durch großen Fremdkörper*

Primär netzhautchirurgische Maßnahmen mit Plombeneindellung des Ausschußes, Cerclage und Kryopexie. Sekundär nach 6–10 Tagen Vitrektomie [43, 44].

**Richtlinien für die Extraktion magnetischer intraokularer Fremdkörper**

*Extraktion während der Primärversorgung*

ist wünschenswert. Sie setzt eine exakte präoperative Lokalisation des Fremdkörpers voraus [58, 87, 133, 221]. In der Mehrzahl liegen magnetische Fremdkörper frei beweglich im Glaskörper. Nur bei einem Teil von ihnen verursachen Folgen rückwärtiger Anschlagstellen Verzögerungen. Damit ist die Mehrheit der magnetischen intraokularen Fremdkörper primär zu entbinden.

*Schrittweises Vorgehen*

Hier sind Ausgangslagen *mit und ohne Funduseinblick* zu unterscheiden:

Bei ausreichendem Einblick ist ein wandfixierter Fremdkörper zu erkennen, der lichtchirurgische Abriegelung ratsam erscheinen läßt (Gefahr der Netzhautablösung, Blutungsgefahr wegen Nähe eines Netzhautgefäßes):

1. Wundversorgung,
2. Lichtchirurgie,
3. Extraktion.

– Es besteht kein Funduseinblick:
– Fraglich doppeltperforierender Fremdkörper ohne oder mit Blutung (Echographie):

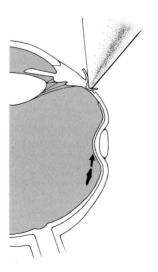

◁ **Abb. XV. B. 23.** Nach eindellenden und/oder umschnürenden Maßnahmen während der Primärversorgung können bei mehr tangentialer Extraktionsrichtung Netzhautschäden gesetzt werden. Zusätzlich kann sich der Fremdkörper im Gewebe verhaken und somit eine erneute Lokalisation und die Wahl eines neuen Extraktionsweges notwendig machen.

1. Wundversorgung mit Inspektion der Sklera im Bereich der Lokalisation,
2. nach mehreren Beobachtungstagen wird entschieden, ob Vitrektomie erforderlich ist oder der Fremdkörper nach Resorption der Blutung mit dem Magnetspatel entfernt werden kann (Innenpolmagnet).

— *Stecksplitter am hinteren Pol* mit massiver Blutung (Annahme nach Echographie unter Verzicht auf Prüfung der Magnetisierbarkeit):

1. Wundversorgung (evtl. mit Phakektomie), milde Cerclage,
2. Vitrektomie mit Extraktion nach 6–10 Tagen.

— *Sehr großer Fremdkörper* mit starken Gewebszertrümmerungen am vorderen Augenabschnitt:

Der präoperative Lokalisationsaufwand sollte auf ein Minimum beschränkt werden.

1. Rekonstruktion des vorderen Augenabschnittes, ggf. mit Keratoplastik. Diese ist der Phakektomie dienlich. Von primärer Pupillenrekonstruktion ist abzusehen. Milde Cerclage abwägen.
2. Pars plana-Vitrektomie mit Extraktion des Fremdkörpers, der u.U. durch die Pupille „herausgereicht" werden kann. Danach *Pupillenrekonstruktion,* wenn sinnvoll.

Iatrogene Verlagerung eines intraokularen Fremdkörpers:

Bei einem Extraktionsversuch ist es zu einer Verlagerung des Fremdkörpers gekommen. Seine neue Position ist nicht eindeutig zu bestimmen. Die Operation muß abgebrochen werden. Ein erneuter Eingriff sollte erst erfolgen, wenn eine exakte Lokalisation vorliegt.

Steht nur ein *Permanentmagnet* zur Verfügung, so sollte die Annäherung dieses Instruments an das Auge immer in der geplanten Extraktionsrichtung erfolgen. Davon abweichende Bewegungen können den Fremdkörper in ungünstige Lokalisationen verlagern.

Die Wirkung des Elektrohandmagneten ist sowohl in der präoperativen diagnostischen als auch in der operativen Phase definiert. Wenn optische Kontrolle möglich ist, sollte zunächst bei entfernter Position des Magneten und dann unter langsamer Annäherung beobachtet werden [115]. Intraoperativ sind diaphanoskopische und röntgenologische Kontrollen begrenzt hilfreich.

Wenn die optischen Verhältnisse es zulassen, empfiehlt sich bei der Verwendung des Ringmagneten nach MELLINGER zunächst eine präoperative Kontrolle der Reaktionen des Fremdkörpers im homogenen Feld, d.h. beim An- und Ausschalten des Magneten. Die gezielte Annäherung von Weicheisenkernen gibt anschließend Aufschluß über die intraoperative Reaktion. Dabei werden mit seltenen Ausnahmen nur die kleineren Stäbe der Ausrüstung verwendet.

— Der Operateur sollte in jeder Phase der Operation die Lage des Fremdkörpers kennen.
— Er eröffnet den Augapfel erst, wenn erwiesen ist, daß der Fremdkörper am gewählten Ort liegt oder mit Magnetzug dorthin zu bringen ist.

## 2.2 Spezielle Operationsverfahren

### 2.2.1 Tiefer magnetischer Hornhautfremdkörper

Zu überwiegendem Teil *im Hornhautstroma* liegende Partikel werden instrumentell freigelegt und mit der stumpfen Nadel nach PLANGE oder einer spitzen Fremdkörpernadel aus ihrem Bett gelöst und entfernt. Dabei sollte man zusätzliche Läsionen der Bowmanschen Membran in engen Grenzen halten, da sie die zurückbleibende Narbe vergrößern.

Gelegentlich können tiefe Fremdkörper mit einer Mikropinzette (z.B. Bonner-Irispinzette) gefaßt oder mit Vakuumextraktoren [143, 207] angesaugt werden.

Eine *Extraktion mit dem Magneten* ist nur in wenigen Fällen sinnvoll, wenn größere Partikel im Stroma der Hornhaut mobilisiert werden sollen. Dann sollte ein feiner Magnetspatel verwendet werden, da die Kraftlinien sonst kaum so exakt eingestellt werden können, daß der Fremdkörper sich nicht in den Stromafibrillen verhakt.

### 2.2.2 Magnetischer Fremdkörper in der Vorderkammer

Ragt ein kornealer Fremdkörper mit seinem größten Teil in die *Vorderkammer,* so läßt er sich kaum durch den Schußkanal entbinden. Um zusätzliche Verletzungen, vor allem bei einem Kollaps der Vorderkammer, zu vermeiden, sollte die Extraktion unter *Operationsbedingungen* erfolgen (**Abb. XV. B. 24**). Nach Anlegen einer kleinen Pa-

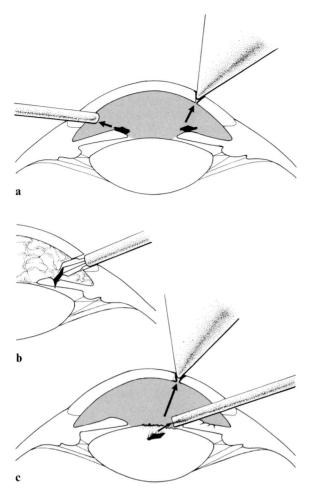

**Abb. XV. B. 24 a–c. Extraktionsmöglichkeiten von Fremdkörpern aus dem Vorderabschnitt. a** Die Extraktion mit dem Magneten von außen durch die Einschußöffnung bietet sich nur in seltensten Fällen an, da deren unvermeidliche Erweiterung meist problematisch ist. Die Entfernung über eine Parazentese mit feinen (2.0 × 1.0 mm) Magnetspateln führt oft zu zusätzlichen Gewebsschädigungen. Ein im Irisgewebe verhakter Splitter kann bei Einstellung in Richtung der Feldlinien vermeidbare Zerreißungen mit Blutung bewirken. Daher kommt das Verfahren nur bei mehr rundlichen Fremdkörpern mit einer Länge unter 2 mm in Betracht. **b** Das kontrollierte Greifmanöver bietet sich als die Methode der Wahl an. Zuvor wird die Vorderkammer mit hochviskösem Material gefüllt. **c** Bei kleinen magnetischen Splittern in der Linse, fibrösem Verschluß der Linsenkapsel und nur geringer peripherer Linsentrübung kann man die Situation zunächst risikolos beobachten. In der hier dargestellten Situation wäre der Versuch einer *Extraktion durch die Einschußöffnung* im Bereich der optischen Zone der Hornhaut *nicht zu empfehlen.* Durch eine Parazentese kann man am Innenpolmagneten einen Magnetspatel so einführen, daß die erzeugte Läsion der Linsenkapsel dem Einschuß entspricht.

razentese läßt sich die Vorderkammer mit Luft oder *besser mit hochvisköser Flüssigkeit* (z.B. Na-Hyaluronat-, HEALON- oder Methylzellulose-Lösung) stabilisieren. Bei kleinen Fremdkörpern genügt eine Eröffnung der Kammer mit der Luftlanze, die dann schneidend bis zur benötigten Größe erweitert wird. Dieses Vorgehen ist die Regel. Bei einer Inzision über mehr als eine Uhrzeit empfiehlt sich der kontrollierte Limbusschnitt mit der Klinge, der bei größerer Ausdehnung auch als Stufenschnitt angelegt werden kann. Die Größe der Eröffnung richtet sich nach der Fremdkörpergröße und dem gewählten Extraktionsverfahren. Ein Greifmanöver mit Entbindung des Fremdkörpers unter dem Mikroskop ist die Methode der Wahl [46, 124, 125, 135, 170, 171].

Auch bei magnetischen Fremdkörpern kommen selten einmal *stabförmige Fragmente* (Späne) vor, die derart in der Hornhaut fixiert sind, daß sie die *vordere Linsenkapsel bedrohen.* Am hypotonen Augapfel injiziert man über eine kleine Parazentese von temporal ein hochvisköses Medium, vertieft so die Kammer und kann dann mit der Spitze der Viskokanüle den Fremdkörper aus seiner bedrohlichen Situation in den unteren Kammerwinkel luxieren. Er wird dann durch eine passend gelegene Parazentese mit feiner Irispinzette oder Mikroextraktor unter dem Mikroskop entbunden [48, 125, 140].

Liegt der Fremdkörper *limbusnahe,* so lassen sich Mikropinzetten verwenden. Bei einer Fremdkörperlage nahe dem Zentrum der Hornhaut ist eine unverhältnismäßig große Eröffnung am Limbus erforderlich, um ein Öffnen der Branchen zu ermöglichen. *Mikroextraktoren* vom Typ Neubauer mit einem Durchmesser von 18 gauge ermöglichen hier bei durch Healon vertiefter Vorderkammer eine schonende Extraktion. Eine Extraktion mit dem Magneten [74] ist selten empfehlenswert. Auch wenn schmale Magnetspatel zur Verfügung stehen oder eingeführte Instrumente magnetisiert werden, muß eine breite Parazentese angelegt werden, damit der Fremdkörper nicht abgestreift wird [136, 221].

Gelegentlich fallen magnetische Fremdkörper, die zunächst auf der Iris lagen, in den *unteren Kammerwinkel* [208]. Sie werden oft erst nach langer Zeit durch umschriebene Siderosis iridis bemerkt. Die Extraktion erfolgt nach der unter Kapitel XV. B. 3.1.2 beschriebenen Weise (**Abb. XV. B. 31**).

Vor einer – sehr selten indizierten – *Extraktion aus der Vorderkammer durch einen kontrolliert er-*

weiteren *Einschuß* ist zur Schonung der Iris und Linse die Verwendung hochvisköser Flüssigkeiten angeraten. So läßt sich das Kollabieren der Vorderkammer bei der Spreizung der Wundränder vermeiden.

### 2.2.3 Magnetischer Fremdkörper auf oder in der Iris

Auch diese sollten mit Hilfe der viskösen Kammerfüllung durch Greifmanöver (feine Irispinzette oder Mikroextraktoren) entfernt werden. Besonders bei einem unregelmäßig gestalteten, scharfkantigen Fremdkörper kann der Magnetzug zu Schädigungen von Linse, Hornhautendothel und zusätzlichem Trauma der Iris führen. Gelegentlich kann es möglich sein, eine kontrollierte Lösung mit in die Vorderkammer eingeführten magnetisierten Instrumenten zu erreichen [221].

### 2.2.4 Magnetischer Fremdkörper in der Linse

Kleiner Fremdkörper in der Linse

Liegt bei derartigen Verletzungen ein spontaner Verschluß der Vorderkapsel und nur eine geringe Eintrübung der Linse vor, wird der Fremdkörper bei der Primärversorgung belassen, da die Linse auch über längere Zeiträume klar und funktionsfähig bleiben kann [4, 55, 58, 59, 213].

Zerstörung der Linse durch größere Fremdkörper

Wenn es sich um *größere Fremdkörper* handelt, die einen großen kornealen Einschuß verursacht und die *Linsenkapsel breiter eröffnet* haben, so liegt gewöhnlich schon eine Quellung der Linse vor. Dann sollte eine primäre Wundversorgung die *Linsenabsaugung und die Entnahme des Fremdkörpers mit Greifinstrument oder Magnetspatel* einschließen. Manipulationen an der Einschußwunde der Hornhaut sind zu vermeiden.

Manchmal wird der Ablauf auch zweizeitig erfolgen müssen (1. Wiederherstellung der Kammer mit Fremdkörperextraktion, 2. Linsenchirurgie).

Ist die Linse schon stark gequollen, wird bei ausreichenden optischen Kontrollmöglichkeiten durch die Hornhaut nach dem Wundverschluß eine kontrollierte Linsenchirurgie mit Saug-Spül-Methoden oder schneidenden Instrumenten (Vitrektomie-Gerät), durchgeführt (s. Kap. XV. A) [4, 12, 121, 213]. Dabei sollte der *Fremdkörper so früh wie möglich entfernt* werden, vor allem wenn die Hinterkapsel der Linse nicht mehr intakt ist. In der Regel ist die Anwendung des *Magneten* (Handmagnet mit Spatelansatz, Innenpolmagnet, magnetisierte Instrumente) durch einen Limbusschnitt mit dem geringsten Risiko verbunden [135, 213, 221]. Ist ein *Greifmanöver mit Mikroextraktoren* erforderlich, so erfolgt es am besten durch eine Parazentese bei *viskös aufgefüllter Vorderkammer*. War die *Hinterkapsel mitverletzt,* wird eine *vordere Vitrektomie* zur vollständigen Bereinigung des vorderen Augenabschnittes angeschlossen (s. Kap. XV. A) [12, 121]. Ist es möglich, den gesamten Vorderabschnitt zu sanieren und besteht kein Anhalt für Glaskörperblutungen und/oder Verletzung der Netzhaut, kann eine evtl. notwendige Pupillenrekonstruktion angeschlossen werden.

Besteht eine massive Glaskörperblutung und damit die Notwendigkeit späterer Glaskörperchirurgie, sollten alle Manipulationen unterlassen werden, die eine spätere Mydriasis behindern [44, 79, 139].

### 2.2.5 Magnetischer Fremdkörper im Glaskörper

*Frei im Glaskörper bewegliche magnetische Fremdkörper* werden durch die *Pars plana* entbunden, nachdem zuvor der Einschuß versorgt wurde [11, 17, 57, 87, 125, 128, 135]. Die Bedingungen dafür sind bei der Mehrzahl der Glaskörpersplitter erfüllt. Am günstigsten ist die Extraktion durch die Pars plana des temporal-unteren Quadranten. Die Wahl des Eröffnungsortes sollte jedoch auch unter dem Gesichtspunkt erfolgen, daß der Weg, den der Fremdkörper bei der Extraktion zurücklegen muß, möglichst kurz sein sollte. Vor allem bei Glaskörperblutungen sollte er nach Möglichkeit die optische Achse des Auges nicht kreuzen, um axiale Glaskörperreaktionen und die Entwicklung narbiger Traktionen nicht zu fördern.

Die Zone, die eine risikolose Eröffnung und Extraktion durch die Pars plana gestattet, reicht von 3–6 mm Limbusabstand [161, 168].

Wenn vor der Extraktion eine optische Kontrolle der Fremdkörperreaktion auf Magnetzug nicht möglich ist, sollten nur eindeutig *frei im Glaskörper* lokalisierte Fremdkörper entfernt werden, die sich unter einem Magnet-Probezug in der Extraktionsstelle einstellen [136, 221, 225].

Bestehen unklare Verhältnisse bezüglich der Fremdkörper/Netzhaut-Relation, so ist die Extraktion zurückzustellen bis zur Sanierung der optischen Medien.

Eröffnung der Sklera zur Pars plana-Extraktion

Bei allen operativen Maßnahmen im Bereich der Sklera zum Verschluß des Einschusses oder zur Vorbereitung der Extraktionsöffnung sollte eine kontrollierte Bindehauteröffnung stattfinden. Hier bietet sich der Limbusschnitt an, sowohl begrenzt auf einen Quadraten als auch zirkulär zur Vorbereitung späterer netzhautchirurgischer Maßnahmen. Wenn eben möglich, sollte das Operationsfeld stabilisiert werden durch Haltefäden, die entweder skleral verankert werden oder unter die benachbarten geraden Muskeln geführt werden. Eine nur ungenügende Freipräparation des Einschuß- bzw. geplanten Extraktionsgebietes bringt beim Auftreten von Komplikationen unnötige Behinderung und bei u.U. schon instabilem Bulbus erhöhte Schwierigkeiten des weiteren Vorgehens.

In welcher Form die Sklera und die Pars plana zur Extraktion eröffnet werden, hängt einmal von der Größe und Form des Fremdkörpers, zum anderen davon ab, ob die Einführung eines Magnetansatzes oder Spatels in das Augeninnere für erforderlich gehalten wird (**Abb. XV. B. 25**).

*Einfache radiäre oder limbusparallele Sklerainzisionen*, die mit einer Lindner-Mendoza-Naht während der Extraktion gespreizt werden, haben Nachteile: Bei reiner Extraktion von außen mit dem Polmagneten stellt sich der Fremdkörper oft nicht exakt in der Inzision ein. Bei Einführung einer Magnetansatzspitze oder eines Magnetspatels verliert man den Splitter leicht beim Durchgang durch die Sklera. Eine kontrollierte und größerflächige Koagulation der Uvea ist nicht möglich. Die Erweiterung einer radiären Inzision ist durch die Ora serrata begrenzt.

Ein Winkelschnitt, der ein kleines Feld der Pars plana freilegt, verringert diese Risiken, ist aber nicht frei davon. Über der gewählten Position wird die Inzision mit der Klinge vorgeschnitten. Bei Unsicherheit über die Schnittiefe ist ein schrittweises Vorgehen empfehlenswert. Sobald in einem Präparationsbereich die Uvea erreicht ist, kann eine schonende Verlängerung der Präparation mit Mikroscheren vorgenommen werden.

Die Bildung eines Türflügellappens nach Friede führt zur Darstellung eines Feldes von maximal 5 × 4 mm, in dem die Pars plana freiliegt und vor der Extraktion die Anwesenheit des magnetischen Fremdkörpers nachgewiesen werden kann [20, 22, 25, 135]. Dieses kann durch einen milden Probezug mit dem Magneten geschehen. Ist der Fremdkörper nicht *zuvor bereits in die Nähe des Extraktionsortes gezogen* worden, kann es dabei noch

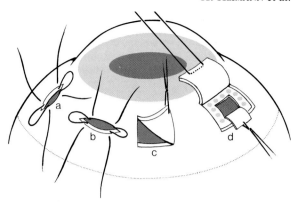

**Abb. XV. B. 25. Sklerapräparationen zur Fremdkörperextraktion durch die Pars plana.** *a* Die radiäre Sklerotomie sollte heute die Ausnahme sein. Eine intraoperative Erweiterung ist nur schwerlich möglich. Ist aber ein Einschuß über der Pars plana erweitert und bei kleinem Fremdkörper radiär gestellt, kann er erweitert und zur Extraktion benutzt werden. Absicherung mit Lindner-Mendoza-Naht. *b* Die limbusparallele Inzision mit 1 oder 2 Lindner-Mendoza-Nähten muß im Verhältnis zur Fremdkörpergröße relativ groß angelegt werden, damit sie bequem gespreizt werden kann. Bevorzugt wird diese Präparation bei gleichzeitiger Vitrektomie und kleinen Fremdkörpern. *c* Der Winkelschnitt legt eine überschaubare Zone der Pars plana frei, ergibt jedoch nicht die Übersichtlichkeit der Lappenpräparation. *d* Doppellappenpräparation: Diese Technik verbindet große Variabilität mit sicherem Wundverschluß. Der äußere Sklerallappen wird deutlich größer präpariert, als die benötigte Extraktionsöffnung. Bei stehender Restlamelle läßt sich vorteilhaft eine Lokalisationskontrolle durchführen. Die Präparation der Restlamelle – entweder als Doppellappen oder durch eine radiäre Inzision – kann dann nach Probe mit Transillumination dem endgültigen Extraktionsort angepaßt werden. Oft sind die hier durch Punkte gekennzeichneten Diathermieeffekte mit feiner Nadel (0,5–0,75 mm) sinnvoll.

zu Fehllokalisationen kommen, so z.B., wenn der Fremdkörper seitlich vom Extraktionsort liegt, ohne daß der Operateur es weiß. Bei freiliegender Sklera kann man sich in solchen Situationen der Transillumination des Augapfels bedienen. Sie ermöglicht direkt vor der Extraktion den zuverlässigen Nachweis, daß sich der Fremdkörper am Ort der Extraktion befindet und erspart dem Auge eine möglicherweise erfolglose Eröffnung [36, 133].

Da sich diese Lokalisationskontrolle an einer etwas größeren Fläche leichter durchführen läßt und die Erhaltung einer dünnen Skleraschicht die Darstellung des Schattens verbessert, haben wir viele Jahre lang einen *Türflügellappen* von 5 × 4 mm auch bei Fremdkörpern unter 3 mm größter Ausdehnung präpariert.

Zur Extraktion wird eine gegenüber dem Splitterschatten deutlich größere radiäre Inzision in die Rest-

XV. B. Chirurgie der Fremdkörperverletzungen

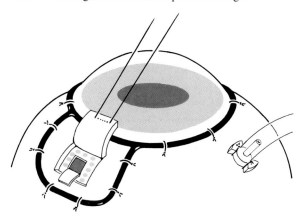

**Abb. XV. B. 26. Stabilisierung des vorderen Augenabschnittes durch Aufnähen eines Doppelringes (Neubauer) mit anschließender Doppellappenpräparation.** Zur zusätzlichen oder auch alleinigen Stabilisation kann eine Infusion in den Glaskörperraum angelegt werden.

lamelle der Sklera gesetzt und der Fremdkörper dann durch Pars plana und die dünne Skleralamelle extrahiert.

Bei *Fremdkörpern mit mehr als 4 mm* maximaler Ausdehnung empfiehlt sich eine sog. *Sklera-Doppellappenpräparation.* Sie ermöglicht einen sicheren Verschluß der Extraktionsöffnung auch im Hinblick auf eine eventuelle Cerclage.

Ist mit größerem Glaskörperverlust zu rechnen, so sollte vor der Präparation eine Glaskörperinfusion angelegt werden. Wenn die Situation eine Volumenstabilisierung durch Infusion nicht ratsam erscheinen läßt, kann ein hypotoner Augapfel auch heute noch durch Aufnähen eines Flieringa-Ringes oder eines Doppelringes stabilisiert werden (**Abb. XV. B. 26**). Dieses Vorgehen empfiehlt sich auch, wenn mit *metallotisch verflüssigtem Glaskörper* zu rechnen ist oder nach Eröffnung der Uvea ein Einführen von Instrumenten in das Augeninnere notwendig wird [35, 77, 79, 135, 199].

Es wird eine Skleralamelle mit Basis zum Limbus durch einen U-förmigen Schnitt bis zu $^2/_3$ der Skleradicke präpariert. Die Größe der Präparation sollte mindestens um $^1/_3$ die der geplanten späteren Eröffnung der Uvea überschreiten. Vorteilhaft wird der präparierte Lappen durch Haltefäden fixiert. Im Bereich der stehengebliebenen Restlamelle wird die Inzision ebenfalls größer gewählt, als die geplante Uveaeröffnung. Mit der Klinge wird ein der ursprünglichen Präparation *gegenläufiger Skleralappen* bis auf die Uvea markiert. Meist wird lediglich an einer kleinen Stelle bis auf die Uvea präpariert und dann die Schnittführung mit der Vannas-Schere erweitert.

Gelegentliche punktuelle Blutstillung mit Hochfrequenz-Diathermie sollte möglichst nicht im Wundrand, sondern wundrandfern im Bereich der zuführenden Gefäße erfolgen. Unter *Schonung sichtbarer Nervenverläufe* erfolgt eine *zarte Diathermie der Uvea.* Die Intensität wird so geregelt, daß ein minimaler Anheftungseffekt an die kleine Diathermie-Kugel resultiert.

Wenn ein Eingehen mit der Intraokularsonde [127, 128, 217] des Magneten und/oder Instrumenten geplant ist, wird die Uvea limbusparallel mit der Vannas-Schere eröffnet oder ein der Fremdkörpergröße entsprechender Uvealappen gebildet.

Schnitterweiterungen sind in jedem Falle kontrolliert mit der Schere durchzuführen.

Vorsicht bei der Magnetextraktion ist geboten, wenn der Fremdkörper sehr wandnahe in etwa dem gleichen Meridian wie die Extraktionsstelle liegt. Bei tangentialem Zug kann auf dem Wege zur Extraktionsstelle Netzhaut geschädigt werden oder sich der Fremdkörper verhaken. Häufig ist ein zusätzlicher Lokalisationsaufwand notwendig, wenn die Lage ophthalmoskopisch in der Peripherie nicht mehr kontrolliert werden kann. Die Notwendigkeit einer Erweiterung der Präparation bis in die Ora serrata und darüber hinaus könnte die Folge sein. Durch leichtes Eindellen der Restlammelle oder der Uvea mit dem Magnetansatz kann diese Komplikation meist vermieden werden (**Abb. XV. B. 27**).

Eine *Extraktion über den skleralen Einschuß* sollte nur erfolgen, wenn dieser im Pars plana-Bereich liegt. Der ursprüngliche Einschuß reicht in der Regel nicht aus, den Fremdkörper komplikationslos zu entbinden. Es kann ja auch nicht vorausgesetzt werden, daß er sich im Magnetfeld genauso einstellt, wie er in das Auge eingedrungen ist. Von vornherein sollte daher eine Erweiterung vorgenommen werden. Da im skleralen Bereich mit Folgen für den optischen Apparat bei *L- oder T-förmigen* Schnittwunden nur in geringem Maße gerechnet werden muß, sind diese Eröffnungsarten neben einer geradlinigen Verlängerung des Einschußes zu diskutieren. Für eine lineare Erweiterung sollte man sich aber nur entscheiden, wenn man hierdurch *nicht in den Bereich der Pars plicata corporis ciliaris oder über die Ora nach rückwärts* gerät. In allen anderen Fällen ist eine L-förmige Erweiterung, die sich bei Notwendigkeit leicht zur T-förmigen Flügelpräparation erweitern läßt, angezeigt. NEUBAUER hat seine Präparation in solchen seltenen Fällen stets in Lappenform durchgeführt.

Lediglich in seltenen Einzelfällen, bei denen der *Einschuß zwischen Pars plana und Äquator* mindestens so groß ist, wie die größte Ausdehnung des Fremdkörpers und ohnehin eine Amotio-Prophylaxe notwendig macht, kann die Extraktion auch hier am Eintrittsort erfolgen. Um die Irritation der Umgebung möglichst gering zu halten, wird in diesen Fällen ein spitzer Magnetansatz etwa 1–5 mm weit in die Wunde hineingeführt, so daß der Fremdkörper nicht an die Bulbuswand anschlagen kann. Bei stehendem Magnetfeld wird dann der Magnet vorsichtig zurückgezogen und der Fremdkörper so in den Wundspalt eingestellt, daß er problemlos entbunden werden kann.

*Nach Entbindung des Fremdkörpers* wird ein eventueller *Glaskörperprolaps* durch Saugtupfer-Vitrektomie abgetragen, damit eine Inkarzeration in die Extraktionsöff-

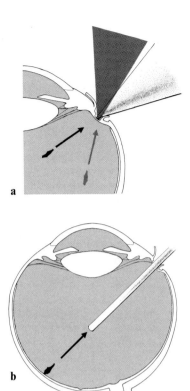

**Abb. XV. B. 27 a, b. Magnetextraktion durch eine Doppellappenpräparation im Bereich der Pars plana. a** Die Achse des Magneten wird so eingestellt, daß sie die Verlängerung des Extraktionsweges durch den Glaskörper darstellt. Die belassene Restlamelle der Sklera wird eröffnet, wenn der Fremdkörper am Ort ist. **b** Bei Benutzung des intraokularen Magnetspatels am *Handmagneten* muß die Führung zum Fremdkörper hin möglichst exakt dem Extraktionsweg entsprechen. Sonst ist es möglich, daß größere Fremdkörper durch nicht auf die Magnetspatelspitze gerichtete Feldgradienten unkontrolliert zum Magnetpol gezogen werden. Beim *Innenpolmagneten* stellt die Spatelspitze den Magnetpol dar, so daß keine größeren Gradienten in der Umgebung auftreten können. Der feine Spatel *darf einmal transvitreal* geführt werden, wenn der Splitter in dieser Richtung am besten mobilisierbar erscheint.

nung vermieden wird. Die Präparationszone wird mikrochirurgisch schichtweise verschlossen (10-0 Nylon). Falls eine Cerclage erforderlich ist, sollte der Wundverschluß hinreichend belastbar sein.

Nach *ausgedehnteren Präparationen* und außerhalb des Pars plana-Bereiches empfiehlt sich die Umstellung des Operationsbereiches mit Kryopexieherden. Da optische Kontrolle des Pars plana-Bereiches durch extremes Eindellen nicht sinnvoll wäre, sollte die Kälteapplikation nach Erfahrungswerten erfolgen.

### 2.2.6 Magnetischer Fremdkörper in Netzhautnähe

Bei einer *Fremdkörperlokalisation direkt vor der Netzhaut*, evtl. mit *Anschlagstelle* oder bei einem *Stecksplitter* in der Netz-Aderhaut, kann nur die optische Kontrolle eindeutig über die *Mobilisierbarkeit des Fremdkörpers* Auskunft geben. Einer Magnetextraktion, wenn sie nicht am Ort erfolgt, sind somit nur die Fälle zugänglich, bei denen klare brechende Medien vorliegen oder diese durch Voroperationen geschaffen wurden. Die Extraktion erfolgt fast ausschließlich über die Pars plana, da nur hier das Eröffnungsrisiko gering und eine exakte optische Kontrolle möglich ist.

Liegt direkt hinter dem Fremdkörper eine Netzhautanschlagstelle mit einer Foramenbildung oder bestehen schon Gewebsreaktionen, die eine Fixierung des Fremdkörpers netzhautnahe vermuten lassen, empfiehlt es sich, den Anschlagbereich einige Tage vor der Extraktion mit *Lichtkoagulation* abzusichern. In der Regel reicht eine konzentrische Dreier- bis Viererreihe von Koagulationsherden mit einer Größe von 100–200 µm, die nicht ganz bis an die Anschlagwunde heranreichen sollte [62, 79, 87, 135].

Erweist sich der Fremdkörper auf dem Operationstisch als mobilisierbar, wird wie bei einem im Glaskörper frei beweglichen Fremdkörper verfahren.

*Läßt sich der Fremdkörper* mit dem zur Verfügung stehenden Magneten *nicht mobilisieren* und durch die Pars plana ziehen, so kann als nächster Schritt die *Mobilisation mit einem intraokular geführten Magnetspatel* [127, 217] versucht werden. Magnetspatel als Ansatz zum Handmagneten bieten nur eine sehr geringe Magnetkraft und müssen unter Sichtkontrolle sehr nahe an den Fremdkörper herangeführt werden. Ein Magnetspatel im Feld des Innenpolmagneten ergibt deutlich höhere Zugkräfte (**Abb. XV. B. 28b**).

Bei noch sehr gut geformtem Glaskörper oder zu kleiner Uveainzision kann der Splitter beim Durchtritt durch die Uvea von dem Magnetspatel abgestreift werden. Hier bietet sich der Wechsel des Magnetansatzes an. Meist macht die endgültige Entbindung mit den beschriebenen Techniken keine Schwierigkeiten.

Die *Magnetsonde* bietet sich auch an, wenn bei einem Stecksplitter sein Befreien aus dem Fremdkörperbett mit einem extraokular geführten Magneten nicht erfolgreich erscheint oder vergeblich versucht wurde. Bei dichter Annäherung der Sondenspitze und geringem Magnetfeld wird der

XV. B. Chirurgie der Fremdkörperverletzungen

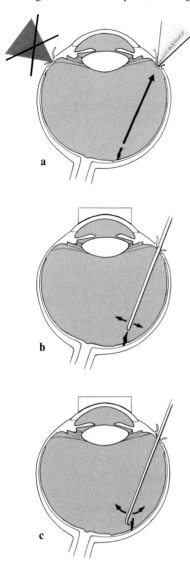

**Abb. XV. B. 28a–c. Pars plana-Extraktion von Fremdkörpern im hinteren Augenabschnitt. a** Leicht mobilisierbare Glaskörper- oder Netzhautstecksplitter sollten auf dem kürzesten Wege extrahiert werden, ohne daß der Extraktionsweg die optische Achse des Auges schneidet. Der Magnet muß mit seiner Achse exakt in die Extraktionsrichtung eingestellt werden. **b** Fixierte Stecksplitter, die sich entweder durch einen Magnetzug von außen nicht mobilisieren lassen bzw. bei denen durch diese Mobilisation zusätzliche Schäden der Umgebung zu befürchten sind, werden vorzugsweise mit dem intraokular geführten Magnetspatel extrahiert. Hierbei sind bei geringem Magnetfeld und großer Annäherung des Spatels an den Fremdkörper gezielte Bewegungen zur Mobilisation möglich. **c** Sehr fest fixierte oder eingekapselte Fremdkörper können vor der Extraktion mit einem schneidenden Instrument (z.B. Sato-Messer) präpariert und mobilisiert werden.

Fremdkörper unter genauer optischer Kontrolle schrittweise aus seinem Bett gelöst. Dieses Verfahren ist dem Greifmanöver überlegen, wenn der Fremdkörper nicht fest in der Sklera verankert ist.

Im letzteren Fall muß ein Greifinstrument angewendet werden. Dann sollte dem Patienten das damit verbundene Risiko präoperativ erläutert werden (**Abb. XV. B. 28c**).

Wenn der Fremdkörper beim schrägen Aufprall auf die Sklera abgelenkt wurde und so teilweise tangential *hinter Netzhaut und Choroidea* liegt, ist in der Regel eine mit Vitrektomie verbundene *instrumentelle Mobilisation* erforderlich [79, 139, 210]. Sie erfordert Schneid-, Greifinstrumente und öfter auch Endo-Diathermie oder -Laser. Meist ist es nötig, mit einem Sato-Messer den Fremdkörper zu mobilisieren, was feine Inzisionen in die Netzhaut einschließen kann. Die Extraktion erfolgt dann mit einem Mikroextraktor oder dem Magnetspatel.

*Intraoperative Blutungen* werden mit intraokularer Diathermie behandelt. Durch Gewebsschrumpfung am Fremdkörperbett bei Anwendung der intraokularen Diathermie läßt sich gelegentlich die Mobilisation des Fremdkörpers erleichtern. Fremdkörper dieser Lokalisation lassen sich am Ort extrahieren, wenn sie nicht zu weit rückwärts liegen.

Machen Fremdkörperlage und Fixation die Anwendung unterschiedlicher Instrumente im Glaskörper notwendig, so ist eine vorherige *totale oder subtotale Vitrektomie* angezeigt. Das trifft vor allem bei Patienten vor dem 45. Lebensjahr zu.

### 2.2.7 Extraktion magnetischer Fremdkörper „am Ort"

Liegt der Fremdkörper mit seinem größeren Anteil *hinter der Netzhaut* oder ist zusätzlich eine *Spießung in oder durch die Sklera* anzunehmen, so empfiehlt sich die Extraktion am Ort, wenn dieser operationstechnisch ohne größeren Schaden für die Umgebung zugänglich ist [25, 83, 87, 175].

*Fremdkörper im Ziliarkörperbereich* sollten grundsätzlich exakt am Ort extrahiert werden. Dies ist auch nach langer Verweildauer fast immer erfolgreich.

Die Präparation der Extraktionsstelle ist so anzulegen, daß die meist erforderlichen nachfolgenden netzhautchirurgischen Maßnahmen optimal anzuschließen sind. Ansatz der Augenmuskeln,

Durchtritte und Verteilung der Vortexvenen stellen limitierende Faktoren dar.

Bei der Entscheidung zur Extraktion am Ort zwingt gelegentlich die Kollision mit dem Durchtritt einer Vortexvene zur Änderung der Lokalisation der Skleräpräparation. Es kann aber auch einmal erforderlich sein, eine Vortexvene kaustisch zu verschließen, wenn eine Änderung des Extraktionsortes aus speziellen Gründen (wandfixierter Fremdkörper) als das größere Risiko erscheint. In der Phase der Diathermie-Therapie der Netzhautablösung gab es Operateure, die eine Rekanalisation verletzter und kaustisch „versorgter" Vortexvenen für möglich halten.

Wenn eine ophthalmoskopische Kontrolle möglich ist, so wird nach Eröffnung der Bindehaut und vorbereitenden Maßnahmen zur Amotioprophylaxe, der Fremdkörperort dargestellt. Bei Spießung durch die Sklera bereitet die Lokalisation in der Regel keine Schwierigkeit. Ist die Lage von außen nicht ohne weiteres erkennbar, so sollte die Lage unter ophthalmoskopischer Kontrolle auf der Bulbuswand markiert werden.

Eine zusätzliche *Diaphanoskopie* mit heller Lichtquelle erhöht die Sicherheit. Unumgänglich werden diaphanoskopische Maßnahmen bei trüben optischen Medien.

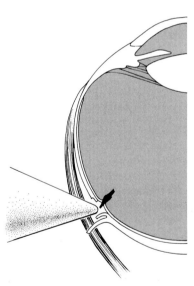

**Abb. XV. B. 29. Magnetextraktion am Ort nach Doppellappenpräparation.** Es ist darauf zu achten, daß die Magnetachse so weit wie möglich in Richtung der Extraktionsrichtung geführt wird, um eine seitliche Verlagerung des Fremdkörpers zu vermeiden. Anderenfalls könnte sich der Splitter im Gewebe verhaken. Nach Verschluß der Extraktionsstelle erfolgt stets Amotioprophylaxe mit Eindellung!

Über der Fremdkörperlage wird eine ausreichend bemessene *Doppelpräparation* der Sklera angelegt (**Abb. XV. B. 29**). Nur sie gewährleistet einen wasserdichten Verschluß unter weitgehender Erhaltung der anatomischen Verhältnisse.

Während allgemein die Regel gilt, die Skleräpräparation eines Doppellappens vor dem Äquator mit der Basis zum Limbus, hinter dem Äquator mit der Basis zum hinteren Augenpol durchzuführen, muß in praxi je nach anatomischer Situation und den operationstechnischen Möglichkeiten variiert werden. Vor Muskelansätzen empfiehlt sich die oberflächliche Skleräpräparation mit der Basis zum Muskelansatz hin mit anschließender sehr fester Fixierung. Dies Vorgehen empfiehlt sich auch bei Lokalisation dicht hinter einem temporär abgetrennten Muskel.

Die Türflügelpräparation kann auch angewandt werden zur Extraktion am Ort außerhalb des Pars plana-Bereiches. Wegen der begrenzten Möglichkeit, diese Präparation exakt wasserdicht zu verschließen, sollte sie jedoch auf wenige Ausnahmen beschränkt bleiben.

Nach der Präparation des oberflächlichen Lappens erfolgt eine erneute Lokalisation. Bei eindeutigem Ergebnis wird wie bei der Pars plana-Extraktion verfahren.

In diesem Stadium der Operation sollte der Bulbus von Zugkräften der Haltefäden möglichst entlastet werden, um Erhöhung des Augeninnendrucks und damit einen Prolaps der Uvea und des Glaskörpers bei Eröffnung zu vermeiden.

Nach einer milden Diathermie der Choriodea mit kleiner Kugel wird der Fremdkörper mit senkrecht zur Bulbuswand stehendem Magnetzug extrahiert. Erweitern des uvealen Durchtrittes wird notwendig, wenn der größere Teil des Fremdkörpers hinter der Netzhaut liegt. Blutungsquellen im Bereich der Extraktionsstelle werden vorsichtig diathermiert. Austretender Glaskörper wird mit Saugtupfer-Vitrektomie entfernt und die Extraktionsöffnung schichtweise und möglichst wasserdicht verschlossen. Nach einer *Kryopexie* der Umgebung werden die notwendigen eindellenden Maßnahmen zur *Amotioprophylaxe* durchgeführt.

Hat der Fremdkörper die Sklera partiell durchschlagen, so ist in vielen Fällen eine exakte Doppellappen-Präparation nicht mehr möglich. Entsprechend der Größenverhältnisse des Fremdkörpers wird die sklerale Wunde mit der Klinge erweitert, bis eine komplikationslose Extraktion möglich ist. Besonderer Augenmerk ist auf die Gefahr zu richten, den Fremdkörper durch Manipulationen in das Augeninnere zu verlagern. Eventuell kann die Präparation zur Erweiterung des Extraktionsweges mit nicht magnetisierbaren Instrumenten unter mäßigem Magnetzug durchgeführt werden.

Die *Gefahr einer unkontrollierten Blutung* ist deutlich erhöht, deshalb sollte unter Spreizung der Skleraränder eine möglichst gezielte Blutstillung erfolgen.

Prolabierter Glaskörper wird mit Saugtupfer-Vitrektomie abgetragen, um eine Inkarzeration im Wundspalt zu vermeiden. Nach wasserdichtem Verschluß (Nylon 10-0), bei größeren Wunden kombiniert mit Situationsnähten (Vicryl 7-0), erfolgt die Absicherung mit Kryopexie und mäßig eindellenden Maßnahmen.

Ist durch Trübung der brechenden Medien eine eindeutige Identifizierung des Fremdkörpers und Beurteilung seiner Lage nicht möglich, so sollte in jedem Falle eine *Sanierung des Vorderabschnittes* und eine evtl. notwendige Pars plana-Vitrektomie zur kontrollierten Extraktion durchgeführt werden [78, 79, 149, 150]. Die äußeren Umstände (personelle und instrumentelle Situation, Zustand des Patienten) und die Art der Verletzung, sind maßgebend für die Entscheidung über ein ein- oder zweizeitiges Vorgehen.

### 2.2.8 Wandfixierter und eingekapselter magnetischer Fremdkörper

Vor allen Dingen bei länger am Ort befindlichen Fremdkörpern ist durch fibrotische Reaktionen der Fremdkörper öfter derart in der Wand fixiert, daß er entweder mit dem Magneten nicht mobilisiert werden kann oder durch übermäßige Zugkraft *Schäden der Umgebung* (Gefäße, Netzhaut) hervorgerufen werden. Pars plana-Vitrektomie mit scharfer Mobilisation des Fremdkörpers ist geboten [25, 77, 139].

### 2.2.9 Großer magnetischer Fremdkörper

Die Extraktion über die Pars plana empfiehlt sich nur bei Fremdkörpern, die in ihrer *größten Breite nicht über 3 mm* messen. Bei Verletzungen mit größeren Partikeln liegt oft eine erhebliche Schädigung des vorderen Augenabschnittes vor, meist ist eine Phakektomie notwendig.

Über den korneoskleralen Schnitt zur Linsenchirurgie wird der große Fremdkörper aus dem Glaskörperraum mit dem Magnetspatel in die Pupillarebene gebracht und entbunden [72, 78, 79, 83, 221].

Wurden Verletzungen im Glaskörper- und Linsenbereich mit Pars plana-Vitrektomietechniken bereinigt, so wird auch der magnetische Fremdkörper mit Greifinstrumenten in seinem Bett gefaßt und in die Vorderkammer gebracht. Erst zu diesem Zeitpunkt erfolgt eine korneosklerale Inzision. Die Eröffnung mit der Jaeger-Lanze erbringt den Vorteil, daß bei liegender Lanze der Fremdkörper auf der Lanzenfläche zur Inzision geführt werden kann. Die Gefahr des Abgleitens in den Glaskörperraum wird hierdurch verringert.

Grundsätzlich sollte der Fremdkörper im frühestmöglichen Stadium der Vitrektomie entfernt werden, damit bei seinem Verlust während der Extraktion zusätzliche Netzhautschädigungen möglichst vermieden werden.

Nach Verschluß der Extraktionsöffnung wird die Vitrektomie beendet und netzhautchirurgische Maßnahmen angeschlossen.

## 3 Nichtmagnetischer intraokularer Fremdkörper

Man kann drei Gruppen unterscheiden: chemisch aktive Metallfremdkörper, inerte und organische Fremdkörper.

Unter den nichtmagnetischen Fremdkörpern sind nur die *kupferhaltigen* als Metallfremdkörper mit chemischer Aktivität ernst zu nehmen. Sie allerdings stellen die bei weitem gefährlichste Fremdkörperverletzung dar (S. 620ff.).

*Blei* (Schrot) löst dagegen nur geringe chemische Reaktionen aus. Ein- und Ausschuß gehen jedoch am Augapfel mit so massiven Schädigungen einher, daß nur nach „Vogelschrot" und bei größerem Kaliber (ab 2,0 mm) nach schrägem Durchschuß gelegentlich die Wiederherstellung verwertbaren Sehvermögens vorkommt [137]. Unter den inerten Fremdkörpern finden wir vor allem *Glas, Kunststoffe, Leichtmetalle und Stein*. Sie können im Auge belassen werden, wenn sie nicht beweglich und von Form und/oder Gewicht her in der Lage sind, umgebende Gewebe zu schädigen (Hornhautendothel durch Glasbröckel im unteren Kammerwinkel, Netzhaut vor allem im unteren Glaskörperraum). Das kommt bei spitzen oder schneidenden *Laborglassplittern* oft, dagegen selten bei ungünstig geformten Bruchstücken von Einscheibensicherheitsglas („Krümelglas") vor.

Organische Fremdkörper können vom Verletzten selbst stammen (Wimpern), meist aber handelt es sich um *pflanzliche Fremdkörper*, die in einem hohen Prozentsatz *akute Infektionen einbringen* und nach schneller Vitrektomie rufen (Kap. XV. C. 4.2). Aber auch ohne Infekt rufen sie oft erhebliche Reizzustände hervor (Agavenstachel etc.) und sollten früh entfernt werden. Eine bemerkenswerte Fremdkörperläsion, Ophthalmia nodosa durch Raupenhaare, wird auf S. 627f. erörtert.

## 3.1 Nichtmagnetische intraokulare Fremdkörper im vorderen Augenabschnitt

Nichtmagnetische Fremdkörper mit geringer kinetischer Energie und/oder ballistisch ungünstiger Gestalt gelangen gelegentlich nur bis in die Vorderkammer. Drei charakteristische Situationen sind zu unterscheiden:

– Der Fremdkörper eröffnet die Vorderkammer, bleibt aber in den hinteren Hornhautschichten hängen und ragt in die Kammer. Solche Fremdkörper (z.B. längliche Glasfragmente) können die *Linse gefährden*. Sie müssen entfernt werden, ohne daß die Vorderkammer abfließt.
– Der Fremdkörper erreicht die Vorderkammer und fällt in den unteren Kammerwinkel (kleine Glas-, Quarz-, Messing-, Steinsplitter). Die Entnahme solcher Partikel war früher oft problematisch, weil sie *beim Abfließen der Vorderkammer in den Nischen der peripheren Iris* verschwanden, die nach Parazentese in die Wunde drängte und damit die optische Kontrolle verhinderte. Iridektomie konnte dann dazu führen, daß der Fremdkörper sich in die hintere Kammer begab. Vielfach bleiben im Kammerwinkel liegende kleine Partikel zunächst längere Zeit unerkannt. Passive Bewegungen des Splitters können nach Jahren dann plötzlich durch mechanische Endothelschäden [6, 105] eine charakteristische Hornhautquellung und -trübung auslösen. Dabei ist die Hornhautschwellung nahe dem unteren Limbus am stärksten, zum Hornhautzentrum hin nimmt sie ab. Spontan oder unter örtlichen Kortikosteroidgaben kann die Trübung verschwinden, um später wiederzukehren. Wir kennen 25 solcher Fälle.

*Beispiel:* Ein 42jähriger Anwalt hatte jahrelang wechselnde Hornhauttrübungen dieser Art, die als eine atypische Keratitis unbekannter Ursache angesehen wurde. Während interkontinentaler Flüge tropfte er fortlaufend Kortikosteroide, um bei seinen Verhandlungen unauffällig zu sein. Eines Tages wurde bei einer Gonioskopie bei 6 Uhr ein feines, glasähnliches Körnchen im Kammerwinkel gesehen und dessen Entfernung empfohlen. Sie erfolgte in der unter Kapitel XV. B. 3.1.2 beschriebenen Weise. Obwohl das Endothel der Hornhaut reduziert war (es war die Zeit vor der Spekularmikroskopie), kam es nie wieder zu Attacken. Die Analyse ergab ein Quarzkorn.

Der Patient war 1945 im Alter von 18 Jahren zum Luftabwehrdienst eingezogen worden. Dabei hatte er während eines Bombenangriffes auf dem Flugplatz, in dessen Nähe die Batterie stationiert war, dieses Quarzkorn ins Auge bekommen. Andere leichte Verletzungen waren festgestellt worden. Das Quarzkorn rührte sich erst nach 16 Jahren zum ersten Mal.

– Der Fremdkörper verhakt sich in der Gewebsstruktur der Iris. Wir haben in diesen seltenen Fällen eine primäre Mitverletzung der Linse nie beobachtet.

**Chirurgischer Zugang zur Kammerbucht**

Die Schwierigkeit dieser Chirurgie beruht auf der *Kleinheit dieser Fremdkörper,* die zum größeren Teil *beweglich* sind, sowie auf der Tatsache, daß sie – auch bei korrekter Lage der Eröffnung über dem Fremdkörper – mit dem Abfließen der Vorderkammer durch Irisgewebe verdeckt werden und jede Manipulation den oft scharfkantigen Fremdkörper durch die Iriswurzel in die hintere Kammer befördern kann. Der *transkorneale Zugang,* aber auch die Idee einer exakt plazierten korneoskleralen Trepanation [5] hatte das größte Risiko in dieser Hinsicht. Die Verbesserungsvorschläge betrafen daher auch mehr oder weniger den korneoskleralen Bereich [74, 202, 208]. Auch nach Einführung der viskösen Vorderkammerstabilisation erscheinen die mit dem Sklerallappen nach Friede operierenden Techniken [20, 125, 133] in dieser Zone aus folgenden Gründen vorteilhaft:

– Sicherheit des Zugriffes:
 Die starke *Verdünnung der Augapfelhüllen* durch die Präparation des Türflügellappens hat für die intraoperative Lokalisation des meist nichtmetallischen, kleinen Fremdkörpers (Gonioskopie und Transillumination) und wegen der Möglichkeit einer vom Lappen gedeckten *Erweiterung einer primär* zu kurzen oder nicht absolut korrekt lokalisierten *Inzision* Vorteile.
– Sicherheit des Verschlusses:
 Im Hinblick auf die Vermeidung einer Goniosynechie und einer postoperativen Außenfistel.

Seit es die Möglichkeit gibt, die Vorderkammer durch Auffüllung mit viskösem, klaren Material (Natriumhyaluronat, Methylzellulose etc.) zu stabilisieren, sind diese Situationen weniger dramatisch [140].

## 3.1.1 Entfernung eines linsengefährdenden Fremdkörpers aus den hinteren Hornhautschichten

In Hypotonie nach retrobulbärer Lokalanästhesie wird die Vorderkammer vom temporalen Limbus her über eine Lanzenkanüle mit visköser Substanz gefüllt, bis eine geringe *Vertiefung der Vorderkammer* erreicht ist. Dann hebelt man mit der liegenden Injektionskanüle den Fremdkörper aus seiner Einklemmung in den rückwärtigen Lagen des Hornhautstromas heraus, indem man von oben auf das linsenwärtige Ende des Fremdkörpers drückt und nötigenfalls dabei noch etwas viskose Substanz injiziert (**Abb. XV. B. 30**). Der Splitter wird in den unteren Kammerwinkel befördert. Dann erfolgt die Extraktion nach der unter Kapitel XV. B. 3.1.2 beschriebenen Weise.

## 3.1.2 Extraktion eines in der unteren Kammerbucht gelegenen Fremdkörpers

Nach Füllung der Vorderkammer mit viskoser Substanz in retrobulbärer Lokalanästhesie wird der Fremdkörper, der primär an diesem Ort gefunden oder vom Operateur dorthin befördert wurde, exakt lokalisiert.

Zu diesem Zwecke wird eine partielle Lösung der Bindehaut und Tenon-Kapsel über etwa $1/3$ der Limbuszirkumferenz vorgenommen. Die Sklera wird bis zu 6 mm Limbusabstand freigelegt. Im Allgemeinen läßt sich der Fremdkörper in der viskös vertieften Vorderkammer mit dem Kontaktglas, oft auch ohne diese Hilfe, unter dem Operationsmikroskop lokalisieren. Bei Stein- und nichtmagnetischen Metallsplittern erweist sich die Transillumination des Augapfels mit heller Lichtquelle (transbulbäre Diaphanoskopie) bei guter Dunkeladaptation als hilfreich. Exakt über dem Fremdkörper wird nach FRIEDE ein Skleralappen mobilisiert, dessen Breite am Limbus in horizontaler Richtung mehr als das Doppelte des maximalen Fremdkörperdurchmessers beträgt.

Meist reicht ein $5 \times 4$ mm großer, korneal gestielter Skleralappen von $3/4$ der Skleradicke aus (**Abb. XV. B. 31**). Während der Sklerapräparation bleibt die Viskokanüle in Position. Die Eröffnung der Restlamelle erfolgt mit der Diamantklinge möglichst exakt über dem Fremdkörper. Es kommt vor, daß der Splitter durch den leicht erhöhten Augeninnendruck nach Vollendung des Schnittes in einer größeren Perle viskoser Substanz bereits im Schnitt erscheint. Hat er länger im Kammerwinkel gelegen, kann er auch einmal im Nar-

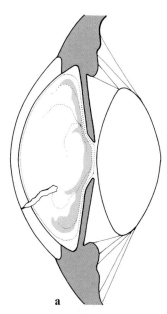

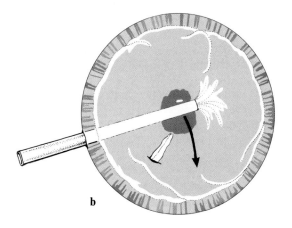

**Abb. XV. B. 30 a, b. Extraktion eines linsengefährdenden, stabförmigen Fremdkörpers aus der hinteren Hornhaut.** Lokalanästhesie. Schmale Parazentese am temporalen Limbus und Injektion von Azetylcholin in die Vorderkammer. Wenn die Pupille sich deutlich verengt hat, wird über eine gerade, abgeflachte Kanüle viskose Sub-

stanz in die Kammer gegeben (**a**). Dies beginnt, sobald die Kanüle eingeführt ist. Nach Vertiefung der Kammer um etwa 2 mm wird die Kanüle vorgeschoben, bis sie etwa 2 mm über den Fremdkörper hinausreicht (**b**). Dann wird der Fremdkörper mit der Kanüle nach unten luxiert. Bei viskoser Kammerfüllung kann es erforderlich sein, den Fremdkörper mit der gering retrahierten Kanüle gegen den unteren Kammerwinkel zu verschieben. Es folgt die Extraktion nach der unter Kapitel XV. B. 3.1.2 beschriebenen Weise, anschließend wird die Masse des viskösen Materials aus der Kammer entfernt.

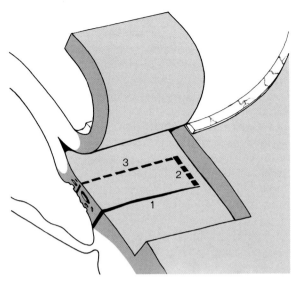

**Abb. XV. B. 31. Extraktion eines kleinen Fremdkörpers aus der unteren Kammerbucht.** Lokalanästhesie. Abtrennung der Bindehaut am Limbus in dem Drittel, in dem der Fremdkörper gonioskopisch lokalisiert wurde. Über eine schmale Parazentese wird dann die Vorderkammer mit viskösen Substanz gefüllt. Sklerapräparation 5 × 4 mm nach dem Prinzip der Trabekulektomie. Bei niedrigem Augeninnendruck wird nochmals visköses Material nachgefüllt, bevor peripher vom Trabeculum corneosclerale ein Schnitt von etwa 4 mm Länge gesetzt wird, aus dem alsbald visköse Füllsubstanz herausdrängt. Exzision eines Rechteckes aus der Trabekelzone. Unter mikroskopischer Kontrolle wird der Splitter entnommen. Meist faßt eine zarte Irispinzette mit federnden Branchen („Bonner Pinzette") kleine Partikel am besten. Der größere Teil der viskösen Substanz wird ausgespült, ohne daß sich die Pupille bewegt. Azetylcholin in die Vorderkammer. Mit 2 Ecknähten (Nylon 10-0) wird der Skleralappen readaptiert. Nach weiteren Skleranähten nochmals Auffüllen der Kammer und Readaptation der Bindehaut mit 2 Spann-Nähten.

bengewebe verhakt sein. Mit einer Vannas-Schere wird mit wenigen schnellen Schnitten eine Trabekulektomie in entsprechender Länge vorgenommen, während der Assistent visköses Material nachinjiziert. Mit einer feinen Irispinzette („Bonner Pinzette") wird der Fremdkörper gefaßt und entfernt.

Zunächst wird der Skleralappen nur an den Ecken fixiert (Nylon 10-0) und langsam durch Injektion von NaCl-Lösung visköse Substanz nach außen entleert. Mittels Azetylcholin wird Miosis hervorgerufen, um einer sekundären Goniosynechie vorzubeugen. Ist die Kammerwinkelsituation geklärt, folgen weitere Skleranähte, dann die Refixation der Bindehaut am Limbus unter mäßiger horizontaler Spannung. Die exakte Readaptation der Bindehaut ist wichtig.

### 3.1.3 Entfernung eines in der Iris fixierten Fremdkörpers

Man wartet die Hypotonie des Bulbus nach retrobulbärer Lokalanästhesie ab. Nach visköser Füllung der Vorderkammer von nasal her wird gegenüber am Limbus eine zweite, etwa 3 mm lange Parazentese gesetzt (**Abb. XV. B. 32**).

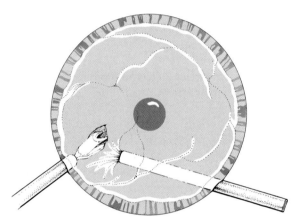

**Abb. XV. B. 32. Extraktion eines in der Iris fixierten Fremdkörpers.** Lokalanästhesie. Peritomie und Mobilisation der Bindehaut im Operationsbereich. In Anpassung an die Lage des Fremdkörpers werden 2 Parazentesen so angelegt, daß die einzuführenden stabförmigen Instrumente kooperieren können. Über eine abgeflachte gerade Kanüle wird eine Wolke visköser Substanz über den Fremdkörper gelegt. Dann wird eine Fremdkörperpinzette (Greifstab) eingeführt. Die Spitzen beider Instrumente liegen dicht beieinander. Man beobachtet, wie der sichtbare Teil des Fremdkörpers auf die Viskofüllung und auf sanften Druck auf die umgebende Iris reagiert. Wenn sich ein freies Ende des Fremdkörpers darstellt, faßt die Pinzette vorsichtig zu. Dabei soll keine Drehung des im Irisstroma unsichtbaren Fremdkörpers erfolgen. Unter leichtem Anheben wird der Splitter vorsichtig aus dem Gewebe gelöst. Die Pinzette führt ihn auf die Parazentese zu. Sobald man ihn im Ganzen und seine Stellung im Greifinstrument überblickt, kann man entscheiden, ob die Extraktion mit Verlängerung der Parazentese gelingen wird. Zweifelt man daran, dreht man die Pinzette so, daß der Fremdkörper kammerwinkelnahe in dem Bereich zwischen den Parazentesen liegenbleibt. In diesem Fall werden beide Parazentesen verschlossen und der Fremdkörper nach der unter Kapitel XV. B. 3.1.2 beschriebenen Weise entbunden.

Bei leicht vertiefter Vorderkammer wird durch diesen temporalen Limbusschnitt ein geeigneter Mikroextraktor nach NEUBAUER mit glatten Branchen eingeführt, der dabei geschlossen gehalten wird. Während der Assistent mit der Viskokanüle durch Nachfüllen die Iris neben dem Fremdkörper gering eindrückt, greift der Operator mit dem Instrument den Fremdkörper an seinem freien Ende und löst ihn mit vorsichtigen Bewegungen. Es folgen die Entleerung des viskösen Materials durch Nachfüllen physiologischer NaCl-Lösung, Azetylcholin in die Vorderkammer und die Parazentesenähte (Nylon 10-0).

### 3.1.4 Komplikationen

*Intraoperativ:* Wenn man bei der Viskofüllung der Vorderkammer das Kanülenende deutlich entfernt vom Fremdkörper liegen läßt und sie auch nicht in dessen Richtung zeigt, wird sich seine Lage während der Injektion nicht verändern. Die Vorderkammervertiefung sollte 4 mm Kammertiefe nicht überschreiten. Dennoch kann es bei der Kammereröffnung zu einer gegenüber der Sklerapräparation seitlichen Verlagerung des Fremdkörpers kommen. Meist aber liegt eine Täuschung bei der Lokalisation des sehr kleinen Fremdkörpers zugrunde. Durch Übernahme auch der Viskokanüle durch den Operator und ihrer Benutzung zur Verschiebung des Fremdkörpers kann seine Ergreifung noch gelingen. Wenn es durch unbeabsichtigten Druck auf den Fremdkörper zu seiner Verlagerung in das Irisstroma gekommen ist, sollte seine Entnahme unter direkter Sicht erfolgen. Das bedeutet unter Umständen die Erweiterung der Trabekulektomie. Man sollte eine Iridektomie zu vermeiden trachten und zunächst vorsichtig in der Nachbarschaft des Fremdkörpers die Kammer vertiefen. Besonders kritisch ist die Such-Situation bei kleinen scharfen Glasfremdkörpern. *In keinem Fall ist optisch unkontrollierbares Greifen ratsam!* Nicht selten leuchtet ein solcher Fremdkörper bei Intensivtransillumination auf.

Eine *Blutung* aus einem lädierten Irisgefäß sollte man durch Erzeugung eines Überdruckes in der Vorderkammer stoppen (wenn noch keine Trabekulektomie durchgeführt wurde). Nach einigen Minuten kann man die Vorderkammer wieder entlasten. Ein Blut-Visko-Gemisch sollte vorsichtig abgesaugt werden. Manchmal ist dazu bei fortlaufender Ringerinfusion der Einsatz eines Saug-Schneid-Gerätes sinnvoll.

*Postoperativ:* Es kann zum Druckanstieg kommen, wenn man aus der leicht vertieften Vorderkammer am Ende der Operation zu wenig visköse Substanz ausgespült hat. Zunächst ist dann medikamentöse Therapie ($\beta$-Blocker lokal, Acetazolamid per os) angezeigt. Wenn diese Therapie nach 2 Tagen noch wirkungslos ist, soll man die Vorderkammer weiter entlasten. Dieses Zögern gilt der Vermeidung einer Verklebung im Kammerwinkel bei sofortigem Eingriff, zumal in vielen Fällen der Druckanstieg nach Viskochirurgie passager ist. Örtliche Kortikosteroidtherapie zur Abdichtung der Blutkammerwasserschranke kann bei diesen Augen nützlich sein.

### Resultate

Von 21 Patienten waren 11 auswärts, 2 davon mehrfach und mit erheblichen Narben, erfolglos voroperiert. Es handelte sich dabei in 17 Fällen: um Glas (12), Quarz (4) oder Stein (1), in 4 Fällen um Metall (Eisen 2, Messing 1, unanalysiert 1). Glas und Quarz stammten von Kriegs- oder Laborexplosionen, einmal von der Brille.

Trotz teilweise über *viele Jahre dauernder oder rezidivierender Endothelopathie* mit Dekompensation der Hornhaut stabilisierte sich diese bei 18 Patienten innerhalb von 4 Wochen nach der Entfernung des Fremdkörpers. Bei 3 Patienten bestand das Ödem längere Zeit (einmal bis zu $1^{1}/_{2}$ Jahren) fort. Dabei spielten Drucksteigerungen bei massiven Goniosynechien eine Rolle. Postoperatives Sekundärglaukom ist nicht aufgetreten.

Der Visus besserte sich in 7 Fällen um mehr als 5, 4mal um 1–5 Snellen-Stufen, 4mal blieb eine Sehleistung über 0,5, einmal eine von 0,3 unverändert. Insgesamt hatten 13 Patienten einen Endvisus von 1,0 und – trotz teils erheblicher Narbenbefunde – nur 2 Patienten einen Visus unter 0,5. 5 Patienten wurden kürzer als 1 Jahr, 2 nur bis zur Entlassung (0,6; 1,0) kontrolliert.

Nur bei 2 dieser Patienten konnte damals von der Viskotechnik Gebrauch gemacht werden.

### 3.2 Extraktion nichtmagnetischer Fremdkörper aus dem Glaskörper ohne Pars plana-Vitrektomie

Was veranlaßt uns, hier für die *Entfernung bestimmter nichtmagnetischer intraokularer Fremdkörper ohne Vitrektomie* zu sprechen?

Daß es sinnvoll ist, einen *magnetischen* Fremdkörper aus dem Glaskörper mit dem Magneten über die Pars plana zu extrahieren, wenn keine zusätzlichen Probleme vorliegen (diffuse Blutung,

Netzhautläsion), wird einleuchten. Eine nichtinvasive Fremdkörperentfernung ist die schonendste – wenn sie funktioniert.

Ebenso ist es in dem hier geschilderten Rahmen in bestimmten Situationen ratsam, von einer Entfernung des Glaskörpers, und sei es auch nur ein „Tunnel" zum Fremdkörper, abzusehen.

Daß ein *stabförmiges Instrument von 1–2 mm Durchmesser* von der Pars plana durch den Glaskörper auch eines jungen Menschen geführt werden kann, ohne daß dies Trauma erkennbare Destruktionen zurückläßt, hat sich über 3 Jahrzehnte bei der Extraktion rückwärtiger magnetischer Fremdkörper mit dem *Magnetspatel* (S. 650) erwiesen. Wir selbst haben über 70 jugendliche Augen nach instrumenteller Durchquerung mit dem Magnetspatel oder später nach frischer Verletzung durch einen kupferhaltigen Fremdkörper mit dem Greifinstrument längere Zeit kontrollieren können. Eine Vitrektomie, die in den hier geschilderten Ausgangslagen durchgeführt wird, ohne daß eine traumatisch bedingte Blutung oder ein behandlungsbedürftiger Netzhautschaden vorliegt, stellt ein überflüssiges zusätzliches Trauma dar, das gelegentlich auch zusätzliche Probleme hervorruft.

Unter den nichtmagnetischen stellen die *kupferhaltigen* intraokularen Fremdkörper die wichtigste und zugleich problematischste Gruppe dar. Analysiert man retrospektiv die Extraktion solcher Fremdkörper ohne Vitrektomie in den Jahren 1953–1973 in unserem Krankengut [135, 137], zeigen sich für bestimmte Ausgangslagen gute Resultate. Zieht man nur die Fremdkörper in Betracht, die mit gutem Visus (0,5–1,0) aus dem Glaskörper entfernt wurden, sind diese „günstigen" Ergebnisse gekennzeichnet durch

- exakt definierte und weitgehend stabile Lage des Fremdkörpers,
- nur wenige Fremdkörper im hinteren Glaskörper in Netzhautnähe,
- keine diffuse Glaskörperblutung,
- frühzeitige Extraktion, so daß mehrheitlich noch *keine diffuse* chalkotische Schädigung vorlag.

Bis zu 10% der Patienten stammten aus dem weiteren Einzugsgebiet der Augenklinik der Universität zu Köln, 60% kamen aus anderen deutschen Augenkliniken oder von entfernten Augenärzten, 30% aus dem Ausland (vor allem vom Balkan).

## Kleiner bis mittelgroßer nichtmagnetischer Fremdkörper im Glaskörper

Für die Extraktion über die Pars plana ohne Vitrektomie kommen in Frage: *Kupferdrahtfragmente im Glaskörper, kleine im Glaskörper suspendierte Hülsenreißerfragmente, Vogelschrotkugeln* (Balkan und Orient von 0,8–1,5 mm). Bei der Entfernung über die Pars plana spielt die *Größe* des Fremdkörpers eine Rolle. Sie beeinflußt den mechanischen Einschußschaden der Gewebe und damit oft auch die Sichtbarkeit des Fremdkörpers.

Bei *Kupferdrahtverletzungen* sind störende Nebenbefunde meist gering, die Sicherheit gut. Das gilt mit Einschränkung auch für die seltenen Vogelschrotverletzungen.

Wenn man mit der methodisch sicheren *Doppellappenpräparation* über der Pars plana arbeiten will, steht für die Extraktion maximal ein Feld von 4 × 3 mm der Uveaoberfläche zur Verfügung. Damit sind Blechfragmente bis 3 × 2 mm mit Greifstäben extrahierbar, Schrotkörner bis zu 1,5 mm.

Am leichtesten ist ein *im Glaskörper schwebendes Kupferdrahtfragment* zu extrahieren. Man sollte es mit dem Greifstab möglichst so an einem Ende fassen, daß das Fragment mit ihm einen stumpfen Winkel von mehr als 140 Grad bildet. Ähnlich günstig sind kleine, nur wenige Tage im Glaskörper befindliche Hülsenreißer (Messing) (**Abb. XV. B. 33**).

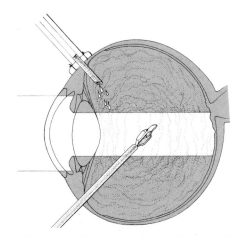

**Abb. XV. B. 33. Extraktion eines kleinen kupferhaltigen Fremdkörpers aus dem Glaskörperzentrum ohne Vitrektomie.** Von Größe und Form des Fremdkörpers hängt es ab, ob eine Freilegung der Uvea erfolgen muß. Hier beträgt der Maximaldurchmesser des Fremdkörpers etwa 1 mm. Die Extraktion ist transskleral möglich. Erfordert die Extraktion die Präparation eines Uveafensters, wird die Stabilisierung durch intraokulare Infusion empfohlen. Bei mittelgroßen kupferhaltigen Fremdkörpern (>2 mm) ist bereits nach 3–5 Tagen mit deutlicher Verflüssigung des Glaskörpers zu rechnen.

Die Grenze unkomplizierter Manipulierbarkeit wird mit Vogelschrot von 1,5 mm Durchmesser erreicht. Man braucht dazu einen kräftigeren Greifer, mit gefaßtem Schrotkorn ergibt sich eine maximale Breite von 3,5 mm.

Man muß vor dem Eingriff *feststellen, wie sich der Fremdkörper beim liegenden Patienten verhält.*

Feine Kupferdrahtfragmente sinken im Liegen meist etwas nach hinten, sind in ihrer passiven Motilität jedoch meist gut kalkulierbar. Man sollte am liegenden Patienten bereits überlegen, aus welcher Richtung (z.B. von temporal-oben oder -unten) man das Greifinstrument zweckmäßigerweise an den Fremdkörper heranführt, um ihn an einer für die Sklerapassage günstigen Stelle zu fassen.

Auch bei kleinen Messingschuppen ist es ratsam, sie in der Richtung ihrer Längsachse an einem Ende zu fassen.

Vogelschrotkörner werden sich allmählich zum unteren Glaskörper hin verlagern. Sobald man die optische Kontrolle des Faßvorganges gefährdet sieht, sollte man eine Pars plana-*Vitrektomie* vorsehen.

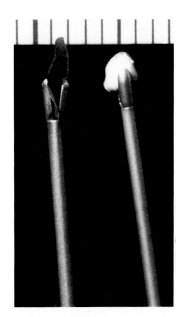

**Abb. XV. B. 34. Raumforderungen bei der Eröffnung der Pars plana zur Fremdkörperextraktion mit Greifstäben.** *Links* ist ein in sich tordiertes Blechfragment (Messing, Hülsenreißer) ideal gefaßt. Der 4,6 mm lange Fremdkörper hat jedoch scharfe, irreguläre Kanten. Mit den Branchen der Fremdkörper-Pinzette wird ein *Uveafenster von 3 × 2 mm* erforderlich. Würde dieses Fragment im Glaskörperraum quer gefaßt, würde eine intraoperative Erweiterung des Uveafensters nötig werden. *Rechts* handelt es sich um ein rundliches Schüppchen (Messing), das einen Maximaldurchmesser von 2 mm aufweist. Hier ist eine einfache limbusparallele *Inzision der Uvea von 3,5 mm* Länge ausreichend.

### 3.2.1 Extraktion eines kleinen Fremdkörpers aus dem Glaskörperzentrum

Die *Stabilisierung des Augapfels durch einen Doppelring* hat gegenüber der Infusion bei Kupferdrahtfragmenten den Vorteil, daß in den Fällen mit überraschender Verflüssigung des Glaskörpers während des Greifaktes keine störende Bewegung des Fremdkörpers ausgelöst werden kann. Man überzeugt sich noch einmal von der zweckmäßigsten Zugangsrichtung und legt dann eine Sklerapräparation an (**Abb. XV. B. 35**), deren inneres Feld die Uvea in der Größenordnung von 4 × 3 mm freilegt. Zarte flächige Diathermiekaustik, Eröffnung der Uvea mit der Vannas-Schere. Der Greifstab wird geschlossen ein- und unter Kontaktglaskontrolle an den Fremdkörper herangeführt. Durch minimale seitliche Bewegungen mit dem geschlossenen Instrument testet man das Verhalten des Fremdkörpers. Dann zieht man das Instrument etwas zurück, öffnet die Branchen und faßt in langsamem Vorgleiten den Fremdkörper möglichst in der geplanten Weise (**Abb. XV. B. 34**).

Hat man ihn im Griff, führt man kleine Bewegungen nach verschiedenen Richtungen aus und beobachtet dabei das Verhalten der umgebenden Glaskörperstrukturen. In der Regel läßt sich der Fremdkörper ohne größere Alteration aus der Glaskörperstruktur lösen und wird nun während des Weges zur Sklera so lange beobachtet, wie es möglich ist. Dann wechselt der Mikroskopausschnitt zur Skleraöffnung. Manchmal läßt man den Assistenten eine Uvealefze mit einer feinen Irispinzette etwas anheben. Man dreht den Fremdkörper zur Extraktion so, daß er nicht mit den Uvearändern kollidiert. Nach der Entnahme betrachtet man den entnommenen Fremdkörper in stärkerer Vergrößerung und gibt ihn dann zur numerierten Aufbewahrung. Messung, Wägung, Photo und chemische Untersuchung folgen.

Der Wundverschluß beginnt mit 2 Nähten der Pars plana (Prolen 10-0). Wenn eine Glaskörperperle ansteht, wird sie mit Saugtupfer angehoben und abgetragen. Der innere Skleraflügel wird mit 2, der äußere mit 5–6 Nylonnähten 8-0 refixiert. Wegnahme des Doppelringes, ggf. Verschluß der

Infusionsöffnung, Bindehautnaht, Mydriaticum, antibiotische Augensalbe, Monokulus, Lochklappe auf das 2. Auge.

**Kupferhaltige Fremdkörper im prääquatorialen Glaskörper nahe der Augapfelwand**

Die hinsichtlich des Ablaufes der Chalkose gegenüber den kupferhaltigen Fremdkörpern im rückwärtigen Glaskörper klinisch differente Situation, die bei den meisten der hier zu besprechenden Fremdkörperverletzungen gegeben ist, wurde oben schon erörtert (S. 624).

Es ist keine Frage, daß hier jeder Operateur für sich und die spezielle gegebene Ausgangslage zu entscheiden hat, ob er die Extraktion des Fremdkörpers primär mit einer Vitrektomie verbinden soll. Dennoch sollte die Kenntnis der Alternative nicht aussterben. Noch ist die Phase nicht erreicht, die bei jedem neuen Verfahren erst nach etwa 15 Jahren einsetzt: in der die Erfahrenen für bestimmte Indikationen die Grenzen bezeichnen.

### 3.2.2 Extraktion eines retroziliaren kupferhaltigen Fremdkörpers durch die Pars plana

Ein kupferhaltiger Fremdkörper in dieser Lage (**Abb. XV. B. 35b**) ist nach wenigen Tagen durch die bereits deutliche fibröse Verkettung mit der Bulbuswand soweit fixiert, daß die exakte präoperative Lokalisation übernommen werden kann. Dennoch wird man sich am liegenden Patienten stets noch einmal vergewissern (Echographie, Transillumination, Stereo-Röntgen). Die Mehrzahl dieser Fremdkörper liegt in der unteren Bulbushälfte.

Man mobilisiert die untere Bindehaut und Tenon nach einer unteren *Zirkumzision der Hornhaut*. Wir haben bei diesen Fremdkörpern stets die Stabilisierung des Bulbus durch einen Doppelring dem Gebrauch einer Ringerinfusion in den Glaskörper vorgezogen. Dabei ging es uns vor allem um die Vermeidung einer Ruptur der fibrösen Hüllen des Infiltrates.

Der Ring wird so gewählt und fixiert, daß in der Umgebung des Fremdkörpers genügend Bewegungsspielraum für eine Erweiterung der Sklerapräparation bleibt (**Abb. XV. B. 35a**). Wir legen in der Regel in dem Bereich von 2,0–7,0 mm Limbusabstand eine Türflügelpräparation mit rückwärtiger Basis an, die etwas mehr als die halbe Skleradicke umfaßt. Nach punktueller Blutstillung mit einer feinen Diathermienadel wird der gegenläufige, tiefe Skleralappen präpariert, der in beiden Abmessungen 0,5 mm kleiner ist und auf jeden Fall orawärts die Marke von 5,5 mm Limbusabstand nicht überschreiten soll. Zum Schneiden dieses Lappens kann man auch die Vannas-Schere benutzen, wenn man nach Schnittmarkierung der Lappenkontur an einer Stelle mit der Diamantklinge die Uvea erreicht hat.

Beide Lappen können mit einem Zugfaden armiert und durch ein leichtes Gewicht aus dem Weg gehalten werden. Unter dem Mikroskop sehen wir nun die Gefäße der Uvea, die wir vor der Eröffnung nahe dem Sklerarand zart koagulieren. Wenn man sich in diesem Stadium noch einmal über die Größe des Infiltrates vergewissern will, ist das mit einer intensiven transbulbären Transillumination leicht möglich. Die Eröffnung der Pars plana erfolgt mit einer feinen Irispinzette und der Vannas-Schere. Es fließt etwas wässerige Flüssigkeit ab, meist verlegt dann das Infiltrat die Öffnung der Uvea. Man faßt das Infiltrat mit der feinen Pinzette und eröffnet es mit der Vannas-Schere. Gewöhnlich stößt man auf grünlich verfärbtes faserig-membranöses Milieu, oft sieht man in diesem Stadium bereits eine Messingkante blitzen. Man sollte nicht sogleich energisch zugreifen und ziehen! Es ist besser, den Zugang sehr vorsichtig zu erweitern, wobei man die Splitterkante mit einer elastischen Pinzette locker halten kann. Es ist erfreulich, wenn man *bei dieser Mobilisation die glaskörperwärtige Faserschicht nicht penetriert*. Dies Ereignis erkennt man am Abfluß wässeriger Flüssigkeit in größerer Menge. Es tritt eigentlich selten ein, wenn man den Fremdkörper bereits im Griff hat. Öfter ereignet es sich, wenn man nach ihm „sucht", weil man wider Erwarten im engsten Bereich der Eröffnung nicht auf ihn gestoßen ist. So wichtig ist die minutiöse Lokalisation!

Der Grad der sichtbaren Verkupferung der fibrösen Fremdkörperumgebung ist sehr verschieden. Sie kann eigentlich nur nennenswert sein, wenn die Abkapselung praktisch abgeschlossen ist und die Kupferspiegel im freien Glaskörper sinken.

Wenn man den Fremdkörper, mit einer geeigneten Pinzette oder einem Greifstab, im Griff hat, kommt es darauf an, ihn auf die schonendste Weise zu extrahieren. Man hat vom Röntgenbild her eine Vorstellung von seiner Form. Seine Lage kann sich in den letzten Minuten etwas geändert haben. Wenn man der Meinung ist, daß man ihn

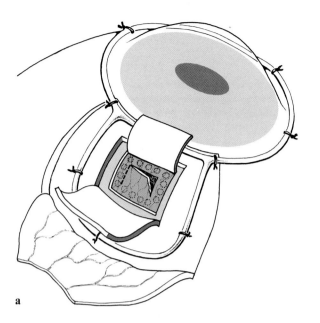 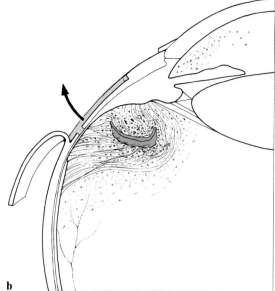

**Abb. XV. B. 35 a, b. Extraktion eines retroziliaren kupferhaltigen Fremdkörpers durch die Pars plana. a** Wichtig ist, daß die Extraktion retroziliarer Fremdkörper einwandfrei *vor der Ora* erfolgt. Das bedeutet, daß die Uvea lediglich zwischen 2 und 5,5 mm Limbusabstand freigelegt wird. Wenn noch keine generelle Verflüssigung des Glaskörpers zu erwarten ist, kann man ohne Infusion operieren. Wir haben Stabilisierungsringe verwendet. Das äußere Sklerafenster, das etwa 2/3 der Skleradicke betrifft, sollte etwa 5 × 5 mm groß sein. Der innere Skleralappen wird gegenläufig präpariert, so daß etwa 4 × 4 mm Uvea freiliegen. Unter einer intensiven Transillumination (Glasfaserbeleuchtung) läßt sich die Lokalisation noch einmal überprüfen. Zarte Punktdiathermie beugt Blutungen bei der Eröffnung der Pars plana vor. Die Uvea kann mit einem Winkelschnitt eröffnet werden. Bei allen Fremdkörpern über 2 mm maximaler Länge ist eine lappenförmige Eröffnung günstiger. **b** Man stößt dann auf gelblich-grüne Membranen, die mit zarten Schnitten eröffnet werden. Man sollte nicht „blind" nach dem Fremdkörper greifen, sondern vorsichtig einen Teil des Fremdkörpers freilegen, fassen und dann behutsam mobilisieren. Die rückwärtigen Lamellen der Fibrose werden belassen. Dann wird zuerst die Uvea mit Prolen 10-0 readaptiert. Der innere Skleralappen wird mit 2, der äußere mit 4–5 Nylonnähten 10.0 verschlossen. Wir streben einen „wasserdichten" Verschluß an, um ggf. auch eine Cerclage durchführen zu können.

noch etwas drehen sollte, bevor er durch die Uvea eliminiert wird, sollte man eine *zweite Pinzette mit elastischen Branchen* nehmen und den Splitter nachfassend die geringe Drehung vollziehen lassen, die zur Entnahme sinnvoll ist.

Jeder Fremdkörperoperateur weiß, wie viele Splitter nach der Extraktion bei der Übergabe an die Assistenz verloren gehen. Man sollte den Fremdkörper sogleich nach der Entnahme in ein kleines verschließbares Glas- oder Kunststoffröhrchen geben, das mit Nummer versehen bis zur postoperativen Dokumentation (Messung, Wägung, Photographie, chemische Untersuchung) beiseite gelegt wird.

Der Verschluß von Uvea, Sklera und Bindehaut erfolgt wie unter Kapitel XV. B. 3.2.1 beschrieben.

### 3.2.3 Extraktion eines prääquatorialen Fremdkörpers „am Ort"

Die Technik entspricht praktisch dem Vorgehen bei Kapitel XV. B. 3.2.2. Wir sind uns jedoch darüber im klaren, daß es ein wesentlicher Unterschied ist, ob wir die Extraktion durch die Pars plana corporis ciliaris oder hinter der Ora serrata durchführen.

Die transbulbäre Echographie kann uns meist einiges darüber sagen, ob der Fremdkörper bereits völlig vom Infiltrat umgeben ist. Wenn es sich um einen Fremdkörper kleinen oder mittleren Formates (bis 3 mm Kantenlänge) handelt, der zudem nach Röntgen und Echographie ziemlich parallel zur Bulbuswand und relativ dicht an ihr liegt, sind unsere Aussichten günstig. Steht dagegen ein größerer Fremdkörper schräg zur Augapfelwand, sollte man auch dann nicht an die Entnahme am Ort denken, wenn eine Vitrektomie eine Verlegung erfordern würde. Der Patient sollte alsbald verlegt werden, weil der Umgang mit kupferhaltigen Fremdkörpern nicht vom Glück eines Operateurs abhängen sollte!

Sind die obengenannten Bedingungen erfüllt und der Splitter liegt in der unteren Bulbushälfte *vor dem Äquator,* muß das Operationsfeld zunächst einwandfrei geklärt werden. *Partielle* Tenotomie eines benachbarten äußeren Augenmuskels kommt nur in Frage, wenn zwischen ihm und dem Schatten des Infiltrates bei der transbulbären Illumination mehr als 1 cm Abstand besteht. Sonst wird er völlig durchtrennt, angeschlungen und umhüllt beiseitegelegt.

Bei der Präparation des äußeren Skleralappens sind wir mit den Abmessungen eher etwas großzügiger, als im Pars plana-Bereich. Im Bereich eines geraden Muskels müssen wir an die Verdünnung der Sklera hinter seinem Ansatz denken (**Abb. XV. B. 36**).

In der Regel ist die Basis des äußeren Lappens äquatorwärts, die des inneren limbuswärts. Es kann aber auch Situationen geben, in denen man sie nach unten bzw. oben orientiert.

Nach der Entfernung des Fremdkörpers schont man die membranöse Umgebung sorgsam und sorgt dafür, daß sich nicht Glaskörperstruktur in den Wundverschluß einklemmen kann. Die Naht der Uvea erfolgt mit mehreren Prolenenähten. Auch der innere Skleralappen wird an mehreren Punkten refixiert. Nach dem Verschluß des äußeren Türflügels folgt die Wegnahme des Stabilisierungsringes, die Auffüllung des Volumens über die Pars plana, dann die Fixation einer die gesamte Präparation übergreifenden, sklerafixierten Silikonschaumplombe, ergänzt durch eine präaquatoriale mäßige Umschnürung mit Silikonband.

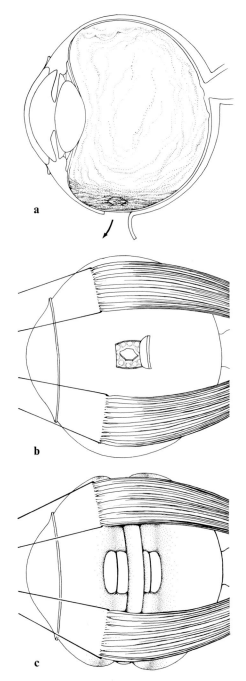

**Abb. XV. B. 36 a–c. Extraktion eines präaquatorialen Fremdkörpers am Ort.**
**a, b** Peritomie der Bindehaut und Mobilisation über die Ansätze der Augenmuskeln hinaus. Zu beiden Seiten der Fremdkörperlokalisation wird der gerade Augenmuskel angeschlungen. Freilegung der Sklera über dem Fremdkörper, der mit transbulbärer Glasfaserillumination nochmals geortet wird. Liegt der Splitter wandnahe und netzhautparallel, kann man auch einen einfachen Skleralappen bilden, dessen Kanten die doppelte Länge des Fremdkörpers haben sollten. Punktdiathermie der Uvea und dann Eröffnung wie unter Kapitel XV. B. 3.3.2 beschrieben. Da hier die fibrösen Membranen teils netzhautparallel verlaufen, also auch die Gefahr späterer Traktion besteht, hängt die Frage sekundärer Pars plana-Vitrektomie vom Befund ab. **c** Nach der Entnahme des Fremdkörpers erfolgt der Verschluß wie unter Kapitel XV. B. 3.3.2 beschrieben. Die gesamte Präparationszone muß durch eine Plombe flächig eingedellt werden. Eine mäßige Cerclage ist obligat. Falls eine sekundäre Pars plana-Vitrektomie angezeigt ist, sollte sie 10–14 Tage später erfolgen.

### 3.2.4 Komplikationen

*Intraoperativ* ist der *Verlust des Fremdkörpers* vor dem Durchtritt durch die Sklera eine ärgerliche Komplikation, besonders bei einem deutlich hypotonen Augapfel. Hat man den Fremdkörper gefaßt, so kann man gelegentlich vor seiner Entfernung das Bulbusvolumen vorsichtig auffüllen. In keinem Fall sollte man nervös agieren und „blinde" Greifmanöver im Bereich des Infiltrates unternehmen. Der Fremdkörper hat sich meist nicht weit entfernt. Eine vorsichtige Erweiterung der Uveaeröffnung und Transillumination, vorsichtige Anhebung der Wundränder und Eindellung der Nachbarschaft sind meist hilfreich.

Sind diese Bemühungen nicht von Erfolg gekrönt, verschließen wir den inneren Türflügel der Sklerapräparation und füllen das Bulbusvolumen von einer anderen Stelle durch die Pars plana auf; dann wird eine neue echographische Lokalisation des Fremdkörpers vorgenommen.

*Blutungen* kommen zustande, wenn man die Eröffnung an der Pars plana sekundär erweitert. Deswegen sollte man solche Schnittstellen präventiv koagulieren.

Alle *postoperativen Komplikationen im Augeninneren* erfordern die Vitrektomie.

### 3.3 Vitrektomie bei intraokularen Fremdkörpern

Die Chirurgie des intraokularen Fremdkörpers ist durch die Vitrektomie-Technik erheblich verbessert und erleichtert worden. Splitter, die wegen Medientrübungen nicht kontrolliert mit dem Magneten oder einer Fremdkörperpinzette zu entfernen sind, können nun mit Hilfe der Vitrektomie freigelegt und unter optischer Kontrolle entfernt werden. Damit vermindert sich das Risiko der zusätzlichen iatrogenen Netzhautverletzung, wie sie bei jedem „blinden" Extraktionsmanöver gegeben ist. Gleichzeitig gelingt es auch, die begleitenden intraokularen Veränderungen (wie Katarakt, Netzhautverletzung) darzustellen und zu behandeln [21, 29, 32, 34, 39, 43, 44, 67, 77, 78, 79, 80, 84, 85, 87, 118, 119, 120, 150].

Je nach Ausgangslage lassen sich in bis zu 60% der operierten Fälle funktionelle Erfolge erzielen [21, 39, 42, 79].

In unserem eigenen, sehr ungünstig zusammengesetzten Überweisungskrankengut konnte unter Einsatz der Vitrektomie in 58% von 308 Fällen eine praktische Erblindung vermieden werden (magnetische Fremdkörper 70%, nichtmagnetische Fremdkörper 54%) [79].

Bei der Indikationsstellung sollten jedoch die Risiken der Vitrektomie gegenüber der konventionellen Technik in Rechnung gestellt werden.

Die Anwendung der Vitrektomie bei der Extraktion intraokularer Fremdkörper [77, 78, 79, 130, 133, 138] empfehlen wir bei folgenden Ausgangslagen (**Abb. XV. B. 37a, b**):

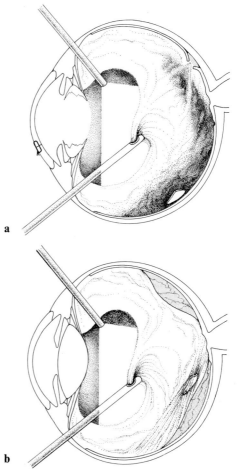

**Abb. XV. B. 37a, b. Indikationen zur Pars plana-Vitrektomie bei intraokularen Fremdkörpern. a** Größere ferromagnetische und nichtmagnetische Fremdkörper, die mechanische (oder metallotische) Netzhautschäden ohne oder mit Glaskörperblutung verursacht haben, werden vor der Extraktion durch Vitrektomie freigelegt. **b** Eingekapselte Fremdkörper müssen vor der Entfernung aus der fibrösen Hülle befreit werden. So werden zusätzliche Schäden während des Extraktionsmanövers reduziert oder vermieden.

*Magnetische Fremdkörper:*

*Größere, nicht sichtbare oder fest eingekapselte Fremdkörper*

Mit zusätzlichen Netzhautschädigungen (Anschlag, größere Netzhautzerreißung) ist zu rechnen. Sie führen meist zu Netzhautablösungen. Die Vitrektomietechnik kann dies verhüten oder beheben. Sie hat in Händen des Erfahrenen ein *geringeres Risiko hinsichtlich iatrogener Sekundärschäden.*

*Nichtmagnetische Fremdkörper:*

Nicht sichtbare oder sichtbare, aber eingekapselte Fremdkörper sollten mit Vitrektomie freigelegt und anschließend extrahiert werden. Die Extraktion eines eingekapselten Fremdkörpers ohne Anwendung der Vitrektomietechnik (Mikropräparation) enthält in höherem Maße die Gefahr zusätzlicher Netzhautverletzung.

## Operationstechnik bei Fremdkörperentfernung mit Pars plana-Vitrektomie

Zur Freilegung des Fremdkörpers wird zunächst in der beschriebenen Weise vitrektomiert (Kap. XV. C.2; **Abb. XV. B. 37**). Dieser Vorgang sollte *vor der Fremdkörperentfernung vollständig abgeschlossen* sein, um die risikoreiche Entfernung von Glaskörperresten *nach* der Extraktion unter optisch ungünstigeren Bedingungen zu vermeiden. Bei einem massiven Hämophthalmus ist es oft schwer, vor allem kleine, periphere und eingekapselte Fremdkörper darzustellen. Um so wichtiger ist die *exakte präoperative Lokalisation.*

Vor der Extraktion muß der intraokulare *Splitter von allen Adhärenzen befreit* werden, um iatrogene Foramina bei der Extraktion zu vermeiden. Das Fremdkörperbett wird mit den Vitrektomieinstrumenten oder mit Glaskörperscheren eröffnet, so daß der Fremdkörper mit der passenden Fremdkörperpinzette (s. **Abb. XV. C. 4d–f**) gefaßt werden kann.

Für die Extraktion des Fremdkörpers stehen je nach Situation grundsätzlich drei Wege zur Verfügung:
über die Pars plana, durch die Vorderkammer und direkt transskleral.

### 3.3.1 Fremdkörperextraktion über die Pars plana

Dies ist der naheliegende Extraktionsweg nach der Pars plana-Vitrektomie. Voraussetzung für eine erfolgreiche Extraktion ist hierbei die *Präparation einer genügend großen Sklerainzision* im Pars plana-Bereich, damit der mit der Pinzette gefaßte oder mit dem Magneten angezogene Fremdkörper nicht in der Skleraöffnung hängen bleibt und dort verlorengeht. Wiederaufsuchen und Nachfassen des Splitters mit Greifinstrumenten kann zu folgenschweren peripheren Netzhautschädigungen führen, zumal der periphere Fundusbereich sich der optischen Kontrolle weitgehend entzieht.

In welcher Weise und Ausdehnung die bereits gelegte Pars plana-Öffnung erweitert wird, richtet sich nach Größe und Gestalt des intraokularen Splitters. Diese sind dem Operateur zwar durch präoperative radiographische Darstellung bekannt; Größenvergleich des operativ dargestellten Splitters mit der Spitze des Vitrektomie-Instruments kann in tabula jedoch sehr aufschlußreich sein.

Die *Pars plana-Inzision* sollte zur Extraktion etwa doppelt so lang sein wie der größte Durchmesser des Splitters. Bei hakenförmigen Konturen muß die Sklera zusätzlich in anteriorer und posteriorer Richtung *winkel- oder türflügelförmig eröffnet* werden. Die freiliegende Uvea wird dann mit Endodiathermieherden anämisiert und unter dem Mikroskop mit einer Mikroschere auf die Größe der Sklerainzision erweitert. Dies ist von Bedeutung, da die Uvea reichlich elastische Fasern enthält, in denen sich der Splitter verhaken kann.

Unter *nicht zu hohem Infusionsdruck* wird dann die Fremdkörperpinzette eingeführt, wobei der Chirurg sich überzeugen muß, daß sie kein peripheres Uvea-, Retina- oder Glaskörpergewebe vor sich herschiebt. Dann wird unter Beleuchtung des Mikroskops oder der intraokularen Illuminationssonde der Fremdkörper sehr vorsichtig gefaßt und angehoben, wobei nochmals darauf zu achten ist, daß *keine Adhärenzen zur Netzhaut* bestehen. Der mit der Pinzette gefaßte Splitter wird dann in das vordere Glaskörperdrittel geführt und senkrecht zur Pars plana durch die präparierte Öffnung extrahiert. Die Entbindung durch die Pars plana muß *unter mikroskopischer Kontrolle mit koaxialer Beleuchtung* erfolgen, damit notfalls der sklerale Durchtritt mit einem zweiten Instrument unterstützt werden kann.

Nach der Extraktion wird die Sklerainzision wieder mit Einzelknopfnähten (resorbierbares oder nichtresorbierbares Nahtmaterial 7-0 bis 9-0) auf die übliche Länge von etwa 1-2 mm reduziert. Zunächst wird das Fremdkörperbett erneut unter Endoillumination inspiziert. Häufig erweist es sich als notwendig, ältere, aufgewir-

XV. B. Chirurgie der Fremdkörperverletzungen

belte Blutungsreste oder frische, kleine Blutungen mit der Hohlnadel abzusaugen. Frische Blutungsquellen sind mit Endodiathermie zu verschließen. Anschließend müssen mit Indentation und indirekter Ophthalmoskopie periphere Netzhautschädigungen im Bereich des Extraktionsortes ausgeschlossen werden.

Abschluß der Operation und Versorgung von Netzhautschäden erfolgen in der in Kap. XV. C. 2 und 3 beschriebenen Weise.

*Intraoperative Komplikationen*

*Verhaken des Fremdkörpers* in der Pars plana-Inzision: hier ist eine rigorose *Erweiterung der Sklerainzision mit einer Mikroschere,* einer Schmallanze oder einem Graefe-Messer durch die freie Hand des Operateurs oder des Assistenten notwendig. Vorher muß der Operateur die Fremdkörperpinzette wieder etwas in den Bulbus zurückschieben, damit das Schneidinstrument den Fremdkörper nicht aus der Pinzette stößt.

*Verlust des Fremdkörpers bei der Extraktion*

Wenn sich bei der Entfernung der Fremdkörperpinzette aus dem Augapfel zeigt, daß sie den Splitter nicht gefaßt hat und die Splitterspitze nicht in der Skleraöffnung sichtbar ist, müssen „blinde" Faßmanöver zum Wiederergreifen des Splitters *unbedingt vermieden* werden.

Wenn es sich um einen *magnetischen Fremdkörper* handelt, ist die *Einführung eines Magnetspatels* mit wesentlich geringerem Risiko verbunden, als jedes andere Verfahren. Dabei ist der feine Magnetspatel mit Innenpolmagnet [128, 132, 136] deswegen überlegen, weil seine Spitze mit Anschalten des Feldes zum Magnetpol wird und daher in der Regel Bewegungen im Augeninneren nicht erforderlich sind.

Sowohl bei einem Handmagneten mit langem schmalen Ansatz wie auch bei einem entsprechenden Permanentmagneten kann es demgegenüber dazu kommen, daß sich der Splitter nicht in Richtung der *Spitze* der Magnetsonde, sondern zum Magnetpol hin bewegt [136].

Entfällt die Möglichkeit einer Magnetextraktion, so werden – nach temporärem Verschluß oder Erweiterung der Inzision für die Endoilluminationssonde – unter dem Mikroskop vorsichtig Sklera und Uvealefzen gespreizt und inspiziert.

Hat sich der Splitter nicht in diesem Bereich verhakt, wird die Fundusperipherie in der Umgebung der Skleraöffnung oder unter indirekter Ophthalmoskopie abgesucht. Es ist auch möglich, daß der Fremdkörper wieder zum hinteren Pol zurückgefallen ist, evtl. unter einer weiteren Verletzung der Netzhaut. Unter optischer Kontrolle sind saubere neuerliche Darstellung und Fassen des Fremdkörpers anzustreben; *überhastete Manöver müssen* vermieden werden.

### 3.3.2 Fremdkörperextraktion durch die Vorderkammer

Bei *aphaken Augen* bietet die Entbindung des Splitters über die Vorderkammer gewisse Vorteile gegenüber der Extraktion durch die Pars plana. Der gesamte Extraktionsvorgang kann *optisch kontrolliert* werden, der Splitter entschwindet nicht dem Blick des Operateurs. Damit besteht keine Gefahr einer Verletzung der peripheren Netzhaut. Durch Selbstadaptation der Korneoskleralwunde tritt während des Extraktionsmanövers *keine massive Bulbushypotonie* auf, die bei großen Inzisionen der Pars plana [79] unvermeidlich ist.

Bei allen *aphaken* Augen mit intraokularen Splittern von über 2 × 2 mm Kantenlänge empfehlen wir die Entfernung über die Vorderkammer. *Bei übergroßen Splittern* (Hülsenreißer, Diabolo-Geschosse) muß selbst bei phaken Augen die *Entfernung einer klaren Linse* in Erwägung gezogen werden, wenn der Pars plana-Weg zu große Risiken für die periphere Netzhaut in sich birgt.

Nach Exposition des Fremdkörpers durch die Vitrektomie wird er mit der Fremdkörperpinzette gefaßt (**Abb. XV. B. 38a**). Pinzette mit Fremdkörper wird in die Vorderkammer gehoben und dort gehalten (**Abb. XV. B. 38b**). Nach der Entfernung der intraokularen Faseroptik wird die dafür präparierte Öffnung temporär verschlossen. Die freie Hand des Operateurs eröffnet nun die Vorderkammer am Limbus mit einer scharfen Schmallanze in dem Quadranten, der der Fremdkörperpinzette gegenüberliegt. Dies betrifft meist einen der unteren Quadranten. Unter nicht zu hohem *Infusionsdruck* – um einen Prolaps von Irisgewebe zu vermeiden – wird dann der Fremdkörper von innen durch die Korneoskleralöffnung geschoben, wobei die sklerale Wundlefze mit der Lanze etwas nach hinten gedrückt wird (**Abb. XV. B. 38c**). Nach Entnahme des Fremdkörpers aus den Branchen der haltenden Pinzette wird diese aus der Pars plana-Inzision entfernt. Diese Inzision wird eben-

*Intraoperative Komplikationen*

Ernsthafte intraoperative Komplikationen während dieses Extraktionsmanövers sind *Vorfall und Verletzung der Iris*. Durch Reduktion des Infusionsdrucks auf normotone oder leicht hypotone Werte und den Gebrauch eines Irisspatels können sie vermieden werden. Gegebenenfalls ist am Ende der Operation zur Vermeidung von Goniosynechien die Vorderkammer mit Luft oder – partiell – mit Natriumhyaluronat aufzufüllen.

### 3.3.3 Transsklerale Fremdkörperextraktion

Einzelheiten des Vorgehens wurden oben beschrieben (S. 661 f.). Ist eine Vitrektomie vorausgegangen und läßt sich der Bereich des eingekapselten Fremdkörpers durch die indirekte Ophthalmoskopie darstellen, so erleichtert dies die sklerale Markierung.

### 3.3.4 Doppelperforation, Wandstecksplitter

Treffen Fremdkörper von ballistisch günstiger Gestalt mit hoher Energie auf den Bulbus, so können sie ihn doppelt perforieren – oder der Fremdkörper kann an der rückwärtigen Anschlagstelle in der Bulbuswand steckenbleiben.

Ragt ein Teil eines größeren Eisensplitters oder eines kupferhaltigen Fremdkörpers in das Augeninnere, besteht immer die Gefahr einer beschleunigten Metallose. In einem solchen Fall muß der Eisenfremdkörper bald, der *kupferhaltige so früh wie irgend möglich* entfernt werden. Ob der Fremdkörper von außen oder von innen entfernt werden soll, hängt von dem jeweiligen Extraktionsrisiko ab. Die Beziehung des Splitters zur Bulbuswand und zum Augeninneren können bei fehlendem Einblick durch Röntgen und Ultraschall nicht immer mit Sicherheit geklärt werden. In solchen Fällen bringt der intraoperative Befund nicht selten Überraschungen. Wenn die diagnostischen Voruntersuchungen eine Penetration der hinteren Sklera durch den Fremdkörper denkbar erscheinen lassen, sollte man die fragliche rückwärtige Ausschußregion darstellen, bevor man zu einer Vitrektomie schreitet.

Ist die Ausschußwunde bei Doppelperforation verschlossen oder ist der Fremdkörper sehr klein und/oder bindegewebig eingekapselt, ist eine metallische Schädigung des Augeninneren nicht zu

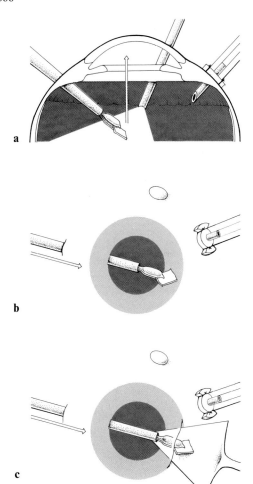

**Abb. XV. B. 38 a–c. Extraktion eines intraokularen Fremdkörpers über die Vorderkammer. a** Unter Endoillumination wird der mobilisierte Fremdkörper mit der Fremdkörperpinzette gefaßt und in die Vorderkammer gehoben. **b** Verschluß der zweiten Sklerotomie durch einen Metallpflock, während der Fremdkörper in der Vorderkammer gehalten wird. **c** Eröffnung der Vorderkammer mit der Lanze, die anschließend die sklerale Wundlefze nach hinten drückt, so daß der Fremdkörper durch die Öffnung nach außen geführt werden kann. Aus dieser Lage übernimmt ihn die zweite Pinzette.

falls temporär verschlossen: dann erfolgt ggf. die Glaskörpertoilette in der Vorderkammer, sodann die Naht der Limbusöffnung, je nach Ausdehnung mit fortlaufender Naht oder durch Einzelknopfnähte.

## XV. B. Chirurgie der Fremdkörperverletzungen

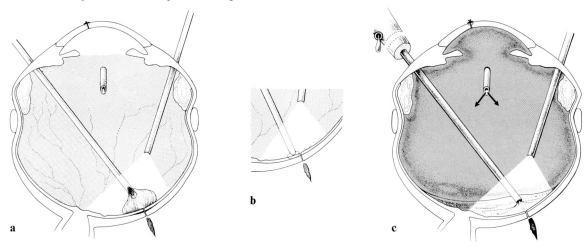

**Abb. XV. B. 39 a–c. Vitrektomie nach Fremdkörperdurchschuß mit Gasfüllung. a** Es bestehen Verletzungen von Hornhaut, Linse und erhebliche Glaskörperblutungen, die vom Ausschuß herrühren. Zunächst wird eine äquatoriale Cerclage durchgeführt. Gezeigt wird die Schlußphase der Vitrektomie, in der die retinale Ausschußwunde vorsichtig umschnitten und der hämorrhagisch durchsetzte Glaskörperbürzel entfernt wird. **b** Es folgt die Endokryopexie der Ausschußwunde. **c** Über die Infusionskanüle wird ein 20%iges SF 6-Gemisch injiziert. Mit Hilfe der Hohlnadel wird die intraokulare Flüssigkeit dabei passiv, unter Endoillumination und mikroskopischer Beobachtung, unter der Gasblase abgesaugt. Eine vollständige Gasfüllung wird angestrebt.

erwarten. Dann ist in der Regel Entfernung nicht unbedingt notwendig, zumal sie mit einer zusätzlichen und oft – trotz Plombierung – folgenschweren Netzhautverletzung verbunden ist.

Für das operative Vorgehen bei einer Doppelperforation durch einen magnetischen Fremdkörper sei folgendes Beispiel angeführt (**Abb. XV. B. 39**):

Als Ausgangslage findet sich eine Einschußwunde in der Hornhaut, die Linse ist verletzt, die Ausschußwunde liegt am hinteren Pol. Ihre Inspektion von außen hat ein erhebliches Risiko. Eine exakte Lokalisierung des Splitters mit Beziehung zum Augeninneren läßt sich nicht mit letzter Sicherheit durchführen. Cataracta traumatica und Glaskörpertrübungen verhindern eine Beurteilung der Fundussituation.

Nach *Vorlegen einer Cerclage* wird die Vitrektomie durchgeführt. Im Bereich des rückwärtigen Ausschusses ist der Glaskörper an der Netzhaut fixiert. Der hämorrhagisch durchsetzte Bürzel wird mit niedrigem Sog allmählich verkleinert, bis die Netzhautwunde dargestellt ist. Der Splitter läßt sich im Wundbereich nicht darstellen, so daß auf eine Extraktion verzichtet werden kann. Nach Koagulation der Wundränder erfolgt eine Gasauffüllung zur Innentamponade des Bulbus. Zu diesem Zweck wird über die Infusionskanüle eine 20%ige SF6-Gas-Luftmischung injiziert. Mit der Hohlnadel werden Luft- und Flüssigkeitsreste aus dem Augeninneren allmählich abgesaugt, bis die Gasblase auch den hinteren Pol erreicht hat und hier die Netzhaut tamponiert. Nach Verschluß der Sklerotomieöffnungen und Fixation der Cerclage, Überprüfung der Druckwerte und Verschluß der Konjunktiva wird der Patient dann für ein bis mehrere Tage in Bauchlage gebracht.

Eine Extraktion des Splitters aus dem Retrobulbärraum ist nicht notwendig.

In diesem Falle wurde eine mit den heutigen diagnostischen Mitteln nicht absolut sicher zu analysierende Situation auf die schonendste Weise geklärt und saniert.

## LITERATUR

1. Adrian ED (1946) Rod and cone components in the electric response of the eye. J Physiol (Lond) 105:24–37
2. Alexandridis E (1970) Veränderungen des Bestandspotentials des Auges (EOG) bei Aderhautabhebung. Klin Monatsbl Augenheilkd 157:395–399
3. Alexandridis E, Appel Ch, Lampert J (1975) Das Elektrooculogramm im Frühverlauf nach fistulierenden Operationen bei Glaucoma chronicum simplex. Graefes Arch Clin Exp Ophthalmol 195:49–55
4. Angra SK, Mohan M (1980) Intralenticular foreign bodies. Indian J Ophthalmol 28/3:145–149

5. Archangelski PF (zit nach Lebekhov PI) (1944) Vestn Oftalmol 2:23
6. Archer DB, Davies MS, Kanski JJ (1969) Non-metallic foreign bodies in the anterior chamber. Br J Ophthalmol 53:453–456
7. Arden GB, Barrada A, Kelsey JH (1962) New clinical test of retinal function based upon the standing potential of the eye. Br J Ophthalmol 46:449–467
8. Arden GB, Kelsey JH (1962) Some observations on the relationship between the standing potential of the human eye and the bleaching and regeneration of visual purple. J Physiol (Lond) 161:205–226
9. Armington JC, Johnson EP, Riggs LA (1952) The scotopic a-wave in the electrical response of the human retina. J Physiol (Lond) 118:289–298
10. Awschalom L, Meyers SM (1982) Ultrasonography of vitreal foreign bodies in eyes obtained at autopsy. Arch Ophthalmol 100:979
11. Bacin F, Gayot D (1981) Extraction des corps etrangers magnetiques du segment posterieur par la pars plana du corps ciliaire. Bull Soc Ophtalmol Fr 81(3):321–324
12. Bacin F, Gallon JC (1982) Utilisation du vitreotome en traumatologie oculaire – Resultats a propos de 62 interventions. Bull Soc Ophtalmol FR 82/10:1187–1191
13. Ballantyne JF (1951) Siderosis bulbi. Br J Ophthalmol 39:727–733
14. Belkin M, Zeimer R, Weinreb A, Kalman ZH, Loewinger E (1977) A non-invasive method for detection, analysis and measurement of metals in the eye. In: Neubauer H, Rüssmann W, Kilp H (Hrsg) Intraokularer Fremdkörper und Metallose. Bergmann, München, S 223–229
15. Belkin M (1979) A retention modification for the limbal ring method of foreign body localization. Am J Ophthalmol 88/1:124–125
16. Belz A, Bonnet JL (1948) Considerations sur quelques cas de chalcose totale de l'œil. Bull Soc Ophtalmol Fr 61:357–360
17. Bennett TO, Diddie KR, Trolinger K (1981) Magnetized instrument removal of foreign body through the pars plana. Ophthalmic Surg 12/6:432–434
18. Best W, Reuter R (1968) Charakteristik von Geräten zur Fremdkörperlokalisation mittels elektromagnetischer Methoden. Ber Deutsch Ophthal Ges 69:533
19. Bleeker GM (1971) Stereoskopischer Bildverstärker zur Entfernung intraokularer und extraokularer nichtmagnetischer Fremdkörper. Ophthalmological 162:273–275
20. Böke W (1962) Die Friede'sche Operation als Verfahren zur schonenden Extraktion intraziliarer Fremdkörper. Klin Monatsbl Augenheilkd 141:244–251
21. Brinton GS, Aaberg TM, Reeser FH, Topping TM, Abrams GW (1982) Surgical results in ocular trauma involving the posterior segment. Am J Ophthalmol 93:271–278
22. Bronson NR (1964) Nonmagnetic foreign body localisation and extraction. Am J Ophthalmol 58:133–134
23. Bronson NR (1968) Practical characteristics of ophthalmic magnets. Arch Ophthalmol 79:1–22
24. Bronson NR II, Turner FT (1970) A new metal locator. Trans Am Acad Ophthalmol Otolaryngol 74:830
25. Bronson NR II (1979) Management of magnetic foreign bodies. In: Freeman HM (ed) Ocular trauma. Appleton-Century-Crofts, New York, p 196
26. Brown KT, Wiesel TN (1961) Localisation of origins of electroretinogram components by intraretinal recording in the intact cat eye. J Physiol (Lond) 158:257–280
27. Brown KT (1964) The electroretinogram: Its components of the monkey retina with no detectable latency. Nature 201:626–628
28. Buffet JM, Czekaj R (1981) Electro-aimant endoculaire. J Fr Ophtalmol 4/6–7:509–510
29. Charlin JF, Brasseur G, Langlois J (1980) Attidue actuelle devant les corps etrangers metalliques du segment posterieur. Bull Soc Ophtalmol Fr 12:1263–1266
30. Chataignon MH, Bronner A, Gros Ch, Steinmetz-Simon S (1975) Interet de la xeroradiographie dans le diagnostic de corps etrangers de l'orbite. Bull Soc Ophtalmol Fr 75:441–450
31. Coleman DJ (1983) Trauma: timing of repair. Trans New Orleans Acad Ophthalmol 31:372–377
32. Coleman DJ, Lucas BC, Rondeau MJ (1987) The management of intraocular foreign bodies. Ophthalmology 94:1647–1653
33. Comberg W (1927) Ein neues Verfahren zur Röntgenlokalisation am Augapfel. Graefes Arch Clin Exp Ophthalmol 118:175
34. Conway BP, Michels RG (1978) Vitrectomy techniques in the management of selected penetrating ocular injuries. Ophthalmology 95:560–583
35. Cooling RJ, McLeod D, Blach RK, Leaver PK (1981) Closed microsurgery in the management of intraocular foreign bodies. Trans Ophthalmol Soc UK 101:181–183
36. Cornand A, Herve-Fey B, Emsallem R, Hantisse S (1980) La diaphanosscopie transcornéenne pour la recherche d'un corps entranger intra-oculaire. Bull Soc Ophtalmol Fr 80/6–7:553–554
37. Crescitelli E, Sickel E (1968) Delayed Off-responses from the isolated frog retina. Vision Res 8:801–816
38. Crock GW, Janakiraman P, Reddy P (1986) Intraocular magnet of Parel. Br J Ophthalmol 70:879–885
39. Cupples HP, Whitmore PV, Wertz FD, Mazur DD (1983) Ocular trauma treated by vitreous surgery. Retina 3:103–107
40. Dahl HD (1974) Beitrag zum Thema Siderosis retinae: Intoxikation, Detoxikation und Eisenspeicherung des isolierten Netzhautgewebes unter dem Einfluß Fe(III)-haltiger Badlösungen. Diss Köln
41. Davidson SI (1968) Intraocular foreign bodies: clinical recognition. Int Ophthalmol Clin 8:171–179
42. De Juan E, Sternberg P, Michels RG (1983) Penetrating ocular injuries: types of injuries and visual results. Ophthalmology 90:1318–1322
43. De Juan E, Sternberg P, Michels RG, Auer C (1984) Evaluation of vitrectomy in penetrating ocular trauma. A case-control study. Arch Ophthalmol 102:1160–1163
44. De Juan E, Sternberg P, Michels RG (1984) Timing of vitrectomy after penetrating ocular injuries. Ophthalmology 91:1072–1074
45. Dodds JM (1980) Demonstration and localisation of intraocular foreign bodies with target control. Radiography 46:101–104
46. Drews RC (1986) Sodium hyaluronate (Healon) in the repair of perforating injuries of the eye. Ophthalmic Surg 17/1:23–29
47. Duke-Elder S (1972) Retained foreign bodies. In: Duke-Elder S (ed) System of ophthalmology, vol XIV/1. Kimpton, London, pp 451–692
48. Eisner G (1981) Der raumtaktische Einsatz einer viskösen Substanz (Healon R). Klin Monatsbl Augenheilkd 178:32–39

49. Farmer FT, Osborn SB (1941) Location of foreign bodies by a radio-frequency probe. Lancet 2:517
50. Fechner PU (1979) Methylcellulose als Gleitsubstanz für die Implantation künstlicher Augenlinsen. Klin Monatsbl Augenheilkd 174:136–138
51. François J, Verriest G, de Rouck A (1957) L'électrooculographie en tant qu'examen functionnel de la retine. Progr Ophtal 7:1–67
52. François J, de Rouck A, Fernandez-Sasso D (1969) Electroretinography and electrooculography in deseases of the posterior pole of the eye. Bibl Ophthal (Basel) 80:132–163
53. François J, de Rouck A, Tacite D, Scarpulla B (1970) Ocular metallosis. Proceed VIIth ISCERG Symp Pisa, pp 7–12
54. François J, de Rouck A, Cambie E, Zanen A (1974) L'électrodiagnostic des affections rétiniennes. Masson, Paris
55. François P, Turut P, Hochart G, Mannechez P (1983) Corps étranger intra-cristallinien metallique et cristallin transparent. Bull Mem Soc Fr Ophtalmol 95:134–136
56. François P, Fallas P, Langiois M, Lenski C (1985) Interêt du scanner et de l'echographie dans les CEIO les CE intraorbitaires. Bull Soc Ophtalmol Fr 85:219–221
57. François P (1986) A propos des corps étrangers intraoculaires. Bull Soc Fr Ophtalmol 97:229–235
58. Freeman HM (1979) Ocular trauma. Appleton-Century-Crofts, New York
59. Freeman MH, McDonald RP, Scheie HG (1979) Examination of the traumatized eye and adnexa. In: MacKenzie-Freeman H (ed) Ocular trauma. Appleton-Century-Crofts, New York
60. Garve U (1984) Elektroretinographische Befunde bei perforierenden Verletzungen durch intraokulare Fremdkörper. Fortschr Ophthalmol 81:416–417
61. Gaster RN, Duda EE (1980) Localization of intraocular foreign bodies by computed tomography. Ophthalmic Surg 11/1:25–29
62. Gdal-On M, Scharf J, Zonis S (1984) Argon laser photocoagulation for posteriorly located perforating injuries. Ann Ophthalmol 16(6):557–559
63. Goldmann H (1938) Zur exakten Lokalisation wandständiger intraokularer Fremdkörper. Schweiz Med Wochenschr 18:497
64. Gorgone G (1966) Importanza clinica dell'ERG nella siderosi e calcosi oculare. Boll Oculist 45:638–649
65. Granit R (1947) Sensory mechanisms of the retina. Oxford University Press, London
66. Guibor P (1973) Xeroradiography and Ophthalmology. Trans Am Acad Ophthalmol Otolaryngol 77/6:751–759
67. Gundorowa RA, Bikow WP, Smokty JM (1985) Extraktion von Fremdkörpern bei Fällen mit Komplikationen. Klin Monatsbl Augenheilkd 186:358–361
68. Günther D, Neubauer H (1977) Der übersehene nichtmagnetische Fremdkörper im Kammerwinkel. In: Neubauer H, Rüssmann W, Kilp H (Hrsg) Intraokularer Fremdkörper und Metallose. Bergmann, München, S 390–395
69. Guthoff R, Hagemann J, Heller M (1982) Möglichkeiten der computertomographischen Fremdkörperlokalisation. Graefes Arch Clin Exp Ophthalmol 218/6:307–310
70. Haab O (1892) Die Verwendung sehr starker Magnete zur Entfernung von Eisensplittern aus dem Auge. Ber Dtsch Ophthal Ges 22:163
71. Haik GM, Coles WH (1972) Intraocular injuries. Their immediate surgical management. Lea, Philadelphia
72. Hanscom TA, Landers MB (1979) Limbal extraction of posterior segment foreign bodies. Am J Ophthalmol 88(4):777–778
73. Haschke W, Sickel W (1962) Das Elektroretinogramm des Menschen bei Ausfall der Ganglienzellen und partieller Schädigung der Bipolaren. Acta Ophthalmol [Suppl] (Copenh) 70:164–167
74. Havener HW, Glöckner SL (1969) Atlas of diagnostic techniques and treatment of intraocular foreign bodies. Mosby, St Louis
75. Heck J, Papst W (1957) Über den Ursprung des corneoretinalen Ruhepotentials. Bibl Ophthal 48:96–107
76. Heck J, Rendahl I (1957) Components of the human electroretinogram. Acta Physiol Scand 39:167–175
77. Heimann K, Neubauer H, Paulmann H, Tavakolian U (1979) Pars plana vitrectomy after intraocular foreign bodies. Mod Probl Ophthalmol 20:247–255
78. Heimann K (1981) Pars plana vitrectomy in the treatment of injuries with intraocular foreign bodies. Bull Soc Belge Ophthalmol 193:13–24
79. Heimann K, Paulmann H, Tavakolian U (1983) The intraocular foreign body. Principles and problems in the management of complicated cases by pars plana vitrectomy. Int Ophthalmol 6:235–242
80. Heimann K, Lemmen KD (1986) Perforierende Augenverletzungen mit multiplen intraokularen Fremdkörpern nach Manöverunfällen. Klin Monatsbl Augenheilkd 188:221–224
81. Heydenreich A, Dietze U (1982) Fehlermöglichkeit bei der Anfertigung von Fremdkörperlokalisationsaufnahmen nach Comberg. Radiol Diagn (Berl) 23/5:671–677
82. Hirschberg J (1985) Der Elektromagnet in der Augenheilkunde. Veit & Coy, Leipzig
83. Howcroft MJ, Shea M (1982) Management of posterior-segment foreign bodies. Can J Ophthalmol 17/6:256–261
84. Hutton WL, Snyder WB, Vaiser A (1976) Vitrectomy in the treatment of ocular perforating injuries. Am J Ophthalmol 81:733–739
85. Hutton WL, Fuller DG (1984) Factors influencing final visual results in severely injured eyes. Am J Ophthalmol 97:715–722
86. Imaizumi K (1968) EOG and ERG of intraocular injuries due to iron piece invasion. J Clin Ophthalmol 22:545–551
87. Irvine AR (1981) Old and new techniques combined in the management of intraocular foreign bodies. Ann Ophthalmol 13/1:41–47
87a. Jacobi KW, Driest J (1966) Sauerstoffbestimmungen im Glaskörper des lebenden Auges. Ber Dtsch Ophthalmol Ges 67:193–198
87b. Jacobi KW, Kluge K (1972) Sauerstoffpartialdruckmessung vor der Netzhaut nach Photokoagulation. Ber Dtsch Ophthalmol Gas 71:397–401
88. Jacobson HJ (1961) Clinical electroretinography. Thomas, Springfield/Ill
89. Jess A (1922) Das histologische Bild der Kupfertrübung der Linse. Ein Beitrag zur Linsenernährung. Klin Monatsbl Augenheilkd 68:433–443
90. Jess A (1929) Das Verschwinden der Verkupferungserscheinungen des Auges. Z Augenheilkd 69:59–73
91. Jess A (1930) Die Linse und ihre Erkrankungen. In: Schiek F, Brückner A (Hrsg) Kurzes Handbuch der gesamten Ophthalmologie. Springer, Berlin, S 286ff
92. Karpe G (1948) Early diagnosis of siderosis retinae by the use of electroretinography. Doc Ophthalmol 3:277–296
93. Karpe G (1957) Das Elektroretinogramm bei Siderosis bulbi. Bibl Ophthal 48:182–190

94. Kilp H, Greuel H (1977) Lokalisation multipler intraokularer Fremdkörper mit Hilfe des Stereokomparators. In: Neubauer H, Rüssmann W, Kilp H (Hrsg) Intraokularer Fremdkörper und Metallose. Bergmann, München, S 211–214
95. Kilp H (1978) Intensivdiaphanoskopie und punktuelle Beleuchtung mit einer neuen Kaltlichteinheit. Klin Monatsbl Augenheilkd 174/4:424
96. Kilp H, Neubauer H, Weber H, Landwehr G (1984) Klinische Erfahrungen mit einem verkleinerten und elektronisch gesteuerten Handmagneten. Fortschr Ophthalmol 81:620–622
97. Kingham JD (1981) A microsurgical approach to the management of intraocular foreign bodies with massive tissue damage. Ann Ophthalmol 13/9:1083–1087
98. Knave B (1969) Elektroretinography in eyes with retained intraocular metallic foreign bodies. Acta Ophthalmol [Suppl] (Copenh) 100:1–63
99. Knave B (1970) The ERG and ophthalmological changes in experimental metallosis in the rabbit. I. Effects of iron particles. Acta Ophthalmol (Copenh) 48:136–158
100. Knave B (1970) The ERG and ophthalmological changes in experimental metallosis in the rabbit. II. Effects of steel, copper and aluminium particles. Acta Ophthalmol (Copenh) 48:159–173
101. Konen W, Mödder U, Kilp H (1980) Lokalisation gering oder nicht schattengebender intraokularer Fremdkörper mit dem Computer-Tomogramm und Ultraschall. Ber Dtsch Ophthalmol Ges 77:907–909
102. Kozousek V (1965) Electroretinographie et microscopie électronique dans les metalloses. Ann Oculist (Paris) 198:694–702
103. Kraus-Mackiw E (1983) Sympathetic uveitis. In: Kraus-Mackiw E, O'Connor G (eds) Uveitis pathology and therapy. Thieme-Stratton, Stuttgart New York, p 117
104. Kroll P, Schiller B (1984) Zur Amotio-Prophylaxe bei der Versorgung perforierender Verletzungen. Fortschr Ophthalmol 81:105–108
105. Laibson PR (1965) Inferior bullous keratopathy and unsuspected anterior chamber foreign body. Arch Ophthalmol 74:191–195
106. Landwehr G, Dietrich K, Weber H, Buschmann W, Neubauer H (1977) Experiments with pulsed magnets for the extraction of intraocular foreign bodies. Ophthalmic Res 9:308–316
107. Landwehr G (1977) Der Magnet als Hilfsmittel zur Extraktion von Fremdkörpern aus dem Auge. In: Neubauer H, Rüssmann W, Kilp H (Hrsg) Intraokularer Fremdkörper und Metallose. Bergmann, München, S 269–287
108. Larsen JS (1973) Ultrasonic examinations for foreign bodies in the posterior wall of the eye. Acta Ophthalmol (Copenh) 51:861–868
109. Leber Th (1915) Die Krankheiten der Netzhaut. In: Graefe-Saemisch, Handbuch der ges. Augenheilkunde, 2. Aufl. Bd VII/A, Engelmann, Leipzig, S 578–582
110. Leopold Ph (1959) Répérage des corps étrangers intraoculaires par la diaphanoscopie transpupillaire. Ann Oculist 192:863
111. Lindner K (1934) Über die Lokalisation von Netzhautstellen mit Hilfe der Ophthalmoskopischen Durchleuchtung nebst einem Beitrag zur Lokalisation von intraokularen Fremdkörpern. Ber Dtsch Ophthalmol Ges 50:98
112. Lobes LA Jr, Grand MG, Reece J, Penkrot RJ (1981) Computerized axial tomography in the detection of intraocular foreign bodies. Ophthalmology 88(1):26–29
113. Logai IM (1983) Effektivnost' primeniia kobal't-samarievogo glaznogo magnita i podkhody k udaleniiu magnithykh oskoikov iz zadnego otdela glaza. Oftalmol Zh 33/6:325.328
114. Markl A, Hasenfratz G, Mayr B, Fink U, Ingrisch H (1983) Vergleich von konventioneller Radiologie, Ultraschall und Computertomographie bei der praeoperativen Lokalisation intraokularer Fremdkörper. Computertomographie 3/4:162–167
115. McCoy DA (1975) Removal of nonmagnetic and magnetic intraocular foreign bodies with constant visualisation. South Med J 68/5:591–594
116. McLeod D (1984) Microsurgery in trauma. Aust J Ophthalmol 12:383–390
117. Mellinger C (1904) Der Innenpolmagnet. Verh 10. Int Ophthalm Kongreß, Luzern, S 193–196
118. Michels RG (1975) Surgical management of nonmagnetic intraocular foreign bodies. Arch Ophthalmol 93:1003
119. Michels RG (1976) Early surgical management of penetrating ocular injuries involving the posterior segment. South Med 69:1175–1177
120. Micovic V, Stanojevic-Paovic A, Stankov B (1984) Diagnostische und therapeutische Probleme der Behandlung von intraokularen nichtmagnetischen Fremdkörpern. Fortschr Ophthalmol 81:217–220
121. Muga R, Maul E (1978) The management of lens damage in perforating corneal lacerations. Br J Ophthalmol 62:784–787
122. Müller W, Haase E, Schwarz K (1974) Beziehungen zwischen ERG und EOG bei Verdacht auf Metallosis. In: Francois J (ed) Functional examinations in ophthalmology, part II. Karger, Basel, S 492–496
123. Myllylae V, Pytinen J, Paeivaensalo M, Tervonen O, Koskela P (1987) CT detection and location of intraorbital foreign bodies. Experiments with wood and glas. ROFO 144/6:639–643
124. Neubauer H (1959) Zur Entfernung seltener amagnetischer Fremdkörper. Klin Monatsbl Augenheilkd 133:427–428
125. Neubauer H (1965) Der intraokulare Fremdkörper. Ber Dtsch Ophthalmol Ges 66:297–317
126. Neubauer H (1965) Intensiv-Diaphanoskopie. Ophthalmologica 150:441–451
127. Neubauer H (1968) Ein moderner Innenpolmagnet. Gesichtspunkte zur Verringerung des Extraktionstraumas. Klin Monatsbl Augenheilkd 152/5:723–730
128. Neubauer H (1968) The inner pole magnet. Int Ophthalmol Clin 8:231–235
129. Neubauer H (1968) Bright light operative localization. Int Ophthalmol Clin 1:200–212
130. Neubauer H, Heimann K (1969) Der nichtmagnetische Fremdkörper im Kindesalter. Ber Dtsch Ophthalmol Ges (Heidelberg) 69:366–372
131. Neubauer H (1969) Non-magnetic intra-ocular foreign bodies (1958–1967). Adv Ophthalmol 21:1–41
132. Neubauer H (1970) Microsurgery in ocular trauma. Adv Ophthalmol 22:246–249
133. Neubauer H (1971) Fremdkörperextraktion aus dem Bereich des Ziliarkörpers. Klin Monatsbl Augenheilkd 158:617–621
134. Neubauer H (1972) Die Extraktion nichtmagnetischer intraokularer Fremdkörper mit dem Stereo-Röntgen-Bildwandler-Gerät. Ber Dtsch Ophthalmol Ges 72:403–410
135. Neubauer H (1975) Intraocular foreign bodies. Trans Ophthalm Soc UK, Vol XCV, pp. 496–501

136. Neubauer H (1977) Die Mikroextraktion am Innenpolmagneten. In: Neubauer H, Rüssmann W, Kilp H (Hrsg) Intraokularer Fremdkörper und Metallose. Bergmann, München, S 292–298
137. Neubauer H, Rüssmann W, Kilp H (Hrsg) (1977) Intraokularer Fremdkörper und Metallose. Bergmann, München
138. Neubauer H (1977) Der nichtmagnetische Fremdkörper. In: Neubauer H, Rüssmann W, Kilp H (Hrsg) Intraokularer Fremdkörper und Metallose. Bergmann, München, S 343–355
139. Neubauer H, Heimann K, Kilp H, Ziemssen M, Tavakolian U (1978) Vitreous surgery in ophthalmic traumatology: Intraocular foreign bodies. Intern Congr S Nr 450. XXIII Conc Ophthalm, Kyoto
140. Neubauer H (1983) Healon als Nothelfer. Klin Monatsbl Augenheilkd 182:269–271
141. Neubauer H (1984) Zeitpunkt und Ausmaß der Erstversorgung bei Bulbusperforationen. Fortschr Ophthalmol 81:15–20
142. Newell SW (1985) Management of corneal foreign bodies. Am Fam Physician 31/2:149–156
143. Nosal VI (1987) Vakuumekstraktor dlia udaleniia poverkhnostnykh inorodnykh tel rogovitsy. (Vacuum extractor for the removal of foreign bodies from the cornea surface). Oftalmol 2h 2:126–127
144. Noell WK (1953) Studies of the electrophysiology and metabolism of the retina. USAFSch Aviation Med Proj 21:1201
145. Oksala A, Lethinen A (1959) Use of the echogram in the location and diagnosis of intraocular foreign bodies. Br J Ophthalmol 43:744
146. Ossoinig K (1966) Zur Ultraschalldiagnostik intraokularer Fremdkörper. Ber Dtsch Ophthalmol Ges 67:288–296
147. Ossoinig K, Seher K (1969) Ultrasonic diagnosis of intraocular foreign bodies. In: Gitter KA, Keeney AH (eds) Ophthalmic ultrasound. Mosby, St Louis, pp 311–320
148. Ossoinig KC (1979) Standardized echography: basic principles, clinical applications, and results. Int Ophthalmol Clin 19:127–210
149. Ounnas N, Ruellan YM, Camboulives D, Rozenbaum JP (1983) Indication de la vitrectomie pour l'extraction des corps etrangers intra-oculaires. J Fr Ophtalmol 6/10:815–823
150. O'Neill E, Eagling EM (1978) Intraocular foreign bodies: indications for lensectomy and vitrectomy. Trans Ophthalmol Soc UK 98:47–48
151. Paton D, Goldberg MF (1976) Management of ocular injuries. Saunders, Philadelphia
152. Penner R, Passmore C (1966) Magnetic and nonmagnetic intraocular foreign bodies. Arch Ophthal 76:676–677
153. Percival SPB (1972) Late complications from posterior segment intraocular foreign bodies with particular reference to retinal detachment. Br J Ophthalmol 56:462
154. Percival SP (1972) A decade of intraocular foreign bodies. Br J Ophthalmol 56/6:454–461
155. Perdriel MG, Vignat JP, Baltenbeck A, Terzian M (1974) Indications diagnostiques et therapeutiques du localisateur de Berman. Bull Soc Ophtalmol Fr 74:37
156. Peyman GA, Raichand M, Goldberg MF et al (1980) Vitrectomy in the management of intraocular foreign bodies and their complications. Br J Ophthalmol 64:476
157. Peyman GA, Schulman JA (1986) Intravitreal surgery. Principles and practice. Appleton-Century-Crofts, Norwalk Connecticut
158. Piravarov VP (1953) Neue Modifikation der Röntgenlokalisierung von Fremdkörpern des Auges und der Orbita unter Verwendung des Prothese-Indikators von Baltin. Vestn Oftalmol 32/1:28
159. Portis JM, Verne AZ, Hilton GF (1986) Sodium hyaluronate, hyphema, and vitreoretinal surgery. Am J Ophthalmol 101/6:738–739
160. Poujol J (1983) Possibilités et limites de la recherche echographique des corps étrangers en ophtalmologie. Bull Mem Soc Fr Ophtalmol 95:127–129
161. Prost M, Witschel H, Mackensen G (1982) Topographisch-metrische Beziehungen zum Limbus corneae, Kammerwinkel, Iris und Corpus ciliare. Ein Beitrag zur chirurgischen Anatomie. Klin Monatsbl Augenheilkd 181:490–492
162. Pünder H (1965) Zur Behandlung der Ophthalmia nodosa. Klin Monatsbl Augenheilk 125:114
163. Purtscher O (1918) Bemerkungen zur Frage der Linsentrübung und Regenbogenfarben der Linsenbilder bei Anwesenheit von Kupfer im Auge. Centralbl Prakt Augenheilkd 42:172–175
164. Ratjen E (1959) A stereoscopic method for the removal of radioopaque foreign bodies. Especially of intra-orbita and intra-ocular Localisation. Dan Med Bull 6:273–277
165. Reibaldi A, Lorusso VV, Balacco-Gabrieli C (1983) Les possibilités diagnostiques de l'ultrasonographie dans l'observation clinique des corps étrangers intra-oculaires. Bull Mem Soc Fr Ophtalmol 95:130–133
166. Reich ME, Hanselmayer H (1980) Zur bakteriellen Kontamination metallischer intraokularer Fremdkörper. Klin Monatsbl Augenheilkd 176/1:119–121
167. Riise D (1966) Electro-magnetic localization of intraocular foreign bodies with the beolocator. Acta Ophthalmol (Copenh) 44:80
168. Rohen W (1977) Morphologie und Embryologie des Sehorgans. In: François J, Hollwich F (Hrsg) Augenheilkunde in Klinik und Praxis. Thieme, Stuttgart, S 1
169. Roper-Hall M (1968) Intraocular foreign body: prognosis. Int Ophthalmol Clin 8:257–263
170. Roper-Hall MJ (1980) Stallard's eye surgery. Wright, Bristol
171. Roper-Hall MJ (1983) Visco elastic materials in the surgery of ocular trauma. Trans Ophthalmol Soc UK 103/3:274–276
172. Roper-Hall MJ, Eustace PE (1986) Verletzungen. In: François J, Hollwich F (Hrsg) Augenheilkunde in Klinik und Praxis, Kap 3/II. Thieme, Stuttgart, S 2.1–2.72
173. Rosenthal AR, Appleton B, Hopkins JL (1974) Intraocular copper foreign bodies. Am J Ophthalmol 78:671
174. Rosenthal AR, Hopkins JL, Appleton B, Zimmerman R (1974) Studies on intraocular copper foreign bodies. Arch Ophthalmol 92:431–436
175. Ross WH, Tasman WS (1975) The management of magnetic intraocular foreign bodies. Can J Ophthalmol. 10/2:168–173
176. Roth HJ, Alexandridis E, Pape R (1974) The electrooculogram in the early postoperative period following intracapsular cataract surgery. Graefes Arch Clin Exp Ophthalmol 190:207–214
177. Rüssmann W (1974) Augeninnendruck, Kammerwasserkupfer und Ziliarepithelenzyme bei experimenteller Chalkosis. Graefes Arch Ophthalmol 189:179–189
178. Rüssmann W, Bös R, Neubauer H (1975) Clinical ultrasonographie of intraocular foreign bodies. Bibl Ophthalmol 83:96–101

179. Rüssmann W (1977) Biochemie der Metallosen. In: Neubauer H, Rüssmann W, Kilp H (Hrsg) Intraokularer Fremdkörper und Metallose. Bergmann, München, S 15–53
180. Ryan SJ (1979) Guidelines in the management of penetrating ocular trauma with emphasis on the role and timing of pars plana vitrectomy. Int Ophthalmol 1:105–108
181. Sachs M (1903) Über eine neue Durchleuchtungslampe und ihre Verwendung in der Augenheilkunde. Münch Med Wochenschr 50:741
182. Schlevogt RK, Mayer UM, Reuther G, Requardt H, Meythaler FH (1986) Kernspintomographie mit Oberflächenspulen. Erste Erfahrungen in der Orbitadiagnostik. Klin Monatsbl Augenheilkd 189/3:209–213
183. Schmidt B (1967) Die Elektrookulographie als klinische Untersuchungsmethode. Klin Monatsbl Augenheilkd 151:249–258
184. Schmidt JGH, Weber E (1971) The effect of intra-ocular copper-alloys on the ERG of human and rat retinas. ISCERG VIII, Pacini, Pisa, pp 240–250
185. Schmidt JGH, Stute A, Weber E (1972) Elektroretinographische und ophthalmoskopische Befunde bei intraokularen Metallfremdkörpern der Ratte. Klin Monatsbl Augenheilkd 71:391–396
186. Schmidt JGH, Stute A (1973) Electroretinogram and ophthalmoscopic findings in intravitreous iron, copper and lead particles. Doc Ophthalmol Proc Ser 85–90
187. Schmidt JGH (1977) Klinisches ERG und EOG bei Metallose und Beobachtungen nach Entfernung implantierter Fremdkörper. In: Neubauer H, Rüssmann W, Kilp H (Hrsg) Intraokularer Fremdkörper und Metallose. Bergmann, München, S 155–159
188. Schmidt JGH (1977) Tierexperimentelle Untersuchungen über die Wirkung intraokularer Fremdkörper auf das ERG. In: Neubauer H, Rüssmann W, Kilp H (Hrsg) Intraokularer Fremdkörper und Metallose. Bergmann, München, S 136–140
189. Schmidt JGH, Micovic V, Stute A (1978) Surface area sizes of intravitreal copper particles: their effects on the ERG of rabbit and rats. Doc Ophthalmol Proc Ser 15:63–67
190. Schmidt JGH, Wasserschaff MSJ (1983) On the recovery of the electroretinogram of intravitreal iron particles. Doc Ophthal Proc Ser 37:293–299
191. Schmöger E (1956) Elektroretinographie bei Siderosis und Chalkosis. Klin Monatsbl Augenheilkd 128:158–166
192. Schneider KM (1974) Untersuchungen über die Kupferintoxikation des isolierten Netzhautgewebes und ihre Beeinflussung durch Komplexbilder. Diss Univ Köln
193. Schneider G, Tölly E (1984) Radiologische Diagnostik des Gesichtsschädels. Thieme, Stuttgart New York
194. Schum U, Schwab B (1972) Anwendung kombinierter Ultraschall- und Magnetverfahren in der Fremdkörperdiagnostik. Ber Dtsch Ophthalmol Ges 71:640–642
195. Sears ML, Tarkkanen A (1985) Surgical pharmacology of the eye. Raven, New York
196. Severin M (1976) Heutiger Stand der Lokalisation intraokularer Fremdkörper. Röntgenblätter 29:571–581
197. Severin M (1977) Probleme der Fremdkörperlokalisation. In: Neubauer H, Rüssmann W, Kilp H (Hrsg) Intraokularer Fremdkörper und Metallose. Bergmann, München, S 177–188
198. Shipman JS (1953) Magnet extraction of intraocular foreign bodies by anterior and posterior routes. A survey of 150 cases. Am J Ophthalmol 36:620–628
199. Shock JP, Adams D (1985) Long-term visual acuity results after penetrating and perforating ocular injuries. Am J Ophthalmol 100/5:714–718
200. Sickel W (1972) Retinal metabolism in dark and light. In: Fuortes MGF (ed) Physiology of photoreceptor organs. Springer, Berlin Heidelberg New York (Handbook of Sensory Physiology, vol VII/2, pp 667–727)
201. Spierer A, Tadmor R, Treister G, Blumenthal M, Belkin M (1985) Diagnosis and localization of intraocular foreign bodies by computed tomography. Ophthalmic Surg 16/9:571–575
202. Stallard HB (1973) Eye surgery. Wright, Bristol
203. Starkov GL, Maikov VG (1985) Postoiannyi glaznoi magnit s reguliruemoi magnitnoi siloi. Vestn Oftalmol 101/4:62–64
204. Straub W (1961) Das Elektroretinogramm. Enke, Stuttgart
205. Sweet WM (1909) Improved apparatus for localizing foreign bodies. Arch Ophthalmol (Chicago) 38:623ff
206. Sweet WM (1909) Improved apparatus for localizing foreign bodies in the eyeball by the Roentgen rays. Trans Am Ophthalmol Soc 12:320
207. Szabo G v (1960) Removal of non-magnetic foreign bodies from the cornea. 97:220–228
208. Thorpe HE (1961) Foreign bodies in the anterior chamber angle. Am J Ophthalmol 61:1329–1343
209. Topilow HW, Ackermann AL, Zimmermann RD (1984) Limitations of computerized tomography in the localisation of intraocular foreign bodies. Ophthalmology 91:1086–1091
210. Trepsat C, Ravault MP, Chabin T (1983) Traitment des corps étrangers intra-oculaires du segment posterieur rebelles a l'électro-aimant. Bull Mem Soc Fr Ophtalmol 95:141–143
211. Trinkmann R, Runde H (1984) Nachweis und Lokalisation von intraokularen Fremdkörpern durch die Computertomographie. Klin Monatsbl Augenheilkd 184:18–22
212. Tso Mom, Fine BS, Thorpe ME (1975) Kayser-Fleischer-Ring and associated cataract in Wilson's disease. Am J Ophthalmol 70:478–488
213. Turut P, Gustin J (1980) Les corps étrangers intra-cristalliniens metalliques (a propos de 50 cas). Bull Soc Ophtalmol Fr 80/11:1129–1132
214. Turut P, Regnaut B, Deramond H, Dupuis JL (1985) Apport du scanner et de l'echographie B dans la localisation des C.E.I.O. metalliques. A propos de 33 cas. Bull Soc Ophtalmol Fr 85/2:225–227
215. Vogel M (1977) Morphologie der Metallosen. In: Neubauer H, Rüssmann W, Kilp H (Hrsg) Intraokularer Fremdkörper und Metallose. Bergmann, München, S 9–15
216. Vogt A (1921) Skelettfreie Röntgenaufnahmen des vorderen Bulbusabschnitts. Schweiz Med Wochenschr 51:145
217. Volkov VV, Mikha'ilov AI (1973) Udalentie vnutriglaznykh inorodnykh tel puten podvedeniia k nim magnita cherez steklovidnoe telo. (Removal of intraocular foreign bodies by using a magnet through the vitrous body). Oftalmol Zh 28/6:424–429
218. Watson A, Hartley DE (1984) Alternative method of intraocular foreign-body localization. AJR 142/4:789–790
219. Waubke Th (1967) Fernseh-Röntgen intraokularer Fremdkörper. Ein neues Verfahren zur Lokalisation und Extraktion. Beihefte Klin Monatsbl Augenheilkd, Bd 47. Enke, Stuttgart
220. Waubke Th, Reiner J, Rhein I (1969) Augenschutz durch die Brille. Ber Dtsch Ophthalmol Ges 70:231–236

221. Waubke ThN (1977) Der magnetische Fremdkörper. In: Neubauer H, Rüssmann W, Kilp H (Hrsg) Intraokularer Fremdkörper und Metallose. Bergmann, München, S 299–311
222. Weder W (1984) Ein Rechnerprogramm zur sicheren Auswertung von Comberg-Roentgenaufnahmen. Fort Ophthalmol 81/3:221–224
223. Weve H (1938) Über transklerale Extraktion von Eisensplittern mittels diathermischen Schnitts und Transilluminationslokalisation. Z Augenheilkd 94:372
224. Wilhelm JJ, Zakov ZN, Weinstein MA, Berlin LA, Zegarra H (1981) Localization of suspected intraocular foreign bodies with a modified Delta 2020 scanner. Ophthalmic Surg 12/9:633–641
225. Wind CA, Honig AJ, Rice LS (1975) Radiographic aids in the management of intraocular body in the chamber angle. Ophthalmic Surg 6/3:50–54
226. Winter R, Draeger J (1987) Magnetextraktion unter mikroskopischer Kontrolle – ein verbesserter Innenpolmagnet. Fortschr Ophthalmol 84/2:205–206
227. Wollensak J, Bleckmann H, Lange S, Grumme T (1976) Computertomographie des Auges und der Orbita. Klin Monatsbl Augenheilkd 168:467–475
228. Yonemura D, Tsuzuki K, Aoki T (1962) Clinical importance of the oscillatory potential in the human ERG Acta Ophthalmol [Suppl] (Copenh) 70:115–123
229. Zeimer R, Weinreb A, Loewinger E, Kalman ZH, Belkin M (1971) Detection and analysis of metals in the eye by X-ray spectrometry. Med Physics 1:251–256
230. Zintz R, Gremmelspacher M (1968) Ein Regelgerät zum Innenpolmagneten nach Mellinger. Klin Monatsbl Augenheilkd 152:69–73

# XV. C. Vitrektomie bei Augapfelverletzungen

K. Heimann

INHALT

1 Netzhautablösung nach perforierender Verletzung . . . . . . . . . . . . . . . . . . . . . 675
    Einleitung . . . . . . . . . . . . . . . . . 676
    Klinisches Bild . . . . . . . . . . . . . . 676
    Wahl des Operationsverfahrens . . . . . . . 677

    Operationen . . . . . . . . . . . . . . . . 678
1.1 Operationen mittels bulbuseindellender Maßnahmen . . . . . . . . . . . . . . . . . . . . 678
1.1.1 Freilegung der Sklera . . . . . . . . . . . . 678
1.1.2 Intraoperative Foramenlokalisation und koagulativer Wundverschluß . . . . . . . . . . . 678
1.1.3 Skleraeindellende Maßnahmen . . . . . . . 678
1.1.4 Intraokulare Gastamponade . . . . . . . . . 680
1.1.5 Intraoperative Komplikationen . . . . . . . 680
1.1.6 Postoperative Komplikationen . . . . . . . 681
    Vitrektomie in der Behandlung von Verletzungen des hinteren Augenabschnittes . . . . . . . . 681
    Einleitung . . . . . . . . . . . . . . . . . 681
    Wahl des Zeitpunktes zur Pars plana-Vitrektomie 682
    Präoperative Untersuchung . . . . . . . . . 684

2 Pars plana-Vitrektomie bei traumatischen Glaskörperblutungen . . . . . . . . . . . . . . 685
2.1 Einleitende Maßnahmen . . . . . . . . . . 685
2.2 Inzision und Wahl des Zugangs . . . . . . . 685
2.3 Vitrektomie . . . . . . . . . . . . . . . . 686
2.3.1 Abhebung des Glaskörpers bei Netzhautanlage 688
2.3.2 Glaskörperabhebung bei partieller oder totaler Netzhautablösung . . . . . . . . . . . . . 688
2.3.3 Fehlende Glaskörperabhebung . . . . . . . 688
2.3.4 Prophylaxe und Therapie der Netzhautablösung 689
2.3.5 Intraoperative Komplikationen . . . . . . . 689
2.3.6 Postoperative Komplikationen . . . . . . . 690
2.4 Pars plana-Vitrektomie bei Glaskörperblutung nach skleralen und korneoskleralen Verletzungen 690
2.4.1 Primärversorgung einer Sklerawunde mit Aderhaut- und Netzhautbeteiligung . . . . . . . 691
2.4.2 Sekundärversorgung nach Sklerawunde mit Aderhaut- und Netzhautbeteiligung durch Pars plana-Vitrektomie . . . . . . . . . . . . . . . . 691

3 Netzhautablösung bei proliferativer Vitreoretinopathie (PVR) nach Trauma des hinteren Augenabschnittes . . . . . . . . . . . . . . . . . . 693
3.1 Präparation . . . . . . . . . . . . . . . . 696
3.2 Vitrektomie . . . . . . . . . . . . . . . . 696
3.3 Glaskörperbasis . . . . . . . . . . . . . . 696
3.4 Verbliebene retroretinale Stränge . . . . . . 697
3.5 Hydraulische Entfaltung der Netzhaut . . . 697
3.5.1 Gasinjektion . . . . . . . . . . . . . . . 697
3.5.2 Silikonölinjektion . . . . . . . . . . . . 697
3.5.3 Schlußkontrolle und Sicherung . . . . . . 698
3.6 Retinotomie und Netzhautfixation . . . . . 698
3.7 Komplikationen . . . . . . . . . . . . . . 699
3.7.1 Intraoperative Komplikationen . . . . . . . 699
3.7.2 Postoperative Komplikationen . . . . . . . 699
3.7.2.1 Nach posttraumatischer proliferativer Vitreoretinopathie . . . . . . . . . . . . . . . . . 699
3.7.2.2 Komplikationen nach Silikonölinjektion . . . 699
3.8 Silikonölentfernung . . . . . . . . . . . . 700
3.9 Traumatischer Riesenriß . . . . . . . . . . 700

4 Schwerste Bulbusverletzungen . . . . . . . 702
4.1 Primäre Vitrektomie und Silikonölinjektion . . 702
4.1.1 Operationstechnik . . . . . . . . . . . . 703
4.1.2 Postoperative Komplikationen . . . . . . . 703
4.2 Posttraumatische Endophthalmitis
    – Behandlung durch Vitrektomie . . . . . . 703
4.2.1 Operationstechnik . . . . . . . . . . . . 703
    Postoperativer Verlauf und Komplikationen . . 704

Literatur . . . . . . . . . . . . . . . . . 704

## 1 Netzhautablösung nach perforierender Verletzung

Netzhautablösungen nach perforierenden Verletzungen des Auges sind eine *besonders schwerwiegende*, nicht selten zur Erblindung führende Komplikation [36, 38, 103]. Ihre Häufigkeit wird nach Augapfelperforationen mit 6,2% [127], nach Verletzung mit intraokularen Fremdkörpern mit 10,5%–22% [43, 108, 127] angegeben. Bei traumatischen Glaskörperveränderungen steigt die Inzidenz der Amotio retinae dramatisch an, 42% [108] bzw. 74% [127]. Bei bulbuseindellenden Maßnahmen ist die Prognose der traumatischen Netzhautablösung gegenüber der idiopathischen mit einer Wiederanlegungsrate zwischen 60% und 70% herabgesetzt [29, 35, 64]. In 46% der Fälle mit bleibenden Verletzungsschäden war allein die Netzhaut mit betroffen [93].

Die moderne Behandlungsmethode der Pars plana-Vitrektomie, evtl. in Verbindung mit Gas- oder Silikonölinjektion, hat die Ergebnisse auch in ungünstigen Ausgangssituationen verbessert; trotzdem muß oft bei der traumatischen Netzhautablösung mit erheblichen funktionellen Einbußen gerechnet werden.

Bei der Darstellung dieser Problematik waren die Kapitel XII, XIII, XIV zu berücksichtigen. Geringfügige Überschneidungen sind dennoch unvermeidlich.

# Einleitung

Wie bei der idiopathischen (rhegmatogenen) Netzhautablösung kommt es auch nach perforierenden Verletzungen gewöhnlich nur dann zu einer Amotio retinae, wenn gleichzeitig *Netzhautdefekte und Glaskörperveränderungen* vorliegen. Doch sind naturgemäß Lokalisation, Form und Größe der Netzhautrisse wie auch die pathologischen Glaskörperdeformationen (Blutungen, Strangbildungen) bei den traumatischen Folgezuständen vielgestaltiger. Abhebungen des Corpus vitreum treten in der Regel nicht sofort ein, sondern entwickeln sich erst nach Wochen. Cox und Freeman beobachteten in ihrem Krankengut nur in 20–30% der Fälle eine Netzhautablösung innerhalb von 4 Wochen nach dem Unfallereignis, in weiteren 30% erst nach 1 Jahr [29, 42]. Eine Amotio retinae beobachten wir nur gleich nach dem Unfallereignis, wenn massive, subretinale Hämorrhagien vorliegen oder bei einem prädisponierten, myopen Auge mit hinterer Glaskörperabhebung ein Riesenriß entsteht. Die Netzhautablösung stellt sich ein, wenn der Tamponadeeffekt des Glaskörpers entfällt oder sich eine lokalisierte oder diffuse Zugwirkung auf die Netzhaut entwickelt hat. Obwohl in Spätstadien, vor allen Dingen durch zusätzliche periretinale Proliferationen, auch nichtrhegmatogene Traktionsablösungen vorkommen, muß immer ein Netzhautriß ausgeschlossen werden.

# Klinisches Bild

Das klinische Bild der Netzhautablösung nach perforierenden Verletzungen unterscheidet sich grundsätzlich nicht von der idiopathischen Amotio retinae, wenn auch der Funduseinblick häufig durch verletzungsbedingte Trübungen der brechenden Medien erschwert ist. Eine hochblasige Netzhautdistanz läßt immer auf das Vorliegen eines Risses als Ursache schließen. Die Netzhautlöcher weisen auch nach perforierenden Verletzungen typische Lokalisationen auf [28, 29, 42, 83] **(Abb. XV. C.1)**: Da jede Perforation auch eine mehr oder weniger stark ausgeprägte *Kontusionskomponente* hat, finden wir Löcher häufig in Distanz zur Perforation an der vorderen oder hinteren Begrenzung der Glaskörperbasis (Hufeisenforamina, Rundlöcher, Orarisse oder -dialysen). Im Bereich der Perforationen oder Anschlagstellen sind Netzhautdefekte zu vermuten. Jedoch geht von ihnen seltener eine Netzhautablösung aus als man annimmt. Solche Risse eröffnen sich in der Regel erst, wenn lokalisierte, die retinale Wunde umgebende Proliferationen sich kontrahieren. Sie führen dann zu einer rhegmatogenen Netzhautablösung. Bei Glaskörperverlust und -inkarzeration entwickelt sich nicht selten eine transvitreale Traktion, die auf der der Perforation gegenüberliegenden Seite zu Traktionsforamina und nachfolgender Netzhautablösung führt. Ist es zur Ausbildung von *epiretinalen Proliferationen* gekommen, so verliert die Retina in diesem Bereich ihre Transparenz und nimmt eine graue Verfärbung an. Zusätzlich erschweren dann noch zelluläre Infiltrationen des Glaskörpers die Beurteilung der Situation.

*Das posttraumatische Verhalten des Glaskörpers bestimmt also wesentlich das klinische Bild.* Je ausgedehnter das Trauma ist und je mehr vitreale und subretinale Hämorrhagien vorliegen, desto unübersichtlicher kann die Netzhautsituation werden. Wie schon erwähnt, ist nach Bulbusperforationen die Disposition zur Entwicklung der prognostisch ungünstigen PVR-Amotio erheblich erhöht. Der Grad der Glaskörperveränderungen entscheidet auch über die Art des operativen Vorgehens.

## XV. C. Vitrektomie bei Augapfelverletzungen

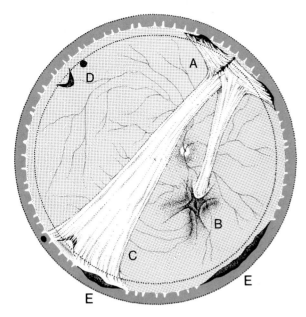

**Abb. XV. C.1. Typische Lokalisation von Netzhautrissen nach perforierenden Verletzungen des hinteren Augenabschnitts.** In der Peripherie ist auf ihre Beziehung zur Glaskörperbasis (innerhalb der gestrichelten Linien) zu achten. *A* Foramina in der Nähe einer Fremdkörperperforation im Bereich der Glaskörperbasis. Sie entstehen häufig sekundär infolge kontrahierter reaktiver, fibröser Proliferationen. *B* Zentrales Foramen im Bereich einer Ausschußzone bzw. Anschlagstelle eines Fremdkörpers. *C* Durch transvitrealen Glaskörperzug entstandene Löcher im Bereich der gesamten Glaskörperbasis. *D* Hufeisen- und Rundforamen an der hinteren Glaskörpergrenze. *E* Intrabasal gelegene Oradialysen. Bei *D* und *E* aufgeführte Risse sind häufig Folge einer zusätzlichen Kontusion.

## Wahl des Operationsverfahrens

Vor der operativen Versorgung einer Netzhautablösung nach Bulbusperforationen muß grundsätzlich entschieden werden, ob eine Wiederanlage der Retina allein durch bulbuseindellende Maßnahmen erreicht werden kann, oder ob zusätzliche intraokulare Manipulationen, wie Vitrektomie oder Tamponade des Glaskörperraums, notwendig sind. Dies erfordert die Beurteilung durch einen erfahrenen Netzhautchirurgen.

*Bulbuseindellende Maßnahmen* versprechen Erfolg, wenn folgende Bedingungen vorliegen (Tabelle XV. C.1):
– Ausreichende Klarheit der brechenden Medien, so daß die Netzhautrisse eindeutig erkannt und lokalisiert werden können.
– Nur örtlich begrenzte Glaskörpertraktionen oder epiretinale Proliferationen, deren senkrecht oder tangential zur Netzhaut ansetzende Zugwirkung durch eine sklerale Eindellung entlastet werden kann.

**Tabelle XV. C.1.** Wahl des chirurgischen Vorgehens bei Netzhautablösung nach perforierenden Verletzungen

| Bulbuseindellende Maßnahmen allein (Cerclage, Plombe) | Zusätzliche Vitrektomie |
|---|---|
| Klarer Funduseinblick | Glaskörpertrübungen |
| Gute Foramenlokalisation | Netzhautrisse am hinteren Pol |
| Umschriebene Glaskörpertraktion | Fortschreitende PVR-Amotio |
| Nur 1 Faltenstern der Retina | |

# Operationen

## 1.1 Operationen mittels bulbuseindellender Maßnahmen

**Präoperative Untersuchung**

Die präoperative binokulare Untersuchung der Fundusveränderungen sollte sowohl durch die indirekte Ophthalmoskopie als auch an der Spaltlampe mit dem Dreispiegelkontaktglas oder evtl. mit dem Panfunduskop erfolgen. Bei traumatischen Veränderungen des hinteren Augenabschnitts gibt die binokulare indirekte Ophthalmoskopie den besten Überblick über die vitreoretinalen Veränderungen und erlaubt vor allen Dingen in Kombination mit der Eindellung der Fundusperipherie die Diagnostik von sonst durch Trübungen verdeckten Netzhautlöchern und -narben. Die Untersuchung mit dem Dreispiegelkontaktglas nach GOLDMANN gestattet eine weitere detaillierte Differenzierung und erleichtert das Auffinden auch kleinerer Foramina, wie sie nicht selten in Traumasituationen zu beobachten sind. Das Panfunduskop kann, vor allen Dingen bei verengter Pupille, sehr hilfreich sein.

**Operationstechnik**

### 1.1.1 Freilegung der Sklera

Nach Eröffnung der Bindehaut am Limbus werden die geraden Augenmuskeln, die das Operationsfeld der Sklera begrenzen, in entsprechender Weise dargestellt und mit einer 4-0 Seidennaht angeschlungen. Bei der Freilegung der Sklera im Wundbereich ist besondere Vorsicht geboten: verdünnte Lederhaut, inkarzeriertes und vorgefallenes intraokulares Gewebe (Uvea, Retina, Glaskörper) können bei der Präparation angeschnitten und perforiert werden, was zu weiteren, folgeschweren, intraoperativen Komplikationen, wie Bulbushypotonie und massive intraokulare Blutungen, führen kann. Gerade bei noch frischen Verletzungen soll der bei der Präparation ausgeübte *Zug und Druck auf den Augapfel so gering wie möglich* sein. Zu diesem Zweck kann eine temporäre Tenotomie der die Perforationszone begrenzenden oder bedeckenden geraden Augenmuskeln erfolgen, die den Überblick über den Wundbereich wesentlich verbessert. Ist die Perforationswunde nicht wasserdicht verschlossen, muß dies mit monofilen Kunststoffäden (5-0 bis 7-0), einzeln oder fortlaufend, bewirkt werden. Die Freilegung der Sklera im Wundbereich erfolgt am zweckmäßigsten mit dem Hockeymesser oder einer feinen Schere. Bei fest vernarbtem Wundspalt erübrigt sich eine weitere Präparation.

### 1.1.2 Intraoperative Foramenlokalisation und koagulativer Wundverschluß (Abb. XV.C. 2a)

Mit binokularer indirekter Ophthalmoskopie wird der Augenhintergrund nochmals inspiziert, wobei die Indentation der Fundusperipherie mit einem Watteträger oder Schielhaken unerläßlich ist. Sie kann jedoch nur erfolgen, wenn die Perforationswunde fest geschlossen ist. Besondere Aufmerksamkeit muß dem Perforationsort und der extremen Fundusperipherie gewidmet werden. Nach Lokalisation der Foramina erfolgt eine Kryopexie unter ophthalmoskopischer Kontrolle.

### 1.1.3 Skleraeindellende Maßnahmen

Auswahl und episklerale Fixation des Plombenmaterials werden nach den aus Kapitel XIII bekannten Grundsätzen vorgenommen. Wir bevorzugen Silikonschaumgummi für limbusparallele oder radiär angelegte Plomben, letztere evtl. auch in Kombination mit einer Cerclage **(Abb. XV. C.2b)**. Wegen der häufig atypischen, ausgedehnten und nicht selten noch zunehmenden Glaskörpertraktion ist zur Absicherung traumatischer Netzhautrisse eine *ausreichende Eindellung notwendig*. Da sehr häufig Foramina im Bereich der Glaskörperbasis zu finden sind, befürworten wir – vor allem nach Perforation in der Fundusperipherie – die Fixation einer Cerclage aus folgenden Gründen **(Abb. XV. C.2c)**:

– Eine zirkuläre Buckelbildung sorgt für eine dauerhafte Entlastung transvitrealer Glaskörpertraktionen.

**Abb. XV. C.2 a–c. Operatives Vorgehen bei Netzhautablösung nach perforierender Verletzung**

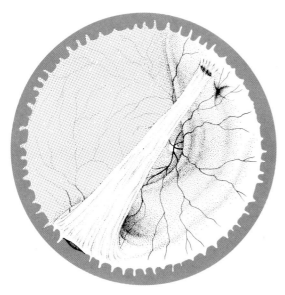

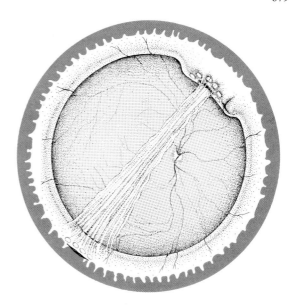

a Präoperative Situation: bei Netzhautablösung nasal und unten nach Perforation in der Fundusperipherie bei 2 Uhr epiretinale Sternfaltenbildung in Perforationsnähe, transvitreale Strangformationen und Traktionsforamina gegenüberliegend bei 8 Uhr.

c Fundussituation am Ende der Operation nach Legen der Cerclage, Kryokoagulation der Foramina und Drainage der subretinalen Flüssigkeit. Foramina bei 2 Uhr und 8 Uhr liegen auf dem Buckel. Durch Bulbuseinschnürung ist die transvitreale Glaskörpertraktion entlastet.

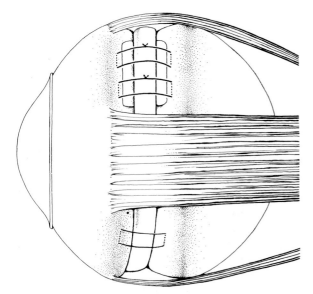

b Legen eines Cerclagebandes von 2 mm Breite. An der Perforationszone wird – nach vorheriger Kryopexie – die Eindellung verbreitert, indem eine sogenannte Schiene untergelegt und durch zusätzliche U-Nähte fixiert wird. Die Cerclage entlastet zirkulär die transvitreale Glaskörpertraktion und reduziert die später zu erwartende ringförmige und in anterior/posteriorer Richtung verlaufende Glaskörperbasiskontraktion.

– Sie unterbindet oder vermindert die von der Glaskörperbasis ausgehenden zirkulären und anterior-posterioren Traktionen auf die äquatoriale und hintere Netzhaut.

*Die Cerclage muß deshalb den Hinterrand der Glaskörperbasis unterstützen,* d.h. ihre Fixation muß etwa in 8–10 mm – Limbusabstand erfolgen. Wir bevorzugen weiche Silikonbänder, deren Auflagefläche im Lochbereich durch Schienenmaterial aus Silikon-Vollgummi verbreitert werden kann **(Abb. XV. C.2b).** Die Höhe des Cerclagebuckels soll 1–2 mm betragen – entsprechend einer Verkürzung des um den Bulbus gelegten Bandes zwischen 7 und 14 mm. Eine in dieser Weise angelegte Bulbusumschnürung bietet gegenüber der Fixation isolierter Plomben keine gravierenden Nachteile, gewährleistet aber eine erheblich größere Sicherheit gegenüber Amotiorezidiven.

*Eine Drainage der subretinalen Flüssigkeit* ist nicht notwendig, wenn nach der Fixation des Sklerabuckels traumatische Foramina eindeutig tamponiert sind. Sie empfiehlt sich jedoch bei ausgeprägten Glaskörperveränderungen, hochblasiger Amotio, um eine exakte Buckelung zu ermöglichen – oder wenn eine intraokulare Gastamponade vorgesehen ist. Die Punktion erfolgt mit Hilfe einer speziellen Kathalyse- oder Diathermienadel (s. Kap. XIII. A. 3.1), am sichersten in 8–10 mm Limbusabstand am Rande eines geraden Augenmuskels.

Am Ende der Operation ist eine erneute Inspektion des Fundus notwendig, wobei der Operateur sich vergewissern muß, daß der Buckel entsprechend der Lokalisation des Foramens oder der foramenverdächtigen Stellen exakt sitzt **(Abb. XV. C.2c).**

### 1.1.4 Intraokulare Gastamponade

Bei hochstehenden Rißrändern oder größeren Foramina, vor allen Dingen, wenn sie in der oberen Fundusperipherie gelegen sind, kann die Auffüllung des Glaskörperraums durch eine Gasblase hilfreich sein, da durch sie ein zusätzlicher Tamponadeeffekt auf die abgehobene Netzhaut ausgeübt wird. Injiziert werden können Luft oder inerte, sich langsam resorbierende Gase ($SF_6$, $C_3/F_8$, $C_4/F_8$), [2, 109], je nachdem wie lange ein postoperativer Tamponadeeffekt erwünscht ist. Die Injektion des Gases erfolgt in *3–4 mm Limbusabstand* über die Pars plana in den Glaskörperraum. Dabei muß die intravitreale Plazierung der Kanüle gesichert sein.

### 1.1.5 Intraoperative Komplikationen

Sprengung der Sklerawunde

Wie schon erwähnt, besteht vor allen Dingen bei der intraoperativen Darstellung der Sklera die Gefahr der Wiedereröffnung von Sklerawunden, wobei es durch Abfluß verflüssigten Glaskörpers zu massiver Bulbushypotonie und intraokularen Blutungen sowie zum Prolaps von intraokularem Gewebe kommen kann.

Fließt bei der Eröffnung des Tenon-Raumes oder der Entfernung episkleralen Narbengewebes verflüssigter Glaskörper ab, so ist sofort jeder weitere Zug oder Druck auf den Bulbus zu unterlassen. Die wieder eröffnete Wunde muß dann wasserdicht verschlossen werden. Zu diesem Zweck erfolgt eine vorsichtige Darstellung des Wundbereiches, wobei gegebenenfalls temporäre Tenotomie der benachbarten geraden Augenmuskeln und episklerale Haltefäden notwendig sind. Dies erfolgt – nach sorgfältiger Blutstillung – durch nichtresorbierbares Nahtmaterial (5-0 bis 7-0). Liegen Skleraverdünnungen vor, kann der Bereich durch zusätzliche flächenhafte Fixation lyophilisierter Dura mater oder Sklera überdeckt werden. Da erfahrungsgemäß in wiedereröffneten Wunden Glaskörper inkarzeriert ist, kann von diesem Bereich postoperativ eine Glaskörpertraktion ausgehen, so daß sich die zusätzliche Absicherung der Zone durch eine episklerale Plombe empfiehlt.

Zur Behandlung der *Bulbushypotonie* sollte der Glaskörperraum nach der Wundversorgung mit physiologischer Kochsalzlösung, Natrium-Hyaluronat, Luft oder einem Gasgemisch über die Pars plana aufgefüllt werden. Hierbei ist es notwendig, daß sich der Operateur von der richtigen intravitrealen Plazierung der Injektionskanüle überzeugt, um eine subretinale Injektion dieser Materialien zu vermeiden.

Aus diesem Grunde ist die *Wiederauffüllung des Bulbus über die Pars plana einer solchen über den Wundspalt vorzuziehen.*

Ist es zu *massiven intravitrealen Blutungen* gekommen, so sind weitere intraokulare Manipulationen zu vermeiden und die Operation nach Wundverschluß und Fixation von episkleralen Plomben zu Ende zu führen. Gezielte Maßnahmen zur Wiederanlegung der Netzhaut können nur nach Resorption der Blutungen oder in Verbindung mit einer Vitrektomie erfolgen.

Postoperativer Verlauf

Die medikamentöse Behandlung während des postoperativen Verlaufs erfolgt lokal zunächst mit Pupillenweitstellung und der Gabe von *lokalen Antibiotika*. Bei der Persistenz von intraokularen Reizzuständen wird man mit der zusätzlichen Gabe von *Kortikosteroiden* (lokal, subkonjunktivale Depots) oder kurzfristig systemisch nicht zögern (100–150 mg/d).

Nach Instillation von Gas oder Luft in den Glaskörperraum ist eine *ständige Überwachung des intraokularen Drucks* durch eine zumindest täglich zweimalige Druckmessung notwendig. Eine entsprechende postoperative Lagerung ergibt sich in diesen Fällen aus der Situation des zu tamponierenden Foramens.

Mehr als bei der idiopathischen Netzhautablösung droht gerade bei der traumatischen Amotio retinae die Komplikation der *proliferativen Vitreoretinopathie*, da intraokulare Blutungen und das Ausmaß der voraufgegangenen, begleitenden pathologischen Veränderungen sehr viel ausgedehnter sind. Deshalb sind postoperativ über 2–3 Monate häufige Kontrollen durch den Operator oder einen speziell erfahrenen Ophthalmologen notwendig, um rechtzeitig ein drohendes oder eingetretenes Amotiorezidiv erkennen zu können.

#### 1.1.6 Postoperative Komplikationen

Intraokulare Blutungen

Diese können intra- und postoperativ auftreten und persistieren. Es besteht dann die Gefahr, daß sich dahinter verbergende und entstehende *Netzhautablösungen nicht rechtzeitig erkannt* werden und sich das Bild der prognostisch ungünstigen PVR-Amotio entwickeln kann. Darum ist es zunächst notwendig, den Patienten ruhigzustellen (Kopf-Hochlagerung, evtl. Binokulus) und *kurzfristig in 2–3tägigen Abständen einen Ultraschallbefund* zu erheben. Finden sich Anzeichen einer Netzhautablösung, so ist die intraokulare Blutung mit Hilfe einer Pars plana-Vitrektomie zu beseitigen, um gezielte Maßnahmen durchführen zu können. Das gleiche gilt bei hartnäckiger Persistenz der Blutungen, da *intraokulare Hämorrhagien stimulierend auf das periretinale Membranwachstum einwirken können*. Sind keinerlei Resorptionstendenzen festzustellen, die sich subjektiv in einer Verbesserung des Visus und objektiv in einer Erkennbarkeit der oberen Fundusperipherie manifestieren, so muß 1–2 Wochen nach dem Auftreten einer dichten Blutung vitrektomiert werden.

Periretinale Proliferationen oder PVR-Amotio

Diese können nur durch intraokulare Chirurgie in Verbindung mit einer *Pars plana-Vitrektomie* angegangen werden.

## Vitrektomie in der Behandlung von Verletzungen des hinteren Augenabschnittes

### Einleitung

Die Pars plana-Vitrektomie hat besonders in der Behandlung der Bulbusverletzungen unsere chirurgisch-technischen Möglichkeiten außerordentlich erweitert. Gleich nach der Einführung dieser revolutionierenden Operationsmethode durch MACHEMER [80] und KLÖTI wurde ihre Bedeutung für die Trauma-Chirurgie erkannt. Seit der Zeit sind zahlreiche Publikationen zu diesem Thema erschienen, wobei Indikationen erarbeitet, Prinzipien der operativen Technik dargestellt und die Resultate diskutiert wurden [1, 5, 6, 7, 9, 12, 18, 19, 24–28, 30, 31, 34, 39, 44, 46–48, 51–58, 60–62, 74, 75, 81, 83, 84–89, 91, 100, 101, 104, 106, 109, 117, 123, 124].

Bei annähernd ähnlichen Patientenkollektiven werden anatomisch-funktionelle Erfolgsraten zwischen 50 und 75% angegeben [10, 11, 15, 20, 22, 24, 30, 31, 34, 39, 46, 47, 52–56, 58, 60, 74, 84, 113, 119]. Im eigenen Krankengut von 408 Fällen konnte eine praktische Erblindung (Fingerzählen bis defekte Lichtscheinprojektion, Enukleation) in 39% der operierten Augen nicht vermieden werden. Die Ursache des Mißerfolges war in den meisten Fällen die Netzhautablösung infolge proliferativer Vitreoretinopathie. Durch den *Einsatz des Silikonöls* läßt sich aber in solchen Fällen eine eindeutige Verbesserung erzielen [50, 51, 57, 76, 78, 79, 90, 118, 128]. Retrospektive Untersuchungen [111, 117] ließen erkennen, daß bei den mit Vitrektomie behandelten Patienten eine Verbesserung der Endresultate erzielt wurde, wenn man sie mit einem ähnlich zusammengesetzten Krankengut vorausgegangener Zeitabschnitte ohne Vitrektomie vergleicht. Der Versuch einer statistischen Bearbeitung des Krankengutes aus Baltimore ließ keinen signifikanten Unterschied zwischen diesen beiden Gruppen erkennen. Es zeigte sich jedoch hierbei, daß eine exakte statistische Überprüfung des Verletzungsgutes infolge der übergroßen Zahl von Variablen praktisch unmöglich ist [33, 120].

Nur die *wichtigsten Parameter* seien aufgeführt: Art und Ausdehnung der Primärverletzung, Grad der zusätzlichen Bulbuskontusion, Qualität der Erstversorgung, Ausmaß der Glaskörperblutung, Vorliegen einer Netzhautablösung, Zeitablauf zwischen Verletzung, Erstversorgung und Pars plana-Vitrektomie, operative Erfahrung des Chirurgen, Toxizität, Größe und Lokalisation des Fremdkörpers, Ausmaß der postoperativen entzündlichen Reaktion usw.

Es wurde deshalb versucht, in *reproduzierbaren Tierversuchen* einzelne Verletzungsparameter auf ihre Auswirkung für das weitere Schicksal des Auges zu untersuchen. Tatsächlich haben solche Untersuchungen dem Kliniker Auskunft geben können über die klinische Relevanz der einzelnen Faktoren, wobei vielfach eine Übereinstimmung mit den klinischen Beobachtungen gefunden wurde (s. S. 563f.).

Retrospektive Untersuchungen ergaben, daß für die *Prognose* der perforierenden Verletzung, Ausgangsvisus [31, 93], elektrophysiologischer Befund [33, 59], Ausmaß der Glaskörperblutung, der Netzhautdistanz, des korneoskleralen Einschnittes [6, 7, 17, 25, 26, 31, 33, 36, 37, 39, 40, 61, 108, 116, 120], „Timing" der Vitrektomie, Fixation einer prophylaktischen Cerclage [12, 59, 90] und Vorhandensein der konsensuellen Pupillenreaktion am nichtverletzten Auge [31] von Bedeutung sind.

Zweifellos *spielt auch die operative Erfahrung des Chirurgen eine bedeutende Rolle.* Die Vitrektomie nach perforierenden Verletzungen mit dem nicht seltenen Risiko erneuter intraokularer Blutungen und häufig wechselnden, unübersichtlichen intraoperativen Situationen kann bei wenig Erfahrenen in einem Desaster enden. Dies muß bei der Indikationsstellung unter allen Umständen berücksichtigt werden.

Nach den bisherigen Erfahrungen ergeben sich für die Pars plana-Vitrektomie folgende operationstechnische *Ziele und Indikationen*:

- *Entfernung koaxialer Trübungen,* d.h. von Glaskörpertrübungen und -blutungen, traumatischer Katarakt und Vorderkammer-Einblutungen. Dies soll geschehen, einmal natürlich, um eine Visusverbesserung zu erzielen. Darüber hinaus ist aber *nur mit Hilfe der Vitrektomie eine Darstellung von Netzhautverletzungen oder von intraokularen Fremdkörpern möglich,* die nicht mit dem Magneten entfernt werden können. Dann werden gezielte *Behandlung oder Prophylaxe einer Netzhautablösung* oder kontrollierte Fremdkörperentfernung durchführbar. Die Behandlung eines *hämoklastischen Glaukoms* infolge zerfallener intraokularer Blutungen kann eine weitere Indikation sein. Sicherlich kommt der Entfernung des hämorrhagisch oder mit Linsenanteilen durchsetzten Glaskörpers eine vorbeugende Wirkung im Hinblick auf die *Vermeidung späterer vitreoretinaler Proliferationen* zu. Durch die tierexperimentellen Untersuchungen wissen wir, daß intraokulare Blutansammlungen und Reizzustände das *Membranwachstum* stimulieren können (s. S. 563f.). Mit der Entfernung von Glaskörperstrukturen wird außerdem ein *Leitgerüst für eine vitreale Strangbildung eliminiert* **(Abb. XV. C.5 und 6)**.
- Behandlung bakterieller oder mykotischer *Endophthalmitiden* durch die Entfernung des infizierten Glaskörpers und Instillation von Antibiotika und Antimykotika. Die Bestimmung der Erreger und ihrer Resistenz aus dem Infektionsmaterial macht eine gezielte antibakterielle und antimykotische Behandlung möglich [13, 66, 105, 122].
- Entfernung lokaler oder diffuser posttraumatischer *vitreoretinaler Proliferationen* (PVR).
  Das betrifft einmal umschriebene Sternfaltenbildung der Netzhaut, meist des hinteren Pols (sog. Makula-Pucker) oder isolierte transvitreale Strangbildungen, beides z.B. im Gefolge einer Fremdkörperverletzung. Darüber hinaus ist diese vitreale oder periretinale Chirurgie mit Entfernung ausgedehnter prä- oder retroretinaler Proliferationen zur Mobilisierung der Netzhaut notwendig, wenn eine Amotio vom Windenblütentyp bei diffuser Vitreoretinopathie vorliegt. Nur so kann sie dann in Kombination mit einer *Gas- oder Silikonölauffüllung* wieder angelegt werden; evtl. sogar unter Zuhilfenahme von *Retinotomien* oder *zusätzlicher Netzhautfixation.* Auch die Freilegung und Entfernung *eingekapselter intraokularer Fremdkörper* fällt in diesen Indikationsbereich.
- Behandlung spezieller, posttraumatischer Amotio-Situationen, wie nach *Riesenrissen* oder *zentralen Foramina* als Folge z.B. von Kontusionen oder Fremdkörperverletzungen der zentralen Netzhaut.
- Rekonstruktive Maßnahmen im Bereich des vorderen Augenabschnitts.
  Dies betrifft die Entfernung von Nachstar und von verlagertem Glaskörper, z.B. verbunden mit Pupillenverziehungen oder Endotheldekompensationen der Hornhaut, Glaskörperinkarzeration in korneoskleralen Wunden und Linsenluxation oder -subluxation. Diese Maßnahmen werden häufig in Kombination mit Eingriffen im Netzhaut-Glaskörper-Bereich durchgeführt.

## Wahl des Zeitpunktes zur Pars plana-Vitrektomie

Die in Tabelle XV. C.2 angeführten unterschiedlichen Indikationsbereiche lassen erkennen, daß die operativen Ziele der Pars plana-Vitrektomie sich ändern mit dem zeitlichen Abstand zwischen Verletzung und Eingriff und der davon abhängigen unterschiedlichen Pathomorphologie des traumatisierten Auges. Klinische Erfahrungen und experimentelle Untersuchungen zeigen eindeutig, wie

**Abb. XV. C.3a–c. Schematische Darstellung der vitreoretinalen Pathologie nach Fremdkörperverletzung des hinteren Augenabschnittes**

entscheidend das richtige „Timing" für das Endresultat ist. Es ist abhängig von verschiedenen Faktoren. Wie geschildert, läßt sich die posttraumatische, vitreoretinale Pathomorphologie in verschiedene Phasen einteilen **(Abb. XV. C.3)**. Nach Perforation der Bulbushüllen und Glaskörperblutungen tritt zunächst eine entzündliche Phase ein, gleichzeitig beginnen aber schon reaktive Proliferationen [41] **(Abb. XV. C.3a)**. Ein bis zwei Wochen nach dem Unfall kommt es zu einer hinteren Glaskörperabhebung **(Abb. C.3b)**. Schreiten die Prolifera-

**Tabelle XV. C.2.** Wahl des Zeitpunktes für die Pars plana-Vitrektomie

| | |
|---|---|
| Innerhalb 1 Woche | Endophthalmitis (unverzüglich)<br>akute Chalkosis<br>Frühamotio<br>schwerste Verletzung (Bulbusrekonstruktion plus Silikonölinjektion) |
| Nach 1–2 Wochen | Regelfall<br>Als sekundäre Vitrektomie nach primärer Wundversorgung (besonders Indikationsgruppe 1) |
| Später als 3 Wochen | Lockere GK-Blutung bei Netzhautanlage,<br>schwerster Hämophthalmus, wenn keine Silikonölinjektion beabsichtigt ist |

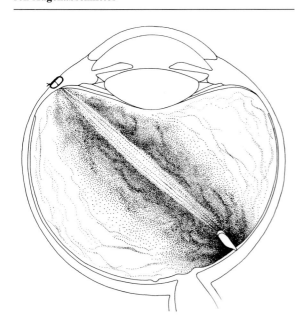

**a** Zustand unmittelbar nach der Verletzung: Verschluß der Eintrittsöffnung in der Pars plana, frische Glaskörperhämorrhagie, beginnende entzündliche Reaktion.

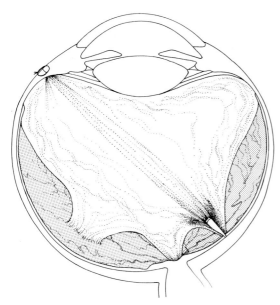

**b** 1 Woche später: hintere Abhebung des eingebluteten Glaskörpers; reaktive, noch nicht sichtbare Proliferationen nehmen häufig zu diesem Zeitpunkt Ausgang von den Verletzungsstellen. Günstigster Zeitpunkt zur Pars plana-Vitrektomie.

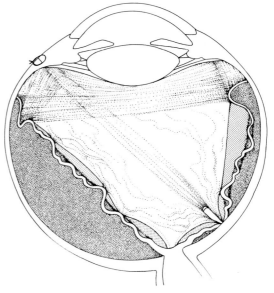

**c** Nach 4–6 Wochen kommt es zur Kontraktion der transvitrealen und periretinalen Proliferationen mit der Folge der PVR-Amotio.

tionen fort und kontrahieren sie sich, liegen gleichzeitig Netzhauteinrisse vor, so stellt sich etwa ab der dritten Woche eine Netzhautablösung ein, sehr häufig mit eindeutig traktionellen Komponenten (**Abb. XV. C.3**). Ihre Prognose ist ungünstig.

Vom operativ-technischen Standpunkt ist die Durchführung einer Pars plana-Vitrektomie risikoärmer, wenn eine hintere Glaskörperabhebung vorliegt, d.h. 1–2 Wochen nach dem Unfallereignis. Das Corpus vitreum ist zu diesem Zeitpunkt besser schneidbar, das Risiko einer unkontrollierbaren intraoperativen Blutung deutlich geringer als in der ersten Woche [49, 52, 114, 123]. Wir empfehlen deshalb die Pars plana-Vitrektomie 1–2 Wochen nach Verletzung und exakter Wundversorgung sowie eingehender präoperativer Diagnostik.

Allerdings gibt es eine Reihe von anderen Parametern, die eine *Abweichung von dieser Regel* notwendig machen können:

Besteht die *Gefahr einer intraokularen Infektion*, z.B. nach Verletzung mit Holzfremdkörpern, landwirtschaftlichen Unfällen, so muß ohne Verzögerung sofort nach dem Unfallereignis vitrektomiert werden. Noch eine andere relativ seltene Verletzung fordert ein spezielles Timing: die Perforation des Augapfels mit einem intraokular verbliebenen kupferhaltigen Fremdkörper, der nach *Art, Größe und Lage* im Augeninneren eine *akute Chalkosis* in Gang gesetzt hat oder – bei ganz frischen Fällen – mit Sicherheit erwarten läßt.

Noch ist der grundsätzliche Unterschied zwischen einer chronischen (15–20%) und einer mehr oder weniger akut verlaufenden Chalkosis (75–85% aller Fälle) nicht allgemein akzeptiert. Nach unseren Erfahrungen mit über 500 „Kupferaugen" seit 1958 ist er jedoch unzweifelbar und auch präoperativ der eine oder der andere Verlauf bei der Mehrzahl der intraokularen kupferhaltigen Fremdkörper voraussagbar [52, 94, 100]. Bei einem *perakuten Verlauf des retinalen Kupferschadens* bedeutet jeder Tag, den der Fremdkörper im Auge verbleibt, eine weitere irreparable Verschlechterung des funktionellen Resultats. Im schlimmsten Fall liegt die kritische Phase zwischen dem 2. und dem 8. Tag nach dem Einschuß des Fremdkörpers. Ist einmal ein Ausfall des fovealen Sehens zustandegekommen, kann *keine* Therapie mehr als die Erhaltung des Augapfels erzielen.

Die Indikationen für eine möglichst beschleunigte Entfernung eines kupferhaltigen Fremdkörpers werden in Kap. XV. B. 3 besprochen.

Bei *allerschwersten Bulbusverletzungen*, z.B. durch Diabologeschosse oder ausgedehnten skleralen Rupturen nach stumpfem Trauma, die trotz Einsatz moderner chirurgischer Verfahren, wie Vitrektomie und Gasauffüllung, nach unseren Erfahrungen zur Erblindung führen, läßt sich nach neueren Erkenntnissen [76, 78] die Prognose verbessern, wenn *sofort oder unmittelbar nach der primären Wundversorgung eine Vitrektomie in Kombination mit einer intraokularen Silikonölauffüllung* durchgeführt wird. Frühvitrektomien erfordern jedoch wegen der häufig sehr unübersichtlichen intraoperativen Situation, der erhöhten Blutungsneigung und der totalen Anheftung des Glaskörpers an der Netzhaut einen besonders erfahrenen Hinterabschnitts-Chirurgen.

Mit der Vitrektomie kann über die dritte postoperative Woche hinaus 1–6 Monate gewartet werden, wenn *lockere Glaskörperblutungen* vorliegen und eine Spontanresorption zu erwarten ist. In solchen Fällen ist häufig die obere Netzhaut peripher mit indirekter Ophthalmoskopie einsehbar. Strengste kurzfristige *Kontrollen mit Hilfe der Ultrasonographie und des Elektroretinogramms* sind notwendig. Zeigt sich eine strangförmige Umwandlung des Glaskörpers und droht eine Traktionsamotio, dann soll operiert werden. Die Wahl des Zeitpunktes der Vitrektomie ist jedoch in der Diskussion umstritten [32].

So befürwortet COLEMAN [18–24] die Frühvitrektomie, d.h. innerhalb von 72 Stunden nach dem Unfallereignis. Dies verbessert nach seinen Untersuchungen insgesamt die Prognose der perforierenden Verletzungen. Als Hauptgrund wird die *rechtzeitige Entfernung traumatisch veränderten Glaskörpers und Linsenmaterials* angegeben, das sehr stimulierend auf die deletären intraokularen Proliferationen wirkt. HERMSEN [58] kommt dagegen bei einer retrospektiven Untersuchung seines Krankengutes zu dem Schluß, daß der günstigste Zeitraum zwischen 15 und 30 Tagen liegt. Die statistische Argumentation ist angreifbar. Jeder erfahrene Ophthalmochirurg wird den Zeitpunkt der Vitrektomie von der Berücksichtigung der von Fall zu Fall unterschiedlichen Parameter abhängig machen.

**Präoperative Untersuchung**

Um das operative Vorgehen planen zu können und das Risiko intraoperativer Komplikationen niedrig zu halten, muß der Chirurg sich ein möglichst genaues Bild der Ausgangslage verschaffen. Wenn dies wegen Trübungen der brechenden Medien mit Hilfe der binokularen Ophthalmoskopie nicht möglich ist, sind die Ultrasonographie im A- und B-Bild und weitere Maßnahmen, wie Computertomographie, Fremdkörperlokalisation und evtl. elektrophysiologische Tests durchzuführen (s. Kap. XV. B. Analyse, Lokalisation).

Für die Prognose hat sich die *Prüfung der Lichtscheinwahrnehmung* als bedeutsam herausgestellt. Sie erfolgt im abgedunkelten Raum mit einer hellen Lichtquelle (z.B. Ophthalmoskop). Nach unseren Erfahrungen haben Patienten mit regelrechter Lichtscheinprojektion gegenüber solchen mit defekter Lichtortung eine deutlich größere Aussicht auf Wiederherstellung eines zumindest orientierenden Sehvermögens. Bei massivem Hämophthalmus ist allerdings die Aussagefähigkeit dieser Prüfung herabgesetzt.

Defekte Lichtscheinprojektion und stark herabgesetzte oder fehlende konsensuelle Pupillenreaktion [31] sprechen für eine ausgedehntere Schädigung der Netzhaut oder des Sehnerven.

Die therapeutischen Möglichkeiten sind natürlich abhängig von der vorgefundenen Netzhautsituation. Bei koaxialen Trübungen und gleichzeitiger Netzhautanlage sind die Aussichten auf die Wiederherstellung anatomisch normaler Verhältnisse gut. Sie reduzieren sich, wenn umschriebene vitreoretinale Pathologien (z.B. ein eingekapselter Fremdkörper, Netzhautablösung, PVR) hinzukommen [12, 30, 46, 57, 59, 62, 84, 91].

# 2 Pars plana-Vitrektomie bei traumatischen Glaskörperblutungen

Heute wird die Vitrektomie mit dem modernen Mikro-*Instrumentarium* durchgeführt. Eine ausführliche Darstellung erfolgte in Kapitel XIV.

Dabei arbeitet der Chirurg manuell mit dem Vitrektom und der Endoilluminationssonde, die intraokulare Infusionskanüle wird separat gelegt. Die normierten Mikroinzisionen von ca. 1 mm Länge gestatten einen problemlosen temporären Verschluß der Sklerotomie sowie einen Austausch mit anderen, ebenfalls normierten Zusatzinstrumenten, wie Glaskörperscheren, Endodiathermiesonden usw., ohne daß eine unerwünschte Hypotonie eintritt.

In Verletzungssituationen empfiehlt sich die Durchführung der *Operation unter Allgemeinnarkose,* da Zwischenfälle und unvorhersehbar lange Operationszeiten nicht auszuschließen sind.

## 2.1 Einleitende Maßnahmen

Ist (z.B. bei vorliegender lockerer Glaskörperblutung) nur einfache Vitrektomie vorgesehen, genügt die umschriebene Bindehauteröffnung in 1–2 Quadranten mit Anschlingen der korrespondierenden geraden Augenmuskeln. Bei komplizierterer Ausgangslage gehen wir folgendermaßen vor:

Nach Eröffnung der Bindehaut durch Peritomie, Freilegung der Sklera, Präparation und Anschlingen der 4 geraden Augenmuskeln, empfiehlt sich das Vorlegen der Haltefäden für eine Cerclage und evtl. schon ihre Fixation etwas prääquatorial (10 mm Limbusabstand). Es ist sinnvoll, diese Maßnahmen vor der Eröffnung der Pars plana durchzuführen. Ist die Infusion fixiert und die Sklera an zwei weiteren Stellen über der Pars plana eröffnet, so führt der bei der Präparation der äquatorialen Lederhaut unvermeidliche Druck auf den Bulbus zu vorübergehender Hypotonie, die zusätzliche intraokulare Blutungen zur Folge haben kann.

## 2.2 Inzision und Wahl des Zugangs

Die Vitrektomie erfolgt gewöhnlich von den beiden oberen Quadranten aus. Bei der Wahl der Inzisionsorte sind folgende Umstände zu berücksichtigen: die Bulbuswand sollte *nicht in der Umgebung von Skleraverletzungen inzidiert* werden, da Glaskörper und periphere Netzhaut in den Wundbereich inkarzeriert sein können. Dies ist besonders bei älteren Verletzungen mit narbigen Proliferationen der Fall. Werden die Vitrektomie-Instrumente hier in das Bulbusinnere eingeführt, so kann es leicht zu *Läsionen der peripheren Netzhaut kommen,* die zunächst unbemerkt bleiben und beim erforderlichen Instrumentenwechsel dann ständig erweitert werden. Solche instrumentell bedingten peripheren Retinadialysen erfordern zusätzlich Amotio-Operationen und verschlechtern die Prognose.

Der Zugang für das Vitrektom sollte so lokalisiert werden, daß optische Kontrolle und Behandlung des vorliegenden Befundes optimal und im weiteren Ablauf unbehindert möglich sind **(Abb. XV. C.4a).** So wird man einen eingekapselten Fremdkörper am zweckmäßigsten von der gegenüberliegenden Seite angehen. Befindet er sich z.B. im unteren Anteil, sollten die Skleraeinzisionen oben angelegt werden. Am schlechtesten zugäng-

**Abb. XV. C.4a–g. Pars plana-Vitrektomie nach perforierender Verletzung: Glaskörperblutung, der intraokulare Fremdkörper ist eingekapselt und wandfixiert**

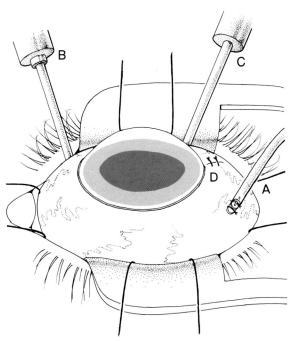

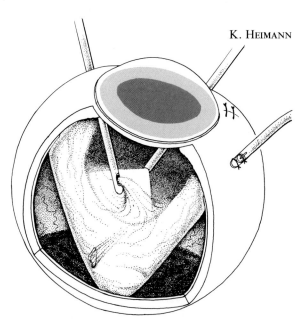

**b** Als erster Schritt der Vitrektomie wird im retrolentalen Raum der getrübte Glaskörper entfernt. Die entstandene Höhle wird ausgedehnt bis zur Durchtrennung der abgehobenen hinteren Glaskörper-Grenzmembran.

**a** Nach Legen einer intraokularen Infusionskanüle (*A*) werden das Vitrektomieinstrument (*B*) und die Endoilluminationssonde (*C*) in 3–4 mm Limbusabstand in den Glaskörperraum eingeführt. Die Inzisionen sollen außerhalb von Skleralwunden (*D*) erfolgen.

lich ist der temporal-obere Quadrant. Ist eine ausreichende Darstellung nicht möglich, kann eine weitere Inzision z.B. von der nasalen Pars plana aus vorgenommen werden, damit das Risiko einer unbeabsichtigten Netzhautverletzung gemindert wird.

## 2.3 Vitrektomie

Nach Einführung und Fixation der Infusionskanüle muß der Operateur sich überzeugen, daß die Kanülenspitze frei in die Glaskörperkavität reicht, bevor die Infusion geöffnet wird. Dies geschieht entweder durch indirekte Ophthalmoskopie oder Identifikation der Kanüle unter dem Operationsmikroskop. Gerade bei älteren perforierenden Verletzungen kann aus den oben geschilderten Gründen die Kanülenspitze das zähe, fibrotische Narbengewebe vor sich herschieben, ohne es zu perfo-

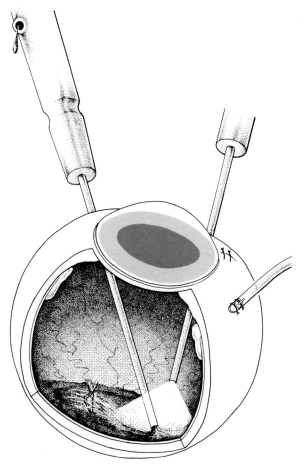

**c** Absaugen des sedimentierten Blutsees von der Netzhautoberfläche über eine Hohlnadel.

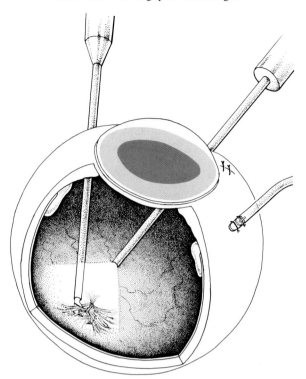

**d** Scharfe Eröffnung der Fremdkörperkapsel mit der Glaskörperschere.

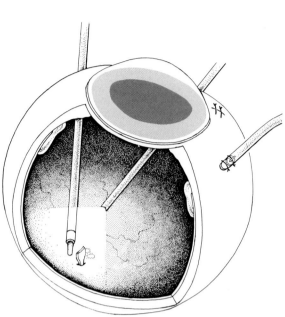

**e** Umstellung des Fremdkörperbettes durch Endodiathermie-Koagulation.

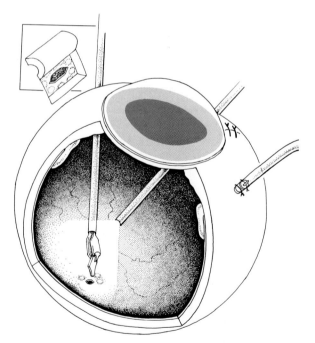

**f** Fassen und Extraktion des Fremdkörpers mit der Fremdkörperpinzette. Die Extraktionsöffnung in der Sklera muß genügend groß sein. Gegebenenfalls lappenförmige Präparation und Eröffnung der Uvea nach vorheriger Diathermie-Koagulation.

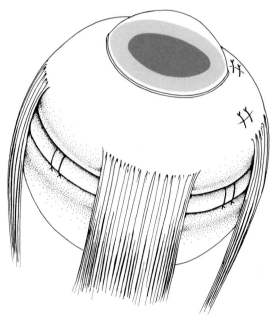

**g** Legen einer prophylaktischen Cerclage (2 mm Silikongummiband).

rieren, so daß die Infusion dann retroretinal läuft und entsprechende Komplikationen verursacht. Bei unübersichtlichen Ausgangslagen sollte der Operateur deshalb Kanülen mit länger angeschliffener Spitze (3–4 mm) bevorzugen.

Nach Öffnen der intraokularen Infusion werden durch Sklerainzisionen das Vitrektomie-Instrument und die Endoilluminationssonde nacheinander in den Glaskörperraum eingeführt, wobei die Instrumentenspitzen auf den Bulbusmittelpunkt gerichtet sind. Die Vitrektomie beginnt dann im vorderen Glaskörperdrittel (**Abb. XV. C.4b**), sie sollte auf jeden Fall unter optischer Kontrolle erfolgen. Dies ist bei dicht hinter der Linse liegenden Blutungen nicht immer möglich. Dann wird zunächst ohne Schneidbewegung Glaskörper angesaugt und von der Linsenrückfläche abgezogen, bis eine kleine retrolentale Höhle entsteht, in der die Vitrektomspitze sichtbar wird. Diese Höhle wird nun vorsichtig schneidend in die Tiefe und zur Seite erweitert. Der nächste Schritt ist dann die Durchtrennung der hinteren Glaskörper-Grenzmembran. Dabei kann der Operateur grundsätzlich mit 3 verschiedenen Situationen konfrontiert sein, die sich oft schon durch präoperative Ultraschalldiagnostik erkennen lassen.

### 2.3.1 Abhebung des Glaskörpers bei Netzhautanlage

Bei nicht mehr ganz frischem Befund zeigt der Glaskörper eine *trichterförmige Konfiguration mit Anheftung im peripapillären Bereich* (**Abb. XV. C.4b**). Die hintere Glaskörper-Grenzmembran wird an der Stelle durchtrennt, wo während des Saug-Schneide-Vorgangs der getrübte Glaskörper die größten Exkursionen durchführt – ein Zeichen, daß er dort mit der Netzhaut nicht verhaftet ist. Die Öffnung des Vitrektomiegerätes darf dabei nie retinawärts gerichtet sein. Nach der Eröffnung des meist gekammerten retrohyoloidalen Hämatoms tritt die dort angesammelte proteinhaltige Flüssigkeit meist unter Schlierenbildung in die freigeschnittene Glaskörperhöhle über.

Die *Netzhaut ist häufig von sedimentiertem Blut bedeckt*. Um sie darzustellen, wird es durch die eröffnete hintere Glaskörper-Grenzmembran vorsichtig mit der „Flötennadel" abgesaugt (**Abb. XV. C.4c**). Bei massiven intraokularen Blutungen kann sich dieser Vorgang über Minuten erstrecken, da immer wieder abgelagerte Blutreste aufgewirbelt werden und vor die Instrumentenöffnung treten. Danach wird der übrige Glaskörper entfernt.

### 2.3.2 Glaskörperabhebung bei partieller oder totaler Netzhautablösung

Hierbei muß die hintere Glaskörper-Grenzmembran sehr vorsichtig angesaugt und mit vereinzelten Schneidbewegungen des Vitrektomiegerätes, dessen Öffnung nie zur Retina zeigen darf, durchtrennt werden. Um Netzhautverletzungen zu vermeiden, sollten Adhärenzen des Glaskörpers an der abgehobenen Netzhaut ohne Sog, z.B. mit der Glaskörperschere, -pinzette oder Mikrospatel durchtrennt und abgezogen werden.

### 2.3.3 Fehlende Glaskörperabhebung

Diese Situation finden wir nicht selten bei frühen Vitrektomien sowie in Augen von Kindern und Jugendlichen. Falls die Glaskörperrinde nicht sehr getrübt ist, stellt sie sich optisch nur schwach dar und ist häufig nur durch Bewegungen während des Saug-Schneide-Vorgangs zu erkennen. Der Glaskörper muß aber entfernt werden, da er später evtl. *auftretenden Proliferationen als Leitstruktur dienen kann*. Die der Retina anhaftende Glaskörperrinde wird dazu über den hinteren Pol mit dem Vitrektomieinstrument vorsichtig angesaugt und zur Glaskörpermitte gezogen. Löst sie sich an einer Stelle ab, so strömt meistens die Infusionsflüssigkeit sehr schnell in den retrohyoloidalen Raum und drängt den Glaskörper zur Bulbusmitte, wo er ohne Schwierigkeiten entfernt wird.

Häufig finden sich Glaskörper-Adhärenzen im Bereich von retinalen Verletzungszonen. Sie müssen *vorsichtig umschnitten* werden, wobei vor allen Dingen darauf zu achten ist, daß die Netzhaut zum adhärenten Glaskörper hingezogen und bei der Vitrektomie leicht verletzt werden kann (**Abb. XV. C.6c**). Der Operateur muß dabei den Sog und die Schneidfrequenz reduzieren.

Nach Freilegung des hinteren Pols wird der Glaskörper bis zur Glaskörperbasis entfernt. Diese erkennt man an ihrer faserigen Struktur. Besondere Vorsicht ist bei der Vitrektomie im Bereich von *peripheren Perforationswunden* und der *Freilegung von Fremdkörpern* geboten, da hier die anatomische Situation irregulär ist und umschrieben abgehobene Netzhaut schnell in die Schneideöffnung gesaugt werden kann. Die vorsichtige Indentation der Netzhautperipherie mit dem Schielhaken durch den Assistenten kann dabei hilfreich sein.

Nach Beendigung der Vitrektomie muß mit Hilfe der indirekten Ophthalmoskopie eine sehr genaue Untersuchung vor allen Dingen der Peripherie erfolgen. Besondere Aufmerksamkeit gilt dabei den Pars plana-Inzisionen, damit hier nicht periphere Netzhautläsionen übersehen werden. Nach Verschluß der Instrumentenöffnungen empfehlen wir konsequent die Fixation eines 2 mm-Cerclage-Bandes etwas präaquatorial, so daß die Glaskörperbasis mit ihrem hinteren Rand auf dem Vorderrand des Buckels zu liegen kommt (Abb. XV. C.4g). Die Zweckmäßigkeit dieser Maßnahme zur Prophylaxe der Netzhautablösung wurde wiederholt beschrieben [12, 46, 54, 59, 67, 90].

### 2.3.4 Prophylaxe und Therapie der Netzhautablösung

Finden sich nach der Entfernung des Glaskörpers *periphere Netzhautlöcher* mit oder ohne Netzhautablösung, so ist nach Grundsätzen der Amotio-Chirurgie zu verfahren, wenn keine zusätzlichen periretinalen Proliferationen vorliegen. Dies bedeutet: Netzhautlöcher werden kryopexiert und gebuckelt durch bulbusumschnürende Maßnahmen, evtl. in Kombination mit zusätzlicher Aufnähung von radiären oder limbusparallelen Silikonschaumstoffplomben. Bei *hochblasiger Netzhautablösung* empfehlen wir die zusätzliche Drainage der subretinalen Flüssigkeit mit Hilfe der Katalysenadel.

*Zentrale Netzhautlöcher* werden bei anliegender Netzhaut an ihren Rändern koaguliert (s. S. 404), wobei Endophotokoagulation oder Endokryopexie am schonendsten sind. Als zusätzlich absichernde Maßnahme hat sich die Luft- oder Gasauffüllung des Glaskörperraums bewährt. Bei der inneren Tamponade zentraler Netzhautlöcher erübrigt sich die zusätzliche Absicherung durch externe Plomben, die ja meistens eine Verziehung der hinteren Netzhaut und damit den Verlust der zentralen Sehschärfe zur Folge haben. Voraussetzung für den Erfolg der inneren Tamponade ist eine entsprechende postoperative Lagerung.

Die Technik der Gasauffüllung wird im Zusammenhang mit der Behandlung der PVR-Amotio beschrieben (s. Abschn. 3.5.1).

Natürlich kommt die Gasinjektion auch als zusätzliche Behandlung peripherer Netzhautlöcher und der traumatischen Amotio in Frage.

Am Ende aller operativen Maßnahmen werden die intraokulare Infusion entfernt, die Infusionsöffnung durch die vorgelegte U-Naht verschlossen. Einzelknopfnähte im Bereich der Lidspalte genügen zum Verschluß der Bindehaut. Im Regelfall wird eine Kombination von Steroiden und Antibiotika abschließend subkonjunktival injiziert.

### Postoperativer Verlauf

Je nach Ausdehnung der vorausgegangenen Verletzung sowie der Dauer und Intensität des Eingriffs ist nach der Vitrektomie ein mehr oder weniger ausgeprägter intraokularer Reizzustand zu beobachten, der meistens nur einer lokalen Glukokortikosteroidtherapie bedarf. Nur bei intraokularen Fibrinexsudaten ist eine allgemeine hochdosierte Steroidmedikation (100–150 mg/Tag) erforderlich. Begleitend können vorübergehende Druckerhöhungen oder Hornhauttrübungen auftreten, die symptomatisch behandelt werden.

Nach intraokularer Gasinjektion muß für mehrere Tage der Kopf des Patienten so gelagert werden, daß die Gasblase gegen die verletzte Netzhautstelle drückt. Zum Ausschluß einer Drucksteigerung sind dabei zweimal täglich intraokulare Druckmessungen notwendig.

### 2.3.5 Intraoperative Komplikationen

*Linsenverletzungen* können leicht vorkommen, wenn Glaskörperstränge durchtrennt werden müssen, die straff, harfensaitenartig dicht hinter der Linsenkapsel ausgespannt sind. Umschriebene Kapselläsionen können belassen werden, da sie nicht selten nur zu lokalisierten Trübungen führen. Erfahrungsgemäß ist der phake Patient mit umschriebenen Linsentrübungen bei schweren Hinterabschnittsverletzungen optisch gegenüber dem aphaken im Vorteil. Breitere Eröffnung der hinteren Linsenkapsel erfordern die Entfernung der gesamten Linse.

### Intraokulare Blutungen

Intraoperative Hämorrhagien sind eine gefürchtete Komplikation, weil sie oft eine ausreichende optische Kontrolle verhindern. Sie entstehen durch Wiedereröffnung verletzter Gefäße (Früh-Vitrektomie) infolge der unvermeidlichen, intraoperativ auftretenden Druckschwankungen oder durch akzidentelle Netzhaut- oder Aderhautverletzung. Darstellung und endodiathermischer Verschluß der Blutungsquelle müssen auf jeden Fall versucht werden, will man einen massiven postoperativen Hämophthalmus vermeiden. Zu diesem Zweck wird unter Erhöhung des intraokularen Infusionsdrucks das Operationsfeld mit der Hohlnadel gesäubert. Notfalls muß der Eingriff unter Hypertonisierung des Bulbus bei gleichzeitigem Verschluß der Sklerainzisionen für 10–15 min unterbrochen werden. Führt diese Maßnahme nicht zum Erfolg, so kann der Operateur versuchen, durch einen Flüssigkeit:Gas- bzw. Flüssigkeit:Silikonöl-Austausch (s.u.) eine Blutstillung zu erreichen, so daß die Blutungsquelle verschlossen werden kann. Andernfalls muß die Operation abgebrochen werden, da unkontrollierte intraokulare Manipulationen unweigerlich zu irreparablen Netzhautverletzungen führen. Sie ist dann zu einem späteren Zeitpunkt fortzusetzen, wenn die verletzten Gefäße thrombosiert sind.

Iatrogene Netzhautlöcher

Akzidentelle Netzhautverletzungen sind natürlich immer möglich; da sie zu einer Netzhautablösung führen können, müssen sie nach den üblichen Grundsätzen der Netzhaut-Chirurgie versorgt werden.

Eine typische Komplikation der Vitrektomie ist die *Instrumentendialyse* der Netzhaut, häufig in der Nähe der Pars plana-Inzision gelegen. Überschreitet ihre Ausdehnung 2–3 Uhrzeiten, kann sie den Charakter eines peripheren Netzhaut-Riesenrisses annehmen; da die innere Tamponade durch den Glaskörper fehlt, rollt sich der zentrale Netzhautrand ein, die Netzhaut hebt sich breitflächig ab. Für gewöhnlich genügt nach Kryopexie des Rißrandes die Injektion eines sich langsam resorbierenden und expandierenden Gases am Ende der Operation. Dazu werden z.B. 0,5–1,0 $SF_6$ oder $C_4/F_8$ in den vorher hypotonisierten Bulbus injiziert. Die Netzhaut legt sich dann im Bereich der Dialyse ohne Komplikationen auf den Cerclagebuckel an. Überschreitet die Instrumentendialyse die Ausdehnung von 2–3 Uhrzeiten, wird sie den Charakter eines peripheren Netzhaut-Riesenrisses annehmen. Kann der zentrale Rißrand durch diese beschriebenen Maßnahmen nicht angelegt und geglättet werden, so muß vorher die Retina durch einen Netzhaut-Nagel fixiert werden (s. Abschn. 3.6).

### 2.3.6 Postoperative Komplikationen

Unter den postoperativen Komplikationen ist die *Netzhautablösung* die häufigste und folgenschwerste. Dabei ist zu unterscheiden zwischen der rein rhegmatogenen Netzhautablösung und einer Amotio infolge proliferativer Vitreoretinopathie. Beide Kausalfaktoren können kombiniert wirksam werden. Für die rhegmatogene Amotio sprechen die bullöse Gestalt und das Fehlen periretinaler Stränge und Membranen. Eine genaue Untersuchung der Netzhaut ist notwendig, da sehr kleine Netzhautlöcher die Ursache sein können. Mit den üblichen bulbuseindellenden Maßnahmen gelingt dann die Wiederanlegung.

Liegen periretinale Proliferationen vor, müssen sie durch einen erneuten intraokularen Eingriff entfernt werden (s. **Abb. XV. C.3**), da alleinige Tamponade des Netzhautdefektes nur selten zum Erfolg führt.

## 2.4 Pars plana-Vitrektomie bei Glaskörperblutung nach skleralen und korneoskleralen Verletzungen

Erstrecken sich sklerale oder ausgedehnte korneosklerale Verletzungen über die Muskelansatzlinien nach hinten hinaus, ist immer eine Verletzung der Chorioidea und Retina zu befürchten. Nicht selten kommt es zu einem Glaskörpervorfall, evtl. kombiniert auch mit Glaskörperblutung **(Abb. XV. C.5a, b)**. Nach Wundverschluß stellt sich häufig eine hintere Glaskörperabhebung ein. Darüber hinaus können sich Proliferationen entwickeln, meist transvitreal entlang der konzentrisch auf die Perforationswunde verlaufenden Glaskörperzüge **(Abb. XV. C.5c)**. Kontrahieren sich die fibrös umgewandelten Glaskörperstränge, so können sie zu einer Traktionsamotio der Netzhaut – nicht selten auf der der Perforation gegenüberliegenden Seite – führen. Zu beachten sind auch lokale Proliferationen in der Umgebung der Perforationsstelle, die sich auf die benachbarte Glaskörperbasis ausdehnen und nach Monaten noch eine Traktionsamotio hervorrufen können **(Abb. XV. C.1)**. Diese folgenschwere Komplikation kann vermieden werden, wenn rechtzeitige adäquate chirurgische Behandlung erfolgt, die meistens in 2 Schritten durchgeführt werden soll [42, 52, 54, 59, 67, 83, 88]:

Zunächst erfolgt die mikrochirurgische Primärversorgung, evtl. verbunden mit prophylaktischen Maßnahmen zur Vermeidung einer Amotio retinae **(Abb. XV. C.5d)**. Wenn trotz dieser Maßnahme eine typische Traktionsamotio droht oder sich eingestellt hat und Glaskörperblutungen sich nicht resorbieren, muß sich eine sekundäre Pars plana-Vitrektomie anschließen.

### 2.4.1 Primärversorgung einer Sklerawunde mit Aderhaut- und Netzhautbeteiligung

Sehr vorsichtig werden die Bindehautwunden zunächst erweitert und die Skleraperforation freigelegt. Oft müssen zusätzlich die entsprechenden geraden Augenmuskeln angeschlungen werden, um die Operationszone ausreichend darstellen zu können. Zug- und Druckwirkungen auf den Bulbus sind dabei zu vermeiden, um einen weiteren Prolaps von intraokularem Gewebe zu verhindern. Die Sklerawunde wird dann – je nach Situation – mit einzelnen oder fortlaufenden Nähten (nicht resorbierbares Material 6,0–8,0) versorgt. Das prolabierte Gewebe, unter Einschluß von Glaskörperanteilen, soll dabei evtl. mit einem Spatel reponiert und nicht abgetragen werden, da es sonst zu iatrogenen, zusätzlichen Netzhautverletzungen kommen kann. Erstreckt sich die Wunde hinter die Ansatzlinie der geraden Augenmuskeln, so wird eine Kryokoagulation in der Umgebung der Wundränder zur Amotioprophylaxe angeschlossen **(Abb. XV. C.5d)**. Bei ausgedehntem Glaskörperverlust empfehlen sich zusätzliche bulbuseindellende Maßnahmen in Form einer Plombe im Wundbereich und einer Cerclage **(Abb. XV. C.5c)**. Nach Verschluß der Bindehaut wird zur Prophylaxe konjunktival ein Antibiotikum injiziert.

### 2.4.2 Sekundärversorgung nach Sklerawunde mit Aderhaut- und Netzhautbeteiligung durch Pars plana-Vitrektomie

Bei persistierenden Glaskörperblutungen, strangförmiger Transformation des Glaskörpers oder einer nachfolgenden PVR-Amotio ist eine Pars plana-Vitrektomie notwendig. Sie erfolgt nach den oben beschriebenen Grundsätzen (s.S. 685ff.).

**Abb. XV. C.5a–h. Skleraverletzung mit Aderhaut- und Netzhautbeteiligung – Primärversorgung**

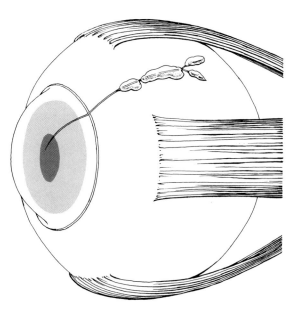

**a** Korneosklerale perforierende Schnittverletzung mit Vorfall von Glaskörper, Uvea und Netzhaut.

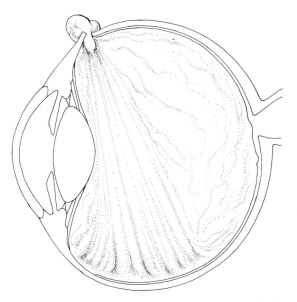

**b** Sagittalschnitt: Inkarzeration des Glaskörpers in der frischen Wunde.

**Abb. XV. C.5. Forts.**

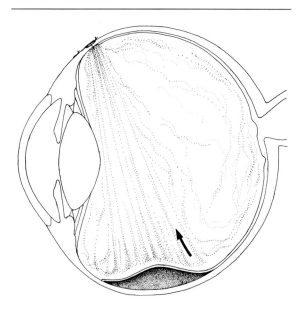

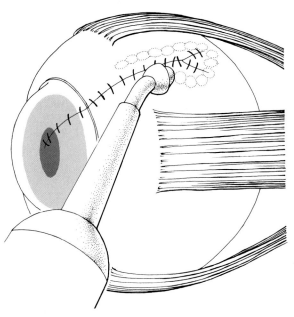

c Nach Wundverschluß kommt es zu strangförmiger proliferativer Umwandlung des zur Perforationsstelle ziehenden Glaskörpers. Infolge transvitrealer Traktion hat sich auf der gegenüberliegenden Seite eine Netzhautabhebung entwickelt.

d Nach Wundverschluß der Hornhaut und Sklera wird eine prophylaktische Kryokoagulation der peripheren Netzhaut hinter der Ansatzlinie der geraden Augenmuskeln durchgeführt.

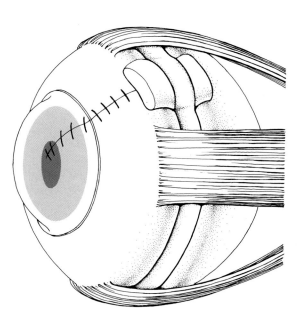

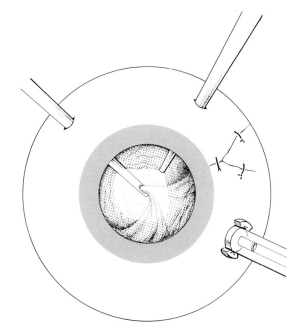

e Bei ausgedehntem Glaskörperverlust wird die Wunde durch einen radiären Buckel tamponiert und zur prophylaktischen Reduktion des zu erwartenden Glaskörperzuges mit einer Cerclage kombiniert.

f Pars plana-Vitrektomie 1–2 Wochen nach dem Unfallereignis. Bei der Einführung der Instrumente ist die Perforationszone zu vermeiden. Die transvitreal verlaufenden Glaskörperstränge und der übrige Corpus werden entfernt.

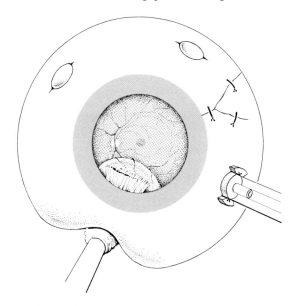

Bei der Inzision der Pars plana zur Einführung der Vitrektomieinstrumente müssen die Perforationsbereiche vermieden werden (**Abb. XV. C.5f**). Um Verletzungen der hinteren Linsenkapsel zu vermeiden, sind die bei diesem Verletzungstyp häufig der Linsenrückfläche anliegenden Glaskörperstränge zunächst zu aspirieren und dann in genügender Distanz zu zerschneiden. Besondere Aufmerksamkeit muß nach Abschluß der Vitrektomie der Netzhautperipherie gewidmet werden, da auch außerhalb des Wundbereichs Traktionsforamina vorliegen können (**Abb. XV. C.5g**). Foramina und solche Traktionszonen müssen zum Abschluß der sekundären Vitrektomie durch bulbuseindellende Maßnahmen am besten in Form einer Cerclage abgesichert werden (**Abb. XV. C.5h**).

**g** Nach der Vitrektomie wird die periphere Netzhaut mit Hilfe der Indentation inspiziert.

## 3 Netzhautablösung bei proliferativer Vitreoretinopathie (PVR) nach Trauma des hinteren Augenabschnittes

Wie auf S. 699 ausgeführt, droht diese Komplikation im Verlauf aller Verletzungen, die den hinteren Augenabschnitt in Mitleidenschaft ziehen. Ihre Häufigkeit ist abhängig von der Ausdehnung und Intensität des Traumas (z.B. bei Kontusion), vor allem von der Präsenz intraokularer Blutungen. Ihr Auftreten ist keineswegs immer voraussehbar. Trotz vorausgegangener optimaler mikrochirurgischer Behandlung kann sie sich entwickeln. Sie endet – auch wenn sie erfolgreich behandelt wurde – immer mit einem erheblichen Funktionsverlust des Auges.

Die Proliferationen von Zellmembranen und Zellsträngen mit nachfolgender Kontraktion können lokalisiert bleiben oder sich ganz diffus ausbreiten. Dies spielt sich in drei Bereichen des Vitreoretinalraums ab (**Abb. XV. C.6a**).

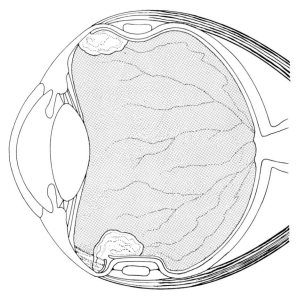

**h** Absicherung der Traktionsforamina durch eine Verstärkung des Cerclagebuckels mit Hilfe einer Schiene aus Silikongummi.

- Im *vitrealen* Bereich kann man strangförmige Verkürzungen, z.B. entlang eines Schußkanals mit entsprechender zeltförmiger Abhebung der Netzhaut, beobachten. Klinisch besonders wichtig ist aber die zirkuläre und anterior-posteriore Traktion der proliferativ veränderten Glaskörperbasis, so daß die periphere Netzhaut ringförmig abgehoben und nach vorn gezogen wird.
- *Epiretinale* Proliferationen gehen häufig von Verletzungszonen, wie Anschlagstellen eines Fremdkörpers, aus. Klinisch erkennt man sie an

**Abb. XV. C.6a–i.** Netzhautablösung bei posttraumatischer proliferativer Vitreoretinopathie nach Verletzung mit intraokularem Fremdkörper

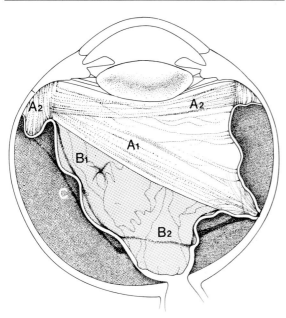

**a** Netzhautablösung bei proliferativer Vitreoretinopathie nach Perforation mit einem intraokularen Splitter. Kontrahierte Proliferationen finden sich in folgenden Bereichen: transvitreal entlang des Schußkanals (*A 1*), der Einschußstelle und der Glaskörperbasis (*A 2*), präretinal mit Sternfaltenbildung (*B 1*) und präpapillärer Trichterformierung (*B 2*) sowie retroretinal.

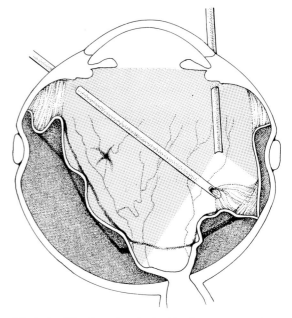

**c** Nach der Vitrektomie mit der Entfernung transvitrealer Strangbildung Darstellung der Netzhautoberfläche.

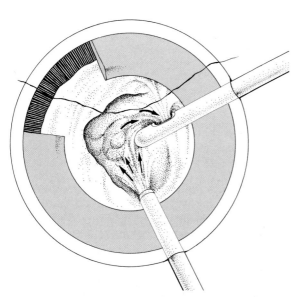

**b** Bei dichter Katarakt und echographisch nachgewiesener trichterförmiger Netzhautablösung wird die Katarakt zunächst durch Saug-Spül-Manöver über den Limbus entfernt.

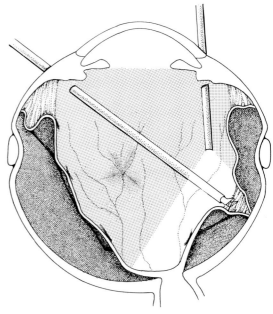

**d** Durchtrennung und Entfernung präretinaler Membranen zur Mobilisierung der Netzhaut. Nach Durchtrennung der epiretinalen Membranen Freipräparation der Fremdkörperanschlagstelle.

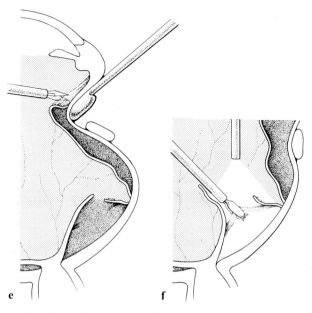
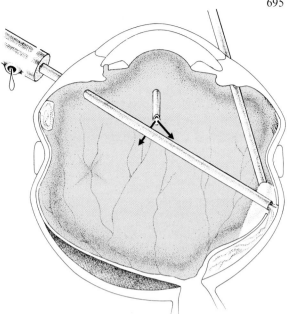

**e** Periphere kontrahierte Stränge der Glaskörperbasis werden durch Indentation dargestellt und durchtrennt.
**f** Nach vorheriger Endodiathermie Eröffnung der Netzhaut im Bereich der Anschlagstelle und Durchtrennung bzw. Entfernung subretinaler Stränge.

**h** Absaugen der subretinalen Flüssigkeit durch ein vorhandenes Netzhautforamen.

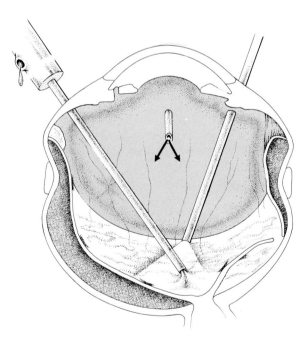
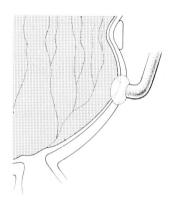

**i** Kryokoagulation der vorhandenen Foramina.

**g** Silikonölauffüllung nach totaler Mobilisierung der Netzhaut und Vorlegen einer Cerclage. Über die Infusionskanüle werden das Silikonöl injiziert und gleichzeitig unter Endoillumination die präretinale Flüssigkeit mit der Hohlnadel abgesaugt.

der gefältelten, abgelösten, grauweißlich verfärbten Netzhaut, an Sternfaltenbildung oder, wenn sie am hinteren Pol flächig gewachsen sind, an einem trichterförmigen Verschluß der präpapillären Zone.
- *Retroretinal*: Es entwickeln sich Stränge oder Platten unter länger abgelöster Netzhaut. Sie können auch von peripheren Perforationszonen ihren Ausgang nehmen. Die Stränge haben die Tendenz, unter die zentrale Netzhaut vorzuwachsen und nach Kontraktion die Retina wäscheleinenartig anzuheben. Umwachsen sie die peripapilläre Zone, ist eine serviettenringartige Einschnürung zu beobachten.

Die gefürchtete PVR-Amotio tritt für gewöhnlich etwa 6 Wochen nach dem Unfallereignis ein. Chronisch-entzündliche Reaktionen im Bereich des Glaskörpers mit Eintrübungen und Pigmentzelldispersionen gehen dem häufig voraus. Natürlich sind immer wieder zusätzliche Komponenten zu beobachten, wie die Wiedereröffnung bereits plombierter und mit Kryopexie verschlossener Foramina.

Präoperative Diagnostik

Besteht kein Funduseinblick, ist die Ultraschalluntersuchung von besonderer Bedeutung für die weitere Operationsplanung. Sonst gibt die binokulare indirekte Ophthalmoskopie den besten Überblick über die vitreoretinale Situation.

**Operationsprinzipien**

Um eine Wiederanlegung der Netzhaut zu erreichen, muß die Retina vorher durch endochirurgische Maßnahmen von Traktionen befreit und mobilisiert sein. Danach erfolgt die hydraulische Wiederanlegung durch Gas- oder Silikonölinjektion. Bei der PVR-Amotio nach idiopathischer Netzhautablösung führt die temporäre Auffüllung mit Gas zu einer Wiederanlegungsrate von etwa 30%, während die permanente Tamponade des Glaskörperraums mit Silikonöl einen dauerhaften Erfolg in 60–80% der Fälle verspricht. Da die PVR-Amotio nach Trauma prognostisch noch ungünstiger ist, kann deshalb vielfach nur mit der Silikonölinjektion ein Erfolg erzielt werden [4, 50, 57, 76, 78, 79, 90, 118, 128].

Liegen gleichzeitig eine dichte Katarakt- und eine echographisch diagnostizierte triangelförmige Windenblütenamotio vor, sollte die Linse zunächst über einen Limbusschnitt entfernt werden, um unnötige Verletzungen der peripheren Netzhaut bei Einführung der Instrumente über die Pars plana zu vermeiden (**Abb. XV. C.6b**).

## 3.1 Präparation

Peritomie, Anschlingen der 4 geraden Augenmuskeln und Freilegung der Sklera gehen den glaskörperchirurgischen Maßnahmen voraus. Bereits vorhandene Cerclage- oder Plombenmaterialien werden vorsichtig freigelegt. Ist keine solche Maßnahme vorausgegangen, schließt sich die Fixation eines Cerclagebandes etwas prääquatorial an. Das Band wird jedoch nur locker fixiert und nicht angezogen, damit nicht bei späteren glaskörperchirurgischen Maßnahmen unnötig das Risiko der Netzhautverletzung – über prominenten Cerclage- oder Plombenbuckeln – hervorgerufen wird.

## 3.2 Vitrektomie

Mit Hilfe des Vitrektomieinstrumentariums werden dann getrübter Glaskörper und Glaskörperstränge durchtrennt. Danach ist häufig eine gewisse Entfaltung der Netzhaut zu beobachten (**Abb. XV. C.6c**). Die Netzhautoberfläche wird dann nach epiretinalen Membranen abgesucht. Diese sind, wenn nicht schon an der weißlichen Verfärbung sichtbar, häufig über Faltensternen aufzufinden: dort, wo Netzhautgefäße plötzlich verschwinden. Mit einem feinen Häkchen, Spatel, Mikropinzette oder der Glaskörperschere werden die Membranen unterfahren und von der Netzhautoberfläche abgehoben und vorsichtig abgezogen. Häufig erstrecken sie sich bis zur Peripherie und stehen nicht selten in Verbindung mit Netzhautnarben (**Abb. XV. C.6d**).

## 3.3 Glaskörperbasis

Wichtig ist die Untersuchung der Glaskörperbasis. Bestehen hier Proliferationen und Traktionen – häufig erkennbar an einer ziehharmonikaartigen Fältelung der peripheren Netzhautoberfläche – sind sie soweit wie möglich zu entfernen. Dies ist technisch meist schwierig, da im Bereich der Glaskörperbasis Netzhaut und Glaskörpergrenzmembran fest miteinander verwachsen sind und sehr leicht eine Verletzung der Netzhautoberfläche möglich ist. Hilfreich sind radiäre Einschnitte der Glaskörperbasis über Faltentälern.

Eine Operation im Bereich der Glaskörperbasis ist jedoch nur möglich, wenn der Operateur oder der Assistent den peripheren Fundusanteil mit Hilfe eines Schielhakens indentieren und damit in den Beobachtungsbereich bringen kann (**Abb. XV. C.6e**). Zu diesem Zweck ist nicht immer die Endoillumination notwendig, so daß der Chirurg beim bimanuellen Arbeiten mit der linken Hand eine Membranpinzette zur Hilfe nehmen kann. Häufig ist zur besseren optischen Kontrolle auch die Entfernung der Linse notwendig.

Besteht eine hohe trichterförmige Netzhautablösung, so ist die Mobilisierung der Glaskörperbasis vor der Membranentfernung in der hinteren Netzhaut zu empfehlen, da die Maßnahmen an der peripheren Retina sonst durch hochschwappende, zentrale Netzhautanteile behindert werden.

## 3.4 Verbliebene retroretinale Stränge

Schließlich muß der Operateur untersuchen, ob retroretinale Stränge oder Membranen eine Wiederanlegung der Netzhaut verhindern können. Diese Stränge haben ein weißliches Aussehen, nehmen ihren Ursprung häufig von Perforationszonen und bilden im Bereich des hinteren Pols netzartige Proliferationen. Nur in seltenen Fällen, meistens dargestellt an einem sog. Wäscheleinenphänomen, unterhalten die retroretinalen Membranen allein eine Netzhautablösung. Vorsichtig kann ihre Konsistenz und Resistenz durch punktuellen Druck auf die darüberliegende Netzhaut festgestellt werden. Sind die Stränge straff ausgespannt, so müssen sie durchtrennt und evtl. entfernt werden. Dazu wird in einem Bereich – möglichst außerhalb der Makulazone – die Retina in der Nähe eines solchen Stranges durch Endodiathermie koaguliert. Anschließend wird sie mit der Glaskörperschere eröffnet und der Strang transretinal durchtrennt. Finden sich sehr viele verzweigte Stränge, so sollte mit Mikropinzetten das gesamte retroretinale Material „ausgerupft" werden **(Abb. XV. C.6f)**. Liegen periphere Netzhautlöcher vor, so kann man mit einer gebogenen Pinzette nach MORRIS durch diese Foramina in den retroretinalen Bereich vordringen, retroretinale Spangen fassen und durch das Netzhautforamen extrahieren.

Nach Mobilisierung der Netzhaut wird das vorgelegte Cerclageband angezogen. Dabei ist darauf zu achten, daß periphere Löcher auf den Buckel zu liegen kommen.

## 3.5 Hydraulische Entfaltung der Netzhaut

### 3.5.1 Gasinjektion

Zur Entfaltung und Tamponade des Glaskörperraums kann entweder reine Luft oder ein Luft-Gas-Gemisch (z.B. 1 Teil $SF_6$ zu 4 Teilen Luft) injiziert werden. Zu diesem Zweck wird die Infusionskanüle mit einer Luftinjektionsmaschine oder mit einer gasgefüllten Rekordspritze verbunden, wobei letztere am zweckmäßigsten 50 ml fassen soll. Luft und Gas werden dabei vorher durch einen Mikrofilter in diese Spritze aspiriert. Es folgt dann der Flüssigkeits-Gas-Austausch unter dem Mikroskop, wobei die intraokulare Flüssigkeit während der Insufflation über die Hohlnadel bei gleichzeitiger mikroskopischer Kontrolle abgesaugt wird **(Abb. XV. C.6g, Abb. XV. B.39c)**. Dabei liegt die Hohlnadel im präpapillären Raum. Die subretinale Flüssigkeit kann auf zwei Wegen drainiert werden: durch transsklerale Exodrainage oder durch Endodrainage über vorliegende Netzhautlöcher. Liegen keine Netzhautrisse vor, so kann zur Endodrainage die Retina nach vorheriger Endodiathermie-Koagulation im zentralen Anteil – am besten nasal oberhalb der Papille – perforiert werden. Auf diese Weise ist eine völlige Wiederanlegung der Netzhaut zu erreichen.

### 3.5.2 Silikonölinjektion

Da nach Resorption der Luft oder des Luft-Gas-Gemisches sehr häufig ein Amotiorezidiv beobachtet wurde, empfiehlt sich in besonders ausgeprägten PVR-Fällen eine permanente Innentamponade des Glaskörperraums durch Silikonölinjektion.

Dabei wird in ähnlicher Weise wie bei der Gasinjektion verfahren und über eine Injektionsmaschine oder über eine spezielle, manuell betriebene Silikonölspritze das Öl über den Infusionsschlauch vorsichtig in den Glaskörperraum injiziert. Lag eine alte, starrfaltige Netzhautablösung vor, so besteht nun die Gefahr, daß das Silikonöl unter die Netzhaut gelangt. In zweifelhaften Fällen kann deshalb der Silikonölinjektion ein Flüssigkeits-Gas-Austausch vorausgehen, und unter der Gasblase kann dann geprüft werden, ob die Netzhaut ausreichend mobilisiert ist und sich ohne Spannung dem Pigmentepithel anlegt.

Bei der Silikonölinjektion wird die prä- und subretinale Flüssigkeit wie bei der Gasinjektion unter der sich ausdehnenden Silikonblase abgelassen (**Abb. XV. C.6 g, h**).

### 3.5.3 Schlußkontrolle und Sicherung

Nach der Injektion von Gas oder Silikonöl erfolgt eine nochmalige Inspektion der Netzhautsituation. Liegen noch epiretinale Traktionen vor, so müssen diese unbedingt angegangen und eliminiert werden, da sonst mit Sicherheit Rezidive zu erwarten sind. Besonders unter Silikonöl stellen sich solche Restmembranen – erkennbar an der doppelbrechenden Kontur der Oberfläche der Silikonölblase – gut dar. Anschließend werden Netzhautforamina durch Endokoagulation oder transskleral koaguliert (**Abb. XV. C.6i**). Vielfach ist eine 360°-Koagulation in Höhe des Cerclage-Buckels angezeigt.

Bei aphaken Augen muß eine basale *untere Iridektomie* nach ANDO gelegt werden, um im postoperativen Verlauf eine Berührung der Silikonölblase mit der Hornhautrückfläche zu vermeiden. Durch die *untere Iridektomie* dringt dann permanent Kammerwasser in die Vorderkammer ein und drängt die Silikonölblase nach hinten.

### 3.6 Retinotomie und Netzhautfixation

Ist die Netzhaut trotz aller Mobilisationsversuche mit periretinaler Chirurgie zu stark verkürzt, so daß nach der Injektion des Silikonöls ihr Einreißen und das Eindringen des Silikonöls in den subretinalen Raum droht, muß sie vorher durch Retinotomie so weit entlastet werden, daß sie sich dem Pigmentepithel wieder völlig anlegen kann. Dabei ist es wichtig, die Retinotomie in ausreichender Länge durchzuführen, damit eine spannungsfreie Wiederanlegung der Netzhaut erreicht werden kann [128] (**Abb. XV. C.7 a, b**).

Um Blutungen zu vermeiden, ist die Retina vor dem Einschneiden mit der Glaskörperschere oder dem Vitrektomie-Instrument ausreichend zu koagulieren (**Abb. XV. C.7a**). Die Wiederanlegung der Netzhaut kann in solchen Fällen nur durch Injektion von Silikonöl erreicht werden, die sich an die Retinotomie anschließt.

Besteht weitere Kontraktionstendenz der *Netzhaut*, sind zusätzlich die Schnitträder zu *fixieren*. Dies läßt sich gezielt und technisch am einfachsten durch die Fixation mit Hilfe von *Netzhautnägeln* nach ANDO durchführen. Die entsprechenden Nä-

**Abb. XV. C.7a, b. Retinotomie zur Entlastung inkarzerierter und verkürzter Netzhaut**

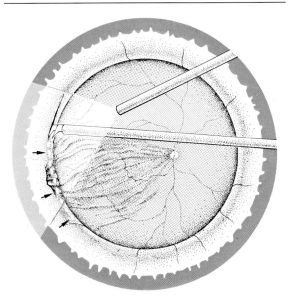

**a** In einer temporalen Perforationszone ist die Netzhaut inkarzeriert, davon ausgehend finden sich epi- und retroretinale Proliferationen, die zu einer konvergenten, radiären, faltenförmigen Verziehung der Netzhaut mit umgebender Ablösung führen. Endodiathermie im Bereich der beabsichtigten Retinotomie zur Vermeidung von Blutungen.

Durchführung der Retinotomie mit einer Glaskörperschere. Gleichzeitig Entfernung prä- und retroretinaler Membranen.

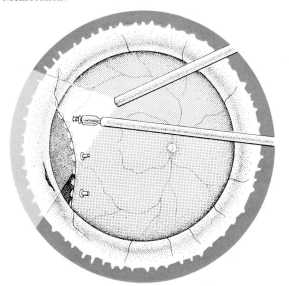

**b** Fixation der zentralen Netzhauträder durch Netzhautnägel (Tacks). Danach Injektion von Silikonöl mit Absaugen der prä- und retroretinalen Flüssigkeit über eine Hohlnadel. Anschließend Endokryopexie der freien Netzhauträder.

gel aus Plastikmaterial, Keramik oder nichtrostendem Stahl, Titanium, werden mit einer Spezialpinzette durch die Skleraincision eingeführt und durch den freien Netzhautrand in der Aderhaut fixiert. Erstaunlicherweise kommt es dabei relativ selten zu Blutungen (**Abb. XV. C.7b**).

Die Ölinjektion erfolgt wie vorher beschrieben, wobei die subretinale Flüssigkeit unter dem freien Netzhautrand durch den Druck der sich allmählich ausbreitenden Silikonölblase abgesaugt wird. Sind nach Auffüllen des Bulbus mit Silikonöl noch weitere Spannungszüge an der Netzhaut festzustellen, kann die Retinotomie erweitert werden.

Da vielfach auch unter dem Silikonöl neue Proliferationen auftreten, haben wir in letzter Zeit mit Erfolg als proliferationshemmendes Medikament das Zytostatikum *Daunomycin* eingesetzt [125, 126]. Dabei wird eine 5 µg/ml-Lösung für 10 min nach Beendigung der Vitrektomie in den Glaskörperraum instilliert und anschließend bei der Injektion des Silikonöls über die „Flötennadel" wieder abgelassen.

### 3.7 Komplikationen

#### 3.7.1 Intraoperative Komplikationen

Unter den intraoperativen Komplikationen bei solchem Vorgehen sind in erster Linie Blutungen im periretinalen Bereich zu beobachten, die von Netzhautrissen, den retinalen Schnitträndern sowie von der Aderhaut ausgehen. Auch hier ist sorgfältiges Aufsuchen der Blutungsquellen notwendig. Bei schweren Hämorrhagien, die den Einblick behindern, kann Silikonöl injiziert werden. Dies führt zu einer Begrenzung der Blutungen auf der Netzhautoberfläche. Es muß dann aber sorgfältig unter der Ölblase mit einer Hohlnadel oder mit einer feinen Pinzette abgesaugt oder entfernt werden.

#### 3.7.2 Postoperative Komplikationen

##### 3.7.2.1 Nach posttraumatischer proliferativer Vitreoretinopathie

Das Hauptproblem der traumatischen Spätamotio ist die außerordentliche *Reproliferationstendenz* auch nach erfolgreich wiederangelegter Netzhautablösung. So sind vor allen Dingen nach temporärer Gasauffüllung *häufig Wiederablösungen* zu beobachten, deren Inzidenz nach Silikonölinjektion geringer ist. Zwar hat das Silikonöl keinen proliferationshemmenden Effekt, nachwachsende Membranen mit folgender Kontraktion führen jedoch in solchen Augen vielfach nur zu umschriebenen Amotiorezidiven, die durch Reoperationen mit Entfernung der neuen Membranen, Nachfüllen des Silikonöls und Drainage der subretinalen Flüssigkeit beseitigt werden können. Eine Entfernung des Silikonöls ist zu diesem Zweck nicht unbedingt notwendig. Die entsprechenden Maßnahmen können unter der Ölblase erfolgen.

Das Ziel dieser ausgedehnten retinalen Chirurgie ist lediglich die *Erhaltung oder Wiederherstellung von Orientierungssehen*. Traumafolgen, rezidivierende Netzhautablösung und die geschilderten ausgedehnten chirurgischen Manöver lassen sich häufig mit der Wiederherstellung einer weitergehend verwertbaren Sehschärfe nicht vereinbaren [50, 72, 73, 79, 128]. Es muß daher mit dem Patienten rechtzeitig die eingeschränkte Prognose besprochen werden. Das gilt vor allem bei voller Sehfunktion des anderen Auges. Hier soll die erreichbare Restfunktion gegenüber wiederholten operativen Maßnahmen, den damit verbundenen Krankenhausaufenthalten und länger andauernder Arbeitsunfähigkeit abgewogen werden.

##### 3.7.2.2 Komplikationen nach Silikonölinjektion

Obwohl die Injektion von Silikonöl gerade in der Traumachirurgie unerwartete Erfolge in früher aussichtslosen Situationen ermöglicht, sind bei der Indikationsstellung die Komplikationen unbedingt zu berücksichtigen. Diese sind seit längerem beschrieben, es handelt sich dabei in erster Linie um die *Katarakt* und die *Keratopathie* [34, 68, 71, 72, 77, 79, 128].

*Katarakt*

Durch die Berührung der Silikonölblase mit der Linse kommt es unweigerlich im Laufe von Monaten zur Ausbildung einer Linsentrübung, die wieder zu einer Reduktion der Sehschärfe führt. Extrakapsuläre Linsenextraktionen in solchen Fällen haben nur einen vorübergehenden Erfolg, da auch die hintere Linsenkapsel sich häufig eintrübt. Wir empfehlen bei weichen Linsen die *intrakapsuläre*

*Entfernung* mit dem Vitrektomie-Instrument über die Pars plana, bei Kernsklerose über einen Limbusschnitt. Muß das Silikonöl wegen restlicher periretinaler Traktionen im Auge verbleiben, wird eine basale Iridektomie bei 6 Uhr angeschlossen. Dabei ist darauf zu achten, daß keine Linsenreste hinter der Iridektomie verbleiben, die sie später wieder verschließen könnten.

*Keratopathie*

Nach Silikonölinjektion kann man zwei Formen der Keratopathie unterscheiden: *bandförmige mit subepithelialen Kalkeinlagerungen* sowie die *bullöse Keratopathie infolge Endothelzellverlusts* [77]. Im ersteren Fall kann durch eine EDTA bzw. HCL-Abrasio die Einlagerung vorübergehend beseitigt werden. Im letzteren bleibt nur die Hornhauttransplantation. Diese muß gelegentlich wiederholt durchgeführt werden, wenn es sich um das *letzte Auge* des Patienten handelt und es darum geht, ein orientierendes Sehvermögen zu erhalten.

## 3.8 Silikonölentfernung

Ein Teil der Komplikationen kann vermieden werden, wenn das Silikonöl nach einiger Zeit aus dem Auge entfernt wird. Allerdings ist gerade *nach Trauma die Indikation nur bei einem kleinen Teil der Patienten gegeben,* weil danach häufig Reproliferationen auftreten und das Amotiorezidiv nur durch die permanente Tamponade verhindert wird. Die Reproliferationen finden sich besonders im unteren Anteil des Fundus, wo durch den Auftrieb der im Auge schwimmenden Silikonölblase kein ausreichender Tamponadeeffekt gewährleistet ist [34, 79, 128].

Die Ablassung des Öls erfolgt unter gleichzeitiger Infusion des Bulbus mit Ringer-Lösung. Die Infusion kann bei aphaken Augen über die Vorderkammer erfolgen: dabei wird die normale Infusionskanüle des Vitrektomie-Instrumentariums im unteren Limbusanteil in die Vorderkammer gelegt, eine zusätzliche Nahtfixation ist nicht erforderlich. Bei einem linsenhaltigen Auge wird die Infusionskanüle in üblicher Weise in der Pars plana fixiert.

Die nach oben drängende Silikonölblase kann dann über einen Limbusschnitt oder eine genügend große Pars plana-Öffnung (mindestens 3 mm Länge) abgelassen werden. Dabei fließt das intraokulare Öl häufig durch die gespreizte korneosklerale oder sklerale Öffnung stoßweise ab, so daß intraokulare Druckschwankungen auftreten. Bei stabiler Netzhautsituation bedeutet dies kein Problem.

*Schonender ist jedoch das maschinelle Absaugen* des Silikonöls mit Hilfe einer Pumpe oder einer speziellen Rekordspritze (nach FRIEDBURG). Je nach Viskosität des eingesetzten Öls nimmt dieser Vorgang 10–15 min in Anspruch. Die Kanüle des absaugenden Instrumentes wird dabei in den oberen Anteil der Silikonölblase getaucht, die allmählich immer kleiner wird. Größere intraokulare Druckschwankungen treten bei diesem Verfahren nicht auf. Nach Auffüllen der Glaskörperkavität mit der Infusionslösung muß die Netzhautoberfläche nochmals sorgfältig nach epiretinalen Membranen oder peripheren Traktionen abgesucht werden, die dann zu entfernen sind.

## 3.9 Traumatischer Riesenriß

Auch bei traumatischen Riesenrissen der Netzhaut muß man zwischen *oralen Dialysen* und *äquatorialen Riesenrissen* unterscheiden. Während man im ersten Fall mit bulbuseindellenden Maßnahmen, evtl. in Kombination mit einer Gasinjektion, zum Erfolg kommen kann, ist in der zweiten Situation intra-okulare Chirurgie unerläßlich. Bei den traumatischen äquatorialen Riesenrissen, die häufig myope Augen betreffen und durch Kontusionen hervorgerufen werden, reißt die Netzhaut zentral der Glaskörperbasis ein. Im typischen Fall schlägt sich die Vorderseite der Netzhaut nach hinten in den glaskörperleeren Raum ein. Dabei besteht Tendenz des umgeschlagenen Netzhautrandes zum Einrollen. Groß ist die *Neigung zur Ausbildung von epiretinalen Membranen* mit nachfolgender faltiger Fixation im hinteren Glaskörperanteil. Wiederanlegung der Netzhaut kann nur erreicht werden, indem die *Retina entfaltet* und durch Tamponade des Glaskörperraums *fixiert* wird, bis in den Koagulationszonen der freiliegenden Netzhautränder eine narbige Verwachsung eingetreten ist (s. Kap. XIV).

**Abb. XV. C.8a–c. Vitrektomie und Silikonölinjektion zur Behandlung eines traumatischen Riesenrisses**

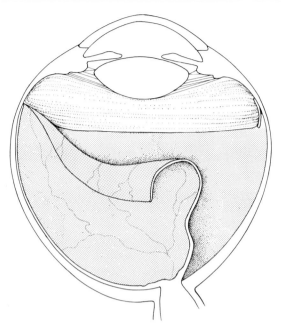

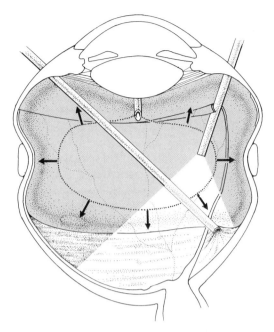

a Netzhautablösung mit Riesenriß bei zentralwärts eingerolltem Rißrand.

b Nach Vorlegen einer Cerclage und Vitrektomie werden mit der Beleuchtungssonde die periphere Netzhaut entfaltet und gegen die Bulbuswand gedrückt, gleichzeitig das Silikonöl injiziert und die prä- und retroretinale Flüssigkeit mit der Hohlnadel abgesaugt. Durch die sich ausdehnende Silikonölblase wird die Netzhaut in anatomisch gerechter Position auf dem Pigmentepithel refixiert.

## Operationstechnik

Nach Freilegung der Sklera und Anschlingen der 4 geraden Augenmuskeln wird eine *äquatoriale Cerclage* vorgelegt, wobei ein 2 mm breites Band ausreicht. Die Sklerainzisionen zur Vitrektomie werden so gelegt, daß die eingeführten Vitrektomie-Instrumente einen ausreichenden Zugang zur eingerollten Netzhaut haben und diese entfalten können. Zunächst wird der häufig hämorrhagisch durchsetzte Glaskörper entfernt, anschließend versucht der Operateur, die eingerollte Netzhaut zu entfalten. Dies kann Schwierigkeiten bei nicht mehr frischen Riesenrissen mit fixierten Netzhauträndern und periretinalen Proliferationen verursachen. In einem solchen Fall ist die Fixation des zentralen Rißrandes durch *Netzhautnägel* zu versuchen. Mit diesem Verfahren kann die Retina ohne Verziehung unter mikrochirurgischen Bedingungen an der Chorioidea fixiert werden. Anschließend erfolgt die Tamponade des Glaskörperraums und Fixation der entfalteten Netzhaut durch eine Gas- oder Silikonölinjektion [50, 70, 79, 128] **(Abb. XV. C.8b)**.

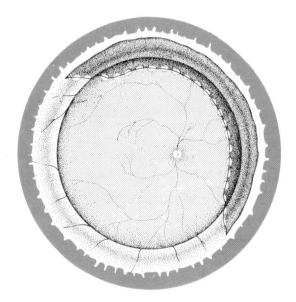

c Nach Entfaltung der Netzhaut Koagulation der freien Rißränder.

Die *Silikonölinjektion* hat den Vorteil, daß die Netzhaut nach ihrer Mobilisierung durch die sich ausdehnende Silikonölblase in anatomisch richtiger Position an das Pigmentepithel gedrückt wird. Im einzelnen wird dabei nach Freilegung der Rißränder die Netzhaut stumpf mit dem Vitrektomie-Instrument entfaltet und der freie Netzhautrand mit der Endoilluminationssonde peripher locker fixiert. Dann erfolgt die Injektion des Silikonöls, wobei gleichzeitig mit der Hohlnadel präretinale Flüssigkeit abgesaugt wird **(Abb. XV. C.8b)**. Die sich langsam ausdehnende Silikonölblase drückt nun die Netzhaut in entfalteter Position an das Pigmentepithel und glättet sie. Falls noch retroretinale Flüssigkeit zurückbleibt, kann sie aus dem subretinalen Raum abgesaugt werden **(Abb. XV. C.8b)**. Ist die Retina noch etwas gefältelt oder retrahiert, so bereitet es keine Schwierigkeiten, mit Hilfe einer Glaskörperpinzette unter dem Mikroskop oder indirekter Ophthalmoskopie den zentralen Rißrand zu fassen und die Netzhaut zu strecken. Eine Apposition der Rißränder ist nicht möglich, so daß größere Anteile des Pigmentepithels immer unbedeckt bleiben. Die freien Netzhautränder werden dann mit Laser- oder Kryoherden belegt **(Abb. XV. C.8c)**. Anschließend werden die Cerclage angezogen, die Sklerotomien verschlossen.

Postoperativer Verlauf

Wegen der bekannten Nebenwirkungen sollte die Entfernung des Silikonöls erst einige Monate nach der Injektion angestrebt werden. Linsentrübungen sind jedoch häufig zu beobachten; bei komplikationslosem Verlauf wird die Entfernung des Silikonöls schon nach 3–6 Wochen in Erwägung gezogen [70]. Im eigenen Krankengut gelang es in 66% der Fälle, eine dauerhafte Wiederanlegung zu erreichen.

Postoperative Komplikationen

Auch hier ist im postoperativen Verlauf mit der Neubildung von periretinalen Membranen zu rechnen, die nach Silikonölinjektion zu umschriebenen Amotiorezidiven führen können (34% im eigenen Krankengut). Sie können sich auch einstellen durch *Kontraktionen der Glaskörperbasis* außerhalb der Riesenrißzone. Bei Rezidiven ist erneutes "membrane peeling" unter dem Silikonöl, evtl. in Kombination mit Retinotomien, notwendig.

## 4 Schwerste Bulbusverletzungen

### 4.1 Primäre Vitrektomie und Silikonölinjektion

Nach massiven Bulbusverletzungen, z.B. Perforationen durch Luftgewehr-Diabologeschosse, Schrotkugeln oder ausgedehnten Rupturen nach stumpfen Kontusionen war bisher die Prognose praktisch infaust [11, 16, 17, 40, 45, 57, 75, 76, 108, 119, 121]. Nach solchen schweren Traumen kommt es zu einem *Hämophthalmus* mit Einblutungen in den Glaskörperraum, der Vorderkammer und der Aderhaut. Daraus entwickeln sich Bulbushypotonie, Traktionsamotio und schließlich eine Phthisis bulbi. Führt man in diesen Fällen eine Frühvitrektomie durch, d.h. innerhalb der ersten Tage nach der Verletzung, so sind massive *intraoperative Blutungen zu befürchten*, die schließlich zum Abbruch der Operation führen. Injiziert man nun in einem solchen Fall Silikonöl, so bleiben die Blutungen auf den Ursprungsort begrenzt; es ist unter der Silikonölblase dann ein ausreichender Funduseinblick möglich. So sind eine adäquate Versorgung der Netzhautverletzung, eine Fremdkörperextraktion und die Koagulation blutender Gefäße möglich. Die postoperative Situation wird zudem stabilisiert, es tritt keine deletäre Bulbushypotonie auf [18].

Indikationen

Für die Primärvitrektomie in Kombination mit Silikonölinjektion kommen schwerste Bulbusverletzungen, wie Perforationen mit Diabologeschossen, Schrotkugeln, Doppelperforationen durch große Fremdkörper, intraokulare Messingpatronenfragmente und Rupturen nach stumpfen Traumen in Frage.

### 4.1.1 Operationstechnik

Zunächst muß ein mikrochirurgischer Verschluß aller vorhandenen Perforations- und Rupturwunden nach den oben beschriebenen Grundsätzen erfolgen. Danach wird zur Tonisierung des Bulbus eine Infusion in der Pars plana fixiert und ein Cerclageband vorgelegt. Sklerale Perforationen werden am besten durch radiär fixierte Schaumplomben eingedellt und wasserdicht verschlossen. Danach wird die Vitrektomie angeschlossen, wobei häufig zentral der Glaskörper noch von der Netzhaut abgesaugt und entfernt werden muß. Gewöhnlich treten in dieser Operationsphase *massive Blutungen* auf, die durch die Injektion von Silikonöl und gleichzeitigem Absaugen der hämorrhagisch durchsetzten Infusionsflüssigkeit auf ihren Ursprungsort begrenzt werden können. Dadurch wird ein ausreichender Funduseinblick gewährleistet. Oft gelingt es nicht, eine ausreichende Vitrektomie vor der Injektion des Silikonöls durchzuführen, so daß Glaskörperreste auf der Netzhautoberfläche zurückbleiben. Liegt gleichzeitig eine erhebliche Verletzung der Hornhaut vor, so kann ein ausreichender Funduseinblick erzielt werden, wenn vor der Hornhauttransplantation eine temporäre Keratoprothese nach ECKARDT fixiert wird [82].

Postoperativer Verlauf

Die Injektion von Silikonöl führt zu einer überraschend guten Stabilisierung der postoperativen Situation, der Funduseinblick bleibt weitgehend bewahrt, eine Hypotonie und Phthise treten nicht ein. Nach eigenen Erfahrungen konnten 90% der schwerverletzten Augen erhalten werden, bei denen das Trauma länger als 1 Jahr zurücklag [78].

### 4.1.2 Postoperative Komplikationen

Neben den bekannten Silikonölkomplikationen sind Nachproliferationen zu erwarten, die von den Wundrändern oder nicht entfernten Glaskörperresten ausgehen. In einem solchen Fall sind unter dem Silikonöl Nachoperationen mit Membranentfernungen notwendig.

Nach Rückbildung der uvealen Hyperämie und Resorption intraokularer Blutungen erweist sich häufig die intraokulare Silikonölblase als zu klein, so daß zur verbesserten intraokularen Tamponade Silikonöl nachinjiziert werden muß.

## 4.2 Posttraumatische Endophthalmitis

**Behandlung durch Vitrektomie**

Die akute bakterielle Endophthalmitis nach perforierenden Verletzungen hat immer noch eine sehr *ungünstige Prognose,* wenn nicht rechtzeitig verletzter Glaskörper und Linse mit Hilfe der Vitrektomie entfernt und Antibiotika in das Augeninnere injiziert werden. Besonders nach Unfällen in der Landwirtschaft, nach Einsprengung von *organischen Fremdkörpern* und verschmutzten Metallpartikeln treten schon innerhalb von Stunden die Zeichen einer akuten bakteriellen Endophthalmie auf: dumpfer, ziliarer Schmerz, Chemosis und Hyperämie der Bindehaut, Protrusio bulbi in Verbindung mit Eintrübung des Glaskörpers und Hypopyonbildung. Eine *sofortige systemische und lokale antibiotische Therapie* muß eingeleitet werden. Ist innerhalb von Stunden keine Rückbildung zu verzeichnen, so müssen entweder Antibiotika intravitreal über die Pars plana injiziert werden oder es muß eine Vitrektomie erfolgen [13, 66, 105, 122]. Mit der Vitrektomie kann genügend *Material zur Erregerdiagnostik* gewonnen werden, darüber hinaus werden Bakterien, nekrotisches Gewebe und toxische Abbauprodukte aus dem Augeninneren entfernt. Die Antibiotika-Applikation erfolgt dann einmal über die Infusionsflüssigkeit, wie auch durch eine abschließende intravitreale Injektion am Ende der Operation. In der postoperativen Phase muß eine intensive lokale, subkonjunktivale und systemische antibiotische Therapie erfolgen (s. Tabelle XV. C.3).

### 4.2.1 Operationstechnik

Die Vitrektomie, evtl. kombiniert mit der Entfernung der Linse, erfolgt nach den bekannten Grundsätzen. Ist die intraokulare Entzündung schon weit fortgeschritten, so sind häufig weißlich infiltrierte Netzhaut und Glaskörperrinde nicht voneinander zu unterscheiden, so daß bei mangelhafter optischer Kontrolle die Operation abgebrochen werden muß. Nur so lassen sich massive iatrogene Netzhautschädigungen vermeiden. Zu Beginn der Vitrektomie wird mit Hilfe einer Rekordspritze intraokulare Flüssigkeit abgesaugt. Das Glaskörpermaterial kann über ein Filter abgefangen und der bakteriellen Untersuchung zugeführt werden. Am Ende der Operation wird eine Antibiotikakombination injiziert, wobei z.Z. Aminoglykoside (Gentamycin, Tobramycin, Amikacin) mit Cephacolin, Clindamycin oder Vancomycin kombiniert werden sollen. Auf diese Art und Weise wird ein breites Spektrum von Gram-negativen und Gram-positiven Erregern erreicht. Zusätzlich kann noch Dexametason intraokular gegeben werden (s. Tabelle XV. C.3).

**Tabelle XV. C.3.** Medikamentöse Therapie bei bakterieller und mykotischer Endophthalmitis

**1. Intravitreale Injektion**

1. Ohne Vitrektomie als Monotherapie
2. In Kombination mit Vitrektomie am Ende der vitreoretinalen Chirurgie

A. Antibakteriell

Kombination *jeweils eines* Antibiotikums aus 1.1 und 1.2 zusammen mit einem Steroid aus 2

| | |
|---|---:|
| 1 Antibiotika | |
| 1.1 Aminoglykoside | |
| Gentamycin (Refobacin) | 0,1 mg |
| Tobramycin (Gernebcin) | 0,4 mg |
| Amikacin (Biklin) | 0,4 mg |
| 1.2 Sonstige: | |
| Cefazolin-Na (Elzogram, Gramaxin) | 2,25 mg |
| Cefotaxim (Claforan) | 1–2 mg |
| Clindamycin (Sobelin) | 1,0 mg |
| Vancomycin (Vancomycin-HCl) | |
| phak, pseudophak, ec-aphak | 1,0 mg |
| ic-aphak | 2,0 mg |
| 2 Steroide | |
| Dexamethason (Decadron-Phosphat) | 360 µg |

B. Antimykotisch

| | |
|---|---:|
| Amphotericin B (Amphotericin B) | 5–10 µg |

**2. Infusionslösung bei Vitrektomie**

| | |
|---|---:|
| Gentamycin (Refobacin) | 10 mg/500 ml |

**3. Parenterale Zusatztherapie**

1. Antibakteriell
   (Spektrum ausgewählt nach „Kölner" Resistenzentwicklung)
   Ceftazidin (Fortum) oder Ciprofloxacin (Ciprobay)
   +
   Gernebcin (Tobramycin), nicht bei Ciprofloxacin-Medikation
   +
   Clindamycin (Sobelin)

2. Antimykotisch
   Amphotericin B (Amphotericin B)
   +
   Flucytosin (Ancotil)

3. Steroide

## Postoperativer Verlauf und Komplikationen

In 60–70% der Fälle kann bei schweren intraokularen Infektionen durch Vitrektomie und Antibiotikainjektion eine totale Erblindung verhindert werden. Etwa 1 Woche postoperativ ist die systemische und lokale Gabe von Antibiotika fortzusetzen. Nicht selten ist ein Netzhautödem infolge der toxischen Schädigung zu beobachten. Nach der Endophthalmitis besteht natürlich auch die Gefahr der Entwicklung einer PVR-Amotio. Hierbei ist dann nach den oben geschilderten Verfahren vorzugehen.

## LITERATUR

1. Aaberg TM (1982) Changing aspects of management of ocular trauma. Am J Ophthalmol 94:258–260
2. Abrams GW, Swanson DE, Sabates WI (1985) The results of sulfur hexafluoride gas in vitreous surgery. Am J Ophthalmol 99:87–88
3. Ando F (1985) Intraocular hypertension resulting from pupillary block by silicone oil. Am J Ophthalmol 99:87–88
4. Ando F, Miyabe Y, Oshima K, Yamanaka A (1986) Temporary use of intraocular silicone oil in the treatment of complicated retinal detachment. Graefes Arch Clin Exp Ophthalmol 224:32–33
5. Bacin F, Gallon J (1983) Utilisation du vitrectomie en traumatologie oculaire. Resultats a propos de 62 interventions. Bull Soc Ophtalmol Fr 82:1187–1192
6. Bacin F, Kantelip B (1984) Principes therapeutiques dans le decollement de retine apres traumatismes perforants. Bull Soc Ophtalmol Fr 84:1427–1431
7. Barr CC (1983) Prognostic factors in corneoscleral lacerations. Arch Ophthalmol 101:919–922
8. Barthelemy F, Girard P, Bonnissent JF, Kohen D (1983) Decollement de retine apres extraction d'un corps etranger intra oculaire. Influence de la vitrectomie. J Fr Ophtalmol 6:823–827
9. Benson WE, Machemer R (1976) Severe perforating injuries treated with pars plana vitrectomy. Am J Ophthalmol 81:728–732
10. Bonnet M (1984) Microchirurgie des decollements de la retine apres traumatisme perforant. J Fr Ophtalmol 7:801–806
11. Bowen DI, Magauran DM (1973) Ocular injuries caused by airgun pellets: an analysis of 105 cases. Br Med J 133:333–337
12. Brinton GS, Aaberg TM, Reeser FH, Topping TM, Abrams GW (1982) Surgical results in ocular trauma involving the posterior segment. Am J Ophthalmol 93:271–278
13. Brinton GS, Topping TM, Hyndiuk RA, Aaberg TM, Reeser FH, Abrams GW (1984) Posttraumatic endophthalmitis. Arch Ophthalmol 102:547–550
14. Charlin JF, Brasseur G, Langlois J (1980) Attitude actuelle devant les corps etrangers metalliques du segment posterieur. Bull Soc Ophtalmol Fr 12:1263–1266
15. Chen CJ (1983) Pars plana reconstructive surgery in penetrating injury. Ann Ophthalmol 15:1034–1044

16. Cherry PMH (1972) Rupture of the globe. Arch Ophthalmol 88:498–507
17. Cinotti AA, Maltzman BA (1975) Prognosis and treatment of perforating ocular injuries. Ophthalmol Surg 6:54–61
18. Coleman DJ (1976) The role of vitrectomy in traumatic vitreopathy. Trans Am Acad Ophthalmol Otol 81:406–413
19. Coleman DJ (1976) Role of vitrectomy in trauma. Current concepts of the vitreous, St Louis, pp 236–243
20. Coleman DJ (1982) Early vitrectomy in the management of the severely traumatized eye. Am J Ophthalmol 93:543–551
21. Coleman DJ (1983) Trauma: Timing of repair. In: Bird A et al. (eds) Symposium on medical and surgical diseases of the retina and the vitreous. Mosby, St Louis, pp 372–377
22. Coleman DJ (1983) Early treatment of trauma. Symposium on medical and surgical diseases of the retina. Mosby St Louis, pp 177–191
23. Coleman DJ, Lucas BC, Rondeau MJ (1983) Trauma: Timing of repair. Round table discussions. Symposium on medical and surgical diseases of the retina. Mosby, St Louis, pp 372–377
24. Coleman DJ, Lucas BC, Rondeau MJ (1987) The management of intraocular foreign bodies. Ophthalmology 94:1647–1653
25. Coles WH, Haik GM (1972) Vitrectomy in ocular trauma. Its rationale and its indications and limitations. Arch Ophthalmol 87:621–628
26. Coles WH (1974) Ocular surgery for traumatic injury in children. South Med J 67:930–933
27. Conway BP, Michels RG (1978) Vitrectomy techniques in the management of selected penetrating ocular injuries. Ophthalmology 85:560–583
28. Cooling RJ (1982) Immediate management of posterior perforating trauma. Trans Ophthalmol Soc UK 102:223–224
29. Cox MS, Freeman HM (1978) Retinal detachment due to ocular penetration. Clinical characteristics and surgical results. Arch Ophthalmol 96:1354–1361
30. Cupples HP, Whitmore PV, Wertz FD, Mazur DO (1983) Ocular trauma treated by vitreous surgery. Retina 3:103–107
31. De Juan E, Sternberg P, Michels RG (1983) Penetrating ocular injuries: types of injuries and visual results. Ophthalmology 90:1318–1322
32. De Juan E, Sternberg P, Michels RG (1984) Timing of vitrectomy after penetrating ocular injuries. Ophthalmol 91:1072–1074
33. De Juan E, Sternberg P, Michels RG, Auer C (1984) Evaluation of vitrectomy in penetrating ocular trauma. A case-control study. Arch Ophthalmol 102:1160–1163
34. Dimopoulos S, Heimann K (1986) Spätkomplikationen nach Silikonölinjektion. Langzeitbeobachtungen an 100 Fällen. Klin Monatsbl Augenheilkd 189:223–227
35. Dubois-Poulsen A, Guillaumat L et al. (1972) Experience clinique du decollement retinien traumatique aux Quinze-Vingts. Mod Probl Ophthalmol 10:453–464
36. Eagling EM (1976) Perforating injuries of the eye. Br J Ophthalmol 60:732–736
37. Eagling EM (1985) Perforating injuries involving the posterior segment. Trans Ophthalmol Soc UK 95:335–339
38. Elman MJ (1986) Racket-sports ocular injuries. The tip of the trauma iceberg. Arch Ophthalmol 104:1453–1454
39. Faulborn J, Atkinson A, Olivier D (1977) Results of primary vitrectomy in severe perforating ocular injuries. Mod Probl Ophthalmol 18:245–246
40. Faulborn J, Hennig J (1974) Ergebnisse der primären Rekonstruktion schwerverletzter Augen. Ber Dtsch Ophthalmol Ges 72:397–401
41. Faulborn J, Topping TM (1978) Proliferations in the vitreous cavity after perforating injuries: A histopathological study. Graefes Arch Clin Exp Ophthalmol 205:157–166
42. Freeman HM, Cos MS, Schepens CL (1976) Traumatic retinal detachment. Int Ophthalmol Clin 14:151–170
43. Gailloud CL, Scouras J, Dufour R (1972) Aspect clinique du decollement traumatique de la retine. Mod Probl Ophthalmol 10:376–394
44. Gundorowa RA, Bikow WP, Smokty JM (1985) Extraktion von Fremdkörpern bei Fällen mit Komplikationen. Klin Monatsbl Augenheilkd 186:358–361
45. Hebert P, Sourdille P (1978) Apport de la chirurgie du vitre dans les contusions et perforations du globe par plomb de chasse. Bull Soc Ophthalmol Fr 78:935–940
46. Heimann K (1981) Pars plana vitrectomy in the treatment of injuries with intraocular foreign bodies. Bull Soc Belge Ophthalmol 193:13–24
47. Heimann K (1983) Surgery of complicated intraocular foreign bodies. Ophthalmic Observer, pp 1–10
48. Heimann K (1986) Treatment of double perforating injuries. In: Blankenship GW et al. (eds) Basic and advanced vitreous surgery, vol 2. Liviana, Padova, pp 317–320
49. Heimann K (1986) Indications and timing of vitrectomy in trauma. In: Blankenship GW et al. (eds) Basic and advanced vitreous surgery, vol 2. Fidia research series. Liviana, Padova, pp 305–307
50. Heimann K, Dimopoulos S, Paulmann H (1984) Silikonölinjektion in der Behandlung komplizierter Netzhautablösungen. Vortrag 25. Tag Österreichische Ophthalmologische Gesellschaft, Wien, 31. 5.–2. 6. 1984. Klin Monatsbl Augenheilkd 185:505–508
51. Heimann K, Lemmen KD (1986) Perforierende Augenverletzungen mit multiplen intraokularen Fremdkörpern nach Manöverunfällen. Klin Monatsbl Augenheilkd 188:221–224
52. Heimann K, Neubauer H, Paulmann H, Tavakolian U (1979) Pars plana vitrectomy after intraocular foreign bodies. Mod Probl Ophthalmol 20:247–255
53. Heimann K, Paulmann H, Tavakolian U (1978) Indikationen zur Pars-plana-Vitrektomie bei perforierenden Augenverletzungen. Klin Monatsbl Augenheilkd 172:263–269
54. Heimann K, Paulmann H (1982) Vitrektomie in der Verletzungschirurgie. In: Jacobi KW. Aktuelle Ophthalmologie. Deutscher Ärzteverlag, Köln, S 17–31
55. Heimann K, Paulmann H, Tavakolian U (1983) The intraocular foreign body. Principles and problems in the management of complicated cases by pars plana vitrectomy. Int Ophthalmol 6:235–242
56. Heimann K, Tavakolian U, Paulmann H (1979) Die Bedeutung der Vitrektomie in der Behandlung von Verletzungen des hinteren Augenabschnitts. Ber Vers Verein Rhein-Westf Augenärzte 136:35–42
57. Heimann K, Tavakolian U, Paulmann H (1985) Pars plana vitrectomy in the treatment of massive contusion injuries. In: Ryan SJ (ed) Retinal diseases. Grune & Stratton, Orlando, pp 209–212
58. Hermsen V (1984) Vitrectomy in severe ocular trauma. Ophthalmologica 189:86–92

59. Hutton WL, Fuller DG (1984) Factors influencing final visual results in severely injuried eyes. Am J Ophthalmol 97:715–722
60. Hutton WL, Snyder WB, Vaiser A (1976) Vitrectomy in the treatment of ocular perforating injuries. Am J Ophthalmol 81:733–739
61. Johnston S (1971) Perforating eye injuries. A five year survey. Trans Ophthalmol Soc UK 91:895–921
62. Kanski JJ (1978) Closed intraocular microsurgery in ocular trauma. Trans Ophthalmol Soc UK 98:51–54
63. Karlson TA, Klein BEK (1986) The incidence of acute hospital-treated eye injuries. Arch Ophthalmol 104:1473–1476
64. Klöti R (1972) Zusammenfassung zur Pathogenese, Klinik und Therapie der traumatischen Netzhautablösung. Mod Probl Ophthalmol 10:407–411
65. Klöti R (1973) Vitrektomie. I. Ein neues Instrument für die hintere Vitrektomie. Graefes Arch Clin Exp Ophthalmol 187:161–170
66. Klöti R (1981) Vitrektomie bei chronischer Uveitis und anderen entzündlichen Eintrübungen des Glaskörpers. Ber Dtsch Ophthal Ges 78:233–241
67. Kroll P, Schiller B (1984) Zur Amotio-Prophylaxe bei der Versorgung perforierender Verletzungen. Fortschr Ophthalmol 81:105–108
68. Kroll P, Hennekes R, Berg P (1985) Linsentrübungen nach intravitrealer Silikoninjektion. Fortschr Ophthalmol 82:235–236
69. Leaver PK (1977) Silicone oil injection in the treatment of massive preretinal retraction. In: McPherson A (ed) New and controversial aspects of vitreoretinal surgery. Mosby, St Louis, pp 397–401
70. Leaver PK, Cooling RJ, Feretis E (1984) Vitrectomy and fluid silicone exchange for giant retinal tears results at six months. Br J Ophthalmol 68:432–438
71. Leaver PK, Grey RH, Garner A (1979) Complications following silicone oil injection. Mod Probl Ophthalmol 20:290–294
72. Leaver PK, Grey RH, Garner R (1979) Silicone oil injection in the treatment of massive preretinal retraction. II. Late complications in 93 eyes. Br J Ophthalmol 63:361–367
73. Leaver PK, Lean JS (1982) Results and complications of silicone oil injection in the treatment of massive preretinal proliferation. Int Ophthalmol 5:86
74. Lemmen KD, Heimann K, Tavakolian U (1984) Ergebnisse nach Pars plana-Vitrektomie bei perforierenden Verletzungen des hinteren Augenabschnittes im Kindesalter. Klin Monatsbl Augenheilkd 185:353–355
75. Lemmen KD, Kirchhof B, Heimann K (1984) Klinische und histologische Aspekte schwerster Bulbusprellungen und -rupturen nach kriegsbedingten Explosionsverletzungen. Fortschr Ophthalmol 81:312–314
76. Lemmen KD, Kirchhof B, Heimann K (1986) Augenverletzungen durch Luftgewehr-Diabologeschosse. Fortschr Ophthalmol 83:422–424
77. Lemmen KD, Dimopoulos S, Kirchof B, Heimann K (1987) Keratopathy following pars plana vitrectomy with silicone oil filling. Dev Ophthalmol 13:88–98
78. Lemmen KD, Heimann K (1988) Früh-Vitrektomie mit primärer Silikonölinjektion bei schwerstverletzten Augen. Klin Monatsbl Augenheilkd (im Druck)
79. Lucke KH, Foerster MH, Laqua H (1987) Long-term results of vitrectomy and silicone oil in 500 cases of complicated retinal detachments. Am J Ophthalmol 104:624–633
80. Machemer R (1972) A new concept for vitreous surgery. 2. Surgical technique and complications. Am J Ophthalmol 74:1022–1033
81. Malbran ES, Dodds R, Caride F (1979) Vitreous surgery in the treatment of intraocular foreign bodies. Mod Probl Ophthalmol 20:237–243
82. Mannis MJ, May DR (1983) Use of the temporary keratoprosthesis in the subacute management of massive ocular trauma. Ann Ophthalmol 15:773–777
83. McLeod D (1984) Closed microsurgery in trauma. Austr J Ophthalmol 12:383–390
84. Meredith TA, Gordon PA (1987) Pars plana vitrectomy for severe penetrating injury with posterior segment involvement. Am J Ophthalmol 103:549–550
85. Michels RG (1975) Surgical management of nonmagnetic intraocular foreign bodies. Arch Ophthalmol 93:1003–1006
86. Michels RG (1976) Early surgical management of penetrating ocular injuries involving the posterior segment. South Med J 69:1175–1177
87. Michels RG (1980) Vitrectomy methods in penetrating ocular trauma. Ophthalmol 87:629–645
88. Michels RG, Conway BP (1978) Vitreous surgery techniques in penetrating ocular trauma. Trans Ophthalmol Soc UK 98:472–480
89. Micovic V, Stanojevic-Paovic A, Stankov B (1984) Diagnostische und therapeutische Probleme der Behandlung von intraokularen nichtmagnetischen Fremdkörpern. Fortschr Ophthalmol 81:217–220
90. Miyake Y, Ando F (1983) Surgical results of vitrectomy in ocular trauma. Retina 3:265–268
91. Mody KV, Blach RK, Leaver PK, McLeod D (1978) Closed vitrectomy after trauma. Trans Ophthalmol Soc UK 98:55–58
92. Morris RE, Witherspoon CD, Feist RM, Byrne Jr JB, Ottemiller DE (1987) Bilateral ocular shotgun injury. Am J Ophthalmol 103:695–700
93. Morris RE, Witherspoon CD, Helms HA, Feist RM, Byrne Jb (1987) Eye injury registry of alabama (preliminary report): demographics and prognosis of severe eye injury. South Med J 80:810–816
94. Neubauer H (1968) Management of nonmagnetic foreign bodies. Int Ophthalmol Clin 8:237–255
95. Neubauer H (1970) Non-magnetic intra-ocular foreign bodies (1958–1967). Adv Ophthalmol 21:1–41
96. Neubauer H (1972) Les corps etrangers non magnetiques. Bull Soc Ophthalmol Fr 72:1213–1220
97. Neubauer H (1974) Chirurgie des metallotischen Glaskörpers. Klin Monatsbl Augenheilkd 164:52–60
98. Neubauer H (1976) Experiences with intraocular foreign bodies. Trans Ophthalmol Soc UK 95:496–501
99. Neubauer H (1977) Der nichtmagnetische Fremdkörper. In: Neubauer H (Hrsg) Intraokularer Fremdkörper und Metallose. Int Symposium der Deutschen Ophthalmolog. Gesellschaft, Köln 1976. Bergmann, München, S 343–355
100. Neubauer H (1979) The Montgomery lecture: metallosis oculi. Trans Ophthalmol Soc UK 99:502–510
101. Neubauer H (1984) Zeitpunkt und Ausmaß der Erstversorgung bei Bulbusperforationen. Fortschr Ophthalmol 81:15–20
102. Neubauer H, Heimann K (1969) Der nichtmagnetische Fremdkörper im Kindesalter. Ber Dtsch Ophthalmol Ges Heidelberg 69:366–372
103. Niiranen M (1981) Perforating eye injuries treated at Helsinki Eye Hospital 1970 to 1977. Ann Ophthalmol 13:957–961

104. O'Neill E, Eagling EM (1988) Intraocular foreign bodies: indications for lensectomy and vitrectomy. Trans Ophthalmol Soc UK 98:47–48
105. Olk RJ, Bohigian GM (1987) The management of endophthalmitis: diagnostic and therapeutic guidelines including the use of vitrectomy. Ophthalmic Surg 18:262–267
106. Ounnas N, Ruellan YM, Cambouviles D, Rozenbaum JP (1983) Indications de la vitrectomie pour l'extraction des corps etrangers intra-oculaires. J Fr Ophtalmol 6:815–823
107. Parver LM (1986) Eye trauma. The neglected disorder. Arch Ophthalmol 104:1452–1453
108. Percival SPB (1972) Late complications from posterior segment intraocular foreign bodies, with particular reference to retinal detachment. Br J Ophthalmol 56:462–468
109. Peyman GA, Huamonte FU, Rose M (1975) Management of traumatic retinal detachment with pars plana vitrectomy, scleral buckling, and gas injection. Acta Ophthalmol 53:731–736
110. Peyman GA, Paylor RR (1986) Simultaneous perfusion of air and irrigating solution in the management of traumatic posterior segment injuries. Retina 6:151–153
111. Riss B, Skorpik C, Binder S (1984) Perforierende Verletzungen des hinteren Augenabschnittes mit und ohne Vitrektomie. Fortschr Ophthalmol 81:113–116
112. Ruellan YM, Chansel JM, Diatkine-Daumezon (1980) Corps etrangers intra-oculaires et vitrectomie. Bull Soc Ophtalmol Fr 80:525–528
113. Ryan SJ (1978) Results of pars plana vitrectomy in penetrating ocular trauma. Int Ophthalmol 1:5–8
114. Ryan SJ (1979) Guidelines in the management of penetrating ocular trauma with emphasis on the role and timing of pars plana vitrectomy. Int Ophthalmol 1:105–108
115. Ryan SJ (1983) Penetrating ocular trauma and pars plana vitrectomy. Symposium on medical and surgical diseases of the retina. Mosby, St Louis, pp 129–136
116. Ryan SJ, Allen AW (1979) Pars plana vitrectomy in ocular trauma. Am J Ophthalmol 88:483–491
117. Röver J, Bach M (1984) Hat sich die Prognose perforierender Verletzungen durch die Vitrektomie gewandelt? Fortschr Ophthalmol 81:50–53
118. Skorpik Ch, Gnad HD, Menapace R, Paroussis P (1987) Erste Erfahrungen mit primärer Silikonölfüllung des Glaskörperraumes bei komplizierten Augenverletzungen. Klin Monatsbl Augenheilkd 191:113–115
119. Sternberg P, De Juan E, Michels RG (1984) Penetrating ocular injuries in young patients, initial injuries and visual results. Retina 4:5–8
120. Sternberg P, De Juan E, Michels RG, Auer C (1984) Multivariate analysis of prognostic factors in penetrating ocular injuries. Am J Ophthalmol 98:467–472
121. Sternberg P, De Juan ED, Green WR, Hirst LW, Sommer A (1984) Ocular BB injuries. Ophthalmology 91:1269–1277
122. Tavakolian U, Paulmann H, Heimann K, Morris R (1981) Die Pars plana-Vitrektomie in der Behandlung der bakteriellen und mykotischen Endophthalmitis. Ber Dtsch Ophthal Ges 78:253–257
123. Treister G, Keren G (1981) Operative difficulties in removal of retained intraocular foreign Bodies by vitreous surgery. Ophthalmologica 183:136–142
124. Verbraeken H, Pathak A (1985) Intraocular foreign bodies and vitrectomy. Bull Soc Belge Ophthalmol 214:173–178
125. Wiedemann P, Lemmen KD, Schmiedl R, Heimann K (1987) Intraocular daunorubicin for the treatment and prophylaxis of traumatic proliferative vitreoretinopathy. Am J Ophthalmol 104:10–14
126. Wiedemann P (1988) Die medikamentöse Behandlung der proliferativen Vitreoretinopathie unter besonderer Berücksichtigung des Zytostatikums Daunomycin. Enke, Stuttgart
127. Witmer R (1972) Die traumatische Amotio retinae. Mod Probl Ophthalmol 10:361–375
128. Zivojnovic R (1987) Silicone oil in vitreoretinal surgery. Nijhoff/Junk, Dordrecht

# XVI. Chirurgie der Orbita *

F.C. BLODI, D.T. TSE und R.L. ANDERSON

INHALT

| | |
|---|---|
| Grundsätzliche Überlegungen | 709 |
|     Anamnese und Untersuchung | 710 |
| Chirurgische Anatomie | 710 |
| Diagnostische Verfahren | 710 |
|     Allgemeine Untersuchungen | 710 |
|     Röntgenuntersuchungen der Orbita | 711 |
|     Echographie der Orbita | 712 |
|     Computertomographie | 712 |
|     Kernspintomographie | 713 |
|     Zusätzliche Untersuchungen | 713 |
|     Biopsie von Orbitaveränderungen | 713 |
| Anästhesieverfahren | 714 |
| Die Entfernung von Orbitaveränderungen | 715 |
|     Grundsätzliche Hinweise | 715 |
| Operationen | 715 |
| 1 Komplikationen der Orbitachirurgie | 715 |
| 2 Operationstechniken | 716 |
| 2.1 Indikationen | 716 |
| 2.2 Laterale Orbitotomie | 716 |
| 2.2.1 Schnittführung nach KRÖNLEIN | 716 |
| 2.2.2 Schnittführung nach KRÖNLEIN-REESE-BURKE | 717 |
| 2.2.3 Schnittführung nach STALLARD | 717 |
| 2.2.4 Mikrochirurgisches Verfahren | 721 |
| 2.3 Vordere Orbitotomie | 721 |
| 2.3.1 Transkonjunktivaler Zugang | 721 |
| 2.3.2 Transseptaler Zugang | 722 |
| 2.3.3 Transperiostaler Zugang | 722 |
| 2.4 Untere Orbitotomie | 723 |
| 2.5 Kombinierte Zugänge | 723 |
| 2.5.1 Seitlich-untere Orbitotomie | 723 |
| 2.5.2 Mediolaterale Orbitotomie | 724 |
| 2.6 Tränendrüsentumoren | 724 |
| 3 Exenteration der Orbita | 725 |
| 3.1 Indikationen | 725 |
| 3.2 Technik | 726 |
| 3.3 Intraoperative Komplikationen | 727 |
| 4 Dekompression der Orbita | 728 |
| 4.1 Indikationen | 728 |
| 4.2 Technik | 728 |
| 5 Orbitafrakturen | 731 |
| 5.1 Blow-out Fraktur | 731 |
| 5.1.1 Technik | 732 |
| 5.1.2 Intraoperative Komplikationen | 733 |
| Literatur | 734 |

> In diesem Kapitel ist kranial stets oben dargestellt

## Grundsätzliche Überlegungen

Erkrankungen mit Beteiligung der Orbita sind zahlreich. Ihre Diagnose ist oft durch die relative Unzugänglichkeit des Gebiets erschwert. Aus diesem Grund wurden spezielle Untersuchungstechniken entwickelt.

Die Natur der Orbitaerkrankungen und die *Komplexität von Diagnose und Behandlung* machen häufig ein fachübergreifendes Vorgehen erforderlich. Radiologe, Otorhinolaryngologe, Neurochirurg, Endokrinologe, Onkologe, Strahlentherapeut, Ultraschallspezialist, Neuroophthalmologe, Ophthalmologe und Orbitachirurg müssen zusammenarbeiten.

Die richtige Behandlung einer Orbitaerkrankung hat eine *korrekte Diagnose* und das Verständnis der biologischen Besonderheiten der Störung zur Voraussetzung. Eine logische Folge diagnostischer Schritte sollte Voraussetzung für die Beurteilung eines Patienten mit einer Orbitaveränderung sein. Der „Schrotschuß"-Zugang zur Labordiagnose muß vermieden werden. Sorgfältige und methodische Anamneseerhebung und Untersuchung sollten den Labor- und Röntgenuntersuchungen vorangehen. In der Mehrzahl der Fälle wird dieses Vorgehen den Arzt zu einer „Arbeitsdiagnose" führen.

Mit einer einengenden *Verdachtsdiagnose* können die zweckdienlichen Laboruntersuchungen festgelegt werden. Die Auswahl der diagnostischen Verfahren ist abhängig von gründlicher Kenntnis der relativen Prävalenz der häufigsten Orbitaer-

---

\* Die Zeichnungen für dieses Kapitel wurden unter Kontrolle von Professor BLODI von Dr. VERMILLION, USA, angefertigt. Die Übersetzung ins Deutsche erfolgte durch H. NEUBAUER.

krankungen innerhalb verschiedener Altersgruppen. Es müssen alle Bedingungen ausgeschlossen werden, die durch Verursachung eines *Pseudoexophthalmus* diese Erkrankungen vortäuschen können, wie ein verlängerter Augapfel bei myopen Patienten, eine Asymmetrie der Lidstellung durch Lidretraktion oder Ptosis, Schwächung der extraokularen Muskulatur, eine abgeflachte Orbita oder ein kontralateraler Enophthalmus, bedingt durch Frakturen oder vernarbende Tumoren.

### Anamnese und Untersuchung

Das Vorliegen einer Orbitaerkrankung kann durch *beinahe jedes Augensymptom* angezeigt werden, wie Visusminderung, Diplopie, Ptose, Tränenträufeln oder auch nur Schmerzen. Die *Anamnese* ergibt häufig Hinweise zur Form des Auftretens (plötzlich, allmählich) und der Dauer der Symptome (kurz, lang, intermittierend), zum Fortschreiten der Erkrankung, dem Auftreten eines Tumors an anderen Stellen des Körpers, dem Vorliegen einer Schilddrüsenerkrankung beim Patienten selbst oder in seiner Familie, auf ein anamnestisches Schädeltrauma oder das Vorliegen einer Nebenhöhlenerkrankung. Die Entwicklung bestimmter periokulärer Veränderungen in Verbindung mit einem Exophthalmus kann sehr charakteristisch für spezifische Orbitaerkrankungen sein.

Eine sich *schnell entwickelnde Symptomatik*, besonders wenn Schmerz Leitsymptom ist, beruht in der Regel auf einer Infektion, einer Orbitablutung, bösartigen Tumoren oder akuten Entzündungen wie Skleritis posterior, Myositis oder Dakryoadenitis. Symptome, die seit Monaten oder Jahren bestehen, werden in der Regel durch eine chronische Entzündung oder durch gutartige Tumoren hervorgerufen. Bösartige Tumoren, vor allem Mammakarzinome, können Jahre nach Behandlung des Primärtumors in die Orbita metastasieren. Beinahe jede systemische maligne Erkrankung muß als mögliche Ursache für eine Orbitametastasierung in Betracht gezogen werden.

Der *häufigste* Grund eines ein- oder beidseitigen Exophthalmus beim Erwachsenen ist der Morbus Basedow. Patienten, bei denen eine solche Ophthalmopathie besteht, können sowohl euthyreot, hyperthyreot oder hypothyreot sein. Einige werden eine Familienanamnese mit Schilddrüsenerkrankungen haben. Ein Schädelhirntrauma kann eine Sinus-cavernosus-Fistel, blutgefüllte Zysten oder subperiostale Hämatome hervorrufen. Orbitabodenfrakturen können einen Enophthalmus und auf diese Weise eine scheinbare Prominenz des anderen Auges erzeugen. Eine Nebenhöhlenerkrankung führt in der Regel zu pathologischen Orbitaveränderungen als Folge einer fortgeleiteten Entzündung, durch Tumorausdehnung oder durch Wachstum von Sinusmukozelen.

## Chirurgische Anatomie

Die Chirurgie der Orbita verlangt eine grundlegende *Kenntnis der Orbitaanatomie* unter Einschluß von Weichteilen und Knochen ebenso wie der Lidanatomie. Eine stets aktuelle Kenntnis der *chirurgischen Techniken* ist unerläßlich. Der Chirurg sollte die Form, Lage und gegenseitige Beziehung der verschiedenen Knochen, die die Orbita begrenzen, genau kennen. Ebenso sollte er mit den Nasennebenhöhlen und ihren Öffnungen in die Nasenhöhle vertraut sein. Die vorderen und mittleren Schädelgruben und ihre Beziehung zur Orbita müssen bekannt sein. Der Orbitachirurg muß in der Lage sein, sich gegenüber diesen Strukturen ohne die Hilfe eines Otorhinolaryngologen oder Neurochirurgen richtig zu verhalten. Ist jedoch ein chirurgischer Eingriff in diesen Bereichen beabsichtigt, so ist es sinnvoll, diese Spezialisten zu beteiligen.

Es wird dem Leser empfohlen, sich in einem anatomischen Standardwerk zu informieren und einen Schädel zur Übersicht über die anatomischen Details der Orbita heranzuziehen.

## Diagnostische Verfahren

Bevor die Laboruntersuchungen bei einem Patienten mit einem Orbitaproblem beginnen, sollte der Kliniker versuchen, aufgrund anamnestischer und klinischer Befunde das Krankheitsbild in eine Gruppe einzuordnen (z.B. schilddrüsenbedingt, tumorös, gefäßbedingt oder entzündlich). Diese „Arbeitsdiagnose" führt ihn dann zu den geeigneten diagnostischen Verfahren.

### Allgemeine Untersuchungen

Grundsätzlich sollte bei allen Patienten mit einer Orbitaveränderung eine *umfassende Untersuchung* des gesamten Organismus durchgeführt werden.

Falls keine Hinweise auf eine spezifische metastasierende Erkrankung vorliegen, sollte zunächst eine körperliche Befunderhebung, dann eine vollständige Blutuntersuchung, Leberfunktionsproben und ein Thoraxröntgen durchgeführt werden.

Besteht bei *Frauen* der Verdacht auf eine metastasierende Erkrankung, so sollte man eine sorgfältige Brustuntersuchung und eine Mammographie veranlassen. Die Bestimmung des karzinoembryonalen Antigens im Plasma kann bei der Differenzierung zwischen einer Orbitametastase und einem primären Orbitatumor helfen.

Wenn bei *Kindern* die Manifestation eines metastasierenden Neuroblastoms im Orbitabereich vermutet wird, ist die gemeinsame Untersuchung des gesamten Organismus in Verbindung mit einem Kinderonkologen zwingend. Eine gründliche Untersuchung sollte ein Schädel- und Ganzkörper-CT, ein Skelettszintigramm, die Bestimmung von Vanillinmandelsäure im Urin und ein intravenöses Pyelogramm umfassen.

Patienten, bei denen aufgrund der klinischen Untersuchung eine *schilddrüsenbedingte* Augenerkrankung festgestellt wird, sollten von einem Internisten oder Endokrinologen durchuntersucht werden. Die Laborverfahren bei einer Schilddrüsenfehlfunktion beinhalten die Bestimmung von T3, T4 und TSH (thyroid-stimulating-hormone). Dies reicht in der Regel aus, wenn die klinischen Symptome (Exophthalmus, vergrößerte Lidspalte und Graefe-Zeichen), Ultraschall und/oder Schädel-CT typisch für diese Erkrankung sind. Wenn diese Blutuntersuchungen nicht zur Diagnose führen, können weitere Laboruntersuchungen erforderlich werden. Die Stimulierung von TSH und TRH (thyroid-releasing-hormone) ist zu einem sehr wertvollen Test geworden und kann in annähernd 75% der Patienten mit einer endokrinen Orbitopathie eine Fehlfunktion aufdecken.

Im wesentlichen besteht dieser Test darin, TSH im Serum zu bestimmen und dann i.v. 500 µg synthetischen TRH's zu injizieren. 20 min später erfolgt eine erneute TSH-Bestimmung. Im Fall einer Schilddrüsenüberfunktion ist und bleibt TSH nach TRH-Gabe niedrig. Normalpersonen zeigen einen Anstieg von TSH und TRH. Bleibt der Anstieg von TSH im Serum nach TRH-Gabe aus, so deutet dies auf eine Schilddrüsenautonomie und somit auf eine Schilddrüsenfehlfunktion hin.

Die labormäßig euthyreoten Patienten sollten in kurzen Intervallen in Form von T4- und T3-Bestimmung im Serum kontrolliert werden.

Es ist ausdrücklich darauf hinzuweisen, daß *normale T4-, T3- oder TSH-Spiegel eine endokrine Orbitopathie nicht ausschließen*. Die klinischen ophthalmologischen Befunde stellen wesentlich zuverlässigere Hinweise auf eine endokrine Orbitopathie dar. Die klinische Untersuchung sollte durch *photographische Dokumentation* ergänzt werden.

## Röntgenuntersuchungen der Orbita

Nach vollständiger Anamneseerhebung und ophthalmologischer Untersuchung sowie Einleitung einer systemischen Untersuchung sollten die Orbitae mit *nichtinvasiven Methoden* untersucht werden unter Einbeziehung eines Standardröntgenbildes, einer Schichtung, des Ultraschalls und der Computertomographie. Mit dem Aufkommen der Computertomographie hat die Anwendung invasiver Techniken wie Arterio- und Venographie der Orbita stark abgenommen. Thermographie und Xeroradiographie der Orbita sind im wesentlichen aufgegeben.

*Standardröntgen:* Die Röntgenanatomie der Orbita läßt sich am besten durch eine Kombination der Projektionen nach CALDWELL und WATERS, einer seitlichen, einer schrägen und einer vom Kinn zum Scheitel gerichteten Projektion darstellen. Diese Aufnahmen sollten als fundamentaler Bestandteil einer Untersuchung aller pathologischen Orbitaprozesse angesehen werden.

*Projektion nach* CALDWELL: Bei dieser Aufnahme stellt sich die Fissura orbitalis superior, der kleine und große Keilbeinflügel, der Boden der Sella turcica, die Sinus ethmoidalis und frontalis und die Linea orbitalis obliqua dar.

*Projektion nach* WATERS: Diese Aufnahme ergibt eine exzellente Detaildarstellung der Sinus maxillares, der Jochbeine, des Orbitabodens sowie des Orbitarands. Hierbei stellt sich der Orbitaboden in Form zweier zueinander parallel laufender Linien dar. Die obere Linie ist der vordere Rand des Orbitabodens, der meist als tastbare Kante der Orbita bezeichnet wird. Als untere Linie stellt sich der Orbitaboden etwa 1 cm hinter dem vorderen Orbitarand dar. Das Verhältnis dieser beiden Linien zueinander, das die Beziehung dieser beiden Teile des Orbitabodens charakterisiert, ist von höchster Bedeutung für die genaue Diagnose von blow-out Frakturen des Orbitabodens.

*Seitliche Projektion:* Diese Aufnahme stellt in der Regel den Processus clinoideus anterior, die Sella turcica, das Orbitadach und den Sinus sphenoidalis gut dar. Häufig kann auch der Canalis infraorbitalis sichtbar gemacht werden.

*Submentovertikale Projektion:* Diese Aufnahme zeigt die Foramina an der Basis der Fossa medialis, den Sinus maxillaris, die Nasenhöhle und den Processus pterygoideus. Darüber hinaus sind die posterolaterale Wand des Antrum maxillare, die posterolaterale Orbitawand und der vordere Rand der Fossa medialis sichtbar.

*Aufnahme nach* RHESE: Eine Darstellung beider Foramina optici sollte zum Vergleich von Symmetrie und Größe erfolgen.

Andere Projektionen können hilfreich sein, werden aber normalerweise bei einer routinemäßigen Untersuchungsreihe der Orbita nicht angewandt. Beispielsweise ist die anterior-posteriore Projektion nach TOWNE häufig nützlich, um die Fissura orbitalis inferior darzustellen.

*Tomographie:* Als die beiden häufigsten Formen einer Orbitaschichtung werden die lineare Tomographie (Laminographie) und die Rotationstomographie oder hypozykloidale Tomographie (Polytomographie) angewandt. Die tomographischen Befunde können bei normalen oder fraglichen Standardaufnahmen ein positives Ergebnis aufweisen und eine bessere Beurteilung von Ausmaß und Form von Knochenveränderungen ermöglichen. Die Schichtung des Canalis optici kann in 2 Projektionen durchgeführt werden, einmal rechtwinklig zum Verlauf des Kanals oder parallel zu ihm in einer submentovertikalen Projektion.

## Echographie der Orbita

In den letzten Jahren ist die Echographie der Orbita eine der effizienteren und verläßlicheren diagnostischen Methoden bei der Untersuchung der Orbitaweichteile geworden. Mehr als 95% der krankhaften Veränderungen im Bereich der Orbitagewebe können nachgewiesen werden, und über 85% dieser Veränderungen wiederum können in 30 verschiedene Gruppen und Einheiten unterschieden werden. Krankhafte Veränderungen der Orbitagewebe können lokalisiert werden in Relation zu Lidern, Orbitarand, Augapfel, Nervus opticus, Muskeln und knöchernen Orbitawänden. Die Ausdehnung dieser Veränderungen und die Dicke des Sehnerven bzw. der Muskeln kann mit Ultraschall präziser bestimmt werden als mit jeder anderen Methode. Das *A-Bild-Verfahren* kann zwischen einer Verdickung von Nerven- oder Muskelsubstanz und einer Verdickung bedingt durch Schwellung oder einer flüssigkeitsbedingten Abhebung der Nerven- oder Muskelscheiden unterscheiden. Die genaue *Messung der Achsenlänge* des Auges kann bei der Erkennung eines Pseudoexophthalmus oder Enophthalmus helfen. Die Echographie der Orbita ist darüber hinaus bei der genaueren Untersuchung der knöchernen Orbitawand nützlich.

Die klinische Echographie ist in der Lage, diese Information zu liefern. Es ist außerdem ein harmloses, nichtinvasives Verfahren. Sie ist zu einem wertvollen Instrument bei der Diagnose und Behandlung von Orbitaveränderungen geworden. Der Ultraschall dient zur sorgfältigen Verlaufsbeobachtung bei Orbitaerkrankungen und zur Kontrolle der Effektivität der ärztlichen Therapie. Er unterstützt die chirurgische Behandlung von Orbitaveränderungen, indem er den günstigen Zeitpunkt, die Notwendigkeit und den richtigen Zugang eines chirurgischen Eingriffs anzeigt. Darüber hinaus ist er bei der *Strahlentherapie* hilfreich, indem er Lokalisation und Ausdehnung von Neoplasmen und das Ansprechen auf die Therapie darstellt. Das A-Bild-Verfahren kann wertvolle Informationen über Art und Konsistenz eines Gewebes liefern und hat sich in der Hand eines geübten Untersuchers als sehr genau in der Diagnose von Orbitaveränderungen erwiesen [26].

## Computertomographie

Die Computertomographie ist ein Abbildungsverfahren, das anatomische Strukturen in der Abtastungsebene sichtbar macht. Allen Strukturen in der Schichtebene ist proportional zu ihren Absorptionsquotienten von Röntgenstrahlen ein Dichtewert zugeordnet. Die Basisinformation zur Bestimmung dieser Dichtewerte werden vom Scanner geliefert, der mehrere 100000 Messungen der Röntgenstrahlendurchlässigkeit vornimmt. Aufgrund dieser Durchlässigkeitsdaten wird dann das CT-Bild komplett vom Computer aufgebaut. Dieses computerberechnete Bild erscheint auf einem Oszillographen oder Fernsehbildschirm und wird für klinische Zwecke photographiert [9]. Jodhaltige Kontrastmittel können intravenös injiziert werden, um Blutgefäße oder Gefäßtumoren darzustellen. CT-Bilder machen gleichzeitig in der Orbita gelegene und intrakranielle Strukturen sichtbar.

Benutzt man sowohl die axiale als auch die koronare Projektion bei der Computertomographie, so können Strukturen mit dreidimensionaler Genauigkeit lokalisiert werden. Mit einer dreidimensionalen CT-Abtastung kann die waagerechte Länge und Breite von Objekten in der axialen Projektion bestimmt werden, während die koronare Projektion zur Messung der vertikalen Ausdehnung benutzt werden kann. Beide Projektionen helfen gemeinsam die Lage eines Tumors in Beziehung zu normalen Strukturen zu bestimmen. Die *koronare Projektion* ist im Rahmen der Computertomographie auch eingesetzt worden, um in der Orbita gelegene Fremdkörper genau zu lokalisieren und um bei der Bewertung von Orbitafrakturen zu helfen, insbesondere wenn der Verdacht auf eine Muskeleinklemmung besteht [5]. JAKOBIEC u. Mitarb. [11] verbanden Anamnese und eine computertomographisch erstellte „Konturanalyse" von Veränderungen, um eine genaue präoperative Diagnose von Tränendrüsentumoren zu erhalten.

Die Abtastung mittels CT erbrachte einen bedeutenden Fortschritt bei der Untersuchung von malignen Tumoren vor Behandlungsbeginn und für ihre Kontrolle während und nach der Behandlung. Ein Nachteil des CT ist aber seine Unfähigkeit, entzündliches Gewebe von Neoplasien zu differenzieren. Darin liegt ein Problem bei der Rezidivüberwachung. Insgesamt gesehen ist das CT jedoch in der gründlichen Diagnostik eines Exophthalmus- oder Orbitasyndroms unentbehrlich. In bestimmten Fällen macht einzig das CT eine diagnostische und therapeutische Entscheidung möglich [31]. In anderen Fällen dagegen kann das CT die Art der krankhaften Veränderungen nicht bestimmen, steuert aber die Wahl der Ergänzungsuntersuchungen.

## Kernspintomographie

Die erst seit einigen Jahren verfügbare Kernspintomographie – auch als Magnetische Resonanztomographie (MRT) bezeichnet – ist der Computertomographie insofern verwandt, als beide Verfahren computerberechnete Schichtbilder erzeugen. Diese erlauben wegen ihrer überlagerungsfreien Darstellung eine hervorragende räumliche Zuordnung und exakte Erkennbarkeit anatomischer Details. Unterschiedlich ist das zugrundeliegende *Meßprinzip*. Bei der MRT wird die Wasserstoffverteilung im Körper bildlich dargestellt. Zusätzliche Informationen über die Gewebsbeschaffenheit werden durch Bestimmung der sogenannten Relaxationszeiten (T1 und T2) gewonnen.

*Vorteile* ergeben sich durch das neue Verfahren vor allem im Bereich des Orbitatrichters, weil *keine störenden Artefakte* durch den röntgendichten, aber wasserstoffarmen Knochen entstehen. So können insbesondere auf die mittlere Schädelgrube übergreifende Prozesse sehr genau erfaßt werden. Weitere Vorteile liegen in der sicheren *Unterscheidbarkeit von Tumor- und Muskelgewebe* und der Möglichkeit beliebiger Schichtorientierung ohne Umlagerung des Patienten.

Derzeit ist die *Darstellung intraokularer Befunde noch problematisch*. Wegen langer Meßzeiten treten dabei häufig Bewegungsartefakte auf. Die bei der Computertomographie gelegentlich auftretenden Probleme bei der Artdiagnose geweblicher Neubildungen konnten durch MRT nicht ausgeräumt werden. Das gilt besonders für die Unterscheidung zwischen postoperativen Veränderungen und Rezidiv.

Patienten mit intraokularen und intraorbitalen ferromagnetischen Fremdkörpern sind in jedem Fall *von einer MRT-Untersuchung auszuschließen*. Solche Fremdkörper können durch das starke Magnetfeld erheblich verlagert werden und massive Schäden verursachen.

## Zusätzliche Untersuchungen

Wenn die Grunduntersuchung der Orbita (d.h. Röntgen, Ultraschall und Computertomographie) keine ausreichenden Informationen ergeben haben, und besonders wenn der Verdacht auf einen pathologischen Gefäßprozeß oder eine intrakranielle Veränderung vorliegt, sollten Zusatzuntersuchungen durchgeführt werden. Dazu gehören die *Veno- und Arteriographie* der Orbita. Im Grunde genommen hat die Einführung der modernen Generation von CT-Geräten diese Techniken bei der Untersuchung des Exophthalmus überflüssig gemacht. In bestimmten Fällen eines Optikusglioms mit Verdacht auf intrakranielle Ausdehnung kann eine Zysternographie mit Metrizamid zur genaueren Beurteilung des Chiasmas durchgeführt werden [32].

## Biopsie von Orbitaveränderungen

Nach Abschluß der notwendigen Untersuchung bestimmen Ausdehnung, Lokalisation und Konsistenz einer in der Orbita gelegenen Gewebsmasse das chirurgische Vorgehen. Wenn keine Infektion, endokrine Ophthalmopathie oder abnorme Gefäßveränderungen vorliegen, ist es in der Regel erforderlich, entweder eine *Biopsie* durchzuführen, oder die innerhalb der Orbita gelegene Veränderung zu *exzidieren,* um eine definitive Gewebsdiagnose zu erhalten. Lage und Verdachtsdiagnose sind die wichtigsten Faktoren für die Auswahl des geeigneten operativen Zugangs zur Orbita. Wenn der Verdacht auf eine extraorbitale Ausdehnung besteht, ist die Konsultation eines Neurochirurgen oder Otorhinolaryngologen angezeigt. Falls erforderlich, ist ein gemeinsamer Eingriff zu planen.

Bei begrenzten vorderen Veränderungen kann in der Regel eine *Biopsie im Sinne einer kompletten Exzision* durchgeführt werden – ein sowohl therapeutisches wie diagnostisches Vorgehen. Wann immer es technisch möglich ist, sollte eine vollständige Entfernung der Veränderungen im Gesunden erfolgen.

Bei diffusen infiltrativen Prozessen im vorderen Orbitateil sollte man eine Probebiopsie vornehmen. Die histologische Untersuchung des Biopsiematerials bietet eine endgültige Diagnose vor Therapiebeginn und kann auf die Lage des Primärtumors bei einer metastasierenden Erkrankung schließen lassen. Bestimmte gutartige Tumoren mit einer hohen Rezidivquote, z.B. die gutartigen *Mischtumoren der Tränendrüse,* sollten über eine laterale Orbitotomie mit intakter Kapsel in toto entfernt werden. Prinzipiell sollte ebenso beim Verdacht auf maligne Tumoren die Erhaltung einer intakten Kapsel angestrebt werden. Mit einer lateralen Orbitotomie können auch Veränderungen im hinteren Orbitabereich zwecks Probebiopsie, kompletter Exzision, Drainage oder Dekompression angegangen werden. Falls eine völlige Entfernung nicht notwendig oder möglich ist, sollte im Rahmen des chirurgischen Eingriffs nur soviel Gewebe entfernt werden, wie zur Diagnosestellung oder Dekompression erforderlich ist. Dies gilt für diffuse infiltrative Prozesse ebenso wie im Falle eines entzündlichen Pseudotumors, für metastasierende Tumoren, Kapillarhämangiome, plexiforme Neurinome oder bei Verdacht auf bösartige infiltrierende Veränderungen. Eine Biopsie kann hierbei gelegentlich über einen vorderen Zugang oder möglicherweise mittels Endoskopie [25] oder Feinnadelaspiration [12] durchgeführt werden.

Die *Endoskopie* der Orbita erleichtert in ausgewählten Fällen die Beurteilung von Orbitastrukturen und die Durchführung einer Biopsie. Sie kann bei der Entfernung von intraorbitalen Fremdkörpern und einer Exploration von Orbitaveränderungen hilfreich sein [25].

Bei der Biopsie mittels *Feinnadelaspiration* erfolgt – gelegentlich unter Ultraschall- oder CT-Kontrolle – die Einführung einer 22er Nadel in die Orbita. Die Aspirationsbiopsie setzt geübte Zytologen zur Probenauswertung voraus. Diese Technik kann bei erblindeten Augen mit Veränderungen des Sehnerven oder bei Metastasenverdacht von Wert sein. Wertlos aber ist sie bei vom Lymphsystem ausgehenden Prozessen, da hierbei eine sorgfältige histologische Untersuchung unerläßlich ist. Eine Feinnadelaspiration ist bei Tränendrüsentumoren nicht zu befürworten.

Während des chirurgischen Eingriffs ist es wichtig, *Gefrierschnittuntersuchungen* durchzuführen, um die Entfernung von Tumorgewebe zu sichern. Alle während des Eingriffs entfernten Gewebsteile sollten außerdem einer *lichtmikroskopischen Untersuchung* zugeführt werden. Es muß ausdrücklich darauf hingewiesen werden, daß *ein radikales oder verstümmelndes Vorgehen nicht einzig und allein auf der Basis einer Schnellschnittdiagnose erfolgen* sollte. Richtet sich der Verdacht auf ganz bestimmte Tumoren, so sollten spezielle Verfahren angefordert werden, bevor das exzidierte Gewebe in Formalin gegeben wird [4]. Die Elektronenmikroskopie hat sich bei gering differenzierten Tumoren als nützlich erwiesen, insbesondere bei metastasierenden Erkrankungen und bei Sarkomen im Kindesalter. Das Gewebe sollte in *Glutaraldehyd* fixiert werden. Die immunologische Bestimmung von Oberflächenantigenen von Lymphozyten kann bei der Differenzierung von Pseudolymphomen von malignen Lymphomen hilfreich sein [1, 17]. Für diese Untersuchung wird unfixiertes Gewebe benötigt. Ergibt sich während des Orbitaeingriffs der Verdacht auf ein metastasierendes Mammakarzinom, so sollte eine Hormonrezeptoranalyse durchgeführt werden. Bei einem gewissen Prozentsatz von Patienten mit rezeptorpositiven Tumoren wurde über eine günstige Beeinflussung durch eine Hormontherapie berichtet [8].

## Anästhesieverfahren

*Vollnarkose ist grundsätzlich vorzuziehen.* Ausnahmen sind gut zugängliche vordere Veränderungen, die mit örtlicher Infiltrationsanästhesie angegangen werden können. Der Anästhesist kann durch fortlaufende Überwachung des $CO_2$-Gehalts im Blut und in bestimmten Fällen durch Senkung des Blutdrucks bei der Blutungsbeherrschung helfen. Der Einsatz einer *kontrollierten Hypotension* kann ein relativ blutarmes Operationsgebiet bewirken, wodurch die Übersicht bei der Präparation verbessert wird.

XVI. Chirurgie der Orbita

Eine *Regionalanästhesie* kann durch Injektion von Anästhetika in die Umgebung des N. supraorbitalis, N. supratrochlearis, N. infratrochlearis, N. infraorbitalis oder N. lacrimalis durchgeführt werden. Bei oberflächlichen oder vorderen chirurgischen Eingriffen im Orbitabereich wie bei Veränderungen unter der Konjunktiva kann eine lokale *Infiltration* erfolgen. Einer Mischung von Lidocainhydrochlorid (Xylocain) und Bupivacainhydrochlorid (Bupivacain, Carbostesin) ist der Vorzug zu geben, weil sie ein schnelles Einsetzen der Betäubung mit einer prolongierten Wirkung und geringeren Schmerzen im Anschluß an den chirurgischen Eingriff verbindet.

## Die Entfernung von Orbitaveränderungen

### Grundsätzliche Hinweise

Im Anschluß an die gründliche Untersuchung einer Orbitaveränderung beruht der Entscheid für weitere Beobachtung, für eine medikamentöse Behandlung oder eine chirurgische Intervention auf der biologischen Aktivität der Orbitaveränderungen. Hinweise auf die biologische Aktivität wie Tumorwachstum, begleitende okuläre Dysfunktion und eine Destruktion angrenzenden Gewebes sollten in den Prozeß der Entscheidungsfindung eingehen [27]. Wenn sich die Diagnose einer endokrinen Ophthalmopathie ergibt, sollten geeignete medizinische Maßnahmen ergriffen werden. Wenn die Diagnose auf Grund der klinischen Merkmale und der diagnostischen Untersuchungen gestellt werden kann, und eine Orbitaveränderung sichtlich gutartig und nicht progressiv ist, dann kann es ratsam sein, eine chirurgische Maßnahme zu vermeiden. Allerdings kann auch eine gutartige Veränderung eine Beeinträchtigung der Funktion und erhebliche kosmetische Entstellung hervorrufen, so daß eine chirurgische Korrektur notwendig werden könnte. Liegt ein Verlust des Sehvermögens bei gleichzeitig progredientem Exophthalmus vor, oder besteht der Verdacht auf einen malignen Orbitatumor, so ist eine Tumorbiopsie oder eine komplette Resektion angezeigt. Die einzigen Veränderungen, bei denen keine Biopsie durchgeführt werden sollte, sind gutartige Mischtumoren der Tränendrüse oder Hämangioperizytome. Diese Tumoren sollten völlig *mit intakter Kapsel entfernt* werden.

# Operationen

## 1 Komplikationen der Orbitachirurgie

Intraoperative Komplikationen können durch eine gute präoperative Untersuchung, die Wahl des geeigneten chirurgischen Zugangs, eine adäquate Freilegung, sorgfältigen Umgang mit den Geweben und eine peinlich genaue Blutstillung vermieden werden. Trotz sorgfältigster Vorkehrungen können Komplikationen auftreten.

### Sehverlust

Blindheit kann durch exzessiven Zug oder die Ausübung von Druck auf das Auge oder den N. opticus entstehen. Die den Sehnerven versorgenden Blutgefäße oder der Nerv selbst können durch unüberlegte Manipulationen verletzt werden. Ein Zentralarterien- oder -venenverschluß kann infolge eines erhöhten Augeninnendrucks auftreten. Sorgfältige Gewebspräparation und vorsichtiger Umgang mit dem Augapfel helfen, das Risiko der Erblindung zu vermeiden.

### Blutungen

Eine postoperativ auftretende *Orbitablutung* kann einen Exophthalmus und ein Freiliegen der Hornhaut ebenso wie eine Bedrohung des Sehvermögens hervorrufen. Sorgfältige Kaustik von Blutgefäßen ist in der Lage, das Auftreten dieser Komplikation weitgehend zu reduzieren. Es sollte als Regel gelten, eine *Inzision niemals zu verschließen,* wenn noch eine Sickerblutung besteht. Liegt eine postoperative Blutung vor, so kann eine Drainage der Orbita mit Ausleitung im Wangenbereich an ein Unterdrucksystem angeschlossen werden.

### Verletzung des Auges

Eine Schädigung des Auges (Hornhautabrasion oder Bulbusruptur) kann insbesondere während des Bohrens oder Sägens im Bereich des lateralen Orbitarands auftreten. Gefühlloses Wegziehen des Augapfels kann eine verborgene Ruptur in der Limbusregion verursachen. Vorsichtige Behandlung des Augapfels und seine Abschirmung mit einem biegsamen Spatel können diese Komplikation auf ein Minimum reduzieren.

### Verletzung der motorischen Innervation

Eine Verletzung der motorischen Hirnnerven III, IV und VI kann zu zeitweiliger oder dauernder Augenmuskellähmung führen. Ein Trauma im Bereich der Fissura orbitalis superior kann ein Syndrom der Fissura orbitalis superior oder ein Orbitaspitzensyndrom hervorrufen.

### Verletzung der extraokularen Muskeln

Eine Schädigung der extraokularen Muskulatur kann auch im Anschluß an einen Orbitaeingriff auftreten. Muskelödem und -blutung können eine passagere Ptose und eine Motilitätsbeeinträchtigung auslösen. Eine zeitweilige Muskelschwäche oder eine dauernde Parese kann Diplopie hervorrufen. Am häufigsten ist der M. rectus lateralis betroffen, jedoch wird sich bei geringfügigem Trauma die Parese in wenigen Wochen zurückbilden. Wir sind der Meinung, daß *die Haltenaht des M. rectus lateralis mehr Probleme verursacht*, als vermeidet. Die Haltenaht kann zur Parese oder Nervenparalyse führen durch Überdehnung oder sogar Zerreißen am M. rectus lateralis während der Exploration der Orbita. Eine Muskelverletzung während der Orbitaexploration kann vermieden werden, wenn die Muskeln dargestellt und mit einem Orbitaspatel vorsichtig vom Operationsgebiet abgehalten werden.

### Verletzung der sensorischen Nerven

Eine Verletzung des N. supraorbitalis kann zu einer Hypästhesie im Stirnbereich führen. Dies kann während einer oberen-medialen Orbitotomie vorkommen. Inzisionen in der Nähe des lateralen Orbitarands können die Nn. zygomaticofacialis und zygomaticotemporalis verletzen, die die Haut über dem Os zygomaticum und Os temporale versorgen. Eine infraorbitale Anästhesie oder Parästhesie kann im Anschluß an eine untere Orbitotomie auftreten. Eine Gefühllosigkeit des Nasenbereichs kann aus der Verletzung der Nn. ethmoidales während einer medialen Orbitotomie resultieren. Eine Verletzung des N. nasociliaris im Bereich der Orbitaspitze oder des Ganglion ciliare führt möglicherweise zu einer Keratitis neuroparalytica.

### Infektion

Infektionen stellen eine seltene Komplikation im Rahmen der Orbitachirurgie dar.

## 2 Operationstechniken

### 2.1 Indikationen

Die chirurgische Entfernung einer Orbitaveränderung wird nicht allein durch eine Verdachtsdiagnose oder histopathologisch gesicherte Diagnose bestimmt, sondern auch durch die biologische Aktivität oder das Wachstumsverhalten der Veränderungen.

Eine *laterale* Orbitotomie sichert guten Zugang und Übersicht über den retrobulbären Raum ohne signifikante kosmetische Beeinträchtigung. Zur Kennzeichnung einer lateralen Orbitotomie ist noch immer KRÖNLEIN's Name im Gebrauch. Seine ursprüngliche Schnittführung unter Bildung eines halbmondförmigen Hautlappens findet jedoch keine Anwendung mehr.

### 2.2 Laterale Orbitotomie

#### 2.2.1 Schnittführung nach KRÖNLEIN

Die Standardschnittführung nach KRÖNLEIN hatte die Form eines Halbmonds mit nach vorn gerichteter Konvexität. Das obere und untere Ende der Inzision lag annähernd 3 cm vor dem Tragus des Ohres. Die ursprüngliche Krönlein-Technik ist heute historisch. Die modifizierte Schnittführung nach KRÖNLEIN-REESE gleicht etwa dem

Buchstaben T. Der horizontale Teil dieser T-förmigen Inzision läuft parallel zum Jochbeinbogen aus der Umgebung des lateralen Augenwinkels bis zum Ohr. Der vertikale halbmondförmige Anteil der Schnittführung erstreckt sich von knapp oberhalb der Sutura frontozygomatica bis knapp unter den Beginn des Jochbeinbogens. Diese Inzisionen werden auch heute noch angewandt, aber ein kosmetisch günstiger Hautverschluß ist schwer zu erreichen.

**2.2.2 Schnittführung nach KRÖNLEIN-REESE-BURKE**

Sie läuft geradlinig horizontal vom lateralen Augenwinkel zum Ohr und kreuzt den lateralen Orbitarand in Höhe der Einmündung der Raphe palpebralis lateralis. Eine seitliche Kanthotomie ist für eine günstigere Freilegung der seitlichen Wand notwendig, am Operationsende ist die Wiederherstellung des seitlichen Augenwinkels erforderlich. Der untere und obere Schenkel der temporalen Orbikularissehne werden von der Orbitakante abgelöst und die Hautränder von der Fascia temporalis aus unterminiert. Die Hautränder werden durch 4-0 Seidennähte gehalten. Es folgt eine Inzision des Periosts mit einer Bard-Parker-Klinge entlang des vorderen Rands der seitlichen Orbitawand. Horizontale Entlastungsschnitte können in der äußeren Periostschicht angelegt werden, so daß diese leichter vom Knochen abgelöst werden kann. Die innere Periostschicht wird von der Innenseite der seitlichen Orbitawand mit einem Elevatorium nach FREER abgelöst. Die Entfernung des Knochenlappens aus der seitlichen Wand erfolgt in gleicher Form, wie im folgenden bei der lateralen Orbitotomie, modifiziert nach STALLARD, beschrieben. Diese ist durch WRIGHT bekanntgemacht worden [35]. Die Refixierung der Kanthusgewebe muß sorgfältig erfolgen, da sie für die Gestaltung des äußeren Augenwinkels entscheidend ist. Der Knochenlappen kann in seine ursprüngliche Lage wieder eingefügt und mit Edelstahldrähten fixiert werden. Die abgelösten Teile der Orbikularissehne werden dann wieder an die vordere Kante des inneren Periosts angenäht. Das Subkutangewebe wird mit 5-0 Catgut verschlossen und die Haut mit vertikalen Matratzennähten (6-0 Nylon) readaptiert.

**2.2.3 Schnittführung nach STALLARD**

Ein seitlich-oben gelegener Zugang zum lateralen Orbitaraum, ursprünglich von STALLARD [30] beschrieben und später von WRIGHT [35] bekanntgemacht, bietet eine bessere Übersicht über den Orbitainhalt als das Krönlein-Vorgehen. Diese Methode erlaubt auch den Zugang zur Orbitaspitze, ein Bereich, der mit der klassischen Krönlein-Technik nur schwer zu erreichen war.

Eine S-förmige Schnittführung wird mit Gentianaviolett auf der Haut aufgezeichnet. Der Schnitt beginnt knapp unterhalb der unteren Zilien der lateralen Augenbrauenhälfte, läuft seitlich unterhalb der oberen und seitlichen Orbitakante entlang über die Linie der lateralen Kommissur hinaus und endet oberhalb des Jochbogens (**Abb. XVI. 1**). Das Gebiet des seitlichen Augenwinkels und des M. temporalis wird vor der Inzision mit Xylocain 1% mit einem Anteil von Epinephrin 1:100000 infiltriert. Der Schnitt wird bis zum Periost geführt. Das Subkutangewebe und der M. orbicularis werden stumpf abpräpariert, um das Periost und die Faszie des M. temporalis freizulegen. 4-0 Seidenfäden werden als Haltenähte in beide Teile des Hautmuskellappens gelegt und an

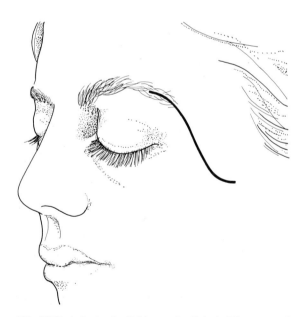

**Abb. XVI. 1. Laterale Orbitotomie:** Schnittführung nach STALLARD. S-förmige Hautinzision, die sich von der lateralen Hälfte der Augenbraue nach unten-seitlich und entlang dem oberen und temporalen knöchernen Orbitarand über die Höhe der Lidspalte hinaus nach unten bis an den Jochbogen erstreckt.

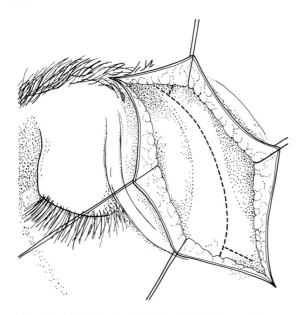

**Abb. XVI. 2. Laterale Orbitotomie: Freilegung bis zum Periost.** Haut und Unterhautgewebe werden zurückgezogen, um das Periost über dem lateralen Orbitarand und die Faszie über dem M. temporalis darzustellen. Das Periost wird parallel zum Orbitarand eingeschnitten. Zur besseren Darstellung der Orbitakante wird oben und unten ein Entlastungsschnitt gesetzt.

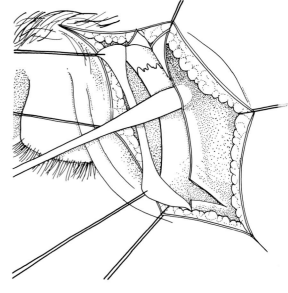

**Abb. XVI. 3. Laterale Orbitotomie: Darstellung des Knochens.** Das Periost wird in der Umgebung des vorderen Rands der Orbitakante abgelöst. Die Periorbita kann leicht von der inneren Orbitawand getrennt werden. Periost und M. temporalis werden vom Processus zygomaticus ossis frontalis und vom Processus frontalis ossis zygomatici nach hinten zurückgeschlagen.

den Tüchern mit einer Klemme befestigt. Die Blutstillung erfolgt mit einem bipolaren Kauter. Das Periost wird dann etwa 2 mm lateral der Orbitakante und parallel zu ihr eröffnet. Der Periostschnitt läuft von oberhalb der durch die Sutura zygomaticofrontalis gebildeten Linie nach unten bis hinter den oberen Teil des Jochbeinbogens. Entlastungsinzisionen des Periost erfolgen am oberen und unteren Schnittende (**Abb. XVI. 2**). Das Periost und der M. temporalis werden vom Processus zygomaticus des Os frontale und vom Processus frontalis des Jochbeins abgelöst. Dieses Vorgehen erfolgt mit verschieden großen Elevatorien ebenso wie durch stumpfes Ablösen mit dem Finger. Dabei werden die Fossa m. temporalis und die knöcherne seitliche Orbitawand freigelegt (**Abb. XVI. 3**). Eine stärkere venöse Blutung kann durch Druck oder bipolare Kauterisation gestillt werden.

Parallele Entlastungsschnitte werden im Periost über der lateralen Kante in Höhe des Jochbeins und ungefähr 5 mm oberhalb der Sutura zygomaticofrontalis angelegt, um eine weitere Freilegung der lateralen Orbitakante zu ermöglichen. Ein Ele-

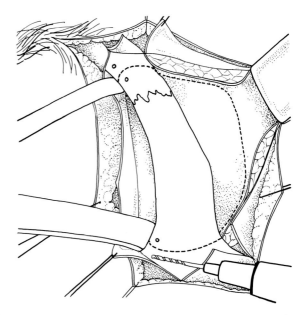

**Abb. XVI. 4. Laterale Orbitotomie: Vorbereitung der Knochenentnahme.** Zu beiden Seiten der vorgesehenen Knocheninzisionen werden Bohrlöcher plaziert. Die unterbrochene Linie stellt die Zone der Knochenentnahme dar. Die obere Knocheninzision wird oberhalb der Sutura zygomaticofrontalis, die untere Inzision entlang dem oberen Rand des Jochbogens vorgenommen.

XVI. Chirurgie der Orbita

vatorium wird benutzt, um das Periost vollständig im vorderen Bereich des Orbitarands abzulösen, dann wird die Periorbita vorsichtig von der Orbitawand getrennt. Die Periorbita hat nur lockere Verbindung zur inneren Wand und kann leicht vom Knochen gelöst werden. Mit einem Preßluftbohrer werden auf beiden Seiten des Knochenschnitts Löcher gebohrt, um am Ende der Operation eine Drahtfixierung des wieder eingesetzten Knochenstückes zu ermöglichen (**Abb. XVI. 4**). Die Knochenschnitte werden mit einer oszillierenden Säge durchgeführt (**Abb. XVI. 5**). Der obere Knochenschnitt wird oberhalb der Sutura zygomaticofrontalis angelegt, winklig quer durch das Os frontale. Der untere Knochenschnitt erfolgt über dem oberen Rand des Jochbeinbogens. Während des Sägevorgangs wird ein biegsamer breiter Metallspatel entlang der seitlichen Wand in die Orbita eingelegt, um die innere Schicht des Periosts und den Augapfel zu schützen. Das Sägeblatt wird mit Ringer-Lösung umspült. Die laterale Orbitawand wird dann an der Kante mit einer großen Knochenfaßzange gepackt und vorsichtig hin und her bewegt, bis es im Bereich des großen Keilbeinflügels bricht. Das Knochenfragment wird dann in Antibiotikalösung gegeben und für die spätere Refixation aufbewahrt. Eine weitere Knochenresektion kann stückweise unter Benutzung der Lüerschen Knochenzange erfolgen, bis der dicke spongiöse Knochen des Keilbeins erreicht ist (**Abb. XVI. 6**). Damit ist die maximale hintere Ausdehnung der Knochenresektion vor Eröffnung der mittleren Schädelgrube gegeben. Eine Blutung aus dem spongiösen Knochen kann mit Knochenwachs gestillt werden.

Dann folgt eine T-förmige Inzision der Periorbita (**Abb. XVI. 7**). Die von vorn nach hinten gerichtete Inzision wird parallel zu einer Seite des M. rectus lateralis gelegt und so weit wie möglich nach hinten fortgeführt. Der senkrechte Schnitt beginnt in der Höhe der Tränendrüse und erstreckt sich bis unterhalb des M. rectus lateralis. Der Schnitt kann mit einer Bard-Parker-Klinge begonnen werden und wird dann mit einer Schere vervollständigt, um eine Schädigung des Orbitagewebes zu vermeiden. Der Rand des periorbitalen Schnitts wird mit einer Pinzette gefaßt und behutsam mit einem Periostspatel nach FREER vom Orbitainhalt zurückgehalten. Orbitaspatel werden benutzt, um den M. rectus lateralis und das Orbitagewebe abzuhalten und das verdächtige Gewebe darzustellen. Vorsichtiges Tasten mit dem Finger genügt in der Regel, um den Tumor zu lokalisie-

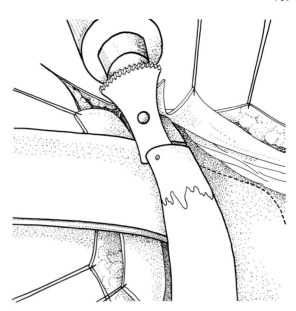

**Abb. XVI. 5. Laterale Orbitotomie: Durchtrennung der Orbitakante.** Zur Durchtrennung der lateralen Orbitakante wird eine Oszillationssäge benutzt. Ein breiter verformbarer Spatel wird während des Manövers zum Schutz der Gewebe in die Orbita eingeführt.

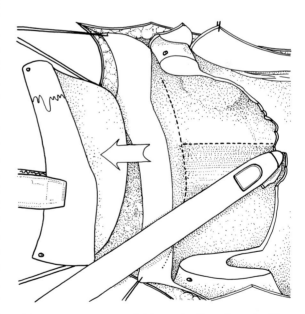

**Abb. XVI. 6. Laterale Orbitotomie: Entnahme des Knochens.** Der laterale Orbitarand wird mit einer schweren Knochenzange gefaßt und mit einem anhängenden Segment von der Orbitawand entfernt. Weitere Knochenresektion mit der Stanze kann bis zum spongiösen Anteil des Keilbeins durchgeführt werden.

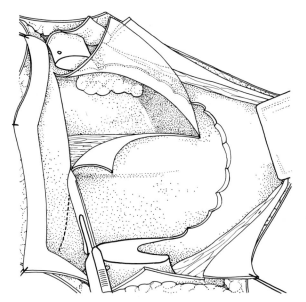

**Abb. XVI. 7. Laterale Orbitotomie: Inzision der Periorbita.** Die Periorbita wird mit dem Skalpell T-förmig eingeschnitten.

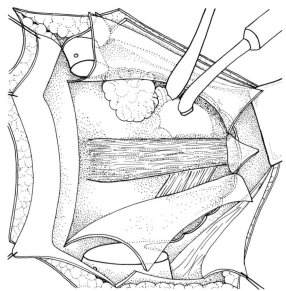

**Abb. XVI. 8. Laterale Orbitotomie: Darstellung der Tumoren.** Zur Darstellung des M. rectus lateralis und des Tumors wird die Periorbita zurückgezogen. Es folgt die Darstellung der Tumoren mit geeigneten Instrumenten. Liegt der Tumor mit einer gewissen Fläche frei, so kann man sich die weitere Mobilisation dadurch erleichtern, daß man an dieser Stelle einen Kältestift ansetzt, um einen gewissen Zug an der Neubildung auszuüben.

ren. Ein Spatel nach FREER oder ein Watteträger können benutzt werden, um das den Tumor umgebende Orbitagewebe stumpf abzulösen. Nach Darstellung der Veränderung kann sie, sofern eine Kapsel vorliegt, mit einem Kryostift angefroren werden, während die Freilegung der Kapsel mit einem schmalen Periostspatel fortgesetzt wird (**Abb. XVI. 8**). Die Freilegung kann unter dem Mikroskop oder mit Lupenbrille und einem am Stirnband befestigten Glasfaserlicht durchgeführt werden. Diese Präparation sollte stumpf erfolgen, keinesfalls sollte ein blinder Scherenschlag durchgeführt werden. Wenn eine nicht genau abgrenzbare Tumorinfiltration besteht, erfolgt eine Biopsie. Sorgfältige Blutstillung ist unerläßlich. Dies kann durch den Einsatz punktgenauer bipolarer Kaustik mit spitz zulaufender Pinzette oder mit Baumwolltupfern erfolgen. Im Anschluß an die Entfernung oder Biopsie eines intraorbitalen Tumors wird die T-förmige Inzision der Periorbita mit 5-0 Catgut oder 5-0 Polygalactin 910 (Vicryl) mit Einzelknopfnähten verschlossen. Das Knochenfragment der lateralen Orbitawand wird in seine ursprüngliche Position gebracht und mit 28er Edelstahldraht unter Benutzung der vorgebohrten Löcher fixiert. Die Schnittenden der Drähte werden umgebogen und in den Bohrlöchern versenkt (**Abb. XVI. 9**). Eine kleine Saugdrainage wird in die Grube des M. temporalis eingelegt. Der Drain

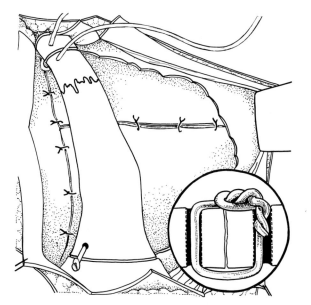

**Abb. XVI. 9. Laterale Orbitotomie: Verschluß der Periorbita, Reposition der knöchernen Orbitakante.** Die Periorbita wird mit absorbierbaren Einzelnähten verschlossen. Das Fragment des temporalen Orbitarands wird mit rostfreiem Stahldraht mit Hilfe der vorgebohrten Perforationen fixiert. Die abgeschnittenen Drahtenden werden in den Bohrlöchern versenkt (*vergrößerter Ausschnitt*).

# XVI. Chirurgie der Orbita

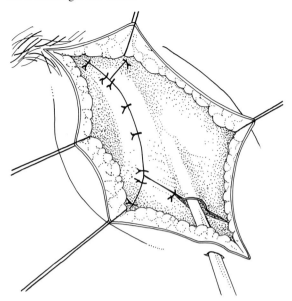

Abb. XVI. 10. **Laterale Orbitotomie: Verschluß des Periosts und der Faszie des M. temporalis.** Eine Saugdrainage wird in die Fossa temporalis eingelegt und unterhalb des Hautschnitts nach außen geführt.

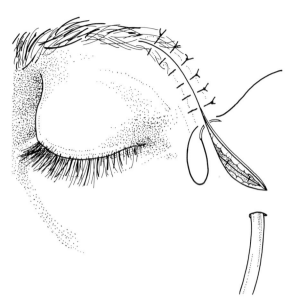

Abb. XVI. 11. **Laterale Orbitotomie: Verschluß der Hautwunde.** Die subkutanen Gewebe werden mit absorbierbaren Nähten readaptiert, der Hautschnitt mit Nylonnähten verschlossen.

wird knapp unterhalb des Jochbeinbogens durch eine Stichinzision der Haut ausgeleitet (**Abb. XVI. 10**). Nach Einlegen des Drains wird das Periost mit 5-0 Catgut- oder 5-0 Vicrylnähten verschlossen. Die Haltefäden werden entfernt und Muskel- und Subkutangewebe werden mit 5-0 Einzelknopfnähten aus absorbierbarem Material readaptiert. Der Hautschnitt wird mit zahlreichen Einzelknopfnähten aus 6-0 Nylon in Matratzenform verschlossen (**Abb. XVI. 11**). Eine antibiotische Salbe wird aufgetragen und ein leichter Wundverband über der Orbita angelegt. Postoperativ erfolgt bei Patienten mit entzündlichen Veränderungen, oder wenn sich intraoperativ eine rupturierte Dermoidzyste herausstellte, eine systemische Steroidgabe. Erfolgte ein Eingriff am N. opticus, so erhält der Patient intraoperativ und für 5 Tage postoperativ hohe Steroiddosen.

Der Verband und die Saugdrainage werden am ersten postoperativen Tag entfernt. Hautnähte werden nach einer Woche gezogen.

## 2.2.4 Mikrochirurgisches Verfahren

Ein binokulares Operationsmikroskop mit koaxialer Beleuchtung ist sehr nützlich bei der Chirurgie retrobulbärer Solitärtumoren, insbesondere am N. opticus. Sicherheit und Effizienz der Orbitachirurgie erreichten damit eine neue Dimension [14]. Die durch das Mikroskop erreichte Detailerkennbarkeit erlaubt feinste Präparation, auch kleine Blutgefäße können geschont oder sicher koaguliert werden. Wenn der Einsatz eines Mikroskops nicht möglich ist, so sollten ein am Kopf befestigtes Glasfaserlicht und starke Lupenbrillen benutzt werden.

## 2.3 Vordere Orbitotomie

### 2.3.1 Transkonjunktivaler Zugang

Der transkonjunktivale Zugang ist bei subkonjunktivalen oder bei vor dem Augapfeläquator gelegenen Veränderungen nützlich. Zu den häufigeren subkonjunktivalen Veränderungen gehören kongenitale Dermoide, Dermolipome, Epidermoidzysten und Pseudolymphome, lymphatische Tumoren oder der Prolaps des Lobus palpebralis der Tränendrüse oder von Orbitafett. Wenn der Tumor unter der Conjunctiva bulbi sichtbar ist wie bei lymphatischen Tumoren, dann ist ein Zugang durch die Bindehaut ratsam. Eine Inzision kann in Lokalanästhesie unmittelbar über der Veränderung vorgenommen werden.

Grundsätzlich wird die vordere Orbitotomie über den transkonjunktivalen Zugang wie folgt durchgeführt: Mit einem Lidsperrer werden die Lider zurückgehalten. Es folgt die Eröffnung von Bindehaut und Tenon in der Nähe der Veränderung und radiäre Ausweitung des Schnitts, um das tiefer liegende Gewebe freizulegen. Die geraden Augenmuskeln im zum Tumor gehörenden Quadranten werden freipräpariert und mit 4-0 Seidenfäden angeschlungen, um eine Zugwirkung zu ermöglichen. In vielen Fällen ist zur besseren Übersicht auch die Abtrennung des betreffenden M. rectus erforderlich. Bei vorsichtigem Ziehen des Auges in Gegenrichtung kann die sorgsame stumpfe Präparation mit einem Watteträger durchgeführt werden. Nach Anfrieren mit einem Kryostift ist es möglich, leichten Zug am Tumor auszuüben, um die Präparation zu erleichtern.

Viele dieser vorn gelegenen Gebilde erstrecken sich in Richtung auf die Orbitaspitze, wobei es nicht erforderlich ist, den am weitesten hinten gelegenen Teil zu exzidieren. Der Verschluß des transkonjunktivalen Zugangs beinhaltet die Refixation des M. rectus (so weit nötig und möglich) und die Bindehautnaht.

**2.3.2 Transseptaler Zugang**

Vorne lokalisierte Tumoren, die nicht unter der Konjunktiva liegen, aber durch die Lider tastbar sind, können über einen transseptalen Zugang biopsiert oder in toto entfernt werden.

Der transseptale Zugang ist bei Tumoren sinnvoll, die sich in der vorderen Orbita befinden und dazu neigen, das Septum nach vorne auszubauchen. Dazu gehören Hämangiome, Lymphome, Pseudolymphome und Dermoidzysten. Eine 4-0 Haltenaht aus schwarzer Seide wird durch die Lidkante gelegt. Die Hautinzision erfolgt mit einem Skalpell im Bereich der Orbitakante in der Nähe des Tarsusrands. Ein Hautschnitt entlang der Lidfalte wird bevorzugt. Der M. orbicularis wird nach vorn gezogen, und es erfolgt ein Schnitt bis auf die hintere orbikulare Faszienschicht. Mit einer Schere wird diese nach medial und lateral entsprechend der Ausdehnung des Hautschnitts eröffnet, so daß die darunterliegende Levator- oder Retraktoraponeurose freiliegt. Die Levatoraponeurose sollte während der Exploration des vorderen Orbitaraums dargestellt werden, um eine unnötige Schädigung zu vermeiden. Die Verbindung der Aponeurose mit dem Orbitaseptum wird aufgesucht und das Septum oberhalb davon eröffnet, womit das Hauptorientierungszeichen, das präaponeurotische Fett, sichtbar wird. Vorsichtiges Palpieren und ein stumpfes Abpräparieren des Orbitafetts bei gleichzeitigem behutsamem Druck auf den Augapfel und das vorsichtige Einführen von Retraktoren erleichtert die Darstellung des Orbitabefunds. Nach Durchführung der jeweils geeigneten Biopsie, Exzision oder Drainage erfolgt schichtweiser Wundverschluß. Das Orbitaseptum wird nicht gesondert verschlossen.

**2.3.3 Transperiostaler Zugang**

Neubildungen im Bereich des oberen Orbitateils, der medialen Orbitawand, der unteren Orbita, unterhalb des Saccus lacrimalis oder innerhalb des Sinus frontalis oder ethmoidalis können mit dieser Schnittführung angegangen werden. Dieser chirurgische Zugang ist ideal für Mukozelen des Sinus frontalis, Dermoide und Hämangiome. Die Schnittführung ist ebenfalls geeignet zur Drainage subperiostaler Hämatome oder Abszesse, die sich in der oberen Orbita befinden. Gentianaviolett wird benutzt, um die Umrisse des Inzisionsgebiets anzuzeichnen. Zur Freilegung des nasal-oberen oder medialen Quadranten der Orbita wird eine Linienführung mit Beginn im Brauenbereich in der supraorbitalen Einbuchtung angezeichnet, die sich nach medial zum medialen Lidwinkel und weiter nach unten in das Gebiet des Naseflügels fortsetzt (Zugang nach LYNCH). Das Inzisionsgebiet wird mit 1%igem Xylocain mit Zusatz von Epinephrin 1:100000 infiltriert.

Der Hautschnitt erfolgt mit einer 15er Bard-Parker-Klinge und wird durch das Subkutangewebe und den M. orbicularis fortgesetzt. Wenn das Periost am Orbitarand identifiziert ist, wird es mit einem Skalpell unter Schonung des N. supraorbitalis und der Gefäße eröffnet. Das eröffnete Periost wird dann mit einem Freer-Elevatorium vom Knochen abgelöst. Wenn der extraperiostale Raum erreicht ist, wird die Präparation so weit wie erforderlich nach hinten fortgesetzt, um die Neubildung darzustellen. Es muß Sorge getragen werden, unnötige Schädigungen des M. obliquus superior und der Trochlea zu vermeiden.

Die Trochlea kann aus ihrem knöchernen Lager gehoben werden, indem das anhängende Periost in Richtung auf die Orbita abgedrängt wird. Sobald die Veränderung getastet werden kann, kann ein Längsschnitt in das Periost erfolgen, um die Veränderung darzustellen. Eine Gewebsprobe wird entnommen oder der Tumor in toto entfernt, wie es schon beim subkonjunktivalen Zugang zu Orbitatumoren beschrieben wurde. Wenn der Tumor von einer Kapsel umhüllt ist, so sollte er mit stumpfer Präparation unter Zug mit dem Kryostift herausgeschält werden. Wenn ein zystischer Tumor vorliegt und rupturiert, sollte die Hülle durch sorgsame Präparation entfernt werden. Nach Entfernung der Veränderung wird das im Bereich der Orbitakante eröffnete Periost mit 5-0 Vicrylnähten readaptiert.

Die Muskelschicht wird mit 5-0 Catgut, die Haut mit 6-0 Nylonmatratzennähten verschlossen. Wenn man extraperiostale Veränderungen über diesen chirurgischen Zugang angeht wie bei Orbitamukozelen, so sollte die Periorbita unversehrt erhalten werden, weil dieses Gewebe als Schutzbarriere für den Orbitainhalt dient.

Mukozelen der Sinus frontales und ethmoidales sind gutartige zystische Veränderungen, die durch ihr Wachstum die Orbitaknochen verdrängen können und dann sekundär in die Orbita einbrechen. Eine gründliche präoperative Untersuchung ist unabdingbar, um die Unversehrtheit der hinteren Wand oder des Sinus frontalis festzustellen. Wenn eine Beteiligung der hinteren Wand oder des Sinus frontalis vorliegt, so sollte ein Neurochirurg oder ein Otorhinolaryngologe zugezogen werden. Die meisten Mukozelen werden durch Verschluß von Nebenhöhlenausführungsgängen oder Ostien hervorgerufen, durch die normalerweise die Flüssigkeit aus den Nebenhöhlen abfließt. Traumen oder Tumoren, die in die Sinus einbrechen, oder Polypen, die die Ostien verlegen, können zur Bildung von Mukozelen führen.

Die chirurgische Behandlung von Sinusmukozelen beinhaltet in der Regel die Entleerung des mukösen Inhalts mit Entfernung der sezernierenden Auskleidung. Darüber hinaus muß eine adäquate Drainage der Sinus in die Nasenhöhle geschaffen werden, da, wie gesagt, die Bildung von Mukozelen auf einem obstruktiven Nebenhöhlenprozeß beruht. Ein operativ geschaffener Ablauf, der den Sinus frontalis mit der Nasenhöhle verbindet, kann entweder durch die Siebbeine oder den Ductus nasofrontalis selbst angelegt werden. Ein Rezidiv frontaler Mukozelen ist die Regel, wenn sie unzureichend allein durch eine intranasale Drainage behandelt werden. Im Rezidivfall oder bei beidseitigen Mukozelen kann ein Vorgehen mit einem osteoplastischen Knochenteil mit Entfernung der gesamten Mukosa der Nebenhöhle von Erfolg gekrönt sein, wobei der Hohlraum des Sinus durch die Benutzung von abdominellem Fett obliteriert [23].

## 2.4 Untere Orbitotomie

Gelegentlich zeigen sich Hämangiome, Pseudolymphome oder Lymphome durch das Unterlid. Der unmittelbare Zugang durch eine Lidfalte oder mit einem Subziliarschnitt ähnlich wie bei einer Lidplastik bietet sich für weiter vorn gelegene Veränderungen an. Ein anderes Verfahren zur Darstellung des unteren Orbitaraums ist ein Zugang über die untere Übergangsfalte unter Anwendung einer lateralen Kanthotomie und Ablösung der unteren Hälfte der lateralen Orbikularissehne [22].

## 2.5 Kombinierte Zugänge

### 2.5.1 Seitlich-untere Orbitotomie

Die seitlich-untere Orbitotomie verbindet eine modifizierte blepharoplastische Schnittführung mit einem Zugang mittels lateraler Orbitotomie. Dieses Vorgehen ist sinnvoll für ausgedehnte Veränderungen, die sowohl den Muskeltrichter als auch den nasal-unteren Orbitateil einbeziehen. Man kann auch die seitliche Orbitotomie nach REESE-BURKE mit einer unteren Orbitotomie mit Inzision im Bereich der Übergangsfalte verbinden.

Ein typischer Zugang bei einer kombinierten seitlich-unteren Orbitotomie besteht in einem Hautschnitt unterhalb der Wimpernreihe, der sich nach temporal zum seitlichen Augenwinkel und parallel zum Jochbeinbogen erstreckt. Haut- und Subkutangewebe werden nach unten weggehalten und der M. orbicularis abpräpariert, um das darunterliegende Orbitaseptum und -periost freizulegen. Durch diesen Schnitt wird weiteres Gewebe abpräpariert, um die seitliche Orbitakante darzustellen. Die seitliche Orbitawand kann in der gleichen Weise entfernt werden, wie zuvor bei der seitlichen Orbitotomie beschrieben. Die Periorbita und der seitliche Teil des unteren Orbitaseptums werden mit Schnitten eröffnet. Mit dieser Freilegungsmethode ist es möglich, große Veränderungen, die den seitlichen und unteren Orbitateil einnehmen, zu exzidieren. Die seitliche Orbitotomie wird dann, wie zuvor beschrieben, verschlossen.

### 2.5.2 Mediolaterale Orbitotomie

Neubildungen, die in der nasalen Orbitaspitze oder medial vom N. opticus in der Orbitatiefe auftreten, sind am schwersten zu entfernen. Man stößt auf die Notwendigkeit einer operativen Freilegung der nasalen Orbitaspitze, wenn eine Biopsie oder Exzision einer Optikusveränderung erforderlich ist wie bei Gliomen oder Meningiomen. Andere verbreitete Veränderungen mit Lokalisation am hinteren nasalen Orbitateil sind Tumoren peripherer Nerven oder Hämangiome. Eine Verbindung zwischen lateraler Orbitotomie und einem Zugang über den medialen Teil der Übergangsfalte erlaubt es, das Auge seitwärts zu rotieren, um somit den medialen Retrobulbärraum darzustellen [29, 21].

Nach Durchführung einer lateralen Orbitotomie wird ein Lidsperrer eingelegt und die Bindehaut nasal am Limbus über 180° eröffnet. Danach folgen radiäre Entlastungsschnitte der Bindehaut, um den M. rectus medialis darzustellen. Der Bindehautlappen wird mit 6-0 Catgut angeschlungen und nach medial weggehalten. Der M. rectus medialis wird mit 6-0 Vicrylnähten angeschlungen und dann abgetrennt. Eine 4-0 Seidennaht wird durch den Ansatzstumpf des M. rectus medialis gelegt und als Haltenaht benutzt, um den Augapfel seitwärts zu rotieren. Während der M. rectus medialis und der Bindehautlappen nach medial und der Augapfel nach lateral gezogen werden, werden Spatel zwischen Augapfel und Muskel eingeführt, um vordrängendes Orbitafett vom Retrobulbärraum fernzuhalten. Durch vorsichtiges Ein- und Umsetzen der Spatel läßt sich die Orbitaveränderung in der Regel sichtbar machen. Eine Dekompression der Nervenscheide des Optikus, eine kontrollierte Exzision oder Biopsie einer größeren Neubildung können durchgeführt werden. Der Verschluß der Inzision im medialen Fornixbereich erfolgt zunächst durch die Refixation des M. rectus medialis an seiner Ansatzstelle mit der vorgelegten 6-0 Vicrylnaht. Als nächstes wird der Bindehautlappen wieder in der Limbusregion fixiert. Die laterale Orbitotomie wird, wie zuvor beschrieben, verschlossen.

### 2.6 Tränendrüsentumoren

Veränderungen innerhalb der Vertiefung der Tränendrüse werfen spezielle diagnostische und therapeutische Probleme auf. Von den Veränderungen, die die Tränendrüse betreffen, sind annähernd die Hälfte nichtepithelialen und die andere Hälfte epithelialen Ursprungs [36]. Die nichtepithelialen Veränderungen der Tränendrüse beinhalten Dakryoadenitis, Pseudolymphom, Sarkoidose, Sjögren-Syndrom und Lymphome. Insgesamt bieten diese Befunde ein breites und vielfältiges klinisches Erscheinungsbild. Das Alter der Patienten ist unterschiedlich, und die Symptome bestehen häufig weniger als 6 Monate. Entzündungszeichen und Beschwerden sind die Regel. Nur selten gelingt der röntgenologische Nachweis einer signifikanten Abweichung vom Normalen [20]. Vom Ektoderm abstammende Veränderungen wie Dermoidzysten können auch im supralateralen Orbitaraum auftreten und einige diagnostische Verwirrung stiften. Der Häufigkeitsgipfel liegt im ersten Lebensjahrzehnt, selten treten Dermoide nach dem 50. Lebensjahr auf. Die Röntgenaufnahme des Schädels zeigt häufig einen scharf abgegrenzten, bogenförmigen Knochendefekt der Orbitakante, wenn der Befund schon länger besteht.

Epitheliale Tränendrüsentumoren sind annähernd zur Hälfte gutartig und zur Hälfte bösartig [7]. Nahezu alle gutartigen epithelialen Neoplasien sind gemischtzellige Tumoren. Diese gutartigen Mischtumoren werden in der Regel zwischen dem dritten und sechsten Lebensjahrzehnt entdeckt. Die Patienten geben häufig anamnestisch eine seit mehr als 12 Monaten bestehende, schmerzlose Lid- oder supratemporale Schwellung verbunden mit einem Exophthalmus an. Häufig besteht weder ein deutlicher Schmerz noch eine Entzündung im Orbitabereich. Röntgenologisch zeigt sich in der Regel eine Aufweitung der Tränendrüsenvertiefung ohne Zeichen einer Knochendestruktion. Veränderungen, die mit dem klinischen Bild gutartiger Tränendrüsenmischtumoren übereinstimmen, sollten in toto mit intakter Kapsel und mit anhängendem Orbitagewebe entfernt werden, um der Gefahr einer inkompletten Exzision und der Möglichkeit eines Rezidivs mit potentieller Malignität zu entgehen. Maligne Rezidive infiltrieren weiträumig und breiten sich immer über die Resektionsgrenze aus. Die operative Entfernung gutartiger Tränendrüsenmischtumoren kann mit einer lateralen Orbitotomie erfolgen. Ein Zugang mittels vorderer Orbitotomie ist nicht zu empfehlen, da er häufig nur eine subtotale oder stückweise Entfernung der Neubildungen erlaubt, bei gleichzeitiger möglicher Zellaussaat im Schnittbereich.

Patienten mit malignen Tränendrüsentumoren geben häufig Frühsymptome und -zeichen, ähnlich denen bei entzündlichen Veränderungen und gutartigen Neoplasien, an. Diese malignen Tumoren rufen in der Regel eine sich schnell vergrößernde Gewebsmasse unterhalb des seitlichen Oberlidanteils hervor, verbunden mit deutlichen Schmerzen oder Entzündungszeichen. Patienten mit malignen Veränderungen schildern häufig erst seit kurzem bestehende Symptome (0–6 Monate). Die röntgenologischen Befunde sind wechselnd und reichen von Normalbefunden bis zu Knochendestruktion, Vergrößerung der Fossa lacrimalis und Verkalkung. Die meisten epithelialen Malignome sind adenozystische Karzinome, während Adenokarzinome, Plattenepithelkarzinome und maligne Mischtumoren weniger häufig auftreten. Die Bedeutung einer sehr sorgfältigen klinischen, röntgenologischen und echographischen präoperativen Untersuchung bei Patienten mit Tränendrüsenveränderungen muß unterstrichen werden.

Beim Vorliegen eines *gutartigen Mischtumors* sollte auf eine Biopsie durch eine Eröffnung verzichtet werden, weil sich dadurch die Wahrscheinlichkeit einer unzureichenden Exzision und einer Aussaat von Tumorzellen erhöht und so einem späteren Rezidiv Vorschub geleistet wird. Bei Patienten, bei denen im Laufe einer langen klinischen Vorgeschichte, Grubenbildung im Tränendrüsengebiet und dem Vorliegen eines im Ganzen rundlichen Tumors der Verdacht auf einen gutartigen Mischtumor besteht, sollte eine *laterale Orbitotomie* durchgeführt werden, die die beste Übersicht für eine völlige Entfernung der Veränderungen in ihrer Kapsel bietet. Wir meinen, daß bei allen Veränderungen, bei denen nicht der Verdacht auf einen gutartigen Mischtumor besteht, eine *Biopsie durch das Lid ohne Verletzung des Periosts* durchgeführt werden sollte. Ausnahmen bilden eine akute Dakryoadenitis oder gut abgekapselte Veränderungen. Besteht bei Patienten der Verdacht auf einen malignen Tränendrüsentumor, so ist eine *Biopsie über eine transseptale Schnittführung* indiziert.

Der extraperiostale Zugang zerstört die Unversehrtheit der Periostschranke und erhöht dadurch die mögliche Gefahr einer Aussaat von bösartigen Zellen in den extraperiostalen Raum. Patienten, bei denen ein maligner epithelialer Tumor der Tränendrüse festgestellt wurde, sollten zur Bestimmung der Tumorausdehnung gründlich untersucht werden. Von diesen Neoplasmen sind die *adenozystischen* Karzinome am schwierigsten radikal zu operieren, weil sie sich in der Regel entlang der Blutgefäße, Nerven und des Orbitaperiosts ausdehnen. Die Prognose für diese Patienten ist sehr schlecht. Auch wenn eine radikale Exenteration mit Entfernung von Anteilen der oberen und seitlichen Knochenwände der Orbita durchgeführt wird, ist ein lokales Rezidiv oder eine Fernmetastase zu erwarten. Beim Vorliegen eines adenozystischen Karzinoms der Tränendrüse haben wir im Anschluß an eine radikale Exenteration eine intensive Kryoapplikation auf die an den Tumor angrenzende knöcherne Orbita durchgeführt.

Strahlenbehandlung und Chemotherapie sollten in den Fällen erwogen werden, in denen eine Tumoraussaat über die Grenzen der Exenteration hinaus eingetreten ist. Vor Durchführung der Exenteration sollte die Diagnose eines malignen Tränendrüsentumors auf histologischen Serienschnitten und nicht auf einer Gefrierschnittuntersuchung basieren.

## 3 Exenteration der Orbita

### 3.1 Indikationen

Eine Exenteration der Orbita ist erforderlich, wenn maligne Neoplasien mit Beteiligung der Lider oder anderer Orbitabestandteile nicht durch andere Behandlungsmöglichkeiten unter Kontrolle gebracht werden können.

Indikationen für eine Exenteration sind:

1. Malignome, die von den Nasennebenhöhlen, Lidern oder Anhangsgeweben ausgehen und tief in die Orbita eingedrungen sind;
2. Tumoren mit Beteiligung okularen oder periokularen Gewebes, die nicht in annehmbaren Grenzen lokal entfernt werden können;
3. primäre Orbitasarkome außer Lymphosarkom und Rhabdomyosarkom;
4. eine extraokulare Ausdehnung von malignen Melanomen und invasiven Bindehautmelanomen;
5. ein maligner Tränendrüsentumor oder ein nicht mehr resezierbares Rezidiv eines gutartigen Tränendrüsenmischtumors;
6. schnell wachsende gutartige Tumoren wie Meningiome oder plexiforme Neurofibrome;
7. eine Mukormykose mit Orbitabeteiligung oder andere nicht mehr kontrollierbare Orbitainfektionen;
8. als ein palliatives Vorgehen beim Vorliegen einer metastasierenden Erkrankung, die auf andere Behandlungsverfahren nicht anspricht.

## 3.2 Technik

Eine vollständige oder komplette Exenteration erfordert die Entfernung aller innerhalb der knöchernen Orbita gelegenen Gewebe unter Einschluß der Periorbita. Eine vollständige oder teilweise Entfernung der Lider kann in Verbindung mit der Exenteration erfolgen. Die Lider können vollständig entfernt werden, oder die Lidhaut kann erhalten werden. Diese Entscheidung basiert auf der Art des Tumors und der möglichen Beteiligung der Lider. Die Erhaltung der Lidhaut sollte nicht erwogen werden, wenn ein Rezidivrisiko besteht oder das Weiterleben bei einem weniger radikalen Vorgehen als einer totalen Exenteration bedroht ist.

Bei diesem Vorgehen sollte eine *Vollnarkose* durchgeführt werden. Eine Bestimmng der Blutgruppe des Patienten und die Bereitstellung von Blutkonserven hat für den Eventualfall eines erheblichen Blutverlustes zu erfolgen. Der beste Weg, einen massiven Blutverlust zu vermeiden, ist Präzision und Schnelligkeit bei der Durchführung der Operation. Der Blutverlust kann auch durch möglichst frühes Kautern von großen Blutgefäßen erheblich verringert werden.

Eine 4-0 Naht aus schwarzer Seide wird durch die Lidränder als Haltenaht gelegt. Die vorgesehene annähernd kreisförmige Hautinzision über dem Knochenrand der Orbita gelegen wird mit Gentianaviolett angezeichnet. Haut und M. orbicularis werden mit einer 15er Bard-Parker-Klinge inzidiert (**Abb. XVI. 12**). Die Inzision wird dann bis auf die Orbitakante fortgeführt. Das Periost im Bereich der Knochenkante wird über den gesamten Umfang eröffnet und nach hinten in Richtung auf die Orbitaspitze mit einem Elevatorium abgeschoben. Ein Finger kann benutzt werden, um die Periorbita stumpf von den Orbitawänden abzulösen (**Abb. XVI. 13**). Die straffe Befestigung der Ligamente des medialen und lateralen Augenwinkels und die Trochlea können mit einem Freer-Elevatorium oder einem Skalpell abgetrennt werden. Eine Perforation der knöchernen Wände, insbesondere des Orbitadachs und der ethmoidalen Lamina papyracea sollte sorgsam vermieden werden. Eine unbeabsichtigte Eröffnung der Sinus oder der Nasenhöhle kann zu einem späteren Zeitpunkt eine *Fistelbildung* verursachen. Wenn der Orbitainhalt nur noch im Bereich der Orbitaspitze fixiert ist, kann mit einer großen Enukleationsschere die Abtrennung der Bestandteile vom Apex erfolgen (**Abb. XVI. 14**). Eine Blutung aus dem

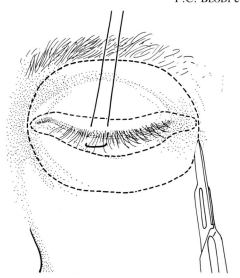

**Abb. XVI. 12. Exenteratio orbitae: Hautinzision.** Ein Seidenfaden 4–0 verschließt als Matratzennaht die Lidspalte und dient als Haltefaden. Kann die Lidhaut erhalten werden, so wird nur ein zirkumziliarer, sonst ein der Orbitakante entsprechender Hautschnitt angelegt.

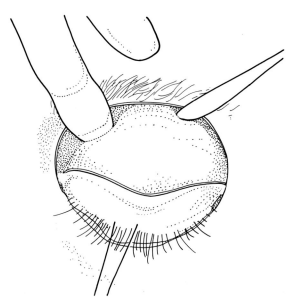

**Abb. XVI. 13. Exenteratio orbitae: Mobilisation des Orbitainhalts.** Das Periost wird an der Orbitakante eröffnet. Von dort aus erfolgt die stumpfe Ablösung der Periorbita mit dem Elevatorium, teilweise auch mit dem Finger.

apikalen Gewebsstumpf kann durch Kauterisation unter Kontrolle gebracht werden.

Nach Entfernung des Orbitainhalts wird die *knöcherne Orbita auf eine mögliche Tumorbeteiligung untersucht*. Knochen, der eine Malignombe-

# XVI. Chirurgie der Orbita

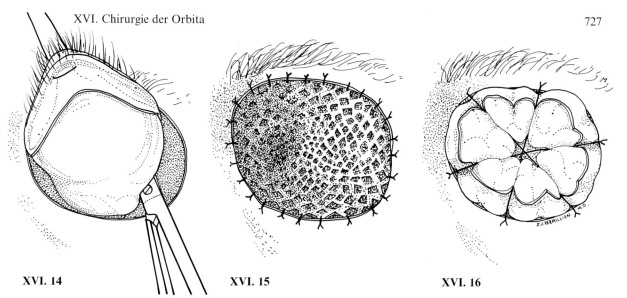

XVI. 14    XVI. 15    XVI. 16

**Abb. XVI. 14. Exenteratio orbitae: Abtrennung des Orbitainhalts an der Orbitaspitze.** Wenn die Periorbita allseits bis zur Orbitaspitze gelöst ist, erfolgt die Durchtrennung des restlichen Gewebes mit einer stark gebogenen Enukleationsschere.

**Abb. XVI. 15. Exenteratio orbitae: Auskleidung der knöchernen Orbita.** Wenn Lidhaut nicht zur Verfügung steht, wird ein großer Spalthautlappen von der Innenseite des Oberschenkels oder ein Mesh-graft-Lappen zur Auskleidung benutzt und mit Einzelknopfnähten (Seide 6–0) an der Haut des Orbitarands fixiert.

**Abb. XVI. 16. Exenteratio orbitae: Tamponade.** Eine sterile Wundfolie (Telfa, Branolind o.ä.) wird auf dem Hauttransplantat ausgebreitet, die Orbita dann mit Mulltupfern aufgefüllt, die mit Antibiotikum getränkt sind. Quer zwischen den Orbitakanten ausgespannte Seidennähte (5–0) halten den Verband.

teilung zeigt, wird mit verschiedenen Lüer oder einem Bohrer entfernt, wobei die Eröffnung der Sinus erforderlich werden kann. Eine Knochenresektion ist insbesondere bei Tränendrüsenmalignomen wichtig. Wir befürworten eine massive Kälteapplikation mit Flüssigstickstoff auf Knochengebiet, wenn eine ausreichend große Sicherheitszone um den Tumor nicht erzielt werden kann. Ein Spalthautlappen (0,3 mm) kann von der rasierten Innenseite des Oberschenkels unter Benutzung des Dermatoms gewonnen werden. Die Oberfläche der Spenderhaut kann vergrößert werden, indem man die Haut durch einen mit Zacken versehenen Gewebsvernetzer führt (Mesh-graft-Technik). Die knöcherne Orbita wird mit dem Hauttransplantat ausgekleidet, das mit zahlreichen Catgut-Einzelknopfnähten mit den Hauträndern an der Kante vernäht wird (**Abb. XVI. 15**). Ein Stück steriler Abdeckmembran (z.B. Branolind) wird über den Hautlappen gelegt und dann die Orbita mit einem antibiotikagetränkten Tupfer ausgestopft, um so einen festen Druck gegen den Knochen auszuüben. Der Tupfer wird mit mehreren 4–0 Nähten aus schwarzer Seide fixiert, die quer über der Wundhöhle am knöchernen Orbitarand befestigt werden (**Abb. XVI. 16**). Ein fester Druckverband wird dann über dem Tupfer angebracht. Die Hautentnahmestelle wird mit einer Vaseline- oder Merkurochromgaze verbunden.

Der Orbitaverband wird nach 10–14 Tagen abgenommen und die Wundhöhle mit 50%igem Wasserstoffsuperoxyd zur Vermeidung einer Krustenbildung gereinigt. Es sollte sorgsam darauf geachtet werden, die Krusten zu entfernen, ohne das einheilende Hauttransplantat zu beschädigen. Nach einmonatigem Heilungsverlauf wird der Patient dazu angehalten, die Wundhöhle selbst unter Benutzung von Watteträgern zu reinigen. Postoperativ kann die Höhle mit einer schwarzen Augenklappe oder mit prothetischen Mitteln verdeckt werden.

## 3.3 Intraoperative Komplikationen

Ein mögliches Problem während der radikalen Exenteration ist die unabsichtliche oder notwendige *Eröffnung der Schädelhöhle,* wodurch eine *Liquorfistel* entsteht. Ist der Duraspalt schmal, so kann er mit Nähten und durch Aufbringen eines Hauttransplantats verschlossen werden. Besteht eine große und anhaltende Leckage, so kann ein

Lappen nasaler Mukosa oder ein Periostlappen vom Os temporale zum Verschluß des Defekts eingebracht werden. Postoperativ sollten die folgenden Maßnahmen bei Patienten mit Liquorfistel getroffen werden:

1. Strikte Bettruhe unter Einhaltung einer Kopfhochlagerung von 45°;
2. Vermeidung von Pressen;
3. Gabe von Laxantia;
4. der Patient sollte systemisch mit Antibiotika abgeschirmt werden;
5. in Fällen mit massiver und andauernder Fistulation sollte man Diamox in die Überlegung einbeziehen, um die Liquorbildung zu reduzieren.

## 4 Dekompression der Orbita

### 4.1 Indikationen

Ein Exophthalmus auf Grund einer Schilddrüsenfehlfunktion, der eine Orbitadekompression erforderlich macht, tritt nur bei einer geringen Anzahl von Patienten mit dieser Erkrankung auf. Wir sind der Meinung, daß eine Dekompression der Orbita dann indiziert ist:

- wenn sich ein Visusverlust durch eine Druckschädigung des N. opticus einstellt, die nicht auf eine hohe Kortikosteroiddosis anspricht;
- wenn der Patient nicht mit einer ausschleichenden Steroiddosis behandelt werden kann;
- bei freiliegender Hornhaut ohne die Möglichkeit plastisch-lidchirurgischer Abhilfe;
- bei erheblicher kosmetischer Entstellung;
- bei wiederholter Augapfelluxation [19].

Verschiedene chirurgische Methoden sind zur Orbitadekompression empfohlen worden. DOLLINGER [3] berichtete als Erster über eine Orbitadekompression bei endokriner Ophthalmopathie. Er verbesserte die ursprünglich von KRÖNLEIN angegebene laterale Orbitotomie [16]. Während der folgenden Jahre wurde zwecks Dekompression praktisch jede Wand der Orbita reseziert. NAFFZIGER [24] führte 1931 den Gedanken ein, das Orbitadach über einen neurochirurgischen Zugang zu resezieren. HIRSCH und URBANEK [10] schlugen 1930 einen Zugang nach CALDWELL-LUC zur Entfernung des Orbitabodens vor, und SEWALL [28] trat energisch für eine Frontoethmoidektomie über einen vorderen Zugang ein, um eine Dekompression der Orbita zu erzielen.

Das heute am weitesten verbreitete Verfahren wurde 1957 von OGURA und WALSH beschrieben, wobei eine Entfernung des Bodens und der medialen Wand über einen Zugang nach CALDWELL-LUC kombiniert wurden [33]. 1978 befürworteten MCCORD und MOSES [22] einen vorderen Zugang zur Freilegung des Bodens und der medialen Wand über eine Inzision im Bereich der Bindehautumschlagsfalte verbunden mit einer lateralen Kanthotomie. Dieser Zugang gibt auch die Möglichkeit zur Entfernung eines Teils der seitlichen Wand. KENNERDALL und MAROON [13] entwickelten ein Verfahren zur Dekompression über alle vier Wände durch eine laterale Orbitotomie, wobei sie einen 30 mm langen Schnitt mit einer Kanthotomie und einer unteren Fornixinzision verbanden.

An der Universität von Iowa ziehen wir einen transorbitalen Zugang vor, der die Entfernung der gleichen Knochenteile wie bei dem transantralen Verfahren nach OGURA und WALSH ermöglicht. Unser Vorgehen erlaubt einen unmittelbaren Zugang zur Orbitaspitze mit geringerer Verletzungsgefahr, darüber hinaus ist der Zugang dem Ophthalmologen mit Orbitaerfahrung vertrauter.

### 4.2 Technik

Eine umfassende präoperative Augenuntersuchung ist nicht nur zur Stellung der Diagnose und Indikation für einen operativen Eingriff wichtig, sondern erlaubt auch eine anschließende Bewertung der Ergebnisse. Eine endokrinologische Untersuchung stellt sicher, daß die Schilddrüsenfunktionslage eine Vollnarkose zuläßt. Glücklicherweise sind die meisten Patienten euthyreot, bei denen diese Operation erforderlich wird. Stets muß man bei hyperthyreoten Patienten an die Gefahr einer thyreotoxischen Krise als Folge eines chirurgischen Eingriffs denken. Röntgenaufnahmen der Nebenhöhlen werden angefertigt, um eine Sinusitis auszuschließen. Eine Vollnarkose unter Benutzung eines geblockten endotrachealen Tubus ist erforderlich, da sich Blut im Pharynx sammeln kann. Eine Tamponade der oberen Nasenhöhle mit Mulltupfern, die mit 5% Kokainlösung mit 1:100000 Epinephrin getränkt sind, soll die Blutung aus der nasalen Mukosa und den Sinus ethmoidalis vermindern.

XVI. Chirurgie der Orbita

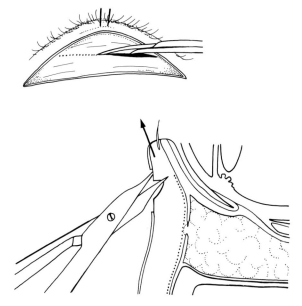

**Abb. XVI. 17. Dekompression der Orbita: Der Zugang.**
Eine subziliare Hautinzision wird angelegt. Mit stumpfer Präparation zwischen M. orbicularis und Septum orbitale wird der untere Orbitarand freigelegt.

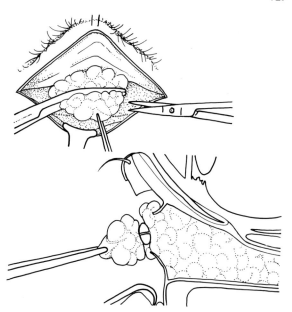

**Abb. XVI. 18. Dekompression der Orbita: Reduktion des Orbitafettes.** Vorfallendes Orbitafett kann leicht reseziert werden. Der Stumpf wird energisch gekautert und hinsichtlich exakter Blutstillung beobachtet.

Das Unterlid wird subkutan mit 1 ml Xylocain mit Epinephrinzusatz (1:100000) infiltriert. Eine Haltenaht mit 4–0 Seide wird an der Lidkante angebracht. Der Schnitt erfolgt unterhalb der Wimpernreihe wie bei einer Lidplastik. Die Präparation wird durch den M. orbicularis hindurch fortgesetzt, indem der Orbikularis zeltförmig vom Tarsus und vom Orbitaseptum abgehoben wird, und dann erfolgt ein Schnitt auf die Ebene des Orbitaseptums mit einem Scherenschlag durch alle Orbikularisschichten (**Abb. XVI. 17**). Die Schicht zwischen M. orbicularis und Orbitaseptum wird durch stumpfe Präparation unterhalb der unteren Orbitakante geteilt. Zu diesem Zeitpunkt tritt in der Regel ein erheblicher Prolaps von Orbitafett auf, weil das Orbitaseptum in der Regel bei einer endokrinen Ophthalmopathie dünn oder aufgeplatzt ist. Das vordrängende Orbitafett bzw. der Teil, der leicht zum Vordrängen gebracht werden kann, wird reseziert, nachdem er mit einer Gefäßklemme eingeklemmt wurde (**Abb. XVI. 18**). Die Stümpfe werden sorgfältig gekautert und auf etwa noch vorhandene Blutungen überprüft. Diese Fettresektion verbessert die Übersicht für die weitere Operation, erlaubt eine stärkere Dekompression, verbessert das postoperative Aussehen des Unterlids und verringert den Druck auf den Augapfel während des Zurückziehens.

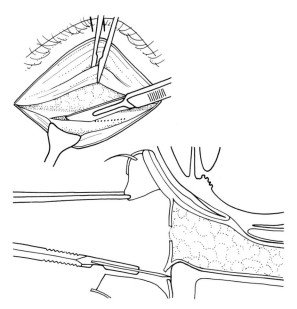

**Abb. XVI. 19. Dekompression der Orbita: Inzision des Periosts.** Das Periost des unteren Orbitarands wird mit einem Skalpell inzidiert.

Besteht schon präoperativ beim Patienten eine Unterlidretraktion, so werden die Retraktoren des Unterlids, die unmittelbar hinter dem vordrängenden Orbitafett liegen, vom unteren Teil der Tarsusplatte abgelöst. Die Retraktoren werden sorgfältig vom umgebenden Gewebe freipräpariert und erhalten die Möglichkeit, nach unten und hinten zu gleiten. Dadurch erübrigt sich in bestimmten Fällen die Notwendigkeit eines zusätzlichen Eingriffs bei Vorliegen einer Unterlidretraktion.

Als nächstes wird das Periost der unteren Orbitakante mit einem Skalpell inzidiert und der Orbitaboden in der gleichen Form dargestellt wie bei der Korrektur einer blow-out Fraktur (**Abb. XVI. 19**). Der Einsatz eines am Kopf befestigten Glasfaserlichts erleichtert die Übersicht, während der Assistent den Orbitainhalt mit einem Orbitaspatel beiseite hält. Der Orbitaboden wird nasal der Infraorbitalfurche mit einer Gefäßklemme oder mit einem kleinen Meißel durchstoßen (**Abb. XVI. 20**). Der Orbitaboden medial der Infraorbitalfurche wird mit der Lüerschen Knochenzange oder einer Ethmoidektomiezange nach BRUINING oder WILDE bis zur hinteren Wand des Sinus maxillaris entfernt (**Abb. XVI. 21**). Anteriomedial sollte der Ductus nasolacrimalis, lateral der N. infraorbitalis sorgsam gemieden werden. Man soll versuchen, die Schleimhaut des Kieferhöhlendachs zu erhalten. Der Ursprung des M. obliquus inferior wird in der Regel mit der Periorbita abgehoben, um ausreichende Übersicht zu erreichen. Vermutlich legt er sich postoperativ wieder der knöchernen Wand längs der Periorbita an. Wir haben keine Lähmung des Obliquus inferior und keine Motilitätsbeeinträchtigung beobachtet. Allerdings besteht bei diesen Augen in der Regel schon präoperativ eine deutliche Bewegungseinschränkung. Es ist zu wünschen, daß der Ursprung des M. obliquus inferior geschont wird, wenn präoperativ regelrechte Motilität besteht.

Als nächstes wird die mediale Wand der Orbita mit einer Ethmoidektomiezange nach BRUINING oder WILDE reseziert bis zur Sutura frontoethmoidalis. Die Sutura frontoethmoidalis ist häufig als Vertiefung zu tasten, wo Os frontale und Os ethmoidale zusammentreffen. Die Zuhilfenahme dieser Markierung ist vorteilhaft, um das Zerreißen der anterioren und posterioren Siebbeinarterien zu vermeiden. Es muß sorgfältig darauf geachtet werden, keinen Knochen oberhalb der Sutura frontoethmoidalis zu entfernen, da man dabei die Lamina cribrosa perforieren und eine Liquorfistel hervorrufen kann. Die Mukosa des Sinus ethmoidalis blutet häufig stark. Sie muß entlang der dünnen knöchernen Septen der anterioren und posterioren Siebbeinzellen völlig entfernt werden. Kommt es zu einer unbeabsichtigten Verletzung der vorderen und hinteren Siebbeinarterien und

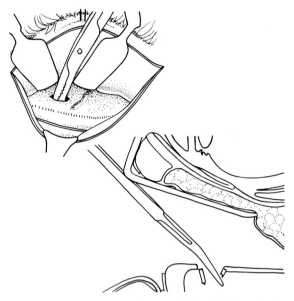

**Abb. XVI. 20. Dekompression der Orbita: Perforation des Orbitabodens.** Der Orbitaboden wird nasal vom Sulcus infraorbitalis mit einer Klemme perforiert.

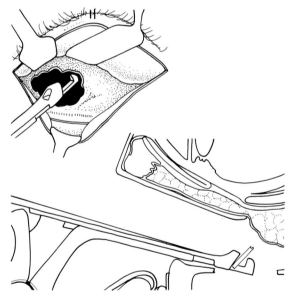

**Abb. XVI. 21. Dekompression der Orbita: Wegnahme des Orbitabodens.** Medial vom Sulcus infraorbitalis wird der Orbitaboden mit der Knochenstanze bis zur Hinterwand der Kieferhöhle entfernt.

dadurch zu einer exzessiven Blutung, dann ziehen sich diese Gefäße in der Regel nach völliger Entfernung der Mukosa des Sinus ethmoidalis zusammen. Ein mit 1:100000 Epinephrin getränkter Tupfer wird in die Nebenhöhle eingelegt und kann die Blutstillung erleichtern. Die mediale Wand

XVI. Chirurgie der Orbita

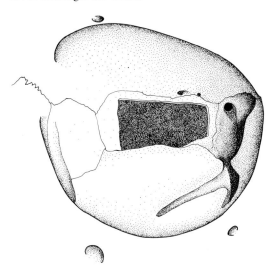

**Abb. XVI. 22. Dekompression der Orbita: Ausdehnung der Knochenresektion.** Die schematische Darstellung zeigt außer dem Orbitabodendefekt die Entlastung der Orbitaspitze in den ausgeräumten Keilbeinraum hinein.

wird bis zur Orbitaspitze entfernt. Im Gegensatz zu den papierdünnen Septen der hinteren Siebbeinzellen widersteht das harte Os sphenoidale in der Nähe des Foramen opticum. Die Bedeutung dieser weit hinten gelegenen Resektion wird klar, wenn man die Dicke der Augenmuskeln in der Orbitaspitze palpiert. Ein eindeutiger Effekt der Dekompression sollte zu diesem Zeitpunkt der Operation festgestellt werden können (**Abb. XVI. 22**). Ist dies nicht der Fall, so bedarf es einer zusätzlichen Knochenresektion. Wenn die Periorbita noch unversehrt ist, wird sie inzidiert, um die Ausbreitung des Orbitafetts in den Sinus zu erleichtern. In der hinteren Orbita ist die Periorbita bei der Knochenresektion nur schwer zu schonen. Eine Erhaltung der vorderen Periorbita bis zum Abschluß der Knochenresektion verbessert die Übersicht. Bei einer endokrinen Orbitopathie kann eine stark verdünnte Periorbita vorgefunden werden, die kaum erhalten werden kann. Während der Operation kommt es gelegentlich zu Rissen im hinteren Anteil der Periorbita, so daß der Vorfall der angeschoppten Orbitagewebe möglich wird. Liegen keine Risse in der vorderen Periorbita vor, oder wurde keine adäquate Dekompression erzielt, so wird die Periorbita mit einem Sichelmesser oder mit einer um 90° abgewinkelten Bard-Parker-Klinge Nr. 11 geschlitzt. Während des Eingriffs muß der Assistent sorgfältig darauf achten, mit den Retraktoren *keinen länger anhaltenden Druck*

*auf den Augapfel* auszuüben. Der Rauminhalt der Orbita kann nach Dekompression verdoppelt sein.

Der Wundverschluß besteht einfach aus einer fortlaufenden 7–0 Nylonnaht der Haut. Wir vermeiden die Naht tieferer Gewebe, weil dies ein Ektropium hervorrufen kann. Ein weicher Wundverband wird bis zum ersten postoperativen Tag angelegt.

In der Regel werden bei Operationsbeginn 1 g Cephalothin und 40 mg Dexamethason (Decadron) intravenös gegeben. Postoperativ wird die Dosierung dieser Medikamente über einen Zeitraum von 5 Tagen langsam reduziert. Ein oder zwei Monate lang erhält der Patient per os abschwellende Mittel.

## 5 Orbitafrakturen

### 5.1 Blow-out Fraktur

Die häufigste Lokalisation einer blow-out Fraktur liegt im Bereich des dünnsten Anteils des Os maxillare (0,5 mm dick) im hinteren mittleren Bereich des Orbitabodens. Zusätzlich kann der sehr dünne Teil des Os ethmoidale (0,25 mm) in der nasalen Wand beteiligt sein. Etliche Strukturen der unteren Orbita können bei einer Orbitabodenfraktur involviert werden: vor allem das neurovaskuläre Bündel (N. und A. infraorbitalis), das durch Sulcus und Canalis infraorbitalis verläuft und durch das Foramen infraorbitale austritt. Es sollte nicht mit einer Fraktur verwechselt werden. Die zweite ist der M. rectus inferior, der äußere Augenmuskel, der am häufigsten im Knochendefekt eingeklemmt wird. Dennoch ist die Einschränkung der Augenbewegungen häufiger durch Bindegewebssepten bedingt, die sich zwischen der Fraktur und den extraokularen Muskeln erstrecken.

*Diagnose:* Man stellt sich vor, daß der Mechanismus der blow-out Fraktur auf einem plötzlichen Anstieg des intraorbitalen Drucks beruht, der eine axiale Gewalteinwirkung in Richtung Orbitaspitze darstellt. Der Druck verteilt sich rechtwinklig zu der Kraftlinie und führt so zum „blow-out" der dünnen Orbitaknochen (hinterer mittlerer Boden und nasale Wand). Die häufigsten Ursachen sind Faustschlag oder Ballaufschlag.

Bei der typischen Orbitabodenfraktur mit Einklemmung klagt der Patient über Diplopie, besonders beim Aufwärtsblick. Die Untersuchung zeigt wechselnde Grade von Ekchymose, Ödem und Hypästhesie im Bereich des N. infraorbitalis. Am Anfang bestehen Schwellung und Exophthalmus, ein Enophthalmus wird gewöhnlich erst nach Rückgang der Schwellung beobachtet.

Als Folge der Fraktur des Orbitabodens können der M. rectus inferior, der M. obliquus inferior und das ihnen zugehörige Bindegewebe in die Kieferhöhle vorfallen. Die Funktion dieser Muskeln kann durch ihre Einklemmung eingeschränkt sein und der M. rectus superior kann den Augapfel wegen des durch die Inkarzeration bewirkten Widerstands nicht rotieren.

Die Diagnose einer Weichteileinklemmung durch eine Orbitabodenfraktur und ihre Abgrenzung gegenüber einer Verletzung des motorischen Nerven des M. rectus inferior und M. obliquus inferior kann oft durch den Traktionstest gesichert werden. Eine Einklemmung ist bei Einschränkung der passiven Hebung im Vergleich mit dem ungeschädigten Auge wahrscheinlich.

Anästhesie im Bereich des N. infraorbitalis spricht für eine blow-out Fraktur mit Beteiligung von Sulcus infraorbitalis oder/und Canalis infraorbitalis. Das Fehlen einer Anästhesie zusammen mit anderen Zeichen einer blow-out Fraktur zeigt gewöhnlich an, daß der Bodendefekt entweder medial oder lateral vom Sulcus infraorbitalis liegt.

Enophthalmus nach Orbitabodenfrakturen kann durch 3 Faktoren verursacht werden:

– Durch den Vorfall von Orbitafett in die Kieferhöhle;
– durch die Retraktion des Bulbus infolge Muskeleinklemmung und
– durch die Vergrößerung der Orbita wegen grober Dislokation von Knochenfragmenten.

Ausgesprochener Enophthalmus oder Absinken des Augapfels kommt gewöhnlich nur bei Patienten mit relativ großen Knochendefekten vor. Es ist bei blow-out Frakturen häufig, daß sowohl der Boden als auch die nasale Wand involviert sind. Der Defekt der nasalen Orbitawand kann die Ursache sein, wenn der Enophthalmus nach der Beseitigung des Bodendefekts fortbesteht. Das Orbitaödem ist wichtig, weil es einen latenten Enophthalmus maskieren und eingeklemmten Orbitainhalt vortäuschen kann.

Die *Röntgenuntersuchung* ist ein wesentlicher Teil der Diagnostik. Die besten Untersuchungen sind das polyzykloidale Laminogramm und die koronare Computertomographie. Diese können Knochenfragmente des Orbitabodens, Vorfall von Orbitagewebe in die Kieferhöhle und selbst eingeklemmte Muskeln zeigen [6]. Aber gewöhnlich zeigen auch routinemäßige Orbitadarstellungen die Fraktur.

Eine *gründliche ophthalmologische Untersuchung* sollte durchgeführt werden, um die Möglichkeit zusätzlicher Augenverletzungen zu prüfen, die in bis zu 32% der Fälle auftreten können [18]. Die vergesellschafteten Augenverletzungen schließen ein: Abrasio corneae, Hyphäma, Iritis, Dislokation der Linse, Sekundärglaukom, Katarakt, Glaskörperblutung, Commotio retinae, Netzhautablösung und Bulbusruptur.

*Indikationen.* Nach Ausschluß irgendwelcher Augenverletzungen sollte die Aufmerksamkeit der Frage gelten, ob und wann wegen Diplopie und/oder Enophthalmus operiert werden soll. Hinsichtlich der Wiederherstellungsoperation nach blow-out Fraktur und ihrer zeitlichen Planung hat es Kontroversen gegeben. Es liegt eine verwirrende Menge von Mitteilungen vor, die *ganz verschiedene Kriterien für das chirurgische Vorgehen* empfehlen. Wir glauben, daß bei radiographisch erwiesener Orbitabodenfraktur folgende Situationen eine Anzeige für den Eingriff darstellen:

– Diplopie in funktionellen Blickrichtungen (zu messen mit Maddoxstab, Rotglastest oder Doppelbildblickfeld), wenn ein positiver Traktionstest sich innerhalb von 2 Wochen nach der Verletzung nicht bessert. Ein solches Verhalten zeigt Einklemmung an. Wird sie nicht behoben, muß sie zur *Fibrose und Kontraktur* von Muskel- und Orbitageweben führen.
– Enophthalmus von mehr als 2 mm jederzeit in den ersten Wochen nach der Verletzung, besonders wenn er im Röntgenbild mit einem Defekt von mehr als 1 cm$^2$ (nach Abzug von $^1/_3$ wegen der Vergrößerung) verbunden ist.

Im allgemeinen wartet man am besten 10–14 Tage, bis das Ödem und die Gefäßstauung in der Orbita zurückgehen, bevor man eine Orbitabodenfraktur angeht.

### 5.1.1 Technik

Der übliche chirurgische Zugang bei der Korrektur einer blow-out Fraktur ist der durch eine infraziliare Inzision (wie bei der Blepharoplastik). Ein Haut-Muskel-Lappen wird vom Orbitaseptum getrennt, bis der untere Orbitarand erreicht ist. Man

XVI. Chirurgie der Orbita

sollte vorsichtig vorgehen, um das Septum orbitale intakt zu halten und um das Zerreißen von Orbikularisfasern bei stumpfer Präparation gering zu halten. Dann wird das Periost an der vorderen Oberfläche der unteren Orbitakante mit einer 15er Bard-Parker-Klinge eingeschnitten. Das Periost wird mit einem Freer-Elevatorium vom Orbitaboden abgelöst. Die subperiostale Mobilisation wird nach hinten ausgedehnt, bis die Region der Fraktur identifiziert ist. Vorgefallene Weichteile werden vorsichtig mit dem Elevatorium und mit Orbitaspateln aus dem Defekt befreit. Es ist wichtig, alle Kanten der Fraktur einwandfrei darzustellen, vor allem die hintere Bruchkante, bevor der Defekt mit einem Implantat abgedeckt wird.

Die Kontinuität des Orbitabodens wird durch das Einlegen eines 0,5–0,6 mm dicken Supramidimplantats wieder hergestellt (**Abb. XVI. 23**). Es sollte eine dreieckige Form mit runden Ecken bekommen. Außerdem sollte es groß genug sein, nicht nur den Defekt zu decken, sondern den ganzen Orbitaboden. Es sollte den Knochendefekt überbrücken und auf den angrenzenden, stabilen Teilen des Bodens ruhen. Die Basis des dreieckigen Implantats sollte dicht hinter dem unteren Orbita-

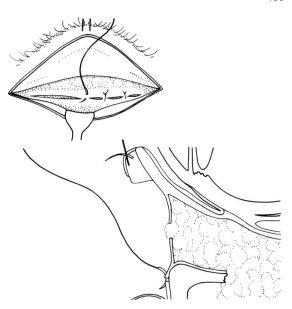

**Abb. XVI. 24. Orbitabodenfraktur: Wundverschluß.** Das Periost wird mit absorbierbaren Einzelnähten (Vicryl 6–0) verschlossen. Nach Readaptation des Muskelblatts erfolgt die Hautnaht.

rand liegen (**Abb. XVI. 24**). Die Bestätigung, daß der Augapfel von Seiten der Fraktur frei beweglich ist, kann durch Zug an einer vorgelegten Naht im Ansatz des M. rectus inferior erfolgen. Während dieser Traktion sollte sich das Implantat nicht bewegen. Das Periost wird dann mit einigen Einzelknopfnähten (Catgut chromiert 5-0) verschlossen. Die infraziliare Hautinzision wird mit einer fortlaufenden 7-0 Nylonnaht readaptiert.

### 5.1.2 Intraoperative Komplikationen

Die intraoperativen Komplikationen einer Orbitabodenrevision schließen Blutungen, Ischämie des N. opticus infolge Einklemmung durch das Implantat, Verletzung des Optikus oder äußerer Augenmuskeln und den Mißerfolg bei der Mobilisation des gesamten eingeklemmten Muskels und Bindegewebes ein.

Die postoperativen Komplikationen umfassen fortbestehende Diplopie, Ektropium, Lidretraktion, Infektion, Blutung, Wanderung oder Abstoßung des Implantats, Lymphstauung, Anästhesie des N. infraorbitalis und Tränengangsobstruktion. Ernste Komplikationen der Orbitabodenrevision sind jedoch selten. Erblindung wurde in einem von 1500 Fällen festgestellt [18].

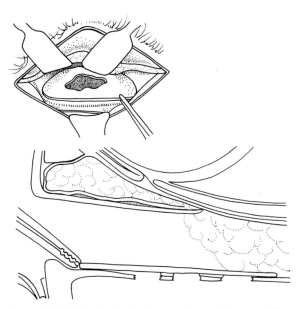

**Abb. XVI. 23. Orbitabodenfraktur: Darstellung und Verschluß des Defekts.** Vorgefallene Weichteile sind aus dem Defekt entfernt worden und werden durch Orbitaspatel zurückgehalten. Ein dreieckiges Supramidimplantat sollte groß genug sein, um den ganzen Orbitaboden zu bedecken. Es ist wichtig, die hintere Bruchkante eindeutig zu identifizieren.

## LITERATUR

1. Aisenberg AC, Long AC (1975) Lymphocyte surface characteristics in malignant lymphoma. Am J Med 58:300
2. Anderson RL, Linberg JV (1981) Transorbital approach to decompression in Graves' disease. Arch Ophthalmol 99:120–124
3. Dollinger J (1911) Die Druckentlastung der Augenhöhle durch Entfernung der äußeren Orbitalwand bei hochgradigem Exophthalmus und konsekutiver Hornhauterkrankung. Dtsch Med Wochenschr 37:1888–1890
3a. Grannemann D, Zwicker C, Langer M (1988) Zur Diagnose orbitaler Raumforderungen – ein Vergleich von Kernspin- und Computertomographie. Fortschr Ophthalmol 85:327–329
4. Grove AS Jr (1979) Orbital disease: Examination and diagnostic evaluation. Ophthalmol 86:854
5. Grove AS Jr, Tadmor R, Momose KJ et al. (1978) Computerized tomography for evaluation of fractures and foreign bodies of the orbit. In: Proceedings of the 3rd International Symposium on Orbital Disorders, Junk, The Hague, pp 130–140
6. Grove AS Jr, Tadmor R, New PFJ, Momose JK (1978) Orbital fracture evaluation by coronal computed tomography. Am J Ophthalmol 85:679–685
7. Henderson JW (1973) Orbital tumors. Saunders, Philadelphia, pp 656–673
8. Heuson JC, Longeval E, Mattheiem WH et al. (1977) Significance of quantitative assessment of estrogen receptors for endocrine therapy in advanced breast cancer. Cancer 39:1971
9. Hilal SK (1979) Computed tomography of the orbit. Ophthalmol 86:864–870
10. Hirsch VO, Urbanek J (1930) Behandlung eines exzessiven Exophthalmus (Basedow) durch Entfernung von Orbitalfett von der Kieferhöhle. Monatsschr Ohrenheilkd Laryngorhinol 64:212–213
11. Jakobiec FA (1982) Combined clinical and computed tomographic diagnosis of primary lacrimal fossa lesions. Am J Ophthalmol 94:785
12. Kennerdell JS (1979) Fine needle aspiration biopsy. Arch Ophthalmol 97:1315
13. Kennerdell JS, Maroon JC (1982) An orbital decompression for severe dysthyroid exophthalmos. Ophthalmology 89:467–472
14. Kennerdell JS, Maroon JC (1976) Microsurgical approach to intraorbital tumors. Arch Ophthalmol 94:1333–1336
15. Koornneff L (1979) Orbital septa: Anatomy and function. Ophthalmol 87:876–880
16. Krönlein RU (1888) Zur Pathologie und operativen Behandlung der Dermoid Cysten der Orbita. Beitr Klin Chir 4:149–163
17. Kunkel HG (1975) Surface markers of human lymphocytes. Johns Hopkins Med J 137:216
18. Leibsohn J, Burton TC, Scott WE (1976) Orbital floor fractures: A retrospective study. Ann Ophthalmol 8:1057–1062
19. Linberg JV, Anderson RL (1981) Transorbital decompression. Indications and results. Arch Ophthalmol 99:113–119
20. Lloyd GAS (1975) Radiology of the orbit. Saunders, London
21. McCord CD (1978) A combined lateral-medial orbitotomy for exposure of the optic nerve and orbital apex. Ophthalmic Surg 9:58–66
22. McCord CD Jr, Moses JL (1979) Exposure of the inferior orbit with fornix incision and lateral canthotomy. Ophthalmic Surg 10/6:53–63
23. Montgomery WW (1971) Surgery of the frontal sinuses. Otolaryngol Clin North Am 4/1:97
24. Naffziger HC (1931) Progressive exophthalmus following thyroidectomy: Its pathology and treatment. Am Surg 94:582–586
25. Norris JL (1978) Orbital endoscopy. Trans Pac Coast Oto-Ophthalmol Soc 59:145
26. Ossoinig KC (1979) Standardized echography: Basic principles, clinical applications, and results. Int Ophthalmol Clin 19/4:127–285
27. Putterman AM (1979) Orbital tumor evaluation. Ophthalmol 86:871
28. Sewall EC (1936) Operative control of progressive exophthalmos. Arch Otolaryngol 24:621–624
29. Smith JL (1971) Anterolateral approach to the orbit. Trans Am Acad Ophthalmol Otolaryngol 75:1059–1064
30. Stallard HR (1965) Eye surgery, 4th edn. Williams Wilkins, Baltimore
31. Vermess M, Haynes BF, Fauce AS, Wolf SM (1978) Computed assisted tomography of orbital lesions in Wegener's granulomatosis. J Comput Assist Tomogr 2:45–48
32. Vignaud J, Aubin ML, Bories J (1979) Apport de la tomodensitometrie a l'exploration de la région sellaire et suprasellaire. Rev Neurol (Paris) 135(1):41–50
33. Walsh TG, Ogura JH (1957) Transantral orbital decompression for malignant exophthalmos. Laryngoscope 67:544–568
34. Wilkins RB, Havins WE (unpublished work) American society of ophthalmic plastic and reconstructive surgery statistical sampling of blow-out fractures. (Estimates determined by weighted means)
35. Wright JE (1977) Orbital surgery. In: Silver B (ed) Ophthalmic plastic surgery, 3rd edn. American Academy of Ophthalmol-Otolaryngol Manual, Rochester, p 213
36. Zimmerman LE (1970) Non-epithelial and secondary tumors of the lacrimal gland. Trans Aust Coll Ophthalmol 2:83
37. Zimmermann RA, Bilianuk LT, Yanoff M, Schenk JF, Hart HR, Foster TH, Edelstein WA, Bootomley PA, Redington RW, Hardy CJ (1985) Orbital magnetic resonance imaging. Am J Ophthalmol 100:312–317

# XVI. A. Enukleation und Eviszeration des Augapfels, Höhlenplastik

H. NEUBAUER*

## INHALT

Einleitung .................. 736
Enukleation oder Eviszeration? .......... 736

Operationen ................. 738

1 Enukleation des Augapfels ........... 738
    Enukleation ohne Orbitaimplantat ....... 738
1.1 Technik der Enukleation ohne Orbitaimplantat ... 738
    Zur Entwicklung der Orbitaimplantate ...... 738
        Zur Beweglichkeit des Kunstauges ....... 739
        Meßdaten zur Plombenimplantation in die Orbita 739
        Biologie und Technik des Orbitaimplantats ... 740
        Wahl der Implantationsmethode ........ 740
        Implantation skleraummantelter Hohlkugeln .. 741
1.2 Technik der Enukleation mit primärer Implantation einer skleraummantelten Hohlkugel in die Tenon-Kapsel ................... 742
1.3 Technik der sekundären Implantation einer skleraummantelten Hohlkugel hinter die Tenon-Kapsel nach früherer Enukleation ........... 742
1.4 Technik der Enukleation mit Implantat in den Muskeltrichter (Kreuzfixation der Augenmuskeln) 743
1.5 Technik der Enukleation mit Implantat nach ALLEN in den Muskeltrichter (Kreuzfixation der Augenmuskeln) .................. 744
    Postoperative Behandlung nach Enukleation .. 746
    Intraoperative Komplikationen ......... 748
    Postoperative Komplikationen ......... 748
    Resultate nach Orbitaimplantaten ....... 752
    Dermis-Fett-Implantat ............ 752
    Indikation zur primären Implantation eines Dermis-Fett-Transplantats nach Enukleation 753
1.6 Technik der primären Implantation eines Dermis-Fett-Transplantats nach Enukleation ........ 753
    Resultate und Komplikationen ......... 753
    Sekundäre Implantation eines Dermis-Fett-Transplantats ................ 754
    Migration oder beginnende Abstoßung eines alloplastischen Implantats nach Jahren ..... 754
    „Transkraniale Enukleation" ........... 755
2 Eviszeration des Augapfels ........... 755
2.1 Technik der Eviszeration des Augapfels mit Implantation einer Hohlkugel ........... 756
    Postoperative Behandlung und Komplikationen 758
3 Wiederherstellung eines prothesenfähigen Bindehautsackes (Höhlenplastik) ............. 759
    Einleitung ................. 759
    Bindehautkontraktion (contracted socket) .... 759
    Partielle Kontraktion des Bindehautsackes ... 760
    Kontraktion des ganzen Bindehautsackes .... 760
    Die totale Kontraktion des Bindehautsackes ohne Orbitafibrose: Sonderfall Pemphigoid ..... 761
    Nichtoperative Therapie ........... 762
    Operative Therapie ............. 762
    Chronisch verlaufende Kontraktion des Bindehautsackes ................. 762
3.1 Technik der Wiederherstellung einer prothesenfähigen Höhle mit Lippenschleimhaut nach chronisch verlaufender Kontraktion ......... 764
    Subakut oder akut verlaufende Kontraktion des Bindehautsackes mit orbitaler Fibrose .... 765
    Zur Prognose der Lippenschleimhautplastik ... 766
    Postoperative Behandlung nach Lippenschleimhautplastik .................. 766
    Intraoperative Komplikationen nach Lippenschleimhautplastik .............. 767
    Postoperative Komplikationen nach Lippenschleimhautplastik .............. 767
    Sekundäre Implantation eines Dermis-Fett-Transplantats bei diffuser Orbitafibrose mit Bindehautkontraktion ............ 767
    Angeborener Anophthalmus und Mikrophthalmus .................... 768
    Mikrophthalmus ............... 768
    Kryptophthalmus (Ablephron) ........ 768
    Therapie bei klinischem Anophthalmus ..... 769
    Konservative Vorbehandlung bei Säugling und Kleinkind ................ 769
    Chirurgische Behandlungsmöglichkeiten .... 769
    Zustand nach partieller Exenteration der Orbita 770

Literatur .................. 770

---

* Herr Professor Dr. G.K. KRIEGLSTEIN hat mir die Ressourcen der Klinik zur Verfügung gestellt. Beim Literaturdienst kam durch Fr. HEIMKE FRECH und Herrn Dr. B. KIRCHHOF stets schnelle Hilfe. Die Reinschriften des Textes besorgten Frl. MONIKA KOCH und Fr. GERDA SEIDEL. Fr. ILSE FISCHER und Fr. ANGELA ROSSMANN halfen bei Photos und technischen Details. Meine Frau, MARLENE NEUBAUER, hat über 3 Jahre hin bei den Korrekturen der Kapitel I–V, VII, XIII–XVI.A. Präzision bewiesen. Ihnen allen gilt meine bleibende Dankbarkeit.

*Das künstliche Auge*

*Nach dem Krieg erlebte ich vor Gericht,*
*wie der einäugige Kläger bei der Schilderung*
*seiner Prothesenprobleme zum Richter lief,*
*auf den Tisch schlug und den gleichmütig*
*blickenden Mann beschimpfte.*
*Dieser legte mit einem Griff beider Hände*
*seine beiden Kunstaugen auf den Tisch.*
*Entsetzt ging der aufgeregte Mann auf seinen Platz.*
*Der Richter setzte mit zwei Handgriffen*
*die Kunstaugen wieder ein und führte*
*die Verhandlung zu Ende..*

*H.N.*

## Einleitung

Das Auge beherrscht das Antlitz des Menschen. Als führendes Sinnesorgan, auch in der Beziehung von Mensch zu Mensch, selbst zwischen Mensch und Tier, hat es besondere Bedeutung. Bei allen Völkern und zu allen Zeiten glaubte man an die bannende und heilende Macht des gezielten Blickes („böser Blick", Augenamulette).

Der *Verlust eines Auges* wird auch heute noch von vielen Patienten als Identitätseinbuße empfunden. Vor allem von Frauen wird diese Erfahrung oft nur mühsam, manchmal gar nicht, überwunden. Die *Entfernung eines letzten, wenn auch blinden, Auges* ist für den Patienten, seine Angehörigen und den Arzt ein äußerst schmerzlicher Akt. Deswegen versuchen wir z.B. bei einem Kind selbst ein entstellendes, blindes Buphthalmusauge als letztes Auge zu erhalten, so lange es vertretbar ist.

Seit MULES [89] nach Eviszeration und FROST 1886 [116] nach Enukleation Glaskugeln implantierten, ist ein Jahrhundert vergangen. Fortschritte wurden, vor allem nach dem zweiten Weltkrieg, erzielt. Dennoch muß man eingestehen, daß die Rehabilitation nach Augapfelverlust auch heute noch nicht zu voller Zufriedenheit entwickelt ist. Die Entfernung eines Auges und die Behandlung einer anophthalmischen Orbita bleiben für den Ophthalmochirurgen eine besondere Herausforderung [4, 13, 32, 40, 58, 67, 72, 73, 82, 100, 114, 159]. Deswegen ist die überlieferte Auffassung, die „einfache" Enukleation sei einem Anfänger anzuvertrauen, überholt.

Für die Entwicklung einer sauberen Technik haben vor allem amerikanische und französische Ophthalmologen wichtige Anregungen gegeben [2, 3, 14, 21, 22, 24, 54, 55, 56, 60, 90, 136, 137, 138, 140, 147 u.a.]. Vieles ist bereits bewährt und sollte sich nun allgemein durchsetzen. Vor allem eine Grunderkenntnis: Die Versorgung der anophthalmischen Orbita ist ein Gebiet, auf dem sich seit etwa 20 Jahren zunehmende Dynamik zeigt. Es verdient unsere volle Aufmerksamkeit.

## Enukleation oder Eviszeration?

Thermographisch läßt sich nach Augapfelverlust an der Orbita eine deutliche *Reduktion der Durchblutung* feststellen, mit der vermutlich auch der langfristig fast immer nachweisbare *Fettkörperschwund* in der Orbita zu erklären ist [138]. Bei Feststellung eines Fettkörperschwundes wird zunächst meist eine größere Prothese angepaßt. Damit wird die vorzeitige Erschlaffung des Halteapparates am Unterlid befördert. Ferner ist nach der Entnahme des Augapfels die Stützung des Levatorapparates und damit oft auch seine *Funktion gestört*. Die Motilität des Kunstauges hängt wesentlich von der Tiefe und der *Mitbewegung der Fornices* ab.

Antibiotika haben die *Infektionsgefahr*, moderne Operationstechnik und Kortikosteroide die *Gefahr der sympathischen Ophthalmie* erheblich reduziert. Wenn man verstanden hat, welche erhebliche Erschwerung die Entfernung der Augapfelhüllen für die Rehabilitation der Orbita darstellt, begreift man, warum seit einiger Zeit die Eviszeration wieder stärker empfohlen wird.

### Vor- und Nachteile der Eviszeration

Auf folgende *Vorteile* ist hinzuweisen:

– Die Eviszeration mit Implantation eines genügend großen, leichten Kugelimplantats in die leere Sklera läßt die komplizierten *anatomischen Beziehungen* zwischen der Tenon-Kapsel, dem Apparat der äußeren Augenmuskeln und der Periorbita intakt. Der spätere *Fettschwund* ist geringer.
– Wenn nicht nennenswerte sekundäre Fibrose zur Funktionsstörung dieser Strukturen führt, darf man eine annähernd normale Beweglichkeit des intraskleralen Implantats erwarten. Es bleibt die *Frage, wie weit sich diese Beweglichkeit auf ein Kunstauge überträgt*.
– Eine Eröffnung des Subarachnoidalraumes wird vermieden.

- Der Patient empfindet den Zustand nach Eviszeration weniger als eine Verstümmelung.
- Erfahrene Operateure glauben, daß es nach dieser Operation *seltener zur Implantatsabstoßung komme*, als nach Enukleation.
- Der Eingriff ist *technisch leichter*, als eine die heutigen Forderungen erfüllende Enukleation mit Implantation. Er ist hinfälligen oder sehr alten Patienten – auch in Lokalanästhesie und mit deutlich kürzerer Operationszeit – leichter zuzumuten.

Als *Nachteile* der Eviszeration sind zu nennen:

- Auch an einem sehr schonend entnommenem Augapfelinhalt lassen sich *histologische Feststellungen im Gewebsverbund weniger sicher* treffen, als durch Untersuchung eines intakten Augapfels.
- Wenn die Voruntersuchungen (Ultraschall, Computertomographie, Kernspintomographie) nicht erfolgten oder nicht kritisch ausgewertet wurden, kann ein intraokularer *Tumor übersehen* werden. Dann kann der Eingriff eine *Aussaat* auslösen.
- Die *Gefahr der sympathischen Ophthalmie* gibt es noch. Man vermutet, daß sie auch von Melanozyten ausgehen kann, die in Emissarien oder an anderen Orten sitzen, welche bei der Eviszeration nicht erreicht werden können. Es wurden Fälle von *sympathischer Ophthalmie nach Eviszeration* beschrieben [15, 45, 111, 126]. Die seit Jahrzehnten beliebte Indikation der *Eviszeration bei Panophthalmie* ist aus diesen Gründen *nicht unanfechtbar* [138]. Eine Umfrage bei den Mitgliedern der American Society of Ophthalmic Plastic and Reconstructive Surgery ergab 1984, daß von 108 Antwortenden 48% bei Endophthalmitis eine Eviszeration durchführen würden. 62% waren der Überzeugung, daß Eviszeration das Risiko einer sympathischen Ophthalmie erhöhe. Bemerkenswert ist, daß 71% von 124 das Risiko der sympathischen Ophthalmie für akzeptabel halten, wenn es sich um ein Auge handelt, das zuvor *weder Chirurgie noch Trauma durchgemacht* hat. Auf direkte Frage ergab sich dann, daß bei folgenden Indikationen eine Eviszeration vornehmen würden: bei Trauma 60%, Endophthalmitis 48%, blindem schmerzhaftem Auge 43%, Buphthalmus 21%.
Bis zum Zeitpunkt der Umfrage hatten 18% von 124 Antwortenden keine Eviszeration durchgeführt [108].
- Die *postoperativen Beschwerden* sind nach Eviszeration häufig für längere Zeit lästiger, als nach Enukleation. Gerade wenn der Entschluß zur Eviszeration wegen starker Schmerzen gefaßt wurde, kann es sein, daß der *Schmerz nach dem Eingriff fortbesteht* [60]. Das trifft offenbar besonders dann zu, wenn die Hornhaut nicht exzidiert wurde.

## Vor- und Nachteile der Enukleation

Die *Vorteile* der Enukleation ergeben sich weitgehend aus dem oben Gesagten. Sie brauchen hier nur kurz aufgezählt zu werden. Die Enukleation, in geeigneter Weise durchgeführt (z.B. no-touch-Technik) ist die Voraussetzung für eine exakte histologische Gewebsuntersuchung. Sie ist bei allen Augen mit *Verdacht auf einen malignen intraokularen Tumor* angezeigt, der einer bulbuserhaltenden Therapie nicht zugänglich ist, oder solchen, die defekte Lichtprojektion haben oder bei denen eine bulbuserhaltende Therapie erfolglos war.

Der Aspekt der *Vorbeugung einer sympathischen Ophthalmie* spricht auch heute noch in bestimmten Situationen für Enukleation.

Die Enukleation macht *geringere postoperative Beschwerden*, als die Eviszeration. Sie ist auch bei *Phthisis* bulbi der Eviszeration vorzuziehen.

*Nachteile* der Enukleation: sie verursacht weitaus größere anatomische Veränderungen in der Orbita, als die Eviszeration. Nach Enukleation kommt es auch langzeitig noch zu stärkerem *Fettkörperschwund* in der Orbita. Viele Autoren nehmen an, daß nach Enukleation im Kindesalter die *Retardierung des Orbitawachstums* auffälliger sei. Es fehlt jedoch die Beobachtung einer hinreichend großen Zahl von Eviszerationen im Kindesalter, bei denen keine Bestrahlungsbehandlung erfolgte.

# Operationen

## 1 Enukleation des Augapfels

Über die Anfänge der methodischen, gewebeschonenden Enukleation in der 1. Hälfte des 19. Jahrhunderts finden sich widersprüchliche Angaben. In den 80er Jahren erfolgte ihre Standardisierung schnell. Obwohl es schon seit dem 16. Jahrhundert Schalenaugen und „Vorlegeaugen" gab (Ambroise Paré, Gold und Email) und im 18. Jahrhundert Frankreich eine Monopolstellung für Glasaugen innehatte, waren die ästhetischen Ergebnisse der Anophthalmustherapie zunächst bescheiden. Im 19. Jahrhundert wurde dann unter wesentlicher Mitwirkung der Okularisten-Familie Müller (Kryolithglas, doppelwandiges „Reformauge" etc.) und ihrer Schüler eine weltweit anerkannte Qualität des Kunstauges erreicht [115].

Bei intraokularen Tumoren, die früher eine Enukleation unvermeidlich machten, ist die Auffassung, man solle bis zu drei Jahren mit einer sekundären Implantation warten, um die postoperative Kontrolle nicht zu erschweren, nur noch in Ausnahmefällen gültig. Die automatisierten tomographischen Verfahren haben – gemeinsam mit der Verfeinerung der Echographie – dazu geführt, daß wir heute die Frage eines rückwärtigen Tumordurchbruches durch die Sklera *präoperativ* relativ sicher klären können [122].

Ergibt ferner die sorgsame Inspektion des entfernten Augapfels bei unverdächtigem Optikus nach seiner Durchtrennung 10 cm retrobulbär während der Operation keinen Anhalt für drohende oder manifeste extraokulare Ausbreitung, darf man nach heutiger Auffassung ein Implantat einsetzen.

Bei postoperativen CT-Kontrollen verursachen Implantate, wie Silikonkugeln oder Glashohlkugeln, keine Bildartefakte. Sollten später doch noch radiotherapeutische Maßnahmen erforderlich werden, so dürften solche Implantate, auch nach Erfahrungen in anderen Fachgebieten, keine Behinderung der Strahlenbehandlung darstellen.

Auch nach Enukleation unter Mitnahme eines Tumors der Optikusscheiden sind keine Einwände gegen ein Orbitaimplantat gegeben.

## Enukleation ohne Orbitaimplantat

Wir sehen 3 Gruppen von Patienten, bei denen wir u.U. eine Enukleation ohne Implantation in Betracht ziehen:

- *Hinfällige oder sehr alte Menschen* mit beschränkter Lebenserwartung; vor allem, wenn ein Tumordurchbruch nach außen oder starke Schmerzen die Enukleation unabweisbar machen.
- Wir sind der Auffassung, daß man bei Vorliegen eines *extrabulbären Tumorwachstums* primär kein Orbitaimplantat einsetzen sollte.
- Patienten mit Zustand nach schweren *Verbrennungen oder Verätzungen*, bei denen ein schmerzhaftes Sekundärglaukom die Enukleation erforderlich macht, jedoch wegen erheblicher intraorbitaler Fibrose noch größere operative Maßnahmen ausstehen. Wir meinen, daß nach chemischen Schäden die Kombination einer Implantation mit der Rekonstruktion des Bindehautsackes nicht zweckmäßig ist. In dem größeren Teil solcher Fälle muß man froh sein, wenn man ohne Implantat die Benutzung eines Kunstauges von normaler Größe erreicht.

### 1.1 Technik der Enukleation ohne Orbitaimplantat

Alles, was wir in den letzten 20 Jahren über einen sorgsamen Umgang mit den Geweben bei der Enukleation mit Implantat gehört haben, gilt ebenso für die einfache Enukleation. Dabei kann der jüngere Operateur einem erfahrenen Assistenten zeigen, daß er die Grundsätze begriffen hat und man ihm auch Standardimplantationen zutrauen kann.

Der technische Ablauf ist **Abb. XVI. A. 2 a–c, g, h** zu entnehmen. Vielfach wird heute noch eine kreuzförmige Adaptation der 4 geraden Augenmuskeln vorgenommen. Es ist aber zu erwägen, ob man nach der Entnahme des Augapfels die hintere Tenon verschließt und die beiden horizontalen Augenmuskeln mit je einer transkonjuntivalen Matratzennaht fornixwärts fixiert [138].

Bei der Enukleation von Tumoraugen sollten die Regeln der no-touch-Technik befolgt werden (s. Kap. XIII. C. 2.4.1).

### Zur Entwicklung der Orbitaimplantate

Grob kann man im Laufe der Entwicklung Kugelimplantate, vielfältig variierte, integrierte und halbintegrierte Implantate, Magnetimplantate und zweiteilige Implantate unterscheiden.

1939 führte THIEL die Polyviolplombe (Polyvinylalkohol) ein [149]. In Zentraleuropa wurde seit den 50er Jahren die von BANGERTER [8, 9, 53] entwickelte *Nylon-Häkelplombe*, eine in Durchmessern von 14–20 mm erhältliche weiche Gespinstkugel, häufig verwendet. An ihrem vorderen Pol wurden die geraden Augenmuskeln kreuzweise übereinander fixiert. Sie war für den lernenden Operateur leicht zu handhaben, hatte auch über längere Zeit erfreuliche Resultate, auf lange Sicht kam es aber relativ häufig zu Nekrosen am vorderen Pol des Implantats [86]. Wegen der fibrösen Durchwachsung des Fadengespinstes war die Dislokation selten ausgeprägt, erschwerte aber die Prothetik.

Vor allem ist *die Entfernung dieses durchwachsenen Transplantats höchst unerfreulich*, wenn man nach länger bestehendem Gewebsdefekt am vordern Pol und *infizierten* Teilbereichen der Gespinstkugel dazu gezwungen ist. Bei dieser Revision konnte man feststellen, was die fibröse Durchdringung dieses Nylongespinstes bedeutet. Ein so massiver, oft jahrelang währender Prozeß muß den Tenonapparat zerstören. Selten ist in solchen Fällen noch ein neues Implantat mit befriedigendem Effekt eingeheilt. Meist mußte man nach der großen Exzision darauf verzichten, um Raum für die Prothese zu gewinnen.

Die Implantation der Häkelplombe ist leicht. Drei Gründe sprechen heute gegen sie. Die fibröse Durchdringung des lockeren Nylongespinstes bedeutet einen langen intraorbitalen Prozeß, den wir unterschätzt haben. Bei bakterieller Besiedlung ist auch nach energischer antibiotischer Lokalbehandlung und anschließender Skleraabdeckung des vorderen Pols selten ein stabiler Zustand zu erreichen. Schließlich hat die Kreuzfixation der Augenmuskeln die inzwischen erkannten Nachteile [2, 86, 138, 163].

### Zur Beweglichkeit des Kunstauges

„Es gibt mehr Patente für Implantate als Implantate" [120] – dies Wort von 1951 gilt noch heute. Trotz großer Bemühungen ist das Problem noch nicht zufriedenstellend gelöst. In dem Bestreben, die Exkursion des Implantats maximal zu gestalten, wurde übersehen, daß die anatomischen Bedingungen die Mitbewegung des Kunstauges durch das Orbitaimplantat nur in begrenztem Umfange gestatten. Aber extreme Augapfelexkursionen werden auch vom augengesunden Menschen nur in bestimmten Situationen, und dann meist willkürlich, ausgeführt. Eigentlich geht es darum, eine Prothesenmotilität von etwa 30° in den vertikalen und 25° in den horizontalen Blickrichtungen zu erreichen. Dann wird der Patient nach Einüben einer stärkeren Mithilfe durch Kopfbewegungen, hinsichtlich der Bulbusmotilität unauffällig sein. Trägt er wegen des sehenden Auges eine Brille, ist das kosmetische Resultat noch günstiger.

### Meßdaten zur Plombenimplantation in die Orbita

Wenn anstelle des Augapfels eine Plombe in den Augenmuskeltrichter eingesetzt wird, geht es vor allem um einen Volumenausgleich, der durch Orbitaimplantat und Kunstauge erfolgen soll. Das Volumen des Augapfels liegt beim Erwachsenen bei 7,4, beim Neugeborenen bei 2,2 ml. Der Drehpunkt des Erwachsenenauges liegt 1,3 mm hinter seinem Mittelpunkt, sein spezifisches Gewicht beträgt 1,022 bis 1,090 (Tabelle XVI. A. 1).

ROPER-HALL [116] hält einen Volumenersatz von 6,5 ml für ideal. Der Schwerpunkt des Implantats sollte 8 mm hinter der vorderen Orbitaebene im Muskeltrichter liegen.

Tabelle XVI. A. 2 macht einige Angaben zu heute gebräuchlichen Implantaten. Die früher empfohlene Acrylkugel [24, 155] wird man wegen ihres hohen Gewichtes heute kaum mehr verwenden. Je leichter das Implantat ist, desto weniger wird das Gewebe belastet. Damit wird auch eine langfristige Verlagerungstendenz verringert.

Schließlich bringt Tabelle XVI. A. 3 Beispiele zu heute empfohlenen Plomben nach Enukleation und Eviszeration. Integrierte Implantate mit präkonjunktivaler Haptik für die Prothese, zweiteilige und Magnetimplantate fördern Defekte an Bindehaut und Tenon im Kontaktbereich. Bei Implantaten nach Moura-Brazil, die anderenorts eingesetzt worden waren, mußten wir

**Tabelle XVI. A. 1.** Meßdaten des menschlichen Augapfels

|  | Gewicht (g) | Volumen (ml) | Sagittaler Durchmesser (mm) |
|---|---|---|---|
| Erwachsener |  |  |  |
| 1897 | 7,448 | 7,18 | 24,26 |
| 1982[a] | 7,5 | 7,4 |  |
| Neugeborener |  |  |  |
| 1947 | 2,29 | 2,185 | 17,15 |

[a] Nach BAYLIS u. SHORR [12], alle übrigen Daten nach HUBER [59a].

**Tabelle XVI. A. 2.** Meßdaten von einigen Orbitaimplantaten

|  |  | Gewicht (g) | Volumen (ml) |
|---|---|---|---|
| Glashohlkugel | 16 mm | 0,5 | 2,0 |
| Glashohlkugel | 18 mm | 0,7 | 3,0 |
| Acrylkugel | 16 mm | 20,0 | 2,0 |
| Silikonkugel | 16 mm | 2,0 | 2,0 |

(Die Angaben zur Acrylkugel stammen aus CALLAHAN u. CALLAHAN [24], alle übrigen aus BAYLIS u. SHORR [12]).

**Tabelle XVI. A. 3.** Beispiele zu noch aktuellen Implantaten [1 = 138, 2 = 12, 3 = 24, 4 = 108]. Während die Durchmesser der Implantate sonst zu 16 mm tendieren, („Belastung des vorderen Pols vermeiden"), tritt bei 4 die Tendenz hervor, wegen besserer Motilität das größere Implantat vorzuziehen. Die Implantation hinter die hintere Tenon soll das ermöglichen. Der gegenüber der Kreuznaht angeführte Aspekt einer unerwünschten Rückwärtsverlagerung bleibt unberücksichtigt

|  | Enukleation | Eviszeration | |
|---|---|---|---|
|  |  | mit Hornhaut | ohne Hornhaut |
|  | (mm) | (mm) | (mm) |
| 1. Silikon-Hohlkugel hinter die hintere Tenon | 16 (in Sklera) | 16 | 14 |
| 2. Glas-Hohlkugel | 16 hinter die hintere Tenon | 14–16 | 14 |
| 3. Acrylkugel | 16–18 (in Sklera) | 16–18 | 12–14 |
| 4. Silikonkugel hinter die hintere Tenon | 22–24 | 22–24 | |

die zum Halten der Prothese gedachten Goldstifte entfernen und minutiös zurückschleifen sowie den Defekt von Bindehaut und Tenon mit Sklera decken, um eine Ausstoßung des Implantats zu vermeiden. Nicht immer wurde das Ziel erreicht.

Die Ansicht, daß die zahlreichen, sorgfältig geplanten „integrierten" Implantate, die heute noch in Gebrauch sind, zu einer höheren Zahl von Abstoßungen neigen, ist inzwischen weit verbreitet. Dabei mag man durchaus in Rechnung stellen, daß das „gewußt, wie" gerade auf diesem Gebiet eine wesentliche Rolle spielt. Aber Techniken, deren Verbreitung wir wünschen, sollten an die biologische Vorstellungskraft und die Raffinesse des Operateurs nicht zu hohe Anforderungen stellen.

## Biologie und Technik des Orbitaimplantats

Die anatomischen Gegebenheiten der Orbita sind für den Einbau eines beweglichen alloplastischen Implantats von durchaus besonderer Art. Das trifft vor allem dann zu, wenn die Erhaltung der Sklerahülle nicht möglich oder kontraindiziert ist.

Zunächst muß ein möglichst inertes Material gefunden werden. Die Tenon steht, vor allem bei alten Menschen, keineswegs immer als reaktive Hülle des ganzen Implantats zur Verfügung. Oft ist man froh, wenn man auch die hintere Tenon zur Gewinnung einer stabilen vorderen Abgrenzung des Implantats verwenden kann. Das Implantat ist dann *rückwärts zunächst von Fettgewebe umgeben*. Ausgehend von den reaktiven Geweben um die vordere Implantathälfte vollzieht sich dann *langsam* die fibröse Umhüllung des *beweglichen* Implantats. Erst wenn dieser Vorgang abgeschlossen ist, dürfte Aussicht auf eine befriedigende Dauerlösung bestehen.

Mindestens ebensoviel Mühe, wie auf das Auffinden geeigneter Implantatmaterialien und deren richtige Bearbeitung ist auf eine beständige Verankerung des Augapfelersatzes verwendet worden. Es lag nahe, dazu die geraden Augenmuskeln zu verwenden. Die noch heute weithin geübte *Kreuzfixation der geraden Augenmuskeln am vorderen Pol des Implantats* ist eine bequeme und war eine sicher erscheinende Technik. Heute müssen wir zugeben, daß sie nicht allen funktionellen Aspekten gerecht wird [2, 86]. Man muß die folgenden Faktoren berücksichtigen:

– Die Kreuzfixation am vorderen Plombenpol bewirkt eine funktionelle Verkürzung aller geraden Augenmuskeln. Danach übt das Implantat einen dauernden Druck auf das „Muskelkreuz" aus. Zwei weitere Faktoren mögen sich negativ bemerkbar machen: Verschlechterung der Durchblutung der straff übereinander fixierten Muskelenden und langfristig verlaufende fibröse Reaktionen um die nichtresorbierbaren Nähte.
– Trotz sorgfältiger Fixation der geraden Augenmuskeln kann es nach Jahren zu einer Lösung, vor allem des M. rectus med., aber auch des M. rectus inf., kommen. Das Implantat wird nach temporal und oben verlagert.
– Auch ohne Lösung eines Muskels kann das Implantat eines Tages nach temporal-oben verlagert sein. Bei der Revision stellt man dann fest, daß es die Tenon-Kapsel usuriert hat. Der vordere Plombenpol mit den restlichen Muskelfixationen zeigt nun nach nasal-unten oder hinten-unten. Die Augenmuskeln sind entspannt.

So ist es aus mehreren Gründen verständlich, daß mit den 80er Jahren ein Trend zur *Neubelebung der Eviszeration* aufkam. Gleichzeitig wurden aber auch neue Gedanken in die Technik der Enukleation eingebracht.

## Wahl der Implantationsmethode

Gegenwärtig ist die Tendenz zur Verwendung von Silikon- und hohlen Glaskugeln vorherrschend. Von der Fixation der geraden Augenmuskeln am vorderen Pol des Implantats, zumal mit Überkreuzung, wird von vielen abgeraten. Hinsichtlich der *Kaliber von Glas- und Silikonkugeln* empfehlen einige Autoren 18 mm, andere geben sich mit Durchmessern von 14–16 mm zufrieden, weil sie fürchten, daß bei größeren Durchmessern nekrobiotische Prozesse um den vorderen Pol des Implantats gefördert werden. Sie sind meist der Anfang eines Abstoßungsvorganges. Wir selbst waren mit 16–18 mm Silikonkugeln recht zufrieden, an die die geraden Augenmuskeln so angeheftet wurden, wie es bei einem Augapfel von entsprechenden Dimensionen hätte der Fall sein müssen. Die sorgsame Behandlung der Tenon-Kapsel und ihre *zuverlässige Adaptation ohne zuviele Nähte*, erwiesen sich als lohnend.

Während vielerorts noch immer eine Fixation der Muskeln an Kugelimplantaten in „physiologischer Stellung" versucht wird, ist ein neuer Gedankengang aufgetaucht, der Migration und Ausstoßung vermindern dürfte, hinsichtlich der Muskelfixation aber wahrscheinlich noch nicht das letzte Wort bedeutet.

HERVOUET hat seit 1958 ein leichtes Synthetikimplantat in homologe Sklera eingenäht und die geraden Augenmuskeln an dafür vorgesehenen Punkten mit Nähten fixiert [56]. Das Implantat ist im Querschnitt oval (20 × 15 mm), hat vorn eine plane Fläche und ist nach hinten 20 mm lang und konisch geformt. HERVOUET hält eine gewisse Größe zur Erreichung guter Motilität für unerläßlich. Er demonstrierte ausgezeichnete postoperative Befunde, möchte aber das Implantat wegen seiner Größe nicht bei Kindern unter 15 Jahren angewandt wissen, weil bei diesen Patienten häufig Abstoßungen vorgekommen sind.

SOLL [138] hat Silikonhohlkugeln empfohlen, die in zwei halbkugelförmige Schalen homologer Sklera eingenäht sind. In Analogie zur Eviszeration läge es nahe, die Muskeln nun am „angemessenen Ort" zu fixieren. SOLL benutzt sie jedoch, um die Fornices, vor allem nach der Seite, zu vertiefen. Man darf annehmen, daß durch die Ummantelung mit Lyosklera die bei Implantation eines alloplastischen Materials unvermeidliche *Fremdkörperreaktion als Störfaktor* für die Tenon-Kapsel erheblich *an Gewicht verliert*.

Zusammenfassend kann man sagen, daß *seit Ende der 70er Jahre ein Trend zugunsten versenkter Kugelimplantate ohne technische Finessen besteht. Sie sollen leichtgewichtig sein und aus inertem Material bestehen. Die Ummantelung des Implantats mit Sklera wird seit 30 Jahren praktiziert, ist aber nicht sehr weit verbreitet. Die Nahtfixation der geraden Augenmuskeln wird verschieden gehandhabt. Von der Kreuzfixation der Muskeln am vorderen Transplantatpol wird zunehmend abgeraten.*

# Implantation skleraummantelter Hohlkugeln

Besonderes Interesse verdienen folgende Details des Verfahrens:

– *Behandlung der Augenmuskeln:* Bei der Entnahme des Augapfels werden die intermuskulären Bindegewebsstrukturen geschont. Die vertikalen Geraden läßt man sich retrahieren, die horizontalen werden angeschlungen. Der M. obliquus sup. darf sich ebenfalls retrahieren. Dagegen wird von etlichen Operateuren das Ende des M. obliquus inf. 10 mm hinter dem freien Ende des M. rectus lat. an diesem befestigt. Damit soll dem Absinken des Implantats entgegengewirkt und der Stabilisierung einer von der Tenon-Kapsel ausgehenden subkonjuntivalen Trennschicht gedient werden. Der Nutzen der letzteren Maßnahme wird aber auch von einigen bezweifelt [163].
– *Die völlige Umhüllung des Implantats* mit homologer Sklera erleichtert den Ablauf der unvermeidlichen Fremdkörperreaktion. Das hat besondere Bedeutung, wenn ein Fremdkörper teilweise im Fettgewebe liegt.
– *Die Mitverwendung der hinteren Tenon* verstärkt die Trennschicht des vorderen Implantatteils vom durchbluteten Gewebe.
– *Das geringe Gewicht des Implantats* und die vorgeschlagene Behandlung der geraden Augenmuskeln vermindern – neben der Skleraumhüllung – die Gefahr einer trophischen Störung am vorderen Implantatpol.
– Das geringe Gewicht des Implantats und die stabilere vordere Trennschicht reduzieren die langzeitige mechanische Belastung des Unterlides.

SOLL verwendet Silikonhohlkugeln, aber auch Glashohlkugeln werden empfohlen [12]. Anstelle der Spendersklera wurde auch Lyodura vorgeschlagen [53]. Allerdings dürfte die Ummantelung mit Sklera eher „maßgeschneidert" sein als die Umhüllung mit Dura mater – zumal wenn letzteres an weichen, verformbaren Bangerten-Plomben geschieht.

Nach den bisherigen Erfahrungen hat SOLLS Methode Migration und Abstoßung deutlich reduziert. Das dürfte auch gegenüber dem Dermis-Fett-Transplantat zu Buche schlagen. Obwohl wir das Einsetzen des Implantates hinter die hintere Tenon bevorzugen, wird auch die Implantation in den Tenon-Raum geschildert.

## 1.2 Technik der Enukleation mit primärer Implantation einer skleraummantelten Hohlkugel in die Tenon-Kapsel

Der Eingriff verläuft bis zur Entnahme des Augapfels wie unter Kapitel XVI.A.1.4 (**Abb. XVI. A. 2, a–c**). Dann erfolgt die Implantation der exakt in Spendersklera eingenähten Hohlkugel in den Tenon-Raum. Die 16 oder 18 mm durchmessende Kugel bekommt zuvor am vorderen Pol eine sklerafixierte doppeltarmierte Naht (Vicryl 6–0) und 8–10 mm nasal und temporal davon je eine vertikal durch die Sklera geführte gleichartige Naht. Der Nahtwulst der beiden Sklerakalotten wird äquatorial angeordnet. Die Konjunktiva wird zirkulär deutlich von der Tenon getrennt. Dabei soll man u.U. den M. levator durch eine Spann-Naht im oberen Fornix schützen. Die beiden seitlichen Doppelnähte werden durch die Sehne des jeweiligen horizontalen Augenmuskels und durch die Bindehaut nach außen geführt und dann geknotet. Die vordere Tenon wird überlappend durch Einzelkopfnähte (Vicryl 6–0) verschlossen. Dann folgt die gegenüber dem Tenonverschluß schräg gestellte fortlaufende Naht der Bindehaut (Catgut 6–0).

**Abbildung XVI. A. 1** zeigt die sekundäre Implantation, doch ist das hier geschilderte Verfahren leicht abzuleiten.

## 1.3 Technik der sekundären Implantation einer skleraummantelten Hohlkugel hinter die Tenon-Kapsel nach früherer Enukleation

Das zunächst vor allem bei Migration oder Abstoßung eines alloplastischen Implantats angewendete Verfahren unterscheidet sich von Kapitel XVI. A. 1.2 nur dadurch, daß das neue Implantat nach der gleichen Vorbereitung *hinter die hintere Tenon* eingeführt wird. Das bedingt oft einen größeren Defekt dieses individuell sehr verschieden ausgeprägten Gewebes (**Abb. XVI. A. 1 a**).

Mit dem Doppelfaden am vorderen Pol können dann beide Tenon-Schichten adaptiert werden. Die Muskelnähte werden nach Mobilisation der Bindehaut von der Tenon sinngemäß nach außen geführt. Es folgt der sorgfältige, individuelle Nahtverschluß der Tenon durch Einzelknopfnähte (Vicryl 6–0). Zum Schluß wird die Bindehaut versorgt (**Abb. XVI. A. 1 e**).

**Abb. XVI. A. 1 a–e. Sekundäre Implantation einer skleraummantelten Hohlkugel** (SOLL)

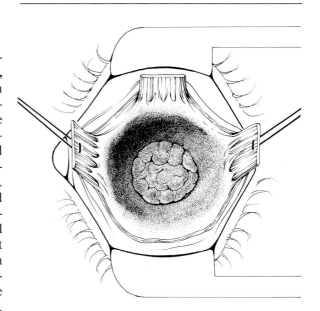

**a** Das in Abstoßung befindliche Implantat wurde nach horizontaler Eröffnung von Bindehaut und Tenon entnommen. 3 Augenmuskeln ließen sich darstellen. Man erkennt die hintere Tenon mit einer größeren zentralen Öffnung, in der Orbitafett sichtbar ist.

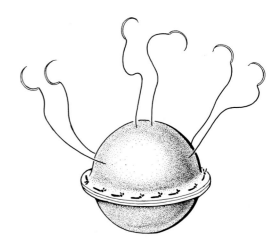

**b** Die Hohlkugel wurde in 2 gegeneinander gesetzte Hälften zweier lyophilisierter Spenderskleren gleicher Herkunft eingenäht. Die beiden Schalen werden so gewählt, daß keine Lücke besteht. Die Naht wird äquatorial gestellt und dann in den vorderen Pol des Implantats eine doppelt armierte Vicryl 6–0-Naht gelegt. 2 weitere derartige Nähte werden in 8–10 mm Abstand nach nasal und temporal in der Sklera verankert.

XVI. A. Enukleation und Eviszeration des Augapfels, Höhlenplastik

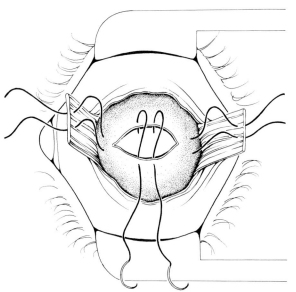

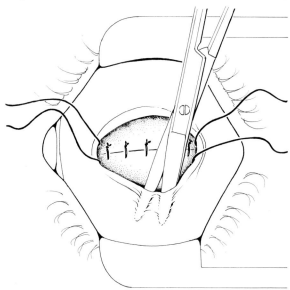

c Die hintere Tenonlamelle wurde mit Pinzetten vorgezogen und das Implantat vor das Orbitafett gesetzt. Der zentrale Doppelfaden ist von innen durch den oberen und dann den unteren Rand der Tenonlücke geführt. Die beiden seitlichen Nähte wurden durch die Tenon und die Sehnen der horizontalen Augenmuskeln gestochen.

d Inzwischen ist auch die vordere Tenon mit 2 sich überdeckenden Lappen durch Einzelknopfnähte (Vicryl 6–0) geschlossen worden. Die Bindehaut wird zirkulär energisch mobilisiert, wobei der Levator zu schonen ist.

### 1.4 Technik der Enukleation mit Implantat in den Muskeltrichter (Kreuzfixation der Augenmuskeln)

Der Eingriff kann in Lokalanästhesie durchgeführt werden. Die Mehrzahl der Patienten wünscht jedoch aus psychischen Gründen Allgemeinnarkose.

Die Peritomie der Hornhaut wird mit der Schere dicht am Limbus durchgeführt. Dann wird die Bindehaut bis über die Muskelansätze hinaus mobilisiert und mit einem Watteträger zurückgeschoben.

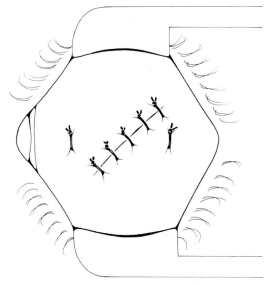

e Dann werden die beiden Muskelnähte in Richtung des Lidwinkels durch die Bindehaut gestochen. Verschluß der Bindehaut durch Einzelknopfnähte (Catgut 6–0) und Knüpfen der Muskelnähte auf der Bindehaut.

Die geraden Augenmuskeln werden dicht am Ansatz abgetrennt. Nur der Ansatz des M. rectus med. wird etwas länger gelassen. Es folgt die Abtrennung der Ansätze der beiden Schrägen. Dann wird der Ansatz des M. rectus medialis mit einer gezähnten Pinzette gefaßt und vorgezogen. Eine gebogene Enukleationsschere, die geschlossen von oben und von unten zwischen Bulbus und Bindehaut eingeführt wird, ermittelt zunächst die Lokalisation des N. opticus. Dann wird die Scherenspitze in Übereinstimmung mit dem Verlauf des M. rectus medialis etwa 1 cm hinter den hinteren Augenpol geführt und so weit geöffnet, daß der

Sehnerv durchschnitten werden kann. Ist dies geschehen, wird der Augapfel entnommen. Nach Darstellung von Blutungsquellen mit Hilfe von 2 schmalen Orbitaspateln wird punktuelle diathermische Blutstillung über Klemmen durchgeführt. Die Silikon- oder Glashohlkugel wird in die Tenonhöhle geschoben. Zuerst werden die vertikalen, dann die horizontalen Augenmuskeln am vorderen Pol des Implantats paarweise vereinigt und so ein Muskelkreuz gebildet (Vicryl 6–0). Es ist hilfreich, wenn man die intermuskulären Tenonstrukturen möglichst wenig alteriert hat. Jede überflüssige Naht sollte unterbleiben. Vor allem sollten diagonale Übernähungen des Muskelkreuzes vermieden werden. Die Tenon wird mit 5–7 Vicrylnähten (6–0) verschlossen. Die Knoten werden kurz abgeschnitten und nach oben oder unten verlagert. Dann erfolgt eine fortlaufende Catgutnaht (6–0) der Bindehaut (**Abb. XVI. A. 2a–h**).

Anschließend werden antibiotische Augensalbe und Verband gegeben. Am 3. Tag nach dem Eingriff wird eine Illig-Schale Nr. 1 eingesetzt. Die Konkavität ihrer Innenfläche sollte gering stärker sein, als die Oberflächenkrümmung der eingesetzten Kugel, damit die Schale zentral nicht anliegt. Die prothetische Versorgung erfolgt nach 10 Tagen.

## 1.5 Technik der Enukleation mit Implantat nach ALLEN in den Muskeltrichter (Kreuzfixation der Augenmuskeln)

Der Eingriff läuft zunächst ab wie unter Kapitel XVI.A.1.4 bis zur Entnahme des Augapfels (**Abb. XVI. A. 2a–c**). Dann wird anstelle eines Kugelimplantats das Implantat nach ALLEN (**Abb. XVI. A. 3a**) eingesetzt, bei dem die 4 geraden Augenmuskeln durch die dafür vorgesehenen ovalen Öffnungen gezogen und mit Nähten (Vicryl 6–0) in Kreuzform befestigt werden.

Wichtig ist, daß die Tenon-Kapsel in harmonischer Weise mit Einzelknopfnähten (Vicryl 6–0) über dem Ring des Implantats sicher verschlossen wird (**Abb. XVI. A. 3b, c**).

Die Architektur des Implantats hält zunächst zwischen Muskelkreuz und Tenon einen unregelmäßig geformten Raum offen, der sich sekundär bindegewebig füllt. Die Bindehaut muß über der Tenon mit Einzelknopfnähten (Catgut 7–0) oder einer sehr sorgfältigen fortlaufenden Schlingen-

**Abb. XVI. A. 2a–h. Enukleation des Augapfels mit nacktem Kugel-Implantat in den Muskeltrichter (Kreuzfixation der geraden Augenmuskeln)**

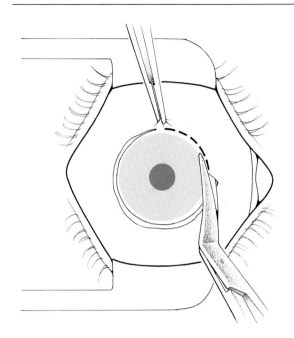

**a** Bei weit geöffnetem Lidsperrer Umschneidung der Hornhaut und Mobilisation der Bindehaut bis zu den Muskelansätzen.

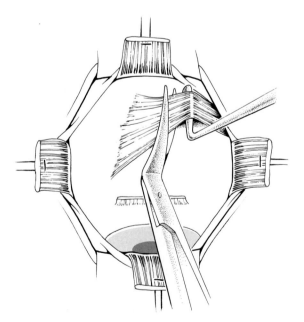

**b** Die geraden Augenmuskeln werden dicht am Ansatz durchtrennt. Es folgen die schrägen.

XVI. A. Enukleation und Eviszeration des Augapfels, Höhlenplastik

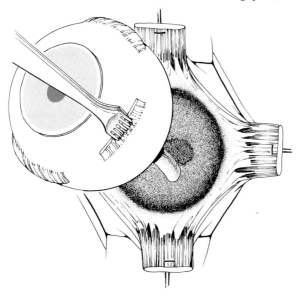

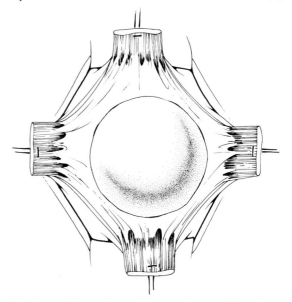

**c** Am Rest des M. rectus nas. wird mit einer Faßpinzette Zug ausgeübt. Eine gebogene Enukleationsschere wird geschlossen zwischen Bindehaut und Bulbus eingeführt. Zunächst schiebt man sie in diesem Zustand hinter den Augapfel sowohl etwas oberhalb als auch unterhalb des Sehnerven. Wenn der Optikus lokalisiert ist, zieht man die Schere zurück, öffnet sie etwa 1 cm weit, schiebt sie etwa 1 cm weiter in die Orbita hinein und durchschneidet den Sehnerven. Der Augapfel folgt dem Zug der Pinzette. Häufig ist danach Blutstillung erforderlich. Dazu werden 2 Orbitaspatel benutzt, die die Tenon-Kapsel beiseitehalten. Man faßt das Gefäß oder das Gewebe, durch das Blut sickert, mit einer Klemme und berührt diese mit der Diathermiekugel. Wenn alle Instrumente aus der Orbita entfernt sind, wartet man eine Weile und schaut, ob die Blutung beherrscht ist.

**d** In den geöffneten Tenon-Raum wird eine Silikonkugel oder eine Glashohlkugel von 16–18 mm Durchmesser eingesetzt. Man drückt sie gering in die Tiefe.

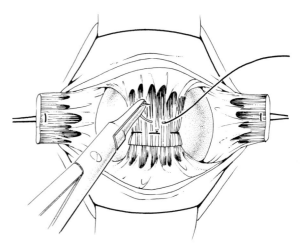

**e** Zwei gegenüberliegende Muskeln werden am vorderen Pol der Kugel übereinanderliegend vernäht. Wir bemühen uns, die den Muskel umgebenden Fasern soweit als möglich zu belassen.

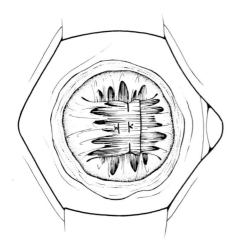

**f** Das verbleibende Muskelpaar wird in gleicher Weise untereinander und mit dem darunterliegenden verbunden, 2–3 Nähte pro Muskelpaar genügen.

**Abb. XVI. A. 2. Forts.**

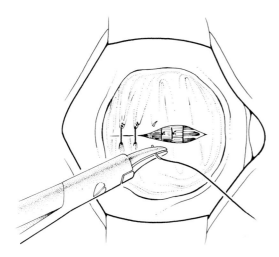

**g** Die Tenon-Kapsel wird mit 5–7 Vicrylnähten 6–0 geschlossen.

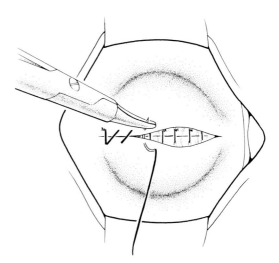

**h** Fortlaufende Catgutnaht der Bindehaut.

naht (Catgut 7–0) readaptiert werden (**Abb. XVI. A. 2h**).

Die weitere Behandlung erfolgt wie unter Kapitel XVI. A. 1.4.

**Postoperative Behandlung nach Enukleation**

Nach Beendigung der Operation wird eine synthetische *Lochschale* in den Bindehautsack eingesetzt. Sie wird so groß gewählt, daß die Fonices gut entfaltet werden, soll aber den Patienten in den ersten Tagen nicht belästigen. Sie darf auf die Bindehaut über dem Implantat keinen Druck ausüben. Sonst werden bei unwillkürlichen Bewegungen (Bell-Phänomen) die Nähte durch den Rand der zentralen Öffnung belastet.

*Antibiotische* oder kortikosteroidhaltige *Augensalbe* wird in den Bindehautsack gegeben. Die geschlossenen Lider werden dann mit einem salbengetränkten Textilgitter (z.B. Branolind) bedeckt und ein fester Mullverband angelegt. Er wird am 2. Tag abgenommen und der Bindehautsack mit Ringerlösung gespült. Für weitere drei Tage wird täglich ein leichter Augenverband gegeben. Der Patient darf herumgehen, sollte aber noch drei Tage nicht lesen. Je nach Reizzustand und Sekretion kann der Verband schon vor dem 5. Tag durch eine *Lochklappe* ersetzt werden.

Die Schale verhindert in der Regel die Entwicklung einer *Chemose*. Tritt einmal eine Stauungschemose der Bindehaut auf, überzeugt man sich bei Lidschluß durch leichten Druck aufs Oberlid, daß keine axiale Spannung im Muskeltrichter besteht (z.B. Blutung, Infektion) und läßt den Patienten Blickbewegungen machen. Bei sehr massiver Chemose der Bulbusbindehaut kann man temporal-unten und nasal-unten je eine Bindehautinzision von 6 mm Länge vornehmen, um Transsudat abzuleiten.

Wenn präoperativ ein *lokaler Infekt* bestand, erhält der Patient systemisch Antibiotika. Mit Rückgang des konjunktivalen Reizzustandes und der Sekretion kann oft nach wenigen Tagen eine größere Lochschale eingesetzt werden. Eine diffuse, teigige Bindehautschwellung kann einige Zeit bestehen; vor allem, wenn ein nacktes Kunststoffimplantat eingesetzt wurde. Normalerweise kann *nach 2–3 Wochen ein Kunstauge* angefertigt werden. In Fällen mit anatomischen Besonderheiten soll der Augenarzt mit dem Okularisten sprechen. Von guten Kontakten zwischen beiden profitiert der Patient. Die Lochschale wird erst beim Okularisten entnommen.

Nach Anpassung der Prothese muß der Augenarzt sich den Patienten noch einmal anschauen. Dabei prüft er vorsichtig die passive Beweglichkeit des Kunstauges (zu klein?) und die Motilität bei

## XVI. A. Enukleation und Eviszeration des Augapfels, Höhlenplastik

**Abb. XVI. A. 3a–c. Enukleation des Augapfels mit Implantat nach** ALLEN

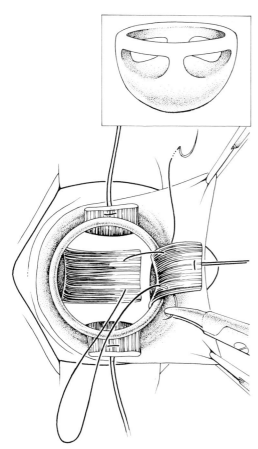

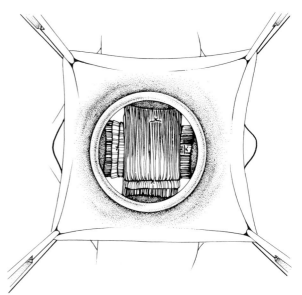

**b** Nach Vernähung der Muskeln wird die Bindehaut gespreizt und die Tenon dargestellt.

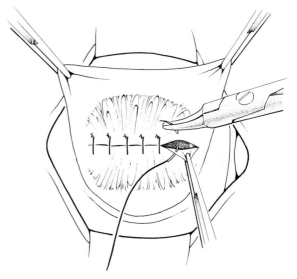

**a** Die Enukleation ist erfolgt (s. **Abb. XVI. A. 2a–c**). Die äußeren Augenmuskeln wurden über eine Strecke von 3 cm von anhaftendem Gewebe befreit: Das Allen-Implant ist so eingesetzt, daß seine Öffnungen der Lage der Muskeln entsprechen. Der M. rectus ext. ist bereits durch die Öffnung hindurchgezogen und wird mit dem M. rectus int. vernäht. Es folgt der gleiche Vorgang mit dem 2. Muskelpaar.

**c** Tenonnaht mit 5–7 Vicrylnähten 6–0. Es folgt die Naht der Bindehaut wie in **Abb. XVI. A. 2h**.

Blickbewegungen. Man sollte sie photographisch oder durch Aufzeichnung der Winkelgrade *dokumentieren*. Außerdem muß der Arzt Anweisungen zum Schutz des erhaltenen Auges geben. Bei professionellen oder sportlichen Risiken sollte man *Plastikgläser* verordnen. Squash muß aufgegeben werden. Diese prospektive Beratung sollte in einer Form erfolgen, die den Patienten nicht einschüchtert. Verluste „letzter" Augen kommen häufiger durch schwere Unfälle, als durch die üblichen Alltagsrisiken zustande. Verliert der Patient die Unbefangenheit, kann seine Gefährdung wachsen.

In der Regel soll das *Kunstauge* ständig getragen, also auch *nachts nicht entfernt* werden. Anfangs wird man morgens noch einen antibiotischen Tropfen in den Bindehautsack bringen lassen, später genügt oft ein Adstringens oder auch ein Tränenersatzmittel mit Methocelbeigabe. Für besondere Zeiten (Urlaub, länger mangelnde Arztkontrolle) muß der Kunstaugenträger einen bewährten Notfall-Tropfen mitnehmen, der oft ein Antibiotikum und ein Kortikosteroid enthalten wird.

Auch äußerlich völlig unauffällige Kunstaugen können vom dritten Jahr an *Beschwerden* verursachen, weil sich ihre Oberfläche verändert und Benetzungsstörungen auftreten. Manchmal sieht man begleitend eine einseitige kleinfollikuläre Bindehautreizung. Eine Neuverordnung sollte erfolgen. Wenn man den betreffenden Okularisten nicht kennt, überprüft man nochmals Größe und Ausdehnung der Höhle und erleichtert durch einen dem Patienten mitgegebenen Hinweis die Neuanfertigung.

**Intraoperative Komplikationen**

Sehr selten dürfte es vorkommen, daß an einem verletzten Auge bei der Enukleation unvermutet eine rückwärtige *Perforation* festgestellt wird. Dagegen kann es bei der Entfernung eines zertrümmerten Augapfels geschehen, daß der Operateur sich infolge eines Kollapses des Bulbus in den Distanzen täuscht und anstelle einer Durchschneidung des Optikus 8–10 mm hinter dem Augapfel den Bulbus vor dem Sehnerven eröffnet. Eine völlige Durchtrennung der rückwärtigen Sklera dürfte nur weniger Geübten widerfahren. Meist wird der Operateur bei Beginn des Schnittes stutzig werden und noch ein Teil der Sklera vorhanden sein. In jedem Fall muß der N. opticus unter Sicht dargestellt und durchtrennt werden.

Wenn bei der Isolierung des Augapfels eine dünne Stelle einreißt, ist der Operateur unangemessen energisch verfahren. Man wird solche und eventuelle kleine Schnittwunden mit wenigen Nähten adaptieren und den Augapfel mit Ringerlösung oder BSS auffüllen. Wenn an einem Auge mit Endophthalmitis eine Eröffnung der Sklera oder die *Ruptur einer Operationswunde* vorkäme, sollten antibiotische Spülungen der Orbita und 7 Tage systemischer antibiotischer Behandlung folgen. In solchem Fall wäre es ratsam, intraokulare Flüssigkeit in Kultur zu geben. Bei hochmyopen Augen muß der jüngere Operateur an die längere Strecke zum N. opticus und die Gefahr einer Skleraruptur denken.

*Jeder Augapfel wird sofort nach der Entnahme vom Operateur besichtigt* und unter Umständen transbulbär durchleuchtet. Wenn man nicht Instrumente benutzt, die mit der Durchtrennung des Sehnervs eine Kompression verbinden [26], wird zunächst meist eine *Blutung* auftreten, die der Zentralarterie entstammt. Spreizt man den Muskeltrichter mit Orbitaspateln, kann man die Quelle mit Hilfe eines gestielten Tupfers meistens ausmachen und abklemmen. Wenn es nach einer Berührung der Klemme mit einer Diathermielektrode nicht zur Blutstillung kommt, benutzen andere Operateure ein Reagenzglas, das – in die Wunde eingeführt – die Ortung der Blutung erleichtert. Wir bedienen uns gern einer festen Tamponade von mehreren Minuten Dauer. Man kann den Mullstreifen auch mit Thrombin beschicken.

Eine dauerhafte Blutstillung erfordert manchmal reichlich viel Geduld, Nachblutungen aber können noch viel zeitraubender sein.

Wenn unabsichtlich eine sehr *große Lücke der hinteren Tenon* entstanden ist, sollte man sich überlegen, ob man das Implantat hinter die hintere Tenonkapsel setzt. Wenn sich die Öffnung der Tenon nur unter Verdrängung des Implantats nach rückwärts verschließen läßt, setzt man es besser einfach in den Muskeltrichter und verstärkt den Verschluß der Tenon durch ein Transplantat lyophilisierter Sklera.

*Das Entgleiten eines geraden Augenmuskels* mit Retraktion ist kein Problem. Man nehme eine große chirurgische Pinzette, greife am richtigen Ort zart in die Tiefe und man hat den Muskel wieder.

Stellt sich trotz der obligaten präoperativen Untersuchungen (Ultraschall, eventuell CT- oder Kernspin-Tomographie) heraus, daß der seltene Fall extraokularen Tumorwachstums vorliegt, muß man alles suspekte Gewebe exzidieren. Wir sehen dann auch heute noch von einem Orbitaimplantat ab. Die Nachbehandlung (Radio-, Chemotherapie) muß im Einzelfall mit den Onkologen abgesprochen werden. Handelt es sich um einen *Optikustumor*, der sich erst bei der Enukleation zeigt, muß nach Darstellung des Befundes unter *Gefrierschnittkontrolle* nach-reseziert werden. Eigentlich sind solche Überraschungen bei Ausnutzung der heutigen diagnostischen Möglichkeiten kaum zu erwarten.

**Postoperative Komplikationen**

Als wichtigste Komplikation nach Enukleation ist die *Abstoßung des Implantats* zu nennen. Sie droht, wenn sich beim ersten Verbandwechsel eine *massive Blutung* in den Muskeltrichter zeigt, die sofortige Entlastung nötig macht.

Auch eine *Infektion* kann schließlich zum Verlust des Implantats führen. Massive lokale und systemische antibiotische Behandlung können die

Situation beherrschen, wenn der Tenonverschluß vor dem Implantat nicht durchbrochen wurde. Später kann eine Dezentrierung des Implantats als Zeichen der *Migration* auftreten. Sie kommt vor allem vor, wenn eine Kreuzfixation der geraden Augenmuskeln am vorderen Pol der Plombe vorgenommen wurde. Ist der Befund frisch, kann eine Revision mit Refixation des gelösten Muskels (meist M. rectus med.) oder mit Abtrennung des Antagonisten und Verstärkung des Tenonabschlusses durch Aufnähen eines Sklerafleckes korrekte Verhältnisse wiederherstellen. Man muß solche Patienten jedoch im Auge behalten, weil sich die wiedergewonnene Stabilität nicht immer als dauerhaft erweist. Eine sekundäre Implantation hat bessere Aussichten, wenn nicht langwierige Bindegewebsreaktionen im Muskeltrichter vorangegangen sind. Je nach Art der ersten Implantation kommt sekundär eine skleraummantelte Hohlkugel (**Abb. XVI. A. 1**) oder ein Dermis-Fett-Transplantat (**Abb. XVI. A. 4**) in Betracht.

Gelegentlich kommt ein Patient viele Monate oder auch Jahre nach der Implantation mit unklaren Beschwerden. Nach Entnahme des Kunstauges sieht man einen blanden oder granulomatösen Gewebsdefekt am vordern Pol des Implantats. Diese nekrobiotischen Vorgänge treten vor allem nach Kreuzfixation der Augenmuskeln auf.

Vor dem Aufkommen der skleraummantelten Implantate in den USA wurde ein bemerkenswerter Befund erhoben [33a]. Nach Austreibung zeigte sich, daß Bindehautepithel durch eine Lücke der Tenontrennschicht eingedrungen war und das Implantat überzogen hatte. Ein solcher Epithelbelag muß zuverlässig entfernt werden, wenn der Verlust des nachfolgenden Implantats vermieden werden soll. Es wäre interessant zu wissen, welche Folgen eine *Epitheleinsprossung* bei einem Implantat hat, das mit homologer Sklera oder Dura mater umkleidet wurde.

Gelegentlich treten viele Jahre nach Enukleation ohne und mit Implantat *Zysten im Muskeltrichter* auf. Sie können sich langsam oder schnell vergrößern und drängen dann das Kunstauge vor. Zwei Berichte über insgesamt 8 Fälle [59, 81] zeigen, daß eine Zyste entstand: in 2 Fällen nach Trauma-Enukleation ohne, bei 2 mit Implantat, 3mal nach Enukleation mit und einmal ohne Implantat. Die *histologische Untersuchung* [81] ergab, daß die Zysten mit nichtverhornendem mehrschichtigen Plattenepithel ausgekleidet waren.

Folgende Entstehungsmöglichkeiten werden diskutiert:

1. Ein freies Bindehautstück wird während der Operation unbemerkt in die Tenon-Kapsel implantiert. Das Bindehautepithel kleidet Teile der Tenonkapsel aus, es kommt zur Zystenbildung.
2. Ein Streifchen Bindehaut wird während der Operation unbemerkt in die Tenon-Kapsel inkarzeriert. Es kommt zur Auskleidung der Tenon durch Epithel. Solange noch eine Fistel nach außen besteht, geschieht nichts Auffälliges. Wird dieser Fistelgang im Verlauf fibrotischer Vorgänge verschlossen, tritt die Zyste auf.
3. Am vorderen Pol des Implantats tritt eine Nekrose mit Dehiszenz der vorderen Trennschicht auf. Bindehautepithel sproßt in den Tenonraum ein und umkleidet das Implantat. Eindrucksvolle Bilder zeigen unregelmäßige Zysten um Teile eines integrierten Implantats [81].

Daraus ergibt sich, daß die Zysten komplett entfernt werden müssen, wenn neuerliche Implantatverluste vermieden werden sollen – ein komplexer Eingriff, der beachtliche Läsionen setzt. In diesem Zusammenhang ist die Beobachtung interessant, daß es möglich war, durch die 1918 von GRÜTER [46] zur Schmerzausschaltung vorgeschlagene Injektion hochkonzentrierten Alkohols in 2 Fällen Zysten zu veröden. Die nachfolgende Beobachtungszeit betrug im einen Fall etwa 3, im anderen etwa 4 Jahre [59]. Damit dürfte ein Versuch mit Alkoholinjektion in vielen Fällen gerechtfertigt sein. Man aspiriert langsam alle erreichbare Zystenflüssigkeit, wechselt dann die Spritze und injiziert 1–2 ml Äthylalkohol 80% oder – wie der Autor – absolut. Der Patient bedarf anschließend eines Analgetikums. Die Reaktion auf die Alkoholinjektion besteht in einer mäßigen entzündlichen Reaktion der Orbita, die nach wenigen Tagen abgeklungen ist. Es kann allerdings die Motilität einzelner Augenmuskeln beeinträchtigt werden, wenn sie mit Alkohol stärkeren Kontakt bekommen.

Bei einem bis auf das Implantat reichenden Defekt muß man auch an die Möglichkeit einer *bakteriellen Infektion* denken. Abstrich und Kultur von Sekret, energische antibiotische Lokalbehandlung (u.U. mit Verwendung eines Antibiotikums in Pulverform) sind angezeigt.

Entzündliche Reizzustände sollten abgeklungen sein, bevor man die vorsichtige Mobilisation der Bindehaut von der vernarbten vorderen Tenon vornimmt. Findet man bei der Präparation eine

**Abb. XVI. A. 4a–c. Primäre Implantation eines Dermis-Fett-Transplantats nach Enukleation**

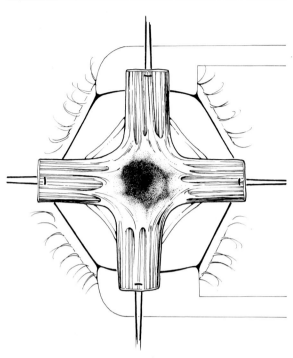

**a** Nach erfolgter Enukleation des Augapfels sind die vier geraden Augenmuskeln angeschlungen. Im Muskeltrichter ist exakt gezielte Blutstillung erfolgt.

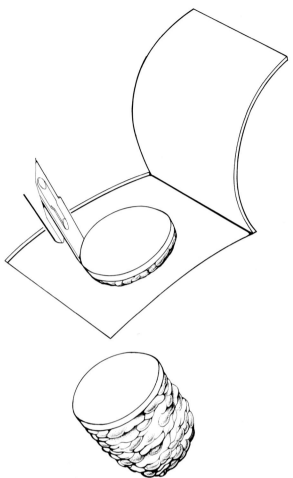

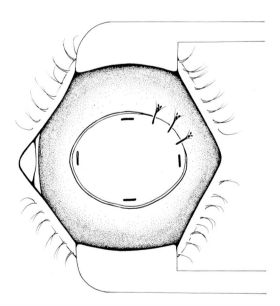

**c** Das Transplantat wird in den Muskeltrichter eingebracht. Jeder der geraden Augenmuskeln wird mit je 2 doppeltarmierten Nähten an dem Dermislappen befestigt (Vicryl 6–0). Dann erfolgt die exakte Adaptation von Bindehaut und Dermisfläche (Seide 6–0).

**b** Das Implantat wird meist im oberen, äußeren Quadranten des Gesäßes entnommen. Nach Markierung des angedeutet ovalen Schnittes, der in der Hauptachse einen Durchmesser von etwa 18–25 mm aufweisen sollte, kann man die Epidermis durch Dermabrasion entfernen. Bei dicker Haut ist die Mobilisation eines quadratischen Epidermislappens nach THIERSCH sinnvoll. Er muß eine Kantenlänge von 40 mm haben.

Dann wird die Kontur der Transplantatoberfläche auf der Dermis markiert und diese durchtrennt. Danach wird mit senkrechter Klinge ein Konus von Fett umschnitten, der etwa 18–25 mm in die Tiefe reicht.

Unten ist das fertige Dermis-Fett-Transplantat dargestellt. An der Entnahmestelle wird zunächst das Fettpolster mit versenkten Catgutnähten (3–0) readaptiert. Der Epidermislappen wird der neuen Kontur des Defektes angepaßt und refixiert (Seide 6–0, Vicryl 7–0).

Beim Einsetzen einer Schale oder eines Konformers muß darauf geachtet werden, daß die rückwärtige Kontur des Platzhalters die Oberfläche des Transplantats nicht unter Druck setzt.

offenbar intakte vordere Tenonnarbe, sollte man einen Sklerafleck aufnähen und die Bindehaut nach weiterer Mobilisation dicht verschließen. Ist dagegen ein Defekt der vorderen Trennschicht erkennbar und das Eindringen einer bakteriellen Infektion in den Muskeltrichter zu vermuten, sollte man eine dem Antibiogramm entsprechende systemische und lokale Therapie über 7–10 Tage durchführen, bevor man den Abschluß der vorderen Trennschicht durch ein kreisförmiges Sklerastück wiederherstellt. Nach diesem Eingriff muß die antibiotische Behandlung noch 10–14 Tage weitergeführt werden. Trotzdem kann es nach längerer Zeit wieder zum Aufflackern eines bakteriellen Prozesses kommen. In solchen Fällen wäre wegen geringer Abstoßungsgefahr eine Dermis-Fett-Transplantation als Zweitoperation vorzuziehen. Das Transplanat kann natürlich auf die veränderte Umgebung mit Fettschwund reagieren.

*Chemosis* der Bindehaut kommt in den ersten postoperativen Tagen nicht ganz selten vor, wird aber in der Regel durch die eingelegte Lochschale schnell behoben. Wenn eine Chemose im unteren Fornix Beschwerden macht oder gar die Schale austreibt, muß man sich nach den Gründen dieser massiven Transsudation fragen. Neben dem Gleichgewicht von arteriellem Zufluß und venösem Abfluß spielt die Lymphdrainage eine Rolle. Infektiös-entzündliche, allergische Ursachen kommen allgemein, eine Obstruktion in der Orbitaspitze als lokaler Faktor in Betracht. Letzteres ist in Zusammenhang mit Enukleation und Implantation kaum denkbar. Dennoch kommen nach Orbita- und Amotiochirurgie solche mehrtägigen Reaktionen vor. Wir müssen unsere Lokaltherapie überprüfen.

Wenn die Chemose den Lidschluß behindert und das Einsetzen einer Schale nicht möglich ist, kann man die subkonjunktivale Flüssigkeit durch kleine Inzisionen der Bindehaut temporal- und nasal-unten ablassen und dann eine Lochschale einsetzen.

*Ptosis* ist in geringen Graden postoperativ häufig. Besteht sie nach Abschluß der prothetischen Versorgung weiter, kommen ursächlich ein Zusammenhang mit der Fixation des M. rectus sup. am vorderen Pol des Implantats oder eine intraoperative Läsion des Lidhebers in Betracht.

Man sollte den naheliegenden Weg einer Vergrößerung des Kunstauges nach oben nur beschreiten, wenn die 2. Ursache auszuschließen und die Ptosis geringgradig ist. Liegt eine deutliche Heberinsuffizienz vor oder läßt sich gar bei Aufwärtsblick eine muskuläre Reaktion nur in einem Teil des Lides beobachten, kommt *Levatorchirurgie* im Sinne einer Readaptation einer teilweise durchtrennten Aponeurose in Betracht. Man wird eine solche Korrektur auf jeden Fall auf *transkutanem Wege* vornehmen (s. Kap. IV. S. 201, Kap. IV. 5.1 und IV. 6.3). Wir halten die Operation nach Fasanella-Servat (s. Kap. IV. 5.3.3) nicht für gerechtfertigt. Eine relativ frische Levatorläsion sollte freigelegt und individuell korrigiert werden.

Zu große Kunstaugen können „Lagophthalmus" bedingen und „Exophthalmus" vortäuschen. Bei einem objektiven „*Exophthalmus*" *der Prothese* ist oft durch eine geeignete Neuanfertigung zu helfen. Handelt es sich um das erste Kunstauge, sollte man damit 2–3 Monate warten.

Der *Verlust des Kunstauges* wird meist durch Unterliderschlaffung bei einem flachen unteren Fornix verursacht. In solchen Fällen bestand nach der Enukleation primär schon ein kleiner Bindehautsack. Außer einer Straffung der Lidsehne oder des Tarsus, am einfachsten durch eine Tarsopexie (s. Abb. IV. 38), sollte man mit Lippenschleimhaut einen tiefen unteren Fornix herstellen (s. Abb. VI. 10).

Eine *Vertiefung des Sulcus supratarsalis* tritt in geringem Grade bei vielen Patienten nach Enukleation mit Implantat auf. Das läßt sich bei mageren Personen im Alter auch physiologisch beobachten (s. Kap. IV. S. 138). Ist die Vertiefung des Sulcus ausgeprägt, findet man auch einen mäßigen Enophthalmus. Wenn es nach Enukleation mit Implantat zu diesem Zustand kommt, sind folgende Ursachen zu nennen:

1. Ungenügender Volumenausgleich durch kleine Implantate (unter 16 mm Durchmesser).
2. Zusätzlicher Volumenverlust durch Fettkörperschwund. Er dürfte nach Blutung in den Muskeltrichter und nach rigoroser Chirurgie deutlicher sein, als nach schonendem Operieren.
3. Absinken des Implantates. Dabei spielt das Gewicht eine Rolle.

Eine Vielzahl von Techniken und Materialien wurden zum *Volumenausgleich* vorgeschlagen und angewandt. Implantation in die obere Orbitahälfte sollte aus anatomisch-funktionellen Gründen unterbleiben. Eine Implantation in den Muskeltrichter ist in der angesprochenen Situation schon erfolgt. Der „Austausch" eines Implantats im Muskeltrichter hat häufig die Austreibung zur Folge und sollte auch dann unterlassen werden, wenn nur ein 14 mm-Implantat im Muskeltrichter sitzt. Es bleibt die Implantation in die untere Orbitahälfte außerhalb des Muskeltrichters. Angefangen von „leicht injizierbaren" Substanzen verschiedenster Art über subperiostale Glas- oder Silikonkügelchen bis zu autologem Knochen oder Knorpel. Die Methoden sind gekommen und gegangen [48, 69, 104, 130, 134, 135, 151, 163]. CALLAHANS Technik, die Schwierigkeit der Abschätzung des Volumenbedarfs durch die Herstellung einer Wachsform des Sulcus zu lösen, deren Masse dann entsprechend der Gestalt des Orbitabodens umgeformt und als Modell für ein Akrylimplantat verwendet wird, ist sachgerecht. Die Implantation erfolgt dann entsprechend dem Verfahren bei der blow-out-Fraktur (**Abb. XVI. 23**).

Handelt es sich um einen Zustand nach *Enukleation ohne Implantat*, läßt sich eine beachtliche Volumenvermehrung durch ein Dermis-Fett-Transplantat erreichen, das gleichzeitig auch den Fornices mehr Raum verschafft.

### Resultate nach Orbitaimplantaten

Mit der Entwicklung der rekonstruktiven Verletzungschirurgie sind die primären Enukleationen nach Verletzungen deutlich zurückgegangen. Andererseits hat mit dem Massenverkehr auf den Straßen der Anteil schwerer Unfälle erheblich zugenommen. Wenn NAUMANN et al. [93] unter 1000 enukleierten Augen 31% nach Trauma histologisch untersuchten, darf man annehmen, daß es sich bei vielen dieser Fälle um Traumen gehandelt hat, die auch die knöcherne Orbita betrafen. Solche Verletzungen stellen für die Rehabilitation der anophthalmischen Orbita eine ungünstige Gruppe dar, die nach Implantation in den Muskeltrichter hohe Komplikationsraten erwarten läßt.

Wir haben gesehen, wie lange es dauern kann, bis sich nach Implantation in die Orbita Abstoßungszeichen entwickeln (S. 740). Zur Beurteilung der Erfolge neuer Techniken müßten mehr größere Statistiken mit mindestens 5-Jahres-Kontrollen vorliegen. Sie fehlen bisher noch [3, 14, 48, 51, 52, 62, 66, 86, 91, 142, 163].

Es kommt nicht oft vor, daß ein Implantat durch einen Autor so deutlich disqualifiziert wird, wie das Tantalum-Netz-Implantat durch WEXLER et al. [163]. Viele Implantate werden vom Operateur nach einiger Zeit stillschweigend wieder aufgegeben. Die Wandlungen erfahrener und ideenreicher Chirurgen [136–138] sagen mehr aus, als die Mehrzahl der vorliegenden Veröffentlichungen.

### Dermis-Fett-Implantat

Die klinische Anwendung *freier Fett-Transplantate* wurde in der Chirurgie Ende des letzten Jahrhunderts bekannt (NEUBER 1893, LEXER 1925 [72a]). Zu Anfang unseres Jahrhunderts folgten bald Empfehlungen, den Volumenausgleich in der menschlichen Orbita nach Enukleation durch autologe freie Fett-Transplantate zu bewirken [10, 11, 70, 79].

Zunächst wurde reichlich Fett in den Muskeltrichter gegeben und die Bindehaut darüber verschlossen [11, 79]. Bald erfolgte dann die *Vernähung der geraden Augenmuskeln über dem Transplantat*. Zu dieser Zeit wurde ein akzeptabler Schwund im ersten Vierteljahr festgestellt, dann machte sich die bindegewebige Einsprossung mit derberer Konsistenz des Transplantats bemerkbar [70, 117]. Über längere Zeit wurde aber die *postoperative Resorption* doch so deutlich, daß die Methode sich nicht dauerhaft durchsetzte.

Das *deepithelisierte Dermis-Transplantat* wurde von LOEWE 1913 eingeführt und durch LEXER intensiv eingesetzt [39, 72a, 75]. Es bewährte sich auch als Sehnenersatz und wurde bald in die USA übernommen. Meist wurde die Entfernung der Epidermis mit dem Thiersch-Messer durchgeführt und dann das Transplantat entnommen. An der deepithelisierten Oberfläche der Haut wird so der subpapilläre Gefäßplexus freigelegt. Er wird bei der Transplantation möglichst in Kontakt mit gefäßreichem Gewebe des Transplantatbettes gebracht. Es zeigte sich, daß in der Regel am 4. Tag die Vaskularisation des Dermis-Transplantats eingetreten ist [118, 150].

Das *Dermis-Fett-Transplantat* wurde zunächst in verschiedenen Bereichen der plastischen Chirurgie angewandt [16, 30, 71, 102, 160]. Ganz offenbar ist damit die Transplantation von Fett berechenbarer geworden.

Für die *Beurteilung dieser Technik in der Orbitachirurgie* gibt es zwei positive Aspekte: Während die Vereinigung der geraden Augenmuskeln über einem freien Fett-Transplantat zunächst überwiegend stabilisierend gemeint war, ist die Fixation dieser Muskeln am Rande der Dermisplatte eine trophische Hilfe. Die Aussicht auf schnelle Vaskularisation wird verbessert. Außerdem aber wird bei Anwendung des Dermis-Fett-Transplantats in der Orbita durch die Muskeladaptation auch die Mobilität der transplantierten Hautplatte besser.

Für die prothetische Versorgung einer so gestalteten Höhle ergeben sich allerdings neue und den Okularisten stärker beanspruchende Aspekte [105].

*Ergebnisse* wurden wohl zuerst von MIKUNI 1971 mitgeteilt [85]. Die Publikation von SMITH u. PETRELLI [131], auch in der Modifikation einer weiteren Veröffentlichung [133] hat in den USA bei einer größeren Zahl von Operateuren Aktivitäten ausgelöst [1, 16, 19, 20, 74, 97, 103, 127, 128, 138, 161, 162]. Inzwischen ist das Dermis-Fett-Transplantat in der Ophthalmologie mit verschiedenen Indikationen angewandt worden. Wir unterscheiden heute die *primäre* und verschiedene Schweregrade der *sekundären* Indikation.

### Indikation zur primären Implantation eines Dermis-Fett-Transplantats nach Enukleation

Dabei handelt es sich um die Verwendung in direktem Anschluß an die Enukleation des Augapfels. Erinnern wir uns an den Hinweis von SOLL [138], daß sich thermographisch nach Enukleation des Augapfels eine Reduktion der Orbitadurchblutung darstellen läßt. Dies entspricht nicht allein der Reduktion der durchbluteten Gewebsmasse, sondern ist auch Folge verminderter Funktionsanforderungen an die verbleibenden Gewebe. Insofern ist es verständlich, daß sich die Dermis-Fett-Transplantation vor allem als primärer und früh-sekundärer Volumenersatz nach Enukleation bewährt hat, wenn *keine zusätzliche Beeinträchtigung der orbitalen Gewebe* vorlag (Narben, Defekte nach Trauma, Fibrose der Gewebe).

Andererseits sind die *Ergebnisse* nach allen Implantationen in die Orbita sehr *entscheidend von der Technik des Operateurs* bestimmt. Wird sie nach heutigen Erkenntnissen gehandhabt, ist die Implantation leichter anorganischer Implantate, z.B. auch mit *Skleraumhüllung*, den bisherigen Resultaten der Dermis-Fett-Transplantation *sicher nicht unterlegen*. Doch müssen bis zu einer endgültigen Aussage längerfristige Erfahrungen an größeren Kollektiven abgewartet werden.

Leider war die Berichterstattung über *Langzeitresultate nach orbitalen Eingriffen* gegenüber der nach intraokularen Operationen stets bescheiden, die Dunkelziffer hinsichtlich der Komplikationen hoch.

Eine in den Bindehautsack eingesetzte Schale oder ein synthetischer Platzhalter sollten anfangs nicht zu groß gewählt werden und eine stärkere Konkavität zum Transplantat hin besitzen, als bisher üblich. Antibiotische Lokaltherapie ist für mindestens 10 Tage ratsam.

### Resultate und Komplikationen

Da es sich bei der primären Anwendung des Dermis-Fett-Transplantats um eine relativ neue Technik handelt, können die Fallzahlen der bisherigen Berichte nur *Hinweise* geben. Bei dieser Indikation liegen die Prozente der *Einheilung ohne oder mit nur geringem Volumenverlust* des Implantats nach den Angaben der Literatur zwischen 100 und 60% (s. Tabelle XVI. A. 4).

GUBERINA et al. [47], die erstmals eine retrospektive Studie über 52 Patienten (mit einer mittleren Beobachtungszeit von 26 Monaten) vorlegten, haben nach 14 primären Transplantationen keine Komplikationen berichtet.

AGUILAR et al. [1] haben zunächst die Transplantate sowohl hinsichtlich des Durchmessers der Dermisplatte als auch des Umfangs des anhängenden Fetts zu klein entnommen. Sie sahen daher 4mal frühen, außerdem 3mal späten Enophthalmus. Zur Operationstechnik erinnern sie an die Empfehlung von SMITH et al. [130], in der hinteren Tenon schlitzförmige Inzisionen vorzunehmen. Sie raten zu genauer Präparation von Konjunktiva, Tenon und Muskeln und zur Anfrischung aller Kontaktflächen, um die Vaskularisation des Transplantats zu begünstigen. Man solle eher zu große, als zu kleine Transplantate entnehmen und sie nötigenfalls vor dem Einsetzen noch anpassen. Schließlich hatten sie den Eindruck, daß die

### 1.6 Technik der primären Implantation eines Dermis-Fett-Transplantats nach Enukleation

Die Enukleation des Augapfels verläuft wie in Kapitel XVI. A. 2 geschildert. Die Entnahme des Transplantats wird in **Abb. XVI. A. 4b** beschrieben.

Verwendet man das Verfahren der *Dermabrasion* zur Beseitigung der Epidermis, muß der so behandelte Hautbezirk größer sein als die geplante Exzision. Der Querschnitt jedes Augenmuskels sollte in ganzer Länge an die Dermiskante adaptiert werden. Die Adaptationsnähte zwischen Bindehaut und Dermisfläche sollten keinen überflüssigen Zug ausüben.

**Tabelle XVI. A. 4.** Primäre Implantation des Dermis-Fett-Transplantats

| Literatur | $n$ | Follow-up Monate | Kein wesentlicher Volumenverlust (%) |
|---|---|---|---|
| Guberina et al. [47] | 14 | 6–49 (⌀ 23,5) | 100 |
| Aguilar et al. [1] | 16 | –18 | 56 |
| Nunery u. Hetzler [97] | 36 | 3–36 | 61 |
| Shore et al. [127] | 16 | 2–24 (⌀ 7) | 75 |

Dermabrasion wegen geringerer Traumatisierung des Transplantats vorzuziehen sei. Das war auch der Rat von SMITH.

NUNERY und HETZLER [97, 98] korrigierten nach 36 primären Transplantationen 4 Lidrezessionen, 3 Abflachungen des unteren Fornix und ein zu großes Transplantat. Die Autoren resumieren als *Vorteile* des Verfahrens, daß es sich um ein autologes Transplantat handele, mit dem bei erreichter Muskeladhärenz gute Motilität erzielt werden könne. Sie halten es für möglich, daß sich im Laufe des jugendlichen Wachstums das Transplantat vergrößern könne und sich damit für die Orbita günstig auswirke. Jedoch sehen sie *gravierende Nachteile*: Hohe Reoperationsrate, unvorhersehbarer Volumenverlust, den sie bei einer vorangegangenen Studie über ihr Kugelimplantat [98] nicht in solchem Umfang sahen. Die oft lange Zeitspanne bis zur prothetischen Versorgung verschlechtere nicht selten das ästhetische Endresultat. Damit akzeptieren sie das Verfahren nicht als das der Wahl.

SHORE et al. [127, 128] berichten nach 16 primären Implantationen (unter insgesamt 60) außer den Volumenreduktionen über zwei Patienten mit Bindehautgranulom, 5 mit zentraler Ulkusbildung und 2 mit *Keratinisierung* der Dermis. Nach letzterer Beobachtung stellten sie sich auf die scharfe Entnahme der Epidermis um und beobachteten bei den nachfolgenden 53 Patienten nichts Derartiges mehr. Sie führen die Keratinisierung auf epitheliale Rückstände unvollkommener Dermabrasion zurück. Sie stellen fest, daß mit der Dermis-Fett-Transplantation jedenfalls die rezidivierende Implantatabstoßung beherrscht wurde. Die meisten Komplikationen seien bei *schwer traumatisierter Orbita mit vorausgegangener Chirurgie* oder in Zusammenhang mit systemischen Erkrankungen aufgetreten.

VARENE und MORAX [153, 154] erörtern die verschiedenen Indikationen ausführlich und bezeichnen nach 23 eigenen Transplantationen nur die Fälle mit Migration und Expulsion eines Implantats als Indikation der Wahl für das Dermis-Fett-Transplantat. Beim Enophthalmus sollten zunächst die prothetischen Möglichkeiten ausgeschöpft werden, nach Tumorenukleationen sind sie beim Erwachsenen nach wie vor mit jeder Implantation zurückhaltend, beim Retinoblastom sehen sie theoretisch eine Möglichkeit. Diese Zurückhaltung hat mit erheblichen *Resorptionen* zu tun, die sie gesehen haben. Sie weisen auf die Probleme hin, die sich für die *Prothetik* ergeben.

Insgesamt erhellt in dieser Hinsicht aus den Mitteilungen, daß die Reepithelisierung der Dermis oft bis zu 6 Wochen, gelegentlich länger dauerte und daß dadurch teilweise eine erhebliche *Verzögerung der prothetischen Versorgung* eintritt. Im weiteren Verlauf sind spezielle Neuanfertigungen nötig [105].

## Sekundäre Implantation eines Dermis-Fett-Transplantats

Sie kann unter sehr verschiedenen Bedingungen erfolgen.

Frühe Migration oder drohende Abstoßung eines alloplastischen Implantats.

Diese Ausgangslage läßt in der Mehrzahl der Fälle auf unzulängliche Sicherung des Implantats schließen. Oft spielt neben mangelhaftem Schichtverschluß der Tenon auch eine Kreuzfixation der geraden Augenmuskeln am vorderen Pol des Implantats eine Rolle [2]. Meist darf man jedoch davon ausgehen, daß die kurzfristig ablaufende Reaktion der Gewebe nicht zu diffuser Fibrose geführt hat. Damit ist die Aussicht in solchen Fällen günstiger, als nach später Migration oder Ausstoßung. Diese Indikation, die SMITH bereits in den Vordergrund stellte, ist zweifellos bisher die einleuchtendste. Die Problematik einer sekundären Einpflanzung eines synthetischen Implantats ist bekannt. Beim Dermis-Fett-Transplantat gibt es dagegen *Abstoßung im eigentlichen Sinne nicht*. Reduktion des Fettkörpers kommt nach Enukleation bei allen Implantaten vor.

Wochen oder wenige Monate nach der Implantation liegen bei Migration des Implantats entzündliche Reaktionen, meist im Zusammenhang mit der Lösung eines Augenmuskels vom Implantat (S. 740) vor, die aber kaum größere Exzisionen am Muskelapparat erfordern. Meist wird sich eine adäquate, flächige Adaptation der Augenmuskelstümpfe an die Dermisränder erreichen lassen. Außer dem Volumenausgleich wird auch eine *Vergrößerung der Höhle* bewirkt.

## Migration oder beginnende Abstoßung eines alloplastischen Implantats nach Jahren

In diesen Fällen haben sich in der Orbita oft umschriebene, chronisch verlaufende *fibröse Prozesse* abgespielt. Sie erfordern Narbenexzisionen, die oft die untere Orbitahälfte stärker betreffen, erschweren die saubere Darstellung eines oder mehrerer Muskeln oder machen sie unmöglich. Mit der unvermeidlichen Traumatisierung der Narbenorbita und der schlechteren Gefäßversorgung steigt die Komplikationsrate an.

Meist liegt die Lyse eines oder zwei Augenmuskeln vom Implantat schon länger zurück, eine Exzentrität war kosmetisch noch leidlich zu kaschieren.

Abgerissene Augenmuskeln retrahieren sich, werden *fibrös verändert*; man versucht, sie zu verlängern. Vielfach besteht eine deutliche Fettatrophie, die eine *Reduktion des orbitalen Gefäßnetzes* anzeigt.

Wichtig ist die Feststellung erfahrener Autoren, daß *in allen Fällen mit deutlichem Volumenverlust einzelne oder mehrere extraokulare Augenmuskeln nicht identifiziert und daher auch nicht am Transplantat fixiert werden konnten* [47].

Die weitere Aussage, daß es sich ausschließlich um Augen mit Migration des Implantats oder mit Kontraktion der Bindehaut handelte, entspricht den Erwartungen.

Im Alter ist die Neigung zur Fettresorption größer. Schließlich spielt auch die *mechanische Mißhandlung des Transplantats eine Rolle*.

**Transkraniale Enukleation**

DANDY hat 1921 den transfrontalen Zugang zur Entfernung von Orbitatumoren beschrieben. Wegen schwerwiegender Komplikationen setzte sich diese Technik damals jedoch nicht durch.

Zur Exstirpation von Gliomen des N. opticus gaben LÖHLEIN und TÖNNIS 1949 die zweizeitige Operation an, d.h. die primäre transfrontale Tumorresektion und die sekundäre Enukleation des Augapfels [74a].

Seit 1955 [122a] hat der Neurochirurg SCHÜRMANN mit seinen Mitarbeitern 436 Patienten mit Orbitatumoren operiert, die von vielen mitteleuropäischen Ophthalmologen überwiesen wurden. Zunächst war die transfrontale osteoplastische Kraniotomie sein Standardverfahren. Mit schrittweiser Verbesserung der präoperativen Diagnostik (Phlebographie, Computertomographie, Kernspintomographie der Orbita) wurden Lokalisation und Ausdehnung der verschiedenen Orbitatumoren soweit erkennbar, daß zunehmend die Anpassung der operativen Strategie und Technik an den Einzelfall erfolgen konnte. Das bedeutete die Wiederanwendung auch der vorderen Orbitotomia simplex (KNAPP 1874), vor allem aber der – bald erweiterten – lateralen Orbitotomia ossea (KRÖNLEIN 1886) und individuell kombinierter Zugänge. Solche Variationen wurden gleichzeitig von mehreren Operateuren, auch Ophthalmochirurgen, angegeben. Die laterale Orbitotomie wurde übersichtlicher und ergiebiger (s. S. 716–724).

SCHÜRMANNS Ergebnisse *[122b] zeigen, daß die „transkraniale Enukleation" [121] bei Orbitatumoren nicht empfohlen werden kann*, weil sie angesichts der heutigen Möglichkeiten überflüssig und die Erhaltung des Augapfels in der großen Mehrzahl der Fälle wünschenswert und möglich ist.

## 2 Eviszeration des Augapfels

Im Gefolge von MULES [89] wurden als Füllung der Sklerakapsel nach Eviszeration Kugeln aus Silber und anderen Metallen, Elfenbein, Knochen, Glas, Celluloid, Kautschuk, Asbest, Glaswolle, ferner Agar-Agar, Paraffin verschiedener Schmelzpunkte und schließlich Fett vorgeschlagen [79].

Die alten Ophthalmologen waren sich durchaus im Klaren, daß die Rehabilitation nach Eviszeration des Auges bessere Ergebnisse haben müsse. Noch aber war die Indikation zur Enukleation bei epibulbären und intraokularen Malignomen streng und die Furcht vor sympathischer Ophthalmie begründet groß. Hinzu kamen dann die über lange Zeit überwiegend unbefriedigenden Resultate der Implantationstechnik. Eine Eviszeration ohne Implantat aber führte schnell zu völliger Schrumpfung der Augapfelhülle, ohne daß sich das Resultat nennenswert von dem einer Enukleation ohne Implantat unterschied.

Wir haben die heutigen Auffassungen von den Grenzen der Eviszeration auf S. 736f. angesprochen. Sicher könnte die Eviszeration gegenwärtig eine breitere Anwendung finden. Warum ändern sich die Maximen der Gesamtheit der Fachgenossen so langsam?

Unsere Lehrer sind beim Bestehen von Risiken noch mit ruhiger Überzeugung für den möglichst sicheren Weg eingetreten. Insofern bestand bis zu den Veröffentlichungen von ZIMMERMAN (s. Kap. XIII.C.2.4) für den Bereich der intraokularen und epibulbären Tumoren weitgehende Klarheit sowohl für an großen Zentren tätige wie für auf sich allein gestellte Operateure.

An diagnostisch und therapeutisch wohlausgerüsteten Kliniken haben sich heute die Indikationen zur Enukleation und Eviszeration verändert. Das betrifft vor allem die Vielfalt der Tumorsituationen, aber auch die stark verminderte Bedeutung der sympathischen Ophthalmie in hochzivilisierten Regionen.

Leicht ist infolge der schnellen und intensiven fachlichen Information auch der bescheidener ausgerüstete Operateur geneigt, ein höheres Risiko einzugehen, obwohl er vielleicht in einer Region arbeitet, in der auf dem Gebiet der sympathischen Ophthalmie kein wesentlicher Wandel eingetreten ist und die prä- und postoperative Tumordiagnostik nicht mit moderner Subtilität vollzogen werden kann.

Menschen, die in weniger zivilisierten Ländern mit einem gravierenden Befund von weither zum Arzt kommen, sollte er so versorgen, daß sie mit möglichst geringem Risiko ohne ärztliche Kontrolle leben können. Das bedeutet in unserem Zusammenhang, daß z.B. die augapfelerhaltende Behandlung bei kleinen und mittelgroßen malignen Melanomen der Aderhaut (Radioisotopen, Extirpation des Tumors) in weiten Bereichen der Welt ausfällt und *Enukleation* an ihre Stelle tritt; und daß bei granulomatöser Uveitis nach perforierender Verletzung oder Operation eines Auges Enukleation zu erfolgen hat.

## 2.1 Technik der Eviszeration des Augapfels mit Implantation einer Hohlkugel

Die Operation kann in Lokalanästhesie erfolgen. Oft wird der Patient aus psychischen Gründen die Allgemeinanästhesie vorziehen.

Die Exzision der Hornhaut vereinfacht den Operationsablauf, macht aber einen sorgfältigen dichten Verschluß der Sklerakapsel nach dem Einbringen der Hohlkugel erforderlich. Sie ist sinnvoll, weil die Hornhaut sonst einer längerdauernden Umwandlung verfällt, die außer Schrumpfung auch einen Reizzustand verursachen kann.

Die *Hornhautexzision* wird durch einen Lanzenstich am Limbus in 2–3 mm Abstand von der Grenze der klaren Hornhaut, erleichtert (**Abb. XVI. A. 5a**). Mit einer gebogenen Schere umschneidet man sie und entnimmt sie dann (**Abb. XVI. A. 5b**). Man schiebt die Bindehaut stumpf einige mm zurück, läßt aber die Muskelansätze völlig unberührt.

Es folgt die *Entleerung* der Sklerakapsel. Sie muß wirklich vollständig erfolgen. Mit einem Eviszerationslöffel (Bunge) setzt man an einer Stelle eine Zyklodialyse, indem man den Sklerarand dort mit einer Pinzette hält und den Löffel unter leichtem Druck an der Innenseite der Sklera mit leichten Hin- und Herbewegungen nach rückwärts führt. Es ist ratsam, diese Zyklodialyse vollständig zu machen, indem man den Löffel langsam um

**Abb. XVI. A. 5a–g. Eviszeration des Augapfels mit Kugelimplantat**

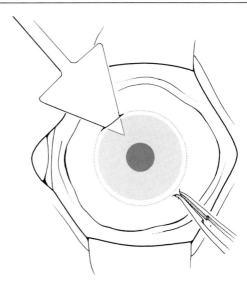

**a** Mit einer Lanze oder einer Klinge wird in 2–3 mm Abstand von der vorderen Bindehautgrenze ein Schnitt von 4 mm Länge gesetzt.

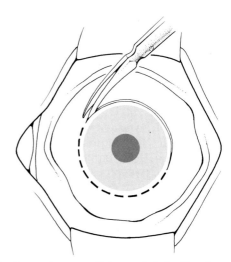

**b** Mit einer gebogenen Schere wird die Hornhaut exzidiert.

360° bewegt und damit das ganze Ziliarkörperband ablöst. Man kann die Zyklodialyse auch mit einem Spatel durchführen.

Im suprachorioidalen Raum stößt der Löffel nur an den Gefäßdurchtritten auf einen gewissen Widerstand. Ist die gesamte Aderhaut mobilisiert, wird der Augeninhalt aus der Sklerakapsel entleert. Das ist für den Operateur ein unangenehmer Vorgang, weil sich dabei eine gewisse Vermengung

## XVI. A. Enukleation und Eviszeration des Augapfels, Höhlenplastik

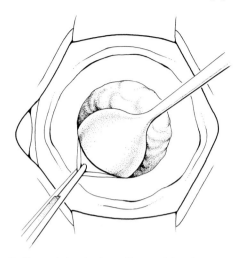

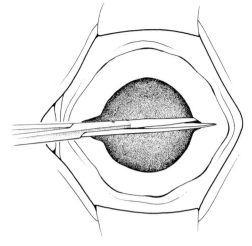

**c** Der Bulbus wird mit einer Castroviejo-Pinzette gehalten. Mit einem Eviszerationslöffel wird zunächst eine Zyklodialyse gesetzt und dann der Augeninhalt im vorderen Abschnitt mobilisiert.

Wenn der Löffel dort keinen Widerstand mehr findet, wird der gesamte Inhalt entleert. Dabei muß darauf geachtet werden, für eine histologische Untersuchung interessantes Gewebe sicherzustellen. Mit Mull umwickelte Pinzetten werden verwendet, um die Sklerahülle von allen Uvearesten zu reinigen. Danach ist sorgfältige Inspektion der Sklerahüllen erforderlich. Blutungen werden mit zarter Kaustik gestillt. Dabei kann ein heller Lichtkegel (Transilluminationsansatz) hilfreich sein.

**d** Um die 14–16 mm durchmessende Kugel einführen zu können, werden 2 horizontale Sklerainzisionen gesetzt.

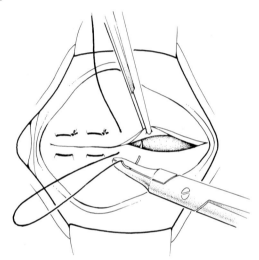

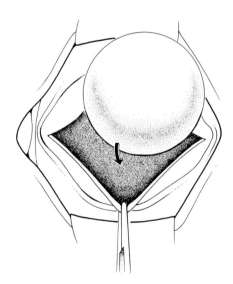

**f** Bei einem Implantat von 16 mm Durchmesser kann man die Sklera mit Einzelknopfnähten (Catgut 6–0, Vicryl 6–0) schließen.

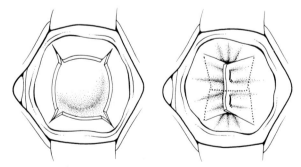

**e** Mit 2 Pinzetten wird der Skleraraum geöffnet und das Implantat eingebracht.

**g** Ist die Implantation einer Kugel mit kleinerem Durchmesser vorgesehen, so kann man die Sklerainzisionen auf eine plastische Volumenverminderung einstellen und die Sklera überlappend verschließen.

der verschiedenen Gewebe nicht vermeiden läßt (**Abb. XVI. A. 5c**).

Ist der gesamte Inhalt mit Tupfern aufgenommen und (wenn sinnvoll, zur Untersuchung) beiseite gelegt, muß eine *genaue Inspektion* erfolgen. Dabei ist besonders darauf zu achten, daß das Ziliarkörperband vollständig abgelöst ist. Ferner muß man die Papillengegend und die peripapillären Bereiche, sowie die Durchtritte der Vortexvenen inspizieren. Ein ausgezogener Mulltupfer wird um eine gröbere Pinzette gewickelt. Damit sind Gewebsreste bei mäßigem Druck auf die Sklera gut zu beseitigen. Vor dem *Einbringen der Hohlkugel* (Silikon oder Glas, 16 oder 18 mm Durchmesser) setzt man nasal und temporal (oder auch im schrägen Meridian einander gegenüber) je eine 5 mm lange Sklerainzision (**Abb. XVI. A. 5d**).

Dann wird die Kugel eingeführt und mit 2 Pinzetten geprüft, wie sich der Verschluß der Sklera ohne Zipfelbildung (dogears) machen läßt (**Abb. XVI. A. 5e**). Meist sind geringe Schnittkorrekturen sinnvoll. Bei einem 16 mm-Implantat kann man die Öffnung mit doppeltarmierten Vicrylnähten (6-0) überlappend verschließen (**Abb. XVI. A. 5f**). Bei einer 18 mm-Kugel kann es ratsam sein, im gegenläufigen Hauptmeridian zwei weitere Sklerainzisionen zu setzen und dann die gegenüberliegenden Skleraviertel paarweise überlappend zu adaptieren. Es folgt die Bindehautnaht mit Catgut 6-0. Nach 4-5 Tagen sollte eine passende Schale eingesetzt werden, die keinen Druck auf den vorderen Pol ausübt. Wir können eine Illig-Schale 1 mit einer größeren Öffnung verwenden oder eine Korneoskleralschale mit verstärkter Konkavität der Innenfläche einsetzen.

Wenn man es für wünschenswert hält, zur Verbesserung der Prothetik *die Hornhaut zu erhalten*, sollte ein Patient mit Hornhauttrauma wissen, daß Abstoßungsreaktionen unter diesen Umständen häufiger sind als nach Eviszeration mit Exzision der Hornhaut.

Zunächst wird die Hornhautoberfläche mit einem äthergetränkten Wattetupfer deepithelisiert. Eine untere Peritomie erlaubt die Mobilisation der Bindehaut in der unteren Hälfte. Der M. rectus inferior wird am Ansatz gelöst und angeschlungen. Es folgt eine Zyklodialyse mit 15 mm-Spatel über eine senkrechte kleine Sklerotomie temporal-unten in etwa 10 mm Limbusabstand. Von dort aus ist die untere Hälfte des Ziliarkörperbandes zu durchtrennen. Dann wird diese Sklerotomie limbusparallel auf 180° erweitert und unter Gebrauch des Eviszerationslöffels der Inhalt des Augapfels entleert.

Gründliche Kontrolle auf Vollständigkeit der Ausräumung und exakte Blutstillung, durch Kompression und ohne Diathermiekaustik, sind nötig. Nach Einsetzen des Implantats (Hohlkugel 16-18 mm) wird der Verschluß der Sklera wie auf **Abb. XVI. A. 5f** vorgenommen, der M. rectus inferior wieder an seinem Ansatz befestigt, die Hornhaut von oben durch einen reinen Bindehautlappen unter Schonung der Tenon-Kapsel gedeckt (s. **Abb. VI. 13**). *Nach jeder Eviszeration muß der Operateur den Augapfelinhalt genau besichtigen und bei Feststellung irgendwelcher Auffälligkeit zur histologischen Kontrolle geben.*

## Postoperative Behandlung und Komplikationen

Sie entspricht weitgehend der nach Enukleation. Anfangs können aber gelegentlich *neuralgiforme Schmerzen* auftreten, meist nach relativ großem intraskleralen Implantat bei erhaltener Hornhaut. Wenn dieser Schmerz sich als hartnäckig erweist und durch Analgetika nicht beeinflußt wird, ist an eine Ausschaltung des Ggl. ciliare durch Alkoholinjektion zu denken. Kurz nach der Implantation muß man allerdings zunächst eine gewisse Zeit unter Schmerzmitteln abwarten.

Dann aber kann man, wie bei der retrobulbären Anästhesie, 1,0-2,0 ml Lidocain injizieren und bei liegender Nadel 10 min abwarten. Wenn der Schmerz verschwindet, gibt man 2,0 ml Äthylalkohol 80% oder auch absoluten Alkohol nach.

Auch nach Eviszeration kann es durch eine Lochschale zu Druckschäden am vorderen Pol des Bulbus kommen. *Abstoßung* wird begünstigt durch ein relativ zu großes Implantat. Epitheleinsproßung und eine vom Bindehautsack ausgehende Infektion dürften bei einem Implantat in die Sklerahülle des Patienten geringere Bedeutung haben, als nach Enukleation. Tritt aber eine Läsion am vorderen Pol auf, muß man daran denken, daß die Erhaltung einer ausreichenden Sklerakapsel frühzeitiger eine Replantation erfordern kann, als das nach Enukleation die Regel ist.

## 3 Wiederherstellung eines prothesenfähigen Bindehautsackes (Höhlenplastik)

### Einleitung

**Bindehautkontraktion (contracted socket)**

*Angeboren* kommt Bindehautkontraktion in Verbindung mit Mikrophthalmus und den schweren entwicklungsgeschichtlichen Fehlbildungen vor, die wir als „klinischen" Anophthalmus bezeichnen. *Erworbene* Bindehautkontraktion wird durch Verletzungen und Röntgenbestrahlung der Orbita sowie durch mukokutane Erkrankungen verursacht [27, 28, 29, 80, 88, 90, 106, 107, 113, 115, 116, 118, 132, 143, 144, 145, 157]. Bindehautkontraktion *nach Verlust des Augapfels* ist ein Vorgang, der in sehr verschiedener Intensität auftreten kann. Nur ein Teil der Patienten wird nach Enukleation davon betroffen.

Das durch die Entnahme des Augapfels bedingte Volumendefizit wird z.T. durch ein Implantat in den Muskeltrichter, z.T. durch die Prothese ausgeglichen. Ist das Implantat zu klein, versucht man das oft durch eine größere Prothese auszugleichen. Die damit ausgelöste Dehnung des Unterlides führt zu einem Circulus vitiosus. Enophthalmus, tiefe Oberlideinsenkung, Ptosis und zunehmende Schwäche des Unterlides sind die Folgen. Außerdem kommt es in einem Teil der Fälle zu allmählichem Schwund der Bindehaut. Man muß daran denken, daß in diesem Stadium der Ersatz des zu kleinen Implantats durch ein größeres infolge einer Reaktion orbitaler Gewebe eine subakute Schrumpfung der Bindehaut auslösen kann.

Die Orbita ist ein anatomisch besonders interessanter Bereich [113a]. Bei ihrer *Entwicklung* wirken sehr verschiedene Gewebe zusammen. Die *Störanfälligkeit dieser Vorgänge* erklärt die häufige Beteiligung des Sehorgans an hereditären und exogen verursachten Entwicklungsstörungen.

Wir haben es mit fünf Hirnnerven zu tun. Die zentrale Bedeutung des Gesichtssinnes, Tränenapparat und Schutzorgane stellen auf kleinem Raum ungewöhnliche funktionelle und organisatorische Anforderungen.

Wir wissen, daß das *komplizierte Gefäßsystem* der Orbita einen sehr hohen Prozentsatz von anatomischen Varianten und Anomalien aufweist [68, 113a]. In unserem Zusammenhang sind die *Ligamente, Sehnen, Hemmbänder und Muskelscheiden* von besonderem Interesse. Vor einigen Jahren erst stellte KOORNNEEF [65, 66] radiäre Septen zwischen der den Augapfel umhüllenden Tenon-Kapsel und dem Periost der Orbita (Periorbita) fest. Man darf davon ausgehen, daß wir die *anatomischen und funktionellen Zusammenhänge dieses differenzierten Bandapparates heute noch nicht völlig erfaßt* haben. Wenn man bei der Kontraktion der Bindehaut von ursächlichen Fibrosen der orbitalen Gewebe spricht, denken wir besonders an diese Strukturen.

Monate nach einer *Tumorbestrahlung* einer anophthalmischen Orbita beobachtet man gelegentlich einen schnell ablaufenden Schrumpfungsprozeß des Bindehautsackes, bei dem schließlich auch eine Retraktion der Lider, also eine Fibrose der Retraktoren, auftritt. Wir sind der Meinung, daß hierbei eine Reaktion des Bandapparates eine wesentliche Rolle spielt. Daneben werden auch die überwiegend zarten Gefäßkaliber der Orbita von einem derart rapiden Vorgang betroffen.

Um unsere Vorstellungen von der Kontraktion des Bindehautsackes zu präzisieren, haben wir die *Vorgeschichte* von Patienten überprüft, bei denen wir eine Lippenschleimhautplastik zur Wiederherstellung der Prothesenfähigkeit durchgeführt haben. Auskünfte erhielten wir von *29 Personen* [94]. Das Resultat hat uns überrascht: 15 von diesen 29 Patienten trugen ein Kunstauge über 2–50 Jahre (mittlere Tragezeit 23 Jahre), *bevor die Kontraktion sie betraf*. 10 dieser 15 hatten – in Krieg oder Frieden – *schwere Orbitaverletzungen* erlitten. Diese hatten eine mittlere Tragezeit von 25 Jahren (!) aufzuweisen. In 6 Fällen waren wiederholte Operationen im Lid-Orbita-Bereich vonstatten gegangen. *Aber auch ohne solche* Eingriffe kam es bei 4 Patienten – nach langem unauffälligem Verlauf – zu einer subakut verlaufenden Kontraktion. Wie kommt es „spontan" zu einem solchen Prozeß, der in seinem Ablauf dem nach Radiotherapie nahekommt?

Besonders die Fälle, die in den beiden Weltkriegen mit einer *unkomplizierten Enukleation ohne Orbitaimplantat* versorgt wurden, waren für uns von Interesse. Wir befragten erfahrene ältere Okularisten, die über lange Zeit in einem großen regionalen Bereich eine nennenswerte Anzahl solcher Verletzten zur Neuanpassung der Prothese immer wieder gesehen hatten. Sie hatten keineswegs die Erfahrung gemacht, daß es bei jedem derartigen Prothesenträger irgendwann zu einer Schrumpfung kommt. Vielmehr bezeichneten sie einen solchen Vorgang als durchaus *ungewöhnlich*. Wir hatten auch die Frage gestellt, ob im Laufe von Jahrzehnten häufiger eine allmählich zunehmende Verkleinerung des Bindehautsackes festzustellen war. Auch das wurde als Ausnahme bezeichnet. Unsere eigenen Beobachtungen zwischen 1945 und 1986 decken sich mit den Auskünften dieser Okularistengruppe (Müller/Söhne, Wiesbaden).

Es handelt sich also selten um eine extrem langsam ablaufende Fibrose, die *allein mit dem Verlust des Augapfels* und den verminderten funktionellen

Anforderungen an die verbliebenen Gewebe erklärt werden kann. Wenn es bei einigen „disponierten" Patienten dann später zu einer Kontraktur des Bindehautsackes kommt, müssen spezielle – endogene oder exogene – Ursachen wirksam werden, die wir bisher nicht ansprechen können.

**Partielle Kontraktion des Bindehautsackes**

Vorgänge, die zum Untergang von Teilen des Fornix führen, z.B. umschriebene Symblephara oder die langsam auftretende Abflachung des unteren Fornix, werden unter den Kapiteln IV. 3.3.3 (**Abb. IV. 38**), IV. 3.4.1 (**Abb. IV. 41**), IV. 3.4.3 (**Abb. IV. 43**) und VI. 7.2 (**Abb. VI. 10**) erörtert [63, 95].

**Kontraktion des ganzen Bindehautsackes**

In Lehrbüchern und speziellen Publikationen wird viel über Operationstechniken, aber kaum über *pathogenetische Vorstellungen* gesprochen. Wir folgern, daß die verschiedenen Verlaufsformen durch verschieden intensive Vorgänge an intraorbitalen Geweben bedingt sind. Es fehlen jedoch noch fundierte Kenntnisse. Was wir wissen, stammt im wesentlichen von intraoperativen Orbitabefunden.

Offenbar werden die *chronisch* verlaufenden Kontraktionen von fibrösen Vorgängen ausgelöst, die die intraorbitalen Strukturen *nicht gänzlich zerstören* und öfter die geraden Augenmuskeln weniger, Levator und Fascia oculopalpebralis kaum betreffen. Dagegen kommt es bei den *akuten Verläufen* oft zur Konglomeration der bindegewebigen Strukturen, schließlich auch der Muskeln, durch massive Fibrose. Es entsteht ein *pseudotumoröses Narbenpaket*, das mit dem Periost der Orbita multipel in Verbindung steht. Auch die Lidretraktoren sind in den Prozeß einbezogen, sodaß die gebotene Schonung des M. levator unmöglich werden kann. Die Identifikation der verschwarteten Gewebe ist schwierig. Man geht unter palpatorischer Kontrolle schrittweise vor, kann aber niemals eine „saubere" Exzisionshöhle erreichen. Nicht alle Leitstrukturen der Fibrose dürfen völlig entfernt werden, wenn ein Transplantat die Chance der Einheilung behalten soll. So geht es um einen *Kompromiß*, der Erfahrung verlangt. Dabei wird man durch den späteren Verlauf öfter in der einen oder anderen Richtung überrascht. In der Regel aber muß mit einem *deutlichen Raumüberschuß* gearbeitet werden, wenn die *sicher folgende Schrumpfung* ein brauchbares Resultat zulassen soll.

Einen für die moderne operative Therapie wichtigen Schritt hat der niederländische Chirurg Fridericus Samuel Esser (1878–1946, Budapest, Berlin, USA) getan, der sein schon in der Mundhöhle angewandtes Prinzip auf die Höhlenplastik der Orbita übertrug [41, 42]. Nach Entnahme allen Narbengewebes und Herstellung einer übergroßen Wundhöhle wurde mit thermoplastischem zahnärztlichem Material (zuerst Stents Masse nach dem Londoner Zahnarzt Charles Stent) eine Abformung der Höhle vorgenommen. Ein etwa 6 × 7 cm großer, gleichmäßig dünn geschnittener *Thiersch-Lappen* (s. Kap. IV, S. 125) wurde mit der epithelialen Seite um diesen Abguß gelegt und das Ganze in die Höhle eingeschoben. Überstehende Partien des Epidermislappens wurden abgetragen und die Lidspalte für 2–3 Wochen verschlossen.

Diese im 1. Weltkrieg aufkommende Technik kam dem eiligen Operateur sehr entgegen und hatte oft erfreuliche Resultate, wobei man die damals noch weniger hohen Forderungen an Lidkantenadaptation und Lidschluß in Betracht ziehen muß. Auch eine elegante Modifikation der Haut-Technik, die Höhlenplastik nach von Csapody [31], ist zu erwähnen. Er entwickelte aus einem Lidsperrer einen Lappenspreizer. Die Löffel des Lidhalters sitzen um 180° gedreht an den zu spreizenden Haltern und sind zu rundlich-ovalen Formen der beiden Fornices ausgestaltet. Die Haut – vor allem an der Innenseite des Oberarms – wurde nach einer Metallschablone umschnitten, es ergab sich die Form eines doppelten Schmetterlings. Diese Lappenfigur ließ sich durch wenige Nähte auf dem der Höhlengröße entsprechend geöffneten Spanner fixieren. Das Instrument mit dem fest sitzenden, seitenverkehrten, sehr verdünnten Hautlappen wurde dann in die Höhle eingesetzt. Nach einer Woche wurde der Spanner entfernt, die Höhle für eine weitere Woche fest tamponiert und dann ein Kunstauge eingesetzt. Das Verfahren war für die totale Höhlenplastik gedacht. Von Csapody hat über 50 Fälle berichtet. Bei einer Kontrollzeit von 1–3 Jahren fand er 6 Versager und 23 erstklassige Resultate, d.h. trockene Höhlen von normaler Größe.

In den zwei ersten Jahren nach dem 2. Weltkrieg habe ich bei der Esser-Operation oft assistiert und sie später selbst durchgeführt. Es gab doch recht oft auch allzu trockene Höhlen mit borkigen Belägen, Geruch, Pflegeproblemen und natürlich auch Rezidive. Ich bin mit den über 120 totalen Lippenschleimhauttransplantationen der späteren 30 Jahre trotz aller Rückschläge zufriedener gewesen. Freilich ist bei der anophthalmischen Höhle die transplantierte Lippenschleimhaut erheblichen Umwandlungen ausgesetzt. Ihre Oberfläche hat aber ein anderes Verhältnis zu flüssiger Benetzung, die ja erforderlich ist. Außerdem läßt sich der dünn geschnittene Schleimhautlappen den jeweiligen Gegebenheiten besser anpassen.

Gewaltige Anstrengungen wurden gemacht, um nach Herstellung einer mit Haut, Spalthaut oder Mukosa ausgekleideten Höhle deren Volumen gegen die vom Transplantationsbett ausgehende Schrumpfung zu halten [21–25, 90, 101, 155, 156]. Wie hoch von diesen erfahrenen Chirurgen die Kraft der den Platzhalter umgreifenden Fibrose eingeschätzt wurde, geht aus ihren Maßnahmen hervor: über einen Stirnreif stabilisierter Druck auf einen Platzhalter [90], die Fixation des Konformers am Orbitaskelett durch Kirschner-Nagel [23, 24, 155, 156] können wahrscheinlich eine *früh postoperativ einsetzende Fibrose* über Monate bremsen. Einmal aber wird ein Kunstauge der Widerpart einer solchen Gewebsreaktion. Und schließlich sehen wir, daß es späte Orbitafibrosen gibt, deren Ursache wir nicht kennen (S. 759).

Es ist auffällig, wie *groß die Zahl der Methoden, wie klein die der Langzeitstatistiken ist.* Auf diesem Gebiet besonders erfahrene Operateure äußern sich, bis auf wenige Ausnahmen, hinsichtlich der Dauererfolge nur sehr allgemein.

## Die totale Kontraktion des Bindehautsackes ohne Orbitafibrose: Sonderfall Pemphigoid

Wir haben eine kurze Besprechung dieses Themas in dieses Kapitel aufgenommen, obwohl es nach Pemphigoid, blanden Verläufen von *Lyell-* und *Stevens-Johnson-Syndrom* primär kaum zu Anophthalmus kommt. Dies geschieht, weil diese Krankheitsbilder als einzige eine *reine Kontraktion der Bindehaut* verursachen.

Beim Pemphigoid sehen wir oft ein totales Symblepharon. Dabei verläuft die Adhärenzlinie der inneren Lidkante meist über das obere und untere Hornhautdrittel hinweg. Wer zum ersten Mal bei einem solchen Patienten den „subkonjuntivalen Raum" eröffnet, stellt zu seiner Überraschung fest, daß ein absolut *reizfreier und von Adhäsionen völlig freier Spalt* zwischen scheinbar unberührter Sklera und peribulbären Geweben vor ihm liegt. An der ophthalmischen Orbita sind ja die Ergebnisse der Lippenschleimhautplastik deutlich besser, als nach Verlust des Augapfels. Dünn geschnittene Mukosa von der Unterlippe läßt sich in gespanntem Zustande auf der Sklera fixieren, Bildung und Nahtfixation der Fornices sind stabil. Das Resultat sieht postoperativ meist wunderbar aus. Aber leider kommt es mit großer Regelmäßigkeit wieder zur Schrumpfung der Fornices und oft auch recht bald zu trophischen Ulzerationen der Hornhaut.

Es handelt sich um den kompletten Untergang von Bindehaut, vorderer Tenon-Kapsel und den „Anhangsorganen" der Bindehaut, den sekretorischen Tränenorganen. Der Vorgang betrifft nur die genannten Strukturen. Der Augapfel hat nach seiner Befreiung aus dem totalen Symblepharon nicht nur passiv, sondern auch aktiv normale Motilität (**Abb. XVI. A. 6b**). Dennoch ist infolge fehlender Befeuchtung – nach anfänglich mustergültigem Befund – der Rückfall programiert. Obwohl hier keine Orbitafibrose eintritt, muß man dem Schweregrad nach dieses Krankheitsbild, das in diesem Kapitel nur in Parenthese erörtert wird, zwischen die chronische und die akute Bindehautkontraktion mit Orbitabeteiligung einordnen.

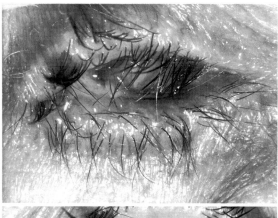

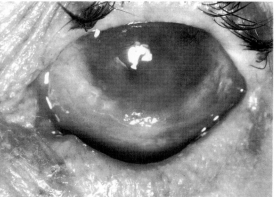

**Abb. XVI. A. 6a, b. Symblepharon nach okulärem Pemphigus bei einer 74jährigen Frau.** 4 Jahre vor dem Auftreten des Pemphigus war am dargestellten linken Auge ein Aphakie-Amotio erfolgreich operiert worden. Es war das „bessere" Auge. Zum Zeitpunkt unserer Schleimhautplastik bestand ein blander Pemphigus der Mund-, Rachen- und Kehlkopfschleimhaut. Außerdem wurde eine generalisierte Candidiasis festgestellt. Die Operation erfolgte zur Erhaltung des Restvisus von 0,05.
**a** Massives Symblepharon des Unterlides mit erheblichen Veränderungen der vaskularisierten Hornhaut. Das Oberlid zeigt eine 4 mm lange Lücke in der Adhäsion der inneren Lidkante am Augapfel. Die Tarsusbindehaut war oben fast ganz erhalten, es fand sich ein Rest des temporal-oberen Fornix.
**b** Zustand 1 Jahr nach Lippenschleimhautplastik. Es wurden der ganze Bulbus mit Ausnahme des temporal-oberen Quadranten, der nasale obere Fornix und der ganze untere Fornix mit 0,4 mm dicker Lippenschleimhaut versorgt. Eine Keratoplastik kam wegen der geringen Befeuchtung nicht in Betracht.

## Nichtoperative Therapie

Solange der Pemphigoid-Patient durch eine glückliche topographische Anordnung der Symblepharongrenze mit lokal-medikamentösen Hilfen noch einen brauchbaren Visus hat, sollte man die Schleimhautplastik zurückstellen. Das Minimum an zentraler Hornhautoberfläche, das in günstigen Fällen noch hinreichenden Visus erlaubt, ist offenbar mit Tropfen- und Salbenbehandlung (z.B. Methylzellulose-Lösung ohne Konservierungsmittel 2% 3–5 mal täglich [64] und abends Bepanthen-Augensalbe) trophisch besser gestellt, als wenn nach Lippenschleimhautplastik der gesamte vordere Augenabschnitt feucht gehalten werden soll.

Gelegentlich kommen bei akut-entzündlich entstandenem Symblepharon Situationen vor, die eine scheinbar völlig bulbusadhärente innere Oberlidkante zeigen, an der sich nach gewisser Zeit aber etwas Flüssigkeit zeigt. Man entdeckt einen winzigen Spalt. Ein solcher Fall lag **Abb. XVI. A. 6** zugrunde. Wenn ein größerer Rest des temporalen Fornix gefunden wird, reicht auch eine geringe Tränenproduktion aus, um in Verbindung mit lokaler Therapie die Prognose zu bessern.

## Operative Therapie

Ist man beim Pemphigoid *zu operativen Maßnahmen gezwungen*, z.B. bei drohendem Verlust des Auges, sollte man sich klar sein, daß für den weiteren Therapieplan *Keratoplastik und therapeutische Kontaktlinse* nicht ernsthaft in Betracht gezogen werden können.

Diese Überlegungen mögen nicht für alle Fälle mit mukokutanen Syndromen gelten, bei denen Bindehautbeteiligung auftritt. Für den hier besprochenen Schweregrad der totalen *Atrophie von Bindehaut und vorderer Tenon-Kapsel* treffen diese Konsequenzen nach unserer Erfahrung zu.

### Chronisch verlaufende Kontraktion des Bindehautsackes

Dieses Bild zeigt sich gelegentlich einmal bei einem älteren Patienten, der viele Jahre unauffällig war und alle 2 Jahre sein neues Kunstauge bekam. In dieser Gruppe befinden sich bei uns überwiegend Patienten, bei denen kein Orbitaimplantat eingepflanzt wurde. Einzelne Patienten sind Atopiker mit langzeitiger Medikamentenanwendung.

Der Vorgang beginnt meist mit einer Abflachung des unteren Fornix. Oft spielt dabei eine Erschlaffung der Lidsehnen eine Rolle. Dann ist für einige Zeit eine für den Patienten voll befriedigende Lösung durch Sehnenstraffung (s. Abb. IV. 30, 32f) oder temporale Tarsopexie (s. Abb. IV. 38) zu erreichen. Im meist größeren oberen Fornix fällt eine Verkleinerung bei längeren Kontrollabständen erst später auf. Dann wird eines Tages eine temporal-oben *kleinere Prothese* eingesetzt. Mancher Okularist geht routinemäßig den Weg, das neue Kunstauge zu verkleinern, ohne den Patienten darauf aufmerksam zu machen und ihm zu ärztlicher Kontrolle zu raten.

Es beginnt sich ein „*Enophthalmus*" zu zeigen. Zunächst wirkt sich die allgemeine Verkürzung nur in der Vertikalen aus. Erst später fällt dann auf, daß sich auch in der Horizontalen eine Verkürzung entwickelt, die zuerst im temporalen Lidwinkel zu objektivieren ist. Ein Augenarzt, der den Patienten länger kennt, wird die Veränderung an einer Augenhöhle ohne Implantat am besten bei Palpation mit der Fingerkuppe feststellen. Er tastet einen mäßig gespannten Widerstand, der ihn daran hindert, die Strukturen in der tieferen Orbita palpierend zu beurteilen. Dabei folgen die Lidränder etwas dem palpierenden Finger, ein Zeichen, daß zwischen den Geweben am hinteren Pol der Höhle und dem Halteapparat der Lider fibröse Beziehungen bestehen.

Solange die Fornices noch erkennbar sind, lassen sich einigermaßen normale räumliche Verhältnisse relativ einfach wiederherstellen (**Abb. XVI. A. 7**). In einem solchen Zustand, der meist nur ein größeres zentrales Transplantat erfordert, ist zwischen reiner Lippenschleimhauttransplantation und einem Dermis-Fett-Transplantat zu entscheiden. Beide Techniken bringen nach Entnahme axialer fibröser Veränderungen um den Optikusstumpf eine Entspannung der Höhle und eine deutliche Vertiefung der Fornices.

Zunächst spielt für die Entscheidung eine Rolle, ob man intraoperativ einen *deutlichen Fettkörperschwund* palpiert hat oder nicht. Ist dies nicht der Fall und zeigt das zweite Auge ebenfalls einen betonten Sulcus orbitale, ist eine Vermehrung des Orbitavolumens auch bei fehlendem Orbitaimplantat u.U. nicht erforderlich, man kann sich auf die Transplantation eines zentralen Lippenschleimhautlappens beschränken. Das gilt für Patienten über 70 Jahre.

Die Austreibung eines Implantats verursacht selten eine chronische Kontraktion. Diese Reaktion kommt wohl nur nach längerer Vernachlässigung des Zustandes mit hartnäckiger infektiös bedingter Entzündung in Betracht.

**Abb. XVI. A. 7 a–c. Zentrale Lippenschleimhauttransplantation bei chronischer Kontraktion des Bindehautsackes**

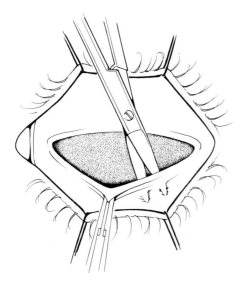

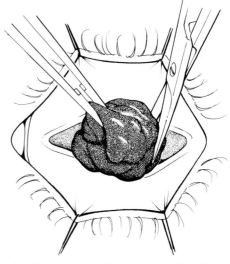

**a** Der Eingriff erfolgt in Allgemeinanästhesie. Je 2 Haltefäden werden durch die Lidkanten geführt. Horizontaler Bindehautschnitt entsprechend dem Lidspaltenverlauf. Nach unten wird die Bindehaut bis zum Tarsus mobilisiert, oben wird bei Mobilisation auf die Lidhebermuskulatur Rücksicht genommen. Blutstillung mit Punktdiathermie im feuchten Feld.

**b** Mit der Fingerkuppe wird das axiale Gewebe palpiert und entsprechend dem Befund gegen die periphere Orbita scharf und stumpf isoliert. Schließlich wird der ganze Komplex unter optischer Kontrolle entnommen. Epinephrin-Tamponade für 5 min, dann vorsichtige Punktdiathermie.

Nochmals vorsichtige Austastung der Orbita. Dabei wird vor allem nach Strängen gesucht, die sich der langsam kreisenden Fingerkuppe zur Orbita hin in den Weg stellen. Sie werden unter Verwendung von Orbitaspateln dargestellt und, möglichst optisch kontrolliert, entnommen.

**c** Das Einnähen des Transplantats beginnt erst, wenn ▷ die Hämostase komplett ist. Die Entnahme der Lippenschleimhaut (Castroviejo-Mukotom 0.4–0.5 mm) ist in **Abb. IV. 18** dargestellt. Das Transplantat wird mit Einzelknopfnähten (Vicryl 6–0) allseits fixiert. Oft werden dann über längere Strecken fortlaufende Schlingennähte (Vicryl 7–0) gelegt. In den Ecken des oberen und des unteren Fornix wird je eine Matratzennaht über einem Silberplättchen fixiert. Beide Schenkel des kräftigen Seidenfadens (4–0) werden mit starken Nadeln dicht an der Orbitakante entlang durch das Lid und auf der Haut wieder durch ein Silberplättchen geführt. Die Fäden werden kontrolliert angezogen, bis sich eine leichte Anhebung des Fornix in der Zugrichtung zeigt. Einlegen des gewählten Konformers, durch dessen mittlere Öffnung ein antibiotisches Pulver in die Höhle gegeben wird. Mit je 2 Matratzennähten zu beiden Seiten der zentralen Öffnung des Platzhalters wird eine Tarsoraphie gesetzt. Damit kann bei gut adaptierten Lidrändern über eine kräftige gebogene Kanüle sowohl medikamentöse Behandlung als auch Spülung der Höhle erfolgen.

Nach dem Eingriff wird ein weicher Verband angelegt. Wir geben dem Patienten für 7 Tage ein Breitbandantibiotikum. Die Höhle soll mindestens 4 Wochen verschlossen bleiben.

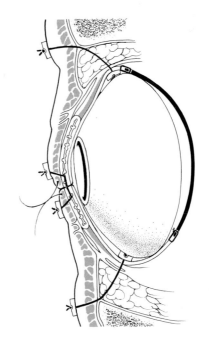

## 3.1 Technik der Wiederherstellung einer prothesenfähigen Höhle mit Lippenschleimhaut nach chronisch verlaufender Kontraktion

Bei der Mehrzahl der Patienten sind nach chronischem Verlauf noch flache Fornices vorhanden, die restliche Bindehaut ist nicht nennenswert verändert und kann zur Deckung der wieder mobilisierten Lider verwendet werden. Zunächst erfolgt eine *horizontale Bindehautinzision* mit der Klinge, die fast vom einen zum anderen Lidwinkel reicht; dann die *Mobilisation der Bindehaut* nach oben bis zum oberen Tarsusrand, nach unten bis zum Fornix. Wenn man noch eine erkennbare Tenon-Kapsel antrifft, wird die Bindehaut flächig von ihr gelöst. Dabei kann Unterspritzung mit Ringerlösung nützlich sein (**Abb. XVI. A. 7a**). Bei der Mobilisation muß man an den *M. levator* denken. Je nach dem Grade der diffusen Fibrose kann bei dieser Präparation der M. tarsalis superior Müller nicht erhalten werden.

Ist dies vollendet, wird mit *Punktdiathermie im nassen Feld* die oft langwierige Blutstillung vollzogen. Kugeldiathermie sollte vermieden werden.

Die exploratorische *Austastung der Orbita* mit dem Finger soll die axiale Gewebsmasse abschätzen und nach Möglichkeit strangförmige Verbindung zwischen ihr und der Periorbita orten. Oft ist letzteres erst nach der Entnahme des axialen Konglomerats möglich.

Die Exzision wird, ähnlich wie bei der Enukleation des Augapfels, bei Zug am vorderen Pol der Narbenmasse mit einer tastenden Schere vorgenommen (**Abb. XVI. A. 7b**). Dabei versucht man auch, durch Spreizung der Schere stumpf zu wirken. Am Schluß wird das axiale Konglomerat in der hinteren Orbita mit der Schere abgetrennt. Die dabei oft auftretende *Blutung* wird nach Darstellung mit Orbitaspateln abgeklemmt und mit einer Ligatur versehen. Häufiger ist kurze Kaustik über die Klemme nötig. Diese sollte dabei keine weitere Gewebsberührung haben.

Die Wundhöhle wird mit einem mit Epinephrin 1:100000 getränkten Tampon etwa 5 min komprimiert, dann noch einmal bei vorsichtiger Darstellung genau besichtigt. Nochmalige Palpation mit einem kleinen Finger, der die seitliche Orbita zirkulär austastet. Umschriebene Strangresektionen erfolgen möglichst nicht „blind". Dann wird eine *Paßprobe mit dem größtmöglichen Platzhalter* vorgenommen (**Abb. XVI. A. 8a, b**). Das etwa 15–18 × 30–35 mm große Lippenschleimhauttrans-

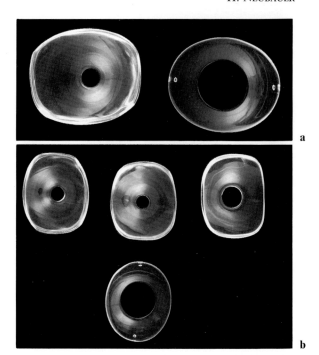

**Abb. XVI. A. 8a, b. Platzhalter für die Lippenschleimhautplastik**
**a** Alle Schalen liegen mit der Konvexität nach unten. Links ein Platzhalter, rechts eine Illig-Schale 1. Die Maximaldurchmesser in der Vertikalen und der Horizontalen sind praktisch gleich. Während aber die Schale durchgehend 0,5 mm dick ist, mißt man an der Kante des Platzhalters 1,0, an der Kante seiner zentralen Öffnung 4,5 mm. Die Kanten sind sorgfältig geglättet. Wenn man mit der Fingerspitze vergleicht, empfindet man die Außenkante der Schale als „schärfer", obwohl auch die Kantenlinie des Platzhalters nicht „stumpf" ist. **b** Die Platzhalter haben Größen, die Illig-Schalen von 1–3 entsprechen. Die abgerundet rechteckige Form ist gering verschieden gestaltet. Wir setzen Matratzennähte in die Ecken der Fornices (**Abb. XVI. A. 7c**). Die Form der Platzhalter dient dem gleichen Zweck. Hersteller: F. AD. Müller/Söhne, Taunusstr. 44, D-6200 Wiesbaden, BR Deutschland.

plantat wird zunächst der Kontur des Defektes angepaßt und dann mit Einzelknopfnähten (Vicryl 6–0 oder 7–0, Catgut 7–0) grob fixiert. Dabei werden vor allem die Punkte besetzt, die in der Nähe der 4 „Ecken" des Bindehautsackes liegen. Zwischen diesen Einzelknopfnähten werden dann u.U. fortlaufende Schlingennähte (Vicryl 7–0) gelegt. Da wir es für wichtig halten, daß *die Fornices unabhängig von Form und Liegedauer des Platzhalters eine Fixation zum jeweiligen Retraktor hin erhalten*, legen wir zum Schluß je 2 doppeltarmierte Matratzennähte in die Winkel der oberen und der unteren Übergangsfalte. Sie werden innen und außen über Silberplättchen geführt und so angespannt, daß eine leichte Einziehung im Fornix sichtbar wird (**Abb. XVI. A. 7c**). Nach der Einführung des Platzhalters wird ein antibiotisch wirksames Pulver in die Höhle gegeben. Dann werden zu beiden Seiten der zentralen Öffnung des Platzhalters je 2 *Tarsoraphienähte*, ebenfalls über Silberplättchen, gelegt und die Lidspalte fest verschlossen. Ein weicher Verband mit geringem Druck wird angelegt.

*Postoperative Behandlung:* In den ersten 5 Tagen wird täglich eine kräftige, gebogene Kanüle zwischen den mittelständigen Tarsoraphienähten vorsichtig in die Öffnung des Platzhalters geführt und 1–2 ml antibiotischer Augentropfen eingegeben. Nach 10 min beugt der Patient seinen Kopf nach vorn, wobei er einen dicken, saugfähigen Tupfer an die Lidspalte hält. Dieser Tupfer wird anschließend besichtigt. *Lidnähte und Platzhalter sollten mindestens 4–8 Wochen liegen* bleiben. Der Patient muß wissen, daß seine *Kooperation Voraussetzung für den Erfolg* ist. Er bekommt in den ersten 7 Tagen nach der Operation systemisch Antibiotika, in den ersten 3 Tagen je 60 mg, dann 40 mg Kortikosteroid, bis er am 9. Tag bei einer Dosis von 20 mg angelangt ist, die bis zur Wiedereröffnung der Lidspalte und in Höhe von 10 mg täglich gelegentlich noch länger gegeben wird.

Die Lokaltherapie sollte in antibiotischen 1mal täglich und kortikosteroidhaltigen Tropfen 3mal täglich bestehen.

Die *erste Prothese sollte eine Schale sein*, deren Kontur ein geduldiger Okularist so gestalten muß, daß sie eben in die Höhle paßt. Frühestens nach 6–8 Monaten sollten doppelwandige Kunstaugen, die abgerundete Kanten haben, eingesetzt werden. In mehrwöchigen Abständen sollte *der Operateur die Schleimhauthöhle besichtigen* und austasten. Der Patient muß über alle Befunde und über die mit großer Wahrscheinlichkeit eintretende relative Schrumpfung der anfangs überdosierten Plastik unterrichtet sein.

## Subakut oder akut verlaufende Kontraktion des Bindehautsackes mit orbitaler Fibrose

Das klinische Bild nach subakuter oder akuter Fibrose der Orbita läßt erkennen, daß es sich um eine andere Kategorie handelt, als die der chronischen Formen.

In der Regel ist der Rest der Bindehaut bei *aufgehobenen Fornices* zwischen den inneren Lidkanten straff ausgespannt. Meist zeigt diese Konjunktiva auch Veränderungen ihrer Oberfläche, ist trocken und wirkt bei Palpation mit dem Glasstab verdickt. Oft ist sie zur plastischen Wiederverwendung an der Innenseite der Lider unbrauchbar. Über dieses Spätstadium der Bindehautkontraktion hinaus finden wir aber bei den meisten Fällen eine *Retraktion der Lider*, infolge Beteiligung der Levatoraponeurose und der Fascia orbitopalpebralis an der massiven orbitalen Fibrose. Die Ausführungsgänge der Meibom-Drüsen sind oft rudimentär. Außerdem weist ein deutlicher Volumenschwund mit eingesunkener Orbita auf den schweren Verlauf hin.

Unter den besprochenen Ursachen müssen die Folgen *hochdosierter Radiotherapie* zuerst genannt werden. Offenbar führen Tumordosen auch bei sehr differenzierter Durchführung an einer bereits *vorgeschädigten* Orbita zur Zerstörung des Bänderapparates durch massive Fibrose mit deutlichem Fettkörperschwund [47].

Die *Gefäßversorgung* eines eventuellen Transplantats ist gering. Daher sind die Vorschläge, zunächst die Orbita durch einen *vaskularisierten Muskellappen* [17, 18, 49, 50, 83, 92, 109, 110] auf die weitere Behandlung vorzubereiten, nur allzu berechtigt. Diese weitere Behandlung dürfte allerdings trotz aller Bemühungen in einem Teil der Fälle mit einer Ektoprothese enden. Wenn aber ein Patient jeden Versuch unternommen haben will, die Ektoprothese zu vermeiden, kommt nach deutlicher Aufklärung plastische Chirurgie in Betracht. Gelegentlich wird dieser letzte Versuch bei Tumorfällen auch von dem ärztlichen Wunsch unterstützt, Gewißheit über den Effekt der Tumorbestrahlung zu erreichen, bevor die Gestaltung einer Exenteratio orbitae näher in Betracht gezogen wird.

Während nach Radiotherapie die Strukturen der Lider, der Lidkanten und die Tränenwege oft noch relativ intakt sind, bestehen nach *schweren Verätzungen* häufiger zusätzliche Probleme von dieser Seite. Die dabei weniger regelmäßig vorkommende Orbitafibrose hängt oft mit vorangegangenen operativen Maßnahmen zusammen.

Letzteres gilt auch für die *schweren Traumen* von Augapfel und Orbita, bei denen primär nicht rekonstruktiv eingegriffen wurde. Meist ist ein *Katalog sekundärer Operationen* wegen fibrotischer Folgen dieser schweren Zertrümmerungen abgelaufen.

Gelegentlich werden unter den Ursachen auch *entzündliche Erkrankungen* angegeben und dabei vor allem auf das okuläre *Pemphigoid* sowie auf nicht blande verlaufende Fälle von *Stevens-Johnson-* und *Lyell-Syndrom* u.a. akute mukokutane Bilder hingewiesen. Wir haben die Besprechung dieser Krankheitsbilder abgetrennt (S. 761 f.).

Während wir bei chronisch verlaufender Orbitafibrose Augenmuskeln und Teile des Bandapparates nur beschränkt geschädigt finden, müssen wir uns vor der operativen Behandlung einer akuten Orbitafibrose dar-

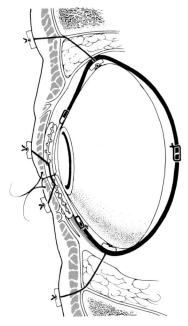

**Abb. XVI. A. 9. Totale Lippenschleimhautplastik nach massiver Bindehautkontraktion mit schwerer Orbitafibrose.** Die geringe restliche Bindehaut ist fibrös verdickt und nicht zur Deckung noch vorhandenen Tarsusgewebes geeignet. Zunächst werden in jedes Lid 2–3 Haltefäden (Seide 4–0) gelegt. Der horizontale Bindehautschnitt reicht von einem Lidwinkel zum anderen. Man präpariert die Bindehaut nach oben und unten, um den verbliebenen Tarsus zu beurteilen. Dann wird die fibrotische Bindehaut geopfert. Falls von der Karunkel noch etwas vorhanden ist, wird dieser Rest nur leicht von der oberen und unteren Lidwinkelkante gelöst, aber nicht entfernt. Bei vertikaler Verkürzung und fibröser Fixation des Oberlides führt man zunächst unterhalb der oberen Orbitakante einen Seidenfaden (3–0) durch Lidhaut und Levatorgewebe, den man zur Spannung des Muskels während der vorsichtigen Präparation des Oberlides benutzt. Es folgt die Palpation der zentralen Narbenmasse mit dem Finger. Dabei geht es einmal um die Prüfung des meist vorhandenen derben fibrotischen Ringes, der im Verlauf der Lidkante deren Erweiterung oder Dehnung behindert. Zum anderen will man Verbindungen zwischen der axialen pseudotumorösen Masse und der Orbitawand austasten. Die Exzision von Narbengewebe wird deutlicher ausfallen, als bei XVI. A. 3.1. Vor allem muß man bei der Beseitigung der Lidkantenfibrose vorsichtig vorgehen, um die Stabilität der Lidkante nicht zu beeinträchtigen. Vielfach exzidiert man vor allem im Bereich des temporalen Lidwinkels. Danach werden 2 Lippenschleimhautstreifen von etwa 35 × 15 bis 40 × 18 mm geschnitten und entsprechend der Darstellung fixiert. Der weitere Vorgang entspricht wiederum XVI. A. 3.1.

auf einstellen, auch mit der Wiederherstellung der Funktion des M. levator palp. nicht mehr rechnen zu können. Wir müssen dem Patienten klarmachen, daß es auch bei Wiederherstellung einer ausreichenden Höhle ein statisches Oberlid geben kann.

Das Wesentliche aber ist, daß wir oft vor einem atrophisierenden Prozeß stehen, der *nicht abgeschlossen* ist. Wir sollen quasi im vorletzten Akt die Handlung wenden. Man wird in den meisten Fällen dem Patienten die Höhlenplastik nach akuter Orbitafibrose als *letzten Versuch der Rehabilitation* vor dem bitteren Schritt zur Ektoprothese deutlich machen müssen. Einzelne günstige Erfahrungen lehren, daß unsere präoperative Differenzierung gelegentlich unvollkommen ist (**Abb. XVI. A. 9**).

## Zur Prognose der Lippenschleimhautplastik

Bei den verschiedenen Formen der Bindehautkontraktion wird die Langzeitprognose durch 3 Faktoren bestimmt: das Vorhandensein oder Fehlen des Augapfels, einer hinreichenden Tränensekretion und einer Orbitafibrose. Tabelle XVI. A. 5 kann nur eine Aussage zur Tendenz bei den verschiedenen Gruppen machen. In Gruppe 2 kommen Fälle mit negativem, in Gruppe 5 solche mit positivem Verlauf über Jahre vor.

*Negative Folgen an der Entnahmestelle* der Lippen- oder Wangenschleimhaut sind bisher nur nach freier Entnahme an der Wange beschrieben worden [96]. Es kann zu vertikalen Narbensträngen kommen, die extreme Mundöffnung behindern und Korrektur erfordern. Die Entnahme von *Lippen*schleimhaut mit dem Mukotom von CASTROVIEJO verändert Form und Kontur der Lippe nicht nennenswert. In dieser Hinsicht macht es keinen Unterschied, ob man – wie wir – die Entnahmestelle mit einer fortlaufenden Catgutnaht verschließt oder nicht.

## Postoperative Behandlung nach Lippenschleimhautplastik

Vom dritten Tag an werden täglich 2,0 ml einer antibiotischen Lösung (z.B. Gentamytrex) in die Höhle gegeben. Dies geschieht, indem man eine

**Tabelle XVI. A. 5.** Langzeitprognose bei Bindehautkontraktion (+ = vorhanden, − = nicht vorhanden)

| | Augapfel | Tränensekretion | Orbitafibrose | Prognose |
|---|---|---|---|---|
| 1 | + | + | − | gut |
| 2 | − | + | + chronisch | gut |
| 3 | − | − | + chronisch | eingeschränkt |
| 4 | + | − | − | schlecht |
| 5 | − | − | + akut | schlecht |

gebogene Spülkanüle zwischen den beiden mit Silberplättchen gesicherten Tarsoraphienähten und durch die zentrale Öffnung des Platzhalters nach innen führt. Nach 10 min soll der Patient den Kopf nach vorn neigen und den flüssigen Inhalt der Höhle mit einem vorgehaltenen Mulltupfer auffangen. In den ersten Tagen ist diese Flüssigkeit blutwasserfarben, dann beginnt sich Sekretion zu zeigen. Vom 10. Tag an kann man auch antibiotische Augensalbe in die Höhle bringen.

*Frühestens nach 4 Wochen* werden die Tarsoraphienähte entfernt. Meist deutet sich schon vorher die Levatorfunktion an. Der Platzhalter wird zunächst belassen, die Höhle täglich mit Ringerlösung gespült. Innerhalb von 2–4 weiteren Wochen kann der Platzhalter entnommen und das erste Kunstauge eingesetzt werden. Die Entnahme des Platzhalters erfolgt besser mit transitorischer Kanthotomie.

Der Patient muß wissen, daß er die *Prothese dauernd tragen* soll. Er bekommt antibiotische und kortikosteroidhaltige Augentropfen, die er in täglichem Wechsel einmal instilliert. Am besten gibt man ihm einen Terminzettel über 1 Jahr mit, den er dem weiterbehandelnden Augenarzt vorlegt, damit dieser ihn nach 6 und 12 Monaten dem Operateur zuschickt.

### Intraoperative Komplikationen nach Lippenschleimhautplastik

Die Auskleidung der Höhle erfolgt mit Überschuß, so daß die Einzelknopf- und fortlaufenden Nähte (Vicryl 6–0), mit denen die Schleimhautlappen im Gewebe und untereinander fixiert werden, nach Einbringen des Platzhalters intakt bleiben.

Eine deutliche *Schwächung der Lidkante*, gar ein Kantendefekt, ist nicht leicht zu nehmen. Eine solide Wiederherstellung durch Verschiebung aus der Nachbarschaft muß erfolgen, bevor der Eingriff seinen Fortgang nimmt.

Die *Läsion des Levators* kann unvermeidlich sein, wenn er in eine Platte von Narbengewebe eingeschlossen ist, ohne deren Beseitigung die Oberlidmotilität nicht herzustellen ist. Sobald man eine saubere und starke Lidkante isoliert hat, wird man das Oberlid unter vertikalen Zug setzen und mit dem Finger von innen Stränge feststellen und entfernen. Nach den einzelnen Resektionen ist vertikale Dehnung des Lides bei der Palpation der Innenfläche hilfreich. Wenn es nach Auskleidung der Höhle nicht gelingt, die Lidränder zu adaptieren, war man im Oberlidbereich zu vorsichtig. Eine *fatale Blutung* ist selten. Dagegen ist man erstaunt, wie hartnäckig Sickerblutungen in einer fibrösen Orbita sein können. Saubere Darstellung der Blutungszone und punktuelle Erfassung der Quellen mit feinen Klemmen, die man mit einer Diathermiekugel berührt, haben sich uns bewährt.

### Postoperative Komplikationen nach Lippenschleimhautplastik

Infektiöse Vorgänge spielen unter den heutigen Bedingungen praktisch keine Rolle.

Das Generalproblem jeder Höhlenplastik in der Orbita ist die *Schrumpfung*. Vermutlich gibt es nach Lippenschleimhaut etwas häufiger frühe Fibrosen als nach Spalthaut. Bei Betrachtung der Gesamtverläufe erwies sich uns jedoch die mit dem Mukotom von einer nicht narbig veränderten Lippe gewonnene Schleimhaut sowohl der Spalt- als auch der Vollhaut, wie der frei entnommenen Vollschleimhaut von der Wange überlegen.

*Frühe Schrumpfung* bedeutet fast ausnahmslos, daß zuviel aktives Narbengewebe zurückgeblieben ist. Späte Schrumpfung – nach mehr als 1 Jahr – läßt manchmal auch gewisse Nachlässigkeit im Prothesengebrauch und rechtzeitiger Neuversorgung erkennen.

Im Ganzen muß man feststellen, daß wir es in vielen Fällen mit späten Stadien eines Vorganges zu tun haben, der naturgemäß nur in einem Teil der Fälle auszuräumen ist (Tabelle XVI. A. 5). Wenn einer Bindehautkontraktion viele Jahre mit Prothesen vorausgegangen sind, hat die erste Lippenschleimhautplastik meist eine gute Prognose. Je schneller es zu sekundärer Schrumpfung kommt, je jünger der Patient ist, desto eher ist nach Reoperation der Rückfall programmiert. Für Frauen jüngeren Alters ist jedoch auch eine Wiederherstellung der Prothesenfähigkeit für mehrere Jahre ein Gewinn.

### Sekundäre Implantation eines Dermis-Fett-Transplantats bei diffuser Orbitafibrose mit Bindehautkontraktion

Wenn ein kleiner Bindehautsack mit unbefriedigender Prothetik jahrelang gehalten wurde und es kommt schließlich zur Prothesenunfähigkeit, haben wir eine Orbitafibrose vor uns, die den *gesamten Tenon-Apparat* sowie die geraden Augenmuskeln und die zwischen ihnen bestehenden Bänder betrifft. Die erforderlichen größeren Exzisionen und scharfe Mobilisation von Reststrukturen traumatisieren die Orbita erheblich.

Es bedarf keiner weiteren Begründung, warum bei chronischer, diffuser Orbitafibrose – mehr noch bei akuter, diffuser Orbitafibrose nach Radiotherapie, schwerer Verätzung oder schwerem Trauma der Orbita – nur beschränkte Aussicht auf dauerhafte Sanierung besteht. Auch nach dem Studium der noch nicht reichen Literatur wird man Hemmungen haben, das Dermis-Fett-Transplantat einzusetzen, wenn es sich um eine akut verlaufende Kontraktion der Bindehaut mit *Retraktion der Lider* handelt.

## Angeborener Anophthalmus und Mikrophthalmus

Die primär *kongenital anophthalmische Orbita* kommt zustande, wenn die Entwicklung der Augenblase ausbleibt. Angedeutete Sklera- und Uveaelemente können einer primitiven Fähigkeit des Mesenchyms zur Selbstdifferenzierung entstammen [5, 6, 7]. Es ist aber – trotz histologischer Kontrolle solcher Befunde – nicht auszuschließen, daß ursprünglich vorhandene neurale Elemente in einem frühen Stadium der Entwicklung untergegangen sind [119]. BADTKE [7] schlug daher vor, derartige Befunde ohne Rückschlüsse auf die vermutliche Genese den inkompletten Anophthalmen zuzurechnen. Alle systematischen pathogenetischen Einordnungen werden noch dadurch erschwert, daß auch die Vergesellschaftung mit und die Verursachung durch Kolobomzysten der Orbita vorkommen.

Eine allen Anforderungen entsprechende Einteilung der Anophthalmusformen dürfte nicht möglich sein. Es liegt nahe, nach SEEFELDER [123] eine Gliederung entsprechend den morphologischen Befunden vorzunehmen. Er unterschied 5 Gruppen:

1. Völliges Fehlen jedes Bulbusrudiments beim Feten.
2. Kompletter Anophthalmus bei älteren Individuen. Dabei kann es sich um primäres Ausbleiben oder ein frühzeitiges sekundäres Zugrundegehen einer ursprünglich vorhandenen Augenanlage handeln.
3. Anwesenheit mesodermaler Elemente, die der Aderhaut und Lederhaut entsprechen.
4. Rudimentäre Abkömmlinge der ektodermalen Augenanlage.
5. Ekto- und mesodermale Elemente zu einem kleinen Bulbusrudiment vereinigt.

Da nur die histologische Untersuchung eine präzise Unterscheidung ermöglicht, empfahl DUKE-ELDER [35], von „klinischem Anophthalmus" zu sprechen.

Der Kliniker kann heute von Computertomographie und Kernspintomographie präoperativ weitergehende Feststellungen über Vorhandensein und Art einer Augenanlage erwarten. Dabei hat die Kernspintomographie Vorteile bei der Beurteilung von Veränderungen in den Orbitaspitze [165]. Diese Erkenntnisse erleichtern seine operative Entscheidung, tragen aber kaum zur Klärung der individuellen Pathogenese bei.

Entsprechend chirurgischer Erfahrung kann bei den meisten zunächst nach dem Aspekt als klinischer Anophthalmus bezeichneten Fällen histologisch ein verkümmertes Bulbusrudiment nachgewiesen werden.

In der Mehrzahl der Fälle ist Mikrophthalmie einseitig, während die echte Anophthalmie häufiger doppelseitig ist.

## Mikrophthalmus

ist in seinen vielfältigen Ausprägungen keine Seltenheit. Er kommt als einzige Entwicklungsstörung des Körpers und in Kombination mit verschiedenen Mißbildungen im Augenbereich und anderen Körperregionen vor. Eine scharfe Grenze zu den verschiedenen Anophthalmusformen gibt es nicht.

Wir verzichten auf die Erörterung der zahlreichen Defekte und Fehlbildungen, die bei Mikrophthalmus beobachtet werden [34, 35]. Da die Indikation zur Enukleation selten ist, sind auch die histologischen Befunde nicht sehr zahlreich. Für die *pathogenetische Betrachtung* sei auf die überragende Rolle der normalen Netzhautentwicklung für die Bulbusgestaltung hingewiesen und an das häufige Vorkommen einer Hypoplasie oder Aplasie der Fovea bei Mikrophthalmus erinnert. Daneben spielt die gestaltbildende Kraft der Linsenentwicklung eine Rolle.

Die Determinationsperiode ergibt sich für die unterschiedlichen Mikrophthalmustypen jeweils aus dem Entwicklungsabschnitt, in dem die Störung in Erscheinung tritt, d.h. zur Zeit der Linsenentstehung, vor oder nach dem Verschluß der Becherspalte, beim reinen Mikrophthalmus wohl in den letzten Wochen vor der Geburt [7]. Die klinische Bedeutung des Mikrophthalmus beruht nicht nur auf der Gestaltsänderung des Auges und den häufigen differentialdiagnostischen Problemen, sie ist vor allem durch die mehr oder weniger *stark reduzierte Sehschärfe* gegeben. Nur wenige Autoren beobachteten eine Sehleistung von 0,25–0,5.

## Kryptophthalmus (Ablepharon)

Das auffallendste Merkmal ist das völlige Fehlen der Lider und ihrer Bestandteile. Nur in ganz vereinzelten Fällen ergab die histologische Untersuchung dieser sehr seltenen Mißbildung minimale Reste von Tarsus- oder Bindehautgewebe. Die über die Orbita gespannte Haut zeigt oft in der Mitte eine Einziehung. Hier besteht eine fibröse Verbindung mit einem in seinem Vorderabschnitt erheblich fehlentwickelten Bulbus. Manchmal besteht auch das Bild des „klinischen Anophthalmus". Andererseits kommen auch Entwicklungsstufen vor, bei denen im Hinterabschnitt des Bulbus Rudimente retinalen Gewebes vorhanden sind. In einigen Fällen wurde Lichtscheinwahrnehmung beschrieben. Bei solitärem Kryptophthalmus ist die Entwicklung der Orbita nicht gestört.

Meist ist die Mißbildung doppelseitig, gelegentlich in seitendifferenter Ausprägung. Die Einziehung über dem Bulbus hat mit einem Rest der Lidspalte nichts zu tun. Sie kommt zustande durch die flächige Adhärenz zwischen Haut und fibrösem Gewebe, das sich anstelle der Hornhaut findet. Kryptophthalmus kann mit erheblichen Entwicklungsfehlern im Augen-, Kopf- und anderen Bereichen kombiniert sein.

Die ältere Literatur hat verschiedene Pathogenesen diskutiert [6, 34, 35, 38, 57, 84, 124, 125, 158]. Längere Zeit wurde eine Amnionstrang-Theorie vertreten [57], die noch DUKE-ELDER kommentarlos zitiert. BADTKE hielt sie für obsolet. Er vertrat die Auffassung, daß nach der fehlerhaften Abschnürung des Linsenbläschens der ektodermale Überzug, von dem die Entwicklung der Hornhaut auszugehen hätte, in seiner Ausbildung gestört werde und äußere Haut hervorbringe.

### Therapie bei klinischem Anophthalmus

Für den Chirurgen spielen neben der Beteiligung der Lider und des Bindehautsackes Vorhandensein und Grad einer *Entwicklungshemmung der Orbita* eine wesentliche Rolle. Für die Fälle mit erheblichem Wachstumsdefizit der Orbita ist durch die von TESSIER entwickelte chirurgische Technik ein echter therapeutischer Ansatz geschaffen worden [146, 147]. Mit Recht widersprechen die französischen Chirurgen energisch allen Versuchen, bei Mikroorbita einen rudimentären Bindehautsack chirurgisch zu erweitern, *bevor die Orbita selbst operativ korrigiert ist*. Sie bezweifeln, daß irgend jemand in der Lage sei, bei schwerer Mikroorbita nach ausschließlicher Chirurgie der Bindehauthöhle ein einziges befriedigendes Resultat vorzustellen. Ihrer Feststellung, daß eine Prothesenhöhle *in* der Orbita – und nicht davor – zu liegen hat, ist zuzustimmen.

Für alle Fälle, bei denen sich eine kurze, narbige Lidspalte bei erkennbar verkleinertem Orbitadurchmesser findet, ist eine Operation zu planen, wenn axiale und koronare Computertomographie erfolgt ist [112] und auf dieser Basis ein Konsilium mit einem in der rekonstruktiven Chirurgie des Schädels erfahrenen Operateur stattgefunden hat.

### Konservative Vorbehandlung bei Säugling und Kleinkind

Bei mäßig reduziertem Orbitadurchmesser und einer verkürzten Lidspalte, die aber noch Reste der Fornices aufweist, sollte so früh wie möglich der Versuch gemacht werden, den Bindehautsack auf konservativem Wege zu dehnen. Individuell vom Okularisten hergestellte Schalen oder pilzförmige Platzhalter, auf deren nach vorn gerichteten Stiel mit einem fest sitzenden Verband Druck ausgeübt wird, dehnen sich die zarten Gewebe allmählich, wenn nicht eine zirkuläre Fibrose dabei hindert. Jede operative Maßnahme kann in diesem Alter zu derben Narben führen.

Schon nach kurzer Zeit wird der Platzhalter gering vergrößert. Diese langwierige Behandlung ist auch dann erforderlich, wenn die Zeitspanne bis zur Korrektur der Orbita noch nicht absehbar ist. Sie muß durch einen geübten Arzt überwacht werden, bis die Gefahr des Verlustes des Platzhalters vorüber ist. Leider ist das Zusammentreffen eines geduldigen, erfahrenen Okularisten und sehr geduldiger Eltern ein seltener Glücksfall.

COLLIN und MORIARTY [27] haben die Verwendung dehydrierten Weichlinsenmaterials empfohlen (40–60% Wassergehalt). Der von ihnen geäußerten Hoffnung, es könne auf diesem Weg zu einer Beeinflussung der Orbita im Laufe des Wachstums kommen, stehen wir skeptisch gegenüber.

Sie weisen noch darauf hin, daß es bei Kleinkindern nach anterolateralen Knochentransplantationen zur Erweiterung der Orbitaöffnung nicht selten zu Resorptionen kommt und empfehlen deswegen, mit solcher Chirurgie bis zur Pubertät zu warten.

ROUGIER et al. [119] sagen sehr energisch, daß die Behandlung der kongenitalen Anophthalmie zu den enttäuschendsten Dingen in der Orbitachirurgie gehört. Sie will der Ästhetik dienen – und bleibt stets weit von einem ästhetisch akzeptablen Resultat entfernt.

### Chirurgische Behandlungsmöglichkeiten

Die Erweiterung des Orbitaeinganges *auf extrakraniellem Wege* erfolgt durch Resektion des Brauenwulstes und des temporalen Orbitarandes. Die beiden gewonnenen Knochenfragmente werden oberhalb bzw. temporal der Resektionslinie fixiert und erweitern so den Eingang der Orbita. Der Bindehautsack wird plastisch erweitert.

Die *intrakranielle* Technik besteht in einer Anhebung und Rotation der Orbita unter Benutzung auch des transfrontalen Weges. Wie zu erwarten, sind die ästhetischen Resultate um so ansprechender, je günstiger die Ausgangslage vonseiten der Lidspalte ist [61, 76, 77, 78, 119, 146, 147, 148].

**Zustand nach partieller Exenteration der Orbita**

Die Zweckmäßigkeit eines primären Dermis-Fett-Transplantats hängt hier völlig vom *Umfang der Exzision* ab. Wenn bei der Entfernung eines Tumorauges die geraden Augenmuskeln erhalten werden können, ist eine den Inhalt des Muskeltrichters einbeziehende Enukleation keine Kontraindikation. Solche Situationen sind selten.

SHORE et al. [128] berichteten über 6 Fälle, bei denen nach *subtotaler Exenteratio orbitae* mit primärer Verpflanzung von großen Dermis-Fett-Transplantaten die *Voraussetzungen für eine Ektoprothese* geschaffen wurden. Diese einleuchtende Ergänzung unserer Möglichkeiten nach subtotaler Exenteration gehen über das Thema der Wiederherstellung der Prothesenfähigkeit hinaus.

Für die Erreichung des hier erörterten Zieles dürfte die Mitnahme von *Gewebe aus dem Muskeltrichter* bei der Enukleation (z.B. bei Meningiom der Optikusscheiden) die Grenze des mit dem Dermis-Fett-Transplantat Praktikablen darstellen [129].

LITERATUR

1. Aguilar GL, Shannon GM, Flanagan JC (1982) Experience with dermis-fat grafting: an analysis of early postoperative complications and methods of prevention. Ophthalmic Surg 13:204–209
2. Allen L (1983) The argument against imbricating the rectus muscles over spherical implants after enucleation. Ophthalmology 90:1116–1120
3. Atkins AD, Roper-Hall MJ (1983) Magnetic orbital implants. Br J Ophthalmol 67:315–316
4. Babel J (1981) Introduction à la chirurgie de l'orbite. Klin Mbl Augenheilk 178:253–255
5. Badtke G (1957) Über histologische Befunde bei Dyskraniopygophalangie und ihre Genese. Klin Mbl Augenheilk 131:313–325
6. Badtke G (1961) Kryptophthalmus. In: Velhagen K (Hrsg) Der Augenarzt, Bd. IV. Thieme, Stuttgart, S 190–194
7. Badtke G (1961) Mikrophthalmus congenitus. Anophthalmus congenitus. In: Velhagen K (Hrsg) Der Augenarzt, Bd IV. Thieme, Stuttgart, S 146–177
8. Bangerter A (1956) Einfache Stumpfbildung bei Enucleatio und Evisceratio bulbi (Nylon-Implant). Ophthalmologica 132:264–270
9. Bangerter A (1960) Einfache Stumpfbildung bei Enucleatio und Evisceratio bulbi (Nylon-Implant). Ophthalmologica 140:170–179
10. Barraquer I (1901) Enucleation con ingerto de tefido adiposo en capsula de Tenon. Arch Ophthal Hisp Am 1:82–86
11. Bartels M (1908) Verpflanzung von Fett in die Tenon'sche Kapsel zur Erzielung eines guten Stumpfes nach Enucleatio bulbi. Ber Dtsch Ophthalmol Ges 35:333–335
12. Baylis H, Shorr N (1981) Correction of problems of the anophthalmic socket. In: McCord CD (ed) Oculoplastic Surgery, Raven Press, New York, pp 327–347
13. Beyer CK (1970) The extruded implant. Trans Am Acad Ophthalmol Otolaryngol 74:1311–1317
14. Bleeker GM (1977) Anwendung von Kunststoffimplantaten in der Orbita-Chirurgie. Ber Dtsch Ophthalmol Ges 75:225–229
15. Blodi FC (1959) Sympathetic uveitis as an allergic phenomenon with a study of its association with phacoanaphylactic uveitis and a report on the pathological findings in a sympathetic eye. Trans Am Acad Ophthalmol Otolaryngol 63:642–649
16. Boering G, Huffstadt AJC (1967) The use of dermal-fat grafts in the face. Brit J Plast Surg 20:172–178
17. Bosniak S, Sachs M, Smith B (1985) Temporalis muscle transfer: a vascular bed for autogenous dermis-fat orbital implantation. Ophthalmology 92:292–296
18. Bosniak SL (1986) Temporalis muscle transfer to provide vascular bed for autogenous dermis-fat orbital implantation. In: Welsley RE (ed) Techniques in ophthalmic plastic surgery, Wiley, New York, pp 258–261
19. Bullock JD (1983) Autogenous dermal-fat "baseball" orbital implant. Presented at the fourteenth annual meeting of the American Society of Ophthalmic Plastic and Reconstructive Surgery, Chicago, III 4.11.1983
20. Bullock JD, Brickman KR (1984) Dermis-fat graft in sokket reconstruction. Theoretical and experimental considerations. Ophthalmology 91:204–209
21. Callahan A (1966) Reconstructive Surgery of the eyelids and ocular adnexa. Aesculapius, Birmingham, Alab USA, pp 305–325
22. Callahan A (1974) Implants, sockets and prevention in management on socket contraction. In: Symposium of Surgery of the Orbit and Adnexa. Trans New Orleans Acad Ophthalmol, Mosby, St. Louis, pp 137–149
23. Callahan A (1976) Contracted and deformed sockets. In: Soll DB (ed) Management of complications in ophthalmic plastic surgery. Aesculapius, Birmingham, Alab USA, pp 345–358
24. Callahan MA, Callahan A (1979) Ophthalmic plastic and orbital surgery. Aesculapius, Birmingham Alab USA, pp 42–54, 134–141
25. Callahan M (1988) Management of the anophthalmic sokket: Evisceration, enucleation and exenteration. In: Devron HC (ed) Audio Journal Review: Ophthalmology, 14:1
26. Conn H (1981) Optic nerve clipping for hemostasis during enucleation. Ophthalmic Surg 12:352–354
27. Collin JRO, Moriarty PAJ (1983) Management of the contracted socket. Trans Ophthalmol Soc UK 102:93–97
28. Collin JRO (1983) A Manual of systematic eyelid surgery. Churchill Livingstone, London

29. Collin JRO (1987) Surgical techniques for the contracted socket. Orbit 6:101–103
30. Crocenzi F (1972) Successful filling of atrophic half of leg with a dermal-fat graft. Plast Reconstr Surg 49:351–353
31. Csapody J von (1935) Eine neue Höhlenplastik mit entzweigeteiltem Hautlappen. Z Augenheilk 87:114
32. Dortzbach RK (1976) Socket reconstruction: what really happens. Trans Am Acad Ophthalmol 81:583–586
33. Dortzbach RK, Callahan A (1970) Advances in socket reconstruction. Am J Ophthalmol 70:800–813
33a. Dryden R, Leibsohn J (1978) Post-enucleation orbital implant extrusion. Arch Ophthalmol 96:2064–2065
34. Duke-Elder S (1964) Cryptophthalmos (Ablepharon). In: Duke-Elder S (ed) System of ophthalmology, vol III. Kimpton, London, pp 829–834
35. Duke-Elder S (1964) Congenital deformities of the eye-anomalies in organogenesis. In: Duke-Elder S (ed) System of ophthalmology, vol III. Kimpton, London, pp 415–429
36. Duke-Elder S (1965) Mucocutaneous eruptions. In: Duke-Elder S (ed) System of ophthalmology, vol VIII. Kimpton, London, pp 496–512
37. Duke-Elder S (1974) The bullous dermatoses. In: Duke-Elder S (ed) System of ophthalmology, vol XIII. Kimpton, London, pp 277–283
38. Duyse D van (1899) De l'anophthalmie congénitale. Arch Ophthalmol 19:412–429
39. Eitner E (1931) Fettplastik bei Gesichtsatrophie. Med Klin 27:612–613
40. Ellsworth RM, Haik BG (1985) Enucleation. In: Beyer CK, von Noorden GK (ed) Atlas of ophthalmic surgery. Thieme, Stuttgart, pp 3.27–3.41
41. Esser FS (1919) Epitheleinlage als konjunktivaler Ersatz. Klin Mbl Augenheilk 63:374–378
42. Esser FS (1916) Neue Wege für chirurgische Plastiken durch Heranziehung der zahnärztlichen Technik. Bruns' Beitr 103:547–551
43. Friberg TR (1982) Optic nerve retrieval after enucleation. Ophthalmic Surg 13:848–849
44. Frueh BR, Felker GV (1976) Baseball implant. A method of secondary insertion of an orbital implant. Arch Ophthalmol 94:429–430
45. Green WR, Maumenee AE, Sanders TE, Smith ME (1972) Sympathetic uveitis following evisceration. Trans Am Acad Ophthalmol Otolaryngol 76:625–644
46. Grüter W (1918) Orbitale Alkoholinjektion zur Beseitigung der Schmerzhaftigkeit erblindeter Augen. Ber Dtsch Ophthalmol Ges 41:85–89
47. Guberina C, Hornblass A, Meltzer MA, Saarez V, Smith B (1983) Autogenous dermis-fat orbital implantation. Arch Ophthalmol 101:2586–2590
48. Gundorova RA, Morozova OD (1980) Repairment of retrusion on the orbita-palpebral region using various homologous tissues (by anophthalmia). Acta Chir Plast (Prag) 22:24–31
49. Guyuron B, Labandter HP, Berlin A (1984) Fasciocutaneous flap, secondary axial pattern flap, and microvascular free flap in socket reconstruction. Ophthalmology 91:94–101
50. Guyuron B (1985) Retroauricular island flap for eye socket reconstruction. Plast Reconstr Surg 76:527–533
51. Härting F, Koornneef L, Peeters HJF, Gillissen JPA (1985) Complications in orbital implant surgery – worthy of mention? Orbit 4:105–109
52. Hanselmayer H, Ritzinger I (1978) Enukleation: Ursache des Verlustes von Orbitaimplantaten. Klin Mbl Augenheilk 172:196–200
53. Hatt M (1984) Augenärztliche plastische und Wiederherstellungschirurgie. Thieme, Stuttgart, S 144–154
54. Helveston EM (1969) Human bank scleral patch for repair of exposed or extruded orbital implants. Arch Ophthalmol 82:83–86
55. Helveston EM (1970) A scleral patch for exposed implants. Trans Am Acad Ophthalmol Otolaryngol 74:1307–1310
56. Hervouet F (1958) L'énucléation-éviscération. Bull Soc Ophtalmol France 71:508–513
57. Hippel E von (1906) Kryptophthalmus congenitus. Graef Arch Ophthalmol 63:25–38
58. Hirst LW (1984) Epibulbar tumors, pterygia, enucleation and evisceration. In: Rice TA, Michels RG, Stark WJ (eds) Ophthalmic Surgery. Butterworths, London Boston, pp 63–84
59. Hornblass A, Bosniak S (1981) Orbital cysts following enucleation: the use of absolute alcohol. Ophthalmic Surg 12:123–126
59a. Huber A (1955) Synopsis des Auges. In: Wissenschaftliche Tabellen, 5. Aufl. Geigy, Basel, S 324
60. Iliff CE, Iliff WJ, Iliff NT (1979) Oculoplastic surgery. Saunders, Philadelphia, pp 203–221
61. Jackson IT, Constanzo C, Marsh WR, Adham W (1988) Orbital extension in plagiocephaly. Br J Plast Surg 41:16–19
62. Karel I, Vondracek P, Novak V (1981) Rrvni zkusenosti se silikonovymi orbitalnimi implantaty (Initial experience with silicone orbital implants after enucleation of the eye). Cesk Oftalmol 37:281–284
63. Karesh JW, Putterman AM (1988) Reconstruction of the partially contracted ocular socket or fornix. Arch Ophthalmol 106:552–556
64. Kilp H, Heisig-Salentin B, Poss W, Thode C, Rogalla K (1987) Acute and chronic influence of benzalkonium chloride as a preservative. In: Febel (ed) Concepts in toxicology, vol 4: Drug induced ocular side effects and ocular toxicology. Karger, Basel, pp 59–63
65. Koornneef L (1977) Spatial aspects of orbital musculofibrous tissues in man. Swets and Zeitlinger, Amsterdam
66. Koornneef L (1981) Sectional anatomy of the orbit. Aeolus, Amsterdam
67. Lagrot F, Py M (1951) Chirurgie plastique réconstructive des paupières et des cavités orbitaires. Bull Soc Ophtalmol France LI:231–350
68. Lang J (1979) Orbita, Gefäße. In: Lang J (Hrsg) Gehirn- und Augenschädel. Springer, Berlin Heidelberg New York (Praktische Anatomie, Bd I/1B, S 525–537)
69. Latham WD, Tate HR (1970) Subconjunctival autogenous dermal graft to prevent extrusion of orbital implant. Plast Reconstr Surg 66:448–472
70. Lauber H (1910) Enukleation mit Fettimplantation. Zschr Augenheilk 23:426–431
71. Leaf N, Zarem HA (1972) Correction of contour defects of the face with dermal and dermal-fat grafts. Arch Surg 105:715–719
72. Leone CR (1982) Plastic Surgery. In: Spaeth GL (ed) Ophthalmic surgery. Saunders, Philadelphia, pp 638–652
72a. Lexer E (1925) 20 Jahre Transplantationsforschung in der Chirurgie. Arch klin Chir 138:251–302
73. Linberg JV, Orcutt JC, van Dyk HJL (1985) Orbital Surgery. In: Duane TD, Jaeger EA (eds) Clinical ophthalmo-

logy vol V, ophthalmic surgery (Weinstein GW) Harper & Row, Philadelphia, Chap 14
74. Liszauer AD, Brownstein S, Codere F (1987) Pyogenic granuloma on a dermis fat graft acquired anophthalmic orbits. Am J Ophthalmol 104:641–644
74a. Löhlein W, Tönnis W (1949) Die operative Behandlung der das Foramen opticum überschreitenden Sehnervengeschwülste. Graef Arch Ophthalmol 149:318–354
75. Loewe O (1913) Über Hautimplantation anstelle der freien Faszienplastik. Münch Med Wschr 24:1320
76. Manson PN, Ruas EJ, Iliff NT (1987) Deep orbital reconstruction for correction of post-traumatic enophthalmos. Clin Plast Surg 14:113–121
77. Marchac D, Cophignon J, Archard E, Dufourmentel C (1977) Orbital expansion for anophthalmia and micro-orbitism. Plast Reconstr Surg 59:486–491
78. Marchac D (1984) Intracranial enlargement of the orbital cavity and palpebral remodeling for orbito-palpebral neurofibromatosis. Plast Reconstr Surg 73:534–543
79. Marx G (1910) Über Fetttransplantation nach Evisceration und Enucleatio bulbi. Arch Augenheilk 66:15–24
80. Mawas E, Parizot H (1980) Le réfection du sac conjonctival de l'orbite anophthalme: un materiel nouveau: la sclere conservé. Bull Soc Ophtalmol France 80:865–866
81. McCarthy RW, Beyer CK, Dallow RL, Burke JF, Lesell S (1981) Conjunctival cysts of the orbit following enucleation. Ophthalmology 88:30–35
82. McCord CD (1976) The extruding implant. Trans Am Acad Ophthalmol 81:587–590
83. Meulen JC van der (1985) Reconstruction of a socket using a retro-auricular temporal flap. Plast Reconstr Surg 75:112–114
84. Meyer-Schwickerath G, Grüterich E, Weyers H (1957) Mikrophthalmussyndrome. Klin Mbl Augenheilk 131:18–30
85. Mikuni M (1971) Dermal fat grafts after ocular extirpation. Ganka Ophthalmology 13:711–714
86. Møller HU (1983) Efterundersøgelse af øjenukleerede patienter (Follow-up investigation of patients with enucleated eyes). Ugeskr Laeger 145:1528–1530
87. Morax S (1979) Enucléation – Eviscération. Réfection des cavités. Clin Ophthalmol Martinet 3:183–196, 197–206
88. Mueller FO (1976) Totaler Bindehautersatz durch ein Hauttransplantat und Lidrandwiederherstellung mit Hilfe einer Extensorsehne. Klin Mbl Augenheilk 169:621–624
89. Mules PH (1885) Evisceration of the globe, with artificial vitreous. Trans Ophthalmol Soc UK 5:200–206
90. Mustarde JC (1980) Repair and reconstruction in the orbital region, 2nd edn. Williams & Wilkins, Baltimore
91. Mutou Y (1979) Use of a silicone bag-gel prosthesis to fill in a supratarsal depression of the upper eyelid. Plast Reconstr Surg 62:862–865
92. Naquin HA (1956) Orbital reconstruction utilizing temporalis muscle. Am J Ophthalmol 41:519–521
93. Naumann GOH, Portwich E (1976) Ätiologie und letzter Anlaß zu 1000 Enukleationen. Klin Mbl Augenheilk 168:622–630
94. Neubauer H, Lemmen K (1982) Socket reconstruction after orbital surgery. Orbit 1:97–100
95. Neubauer H, Lemmen K (1980) Kombinierte plastische Operationen an Lidern, Bindehaut und Hornhaut. Ber Dtsch Ophthalmol Ges 77:287–292
96. Neuhaus RW, Baylis HI, Shorr N (1982) Complications at mucous membrane donor sites. Am J Ophthalmol 193:643–646
97. Nunery WR, Hetzler KJ (1985) Dermal-fat graft as a primary enucleation technique. Ophthalmology 92:1256–1261
98. Nunery WR, Hetzler KJ (1983) Improved prosthetic motility following enucleation. Ophthalmology 90:1110–1115
99. Okeefe M, Webb M, Pashby RC, Wagman RD (1987) Clinical anophthalmos. Br J Ophthalmol 71:635–638
100. Ortiz Monasterio F, Rodriguez A, Benavides A (1987) A simple method for the correction of enophthalmos. Clin Plast Surg 14:169–175
101. Paris GL, Spohn WG (1983) Repair of the contracted socket using RTV silicone as a stent for mucosal grafting. Ophthalmic Surg 14:671–674
102. Peer LA (1956) The neglected "free fat graft". Plast Reconstr Surg 18:233–250
103. Petrelli RL (1986) The dermis-fat graft in orbital soft tissue reconstruction. In: Wesley RE (ed) Techniques in ophthalmic plastic surgery. Wiley, New York, pp 248–252
104. Piffaretti JM (1982) Der Retraktor des Unterlides in der plastischen Ophthalmochirurgie. Klin Mbl Augenheilk 180:483–485
105. Przybyla VA, La Piana FG, Bergin DJ (1981) Fitting of the dermis-fat grafted socket. Ophthalmology 88:904–907
106. Putterman AM, Scott R (1977) Deep ocular socket reconstruction. Arch Ophthalmol 95:1221–1228
107. Putterman AM (1986) Orbital exenteration with spontaneous granulation. Arch Ophthalmol 104:139–140
108. Raflo GT (1984) Enucleation and Evisceration. In: Duane TD, Jaeger EA (eds) Clinical ophthalmology, vol V: Ophthalmic surgery (Weinstein GW), Harper & Row, Philadelphia, Chap 17
109. Reese AB (1958) Exenteration of the orbit with transplantation of the temporalis muscle. Am J Ophthalmol 45:386–390
110. Reese AB (1961) Exenteration of the orbit and repair by transplantation of the temporalis muscle. Am J Ophthalmol 51:217–227
111. Reynard M, Riffenburgh RS, Meas EF (1983) Effect of corticosteroid treatment and enucleation on the visual prognosis of sympathetic ophthalmia. Am J Ophthalmol 96:290–294
112. Robinson W (1955) Congenital anophthalmos. Am J Ophthalmol 39:400–403
113. Rodallec A, Krastinova D (1982) Le sac conjonctival de l'orbite anophtalme. J Fr Ophtalmol 5:687–698
113a. Rohen JW (1977) Morphologie und Embryologie des Sehorgans. In: François J, Hollwich F (Hrsg) Augenheilkunde in Klinik und Praxis, Bd 1. Thieme, Stuttgart, Kap. 1.1–1.56
114. Rohrschneider W (1945) Enukleation, Eviszeration, Stumpfbildung nach Entfernung des Auges. In: Thiel R (Hrsg) Ophthalmologische Operationslehre, Bd 3. Thieme, Leipzig, S 735–766
115. Rohrschneider W (1945) Das künstliche Auge. Operationen zur Herstellung einer prothesenfähigen Höhle (Höhlenplastik). In: Thiel R (Hrsg) Ophthalmologische Operationslehre, Bd 3. Thieme, Leipzig, S 767–792
116. Roper-Hall MJ (1980) Stallards eye surgery. Wright, Bristol, pp 262–268, 801–812
117. Rosatti B (1960) Revascularisation and phagozytosis in free fat autografts: an experimental study. Brit J Plast Surg 13:35–41
118. Rougier J (1968) Réfection des cavités orbitaires par greffe dermo-épidermique libre. In: Paufique L (ed) Progrès en ophtalmologie. Edition médicale Flammarion, Paris, pp 169–174
119. Rougier J, Tessier P, Hervouet F, Woillez M, Lekieffre M, Derome P (1977) Chirurgie plastique orbito-palpébrale. Masson, Paris New York Barcelona Milan, pp 261–268

120. Ruedemann AD (1952) Symposium: Orbital implants after enucleation. Summary. Trans Am Acad Ophthalmol Otolaryngol 56:42–43
121. Sacks JG, McLennan JE (1981) Transcranial enucleation for optic nerve tumor. Neurosurgery 9:166–168
122. Sanke RF, Collin JRO, Garner A, Packard RBS (1981) Local recurrence of choroidal malignant melanoma following enucleation. Br J Ophthalmol 65:846–849
122a. Schürmann K (1957) Transfrontale radikale Operation des Opticusglioms. Klin Mbl Augenheilk 130:408
122b. Schürmann K (1989) The development of orbital surgery from a neurosurgeon's viewpoint. In: Frowein RA et al. (eds) Head injuries. Springer, Berlin Heidelberg New York (Advances in Neurosurgery, vol 17, pp 1–14)
123. Seefelder R (1911) Verschiedene Demonstrationen aus dem Gebiet der Entwicklungsgeschichte und Mißbildungslehre des Auges. Ber Dtsch Ophthalmol Ges 37:353–357
124. Seefelder R (1912) Kryptophthalmus. Erg allg Pathol 16:519–521
125. Seefelder R (1914) Zur Pathogenese des Kryptophthalmus. Antwort an Günzburg. Klin Mbl Augenheilk 53:213–215
126. Schleffler MM (1951) Sympathetic ophthalmia following purulent endophthalmitis (postcataract). Am J Ophthalmol 34:1427–1430
127. Shore JW, McCord CD, Bergin DJ, Dittmar SJ, Maiorca JP, Lackland AFB (1985) Management of complications following dermis-fat-grafting for anophthalmic socket reconstruction. Ophthalmology 92:1342–1350
128. Shore JW, Burks R, Leone CR, McCord CD (1986) Dermis-fat graft for orbital reconstruction after subtotal exenteration. Am J Ophthalmology 102:228–236
129. Small RG, Lafuente H (1983) Exenteration of the orbit in selected cases of severe orbital contraction. Ophthalmology 90:236–238
130. Smith B, Obear M, Leone CR (1967) The correction of enophthalmus by glass bead implantation. Am J Ophthalmol 64:1088–1093
131. Smith B, Petrelli RL (1978) Dermis-fat grafts as a movable implant within the muscle cone. Am J Ophthalmol 85:62–66
132. Smith B, Nesi AF (1981) Practical techniques in ophthalmic plastic surgery. Mosby, St. Louis, pp 192–200
133. Smith B, Bosniak SL, Lisman RD (1982) An autogenous kinetic dermis-fat graft orbital implant. An updated technique. Ophthalmology 89:1067–1071
134. Smith B, Bosniak S, Nesi F et al (1983) Dermis-fat orbital implantation: 118 cases. Ophthalmic Surg 14:941–943
135. Soll DB (1971) Correction of the superior lid sulcus with subperiostal implants. Arch Ophthalmol 85:188–190
136. Soll DB (1974) Donor sclera in enucleation surgery. Arch Ophthalmol 92:494–495
137. Soll DB (1976) Management of complications in ophthalmic plastic surgery. Aesculapius, Birmingham, Alabama, pp 295–358
138. Soll DB (1982) The anophthalmic socket. Ophthalmology 89:407–423
139. Soll DB (1984) Discussion of paper (Bullock). Ophthalmology 91:206
140. Soll DB (1987) Evisceration with eversion of the scleral shell and muscle cone positioning of the implant. Am J Ophthalmol 104:265–269
141. Spaeth EB (1971) Congenital and surgical anophthalmia. Int Ophthalmol Clin 10:11–21
142. Spivey BE (1970) The Iowa enucleation implant. Trans Am Acad Ophthalmol Otolaryngol 74:1287–1295
143. Steinkogler FJ (1987) The treatment of the post-enucleated socket syndrome. J Craniomaxillofac Surg 15:31–33
144. Stellmach R (1976) Die Transplantation von Haut und Knorpel zur Herstellung prothesenfähiger Augenlider nach Bulbus- und Lidverlust. Fortschr Kiefer Gesichtschir 20:63–65
145. Tenzel RR (1982) Evisceration, enucleation and anophthalmic contracted socket. Trans New Orleans Acad Ophthalmol, pp 105–114
146. Tessier P (1968) Traitement chirurgical des malformations orbitofaciales rares. Chirurgie orthopédique de l'orbite. Karger, Basel New York, pp 338–341
147. Tessier P (1969) Expansion chirurgical de l'orbite. Ann Chir Plast 14:207–214
148. Tessier P, Krastinova D (1982) La transposition du muscle temporal dans l'orbite anophthalme. Ann Chir Plast 27:212–220
149. Thiel R (1939) Polyviolplomben zur plastischen Stumpfbildung nach Enucleatio bulbi. Klin Mbl Augenheilk 103:530–541
150. Thompson N (1960) The subcutaneous dermis graft. Plast Reconstr Surg 26:1–22
151. Trepsat F, Ravault M, Trepsat C (1983) La correction du creux supratarsal après énucléation. J Fr Ophtalmol 6:95–97
152. Tyers AG, Collin JRO (1985) Baseball orbital implants. A review of thirty-nine patients. Brit J Ophthalmol 69:438–442
152a. Uihlein A (1939) Use of the cutis graft in plastic operations. Arch Surg 38:118–130
153. Varene B (1984) Réfection de cavité orbitaire par greffe dermo-graisseuse. Indications – Résultats. Thèse Médicine, Rennes
154. Varene B, Morax S (1986) Réfection de cavité orbitaire par greffe dermo-graisseuse après énucléation. J Fr Ophtalmol 9:45–53
155. Vistnes LM, Iverson RE (1974) Surgical treatment of the contracted socket. Plast Reconstr Surg 53:563–567
156. Vistnes LM, Paris GL (1977) Uses of RTV silicone in orbital reconstruction. Am J Ophthalmol 83:577–581
157. Vrebos J (1971) La réconstruction chirurgicale des cavités orbitaires rétractées. Acta Chir Belg 68:393–401
158. Waardenburg PJ (1932) Das menschliche Auge und seine Erbanlagen. Martinus Nijhoff, Haag
159. Walter WL (1985) Update on enucleation and evisceration surgery. Ophthalmic Plast Reconstr Surg 1(4):243–252
160. Watson J (1959) Some observations on free fat grafts with reference to their use in mammaplasty. Brit J Plast Surg 12:263–274
161. Wesley RE, Egles M (1986) Reversed split-skin/dermis-fat composite graft for severely contracted sockets. In: Wesley RE (ed) Techniques in ophthalmic plastic surgery. Wiley, New York, pp 253–257
162. Woino T, Tenzel RR (1985) Pathology of an orbital dermis-fat graft. Ophthalmic Surg 16:250–253
163. Wexler SA, Frueh BR, Musch DC, Pachtman MA (1985) Exposure of tantalum mesh orbital implants. Ophthalmology 92:671–675
164. Wright JE, Stewart GB (1978) Orbital surgery. Int Ophthalmol Clin 18:149–167
165. Twicker C, Langer M, Grannemann D (1988) Die kernspintomographische Untersuchung orbitaler Erkrankungen mit Oberflächenspulen. Klin Mbl Augenheilk 192:317–324

# Sachverzeichnis Teil 1 und 2

Abflußkanälchen
  direkte **2**:162, 164
  indirekte **2**:162, 164
Ablatio retinae, s. auch Amotio retinae,
Netzhautablösung
  anatomische Daten **2**:350
  Differentialdiagnose **2**:353
    Begleitablatio **2**:352
    exsudative **2**:352
    fugax **2**:352
    Hämorrhagie, subhyaloidale **2**:353
    idiopathische **2**:339, 352
    „ohne Loch" **2**:382
    Retinoschisis **2**:353
    Traktionsablatio **2**:352
    „Windenblüten"-Ablatio **2**:344
  Genese **2**:339
  Gesamtsituation des Auges **2**:406
  Glaskörper
    Abhebung, hintere **2**:339, 481, 653
    Altersveränderungen **2**:339
    Syneresis **2**:339
  Hochwasserlinie **2**:343
  Patientengespräch **2**:354
  präoperative Maßnahmen
    Allgemeinuntersuchung **2**:353
    komplizierte ophthalmologische Befunde **2**:353f.
  Proliferation **2**:343
  Prophylaxe **2**:355ff.
  Untersuchungen, präoperative **2**:344ff.
    Anamnese **2**:344
      Biomikroskopie **2**:348f.
      Computer-Tomographie **2**:352
      Diaphanoskopie, transsklerale **2**:352
      Dokumentation **2**:355ff.
      Fluoreszenzangiographie **2**:352
      Foramensuche **2**:349
      Fragen des Untersuchers **2**:345
      Kontaktgläser **2**:348f.
      Ophthalmoskopie, direkte **2**:345
      Ophthalmoskopie, indirekte **2**:346ff.
      Symptomatik, initiale **2**:344
      Ultraschall **2**:352
      Vortäuschung einer Ablatio **2**:353
  Verlaufsformen **2**:343f.
  Verschluß der A. centralis retinae **2**:389, 410
  Vitreoretinopathie, proliferative **2**:344, 382, 407f., 411, 414f.
  Wiederanlegung der Netzhaut **2**:343
Ablatiochirurgie
  Diplopie **2**:413
  Drainage **2**:389f., 399, 400, 404, 407, 679

    Elektrolysepunktion **2**:375, 377, 380, 383f., 390f.
    Inkarzeration der Netzhaut **2**:391f.
    Komplikationen **2**:391
  Drainage
    Nicht-Drainage-Techniken **2**:389f., 399
    Punktion, „kontrollierte" **2**:391
    Regeln **2**:392
    „wash-out" **2**:392
  Erfolgsraten der Wiederanlegungschirurgie **2**:408
  Histoacryl **2**:420
  Innentamponade **2**:395, 404
  intravitreale Injektion **2**:393, 400
    Hyaluronsäure **2**:394, 399, 402f., 415, 417
    Hypotonie, intraoperative **2**:393, 395
    Luft, SF6, SF6-Luft-Gemische **2**:395, 399, 403, 407, 410, 416f.
    Komplikationen **2**:396
    Silikonöl **2**:396
  Kataraktextraktion, nach **2**:110
  Komplikationen
    frühe postoperative **2**:410
    intraoperative **2**:410
  Kompression der Vortexvene **2**:411
  Kunstlinsen, intraokulare
    Iris-Clip-Linse **2**:407
    Vorderkammerlinse **2**:407
  Lokalisator **2**:362
  „Macular pucker" **2**:413, 423
  persistierende Ablatio **2**:412
  Prophylaxe der idiopathischen Ablatio **2**:421, 652
    Komplikationen **2**:422
    Mißerfolg der Prophylaxe **2**:423
  Rezidivablatio, Operationen **2**:414ff.
  Schwierigkeiten, intraoperative **2**:408
  Skleranekrosen **2**:418, 420
  Spätkomplikationen **2**:412
  String-Syndrom **2**:411
  Verlauf, normaler postoperativer **2**:410
  Vitrektomie **2**:402f., 404, 407, 412f.
  Vitreoretinopathie, proliferative **2**:344, 382, 407, 411, 414f.
  Vortexvene **2**:361
  Wahl der Operationstechnik **2**:397ff.
    Beispiele für Wahl der Technik **2**:400ff.
      Ablatio mit großen Netzhautlöchern und vorangegangener Überbehandlung **2**:405
      Ablatio „ohne Loch" **2**:402
      Ablatio mit PVR in 1 Quadranten und kleinem Hufeisenriß **2**:402
      Ablatio bei Retinopathia praematurorum **2**:404

Ablatiochirurgie, Wahl der Operationstechnik,
    Beispiele für Wahl der Technik, äquatoriale
        Degeneration, Hufeisen-, Rundloch 2:400
        Hufeisenriß, kleiner, multiple Rundlöcher in 3
            Quadranten 2:401
        Hufeisenrisse, obere, mit äquatorialen Degenerationen 2:400
        Maculaforamen mit Ablatio 2:404
        multiple Rundlöcher in beiden temporalen
            Quadranten 2:401
        Orariß 2:403
        Reablatio bei liegender Cerclage 2:405
        Riesenriß, nicht umgeklappt 2:403
        Schisis-Ablatio 2:403
        Traktionsablatio durch Netzhautinkarzeration
            2:405
        untere Hufeisenrisse mit äquatorialer Degeneration 2:400
        Vergleich verschiedener Wiederanlegungstechniken 2:397f.
    Wiederanlegungschirurgie
        Cerclage 2:382ff., 387f., 398ff., 400ff., 404f.,
            406f., 410f., 413f., 415, 417f.
            Fehler 2:385
            Kombinationsoperation 2:386ff.
            Modifikationen 2:385
        Darstellung des Operationsfeldes 2:361f.
        Instrumente 2:364
        Komplikationen 2:364
        Lokalisation der Foramina 2:362
        Plomben, episklerale („Exoplante") 2:364ff.,
            399, 403, 410f., 416f., 418f.
            Ballonplomben 2:372
            Dura mater-Plomben 2:369, 372, 386ff., 399,
                412ff.
            Fehler 2:372
            Form 2:371
            Größe 2:371
            kompressible 2:366, 400, 407, 412f.
            limbusparallele 2:365, 369, 371, 401, 405
            meridionale 2:365, 367, 371, 400
            Nachbehandlung 2:372
            nichtkompressible 2:366, 400, 413
        Retinopexien 2:354ff.
            Diathermiekoagulation 2:359f., 379
                Rißverschluß („Keep off"-Technik) 2:357
            Komplikationen 2:357
            Kryokoagulation 2:357, 359, 384, 398, 402,
                406, 417
            Photokoagulation 2:355, 356, 398, 404, 415f.
                Argonlaser 2:355ff., 433, 469
                Kryptonlaser 2:355
                Xenonkoagulator 2:355, 357
        sklerale Ankerfäden 2:363, 370ff., 383, 416
        Sklararesektion, lamelläre, und -einfaltung
            2:378ff., 398, 401f., 404f., 414, 416f., 418
            Fehler 2:381
        Taschen, intrasklerale („Implantate") 2:373ff.,
            377, 397, 399, 403f., 418
            episklerale 2:375ff., 377, 405
            Modifikation der Implantattechnik 2:377f.
Abrasio corneae 1:499
Adenokarzinom 1:131
Aderhautrupturen 2:560
Aderhautschwellung 2:458

Allgemeinanästhesie
    Arrythmie, intraoperative 1:88
    Atropingabe bei Glaukom 1:87
    Augenstellung 1:88
    Beeinflussung elektrophysiologischer Untersuchungen 1:88
    Druckanstieg im hinteren Augenabschnitt 1:86
        Bulbusverformung von außen 1:87
        kontrollierte Hypotension 1:87
    Forderungen des Augenchirurgen 1:84
    Indikationen und Kontraindikationen 1:84
    intraokularer Druck 1:85
    Nachsorge 1:94
    Patienten extremer Altersgruppen 1:92
        Patienten hohen Lebensalters 1:93
        Säuglinge und Kleinkinder 1:92
    Reflex, okulokardialer 1:87
    Technik und Methodik bei Augenoperationen 1:90
        intraokulare Operationen 1:91
        Operationen ohne Eröffnung des Augapfels 1:90
    Vorbereitung des Patienten 1:89
    Wirkungen fachspezifischer Medikation 1:89
    Zwischenfälle 1:95
        maligne Hyperthermie 1:96
Alphabetsymptome
    s. Buchstabenphänomene 1:406
Amblyopie 1:401
Analgetika 1:54, 55
Anästhesie
    allgemeine 1:51, 52
    Anatomie 1:58, 59
    lokale 1:51, 52
    Orbitachirurgie 2:714
    Tropfanästhesie 1:62
    Wahl des Verfahrens 1:51
Anatomie, chirurgische
    Augenmuskeln, s. dort
    Iris 1:604
    Konjunktiva 1:344
    Kornea 1:492
    Lider 1:107ff.
    Limbus 1:334
    Lokalanästhesie 1:58, 59
    Orbita 1:114
    Sklera 1:335
    Tränenorgane 1:272ff.
    Ziliarkörper 1:633
Aneurysmen, arterielle retinale 2:454
Angiomatosis retinae (Hippel-Lindau) 2:440,
    454ff.
„Anlage duct" 1:278ff.
Anophthalmus
    angeborener 2:768
    „klinischer" 2:769
Ansatzstück, Handmagnete 2:641
Antibiotika, präoperativ 1:49
Antibiotikaprophylaxe 2:591
Aphakieglaukom 2:112
Aponeurose des Lidhebers 1:113
Applikationstechnik 2:466ff.
Arteriographie der Orbita 2:713
Asthenopie 1:401
Astigmatismus
    operative Korrektur 1:597f.
Atropinwirkung auf Trabekelwerk 2:163

aufgehobene Vorderkammer 2:644
Aufklärung
　Aufklärungspflicht 1:44
　Dokumentation 1:46
　Minderjährige 1:45
Augapfel, Meßdaten 2:739
Augenbank 1:555
Augendruck und Hornhautdicke 2:221
Augendruck, i. o. Regelsystem 2:161
Augendrucksteigerungen, sekundäre 2:574
Augenmuskeln
　Anästhesie 1:413, 417
　Anatomie, chirurgische
　　Blutversorgung 1:421
　　Innervation 1:420
　　M. obliquus inferior 1:450
　　M. obliquus superior 1:441
　　M. rectus inferior 1:436
　　M. rectus medialis 1:420
　　M. rectus superior 1:436
　　Tenon-Kapsel 1:421
　Anatomie, funktionelle
　　Mechanik 1:384
　-Chirurgie
　　Anästhesie 1:413, 417
　　Aufklärung 1:400
　　beidseitig, einseitig 1:403
　　Bindehautöffnung
　　　Komplikationen 1:437, 442, 472, 474
　　Bindehautrücklagerung 1:425
　　Bindehaut-Tenon-Präparation 1:404, 413
　　Indikationen
　　　A-Phänomen
　　　　mit Deorsoadduktion 1:407
　　　　ohne Deorsoadduktion 1:408
　　　Abduzensparalyse 1:410
　　　Abduzensparese 1:410
　　　Amblyopie 1:410
　　　Begleitschielen 1:403
　　　Brown-Syndrom 1:414
　　　　M. obliquus superior-Klick 1:414
　　　Buchstabenphänomene 1:406ff.
　　　Computer 1:471
　　　Duane-Syndrom 1:413ff.
　　　endokrine Orbitopathie 1:413
　　　Esodeviation 1:403ff.
　　　　konsekutive 1:416
　　　Exodeviation 1:405ff.
　　　　Inkomitanz, laterale 1:405
　　　　konsekutive 1:416
　　　Heberlähmung 1:415
　　　Höhenschielen, s. Vertikaldeviation 1:408
　　　justierbare Naht 1:413
　　　Kopfzwangshaltung, frühkindliches Schielen 1:409
　　　Lähmungsschielen 1:410
　　　Lambda-Phänomen 1:408
　　　M. obliquus superior-Klick, s. Brown-Syndrom 1:414
　　　Muskelfibrose 1:413
　　　　Amotiooperation 1:413
　　　　Augenmuskeloperation 1:413
　　　myogene Paresen 1:413
　　　Nystagmus 1:415
　　　Okulomotoriusparese 1:412
　　　Fehlregeneration 1:412
　　　Lidmotorik 1:412
　　　Operationszeitpunkt 1:417
　　　Orbitafraktur 1:413
　　　passive Beweglichkeit, s. Traktionstest 1:413
　　　Pendelnystagmus 1:416
　　　Restwinkel 1:416ff.
　　　Retraktionssyndrom, s. Duane-Syndrom 1:431 ff.
　　　Senkerlähmung 1:415
　　　Tenon-Plastik 1:413
　　　Traktionstest 1:413
　　　Trauma 1:413
　　　Trochlealäsion 1:413
　　　Trochleaplastik 1:413
　　　Trochlearisparese 1:411
　　　Übereffekte 1:406ff.
　　　V-Phänomen
　　　　mit Sursoadduktion 1:407
　　　　ohne Sursoadduktion 1:407
　　　Vertikaldeviation
　　　　assoziierte 1:408
　　　　dissoziierte 1:408
　　　X-Phänoemen 1:408
　　　Y-Phänomen 1:408
　　　zyklisches Schielen 1:410
　　　Zyklodeviation 1:409
　　　Zyklotropie 1:409
　Instrumente 1:418ff.
　Komplikationen
　　Bindehaut 1:473
　　Bindehautdehiszenz 1:473
　　Bindehauteröffnung
　　　Einriß 1:442
　　　Levator, Läsion 1:437
　　　Übergangsfalte, Läsion 1:437
　　Bindehautzyste 1:474
　　Fadengranulom 1:474
　　Faltung
　　　Brown-Syndrom, konsekutives 1:407, 411, 449
　　　Skleraperforation 1:448, 455
　　Fettprolaps 1:427, 473
　　Hämorrhagien 1:472
　　Hornhaut, Dellen, Infiltrate 1:473
　　Ischämie, Vorderabschnitt 1:403, 461, 474
　　Levator, Läsion 1:474
　　Lidspalte 1:438
　　Muskelpräparation 1:427, 438
　　　M. obliquus inferior, Denervierung 1:438
　　　Narbenbildung 1:427
　　Muskelverlust 1:472
　　Myopexie, retroäquatoriale 1:434
　　　Brown-Syndrom, konsekutives 1:441
　　　Fettprolaps 1:433
　　　M. obliquus inferior, Denervierung 1:441
　　　Narbenbildung 1:433
　　　Skleraperforation 1:434
　　Nahtdehiszenz
　　　Bindehaut 1:473
　　　Muskel 1:473
　　Narkose 1:420, 473
　　Ophthalmoplegie, innere 1:474
　　Orbitaphlegmone 1:474
　　Panophthalmie 1:474

Augenmuskeln-Chirurgie, Komplikationen, Ptosis
1:474
    Skleraperforation 1:420, 472
    Skerektomie 1:427
    Tenon-Prolaps 1:425, 473
    Lähmungsschielen, Indikation 1:410ff.
    Muskelfibrosen, Indikation 1:413
    Muskelpräparation
        Blutstillung 1:427
        Fettprolaps 1:427
        Lidspaltenweite 1:438
        M. obliquus inferior, Denervierung 1:438
        M. obliquus inferior, Läsion 1:427
        M. obliquus superior-Sehne, Läsion 1:438
        M. rectus inferior, Technik 1:438
        M. rectus lateralis, Technik 1:426
        M. rectus medialis, Technik 1:426
        M. rectus superior, Technik 1:438
        Narbenbildung 1:427
    myogene Paresen, Indikation 1:413
    Myotomie, Wirkungsweise 1:403
    Nachsorge 1:474ff.
    Nahtmaterial 1:418ff.
    Nahttechnik, justierbare 1:413, 458, 460, 467
    Narkose, s. Anästhesie 1:413, 417, 473
    Nystagmus, Indikation 1:415ff.
    Okulomotoriusparese, Indikation 1:412
    Operationsdosierung
        Befund
            intraoperativer 1:470
            präoperativer 1:467
        Computer 1:471
        Esodeviation 1:468
        Exodeviation 1:469
        Federkonstante 1:393, 396, 467, 470
        Grenzwerte 1:391, 468
        M. obliquus inferior, Rücklagerung/Faltung
        M. obliquus superior, Rücklagerung/Faltung
        M. rectus lateralis, Resektion 1:468
        M. rectus lateralis, Rücklagerung 1:469
        M. rectus medialis, Resektion 1:469
        M. rectus medialis, Rücklagerung 1:468
        M. rectus superior, Rücklagerung/Resektion 1:469
        Nahttechnik, justierbare 1:467
        Revisionseingriffe 1:468, 470
        Schielwinkel, präoperativer 1:467
            Prismenabdecktest, Umrechnung 1:467
        Therapie, präoperative 1:467
        Traktionstest 1:470
        Transposition, Horizontalmotoren 1:410
        Umlagerungsoperation 1:468, 470
        Vertikaldeviation 1:469
        Zyklodeviation 1:469
    Operationstechnik
        Anästhesie 1:413, 417
        Ansatzverlagerung
            M. rectus lateralis 1:432
            M. rectus medialis 1:432
        Anteroposition, Retroposition
            M. obliquus inferior 1:454
            M. obliquus superior 1:446
        Bindehaut
            M. obliquus inferior 1:451
            M. obliquus superior 1:442
            M. rectus inferior 1:437

            M. rectus lateralis 1:422
            M. rectus medialis 1:422
            M. rectus superior 1:436
        Bindehautrücklagerung 1:425
        Bindehaut-Tenon-Präparation 1:424
        Blutstillung 1:419
        Brown-Syndrom 1:445
        Desinsertion
            M. obliquus inferior 1:455
            M. obliquus superior 1:446
        Fadenoperation, s. Myopexie 1:455
        Faltung
            M. obliquus inferior 1:435
            M. rectus lateralis 1:431
            M. rectus medialis 1:431
            mit Sehnenfalter, M. obliquus superior 1:450
            mit Spatel, M. obliquus superior 1:448
            Vorverlagerung, M. obliquus inferior 1:455, 457
            Vorverlagerung, M. obliquus superior, Dysplasie 1:450
        Gewebspräparation 1:419
        Instrumente 1:418
        Muskelpräparation
            Blutstillung 1:427
            M. rectus inferior 1:438
            M. rectus lateralis 1:426
            M. rectus medialis 1:426
        Myopexie, retroäquatoriale
            Brückenfaden 1:435
            falscher Faden 1:435
            Fettprolaps 1:435
            M. rectus inferior 1:440
            M. rectus lateralis 1:435
            M. rectus medialis 1:433
            M. rectus superior 1:440
            Muskelpräparation 1:433
        Nahtmaterial 1:418, 419
        Nahttechnik, justierbare 1:458, 460
        Narbenbildung 1:419, 427
        Randchirurgie, differenzierte
            M. obliquus superior 1:446
        Resektion
            M. obliquus inferior 1:455, 458
            M. rectus lateralis 1:430
            M. rectus medialis 1:430
            M. rectus superior 1:438
        Revisionseingriffe 1:464ff.
        Rücklagerung, Vorlagerung
            M. obliquus inferior 1:452
            M. obliquus superior 1:444
            M. rectus inferior 1:438
            M. rectus inferior/superior, Schlingen 1:439
            M. rectus lateralis 1:427
            M. rectus medialis 1:427
            M. rectus superior 1:438
        Sehnenpräparat, M. obliquus superior 1:443
        Skleranaht 1:419
        Tenotomie, Tenektomie, M. obliquus superior 1:446ff.
        Thermomyotomie, M. obliquus inferior 1:455
        Transposition
            Okulomotoriusparalyse 1:463
        Transposition, partielle

Sachverzeichnis Teil 1 und 2

Abduzensparalyse 1:461
M. rectus medialis-Paralyse 1:462
Okulomotoriusparese 1:461
Transposition, totale
Abduzensparalyse 1:461
Okulomotoriusparese 1:461
Zügelfäden 1:419
Operationszeitpunkt 1:417
Orbitafraktur, Indikation 1:413
passive Beweglichkeit, s. Traktionstest 1:433
Pendelnystagmus, Myeopexie, retroäquatoriale 1:416
Restwinkel, Indikation, Nachsorge 1:416, 417, 475
Retraktionssyndrom, s. Duane-Syndrom 1:413
Revisionseingriffe, Technik 1:466
Schielwinkel, Prismenabdecktest, Umrechnung 1:467
Schielwinkeländerung, postoperative 1:383, 396, 397
Senkerlähmung, Indikation 1:415
Therapie, präoperative 1:400ff., 467
Therapieziele 1:400
Trochlealäsion, Indikation 1:413
Trochlearisparese, Indikation 1:411
Übereffekte, Indikation 1:416
Vertikaldeviation
Dosierung 1:469
Indikation 1:408
Wirkungsweise 1:403
zyklisches Schielen, Indikation 1:410
Zyklodeviation
Dosierung 1:469
Indikation 1:409
Kreuzfixation 2:740, 743
Mechanik
Abduzensparese 1:393
Abrollstrecke 1:388, 396
Anatomie, funktionelle 1:384
Begleitschielen 1:389
Binokularsehen 1:383, 395
Bulbusdurchmesser 1:388, 397
Dehnungs-Spannungs-Kurve 1:387
Drehmoment 1:386, 388, 403
Fadenoperation, s. Myopexie 1:388, 394, 396
Federkonstante 1:385, 387, 388
Fusion, s. Binokularsehen 1:383, 395
Gebrauchsblickfeld 1:388, 391
Hebelarm 1:388, 396, 404
kombinierte Operation 1:390, 396
Myopexie, retroäquatoriale 1:388, 394, 396, 403
Operationsdosierung 1:385
Operationseffekte 1:389, 396
Orbitagewebe, passive 1:385, 387, 396ff.
Propriozeption 1:383
Refraktion 1:388
Resektion 1:393, 396, 403
Rücklagerung 1:388, 393, 396, 403
Schielwinkel, variabler 1:390
Schielwinkelveränderungen, postoperative 1:383, 395, 397
Verkürzung, s. Resektion 1:393, 396
Ausbildung eines Filterkissens 2:601
äußere Augenmuskeln, Verletzung 2:716

„Background"-Retinopathie 2:430
Barbiturate 1:53
Bariumsulfat, Tränenwege 1:285
Barkan-Membran 2:169
Basaliom, Lider 1:243f.
Basissekretion, Tränen 1:274
Belladonnaalkaloide 1:56
Bengalrosaprobe 1:280
Berstungen 2:568
Bindehautkontraktion 2:759
Binkhorst-Linsen 2:596
Biopsie
intraokulare 2:464
Orbita 2:713
Blepharochalasis 1:136
Blepharophimose 1:205
Blockaden
motorische 1:64
sensible 1:66
Blockexzision 2:471
Blow-Out-Fracture 2:568, 731f.
Blut-Kammerwasser-Schranke 2:159
Blutungen
Glaskörperchirurgie 2:483
unkontrollierte 2:653
Bowman-Lamelle 1:493
Brauenptosis 1:150
Britt-Pulslaser 2:286
Brown-Syndrom 1:407, 411, 414, 449
Buchstabenphänomene (A, V, X, Y, Lambda) 1:406ff.
Buckelung 2:692
bulbuseindellende Maßnahmen 2:677, 678
Bulbusverletzungen, schwerste 2:702

Caniculusprobe 1:282
Cataracta traumatica
nach Schnittverletzung der Hornhaut 2:595f.
Cerclage 2:644, 667, 679, 687, 692, 701
Chalazion 1:128ff.
Chalkose 2:620ff.
akute 2:622
chronische 2:617, 621
Elektroretinogramm 2:623f.
Klinik 2:620
Chirurgie retinochorioidaler Tumoren 2:463ff.
Biopsie 2:464
Diagnosemethoden, operative 2:463
Enukleation 2:472
extraokulares Tumorwachstum 2:474
Orbitaimplantat 2:473f.
präoperative Bestrahlung 2:473
Retinoblastom 2:474
Kryokoagulation 2:469f.
Messung 2:463f.
Photokoagulation 2:469
Tumoren
Applikationstechnik 2:466ff.
bulbuserhaltende Therapie 2:465
Komplikationen 2:467
Strahlenschutz 2:466
Tumorexzision 2:470
Blockexzision 2:472
Transillumination 2:470
Chorioidalablatio 2:436

chorioidale Gefäßproliferation 2:436
Chorioidea 2:340
   Aderhautabhebung 2:353, 411
   „Pflasterstein"-Degeneration 2:340
$^{60}$Co-Applikatoren 2:465, 468
$CO_2$-Molekularlaser 2:287
   Anwendungsprinzipien 2:288
Computertomographie 2:634, 712
Conjunctivitis lignosa 1:381
Corona serrata 2:211
„Cotton-wool-Herde" 2:430

Dakryoadenektomie 1:290f.
Dakryoadenotomie 1:290
Dakryolithe 1:316, 317
Dakryozystographie 1:284
Dakryozystorhinostomie 1:321 ff.
   bei Aplasie des Tränenganges 1:289
   interne 1:326
   Komplikationen 1:325
Daunomycin 2:699
Defektdeckung, Lider 1:245, 257f.
Dekompression, Orbita 1:232 f.; 2:728
Dermatochalasis 1:136 f., 138 ff.
Dermexfoliation 1:137
Dermis-Fett-Implantat, Entwicklung des 2:752
Dermis-Fett-Transplantate 2:749, 751
   sekundäre 2:754, 767 f.
Descemet-Membran 1:493
Desinfektion, präoperative 1:69
Desinsertion, Levatoraponeurose 1:204 f., 208 f.
Diabetes, Dauer 2:430
Diabetikerinnen, schwanger 2:432
diabetische Entgleisung 1:71, 75
diabetische Retinopathie 2:430
Diaphanoskopie 2:638, 652
   transpupilläre 2:639
Diathermie 2:440
   intrasklerale 2:451
   der Uvea 2:649
Diathermiekoagulation 2:437
   intrasklerale 2:437
Distraktionstest, Lider 1:106
Dokumentation der Patientenaufklärung 1:46
Doppeltperforierender Fremdkörper 2:644
Drei-Schnitt-Operation 1:296
Drucksteigerung im Augeninneren
   nach Alphachymotrypsin 2:180
   nach Kortison 2:179
   bei Linsenresten 2:180
   nach Staroperation 2:106
Duane-Syndrom 1:413
Durchleuchtung, transbulbäre 2:639
Durchschuß
   durch die Iris 2:629
   durch die Orbita 2:559
Dyelaser 2:440

Eales-Erkrankung 2:447, 519
Echographie
   Fremdkörper, intraokularer 2:636 f.
   Glaskörperchirurgie 2:482
   Orbita 2:712
Einäugigkeit, Schutzmaßnahmen 2:747
Eindell-Gonioskopie 2:174

Ein-Schnitt-Operation 1:295
Eisenpartikel, oberflächliche 2:628
Ektasie, tumorähnliche periphere 2:454
Ektropium 1:180ff.
   nach Blepharoplastik 1:158 f.
Elektroretinogramm 2:446, 482, 621, 684
Embolieprophylaxe 1:57
Endolaser 2:289
Endophthalmitis, posttraumatische 2:703
„Endophthalmodonesis 2:7
Entropium 1:163 ff., 367
Enukleation des Augapfels 2:738 ff.
   Augenmuskeln, Kreuzfixation 2:740
   Behandlung, postoperative 2:746 ff.
   bei retinochorioidalen Tumoren 2:472
   Dermis-Fett-Transplantat 2:750, 752
     primäre Implantation, Resultate 2:753 f.
     sekundäre Implantation 2:754, 767 f.
   Enukleation oder Eviszeration? 2:736 f.
   Komplikationen 2:748 ff.
   Kunstauge, Entwicklung 2:738
   Migration des Implantats 2:754
   Orbitaimplantat, Enukleation mit 2:738 ff.
     nach Allen 2:744, 747 f.
     Silikonkugel in Muskeltrichter 2:743 ff.
     skleraummantelte Hohlkugel 2:742 f.
   Orbitaimplantat, Enukleation ohne 2:738
   Platzhalter nach 2:750
   „transkraniale" 2:755
Epiblepharon 1:162
Epikeratophakie 1:589
epiretinale Fibrose 2:458
Epithelinvasion 2:112, 607
   Operationstechniken 1:647; 2:113
Epithelzysten 2:607
Erblindung nach Blepharoplastik 1:114
Esodeviation 1:404 ff.
Eversio puncti lacrimalis 1:183, 286 ff.
Eviszeration des Augapfels 2:755
   Implantation einer Hohlkugel 2:756 ff.
   Komplikationen 2:756
   Vor- und Nachteile der 2:737
Exenteratio orbitae 2:474, 725 ff.
Exodeviation 1:405 ff.
extrakapsuläre Extraktion der Linse 2:602
Exzision, sklerochorioideoretinale 2:471

Fadenentfernung 2:598
Fadenoperation, s. Myopexie 1:455
familiäre exsudative Vitreoretinopathie 2:451
Farbstofflaser 2:287
Farbstoffproben, Tränenwege 1:281
Fascia lata, Lidchirurgie 1:190 ff., 221 ff.
Fettentnahme
   Oberlid 1:153
   Unterlid 1:154 f.
Fibroplasie, epiretinale 1:477
Fibrose
   epiretinale 2:458
   proliferative 2:554
Filterkissendeckung 2:257
Filterkissenunterfütterung 2:259
Fistel, Tränensack 1:318
fistulierende Operationen
   allgemeine Empfehlungen 2:223

Bindehautlappen, Einriß **2**:226
   fornixständig **2**:228
   limbusständig **2**:223
Blutstillung **2**:229
Filterkissenruptur **2**:257
flache Vorderkammer **2**:253
Geschichte **2**:218
Goniotrepanation **2**:220
mit Hitzekoagulation **2**:219
Indikationen **2**:221
Iridektomie **2**:229
Iridenkleisis **2**:219, 234
Kataraktoperation bei Filterkissen **2**:262
mit Kauterisation **2**:238
   Ergebnisse **2**:240
   Indikationen **2**:238
   Komplikationen **2**:240
   Technik **2**:238
Komplikationen **2**:253ff.
Kunststoffimplantat **2**:250
luxurierende Filterkissen **2**:262
malignes Glaukom **2**:254
Nachbehandlung **2**:230
Narbenbildung, Therapie **2**:256
postoperative Katarakt **2**:262
präoperative Parazentese **2**:229
Prolaps von Ziliarfortsätzen **2**:229
Sinusotomie **2**:236
sklerokorneale Trepanation **2**:219, 231
Sklerotomie **2**:219, 233
Spätinfektion **2**:262
Trabekulektomie **2**:220
überschießende Drucksenkung **2**:259
Verklebungen, Therapie **2**:256
Wirkungsweise **2**:218
Wundverschluß **2**:226
flache Vorderkammer
   nach fistulierender Operation, Therapie **2**:253
Fluoreszeinnatrium, Tränenwege **1**:296
Fluoreszenzangiogramm, Venenverschlüsse **2**:445
fokale Koagulation **2**:433, 434, 436
Foramenlokalisation, intraoperative **2**:678
Freizeitverletzungen **2**:555
Fremdkörper
   Anamnese **2**:626
   -bohrer **2**:628
   Diagnose,
      Computertomographie **2**:634
      Diaphanoskopie **2**:630, 638, 652
      elektroakustisch **2**:638
      Elektroretinogramm **2**:623f.
      Kernspintomographie **2**:635f.
      Kontaktglas **2**:629
      Magnetprobe **2**:629
      Röntgenverfahren **2**:630ff.
      „Schußkanal" **2**:628ff.
      Stereo-Röntgen **2**:635
      Täuschungsmöglichkeiten **2**:639
      Ultraschall **2**:629, 634, 636, 644
   -größe **2**:624, 645
   -lokalisation,
      intraoperativ **2**:639
      präoperativ **2**:628ff.
   magnetische **2**:643ff.
   Magnetisierbarkeit **2**:629, 636f.

Nadel **2**:628
nichtmagnetische **2**:554, 653ff.
Fremdkörper-Chirurgie
   Diaphanoskopie **2**:652
   Diathermie **2**:649
   Einschuß, skleraler **2**:649
   Entwicklung **2**:553f.
   Fibrose, proliferative **2**:554
   Kryopexie **2**:652
   magnetischer
      Extraktion am Ort **2**:651f., 661f.
      Extraktion durch pars plana **2**:648f.
      Glaskörper **2**:647f.
      großer **2**:653
      Hornhautfremdkörper, tiefer **2**:645
      Iris **2**:647
      Linse **2**:647
      netzhautnaher **2**:650
      Vorderkammer **2**:645
      wandfixierter **2**:653
   nichtmagnetischer
      Extraktion mit Greifstab **2**:659
      Extraktion ohne Vitrektomie **2**:657ff.
      Glaskörper **2**:657ff.
      Komplikationen **2**:663
      kupferhaltiger **2**:653ff.
      Laborglas **2**:653f.
      retroziliarer **2**:660f.
      Vorderabschnitt **2**:654ff.
   Sklera, Eröffnung **2**:648ff.
Fremdkörperverletzungen des Auges **2**:615
   Einschußwunde **2**:643
   Hammer/Meißel-Splitter **2**:643
      infizierter **2**:643
      Primärversorgung **2**:643
      Richtlinien **2**:643ff.
   oberflächliche **2**:627f.
   Verhütung **2**:615
Frühkeratoplastik **2**:600

Gasauffüllung **2**:680, 682, 697
Gefäßeinsprossung, Hornhaut **2**:588, 598
Gefäßerkrankungen, retinale
   Diathermiekoagulation, intrasklerale **2**:437
   Kryokoagulation,
      Ergebnisse **2**:438
      Nachbehandlung **2**:438
      Retinopathia praematurorum **2**:450
      transkonjunktivale **2**:437
   Parameter der Photokoagulation **2**:435
      Aneurysmen, isolierte arterielle retinale **2**:454
      Coats-Erkrankung **2**:452
      Eales-Erkrankung **2**:447f.
      Makulopathie, diabetische **2**:433
      Miliaraneurysmen **2**:451f.
      Retinopathie, proliferative diabetische **2**:433
      Teleangiektasien **2**:453
      Venenastverschlüsse **2**:442
      Venenstammverschlüsse **2**:444
   Retinopathie, diabetische **2**:430ff.
      Background-Retinopathie **2**:430
      Makulopathie **2**:431
      neovaskuläres Glaukom **2**:432
      nichtproliferative **2**:430ff.
      proliferative **2**:432

Gefäßerkrankungen, Retinopathie, diabetische,
    Rubeosis
    iridis 2:432, 446f.
        Schwangerschaft 2:432
    Retinopathie, nichtdiabetische 2:440ff.
        Aneurysmen, isolierte arterielle retinale 2:454
        Angiom, kapilläres (Hippel-Lindau) 2:454ff.
            Komplikationen 2:457f.
        Anomalie-Mißbildungscharakter 2:440, 451ff.
        Coats-Erkrankung 2:452
        Eales-Erkrankung 2:447
        Erkrankungen, entzündliche 2:449
        Gefäßtumoren 2:440, 454ff.
        Hippel-Lindau-Erkrankung 2:455
        Makulaödem bei Venenastverschlüssen 2:444
        okklusiv-proliferative 2:440
        Retinopathia hämorrhagica 2:446
        Retinopathia praematurorum 2:449ff.
        Sichelzell-Retinopathie 2:447f.
        Venenastverschlüsse 2:441f.
        Venenstammverschlüsse 2:442f.
    Technik der Photokoagulation 2:433
        Argonlaserphotokoagulator 2:433
        disseminierte 2:433f.
        Dyelaserphotokoagulator 2:440
        Emissionsspektren 2:441
        Elektroretinogramm 2:446
        fokale 2:436
        Fluoreszenzangiogramm 2:445
        Gefäßproliferation, chorioidale 2:436
        Glaskörpertraktion 2:436
        Kryptonlaserphotokoagulator 2:433, 440
        Makulabereich 2:433
        Makulapucker 2:436
        panretinale 2:446
        Retrobulbäranaesthesie 2:433
        Sitzung, in einer 2:435
        Vitrektomie 2:436
        Xenonphotokoagulator 2:433
Gegenlichtvisus 2:5
Geschichte
    Keratoplastik 1:501
    Keratoprothese 1:567
    plastische Operationen 1:103
    Zyklektomie 1:368
Gesichtsfeldrest, glaukomatöser, Zusammenbruch nach
    Operation? 2:222
Gewebekleber
    Bindehaut 1:338
    Lederhaut 1:340
Ggl. shenopalatinum, Ausschaltung 1:291
Glashohlkugeln, als Orbitaimplantat 2:738, 741
Glaskörper 2:647, 676
    Abhebung, hintere 2:339, 481, 653
    Abschluß der Operation 2:537
    Basis 2:480f., 696
    Blutung 2:458, 481, 483f., 512f., 644, 685f., 690
    Grenzmembran, vordere 2:481
    Invasion, fibrovaskuläre 2:481
    metallotisch verflüssigter 2:649
    persistierender primärer 2:511
    -prolaps 2:649
    Verflüssigung durch Metallose 2:649
Glaskörperchirurgie
    Augapfelverletzung, nach 2:537

Diabetes mellitus 2:478, 482ff., 510, 513ff., 517ff.,
    522, 543, 545
Echographie 2:482
Elektroretinogramm 2:482
Gesichtsfeld 2:525
Glaskörperverlust bei Kataraktoperation 2:507
Glaukom, neovaskuläres 2:541
Glaukomoperation, und 2:504, 513
Indikationen 2:482ff.
intravitreale Medikation 2:538
Kapsulektomie 2:508ff.
Kataraktextraktion, vor Vitrektomie 2:510f.
Nadelbiopsie, diagnostische 2:504
Phakektomie 2:507ff.
Pseudophakos, Entfernung 2:510f.
Pupille, Dilatierbarkeit 2:501
Sektoriridektomie von hinten 2:511
Spaltlampenbeleuchtung 2:495
Vitrektomie
    Amotio, zentrale 2:530f.
    bimanuelle Technik 2:521
    Demontage der Hilfsinstrumente 2:536
    Diathermiekoagulation, zur Markierung
        2:528
    Endophotokoagulation 2:535
    Extremchirurgie bei „letzten" Augen 2:535
    Faseroptikbeleuchtung 2:496
    Geräte, verschiedene 2:491
    Hilfsinstrumente 2:490
    Hypotonia bulbi 2:525
    Indikationen 2:482ff.
    Infusionsdruck 2:531, 535
    Instrumentarium, Versorgung 2:538
    Kombinationsoperationen 2:484
    Komplikationen 2:538ff.
        peroperative 2:539ff.
        postoperative 2:541ff.
    Kontraindikationen 2:484f.
    Kryopexie 2:531
    Lichtprojektion 2:482, 525
    Lufttamponade 2:525f.
    Manipulationen im Subretinalraum 2:526
    Membrana hyaloidea post., Entfernung 2:516
    Mikro-Bipolardiathermie 2:492, 523
    Mikro-Instrumente
        motorisierte 2:489f.
        nichtmotorisierte 2:490f., 523
    Mikro-Stripper 2:488f., 523
    Nachbehandlung 2:538
    Naßfelddiathermie 2:491f.
    Netzhautablösung bei 2:484
    Netzhautablösung nach 2:525f.
    Netzhautlöcher 2:484
    Open sky 2:478
    Ophthalmoskopie, steroskopisch-indirekt 2:495,
        528, 533
    Panophthalmie 2:505, 514, 519, 541
    Panuveitis 2:520
    partielle, vordere 2:506
    Resultate 2:543ff.
    Riesenrisse 2:484, 525, 533ff.
    Silikonöl 2:535
    Standard-Stripper 2:487f.
    Standard-Zusatzinstrumente 2:487f.
    Steuergeräte 2:497ff.

subtotale 2:480, 509ff.
   mit nur einer Sklerotomie 2:511
     Strömungsverhältnisse bei 2:515
   technische Ausrüstung 2:485ff.
   Vorbereitung 2:500ff.
   Wasserkissen-Kontaktglas 2:493f.
   Windenblütenamotio 2:529f.
   Zugang, chirurgischer 2:502ff.
Glaskörperinkarzerationen 2:604
Glaskörperprolaps 2:649
Glaskörperrinde 2:481
Glaskörperschrumpfung 2:481
Glaskörperstränge 2:481
Glaskörperstruktur und -funktion 2:479
Glaskörpersubstitution 2:500
Glaskörpertamponade 2:480
Glaskörpertraktionen 2:436
Glaskörperverletzung 2:481
Glaucoma simplex
   Definition 2:167
   Druckhöhe 2:167
Glaukom
   angeborenes 2:168
     Kammerwinkel 2:169
   akutes, s. Glaukomanfall
   ohne Hochdruck 2:221
   Morphologie 2:159
   neovaskuläres 2:432
Glaukomanfall
   Disposition – Häufigkeit 2:173
   Iridektomie 2:209
   Manifestationsalter 2:173
   medikamentöse Vorbehandlung 2:209
   Notfallsituation 2:174
   Operationsplanung 2:209
   Pathomechanismus 2:172
   Pilocarpinwirkung 2:174
   verschleppter, Behandlung 2:214
   Wirkung der Iridektomie 2:173
glaukomatozyklitische Krise 2:179
Glaukomformen, Pathogenese 2:167ff.
Glaukomchirurgie
   Anästhesie 2:201
   anatomische Daten 2:183
   Basiswissen 2:185
   Eingriffe am Trabekelwerk 2:189
   fistulierende Operationen 2:218
   Indikationsempfehlungen 2:187
   bei kongenitalem Glaukom 2:189
   präoperative Diagnostik 2:189
   Laseranwendung 2:187
   Operationsergebnisse, Beurteilung 2:186
Goniospasis 2:206
Goniosynechie 2:593, 604
Goniotomie 2:191
   Ergebnisse 2:194
   Indikationen 2:191
   Komplikationen 2:193
   Nachbehandlung 2:193
   Operationsstrategie 2:193
   Techniken 2:192
Goniotrepanation, Vergleich mit Lasertrabekulo-
   plastik 2:246
Greifmanöver 2:647
große Fremdkörper 2:645

Hämangiom
   der Aderhaut 2:464
   kavernöses 2:454
Hämatokornea 2:577
Hammer-Splitter 2:643
hämolytisches Glaukom 2:179
Hämophthalmus 2:604
hämorrhagische Retinopathie 2:446
hämorrhagisches Glaukom 2:179
Handmagnete 2:640
   mit extrem kurzer Pulsdauer 2:640
   mit Impulssteuerung 2:643
Hasner-Klappe 1:278
Hauttransplantation, Lider 1:125, 182, 192f.
Heberlähmung 1:415
Heterophorie 1:400
hintere Netzhaut und Chorioidea 2:651
Hinterkammerlinsen, Implantationstechnik 2:145
Höhenschielen, s. Vertikaldeviation 1:408
Höhlenplastik (Wiederherstellung eines prothesen-
   fähigen „Bindehautsackes") 2:759ff.
   Anophthalmus 2:768f.
     Therapie 2:769f.
   Bindehautkontraktion 2:759f.
     akute 2:765
     chronische 2:763ff.
     partielle 1:169, 171ff., 366; 2:762
     totale 2:761ff.
   Kryptophthalmus 2:768f.
   Lippenschleimhautplastik 2:766
     Komplikationen 2:767
     postoperative Therapie 2:766
   Partielle Exenteration der Orbita
     Zustand nach 2:770
   Pemphigoid 2:761
     nichtoperative Therapie 2:762
     operative Therapie 2:762f.
   Platzhalter nach 2:764
Hohlkugeln, skleraummantelte 2:741
Hornhaut 2:606, 628
   s. Kornea
   Gefäßeinsprossung 2:588
   Wundheilung 2:582
Hornhautaufnähung, technische 1:544
Hornhautendothel, Spiegelmikroskopie 2:139
Hornhautgewebeverlust 2:600
Hornhautödem nach Staroperation 2:90
Hornhautwunden
   glatte 2:586
   mit Gewebeverlust 2:588
   mit Irisbeteiligung 2:589
   lamelläre 2:586
   zerfetzte 2:587
Hydrophthalmie 2:168
Hygiene im Operationsbereich 1:6
Hypersekretion, Tränen 1:280, 291f.
Hypotension, kontrollierte arterielle 2:470
Hypotonie des Augapfels 2:620
Hypotoniesyndrom 2:160, 573

Infektionsprophylaxe, systemische 2:581
Infiltrationsanästhesie 1:63
Innenpolmagnet 1:641, 642, 645
Instrumentarium 1:76; 2:685
   Mikrobiologie 1:77

Instrumentarium, Sterilisation 1:77
Instrumente 1:5, 9
  elektrisch betriebene 1:27
    Rotortrepan 1:32
  magnetische 1:29
    Handmagnet 1:30
    Innenpolmagnet 1:29
  pneumatisch betriebene 1:28
    Nadelhalter 1:28
    Saugnapf (Keratoplastik) 1:29
  Reinigung 1:5, 9, 34
Insulinpumpe 2:430
Intensivtransillumination 2:630
intraokulare Linsen, s. Kunstlinsen
Intraokularsonde an Handmagneten 2:640
Intraokular-Spatel zum Innenpolmagneten 2:642
intrasklerale Diathermiekoagulation 2:437, 451
Iridektomie 1:608; 2:207ff.
  Ergebnisse 2:214
  mit Photokoagulator 1:616
  historischer Rückblick 2:207
  Indikationen 2:208
  mit Laser 1:616
  Nachbehandlung 2:214
  optische 1:612
  periphere 1:611
    bei Keratoplastik 2:215
    Komplikationen 2:211, 214
    kornealer Zugang 2:212
    bei Linsenchirurgie 2:215
    bei Seclusio pupillae 2:215
    sklerokornealer Zugang 2:209
    bei vitreopupillarem Block 2:216
    bei Winkelblockglaukom 2:209
  sektorförmige 1:609
  mit Trabekulotomie 2:215
  in Verbindung mit anderen Eingriffen 1:609
Iridektomie, allgemeines zur Technik 1:608
Iridenkleisis
  basaler Irislappen 2:235
  Ergebnisse 2:236
  Funktionsprinzip 2:234
  Indikationen 2:234
  Komplikationen 2:235
  Nachbehandlung 2:236
  Operationstechniken 2:234
  Spätkomplikationen 2:236
  zweizipflige Iriseinklemmung 2:234
Iridodialyse 2:560, 570, 573, 577
  operative Korrektur 1:623
  traumatische 2:572
iridokorneales-endotheliales Syndrom 2:169
iridolentikulärer Block 2:175
Iridotomie 1:616
  obere radiale 1:617
  periphere 1:619
iridovitrealer Block 2:175
Iridozykloretraktion 2:268
Iris
  Anatomie, topographische 1:604
  Dickenmaße 1:604
  Fremdkörper auf der 2:647
  Funktion 1:604
  Morphologie 1:604
  Nachbarschaftsbeziehungen 1:604

Pharmakologie 1:606
Synechienlösung 1:626
Wundheilung 1:606
Irisdiaphragma, tangentiale Beleuchtung 2:173
Irisinkarzeration 2:589
Irisnaht 1:619, 620; 2:594
  bei eröffneter Vorderkammer 1:622
  ohne Schnitteröffnung der Vorderkammer 1:622
Irisplastik 2:592
Irisprolaps 2:589, 591
Iristumoren
  Exzision 1:627
    von der Basis aus 1:629
    von der Pupille aus 1:629
  Irido-Gonio-Zyklektomie 1:631
  Operationsindikation 1:627
Irisverbrennung 2:457
Irisverletzungen 2:570
IRMA = intra-retinal microvascular abnormalities 2:430
ischämische Makulopathie 2:431, 432

$^{125}$J-Applikatoren 2:465
Jones-Test 1:180

Kältekoagulation 2:451
Kammerbucht 2:161, 654f.
  untere 2:656
Kammerwasser
  Abfluß 2:161, 162
  biologische Eigenschaften 2:159
  Minutenvolumen 2:159
  Produktion 2:159
  Zirkulation 2:159
Kammerwasserabfluß
  Behinderungen, primäre 2:167
  physiologische Bedingungen 2:161
Kammerwasser-Operationstrauma 2:160
Kammerwasserpassage, Behinderungen 2:171
Kammerwasserproduktionsminderung 2:270, 271
  Diathermiekoagulation 2:271
    Komplikationen 2:271
    penetrierende 2:271
    perforierende 2:271
  Indikation 2:270
  Kauterisation des Ziliarkörpers, direkte 2:272
  Kryoapplikation 2:273
    Ergebnisse 2:274
    Komplikationen 2:273
    Laserkoagulation 2:272
    Nachbehandlung 2:273
    Technik 2:273
  Reduktion der Ziliarkörperdurchblutung 2:275
  Ziliarkörperexzision 2:275
Kammerwasservenen 2:162, 165
Kammerwinkel 2:161ff.
  Entwicklungsfehler 2:168
  Medikamentenwirkung 2:171
  parasympatholytischer Effekt 2:171f.
  parasympathomimetischer Effekt 2:171f.
  unterer 2:646
  Ziliarmuskelwirkung 2:171
Kammerwinkelblock 2:173
Kanalikulodakryozystostomie 1:303
Kanalikuloplastik 1:302ff.

kapilläres Angiom, Netzhaut 2:454
Kapsuloiridektomie 1:614, 615
Katarakt 2:699
  angeborene 2:128
  bestes Lebensalter 2:5
  Blendung 2:5
  chronische Uveitis 2:5
  Diabetes 2:5
  hohe Myopie 2:5
  Makulopathie 2:5
  Sehvermögen 2:5
Kataraktoperation s. Staroperation
Kataraktoperation, extrakapsuläre 2:41 ff.
  bei Glaukom 2:123
  mit Goniotrepanation 2:123
  mit Trabekulotomie 2:123
Kataraktoperation, intrakapsuläre 2:15 ff.
  bei Glaukom 2:122
    einzeitig 2:122
    zweizeitig 2:122
Keratektasie 1:506
Keratektomie 1:499
  präparatorische 1:500
Keratoconjunctivitis sicca 1:114, 158
Keratoconjunctivits vernalis 1:380
Keratoepithelioplastik 1:509
Keratokyphose 1:590
Keratomileusis hyperoptica 1:588
Keratomileusis myopica 1:591
Keratophakie 1:582
Keratoplastik
  „à chaud" 1:512
  Geschichte 1:501
  Indikationen 1:502
  Nahtfixation 1:504
  primäre 2:588
  Spendermaterial 1:555
    allgemeine Anforderungen 1:556
    Aufbewahrung 1:561
    Gewinnung 1:558
    Organkultur 1:563
    Untersuchung 1:560
  mit Staroperation 2:126
  Terminologie 1:501
  Typen 1:502
Keratoplastik, lamelläre 1:502
  exzentrische 1:504, 509
  Indikationen 1:503
  Nachbehandlung 1:506
  auf „nackte" Descemet-Membran 1:508
  präparatorische 1:503
  Standardtechnik 1:504
  Variationen der Standardtechnik 1:503
  in Verbindung mit anderen Eingriffen 1:509
  Vergleich mit perforierender 1:503
  Vorzüge und Nachteile 1:511
Keratoplastik, perforierende 1:512
  bei Aphakie und Pseudophakie 1:530
  Behandlung von Komplikationen 1:534
  Ergebnisse 1:541
  exzentrisch tektonische 1:542
  bei exzentrischen Prozessen 1:524
  bei Glaukom 1:527
  Herstellung der Vorderkammer 1:518
  HLA-typisiertes Spendermaterial 1:531, 534

Immunprophylaxe 1:532
Immunreaktion 1:520, 532, 536
Indikationen und Kontraindikationen 1:512
mit Kataraktoperation 1:529
bei Kindern 1:526
kontralaterale, autologe 1:534
Nachbehandlung 1:520
Nahtlockerung 1:518, 520
nicht immunologische Risiken 1:540
postoperative Drucksteigerung 1:536
Qualität der Spenderhornhaut 1:540, 556
retrokorneale Membran 1:541
Rezidive der Grundkrankheit 1:540
Standardtechnik 1:513
technische Varianten 1:531
Transplantataustausch 1:520, 535
Transplantatgewinnung 1:513, 516
Trepane 1:519
Variationen der Standardtechnik 1:522
Vorzüge und Nachteile 1:536
Wundnaht 1:516
Zustand der Empfängerhornhaut 1:540
Keratoprothese
  Ergebnisse 1:578
  Fixation und Abdichtung 1:568
  Geschichte 1:567
  Komplikationen, intraoperative 1:577
    postoperative 1:577
    späte 1:577
  Material 1:568
  Modelle 1:569
  Operationsindikationen 1:570
  Operationstechniken 1:571, 572
    epikorneale Fixation 1:576
    epiretrokorneale Fixation 1:575
    intrakorneale Fixation 1:572
  Patientenaufklärung 1:570
  Prognose 1:570
  Spätkomplikationen 1:577
  Voraussetzungen 1:568, 570
  vorbereitende Eingriffe 1:571
Keratotomie, radiale 1:593
Kernspintomographie, Orbita 2:713
Kinderbrille 2:616
„klinischer" Anophthalmus 2:759, 769
Knochenfräsen 1:322
Knochensägen 1:322
Koagulation 1:25; 2:453
  disseminierte 2:433, 434, 435
    periphere 2:436
    in einer Sitzung 2:435
  fokale 2:433, 434, 436
  Laser 1:25
  im Makulabereich 2:433
  panretinale 2:446, 449
  Xenonlicht 1:26
  YAG-Laser 1:26
Koagulationsbehandlung 2:430
Koagulationsparameter 2:442, 444, 446, 448, 452, 454, 455
  Empfehlungen 2:447
  Expositionszeiten 2:441
  Herdgrößen 2:441
kombinierte Verletzungen 2:597

kongenitales Glaukom
　Barkan-Membran 2:189
　Descemetrisse 2:189
　Gonioskopie 2:189
　Hornhautödem 2:189
　Hornhautvergrößerung 2:189
　intraokularer Druck 2:190
　Papillenexkavation 2:190
　Schlemm-Kanal 2:190
　Verlaufsbeurteilung 2:190
Konjunktiva
　Anatomie 1:334
　Deckung der Hornhaut 1:338
　Defekte, Deckung 1:338
　Ektropium, kongenitales 1:378
　erworbene Melanosen 1:350
　Funktionen 1:334
　Gewebekleber 1:338
　Granuloma pyogenicum 1:342
　Hämangiome 1:344
　Kaposi-Sarkom 1:354
　Lappen
　　fornixständig 1:338
　　limbusständig 1:338
　Limbus (Anatomie) 1:334
　Lymphangiome 1:344
　lymphoide Hyperplasie 1:345
　Lymphome, maligne 1:345
　maligne epitheliale Tumoren 1:345
　maligne Melanome 1:351
　maligne, Nachbestrahlung 1:352
　maligne, Prognose 1:353
　melanozytäre Naevi 1:350
　Osteome 1:342, 344
　Papillome 1:342
　Parasiten 1:379
　Pemphigoid 1:381
　präkanzeröse Tumoren 1:345
　Präparationstechnik 1:336
　Probeexzision 1:351, 379
　Pseudotumoren, entzündliche 1:342
　Resektion bei Ulcus Mooren 1:378
　Rhabdomyosarkom 1:354
　Sarkome 1:354
　Schichten 1:334
　Schrumpfung, essentielle 1:381
　Symblepharon 1:362
　Transplantation
　　autologe 1:368
　　homologe 1:380
　Tumoren, epitheliale 1:346
　　Kryotherapie 1:348
　　melanotische 1:350
　　Nachbestrahlung 1:348
　　präkanzeröse 1:345
　　solide 1:342
　　Vorbestrahlung 1:352
　　zystische 1:341
　Verätzungen 1:361
　Verletzungen 1:369
　Wundverschluß durch Gewebekleber 1:338
　Wundverschluß durch Naht 1:338
　Zysten 1:341
Kontaktbestrahlungstechniken (Brachytherapie) 2:465
Kontaktlinsen 2:573, 596

Kontraktion des Bindehautsackes
　akute, Retraktion der Lider 2:765
　chronische 2:762
　partielle 2:760
　totale 2:760f.
Kontusion des Augapfels, Operationen nach
　Hämatokornea 2:577
　Iridodialyse 2:572ff.
　Irisverletzung 2:570
　Kontusionskatarakt 2:573f.
　Linsenluxation 2:574
　McCannel-Naht 2:577, 602
　Nachblutungen 2:576
　sklerale Wunde 2:569f.
　Spätkomplikationen 2:576
　Vorderkammerblutung 2:570f.
　Ziliarkörperläsion 2:573
Kontusionskatarakt 2:573
Kontusionsrosetten 2:573
Korepraxie 1:613
Kornea
　abnorme Radien 1:495
　Anatomie 1:492
　Bindehautdeckung 1:371
　Endothel 1:493
　Epithel 1:492
　Entzündungsmediatoren 1:497
　homologe Transplantation, Schicksal 1:498
　immunologische Sonderstellung 1:498
　immunologische Transplantatreaktion 1:498
　Inzision 1:499
　Maße 1:493
　Morphologie 1:492
　Nahtmaterial 1:496
　Narbenbildung 1:495f.
　Nerven 1:493
　Nervenregeneration 1:494
　Pannus 1:499
　Physiologie 1:492, 494
　postoperative Nahtlockerung 1:497, 504
　refraktive Chirurgie
　　Entwicklung 1:581
　　Kunststoffimplantate 1:591
　Thermokauterisation 1:501
　Transparenz 1:494
　Vaskularisation 1:497
　Wundadaptation 1:497
　Wundheilung 1:495f.
korneale Wunden 2:569
korneosklerale Inzision 1:499
Koronaranfall, intraoperativ 1:70
Kortisonglaukom 2:179
Kreuzstichnaht 2:35
Kriegsverletzungen 2:554
Kryoenukleation 2:473
Kryoextraktion der subluxierten Linse 2:575
Kryokoagulation
　bei Angiom, kapillärem 2:454
　bei chorioretinalen Tumoren 2:454
　bei konjunktivalen Tumoren 1:348, 352
　bei retinalen Gefäßerkrankungen 2:437
　bei Retinopathia praematurorum 2:450
　Endokryopexie der Netzhautrißränder 2:700
　im Bereich einer Cerclage 2:679, 692
　der peripheren Netzhaut (Glaukom) 2:278f.

Sachverzeichnis Teil 1 und 2

Kryopexie traumatischer Netzhautrisse  2:652, 692, 597
Kryptonlaser  2:433, 440
Kryptophthalmus  2:768
Kunstauge  2:746f.
 Beweglichkeit  2:739
 Historie  2:738
 Motilität  2:736
 Verlust nach Enukleation  2:751
Kunstlinsen
 Geschichte  2:131
 in Hinterkammer fixierte  2:134
 irisgetragene  2:134
 kammerwinkelgetragene  2:132
 Operationstechniken  2:140
 Typen  2:132
Kunstlinsenimplantation
 Anästhesie  2:139
 Brechkraftbestimmung  2:137
 nach i.c. Extraktion  2:140
 Hinterkammerlinsen  2:145
 Hypotonisierung des Augapfels  2:139
 Indikationen  2:135
 irisgetragene Linsen  2:144
 kammerwinkelgetragene Linsen  2:140
 in den Kapselsack  2:149
 Komplikationen  2:150
  Amotio retinae  2:154
  Endophthalmitis  2:152
  Hornhautdystrophie  2:153
  intraoperative  2:150
  Luxationen  2:152
  postoperative  2:151
  zystoide Makulopathie  2:154
 Okulometrie  2:137
 nach e.c. Operation  2:145
 Operationsvorbereitung  2:139
 präoperative Diagnostik  2:137
Kupferdrahtfragmente  2:561, 621, 658
Kupferfremdkörper, retroziliare  2:622
kupferhaltige Fremdkörper  2:658
 im prääquatorialen Glaskörper  2:660

Laborglasverletzung  2:562
Lähmungsschielen  1:402, 410ff.
lamelläre Hornhautwunden  2:586
Laser
 Iridoplastik, s. Gonioplastik
 Pupilloplastik, s. Gonioplastik
Lasereingriffe
 an Anhangsgebilden des Auges  2:295
 allgemeine Gesichtspunkte  2:287
 antiglaukomatöse  2:295ff.
  bei Sekundärglaukom  2:308
 in der Entwicklung  2:325
 im Glaskörper  2:292, 320
  Indikationen  2:320
  Kontraindikationen  2:320
  Schwierigkeiten  2:320
  Technik  2:321
 Goniophotokoagulation  2:305
 Gonioplastik
  Indikationen  2:304
  Komplikationen  2:304
  Technik  2:304

 Wirksamkeit  2:304
Infrarotlaser  2:328
Iridektomie/Iridotomie  2:299
 Argonioncnlaser  2:301
 Bewertung  2:301
 Indikationen  2:299
 Komplikationen  2:302
 Kontraindikationen  2:300
 Q-switched Laser  2:303
 Technik  2:301
 Wirksamkeit  2:302
Kapsulotomie
 Indikationen  2:315
 Komplikationen  2:316
 Technik  2:315
Kontaktgläser  2:289
Koremorphose  2:311
 Komplikationen  2:311
 Technik  2:311
 Wirksamkeit  2:312
Membranotomie
 Indikationen  2:316
 Komplikationen  2:317
 Technik  2:317
Membranotomie bei Pseudophakie
 Komplikationen  2:319
 Technik  2:318
 Wirksamkeit  2:319
Nachteile  2:294
optische  2:310ff.
 Iridektomie  2:310
  Indikationen  2:310
  Komplikationen  2:311
  Kontraindikationen  2:311
  Technik  2:311
  Wirksamkeit  2:311
physikalische Grundlagen  2:282
Photomydriase, Technik  2:312
„Photoradiation Therapy"  2:327
an der Pupille  2:293
Schutzmaßnahmen  2:329
Sicherheitsvorschriften  2:329
Strategien  2:287
Synechiolyse  2:314
 Komplikationen  2:315
 Schwierigkeiten  2:314
 Technik  2:314
 Wirksamkeit  2:315
Trabekulektomie  2:295
Trabekuloplastik  2:295
Ultraviolettlaser  2:328
Vergleich mit konventioneller Mikrochirurgie  2:291
Vorteile  2:292
wenig gebräuchliche Anwendungen  2:324
Zentrierung der Pupille, Technik  2:312
Zyklophotokoagulation transpupillare
 Indikationen  2:306
 Komplikationen  2:307
 Kontraindikationen  2:307
 Schwierigkeiten  2:307
 Technik  2:307
Zyklophotokoagulation, transsklerale  2:307
 Indikationen  2:308
 Komplikationen  2:308
 Technik  2:308

Lasereingriffe, Zyklophotokoagulation, Wirksamkeit
 2:308
Laserkeratoplastik 1:599
Laserkoagulation, panretinale 2:278
Lasertyp 1 2:282
Lasertyp 2 2:284
Lasertyp 3 2:286
Lasertyp 152 2:286
Laserwirkung
 photodisruptive 2:282, 284
  Gefahrenzonen 2:285
 physikalische Phänomene 2:286
 thermische 2:282
 unterschiedliche 2:282
laterale Orbitotomie nach Krönlein 2:716ff.
Leber-Miliaraneurysmenretinitis 2:440, 451, 452
Lederhaut, s. Sklera 1:335
Leichenbindehaut, lyophilisierte 1:365
Lentektomie 2:477
Lichtprojektion, Glaskörperchirurgie 2:482
Lidbändchen 1:277
 Reposition 1:294
Lidchirurgie
 Bindehauttransplantation 1:169, 170
 Bipolardiathermie 1:116
 Blepharoplastik
  Oberlid 1:137ff.
  Unterlid 1:152ff.
 Brauenptosis 1:151f.
 Chalazion 1:128, 130, 131
 Dermatochalasis 1:139ff.
 Dermexfoliation 1:137
 Diathermie, Lidhaut 1:116, 145
 Dokumentation 1:105
 Ektropium 1:180ff.
  Komplikationen 1:193f.
  kongenitales 1:180ff.
  Narben- 1:192f.
  paralytisches 1:188
   Fadenoperation 1:189
   Faszienzügeloperation 1:191
   Tarsoraphie 1:189
   Tarsusstütze (Dura) 1:177, 190
  Pathogenese 1:184
  Schwenklappenplastik 1:193
  seniles 1:183
   Keilexzision 1:193
   „Lazy-T" 1:187
   Straffung, kombinierte 1:185f.
   Tarsopexie, temporale 1:186
 Entropium 1:163ff.
  angeborenes 1:163
  Narben- 1:169ff.
   Duraimplantation 1:177
   Intermarginalplastik 1:174
   Komplikationen 1:178f.
   Lippenschleimhauttransplantation 1:171ff.
   Oberlid 1:173ff.
   Tarsusknickung 1:175
   Tarsustransplantation, autologe 1:171
   Tarsustransplantation, ipsilaterale 1:176f.
   umschriebenes 1:169
   vollständiges 1:170f.
  seniles
   Blepharotomie, transversale 1:167
   Dreiecksoperation 1:166
   kombinierte Operation 1:165
   Retraktorvorlagerung 1:168
   Tarsopexie, temporale 1:167
 Epiblepharon 1:162
 Epikanthus 1:123f.
 Eversio puncti lacrimalis 1:183, 186ff.
 Fettentnahme
  Oberlid 1:143ff., 155
  Unterlid 1:154
 Fettlappen 1:117
 Fett-Transplantation 1:127
 Hängefalten Unterlid/Wange 1:152, 156
 Hautlappen 1:121
 Hautnaht 1:117ff.
 Hautqualität 1:137
 Hauttransplantation, freie 1:125, 181, 192f.
 Hilfsschnitte 1:146f.
 Hordeolum 1:128
 Insellappen 1:117
 Keilexzision 1:131
 Klemmentechnik, Dermatochalasis 1:148f.
 Knorpeltransplantation 1:127
 Komplikationen nach Lidchirurgie
  Blepharoplastik 1:157ff.
  Chalazion 1:131
  Ektropium 1:193f.
  Entropium 1:178f.
  Kolobomverschluß 1:240f.
  Lidhautexzision 1:135
  Oberlidrekonstruktion 1:268f.
  Ptosis 1:225ff.
  Rücklagerung der Retraktoren 1:232
  Unterlidrekonstruktion 1:257
  Xanthom 1:134
 Konjunktiva, lyophilisierte homologe 1:126
 Lider, Anatomie 1:107ff.
 lidfaltenbildende Naht 1:141, 142, 148
 Lidkantennaht 1:120f.
 Lidkantenstraffung 1:149, 153
 Lidrekonstruktion 1:236ff.
  Basaliom 1:243f.
  Defektdeckung, Oberlid 1:258
   Oberlid Mitte 1:258
   Oberlid, nasal 1:262
   Oberlid, temporal 1:264
   Unterlid 1:245
   Unterlid, nasal 1:250
   Unterlid, temporal 1:251
  Dreischichtentransplantat 1:247
  freies Lidtransplantat 1:247
  Kolobom 1:236ff.
  Kombinationsplastiken 1:253ff.
  Schiebelappen, aus Unterlid 1:260f.
  Schwenklappen, temporales Oberlid 1:251f.
  tarsokonjunktivale Verschiebung 1:263ff., 265f.
  tarsomarginales Transplantat 1:239f., 261ff.
  Technik der Resektion 1:244
   Oberlid 2:266ff.
   Unterlid 1:255
  Transposition, transkonjunktivale 1:246, 258f.
  Tumordiagnose 1:242f.
  Tumorresektion, nach 1:242ff.
  vaskulär-gestielter Drehlappen 1:259f.
  Verschiebung von temporal 1:237ff.

Wangenrotationsplastik (Ersatz Oberlid) 1:266ff.
Wangenrotationsplastik (Ersatz Unterlid)
  1:255ff.
Lidretraktion 1:230ff.
  Rücklagerung, transkonjunktivale 1:231f.
  Rücklagerung, transkutane 1:232
Lifting-Programme 1:151
lipolytische Diathermie 1:143
Lippenschleimhautplastik 1:126, 169, 171ff.,
  365ff.; 2:763ff.
Mukotom 1:126
Orbitahämatom 1:158
orientalisches Oberlid 1:147
Ptosis 1:111f., 197ff.
  Bewertung 1:202
  Chirurgie am M. tarsalis sup. 1:217f.
  Desinsertion Levatoraponeurose 1:204f., 208f.
  Entwicklung der Chirurgie 1:203f.
  erworbene 1:199ff.
  Frontalissuspension 1:205, 221ff.
    Fascia lata 1:212ff.
    Silikon 1:221
  kongenitale 1:197f., 205
  Levatorresektion, transkonjunktivale 1:212ff.
    transkutane 1:209ff.
  Lidfaltennaht 1:209f.
  Lidheberabriß 1:206f.
  Pseudoptosis 1:201
  split level resection 1:219f.
  synkinetische 1:206
  Tarsuschirurgie 1:204
  Verkürzung von Tarsus und M. tarsalis sup.
    1:215f.
  Whitnall-Schlinge 1:112
Rotationslappen 1:117f.
Skleramaterial 1:117f., 230ff.
Spanntupfertechnik 1:181f.
Stiellappen 1:117f.
Subkutanplastik 1:116f.
Tarsusersatz 1:236
Tarsushypoplasie 1:178, 181
Tarsusnaht, direkte 1:245
Tränendrüse
  Prolaps der 1:150
  Schädigung bei Blepharoplastik 1:158
Transpositionslappen, periorbital 1:121
Trichiasis
  Elektroepilation bei 1:178
  Kryoepilation bei 1:178f.
Trochleaverletzung bei Blepharoplastik Oberlid
  1:157f.
Verband 1:127
Verletzungschirurgie, sekundäre der Lider 1:242f.
wichtige Strukturen 1:108
Wundversorgung, primär-plastische 1:241
Z-Plastik 1:123
Ligamentum pectinatum iridis 2:169
Limbus
  Anatomie 1:334
  chirurgischer 2:3
  Dermoid 1:354, 499
  Tumoren, angeborene 1:354
    degenerative 1:354
    maligne 1:346
Limbusregion, topographische Beziehungen 2:183

Linse
  dislozierte 2:116
  Kapsel 2:4
  Maße 2:4
Linsenabsaugung 2:55
Linsenchirurgie, anatomische Daten 2:3
Linsendislokation
  in Glaskörper, Operationstechnik 2:120
  in Pupillenbereich, Operationstechnik 2:117
  in Vorderkammer, Operationstechnik 2:117
Linsenektopie 2:181
Linsenextraktion
  Erysophak 2:27
  gestürzt 2:25
  Kapselpinzette 2:29
  rechtläufig 2:25
linsengefährdende Fremdkörper 2:655
Linsenläsion 2:457
Linsenluxation, traumatische 2:573, 574
Linsenreste
  im Glaskörper 2:100
  nach Staroperation 2:95
Linsenverletzung 2:629
Lipodermoid 1:344
Lokalanästhesie 1:58
  Anatomie 1:58, 59
  Bulbusperforation 2:72
  Hyaluronidasezusatz 1:62
  Komplikationen 1:70f.
  Oberflächenanästhesie 1:60
  Pharmakologie
    Infiltrationsanästhetika 1:61
    Lokalanästhetika 1:60
  retrobulbäre Blutung 2:72
  Technik
    Ausschaltung der sensiblen Innervation 1:66
    Blockaden 1:64, 67
    Blockanästhesie nach Atkinson 1:65
    Fazialisanästhesie nach O'Brien 1:64
    Infiltrationsanästhesie 1:63
    Lidakinesie nach van Lint 1:64
    parabulbäre Injektion 1:66
    Retrobulbäranästhesie 1:65
    Tropfanästhesie 1:62
  Überwachung und Sedierung bei 1:94
  Vasokonstringentien 1:62
Lokalisation intraokularer Fremdkörper 2:628ff.
  Täuschungsmöglichkeiten 2:639
Lyell-Syndrom 2:761, 765
Lymphdrainage, Lider 1:108

Magnete
  Forderungen an 2:639
  Handmagnet mit Impulssteuerung 2:643
  Innenpolmagnet 2:641, 645
  Intraokularsonde, Magnetspatel 2:640, 649,
    658
  Lidmagnete 1:189
  Magnetfeld 2:640, 642
Magnetprobe unter Ultraschallkontrolle 2:629
Magnetspatel 2:647, 650, 658
Makroaneurismen, arterielle 2:440
Makula pucker 2:436, 477
Makulaödem 2:441
  bei Venenastverschlüssen 2:444

Makulopathie
  diffuse exsudative 2:431
  fokale ödematöse 2:431, 433
  ischämische 2:431, 432
  ödematöse 2:438
  zystoide 2:431
malignes Glaukom 2:175
  chirurgische Therapie 2:255
  medikamentöse Therapie 2:254
McCannel-Naht 1:622; 2:573, 574, 602
Medizinrecht, Aufklärung 1:44–46
Meißelsplitter 2:560f., 643
Melanome der Uvea 2:472, 473
Meßgeräte für $^{32}$P-Test 2:463
Metallosen 2:564, 616ff.
  Biochemie 2:617
  Elektrophysiologie 2:617
Metastasierung 2:474
Mikrobiologie
  Kontrolle der Sterilisation 1:76
  präoperative Untersuchung 1:48
Mikrophthalmus 2:759, 786
Mikrotropie 1:401
„Minikeratoplastik", zentrale optische 1:534
Mobilisierbarkeit magnetischer Fremdkörper 2:638
Morbus Basedow 2:710
Morbus Coats 2:440, 451, 452
Morbus Eales 2:447, 519
Morphologie
  chronische Chalkose 2:625
  der Glaukome 2:159
  Siderose 2:619
Mouches volantes 2:501
Mukozele, Tränensack 1:289
M. corrugator supercilii 1:110
M. frontalis 1:110, 205, 221ff.
M. orbicularis oculi 1:110
M. procerus 1:110
M. tarsalis sup. 1:205
M. temporalis 1:110
myogene Paresen 1:413
Myopieglaukom 2:168

Nachbestrahlung der Orbita 2:474
Nachstar
  Absaugung 2:96
  Diszission 2:97
  Exzision 2:99
  Laserdisruption 2:98
  Operationstechniken 2:96
  regeneratorische Nachstarplatten 2:95
  regeneratorischer 2:608
Nachstar-Behandlung 2:95
Nachstarmembranen 1:609
Nachstarplatten, derbe 2:608
Nähte
  nach McCannel 1:622; 2:577
  nach McIntyre 2:585
Nahtinfiltrate nach Staroperation 2:89
Nahtmaterial 2:34, 569, 583, 597
  Bindehaut 1:338
  Hornhaut 1:496
  Lederhaut 1:340
  Lidchirurgie 1:117
Nahtruptur nach Staroperation 2:89

Nahttechnik, bei Verletzungen
  2:569, 570, 573, 575, 583, 587, 592, 596, 599
  Bindehaut 1:338
Nahtversorgung bei Hornhautperforation 2:584f.
Napfkucheniris 2:181
Narbenexzision am Lid 1:116
Narkose 1:4, 32
  Anästhesiearbeitsplatz 1:8
  Beendigung 1:6, 8, 33
  Einleitung 1:4, 8, 32
  Gerät 1:32, 33
Natriumhyaluronat 2:583, 602, 646, 647
Nävuszellnävus 1:132
Neodym-Yag-Laser 2:608
Neovaskularisationsglaukom 2:180, 278, 432
  Therapie 2:278
Netzhaut, s. auch Retina
Netzhautablösung 2:450, 682
  exsudative 2:458
Netzhautablösung bei Augapfelverletzungen 2:675ff.
  Bulbuseindellung 2:677ff.
  Bulbusverletzung, schwerster Grad 2:702
  Drainage 2:679
  Endophthalmitis, posttraumatische 2:703f.
  Foramenlokalisation 2:678
  Gastamponade 2:680
  Glaskörper 2:676
  Komplikationen 2:680f.
  Kontusionskomponente 2:676
  nach perforierender Verletzung 2:675
  Proliferation, epiretinale 2:676
  Prophylaxe und Therapie 2:689
  Riesenriß 2:700
Netzhautablösung bei posttraumatischer Vitreoretinopathie 2:696ff.
  Entfaltung der Netzhaut, hydraulische 2:697
  Glaskörperbasis 2:697ff.
  Komplikationen 2:698
  Retinotomie 2:698
Netzhautgefäßerkrankungen
  mit Anomalie- und Mißbildungscharakter 2:451ff.
  okklusiv-proliferative 2:440, 441
Netzhautlöcher, zentrale 2:689
Netzhautnägel 2:698
Netzhautnähte 2:650
Netzhautriß
  Genese 2:341
  Maculaloch 2:343
  Orariß 2:342, 343
  Riesenriß 2:342
  Rundloch 2:342
Neuroleptika 1:54
nichtdiabetische Gefäßerkrankungen 2:440
nicht-proliferative Retinopathie 2:430
Noteingriffe 1:44, 47
„no-touch"-Technik, Tumor-Enukleation 2:473
Nylon-Häkelplombe 2:739
Nystagmus 1:415ff.

Oberlidabriß 1:206f.
Occlusio pupillae 2:181
ödematöse Makulopathie 2:438
okklusiv-proliferative Netzhautgefäßerkrankungen
  2:440, 441, 448
okuläre Hypertension 2:221

okulokardialer Reflex 1:70
Okulomotoriusparese 1:412
Operationen nach Augapfelperforation 2:580ff.
   Allgemeinnarkose, Wartezeit 2:581
   Diagnostik 2:580f.
   Filterkissen, nach Verletzung 2:601
   Häufigkeit 2:580
   Hornhaut-Iris-Verletzung mit Linsenverlust 2:593ff.
   Hornhautwunden mit Irisbeteiligung 2:589ff.
   Hornhaut, Wundheilung 2:582
   Infektionsprophylaxe 2:581
   Iridektomie, sektorförmige 2:594
   Irisinkarzeration 2:589
   Irisnaht 2:594, 603
   Irisreposition 2:591
   Keratoplastik
      frühe sekundäre 2:600
      primäre 2:588f.
   Nachbehandlung 2:597ff.
   Prinzipien der Versorgung 2:581
   Pseudophakos-Implantation, simultane 2:598
   Sklerafistel 2:603
   Skleraperforation 2:581
   Skleraverletzung 2:598
   Spätkomplikationen 2:605ff.
      Epitheleinwachsung 2:607
      Linse, Nachstar 2:607ff.
      Sekundärglaukom 2:609
   Verbandlinsen 2:585f.
   Vorderkammer, Wiederherstellung 2:583
      Nahttechnik 2:583, 585ff.
      Natriumhyaluronat 2:583
   Wundklebung 2:586
   Wundversorgung
      sekundäre 2:599ff.
         Drucksteigerung 2:604
         Infektion 2:605
         Iris 2:601
         Linse 2:602f.
      zweizeitige 2:598
Operationsmikroskope 1:20; 2:553
   Beleuchtungssysteme 1:22, 23
   Lichtschädigung des Auges 1:22
   Mitbeobachtermöglichkeit 1:23
   optische Anforderungen 1:20
   Teileroptik 1:22
Operationsstuhl 1:11
Operationstisch 1:14
Ophthalmie, sympathische 2:556f., 610, 736f.
   Pathogenese 2:558
   Symptome 2:557
   Therapie 2:558
ophthalmochirurgische Operationseinheit 1:2, 7
   Aufhängung 1:11, 17, 19
   Beispiele 1:2, 37
   Bettenwarteplatz 1:4, 8
   Fernsehanlage 1:24, 30
   Gegensprechanlage 1:37
   Händedesinfektion 1:15
   Klimaanlage 1:26
   Muster-Raumprogramm 1:10
   Operationsräume 1:7
      Raumaufteilung 1:7
      Versorgung 1:8
   Organisations-Arbeitsplatz 1:31
   Personal
      Räume 1:9
      Vorbereitung 1:5
   technische Ausstattung 1:11
   technische Zentrale 1:9
   Videoübertragung 1:3
   Waschräume 1:8
   Zuschauer 1:3
ophthalmoskopische Kontrolle 2:639
   stereoskopisch-indirekt 2:495
Optikustumor 2:748
Orarisse, traumatische 2:560
„Oraspalt" 2:340
Orbita
   Anatomie, chirurgische 2:710
   Biopsie 2:713
   Computertomographie 2:712f.
   Dekompression 2:728ff.
   Durchschuß 2:559
   Echographie 2:712
   Entwicklungshemmung 2:769
   Exenteration 2:725
      Komplikationen 2:727f.
   Fettkörperschwund 2:736
   Fibrose 2:767
   Hämatom nach Blepharoplastik 1:158
   Kernspintomographie 2:713
   Röntgenuntersuchungen 2:711f.
   Untersuchungen, allgemeine 2:710f.
Orbitachirurgie
   Anästhesie 2:714f.
   Komplikationen 2:715
   Tränendrüsentumoren 2:724f.
Orbitafrakturen 1:413; 2:731ff.
   Blow-out-Fraktur 2:731ff.
   Komplikationen 2:733
Orbitaimplantat 2:736
   Entwicklung 2:738ff.
   Historie 2:738
   Meßdaten 2:739
   Migration 2:749, 754
Orbitopathie, endokrine 1:413
Orbitotomie
   laterale 2:716ff.
      Krönlein 2:716f.
      Krönlein-Reese-Burke 2:717
      Mikrochirurgie 2:721
      Stallard 2:717f.
   untere 2:723
   vordere 2:721ff.
      transkonjunktivaler Zugang 2:721f.
      transperiostaler Zugang 2:722f.
      transseptaler Zugang 2:722
   kombinierte Zugänge 2:723f.
Osteo-Odonto-Keratoprothese 1:576

Panophthalmie, Vitrektomie bei 2:504, 514, 519
panretinale Koagulation 2:446, 449
Parazentese 2:571
Parazenteseeffekt 2:159
Pars plana-Extraktion von Fremdkörpern 2:647ff.
   Eröffnung der Sklera 2:648
Pars plana-Vitrektomie 2:485ff.

Patient
    Abtransport 1:6
    Entscheidungsfähigkeit 1:45
    Minderjähriger 1:45
    Notfall 1:44, 47
    Vorbereitung 1:3
Patientenaufklärung 1:44ff.
Pathogenese
    der Glaukome 2:167
    der sympathischen Ophthalmie 2:558
Pathohistologie bei perforierenden Verletzungen 2:563
Pathophysiologie der Kammerwasserzirkulation 2:159
Pemphigoid 2:761
    nichtoperative Therapie 2:762
    operative Therapie 2:762
Pendelnystagmus 1:416
perforierende Keratoplastik mit Vorderkammerrekonstruktion 2:609
perforierende Verletzungen, Häufigkeit 2:580
perichorioidales Spatium 2:162
periphere Venenastverschlüsse 2:442
perkutane Bestrahlungstechniken (Teletherapie) 2:469
Permanentmagnete 2:640, 645
Phagozytose 2:162
Phakektomie 2:69, 478, 558
    Komplikationen 2:87
Phakoemulsifikation
    besondere Situationen 2:66
    Begründungen 2:66
    „Croissant-Technik" 2:62
    bei Glaukom 2:124
    Grundsätze 2:57
    Kernmobilisierung 2:59
    in der Pupillarebene 2:64
    Techniken 2:58
    Ultraschallschäden 2:86
phakogene Uveitis 2:100
Phakofragmentation 2:67
Pharmakologie
    Infiltrationsanästhesie 1:61
    Lokalanästhesie 1:60
    Pupille 1:606
Photodisruption eines Nachstars 2:608
Photokoagulation, bei retinalen Gefäßerkrankungen 2:433, 435, 440, 451, 454, 469
    prophylaktische 2:444
Phthisis bulbi 2:610
Physiologie der Kammerwasserzirkulation 2:159
Pigmentdispersionssyndrom 2:180
Pigmentepithelzyste
    Entfernung aus der Vorderkammer 1:649
Pigmentglaukom 2:180
Pigmentnävus, Lider 2:132
Pilocarpinwirkung auf Trabekelwerk 2:163
Pinozytose 2:162
Plateau-Iris 2:174
Platzhalter für Prothesenfähigkeit 2:764, 769
präkornealer Film 1:281
Prämedikation
    Analgetika 1:54, 55
    Barbiturate 1:53
    Beispiele für Erwachsene 2:56
    Belladonnaalkaloide 1:56

Embolieprophylaxe 1:57
Neuroleptika 1:54
Tranquilizer 1:53
Prellung
    direkte 2:568
    kleinflächige 2:559
primäre Keratoplastik 2:588
primäre Vitrektomie 2:702
primäre Wundversorgung, Augapfelperforation 2:582
primärer Verlust der Linse 2:593
„Proliferans" 2:478
„Proliferansamotio" 2:478, 516f.
    periretinale (MPP) 2:478
proliferative Fibrose 2:554
prophylaktische Photokoagulation 2:444
prothesenfähiger Bindehautsack
    Wiederherstellung eines 2:759
Pseudoexfoliationssyndrom 2:180
Pseudoexophthalmus 2:710
Pseudophakos-Implantation, simultane 2:596
Pterygium 1:355
    Rezidiv 1:358
        Nachbestrahlung 1:358
        lamelläre Keratoplastik 1:504
$^{32}$P-Test (Radiophosphortest) 2:463
Ptosis 1:111f., 197ff.; 2:751
Pupillarblock 2:172, 604
    sekundärer 2:181
    nach Staroperation 2:94
Pupille, optische Bedeutung 1:606

Radionukliddakryographie 1:286
„Reading vision" 2:478
Refraktion 1:388, 400
Regenbogenhaut, s. Iris
regeneratorischer Nachstar 2:608
Rekeratoplastik 1:530, 540
Rekonstruktion einer Pupille 2:602
Reposition von vitalem Irisgewebe 2:591
Restwinkel 1:416
Retina
    Altersveränderung 2:339f.
    Blessig-Iwanoff-Ödem 2:340
    Degeneration
        äquatoriale 2:340
        retikuläre 2:340
        vitreoretinale 2:340f.
    granuläre Formation 2:342
    „Schneckenspuren" 2:342
Retinoblastom 2:469, 474
retinochoriodidale Schranke 2:433
Retinopathia praematurorum 2:449
    Kryotherapie, Erfolge 2:450
Retinopathie, diabetische 2:430, 436, 438, 478, 513f., 515ff., 522
    hämorrhagische 2:446
    Koagulationsbehandlung, Ergebnisse 2:438
    nicht proliferative 2:430
    proliferative 2:430, 435
Retinotomie 2:698
Retrobulbäranästhesie 1:65; 2:433
Rezession des Kammerwinkels 2:560
Riesenmagnete 2:640, 641
Riesenrisse 2:682
Ringintubation 1:300f., 309

Ringmagnete 2:645
Röntgen-Aufnahme, skelettfreie 2:630
Röntgensichtgeräte 2:635, 639
Röntgen-Standard-Lokalisation von intrakularen
 Fremdkörpern 2:630
Röntgenuntersuchung, Orbita 2:711f.
Rosenmüller-Klappe 1:276
Rotationskeratoplastik, autologe 1:532
Rubeosis iridis 2:432, 446
$^{106}$Ru/$^{106}$Rh-Applikatoren 2:465, 466, 467, 472

„Sandwichblutung" 2:478
Saug-Spül-Gerät 2:602
Schilddrüsenfehlfunktion 2:711
Schirmer-Tests 1:280
Schlemm-Kanal 2:161, 163
 Binnenstrukturen 2:164
 Endothel 2:162
 -Kollaps des 2:177
 Meßwerte 2:183f.
Schlingenintubation 1:312
Schock, intraoperativer 1:71
Schranke, retinochorioidale 2:433
„Schußkanal" bei intraokularen Fremdkörpern
 2:628, 629, 630
Schutzbrille 2:616
Schwalbe-Linie 2:161
Seclusio pupillae 2:181
Sehverlust
 bei Blepharoplastik 1:158
 bei Orbitachirurgie 2:715
seitlich-untere Orbitotomie 2:723
Sektoriridektomie 2:594
sekundäre Operationen
 bei Drucksteigerung 2:604
 an der Hornhaut 2:599
 an der Iris 2:601
 an der Linse 2:602
 an der Sklera 2:603
 Wundversorgung 2:599
Sekundärglaukom 2:179ff., 576, 609
 hämolytisches 2:179
 hämorrhagisches 2:179
 hämosiderotisches 2:179
 phakolytisches 2:179
 uveitisches 2:179
SF 6 2:667
Sichelzellretinopathie 2:447
Sickerkissen 2:219
Siderose 2:618ff.
 Klinik 2:618
 medikamentöse Behandlung 2:619
 Morphologie 2:619
Silikonkugeln 2:738
Silikonhohlkugeln 2:741
Silikonöl 2:696, 699
Silikonölauffüllung 2:682, 684, 695, 697, 701
Silikonölentfernung 2:700
 bei Bulbusverletzungen 2:702
Sinusotomie, Operationstechniken 2:237
skelettfreie Aufnahmen 2:630
Sklera
 Anatomie 1:335
 Exzision 1:339
 Inzision 1:339

 lamelläre Präparation 1:339
 lyophilisierte, Transplantat 2:748
 Nahtverschluß 1:340
 Nekrose 2:376
 Staphylom 1:376
 Verletzungen 1:369; 2:596
 Wundverschluß durch Gewebekleber 1:340
Sklera-Doppellappenpräparation 2:649
Sklerafistel 2:603
skleragedeckte Fisteloperationen 2:241ff.
 Ergebnisse 2:246
 Goniotrepanation 2:242
 Indikationen 2:241
 bei kombinierten Eingriffen 2:247
 Komplikationen 2:243, 245
 Nachbehandlung 2:243
 Operationstechnik 2:243f.
 über Pars plana 2:246
 Trabekulektomie 2:241
Sklerainzisionen 2:648
skleraler Einschuß mit Glaskörperprolaps 2:644
Skleramantel, primärer 2:753
Skleraperforationen 2:581
Sklerarupturen
 gedeckte 2:569
 vordere 2:570
Skerasporn 2:161, 163
skleraummantelte Hohlkugeln als Orbitaimplantat
 primäre Implantation 2:742
 sekundäre Implantation 2:742
Sklerawunde
 Primärversorgung 2:691
 Sekundärversorgung 2:691
sklerochorioideoretinale Exzision 2:471
sklerokorneale Trepanation
 Ergebnisse 2:233
 Komplikationen 2:231
 Operationstechniken 2:231
Sondierung, Tränenwege 1:283
Spaltbildung der Lider 1:289
Spanntupfertechnik, Lidchirurgie 1:181f.
Spannungslinien der Haut 1:108f.
Spät-Keratoplastik 2:606
Sphinktereinrisse 2:570
Sphinkterotomie 1:616
spontane Abstoßung 2:619
Spülung, Tränenwege (diagnostisch) 1:282
stabförmige Fremdkörper 2:655
Stabilisierung
 des vorderen Augenabschnittes 2:649, 659
Staroperation, s. auch Kataraktoperation
 Abschluß 2:39
 Akinesie 2:11, 12
 Allgemeinnarkose 2:11
 Anästhesie, lokale 2:11
 Aufklärungsgespräch 2:9
 Bindehautlappen
  fornixständig 2:16
  limbusständig 2:16
 Blepharostase 2:13
 Bulbusstabilisierung 2:13
 chorioidale Effusion 2:83
 Einleitung 2:10
 Endophthalmitis
  Behandlung 2:103

Staroperation, Endophthalmitis, Diagnostik 2:102
  Häufigkeit 2:102
  Ursachen 2:102
 Endothelläsion 2:77, 84
 Eröffnen der Vorderkammer 2:15, 41
 Erysophakextraktion 2:27
 Expulsion von Augeninhalt 2:85
 expulsive Blutung 2:81
 extrakapsuläre 2:6, 7
  Absaugen der Rinde 2:50ff.
  Hinterkapselpolitur 2:53
  Iridektomie 2:48
  Kernexpression 2:48
  Nachsorge 2:68
  Parazentese 2:42
  Techniken 2:41 ff.
  Wundverschluß 2:68
 nach fistulierenden Operationen 2:125
 Flieringa-Ring 2:13
 Frühinfektion
  akute 2:101
  schleichende 2:101
 Geschichte 2:2
 Glaskörpervorfall 2:77, 81, 85
 Hypotonie des Bulbus 2:11
 Indikationen 2:4
  angeborene Katarakt 2:6
  einseitige Katarakt 2:6
  einziges Auge 2:6
  Kindesalter 2:6
 intrakapsulär 2:6, 7
  Techniken 2:15ff.
 intraokularer Druck 2:12
 Iridektomie 2:23
 Irisläsion 2:76, 84
 Irrigation and Aspiration 2:55
 Kanthotomie 2:14
 Kapselruptur 2:75, 84
 Kapsulektomie 2:43
 Kapsulorhexis 2:45
 mit Keratoplastik 2:126
 Kernexpression 2:46
 Komplikationen
  Drucksteigerung 2:106
  Endophthalmitis 2:101
  intraoperative 2:72
  postoperative 2:88
  präoperative 2:71
 korneale Inzision 2:16
 Kryoextraktion 2:25
 Lagerung des Patienten 2:12
 Linsenexpression 2:31
 Linsenluxation 2:76
 Nachbehandlung, medikamentöse 2:39
 Nachsorge 2:39
 Naht, Astigmatismus 2:38
 Nahtfehler 2:34
 Nahttechniken, Einzelknopfnähte 2:33
 Okulopression 2:11
 Phakoemulsifikation 2:57
 Pilzinfektion 2:102
  Diagnose 2:104
  Therapie 2:104
 präoperative Glaskörperpunktion 2:12
 Pupillenerweiterung 2:10
 Schnittführungen 2:21
 Schnittlagen 2:15
 Sedierung des Patienten 2:10
 Sicherungsnaht 2:23
 sklerale Inzision 2:16
 sklerokorneale Inzision 2:16
 Spätinfektion 2:101
 Spätkomplikationen
  Amotio retinae 2:110
  chronische Uveitis 2:106
  Linsenreste 2:95
  Nachstar 2:95
  sympathische Ophthalmie 2:111
  zystoides Makulaödem 2:107
 Vorbehandlung
  bei Glaukom 2:9
  bei intraokularer Entzündung 2:9
  bei schlechtem Allgemeinzustand 2:9
 Vorbereitung 2:9
  des Operationsfeldes 2:10
 Voruntersuchung
  allgemeine 2:9
  des Auges 2:9
 Wiederherstellung der Vorderkammer 2:31
 Wundverschluß 2:32
  Komplikationen 2:88
 Zonularuptur 2:84
 Zonulolyse 2:24
 Zügelnaht 2:13
Starschnitt
 ab externo 2:15
 ab interno 2:15
 besondere Situation 2:22
 Graefe-Schnitt 2:15
 Instrumente 2:23
Stase-Retinopathie, venöse 2:446
Stecksplitter am hinteren Pol 2:645
Stereo-Röntgenaufnahme 2:635
Sterilisation 1:9, 35
 Instrumente 1:77, 78
 Vitrektomie-Instrumentarium mit Ethylenoxid 2:501
Sternfaltenbildung 2:679
Stevens-Johnson-Syndrom 2:761, 765
Stichverletzung 2:601
Stirnmuskelplastik, Lidchirurgie 1:192, 203
Strahlenkörper, s. Ziliarkörper
Strahlenretinopathie 2:468
Strahlenschutz 2:466
Subluxation der Linse 2:574, 575, 577
Sulcus supratarsalis
 Volumenausgleich 2:751
sympathische Ophthalmie 2:610
 nach perforierender Verletzung 2:556
 nach Staroperation 2:111
systemische Infektionsprophylaxe 2:581

tarsomarginales Transplantat 1:236, 239f., 261ff., 265ff.
Tarsopexie, temporale 1:167, 186
Tarsushypoplasie 1:178, 181
Teleangiektasien 2:451, 453
 idiopathische juxtafoveoläre 2:440, 452
Tenon-Kapsel 1:334, 337; 2:742, 744, 745, 746
Tetanusprophylaxe 2:581

Sachverzeichnis Teil 1 und 2

Thermokeratoplastik 1:599
„Toxic lens syndrome" 2:151
Trabeculum ciliare 2:163
Trabeculum corneosclerale 2:163
Trabeculum cribriforme 2:161, 163
Trabeculum iridis 2:163
Trabekelband 2:161
Trabekelwerk 2:161
    Atropinwirkung 2:163
    Endothel 2:162
    Medikamentenwirkung 2:163
    Pilocarpinwirkung 2:163
    Ziliarmuskelwirkung 2:162, 163
Trabekulektomie
    mit Zyklodialyse 2:267
        Ergebnisse 2:268
Trabekuloplastik 2:295
    Indikationen 2:296
    Komplikationen 2:297
    Technik 2:296
    Voraussetzungen 2:296
    Wirksamkeit 2:298
Trabekulotomie 2:194ff.
    Ergebnisse 2:200, 201
    bei Erwachsenen 2:201
    bei Glaucoma chronicum simplex 2:201
    Indikationen 2:194
    mit Iridektomie 2:215
    Komplikationen 2:198, 201
    mit Linsenchirurgie 2:202
    Nachbehandlung 2:200
    Operationstechniken 2:194ff., 201
    Spätkomplikationen 2:202
Trachom 1:381
Traktion
    retroretinale 2:481
    vitreoretinale 2:563
Traktionsablatio 2:430, 458, 484, 564
Traktionsforamina 2:693
Tränenabfluß
    Canaliculusprobe 1:282
    Dakryozystographie 1:284
    Farbstoffproben 1:281
    Radionukliddakryographie 1:286
    Sondierung, diagnostisch 1:283
    Spülung, diagnostisch 1:282
    Stenosen 1:285, 302, 308, 318, 321
    Tränensee 1:293f.
Tränenapparat 1:107
Tränenaufrißzeit 2:281
Tränendrüse
    Alkoholinjektion 1:292
    Anatomie 1:273
    Denervation 1:292
    Durchtrennung Ausführungsgänge 1:292
    Innervation 1:273
    Prolaps der 1:150
    Schädigung bei Blepharoplastik 1:158
Tränendrüsentumoren, Chirurgie 2:724f.
Tränenfilm 1:335, 494
Tränennasengang
    Anatomie 1:277
    Aplasie, Atresie 1:289
    Mißbildungen 1:279
    nasale Intubation 1:314f.

Spülung 1:319
Stenose 1:318f.
Tränenorgane
    Anatomie 1:272ff.
    Mißbildungen 1:278
    Operationen
        Alkoholinjektion Tränendrüse 1:292
        Aplasie/Atresie
            Tränennasengang 1:289
            Tränenröhrchen 1:288
        Atresie, Tränenpünktchen 1:287
        Dakryoadenektomie 1:290
        Dakryoadenotomie 1:290
        Dakryolithen 1:316
        Denervation, Tränendrüse 1:292
        Ein-Schnitt-Operation 1:295
        Entzündungen, Tränensack 1:317
        Eversion, Tränenpünktchen 1:296
        Exstirpation, Tränensack 1:318
        Fremdkörper, Tränensack 1:317
        Ggl. sphenopalatinum, Ausschaltung 1:291
        Hyposekretion 1:292
        Kanalikulodakryozystotomie 1:303
        Kanalikuloplastik 1:303, 304
        Kanalikulorhinostomie 1:303
        Konjunktivodakryozystostomie 1:305
        Konjunktivorhinostomie 1:306, 308
        Lid-Gesichtsspalten 1:290
        Mißbildungen 1:287
        Mukozele, Tränensack 1:289
        nasale Intubation 1:314
        Rekonstruktion, Plica semilunaris 1:293
        Reposition
            Lidbändchen 1:294
            Lidwinkel 1:294
            Tränenpünktchen 1:297
        Ringintubation 1:309
        Schlingenintubation 1:312
        Stenosen, abführende Wege 1:302
        Tränensackfistel 1:318
        Tränenwegsonden 1:313, 316
        Transplantation, Tränenkanälchen 1:304
        Tumoren 1:300, 316, 318
        Vernähung des Lidwinkels 1:298
        Verödung des Tränenpünktchens 1:302
Tränenpünktchen
    Atresie 1:287
    Dilatation 1:295f.
    Drei-Schnitt-Operation 1:296
    Ein-Schnitt-Operation 1:295
    Eversion 1:296
    Kauterisation 1:297
    Reposition 1:297
    Tumoren 1:297
    Verengung 1:295
    Verödung 1:302
Tränenröhrchen
    akzessorische 1:287
    Anatomie 1:275f.
    „Anlage duct" 1:278
    Aplasie, Atresie 1:288
    Fisteln 1:289
    Kanalikulodakryozystostomie 1:303
    Kanalikuloplastik 1:302ff.
    Mißbildungen 1:279

Tränenröhrchen, Rekonstruktion 1:298f.
  Resektion von Stenosen 1:303
  Ringintubation 1:300f., 309ff.
  Schlingenintubation 1:312
  Sondierung 1:319ff.
  Tränenkanalsonden 1:310, 313
  Transplantation 1:304f.
  Tumoren 1:316
  Verengung 1:302, 308
  Verletzungen 1:309ff.
Tränensack
  Anatomie 1:276f.
  Dakryolithe 1:317
  Entzündungen 1:317
  Fistel 1:318
  Konjunktivodakryozystostomie 1:305
  Mukozele 1:289
  Operationen 1:317ff.
  Tumoren 1:318
  Verletzungen 1:309ff.
Tränensekretion
  Funktionsproben 1:280
  Hypersekretion 1:291
  Hyposekretion 1:292
  präkornealer Film 1:274, 281
Tranquilizer 1:53
transbulbäre Durchleuchtung 2:639
Transfixion 2:216
Transillumination, transpupillare 2:470, 639
transkonjunktivale Kryokoagulation 2:437
Transporter 1:15
transseptaler Zugang 2:722
transsklerale Fremdkörperextraktion 2:666
transziliare Trepanation 2:246
traumatische hintere Glaskörperabhebung 2:563
traumatische Iridodialyse 2:572
traumatische Orarisse 2:560
traumatische Zyklodialyse 2:560
traumatischer Riesenriß 2:700ff.
Trepane 1:322
Trichiasis 1:362, 367
„Triple-procedure" 1:529
Trochlea, Verletzungen bei Lidchirurgie 1:157
Trochlealäsion 1:413
Trochlearisparese 1:411
Tumoren
  der Aderhaut 2:463
  intraokulare 2:737
  der Netzhaut 2:464
  der Uvea 2:464
  des Ziliarkörpers 2:463
Tumorbestrahlung 2:759
Tumorexzision 2:470ff.
Tumorwachstum, extrabulbäres 2:738
Tupferabrasion 2:478
Typ-I-Diabetes 2:431, 435
Typ-II-Diabetes 2:430, 431, 435

Ultraschall, B-Bild 2:634
Ultraschall-Lokalisationsverfahren 2:636
Ultraschalluntersuchung 2:602, 684
Unfallverhütung 2:555
untere Orbitotomie 2:723
Untersuchung der Frühgeborenen 2:451
Uvea 2:606
  Melanome der 2:473
Uveitis, phakogene 2:558
Uveatumoren – Blockexzision 1:542

vagovasale Synkope, intraoperativ 1:71
Vakuumextraktoren 2:645
Venenastverschlüsse 2:441, 443
  makuläre 2:441
  periphere 2:442
Venenstammverschlüsse 2:442
Venentransplantation, bei Kanalikuloplastik 1:304
Venenverschlüsse 2:440
Venographie der Orbita 2:713
venöse Stase-Retinopathie 2:446
Verbandlinsen 2:585
Verhütung Fremdkörperverletzung 2:615
Verletzungen des Augapfels
  Aderhautruptur 2:560
    bei Orbitachirurgie 2:716
  Freizeit- 2:555
  Glaskörperabhebung, hintere 2:563
    des hinteren Augenabschnittes 2:681
    kombinierte 2:597
  Kontusion 2:567ff.
    Ursachen 2:567f.
    Verletzungsmechanik 2:559, 568
  Orariß 2:560
  Pathohistologie 2:563ff.
  Primärversorgung 2:556
  Reparative Vorgänge 2:563
  Rezession des Kammerwinkels 2:560
  Sklera 2:596
  Spektrum der Verletzungen 2:554f.
    der Tränenwege 1:317
  Traktionsablatio 2:564
  Traktion, vitreoretinale 2:563
  Zyklodialyse 2:560
Verletzungsmechanik 2:559, 568
Versenken von Hornhautknoten 2:585
Viskosefüllung der Vorderkammer 2:657
Vitrektomie 2:436, 454, 456, 554, 622, 624, 625, 645, 651, 663, 664, 681
  Glaskörpertrübungen, koaxiale 2:682
  Pars plana-Inzision 2:664
  primäre 2:702
  transpupillare 2:78
Vitrektomie nach Fremdkörperverletzungen 2:554, 653, 662ff.
  Doppelperforation 2:666f.
  Fremdkörperextraktion
    durch die Vorderkammer 2:665f.
    transskleral 2:666
  Gasfüllung 2:667
  Indikationen 2:663
  Komplikationen, intraoperative 2:665
  magnetische 2:664
  nichtmagnetische 2:664
  Wandstecksplitter 2:666
Vitrektomie nach Hinterabschnittsverletzung 2:681
  Fremdkörper, eingekapselt 2:686
  Glaskörper,
    Abhebung, hintere 2:688f.
    Blutung, traumatische 2:685, 690ff.
    Trübung, koaxiale 2:682
    vitreoretinale Proliferation 2:682

Sachverzeichnis Teil 1 und 2 797

Infektion nach Trauma 2:684
Komplikationen 2:689ff.
Silikonöl 2:684
Wahl des Zeitpunktes 2:682f.
vitreoretinale Pathologie nach Fremdkörperverletzung 2:683
vitreoretinale Proliferation 2:682
vitreoretinale Schrumpfung 2:484
vitreoretinale Syndrome 2:342
vitreoretinale Traktion 2:563
Vitreoretinopathie, familiäre exsudative 2:451
proliferative 2:456, 458, 478, 544ff.
Vorbehandlung bei „klinischem Anophthalmus" Kleinkind und Säugling 2:769
Vorbereitung des Patienten zur Operation 1:47, 57
Allgemeinanästhesie 1:51, 52
allgemeine medizinische 1:49
antibiotische Vorbehandlung 1:49
Infektion, okuläre 1:48
internistisch 1:49, 50
Lokalanästhesie 1:51, 52
mikrobiologische Untersuchung 1:48
neurologisch 1:50, 51
Notfallpatient 1:47
Voruntersuchungen 1:47
Wahl des Anästhesieverfahrens 1:51
Vorderkammer 2:572, 645, 654
aufgehobene 2:644
Aufhebung nach Staroperation 2:92
Blutkoagulum 2:572
Tiefe 2:172
Vorderkammerblutung (Hyphäma) 2:570, 571, 604

„Walking vision" 2:478
Wandstecksplitter 2:666
Wangenrotationsplastik 1:255, 267f.
Wartezeit zur Allgemeinnarkose 2:581
Winkelblock, s. Kammerwinkelblock
Winkelblockglaukom, primäres, s. Glaukomanfall
Winkelglaukom, sekundäres 2:174
Winkelverschlußglaukom 2:180
chronisches 2:174
Wundklebung 2:586
Wundsprengung nach Staroperation 2:89

Xanthelasmen 1:132f.
Xanthome 1:132ff.
Xenonphotokoagulation 2:433, 469
Xeroradiographie 2:635

zentrale Netzhautlöcher 2:689
Zentralvenenverschluß 2:445

mit Gefäßneubildungen an der Pupille 2:446
zerfetzte Hornhautwunden 2:587
Ziliarkörper
Abriß, Korrektur 1:633
durch direkte Naht 1:634
Funktion 1:633
Morphologie 1:633
Tumoren, Entfernung, s. Zyklektomie 1:637
Ziliarkörperband 2:161
Ziliarkörperbereich 2:651
Ziliarkörperblockglaukom
Behandlungsprinzipien 2:176
Pathomechanismus 2:175
Ziliarkörperverletzung, Glaskörperchirurgie 2:539
Ziliarmuskel 2:161
Medikamentenwirkung 2:162
Ziliarmuskelsehnenabriß 2:573
ziliolentikulärer Block, s. Ziliarkörperblockglaukom 2:175
ziliovitrealer Block 2:175
Zonula Zinni 2:4
Zonulolyse, fermentative 2:24
Z-Plastik 1:123
Zügeltechnik, Lidchirurgie 1:190f.
zweizeitige Wundversorgung 2:596
Zyklektomie
allgemeines 1:639
Blockexzision 1:640
explorative Technik 1:642
Geschichte 1:638
Indikation 1:639
zyklisches Schielen 1:410
Zyklodeviation 1:409
Zyklodialyse 2:265ff.
Ergebnisse 2:367
Indikationen 2:266
Komplikationen 2:267
Nachbehandlung 2:267
Techniken 2:266
mit Trabekulektomie 2:267
traumatische 2:560
Wirkungsprinzipien 2:265
Zyklokryotherapie 2:274
Zysten nach Orbitaimplantat
im Muskeltrichter 2:749
Verödung 2:749
zystoide Makulopathie 2:431
zystoides Makulaödem 2:107
Häufigkeit nach Staroperation 2:108
Therapie 2:109
Zystotom 2:42

**W. Buschmann,** Würzburg;
**H.-G. Trier,** Bonn (Hrsg.)

# Ophthalmologische Ultraschalldiagnostik

## mit Atlas, Standardisierung und Einordnung in den augenärztlichen Untersuchungsgang

1989. 503 Abbildungen in 808 Teilbildern, 74 Tabellen. XVI, 494 Seiten. Gebunden DM 240,-. ISBN 3-540-18619-0

**Inhaltsübersicht:** Einführung. – Erkrankungen des Augapfels aus echographischer Sicht. – Orbitaerkrankungen. – Spezielle echographische Untersuchungstechniken für Bulbus und Orbita. – Rechnergestützte Echogrammanalyse: auf dem Weg zur akustischen Gewebedifferenzierung. – Ophthalmologische Gefäßdiagnostik am Karotiskreislauf. – Kommerziell erhältliche Geräte und Schallköpfe nach technischem Aufbau und Anwendungsklassen. – Physikalisch-technische Grundlagen der Ultraschalldiagnostik. – Aufbau und Arbeitsprinzip der Geräte und Schallköpfe für die ophthalmologische Ultraschalldiagnostik im A- und B-System. – Überprüfen von Gerät und Schallkopf in Klinik und Praxis. – Qualitätssicherung in der augenärztlichen Ultraschalldiagnostik. – Sachverzeichnis.

In diesem Buch wird die Ultraschalldiagnostik des Auges und der Orbita einschließlich der Ultraschall-Biometrie für alle Anwendungsbereiche umfassend dargestellt, ebenso die zum Verständnis von Möglichkeiten und Grenzen der Methode erforderlichen physikalisch-technischen Grundlagen.
Unter Berücksichtigung der Richtlinien der International Electrotechnical Commission (IEC) entwickelten die Autoren klinisch anwendbare Meßverfahren. Die beschriebenen echographischen Ergebnisse sind erstmals nicht mehr an ein Gerät oder einen Gerätetyp gebunden.
Die Ultraschalldiagnostik wird nicht unabhängig abgehandelt, sondern in den augenärztlichen Untersuchungsgang eingeordnet. Ausgehend vom klinischen Bild wird die Indikationsstellung zur Echographie beschrieben. Nutzen und Grenzen des Verfahrens werden, wo angebracht, bei der Besprechung der einzelnen Krankheitsbilder durch Hinweise auf andere spezielle Untersuchungsmethoden ergänzt.
So erhält der Ophthalmologe klare Informationen darüber, bei welchen Krankheitsbildern die Ultraschalldiagnostik wesentlich zur Klärung beitragen kann. Gleichzeitig erleichtern objektive meßtechnische Kriterien den Umgang mit dem jeweiligen Gerät. Das Buch berücksichtigt die Anforderungen der Kassenärztlichen Bundesvereinigung für Ausbildung und Geräte zur Ultraschalldiagnostik sowie die sicherheitstechnischen Anforderungen der Medizin-Geräte-Verordnung.

Springer-Verlag Berlin
Heidelberg New York London
Paris Tokyo Hong Kong

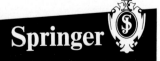

**F. H. Stefani,
G. Hasenfratz,**
University of Munich

# Macroscopic Ocular Pathology

## An Atlas Including Correlations with Standardized Echography

1987. 320 figures, mostly in color. XII, 178 pages. Hard cover DM 240,-.
ISBN 3-540-17404-4

This is a unique atlas presenting macroscopic ocular pathology with correlated ocular ultrasound. Its objective is not to cover every known pathological condition, but to include illustrations which may contribute to the understanding of clinical findings. Moreover, clinicians, practitioners, students and residents may need the macroscopic image of a diseased organ in order to correlate the technical findings of ultrasound, CT scanning, or scintigraphy with clinical conditions.
The chapters deal with the various ocular structures in sequence and address mainly malformations, inflammatory reactions, degenerative lesions and secondary tissue reactions, glaucoma, ocular trauma (both accidental and surgical), tumors, and so-called pseudotumors. Since intraocular microsurgery has become routine over the past decade, vitreo-retinal reactions have attracted more interest and are hence documented in greater detail. This atlas will provide a supplement to existing texts and will stimulate clinical and diagnostic progress.

**R. Unsöld,**
University of Düsseldorf;
**W. Seeger,**
University of Freiburg

# Compressive Optic Nerve Lesions at the Optic Canal

## Pathogenesis – Diagnosis – Treatment

Collaborators: M. Bach, H.-R. Eggert, G. Greeven, J. DeGroot

1989. 88 figures in 180 separate illustrations, partly in color. X, 138 pages. Hard cover DM 260,-. ISBN 3-540-18838-X

This comprehensive monograph opens up sensational new diagnostic and therapeutic perspectives. The topographic information is presented with excellent anatomic preparations. The wide spectrum of symptoms taken from extensive clinical experience is critically analyzed and compared to the opthalmologic, neurosurgical, and neuroradiologic literature.
The monograph should be obligatory for the opthalmologic and neurologic clinician, who is first to be confronted with symptoms of optic nerve lesions. For the radiologist, it offers a clear didactic overview of typical pathological changes of the most important lesions. For the neurosurgeon, the discussion of the optimal approach and intraoperative findings points to the possibility that early microsurgical intervention can achieve excellent functional results.

Springer-Verlag Berlin
Heidelberg London Paris
Tokyo Hong Kong

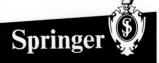